2024

보건의약관계법규

(사)한국약학교육협의회
보건의약관계법규분과회

도서출판 신일북스

편집자

고 려 대 학 교	최상은

보건의약관계법규분과회

가 천 대 학 교	장선미	성균관대학교	이재현
가톨릭대학교	박선경	숙명여자대학교	조 은
강 원 대 학 교	김동섭	순 천 대 학 교	김항건
경 북 대 학 교	권진원	아 주 대 학 교	이한길
경상국립대학교	배은영	연 세 대 학 교	한은아
경 성 대 학 교	박용주	영 남 대 학 교	이인향
경 희 대 학 교	서혜선	우 석 대 학 교	김시인
계 명 대 학 교	김기석	원 광 대 학 교	김윤철
고 려 대 학 교	최상은	이화여자대학교	배승진
단 국 대 학 교	김승연	인 제 대 학 교	김성옥
대구가톨릭대학교	이승미	전 남 대 학 교	이용복
덕성여자대학교	한은영	전 북 대 학 교	전하림
동 국 대 학 교	권경희	제 주 대 학 교	전수민
동덕여자대학교	박광식	조 선 대 학 교	지준필
동덕여자대학교	유승래	중 앙 대 학 교	이종혁
목 포 대 학 교	하동문	차의과학대학교	조혜영
부 산 대 학 교	전나경	충 남 대 학 교	명창선
삼 육 대 학 교	김혜린	충 북 대 학 교	윤재석
서 울 대 학 교	홍송희	한 양 대 학 교	손경복

목차

제1편 총론 1

총론 3
1. 법의 모습 3
2. 문제해결의 4단계 이론 5
3. 법률의 입법과정 6
4. 제정법의 상호관계 10
5. 권리의 주체 10
6. 약사법의 위계체제 10
7. 법률용어의 정의 11

제2편 약사법 13

약사법 개정 역사 15
약사법 49
제1장 총칙 49
제2장 약사 및 한약사 51
제1절 자격과 면허 51
제2절 약사회 및 한약사회 55
제3장 약사(藥事)심의위원회 58
제4장 약국과 조제 59
제1절 약국 59
제2절 조제 63
제5장 의약품등의 제조 및 수입 등 70
제1절 의약품등의 제조업 70
제2절 의약품등의 수입허가 등 183
제3절 의약품등의 판매업 195
제5장의2 의약품에 관한 특허권의 등재 및 판매금지 등 217
제1절 의약품에 관한 특허권의 등재 217
제2절 품목허가 신청사실의 통지 및 판매금지 등 219
제3절 우선판매품목허가 222
제4절 영향평가 등 224
제6장 의약품등의 취급 225
제1절 기준과 검정 225
제2절 의약품의 취급 227
제3절 의약외품 232
제4절 약업단체 234
제5절 의약품등의 광고 234
제6절 한국의약품안전관리원 238
제7장 감독 241
제8장 보칙 284
제9장 벌칙 298

제3편 마약류 관계법규 307

마약류관리에 관한 법률 개정 역사 309
마약류 관리에 관한 법률 321
제1장 총칙 321
제2장 허가 등 348
제3장 마약류의 관리 351
제4장 마약류취급자 360
제5장 마약류 중독자 등 364
제6장 감독과 단속 366
제6장의2 마약류 중독 예방 등 378
제7장 보칙 381
제8장 벌칙 385

제4편 국민건강증진법 393

국민건강증진법 395
제1장 총칙 395

제2장 국민건강의 관리 398
제3장 국민건강증진기금 418
제4장 보칙 421
제5장 벌칙 423
제7장 이의신청 및 심판청구 등 516
제8장 보칙 519
제9장 벌칙 542
국민건강보험 요양급여의기준에 관한 규칙 547

제5편 보건의료기본법 427

보건의료기본법 429
제1장 총칙 429
제2장 보건의료에 관한 국민의 권리와 의무 430
제3장 보건의료발전계획의 수립·시행 431
제4장 보건의료자원의 관리 등 433
제5장 보건의료의 제공과 이용 434
제1절 보건의료의 제공 및 이용체계 434
제2절 평생국민건강관리체계 434
제3절 주요질병관리체계 435
제6장 보건의료의 육성·발전 등 436
제7장 보건의료 통계·정보 관리 437

제6편 국민건강보험법 439

국민건강보험법 441
제1장 총칙 441
제2장 가입자 444
제3장 국민건강보험공단 450
제4장 보험급여 455
제5장 건강보험심사평가원 494
제6장 보험료 497

제7편 지역보건법 567

지역보건법 569
제1장 총칙 569
제2장 지역보건의료계획의 수립·시행 572
제3장 지역보건의료기관의 설치·운영 574
제4장 지역보건의료서비스의 실시 585
제5장 보칙 586
제6장 벌칙 588

제8편 건강기능식품법 591

건강기능식품에 관한 법률 593
제1장 총칙 593
제2장 영업 594
제3장 기준 및 규격 등 608
제4장 검사 등 610
제5장 우수건강기능식품제조기준 등 614
제6장 판매 등의 금지 616
제7장 건강기능식품심의위원회 및 단체 설립 617
제8장 시정명령·허가취소 등 행정제재 619
제9장 보칙 631
제10장 벌칙 635

제1편

총론

총론

1. 법의 모습[1]

1) 사회규범의 유형

"사회 있는 곳에 법이 있다"라는 법언이 있다. 이는 아리스토텔레스(Aristoteles)도 말한 것처럼 인간은 혼자서는 살 수 없는 사회적 동물이기 때문일 것이다. 복잡다단한 인간 사회가 유지·존속하기 위해서는 질서가 유지되고 정의가 실현되어야 하는 데, 여기에 꼭 필요한 수단이 바로 '규범(Norm)'이다. '규범'은 인간이 사회생활을 영위하는 데 있어서 구속되고 준거가 되는 일정한 틀이다.

사회규범에는 ① 보이지 않는 손 (1차적 규범)과 ② 보이는 손(법규범, 2차적 규범)으로 구분할 수 있는데 이를 세분하면 다음과 같이 크게 행위규범, 강제규범, 조직규범의 3가지로 나눌 수 있다.

첫째, '행위규범'은 1차적 규범이라고도 하며, 관습이나 도덕, 전통, 종교 등이 이에 속한다. 법령이 가지는 것과 같은 강제력은 없지만 인간이라면 마땅히 따라야 할 규범이다.

둘째, '강제규범'은 2차적 규범이라고도 하며, 민법, 형법, 약사법 등 강제력 있는 규범을 말한다.

셋째, '조직규범'은 규범의 제정, 적용, 집행을 담당하는 기관과 그 조직에 일정 권한을 부여하는 규범을 말하며, 국가공무원법, 정부조직법, 법원조직법, 회사나 학교 또는 단체의 정관 등이 이에 해당된다.

2) 법의 개념

법이란 용어를 원천으로 올라가 보면, 서양에서는 법을 위에서 본 1, 2차 규범 모두를 포함하는 의미인 그리스어 Nomos에서 기원하며 지금의 규범(norm) 과 유사한 뜻으로 쓰이는 반면, 동양에서는 법을 악을 응징(강제성)하여 형평(평등)을 달성함으로써 정의를 실현하는 수단이란 의미로 쓰인다.

동서양을 통틀어, 법은 정의를 실현하기 위한 강제력을 지닌 사회규범이라 할 것이다.

3) 법의 본질

법의 본질은 강제성을 띤 사회규범이라는 것이다. 이 점에서 도덕이나 관습 등과 분명히 구별된다.

4) 법의 이념

'법약수거(法若水去)', 즉 법은 물이 흘러 악을 제거하는 것과 같은 것이라는 말이 있다. 즉, 높은 곳에서 낮은 곳으로 유연하게 흐르는 것이 물 흐름의 순리인 것과 같이, 법의 제정이나 집행도 이치에 순응하는 것이어야 한다는 말로 풀이할 수 있다. 이것은 플라톤이 말한 것처럼 '양심'에 따르는 것이요, '정의'를 실현하는 것을 의미한다. 그리고 '정의'란 절대적인 것이 아니라, "피레네 산맥의 이쪽에서의 정의가 저쪽에서는 불의이다"라는 말처럼 상대성을 가지고 있는 것임을 인식할 필요가 있다.

법의 이념인 이 정의실현의 핵심내용을 아리스토텔레스는 모든 사람의 "평등"의 확보로 보았다.

5) 법령의 체계

법령은 헌법(Constitution)을 최상위 법령으로 하고 그 아래에 법률(Act), 명령(Order), 조례(Municipal Ordinance), 규칙(Municipal Rule)이 단계적으로 하위법령을 구성하는 삼각형의 구조로 되어 있다. 하위 법령은 그 타당성의 기초를 상위 법령에 두고 상위 법령의 구속력에 위배되지 않아야 한다. 순수법학의 창시자이자 법실증주의 학파의 대표적인 법학자인 오스트리아의 H. Kelsen은 그의

1. "1. 법의 모습"과 "2. 문제해결(Problem Solving)의 4단계 이론"은 성광원(前법제처장)님이 2006년 12월 13일 한국의약품법규학회 총회 및 학술대회에서 강연한 내용으로 한국의약품법규학회지 제2호에 게재된 것을 인용한 것임.

유명한 '법단계설'에서 법령은 단계적으로 정연히 질서를 이루고 있는 통일적 체계로서 하위 법령은 상위 법령에 위배되지 않을 때에만 효력이 있다고 하였다.

헌법은 국가의 최상위 법령으로서 다른 법령의 제정 근거규범이 되는 수권규범(授權規範)이며, 법률(Act 예 : 약사법등)은 국민의 대표기관인 국회에서 제정된다. 명령에는 대통령령(Enforcement Decree, 예 :약사법시행령 등)과 총리령 또는 부령(Enforcement Rule, 예: 약사법시행규칙 등)이 있다. 또 자치법규로는 조례와 규칙이 있는데, 먼저 조례는 지방자치단체의 의회가 상위 법령이 정하는 범위 내에서 정하는 지방행정준칙(예: 서울시 보육관련 조례)이며, 규칙(예: 서울시 보육관련 규칙)은 지방자치단체장이 상위 법령과 조례가 정하는 범위 내에서 정하는 지방행정준칙이다.

※ 법령의 체계(H. Kelsen) → 삼각형 구조

(1) 제정법(성문법)과 불문법

(2) 제정법(성문법) : 국가 및 기타 단체에 의하여 법으로서 의식적으로 정하여져 문장의 형식으로 표현된 것으로서 일정한 형식과 절차에 의하여 제정된다.

① **헌법(Constitution)(1개)**: 대한민국헌법 – 전문(前文), 전문(全文) 130개조, 부칙 6개조

헌법제36조제3항 "모든 국민은 보건에 관하여 국가의 보호를 받는다." 국민의 보건권

② **법률(Act)** (예 :약사법) (1,145)

③ **명령(Order)** : 국회의 의결에 의하지 않고 제정되는 법령으로 행정기관에서 제정

가) 비상조치 (헌법 76조)

나) 대통령령 (헌법 75조, Enforcement Decree) (1,510개)

– 위임명령과 집행명령이 있다 – 시행령(예 : 약사법시행령)

– 절차 : 성안 → 관계부처와의 합의 → 입법예고 → 법제처 심사 → 국무회의 심의 → 대통령 재가 → 공포

다) 총리령(헌법 95조) 또는 부령(헌법 95조, Enforcement Rule) (예 :약사법 시행규칙) (1,363 개)

– 행정 각부장관이 발하는 명령. 법률이나 상위명령의 위임에 의한 경우(위임명령)와 법령집행을 위하여 즉 직무집행상 직권으로 발하는 경우(집행명령)의 2가지로 나누어진다.

– 절차 : 성안 → 관계부처와의 합의 → 입법예고 → 법제처 심사 → 공포

㉮ 시행규칙

㉯ 고시(告示)

㉰ 훈령 – 하급행정청의 권한행사를 지휘·감독하기 위하여 발하는 명령, 직무의 집행방침을 정하고 법령의 해석·운용방침을 통일하며, 또 어떤 사무에 관하여 상급행정청의 승인을 받게 하는 등의 경우에 발하여 진다. 행정법규의 성질을 가지므로 일반사인을 구속하지 않는다.

㉱ 예규 – 상급행정청이 하급행정청에 대하여 그 감독권의 발동으로서 發하는 행정규칙의 한 형식으로 법규문서 이외의 문서로서 반복적 행정사무의 기준을 제시하는 명령. 법규의 집행적 성질을 가지는 것과 실질적으로 법규의 보충적 성질을 가지는 것이 있다.

※ 식약청장도 고시, 훈령, 예규 등과 같은 행정규칙을 입법할 수 있다.

※ 훈령이나 예규는 행정조직 내부에 대해서만 구속력을 가진다.

※ 2024.2.5. 현재 총 현행법령 수: 5,298

④ **자치법규** (헌법 117조1항) – 지방 자치단체가 제정하는 법령

가) 조례(지방자치법 7조, Municipal Ordinance))

– 지방자치단체 의회에서 상위 법령이 정하는 범위 내에서 정(의결)하는 지방행정 준칙: (예; 서울시 보육관련 조례)도, 서울특별시, 직할시 – 행자부장관의 승인 시, 군, 구 – 시, 도지사의 승인 → 시행

나) 규칙(지방자치법 8조, Municipal Rule)

지방자치단체의 장이 상위법령 또는 조례에 위임된 범위 내에서 그 권한에 속하는 사무에 관하여 제정하는 지방행정 준칙 : (예, 서울시 보육관관련 규칙)

⑤ **조약(條約)**

국제법상 주체가 될 수 있는 국가간의 서면양식에 의하여 합의된 법. 국회의 동의 → 대통령의 비준, 공포로서 성립 국내법과 동일한 효력 (헌법 6조 1항)

(3) 불문법

① 관습법

② 판례법

우리 나라는 제정법을 제1차적인 기본적인 법원(法源)으로 하고 불문법은 보충적 법원(法源)으로 해석한다.

6) 법령 내용의 배열구조

각 법령의 내용은 총칙, 본칙, 보칙, 벌칙, 부칙의 순으로 배열되어 있다. 총칙에서는 그 법령의 목적과 용어의 정의 등을 규정하고, 법령 내용의 대부분을 점하는 본칙은 그법령의 핵심 내용을 담고 있다. 그리고 법령의 시행일이나 경과조치 등은 부칙에 규정되어 있다.

※ 법령내용의 배열구조 (예 : 의료법)

① 총칙 (제1조 (목적), 제 2조 (정의): 이 법에서 "의료인"이라 함은 .....을 말한다 등)

② 본칙: 법령의 핵심내용 (제 4조 (의료인 및 의료기관자의 의무) ~ 제54조의 8 (조정절차등))

③ 보칙 (제 55조 (전문의) ① 의사. 치과의사 또는 한의사로서 전문의가 되고자 하는 자는 대통령령이 정하는 수련을 거쳐 보건복지부장관의 자격인정을 받아야 한다. ~ 제63조의 2 (청문), 제63조의 3 (수수료), ~ 제65조)

④ 벌칙 (제 66조 (벌칙) ~ 제 70조(양벌규정), 제 71조 (과태료)등)

⑤ 부칙 (제1조 (시행일), 제2조(경과조치) 이 법 시행당시 종전의 규정에 의하여 개설된 의원, 치과의원, 한의원 또는 조산소는 이법에 의하여 개설된 것으로 본다. 등

2. 문제해결(Problem Solving)의 4단계 이론

어떤 문제가 발생하였을 때 입법 차원에서 이를 해결하기 위한 과정을 크게 4단계로 나누어보면 문제의 발생, 문제의 인지, 정책결정, 입법화의 4단계로 나누어볼 수 있다.

1) 문제의 발생 (Problem Occurrence)

인간이 살아가는 사회에서는 여러 가지문제(Fact로서의 문제)가 발생한다. 국민 보건과 관련된 실례를 들면, 근래에 중국산 수입 김치에서 납 성분이 초과 검출되고 국내산 송어와 향어에서 발암물질이 검출되어 논란이 된 일이 있었다. 문제가 발생하면 이를 해결하기 위한 노력이 필요하게 된다. 이러한 문제들에는 장기적인 것도 있고 단기적인 것도 있으며, 현재적인 문제도 있고 잠재적이지만 조만간 현재화가 가능한 문제도 있다. 또한 그 문제의 원인을 아는 경우도 있고 모르는 경우도 있는 등 문제의 종류와 성격은 다양하다.

2) 문제의 인지 (Problem Perception)

문제 발생의 다음 단계는 문제의 인지 단계이다. 발생한 문제의 주무 부처(Proper Authorities)가 자체인지를 하는 경우도 있고 이익집단(Interest Group)이나 대중언론매체(Mass Communication) 등을 통해 인지하는 경우도 있다. 문제를 인지하게 되면 사실(Fact)에 기초하여 판단(Judgment)과 분석(Analysis)을 하게 된다. 앞서 든 예(수입 김치와 송어, 향어에서 각각 납과 발암물질이 검출된 사건)의 경우, 대중언론매체와 한국소비자보호원 등의 건의에 의해 관계 부처인 보건복지부, 해양수산부, 식품의약품안전청이 문제를 인지하게 되었다.

문제의 인지는 가장 중요한 단계로서 "인지 없이는 해결 없다", 즉 정확한 인지 없이는 확실한 해결도 없다고 말할 수 있으며, 문제의 정확한 인지를 위해서는 관련 지식이 필수불가결하다.

3) 정책결정 (Policy Making)

문제의 인지 후에는 주무 부처가 관련 전문가 단체 또는 관계 기관과 협의하여 정책을 결정하는 단계로 이행된다. 분석 및 평가(Analysis & Estimation)를 통해서 대안을 모색하고(Search for Alternatives), 가능한미래 또는 개연성 있는 장래, 바람직한 장래(Possible Future, Probable Future, Preferable Future)를 상정해 보고 각각의 상황과 여건에 대한 연구를 거쳐 정책 결정을 하게 된다. 앞서 든 예의 경우, 관련 부처가 협의체를 구성하여 관련 전문가의 공청회 등을 거쳐 국민들이 일상적으로 먹는 김치와 쌀, 어패류 등 음식물을 중심으로 위해성분 기준치 작성을 비롯한 '위해식품사범 영구퇴출대책'을 발표하였다.

4) 입법화 (Legitimization)

다음은 입법화 단계이다. 정책을 문자화한 것이 바로 법령이라고 할 수 있는데, 입법에는 정부제안입법과 의원입법이 있다. 그리고 그 과정에 정부입법과정, 국회심의과정, 공청회와 입법예고, 관련 단체 등 국민의 의견 수렴 과정, 규제개혁위원회의 심사(행정규제기본법), 당정협의(당정협조업무운영규정) 등 여러 가지 절차가 있다. 앞의 예의 경우, '위해식품사범 영구퇴출대책' 내용을 반영한, 식품위생법령을 포함한 관련 법령의 개정·보완이 이루어졌다.

※ Problem Solving의 4단계 이론

1) 문제의 발생 (Problem Occurrence)

- Fact로서의 문제
- 장. 단기 문제
- 현재적, 잠재적 문제 (조만간 현재화 가능문제)
- 원인을 알거나 알지 못하는 문제

(예) 중국산 수입김치의 납성분 초과검출 논란 및 국내산 송어·향어에서도 발암물질 검출

2) 문제의 인지 (Problem Perception)

- proper authorities (자체인지 또는 Interest Group의 건의나 Mass Com 등)
- Fact + Judgement
- Analysis (문제의 인지를 위한 지식필요)
- 가장 중요한 단계(인지 없이는 해결 없다. 정확한 인지 없는 확실한 해결 없다)

(예) 매스컴과과 소보원 등의 건의에 따라 관계부처인 보건복지부,해양수산부. 식품의약품안전청이 인지

3) 정책결정 (Policy Making)

- 관련단체 또는 관계기관과 협의
- Search for Alternatives (analysis & estimation)
- Future : ⓐ possible future ⓑ probable future ⓒ preferable future

(예) 관련부처 협의체구성→ 국민이 일상적으로 먹는 김치, 쌀, 어패류 등 음식물을 중심으로 위해 성분기준치 작성을 비롯한 <위해식품 사범 영구퇴출대책> 발표

4) 입법화 (Legitimization)

- 정책을 문자화 한것이 법령
- 정부제안입법 또는 의원입법
- 정부입법과정 및 국회심의 과정
- 공청회, 입법예고와 관련단체 등 국민의 의견수렴
- 규제개혁위원회 심사 (행정규제기본법)
- 당정협의 (당정협조업무운영규정)

(예) <위해식품 사범 영구퇴출대책> 내용을 반영한 식품위생법령을 포함한 관련법령 개정보완

3. 법률의 입법과정(Legislation process)

입법절차는 입법 그 자체의 기능이외에도 대립, 갈등을 해소하고 사회를 통합시키는 기능을한다. 즉 다원화. 다양화된 의견을 조정하여 그것을 입법에 반영시킴으로써 갈등의 처리(management of conflict)와 정치사회의 통합화(integration of the policy)에 이바지 한다.

또한 이 입법절차를 이해함으로써 의약품 전문가들이 의약품 관련 법령의 제정이나 개정시에 적절한 단계에 관련 정부기관에 적극적인 조언과 참여 할 기회를 가질 수 있게 된다.

입법절차 또는 입법과정이란 국회가 법률을 제정할 때의 일련의 절차를 말하며, 일정한 입법정책적 목적아래 작성된 법률안이 국회에 제출된 후 소정의 절차에 따라 심의를 거친 다음 정부에 이송되어 대통령의 공포에 의하여 법률로서 효력을 발생하기까지의 모든 과정을 말한다.

1) 법률안의 입안과정

가. 법률안의 제안권자

- 법률의 입법권은 원칙적으로 국회에 있다 : 헌법제40조 “입법권은 국회에 속한다”
- 정부도 입법에 참여할 수 있다 : 헌법제52조 “국회의원과 정부는 법률안을 제출할 수 있다.”

2) 법률안의 심의·의결

① 위원회 회부(국81·82) 소관 상임위원회 또는 특별위원회 회부

② 관련위원회 회부(국83)

③ 위원회 심사(국58) 의사일정 작성·상정 제안설명(발의자 또는 제출자) 검토보고(전문위원) 대체토론 상설소위원회 심사(필요시 따로 안건심사소위원회를 구성·심사케 함) 축조심사 찬반토론 표결(의결)

④ 체계·자구심사(국86) 법제사법위원회

⑤ 심사보고서 작성·제출(국66) 소관위원회에서 의장에게 제출

⑥ 전원위원회 심사(국63의2) 정부조직에 관한 법률안, 조세 또는 국민에게 부담을 주는 법률안 등 주요의안의 본회의 상정전이나 본회의 상정후 재적의원 4분의 1 이상의 요구가 있는 때 개회하며 전원위원장 명의의 수정안을 제출할 수 있음.

⑦ 본회의 심의(국93) 본회의 상정 위원장의 심사보고 전원위원회 위원장 심사보고(전원위원회 회부 법률안의 경우) 질

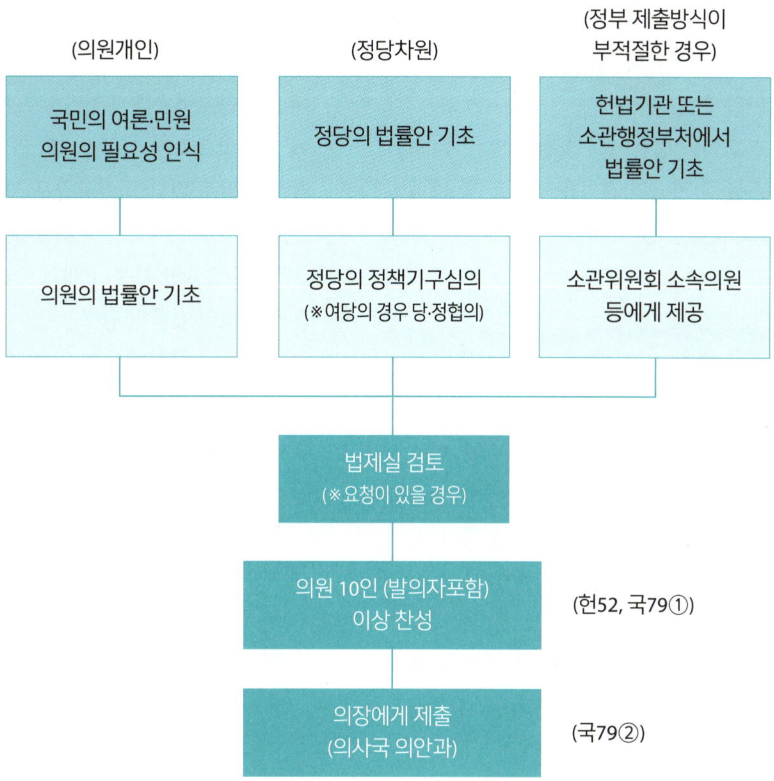

그림 1 의원발의법률안의 입안과정도

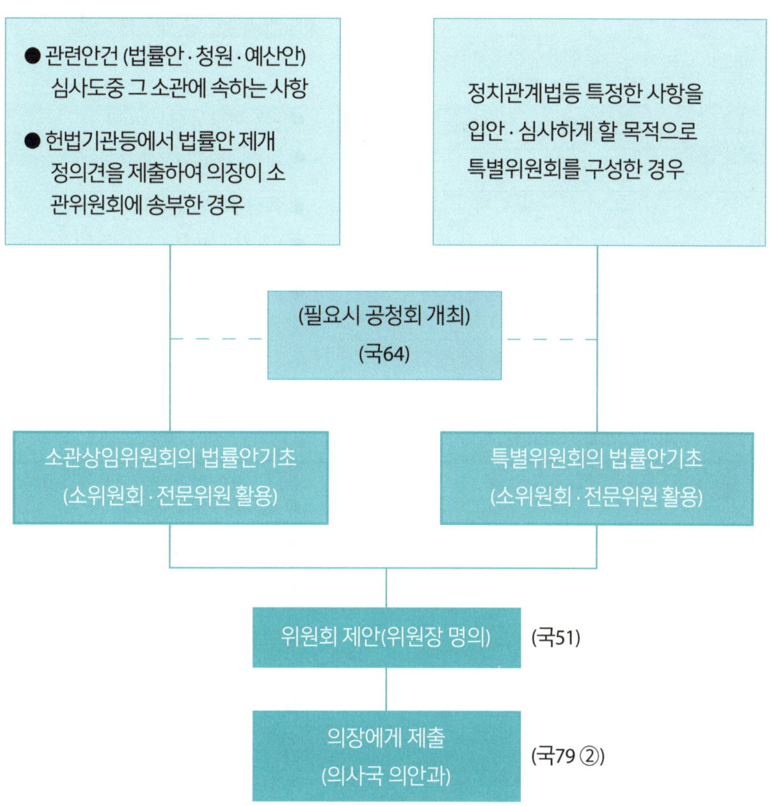

그림 2 위원회제안법률안의 입안과정도

의·토론 의결

※ 본회의 토론종결전에 전원위원회 개회요구가 있는 경우 해당 안건을 전원위원회에 회부함.

⑧ 법률안의 정리(국97) 본회의는 법률안의 의결이 있은 후 서로 저촉되는 조항·자구·숫자 기타의 정리를 필요로 할 때에는 이를 의장 또는 위원회에 위임

3) 법률의 공포

가. 법률안의 정부이송 및 공포

국회에서 의결된 법률안은 의장이 이를 정부에 이송하며(국98①), 정부에 이송되어 15일 이내에 대통령이 공포한다(헌53①). 법률안이 정부에 이송되어 오면 법제처는 국무회의부의안건의 작성요령에 따라 법률공포안을 작성하여 국무회의부의안건으로 행정안전부에 송부하고, 행정안전부는 법률공포안을 국무회의에 상정하며, 국무회의의 심의를 마치면 대통령이 서명하고 국무총리 및 관계국무위원이 부서한다. 법제처는 법률안에 대한 대통령의 재가가 끝나면 법률공포대장에 공포번호를 일련번호로 부여한다. 법률공포는 관보에 게재함으로써 이루어지고 있으며 법률공포일은 관보가 발행된 날로 한다(법령등공포12).

나. 대통령의 법률안 환부와 재의

(1) 대통령의 법률안 환부

대통령은 국회에서 이송되어온 법률안에 이의가 있을 때에는 이송되어 온 지 15일 이내에 이의서를 붙여 국회로 환부하고, 그 재의를 요구할 수 있다. 국회의 폐회중에도 또한 같다(헌53②). 대통령은 법률안의 일부에 대하여 또는 법률안을 수정하여 재의를 요구할 수 없다(헌53③).

(2) 국회의 재의

대통령으로부터 재의요구된 법률안은 다른 법률안과는 달리 위원회심사를 거치지 아니하고 본회의에 바로 상정되며 본회의는 동 안건을 의결하고자 할 경우 정부로

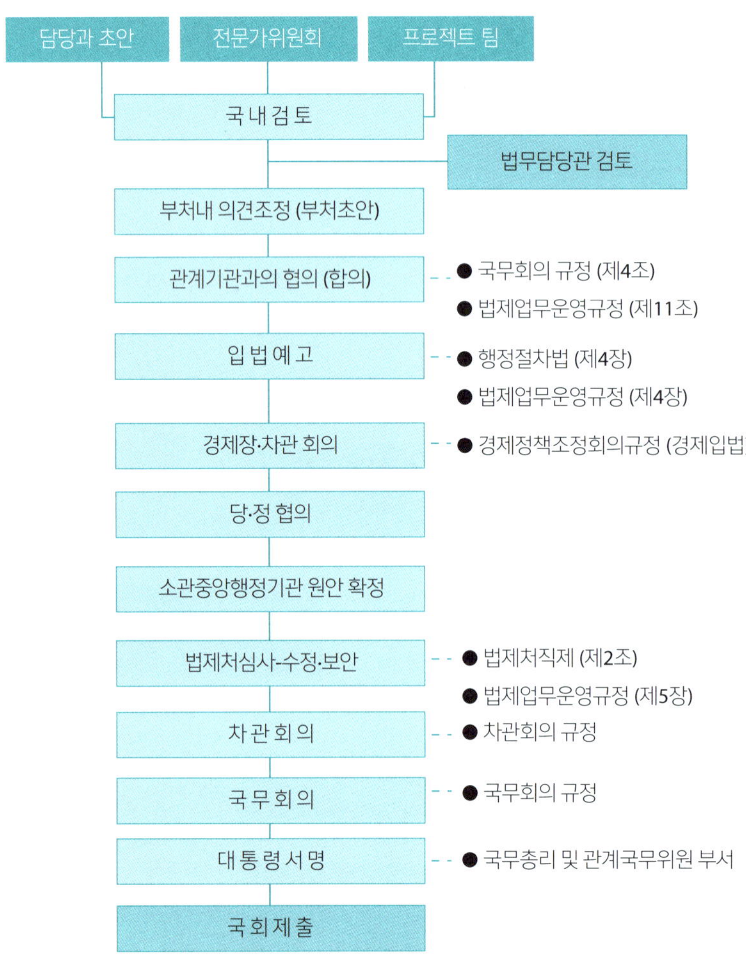

그림 3 정부제출법률안의 입안과정도

부터 재의요구이유설명을 들은 후 질의·토론을 거쳐 무기명투표로 표결한다(국112⑤).

재의요구된 법률안은 국회에서 재의에 붙인 결과 재적의원 과반수의 출석과 출석의원 3분의 2 이상의 찬성으로 전과 같은 의결을 하면 법률로서 확정되고(헌53④), 대통령은 확정된 법률이 정부로 이송된 후 5일 이내에 이를 공포하여야 한다. 재의요구된 법률안은 수정의결할 수 없다.

(3) 국회의장의 법률공포

국회를 통과한 법률안은 정부로 이송된 후 15일 이내에 대통령이 공포나 재의요구를 하지 아니하거나, 국회의 재의에 붙인 결과 재적의원 과반수의 출석과 출석의원 3분의 2 이상의 찬성으로 전과 같이 의결된 때에는 법률로 확정된다.

대통령은 이와 같이 확정된 법률을 지체없이 공포하여야 하며, 국회의장은 대통령이 다음의 기간내에 공포하

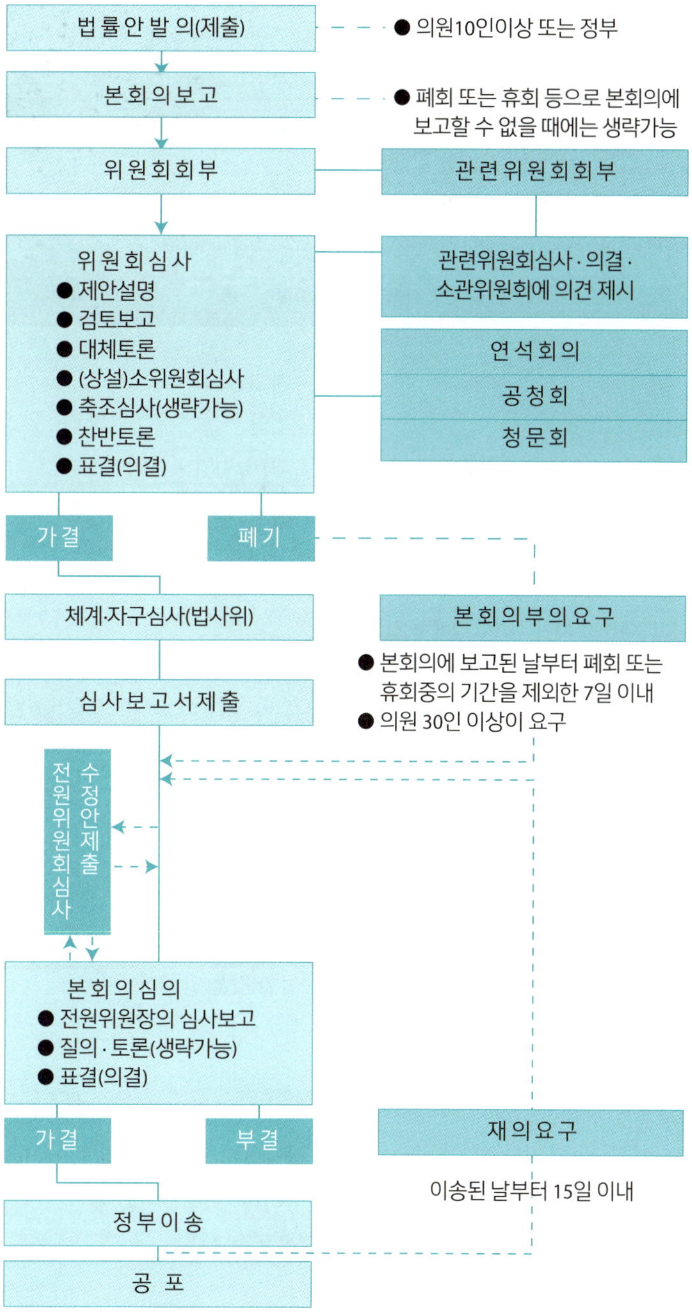

그림 4 입법과정도

지 아니할 때에는 그 공포기일이 경과한 날부터 5일 이내에 이를 공포하고 대통령에게 통지하여야 한다. 이 경우 공포방식은 서울특별시에서 발행되는 일간신문 2 이상에 게재함으로써 한다.

의장이 법률을 공포한 경우에는 대통령에게 통지하여야 한다(국98②, 법령등공포11②). ① 법률안이 정부로 이송된 후 15일 이내에 공포나 재의요구를 하지 않아 법률로 확정된 때에는 확정된 후 5일 ② 국회의 재의에 붙인 결과 전과 같이 의결하여 법률로 확정된 때에는 확정법률이 정부에 이송된 후 5일

4) 법률의 효력발생

법률은 그 법률 부칙에서 정하고 있는 시행일에 효력을 발생한다. 그러나 법률에 특별한 규정이 없는 한 공포한 날부터 20일을 경과함으로써 효력을 발생한다(헌53⑦).

※ 요약:

가) 법률의 입법절차 (....법안, ...법률안, ...개정법률안)

<<정부내 절차개요>> : <행정절차법>, <행정규제기본법> 및 <법제업무 운영 규정>

① 문제해결의 4단계를 거쳐 주무부처에서 입법안 작성 → ② 법제처 심사 → ③ 차관회의 → ④ 국무회의

→ ⑤ 관계 국무위원의 부서 및 대통령 재가 → ⑥ 법체처 접수 → ⑦ 국회이송→

<<국회내 절차 개요>>: < 국회법>

→ ⑧ 국회 의사과 접수 → ⑨ 소관 상임위원회에 법률안 이송 → ⑩ 소관 상임위원회 상정 (법안 소위구성) 및 의결 → ⑪ 법제사법위원회 상정 및 의결 → ⑫ 소관상임위원회 이송 → ⑬ 본회의 상정.의결 → ⑭ 행정부 이송 →

<<행정부 이송후 정부내 절차개요>>: <법령등 공포에 관한 법률>

→ ⑮ 법제처 접수 → ⑯ 법률안 관계부처 송부 및 검토의뢰 → ⑰ 국무회의 상정 (거부권 행사 또는 공포 결정) → ⑱ 대통령 재가 → ⑲ 국회이송 또는 관보에 공포 효력발생

나) 대통령령의 입법절차(...법시행령안, ...규정안)

①~⑥ 까지 법률의 입법절차와 동일, ⑦ 관보에 공포의뢰(행자부) ⑧ 효력발생

다) 총리령 및 부령의 입법절차 (....법시행규칙안)

① 및 ② 법률의 입법절차와 동일, ③ 법제처에서 주무부에 법령안 이송 ④ 주무부에서 법령안 공포를 위한 관보의뢰 ⑤ 효력발생

4. 제정법의 상호관계

- 위헌법률심사
- 특별법우선원칙
- 신법우선원칙
- 법률불소급원칙

5. 권리의 주체

- 자연인
- 법인
  (1) 공법인 – 사법인
  (2) 영리법인 – 비영리법인
  (3) 사단법인 – 재단법인

6. 약사법의 위계체제

1) 약사법령

법령은 헌법을 정점으로 하는 일단의 성문법규범을 총칭하는 개념이며, 약사법령이란 약사법과 이들 대통령령 및 부령들을 모두 합한 것을 말한다.

2) 약사법규

약사관련 고시 중에서 약사법령에서의 위임을 근거로 하고 그 내용이 법규의 성격을 갖는 고시들을 약사법령과 함께 "약사법규"라고 부른다.

7. 법률용어의 정의

1) 허가관련 용어

허가, 인가, 면허, 특허 이 4가지 용어는 학문상으로는 각기 다른 의의를 가지고 있는데, 실정법령상에 있어서는 사용방법이 구구하다.

(1) 허가(許可)

"법령에 의하여 일반적으로 금지되어 있는 행위를 특정의 경우에 특정인에 대하여 해제하는 행정처분". 법령상으로는 허가·면허·인가 등의 용어가 함께 사용되고 있으나, 이들은 단지 국민의 자유활동에 과해졌던 제한을 해제하고 그 자유를 회복시키는 행위일 뿐, 새로이 권리를 설정하는 특허나 다른 행위의 법률적 효과를 보충하는 인가와 구별된다. 다만 특정인에게 허용되는 것이기 때문에 사실상 독점적 이익이 보장되며, 이해에 영향을 미치게 되는 경우가 많으므로 허가과정에는 여러 규제조치가 취해지고 있다. 따라서 허가를 받지 않고 금지된 행위를 하면 대개는 처벌을 받게 되는데, 허가를 받지 않았다는 이유로 그 사법상의 효력이 부인되는 일은 없다. 예를 들어 식품위생법 규정에 따른 허가를 받지 않고 술집을 경영한 자는 동법 위반으로 형벌을 받게 되지만, 그 술집에서 음주한 사람은 무허가영업을 이유로 요금의 지불을 거부하지는 못한다.

예) 현행법상 허가를 요하는 것으로는 여관·전당포·대중목욕탕·음식점 등의 영업허가, 풍속영업(風俗營業)의 허가, 건축의 허가, 집회·시위에 관한 허가 등.

(2) 인가(認可, Genehmigung)

"제3자의 행위를 보충하여 그 법률상의 효력(效力)을 완성시켜주는 행정행위", 허가는 적법요건인데 대하여 인가는 효력요건이고, 인가를 받지않고 한 행위는 무효가 된다. 다만, 인가를 받지 않고 한 행위라도 당연히 벌칙의 대상이 되지는 않는다. 실정법상으로는 허가·승인·인가 등의 용어가 사용되고 있다.

예) 사립학교 설립의 인가

즉 어떤 당사자의 법률행위가 행정주체의 인가를 받아야 하도록 법률에 특히 규정하고 있는 경우에, 그 법률행위에 동의하여 그 행위를 완전히 유효하게 만드는 행정주체의 동의행위이다. 보충행위(補充行爲)라고도 하며, 행정법상 형성적 행정행위의 하나로서 타인을 위한 행정행위에 속한다. 예컨대, 사립학교 등 법인설립의 인가, 사업양도의 인가 등과 같다. 실정법상으로는 허가·승인·동의 등의 용어가 혼용되고 있으므로 성질상으로 판단하여 구별하여야 한다. 허가는 사실로서의 행위가 적법하게 행하여지기 위한 적법요건이며, 허가 없이 행한 행위는 처벌대상은 되지만 행위 자체는 무효가 되는 것이 아니다. 이에 대하여 인가는 법률적 행위의 효력요건이기 때문에 무인가행위는 무효가 되지만, 처벌의 대상은 되지 아니한다. 인가는 타인의 법률행위를 완성시키는 보충행위에 불과하므로, 타인의 법률행위가 불성립 또는 무효일 때에는 인가가 있어도 유효가 되지 않는다. 또한 취소할 수 있는 행위일 때에는 인가가 있어도 취소할 수 있다. 인가는 일반국민의 법률행위에 대하여 행하여질 때도 있고, 공공단체·특허기업자·보조회사 기타 국가의 특별한 감독하에 있는 자의 법률행위에 대하여 행하여질 때도 있다. 어느 경우이든 인가의 대상이 되는 행위는 법률행위에 한하고, 사실행위는 제외된다.

(3) 승인(행정법상) – 일반적으로 타인의 행위에 대하여 긍정적 의사를 표시하는 일, 국가 또는 지방자치단체의 기관이 다른 기관이나 개인의 특정한 행위에 대하여 부여(賦與)하는 동의(同意)·승낙(承諾) 등의 뜻으로 사용되고 있으나, 그 법률적 성질은 인가적(認可的)·허가적(許可的)인 것 등 구구하다.

(4) 면허 – 법령상의 용어로서, 일반적으로 금지되어 있는 행위를 특정한 경우에 허가하거나, 특정한 권리를 설정하는 행정행위(행정처분). 학문상의 용어가 아니라, 실정법상 허가와 같은 의미로 사용되는 경우(약사면허)와 특허와 동의로 사용되는 경우가 있다(어업면허).

(5) 특허 – 특정인을 위하여 능력·자격·권리·법률관계 등을 설정하는 행위

(6) 신고 – 권한이 있는 관청에 일정한 사실을 진술하는 것

- 사법상(私法上) – 호적의 신고, 파산채권자의 신고
- 공법상(公法上) – 일정한 법률사실 또는 법률관계의 존부에 관하여 서면이나 구술로 관계 행정청에 통고하는 행위, 행정청에 대한 통고로서 그치며 그에 대한 행정청의 반사적 결정을 기다릴 필요가 없는 것이 보통이다. 예 – 납세의무자의 소득신고.

(7) 등록 – 일정한 사실 또는 법률관계를 행정청 등에 비치되어 있는 공부에 기재하는 것. 예) 약사, 변리사의 등록

제2편

약사법

약사법 개정 역사
약사법

약사법 개정 역사

1. 약사법 [시행 1954.1.28.] [법률 제300호, 1953.12.18., 신규제정]

①약사는 약사국가시험에 합격하거나 외국의 약사면허를 받은 자로서 보건부장관의 정한 바에 의하여 면허를 받도록 함.

②약사국가시험은 매년 1회이상 실시하도록 함.

③보건부장관 감독하에 약전위원회와 의약품심사위원회를 두며, 약전위원회는 대한약전이나 국정처방서의 편찬, 수정을 담당하도록 하고, 의약품심사위원회는 의약품 또는 신의약품에 관한 사항을 심사하여 보건부장관에 건의하도록 함.

④약사가 아니면 약국을 개설할 수 없도록 하고, 약국을 개설할 때에는 관할특별시장 또는 도지사에 등록을 하도록 함.

⑤의약품의 제조, 관리, 수출입, 판매, 규정, 검정에 관한 규정을 두도록 함.

⑥의약국, 의료용구, 위생재료, 화장품의 명칭, 제조방법등에 관한 허위·과대광고를 금함.

⑦불량 또는 부정표시의 의약품, 의료용구, 위생재료, 화장품으로 판정하는 기준을 규정함.

⑧의약품등에 대한 임검·검사등을 위하여 약사감시원을 두도록 함.

⑨기타 벌칙규정을 두도록 함.

⑩약품 또는 약품영업취체령 기타 법령중 이 법에 저촉된 부분은 실효하며, 이 법에 의한 대한약전이 공포, 실시될 때까지는 종전의 례에 의하도록 함.

2. 약사법 [시행 1957.10.5.] [법률 제448호, 1957.10.5., 일부개정]

현행 약사법에 의하여 농약을 제외한 약품·의료용구 또는 위생재료를 보건사회부장관이 관리하던 것을 가축 또는 가금에 대한 약품·의료용구 또는 위생재료는 이를 농림부장관에게 관리하도록 하려는 것임.

3. 약사법 [시행 1964.2.14.] [법률 제1491호, 1963.12.13., 전부개정]

①약사의 자격을 약학대학을 졸업하고 약사국가시험에 합격하여야 하도록 함.

②약사의 결격사유로 마약등의 중독자, 금고이상의 형을 받고 집행이 종료되거나 집행을 받지 아니하기로 확정된 후 3년이 경과되지 아니한 자, 약사면허취소의 처분을 받고 2년이 경과되지 아니한 자등을 추가함.

③약사에 관한 자문에 응하게 하기 위하여 보건사회부에 중앙약사심의위원회를, 서울특별시·부산시·도에 지방약사심의위원회를 설치함.

④약사는 1개소의 약국만을 개설하도록 하고, 또한 개설자 자신이 관리하도록 함.

⑤약국의 개설을 등록제에서 승인제로 함.

⑥의약품등의 제조업 또는 수출입업은 종래에는 등록제로 하던 것을 보건사회부장관의 허가를 받도록 함.

4. 약사법 [시행 1965.6.4.] [법률 제1694호, 1965.4.3., 일부개정]

약사법중 정의의 모호한 점을 명확히 하고 제약을 하는 데 있어서의 사전승인제를 폐지하는 한편 약국의 개설승인제를 개설등록제로 변경하려는 것임.

①약국·의약품 및 의료용구의 정의를 개정함.

②약국개설의 승인제를 등록제로 함.

③약사는 처방전의 내용에 의심이 있는 경우에는 이를 발행한 의료업자에게 문의하여 이를 확인한 후가 아니면 조제를 못하도록 함.

④중독성·습관성 의약품에 관한 규정을 신설함.

⑤각종 면허증·허가증·등록증의 갱신제도를 신설함.

⑥약사에 관한 보건사회부장관의 소관사항중 동물용의 의약품등에 관한 사항을 농림부장관의 소관으로 이관함.

5. 약사법 [시행 1967.3.3.] [법률 제1910호, 1967.3.3., 일부개정]

①지방에 있는 약사회를 통합하여 대한약사회산하의 지부 또는 분회로 함.

②약종상·한약종상·매약상 또는 의약품매매상의 허가를 받은 자는 약국개설자가 아니라도 의약품을 판매할 수 있도록 함.

③의약품판매업의 허가기준을 조정함.

6. 약사법 [시행 1971.1.13.] [법률 제2279호, 1971.1.13., 일부개정]

새시대의 의약품으로 등장한 방사성의약품의 제조·관리에 관한 규정을 신설하여 국민보건향상에 이바지할 의약품등의 개발·연구를 하는 자에게 국고보조를 할 수 있도록 하고, 새 의약품을 개발한 자에게는 일정한 기간 이를 보호 육성하여 우수한 의약품의 개발을 촉진하며 의약품의 품질보장과 판매질서를 위하여 필요한 기재와 조정을 하고 수출의약품에 대하여는 이 법 적용에 있어서 특례를 인정하여 수출이 용이하도록 하며, 의약품등의 제조업자등에 대한 행정처분을 함에 있어서는 사전에 이해관계인에게 변명의 기회를 주어 그 권익을 옹호할 수 있도록 하려는 것임.

①의약품등의 소분업을 하고자 하는 자는 보건사회부장관의 허가를 받도록 함.

②신약에 관한 규정을 신설함.

③조제실 제제에 관한 규정을 신설함.

④약종상, 한약종상, 매약상을 한약업사로 통합함.

⑤의약품의 개봉에 관한 규정을 엄격히 하도록 함.

⑥국가검정의약품·방사성의약품의 제조·관리에 관하여 규정함.

⑦보건사회부령이 정하는 제제 또는 용기에는 상호 또는 상표를 부각표시하도록 함.

⑧의약품등의 제조업자등에 대하여 불리한 행정처분을 함에 있어서는 사전에 이해관계인에게 청문의 기회를 주도록 함.

⑨수출에 기여한 의약품등의 제조업자나 국민보건에 공헌할 의약품등의 안전성에 관한 연구사업을 하는 연구기관에 대하여 연구비를 보조할 수 있도록 함.

⑩수출의약품에 대하여는 특례를 정할 수 있도록 함.

⑪새로운 의약품등을 개발한 자에 대하여는 일정기간 동종품목의 허가를 제한할 수 있도록 함.

⑫벌칙중 벌금형을 강화함.

7. 약사법 [시행 1973.4.13.] [법률 제2611호, 1973.3.13., 일부개정]

약업계의 건전한 육성에 저해가 되는 제반요인을 제거하여 우수의약품을 생산공급하게 함으로써 국민보건에 만전을 기하려는 것임

①약국개설자 자신이 약국을 관리할 수 없을 때에는 약국에 종사하는 약사만이 관리할 수 있도록 함.

②공익상 필요시는 특정지역 또는 특정품목을 한정하여 제조등 허가를 제한할 수 있도록 함.

③제조업소에 필요한 수의 제조관리약사를 두도록 함.

④허가된 의약품이라도 안전성·유효성이 없게 된 때에는 성분·처방등의 변경을 하거나 판매 또는 제조를 금할 수 있도록 함.

⑤과대광고 금지규정의 위반자에게도 벌칙을 적용하도록 함.

8. 약사법 [시행 1975.12.31.] [법률 제2861호, 1975.12.31., 일부개정]

의약품등의 제조업허가 또는 품목허가에 있어 시설의 규모가 크거나 그 체제가 특수한 경우에는 조건부로 허가할 수 있도록 하여 선시설 후불허가로 인한 신청인의 재산상 손해를 미연에 방지하고, 약사회에 대한 지도·감독을 강화하며 .약사에게 보수교육을 실시하여 국민보건향상을 기하는 한편 가족계획용 의료용구를 자유판매대상품으로 규정하려는 것임

①약사에 대한 보수교육을 명할 수 있도록 함. (제13조의2 보수교육, 제13조의3 협조의무와 위속)

②보건사회부장관은 약사 및 약사윤리에 관한 업무를 약사회에 위촉할 수 있도록 함.

③의약품등의 제조업허가 또는 보건사회부령으로 정하는 품목허가는 조건부로 할 수 있게 함. (제27조 조건부허가)

④화장품제조업자는 그 제조관리자로서 약사 또는 화학에 관한 학위를 가진 전문기술자(종전에는 약사로 규정함)를 둘 수 있도록 함.(제29조 의약품등의 제조관리자)

⑤가족계획용 의약품 및 의료용구로서 보건사회부장관이 정하는 품목은 등록하지 아니하고도 판매할 수 있는 자유판매대상품으로 함.

⑥의약부외품의 범위를 넓혀 국민의 사용상 불편을 제거함. (제2조 정의)

9. 약사법 [시행 1981.5.14.] [법률 제3441호, 1981.4.13., 타법개정] (행정서사법)

10. 약사법 [시행 1986.6.10.] [법률 제3825호, 1986.5.10., 일부개정]

의료법의 개정에 따른 일부개정으로 그간 의료인 양성이 급진전되어 무의면이 해소되었을 뿐 아니라, 현행 의료법에 의한 한지의료인은 의료행위에 제한이 없다는 점과 무의지역의료봉사에 대한 공적이 컸음을 고려하여 10년이상 의료업무에 종사한 경력이 있는 자 또는 이 법 시행당시 의료업무에 종사하고 있는

자로서 5년이상 의료업무종사경력이 있는 자에 대하여는 정규의료인의 면허를 할 수 있도록 하고, 현행 의료법상 한의학과 관련된 용어가 "한의사", "한약", "한의원"등으로 표기되고 있으나 "한의학"은 원래 우리나라에서 "한의학"으로 표기되었음이 고증되고 있으므로 용어의 표기를 개정하여 우리나라의 전통의학인 "한의학"을 주체적인 민족고유의학으로 승화시키려는 것임.

①한의사, 한약, 한의원, 한방병원, 한의과대학등의 명칭을 한의사, 한약, 한의원, 한방병원, 한의과대학등으로 변경함.

②한지의사, 한지치과의사, 한지한의사로서 그 허가받은 지역안에서 10년이상 의료업무에 종사한 경력이 있는 자 또는 이 법 시행당시 의료업무에 종사하고 있는 자로서 5년이상 의료업무에 종사한 경력이 있는 자에 대하여는 정규의료인 면허를 할 수 있도록 함.

③안마시술소의 시설기준등의 근거를 마련함.

11. 약사법 [시행 1990.12.27.] [법률 제4268호, 1990.12.27., 타법개정] (정부조직법)

12. 약사법 [시행 1992.7.1.] [법률 제4486호, 1991.12.31., 일부개정]

의약분업의 실시를 위한 근거를 마련하고, 의약품등의 허가제도를 개선하며, 국제무역환경의 변화에 적응하기 위하여 관련조항을 정비하려는 것임.

①의약부외품·화장품 및 신약등 용어의 정의를 현실에 맞게 보완하고, 전문의약품과 일반의약품의 정의를 신설함.

②농자·아자·맹자도 약사면허를 취득할 수 있도록 함.

③의약품등의 품목허가를 함에 있어서 보건사회부장관이 지정하는 품목에 대하여는 종별허가 또는 신고로서 매품목별 허가에 갈음하도록 함.

④이미 허가된 의약품의 유효성과 안전성을 현대의학적 수준에서 지속적으로 검토하고 그 결과에 따라 허가관리를 할 수 있도록 하기 위하여 그 효능 또는 성분별로 의약품의 재평가를 할 수 있도록 함.

⑤의약품등을 수출입하고자 할 때에 대외무역법에 의한 무역업 허가와 약사법에 의한 수출입업의 허가를 이중으로 받도록 되어 있는 현행제도를 국제무역환경에 적응할 수 있도록 개선하기 위하여 의약품등의 수출입업허가제를 폐지함.

⑥의약품·의약부외품 및 화장품등의 선택·사용에 대한 소비자의 편의를 도모하기 위하여 용기 및 포장의 기재사항중 제조년월일 대신에 사용기한을 기재하도록 하고, 의약부외품 및 화장품도 그 주요성분의 명칭등을 기재하도록 함.

⑦업무정지처분에 갈음하여 과징금을 부과할 수 있도록 함.

⑧국제무역환경의 변화에 대응하기 위하여 신약에 대한 보호조항을 삭제함.

⑨동물식품내에 잔류하여 사람의 건강을 해할 우려가 있는 동물의약품의 사용에 대하여는 농림수산부장관이 이를 규제할 수 있도록 함.

⑩벌금액을 상향조정함.

13. 약사법 [시행 1994.7.8.] [법률 제4731호, 1994.1.7., 일부개정]

의약분업 시행을 위한 근거를 마련하고, 한약조제를 담당할 한약사제도를 신설하며, 위생용품판매업의 등록제를 폐지하는 등 의약제도의 발전을 도모하고 현행제도의 운영상 나타난 미비점을 보완하려는 것임.

①약사와 별도로 한약사를 신설함.

②약국을 휴업 또는 폐업하는 경우 휴업 또는 폐업후 15일이내에 시장·군수·구청장에게 신고하도록 하던 것을 부득이한 사유가 없는 한 휴업 또는 폐업전에 미리 신고하도록 변경함.

③의약분업의 시행방안으로서 약사가 전문의약품을 조제하는 경우 의사 또는 치과의사의 처방전에 의하도록 하고, 의사·치과의사는 의약품을 조제할 수 없도록 하되 약국 또는 의료기관이 없는 지역이나 재해구호시 조제하는 경우, 응급환자 및 입원환자에게 조제하는 경우 그리고 주사제를 투여하는 경우 의사·치과의사의 직접조제를 허용함.

④위생용품의 판매업에 대한 등록제를 폐지하여 위생용품의 판매를 자유화함.

⑤보건사회부장관 또는 지방자치단체의 장은 의약품제조업자, 약국개설자 또는 의약품판매업자가 공동으로 의약품의 생산·판매를 중단하거나 집단휴업 또는 폐업을 하여 환자의 의약품 구매에 현저한 지장을 초래하거나 초래할 우려가 있다고 인정될 때에는 이들에게 의약품의 생산개시 또는 업무개시를 명할 수 있도록 함.

⑥동물병원개설자인 수의사도 동물사육자에게 동물용 의약품을 판매할 수 있도록 함.

⑦한약사제도의 신설에 따른 경과조치로서 이 법 시행당시 약사면허 소지자로서 이 법 시행일부터 2년이내에 대통령령이 정하는 한약조제시험에 합격한 자와 이 법 시행당시 약학대학에 재학중인 자로서 보건사회부장관이 정한 한약관련과목을 이수하고 졸업후 2년이내에 대통령령이 정하는 한약조제시험에 합격한 자에게는 한의사의 처방전에 의하여 조제하거나 보건사회부장관이 정하는 한약처방의 종류 및 방법에 따라 한약을 조제할 수 있도록 함.

14. 약사법 [시행 1994.12.31.] [법률 제4852호, 1994.12.31., 일부개정]

멸종위기에 처한 코뿔소와 호랑이를 보호하기 위하여 코뿔소뿔과 호랑이뼈가 의약품으로 사용되는 것을 금지하고 기타 의약품등에 대한 수입관련조항을 보완하려는 것임.

①국방부장관이 군사목적에 사용하기 위하여 국내에서 생산되지 아니하는 의약품등을 직접 수입하고자 하는 경우에는 보건사회부장관과 협의를 거쳐 이를 수입할 수 있도록 함.

②코뿔소뿔과 호랑이뼈를 수입·판매하는 행위와 이를 사용하여 의약품을 제조·조제하거나 제조·조제된 의약품을 저장·진렬 또는 판매하는 행위를 할 수 없도록 하여 멸종위기에 처한 코뿔소와 호랑이를 보호함.

③멸종위기에 처한 야생동·식물을 원료로 하여 가공한 의약품으로서 보건사회부장관의 수입허가를 받지 아니한 의약품을 판매하거나 판매의 목적으로 저장·진렬하는 행위를 할 수 없도록 하여 멸종위기에 처한 야생동·식물을 보호함.

15. 약사법 [시행 1996.1.1.] [법률 제4980호, 1995.12.6., 타법개정] (기금관리기본법)

16. 약사법 [시행 1996.7.1.] [법률 제5101호, 1995.12.29., 타법개정] (지역보건법)

17. 약사법 [시행 1996.8.8.] [법률 제5153호, 1996.8.8., 타법개정] (정부조직법)

18. 약사법 [시행 1998.1.1.] [법률 제5453호, 1997.12.13., 타법개정] (공인회계사법)

19. 약사법 [시행 1998.1.1.] [법률 제5454호, 1997.12.13., 타법개정] (정부부처명칭등의변경에따른건축법등의정비에관한법률)

20. 약사법 [시행 1998.2.28.] [법률 제5529호, 1998.2.28., 타법개정] (정부조직법)

21. 약사법 [시행 2000.7.1.] [법률 제5959호, 1999.3.31., 일부개정]

◇개정이유 및 주요골자

의약분업의 전면실시로 예상되는 국민적 불편을 감안하여, 의약분업의 실시시기를 2000년 7월 1일로 연기하고, 사회복지시설에 있는 영유아 또는 정신질환자등 의사표현능력이나 판단능력이 부족한 자에 대한 임상시험을 원칙적으로 금지하되, 임상시험의 특성상 불가피한 경우에만 제한적으로 허용하려는 것임.

22. 약사법 [시행 1999.5.24.] [법률 제5982호, 1999.5.24., 타법개정] (정부조직법)

23. 약사법 [시행 2000.7.1.] [법률 제6025호, 1999.9.7., 타법개정] (화장품법)

24. 약사법 [시행 2000.7.1.] [법률 제6153호, 2000.1.12., 일부개정]

◇ 개정이유

2000년 7월 1일부터 실시 예정인 의약분업과 관련하여 의약품의 오남용 및 약화사고를 예방하기 위하여 의사가 처방하고 약사가 조제하는 의약분업의 원칙이 훼손되지 아니하는 범위안에서 국민의 불편을 최소화할 수 있는 시행방안을 마련하고, 기타 현행 제도의 운영상 나타난 일부 미비점을 개선·보완하려는 것임.

◇ 주요골자

가. 의료기관의 외래환자에 대한 원외조제를 의무화하기 위하여 의료기관의 시설 또는 구내에 약국개설을 금지함(법 제16조제5항제2호)

나. 의약분업에 따른 국민의 불편을 최소화하기 위하여 의사 또는 치과의사가 직접 조제할 수 있는 경우를 다음과 같이 추가함(법 제21조제5항)

(1) 전염병예방법에 의한 제1종 전염병환자와 사회복지사업법에 의한 사회복지시설에 입소한 자에 대하여 조제하는 경우

(2) 운반·보관에 주의를 필요로 하는 주사제 등 보건복지부령이 정하는 주사제를 주사하는 경우

(3) 장애인복지법에 의한 중증장애인과 파킨슨병환자 및 나병환자에 대하여 조제하는 경우

(4) 후천성면역결핍증 등 특수질환의 치료를 위하여 조제하는 경우 등

다. 보건소와 보건복지부장관이 지정하는 보건지소는 외래진료업무에 한하여 의약분업을 실시하도록 함(법 제21조제5항제7호)

라. 의료기관의 조제실에서 조제업무에 종사하는 약사는 외래환자에게 교부된 처방전에 의하여 의약품을 조제할 수 없도록 함(법 제21조제8항)

마. 약사는 의사 또는 치과의사가 처방전에 기재한 의약품과 성분·함량·제형이 동일한 경우에 한하여 다른 의

약품으로 대체하여 조제할 수 있도록 하고, 대체조제한 경우에는 처방전을 발행한 의사 또는 치과의사에게 이를 통보하도록 함(법 제23조의2)

바. 약국개설자가 의약품을 개봉하여 판매할 수 있는 범위를 의사·치과의사 또는 한의사의 처방전에 의하여 조제하는 경우 및 한약제제를 개봉하여 판매하는 경우 등으로 함(법 제39조)

사. 식품의약품안전청장은 의약품의 허가신청, 신약의 재심사 또는 의약품의 재평가시에 제출된 자료에 대하여 신청인이 당해 자료의 보호를 요청한 경우에는 이를 공개할 수 없도록 함(법 제72조의9제1항).

25. 약사법 [시행 2000.9.6.] [법률 제6272호, 2000.8.5., 일부개정]

◇ 개정이유

의약분업의 시행과 관련하여 의약품의 개봉판매 및 대체조제에 관한 일부 미비점을 개선·보완하고자 함.

◇ 주요골자

가. 의사 및 치과의사와 약사간의 협력으로 의약분업을 원활하게 시행하고 국민의 편익을 증진하기 위하여 보건복지부 및 시·군·구에 중앙의약협력위원회 및 지역의약협력위원회를 각각 설치함(법 제22조의2제1항).

나. 지역의약협력위원회는 의사회·치과의사회 및 약사회의 협조를 얻어 의사 및 치과의사가 처방할 상용처방의약품목록을 정하고, 지역내 의사 및 치과의사는 원칙적으로 상용처방의약품목록의 범위안에서 처방함(법 제22조의2제4항·제5항).

다. 약사는 의사 또는 치과의사가 상용처방의약품목록의 의약품을 처방한 경우에는 의사 또는 치과의사의 사전 동의없이 대체조제할 수 없으나, 의사 또는 치과의사가 상용처방의약품목록외의 의약품을 처방한 경우에는 대체조제후 사후 통보할 수 있도록 함(법 제23조의2제1항·제2항·제3항).

라. 약사가 의약품을 대체조제하는 때에는 의사 또는 치과의사가 처방전에 기재한 의약품과 그 성분·함량 및 제형이 동일한 의약품으로서 식품의약품안전청장이 약효동등성을 인정한 의약품으로 대체조제하여야 하고, 그 처방전을 소지한 환자에게 대체조제한 내용을 알려야 함(법 제23조의2제3항).

마. 약사는 일반의약품 판매시 제조업자가 봉함한 포장을 개봉하여 판매할 수 없도록 함(현행 제39조제2호삭제).

바. 의약품의 대체조제에 관한 개정규정은 준비기간을 고려하여 공포후 1월이 경과한 날부터 시행학도, 개봉판매금지에 관한 규정은 2001년 1월 1일부터 시행하도록 함(법 부칙).

26. 약사법 [시행 2001.1.29.] [법률 제6400호, 2001.1.29., 타법개정] (정부조직법)

27. 약사법 [시행 2001.8.14.] [법률 제6511호, 2001.8.14., 일부개정]

◇ 개정이유

주사제를 의약분업의 대상에서 제외하고, 의료기관과 약국간의 담합행위를 금지하는 등 의약분업의 시행으로 나타난 미비점과 문제점을 보완·개선하기 위한 제도적 장치를 마련하려는 것임.

◇ 주요골자

가. 의료기관의 시설 또는 부지의 일부를 분할·변경 또는 개수하여 약국을 개설하는 경우와 의료기관과 약국간에 전용의 통로가 설치되어 있거나 이를 설치하는 경우에는 약국개설등록을 받을 수 없도록 함(법 제16조제5항제3호 및 제4호).

나. 전염병이 집단으로 발생하거나 발생할 우려가 있다고 보건복지부장관이 인정하여 약사가 경구용전염병예방접종약을 판매하는 경우에는 의사 또는 치과의사의 처방전에 의하지 아니하고 조제할 수 있도록 함(법 제21조제4항제3호).

다. 주사제를 주사하는 경우 의사 또는 치과의사가 직접 조제할 수 있도록 함(법 제21조제5항제5호).

라. 약국개설자가 특정 의료기관의 처방전을 소지한 자에 대하여 약제비의 일부 또는 전부를 면제하는 등 약국개설자 및 의료기관개설자간의 담합행위를 금지하고, 그 위반시 3년 이하의 징역 또는 1천만원 이하의 벌금에 처하도록 함(법 제22조제2항 및 법 제75조제1항).

마. 시·군·구의 의사회분회 또는 치과의사회분회는 지역처방의약품목록을 정하고 이를 조정된 의료기관별 처방의약품목록과 함께 각 시·군·구 약사회분회에 제공하도록 함(법 제22조의2).

바. 약사는 처방전에 기재된 의약품을 성분·함량 및 제형이 동일한 다른 의약품으로 대체하여 조제하는 경우에는 당해 의사 또는 치과의사의 사전동의를 얻도록 함(법 제23조의2제1항).

사. 약사는 식품의약품안전청장이 생물학적동등성이 있다고 인정한 의약품으로 대체조제하는 경우, 동일한 제조업자

가 제조한 함량이 다른 동일성분·동일제형의 의약품으로 동일 처방용량을 대체조제하는 경우, 다른 시·군·구의 의료기관이 발행한 처방전에 기재된 의약품이 당해 약국의 지역처방의약품목록에 없어 당해 약국의 지역처방의약품목록중 그 성분·함량 및 제형이 동일한 의약품으로 대체조제하는 경우로서 사전에 그 처방전을 발행한 의사 또는 치과의사의 동의를 받기 어려운 부득이한 사정이 있는 경우에는 의사 또는 치과의사의 사전동의없이 대체조제할 수 있으며, 그 내용을 환자에게 알리고 그 처방전을 발행한 의사 또는 치과의사에게 사

아. 의사 또는 치과의사는 사전동의없이 처방전에 기재된 의약품을 대체조제한 경우에는 그 대체조제한 의약품으로 인하여 발생한 약화사고에 대하여는 책임을 지지 아니함(법 제23조의2제5항).

자. 약사는 의약품 조제시 환자의 인적사항, 조제연월일 및 복약지도 내용 등을 기재한 조제기록부를 작성하여 5년간 보존하여야 하며, 환자등이 그 열람·사본교부 등을 요구한 때에는 이에 응하도록 함(법 제 25조의2).

차. 의약품 또는 의료용구등으로 임상시험을 하고자 하는 자는 식품의약품안전청장의 승인을 얻어야 하며, 임상시험 피험자의 동의 등 법률이 정하는 절차와 기준을 따르도록 함(법 제26조의4).

카. 희귀의약품등과 관련된 각종 정보의 수집 및 전산망구축, 희귀의약품등의 공급사업 등을 하게 하기 위하여 한국희귀의약품센터를 설립하고, 한국희귀의약품센터는 의약품을 판매할 수 있도록 함(법 제35조제2항·제72조의12 및 제72조의13).

타. 의료기관의 개설자·임원 및 직원은 한약업사 또는 의약품도매상의 허가를 받을 수 없도록 함(법 제37조제4항제4호).

파. 수의사법에 의한 동물병원의 개설자는 약국개설자로부터 처방전없이 전문의약품을 구입할 수 있으며, 이 경우 수불현황을 작성·보존하여야 함(법 제41조제2항 및 제72조의6제4항).

하. 약국개설자와 의료기관간 담합사실, 대체조제 위반 사실 등을 감독기관 또는 수사기관에 신고 또는 고발한 자에 대하여 포상금을 지급할 수 있도록 함(법 제72조의11).

28. 약사법 [시행 2004.1.15.] [법률 제6611호, 2002.01.14., 타법개정]
(기르는어업육성법)

29. 약사법 [시행 2002.3.30.] [법률 제6685호, 2002.03.30., 일부개정]

◇ 개정이유 및 주요골자

허위로 약제비를 청구함으로써 형법상 사기죄를 범하여 금고이상의 형의 선고를 받고 그 집행이 종료되지 아니한 경우 등을 약사면허결격사유에 추가하고, 약사 또는 한약사가 허위로 약제비를 청구한 때에는 면허를 취소하거나 1년의 범위안에서 자격정지를 명할 수 있도록 함으로써 약사 또는 한약사의 직업윤리를 확립하고 국민건강보험의 재정을 건전하게 운영하려는 것임.

30. 약사법 [시행 2003.12.31.] [법률 제6844호, 2002.12.30., 일부개정]

◇ 개정이유 및 주요골자

전염병 예방 목적의 살균·살충제 등은 인체유해물질이 함유되어 있음에도 불구하고 관련법률의 미비로 적절한 관리가 이루어지지 못하고 있어 국민건강을 위협하고 있는 바, 이를 의약외품으로 분류하여 안전하게 관리하려는 것임.

31. 약사법 [시행 2004.5.30.] [법률 제6909호, 2003. 5.29.]
(의료기기법 제정)

◇ 제정이유

현재 의료기기가 의약품, 의약외품 등과 함께 의약품이 중심인 약사법 테두리내에서 관리되고 있어, 다양한 신의료기기의 출현 및 국제환경변화에 부합하는 효과적인 의료기기 관리체제 구축에 어려움이 있는 바, 이러한 문제점들을 개선하고 우리 의료기기산업의 활성화 및 국제 경쟁력 강화를 위하여 별도로 의료기기법을 제정하여, 의료기기 등급분류에 따른 합리적 사전관리체계 확립, 의료기기 수입업허가제도 도입, 의료기기 사용으로 인한 국민보건 위해요소 방지를 위한 의료기기 추적관리제도 도입 등을 통하여 의료기기 관리제도를 개선하려는 것임.

◇ 주요골자

가. 합리적인 관리체계를 확립하기 위하여 의료기기 등급제도를 도입하고, 국민보건상의 위해 요소를 최소화하기 위하여 의료기기의 재심사·재평가 및 추적관리제도를 도입함(법 제3조·제8조·제9조 및 제25조).

나. 보건복지부장관 또는 식품의약품안전청장의 자문에 응하여 의료기기의 기준규격에 관한 사항 등을 조사·심의하기 위하여 보건복지부에 의료기기위원회를 두도록 함(법 제5조).

다. 제조업·수입업에 대한 허가 및 품목허가·신고제도, 수리업·의료기기 판매업 및 임대업 신고제도를 마련함(법 제

6조·제14조 내지 제17조).

라. 의료기기 제조업자는 일정한 시설 및 품질관리체계를 유지하여야 하며, 제조 및 품질관리 등에 관한 준수사항을 지켜야 함(법 제12조).

마. 식품의약품안전청장은 의료기기의 품질에 대한 기준이 필요한 의료기기에 대하여 그 적용범위·구조·시험규격 등을 기준규격으로 정할 수 있도록 함(법 제18조).

바. 누구든지 품목허가를 받지 아니하거나 품목신고하지 아니한 의료기기를 판매·임대·수여 또는 사용하여서는 아니되며, 수리·판매·임대·수요 또는 사용의 목적으로 제조·수입·수리·저장 또는 진열하여서는 아니됨(법 제24조).

32. 약사법 [시행 2003.9.29.] [법률 제6982호, 2003.9.29., 일부개정]

◇ 개정이유 및 주요골자

희귀병환자들에 대하여 희귀의약품등을 공급하고 있는 한국희귀의약품센터에 희귀의약품등의 공급기능과 더불어 새로이 그 조제 및 투약기능을 부여하되, 한국희귀의약품센터 안에 조제실을 두고, 한국희귀의약품센터가 희귀의약품등의 공급·조제 및 투약업무를 수행하는 경우 약사로 하여금 그 업무를 수행하도록 하려는 것임.

33. 약사법 [시행 2004.1.29.] [법률 제7148호, 2004.1.29., 타법개정, 2005. 1.14 공포] (가축전염병예방법)

34. 약사법 [시행 2006.1.28.] [법률 제7376호, 2005.1.27., 일부개정]

화함으로써 어린이의 생명과 건강을 보호하려는 것임.

의약품은 만 5세 미만의 어린이가 일정량 이상을 흡입 또는 음용할 경우 심각한 위해나 사망에 이를 수 있을 만큼 위험하므로 의약품으로 인한 약물사고를 방지하기 위하여 의약품의 제조업자나 수입자에게 그 제조 또는 수입한 의약품을 판매할 때에는 안전용기·포장 사용을 의무화함으로써 어린이의 생명과 건강을 보호하려는 것임.

35. 약사법 [시행 2006.1.30.] [법률 제7635호, 2005.7.29., 일부개정]

◇ 개정이유 및 주요내용

한약사국가시험에 응시할 수 있는 자격으로서 관련 학과의 졸업과 취득하여야 하는 학위의 종류 등의 요건을 명확히 규정하고, 대학졸업의 학위를 교육인적자원부에 등록하는 제도가 폐지됨에 따라 관련 규정을 정비하는 한편, 한약사의 자질향상 및 권익향상을 도모하고 한약에 관한 연구 등을 수행하기 위하여 한약사를 회원으로 하는 대한한약사회를 설립하도록 하려는 것임.

36. 약사법 [시행 2007.4.5.] [법률 제8035호, 2006.10.4., 일부개정]

◇ 개정이유 및 주요내용

안전성이나 유효성이 확보되지 아니한 의약품 등으로 인하여 국민건강에 심각한 악영향을 받게 되는 것을 방지하기 위하여 의약품 등의 제조업자·수입자·판매업자, 약국개설자, 의료기관의 개설자 등은 의약품의 안전성·유효성에 문제가 있는 사실을 알게 된 경우 지체 없이 유통 중인 의약품을 의무적으로 회수하거나 회수에 필요한 조치를 하도록 하고, 의약품 등으로 공중위생상 위해가 발생한 경우 등에는 식품의약품안전청장, 시·도지사 또는 시장·군수·구청장이 의약품 등의 제조업자·수입자·판매업자, 약국개설자, 의료기관의 개설자 등에게 회수·폐기 등을 명할 수 있도록 하려는 것임.

37. 약사법 [시행 2007.7.4.] [법률 제8201호, 2007.1.3., 일부개정]

◇ 개정이유 및 주요내용

나병(癩病)에 대한 일반인들의 편견을 해소하기 위하여 이 법에서 "나병"의 명칭을 "한센병"으로 변경하고, 과징금을 정확하게 산출하기 위하여 필요한 경우 식품의약품안전청장 등이 매출금액 등 과세정보를 관할 세무관서의 장에게 요청할 수 있도록 하며, 규제행정의 실효성 확보를 위해 과징금을 납부기한 내에 납부하지 아니한 경우 종전의 과징금 부과처분을 취소하고 영업정지처분을 하거나 국세 등 체납처분의 예에 따라 징수하도록 하려는 것임.

38. 약사법 [시행 2007.4.11.] [법률 제8365호, 2007.4.11., 전부개정]

◇ 개정이유 및 주요내용

파산선고와 약사·한약사 면허 취득 간에 직접적인 관련성이 없으므로 약사 또는 한약사 면허의 결격사유에서 파산선고를 받고 복권되지 아니한 자를 삭제하는 한편, 법적 간결성?·함축성과 조화를 이루는 범위에서 법 문장의 표기를 한글화하고 어려운 용어를 쉬운 우리말로 풀어쓰며 복잡한 문장은 체계를 정리하여 쉽고 간결하게 다듬으려는 것임.

39. 약사법 [시행 2008.1.28.] [법률 제8558호, 2007.7.27., 일부개정]

◇ 개정이유 및 주요내용

현행 「약사법」에는 약사가 의심나는 처방전을 의사에게 문의하여 조제하도록 규정하고 이를 위반할 경우 1년 이하의 징역 또는 300만원 이하의 벌금에 처하도록 규정하고 있으나, 의심처방의 기준과 범위가 모호하므로 의심처방의 기준을 보다 구체적으로 명확히 규정하여 이에 대한 객관성을 높이도록 하고, 의심처방 확인의무를 위반한 약사에 대한 벌칙을 약사의 처방전 문의에 대한 성실응대의무를 위반한 의사 등에 대한 「의료법」상의 벌칙과 동일하게 300만원 이하의 벌금에 처하도록 하는 것으로 조정함.

40. 약사법 [시행 2008.4.18.] [법률 제8643호, 2007.10.17., 일부개정]

◇ 개정이유

의약품의 연구·개발, 의약품 제조 등 분야별 전문화를 통하여 경쟁력을 강화하고 의약품의 품질 개선과 소비자안전을 도모하기 위하여 의약품의 품목 허가와 제조업 허가를 분리하는 한편, 그 증세가 가벼운 정신질환자로서 전문의가 약사 또는 한약사 업무를 수행할 능력이 있다고 인정하는 경우에는 약사 또는 한약사의 면허를 취득할 수 있도록 함으로써 국민의 보건 및 건강 보호에 관한 법익이 침해되지 아니하는 범위에서 그 증세가 가벼운 정신질환자의 헌법 상 직업선택의 자유를 보장하려는 것임.

◇ 주요내용

가. 약사면허 또는 한약사면허 결격사유에서 가벼운 정신질환자 제외(법 제5조제1호)

정신질환자 중 전문의가 약사업무를 담당하는 것이 적합하다고 인정하는 사람에 대하여는 약사 또는 한약사 면허의 결격사유에서 제외함.

나. 의약품 제조업과 품목허가의 분리(법 제31조)

의약품 등의 연구 개발자가 의약품 제조업허가 없이 품목허가를 취득할 수 있도록 하는 외에 의약품 품목허가 없이 제조업허가를 취득할 수 있도록 하는 등 의약품 제조업과 품목허가를 분리함.

다. 의약품의 시판 후 안전관리(법 제37조의2 신설)

의약품의 품목허가를 받거나 품목신고를 한 자는 시판 후 의약품의 품질확보를 위하여 안전관리책임자를 두고 의약품 안전관리업무를 하도록 함.

라. 의약품관리종합정보센터의 지정·운영 등(법 제47조의2 신설)

의약품유통정보의 체계적인 관리와 투명성을 높이기 위하여 의약품관리종합정보센터를 지정·운영하고, 의약품 품목허가를 받은 자, 의약품 수입자 및 의약품 도매상은 의료기관, 약국 및 의약품 도매상에 의약품을 공급한 내역을 의약품관리종합정보센터에 의무적으로 제출하도록 함.

마. 의약품 광고의 심의(법 제68조의2 신설)

의약품 과대광고를 사전에 방지하기 위하여 의약품 제조업자 또는 수입자가 그 제조 또는 수입한 의약품을 광고하려는 경우에는 식품의약품안전청장의 심의를 받도록 함.

바. 비밀 누설 금지(법 제87조제2항 신설)

영업에 관한 비밀을 업무상 알게 된 의약품제조업자 등은 그 비밀을 타인에게 누설하거나 업무목적 외의 용도로 사용하지 못하도록 함.

41. 약사법 [시행 2008.4.18.] [법률 제8723호, 2007.12.21., 타법개정] (보호소년 등의 처우에 관한 법률)

42. 약사법 [시행 2008.4.18.] [법률 제8728호, 2007.12.21., 타법개정] (형의 집행 및 수용자의 처우에 관한 법률)

43. 약사법 [시행 2008.4.18.] [법률 제8852호, 2008.2.29., 타법개정] (정부조직법)

44. 약사법 [시행 2008.12.14.] [법률 제9123호, 2008.6.13., 일부개정]

◇ 개정이유 및 주요내용

약국을 개설할 수 없는 자가 약사 또는 한약사를 고용하여 약국을 운영하는 사례가 적지 않고, 특히 의약분업 이후 의약품 도매상, 의료기관이 약사를 고용하여 편법적으로 약국을 개설하는 사례가 늘어 의약분업의 근본취지를 훼손하고 있음에 따라, 약국의 개설자가 될 수 없는 자에게 고용되어 약사 또는 한약사의 업무를 한 경우 1년 이내의 면허자격정지 처분을 할 수 있는 법적 근거를 마련하려는 것임.

45. 약사법 [시행 2010.5.3.] [법률 제9819호, 2009.11.2., 타법개정] (군에서의 형의 집행 및 군수용자의 처우에 관한 법률)

46. 약사법 [시행 2010.12.30.] [법률 제9847호, 2009.12.29., 타법개정] (감염병의 예방 및 관리에 관한 법률)

47. 약사법 [시행 2010.3.19.] [법률 제9932호, 2010.1.18., 타법개정] (정부조직법)

48. 약사법 [시행 2010.11.28.] [법률 제10324호, 2010.5.27., 일부개정]

◇ 약사법 개정이유

현재 약사 또는 한약사가 의약품 채택 등과 관련하여 부당한 경제적 이익을 제공받는 경우 「형법」이나 「독점규제 및 공정거래에 관한 법률」에 따라 처벌이 가능하나, 「형법」상 배임수재죄는 약국개설자에게는 적용되지 않고, 수뢰죄는 공무원 신분이 아닌 자는 적용되지 않으며, 「독점규제 및 공정거래에 관한 법률」상 불공정거래행위는 이익 제공 강요가 입증되어야 처벌이 가능하기 때문에 의약품 채택 등과 관련하여 부당한 경제적 이익을 제공받는 것을 처벌하는데 한계가 있는 실정임.

따라서, 약사 또는 한약사가 의약품 채택 등 판매촉진을 목적으로 제공되는 금전, 물품, 편익 등을 제공받는 경우 2년 이하의 징역이나 3천만원 이하의 벌금에 처하도록 이 법에 벌칙규정을 마련함으로써 「형법」 등의 적용을 받지 아니하는 경우도 처벌이 가능하도록 하려는 것임.

아울러, 의약품 판매촉진을 목적으로 의료인, 의료기관 개설자, 약사 또는 한약사 등에게 부당한 경제적 이익을 제공하는 의약품 품목허가를 받은 자, 수입자 및 의약품 도매상에 대하여도 2년 이하의 징역이나 3천만원 이하의 벌금에 처하도록 규정함으로써 주는 자와 받는 자를 동일한 수준으로 처벌하려는 것임.

◇ 주요내용

가. 의약품의 품목허가를 받은 자, 수입자 및 의약품 도매상이 의약품 채택·처방유도 등 판매촉진의 목적으로 약사, 한약사, 의료인, 의료기관 개설자 또는 의료기관 종사자에게 금전, 물품, 편익, 노무, 향응, 그 밖의 경제적 이익의 제공하는 것을 금지함(법 제47조제2항 본문 신설).

나. 약사 및 한약사는 의약품의 품목허가를 받은 자, 수입자 또는 의약품 도매상으로부터 의약품 채택 등 판매촉진을 목적으로 제공되는 경제적 이익 등을 받는 것을 금지함(법 제47조제3항 본문 신설).

다. 금지대상이 되는 부당한 경제적 이익 등의 범위에서 견본품 제공, 학술대회 지원, 임상시험 지원, 제품설명회, 대금결제조건에 따른 비용할인, 시판 후 조사 등의 행위로서 보건복지부령으로 정하는 범위의 경제적 이익 등인 경우는 제외함(법 제47조제2항 단서 및 제3항 단서 신설).

라. 의약품의 품목허가를 받은 자, 수입자 및 의약품 도매상이 의약품등의 판매 질서에 관한 규정을 위반하여 경제적 이익 등을 제공한 경우 업무정지 등 행정처분을 할 수 있도록 함(법 제76조제1항제5호의2 신설).

마. 보건복지부장관은 의약품등의 판매 질서에 관한 규정을 위반하여 경제적 이익 등을 제공받은 약사 또는 한약사에 대하여 1년 이내의 기간을 정하여 자격정지를 명할 수 있도록 함(법 제79조제3항제2호).

바. 의약품등의 판매 질서에 관한 규정을 위반하여 경제적 이익 등을 제공하거나 제공받은 자는 2년 이하의 징역 또는 3천만원 이하의 벌금에 처하고 취득한 경제적 이득 등은 몰수하며, 이를 몰수할 수 없을 때에는 이에 상당하는 가액을 추징함(법제94조의2 신설).

49. 약사법 [시행 2012.3.31.] [법률 제10512호, 2011.3.30., 일부개정]

◇ 개정이유

의약품 도매상의 허가를 받으려는 경우 일정 면적 이상의 의약품 보관창고를 확보하도록 하는 한편, 의약품등과 의료기기가 조합·복합된 제품 허가·신고 제도를 개선하고, 원료의약품의 등록제를 도입하는 등 현행 규정의 운영과정에서 나타난 일부 미비점을 개선·보완하려는 것임.

◇ 주요내용

가. 임상시험용 의약품 등은 제조업허가 또는 품목허가를 받지 아니하거나 품목신고를 하지 아니할 수 있도록 규정함(안 제31조제6항 신설).

나. 의약품등과 의료기기가 조합되어 있거나 복합구성된 것으로서 주된 기능이 의료기기에 해당하여 「의료기기법」에 따라 허가를 받거나 신고한 제품 또는 품목은 제31조제2항부터 제4항까지의 규정에 따라 품목허가를 받거나 품목신고를 한 것으로 규정함(안 제31조제7항 신설).

다. 원료의약품을 제조하여 판매하려는 자는 성분·명칭과 제조방법 등을 식품의약품안전청장에게 등록할 수 있도록 규정하고, 등록된 원료의약품은 품목허가를 받거나 품목신고를 한 것으로 규정함(안 제31조의2 신설).

라. 수입자가 의약품등의 제조를 위하여 원료의약품을 수입하거나 임상시험용 의약품 등을 수입하려는 경우 품목별 허가를 받거나 신고를 하지 아니하고 수입할 수 있도록 규정함(안 제42조제2항).

마. 의약품도매상은 영업소와 창고 등 시설을 갖추어야 하고 이 경우 창고의 최소 면적은 264제곱미터로 규정함(안 제45조제2항).

바. 거짓이나 그 밖의 부정한 방법으로 제31조의2제1항에 따라 원료의약품의 등록, 변경등록 또는 변경보고를 한 경우와 제31조의2제3항에 따라 원료의약품의 변경등록 또는 변경보고를 하지 아니한 경우 등록 취소 및 업무정지

를 할 수 있도록 규정하려는 것임(안 제76조제1항제2호의 2 및 제2호의3 신설).

50. 약사법 [시행 2012.6.8.] [법률 제10788호, 2011.6.7., 일부개정]

◇ 개정이유

의약품의 안전성과 유효성에 관한 시험성적서의 신뢰성을 높이기 위하여 임상시험, 생물학적 동등성시험, 비임상시험 및 품질검사를 실시할 임상시험실시기관, 생물학적 동등성시험실시기관, 비임상시험실시기관 및 품질검사기관을 지정하고, 의료기관·약국 개설자와 의약품 도매상간 부당한 유착관계에 따라 발생하는 의약품과 관련한 불공정 거래행위를 방지하기 위하여 일정 특수 관계에 놓여 있는 의료기관·약국 개설자와 의약품 도매상간 거래를 제한하며, 의약품의 안전성 및 부작용 등에 관한 정보의 수집·관리 등의 업무를 효율적이고 체계적으로 수행하기 위하여 한국의약품안전관리원을 설립하는 등 현행 제도의 운영과정에서 나타난 미비점을 개선·보완하려는 것임.

◇ 주요내용

가. 약사회 또는 한약사회의 장은 약사 또는 한약사가 윤리기준 위반에 해당하는 경우에는 약사회 또는 한약사회에 설치된 윤리위원회의 심의·의결을 거쳐 보건복지부장관에게 자격정지 처분을 요구할 수 있도록 규정함(안 제11조제5항·제6항, 제12조제5항·제6항 및 제79조의2 신설).

나. 생물학적 동등성 시험을 하는 경우에도 임상시험과 마찬가지로 식품의약품안전청장의 승인을 받도록 하고, 일정 임상시험등은 식품의약품안전청장의 승인을 받지 아니할 수 있도록 예외를 규정하며, 임상시험등을 실시하는 자의 준수사항을 정비하고, 생명을 위협하는 중대한 질환을 가지거나 위급한 경우 대상자의 동의를 받아 임상시험용 의약품등을 사용할 수 있는 법적 근거를 마련함(안 제34조).

다. 임상시험실시기관·생물학적 동등성 시험실시기관·비임상시험실시기관·품질검사기관의 지정 및 지정 취소의 근거를 규정함(안 제34조의2, 제34조의3, 제73조 및 제76조의2 신설).

라. 의약품등의 품목허가를 받거나 품목신고를 하려는 자와 임상시험등을 하려는 자는 허가·신고·승인 등에 필요한 자료의 작성기준에 관하여 식품의약품안전청장에게 미리 검토를 요청할 수 있도록 규정함(안 제35조의2 신설).

마. 의약품등의 제조관리자는 의약품등의 안전성·유효성 확보 및 제조·품질관리에 관한 교육을 정기적으로 받도록 규정함(안 제37조의2 신설).

바. 의약품등의 생산관리 의무 준수 주체로 의약품등의 제조업자 외에 의약품의 품목허가를 받은 자를 추가함(안 제38조제1항).

사. 의약품 도매상의 결격사유로 약국개설자를 추가함(안 제46조제3호).

아. 의약품 도매상이 특수한 관계에 있는 의료기관 또는 약국에 의약품을 판매하는 것을 제한함(안 제47조제4항 신설).

자. 의약품 및 의약외품 용기 등의 기재 사항 준수 의무자에 수입자를 추가하고, 약국개설자 등 소비자에게 직접 의약품을 판매하는 자가 의약품의 가격을 기재하도록 규정함(안 제56조 및 제65조).

차. 의약품등으로 인한 부작용 및 품목허가·품목신고정보 등 의약품등의 안전과 관련한 각종 정보를 수집·관리·분석·평가 및 제공 업무를 효율적이고 체계적으로 수행하기 위하여 한국의약품안전관리원을 설립함(안 제68조의3 신설).

카. 의약품안전관리원장은 업무 상 필요한 경우 약국 개설자 또는 의료기관 개설자 등에게 의약품안전정보에 관한 자료의 제공을 요청할 수 있고, 약국 개설자와 의료기관 개설자 등은 의약품등으로 발생하였다고 의심되는 특정 유해사례를 의약품안전관리원장에게 보고하도록 규정함(안 제68조의8 신설).

타. 의약품의 약화사고 등 부작용·위험성 판단 및 원인 규명에 관한 사항을 심의하기 위하여 식품의약품안전청에 의약품부작용심의위원회를 설치함(안 제68조의11 신설).

파. 품질검사기관의 지정유효기간은 3년으로 규정하고, 품질검사기관의 대표자와 검사원은 매년 품질검사의 방법 등에 관한 교육을 받도록 규정함(안 제73조의2 및 제73조의3 신설).

51. 약사법 [시행 2012.7.22.] [법률 제10888호, 2011.7.21., 타법개정] (수산생물질병 관리법)

52. 약사법 [시행 2012.3.15.] [법률 제11118호, 2011.12.2., 일부개정]

◇ 개정이유

「대한민국과 미합중국 간의 자유무역협정 및 대한민국과 미합중국 간의 자유무역협정에 관한 서한교환」의 합의사항에 따라 의약품의 품목허가와 특허를 연계하는 제도를 도입하기 위하여 의약품 특허목록 등재 및 공고와 의약품 품목허가 신청 사실의 특허권자 등에의 통지에 필요한 사항을 정하려는 것임.

◇ 주요내용

가. 의약품 특허목록 등재 및 공고(안 제31조의3 신설)

의약품의 품목허가를 받은 자가 품목허가를 받은 의약품에 관한 특허권의 특허권자, 존속기간 등의 정보를 의약품 특허목록에 등재 받으려면 식품의약품안전청장에게 신청하여야 하고, 식품의약품안전청장은 특허권이 일정한 대상 및 기준을 충족하면 의약품 특허목록에 등재하고 그 내용을 공고하도록 함.

나. 의약품 품목허가 신청 사실의 통지(안 제31조의4 신설)

특허목록에 등재된 의약품의 안전성·유효성에 관한 자료를 근거로 의약품의 품목허가를 신청한 자는 그 사실을 의약품 특허목록에 등재된 의약품의 품목허가를 받은 자 및 특허권자에게 통지하도록 함.

53. 약사법 [시행 2012.9.1.] [법률 제11141호, 2011.12.31., 타법개정] (국민건강보험법)

54. 약사법 [시행 2012.2.1.] [법률 제11251호, 2012.2.1., 일부개정]

◇ 개정이유

실제로 위해가 발생한 의약품의 경우 식품의약품안전청장이 반드시 회수계획에 대한 공표명령을 하도록 함으로써 회수계획의 실효성을 제고하고, 안전한 사용이 요구되는 일부 동물용 의약품을 수의사 또는 수산질병관리사의 처방전 없이 판매하는 것을 금지하도록 하여 동물용 의약품의 오·남용을 방지함으로써 축산물의 안전성을 확보하고 국민건강을 증진하는 한편, 현재 과태료와 벌금을 중복하여 부과하도록 되어 있는 규정을 개선하여 벌금만 부과하도록 하는 등 현행 제도의 운영상 나타난 일부 미비점을 개선·보완하려는 것임.

◇ 주요내용

가. 정신분열증의 명칭을 조현병(調絃病)으로 변경함(안 제23조제4항제3호).

나. 의약품 시판 후 안전관리업무를 실시하는 자의 자격을 약사 또는 한약사뿐만 아니라 의사까지 포함하도록 확대함(안 제37조의3제1항).

다. 의약외품의 기재상의 주의사항에 관한 규정을 두어 소비자의 알 권리를 제고함(안 제65조의2 신설).

라. 실제로 위해가 발생한 의약품의 경우 식품의약품안전청장이 반드시 회수계획에 대한 공표명령을 하도록 하고, 공표명령을 받은 자는 위해성 등급에 따라 대중매체 등에 공고하도록 공표방법을 규정함(안 제72조제1항 단서 및 제3항 신설).

마. 회수계획을 보고하지 아니하거나 거짓으로 보고한 경우 및 공표명령을 위반한 경우를 행정처분의 대상으로 추가함(안 제76조제1항제5호,안 제76조제1항제5호의3 신설).

바. 오?남용으로 사람 및 동물의 건강에 위해를 끼칠 우려가 있는 동물용 의약품 등을 수의사 등의 처방전 없이 판매하는 것을 금지하되, 긴급방역을 목적으로 하는 경우 등은 예외로 하도록 함(안 제85조제6항 및 제8항 신설).

사. 공표명령을 따르지 아니한 자에 대한 벌칙을 상향하고, 보고의무 위반행위에 대한 과태료와 벌금의 이중처벌을 정비하여 벌금만을 부과함(안 제94조제1항제11호, 제96조제6호, 현행 제98조제1항제6호 및 제8호 삭제).

55. 약사법 [시행 2012.11.15.] [법률 제11421호, 2012.5.14., 일부개정]

◇ 개정이유 및 주요내용

의약분업 실시 이후 약국의 위치가 의료기관 주변으로 집중되고 약국의 영업시간이 의료기관의 진료시간에 맞추어 줄어드는 현상이 나타남에 따라 국민들이 거주지 주변에서 심야시간이나 공휴일에도 편리하게 의약품을 구입할 수 있도록 주로 가벼운 증상에 사용하며 환자 스스로 판단하여 사용할 수 있는 것으로서 보건복지부장관이 고시하는 의약품을 안전상비의약품으로 정하여 약국이 아닌 장소에서도 판매할 수 있도록 하는 한편, 의약품의 안전성과 유효성을 지속적으로 확보하기 위하여 품목허가를 받거나 품목신고를 한 의약품에 대하여 5년마다 허가 또는 신고를 갱신하게 하려는 것임.

56. 약사법 [시행 2013.3.23.] [법률 제11690호, 2013.3.23., 타법개정] (정부조직법)

57. 약사법 [시행 2014.7.31.] [법률 제11985호, 2013.7.30., 타법개정] (식품·의약품분야 시험·검사 등에 관한 법률)

58. 약사법 [시행 2014.8.7.] [법률 제11998호, 2013.8.6., 타법개정] (지방세외수입금의 징수 등에 관한 법률)

59. 약사법 [시행 2013.8.13.] [법률 제12074호, 2013.8.13., 일부개정]

◇ 개정이유 및 주요내용

헌법재판소가 업무정지기간의 상한을 법률에 명시하지 아니한 채 하위법령에 포괄적으로 위임하고 있는 「의료기기법」(2008. 12. 26. 법률 제9185호로 개정되고, 2010.1. 18. 법률 제9932호로 개정되기 전의 것) 제32조제1항 부분에 대하여 헌법불합치결정을 내린 취지를 반영하여 이 법의 의약품 제조업자 등에 대한 업무정지 기간 상한을 1년으로 명시함으로써 법률의 명확성과 예측가능성을 확보하려는 것임.

60. 약사법 [시행 2014.12.19.] [법률 제12450호, 2014.3.18., 일부개정]

◇ 개정이유

의약품 부작용 피해를 구제하는데 필요한 피해구제 부담금의 부과기준, 피해구제급여의 유형, 피해구제절차 및 부작용 피해의 조사 등 구체적인 규정을 마련함으로써 의약품 부작용 피해구제제도의 실효성을 확보하여 국민건강을 보호하고, 안전관리책임자를 위한 교육 규정을 신설하여 의약품의 안전관리업무능력을 향상시키며, 약국을 개설등록한 자가 아닌 사람이 약국의 명칭이나 이와 유사한 명칭을 사용하지 못하도록 하고, 복약지도서를 통한 복약지도를 통해 환자들이 의약품의 정보를 이해하기 쉽게 하며, 동물용의약품도매상 창고면적 기준을 완화하려는 것임.

◇ 주요내용

가. 의약품의 성상(性狀)을 복약지도(服藥指導)에 대한 정의에 추가, 복약지도서 제공을 통한 복약지도 명시 및 복약지도를 하지 않는 자에 과태료 부과(제2조제12호가목, 제24조제4항 및 제98조제1항제3호의2).

나. 약사 또는 한약사 면허 자격제한 요건에서 금치산자·한정치산자를 피성년후견인·피한정후견인으로 대체함(제5조제2호).

다. 개설등록한 약국이 아니면 약국의 명칭이나 이와 비슷한 명칭을 사용하지 못하도록 하고,. 이를 위반할 경우에는 과태료를 부과함(제20조제6항 및 제98조제1항제2호의2 신설).

라. 안전관리책임자를 위한 교육 규정을 신설함으로써 의약품의 안전관리업무능력을 향상시켜 의약품 부작용을 최소화하여 국민건강을 보호하려는 것임(제37조의4 및 제98조제1항제4호의3 신설).

마. 동물용의약품만 취급하는 도매상의 경우 창고의 면적기준을 완화함(제45조제2항).

바. 의약품 부작용 피해를 구제하는데 필요한 피해구제 부담금의 부과기준, 피해구제급여의 유형, 피해구제절차 및 부작용 피해의 조사 등 구체적인 규정을 마련함(제86조의2부터 제86조의8 신설)

61. 약사법 [시행 2015.9.29.] [법률 제13114호, 2015.1.28., 일부개정]

◇ 개정이유

위탁제조판매업신고 대상 의약품을 확대하고, 의약외품 재평가 제도를 도입하며, 의약품등 수입업에 대한 신고제도를 마련하고, 국가비상 상황에 대비한 의약품 특례제도를 마련하는 등 현행 제도의 운영상 나타난 일부 미비점을 개선·보완하고, 의약품 도매상이 갖추어야 하는 시설 중 창고기준을 완화하는 등 의약품 관리체계를 보완하려는 것임.

◇ 주요내용

가. 의약외품 재평가 제도 도입(제33조제1항)

의약외품에 대해서도 재평가를 실시하여 안전성·유효성이 확보된 의약외품이 제조·유통될 수 있도록 함.

나. 위탁제조판매업신고 대상 의약품 확대(제31조제3항)

외국에서 임상시험을 실시한 생물학적 제제 등의 의약품도 위탁제조판매업신고와 품목허가를 받을 수 있도록 하여 해당 의약품 산업을 활성화할 수 있도록 함.

다. 의약품 등 수입업의 신고(제42조제1항)

의약품 또는 의약외품 수입을 업으로 하려는 자는 수입업에 대해서도 식품의약품안전처장에게 신고하도록 함으로써 의약품 또는 의약외품 수입자에 대한 사후 관리를 강화할 수 있도록 함.

라. 의약품 도매상 창고기준 완화(제45조제2항)

의약품 도매상이 갖추어야 하는 시설 중 창고기준을 264제곱미터에서 165제곱미터로 완화하여 의약품 관리체계를 보완하려는 것임.

62. 약사법 [시행 2015.3.15.] [법률 제13219호, 2015.3.13., 일부개정]

◇ 개정이유

한·미 자유무역협정 내용의 반영과 의약품의 특허권에 관한 실효적인 보호 등을 위하여 특허목록에 등재된 의약품의 안전성·유효성에 관한 자료를 근거로 의약품의 제조판매품목허가 또는 변경허가를 신청하는 의약품에 대하여 판매를 금지할 수 있는 근거를 마련하고, 의약품의 연구·개발을 촉진하기 위하여 등재된 의약품의 특허권 효력을 다투어 승소한 자 중 일정한 요건을 갖춘 자에게 의약품을 우선적으로 판매할 수 있도록 하려는 것임.

또한, 의약품 판매 등에 관하여 제약사간 합의가 있는 경우 그 내용을 공정거래위원회 등에 보고하도록 의무화하고, 판매금지 및 우선판매제도 등이 국내 제약산업 및 보건정책등에 미치는 영향을 분석하여 정책수립에 반영하며, 중소규모 제약회사의 업무를 지원하는 등 제도 도입으로 인해 발생할 우려가 있는 부작용을 최소화하는 한편, 그 밖에 현행 제도의 운영상 나타난 일부 미비점을 개선·보완하려는 것임.

◇ 주요내용

가. 의약품에 관한 특허권 등재 제도의 개선(현행 제31조의3 삭제, 제50조의2 신설)

제조판매품목허가 또는 변경허가를 받은 의약품에 관한 특허권을 특허목록에 등재하려는 자는 특허권자 또는 전용실시권자의 동의를 받아 식품의약품안전처장에게 등재 신청을 하도록 하고, 등재될 수 있는 특허는 의약품의 허가일 전에 출원된 특허로 한정함.

나. 판매금지제도의 도입(제50조의5 및 제50조의6 신설)

특허권자 등은 특허침해의 금지 또는 예방 청구의 소 등 특허권과 관련한 심판 또는 소송을 제기한 후 해당의약품의 안전성·유효성에 관한 자료를 바탕으로 제조판매품목허가 등을 신청하는 의약품에 대한 판매금지를 식품의약품안전처장에게 신청할 수 있고, 식품의약품안전처장은 소멸된 특허권을 기초로 한 경 우, 판매금지 신청기간을 준수하지 아니한 경우 등을 제외하고는 판매를 금지하도록 함.

다. 우선판매품목허가제도의 도입(제50조의7부터 제50조의10까지 신설)

특허권이 등재된 의약품의 자료를 근거로 가장 이른 날 의약품의 제조판매품목허가 또는 변경허가를 신청하고, 허가를 신청하기 전에 등재된 특허권에 관한 무효심판 등을 제기하여 승소한 자로서 가장 이른 날 심판을 제기한 자에게 의약품의 제조판매품목허가 또는 변경허가를 받은 의약품과 동일한 의약품을 다른 자가 판매하는 것을 금지할 수 있도록 함으로써, 우선적으로 의약품을 판매할 수 있도록 함.

라. 판매금지 및 우선판매품목허가의 영향평가 수행(제50조의11 신설)

식품의약품안전처장은 판매금지 및 우선판매품목허가 등이 국내 제약산업, 보건정책, 고용 증감 등에 미치는 영향을 분석·평가하여야 하며, 평가 결과를 공개하고 국회에 보고하여야 함.

마. 등재의약품의 관리 강화(제50조의12 신설)

식품의약품안전처장은 의약품특허권과 관련하여 등재의약품의 시장동향 및 가격정보 수집, 중소기업을 위한 특허목록 등재 등과 관련된 업무 지원, 의약품특허권과 관련하여 제약업체 역량을 강화하기 위한 교육, 등재의약품과 관련한 특허정보 분석, 해외사례 및 정책 연구 등을 수행함.

바. 합의 보고 의무 부과 근거 마련(제69조의3 신설)

특허권자 등과 후발의약품 허가 신청자 간에 특허 분쟁이 있는 의약품의 제조, 판매, 또는 우선판매품목허가에 관한 합의가 있는 경우, 후발의약품 허가 신청자 간에 우선판매품목허가에 관한 합의가 있는 경우에는 그 합의사항을 식품의약품안전처장과 공정거래위원회에 보고하도록 함.

허가특허연계제도 개요

1) 도입 배경

허가특허연계제도는 의약품 품목허가 단계에서 특허 침해 여부를 고려하는 제도이다. 우리나라에 허가특허연계제도가 도입되기 전에는 후발의약품의 품목허가 단계에서 특허 침해 여부에 대한 확인 없이 안전성, 유효성 등 품목허가 요건이 충족되면 품목허가를 하였다. 그러나 허가특허연계제도 도입 후에는 등재의약품의 안전성, 유효성 자료를 근거로 한 후발의약품 품목허가 신청에 대하여 품목허가 단계에서 특허 분쟁 등 확인 절차를 거친다. 품목허가 단계에서 특허 침해 여부를 고려하는 허가특허연계제도는 1984년 미국의 Hatch-Waxman Amendment에서 세계 최초로 만들어진 미국 특유의 제도였다. 그런데 미국과 FTA 등 협정을 체결하는 나라들이 협정의 내용에 따라 이 제도를 받아들이는 경우가 생기고 있다. 우리나라 역시 2007년 한미 FTA 체결에 따라 허가특허연계제도를 도입하였다. 우리나라와 미국 등 외국의 허가특허연계제도는 품목허가 단계에서 특허 침해 여부를 고려한다는 점에서는 같지만 그 구체적인 제도의 내용과 운영방식에는 차이가 있다.

2) 허가특허연계제도의 구성

우리나라의 허가특허연계제도는 ① 의약품 특허목록 등재(약사법 제50조의2, 제50조의3), ② 후발의약품 품목허가 신청 사실 통지(약사법 제50조의4), ③ 후발의약품에 대한 판매금지(약사법 제50조의5, 제50조의6), ④ 우선판매품목허가(약사법 제50조의7 내지 제50조의10)로 구성되어 있다. 위 ①, ②는 2012. 3. 시행되었고 위 ③, ④는 2015. 3. 시행되었다.

의약품 특허목록 등재(위 ①)는 허가특허연계제도를 통한 특허 보호를 받기 위하여 품목허가를 받은 의약품에 관한 특허(물질, 조성물, 제형, 의약적 용도에 관한 특허)를 식약처에서 운영하는 의약품 특허목록에 등재하는 것이다. 특허목록에 등재된 특허는 후발의약품에 대한 판매금지 등 허가특허연계제도의 기초로 기능하고, 특허목록에 등재되지 않은 특허는 허가특허연계제도에 의한 품목허가 단계에서의 보호를 받지 못한다. 특허목록에 특허권이 등재된 의약품을 등재의약품이라고 한다.

후발의약품 품목허가 신청 사실 통지(위 ②)는 등재의약품의 안전성·유효성에 관한 자료를 근거로 의약품의 품목허가를 신청하거나 효능·효과에 관한 변경허가를 신청한 자가 허가를 신청한 사실, 허가신청일 등을 특허권등재자와 등재특허권자등에게 통지하는 것이다. 이 통지는 품목허가 또는 변경허가 신청일부터 20일 이내에 하여야 한다. 이 때 통지된 의약품을 통지의약품이라고 한다.

후발의약품에 대한 판매금지(위 ③)는 등재의약품의 특허권자등이 통지를 받은 날로부터 45일 이내에 식약처장에게 통지의약품의 판매금지를 신청하였을 때 식약처장이 통지를 받은 날로부터 9개월간 해당 의약품의 판매를 금지시키는 것이다. 등재특허권의 무효 또는 통지의약품이 등재특허권의 권리범위에 속하지 않는다는 심결이나 판결 등이 있는 경우, 통지된 동일의약품 중 일부에 대하여만 판매금지 신청을 한 경우 또는 판매금지가 신청된 의약품과 동일의약품으로서 이미 등재의약품의 안전성·유효성에 관한 자료를 근거로 품목허가 또는 변경허가를 받고 판매가 가능한 의약품이 존재하는 경우 등에는 판매금지가 되지 않는다. 등재특허권자등이 판매금지를 신청할 때는 판매금지 신청이 정당하게 등록된 특허권에 기하여 이루어졌고 등재특허권자등이 제기한 심판 또는 소송을 선의로 청구 또는 제기하였으며 승소의 전망이 있고 심판 또는 소송 절차를 불합리하게 지연하지 아니할 것이라는 진술서를 첨부하여야 한다. 그리고 등재특허권자등은 판매금지를 신청하기 전에 통지의약품을 대상으로 등재특허권과 관련하여 특허침해의 금지 또는 예방 청구의 소를 제기하거나 권리범위 확인심판을 청구하거나 받아야 한다. 그리고 판매금지를 하였던 의약품에 대해서는 추가적으로 판매금지를 신청할 수 없다.

우선판매품목허가(위 ④)는 의약품 특허권 도전을 통하여 후발의약품의 시장진입을 앞당긴 자에게 해당 의약품을 우선적으로 판매할 수 있게 하는 제도이다. 우선판매품목허가를 받기 위해서는 크게 i) 가장 이른 날 허가신청에 관한 요건, ii) 특허 심판 또는 소송에서 등재특허권에 관하여 특허의 무효, 존속기간 연장등록의 무효 또는 해당 의약품이 특허권리범위에 속하지 아니한다는 취지의 심결 또는 판결을 받을 요건(다만, 통지받은 날부터 9개월이 경과하는 날 이후에 심결 또는 판결을 받은 자는 제외) iii) 해당 특허 심판의 최초 청구(최초 심판 청구된 날부터 14일 이내 청구한 자 포함) 또는 해당 특허 심판의 최초 청구자보다 먼저 심결/판결 획득 요건을 만족해야 한다

3) 허가특허연계제도 시행 흐름도

그림 1은 식약처 자료에 나와 있는 허가특허연계제도 시행 흐름 도식이다.

4) 현재까지의 일반적인 실무례

우리나라의 특허법에서는 후발의약품 제약회사가 품목허가 신청을 하기 전에도 무효심판이나 존속기간 연장등록의 무효심판, 권리범위 확인심판을 청구할 수 있도록 하고 있다. 만약 후발의약품 제약회사가 품목허가 신청 전에 무효심판 청구를 하거나 소극적 권리범위확인심판 청구 등을 하여 승소하면 등재특허권자등의 판매금지 신청에 의한 판매금지가 이루어지지 않는다. 그리고 그런 경우 후발의약품 제약회사가 우선판매품목허가 요건을 충족할 수도 있다. 우선판매품목허가 요건 중 최초 심판 청구 요건에 최초 심판이 청구된 날부터 14일 이내에 심판을 청구한 자가 포함되므로 후발의약품 제약회사의 최초 심판 청구가 있은 후 해당 의약품 개발을 하거나 하려는 다른 후발의약품 제약회사들이 14일 이내에 심판 청구를 하는 경우가 많았다. 제도 도입 당시 공정거래법 위반행위인 역지불 합의(reverse payment, pay-for-delay)가 늘어날 것이라는 우려가 있었다. 역지불 합의는 미국의 허가특허연계제도인 Hatch-Waxman System의 운영 과정에서 나타난 현상으로 의약품 특허 분쟁 도중에 특허권자와 후발의약품 제약회사가 합의를 하여 후발의약품 제약회사가 후발의약품의 출시를 하지 않거나 늦추는 대신에 특허권자로부터 일정한 이익을 받고 분쟁을 종료하는 것을 의미한다. 그러나 우리나라에서 허가특허연계제도 도입 후 현재까지는 역지불 합의 규제 사례가 없다.

글: HnL 법률사무소 박성민 변호사, 법학박사

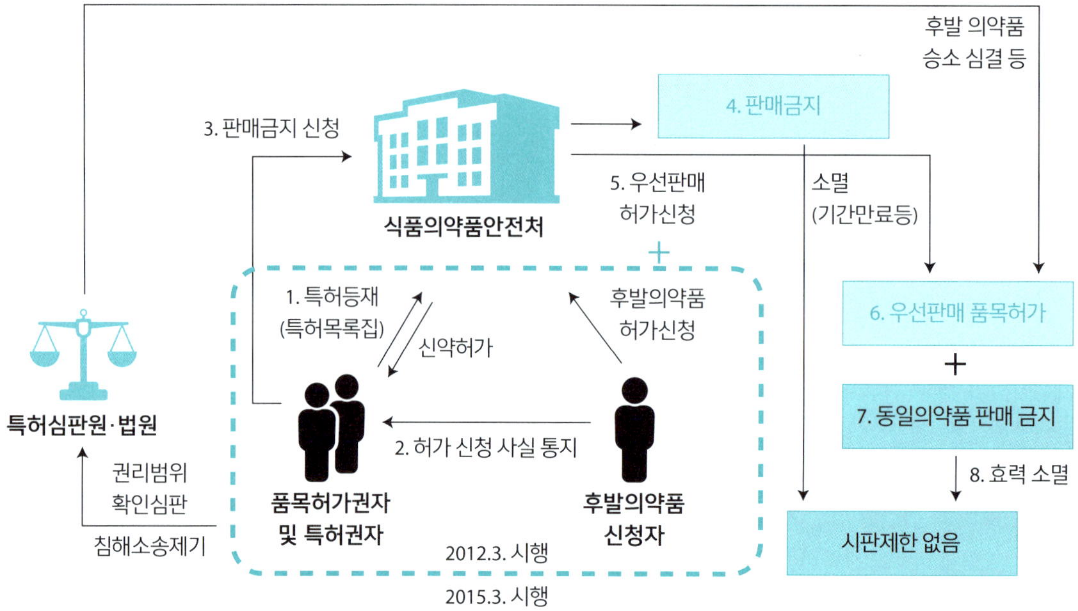

그림 1 허가특허연계제도 시행 흐름도

63. 약사법 [시행 2015.10.1.] [법률 제13320호, 2015.5.18., 일부개정]

◇ 개정이유

정부는 한약재의 유통질서를 바로 잡기 위해 2011년 1월 24일 「한약재 수급 및 유통관리 규정」(보건복지부 고시 제2011-4호)을 개정·고시하였는데, 이로써 기존에 「인삼산업법」의 적용을 받아 제조, 검사, 판매 및 유통되던 인삼류 한약재에 대하여 이중검사 방지, 유통과 관련된 신뢰 보호 등의 필요성이 제기되었음. 이에 「인삼산업법」에 따른 인삼류 검사기관이 의약품제조업 허가를 받고 검사한 홍삼 및 백삼(수입제외)에 대해 품목허가 등을 받도록 하고, 인삼류제조업자가 해당 인삼류 한약재를 판매할 수 있도록 하면서, 의약품의 판매질서, 보고·검사의무 및 공중위생상 위해예방 등을 위한 폐기 명령 등을 준수하도록 함으로써, 「약사법」에서 일반한약재를 비롯하여 의약품에 적용하는 '의약품 제조 및 품질 관리 기준(GMP)'을 준수하도록 하고, 기존 유통 관행의 신뢰를 보호하려는 것임.

◇ 주요내용

가. 인삼류검사기관은 약사법에 따른 의약품제조업 허가를 받고, 검사한 홍삼 및 백삼(수입품 제외)에 대해 품목허가를 신청하거나 품목신고를 하고, 당해 홍삼 및 백삼을 인삼류제조업자가 판매할 수 있도록 함(제85조의3제1항 및 제2항).

나. 홍삼 및 백삼을 한약재로서 판매하는 인삼류제조업자는 의약품의 판매질서, 보고·검사의무 및 공중위생상 위해예방 등을 위한 폐기 명령 등을 준수하도록 함(제85조의3 제3항).

64. 약사법 [시행 2015.5.18.] [법률 제13331호, 2015.5.18., 타법개정](마약류 관리에 관한 법률)

65. 약사법 [시행 2015.12.23.] [법률 제13367호, 2015.6.22., 타법개정] (한국보건의료인국가시험원법)

66. 약사법 [시행 2016.1.25.] [법률 제13425호, 2015.7.24., 타법개정] (의무경찰대 설치 및 운영에 관한 법률)

67. 약사법 [시행 2017.12.23.] [법률 제13598호, 2015.12.22., 일부개정

◇ 개정이유 및 주요내용

약국 또는 의료기관이 의약품의 품목허가를 받은 자, 수입자 및 의약품 도매상에게 의약품 거래금액을 결제하는 경우 6개월의 범위에서 보건복지부령으로 정하는 기간 이내에 대금을 지급하도록 하고, 초과하는 경우 그 기간에 대하여 이자를 지급하도록 함으로써 의약품 대금결제 관련 공정한 거래질서를 확립하려는 것임.

68.약사법 [시행 2016.3.30.] [법률 제13655호, 2015.12.29., 일부개정]

◇ 개정이유 및 주요내용

약사가 의약품을 조제하는 경우 의약품정보를 미리 확인하도록 하고, 이를 지원하기 위하여 보건복지부장관이 의약품 안전사용정보시스템을 구축·운영할 수 있도록 하고, 환자는 약사에게 본인에 관한 기록의 열람 또는 사본의 발급 등 그 내용의 확인을 요청할 수 있고, 약사는 정당한 사유 없이 이를 거부하지 않도록 하는 한편, 의약품의 판매촉진을 목적으로 경제적이익등이 의료기관 또는 약국으로 귀속되는 경우를 제한하고, 약국 관리에 필요한 사항이나 의약품등의 유통 체계 확립과 판매 질서 유지에 필요한 사항을 위반한 경우 일정한 기간을 정하여 그 위반사항을 시정하도록 명할 수 있도록 하려는 것임.

69. 약사법 [시행 2016. 8. 4.] [법률 제14084호, 2016. 3. 22., 타법개정] (국민건강보험법)

70. 약사법 [시행 2016. 11. 30.] [법률 제14170호, 2016. 5. 29., 타법개정] (경비교도대 폐지에 따른 보상 등에 관한 법률)

71. 약사법 [시행 2016.12.2.] [법률 제14328호, 2016.12.2., 일부개정]

◇ 개정이유

국가필수의약품과 희귀의약품의 정의 규정을 신설하고, 한국희귀의약품센터를 통한 국가필수의약품 등의 안정적 공급 체계를 구축하여 환자의 치료 기회를 보장하며, 의약품등의 용기나 포장 등에 총리령이 정하는 사항을 제외한 모든 성분의 명칭 등을 표시하도록 하여 환자 또는 소비자의 알권리와 건강권을 보호하려는 것임.

또한, 의약품등의 제조업자의 휴·폐업 신고 시 적절한 조치를 취하도록 하고, 휴업기간이 1년 이상인 경우 의약품등의 보유현황 등에 관한 서류 제출 의무를 부과하여 의약품 유통안전관리를 강화하며, 의약품의 제조업자 등이 아니면 제약, 약품이나 이와 유사한 명칭을 사용하지 못하도록 하여 소비자의 오인을 방지하려는 것임.

한편, 의약품공급자에게 경제적 이익등 제공에 관한 지출보고서 작성 및 관련 장부 및 근거 자료 등의 보관 의무를 부여하고, 보건복지부장관이 필요하다고 인정하는 경우 지출보

고서 등을 제출하도록 하며, 의약품공급자가 불법 리베이트를 하는 경우의 처벌수준을 현행 2년 이하의 징역에서 3년 이하의 징역으로 상향 조정함으로써 의약품 시장의 투명성을 확보하려는 것임.

아울러, 약사 또는 한약사가 자격정지 처분을 받은 경우 처분 사유 발생일로부터 5년(관련 서류를 위·변조하거나 거짓 등의 방법으로 약제비를 거짓 청구한 경우는 7년)이 지나면 처분을 하지 못하도록 하여 약사 등의 직업 수행에 있어서의 법적 안정성을 확보하려는 것임.

◇ 주요내용

가. 국가필수의약품 및 희귀의약품의 정의 규정을 신설하고, 식품의약품안전처장 및 보건복지부장관은 국가필수의약품 안정공급 종합대책을 수립·추진하며, 한국희귀·필수의약품센터를 통하여 국가필수의약품에 관한 정보수집과 전산망 구축 관련된 사업 및 국가필수의약품의 안정적 공급기반구축 사업을 수행하도록 함(제2조제18호·제19호, 제83조의3 신설, 제91조 및 제92조).

나. 의약품등 제조업자가 휴·폐업하는 경우 의약품등의 회수 등 필요한 조치를 하도록 하고, 1년 이상 휴업 후 재개업하는 경우 의약품등의 보유 현황 등 관련자료
제출의무를 부과하며, 이를 위반할 경우 과태료를 부과하도록 함(제40조제2항·제3항 및 제98조제1항제4호·제5호의2 신설).

다. 의약품공급자에게 경제적 이익등 제공에 관한 지출보고서 작성 의무를 부과하고, 해당 보고서와 관련 장부 및 근거자료를 5년간 보관하도록 하며, 보건복지부장관이 필요하다고 인정하는 경우 지출보고서 등을 제출하도록 요구할 수 있도록 하고, 이를 위반하는 경우 벌금을 부과하도록 함(제47조의2, 제69조의4제3호 및 제96조제3호의4부터 제3호의6까지 신설).

라. 의약품등의 용기 또는 포장 등에 소량 함유 성분 등 총리령으로 정하는 사항을 제외한 모든 성분의 명칭 등을 표시하도록 함(제56조제1항제7호 및 제65조제1항제5호).

마. 약사 또는 한약사에 대한 자격정지처분은 처분 사유가 발생한 날부터 5년(다만, 약제비 거짓 청구에 따른 자격정지처분은 7년)이 지나면 해당 처분을 할 수 없도록 제한함(제79조제5항 신설)

바. 의약품의 제조업자 등이 아니면 제약, 약품 등 총리령으로 정하는 유사한 명칭을 사용하지 못하도록 하고, 위반 시 과태료를 부과함(제87조의2 및 제98조제1항제11호 신설).

사. 의약품 공급자 등이 판매촉진 등을 목적으로 경제적 이익등을 불법으로 제공하는 경우 처벌 수준을 3년 이하의 징역 또는 3천만원 이하의 벌금으로 조정함(제94조제1항제5호의2 신설).

72. 약사법 [시행 2020.2.9.] [법률 제14560호, 2017.2.8., 일부개정]

◇ 개정이유 및 주요내용

현행법상 외국의 약학을 전공하는 대학을 졸업하고 우리나라에서 약사가 되려는 사람은 아무런 제한 없이 약사국가시험에 응시할 수 있도록 되어 있으나, 외국 약학대학의 학제와 교과과정, 학사관리 등이 우리나라의 약학대학 수준과 비교하여 동등하거나 그 이상인지 확인하기 어려움.

이에 외국에서 약사면허를 받은 자의 경우 약사 국가시험을 치르기 위한 조건으로 약사예비시험을 합격하도록 하여 약사 자격관리를 강화하고 국민의 건강을 보호하려는 것임.

73. 약사법 [시행 2017.7.26.] [법률 제14839호, 2017.7.26., 타법개정] (정부조직법)

74. 약사법 [시행 2018.10.25.] [법률 제14926호, 2017.10.24., 일부개정]

◇ 개정이유

임상시험과 분리하여 별도로 운영되고 있는 생물학적 동등성시험에 관한 제도를 임상시험에 통합함으로써 제도 운영의 효율성을 제고하고, 임상시험 대상자 모집 공고에 임상시험의 명칭, 목적, 방법, 대상자 자격 등을 알리도록 하여 임상시험에 참여하려는 자에게 충분한 정보를 제공할 수 있도록 하고, 의약외품의 용기나 포장 등에 모든 성분의 명칭을 기재하도록 하는 내용을 포함하여 의약외품의 용기나 포장 등에 의무적으로 기재해야 할 사항을 정비하고, 대중매체를 통한 전문의약품 또는 원료의약품 등에 대한 광고행위를 금지함으로써 의약품등의 안전한 사용을 도모하고자 하는 한편, 정신질환자 등 결격사유가 있는 약사 또는 한약사에 대하여 약사회 또는 한약사회가 윤리위원회의 심의·의결을 거쳐 보건복지부장관에게 면허취소처분을 요구할 수 있도록 함으로써 약사 등에 대한 자격관리를 강화하고자 함.

◇ 주요내용

가. 생물학적 동등성시험이 임상시험에 포함됨을 명확히 하고, 생물학적 동등성시험의 계획 승인과 생물학적 동등성시험실시기관 지정제도를 각각 임상시험의 계획 승인과 임상시험실시기관 지정제도로 통합하여 운영함(제2조제17호 및 제34조 등).

나. 외국에서 임상시험을 실시한 의약품, 외국에서 판매되고 있는 의약품 중 국내 제조업자에게 제제기술을 이전한 의약품, 및 희귀의약품 등을 위탁제조판매업 대상이 되는 의약품의 범위에 추가함(제31조제3항제3호 및 제4호 신설).

다. 임상시험실시기관은 임상시험을 실시하기 위한 대상자의 모집 공고 시 임상시험의 명칭, 목적, 방법, 대상자 자격과 선정기준 등을 알리도록 함(제34조제3항제3호 신설).

라. 모든 의약외품의 용기 또는 포장 등에 의약외품의 명칭, 사용기한, 품목허가증 및 품목신고증에 기재된 모든 성분의 명칭을 기재하도록 하고, 외부 용기나 포장에 가려서 기재사항이 보이지 아니하면 그 외부의 용기나 포장에도 같은 사항을 적도록 하며, 첨부문서가 있는 경우 용법·용량, 그 밖에 사용 또는 취급시 주의사항 등을 기재하도록 함(제65조제1항, 제65조의2 및 제65조의3 신설).

마. 전문의약품, 전문의약품과 제형, 투여 경로 및 단위제형당 주성분의 함량이 같은 일반의약품 및 원료의약품의 광고를 금지함(제68조제6항 신설).

바. 약사회 또는 한약사회의 장은 약사 또는 한약사가 정신질환 등의 결격사유에 해당된다고 판단하는 경우 약사회 또는 한약사회의 윤리위원회의 심의·의결을 거쳐 보건복지부장관에게 면허 취소 처분을 요구할 수 있도록 하고, 이 경우 보건복지부장관은 해당 약사 또는 한약사에게 결격사유 해당 여부에 관하여 전문의의 검사를 받도록 명할 수 있도록 함(제79조의2 신설 등).

75. 약사법 [시행 2020.1.1.] [법률 제15534호, 2018.3.27., 타법개정] (감염병의 예방 및 관리에 관한 법률)

76. 약사법 [시행 2018.10.25.] [법률 제15709호, 2018.6.12., 일부개정]

◇ 개정이유

현행법은 임상시험성적서의 허위 작성·발급에 대하여만 제재처분과 벌칙을 규정하고 있어, 임상시험의 안전성·유효성에 관한 정보를 포함하고 있는 임상시험 관련 기록의 거짓 작성에 대해서는 적절한 조치를 할 수 없는 바, 임상시험실시기관이 임상시험 대상자 정보, 임상시험 도중 발생한 이상반응 등 총리령으로 정하는 기록을 거짓으로 작성한 경우에 대한 제재처분 및 처벌 근거를 마련하여 임상시험에 관한 기록의 신뢰도를 제고하고자 함.

또한, 현행법은 약사(藥事) 관리를 엄격하기 위해 처방전, 조제기록부 등 기록을 일정 기간 이상 보존·보관하도록 의무화하고 있으나, 천재지변 등 관리자의 책임 없는 사유로 기록이 멸실된 경우에 대해서는 면책근거가 명확하지 아니한 바, 진료기록부 등 각종 기록이 천재지변 등 불가항력의 사유로 멸실된 경우 해당 기록의 보존·보관의무자의 책임을 면제할 수 있는 법적 근거를 마련하고자 함.

한편, 한국희귀·필수의약품센터에서 수행하는 업무는 국가필수의약품 또는 희귀의약품 공급 등 국민보건 향상을 위한 공공성이 인정되는 바, 해당 센터에 근무하는 임직원 중 공무원이 아닌 사람이 그 업무 수행과 관련하여 수뢰, 제삼자 뇌물제공 등 「형법」 제129조부터 제132조까지의 위반을 한 경우에는 그 벌칙 적용 시 공무원으로 간주하여 이들 임직원의 직무수행의 책임을 강화하고자 함.

◇ 주요내용

가. 식품의약품안전처장 또는 시·도지사는 임상시험실시기관 등이 임상시험에 관한 기록을 거짓으로 작성한 경우 해당 기관의 지정을 취소하거나 9개월의 범위에서 업무 정지를 명할 수 있도록 함(제34조의2제3항, 제76조의2제1항).

나. 이 법에 따라 보존·보관해야 하는 기록이 천재지변 등 불가항력의 사유로 멸실된 경우 해당 기록의 보존·보관의무자에게 이 법에 따른 책임을 묻지 아니함(제85조의4 신설).

다. 제91조제1항에 따라 설립된 한국희귀·필수의약품센터에 근무하는 임직원에게 「형법」제129조부터 제132조까지의 규정에 따른 벌칙을 적용할 때에는 공무원으로 간주함(제92조의2제2호 신설).

라. 임상시험에 관한 기록을 거짓으로 작성한 자에 대하여 1년 이하의 징역 또는 1천만원 이하의 벌금을 부과함(제95조제1항제6호의2 신설).

77. 약사법 [시행 2019.12.12.] [법률 제15891호, 2018.12.11., 일부개정]

◇ 개정이유

의약품 유통의 건전성을 제고하기 위하여 약국 개설자 또는 의료기관 개설자가 처방전 알선을 대가로 직접 또는 제3자를 통하여 금전 등 경제적 이익을 제공·요구·약속하는 행위 및 이를 받는 행위를 담합 행위로 규정함.

임상시험대상자의 안전한 임상시험 참여를 법적으로 보장하기 위하여 임상시험 의뢰자의 보험 가입을 의무화하고, 임상시험용 의약품의 안전성 정보에 대한 평가·기록·보고의무를 부과하며, 임상시험 참여횟수를 연 2회로 제한함.

수입의약품 등에 대한 안전관리를 강화하기 위하여 수입의약품 등의 해외제조소 등록제를 실시하고, 현지실사 근거를 마련하며, 현지실사 결과에 따라 수입 중단 등의 조치를 할 수 있도록 함.

불법 의약품 판매를 알선하거나 광고하는 행위에 대한 벌칙을 신설하고, 정보통신망을 이용한 불법 의약품 유통 조사를 위하여 정보통신서비스 제공자 등에 대하여 자료 제출을 요청할 수 있도록 함.

불법적으로 취득한 경제적 이익을 환수할 수 있도록 위해(危害) 의약품을 제조·수입한 제조업자·수입자 등에 대하여 과징금을 부과할 수 있는 근거를 마련함.

그 외에도 동물용 의약품 등의 안전사용기준 적용대상을 가축전염병 등의 방역 목적으로 투약하여야 한다고 지정하는 제제까지 확대하고, 동물용 의약품 등의 오·남용을 방지하기 위하여 동물용 의약품 등의 판매자에게 거래 현황을 작성·보존하도록 하는 등 현행 제도의 운영 상 나타난 일부 미비점을 개선·보완하고자 함.

◇ 주요내용

가. 약국 개설자 또는 의료기관 개설자가 처방전 알선을 대가로 직접 또는 제3자를 통하여 금전 등 경제적 이익을 제공·요구·약속하는 행위 및 이를 받는 행위를 담합 행위로 규정함(제24조제2항제2호 신설).

나. 임상시험 대상자의 건강 상 피해에 대한 배상 또는 보상을 위하여 임상시험의뢰자가 보험에 가입하도록 의무화하고, 임상시험용 의약품에 대한 안전성 정보를 평가·기록·보관하도록 하며, 임상시험 참여횟수를 연 2회로 제한함(제34조 및 제34조의2).

다. 수입자가 총리령으로 정하는 의약품 등을 수입하려면 그 해외제조소의 명칭 및 소재지 등을 등록하도록 하고, 수입의약품 등의 위해방지를 위하여 현지실사를 실시하며, 그 결과에 따라 수입 중단 등의 조치를 할 수 있도록 함(제42조, 제69조의5).

라. 불법 의약품 판매를 알선하거나 광고하는 행위에 대한 벌칙을 신설하고, 정보통신망을 이용한 불법 의약품 유통 조사를 위하여 정보통신서비스 제공자 등에 대하여 자료 제출을 요청할 수 있도록 함(제61조의2 신설).

마. 위해의약품을 제조한 의약품 제조업자 등에 대하여 생산액 또는 수입액의 100분의 5 이하의 범위에서 과징금을 부과할 수 있도록 함(제81조의2 신설).

바. 동물용 의약품 등의 안전사용기준 적용대상을 가축전염병 등의 방역 목적으로 투약하여야 한다고 지정하는 제제까지 확대하고, 동물용 의약품 등의 오·남용을 방지하기 위하여 동물용 의약품 등의 판매자에게 거래 현황을 작성·보존하도록 함(제85조).

78. 약사법[시행 2019. 7. 16] [법률 제16250호, 2019. 1. 15, 일부개정]

◇ 개정이유

약사 국가시험에 응시할 수 있는 외국 대학의 인정기준을 보건복지부장관이 정하여 고시하도록 함으로써 약사 국가시험 응시자격에 대한 신뢰성을 높이고 국가시험 응시자의 권리보호를 강화하려는 것임.

또한, 약국개설자가 영업을 양도한 경우에 그 양수인이 종전의 약국개설자의 지위를 승계하려는 경우 양수인이 그 양도일부터 1개월 이내에 그 사실을 시장·군수·구청장에게 신고하도록 하여 약국의 양도·양수에 따른 약국 개설 절차를 간소화하고, 의약품 제조업자의 제조판매품목신고 등이 수리가 필요한 신고임을 명시하여 신고 민원의 투명하고 신속한 처리와 일선 행정기관의 적극행정을 유도하려는 것임.

한편, 의약품 제조업자 및 의약품 판매업자 등에 대한 과징금의 상한을 현행 2억원에서 10억원으로 상향 조정하고, 약국개설자 등에 대한 과징금의 상한을 현행 5천만원에서 1억원으로 상향 조정함으로써 과징금 제재처분의 실효성을 확보하려는 것임.

◇ 주요내용

가. 약사 국가시험에 응시할 수 있는 외국 대학의 인정기준을 보건복지부장관이 정하여 고시하도록 함(제3조제2항제2호).

나. 중앙약사심의위원회의 구성에 관한 주요 사항인 인원 및 임명 또는 위촉방법을 규정하고, 위원 중 공무원이 아닌 위원이 과반수가 되도록 함(제18조제2항부터 제5항까지 신설).

다. 약국개설자가 영업을 양도한 경우에 그 양수인이 종전의 약국개설자의 지위를 승계하려는 경우에는 그 양도일부터 1개월 이내에 그 사실을 시장·군수·구청장에게 신고하도록 하고, 시장·군수·구청장은 그 내용이 이 법에 적합하면 신고를 수리하도록 함(제21조의2 신설).

라. 의약품 제조업자의 제조판매품목신고, 제조관리자 신고, 휴업·폐업신고, 의약품 수입업자의 수입업신고 및 품목신고 등이 수리가 필요한 신고임을 명시함(제31조제11항, 제36조제4항, 제40조제4항, 제41조제2항, 제42조제5항 전단, 제42조제6항 및 제45조제6항).

마. 의약품 제조업자 및 의약품 판매업자 등에 대한 과징금의 상한을 현행 2억원에서 10억원으로 상향 조정하고, 약국개설자 등에 대한 과징금의 상한을 현행 5천만원에서 1억원으로 상향 조정함(제81조제1항).

79. 약사법[시행 2020. 8. 28] [법률 제16556호, 2019. 8. 27, 타법개정]

◉법률 제16556호(2019.8.27)

첨단재생의료 및 첨단바이오의약품 안전 및 지원에 관한 법률

◇ 제정이유

생명공학기술의 급속한 발전으로 손상된 조직과 장기를 치료, 대체 또는 재생시켜 인체기능을 복원함으로써 근본적 치료를 가능하게 하는 첨단재생의료는 희귀·난치질환자, 선천성 장기 결함환자 등 현재 개발된 치료법으로 치료가 어려운 환자를 치료할 수 있는 미래기술로 주목받고 있음.

그런데 첨단재생의료는 인체세포 등을 활용하는 것이므로 동물실험을 하더라도 효과성이나 안전성을 입증할 방법이 없어서 기존의 평가방법과는 달리 보아야 할 필요성이 있고, 첨단바이오의약품의 경우도 허가 및 안전관리에 있어 종전의 합성의약품과는 다른 다양한 고려사항이 존재하나, 현재의 「의료법」 및 「약사법」은 첨단재생의료 분야 치료기술 및 첨단바이오의약품의 특수성을 반영하지 못하고 있는 상황임.

이에 이 법률의 제정을 통해 첨단재생의료 분야의 임상연구에서 첨단바이오의약품 제품화에 이르는 전주기 안전관리 및 지원체계를 별도로 마련하고, 첨단재생의료 임상연구 활성화 및 첨단바이오의약품에 대한 신속처리 지원을 통해 환자의 치료 기회를 확대하며, 장기추적조사 실시 등을 통해 안전관리를 강화함으로써 국민보건 향상에 이바지하려는 것임.

◇ 주요내용

가. 정부는 5년마다 첨단재생의료 및 첨단바이오의약품 기본계획을 수립하도록 하고, 보건복지부장관, 식품의약품안전처장 및 관계 중앙행정기관의 장은 매년 첨단재생의료 및 첨단바이오의약품 지원 및 관리에 관한 시행계획을 수립·시행하도록 함(제5조 및 제6조).

나. 보건복지부장관은 첨단재생의료기술 진흥을 위한 사업을 효율적·체계적으로 추진하고 안전성 확보를 위한 정책 개발을 지원하기 위하여 첨단재생의료지원기관을 설립하거나 관련 기관 등을 첨단재생의료지원기관으로 지정할 수 있도록 함(제9조).

다. 첨단재생의료 임상연구를 하려는 의료기관은 필요한 시설, 장비 및 인력 등을 갖추어 첨단재생의료실시기관으로 지정을 받도록 하고, 첨단재생의료실시기관이 첨단재생의료 임상연구를 하는 경우 첨단재생의료세포처리시설로부터 공급받은 인체세포 등으로 첨단재생의료 임상연구를 하도록 함(제10조).

라. 재생의료기관은 첨단재생의료 임상연구를 하기 전에 연구대상자로부터 연구의 목적 및 내용, 예측되는 결과 및 이상반응, 연구 참여에 따른 손실에 대한 보상 등이 포함된 동의서에 서명을 받도록 함(제11조).

마. 재생의료기관이 첨단재생의료 임상연구를 하기 위해서는 첨단재생의료 연구계획을 작성하여 첨단재생의료 및 첨단바이오의약품 심의위원회의 심의를 받도록 하고, 첨단재생의료 및 첨단바이오의약품 심의위원회의 설치, 구성 및 운영 등에 관한 사항을 정함(제12조부터 제14조까지).

바. 인체세포 등을 채취하고 이를 검사·처리하여 재생의료기관에 공급하는 세포처리업무를 하려는 자는 식품의약품안전처장으로부터 첨단재생의료세포처리시설로 허가를 받도록 하고, 인체세포 등의 채취 절차 등과 첨단재생의료세포처리시설의 장이 지켜야 할 준수사항 등을 정함(제15조부터 제18조까지).

사. 보건복지부장관은 보건복지부 소속기관 중에서 첨단재생의료안전관리기관을 지정하여 첨단재생의료기관에 대한 관리·감독, 안전성 모니터링과 이상반응 보고, 첨단재생의료 임상연구 장기추적조사 등의 업무를 수행하도록 함(제19조부터 제21조까지).

아. 첨단바이오의약품 제조를 업(業)으로 하려는 자는 식품의약품안전처장의 제조업허가를 받도록 하고, 제조업자가 제조한 첨단바이오의약품을 판매하려는 경우에는 품목별로 식품의약품안전처장의 제조판매품목허가를 받도록 하며, 제조업자 및 제조관리자의 제조 관리에 필요한 의무 등을 정함(제23조부터 제26조까지).

자. 첨단바이오의약품의 수입을 업으로 하려는 자는 식품의약품안전처장에게 수입업신고를 하도록 하고, 품목마다 식품의약품안전처장의 허가를 받도록 함(제27조).

차. 인체세포 등을 채취·수입하거나 검사·처리하여 첨단바이오의약품의 원료로 공급하는 업무를 업으로 하려는 자는 식품의약품안전처장의 허가를 받도록 하고, 인체세포 등 관리업자의 준수사항을 정함(제28조 및 제29조).

카. 식품의약품안전처장은 줄기세포 또는 동물의 조직·세포를 포함하는 첨단바이오의약품이나 투여 후 일정기간 동안 이상사례의 발생 여부를 확인할 필요가 있다고 인정하는 첨단바이오의약품을 장기추적조사 대상으로 지정할 수 있도록 함(제30조).

타. 식품의약품안전처장은 첨단바이오의약품 장기추적조사와 첨단바이오의약품에 대한 종합적인 정보·기술의 지원을 위하여 첨단바이오의약품 규제과학센터를 설립하거나 관계 전문기관 등을 규제과학센터로 지정할 수 있도록

하고, 규제과학센터의 자료 요청 권한 및 식품의약품안전처장의 규제과학센터에 대한 지도·감독 권한 등을 정함(제32조부터 제34조까지).

파. 대체치료제가 없고 생명을 위협하는 중대한 질환의 치료를 목적으로 하는 등의 첨단바이오의약품을 개발하려는 자는 식품의약품안전처장에게 개발 중인 첨단바이오의약품을 허가·심사의 신속처리 대상으로 지정하여 줄 것을 요청할 수 있도록 하고, 식품의약품안전처장은 신속처리 대상으로 지정된 첨단바이오의약품에 대하여 맞춤형 심사, 우선 심사, 조건부 허가를 할 수 있도록 함(제36조 및 제37조).

하. 보건복지부장관 및 식품의약품안전처장의 보고와 검사 등에 필요한 지시 권한, 국민보건에 위해를 주었거나 줄 염려가 있는 인체세포 등에 대한 회수·폐기 명령 권한, 시정명령 및 허가 등의 취소와 업무정지 권한, 업무정지 처분에 갈음하여 부과하는 과징금처분 권한 등 감독 등에 필요한 권한을 정함(제39조부터 제46조까지).

80. 약사법[시행 2020. 3. 24] [법률 제17091호, 2020. 3. 24, 타법개정]

◉법률 제17091호(2020.3.24)
지방세외수입금의 징수 등에 관한 법률 일부개정법률

◇ 개정이유

과징금 및 이행강제금 등 지방세외수입금은 그 밖의 지방세외수입과 달리 위반행위에 대한 제재적 성격을 가지고 있으며 지방자치단체의 장이 납부의무자에 대한 부과·징수 절차를 거쳐 거두어들이는 점을 고려하여 지방세외수입금의 명칭을 지방행정제재·부과금으로 변경하고 그에 따라 이 법의 제명을 「지방행정제재·부과금의 징수 등에 관한 법률」로 변경하는 등 관련 조문을 정비하고, 정보통신기술의 발달 및 지방행정의 효율적 운영을 위하여 지방세외수입정보통신망을 「지방세기본법」에 따른 지방세통합정보통신망에 통합하여 구축하도록 하는 한편, 지방세외수입에 대한 신용카드 자동납부 제도를 도입하는 등 현행 제도의 운영상 나타난 일부 미비점을 개선·보완하려는 것임.

◇ 주요내용

가. 지방세외수입금의 명칭을 지방행정제재·부과금으로 변경함(제1조부터 제7조까지, 제7조의2부터 제7조의5까지, 제8조, 제9조, 제11조, 제16조, 제18조 및 제19조).

나. 지방세외수입금의 징수율을 제고하고 체납자에 대한 관리를 강화하기 위하여 현행 지방세외수입금을 100만원 이상 체납한 자에 대한 대금지급 정지 제도를 확대하여, 앞으로는 체납 금액에 관계없이 지방자치단체로부터 대금을 지급받으려는 자는 해당 지방자치단체뿐 아니라 그 외의 지방자치단체의 장이 부과한 지방행정제재·부과금을 모두 납부하였다는 증명서를 제출하도록 함(제7조의6 신설).

다. 지방행정제재·부과금 납부 독촉과 관련하여, 납부기한을 독촉장 발급일부터 10일 이내에서 20일 이내로 연장함(제8조제2항).

라. 행정안전부장관은 지방세외수입의 징수·관리 업무를 효율적으로 처리하기 위하여 지방세통합정보통신망과 지방세외수입정보통신망을 통합하여 구축함(제20조의2 신설).

마. 정기적으로 납부하는 지방세외수입의 경우에는 신용카드 등으로 자동납부할 수 있도록 하여 납부의무자의 편의를 높임(제21조제2항 신설).

81. 약사법[시행 2020. 10. 8] [법률 제17208호, 2020. 4. 7, 일부개정]

◇ 개정이유

약사자격에 대한 국민의 신뢰를 제고하고, 약사업무의 전문화를 통해 보건의료의 질을 향상시키며, 제재조치의 실효성을 확보하는 등 현행 제도의 운영상 나타난 일부 미비점을 개선·보완하려는 것임.

◇ 주요내용

가. 약사국가시험의 응시자격을 '「고등교육법」 제11조의2에 따른 인정기관의 인증을 받은 약학을 전공하는 대학을 졸업하고 약학사 학위를 받은 자'로 함(제3조).

나. 약사 및 한약사 면허를 대여·알선하는 등의 행위를 금지하고, 이를 위반한 경우 5년 이하의 징역 또는 5천만원 이하의 벌금에 처하도록 함(제6조 및 제93조).

다. 약사 또는 한약사는 최초로 면허를 받은 후부터 3년마다 취업상황 등 그 실태를 보건복지부장관에게 신고하도록 하고, 보건복지부장관은 연수교육을 명한 경우에는 연수교육을 이수하지 아니한 약사 또는 한약사가 행한 취업상황 등 실태에 관한 신고를 반려할 수 있도록 함(제7조).

라. 안전상비의약품 판매자가 영업을 양도한 경우에 그 양수인이 종전의 안전상비의약품 판매자의 지위를 승계하려는 경우에는 그 양도일부터 1개월 이내에 그 사실을 시장·군수·구청장에게 신고하도록 함(제44조의5 신설).

마. 식품의약품안전처장뿐만 아니라 대통령령으로 정하는 식품의약품안전처 소속 기관의 장에 대해서도 출입·검

사·수거 권한을 부여함(제69조).

바. 부정한 방법으로 의약품 등의 제조업, 수입업 및 품목 허가 등을 받은 경우 등에 대한 제재 근거를 마련함(제76조 및 제93조부터 제95조까지).

사. 식품의약품안전처장은 임상시험실시기관이 준수사항을 지키지 아니한 경우로서 그 책임이 임상시험 수행 책임자에게 있다고 인정되는 경우 해당 임상시험실시기관의 장에게 임상시험 수행 책임자를 변경하거나 임상시험에서 배제할 것을 명할 수 있도록 함(제76조의2제3항 신설).

아. 약사로서 전문약사가 되려는 사람은 일정한 교육과정을 이수한 후 보건복지부장관에게 자격 인정을 받도록 함(제83조의3 신설).

자. 식품의약품안전처장은 의약품의 안전 및 품질관리와 해외진출 촉진 등을 위하여 외국정부, 국제기구 등과 협약을 체결하는 등 국제협력에 노력하도록 함(제83조의7 신설).

82. 약사법[시행 2020. 9. 12] [법률 제17472호, 2020. 8. 11, 타법개정]

◉법률 제17472호(2020.8.11)
정부조직법 일부개정법률

◇ 개정이유 및 주요내용

중앙행정기관으로 승격되는 개인정보 보호위원회를 중앙행정기관의 범위에 추가하는 한편, 보건복지부의 보건업무 전문성 강화를 위하여 복수차관제도를 도입하여 보건을 담당하는 차관을 별도로 두도록 하고, 감염병 관리체계를 강화하기 위하여 질병관리본부를 보건복지부장관 소속 중앙행정기관인 질병관리청으로 승격시키려는 것임.

83. 약사법[시행 2021. 12. 30] [법률 제17799호, 2020. 12. 29, 타법개정]

◉법률 제17799호(2020.12.29)
독점규제 및 공정거래에 관한 법률 전부개정법률

◇ 개정이유

「독점규제 및 공정거래에 관한 법률」의 제정 당시에 비하여 최근의 경제환경 및 시장상황은 크게 변화하였고 공정경제에 대한 사회적 요구도 높아짐에 따라 과징금 부과상한을 상향하고, 불공정거래행위에 대해서는 사인의 금지청구제도를 도입하는 등 민사, 행정, 형사적 규율수단을 종합적으로 개선하며, 경제력 집중 억제시책을 합리적으로 보완·정비하여 대기업집단의 일감몰아주기와 같은 잘못된 행태를 시정하고 기업집단의 지배구조가 선진화될 수 있도록 하는 한편, 벤처기업에 대한 투자 활성화를 위해 일반지주회사가 기업형벤처캐피탈(CVC: Corporate Venture Capital)을 소유할 수 있도록 허용하되, 안전장치를 마련함으로써 기업형벤처캐피탈이 경제력 집중 및 편법승계의 수단으로 악용되는 것을 방지하려는 것임.

◇ 주요내용

가. 거래금액 기반 기업결합신고기준을 도입함(제11조제2항).

1) 대기업이 규모는 작지만 성장잠재력이 큰 벤처기업이나 스타트업 등을 거액에 인수하는 경우 피인수기업의 자산총액이나 매출액이 현행 기업결합신고대상 기준에 이르지 못하여 신고의무가 발생하지 아니하게 되는바, 장래에 시장 독과점을 형성하거나 진입장벽을 구축하더라도 기업결합 심사조차 못할 우려가 있음.

2) 피인수기업의 국내 매출액 등이 현행 신고기준에 미달하더라도 해당 인수금액이 일정 기준 이상이고, 피인수기업이 국내 시장에서 상품 또는 용역을 판매·제공하거나, 국내 연구시설 또는 연구인력을 보유·활용하는 등 국내 시장에서 상당한 수준으로 활동하고 있는 경우에는 공정거래위원회에 신고하도록 함.

나. 지주회사의 자회사·손자회사 지분율을 상향함(제18조제2항 및 제3항).

1) 현행 지주회사의 자회사·손자회사 지분율 요건이 높지 아니하여 대기업이 적은 자본으로 과도하게 지배력을 확대할 수 있고, 이렇게 형성된 자회사·손자회사 등과의 거래를 통하여 배당 외의 편법적 방식으로 수익을 수취할 수 있는 문제가 있음.

2) 지주회사를 통한 과도한 지배력 확대를 억지하기 위하여 새로이 설립되거나 전환되는 지주회사(기존 지주회사가 자회사·손자회사를 신규 편입하는 경우에는 기존 지주회사도 해당)에 한정하여 자회사·손자회사 지분율 요건을 현행(상장 20퍼센트, 비상장 40퍼센트)보다 상향(상장 30퍼센트, 비상장 50퍼센트)함.

다. 벤처지주회사 요건을 완화함(제18조제2항부터 제4항까지).

1) 벤처기업 활성화를 위하여 벤처지주회사 제도가 도입되었으나 벤처지주회사에도 일반지주회사와 동일하게 비계열사 주식취득 제한이 적용되고, 일반지주회사가 자회사 또는 손자회사 단계에서 벤처지주회사를 설립하는 경우에 통상적인 자회사, 손자회사 지분요건이 그대로 적용되는 등 벤처지주회사의 특성에 맞지 아니하게 요건이 과도하여 제도 도입 이후 활용도가 낮음.

2) 벤처기업에 대한 투자와 인수가 실질적으로 활성화되도록 벤처지주회사의 자회사 지분보유 요건은 현행 20퍼센트를 유지하되, 기존 지주회사가 벤처지주회사를 자회사 또는 손자회사 단계에서 설립하는 경우에는 벤처지주회사의 자회사 지분보유특례를 적용하도록 하고, 벤처지주회사의 경우 일반지주회사와는 달리 비계열사 주식 취득 제한을 폐지함.

라. 일반지주회사의 기업형벤처캐피탈 소유를 허용함(제20조).

1) 일반지주회사가 「벤처투자 촉진에 관한 법률」에 따른 중소기업창업투자회사 및 「여신전문금융업법」에 따른 신기술사업금융전문회사 주식을 소유할 수 있도록 하되, 일반지주회사가 지분을 100% 소유하도록 하고, 중소기업창업투자회사 및 신기술사업금융전문회사의 부채비율 200% 초과 금지, 투자업무 이외의 금융업 또는 보험업 겸영 금지, 투자대상 제한 등 안전장치를 마련함.

2) 일반지주회사가 중소기업창업투자회사 및 신기술사업금융전문회사 주식을 소유하는 경우 그 사실을 공정거래위원회에 보고하도록 하고, 일반지주회사의 자회사인 중소기업창업투자회사 및 신기술사업금융전문회사는 자신 및 자신이 운용중인 모든 투자조합의 투자 현황, 출자자 내역 등을 공정거래위원회에 보고하도록 함.

마. 상호출자제한기업집단 소속회사의 기존 순환출자에 대한 의결권을 제한함(제23조).

1) 상호출자제한기업집단에 속하는 회사에 대하여 신규 순환출자를 형성하거나 강화하는 행위를 금지하고 있으나, 상호출자제한기업집단 지정 전에 이미 다수의 순환출자를 보유하고 있었던 기업집단의 경우에는 지정 이후 기존에 보유하던 순환출자로 인한 문제를 해소하기 어려운 측면이 있음.

2) 상호출자제한기업집단으로 지정이 예상되는 기업집단이 그 지정 전까지 순환출자를 해소하지 아니하여 순환출자 금지 규정을 회피하는 일이 발생하지 아니하도록 새로이 상호출자제한기업집단으로 지정되는 기업집단의 경우에는 지정 당시 보유한 기존 순환출자 주식에 대해서도 의결권을 제한함.

바. 공시대상기업집단에 소속된 공익법인의 의결권 제한 규정을 신설함(제25조제2항 및 제29조).

1) 공시대상기업집단 소속 공익법인은 별도 규제를 받지 아니하여 공익법인으로서 세금혜택을 받으면서 동일인 등의 기업집단에 대한 지배력 확대 및 사익편취 수단으로 이용될 우려가 있음.

2) 상호출자제한기업집단 소속 공익법인의 국내 계열회사 주식에 대한 의결권 행사는 원칙적으로 제한하되, 계열회사가 상장회사인 경우에는 임원 임면, 합병 등의 사유에 한정하여 특수관계인이 행사할 수 있는 주식의 수와 합산하여 그 계열회사 발행주식총수의 15퍼센트 한도 내에서 의결권 행사를 허용함.

3) 공시대상기업집단 소속 공익법인은 계열사 주식에 대한 거래 및 일정 규모 이상의 내부거래에 대하여 이사회 의결을 거친 후 이를 공시하도록 함.

사. 상호출자제한기업집단 지정기준을 개선함(제31조 및 부칙 제4조).

1) 현재 기업집단의 자산규모를 기준으로 10조원 이상 집단을 상호출자제한기업집단으로 지정하고 있으나, 현행과 같은 자산총액 지정기준은 경제여건의 변화에 따른 변경 필요성이 지속적으로 발생하고, 기준을 변경할 때 이해관계자들 사이의 이견으로 사회적 합의 비용이 발생하는 문제가 있음.

2) 상호출자제한집단의 범위가 경제규모의 성장에 연동하여 자동적으로 결정될 수 있도록 상호출자제한집단의 지정기준을 국내총생산액의 0.5퍼센트로 변경하되, 변경된 지정기준은 이 법 시행 이후 최초로 국내총생산액이 2천조원을 초과하는 것으로 발표된 해의 다음 연도에 이루어지는 상호출자제한기업집단의 지정부터 적용하도록 함.

아. 정보교환을 통한 부당한 공동행위를 규율함(제40조).

1) 경쟁사업자 사이에 미래가격 등 민감한 정보를 교환하는 행위는 경쟁제한적 폐해가 커서 EU, 미국 등에서는 이를 동조적(同調的) 행위로 금지하거나 정보교환 합의 자체를 규율하고 있는 반면, 현행 법률에는 이에 대한 명시적 규정이 없어 이를 부당한 공동행위로 규율하기 어려운 문제가 있음.

2) 경쟁제한적 정보교환 행위를 보다 효과적으로 규율할 수 있도록 사업자 간 담합으로 볼 수 있는 외형상 일치가 존재하고 이에 필요한 정보를 교환한 경우에는 사업자 간 합의가 있는 것으로 법률상 추정하고, 사업자 간 가격·생산량 등의 정보를 주고받음으로써 실질적으로 경쟁을 제한하는 행위에 대한 합의를 부당한 공동행위의 하나의 유형으로 포함시킴.

자. 사익편취 규제대상을 확대함(제47조).

1) 현행 법률에서 대기업집단의 경제력 집중을 심화시키고 중소기업의 공정한 경쟁 기반을 훼손하는 부당내부

거래를 근절하기 위하여 공시대상기업집단 소속 회사가 특수관계인(동일인 및 그 친족으로 한정한다)이 대통령령으로 정하는 비율(상장회사의 경우 30퍼센트, 비상장회사의 경우 20퍼센트) 이상 지분을 보유한 계열회사와의 거래를 통하여 특수관계인에게 부당한 이익제공을 하지 못하도록 하고 있으나, 규제기준에 못 미치는 회사의 내부거래 비중이 더 높은 것으로 나타나는 등 규제의 실효성이 미흡한 측면이 있음.

2) 상장회사와 비상장회사 간 상이한 규제기준을 상장·비상장사 구분 없이 총수일가 등 특수관계인이 발행주식총수의 20퍼센트 이상 지분을 보유한 회사로 일원화하여 법률에 규정하고, 동시에 이들 회사가 발행주식총수의 50퍼센트를 초과하는 지분을 보유한 자회사까지 규제대상에 포함시켜 사익편취 규제 적용대상을 확대함.

차. 사인의 금지청구제를 도입함(제108조).

1) 현행 법률에서 피해자가 법원에 이 법 위반행위에 대하여 금지청구를 하는 것은 원칙적으로 허용되지 아니하여 사건처리기간이 장기화되거나, 공정거래위원회가 무혐의 결정을 하는 경우에 피해자 입장에서는 신속한 피해구제를 위한 별다른 대안이 없는 상황임.

2) 피해자의 신속한 권리구제를 위하여 피해자가 법원에 부당지원행위를 제외한 불공정거래행위에 대한 금지 및 예방의 청구를 직접 할 수 있도록 함.

카. 손해배상청구소송에서 기업의 자료제출의무를 부과함(제111조).

1) 현행 「민사소송법」에 따른 문서제출명령은 해당 기업이 영업비밀을 이유로 거부할 수 있고, 전자문서·동영상 등 서류 외의 자료는 제출대상에서 제외되며, 제출명령에 불응해도 이에 대한 제재가 미약하여 피해자가 손해 및 손해액 입증에 필요한 증거를 확보하는데 어려움이 존재함.

2) 이러한 문제를 해소하고 손해배상청구소송이 활성화될 수 있도록 부당한 공동행위 및 부당지원행위를 제외한 불공정거래행위에 대하여 법원이 해당 기업에 자료제출명령을 할 수 있도록 하고, 영업비밀이라 하더라도 손해의 증명 또는 손해액 산정에 반드시 필요한 경우에는 자료제출을 거부할 수 없도록 하며, 제출명령 불응 시 자료의 기재로 증명하고자 하는 사실을 진실한 것으로 인정할 수 있게 함.

타. 형벌규정을 정비함(제124조 및 제125조).

1) 현행 법률에서 대부분의 위반행위에 형벌이 규정되어 있으나, 경쟁제한성 등에 대한 경제분석을 통해 그 위반여부가 결정되는 행위유형의 경우에는 명확성이 요구되는 형벌의 부과 대상으로는 적합하지 아니한 측면이 있고, 경쟁제한효과가 상대적으로 작은 행위유형의 경우에는 시정조치·과징금 등으로도 규제효과를 거둘 수 있어 형벌의 보충성 원칙에도 반할 우려가 있음.

2) 이에 따라 그 동안 형벌을 부과한 사례가 거의 없고, 앞으로도 부과할 가능성이 크지 아니한 기업결합행위, 일부 불공정거래행위, 일부 사업자단체금지행위, 재판매가격유지행위에 대해서는 형벌 규정을 삭제함.

84. 약사법[시행 2021. 3. 9.] [법률 제17922호, 2021. 3. 9., 타법개정]

◉법률 제17922호(2021.3.9)

공중보건 위기대응 의료제품의 개발 촉진 및 긴급 공급을 위한 특별법

◇개정이유

[제정]

◇제정이유

과학기술의 비약적 발전에도 불구하고 감염병의 대유행, 생화학테러, 방사능 누출사고 등 공중보건 위기상황에 대응할 수 있는 의약품, 의약외품 및 의료기기의 개발이 원활하지 아니한 경우가 많아, 공중보건 위기상황에 대응할 수 있는 의료제품의 신속허가 및 개발지원을 통해 필요한 제품의 개발 및 시장 진입을 촉진할 수 있는 체계를 구축하여야 한다는 사회적 요구가 증가하고 있음.

또한, 이번 코로나바이러스감염증-19의 확산에 따른 마스크, 손소독제 등의 공급 사례에서 확인한 것처럼 공중보건 위기상황에 긴급히 대응하기 위해서는 필요한 의료제품의 제조, 수입 및 유통을 관리할 수 있는 공급 체계의 도입도 시급한 상황임.

그러나 현행 「약사법」, 「의료기기법」 등의 개별 법령에서는 해당 의료제품의 개발 촉진 또는 긴급 공급을 지원할 수 있는 제도적 장치가 미비하므로, 공중보건 위기상황에서 보다 신속하고 일관성 있게 대응할 수 있도록 필요한 의약품(백신 및 치료제), 의약외품(마스크 및 손소독제), 의료기기(진단키트 및 인공심폐기) 등 의료제품 전반을 총괄하여 해당 제품의 신속 개발 및 긴급 공급을 지원할 수 있는 별도의 법률 근거를 마련할 필요가 있음.

이에 공중보건 위기대응 의료제품의 예비지정, 우선심사, 수시동반심사, 조건부 허가제도 등을 신설하여 해당 의료제품의 신속한 개발을 촉진하는 한편, 긴급 생산·수입명령, 유통개선조치 등 공중보건 위기상황에서 필요한 의료제품을 긴

급 공급할 수 있는 체계를 구축함으로써 공중보건상 위기를 신속하게 극복하고 국민의 안전과 건강을 보호하려는 것임.

◇ 주요내용

가. 위기대응 의료제품의 개발 및 공급과 관련하여 관계 중앙행정기관의 장 또는 식품의약품안전처장이 심의 또는 자문을 요청하는 사항을 심의·자문할 수 있도록 식품의약품안전처에 공중보건 위기대응 의료제품 안전관리·공급위원회를 둠(제5조).

나. 위기대응 의료제품을 개발하려는 자는 예비 위기대응 의료제품의 지정을 신청할 수 있으며, 지정 신청 시 제출하여야 할 자료, 지정 요건 및 지정 절차를 정함(제6조).

다. 예비 위기대응 의료제품에 대한 품목허가가 신청되거나 임상시험계획 승인이 신청된 경우 다른 의료제품의 심사보다 우선하여 심사하도록 함으로써 해당 의료제품이 보다 신속하게 허가·심사될 수 있도록 함(제7조).

라. 예비 위기대응 의료제품의 품목허가 심사기간을 단축하기 위하여 해당 제품의 품목허가 신청 전에 개발 과정별로 작성되는 품목허가 신청에 필요한 서류를 식품의약품안전처장에게 미리 제출하고 이를 수시로 심사할 수 있도록 함(제8조).

마. 예비 위기대응 의약품과 예비 위기대응 의료기기가 복합·조합된 품목이거나, 예비 위기대응 의약품과 그 동반진단 의료기기가 동시에 품목허가 신청된 경우 그 품목허가에 관한 심사를 함께 실시할 수 있도록 함(제9조).

바. 식품의약품안전처장은 예비 위기대응 의료제품의 지정을 받은 자가 임상시험 등을 하려는 경우 이에 대한 계획서 작성, 대상자 모집, 국제공동시험의 실시, 관련 정보 제공 등을 지원할 수 있음(제10조).

사. 윤리적 이유 등으로 인해 사람에 대한 임상시험을 실시할 수 없는 예비 위기대응 의료제품 또는 일부 임상시험을 통하여 그 효과가 예측되는 예비 위기대응 의약품이나 의료기기에 대하여 허가신청 시 제출해야 하는 자료 중 일부를 별도로 정하는 기간 내에 제출하도록 조건을 부여하여 품목허가 할 수 있도록 함(제11조).

아. 식품의약품안전처장은 공중보건 위기상황에 적절히 대처하기 위하여 필요하다고 인정하는 경우 또는 관계 중앙행정기관의 장의 요청이 있는 경우 위원회의 심의를 거쳐 품목허가가 없는 의약품을 제조·수입하여 공급하도록 긴급사용승인을 할 수 있음(제12조).

자. 조건부 품목허가를 받은 자는 해당 의료제품의 안전사용 조치 및 사용성적조사 실시 후 이를 보고하도록 하고, 식품의약품안전처장은 보고 결과에 따라 필요한 경우 안전사용에 관한 추가 조치를 명할 수 있음(제13조).

차. 조건부 품목허가를 받은 자 등은 해당 의료제품으로 인해 발생하였다고 의심되는 유해사례를 알게 된 경우 한국의약품안전관리원의 장 등에게 이를 보고하여야 하며, 한국의약품안전관리원의 장 등으로부터 분석 결과를 보고받은 식품의약품안전처장은 국민에게 중대한 위해를 끼칠 우려가 있다고 판단되는 경우에는 위원회의 심의를 거쳐 해당 의료제품의 계속 사용 여부를 결정하여야 함(제14조).

카. 식품의약품안전처장은 조건부 품목허가를 받은 의료제품 중 사용 후 일정기간 동안 이상사례의 발생 여부를 확인할 필요가 있다고 인정되는 의료제품에 대해서는 추적조사 대상으로 지정하여 추적조사할 수 있으며, 추적조사 결과 등에 따라 공중보건상 필요한 조치를 취할 수 있음(제15조).

타. 식품의약품안전처장은 조건부 품목허가를 받은 의료제품에 대하여 환자에게 미친 영향, 종합적인 예방적·치료적 가치를 평가하고 그 결과를 인터넷 홈페이지 등에 공고할 수 있음(제16조).

파. 식품의약품안전처장은 공중보건 위기상황에 효과적으로 대비하기 위하여 이미 품목허가를 받은 의료제품에 대하여 위원회의 심의를 거쳐 위기대응 의료제품으로 지정하여 관리할 수 있으며, 예비 위기대응 의료제품으로 지정되어 품목허가를 받은 의료제품 등을 위기대응 의료제품으로 지정 간주할 수 있음(제17조).

하. 식품의약품안전처장은 공중보건 위기상황에 효과적으로 대응하기 위하여 필요하다고 인정하는 경우 또는 관계 중앙행정기관의 장의 요청이 있는 경우에 위원회의 심의를 거쳐 위기대응 의료제품을 생산·수입하도록 명령할 수 있으며, 원자재 등 부족으로 국가 간 협의가 필요한 경우 관계 중앙행정기관의 장에게 필요한 조치를 요청할 수 있음(제18조).

거. 식품의약품안전처장은 공중보건 위기상황에 따라 지정된 위기대응 의료제품의 공급이 현저히 지장을 받는다고 판단되거나 관계 중앙행정기관의 장의 요청이 있는 경우 위원회의 심의를 거쳐 조치 대상이 되는 의료제품과 그 판매처·판매절차·판매량·판매조건 등에 대하여 필요한 유통개선조치를 할 수 있으며, 필요 시 관계 중앙행정기관의 장에게 협조를 요청할 수 있음(제19조).

너. 식품의약품안전처장은 공중보건 위기상황에서 위기대응 의료제품을 긴급하게 공급하기 위하여 각 개별법에 따른 표시기재 의무와 수입자의 품질검사 의무를 부과하지 아니하도록 할 수 있도록 함. 이 경우 제품명·제조번호·사용기한 등 주요 정보를 용기 및 포장에 기재하도록 하되 외국어로 기재하는 것을 허용하고, 수입 관리 규정 면제 시 해외제조소 등의 품질검사 결과를 확인하게 하는 등 품질을 보증하도록 하여야 함(제20조).

더. 식품의약품안전처장은 위기대응 의료제품의 품질, 안전성 및 원활한 공급 확보를 위하여 위기대응 의료제품의 제조·수입·사용 또는 수급관리 등에 관하여 조사할 수 있고, 해당 제품의 품목허가를 받은 자 등에게 관련 자료의 제출이나 의견의 진술 등을 요구할 수 있음(제21조).

러. 위기대응 의료제품의 품목허가를 받은 자 등이 이 법에서 정한 의무를 위반한 경우, 해당 위기대응 의료제품의 품목허가를 취소하거나 1년의 범위에서 그 제조·수입·판매 업무의 정지를 명할 수 있는 근거를 마련함(제22조).

머. 이 법에 따라 업무정지를 명하여야 하는 경우로서 위기대응 의료제품을 이용하는 자에게 심한 불편을 주거나 공익을 해칠 우려가 있는 경우 업무정지처분을 갈음하여 10억원 이하의 과징금을 부과할 수 있는 근거를 마련함(제23조).

버. 국가 또는 식품의약품안전처장은 위기대응 의료제품을 개발하려는 자에게 필요한 연구·개발 지원, 국제협력지원 등을 할 수 있도록 함(제24조 및 제25조).

서. 위기대응 의료제품의 품목허가를 받은 자는 식품의약품안전처장의 승인을 받아 해당 의료제품을 필요로 하는 사람에게 그 의료제품을 무상으로 제공할 수 있음(제26조).

어. 식품의약품안전처장은 예비 위기대응 의료제품을 지정받은 자가 그 지정받은 지위를 양도하고자 할 때 양수받을 자의 의료제품 개발 능력이 충분히 있다고 판단되는 경우 위원회의 심의를 거쳐 그 양도를 승인할 수 있음(제27조).

저. 관계 중앙행정기관의 장은 소관 법률에 따라 비축한 위기대응 의료제품의 유효기간 연장이 필요하다고 인정하는 경우에는 식품의약품안전처장에게 해당 제품의 유효기간의 연장을 요청할 수 있음(제29조).

처. 식품의약품안전처장은 유통개선조치를 효율적으로 추진하고 위기대응 의료제품의 공급 등을 관리하기 위하여 정보시스템을 구축·운영할 수 있음(제30조).

커. 식품의약품안전처장은 위기대응 의료제품과 함께 사용되는 물품에 대하여도 관계 중앙행정기관의 장과 협의한 후 위원회의 심의를 거쳐 긴급 생산·수입명령, 유통개선조치, 정보시스템 활용 등 필요한 조치를 할 수 있음(제31조).

터. 거짓이나 그 밖의 부정한 방법으로 위기대응 의료제품의 품목허가를 받은 자 등 이 법을 위반한 자에 대하여 벌칙으로 처벌할 수 있는 근거를 마련함(제32조부터 제34조까지).

퍼. 안전사용 조치 등에 관한 조사 결과를 보고하지 아니한 자 등 이 법에 따른 보고 및 등록 의무 등을 위반한 자에 대하여 과태료를 부과할 수 있는 근거를 마련함(제36조).

85. 약사법[시행 2021. 4. 6.] [법률 제17883호, 2021. 1. 5., 타법개정]

⦿법률 제17883호(2021.1.5)

5·18민주유공자예우에 관한 법률 일부개정법률

◇ 개정이유

[일부개정]

◇ 개정이유 및 주요내용

현행법은 5·18민주화운동과 관련하여 희생하거나 공헌한 자와 그 유가족에게 국가가 합당한 예우를 하기 위한 목적으로 제정되어, 5·18민주화운동에 기여한 사람들에게 각종 보훈혜택을 부여하고 있으나, 5·18민주화운동 관련 단체가 공법단체로 규정되어 있지 않아 회원관리 및 운영에 어려움을 겪고 있는 실정임.

이에 5·18민주유공자와 그 유가족의 민주화운동에 대한 공헌을 기리고 회원들의 복리증진 및 단체의 원활한 운영을 위한 법적 근거를 마련하여 숭고한 희생정신을 선양하고 민주화 정신을 고취하려는 것임.

또한, 수익사업 승인의 유효기간 설정 및 연장, 수익사업의 정지, 수익사업 운영에 대한 실태조사 실시, 수익사업 운영 관련 정보 공개, 재무회계규칙 도입 등에 관한 사항을 규정함으로써 5·18민주화운동 관련 단체가 운영하는 수익사업을 체계적으로 관리·감독하고 단체의 투명하고 건전한 운영을 도모하려는 것임.

86. 약사법[시행 2021. 4. 8.] [법률 제17208호, 2020. 4. 7., 일부개정]

◇ 개정이유[일부개정]

약사자격에 대한 국민의 신뢰를 제고하고, 약사업무의 전문화를 통해 보건의료의 질을 향상시키며, 제재조치의 실효성을 확보하는 등 현행 제도의 운영상 나타난 일부 미비점을 개선·보완하려는 것임.

◇ 주요내용

가. 약사국가시험의 응시자격을 「고등교육법」 제11조의2에

따른 인정기관의 인증을 받은 약학을 전공하는 대학을 졸업하고 약학사 학위를 받은 자'로 함(제3조).

나. 약사 및 한약사 면허를 대여·알선하는 등의 행위를 금지하고, 이를 위반한 경우 5년 이하의 징역 또는 5천만원 이하의 벌금에 처하도록 함(제6조 및 제93조).

다. 약사 또는 한약사는 최초로 면허를 받은 후부터 3년마다 취업상황 등 그 실태를 보건복지부장관에게 신고하도록 하고, 보건복지부장관은 연수교육을 명한 경우에는 연수교육을 이수하지 아니한 약사 또는 한약사가 행한 취업상황 등 실태에 관한 신고를 반려할 수 있도록 함(제7조).

라. 안전상비의약품 판매자가 영업을 양도한 경우에 그 양수인이 종전의 안전상비의약품 판매자의 지위를 승계하려는 경우에는 그 양도일부터 1개월 이내에 그 사실을 시장·군수·구청장에게 신고하도록 함(제44조의5 신설).

마. 식품의약품안전처장뿐만 아니라 대통령령으로 정하는 식품의약품안전처 소속 기관의 장에 대해서도 출입·검사·수거 권한을 부여함(제69조).

바. 부정한 방법으로 의약품 등의 제조업, 수입업 및 품목 허가 등을 받은 경우 등에 대한 제재 근거를 마련함(제76조 및 제93조부터 제95조까지).

사. 식품의약품안전처장은 임상시험실시기관이 준수사항을 지키지 아니한 경우로서 그 책임이 임상시험 수행 책임자에게 있다고 인정되는 경우 해당 임상시험실시기관의 장에게 임상시험 수행 책임자를 변경하거나 임상시험에서 배제할 것을 명할 수 있도록 함(제76조의2제3항 신설).

아. 약사로서 전문약사가 되려는 사람은 일정한 교육과정을 이수한 후 보건복지부장관에게 자격 인정을 받도록 함(제83조의3 신설).

자. 식품의약품안전처장은 의약품의 안전 및 품질관리와 해외진출 촉진 등을 위하여 외국정부, 국제기구 등과 협약을 체결하는 등 국제협력에 노력하도록 함(제83조의7 신설).

◉ 관보정정

법률제17208호(약사법 일부개정법률 중정정)

관보 제19726호(2020. 4. 7)에 게재된 "법률제17208호(약사법 일부개정법률)"중 오류 사항이 있어 다음과 같이 정정합니다.

2020년 4월 10일

법제처장

[관보내용]

◇ 개정이유 및 주요내용

약사자격에 대한 국민의 신뢰를 제고하고, 약사업무의 전문화를 통해 보건의료의 질을 향상시키며, 제재조치의 실효성을 확보하는 등 현행 제도의 운영상 나타난 일부 미비점을 개선·보완하려는 것임.

[정정사항]

◇ 개정이유 및 주요내용

○ 개정이유

약사자격에 대한 국민의 신뢰를 제고하고, 약사업무의 전문화를 통해 보건의료의 질을 향상시키며, 제재조치의 실효성을 확보하는 등 현행 제도의 운영상 나타난 일부 미비점을 개선·보완하려는 것임.

○ 주요내용

가. 약사국가시험의 응시자격을 '「고등교육법」 제11조의2에 따른 인정기관의 인증을 받은 약학을 전공하는 대학을 졸업하고 약학사 학위를 받은 자'로 함(제3조).

나. 약사 및 한약사 면허를 대여·알선하는 등의 행위를 금지하고, 이를 위반한 경우 5년 이하의 징역 또는 5천만원 이하의 벌금에 처하도록 함(제6조 및 제93조).

다. 약사 또는 한약사는 최초로 면허를 받은 후부터 3년마다 취업상황 등 그 실태를 보건복지부장관에게 신고하도록 하고, 보건복지부 장관은 연수교육을 명한 경우에는 연수교육을 이수하지 아니한 약사 또는 한약사가 행한 취업상황 등 실태에 관한 신고를 반려할 수 있도록 함(제7조).

라. 안전상비의약품 판매자가 영업을 양도한 경우에 그 양수인이 종전의 안전상비의약품 판매자의 지위를 승계하려는 경우에는 그 양도일부터 1개월 이내에 그 사실을 시장·군수·구청장에게 신고하도록 함(제44조의5 신설).

마. 식품의약품안전처장뿐만 아니라 대통령령으로 정하는 식품의약품안전처 소속 기관의 장에 대해서도 출입·검사·수거 권한을 부여함(제69조).

바. 부정한 방법으로 의약품 등의 제조업, 수입업 및 품목 허가 등을 받은 경우 등에 대한 제재 근거를 마련함(제76조 및 제93조부터 제95조까지).

사. 식품의약품안전처장은 임상시험실시기관이 준수사항을 지키지 아니한 경우로서 그 책임이 임상 시험 수행 책임자에게 있다고 인정되는 경우 해당 임상시험실시기관의 장에게 임상시험 수행 책임자를 변경하거나 임상시험에서 배제할 것을 명할 수 있도록 함(제76조의2제3항 신설).

아. 약사로서 전문약사가 되려는 사람은 일정한 교육과정을 이수한 후 보건복지부장관에게 자격 인정을 받도록 함(제83조의3 신설).

자. 식품의약품안전처장은 의약품의 안전 및 품질관리와 해

외진출 촉진 등을 위하여 외국정부, 국제기구 등과 협약을 체결하는 등 국제협력에 노력하도록 함(제83조의7 신설).

[비고]

관보 제19726호(2020.4.7.) 44쪽 위에서 5행

87. 약사법[시행 2021. 7. 20.] [법률 제18307호, 2021. 7. 20., 일부개정]

◇ 개정이유

현행 「약사법」은 불법으로 유통되는 전문의약품의 판매자만을 처벌하고 있어 구매자에 대한 처벌은 이루어지지 않고 있음. 그 결과 판매망 수사의 단초가 되는 소비자에 대한 수사·단속이 제대로 이루어지지 못하여 불법 판매망 단속을 위한 정보 수집조차 어려운 실정임. 이에 따라 치명적인 부작용으로 국민 건강과 안전에 심각한 위해를 끼치고 있는 불법 유통 전문의약품을 수사·단속하기 위하여 불법으로 구매한 자 또한 처벌할 수 있도록 근거를 마련하고 신고자에게 적절한 수준의 포상금을 지급할 수 있도록 함으로써 수사의 단초가 될 수 있는 전문의약품 불법 유통 정보를 원활하게 수집하고 사회 안전을 위한 신고체계를 마련하려는 것임.

현행법은 의약품을 제조·판매하거나 수입하려는 경우 품목별로 식품의약품안전처장의 품목허가를 받거나 품목신고를 하도록 규정하고 있으나, 그 허가·신고 자료의 기준은 행정규칙에서 정하고 있으므로 이를 법률에 규정하여 의약품 허가관리의 법적 안정성과 정책의 투명성을 확보할 필요가 있음. 이에 따라 신약 또는 식품의약품안전처장이 지정하는 의약품에 대한 허가 신청 요건을 정하는 한편, 신약 등과 주성분의 종류, 함량 및 투여경로가 동일하여 신약 등의 안전성·유효성 자료를 근거로 신청하는 의약품에 대하여는 생물학적 동등성 시험자료를 제출하도록 하는 등 허가 요건을 명확히 하려는 것임.

현행 약사법령에서는 동일한 생물학적 동등성 시험자료 또는 동일한 임상시험자료를 이용한 의약품의 품목허가를 제한 없이 허용하고 있어 사실상 동일한 의약품이 과도하게 난립하고 있는 실정임. 이에 의약품 유통 문란과 제품 개발능력 약화 문제를 해소하고 제약산업의 경쟁력을 강화하기 위하여, 기존에 작성된 것과 동일한 생물학적 동등성 시험자료 또는 임상시험자료를 제출하여 허가받을 수 있는 품목수를 3개까지로 제한하려는 것임.

생물학적 제재 등은 제조·품질에 관한 자료 검토 및 검정을 거쳐 식품의약품안전처장의 출하승인을 받아야 하나, 최근 허위자료를 제출하여 국가출하승인을 받은 사례가 확인됨에 따라 이에 대한 제재를 강화할 필요가 있다는 지적이 제기되고 있음. 이에 거짓이나 부정한 방법으로 국가출하승인을 받은 경우에 대한 제재를 강화하려는 것임.

현행법은 의약품공급자가 판매촉진을 목적으로 금전·물품·편익 등의 경제적 이익을 제공하는 것을 금지하고 있으며, 경제적 이익 등 제공 내역에 관한 지출보고서를 작성·보관하도록 의무를 부여하고 있음. 그런데 의약품공급자와 판매촉진 업무에 관한 위탁계약을 체결한 업체가 약사·의료인·의료기관 개설자 등에게 경제적 이익을 제공하는 것에 대해서는 규제할 근거가 미비하여 입법 취지 달성에 한계가 있다는 지적이 있음. 이에 의약품공급자뿐만 아니라 의약품의 판매촉진 업무를 위탁받은 자의 경제적 이익 제공 금지를 명시하고 지출보고서 작성 의무자에 추가하는 한편, 지출보고서를 공개하도록 하고 위반 시 적용 벌칙을 강화함으로써 의약품 유통관리를 강화하려는 것임.

현재 중증질환 환자의 치료기회 확대 차원에서 치료적 확증 임상시험(3상) 결과의 제출 등을 조건으로 하여 의약품을 허가하도록 하는 조건부 허가 제도를 운영하고 있으나, 조건부 허가에 대한 관리·운영을 보다 강화하고 제도의 절차적 정당성을 확보하기 위하여 조건부 허가 제도의 운영 근거를 법률로 상향하고 조건부 허가의 대상, 부여 조건 및 허가 취소 사유 등을 법률에 명확히 규정하려는 것임.

또한, AIDS·암 등 심각한 질병에 대한 의약품을 신속하게 심사·허가하는 제도가 하위 법령에 있는데, 이는 국민의 질병 치료에 중요한 영향을 끼치는 만큼 조건부 허가와 마찬가지로 우선심사 대상 지정에 관한 규정을 법률로 상향하려는 것이며, 신약 등에 대하여 품목허가를 할 때 해당 의약품을 허가·심사한 결과를 공개하도록 법률에 명확히 규정함으로써 의약품 허가·심사제도의 공정성·투명성을 제고하고, 의약품 정보에 대한 소비자의 접근성을 확보하려는 것임.

◇ 주요내용

가. 국민의 생명, 신체 및 건강상의 안전을 확보하는 의약품의 중요성을 널리 알리고 적절한 정보 제공을 통해 의약품의 오남용을 방지하기 위하여 매년 11월 18일을 약의 날로 정하여 국가와 지방자치단체가 그 취지에 적합한 행사와 교육 등을 실시하거나 지원할 수 있도록 함(제2조의2 신설).

나. 중앙약사심의위원회의 위원 수를 현행 100명 이내에서 300명 이내로 확대하고, 위원회의 위원장은 식품의약품안전처 차장과 식품의약품안전처장이 지명하는 민간위원이 공동으로 하도록 하며, 위원회의 업무를 효율적으로

수행하기 위하여 분야별로 분과위원회를 둘 수 있도록 함(제18조).

다. 의약품 품목허가 신청 또는 신고 시 제출하여야 하는 자료를 명확히 규정하고, 기존에 작성된 생물학적 동등성 시험자료 또는 임상시험자료와 동일한 자료를 이용하여 품목허가 신청할 수 있는 품목을 최대 3개로 제한함(제31조제10항부터 제15항까지).

라. 거짓이나 부정한 방법으로 품목허가 받아 허가가 취소된 경우 허가 제한기간을 5년으로 하고, 거짓이나 부정한 방법으로 국가출하승인을 받아 허가가 취소된 경우 허가 제한기간을 3년으로 함(제31조제16항).

마. 임상시험실시기관의 임상시험심사위원회의 설치·운영 의무를 법률에 명시하고, 임상시험의 안정성 정보 분석 등의 업무를 수행하는 임상시험안전지원기관의 지정 근거와 임상시험실시기관으로부터 위탁받아 임상시험 실시에 관한 심사 입무를 수행하는 중앙임상시험심사위원회의 구성 근거를 마련함(제34조의2제3항제5호 및 제34조의5 신설).

바. 중증질환 또는 희귀질환 치료 목적인 의약품 등에 대하여 일정 기간 내에 안전성·유효성 확증을 위한 임상시험 자료를 제출할 것을 조건으로 조건부 허가를 할 수 있도록 하고, 우선심사 대상으로 지정할 수 있도록 함(제35조 및 제35조의4).

사. 원료의약품 수입의 경우에도 해외제조소를 등록하도록 함(제42조제7항).

아. 의약품공급자뿐만 아니라 의약품의 판매촉진 업무를 위탁받은 자의 경제적 이익 제공 금지를 명시하고 지출보고서 작성 의무자에 추가하는 한편, 지출보고서를 공개하도록 하고 위반 시 적용 벌칙을 강화함으로써 의약품 유통관리를 강화함(제47조, 제47조의2, 제69조의4 및 제95조).

자. 스테로이드 성분 주사제, 에페드린 성분 주사제 및 총리령으로 정하는 이에 준하는 전문의약품을 판매자격 없는 자로부터 취득한 사람에게 100만원 이하의 과태료를 부과하고, 신고한 사람에게는 포상금을 지급할 수 있도록 함(제47조의4, 제90조 및 제98조제1항제7호의3).

차. 장애인의 의약품·의약외품 오용으로 인한 건강상의 피해 발생을 줄일 수 있도록 안전상비의약품과 식품의약품안전처장이 정하는 의약품·의약외품의 용기, 포장 또는 첨부문서에 의약품 등 안전정보를 점자 및 음성·수어영상 변환용 코드로 표시하도록 의무화함(제59조의2, 제65조의5 및 제65조의6 신설).

카. 거짓이나 그 밖의 부정한 방법으로 국가출하승인을 받은 경우 행정처분 및 형벌을 부과할 수 있는 근거를 명확히 함(제76조 및 제93조).

타. 위해 의약품 제조 등에 대한 과징금 부과 규정에 국가출하승인 규정을 위반한 경우를 부과 사유로 추가하고, 과징금 상한을 해당 품목 판매금액의 2배로 개정함(제81조의2).

파. 제조·수입 품목허가를 하거나 신고를 수리한 의약품의 심사 또는 검토 결과를 공개하도록 함(제88조의2 신설).

하. 백신 품질확보 및 신속한 제품화 기술지원을 위하여 백신안전기술지원센터의 설립·운영에 관한 근거를 마련하고, 센터의 사업 내용 및 재정 지원 근거를 명시함(제90조의2 및 제90조의3 신설).

88. 약사법[시행 2021. 12. 30.] [법률 제17799호, 2020. 12. 29., 타법개정]

◉법률 제17799호(2020.12.29)
독점규제 및 공정거래에 관한 법률 전부개정법률

◇ 개정이유[전부개정]

「독점규제 및 공정거래에 관한 법률」의 제정 당시에 비하여 최근의 경제환경 및 시장상황은 크게 변화하였고 공정경제에 대한 사회적 요구도 높아짐에 따라 과징금 부과상한을 상향하고, 불공정거래행위에 대해서는 사인의 금지청구제도를 도입하는 등 민사, 행정, 형사적 규율수단을 종합적으로 개선하며, 경제력 집중 억제시책을 합리적으로 보완·정비하여 대기업집단의 일감몰아주기와 같은 잘못된 행태를 시정하고 기업집단의 지배구조가 선진화될 수 있도록 하는 한편, 벤처기업에 대한 투자 활성화를 위해 일반지주회사가 기업형벤처캐피탈(CVC: Corporate Venture Capital)을 소유할 수 있도록 허용하되, 안전장치를 마련함으로써 기업형벤처캐피탈이 경제력 집중 및 편법승계의 수단으로 악용되는 것을 방지하려는 것임.

◇ 주요내용

가. 거래금액 기반 기업결합신고기준을 도입함(제11조제2항).

1) 대기업이 규모는 작지만 성장잠재력이 큰 벤처기업이나 스타트업 등을 거액에 인수하는 경우 피인수기업의 자산총액이나 매출액이 현행 기업결합신고대상 기준에 이르지 못하여 신고의무가 발생하지 아니하게 되는 바, 장래에 시장 독과점을 형성하거나 진입장벽을 구축하더라도 기업결합 심사조차 못할 우려가 있음.

2) 피인수기업의 국내 매출액 등이 현행 신고기준에 미달하더라도 해당 인수금액이 일정 기준 이상이고, 피인수기업이 국내 시장에서 상품 또는 용역을 판매·제공하거나, 국내 연구시설 또는 연구인력을 보유·활용하는 등 국내 시장에서 상당한 수준으로 활동하고 있는 경우에는 공정거래위원회에 신고하도록 함.

나. 지주회사의 자회사·손자회사 지분율을 상향함(제18조제2항 및 제3항).

1) 현행 지주회사의 자회사·손자회사 지분율 요건이 높지 아니하여 대기업이 적은 자본으로 과도하게 지배력을 확대할 수 있고, 이렇게 형성된 자회사·손자회사 등과의 거래를 통하여 배당 외의 편법적 방식으로 수익을 수취할 수 있는 문제가 있음.

2) 지주회사를 통한 과도한 지배력 확대를 억지하기 위하여 새로이 설립되거나 전환되는 지주회사(기존 지주회사가 자회사·손자회사를 신규 편입하는 경우에는 기존 지주회사도 해당)에 한정하여 자회사·손자회사 지분율 요건을 현행(상장 20퍼센트, 비상장 40퍼센트)보다 상향(상장 30퍼센트, 비상장 50퍼센트)함.

다. 벤처지주회사 요건을 완화함(제18조제2항부터 제4항까지).

1) 벤처기업 활성화를 위하여 벤처지주회사 제도가 도입되었으나 벤처지주회사에도 일반지주회사와 동일하게 비계열사 주식취득 제한이 적용되고, 일반지주회사가 자회사 또는 손자회사 단계에서 벤처지주회사를 설립하는 경우에 통상적인 자회사, 손자회사 지분요건이 그대로 적용되는 등 벤처지주회사의 특성에 맞지 아니하게 요건이 과도하여 제도 도입 이후 활용도가 낮음.

2) 벤처기업에 대한 투자와 인수가 실질적으로 활성화되도록 벤처지주회사의 자회사 지분보유 요건은 현행 20퍼센트를 유지하되, 기존 지주회사가 벤처지주회사를 자회사 또는 손자회사 단계에서 설립하는 경우에는 벤처지주회사의 자회사 지분보유특례를 적용하도록 하고, 벤처지주회사의 경우 일반지주회사와는 달리 비계열사 주식 취득 제한을 폐지함.

라. 일반지주회사의 기업형벤처캐피탈 소유를 허용함(제20조).

1) 일반지주회사가 「벤처투자 촉진에 관한 법률」에 따른 중소기업창업투자회사 및 「여신전문금융업법」에 따른 신기술사업금융전문회사 주식을 소유할 수 있도록 하되, 일반지주회사가 지분을 100% 소유하도록 하고, 중소기업창업투자회사 및 신기술사업금융전문회사의 부채비율 200% 초과 금지, 투자업무 이외의 금융업 또는 보험업 겸영 금지, 투자대상 제한 등 안전장치를 마련함.

2) 일반지주회사가 중소기업창업투자회사 및 신기술사업금융전문회사 주식을 소유하는 경우 그 사실을 공정거래위원회에 보고하도록 하고, 일반지주회사의 자회사인 중소기업창업투자회사 및 신기술사업금융전문회사는 자신 및 자신이 운용중인 모든 투자조합의 투자 현황, 출자자 내역 등을 공정거래위원회에 보고하도록 함.

마. 상호출자제한기업집단 소속회사의 기존 순환출자에 대한 의결권을 제한함(제23조).

1) 상호출자제한기업집단에 속하는 회사에 대하여 신규 순환출자를 형성하거나 강화하는 행위를 금지하고 있으나, 상호출자제한기업집단 지정 전에 이미 다수의 순환출자를 보유하고 있었던 기업집단의 경우에는 지정 이후 기존에 보유하던 순환출자로 인한 문제를 해소하기 어려운 측면이 있음.

2) 상호출자제한기업집단으로 지정이 예상되는 기업집단이 그 지정 전까지 순환출자를 해소하지 아니하여 순환출자 금지 규정을 회피하는 일이 발생하지 아니하도록 새로이 상호출자제한기업집단으로 지정되는 기업집단의 경우에는 지정 당시 보유한 기존 순환출자 주식에 대해서도 의결권을 제한함.

바. 공시대상기업집단에 소속된 공익법인의 의결권 제한 규정을 신설함(제25조제2항 및 제29조).

1) 공시대상기업집단 소속 공익법인은 별도 규제를 받지 아니하여 공익법인으로서 세금혜택을 받으면서 동일인 등의 기업집단에 대한 지배력 확대 및 사익편취 수단으로 이용될 우려가 있음.

2) 상호출자제한기업집단 소속 공익법인의 국내 계열회사 주식에 대한 의결권 행사는 원칙적으로 제한하되, 계열회사가 상장회사인 경우에는 임원 임면, 합병 등의 사유에 한정하여 특수관계인이 행사할 수 있는 주식의 수와 합산하여 그 계열회사 발행주식총수의 15퍼센트 한도 내에서 의결권 행사를 허용함.

3) 공시대상기업집단 소속 공익법인은 계열사 주식에 대한 거래 및 일정 규모 이상의 내부거래에 대하여 이사회 의결을 거친 후 이를 공시하도록 함.

사. 상호출자제한기업집단 지정기준을 개선함(제31조 및 부칙 제4조).

1) 현재 기업집단의 자산규모를 기준으로 10조원 이상 집

단을 상호출자제한기업집단으로 지정하고 있으나, 현행과 같은 자산총액 지정기준은 경제여건의 변화에 따른 변경 필요성이 지속적으로 발생하고, 기준을 변경할 때 이해관계자들 사이의 이견으로 사회적 합의 비용이 발생하는 문제가 있음.

2) 상호출자제한집단의 범위가 경제규모의 성장에 연동하여 자동적으로 결정될 수 있도록 상호출자제한집단의 지정기준을 국내총생산액의 0.5퍼센트로 변경하되, 변경된 지정기준은 이 법 시행 이후 최초로 국내총생산액이 2천조원을 초과하는 것으로 발표된 해의 다음 연도에 이루어지는 상호출자제한기업집단의 지정부터 적용하도록 함.

아. 정보교환을 통한 부당한 공동행위를 규율함(제40조).

1) 경쟁사업자 사이에 미래가격 등 민감한 정보를 교환하는 행위는 경쟁제한적 폐해가 커서 EU, 미국 등에서는 이를 동조적(同調的) 행위로 금지하거나 정보교환 합의 자체를 규율하고 있는 반면, 현행 법률에는 이에 대한 명시적 규정이 없어 이를 부당한 공동행위로 규율하기 어려운 문제가 있음.

2) 경쟁제한적 정보교환 행위를 보다 효과적으로 규율할 수 있도록 사업자 간 담합으로 볼 수 있는 외형상 일치가 존재하고 이에 필요한 정보를 교환한 경우에는 사업자 간 합의가 있는 것으로 법률상 추정하고, 사업자 간 가격·생산량 등의 정보를 주고받음으로써 실질적으로 경쟁을 제한하는 행위에 대한 합의를 부당한 공동행위의 하나의 유형으로 포함시킴.

자. 사익편취 규제대상을 확대함(제47조).

1) 현행 법률에서 대기업집단의 경제력 집중을 심화시키고 중소기업의 공정한 경쟁 기반을 훼손하는 부당내부거래를 근절하기 위하여 공시대상기업집단 소속 회사가 특수관계인(동일인 및 그 친족으로 한정한다)이 대통령령으로 정하는 비율(상장회사의 경우 30퍼센트, 비상장회사의 경우 20퍼센트) 이상 지분을 보유한 계열회사와의 거래를 통하여 특수관계인에게 부당한 이익제공을 하지 못하도록 하고 있으나, 규제기준에 못 미치는 회사의 내부거래 비중이 더 높은 것으로 나타나는 등 규제의 실효성이 미흡한 측면이 있음.

2) 상장회사와 비상장회사 간 상이한 규제기준을 상장·비상장사 구분 없이 총수일가 등 특수관계인이 발행주식총수의 20퍼센트 이상 지분을 보유한 회사로 일원화하여 법률에 규정하고, 동시에 이들 회사가 발행주식총수의 50퍼센트를 초과하는 지분을 보유한 자회사까지 규제대상에 포함시켜 사익편취 규제 적용대상을 확대함.

차. 사인의 금지청구제를 도입함(제108조).

1) 현행 법률에서 피해자가 법원에 이 법 위반행위에 대하여 금지청구를 하는 것은 원칙적으로 허용되지 아니하여 사건처리기간이 장기화되거나, 공정거래위원회가 무혐의 결정을 하는 경우에 피해자 입장에서는 신속한 피해구제를 위한 별다른 대안이 없는 상황임.

2) 피해자의 신속한 권리구제를 위하여 피해자가 법원에 부당지원행위를 제외한 불공정거래행위에 대한 금지 및 예방의 청구를 직접 할 수 있도록 함.

카. 손해배상청구소송에서 기업의 자료제출의무를 부과함(제111조).

1) 현행 「민사소송법」에 따른 문서제출명령은 해당 기업이 영업비밀을 이유로 거부할 수 있고, 전자문서·동영상 등 서류 외의 자료는 제출대상에서 제외되며, 제출명령에 불응해도 이에 대한 제재가 미약하여 피해자가 손해 및 손해액 입증에 필요한 증거를 확보하는데 어려움이 존재함.

2) 이러한 문제를 해소하고 손해배상청구소송이 활성화될 수 있도록 부당한 공동행위 및 부당지원행위를 제외한 불공정거래행위에 대하여 법원이 해당 기업에 자료제출명령을 할 수 있도록 하고, 영업비밀이라 하더라도 손해의 증명 또는 손해액 산정에 반드시 필요한 경우에는 자료제출을 거부할 수 없도록 하며, 제출명령 불응 시 자료의 기재로 증명하고자 하는 사실을 진실한 것으로 인정할 수 있게 함.

타. 형벌규정을 정비함(제124조 및 제125조).

1) 현행 법률에서 대부분의 위반행위에 형벌이 규정되어 있으나, 경쟁제한성 등에 대한 경제분석을 통해 그 위반여부가 결정되는 행위유형의 경우에는 명확성이 요구되는 형벌의 부과 대상으로는 적합하지 아니한 측면이 있고, 경쟁제한효과가 상대적으로 작은 행위유형의 경우에는 시정조치·과징금 등으로도 규제효과를 거둘 수 있어 형벌의 보충성 원칙에도 반할 우려가 있음.

2) 이에 따라 그 동안 형벌을 부과한 사례가 거의 없고, 앞으로도 부과할 가능성이 크지 아니한 기업결합행위, 일부 불공정거래행위, 일부 사업자단체금지행위, 재판매가격유지행위에 대해서는 형벌 규정을 삭제함.

89. 약사법[시행 2021. 1. 21.] [법률 제18307호, 2021. 7. 20., 일부개정]

90. 약사법[시행 2022. 1. 21.] [법률 제18307호, 2021. 7. 20., 일부개정]

91. 약사법[시행 2022. 7. 21.] [법률 제18307호, 2021. 7. 20., 일부개정]

92. 약사법[시행 2023. 7. 21.] [법률 제18307호, 2021. 7. 20., 일부개정]

◇ 개정이유

현행 「약사법」은 불법으로 유통되는 전문의약품의 판매자만을 처벌하고 있어 구매자에 대한 처벌은 이루어지지 않고 있음. 그 결과 판매망 수사의 단초가 되는 소비자에 대한 수사·단속이 제대로 이루어지지 못하여 불법 판매망 단속을 위한 정보 수집조차 어려운 실정임. 이에 따라 치명적인 부작용으로 국민 건강과 안전에 심각한 위해를 끼치고 있는 불법 유통 전문의약품을 수사·단속하기 위하여 불법으로 구매한 자 또한 처벌할 수 있도록 근거를 마련하고 신고자에게 적절한 수준의 포상금을 지급할 수 있도록 함으로써 수사의 단초가 될 수 있는 전문의약품 불법 유통 정보를 원활하게 수집하고 사회 안전을 위한 신고체계를 마련하려는 것임.

현행법은 의약품을 제조·판매하거나 수입하려는 경우 품목별로 식품의약품안전처장의 품목허가를 받거나 품목신고를 하도록 규정하고 있으나, 그 허가·신고 자료의 기준은 행정규칙에서 정하고 있으므로 이를 법률에 규정하여 의약품 허가관리의 법적 안정성과 정책의 투명성을 확보할 필요가 있음. 이에 따라 신약 또는 식품의약품안전처장이 지정하는 의약품에 대한 허가 신청 요건을 정하는 한편, 신약 등과 주성분의 종류, 함량 및 투여경로가 동일하여 신약 등의 안전성·유효성 자료를 근거로 신청하는 의약품에 대하여는 생물학적 동등성 시험자료를 제출하도록 하는 등 허가 요건을 명확히 하려는 것임.

현행 약사법령에서는 동일한 생물학적 동등성 시험자료 또는 동일한 임상시험자료를 이용한 의약품의 품목허가를 제한 없이 허용하고 있어 사실상 동일한 의약품이 과도하게 난립하고 있는 실정임. 이에 의약품 유통 문란과 제품 개발 능력 약화 문제를 해소하고 제약산업의 경쟁력을 강화하기 위하여, 기존에 작성된 것과 동일한 생물학적 동등성 시험자료 또는 임상시험자료를 제출하여 허가받을 수 있는 품목 수를 3개까지로 제한하려는 것임.

생물학적 제재 등은 제조·품질에 관한 자료 검토 및 검정을 거쳐 식품의약품안전처장의 출하승인을 받아야 하나, 최근 허위자료를 제출하여 국가출하승인을 받은 사례가 확인됨에 따라 이에 대한 제재를 강화할 필요가 있다는 지적이 제기되고 있음. 이에 거짓이나 부정한 방법으로 국가출하승인을 받은 경우에 대한 제재를 강화하려는 것임.

현행법은 의약품공급자가 판매촉진을 목적으로 금전·물품·편익 등의 경제적 이익을 제공하는 것을 금지하고 있으며, 경제적 이익 등 제공 내역에 관한 지출보고서를 작성·보관하도록 의무를 부여하고 있음. 그런데 의약품공급자와 판매촉진 업무에 관한 위탁계약을 체결한 업체가 약사·의료인·의료기관 개설자 등에게 경제적 이익을 제공하는 것에 대해서는 규제할 근거가 미비하여 입법 취지 달성에 한계가 있다는 지적이 있음. 이에 의약품공급자뿐만 아니라 의약품의 판매촉진 업무를 위탁받은 자의 경제적 이익 제공 금지를 명시하고 지출보고서 작성 의무자에 추가하는 한편, 지출보고서를 공개하도록 하고 위반 시 적용 벌칙을 강화함으로써 의약품 유통관리를 강화하려는 것임.

현재 중증질환 환자의 치료기회 확대 차원에서 치료적 확증 임상시험(3상) 결과의 제출 등을 조건으로 하여 의약품을 허가하도록 하는 조건부 허가 제도를 운영하고 있으나, 조건부 허가에 대한 관리·운영을 보다 강화하고 제도의 절차적 정당성을 확보하기 위하여 조건부 허가 제도의 운영 근거를 법률로 상향하고 조건부 허가의 대상, 부여 조건 및 허가 취소 사유 등을 법률에 명확히 규정하려는 것임.

또한, AIDS·암 등 심각한 질병에 대한 의약품을 신속하게 심사·허가하는 제도가 하위 법령에 있는데, 이는 국민의 질병 치료에 중요한 영향을 끼치는 만큼 조건부 허가와 마찬가지로 우선심사 대상 지정에 관한 규정을 법률로 상향하려는 것이며, 신약 등에 대하여 품목허가를 할 때 해당 의약품을 허가·심사한 결과를 공개하도록 법률에 명확히 규정함으로써 의약품 허가·심사제도의 공정성·투명성을 제고하고, 의약품 정보에 대한 소비자의 접근성을 확보하려는 것임.

◇ 주요내용

가. 국민의 생명, 신체 및 건강상의 안전을 확보하는 의약품의 중요성을 널리 알리고 적절한 정보 제공을 통해 의약품의 오남용을 방지하기 위하여 매년 11월 18일을 약의 날로 정하여 국가와 지방자치단체가 그 취지에 적합한 행사와 교육 등을 실시하거나 지원할 수 있도록 함(제2조의2 신설).

나. 중앙약사심의위원회의 위원 수를 현행 100명 이내에서 300명 이내로 확대하고, 위원회의 위원장은 식품의약품안전처 차장과 식품의약품안전처장이 지명하는 민간위원이 공동으로 하도록 하며, 위원회의 업무를 효율적으로 수행하기 위하여 분야별로 분과위원회를 둘 수 있도록 함(제18조).

다. 의약품 품목허가 신청 또는 신고 시 제출하여야 하는 자료를 명확히 규정하고, 기존에 작성된 생물학적 동등성 시험자료 또는 임상시험자료와 동일한 자료를 이용하여 품목허가 신청할 수 있는 품목을 최대 3개로 제한함(제31조제10항부터 제15항까지).

라. 거짓이나 부정한 방법으로 품목허가 받아 허가가 취소된 경우 허가 제한기간을 5년으로 하고, 거짓이나 부정한 방법으로 국가출하승인을 받아 허가가 취소된 경우 허가 제한기간을 3년으로 함(제31조제16항).

마. 임상시험실시기관의 임상시험심사위원회의 설치·운영 의무를 법률에 명시하고, 임상시험의 안정성 정보 분석 등의 업무를 수행하는 임상시험안전지원기관의 지정 근거와 임상시험실시기관으로부터 위탁받아 임상시험 실시에 관한 심사 업무를 수행하는 중앙임상시험심사위원회의 구성 근거를 마련함(제34조의2제3항제5호 및 제34조의5 신설).

바. 중증질환 또는 희귀질환 치료 목적인 의약품 등에 대하여 일정 기간 내에 안전성·유효성 확증을 위한 임상시험 자료를 제출할 것을 조건으로 조건부 허가를 할 수 있도록 하고, 우선심사 대상으로 지정할 수 있도록 함(제35조 및 제35조의4).

사. 원료의약품 수입의 경우에도 해외제조소를 등록하도록 함(제42조제7항).

아. 의약품공급자뿐만 아니라 의약품의 판매촉진 업무를 위탁받은 자의 경제적 이익 제공 금지를 명시하고 지출보고서 작성 의무자에 추가하는 한편, 지출보고서를 공개하도록 하고 위반 시 적용 벌칙을 강화함으로써 의약품 유통관리를 강화함(제47조, 제47조의2, 제69조의4 및 제95조).

자. 스테로이드 성분 주사제, 에페드린 성분 주사제 및 총리령으로 정하는 이에 준하는 전문의약품을 판매자격 없는 자로부터 취득한 사람에게 100만원 이하의 과태료를 부과하고, 신고한 사람에게는 포상금을 지급할 수 있도록 함(제47조의4, 제90조 및 제98조제1항제7호의3).

차. 장애인의 의약품·의약외품 오용으로 인한 건강상의 피해 발생을 줄일 수 있도록 안전상비의약품과 식품의약품안전처장이 정하는 의약품·의약외품의 용기, 포장 또는 첨부문서에 의약품 등 안전정보를 점자 및 음성·수어영상 변환용 코드로 표시하도록 의무화함(제59조의2, 제65조의5 및 제65조의6 신설).

카. 거짓이나 그 밖의 부정한 방법으로 국가출하승인을 받은 경우 행정처분 및 형벌을 부과할 수 있는 근거를 명확히 함(제76조 및 제93조).

타. 위해 의약품 제조 등에 대한 과징금 부과 규정에 국가출하승인 규정을 위반한 경우를 부과 사유로 추가하고, 과징금 상한을 해당 품목 판매금액의 2배로 개정함(제81조의2).

파. 제조·수입 품목허가를 하거나 신고를 수리한 의약품의 심사 또는 검토 결과를 공개하도록 함(제88조의2 신설).

하. 백신 품질확보 및 신속한 제품화 기술지원을 위하여 백신안전기술지원센터의 설립·운영에 관한 근거를 마련하고, 센터의 사업 내용 및 재정 지원 근거를 명시함(제90조의2 및 제90조의3 신설).

93. 약사법[시행 2022. 12. 11.] [법률 제18970호, 2022. 6. 10., 일부개정]

◇ 개정이유

현행법에 따르면 의약품 등의 품목허가 등을 받은 자는 품목허가 등을 받은 이후에도 의약품 등의 제조 및 품질관리기준에 따라 제조 및 품질관리체계를 유지하여야 하나, 최근 허가사항과 다르게 의약품을 임의로 변경하여 제조하고 모든 제조공정이 기존 허가사항과 동일하다고 제조기록서를 거짓 작성하는 등 의약품 등의 제조 및 품질관리기준(GMP)을 이행하지 않는 위반사례가 발생함에 따라 고의적인 제조방법 임의 변경 및 허위 제조기록서 작성 행위 등에 대한 처벌을 강화하려는 것임.

또한 현재 식품의약품안전처장이 의약품 등의 제조업자, 품목허가를 받은 자 등에 대하여 업무정지 처분 등을 한 경우 그 사실을 의약품통합정보시스템에 공개하고 있으나, 그 법적 근거가 명확하지 않다는 지적이 제기됨에 따라 관련 사항을 규정하려는 것임.

◇ 주요내용

가. 의약품 등의 제조 및 품질관리기준에 대한 적합판정의 근거를 법에 명확히 규정함(제38조의2 신설).

나. 적합판정 이후 제조 및 품질관리기준 준수 여부를 확인·조사할 수 있도록 하고, 거짓이나 부정한 방법으로 적합판정을 받은 경우 등에 대한 적합판정 취소 근거를 마련함(제38조의3 신설).

다. 의약품 등의 제조·품질관리 조사관을 임명하여 제조 및 품질관리기준 준수 여부 등을 조사·평가하도록 하고, 제조·품질관리 조사관은 정기적으로 제조 및 품질관리기준에 관한 교육 및 훈련을 받도록 함(제38조의4 및 제38조의5 신설).

라. 식품의약품안전처장으로 하여금 행정처분이 확정된 의약품 등의 제조업자, 품목허가를 받은 자, 수입자 등에 대한 처분 내용 등을 공표하도록 함(제81조의3 신설)..

94. 약사법

[시행 2023. 10. 19.] [법률 제19359호, 2023. 4. 18., 일부개정]

◇ 개정이유

공공심야약국의 지정 및 예산 지원에 관한 법률상 근거를 마련하고, 말기암 등 생명을 위협하는 중대한 질환을 가진 환자나 응급환자 등이 국외에서 임상시험 중인 의약품을 치료 목적으로 사용할 수 있도록 하며, 의약품 판촉영업자의 영업 실태 파악 등을 위한 신고제를 도입하고, 의약품 판촉영업의 재위탁이 이루어지는 경우 원위탁자인 의약품공급자에게 이를 알리도록 하는 한편,

온라인에서의 의약품, 의약외품의 불법 거래가 지속되어 국민 건강과 안전을 위협하고 있어 온라인 공간에서의 의약품 등 불법 판매·광고에 대한 상시적인 모니터링 체계를 확립하는 등 현행 제도의 운영상 나타난 일부 미비점을 개선·보완함.

◇ 주요내용

가. 시·도지사 또는 시장·군수·구청장이 심야시간대 및 공휴일에 의약품 또는 의약외품을 판매하는 공공심야약국을 지정할 수 있도록 하고, 그 지정의 취소 및 예산 지원 등을 규정함(제21조의3 신설).

나. 말기암 등 생명을 위협하는 중대한 질환을 가진 환자나 응급환자 등을 치료하려는 경우 환자의 동의를 받아 외국에서 임상시험 중인 의약품을 치료 목적으로 사용할 수 있도록 함(제34조의6 신설).

다. 의약품 판촉영업자에 대한 신고제를 도입하고, 의약품 판촉영업자가 아닌 자에게 의약품 판매촉진 업무를 위탁할 수 없도록 하며, 의약품 판촉영업자의 선량한 관리자의 주의 의무를 규정함(제46조의2 및 제47조제3항·제5항 신설).

라. 의약품 판촉영업자와 그 종사자가 의약품의 판매질서 등에 관한 교육을 받도록 하고, 해당 교육을 실시하는 단체 또는 기관을 지정할 수 있도록 함(제46조의3 신설).

마. 의약품 판촉영업자가 위탁받은 판매촉진 업무의 전부 또는 일부를 다른 의약품 판촉영업자에게 다시 위탁하는 경우 해당 업무를 위탁한 의약품공급자에게 서면으로 그 사실을 알리도록 함(제47조제4항 신설).

바. 의약품공급자가 의약품 판촉영업자에게 의약품 판매촉진 업무를 위탁·재위탁하는 경우 위탁계약서를 작성하고, 해당 위탁계약서 및 관련 근거 자료를 5년간 각각 보관하도록 함(제47조의2제2항 신설).

사. 식품의약품안전처장이 정보통신망을 이용하여 의약품 불법판매 등에 대한 모니터링을 할 수 있도록 근거를 마련하고, 모니터링 업무의 일부를 위탁할 수 있도록 함(제61조의2제2항 및 제61조의3 신설).

아. 의약품 불법판매 등에 대한 모니터링 등 결과 위반사항이 확인되는 경우 정보통신서비스 제공자 등에게 위반 사항이 확인되는 의약품에 대하여 불법판매 알선 광고임을 소비자에게 알리기 위한 조치 등을 요청할 수 있도록 함(제61조의2제5항 신설).

자. 보건복지부장관 및 식품의약품안전처장은 의약품 온라인 불법 유통 등의 행위가 발생하지 아니하도록 행동강령을 정하여 시행하는 사단법인 등을 지원할 수 있도록 함(제67조의2 신설).

차. 보건복지부장관, 식품의약품안전처장 및 관계 중앙행정기관의 장은 소비자가 의약품 등을 안전하게 사용할 수 있도록 의약품 등의 판매, 구매, 표시·광고 등에 관한 교육 및 홍보를 할 수 있도록 함(제83조의8 신설).

카. 식품의약품안전처장은 정보통신망을 이용한 의약품 등의 불법판매의 알선·광고와 관련된 현황 조사, 효율적 모니터링 기술 등을 마련하기 위한 연구·개발을 지원할 수 있도록 함(제83조의9 신설).

타. 거짓 또는 부정한 방법으로 신고하거나, 신고하지 아니하고 의약품 판매촉진 업무를 위탁받아 수행하는 자, 의약품 판촉영업자가 아닌 자에게 의약품의 판매촉진 업무를 위탁한 자는 3년 이하의 징역 또는 3천만원 이하의 벌금에 처하도록 함(제94조제1항).

파. 의약품 판매촉진 업무 위탁에 관한 위탁계약서 및 관련 근거 자료를 보관하지 아니하거나, 해당 자료의 제출 요구에 따르지 아니한 자는 1년 이하의 징역 또는 1천만원 이하의 벌금에 처하도록 함(제95조제1항).

95. 약사법

[시행 2024. 7. 12.] [법률 제19528호, 2023. 7. 11., 일부개정]

◇ 개정이유 및 주요내용

불법으로 개설·운영하는 약국에 대한 실태조사 근거 및 위법이 확정된 경우의 결과 공표에 대한 법적 근거를 마련하는 등 현행 제도의 운영상 나타난 일부 미비점을 개선·보완함.

96. 약사법

[시행 2024. 2. 17.] [법률 제19652호, 2023. 8. 16., 일부개정]

◇ 개정이유 및 주요내용

의약품에 관한 특허권의 등재신청 기한의 기산일에 「특허법」에 따라 정정을 한다는 심결이 확정된 날을 추가하고, 의약품의 명칭 등 총리령으로 정하는 경미한 사항이 변경되어 등재사항 변경을 하려는 경우에는 의견청취 절차를 생략할 수 있도록 하며, 우선판매품목허가를 받은 자는 일정한 경우 식품의약품안전처장에게 보고할 의무를 부과하는 등 현행 제도의 운영상 나타난 일부 미비점을 개선·보완함.

약사법

약사법

[시행 2023. 10. 19.] [법률 제19359호, 2023. 4. 18., 일부개정]

[시행 2024. 7. 12.] [법률 제19528호, 2023. 7. 11., 일부개정]

[시행 2024. 2. 17.] [법률 제19652호, 2023. 8. 16., 일부개정]

약사법 시행령

[시행 2023. 12. 12.] [대통령령 제33913호, 2023. 12. 12., 타법개정]

약사법 시행규칙

[시행 2023. 8. 11.] [보건복지부령 제957호, 2023. 8. 11., 일부개정]

의약품 등의 안전에 관한 규칙(약칭: 의약품안전규칙)

[시행 2023. 12. 8.] [총리령 제1835호, 2022. 12. 7., 일부개정]

의약품 등의 제조업 및 수입자의 시설기준령

[시행 2021. 10. 19.] [대통령령 제32089호, 2021. 10. 19., 일부개정]

의약품 등의 제조업 및 수입자의 시설기준령 시행규칙

[시행 2023. 12. 29] [총리령 제1932호, 2023. 12. 29, 일부개정]

제1장 총칙

제1조(목적) 이 법은 약사(藥事)에 관한 일들이 원활하게 이루어질 수 있도록 필요한 사항을 규정하여 국민보건 향상에 기여하는 것을 목적으로 한다.

약사법 시행령

제1조(목적) 이 영은 「약사법」에서 위임된 사항과 그 시행에 필요한 사항을 규정함을 목적으로 한다.

제1조의2(약의 날 행사 등) ① 국가와 지방자치단체는 「약사법」(이하 "법"이라 한다) 제2조의2제2항에 따른 약의 날 기념행사를 주간이나 월간으로 정하여 실시할 수 있다.

② 국가와 지방자치단체는 법 제2조의2제2항에 따른 약의 날 기념행사를 실시할 경우 의약품 안전 및 제약산업 발전 등에 이바지한 공이 매우 큰 개인이나 단체를 약의 날 유공자로 선정하여 포상할 수 있다.

[본조신설 2021. 10. 19.]

약사법 시행규칙

제1조(목적) 이 규칙은 「약사법」 및 같은 법 시행령에서 보건복지부령으로 정하도록 위임한 사항과 그 시행에 필요한 사항을 규정함을 목적으로 한다.

의약품 등의 안전에 관한 규칙

제1조(목적) 이 규칙은 「약사법」 및 같은 법 시행령에서 총리령으로 정하도록 위임한 사항과 그 시행에 필요한 사항을 규정함을 목적으로 한다.

의약품 등의 제조업 및 수입자의 시설기준령

제1조(목적) 이 영은 「약사법」 제31조제1항·제4항 및 제42조제3항에 따라 의약품 등의 제조업·수입자의 시설 기준에 관한 사항을 규정함을 목적으로 한다. <개정 2010. 11. 19., 2013. 3. 23.>

의약품 등의 제조업 및 수입자의 시설기준령 시행규칙

제1조(목적) 이 규칙은 「의약품 등의 제조업 및 수입자의 시설기준령」에서 위임된 사항과 그 시행에 필요한 사항을 규정함을 목적으로 한다. <개정 2013. 3. 23.>

제2조(정의) 이 법에서 사용하는 용어의 뜻은 다음과 같다. <개정 2007. 10. 17., 2008. 2. 29., 2009. 12. 29., 2010. 1. 18., 2011. 6. 7., 2013. 3. 23., 2014. 3. 18., 2016. 12. 2., 2017. 10. 24., 2019. 8. 27.>

1. “약사(藥事)”란 의약품·의약외품의 제조·조제·감정(鑑定)·보관·수입·판매[수여(授與)를 포함한다. 이하 같다]와 그 밖의 약학 기술에 관련된 사항을 말한다.
2. “약사(藥師)”란 한약에 관한 사항 외의 약사(藥事)에 관한 업무(한약제제에 관한 사항을 포함한다)를 담당하는 자로서, “한약사”란 한약과 한약제제에 관한 약사(藥事) 업무를 담당하는 자로서 각각 보건복지부장관의 면허를 받은 자를 말한다.
3. “약국”이란 약사나 한약사가 수여할 목적으로 의약품 조제 업무[약국제제(藥局製劑)를 포함한다]를 하는 장소(그 개설자가 의약품 판매업을 겸하는 경우에는 그 판매업에 필요한 장소를 포함한다)를 말한다. 다만, 의료기관의 조제실은 예외로 한다.
4. “의약품”이란 다음 각 목의 어느 하나에 해당하는 물품을 말한다.
   가. 대한민국약전(大韓民國藥典)에 실린 물품 중 의약외품이 아닌 것
   나. 사람이나 동물의 질병을 진단·치료·경감·처치 또는 예방할 목적으로 사용하는 물품 중 기구·기계 또는 장치가 아닌 것
   다. 사람이나 동물의 구조와 기능에 약리학적(藥理學的) 영향을 줄 목적으로 사용하는 물품 중 기구·기계 또는 장치가 아닌 것
5. “한약”이란 동물·식물 또는 광물에서 채취된 것으로 주로 원형대로 건조·절단 또는 정제된 생약(生藥)을 말한다.
6. “한약제제(韓藥製劑)”란 한약을 한방원리에 따라 배합하여 제조한 의약품을 말한다.
7. “의약외품(醫藥外品)”이란 다음 각 목의 어느 하나에 해당하는 물품(제4호나목 또는 다목에 따른 목적으로 사용되는 물품은 제외한다)으로서 식품의약품안전처장이 지정하는 것을 말한다.
   가. 사람이나 동물의 질병을 치료·경감(輕減)·처치 또는 예방할 목적으로 사용되는 섬유·고무제품 또는 이와 유사한 것
   나. 인체에 대한 작용이 약하거나 인체에 직접 작용하지 아니하며, 기구 또는 기계가 아닌 것과 이와 유사한 것
   다. 감염병 예방을 위하여 살균·살충 및 이와 유사한 용도로 사용되는 제제
8. “신약”이란 화학구조나 본질 조성이 전혀 새로운 신물질의약품 또는 신물질을 유효성분으로 함유한 복합제제 의약품으로서 식품의약품안전처장이 지정하는 의약품을 말한다.
9. “일반의약품”이란 다음 각 목의 어느 하나에 해당하는 것으로서 보건복지부장관과 협의하여 식품의약품안전처장이 정하여 고시하는 기준에 해당하는 의약품을 말한다.
   가. 오용·남용될 우려가 적고, 의사나 치과의사의 처방 없이 사용하더라도 안전성 및 유효성을 기대할 수 있는 의약품
   나. 질병 치료를 위하여 의사나 치과의사의 전문지식이 없어도 사용할 수 있는 의약품
   다. 의약품의 제형(劑型)과 약리작용상 인체에 미치는 부작용이 비교적 적은 의약품
10. “전문의약품”이란 일반의약품이 아닌 의약품을 말한다.
11. “조제”란 일정한 처방에 따라서 두 가지 이상의 의약품을 배합하거나 한 가지 의약품을 그대로 일정한 분량으로 나누어서 특정한 용법에 따라 특정인의 특정된 질병을 치료하거나 예방하는 등의 목적으로 사용하도록 약제를 만드는 것을 말한다.
12. “복약지도(服藥指導)”란 다음 각 목의 어느 하나에 해당하는 것을 말한다.
    가. 의약품의 명칭, 용법·용량, 효능·효과, 저장 방법, 부작용, 상호 작용이나 성상(性狀) 등의 정보를 제공하는 것
    나. 일반의약품을 판매할 때 진단적 판단을 하지 아니하고 구매자가 필요한 의약품을 선택할 수 있도록 도와주는 것
13. “안전용기·포장”이란 5세 미만 어린이가 열기 어렵게 설계·고안된 용기나 포장을 말한다.
14. “위탁제조판매업”이란 제조시설을 갖추지 아니하고 식품의약품안전처장으로부터 제조판매품목허가를 받은 의약품을 의약품제조업자에게 위탁하여 제조판매하는 영업을 말한다.
15. “임상시험”이란 의약품 등의 안전성과 유효성을 증명하기 위하여 사람을 대상으로 해당 약물의 약동(藥動)·약력(藥力)·약리·임상적 효과를 확인하고 이상반응을 조사하는 시

험(생물학적 동등성시험을 포함한다)을 말한다. 다만, 「첨단재생의료 및 첨단바이오의약품 안전 및 지원에 관한 법률」 제2조제3호에 따른 첨단재생의료 임상연구는 제외한다.

16. "비임상시험"이란 사람의 건강에 영향을 미치는 시험물질의 성질이나 안전성에 관한 각종 자료를 얻기 위하여 실험실과 같은 조건에서 동물·식물·미생물과 물리적·화학적 매체 또는 이들의 구성 성분으로 이루어진 것을 사용하여 실시하는 시험을 말한다.

17. "생물학적 동등성시험"이란 임상시험 중 생물학적 동등성을 입증하기 위한 생체시험으로서 동일 주성분을 함유한 두 제제의 생체이용률이 통계학적으로 동등하다는 것을 보여주는 시험을 말한다.

18. "희귀의약품"이란 제4호에 따른 의약품 중 다음 각 목의 어느 하나에 해당하는 의약품으로서 식품의약품안전처장의 지정을 받은 의약품을 말한다.

  가. 「희귀질환관리법」 제2조제1호에 따른 희귀질환을 진단하거나 치료하기 위한 목적으로 사용되는 의약품

  나. 적용 대상이 드문 의약품으로서 대체 가능한 의약품이 없거나 대체 가능한 의약품보다 현저히 안전성 또는 유효성이 개선된 의약품

19. "국가필수의약품"이란 질병 관리, 방사능 방재 등 보건의료상 필수적이나 시장 기능만으로는 안정적 공급이 어려운 의약품으로서 보건복지부장관과 식품의약품안전처장이 관계 중앙행정기관의 장과 협의하여 지정하는 의약품을 말한다.

제2조의2(약의 날) ① 국민의 생명, 신체 및 건강상의 안전을 확보하는 의약품의 중요성을 널리 알리고 적절한 정보 제공을 통하여 의약품의 오남용을 방지하기 위하여 매년 11월 18일을 약의 날로 한다.

② 국가와 지방자치단체는 약의 날 취지에 적합한 행사와 교육·홍보 등 관련 사업을 실시하거나 관련 단체 등의 활동을 지원할 수 있다.

③ 제2항에 따른 약의 날 행사 및 교육·홍보 등 관련 사업 등에 관하여 필요한 사항은 대통령령으로 정한다.

[본조신설 2021. 7. 20.]

제2장 약사 및 한약사

제1절 자격과 면허

제3조(약사 자격과 면허) ①약사(藥師)가 되려는 자는 보건복지부령으로 정하는 바에 따라 보건복지부장관의 면허를 받아야 한다. <개정 2008. 2. 29., 2010. 1. 18.>

②제1항에 따른 약사면허는 다음 각 호의 어느 하나에 해당하는 자에게 준다.<개정 2008. 2. 29., 2010. 1. 18., 2017. 2. 8., 2019. 1. 15., 2020. 4. 7.>

1. 「고등교육법」 제11조의2에 따른 인정기관의 인증을 받은 약학을 전공하는 대학을 졸업하고 약학사 학위를 받은 자로서 약사국가시험에 합격한 자
2. 외국의 약학을 전공하는 대학(보건복지부장관이 정하여 고시하는 인정기준에 해당하는 대학을 말한다)을 졸업하고 외국의 약사면허를 받은 자로서 약사예비시험과 약사국가시험에 합격한 자

③약사면허를 받지 아니한 자는 약사라는 명칭을 사용할 수 없다.

④ 제2항에도 불구하고 입학 당시 「고등교육법」 제11조의2에 따른 인정기관의 인증을 받은 약학을 전공하는 대학에 입학한 사람으로서 그 대학을 졸업하고 해당 학위를 받은 사람은 제2항제1호에 따른 약학사 학위를 받은 사람으로 본다.<신설 2020. 4. 7.>

[시행일 : 2025. 4. 8.] 제3조

약사법 시행령

제3조(국가시험등의 응시 등) ① 국가시험등에 응시하려는 사람은 국가시험등 관리기관의 장이 정하는 응시원서를 국가시험등 관리기관의 장에게 제출해야 한다. <개정 2020. 1. 29.>

② 삭제<2020. 1. 29.>

③제1항에 따라 응시원서를 제출하는 사람은 국가시험 관리기관의 장이 보건복지부장관의 승인을 받아 결정한 수수료를 현금으로 내야 한다. 이 경우 수수료의 금액 및 납부방법 등은 제2조에 따라 국가시험등 관리기관의 장이 공고한다.<개정 2008. 2. 29., 2010. 3. 15., 2011. 12. 30., 2020. 1. 29.>

④국가시험등 관리기관의 장은 정보통신망을 이용하여 전자화폐·전자결제 등의 방법으로 제3항에 따른 수수료를 내게 할 수 있다.<개정 2011. 12. 30., 2020. 1. 29.>

[제목개정 2020. 1. 29.]

제4조(한약사 자격과 면허) ①한약사가 되려는 자는 보건복지부령으로 정하는 바에 따라 보건복지부장관의 면허를 받아야 한다. <개정 2008. 2. 29., 2010. 1. 18.>

②제1항에 따른 한약사면허는 대학에서 한약학과를 졸업하고 한약학사 학위를 받은 자로서 한약사국가시험에 합격한 자에게 준다.

③한약사면허를 받지 아니한 자는 한약사라는 명칭을 사용할 수 없다.

제5조(결격 사유) 다음 각 호의 어느 하나에 해당하는 자는 약사면허 또는 한약사면허를 받을 수 없다. <개정 2007. 10. 17., 2011. 12. 2., 2012. 2. 1., 2014. 3. 18., 2018. 12. 11.>

1. 「정신건강증진 및 정신질환자 복지서비스 지원에 관한 법률」 제3조제1호에 따른 정신질환자. 다만, 전문의가 약사(藥事)에 관한 업무를 담당하는 것이 적합하다고 인정하는 사람은 그러하지 아니하다.
2. 피성년후견인·피한정후견인
3. 마약·대마·향정신성의약품 중독자
4. 「약사법」·「마약류 관리에 관한 법률」·「보건범죄 단속에 관한 특별조치법」·「의료법」·「형법」 제347조(거짓으로 약제비를 청구하여 환자나 약제비를 지급하는 기관 또는 단체를 속인 경우만 해당한다. 이하 같다), 그 밖에 약사(藥事)에 관한 법령을 위반하여 금고 이상의 형을 선고받고 집행이 종료되지 아니하였거나 집행을 받지 아니하기로 확정되지 아니한 자
5. 「형법」 제347조의 죄를 범하여 면허취소 처분을 받고 3년이 지나지 아니하였거나 약사(藥事)에 관한 법령을 위반하여 면허취소의 처분을 받고 2년이 지나지 아니한 자

제6조(면허증 교부와 등록) ①보건복지부장관은 약사면허 또는 한약사면허를 줄 때에는 각각 등록대장에 면허에 관한 사항을 등록하고 면허증을 내주어야 한다. <개정 2008. 2. 29., 2010. 1. 18.>

②제1항의 면허증을 분실 또는 훼손하였거나 기재 사항이 변경된 경우에는 면허증을 다시 교부받을 수 있다.

③ 약사 및 한약사는 제3조 및 제4조에 따라 받은 면허를 다른 사람에게 대여하여서는 아니 된다.<개정 2020. 4. 7.>

④ 누구든지 제3조 및 제4조에 따라 받은 면허를 대여받아서는 아니 되며 면허 대여를 알선하여서도 아니 된다.<신설 2020. 4. 7.>

⑤약사면허 또는 한약사면허의 등록과 면허증 교부에 필요한 사항은 보건복지부령으로 정한다.<개정 2008. 2. 29., 2010. 1. 18., 2020. 4. 7.>

약사법 시행규칙

제3조(약사 또는 한약사 면허 등록대장) 보건복지부장관은 법 제6조제1항에 따라 약사면허 또는 한약사면허를 줄 때에는 별지 제3호서식의 약사면허 등록대장 또는 별지 제4호서식의 한약사면허 등록대장에 다음 각 호의 사항을 적어 넣어야 한다.

1. 면허번호와 면허 연월일
2. 성명
3. 주민등록번호
4. 면허취득자격의 내용
5. 면허의 취소 또는 자격의 정지처분을 한 경우에는 그 사유, 연월일 및 정지처분기간
6. 면허증을 재발급한 경우에는 그 사유와 연월일
7. 사망 등으로 인하여 면허를 말소한 경우에는 그 사유와 연월일

제7조(약사·한약사 신고) ① 약사 또는 한약사는 보건복지부령으로 정하는 바에 따라 최초로 면허를 받은 후부터 3년마다 취업상황 등 그 실태를 보건복지부장관에게 신고하여야 한다. <개정 2008. 2. 29., 2010. 1. 18., 2011. 6. 7., 2020. 4. 7.>

② 보건복지부장관은 제15조제1항에 따라 연수교육을 명한 경우에는 해당 연수교육을 이수하지 아니한 약사 또는 한약사에 대하여 제1항에 따른 신고를 반려할 수 있다.<신설 2020. 4. 7.>

③ 보건복지부장관은 제1항에 따른 신고 수리 업무를 대통령령으로 정하는 바에 따라 관련 단체 등에 위탁할 수 있다.<신설 2020. 4. 7.>

[시행일 : 2021. 4. 8.] 제7조

약사법 시행규칙

제4조(약사 또는 한약사의 신고) ① 법 제7조제1항에 따라 약사 또는 한약사는 제2조의2에 따라 면허증을 발급받거나 제54조에 따라 면허를 다시 받은 날(법률 제17208호 약사법 일부개정법률 부칙 제4조제1항에 따라 신고를 한 경우에는 그 신고를 한 날을 말한다)부터 매 3년이 되는 해의 12월 31일까지 취업상황 등 그 실태를 영 제35조제3항제1호에 따라 신고 수리에 관한 업무를 위탁받은 대한약사회(이하 "약사회"라 한다) 또는 대한한약사회(이하 "한약사회"라 한다)의 장에게 신고해야 한다.

② 제1항에 따라 신고를 하려는 약사 또는 한약사는 별지 제4호의2서식의 약사·한약사의 취업상황 등 실태 신고서(전자문서로 된 신고서를 포함한다)에 제5조제3항에 따른 연수교육 이수증(면제된 사람은 제5조의2제3항에 따른 연수교육 면제 확인서를 말하며, 전자문서를 포함한다)을 첨부하여 약사회 또는 한약사회의 장에게 제출해야 한다.

③ 제2항에 따라 신고서를 제출받은 약사회 또는 한약사회의 장은 신고

인이 제5조제1항에 따른 연수교육을 이수했는지 여부를 확인해야 한다.

④ 약사회 또는 한약사회의 장은 제1항에 따른 신고 내용과 그 결과를 반기별로 보건복지부장관에게 보고해야 한다. 다만, 법 제79조제4항에 따라 면허의 효력이 정지된 약사 또는 한약사가 제1항에 따른 신고를 한 경우에는 그 내용과 결과를 지체 없이 보건복지부장관에게 보고해야 한다.

[전문개정 2021. 2. 19.]

제8조(약사·한약사 국가시험 등) ①약사·한약사국가시험 및 약사예비시험(이하 "국가시험등"이라 한다)은 매년 1회 이상 보건복지부장관이 시행한다. <개정 2008. 2. 29., 2010. 1. 18., 2017. 2. 8.>

②보건복지부장관은 제1항에 따른 국가시험등의 관리를 대통령령으로 정하는 바에 따라 「한국보건의료인국가시험원법」에 따른 한국보건의료인국가시험원으로 하여금 수행하게 할 수 있다.<개정 2008. 2. 29., 2010. 1. 18., 2015. 6. 22., 2017. 2. 8.>

③보건복지부장관은 제2항에 따라 국가시험의 관리를 하는 한국보건의료인국가시험원에 경비를 보조할 수 있다.<개정 2008. 2. 29., 2010. 1. 18., 2015. 6. 22.>

④국가시험등에 관한 사항은 대통령령으로 정한다.<개정 2017. 2. 8.>

[제목개정 2017. 2. 8.]

약사법 시행령

제2조(약사·한약사국가시험 및 약사예비시험의 실시) ① 법 제8조제2항에 따라 보건복지부장관은 약사·한약사국가시험 및 약사예비시험(이하 "국가시험등"이라 한다)을 「한국보건의료인국가시험원법」에 따른 한국보건의료인국가시험원(이하 "국가시험등 관리기관"이라 한다)으로 하여금 관리하게 한다. <개정 2015. 12. 22., 2020. 1. 29., 2021. 10. 19.>

② 국가시험등 관리기관의 장은 국가시험등을 실시하려면 미리 보건복지부장관의 승인을 받아 시험일시·시험장소·시험과목 및 응시원서 제출기간, 그 밖에 시험에 필요한 사항을 시험 90일 전까지 공고해야 한다. 다만, 시험장소는 지역별 응시인원이 확정된 후 시험 30일 전까지 공고할 수 있다.<개정 2008. 2. 29., 2010. 3. 15., 2012. 5. 1., 2020. 1. 29.>

[제목개정 2020. 1. 29.]

제4조(시험과목) ① 약사국가시험은 다음 각 호의 과목에 대하여 필기시험으로 실시하며, 과목별 세부내용은 보건복지부령으로 정한다.

1. 생명약학
2. 산업약학
3. 임상·실무약학
4. 보건·의약 관계 법규

② 한약사국가시험은 다음 각 호의 과목에 대하여 필기시험으로 실시하며, 과목별 세부내용은 보건복지부령으로 정한다.

1. 한약학 기초
2. 한약학 응용
3. 보건·의약 관계 법규

③ 약사예비시험은 다음 각 호의 과목에 대하여 필기시험으로 실시하고, 과목별 세부내용은 보건복지부령으로 정한다.<신설 2020. 1. 29.>

1. 약학 기초
2. 한국어

[전문개정 2013. 9. 26.]

약사법 시행규칙

제2조(약사·한약사국가시험 및 약사예비시험의 과목별 세부내용) ① 「약사법 시행령」(이하 "영"이라 한다) 제4조제1항에 따른 약사국가시험의 과목별 세부내용은 별표 1과 같다.

② 영 제4조제2항에 따른 한약사국가시험의 과목별 세부내용은 별표 1의2와 같다.

③ 영 제4조제3항에 따른 약사예비시험의 과목별 세부내용은 별표 1의3과 같다.<신설 2020. 2. 7.>

[본조신설 2013. 10. 21.]

[제목개정 2020. 2. 7.]

[종전 제2조는 제2조의2로 이동 <2013. 10. 21.>]

약사법 시행규칙

[별표 1] 약사국가시험의 과목별 세부내용 <신설 2013.10.21.>

(제2조제1항 관련)

과목명	세부내용
생명약학	• 생명체와 생체분자의 구조와 기능 • 감염과 면역 • 약물의 작용 • 건강증진과 질병예방 • 장기별 질환의 병태생리(病態生理)
산업약학	• 의약품의 물리화학적 특성 • 의약품의 설계와 합성 • 의약품의 분석 • 의약품의 제제화(製劑化) • 생약과 한약제제
임상·실무약학	• 질환별 증상과 약물치료 • 처방검토와 조제 • 투약과 복약지도 • 의약품의 제조와 품질관리 • 약무행정·경영관리
보건·의약 관계 법규	• 「약사법」과 같은 법 시행령 및 시행규칙 • 「마약류 관리에 관한 법률」과 같은 법 시행령 및 시행규칙 • 「국민건강증진법」과 같은 법 시행령 및 시행규칙 • 「보건의료기본법」과 같은 법 시행령 및 시행규칙 • 「국민건강보험법」과 같은 법 시행령 및 시행규칙 • 「지역보건법」과 같은 법 시행령 및 시행규칙

[별표 1의2] 한약사국가시험의 과목별 세부내용 <신설 2013.10.21.>

(제2조제2항 관련)

시험과목	세부내용
한약학 기초	• 의약품 분석, 약용식물의 기원과 특성 • 생약(生藥)의 특성과 확인시험, 천연물질의 화학적 특성 • 한약 및 한약재의 작용과 응용 • 생체분자의 구조와 기능 • 생체기능의 한의약적 생리 및 병리 • 한약 및 한약재의 품질관리
한약학 응용	• 질병예방 및 건강증진 • 한약 및 한약재의 포제(炮製)와 관리 • 한약 및 한약제제의 조제와 복약지도 • 한약 및 한약제제의 현대적 작용원리와 응용 • 의약품의 제제화 및 체내 동태(動態) • 한약 및 한약제제 유통·저장 • 약물 및 유해물질의 작용과 기전(機轉)
보건·의약 관계 법규	• 「약사법」과 같은 법 시행령 및 시행규칙, • 「마약류 관리에 관한 법률」과 같은 법 시행령 및 시행규칙 • 「국민건강증진법」과 같은 법 시행령 및 시행규칙 • 「보건의료기본법」과 같은 법 시행령 및 시행규칙 • 「건강기능식품에 관한 법률」과 같은 법 시행령 및 시행규칙 • 대한민국약전[18.04.25]

[별표 1의3] 약사예비시험의 과목별 세부내용 <신설 2020. 2. 7.>

(제2조제3항 관련)

과목명	세부내용
약학 기초	1. 건강증진과 질병예방 2. 약무행정의 이해 3. 약물요법의 이해 4. 약물의 효능과 기전(機轉) 5. 의약품의 기본 특성 6. 의약품의 제조와 개발 7. 인체의 구조와 기능
한국어	1. 한국어의 이해 2. 한국어 사용 능력

약사법 시행령

제5조(시험의 합격 결정) ① 약사·한약사국가시험 합격자는 각 과목 만점의 40퍼센트 이상, 전 과목 총점의 60퍼센트 이상 득점한 사람으로 한다.

② 약사예비시험 합격자는 약학 기초 과목 만점의 60퍼센트 이상 득점하고 보건복지부령으로 정하는 한국어 과목에 관한 요건을 갖춘 사람으로 한다.

③ 약사예비시험 합격자는 다음 회의 약사국가시험부터 약사예비시험을 면제한다.

[전문개정 2020. 1. 29.]

약사법 시행규칙

제2조의2(약사 또는 한약사 면허증 발급신청) ① 영 제5조제1항에 따라 약사국가시험 또는 한약사국가시험에 합격한 사람은 다음 각 호의 서류(전자문서를 포함한다)를 첨부하여 보건복지부장관에게 약사 또는 한약사 면허증의 발급을 신청해야 한다. <개정 2013. 10. 21., 2016. 12. 30., 2020. 2. 7.>

1. 「약사법」(이하 "법"이라 한다) 제3조제2항제1호에 해당하는 자는 약학사의 학위증 사본, 같은 항 제2호에 해당하는 자는 외국대학의 약학사 학위증 사본 및 외국의 약사 면허증 사본, 법 제4조제2항에 해당하는 자는 한약학사의 학위증 사본. 다만, 법률 제8365호 약사법 전부개정법률 부칙 제15조에 해당하는 자는 외국대학의 약학사 학위증 사본을 첨부한다.
2. 법 제5조제1호 본문에 해당되는 사람이 아님을 증명하는 의사의 진단서 또는 같은 호 단서에 해당하는 사람임을 증명하는 전문의의 진단서 및 같은 조 제3호에 해당되는 사람이 아님을 증명하는 의사의 진단서
3. 사진(신청 전 6개월 이내에 모자 등을 쓰지 않고 촬영한 천연색 상반신 정면사진으로 가로 3.5센티미터, 세로 4.5센티미터의 사진을 말한다. 이하 같다) 2장

②보건복지부장관은 제1항에 따른 신청을 받은 날부터 2개월 이내에 별지 제1호서식의 약사 면허증 또는 별지 제2호서식의 한약사 면허증을 발급해야 한다. 다만, 법 제3조제2항제2호에 해당하는 사람에게는 외국에서 면허를 받은 사실에 대한 조회가 완료된 날부터 2개월 이내에 이를 발급해야 한다.<개정 2020. 2. 7.>

③ 영 제5조제2항에서 "보건복지부령으로 정하는 한국어 과목에 관한 요건을 갖춘 사람"이란 다음 각 호의 어느 하나에 해당하는 사람을 말한다.<신설 2020. 2. 7.>

1. 영 제2조제1항에 따른 약사·한약사국가시험 및 약사예비시험 관리기관(이하 "국가시험등 관리기관"이라 한다)의 장이 지정하는 한국어 능력 평가 기관이 시행하는 시험에서 국가시험등 관리기관의 장이 정하는 기준 이상 득점한 사람
2. 한국어로 수업하는 「초·중등교육법」 제2조에 따른 중학교와 고등학교를 모두 졸업한 사람(법령에서 이와 동등 이상의 학력이 있다고 인정한 사람을 포함한다)

④ 약사예비시험에 응시하려는 사람은 제3항 각 호의 어느 하나에 해당함을 증명하는 서류를 국가시험등 관리기관의 장에게 제출해야 한다.<신설 2020. 2. 7.>

[제2조에서 이동 <2013. 10. 21.>]

약사법 시행령

제6조(합격자의 발표) 국가시험등 관리기관의 장은 제2조와 제5조에 따라 국가시험등을 시행하고 그 합격자를 결정하면 지체 없이 발표해야 한다. <개정 2020. 1. 29.>

제7조(시험위원) 국가시험등 관리기관의 장은 국가시험등의 출제 및 채점을 위하여 약학 또는 관련 법령에 관한 학식과 경험이 풍부한 사람 중에서 시험위원을 위촉한다. <개정 2020. 1. 29.>

제8조(관계기관 등에 대한 협조 요청) 국가시험등 관리기관의 장은 국가시험등 관리업무를 원활하게 수행하기 위하여 필요하면 국가·지방자치단체 또는 관계 기관·단체에 시험장소 및 시험감독 지원 등 협조를 요청할 수 있다. <개정 2020. 1. 29.>

제9조(응시자격 제한) 제5조제1호부터 제3호까지의 규정에 해당하는 자는 국가시험등에 응시할 수 없다. <개정 2017. 2. 8.>

제10조(수험자의 부정행위) ①국가시험등에서 부정행위를 한 자에 대하여는 그 시험을 정지시키며, 합격 후에 부정행위가 발견된 자에 대하여는 합격을 무효로 한다. <개정 2017. 2. 8.>

②보건복지부장관은 제1항에 해당하는 자에게 2년간 국가시험등에 응시하지 못하게 할 수 있다.<개정 2008. 2. 29., 2010. 1. 18., 2017. 2. 8.>

제2절 약사회 및 한약사회

제11조(약사회) ①약사(藥師)는 약사(藥事)에 관한 연구와 약사윤리(藥師倫理) 확립, 약사의 권익 증진 및 자질 향상을 위하여 대통령령으로 정하는 바에 따라 대한약사회(이하 "약사회"라 한다)를 설립하여야 한다.

②약사회는 법인으로 한다.

③약사회가 설립되면 약사는 당연히 그 회원이 된다.

④약사회에 대하여는 이 법에서 규정한 것 외에 「민법」 중 사단법인에 관한 규정을 준용한다.

⑤ 약사회는 제79조의2에 따른 면허취소 및 자격정지 처분 요구에 대한 심의·의결을 위하여 윤리위원회를 둔다.<신설 2011. 6. 7., 2017. 10. 24.>

⑥ 윤리위원회의 구성, 운영 등에 관한 사항은 대통령령으로 정한다.<신설 2011. 6. 7.>

약사법 시행령

제8조의2(윤리위원회의 구성) ① 법 제11조제5항 및 제12조제5항에 따라 대한약사회(이하 "약사회"라 한다)와 대한한약사회(이하 "한약사회"라 한다)에 두는 윤리위원회(이하 "윤리위원회"라 한다)는 위원장 1명을 포함한 11명의 위원으로 구성한다.

② 위원장은 위원 중에서 약사회 또는 한약사회(이하 이 조부터 제8조의4까지의 규정에서 "각 협회"라 한다)의 장이 위촉한다.

③ 위원은 다음 각 호의 사람 중에서 각 협회의 장이 위촉하되, 제2호에 해당하는 사람이 4명 이상 포함되어야 한다.

1. 각 협회 소속 회원으로서 약사 경력이 10년 이상 또는 한약사 경력이 5년 이상인 사람
2. 약사 또는 한약사가 아닌 사람으로서 법률, 보건, 언론, 소비자 권익 등에 관하여 경험과 학식이 풍부한 사람

④ 위원의 임기는 3년으로 하며, 한 번만 연임할 수 있다.

[본조신설 2012. 6. 7.]

제8조의3(윤리위원회의 운영) ① 윤리위원회는 다음 각 호의 사항을 심의·의결한다. <개정 2018. 4. 24.>

1. 법 제79조의2제1항 각 호에 따른 면허 취소 및 자격 정지의 처분 요구에 관한 사항
2. 각 협회 소속 회원에 대한 자격심사 및 징계에 관한 사항
3. 그 밖에 회원의 윤리 확립을 위하여 필요한 사항으로서 각 협회의 정관으로 정하는 사항

② 윤리위원회의 회의는 위원장이 필요하다고 인정하는 경우나 각 협회의 장 또는 재적위원 3분의 1 이상이 요청하는 경우에 위원장이 소집한다.

③ 위원장은 회의를 소집하려면 회의 개최 7일 전까지 회의의 일시, 장소 및 안건을 각 위원에게 통보하여야 한다. 다만, 긴급히 개최하여야 하거나 부득이한 사유가 있는 경우에는 회의 개최 전날까지 통보할 수 있다.

④ 윤리위원회의 회의는 재적위원 3분의 2 이상의 출석으로 개의(開議)하고, 출석위원 3분의 2 이상의 찬성으로 의결한다. 다만, 제1항제2호 및 제3호의 사항에 관한 정족수는 각 협회의 정관으로 달리 정할 수 있다.

⑤ 윤리위원회의 위원장은 제1항제1호 및 제2호의 사항에 관하여 심의·의결하려는 경우에는 해당 안건의 당사자에게 구술 또는 서면(전자문서를 포함한다)으로 의견을 진술할 기회를 주어야 한다.

⑥ 제1항부터 제5항까지에서 규정한 사항 외에 윤리위원회의 운영에 필요한 사항은 각 협회의 정관으로 정한다.

[본조신설 2012. 6. 7.]

제8조의4(윤리위원회 위원의 제척 등) ① 윤리위원회의 위원은 다음 각 호의 어느 하나에 해당하는 경우 윤리위원회 심의·의결에서 제척된다.

1. 위원이 윤리위원회의 심의·의결 안건(이하 이 조에서 "해당 안건"이라 한다)의 당사자인 경우
2. 위원이 해당 안건의 당사자와 친족이거나 친족이었던 경우
3. 위원이 해당 안건의 당사자가 최근 3년 이내에 소속되어 있었던 기관에 종사하거나 종사하였던 경우

② 해당 안건의 당사자는 위원에게 제1항의 제척사유가 있거나 그 밖에 심의·의결의 공정을 기대하기 어려운 사정이 있는 경우에는 그 사유를

밝혀 서면으로 윤리위원회에 기피신청을 할 수 있다.
③ 윤리위원회는 제2항에 따른 기피신청을 받은 경우 재적위원 과반수의 출석과 출석위원 과반수의 찬성으로 기피 여부를 의결한다. 이 경우 기피신청을 당한 위원은 그 의결에 참여하지 못한다.
④ 윤리위원회의 위원은 제1항 또는 제2항의 사유에 해당하는 경우 스스로 심의·의결에서 회피할 수 있다.
[본조신설 2012. 6. 7.]

제12조(한약사회) ①한약사는 한약 및 한약제제에 관련된 약사(藥事)에 관한 연구와 한약사윤리 확립, 한약사의 권익 증진 및 자질 향상을 위하여 대통령령으로 정하는 바에 따라 대한한약사회(이하 "한약사회"라 한다)를 설립하여야 한다.
②한약사회는 법인으로 한다.
③한약사회가 설립되면 한약사는 당연히 그 회원이 된다.
④한약사회에 대하여는 이 법에서 규정한 것 외에 「민법」 중 사단법인에 관한 규정을 준용한다.
⑤ 한약사회는 제79조의2에 따른 면허취소 및 자격정지 처분 요구에 대한 심의·의결을 위하여 윤리위원회를 둔다.<신설 2011. 6. 7., 2017. 10. 24.>
⑥ 윤리위원회의 구성, 운영 등에 관한 사항은 대통령령으로 정한다.<신설 2011. 6. 7.>

약사법 시행규칙

제6조(약사 또는 한약사의 윤리 기준 등) 약사 또는 한약사는 다음 각 호의 행위를 하여서는 아니 된다.
1. 학문적으로 인정되지 아니하는 약사(藥事) 행위
2. 거짓 또는 과대 광고행위
3. 본인부담금의 일부 또는 전부를 면제하는 등 부정한 방법으로 의사 또는 치과의사의 처방전을 가진 자를 자신의 약국으로 유인하는 행위
4. 오·남용 우려가 있는 의약품을 용법·용량 등의 설명 없이 적정사용량을 초과하여 청소년 등에게 판매하는 행위
5. 무자격자에게 의약품을 조제·판매하도록 하는 행위
6. 영 제35조제3항제4호에 따른 업무 수행을 거부·방해하거나 기피하는 행위
7. 그 밖에 법 제11조제5항 및 제12조제5항에 따른 약사윤리위원회 또는 한약사윤리위원회의 심의를 거쳐 보건복지부장관이 정하는 행위

제13조(인가 등) ①약사회 또는 한약사회를 설립하려면 대통령령으로 정하는 바에 따라 정관이나 그 밖에 필요한 서류를 보건복지부장관에게 제출하고 보건복지부장관의 인가를 받아야 한다. <개정 2008. 2. 29., 2010. 1. 18.>
②약사회 또는 한약사회가 정관에 적어야 할 사항은 대통령령으로 정한다.
③약사회 또는 한약사회가 정관을 변경하려면 보건복지부장관의 인가를 받아야 한다.<개정 2008. 2. 29., 2010. 1. 18.>

약사법 시행령

제9조(약사회 및 한약사회의 설립인가) 약사회 또는 한약사회가 법 제13조제1항에 따라 설립인가를 받으려면 다음 각 호의 서류를 갖추어 보건복지부장관에게 제출하여야 한다. <개정 2008. 2. 29., 2010. 3. 15., 2012. 6. 7.>
1. 정관
2. 자산명세서
3. 사업계획서 및 수지예산서
4. 설립결의서
5. 설립대표자의 선출경위에 관한 서류
6. 임원의 취임승낙서와 이력서

제10조(정관 기재사항) 약사회나 한약사회 정관에 포함되어야 할 사항은 다음 각 호와 같다. <개정 2012. 6. 7.>
1. 목적
2. 명칭
3. 주된 사무소
4. 자산과 회계에 관한 사항
5. 임원의 선임에 관한 사항
6. 회원의 자격과 징계에 관한 사항
7. 정관 변경에 관한 사항
8. 공고방법에 관한 사항
9. 윤리위원회의 운영 등에 관한 사항

제11조(정관 변경의 인가신청) 법 제13조제3항에 따라 약사회나 한약사회가 정관 변경의 인가를 받으려면 다음 각 호의 서류를 제출하여야 한다.
1. 정관 변경의 내용 및 그 사유
2. 정관 변경에 관한 회의록
3. 신·구정관대비표, 그 밖의 참고서류

제14조(약사회 및 한약사회의 지부 등) ①약사회 및 한약사회는 대통령령으로 정하는 바에 따라 특별시·광역시·특별자치시·도·특별자치도(이하 "시·도"라 한다)에 지부를 설치하여야 하며, 특별시·광역시의 구와 시(특별자치도의 경우에는 행정시를 말한다. 이하 같다)·군에 분회를 설치할 수 있다. <개정 2011. 6. 7., 2015. 1. 28.>
②약사회 또는 한약사회가 그 지부 또는 분회를 설치하면 지체 없이 특별시장·광역시장·특별자치시장·도지사·특별자치도지사(이하 "시·도지사"라 한다)에게 신고하여야 한다.<개정 2015. 1. 28.>

약사법 시행령

제12조(지부의 설치) 약사회나 한약사회는 그 설립등기를 마친 날부터 3주일 안에 법 제14조에 따라 특별시·광역시·도·특별자치도에 지부를 설치하여야 한다.

제15조(연수교육) ①보건복지부장관은 약사 및 한약사의 자질 향상을 위하여 필요한 연수교육을 명할 수 있다. <개정 2008. 2. 29., 2010. 1. 18.>

②제1항의 연수교육에 필요한 사항은 보건복지부령으로 정한다.<개정 2008. 2. 29., 2010. 1. 18.>

약사법 시행규칙

제5조(약사 또는 한약사의 연수교육 ① 법 제15조에 따른 약사 또는 한약사의 연수교육은 매년 6시간 이상으로 한다.

② 영 제35조제3항제2호에 따라 약사 또는 한약사의 연수교육에 관한 업무를 위탁받은 약사회 또는 한약사회는 매년 연수교육의 대상 및 교육 내용 등을 포함한 연수교육계획서를 작성하여 다음 연도 시작 20일 전까지 보건복지부장관에게 제출하여 승인을 받아야 한다.<개정 2021. 2. 19.>

③ 약사회 또는 한약사회는 연수교육을 이수한 사람에게 이수증을 발급해야 하며, 매년 1월 31일까지 전년도의 연수교육 실적을 보건복지부장관에게 보고해야 한다.<개정 2021. 2. 19.>

④ 보건복지부장관은 예산의 범위에서 연수교육에 필요한 경비의 전부 또는 일부를 보조할 수 있다.

⑤ 약사 또는 한약사는 제1항에 따른 연수교육을 받아야 한다.<개정 2021. 2. 19.>

제5조의2(약사 또는 한약사의 연수교육 면제) ① 제5조제5항에도 불구하고 다음 각 호의 어느 하나에 해당하는 사람에 대해서는 해당 연도의 연수교육을 면제할 수 있다.

1. 행정기관 및 보건소 등에 근무하는 사람으로서 환자의 조제 관련 업무에 직접 종사하지 않는 사람
2. 군 복무 중인 사람
3. 학교에 재직 중인 사람
4. 대학원 재학생
5. 해외체류·휴업 또는 폐업 등으로 인하여 해당 연도에 6개월 이상 조제 관련 업무에 종사하지 않은 사람
6. 법 제3조 및 법 제4조에 따라 신규로 면허를 받은 사람(면허를 받은 연도 및 다음 연도만 해당한다)
7. 본인의 질병이나 그 밖의 사유로 연수교육을 받기 어렵다고 보건복지부장관이 인정하는 사람

② 제1항에 따라 연수교육을 면제받으려는 사람은 해당 연도의 연수교육이 실시되기 전에 별지 제4호의3서식의 약사·한약사 연수교육 면제 신청서(전자문서로 된 신청서를 포함한다)에 연수교육 면제 대상자임을 증명할 수 있는 서류(전자문서를 포함한다)를 첨부하여 약사회 또는 한약사회의 장에게 제출해야 한다.

③ 제2항에 따라 신청서를 제출받은 약사회 또는 한약사회의 장은 신청인이 연수교육 면제 대상자인지 여부를 확인하고, 신청인에게 별지 제4호의4서식의 약사·한약사 연수교육 면제 확인서를 발급해야 한다.

[본조신설 2021. 2. 19.]

제16조(협조의무와 위탁) ①약사회 또는 한약사회는 보건복지부장관으로부터 국민보건 향상에 필요한 사업이나, 약사(藥事) 및 약사 윤리 또는 한약사 윤리에 대한 협조 요청을 받으면 이에 협조하여야 한다. <개정 2008. 2. 29., 2010. 1. 18.>

②보건복지부장관은 대통령령으로 정하는 바에 따라 약사(藥事) 및 약사 윤리 또는 한약사 윤리에 관한 업무의 일부를 약사회 또는 한약사회에 위탁할 수 있다.<개정 2008. 2. 29., 2010. 1. 18.>

약사법 시행령

제35조(업무의 위임·위탁) ① 법 제84조제2항에 따라 식품의약품안전처장은 다음 각 호의 권한을 지방식품의약품안전청장에게 위임한다. <개정 2013. 3. 23., 2015. 9. 22., 2018. 4. 24., 2019. 6. 4.>

1. 법 제31조제2항·제9항, 제31조의5제3항(법 제42조제5항에서 준용하는 경우를 포함한다) 및 제42조제1항에 따른 의약품(의약품 동등성의 입증이 필요한 품목만 해당한다) 제조판매품목 허가·변경허가·갱신허가, 수입 품목별 허가·변경허가·갱신허가 및 수입업 신고·변경신고의 수리
2. 법 제31조제2항·제9항, 제31조의5제3항(법 제42조제5항에서 준용하는 경우를 포함한다) 및 제42조제1항에 따른 의약품(식품의약품안전처장이 정하여 고시하는 원료의약품은 제외한다) 제조판매품목 신고·변경신고·갱신신고의 수리 및 수입 품목별 신고·변경신고·갱신신고의 수리
3. 법 제42조제5항에 따라 준용되는 법 제36조제3항 및 제40조에 따른 수입자의 수입관리자 신고 및 폐업 등 신고의 수리

3의2. 법 제81조의2에 따른 의약품 제조업자, 품목허가를 받은 자 또는 수입자에 대한 과징금의 부과·징수 및 체납처분

4. 법 제98조제1항제4호의3에 따른 과태료의 부과·징수

② 식품의약품안전처장은 법 제84조제5항에 따라 법 제38조제2항에 따른 의약품등의 생산 실적 등의 보고 접수 업무를 법 제67조에 따른 사단법인 중 식품의약품안전처장이 정하여 고시하는 단체에 위탁한다. <신설 2023. 10. 17.>

③법 제16조제2항에 따라 보건복지부장관은 약사회나 한약사회에 다음의 업무를 위탁한다.<개정 2008. 2. 29., 2010. 3. 15., 2011. 12. 30.>

1. 법 제7조에 따른 약사 또는 한약사신고의 접수에 관한 업무
2. 법 제15조에 따른 약사나 한약사의 연수교육에 관한 업무
3. 법 제16조제2항에 따른 약사나 한약사 윤리의 심사에 관한 업무
4. 법 제56조제10호에 따른 약국의 판매가격표시를 조사·확인하기 위한 업무

제17조(경비 보조) 보건복지부장관은 약사회 또는 한약사회의 사업이 국민보건 향상에 필요하다고 인정할 때나 약사회 또는 한약사회에 대하여 약사(藥事) 또는 한약사(韓藥事)에 관한 교육·조사·연구를 명령하거나 위탁한 경우에는 필요한 경비의 전부 또는 일부를 보조할 수 있다. <개정 2008. 2. 29., 2010. 1. 18.>

제3장 약사(藥事)심의위원회

제18조(중앙약사심의위원회) ① 보건복지부장관과 식품의약품안전처장의 자문에 응하게 하기 위하여 식품의약품안전처에 중앙약사심의위원회(이하 이 조에서 "위원회"라 한다)를 둔다. <개정 2008. 2. 29., 2010. 1. 18., 2013. 3. 23., 2019. 1. 15.>

② 위원회는 위원장 2명과 부위원장 2명을 포함한 300명 이내의 위원으로 구성한다. 이 경우 공무원이 아닌 위원이 전체 위원의 과반수가 되도록 하여야 한다.<신설 2019. 1. 15., 2021. 7. 20.>

③ 위원장은 식품의약품안전처차장과 식품의약품안전처장이 지명하는 민간위원이 공동으로 하고, 부위원장은 보건복지부 및 식품의약품안전처의 고위공무원단에 속하는 공무원 각 1명으로 한다.<신설 2019. 1. 15., 2021. 7. 20.>

④ 위원은 약사 관계 공무원, 약사 관련 단체의 장이 추천하는 사람 또는 약사에 관한 학식과 경험이 풍부한 사람 중에서 식품의약품안전처장이 임명하거나 위촉하며, 보건복지부장관은 위원을 추천할 수 있다.<신설 2019. 1. 15.>

⑤ 위원의 임기는 2년으로 한다. 다만, 공무원인 위원의 임기는 해당 직(職)에 재직하는 기간으로 한다.<신설 2019. 1. 15.>

⑥ 위원회의 업무를 효율적으로 수행하기 위하여 분야별로 분과위원회를 둘 수 있다.<신설 2021. 7. 20.>

⑦ 위원회와 분과위원회의 위원장은 심의와 관련하여 필요한 경우 약사(藥事)에 관한 전문적인 지식과 경험이 있는 관계 전문가를 참석하게 하여 의견을 들을 수 있다.<신설 2021. 7. 20.>

⑧ 그 밖에 위원회 및 분과위원회의 구성과 운영 등에 필요한 사항은 대통령령으로 정한다.<개정 2019. 1. 15., 2021. 7. 20.>

약사법 시행령

제13조(중앙약사심의위원회의 기능) 법 제18조제1항에 따른 중앙약사심의위원회(이하 제14조의2, 제14조의3, 제15조부터 제20조까지, 제20조의2, 제21조 및 제22조에서 "심의위원회"라 한다)는 다음 각 호의 사항을 심의한다. <개정 2008. 2. 29., 2010. 3. 15., 2011. 12. 30., 2013. 3. 23., 2014. 9. 11., 2019. 6. 4., 2019. 7. 16.>

1. 법 제51조에 따른 대한민국약전의 제정과 개정에 관한 사항
2. 법 제52조에 따른 의약품 및 의약외품(이하 "의약품등"이라 한다)의 기준에 관한 사항
3. 의약품등의 안전성·유효성에 대한 조사·연구 및 평가에 관한 사항
4. 의약품 부작용 피해 구제에 관한 사항
5. 일반의약품과 전문의약품의 분류에 관한 사항
6. 그 밖에 보건복지부장관·식품의약품안전처장이 심의에 부치는 사항

제14조 삭제 <2019. 6. 4.>

제14조의2(심의위원회 위원의 해촉) 식품의약품안전처장은 법 제18조제4항에 따라 위촉된 심의위원회의 위원이 다음 각 호의 어느 하나에 해당하는 경우에는 해당 위원을 해촉(解囑)할 수 있다. <개정 2017. 5. 29., 2019. 6. 4.>

1. 심신장애로 인하여 직무를 수행할 수 없게 된 경우
2. 직무와 관련된 비위사실이 있는 경우
3. 직무태만, 품위손상이나 그 밖의 사유로 인하여 위원으로 적합하지 아니하다고 인정되는 경우
4. 위원 스스로 직무를 수행하는 것이 곤란하다고 의사를 밝히는 경우
5. 제14조의3제1항 각 호의 어느 하나에 해당하는 데에도 불구하고 회피하지 아니한 경우

[본조신설 2015. 12. 31.]

제14조의3(심의위원회 위원의 제척·기피·회피) ① 심의위원회의 위원이 다음 각 호의 어느 하나에 해당하는 경우에는 심의위원회의 심의·의결에서 제척(除斥)된다. <개정 2020. 3. 3., 2021. 10. 19.>

1. 위원 또는 그 배우자나 배우자이었던 사람이 해당 안건의 당사자(당사자가 법인·단체 등인 경우에는 그 임원 또는 직원을 포함한다. 이하 이 호 및 제2호에서 같다)이거나 그 안건의 당사자와 공동권리자 또는 공동의무자인 경우
2. 위원이 해당 안건의 당사자와 친족이거나 친족이었던 경우
3. 위원이 해당 안건에 대하여 증언, 진술, 자문, 연구, 용역 또는 감정을 한 경우
4. 위원이나 위원이 속한 법인·단체 등이 해당 안건의 당사자의 대리인이거나 대리인이었던 경우
5. 위원이 해당 안건의 당사자인 법인·단체 등에 최근 3년 이내에 임원 또는 직원으로 재직한 경우
6. 그 밖에 위원이 해당 안건과 직접적인 이해 관계가 있는 등 심의위원회의 공정한 심의·의결을 저해할 중대한 사유가 있다고 심의위원회 위원장(이하 "위원장"이라 한다)이 인정하는 경우

② 당사자는 위원에게 공정한 심의·의결을 기대하기 어려운 사정이 있는 경우에는 심의위원회에 그 사실을 서면으로 소명하여 기피(忌避) 신

청을 할 수 있다.

③ 심의위원회는 제2항에 따른 기피 신청이 있는 경우에는 의결로 이를 결정한다. 이 경우 기피 신청의 대상인 위원은 그 의결에 참여하지 못한다.

④ 위원이 제1항 각 호의 어느 하나에 해당하거나 본인에게 공정한 심의·의결을 기대하기 어려운 사정이 있다고 판단되는 경우에는 스스로 해당 안건의 심의·의결에서 회피(回避)하여야 한다.

[본조신설 2017. 5. 29.]

제15조(위원장 등의 직무) ① 위원장은 공동으로 심의위원회를 대표하고, 심의위원회 업무를 총괄한다. <개정 2021. 10. 19.>

② 부위원장은 위원장을 보좌하며, 위원장이 모두 부득이한 사유로 직무를 수행할 수 없을 때에는 심의위원회가 미리 정한 부위원장이 직무를 대신 수행한다.<개정 2021. 10. 19.>

제16조(회의의 소집) ① 위원장은 공동으로 심의위원회 회의를 소집하고, 교대로 그 회의의 의장이 된다. <개정 2021. 10. 19.>

② 위원장은 보건복지부장관·식품의약품안전처장 또는 그 재적위원 과반수가 회의 소집을 요구하면 지체 없이 회의를 소집하여야 한다.<개정 2008. 2. 29., 2010. 3. 15., 2013. 3. 23.>

제17조(분과위원회 등) ① 심의위원회에 분야별 심의를 위하여 다음 각 호의 구분에 따른 분과위원회(이하 "분과위원회"라 한다)를 둔다. <개정 2021. 10. 19.>

1. 약사제도 분과위원회: 의약품 정책 및 분류 등에 관한 심의
2. 의약품등 기준·규격 분과위원회: 의약품등의 기준·규격 등에 관한 심의
3. 의약품등 안전성·유효성 분과위원회: 의약품등의 안전성·유효성 등에 관한 심의
4. 신약 분과위원회: 신약 및 임상시험 등에 관한 심의
5. 생물의약품 분과위원회: 생물의약품(사람이나 다른 생물체에서 유래된 것을 원료 또는 재료로 하여 제조한 의약품을 말한다)에 관한 심의

② 분과위원회 위원장은 분과위원회 위원 중에서 호선(互選)한다.<신설 2021. 10. 19.>

③ 분과위원회 업무를 효율적으로 수행하기 위하여 전문 분야별로 소분과위원회(이하 "소분과위원회"라 한다)를 둘 수 있다.<신설 2021. 10. 19.>

④ 제1항부터 제3항까지에서 규정한 사항 외에 분과위원회와 소분과위원회의 구성과 운영에 관한 사항은 보건복지부장관과 협의하여 식품의약품안전처장이 정한다.<개정 2008. 2. 29., 2010. 3. 15., 2013. 3. 23., 2021. 10. 19.>

제18조(의사) ①심의위원회의 회의는 재적위원 과반수의 출석으로 열리고, 출석위원 3분의 2 이상의 찬성으로 의결한다.

②분과위원회나 소분과위원회가 심의한 사항은 다른 위원회에서 재심의하여야 할 필요가 있다고 위원장이 판단한 경우를 제외하고는 심의위원회가 의결한 것으로 본다.

제19조(보고) 위원장은 심의위원회에서 심의된 사항을 지체 없이 식품의약품안전처장에게 보고하여야 하며, 제13조제6호에 따라 보건복지부장관이 심의에 부치는 사항에 대해서는 보건복지부장관에게 지체 없이 알려야 한다. <개정 2008. 2. 29., 2010. 3. 15., 2013. 3. 23.>

제20조(연구위원 등) ①심의위원회에 10명 이내의 연구위원을 둔다.

②연구위원은 위원장의 명을 받아 심의위원회의 심의사항을 미리 조사·연구한다.

③연구위원은 심의위원회의 회의에 출석하여 발언할 수 있다.

④연구위원을 보조하게 하기 위하여 심의위원회에 10명 이내의 연구원을 둔다.

⑤제1항과 제4항에 따른 연구위원과 연구원은 약사에 관한 학식과 경험이 풍부한 자 중에서 식품의약품안전처장이 임명한다.<개정 2008. 2. 29., 2010. 3. 15., 2013. 3. 23.>

제20조의2 삭제 <2021. 10. 19.>

제21조(간사와 서기) ①심의위원회에 간사 1명과 서기 몇 명을 둔다.

②간사와 서기는 식품의약품안전처 소속 공무원 중에서 식품의약품안전처장이 임명한다.<개정 2008. 2. 29., 2010. 3. 15., 2013. 3. 23.>

③간사는 위원장의 명을 받아 심의위원회의 사무를 처리하고, 서기는 간사를 보조한다.

제22조(수당과 여비 등) 식품의약품안전처장은 예산의 범위에서 심의위원회·분과위원회 및 소분과위원회의 위원에게는 수당과 여비를, 연구위원과 연구원에게는 연구비와 여비를 각각 지급할 수 있다. <개정 2008. 2. 29., 2010. 3. 15., 2013. 3. 23.>

제19조 삭제 <2011. 3. 30.>

제4장 약국과 조제

제1절 약국

제20조(약국 개설등록) ①약사 또는 한약사가 아니면 약국을 개설할 수 없다.

②약국을 개설하려는 자는 보건복지부령으로 정하는 바에 따라 시장·군수·구청장(자치구의 구청장을 말한다. 이하 같다)에게 개설등록을 하여야 한다. 등록된 사항을 변경할 때에도 또한 같다.<개정 2008. 2. 29., 2010. 1. 18.>

③제2항에 따른 등록을 하려는 자는 대통령령으로 정하는 시설 기준에 따라 필요한 시설을 갖추어야 한다.

④시·도지사는 대통령령으로 정하는 기준에 따라 시·도의 규칙으로 약국의 개설등록 기준을 정할 수 있다.

⑤다음 각 호의 어느 하나에 해당하는 경우에는 개설등록을 받지 아니한다.

1. 제76조에 따라 개설등록이 취소된 날부터 6개월이 지나지 아니한 자인 경우
2. 약국을 개설하려는 장소가 의료기관의 시설 안 또는 구내인 경우
3. 의료기관의 시설 또는 부지의 일부를 분할·변경 또는 개수(改修)하여 약국을 개설하는 경우
4. 의료기관과 약국 사이에 전용(專用) 복도·계단·승강기 또는 구름다리 등의 통로가 설치되어 있거나 이를 설치하는 경우

⑥제2항에 따라 개설등록한 약국이 아니면 약국의 명칭이나 이와 비슷한 명칭을 사용하지 못한다.<신설 2014. 3. 18.>

[헌법불합치, 2000헌바84 2002. 9. 19. 약사법(2000. 1. 12. 법률 제6153호로 개정된 것) 제20조제1항은 헌법에 합치하지 아니한다. 이 법률조항은 입법자가 개정할 때까지 계속 적용된다.]

제20조의2(실태조사) ① 보건복지부장관은 제6조제3항·제4항, 제20조제1항 및 제21조제1항을 위반하여 약국을 개설할 수 없는 자가 개설·운영하는 약국의 실태를 파악하기 위하여 보건복지부령으로 정하는 바에 따라 조사(이하 이 조에서 "실태조사"라 한다)를 실시하고, 법원의 판결로써 위법이 확정된 경우 그 결과를 공표하여야 한다. 이 경우 실태조사 없이 수사기관의 수사를 거쳐 법원의 판결로써 위법이 확정된 경우도 공표 대상에 포함한다.

② 보건복지부장관은 실태조사를 위하여 관계 중앙행정기관의 장, 지방자치단체의 장, 관련 기관·법인 또는 단체 등에 협조를 요청할 수 있다. 이 경우 요청을 받은 자는 특별한 사정이 없으면 이에 협조하여야 하며, 협조를 요청할 수 있는 관련 기관·법인 또는 단체 등의 범위는 대통령령으로 정한다.

③ 보건복지부장관은 제1항에 따른 실태조사에 관한 업무의 일부를 대통령령으로 정하는 바에 따라 관계 전문기관 또는 단체에 위탁할 수 있다.

④ 실태조사의 시기·방법, 결과 공표의 방법 등에 관하여 필요한 사항은 보건복지부령으로 정한다.

[본조신설 2023. 7. 11.]

[시행일: 2024. 7. 12.] 제20조의2

약사법 시행규칙

제7조(약국개설등록의 신청) ① 법 제20조제2항에 따라 약국개설등록을 하려는 자는 별지 제5호서식의 약국개설등록 신청서(전자문서로 된 신청서를 포함한다)에 한약사 면허증 사본(신청인이 한약사인 경우만해당한다)을 첨부(신청서를 제출할 때 면허증 원본을 제시하는 경우에는 사본의 첨부를 갈음한다)하여 시장·군수·구청장(구청장은 자치구의 구청장을 말하며, 이하 "시장·군수·구청장"이라 한다)에게 제출하여야 한다. 이 경우 시장·군수·구청장은 「전자정부법」 제36조제1항에 따른 행정정보의 공동이용을 통하여 약사 면허증(신청인이 약사인 경우만 해당한다)을 확인하여야 하며, 신청인이 확인에 동의하지 아니하는 경우에는 그 사본을 첨부(신청서를 제출할 때 면허증 원본을 제시하는 경우에는 사본의 제출을 갈음한다)하게 하여야 한다.

② 제1항에 따라 약국개설등록을 신청하는 자는 별표 1의4에 따른 수수료를 내야 한다.<개정 2013. 10. 21., 2020. 2. 7.>

약사법 시행규칙 [별표 1의4] 수수료 <개정 2020. 10. 8.>

(제7조제2항, 제9조제2항, 제11조의2제3항, 제20조제3항, 제23조제5항, 제28조의2제4항, 제29조제2항, 제30조제4항, 제31조제2항, 제35조제4항, 제36조제4항, 제40조제5항, 제54조제2항, 제57조제4항, 제59조제4항, 보건복지부령 제188호 부칙 제4조제3항 및 제7항 관련)

종목	수수료
약국개설등록신청	10,000원
약국개설등록사항 변경신청	5,000원
약국개설자의 지위 승계 신고	5,000원
안전상비의약품 판매자 등록신청	10,000원
안전상비의약품 판매자 변경등록신청	5,000원
안전상비의약품 판매자 지위 승계 신고	5,000원
한약업사시험 응시	5,000원
한약업사(약업사) 자격증 발급신청	1,000원
한약업사(약업사) 허가신청 또는 한약방(약방) 이전 허가신청	5,000원
의약품 도매상 허가신청	20,000원
의약품 도매상 허가사항 변경신청 또는 지위 승계 신고	10,000원
면허증·등록증 또는 허가증의 재발급신청	2,000원
약사면허 또는 한약사면허의 재발급신청	2,000원
약사 면허증 또는 한약사 면허증의 국문·영문 증명	500원(정보통신망을 이용하여 발급받는 경우에는 무료)

약사법 시행규칙

제8조(약국개설등록대장과 등록증) 시장·군수·구청장은 제7조에 따라 약국개설등록을 한 경우에는 약국개설등록대장에 다음 각 호의 사항을 적어 넣고 별지 제6호서식의 약국개설등록증을 발급하여야 한다.

1. 약국개설등록번호와 약국개설등록 연월일

2. 약국개설자의 성명·면허번호 및 주민등록번호
3. 개설하려는 약국의 명칭과 그 소재지

제9조(약국등록사항의 변경등록신청) ① 약국개설자가 법 제20조제2항에 따라 등록한 사항 중 다음 각 호의 어느 하나에 해당하는 사항을 변경하려는 경우에는 별지 제7호서식의 약국등록사항 변경신청서(전자문서로 된 신청서를 포함한다)에 그 등록증을 첨부하여 변경하려는 날의 3일 전까지 시장·군수·구청장에게 제출해야 한다. 다만, 「전자정부법」 제36조제1항에 따른 행정정보의 공동이용을 통하여 첨부서류에 대한 정보를 확인할 수 있는 경우에는 그 확인으로 첨부서류를 갈음할 수 있다. <개정 2020. 2. 7.>
1. 약국의 명칭
2. 약국의 소재지
3. 삭제<2020. 2. 7.>

② 제1항에 따라 변경등록을 신청하는 자는 별표 1의4에 따른 수수료를 내야 한다.<개정 2013. 10. 21., 2020. 2. 7.>

③ 시장·군수·구청장은 제1항에 따른 변경등록을 한 경우에는 약국개설등록증에 변경사항을 적어 재발급하여야 한다.

제9조의2(보건의료자원 통합신고포털을 통한 신청 등) ① 시장·군수·구청장은 「국민건강보험법 시행규칙」 제12조의2제1항에 따른 전자민원창구(이하 "보건의료자원 통합신고포털"이라 한다)를 통하여 제7조제1항, 제9조제1항, 제11조의2제1항 및 제12조제1항·제2항에 따른 등록신청·변경등록신청, 지위 승계 신고 및 폐업 등의 신고에 관한 사무를 처리할 수 있다. <개정 2016. 3. 24., 2019. 7. 16.>

② 시장·군수·구청장은 제1항에 따라 처리한 사항(서면으로 신청 받거나 신고 받아 처리한 사항을 포함한다)을 「국민건강보험법」 제62조에 따른 건강보험심사평가원(이하 "심사평가원"이라 한다)에 「국민건강보험법 시행규칙」 제12조의2제3항에 따른 방법으로 통보하여야 한다.

③ 약국개설자가 보건의료자원 통합신고포털을 통하여 다음 각 호의 신청 또는 신고하는 경우에는 제9조제1항, 제11조의2제1항 또는 제12조제1항·제2항에도 불구하고 약국개설등록증의 제출을 생략할 수 있다.<개정 2016. 3. 24., 2019. 7. 16.>
1. 제9조제1항에 따른 약국등록사항의 변경등록신청
2. 제11조의2제1항에 따른 약국개설자의 지위 승계 신고
3. 제12조제1항 및 제2항에 따른 폐업·휴업 또는 업무재개 신고

④ 시장·군수·구청장 및 심사평가원은 제1항부터 제3항까지의 규정에 따른 업무를 위하여 불가피한 경우 「개인정보 보호법 시행령」 제19조제1호 또는 제4호에 따른 주민등록번호 또는 외국인등록번호가 포함된 자료를 처리할 수 있다.

[본조신설 2015. 7. 24.]

약사법 시행령

제22조의2(약국의 시설 기준) ① 법 제20조제3항에 따라 약국에는 다음 각 호의 시설을 갖추어야 한다.
1. 조제실
2. 저온 보관 및 빛가림을 위한 시설
3. 수돗물이나 「먹는물관리법」 제5조에 따른 먹는물의 수질 기준에 맞는 지하수 등을 공급할 수 있는 시설
4. 조제에 필요한 기구

② 제1항에 따른 시설의 세부기준은 보건복지부장관이 식품의약품안전처장과 협의하여 보건복지부령으로 정한다.

[본조신설 2013. 3. 23.]

제21조(약국의 관리의무) ①약사 또는 한약사는 하나의 약국만을 개설할 수 있다.

②약국개설자는 자신이 그 약국을 관리하여야 한다. 다만, 약국개설자 자신이 그 약국을 관리할 수 없는 경우에는 대신할 약사 또는 한약사를 지정하여 약국을 관리하게 하여야 한다.

③약국을 관리하는 약사 또는 한약사는 약국 관리에 필요한 다음 각 호의 사항을 지켜야 한다.<개정 2008. 2. 29., 2010. 1. 18., 2011. 6. 7., 2013. 3. 23., 2015. 12. 29.>
1. 약국의 시설과 의약품을 보건위생상 위해(危害)가 없고 의약품의 효능이 떨어지지 아니하도록 관리할 것
2. 보건위생과 관련된 사고가 없도록 종업원을 철저히 감독할 것
3. 보건위생에 위해를 끼칠 염려가 있는 물건을 약국에 두지 아니할 것
4. 의약품 등의 사용과 관련하여 부작용 등이 발생한 경우에는 필요한 안전대책을 강구할 것
5. 약사, 한약사가 의약품을 조제 또는 판매하는 경우에는 보건복지부령으로 정하는 바에 따라 환자가 그 신분을 알 수 있도록 명찰을 달 것(제23조제1항 단서 또는 제44조제1항 단서에 따라 조제 또는 판매행위를 하는 대학의 학생이 보건복지부령으로 정하는 바에 따라 환자가 그 신분을 알 수 있도록 명찰을 달도록 지시·감독할 것을 포함한다)
6. 그 밖에 제1호부터 제5호까지의 규정에 준하는 사항으로서 약국의 시설과 의약품을 보건상 위해가 없도록 관리하기 위하여 필요하다고 인정하여 식품의약품안전처장과 협의하여 보건복지부령으로 정하는 사항

약사법 시행규칙

제10조(약국 관리상의 준수사항) ① 약국을 관리하는 약사 또는 한약사는 법 제21조제3항제5호에 따라 다음 각 호의 사항을 준수하여야 한다.
1. 인쇄, 각인, 부착 또는 이에 준하는 방법으로 "약사" 또는 "한약사"의 명칭 및 성명이 함께 표시된 명찰을 달 것
2. 법 제23조제1항 단서 또는 법 제44조제1항 단서에 따라 조제 또는 판매행위를 하는 약학을 전공하는 대학의 학생(이하 "약학전공대학생"이라 한다)에게 "약학전공대학 실습생"의 명칭 및 성명이 함께 표

시된 명찰을 달게 할 것

② 약국을 관리하는 약사 또는 한약사는 법 제21조제3항제6호에 따라 다음 각 호의 사항을 준수하여야 한다.

1. 약사, 한약사 또는 약학전공대학생이 아닌 종업원에게 약사, 한약사 또는 약학전공대학생으로 오인될 수 있는 위생복을 입히거나 명찰을 달게 하지 말 것
2. 용기나 포장이 개봉된 상태의 의약품을 서로 섞어서 보관하지 아니할 것
3. 약국개설자는 법 제21조제2항 단서에 따라 약국을 관리하도록 지정한 약사 또는 한약사로부터 제1호 또는 제2호에 따른 준수사항의 이행을 위하여 필요한 요청을 받은 경우에는 정당한 사유 없이 이를 거부하지 말 것

[전문개정 2016. 12. 29.]

제11조(등록증·허가증의 게시) ① 약국개설자, 안전상비의약품 판매자, 한약업사, 법률 제8365호 약사법 전부개정법률 부칙 제5조에 따른 약업사 또는 매약상(賣藥商)(이하 "약국등의 개설자"라 한다)은 그 등록증 또는 허가증 원본을 해당 약국 또는 영업소 안의 보기 쉬운 곳에 게시하여야 한다.

② 약국개설자 또는 약국에 종사하는 약사 또는 한약사는 그 약사 면허증 또는 한약사 면허증 원본을 해당 약국 안의 보기 쉬운 곳에 게시하여야 한다.

제21조의2(약국개설자의 지위 승계) ① 약국개설자가 영업을 양도한 경우에 그 양수인이 종전의 약국개설자의 지위를 승계하려는 경우에는 그 양도일부터 1개월 이내에 보건복지부령으로 정하는 바에 따라 그 사실을 시장·군수·구청장에게 신고하여야 한다.

② 시장·군수·구청장은 제1항에 따른 신고를 받은 경우에는 그 내용을 검토하여 이 법에 적합하면 신고를 수리하여야 한다. 이 경우 시장·군수·구청장은 양수인이 약사 또는 한약사가 아니거나 제5조 각 호의 어느 하나에 해당하는 경우에는 신고를 수리하여서는 아니 된다.

③ 제1항에 따른 신고가 수리된 경우에는 양수인은 그 양수일부터 종전 약국개설자의 지위를 승계한다.

[본조신설 2019. 1. 15.]

제21조의3(공공심야약국의 지정·운영 등) ① 시·도지사 또는 시장·군수·구청장은 보건복지부령으로 정하는 심야시간대 및 공휴일에 의약품 또는 의약외품을 판매하는 약국(이하 "공공심야약국"이라 한다)을 지정할 수 있다.

② 공공심야약국으로 지정받으려는 약국개설자는 시·도지사 또는 시장·군수·구청장에게 신청하여야 한다.

③ 공공심야약국을 관리하는 약사 또는 한약사는 보건복지부령으로 정하는 심야시간대 및 공휴일의 운영시간을 준수하여야 한다.

④ 보건복지부장관, 시·도지사 또는 시장·군수·구청장은 예산의 범위에서 공공심야약국의 운영에 필요한 비용의 전부 또는 일부를 지원할 수 있다.

⑤ 시·도지사 또는 시장·군수·구청장은 공공심야약국이 다음 각 호의 어느 하나에 해당하는 경우 그 지정을 취소할 수 있다. 다만, 제1호에 해당하는 경우에는 지정을 취소하여야 한다.

1. 거짓이나 그 밖의 부정한 방법으로 지정을 받은 경우
2. 보건복지부장관, 시·도지사 또는 시장·군수·구청장이 지원한 예산을 부당하게 집행하거나 목적과 다르게 사용한 경우
3. 제8항에 따른 지정 기준에 미달하게 된 경우
4. 제69조의4제1호의2에 따른 시정명령을 이행하지 아니한 경우
5. 그 밖에 보건복지부령으로 정하는 사유에 해당하는 경우

⑥ 보건복지부장관, 시·도지사 또는 시장·군수·구청장은 제5항에 따라 지정이 취소된 경우 해당 공공심야약국에 지급한 지원금의 전부 또는 일부를 환수할 수 있다.

⑦ 제5항에 따라 지정이 취소된 자는 지정이 취소된 날부터 1년 이내에 다시 공공심야약국으로 지정받을 수 없다.

⑧ 제1항에 따른 공공심야약국 지정의 기준·방법 및 절차, 제2항에 따른 신청 및 제5항에 따른 지정 취소의 방법·절차 등에 관하여 필요한 사항은 보건복지부령으로 정한다.

[본조신설 2023. 4. 18.]

약사법 시행규칙

제11조의2(약국개설자의 지위 승계 신고) ① 법 제21조의2제1항에 따른 신고를 하려는 자는 별지 제7호의2서식의 약국개설자의 지위 승계 신고서(전자문서로 된 신고서를 포함한다)에 한약사 면허증 사본(신고인이 한약사인 경우만 해당한다)과 다음 각 호의 서류(전자문서를 포함한다)를 첨부하여 시장·군수·구청장에게 제출해야 한다. 이 경우 시장·군수·구청장은 「전자정부법」 제36조제1항에 따른 행정정보의 공동이용을 통하여 약사 면허증(신고인이 약사인 경우만 해당한다)을 확인하고, 신고인은 확인에 동의하지 않는 경우 면허증을 제시하거나 면허증의 사본을 제출해야 한다.

1. 양도·양수 대상 약국의 개설등록증
2. 양도·양수 사실을 증명하는 서류의 사본

② 시장·군수·구청장은 제1항에 따른 신고를 받으면 약국개설등록대장과 해당 약국의 개설등록증에 신고 내용을 각각 적어 넣은 후 약국개

설등록증을 재발급하고, 신고 내용을 심사평가원에 「국민건강보험법 시행규칙」 제12조의2제3항에 따른 방법으로 통보해야 한다.

③ 법 제21조의2제1항에 따른 신고를 하는 자는 별표 1의4에 따른 수수료를 내야 한다.<개정 2020. 2. 7.>

[본조신설 2019. 7. 16.]

제22조(폐업 등의 신고) 약국개설자는 약국을 폐업 또는 휴업하거나 휴업하였던 약국을 다시 연 경우에는 폐업·휴업 또는 다시 연 날부터 7일 이내에 보건복지부령으로 정하는 바에 따라 이를 관할 시장·군수·구청장에게 신고하여야 한다. 다만, 휴업기간이 1개월 미만인 경우에는 그러하지 아니하다. <개정 2008. 2. 29., 2010. 1. 18.>

약사법 시행규칙

제12조(약국 폐업 등의 신고) ① 법 제22조에 따라 약국개설자가 폐업·휴업 또는 재개 신고를 하려는 경우에는 별지 제8호서식의 약국 폐업·휴업·업무재개 신고서(전자문서로 된 신고서를 포함한다)에 약국개설등록증을 첨부하여 시장·군수·구청장에게 제출하여야 한다. 다만, 약국개설등록증이 분실되거나 첨부할 수 없을 정도로 훼손된 경우에는 약국 폐업·휴업·업무재개 신고서에 약국개설등록증을 첨부할 수 없는 사유를 기재하고 제출할 수 있다. <개정 2018. 4. 25.>

② 제1항에 따른 폐업신고를 하려는 자가 「부가가치세법」 제8조제6항에 따른 폐업신고를 같이 하려는 경우에는 제1항에 따른 폐업신고서와 「부가가치세법 시행규칙」 별지 제9호서식의 폐업신고서를 함께 제출하여야 한다. 이 경우 시장·군수·구청장은 함께 제출받은 폐업신고서를 지체 없이 관할 세무서장에게 송부(정보통신망을 이용한 송부를 포함한다. 이하 이 조에서 같다)하여야 한다.<신설 2016. 3. 24.>

③ 관할 세무서장이 「부가가치세법 시행령」 제13조제5항에 따라 같은 조 제1항에 따른 폐업신고서를 받아 해당 시장·군수·구청장에게 송부한 경우에는 제1항에 따른 폐업신고서가 제출된 것으로 본다.<신설 2016. 3. 24.>

④ 시장·군수·구청장이 제1항부터 제3항까지의 규정에 따라 신고를 받은 경우에는 해당 개설등록대장과 등록증에 각각 그 신고사항을 적어 넣어야 한다.<개정 2016. 3. 24.>

제2절 조제

제23조(의약품 조제) ①약사 및 한약사가 아니면 의약품을 조제할 수 없으며, 약사 및 한약사는 각각 면허 범위에서 의약품을 조제하여야 한다. 다만, 약학을 전공하는 대학의 학생은 보건복지부령으로 정하는 범위에서 의약품을 조제할 수 있다. <개정 2008. 2. 29., 2010. 1. 18.>

②약사 또는 한약사가 의약품을 조제할 때에는 약국 또는 의료기관의 조제실(제92조제1항제2호후단에 따라 한국희귀·필수의약품센터에 설치된 조제실을 포함한다)에서 하여야 한다. 다만, 시장·군수·구청장의 승인을 받은 경우에는 예외로 한다.<개정 2016. 12. 2.>

③의사 또는 치과의사는 전문의약품과 일반의약품을 처방할 수 있고, 약사는 의사 또는 치과의사의 처방전에 따라 전문의약품과 일반의약품을 조제하여야 한다. 다만, 다음 각 호의 어느 하나에 해당하면 의사 또는 치과의사의 처방전 없이 조제할 수 있다.<개정 2008. 2. 29., 2009. 12. 29., 2010. 1. 18., 2020. 8. 11.>

1. 의료기관이 없는 지역에서 조제하는 경우
2. 재해가 발생하여 사실상 의료기관이 없게 되어 재해 구호를 위하여 조제하는 경우
3. 감염병이 집단으로 발생하거나 발생할 우려가 있다고 보건복지부장관 또는 질병관리청장이 인정하여 경구용(經口用) 감염병 예방접종약을 판매하는 경우
4. 사회봉사 활동을 위하여 조제하는 경우

④ 제1항에도 불구하고 의사 또는 치과의사는 다음 각 호의 어느 하나에 해당하는 경우에는 자신이 직접 조제할 수 있다.<개정 2007. 12. 21., 2008. 2. 29., 2009. 11. 2., 2009. 12. 29., 2010. 1. 18., 2011. 3. 30., 2012. 2. 1., 2015. 7. 24., 2016. 5. 29., 2018. 3. 27., 2021. 1. 5.>

1. 약국이 없는 지역에서 조제하는 경우
2. 재해가 발생하여 사실상 약국이 없게 되어 재해 구호를 위하여 조제하는 경우
3. 응급환자 및 조현병(調絃病) 또는 조울증 등으로 자신 또는 타인을 해칠 우려가 있는 정신질환자에 대하여 조제하는 경우
4. 입원환자, 「감염병의 예방 및 관리에 관한 법률」 제2조제13호에 따른 감염병환자 중 콜레라·장티푸스·파라티푸스·세균성이질·장출혈성대장균감염증·A형간염환자 및 「사회복지사업법」에 따른 사회복지시설에 입소한 자에 대하여 조제하는 경우(사회복지시설에서 숙식을 하지 아니하는 자인 경우에는 해당 시설을 이용하는 동안에 조제하는 경우만 해당한다)
5. 주사제를 주사하는 경우
6. 감염병 예방접종약·진단용 의약품 등 보건복지부령으로 정하는 의약품을 투여하는 경우
7. 「지역보건법」에 따른 보건소 및 보건지소의 의사·치과의사가 그 업무(보건소와 보건복지부장관이 지정하는 보건지소의 지역 주민에 대한 외래 진료 업무는 제외한다)로서 환자

에 대하여 조제하는 경우

8. 국가유공자 등 예우 및 지원에 관한 법령에 따른 상이등급 1급부터 3급까지에 해당하는 자, 「5·18민주유공자예우 및 단체설립에 관한 법률」에 따른 5·18민주화운동부상자 중 장해등급 1급부터 4급까지에 해당하는 자, 고엽제 후유의증 환자 지원 등에 관한 법령에 따른 고도장애인, 장애인복지 관련 법령에 따른 1급·2급 장애인 및 이에 준하는 장애인, 파킨슨병 환자 또는 한센병 환자에 대하여 조제하는 경우
9. 장기이식을 받은 자에 대하여 이에 관련된 치료를 하거나 후천성 면역결핍증 환자에 대하여 해당 질병을 치료하기 위하여 조제하는 경우
10. 병역의무를 수행 중인 군인·의무경찰과 「형의 집행 및 수용자의 처우에 관한 법률」 및 「군에서의 형의 집행 및 군수용자의 처우에 관한 법률」에 따른 교정시설, 「보호소년 등의 처우에 관한 법률」에 따른 보호소년 수용시설 및 「출입국관리법」에 따른 외국인 보호시설에 수용 중인 자에 대하여 조제하는 경우
11. 「결핵예방법」에 따라 결핵치료제를 투여하는 경우(보건소·보건지소 및 대한결핵협회 부속의원만 해당한다)
12. 사회봉사 활동을 위하여 조제하는 경우
13. 국가안전보장에 관련된 정보 및 보안을 위하여 처방전을 공개할 수 없는 경우
14. 그 밖에 대통령령으로 정하는 경우

⑤제3항제1호에 따른 의료기관이 없는 지역 및 제4항제1호에 따른 약국이 없는 지역의 범위에 관하여는 보건복지부장관이 정한다.<개정 2008. 2. 29., 2010. 1. 18.>

⑥한약사가 한약을 조제할 때에는 한의사의 처방전에 따라야 한다. 다만, 보건복지부장관이 정하는 한약 처방의 종류 및 조제 방법에 따라 조제하는 경우에는 한의사의 처방전 없이도 조제할 수 있다.<개정 2008. 2. 29., 2010. 1. 18.>

⑦ 의료기관의 조제실에서 조제업무에 종사하는 약사는 「의료법」 제18조에 따라 처방전이 교부된 환자를 위하여 의약품을 조제하여서는 아니 된다.

약사법 시행규칙

제14조(약학대학 학생의 조제행위의 범위) 법 제23조제1항 단서에 따라 약학을 전공하는 대학의 학생은 약사의 지시·감독을 받아 다음 각 호의 조제행위를 할 수 있다.

1. 사회봉사활동을 위한 조제행위
2. 전시·사변, 그 밖에 이에 준하는 국가비상사태 시 국가 또는 지방자치단체의 요청에 따른 조제행위
3. 약학대학 학장의 요청에 따라 실무실습 및 연구를 위하여 하는 조제행위

제15조(의사·치과의사의 직접 조제의약품) 법 제23조제4항제6호에 따라 의사 또는 치과의사 자신이 직접 조제할 수 있는 의약품은 다음 각 호와 같다.

1. 감염병 예방접종약
2. 진단용 의약품
3. 질병·건강상태 등에 관한 검사를 위하여 필요하거나 수술 및 처치에 사용되는 의약품
4. 법 제41조에 따른 의료기관 조제실제제
5. 임상시험용 의약품
6. 마약
7. 방사성의약품
8. 신장투석액·이식정(移植錠) 등 투약을 위하여 기계·장치를 이용하거나 시술이 필요한 의약품
9. 6세 이하의 소아에게 투약하는 항암제
10. 식품의약품안전처장이 지정하여 고시하는 희귀의약품
11. 제10호에 준하는 의약품 등 의사 또는 치과의사가 불가피하게 직접 조제하여야 할 필요가 있다고 보건복지부장관이 인정하여 고시하는 의약품
12. 항암제 주사제 및 제1호부터 제11호까지의 의약품 중 어느 하나에 해당하는 의약품과 함께 처방된 의약품으로서 이를 함께 조제·투약하여야만 기대효과를 얻을 수 있는 의약품

약사법 시행령

제23조(의사나 치과의사의 직접 조제 범위) 법 제23조제4항제14호에서 "대통령령으로 정하는 경우"란 다음 각 호의 경우를 말한다. <개정 2008. 6. 25., 2008. 10. 14., 2011. 12. 30., 2012. 4. 17., 2012. 6. 27., 2012. 12. 21., 2016. 12. 13., 2019. 12. 24., 2021. 4. 6.>

1. 「국군조직법」 제15조에 따른 국군의료시설의 의사나 치과의사가 그 업무 수행으로서 같은 법 제4조에 따른 군인인 환자에 대하여 조제하는 경우
2. 「경찰청과 그 소속기관 직제」 제31조에 따른 경찰병원 또는 「소방공무원 보건안전 및 복지 기본법 시행령」 제7조에 따른 중앙소방전문치료센터의 의사나 치과의사가 그 업무 수행으로서 경찰·소방공무원인 환자에 대하여 조제하는 경우
3. 「산업재해보상보험법」 제11조제2항에 따라 근로복지공단이 설치·운영하는 의료기관의 의사나 치과의사가 그 업무 수행으로서 같은 법 제5조제1호에 따른 업무상의 재해를 입은 자 중 진폐증 환자에 대하여 조제하는 경우
4. 「한국보훈복지의료공단법」 제7조에 따라 설치된 보훈병원의 의사나 치과의사가 그 업무 수행으로서 「국가유공자 등 예우 및 지원에 관한 법률」, 「보훈보상대상자 지원에 관한 법률」, 「고엽제후유의증 등 환자지원 및 단체설립에 관한 법률」 및 「5·18민주유공자예우 및 단체설립에 관한 법률」에 따라 진료비 전액을 국가가 부담하는 환자에 대하여

조제하는 경우

5.「학교보건법」 제3조에 따른 보건실의 의사나 치과의사(「의료법」에 따라 해당 학교에 개설된 의료기관에 종사하는 경우는 제외한다)가 업무 수행으로서 해당 학교의 학생 및 교직원인 환자에 대하여 조제하는 경우

6.「산업안전보건법」 제18조에 따른 보건관리자인 의사나 치과의사(「의료법」에 따라 해당 사업장에 개설된 의료기관에 종사하는 경우는 제외한다)가 사업장에서 업무 수행으로서 해당 사업장의 근로자인 환자에 대하여 조제하는 경우

7.「의료법」 제27조제3항제2호에 따른 외국인환자에 대하여 조제하는 경우

제23조의2(의약품정보의 확인) ① 약사는 제23조제3항에 따라 의약품을 조제하는 경우에는 다음 각 호의 정보(이하 "의약품정보"라 한다)를 미리 확인하여야 한다.

1. 환자에게 처방 또는 투여되고 있는 의약품과 동일한 성분의 의약품인지 여부
2. 식품의약품안전처장이 병용금기, 특정연령대 금기 또는 임부금기 등으로 고시한 성분이 포함되는지 여부
3. 그 밖에 보건복지부령으로 정하는 정보

② 제1항에도 불구하고 약사는 의약품정보를 확인할 수 없는 정당한 사유가 있을 때에는 이를 확인하지 아니할 수 있다.

③ 제1항에 따른 의약품정보의 확인방법·절차, 제2항에 따른 의약품정보를 확인할 수 없는 정당한 사유 등은 보건복지부령으로 정한다.

[본조신설 2015. 12. 29.]

약사법 시행규칙

제15조의2(의약품정보의 확인) ① 법 제23조의2제1항제3호에서 "보건복지부령으로 정하는 정보"란 다음 각 호의 어느 하나에 해당하는 정보를 말한다.

1. 법 제39조 또는 제71조에 따른 회수 또는 폐기 등의 대상이 되는 의약품인지 여부
2.「의약품 등의 안전에 관한 규칙」 별표 제4의3 제14호에 따라 안전성 속보 또는 안전성 서한을 전파한 의약품인지 여부
3. 그 밖에 제1호 및 제2호에 준하는 의약품으로서 보건복지부장관 또는 식품의약품안전처장이 의약품의 안전한 사용을 위하여 그 확인이 필요하다고 공고한 의약품인지 여부

② 약사는 법 제23조의2제1항에 따라 같은 항 각 호의 정보(이하 "의약품정보"라 한다)를 미리 확인하려는 경우에는 보건복지부장관이 정하는 바에 따라 법 제23조의3제1항에 따른 의약품안전사용정보시스템(이하 "정보시스템"이라 한다)을 통하여 확인할 수 있다. 다만, 정보시스템의 물리적 결함이나 손상, 그 밖의 불가피한 사유로 해당 정보시스템을 사용할 수 없는 경우에는 보건복지부장관이 정하는 방법으로 확인할 수 있다.

③ 약사는 법 제23조의2제2항에 따라 다음 각 호의 어느 하나에 해당하는 경우에는 의약품정보를 확인하지 아니할 수 있다.

1. 급박한 응급의료 상황인 경우
2. 긴급한 재해구호 상황인 경우
3. 그 밖에 제1호 및 제2호에 준하는 경우로서 보건복지부장관이 정하여 고시하는 경우

[본조신설 2016. 12. 29.]

[종전 제15조의2는 제15조의6으로 이동 <2016. 12. 29.>]

제23조의3(의약품안전사용정보시스템의 구축·운영 등) ① 보건복지부장관은 제23조의2 및 「의료법」 제18조의2에 따른 의약품정보의 확인을 지원하기 위하여 의약품안전사용정보시스템(이하 "정보시스템"이라 한다)을 구축·운영할 수 있다.

② 보건복지부장관은 정보시스템의 운영을 보건복지부령으로 정하는 전문기관에 위탁할 수 있다. 이 경우 보건복지부장관은 정보시스템의 운영에 소요되는 비용의 전부 또는 일부를 지원할 수 있다.

③ 보건복지부장관 또는 제2항에 따라 위탁받은 전문기관의 장은 의사, 치과의사, 약사 등에 대하여 정보시스템 운영에 필요한 정보(「개인정보 보호법」 제23조에 따른 민감정보 및 같은 법 제24조에 따른 고유식별정보를 포함한다. 이 경우 해당 정보는 「개인정보 보호법」에 따라 보호하여야 한다)로서 보건복지부령으로 정하는 자료를 요청하여 처리할 수 있다. 이 경우 요청을 받은 의사, 치과의사, 약사 등은 특별한 사유가 없으면 이에 따라야 한다.

④ 보건복지부장관은 제1항에 따른 정보시스템의 원활한 운영을 위하여 의약품안전사용정보시스템 운영위원회(이하 이 조에서 "운영위원회"라 한다)를 설치·운영할 수 있다.

⑤ 제1항에 따른 정보시스템의 구축·운영, 제2항에 따른 위탁, 제4항에 따른 운영위원회의 구성·운영 등에 필요한 사항은 보건복지부령으로 정한다.

[본조신설 2015. 12. 29.]

약사법 시행령

제38조의2(민감정보 및 고유식별정보의 처리) 보건복지부장관(제35조에 따라 보건복지부장관의 업무를 위탁받은 자를 포함한다), 식품의약품안전처장(같은 조에 따라 식품의약품안전처장의 권한을 위임받은 자를 포함한다), 지방식품의약품안전청장, 시·도지사 또는 시장·군수·구청장(해당 권한이 위임·위탁된 경우에는 그 권한을 위임·위탁받은 자를 포함한다) 또는 국가시험등 관리기관은 다음 각 호의 사무를 수행하기 위하여 불가피한 경우 「개인정보 보호법」 제23조에 따른 건강에 관한 정

보, 같은 법 시행령 제18조제2호에 따른 범죄경력자료에 해당하는 정보, 같은 영 제19조제1호 또는 제4호에 따른 주민등록번호 또는 외국인등록번호가 포함된 자료를 처리할 수 있다. 다만, 제2호, 제5호, 제6호, 제9호, 제11호, 제11호의3, 제15호, 제16호, 제19호 및 제21호의 사무의 경우에는 「개인정보 보호법」 제23조에 따른 건강에 관한 정보와 같은 법 시행령 제18조제2호에 따른 범죄경력자료에 해당하는 정보는 제외한다. <개정 2012. 10. 22., 2013. 3. 23., 2015. 9. 22., 2017. 5. 29., 2017. 11. 28., 2020. 1. 29., 2020. 3. 3., 2020. 9. 22., 2021. 4. 6., 2022. 12. 9., 2022. 12. 20.>

1. 법 제6조에 따른 약사면허 및 한약사면허의 등록과 면허증 교부 및 재교부에 관한 사무
2. 법 제7조제1항에 따른 약사 또는 한약사의 취업실태 신고에 관한 사무
3. 법 제8조에 따른 약사·한약사국가시험 및 약사예비시험의 관리에 관한 사무
4. 법 제9조에 따른 약사·한약사국가시험 및 약사예비시험 응시자격의 확인에 관한 사무
5. 법 제20조에 따른 약국의 개설등록 및 변경등록에 관한 사무
6. 법 제22조에 따른 약국의 폐업·휴업·재개업 신고에 관한 사무
7. 법 제31조에 따른 의약품 제조업허가, 의약품 위탁제조판매업 신고 및 의약외품 제조업신고와 그 변경허가 및 변경신고에 관한 사무
8. 법 제35조에 따른 의약품의 조건부 제조업허가에 관한 사무

8의2. 법 제36조에 따른 의약품등의 제조관리자(법 제42조제5항에 따라 준용되는 수입관리자를 포함한다) 신고에 관한 사무

9. 법 제39조에 따른 의약품등의 회수에 관한 사무
10. 법 제40조에 따른 폐업·휴업·재개업 또는 제조관리자 변경 신고에 관한 사무(법 제42조제5항에 따라 수입자에 대해 준용되는 사무를 포함한다)
11. 법 제41조에 따른 약국제제 및 조제실제제의 제조 신고에 관한 사무

11의2. 법 제42조제1항에 따른 의약품등의 수입업 신고 및 그 변경신고에 관한 사무

11의3. 법 제44조의2에 따른 안전상비의약품 판매자 등록 및 변경등록에 관한 사무

12. 법 제45조에 따른 한약업사 및 의약품도매상의 허가 등에 관한 사무
13. 법 제69조에 따른 지시에 관한 사무
14. 법 제70조부터 제76조까지 및 제76조의3에 따른 행정처분에 관한 사무(법 제42조제5항에 따라 수입자에 대해 준용되는 법 제75조의 사무를 포함한다)
15. 법 제77조에 따른 청문에 관한 사무
16. 법 제78조에 따른 약사감시원의 임명에 관한 사무
17. 법 제79조에 따른 약사 및 한약사 면허 취소 및 자격정지에 관한 사무
18. 법 제80조에 따른 면허증·허가증·등록증 등의 갱신에 관한 사무
19. 법 제81조 및 제81조의2에 따른 과징금의 부과·징수에 관한 사무
20. 법 제89조에 따른 제조업자등의 지위 승계에 관한 사무
21. 법 제90조에 따른 포상금 지급에 관한 사무
22. 법률 제8365호 약사법 전부개정법률 부칙 제5조에 따른 약업사의 자격증 발급에 관한 사무

[본조신설 2012. 1. 6.]

약사법 시행규칙

제15조의3(정보시스템의 구축·운영) ① 보건복지부장관은 정보시스템의 구축·운영을 위하여 다음 각 호의 업무를 수행할 수 있다.

1. 의약품정보의 분석 및 평가 등에 관한 사항
2. 의약품정보의 홍보 및 교육 등에 관한 사항
3. 의약품정보의 관리를 위한 국내외 협력 등에 관한 사항
4. 정보시스템의 개발·운영 및 개선 등에 관한 사항
5. 정보시스템 관련 전문 인력의 육성 등에 관한 사항
6. 그 밖에 의약품정보의 효율적 확인 및 정보시스템의 체계적 운영을 위하여 보건복지부장관이 필요하다고 인정하는 사항

② 보건복지부장관은 정보시스템의 구축·운영을 위하여 필요하다고 인정하는 경우에는 관계 중앙행정기관, 지방자치단체, 「공공기관의 운영에 관한 법률」에 따른 공공기관 또는 법인·단체 등에 대하여 자료 또는 의견의 제공을 요청할 수 있다.

③ 보건복지부장관은 정보시스템의 효율적인 활용을 위하여 필요하다고 인정하는 경우에는 보건복지부장관이 정하는 정보통신 시스템과 전지적으로 연계하여 운영할 수 있다.

④ 법 제23조의3제3항 전단에서 "보건복지부령으로 정하는 자료"란 다음 각 호의 자료를 말한다.<개정 2019. 9. 27.>

1. 환자의 이름 및 주민등록번호
2. 환자의 주 질병·부상, 질병분류기호 및 임부 여부
3. 처방 또는 조제하려는 의약품의 명칭
4. 처방 또는 조제하려는 의약품의 1회 투여용량, 1일 투여횟수 및 총 투여일수
5. 제1호부터 제4호까지에서 규정한 사항 외에 정보시스템의 효율적 운영을 위하여 보건복지부장관이 특히 필요하다고 인정하는 자료

⑤ 그 밖에 정보시스템의 구축·운영에 필요한 세부 사항은 보건복지부장관이 정한다.

[본조신설 2016. 12. 29.]

제15조의4(정보시스템 운영의 위탁) ① 보건복지부장관은 법 제23조의3제2항 전단에 따라 정보시스템의 운영에 관한 업무를 심사평가원에 위탁한다.

② 법 제23조의3제2항 전단에 따라 정보시스템의 운영을 위탁받은 심사평가원의 장은 보건복지부장관이 정하는 바에 따라 사업운영계획, 사업추진현황, 자금운영계획 및 자금집행내역 등에 관한 사항을 보건복지부장관에게 보고하여야 한다.

[본조신설 2016. 12. 29.]

제15조의5(운영위원회의 구성·운영 등) ① 법 제23조의3제4항에 따른 의약품안전사용정보시스템 운영위원회(이하 이 조에서 "운영위원회"라 한다)는 위원장 1명을 포함하여 15명 이내의 위원으로 구성한다.

② 운영위원회 위원장은 보건복지부의 고위공무원단에 속하는 공무원 중에서 보건복지부장관이 임명하고, 운영위원회 위원은 의약품 안전사용에 관한 학식과 경험이 풍부한 사람 또는 관계 공무원 중에서 보건복지부장관이 임명 또는 위촉한다.

③ 운영위원회 위원의 임기는 2년으로 한다. 다만, 위원의 사임 등으로

새로 위촉된 위원의 임기는 전임위원 임기의 남은 기간으로 한다.

④ 운영위원회 회의는 보건복지부장관 또는 위원장이 요구하거나 재적위원 3분의 1 이상이 요구하는 경우에 위원장이 소집한다.

⑤ 운영위원회 회의는 재적위원 과반수의 출석으로 개의(開議)하고, 출석위원 3분의 2 이상의 찬성으로 의결한다.

⑥ 제1항부터 제5항까지에서 규정한 사항 외에 운영위원회의 구성·운영 등에 필요한 세부 사항은 보건복지부장관이 정한다.

[본조신설 2016. 12. 29.]

제24조(의무 및 준수 사항) ①약국에서 조제에 종사하는 약사 또는 한약사는 조제 요구를 받으면 정당한 이유 없이 조제를 거부할 수 없다.

②약국개설자(해당 약국 종사자를 포함한다. 이하 이 조에서 같다)와 의료기관 개설자(해당 의료기관의 종사자를 포함한다. 이하 이 조에서 같다)는 다음 각 호의 어느 하나에 해당하는 담합 행위를 하여서는 아니 된다.<개정 2018. 12. 11.>

1. 약국개설자가 특정 의료기관의 처방전을 가진 자에게 약제비의 전부 또는 일부를 면제하여 주는 행위
2. 약국개설자 또는 의료기관 개설자가 직접 또는 제3자를 통하여 다른 약국개설자 또는 의료기관 개설자에게 처방전 알선의 대가로 금전, 물품, 편익, 노무, 향응, 그 밖의 경제적 이익을 제공·요구·약속하거나 다른 약국개설자 또는 의료기관 개설자로부터 이를 받는 행위
3. 의료기관 개설자가 처방전을 가진 자에게 특정 약국에서 조제 받도록 지시하거나 유도하는 행위(환자의 요구에 따라 지역 내 약국들의 명칭·소재지 등을 종합하여 안내하는 행위는 제외한다)
4. 의사 또는 치과의사가 제25조제2항에 따라 의사회 분회 또는 치과의사회 분회가 약사회 분회에 제공한 처방의약품 목록에 포함되어 있는 의약품과 같은 성분의 다른 품목을 반복하여 처방하는 행위(그 처방전에 따라 의약품을 조제한 약사의 행위도 또한 같다)
5. 제1호부터 제4호까지의 규정에 해당하는 행위와 유사하여 담합의 소지가 있는 행위로서 대통령령으로 정하는 행위

③제23조제2항에 따른 의료기관의 조제실에 근무하는 약사 또는 한약사가 의약품을 조제할 때에는 식품의약품안전처장과 협의하여 보건복지부령으로 정하는 사항을 지켜야 한다.<개정 2008. 2. 29., 2010. 1. 18., 2013. 3. 23.>

④약사는 의약품을 조제하면 환자 또는 환자보호자에게 필요한 복약지도(服藥指導)를 구두 또는 복약지도서(복약지도에 관한 내용을 환자가 읽기 쉽고 이해하기 쉬운 용어로 설명한 서면 또는 전자문서를 말한다)로 하여야 한다. 이 경우 복약지도서의 양식 등 필요한 사항은 보건복지부령으로 정한다.<개정 2014. 3. 18.>

⑤보건복지부장관은 약사가 적정한 처방건수를 조제하게 하여 제4항에 따른 복약지도를 충실히 할 수 있도록 필요한 조치를 강구할 수 있다.<개정 2008. 3. 3., 2010. 1. 18.>

약사법 시행령

제24조(유사담합행위) ①법 제24조제2항제5호에서 "제1호부터 제4호까지의 규정에 해당하는 행위와 유사하여 담합의 소지가 있는 행위로서 대통령령으로 정하는 행위"란 다음 각 호의 행위를 말한다. <개정 2019. 7. 2.>

1. 약국개설자와 의료기관 개설자 사이의 사전 약속에 따라 처방전에 의약품의 명칭 등을 기호나 암호로 적어 특정 약국에서만 조제할 수 있도록 하는 행위
2. 의료기관 개설자가 법 제25조에 따른 처방의약품 목록 외의 의약품을 처방하여 특정 약국에서만 조제할 수 있도록 하는 행위
3. 약국개설자와 의료기관 개설자 사이에 의약품 구매사무, 의약품 조제업무 또는 「국민건강보험법」에 따른 요양급여비용 심사청구업무 등을 지원하거나 관리하는 행위
4. 의료기관 개설자가 처방전 소지자의 요구가 없음에도 불구하고 특정 약국에서 조제하도록 처방전을 팩스·컴퓨터통신 등을 이용하여 전송하는 행위
5. 의료기관 개설자가 사실상 그의 지휘·감독을 받는 약사로 하여금 약국을 개설하도록 하거나 약국을 개설한 약사를 지휘·감독하여 의료기관개설자가 그 약국을 사실상 운영하는 행위

②보건복지부장관, 특별시장·광역시장·도지사·특별자치도지사(이하 "시·도지사"라 한다), 시장·군수·구청장(자치구의 구청장을 말한다. 이하 같다)은 법 제24조제2항에 따른 담합행위를 방지하기 위하여 다음 각 호의 어느 하나에 해당하는 경우에는 의료기관 개설자 또는 약국개설자에 대하여 보건복지부장관이 정하는 기준에 따라 관계공무원으로 하여금 법 제69조에 따른 검사를 하게 하여야 한다.<개정 2008. 2. 29., 2010. 3. 15., 2013. 3. 23.>

1. 의료기관 개설자(의료기관개설자가 법인인 경우에는 그 법인의 임원을 포함한다)와 약국개설자가 배우자·부모·형제·자매·자녀 또는 그 배우자의 관계에 있는 경우로서 해당 약국이 해당 의료기관에서 발행한 처방전을 독점적으로 유치하고 있다고 판단되는 경우
2. 동일한 건물 안에 의료기관과 약국이 출입구를 함께 사용하도록 개설된 경우로서 해당 약국이 해당 의료기관에서 발행한 처방전을 독점적으로 유치하고 있다고 판단되는 경우

약사법 시행규칙

제15조의6(복약지도서) ① 법 제24조제4항에 따른 복약지도서에는 다음 각 호의 정보 중 약사가 환자 또는 환자보호자에게 복약지도(服藥指導)가 필요하다고 판단하는 정보가 포함되어야 한다. <개정 2018. 4. 25.>

1. 의약품의 명칭(성상을 포함한다)
2. 용법·용량
3. 효능·효과
4. 부작용(상호작용을 포함한다)
5. 저장방법
6. 법 제86조4에 따른 의약품 부작용 피해구제절차 안내

② 제1항 각 호의 정보는 문자·숫자·기호 또는 도안 등으로 이해하기 쉽게 요약하여 복약지도서에 적을 수 있다.

[본조신설 2014. 7. 4.]

[제15조의2에서 이동 <2016. 12. 29.>]

제25조(처방의약품 목록 작성 등) ①의료기관 개설자는 해당 의료기관에서 처방하려는 의약품의 목록을 그 의료기관이 소재하는 시·군·구의 「의료법」 제28조제5항에 따라 설치된 시·군·구 의사회 분회 또는 치과의사회 분회(이하 "의사회분회등"이라 한다)에 제출한다.

②의사회분회등은 제1항에 따른 의료기관별 처방의약품 목록에서 품목 수를 적정하게 조정한 지역처방의약품 목록과 그 지역처방의약품 목록의 범위에서 조정된 의료기관별 처방의약품 목록을 해당 시·군·구의 약사회 분회에 제공한다.

③약사회 분회는 제2항에 따라 의사회분회등으로부터 지역처방의약품 목록과 의료기관별 처방의약품 목록을 받으면 해당 지역의 약국개설자에게 이를 통보하여 갖추도록 한다.

④약국개설자가 제2항에 따른 처방의약품 목록에 따라 의약품을 갖추는 데 어려움이 있어서 그 품목 수를 조정할 필요가 있으면 의사회분회등과 약사회 분회가 협의하여 조정할 수 있다. 품목 수가 추가되거나 변경되는 경우에도 또한 같다.

⑤의사회분회등은 제2항에 따른 처방의약품 목록을 변경하거나 추가하려면 30일 전에 약사회 분회에 이를 통보한다.

제26조(처방의 변경·수정) ①약사 또는 한약사는 처방전을 발행한 의사·치과의사·한의사 또는 수의사의 동의 없이 처방을 변경하거나 수정하여 조제할 수 없다.

②약사 또는 한약사는 처방전에 표시된 의약품의 명칭·분량·용법 및 용량 등이 다음 각 호의 어느 하나로 의심되는 경우 처방전을 발행한 의사·치과의사·한의사 또는 수의사에게 전화 및 팩스를 이용하거나 「정보통신망 이용촉진 및 정보보호 등에 관한 법률」 제2조제1항제1호에 따른 정보통신망을 통하여 의심스러운 점을 확인한 후가 아니면 조제를 하여서는 아니 된다.<개정 2007. 7. 27., 2008. 2. 29., 2010. 1. 18., 2011. 12. 31., 2013. 3. 23., 2015. 12. 29.>

1. 식품의약품안전처장이 의약품의 안정성·유효성 문제로 의약품 품목 허가 또는 신고를 취소한 의약품이 기재된 경우
2. 의약품의 제품명 또는 성분명을 확인할 수 없는 경우
3. 식품의약품안전처장이 병용금기, 특정연령대 금기 또는 임부금기 성분으로 고시한 의약품이 기재된 경우. 다만, 의사 또는 치과의사가 「의료법」 제18조의2제1항에 따라 정보시스템을 활용하여 그 사유를 기재하거나, 처방전에 그 사유를 기재한 경우 등 보건복지부령으로 정하는 경우는 제외한다.

③제1항에 따른 처방의 변경 및 수정 방법과 절차 등 세부적인 사항은 보건복지부령으로 정한다.<개정 2008. 2. 29., 2010. 1. 18.>

약사법 시행규칙

제16조(처방의 변경 및 수정) ① 법 제26조제1항에 따라 약사는 처방을 변경하거나 수정하여 조제하려면 그 처방전을 발행한 의사 또는 치과의사에게 변경하거나 수정하려는 사유 및 내용에 대하여 전화·팩스 또는 컴퓨터통신 등을 이용하여 동의를 받아야 한다. <개정 2016. 12. 29.>

② 법 제26조제2항제3호 단서에서 "의사 또는 치과의사가 「의료법」 제18조의2제1항에 따라 정보시스템을 활용하여 그 사유를 기재하거나, 처방전에 그 사유를 기재한 경우 등 보건복지부령으로 정하는 경우"란 다음 각 호의 어느 하나에 해당하는 경우를 말한다.<신설 2016. 12. 29.>

1. 의사 또는 치과의사가 「의료법」 제18조의2제1항에 따라 정보시스템을 활용하여 의약품의 처방에 대한 사유를 기재한 경우
2. 의사 또는 치과의사가 처방전에 의약품의 처방에 대한 사유를 기재한 경우
3. 의료기관의 폐업·휴업 또는 의사·치과의사의 사고 등으로 인하여 의약품 처방 사유를 확인할 수 없는 경우

제27조(대체조제) ①약사는 의사 또는 치과의사가 처방전에 적은 의약품을 성분·함량 및 제형이 같은 다른 의약품으로 대체하여 조제하려는 경우에는 미리 그 처방전을 발행한 의사 또는 치과의사의 동의를 받아야 한다.

②제1항에도 불구하고 약사는 다음 각 호의 어느 하나에 해당하면 그 처방전을 발행한 의사 또는 치과의사의 사전 동의 없이 대체조제를 할 수 있다.<개정 2013. 3. 23.>

1. 식품의약품안전처장이 생물학적 동등성이 있다고 인정한 품목(생체를 이용한 시험을 할 필요가 없거나 할 수 없어서 생체를 이용하지 아니하는 시험을 통하여 생물학적 동등성을 입증한 의약품을 포함한다)으로 대체하여 조제하는 경우. 다만, 의사 또는 치과의사가 처방전에 대체조제가 불가하다는 표시를 하고 임상적 사유 등을 구체적으로 적은

품목은 제외한다.

2. 처방전에 기재된 의약품의 제조업자와 같은 제조업자가 제조한 의약품으로서 처방전에 적힌 의약품과 성분·제형은 같으나 함량이 다른 의약품으로 같은 처방 용량을 대체조제하는 경우. 다만, 일반의약품은 일반의약품으로, 전문의약품은 전문의약품으로 대체조제 하는 경우만 해당한다.
3. 약국이 소재하는 시·군·구 외의 지역에 소재하는 의료기관에서 발행한 처방전에 적힌 의약품이 해당 약국이 있는 지역의 지역처방의약품 목록에 없고, 해당 약국의 지역처방의약품 목록 중 처방전에 적힌 의약품과 그 성분·함량 및 제형이 같은 의약품으로 대체조제하는 경우로서 그 처방전을 발행한 의사 또는 치과의사의 동의를 미리 받기 어려운 부득이한 사정이 있는 경우

③약사는 제1항 또는 제2항에 따라 처방전에 적힌 의약품을 대체조제한 경우에는 그 처방전을 지닌 자에게 즉시 대체조제한 내용을 알려야 한다.

④약사는 제2항에 따라 처방전에 적힌 의약품을 대체조제한 경우에는 그 처방전을 발행한 의사 또는 치과의사에게 대체조제한 내용을 1일(부득이한 사유가 있는 경우에는 3일) 이내에 통보하여야 한다. 다만, 미리 그 처방전을 발행한 의사 또는 치과의사의 동의를 받거나 처방전에 기재한 전화·팩스번호가 사실과 다른 경우 등 보건복지부령으로 정하는 사유가 있는 경우에는 그러하지 아니하다.<개정 2015. 12. 29.>

⑤의사 또는 치과의사의 사전 동의 없이 처방전에 적힌 의약품을 대체조제한 경우에는 그 대체조제한 의약품으로 인하여 발생한 약화(藥禍) 사고에 대하여 의사 또는 치과의사는 책임을 지지 아니한다.

⑥제1항과 제4항에 따른 동의와 통보의 방법 및 절차 등에 필요한 사항은 보건복지부령으로 정한다.<개정 2008. 2. 29., 2010. 1. 18.>

약사법 시행규칙

제17조(대체조제) ① 약사는 법 제27조제1항에 따라 의사 또는 치과의사가 처방전에 적은 의약품을 대체조제하려는 경우에는 처방전을 발행한 의사 또는 치과의사에게 대체조제하려는 사유 및 내용에 대하여 전화·팩스 또는 컴퓨터통신 등을 이용하여 동의를 받아야 한다.

② 약사가 법 제27조제2항에 따라 의사 또는 치과의사가 처방전에 적은 의약품을 대체조제하였을 때에는 그 처방전을 발행한 의사 또는 치과의사에게 그 대체조제한 내용을 전화·팩스 또는 컴퓨터통신 등을 이용하여 통보하여야 한다.

③ 법 제27조제4항 단서에서 "처방전을 발행한 의사 또는 치과의사의 동의를 받거나 처방전에 기재한 전화·팩스번호가 사실과 다른 경우 등 보건복지부령으로 정하는 사유"란 다음 각 호의 어느 하나에 해당하는 사유를 말한다.<신설 2016. 12. 29.>

1. 약사가 미리 처방전을 발행한 의사 또는 치과의사의 동의를 받은 경우
2. 처방전에 기재된 전화 또는 팩스번호가 사실과 다른 경우
3. 처방전에 전화 또는 팩스번호가 기재되어 있지 아니하거나 분명하지 아니한 경우
4. 의료기관의 폐업·휴업 또는 의사·치과의사의 사고 등으로 인하여 의사·치과의사에게 통보할 수 없는 경우
5. 그 밖에 제1호부터 제4호까지와 유사한 경우로서 보건복지부장관이 정하여 고시하는 정당한 사유가 있는 경우

제28조(조제된 약제의 표시 및 기입) ①약사 또는 한약사는 판매할 목적으로 조제한 약제의 용기 또는 포장에 그 처방전에 적힌 환자의 이름·용법 및 용량, 그 밖에 보건복지부령으로 정하는 사항을 적어야 한다. <개정 2008. 2. 29., 2010. 1. 18.>

②약사 또는 한약사가 조제를 한 경우에는 그 처방전에 조제 연월일과 그 밖에 보건복지부령으로 정하는 사항을 적어야 한다.<개정 2008. 2. 29., 2010. 1. 18.>

약사법 시행규칙

제18조(조제한 약제의 표시 등) ① 법 제28조제1항에 따라 조제된 약제의 용기 또는 포장에 적어 넣을 사항은 다음 각 호와 같다.

1. 처방전에 적힌 환자의 이름·용법 및 용량
2. 조제 연월일
3. 조제자의 이름
4. 조제한 약국 또는 의료기관의 명칭과 그 소재지

② 법 제28조제2항에 따라 처방전에 적어 넣을 사항은 다음 각 호와 같다. 이 경우 제5호 및 제6호에 적힌 내용에 대해서는 환자에게 그 사실을 알려야 한다.

1. 조제 연월일
2. 조제량
3. 조제자의 이름
4. 조제한 약국 또는 의료기관의 명칭과 소재지
5. 법 제26조제1항에 따라 처방을 변경하거나 수정하여 조제하였을 때에는 그 내용
6. 법 제26조제2항에 따라 처방전에 관하여 확인하였을 때에는 그 내용
7. 법 제27조에 따라 의사 또는 치과의사가 처방전에 적은 의약품을 대체조제하였을 때에는 그 내용

제29조(처방전의 보존) 약사 또는 한약사가 약국에서 조제한 처방전은 조제한 날부터 2년 동안 보존하여야 한다.

제30조(조제기록부) ①약사는 약국에서 의약품을 조제(제23조제3항 각 호 외의 부분 단서 및 각 호에 따라 처방전 없이

조제하는 경우를 포함한다. 이하 이 조에서 같다)하면 환자의 인적 사항, 조제 연월일, 처방 약품명과 일수, 조제 내용 및 복약지도 내용, 그 밖에 보건복지부령으로 정하는 사항을 조제기록부(전자문서로 작성한 것을 포함한다)에 적어 5년 동안 보존하여야 한다. <개정 2008. 2. 29., 2010. 1. 18., 2011. 3. 30.>

② 환자는 약사에게 본인에 관한 기록의 열람 또는 사본의 발급 등 그 내용의 확인을 요청할 수 있다. 이 경우 약사는 정당한 사유 없이 이를 거부하여서는 아니 된다.<개정 2015. 12. 29.>

③ 약사는 환자가 아닌 다른 사람에게 환자에 관한 조제기록부를 열람하게 하거나 그 사본을 내주는 등 내용을 확인할 수 있게 하여서는 아니 된다. 다만, 다음 각 호의 어느 하나에 해당하는 경우에는 그 내용을 확인하게 할 수 있다.<신설 2015. 12. 29.>

1. 환자의 배우자, 직계존속·비속, 형제·자매(환자의 배우자 및 직계존속·비속, 배우자의 직계존속이 모두 없는 경우에 한정한다) 또는 배우자의 직계존속이 환자 본인의 동의서와 친족관계임을 나타내는 증명서 등을 첨부하는 등 보건복지부령으로 정하는 요건을 갖추어 요청한 경우
2. 환자가 지정하는 대리인이 환자 본인의 동의서와 대리권이 있음을 증명하는 서류를 첨부하는 등 보건복지부령으로 정하는 요건을 갖추어 요청한 경우
3. 환자의 법정대리인(「민법」 제928조 또는 제936조에 따른 후견인으로 한정한다)이 대리권이 있음을 증명하는 서류를 첨부하는 등 보건복지부령으로 정하는 요건을 갖추어 요청한 경우
4. 환자가 사망하거나 의식이 없는 등 환자의 동의를 받을 수 없어 환자의 배우자, 직계존속·비속, 형제·자매(환자의 배우자 및 직계존속·비속, 배우자의 직계존속이 모두 없는 경우에 한정한다) 또는 배우자의 직계존속이 친족관계임을 나타내는 증명서 등을 첨부하는 등 보건복지부령으로 정하는 요건을 갖추어 요청한 경우
5. 「국민건강보험법」 제14조, 제47조, 제48조 및 제63조에 따라 급여비용 심사·지급·대상여부 확인·사후관리 및 요양급여의 적정성 평가·가감지급 등을 위하여 국민건강보험공단 또는 건강보험심사평가원에 제공하는 경우
6. 「의료급여법」 제5조, 제11조, 제11조의3 및 제33조에 따라 의료급여 수급권자 확인, 급여비용의 심사·지급, 사후관리 등 의료급여 업무를 위하여 보장기관(시·군·구), 국민건강보험공단, 건강보험심사평가원에 제공하는 경우
7. 「형사소송법」 제106조, 제215조 또는 제218조에 따른 경우
8. 「민사소송법」 제347조에 따라 문서제출을 명한 경우

약사법 시행규칙

제18조의2(조제기록부의 확인 등) ① 약사는 법 제30조제3항 단서에 따라 각 호의 구분에 따른 요청이 있는 경우에는 환자가 아닌 다른 사람에게 환자에 관한 조제기록부의 내용을 확인하게 할 수 있다.

1. 법 제30조제3항제1호에 따라 환자의 배우자 등이 요청하는 경우: 다음 각 목의 서류를 모두 제출할 것
   가. 환자 본인의 동의서
   나. 환자 본인의 신분증 사본
   다. 요청인의 신분증 사본
   라. 요청인과 환자가 친족 관계임을 나타내는 서류
2. 법 제30조제3항제2호에 따라 환자가 지정하는 대리인이 요청하는 경우: 다음 각 목의 서류를 모두 제출할 것
   가. 제1호가목부터 다목까지의 서류
   나. 요청인에게 지정대리권이 있음을 증명하는 서류
3. 법 제30조제3항제3호에 따라 환자의 법정대리인이 요청하는 경우: 다음 각 목의 서류를 모두 제출할 것
   가. 제1호가목부터 다목까지의 서류
   나. 요청인에게 법정대리권이 있음을 증명하는 서류
4. 법 제30조제3항제4호에 따라 환자의 배우자 등이 요청하는 경우: 다음 각 목의 서류를 모두 제출할 것
   가. 제1호나목부터 라목까지의 서류
   나. 환자가 사망하거나 의식이 없는 등 환자의 동의를 받을 수 없음을 증명하는 서류

② 제1항제1호부터 제4호까지의 규정에 따른 제출서류의 범위 및 기준 등에 관하여 필요한 세부 사항은 보건복지부장관이 정한다.
[본조신설 2016. 12. 29.]

제5장 의약품등의 제조 및 수입 등

제1절 의약품등의 제조업

제31조(제조업 허가 등) ① 의약품 제조를 업(業)으로 하려는 자는 대통령령으로 정하는 시설기준에 따라 필요한 시설을 갖추고 총리령으로 정하는 바에 따라 식품의약품안전처장의 허가를 받아야 한다. <개정 2008. 2. 29., 2010. 1. 18., 2013. 3. 23.>

② 제1항에 따른 제조업자가 그 제조(다른 제조업자에게 제조를 위탁하는 경우를 포함한다)한 의약품을 판매하려는 경우에는 총리령으로 정하는 바에 따라 품목별로 식품의약품안전처장의 제조판매품목허가(이하 "품목허가"라 한다)를 받거나 제조판매품목 신고(이하 "품목신고"라 한다)를 하여야 한다.

<개정 2013. 3. 23.>

③ 제1항에 따른 제조업자 외의 자(제4호의 경우 제91조제1항에 따른 한국희귀·필수의약품센터만 해당한다)가 다음 각 호의 어느 하나에 해당하는 의약품을 제조업자에게 위탁제조하여 판매하려는 경우에는 총리령으로 정하는 바에 따라 식품의약품안전처장에게 위탁제조판매업신고를 하여야 하며, 품목별로 품목허가를 받아야 한다.<개정 2008. 2. 29., 2010. 1. 18., 2013. 3. 23., 2015. 1. 28., 2017. 10. 24., 2018. 12. 11.>

1. 제34조제1항에 따라 식품의약품안전처장으로부터 임상시험계획의 승인을 받아 임상시험(생물학적 동등성시험은 제외한다. 이하 이 항에서 같다)을 실시한 의약품
2. 제1호에 따른 임상시험 외에 외국에서 실시한 임상시험 중 총리령으로 정하는 임상시험을 실시한 의약품
3. 외국에서 판매되고 있는 의약품 중 국내 제조업자에게 제제기술을 이전한 의약품으로서 총리령으로 정하는 의약품
4. 제91조제1항에 따른 한국희귀·필수의약품센터에서 취급하는 같은 항 각 호에 따른 의약품

④ 의약외품의 제조를 업으로 하려는 자는 대통령령으로 정하는 시설기준에 따라 필요한 시설을 갖추고 식품의약품안전처장에게 제조업신고를 하여야 하며, 품목별로 품목허가를 받거나 품목신고를 하여야 한다.<개정 2013. 3. 23.>

⑤ 제2항 및 제3항에 따라 품목허가를 받거나 품목신고를 한 자(이하 "품목허가를 받은 자"라 한다)는 총리령으로 정하는 바에 따라 영업소를 설치할 수 있다.<개정 2008. 2. 29., 2010. 1. 18., 2013. 3. 23.>

⑥ 제1항부터 제4항까지의 규정에도 불구하고 제34조에 따른 임상시험용 의약품 등 총리령으로 정하는 의약품 또는 의약외품(이하 "의약품등"이라 한다)에 대하여는 제조업허가 또는 품목허가를 받지 아니하거나 품목신고를 하지 아니할 수 있다.<신설 2011. 3. 30., 2013. 3. 23.>

⑦ 제2항부터 제4항까지의 규정에도 불구하고 의약품등과 의료기기가 조합되어 있거나 복합 구성된 것으로서 주된 기능이 의료기기에 해당하여 「의료기기법」에 따라 허가를 받거나 신고한 제품 또는 품목은 제2항부터 제4항까지의 규정에 따라 품목허가를 받거나 품목신고를 한 것으로 본다.<신설 2011. 3. 30.>

⑧ 다음 각 호의 어느 하나에 해당하는 자는 의약품등의 제조업이나 위탁제조판매업에 대한 허가를 받거나 신고를 할 수 없다.<개정 2011. 3. 30., 2017. 10. 24.>

1. 제5조 각 호의 어느 하나에 해당하는 자
2. 제76조에 따라 제조업 허가가 취소되거나 위탁제조판매업소 또는 제조소(製造所)가 폐쇄된 날부터 1년이 지나지 아니한 자. 다만, 다음 각 목의 어느 하나에 해당하는 경우는 제외한다.
   가. 제5조제1호 또는 제3호에 해당하여 취소 또는 폐쇄된 후 정신건강의학과 전문의가 약사(藥事)에 관한 업무를 담당하는 것이 적합하다고 인정한 경우
   나. 제5조제2호에 해당하여 취소 또는 폐쇄된 후 가정법원의 성년후견·한정후견 종료의 심판을 받은 경우
3. 파산선고를 받고 복권되지 아니한 자

⑨ 제1항부터 제4항까지의 경우에 허가받은 사항 또는 신고한 사항 중 총리령으로 정하는 사항을 변경하려는 때에는 총리령으로 정하는 바에 따라 변경허가를 받거나 변경신고를 하여야 한다.<개정 2011. 3. 30., 2013. 3. 23.>

⑩ 제2항 및 제3항에 따라 허가를 받거나 신고하려는 품목이 신약 또는 식품의약품안전처장이 지정하는 의약품인 경우에는 안전성·유효성 등에 관한 다음 각 호의 자료 중 의약품의 특성, 종류 등에 따라 총리령으로 정하는 자료를 제출하여야 한다.<개정 2011. 3. 30., 2013. 3. 23., 2021. 7. 20.>

1. 품질에 관한 자료
2. 비임상시험자료
3. 임상시험자료
4. 특허관계 확인서와 그 사유를 적은 서류 및 근거자료
5. 그 밖에 총리령으로 정하는 자료

⑪ 제10항에 따라 자료를 제출하는 의약품이 임상시험자료를 작성한 자의 의약품과 동일한 제조소에서 동일한 처방 및 제조방법으로 모든 제조공정을 동일하게 하여 제조되는 경우(완제품 포장 공정만 다르게 하여 제조되는 경우를 포함한다)에는 해당 임상시험자료를 사용할 수 있도록 하는 작성자의 동의서로 같은 항 제3호의 자료를 갈음할 수 있다. 이 경우 전문의약품(「첨단재생의료 및 첨단바이오의약품 안전 및 지원에 관한 법률」 제2조제5호에 따른 첨단바이오의약품, 생물학적 제제 및 그 밖에 식품의약품안전처장이 정하는 의약품은 제외한다)의 임상시험자료를 작성한 자는 3회에 한정하여 해당 자료의 사용에 동의할 수 있다.<신설 2021. 7. 20.>

⑫ 제2항에 따라 허가를 받거나 신고하려는 품목이 신약 또는 식품의약품안전처장이 지정하는 의약품과 주성분의 종류, 함량 및 투여경로가 동일한 경우에는 다음 각 호의 자료를 총리령으로 정하는 바에 따라 제출하여야 한다. 다만, 생체를 이용하지 아니하는 시험을 하는 품목의 경우에는 식품의약품안전처장이 정하여 고시하는 자료로 제2호의 자료를 갈음할 수 있다.<신설 2021. 7. 20.>

1. 품질에 관한 자료
2. 생물학적 동등성자료(생물학적 동등성에 관한 시험자료 또는 비교임상시험 성적서에 관한 자료를 말한다. 이하 이 조에서 같다)
3. 특허관계 확인서와 그 사유를 적은 서류 및 근거자료
4. 그 밖에 총리령으로 정하는 자료

⑬ 제12항에 따라 자료를 제출하는 의약품이 생물학적 동등성자료(같은 항 단서에 따라 식품의약품안전처장이 정하여 고시하는 자료를 포함한다. 이하 이 항에서 같다)를 작성한 자의 의약품과 동일한 제조소에서 동일한 처방 및 제조방법으로 모든 제조공정을 동일하게 하여 제조되는 경우(완제품 포장 공정만 다르게 하여 제조되는 경우를 포함한다)에는 해당 생물학적 동등성자료를 사용할 수 있도록 하는 작성자의 동의서로 같은 항 제2호의 자료를 갈음할 수 있다. 이 경우 생물학적 동등성자료를 작성한 자는 3회에 한정하여 해당 자료의 사용에 동의할 수 있다.<신설 2021. 7. 20.>

⑭ 식품의약품안전처장은 제2항부터 제4항까지 및 제9항에 따른 신고(품목신고를 제외한다)를 받은 경우에는 그 내용을 검토하여 이 법에 적합하면 신고를 수리하여야 하고, 품목허가(변경허가를 포함한다) 신청을 받거나 품목신고(변경신고를 포함한다)를 받은 경우에는 다음 각 호의 요건을 모두 갖춘 경우에 한정하여 허가를 하거나 신고를 수리하여야 한다.<신설 2019. 1. 15., 2021. 7. 20.>

1. 의약품등의 안전성·유효성이 인정될 것
2. 의약품등의 품질이 인정될 것
3. 제12항에 따라 자료를 제출하는 의약품의 경우 동등성이 인정될 것
4. 그 밖에 총리령으로 정하는 사항에 적합할 것

⑮ 제1항부터 제4항까지 및 제9항부터 제14항까지에 따른 의약품등의 제조업·위탁제조판매업 및 제조판매품목의 허가 또는 신고를 할 때 허가 또는 신고의 대상·기준·조건, 제출 자료의 종류·요건·면제·변경과 제출 방법·절차 및 관리 등에 관하여 필요한 사항은 총리령으로 정한다.<개정 2011. 3. 30., 2013. 3. 23., 2019. 1. 15., 2021. 7. 20.>

⑯ 의약품등의 제조업자 또는 위탁제조판매업 신고를 한 자는 다음 각 호의 어느 하나에 해당하는 의약품등의 품목허가를 받거나 품목신고를 할 수 없다.<신설 2021. 7. 20.>

1. 거짓이나 그 밖의 부정한 방법으로 품목허가·변경허가를 받거나 품목신고·변경신고를 하여 품목허가 또는 품목신고가 취소된 날부터 5년이 지나지 아니한 의약품등
2. 거짓이나 그 밖의 부정한 방법으로 제53조에 따른 국가출하승인을 받아 품목허가가 취소된 날부터 3년이 지나지 아니한 의약품

[전문개정 2007. 10. 17.]

의약품 등의 안전에 관한 규칙

제2조(의약품등의 제조업 허가·신고 등) ① 「약사법」(이하 "법"이라 한다) 제31조제1항·제4항에 따라 의약품의 제조업 허가를 받거나 의약외품의 제조업 신고를 하려는 자는 별지 제1호서식의 의약품 제조업 허가신청서(전자문서로 된 신청서를 포함한다) 또는 별지 제2호서식의 의약외품 제조업 신고서(전자문서로 된 신고서를 포함한다)에 다음 각 호의 서류(전자문서를 포함한다)를 첨부하여 지방식품의약품안전청장(이하 "지방청장"이라 한다)에게 제출하여야 한다.

1. 법 제5조제1호 본문에 해당하는 사람이 아님을 증명하는 의사의 진단서 또는 같은 호 단서에 해당하는 사람임을 증명하는 전문의의 진단서 및 같은 조 제3호에 해당하는 사람이 아님을 증명하는 의사의 진단서
2. 법 제36조에 따른 의약품 또는 의약외품(이하 "의약품등"이라 한다)의 제조업무를 관리하는 자(이하 "제조관리자"라 한다)의 자격을 확인할 수 있는 서류 또는 제42조제3항에 따른 제조관리자 승인서

② 제1항에 따라 신청서 또는 신고서를 받은 지방청장은 「전자정부법」 제36조제1항에 따른 행정정보의 공동이용을 통하여 다음 각 호의 서류를 확인하여야 한다. 다만, 제2호의 경우 신청인 또는 신고인이 확인에 동의하지 아니하는 경우에는 그 사본을 첨부하게 하여야 한다.

1. 법인 등기사항증명서(법인인 경우만 해당한다)
2. 약사 면허증(제조관리자가 약사인 경우만 해당한다)

③ 제1항에 따라 의약외품의 제조업 신고를 하려는 자는 그 업종에 속하는 1개 이상 품목의 제조판매품목 허가를 동시에 신청하거나 1개 이상 품목을 동시에 제조판매품목 신고하여야 한다.

④ 기업의 분리 또는 합병에 의하여 의약품등의 품목에 관한 제조시설·제조방법 등을 양수받은 자가 동일장소·동일시설에서 해당 품목으로 새로운 제조업 허가를 받거나 신고를 하려고 이에 관한 사실을 증명하는 서류를 제출하는 경우에는 제48조제5호를 적용하지 아니한다.

⑤ 제1항에 따라 제조업의 허가를 받거나 신고를 하려는 자는 식품의약품안전처장이 정하여 고시하는 수수료를 내야 한다.

제3조(의약품의 위탁제조판매업 신고) ① 법 제31조제3항에 따라 의약품의 위탁제조판매업의 신고를 하려는 자는 별지 제3호서식의 의약품 위탁제조판매업 신고서(전자문서로 된 신고서를 포함한다)에 다음 각 호의 서류(전자문서를 포함한다)를 첨부하여 지방청장에게 제출하여야 한다.

1. 법 제5조제1호 본문에 해당되는 사람이 아님을 증명하는 의사의 진단서 또는 같은 호 단서에 해당하는 사람임을 증명하는 전문의의 진단서 및 같은 조 제3호에 해당되는 사람이 아님을 증명하는 의사의 진단서
2. 법 제37조의3에 따라 의약품의 시판 후 안전관리업무를 실시하는 자(이하 "안전관리책임자"라 한다)의 자격을 확인할 수 있는 서류

② 제1항에 따라 신고서를 받은 지방청장은 「전자정부법」 제36조제1항에 따른 행정정보의 공동이용을 통하여 다음 각 호의 서류를 확인하여야 한다. 다만, 제2호의 경우 신고인이 확인에 동의하지 아니하는 경우에는 그 사본을 첨부하게 하여야 한다.

1. 법인 등기사항증명서(법인인 경우만 해당한다)
2. 약사 면허증(안전관리책임자가 약사인 경우만 해당한다)

③ 제1항에 따라 의약품의 위탁제조판매업의 신고를 하려는 자는 1개 이상의 제조판매품목 허가를 동시에 신청하여야 한다.

④ 제1항에 따라 의약품의 위탁제조판매업의 신고를 하려는 자는 식품의약품안전처장이 정하여 고시하는 수수료를 내야 한다.

⑤ 법 제31조제3항제2호에서 "총리령으로 정하는 임상시험"이란 위탁제조판매업을 신고하려는 자가 국내에서 비임상시험(제9조제1호부터 제3호까지의 어느 하나에 해당하는 자료에 관한 시험을 포함한다)의 전부 또는 일부를 실시하고 외국에서 해당 국가의 법령에 따라 실시한 임상시험을 말한다.<신설 2015. 9. 25.>

⑥ 법 제31조제3항제3호에서 "총리령으로 정하는 의약품"이란 희귀의약품(적절한 대체의약품이 없어 긴급히 도입해야 하는 의약품으로서 식품의약품안전처장이 정하는 의약품을 말하며, 이하 같다) 및 제22조제1항에 따라 재심사를 받아야 하거나 받은 의약품을 말한다.<신설 2018. 10. 25., 2022. 7. 21.>

제4조(제조판매·수입 품목의 허가 신청) ① 법 제31조제2항부터 제4항까지 또는 법 제42조제1항에 따라 의약품등의 제조판매·수입 품목허가를 받으려는 자는 별지 제4호서식의 의약품등 제조판매·수입 품목 허가 신청서에 다음 각 호의 서류를 첨부하여 식품의약품안전처장(의약품 동등성의 입증이 필요한 의약품 제조판매·수입 품목허가 및 제1호 각 목 외의 부분 단서에 따라 자료를 제출하지 않아도 되는 의약외품 제조판매·수입 품목허가의 경우에는 지방청장을 말한다)에게 제출해야 한다. <개정 2014. 5. 9., 2014. 8. 21., 2015. 3. 13., 2015. 9. 25., 2016. 10. 28., 2017. 1. 4., 2018. 10. 25., 2020. 10. 14., 2021. 3. 8., 2021. 9. 10., 2022. 1. 20., 2022. 7. 21., 2022. 12. 7.>

1. 제9조에 따른 안전성·유효성에 관한 자료. 다만, 생물학적 제제, 유전자재조합의약품, 세포배양의약품, 세포 치료제, 유전자 치료제 및 이와 유사한 제제(이하 "생물학적제제등"이라 한다)가 아닌 것으로서 다음 각 목의 어느 하나에 해당하는 품목과 국내에서 이미 허가된 품목을 제조하는 제조소와 동일한 제조소에서 제조되는 것으로서 해당 품목과 최종원액이 동일한 생물학적제제등은 제출하지 아니한다.
   가. 법 제51조제1항에 따른 대한민국약전(이하 "대한민국약전"이라 한다)에 실려 있는 품목
   나. 식품의약품안전처장이 인정하는 공정서(公定書) 및 의약품집에 실려 있는 품목
   다. 대한민국약전에 실려 있지 아니한 의약품 중 한약에 관한 기준[이하 "대한민국약전외한약(생약)규격집"이라 한다]에 실려 있는 품목
   라. 식품의약품안전처장이 성분의 종류·규격·함량 및 처방 등을 표준화하여 고시한 표준제조기준에 맞는 품목
   마. 식품의약품안전처장이 따로 기준 및 시험방법을 고시한 품목
   바. 그 밖에 식품의약품안전처장이 자료의 제출이 필요하지 아니하다고 인정하는 품목
2. 제10조에 따른 기준 및 시험방법에 관한 자료. 다만, 다음 각 목의 어느 하나에 해당하는 품목의 경우에는 제출하지 아니한다.
   가. 일반의약품 중 제1호가목부터 다목까지 및 마목에 해당하는 품목
   나. 원료의약품 중 제1호가목부터 다목까지 및 마목에 해당하는 품목
   다. 의약외품 중 제1호가목·나목 및 마목에 해당하는 품목
3. 다음 각 목의 어느 하나에 해당하는 품목의 경우에는 생물학적 동등성시험에 관한 시험자료 또는 비교임상시험 성적서에 관한 자료. 다만, 식품의약품안전처장이 고시하는 품목의 경우에는 비교용출시험자료 등 생체를 이용하지 않는 시험자료로서 식품의약품안전처장이 고시하는 자료를 제출한다.
   가. 1989년 1월 1일 이후 제조판매·수입 품목허가를 받은 전문의약품으로서 신약에 해당하는 의약품(제형이 다른 동일투여경로의 품목을 포함한다)
   나. 가목에 해당하는 품목을 제외한 전문의약품으로서 이미 제조판매·수입 품목허가를 받은 것과 성분이 동일한 정제·캡슐제·좌제·산제(散劑)·과립제·점안제(點眼劑)·점이제(點耳劑)·폐에 적용하는 흡입제 또는 외용제제. 다만, 상용(常用) 의약품, 고가(高價) 의약품, 단일성분의 의약품 또는 의약품 동등성 확보가 필요한 의약품으로서 식품의약품안전처장이 고시하는 것이어야 한다.
   다. 가목 또는 나목에 해당하는 품목을 제외한 전문의약품 중 이미 제조판매·수입 품목허가를 받은 품목과 그 성분이 동일한 전문의약품
4. 수입품의 경우 그 품목의 제조 및 판매에 관한 다음 각 목의 서류. 이 경우 첨부서류의 요건 등에 관한 세부 사항은 식품의약품안전처장이 고시하는 바에 따른다.
   가. 의약품등을 생산하는 국가(이하 "생산국"이라 한다)의 정부 또는 공공기관에서 그 품목이 생산국의 법령에 적합하게 제조되고 있음을 증명하는 제조증명서
   나. 해당 품목이 허가 또는 등록된 국가의 정부 또는 공공기관에서 그 국가의 법령에 적합하게 판매되고 있음을 증명하는 판매증명서
5. 일반의약품 중 단일성분의 의약품으로서 이미 제조판매·수입 품목허가를 받은 정제·캡슐제 또는 좌제와 성분이 동일한 의약품을 허가받으려는 경우에는 비교용출시험자료 등 식품의약품안전처장이 고시하는 자료
6.다음 각 목의 구분에 따른 평가 자료
   가. 완제의약품 및 의약외품[내용고형제(內用固形劑), 내용액제(內用液劑) 및 식품의약품안전처장이 고시한 표준제조기준에 맞는 외피용 연고제·카타플라스마제만 해당한다]의 경우에는 별표 1의 의약품 제조 및 품질관리기준 실시상황 평가에 필요한 자료
   나. 원료의약품[원료의약품 중 한약재 및 약리활성(藥理活性: 약리작용상 인체에 미치는 작용)이 없는 성분(첨가제 등), 그 밖에 인체에 직접 적용하지 아니하는 제품(소독제 등)에 사용되는 원료의약품은 제외한다]의 경우에는 별표 1의2의 원료의약품 제조 및 품질관리기준 실시 상황 평가에 필요한 자료

다. 생물학적제제등(「혈액관리법」 제2조제8호에 따른 혈액제제는 제외한다)인 경우에는 별표 1의 의약품 제조 및 품질관리기준, 별표 1의2의 원료의약품 제조 및 품질관리기준 및 별표 3의 생물학적제제등 제조 및 품질관리기준 실시상황 평가에 필요한 자료

라. 방사성의약품인 경우에는 별표 1의 의약품 제조 및 품질관리기준, 별표 1의2의 원료의약품 제조 및 품질관리기준 및 별표 3의2의 방사성의약품 제조 및 품질관리기준 실시상황 평가에 필요한 자료

마. 의료용 고압가스(인체에 직접 적용하지 않는 소독제 제품 중 식품의약품안전처장이 정하여 고시하는 제품은 제외한다)인 경우에는 별표 1의 의약품 제조 및 품질관리기준, 별표 1의2의 원료의약품 제조 및 품질관리기준 및 별표 3의3의 의료용 고압가스 제조 및 품질관리기준 실시상황 평가에 필요한 자료

바. 한약재의 경우에는 별표 2의 한약재 제조 및 품질관리기준 실시상황 평가에 필요한 자료. 다만, 둘 이상의 제조판매·수입 품목허가를 동시에 신청하는 경우에는 그 중 하나의 품목에 관한 자료만을 제출할 수 있다.

사. 「혈액관리법」 제2조제8호에 따른 혈액제제인 경우에는 별표 3의4의 혈액제제 제조 및 품질관리기준 실시 상황 평가에 필요한 자료

7. 법 제31조의2제1항에 따라 등록할 수 있는 신약의 원료의약품 또는 식품의약품안전처장이 정하여 고시하는 원료의약품(이하 "등록대상 원료의약품"이라 한다)을 사용하는 품목의 경우에는 원료의약품에 관한 다음 각 목의 자료. 다만, 제15조제1항에 따라 이미 등록된 원료의약품의 경우에는 같은 항에 따라 등록할 때 제출한 자료는 제출하지 않는다.

가. 제조소의 명칭, 제조소의 소재지, 제조소 책임자의 성명을 적은 자료

나. 저장방법 및 사용기간을 적은 자료

다. 제15조제1항 각 호의 자료

8. 의약품의 주성분을 제조하는 제조업자의 명칭 및 소재지 등에 관한 자료로서 식품의약품안전처장이 고시하는 자료

9. 법 제31조제2항·제3항에 따라 의약품을 제조업자에게 위탁제조하여 판매하려는 의약품의 경우에는 수탁제조업자의 명칭 및 소재지 등을 적어 넣은 위탁·수탁제조계약서

10. 법 제50조의2제4항(법 제42조제5항에 따라 준용되는 경우를 포함한다)에 따라 의약품 특허목록(이하 "특허목록"이라 한다)에 의약품에 관한 특허권(이하 "의약품특허권"이라 한다)이 등재된 의약품(이하 "등재의약품"이라 한다)의 안전성·유효성에 관한 자료를 근거로 의약품의 제조판매·수입 품목허가를 신청하는 경우에는 별지 제5호서식의 특허관계 확인서와 그 사유를 적은 서류 및 근거자료

11. 신약, 희귀의약품 등 식품의약품안전처장이 정하여 고시하는 의약품의 경우에는 환자용 사용설명서, 안전사용보장조치 등 식품의약품안전처장이 정하여 고시하는 위해성 완화 조치방법을 포함하는 종합적인 의약품 안전관리 계획(이하 "위해성 관리 계획"이라 한다). 다만, 허가신청서를 제출할 때까지 안전성·유효성 검토항목 등 위해성 관리에 필요한 사항을 확정하지 못하여 위해성 관리 계획을 첨부하기 어려운 경우 식품의약품안전처장이 정하여 고시하는 바에 따라 위해성 관리 계획 대신 그 개요를 첨부할 수 있다.

12. 법 제31조제3항제2호 또는 제3호에 따라 제조판매품목 허가를 신청하는 경우에는 각각 같은 호에 따른 의약품임을 증명하는 서류

② 제1항에도 불구하고 다음 각 호의 어느 하나에 해당하는 경우에는 각 호의 구분에 따른 자료를 제출하지 아니할 수 있다.<개정 2014. 10. 10., 2016. 6. 30., 2020. 10. 14.>

1. 제1항제1호 또는 제2호에 해당하는 자료로서 적합하다는 제41조제3항에 따른 사전 검토 결과통지서를 제출한 경우: 제1항제1호 또는 제2호에 해당하는 자료
2. 제조판매 품목허가를 신청하는 품목(신약, 생물학적제제등, 주사제, 이식제, 그 밖에 식품의약품안전처장이 고시하는 의약품은 제외한다)을 제조하는 제조소에 제48조의2에 따른 제조 및 품질관리 적합판정서가 있는 경우: 제1항제6호에 해당하는 자료
3. 제조판매 품목허가를 신청하는 품목을 그 품목과 동일한 품목에 대해 제조판매 품목허가를 받거나 품목신고를 한 자의 제조소에서 다음 각 목의 구분에 따라 제조하도록 위탁하는 경우: 제1항제6호에 해당하는 자료. 다만, 나목의 경우에는 1개 제조단위 이상의 실적 자료를 제출해야 한다.

가. 해당 제조판매 품목허가를 받거나 품목신고를 한 품목(일반의약품, 원료의약품 및 의약외품만 해당한다)과 모든 제조공정을 동일하게 제조하도록 하는 경우

나. 해당 제조판매 품목허가를 받거나 품목신고를 한 품목(전문의약품만 해당한다)과 제조공정, 제조설비, 제조단위, 의약품과 직접 접촉하는 용기·포장의 재질 및 종류를 모두 동일하게 제조하도록 하는 경우

4. 식품의약품안전처장이 고시하는 기준에 적합한 경우: 제1항제4호에 해당하는 자료

③ 제1항에도 불구하고 기업의 분리 또는 합병 등에 의하여 해당 제조시설·제조방법 등을 양수받은 품목의 제조판매·수입 품목허가를 받으려는 자의 경우에는 제1항 각 호의 어느 하나에 해당하는 첨부서류를 갈음하여 품목의 제조시설·제조방법 등에 관한 양도·양수계약서를 제출할 수 있다.

④ 제3항에 따른 해당 품목의 허가 시에는 양도인에 대한 제조판매·수입 품목허가에 붙여진 조건에 상응하는 조건을 붙일 수 있다.

⑤ 식품의약품안전처장은 법 제31조제2항부터 제4항까지 또는 법 제42조제1항에 따른 의약품등의 제조판매·수입 품목허가를 위하여 필요하다고 인정하는 경우에는 식품의약품안전평가원의 의견을 듣거나 법 제18조제1항에 따른 중앙약사심의위원회에 자문을 할 수 있다.

⑥ 제1항에 따라 허가를 신청하는 자는 식품의약품안전처장이 정하여 고시하는 수수료(외국에서 현지실사를 할 필요가 있는 경우에는 이에 드는 경비를 포함한다)를 내야 한다.

[시행일] 제4조제1항제3호다목의 개정규정: 다음 각 목의 구분에 따른 날

가. 경구용제제인 전문의약품: 공포 후 1년 6개월이 경과한 날

나. 무균제제인 전문의약품: 공포 후 2년이 경과한 날

다. 가목 및 나목 외의 전문의약품: 공포 후 3년이 경과한 날

의약품 등의 안전에 관한 규칙 [별표 1] 의약품 제조 및 품질관리기준 <개정 2022. 12. 29.>

(제4조제1항제6호가목, 같은 호다목부터 마목까지, 제48조제5호가목, 같은 호 다목부터 마목까지 및 같은 조 제6호, 제9호, 제9호의2 관련)

1. 용어의 정의

이 기준에서 사용하는 용어의 뜻은 다음과 같다.

가. "관리번호"란 제조단위를 부여할 수 없는 자재 등을 관리하기 위하여 부여한 번호로서 숫자·문자 또는 이들을 조합한 것을 말한다.

나. "교정"이란 계측기, 시험기기 또는 기록계가 나타내는 값과 표준기기의 참값을 비교하여 오차가 허용범위 내에 있음을 확인하고, 허용오차범위를 벗어나는 경우 허용범위 내에 들도록 조정하는 것을 말한다.

다. "일탈"이란 제조 또는 품질관리 과정에서 미리 정해진 기준을 벗어나 이루어진 행위를 말한다.

라. "기준일탈"이란 시험의 결과가 미리 정하여진 시험기준을 벗어난 경우를 말한다.

마. "무균구역"이란 무균작업을 위한 무균물질 또는 멸균처리된 용기가 노출되는 장소, 무균제제를 채워 넣거나 밀봉하는 작업을 하는 장소 및 무균시험 등의 무균조작을 하는 장소를 말한다.

바. "반제품"이란 제조공정 단계에 있는 것으로서 필요한 제조공정을 더 거쳐야 완제품이 되는 것을 말한다.

사. "밸리데이션"이란 특정한 공정, 방법, 기계설비 또는 시스템이 미리 설정되어 있는 판정기준에 맞는 결과를 일관되게 도출한다는 것을 검증하고 이를 문서화하는 것을 말한다.

아. "수율"이란 이론 생산량에 대한 실생산량의 백분율을 말한다.

자. "수율관리기준"이란 제조공정이 정상적으로 진행되었을 경우 얻어지는 제품별 연간 평균생산수율 범위를 말한다.

차. "실생산량"이란 제조공정에서 실제로 얻은 양을 말한다.

카. "완제의약품"이란 모든 제조공정이 완료되어 최종적으로 인체에 투여할 수 있도록 일정한 제형으로 제조된 의약품을 말한다.

타. "완제품"이란 의약품 제조에서 모든 제조공정이 완료된 원료의약품 또는 완제의약품을 말한다.

파. "원료약품"이란 완제품의 제조에 사용되는 물질(자재는 제외한다)을 말하며, 완제품에 남아 있지 않은 물질을 포함한다.

하. "원료의약품"이란 합성, 발효, 추출 등 또는 이 방법들의 조합에 의하여 제조된 물질로서 완제의약품의 제조에 사용되는 것을 말한다.

거. "원생약"이란 동물, 식물 또는 광물에서 채취된 것으로서 한약원료로 사용하기 위한 세척·선별·절단 등 가공을 하지 않은 상태의 것을 말한다.

너. "원자재"란 원료약품 및 자재를 말한다.

더. "이론 생산량"이란 원료약품의 투입량으로부터 이론적으로 계산된 반제품 또는 완제품의 양을 말한다.

러. "자재"란 포장과 표시작업에 사용되는 용기, 표시재료, 첨부 문서, 포장재료 등을 말한다.

머. "재가공"이란 기준일탈한 제조공정 단계에 있는 반제품에 대하여 이미 설정된 생산공정의 일부 공정을 반복하는 행위를 말한다.

버. "적격성 평가"란 기계·설비가 설계한 대로 제작, 설치되고 목적한 대로 작동하여 원하는 결과가 얻어진다는 것을 증명하고 이를 문서화하는 것을 말한다.

서. "제조"란 포장 및 표시작업을 포함하여 의약품을 생산하기 위하여 하는 모든 작업을 말한다.

어. "제조단위" 또는 "로트"란 동일한 제조공정으로 제조되어 균질성을 가지는 의약품의 일정한 분량을 말한다.

저. "제조번호" 또는 "로트번호"란 일정한 제조단위분에 대하여 제조관리 및 출하에 관한 모든 사항을 확인할 수 있도록 표시된 번호로서 숫자·문자 또는 이들을 조합한 것을 말한다.

처. "중요공정" 또는 "중요 기계·설비"란 제품의 품질에 영향을 미치는 공정 또는 기계·설비를 말한다.

커. "청정구역"이란 부유입자 및 미생물이 유입되거나 잔류하는 것을 통제하여 일정 수준 이하로 유지되도록 관리하는 구역을 말한다.

터. "청정등급"이란 청정구역의 관리수준을 정한 등급을 말한다.

퍼. "한약분말"이란 완제의약품을 제조하기 위하여 한약을 가루로 만든 상태를 말한다.

허. "한약엑스"란 완제의약품을 제조하기 위하여 한약을 엑스화한 상태를 말한다.

고. "한약원료"란 원생약, 한약, 한약분말, 한약엑스 등으로서 제제를 제조하기 위하여 사용하는 생약에서 유래한 모든 원료를 말한다.

노. "동물유래원료"란 동물의 장기 또는 조직을 추출, 여과, 농축, 건조 등의 방법으로 제조한 완제의약품의 원료를 말한다.

1의2. 품질경영

의약품제조업자는 품질로 인해 안전성, 유효성의 문제가 없도록 의약품을 제조하여야 한다. 품질 목표 달성은 의약품 제조업의 경영진의 책임이며, 이러한 목표 달성을 위하여 의약품의 제조 및 품질관리에 관계된 의약품 제조업의 경영진과 작업원은 적절한 품질보증시스템을 마련하여야 한다. 품질보증시스템은 제조 및 품질관리, 품질관리, 품질평가, 품질위험관리 등을 포함하여 적절하게 시행하여야 한다.

가. 품질보증은 의약품의 품질을 확보하는 모든 활동을 포함한다.

나. 제조 및 품질관리는 의약품이 허가된 품질기준에 따라 일관성 있게 생산, 관리됨을 보장하는 체계이다.

다. 품질관리는 검체채취, 규격 및 시험, 그리고 조직, 문서화, 출하 절차와 관련된 체계이다.

라. 품질평가는 공정의 일관성 확인, 원료약품 및 완제품의 품질 경향 파악 및 규격의 적절성 확인, 제품 및 공정 개선이 필요한 부분을 파악하는 체계이다.

마. 품질위험관리는 품질에 대한 위험을 평가, 관리, 공유, 검토하는 체계이다.

2. 시설 및 환경의 관리

2.1 시설관리

의약품 제조소는 「의약품 등의 제조업 및 수입자의 시설기준령」에서 정한 시설기준에 맞도록 필요 시설을 갖추어야 하며, 다음 각 목에 따라 정기적으로 점검하여 의약품의 제조 및 품질관리에 지장이 없도록 유지·관리하고 해당 내용을 기록하여야 한다.

가. 작업소의 기계·설비는 제조공정 흐름에 따라 배치할 것

나. 제조용 중요 기계·설비는 구분할 수 있도록 번호나 코드를 부여하고 해당 기계·설비를 사용한 제품명, 제조번호 및 제조일자를 기록할 것

다. 제조용수는 필요한 질과 양이 확보되도록 할 것

라. 각종 배관에는 각각 구분될 수 있도록 내용물과 흐름방향을 표시할 것

마. 윤활유, 냉매 등이 의약품의 품질에 영향을 미치지 않도록 관리할 것

바. 작업소의 하수구는 역류를 방지할 수 있도록 되어 있어야 하고 정기적으로 소독할 것

사. 고장 등으로 사용하지 않는 기계·설비는 작업소에 두지 않거나 사용할 수 없다고 표시할 것

아. 의약품의 제조 및 시험에 사용되는 중요 기계·설비에 대하여 교정 및 적격성 평가를 하여야 하고, 작동절차와 기준을 문서화할 것

자. 생약(한약)을 원료로 사용하는 의약품 제조소는 가목부터 아목까지의 기준 외에 다음 기준에 맞아야 한다.

1) 보관소는 다음 기준에 따라야 한다.

가) 선별·정선(精選)·세척이 필요한 원생약은 구획하여 보관할 것

나) 원료, 반제품, 완제품은 필요한 보관조건에 따라 온도 및 습도를 조절할 수 있는 시설을 갖출 것

다) 환기(통풍)가 잘 되고 직사광선을 차단할 수 있을 것

라) 쥐, 해충, 먼지 등을 막을 수 있는 시설을 갖출 것

2) 원생약의 선별, 이물제거, 세척, 건조, 절단 등의 작업을 위한 전처리(前處理) 작업실을 갖출 것

3) 한약분말 및 한약엑스를 제조하는 경우 각각 구획된 작업실을 갖출 것

4) 한약엑스 작업실은 수증기를 배출할 수 있는 설비와 세척하여 사용할 수 있는 추출시설을 갖출 것

5) 한약분말 작업실 또는 한약엑스 작업실에는 필요한 경우 금속을 검출할 수 있는 금속감지기를 설치할 것

2.2 자동화장치 등의 관리

가. 제조 및 품질관리에 자동화장치 등[컴퓨터 또는 단품번호 부여체계(serialization) 등의 관련 시스템을 포함한다. 이하 같다]을 사용할 경우에는 계획을 수립하여 정기적으로 교정 또는 성능점검을 하고 기록할 것

나. 자동화장치 등의 기록 변경은 권한이 있는 자만 할 수 있도록 하고 적절하게 관리할 것

다. 자동화장치 등에 의한 모든 기록은 별도로 저장·보관하여야 하고, 이 경우 출력물이나 테이프 및 마이크로필름 등과 같은 대체시스템을 이용하여 별도로 보관된 자료가 유실되지 않도록 관리할 것

2.3 환경관리

의약품 제조소는 의약품 제조공정 중의 오염을 방지하기 위하여 다음 각 목에 따라 적절한 작업환경을 유지·관리하고 그 내용을 기

록하여야 한다.

가. 의약품의 종류·제형·제조방법 및 제조시설 등에 따라 작업소의 청정구역과 청정등급을 설정하여야 하며, 그 청정등급이 유지되도록 정기적으로 점검하고 관리할 것

나. 공기조화장치의 성능을 정기적으로 점검하고 청정등급 및 작업실 간의 차압(압력차)이 유지되도록 할 것

다. 제조조건과 보관조건에 적절한 온도 및 습도가 유지되도록 정기적으로 점검할 것

3. 조직

3.1 조직의 구성

가. 제조소에 서로 독립된 제조부서와 품질(보증)부서를 두고 각각 책임자를 두어야 하며, 이 경우 겸직해서는 안 된다. 다만, 방사성 의약품 제조업소, 의료용 고압가스 제조업소 또는 모든 품목을 위탁제조하거나 소분(小分)하는 업소의 경우에는 겸직할 수 있다.

나. 가목의 책임자는 법 제36조제3항에 따른 제조관리자로서 이 기준에 관한 충분한 지식을 가진 사람이어야 한다.

다. 제조소에는 제조관리 및 품질관리 업무를 적절히 수행할 수 있는 적절한 인원을 배치하여야 하며, 그 작업원은 이 기준 및 담당 업무에 관한 교육·훈련을 받은 사람이어야 한다.

3.2 제조부서 책임자

제조부서 책임자는 제조공정관리, 제조위생관리 및 보관관리를 담당하는 부서의 책임자로서 다음 각 목의 사항을 이행하여야 한다.

가. 제조관리를 적절히 하기 위하여 제품표준서, 제조관리기준서 및 제조위생관리기준서에 성명을 적고 서명하여 승인을 받아 갖추어 두고 운영하여야 한다.

나. 제4.1호거목의 제조지시서에 의하여 작업을 지시하고 제조지시서에 따라 제조되는지를 점검·확인하여야 하며, 일탈이 있는 경우에는 이를 조사하고 기록하여야 한다.

다. 제조위생관리 및 보관관리가 규정대로 되고 있는지를 점검·확인하여야 한다.

라. 품질(보증)부서 주관하에 제조부서의 중요 기계·설비에 대한 적격성 평가 및 공정에 대한 밸리데이션을 실시하고 이를 확인하여야 한다.

3.3 품질(보증)부서 책임자

품질(보증)부서 책임자는 원자재·반제품 및 완제품의 품질관리 및 품질보증을 담당하는 부서의 책임자로서 다음 각 목의 사항을 이행하여야 한다.

가. 품질관리를 적절히 하기 위하여 제품표준서 및 품질관리기준서에 성명을 적고 서명하여 승인을 받아 갖추어 두고 운영하여야 한다.

나. 제4.2호가목의 시험지시서에 의하여 시험을 지시하고 시험지시서에 따라 시험이 진행되는지를 점검·확인하여야 하며, 일탈 및 기준일탈이 있는 경우에는 이를 조사하고 기록하여야 한다.

다. 품질에 관련된 모든 문서와 절차를 검토하고 승인하여야 한다.

라. 제2.3호의 환경관리에 관한 사항을 승인하고 주관하여야 한다.

마. 제6호의 밸리데이션에 관한 사항을 승인하고 주관하여야 한다. 다만, 특별한 사유로 품질(보증)부서 책임자가 일부 밸리데이션 업무에 대하여 별도의 관리자를 지정하는 경우에는 그렇지 않다

바. 제7.2호의 안정성 시험을 하여야 한다.

사. 제7.3호의 제품품질평가를 하여야 한다.

아. 제7.1호가목 및 제8.1호가목의 시험성적서 및 제조단위별 제조기록서의 내용을 검토하고 제품의 출하를 승인하여야 한다.

자. 시험결과에 따라 원자재의 사용 여부, 제조공정의 진행 여부 또는 제품의 출하 여부를 결정하고 그 결과를 미리 정한 절차에 따라 관련 부서에 통지하여야 한다.

차. 부적합품이 규정된 절차대로 처리되고 있는지를 확인하여야 한다.

카. 제11호의 불만처리 및 제품회수에 관한 사항을 주관하여야 한다.

타. 제12호의 변경관리를 승인하여야 한다.

파. 제13호의 자율점검을 계획하고 추진하여야 한다.

하. 제조 또는 시험의 수탁자와 원자재의 제조업자를 평가하여야 한다.

거. 원료약품, 자재 및 완제품의 보관관리 담당자를 지정하여야 한다.

3.4 위원회

각종 기준서를 제정·개정하고 이 기준을 원활하게 운영하기 위하여 다음 각 목의 사항이 포함된 위원회 규정을 작성하고 위원회를 구성하여 운영하여야 한다.

가. 위원회의 목적

나. 조직(위원장, 위원 및 간사를 포함한다) 및 임무. 필요한 경우 분야별 소위원회

다. 회의 운영

4. 기준서

의약품의 제조관리와 품질관리를 적절히 이행하기 위하여 제4.1호부터 제4.4호까지의 규정에 따른 제품표준서, 품질관리기준서, 제조관리기준서 및 제조위생관리기준서를 작성하여 갖추어 두어야 한다.

4.1 제품표준서

제품표준서는 품목마다 작성하며, 다음 각 목의 사항이 포함되어야 한다.

가. 제품명, 제형 및 성상

나. 허가(신고) 연월일 및 허가(신고)사항 변경 연월일

다. 효능·효과, 용법·용량 및 사용상의 주의사항

라. 허가받은 원료약품 및 그 분량과 제조단위당 기준량, 필요한 경우 기준량 조정에 관한 사항

마. 제조공정 흐름도 및 상세한 공정별 제조방법과 공정검사방법(위탁하여 제조하는 경우에는 위탁하는 공정의 범위)

바. 공정별 이론 생산량 및 수율관리기준

사. 작업 중 주의할 사항

아. 원자재·반제품·완제품의 기준 및 시험방법(이물·곤충이 섞이거나 미생물에 오염되는 등의 우려가 있는 원자재는 별도의 기준 및 시험방법을 설정한다)

자. 한약원료 등에 관한 사항

1) 원생약 및 한약

가) 기원(사용 부위 및 성상)

나) 분말 또는 엑스의 세조를 위한 규격 및 분량[포제(製: 한약의 치료효능을 높이고 독성과 부작용을 없애며 조제니 제제하는 데 편리하게 하기 위하여 약제에 따라 적절히 하는 전체 가공과정)한 약을 사용할 경우 포제규격 및 포제방법]

다) 절단한 원생약을 구입하는 경우 시험성적서 또는 품질 확인방법

2) 한약분말

가) 원생약의 품질 확인방법

나) 분말의 규격 및 시험방법

다) 제조방법(분쇄) 및 수율

라) 분말의 보관 방법·조건

마) 작업공정별 유의할 사항

3) 한약엑스

가) 제조방법(추출, 여과, 농축, 건조 등의 조건을 포함한다) 및 수율

나) 엑스의 규격 및 시험방법

다) 엑스의 보관 방법·조건

라) 작업공정별 유의할 사항

차. 제조관리 및 품질관리에 필요한 시설 및 기기

카. 보관조건

타. 유효기간 또는 사용기간

파. 이력관리

하. 작성 연월일

거. 다음 사항이 포함된 제조지시서

1) 제품표준서의 번호

2) 제품명, 제형 및 성질·상태

3) 제조번호, 제조 연월일 및 유효기한 또는 사용기한

4) 제조단위

5) 사용된 원료약품의 시험번호, 허가받은 원료약품의 분량 및 제조단위당 기준량

6) 상세한 제조방법, 포장공정 및 작업 중 주의할 사항

7) 공정별 수율관리기준

8) 제조지시자 및 지시 연월일

너. 동물유래원료에 관한 사항(주사제로 한정한다)

1) 기원(사용 부위 및 성상)

2) 제조방법(추출, 여과, 농축, 건조 등의 조건을 포함한다)

3) 규격 및 시험방법

4) 보관 방법·조건

5) 작업공정별 유의할 사항

더. 그 밖에 필요한 사항

4.2 품질관리기준서

품질관리기준서에는 다음 각 목의 사항이 포함되어야 한다.

가. 다음 사항이 포함된 시험지시서

1) 품명, 제조번호 또는 관리번호, 제조 연월일

2) 시험지시번호, 지시자 및 지시 연월일

3) 시험항목 및 시험기준

나. 검체(檢體)의 채취자, 채취량, 채취장소, 채취방법 및 채취 시 주의사항(무균 여부 등)과 채취 시의 오염방지대책

다. 시험결과를 관련 부서에 통지하는 방법

라. 시험시설 및 시험기구의 점검

마. 안정성 시험

바. 주성분 및 완제품 등 보관용 검체의 관리

사. 표준품 및 시약의 관리

아 한약원료의 표본·보관에 관한 사항

자. 위탁시험 또는 위탁제조 하는 경우 검체의 송부방법 및 시험결과의 판정방법

차. 그 밖에 제3.3호의 품질(보증)부서 책임자의 의무 이행에 관련된 세부 기준 등 필요한 사항

4.3 제조관리기준서

제조관리기준서에는 다음 각 목의 사항이 포함되어야 한다.

가. 제조공정관리에 관한 사항

1) 작업소의 출입제한

2) 공정검사의 방법과 칭량(稱量), 원료투입, 멸균작업 등 중요공정의 이중 점검방법

3) 사용하려는 원료약품의 적합판정 여부를 확인하는 방법

4) 재가공방법

5) 원생약의 전처리에 관한 사항

6) 한약분말 또는 한약엑스를 제조하는 경우 분말의 입도(粒度) 또는 추출과정의 추출용매, 시간, 온도 및 농축에 관한 사항

7) 동물유래원료를 사용하는 경우 바이러스 불활화 공정에 관한 사항(주사제로 한정한다)

나. 시설 및 기기 관리에 관한 사항

1) 정기적인 점검방법

2) 작업 중인 시설 및 기기의 표시방법

3) 고장 등 사고 발생 시에 할 조치

4) 계측기의 규격설정 및 교정방법

5) 중요 기계·설비의 적격성 평가 방법

다. 원료약품 관리에 관한 사항

1) 입하 시 품명, 규격, 수량 및 포장용기의 훼손 여부에 대한 확인방법과 훼손되었을 경우 그 처리방법

2) 보관장소 및 보관방법

3) 시험결과 부적합품에 대한 처리방법

4) 취급 시의 혼동 및 오염 방지대책(필요한 경우 미생물 오염 포함)

5) 출고 시 선입선출(先入先出) 및 중량 또는 용량이 측정된 용기의 표시사항

6) 재고관리

7) 원생약의 경우에는 다음 사항이 포함되어야 한다.

가) 원생약의 기원, 원산지, 재배 및 수집, 살충제 등의 관리사항

나) 원생약의 관리단위에 관한 기준

다) 토사(土砂) 등의 이물, 곰팡이 등의 미생물 오염을 방지하기 위한 적절한 시설, 방법 및 해당 조건하에서의 저장에 대한 사항

라) 충해(蟲害)를 방지하기 위하여 훈증제를 사용하는 경우 훈증제의 독성에 관한 사항과 훈증기록 보존에 관한 사항

8) 필요한 경우 자가(自家) 사용기준(품질보증방법을 포함한다)과 장기 보관 시 외부에 노출되는 등 품질 이상의 우려가 있는 경우 재시험방법

라. 자재 관리에 관한 사항

1) 입하 시 품명, 규격, 수량 및 포장의 훼손 여부에 대한 확인방법과 훼손되었을 경우 그 처리방법

2) 보관장소 및 보관방법

3) 시험결과 부적합품에 대한 처리방법

4) 불출방법과 사용하고 남아서 반납된 표시재료의 수량 확인방법

5) 표시기재사항의 변경 시 하여야 할 조치

6) 취급 시의 혼동 및 오염 방지대책(필요한 경우 미생물 오염 포함)

7) 재고관리

8) 필요한 경우 자가 사용기준(품질보증방법을 포함한다)과 장기 보관 시 외부에 노출되는 등 품질 이상의 우려가 있는 경우 재시험방법

마. 완제품 관리에 관한 사항

1) 입·출하 시 승인판정의 확인방법

2) 보관장소 및 보관방법

3) 출하 시의 선입선출방법

바. 위탁제조에 관한 사항

1) 원자재의 공급, 반제품 또는 완제품의 운송 및 보관 방법

2) 수탁자 제조기록의 평가방법

사. 그 밖에 제3.2호의 제조부서 책임자의 의무 이행에 관련된 세부 기준 등 필요한 사항

4.4 제조위생관리기준서

제조위생관리기준서에는 다음 각 목의 사항이 포함되어야 한다.

가. 작업원의 건강관리 및 건강상태의 파악·조치방법

나. 작업원의 수세, 소독방법 등 위생에 관한 사항

다. 작업복장의 규격, 세탁방법 및 착용규정

라. 작업실 등의 청소(필요한 경우 소독을 포함한다. 이하 같다) 방법 및 청소주기

마. 작업실 등의 청소에 사용하는 약품 및 기구

바. 청소상태의 평가방법

사. 작업소의 청정도관리에 관한 사항

아. 제조시설의 세척 및 평가

1) 책임자 지정

2) 세척 및 소독 계획

3) 세척방법과 세척에 사용되는 약품 및 기구
4) 제조시설의 분해 및 조립 방법
5) 이전 작업 표시 제거방법
6) 청소상태 유지방법
7) 작업 전 청소상태 확인방법

자. 해충이나 쥐를 막는 방법 및 점검주기
차. 그 밖에 제3.2호의 제조부서 책임자의 의무 이행에 관련된 세부 기준 등 필요한 사항

5. 문서

5.1 문서의 작성

가. 모든 문서의 작성 및 개정·승인·배포·회수 또는 폐기 등 관리에 관한 사항이 포함된 문서관리규정을 작성하여야 한다.
나. 문서는 알아보기 쉽게 작성하여야 하며, 작성된 문서에는 제조부서 책임자 또는 품질(보증)부서 책임자의 서명과 승인 연월일이 있어야 한다.
다. 문서의 작성자·검토자(또는 확인자) 및 승인자는 서명을 등록한 후 사용하여야 한다.
라. 모든 기록문서는 작업과 동시에 작성되어야 하며 지울 수 없는 잉크로 작성하여야 한다. 기록문서를 수정하는 경우에는 수정하려는 글자 또는 문장 위에 선을 그어 수정 전 내용을 알아볼 수 있도록 하고, 수정된 문서에는 수정 사유, 수정 연월일 및 수정자의 서명이 있어야 한다.
마. 문서를 개정할 때는 개정 사유 및 개정 연월일 등을 적고 제조부서 책임자 또는 품질(보증)부서 책임자의 승인을 받아야 하며, 정기적으로 점검하여 최근에 개정된 것인지를 확인하여야 한다. 개정 전의 것도 일정기간 보존하여야 한다.

5.2 문서의 관리

가. 모든 기록문서(전자기록을 포함한다)는 해당 제품의 유효기한 또는 사용기한 경과 후 1년간 보존하여야 한다. 다만, 별도로 규정하는 경우 그 사유와 보존기한을 명확하게 정하여야 한다.
나. 전자문서 시스템의 경우에는 허가된 사람만이 입력, 변경 또는 삭제할 수 있으며 자기테이프, 마이크로필름, 백업 등의 방법으로 기록의 훼손 또는 소실에 대비하고, 필요시 판독 가능한 방법으로 출력하여야 한다.

6. 밸리데이션

6.1 밸리데이션의 대상

가. 다음의 어느 하나에 해당하는 경우에는 미리 수립된 밸리데이션계획서에 따라 밸리데이션을 실시하여야 한다.
1) 새로운 품목의 의약품 제조를 처음 하는 경우
2) 의약품의 품질에 영향을 미치는 기계·설비를 설치하는 경우
3) 의약품의 품질에 영향을 미치는 제조공정을 변경하는 경우
4) 제조환경을 변경하는 경우

나. 밸리데이션 실시에 관한 기준서, 밸리데이션 실시 결과 및 결론을 종합한 보고서를 작성하여 갖추어 두어야 한다.
다. 밸리데이션을 실시한 결과 제조관리 및 품질관리에 관하여 개선이 필요한 경우에는 필요한 조치를 하고 해당 조치에 대한 기록을 작성하여 갖추어 두어야 한다.
라. 식품의약품안전처장이 정하는 바에 따라 객관적이고 합리적인 증거자료가 있는 경우에는 밸리데이션을 생략할 수 있다

6.2 공정(工程) 밸리데이션

가. 의약품 제조공정이 미리 설정된 기준 및 품질 특성에 맞는 제품을 일관되게 제조한다는 것을 검증하고 문서화하는 공정 밸리데이션을 실시하여야 한다.
나. 제품의 품질에 영향을 미치는 중요한 제조공정에 대해서는 예측적 밸리데이션을 실시하여야 하되, 부득이한 경우에는 동시적 밸리데이션으로 갈음할 수 있다.
다. 공정 밸리데이션은 품목별(무균제제 무균공정의 경우에는 공정별)로 실시하여야 한다.
라. 공정 밸리데이션은 실시 시기에 따라 다음과 같이 분류한다.
1) 예측적 밸리데이션

가) 의약품을 판매하기 전에 실시하는 밸리데이션으로서 기존의 연구결과 등을 근거로 품질에 영향을 미치는 변동요인(원자재의 물성, 조작조건 등)의 허용조건이 기준에 맞아야 한다.

나) 판매를 위하여 제조하는 실생산 규모의 연속 3개 제조단위에 대하여 실시하고 분석한 다음 전체적인 평가를 한다. 이 경우 3개 제조단위 모두가 적합하여야 한다.

2) 동시적 밸리데이션

가) 부득이한 사유로 예측적 밸리데이션을 실시하지 못하는 경우에만 의약품을 제조·판매하면서 실시하는 밸리데이션으로서 변동요인(원자재의 물성, 조작조건 등)이 허용조건 내에 있어야 한다.

나) 판매를 위하여 제조하는 실생산 규모의 연속 3개 제조단위에 대하여 실시하고 분석한 다음 전체적인 평가를 한다. 이 경우 3개 제조단위 모두가 적합하여야 한다.

3) 삭제 <2022. 12. 7.>

4) 재밸리데이션

이미 밸리데이션이 완료된 제조공정 또는 구조·설비 등에 대하여 정기적으로 실시하거나, 의약품등의 품질에 큰 영향을 미치는 원자재, 제조방법, 제조공정 및 구조·설비 등을 변경한 경우에 실시한다.

6.3 시험방법 밸리데이션

의약품등의 품질관리를 위한 시험방법의 타당성을 미리 검증하고 문서화하는 밸리데이션으로서 품목별로 실시하여야 한다.

6.4 세척 밸리데이션

기계·설비 등의 잔류물(전 작업 의약품, 세척제 등)이 적절하게 세척되었는지를 검증하고 문서화하는 밸리데이션으로서 품목별로 실시하여야 한다.

6.5 제조지원설비 밸리데이션

제조용수공급시스템 및 공기조화장치시스템 등 의약품 제조를 지원하는 시스템에 대하여 검증하고 문서화하는 밸리데이션으로서 기계·설비별로 실시하여야 한다.

6.6 컴퓨터시스템 밸리데이션

컴퓨터시스템의 자료를 정확하게 분석·관리·기록하고 미리 정해진 기준에 맞게 자료를 처리한다는 것을 고도의 보증수준으로 검증하고 문서화하는 밸리데이션으로서 기계·설비·시스템별로 실시하여야 한다.

7. 품질관리

7.1 시험관리

가. 의뢰한 시험별로 다음 사항이 포함된 시험성적서를 작성하여야 한다. 시험성적서는 시험의뢰서와 시험지시서를 통합하여 작성하거나 관리할 수 있다.

1) 품명, 제조번호 또는 관리번호, 제조 연월일

2) 시험번호

3) 접수, 시험 및 판정 연월일

4) 시험항목, 시험기준, 시험결과 및 항목별 적격·부적격 결과

5) 판정결과

6) 시험자의 성명, 판정자의 서명 및 중간검토자의 서명

나. 원자재, 반제품 및 완제품은 적합판정이 된 것만을 사용하거나 출하하여야 하며, 일탈, 기준일탈 또는 편향이 있는 경우에는 그 사유를 조사한 후 처리하여야 한다. 다만, 반제품의 경우에는 밸리데이션, 안정성 시험, 제품품질평가 등을 고려하여 적합판정 이전에 사용할 수 있다.

다. 원자재의 품질이 계속적으로 균질하여 시험성적에 충분한 신뢰성이 보증되는 경우에는 절차와 기준을 문서로 정하여 입고될 때마다 필요 항목만 검사할 수 있다. 다만, 확인시험 및 육안검사는 반드시 하여야 하며, 정기적으로 모든 항목을 시험하여야 한다.

라. 시험기록(시험 근거자료를 포함한다)이 정확하고 설정된 기준에 맞다는 것을 확인하는 중간검토자를 두어야 한다.

마. 완제품의 출하승인을 위한 평가는 제조기록서와 반제품 및 완제품의 시험결과를 종합하여 판정하여야 한다.

바. 그래프, 계산식 등 시험에서 얻은 모든 기록(전자기록을 포함한다)은 보존하여야 한다.

사. 시험용 검체는 오염되거나 변질되지 아니하도록 채취하여야 하고, 채취 과정에서 원자재 및 반제품이 오염되지 않도록 관리하여야 한다. 채취한 후에는 원상태와 동등하게 포장하여야 하며, 시험용 검체가 채취되었음을 표시하는 절차를 포함한 검체채취 절차를 마련하여야 한다.

아. 시험기기, 계측기 및 기록계는 미리 정한 계획서에 따라 정기적으로 교정·기록하여야 한다.

자. 주성분 및 완제품의 보관용 검체는 제조단위 또는 관리번호별로 채취하고, 보관용 검체 중 주성분은 투입된 완제품의 마지막 제조단위, 완제품은 해당 제조단위의 유효기한 또는 사용기한 경과 후 1년간 보관하여야 한다.

차. 주성분의 보관용 검체는 시판용 제품과 포장형태는 동일하거나 동등 이상이어야 하고 완제품의 보관용 검체와 시판용 제품의 포장형태는 동일하여야 하며, 규정된 시험항목(무균시험, 발열성물질시험은 제외할 수 있다)을 2회 이상 시험할 수 있는 양을 규정된 보관조건에서 보관하여야 한다. 다만, 시판용 제품이 대형포장인 경우에는 대형포장에 소량 검체를 보관하거나 대형포장과 동일한 재질의 소형 포장에 보관할 수 있다.

카. 표준품, 배지(培地), 검체, 중요 시약, 부피측정용 유리기구 등에 대한 관리상황을 기록하여야 한다.

타. 표시재료는 기재사항이 변경될 때마다 규정에 맞는지를 확인하고 변경된 표시재료를 보관하여야 한다.

파. 의약품과 접촉하는 포장재료는 의약품을 변질시키거나 인체에 유해한 재료가 아닌지를 확인한 후 사용하여야 한다.

하. 제조용수는 정기적으로 사용점 등에서 제조용수를 채취하여 규정된 시험방법에 따라 시험하고 평가하여야 한다.

거. 경시변화(經時變化: 시간의 흐름에 따라 물리·화학적 성질 등이 변화하는 것을 말한다)가 우려되는 원료약품을 장기보관하는 경우 재시험하여 사용하여야 한다.

너. 시험용 동물은 적절하게 관리하여야 하며, 각각 구분하여 그 사용명세를 기록하여야 한다.

더. 실제 제조·사용된 검체를 대상으로 시험 시마다 시험자, 시험기기 오차 등을 확인하는 적합성 시험을 하여야 한다.

러. 원생약은 형태학적·이화학적 품종관리와 표본관리를 하여야 하며, 동일한 생약이면서 표본과 다른 경우 품종에 따른 성분의 차이, 재배 시의 유해물질 사용 여부 등 재배지 정보수집 등을 통하여 품질관리를 철저히 하여야 한다.

머. 한약분말 또는 한약엑스를 제조하는 경우에는 다음 사항을 준수하여야 한다.

1) 한약분말을 혼합한 경우 자가 시험기준(분말도, 생균수, 함량 등)을 설정하여 품질관리를 하여야 한다.

2) 한약엑스의 경우 자가 시험기준(점도, 수분, 생균수, 함량 등)을 설정하여 품질관리를 하여야 한다.

3) 장기간 보관하는 한약원료는 사용기한을 설정하여야 하며, 정기적으로 시험주기를 설정하고 재시험을 하여 그 결과에 따라 사용기한을 재설정하여야 한다.

7.2 안정성 시험

가. 안정성 시험은 계획을 수립하여 하고, 그 결과에 따라 완제품의 유효기간 또는 사용기간, 포장방법 및 저장조건을 설정하여야 한다.

나. 안정성 시험 계획서에는 다음 사항이 포함되어야 한다.

1) 시험구분 및 보존조건(식품의약품안전처장이 정하여 고시하는 바에 따른다)

2) 시험간격 및 시험 예정일

3) 시험 방법 및 기준(이 경우 사용 시 조제하는 제품은 조제하여 시험한다)

4) 검체의 수량

5) 포장형태(시판품과 동일한 재질이어야 한다)

다. 시판용으로 제조하는 최초 3개 제조단위에 대하여 장기보존시험을 하여야 하며, 시험결과 제품의 품질에 영향을 미치는 경우에는 유효기간 또는 사용기간을 조정하여야 한다.

라. 시판 후 안정성 시험

1) 사용기간 또는 유효기간 동안 제품 품질이 유지되는 것을 확인하기 위하여 시판 후 장기보존시험을 하여야 한다.

2) 시험간격은 타당한 사유가 계획서에 기재된 경우에는 나목과 다르게 설정할 수 있다.

3) 매년 품목별로 모든 함량 및 시판품과 동일한 재질의 포장형태마다 한 개 제조단위 이상에 대하여 실시하여야 한다. 다만, 과학적으로 타당성을 입증하는 경우에는 일부 생략할 수 있다.

7.3 제품품질평가

가. 완제품의 제조단위별 제조기록서 및 시험성적서를 조사한 후, 이를 근거로 기준에 맞는 제품이 일관되게 제조되고 있는지, 표준

제조공정이 적절한지를 평가하여야 하며, 평가 시 다음 사항이 포함되어야 한다.

1) 중요한 공정관리 및 제품의 시험결과
2) 일탈, 기준일탈된 제조단위의 조사기록
3) 공정 또는 시험방법의 변경관리기록
4) 안정성 평가의 결과
5) 반품, 불만 및 회수에 대한 기록
6) 시정조치에 대한 기록

나. 평가결과에 따른 일탈, 기준일탈 또는 편향에 대해서는 조사를 한 후 필요한 조치를 마련한다.
다. 품질평가는 매년 정기적으로 실시하고 기록하여야 한다.

8. 제조관리

8.1 제조공정관리

가. 제품의 제조단위마다 다음 사항이 포함된 제조기록서를 작성하여야 하되, 제조기록서는 제조지시서와 통합하여 작성할 수 있다.

1) 제품명, 제형 및 성질·상태
2) 제조번호, 제조 연월일 및 유효기한 또는 사용기한
3) 제조단위
4) 원료약품의 분량, 제조단위당 실 사용량 및 시험번호와 실 사용량이 기준량과 다를 경우에는 그 사유 및 산출근거
5) 공정별 작업내용 및 수율과 수율관리기준을 벗어난 경우에는 그 사유
6) 공정 중의 시험결과 및 부적합 판정을 받은 경우에 한 조치
7) 중요공정을 수행한 작업원의 성명, 확인자의 서명, 작업 연월일 및 작업시간
8) 사용한 표시재료의 시험번호 또는 관리번호와 견본
9) 중요 사용 기계·설비의 번호 또는 코드
10) 특이사항(관찰사항 등)

나. 해당 작업에 종사하지 않는 사람의 작업소 출입을 제한하여야 한다.
다. 작업 전에 시설 및 기구의 청결상태를 확인하여야 한다.
라. 작업 중인 작업실과 보관용기 및 기계·설비에는 제품명과 제조번호 등을 표시하여야 한다.
마. 반제품은 제품의 균질성을 확보하기 위하여 필요한 공정에서 적절한 시험을 하여 완제품의 규격에 맞도록 하여야 한다.
바. 반제품은 신속하게 제조공정을 완료하되, 보관 시에는 품질이 변하지 아니하도록 보관하여야 한다.
사. 이론 생산량과 실생산량을 비교하여 수율관리기준을 벗어난 경우에는 그 원인을 조사하고 대책을 수립하여 시행하여야 한다.
아. 의약품을 제조하는 경우에는 미생물의 오염에 유의하고 청정등급에 맞도록 관리하여야 한다.
자. 멸균조작이 필요한 의약품은 멸균 전과 멸균 후의 반제품 상호간에 혼동이 일어나지 않도록 관리하여야 한다.
차. 제조용수의 수질을 작업 시마다 규정된 방법에 따라 확인하여야 한다.
카. 제조공정 중 기준일탈한 반제품을 재가공하는 경우에는 품질(보증)부서 책임자의 승인을 받아야 하며 그 기록을 보관하여야 한다.
타. 발열성물질시험이 적용되는 의약품의 용기나 마개는 발열성물질을 제거하기 위하여 세척·멸균하여야 한다.
파. 완제품의 품질을 보증하기 위하여 중요공정에 설정된 작업시간을 벗어난 경우에는 제품의 품질에 영향이 없음을 규명하고 그 관련 기록을 보관하여야 한다.
하. 한약원료의 제조공정은 다음 사항을 준수하여야 한다.

1) 원생약을 세척, 절단 및 단순 가공하는 경우에도 이 기준에서 정한 바에 따라 관리하여야 한다.
2) 한약분말을 제조하는 경우 연속 작업으로 분쇄한 양을 제조단위로 관리하며 혼합 생약을 분말로 제조해서는 안 된다.
3) 독성 한약 또는 미량의 한약을 분말로 제조하는 경우 교차오염 등에 대한 대책을 마련하고 특별히 주의하여야 한다.
4) 한약엑스를 제조하는 경우 농축기 1대가 수용할 수 있는 양을 제조단위로 관리한다. 다만, 2대의 농축기로 농축하여 1대의 혼합기로 합하는 경우 혼합기의 용량을 제조단위로 할 수 있다.

8.2 포장공정관리

가. 다른 의약품이나 다른 제조단위를 동시 또는 연속하여 포장할 경우에는 의약품 상호 간의 혼동 및 교차오염과 자재 상호 간의 혼

동이 일어나지 않도록 작업실을 구획하는 등 적절한 방안을 마련하여야 한다.

나. 포장작업을 시작하기 전에 이전 작업의 포장재료가 남아 있지 않은지를 확인하여야 한다.

다. 표시재료는 작업 전에 품질(보증)부서의 승인 여부와 제조번호 등 인쇄내용이 정확한지를 확인하고 사용하여야 하며, 포장라인 중 인쇄되는 자재는 그 내용이 제조기록서에서 지시한 대로 인쇄되고 있는지를 확인하여야 한다.

라. 포장작업 중인 작업실, 포장라인 또는 기계·설비에는 제품명과 제조번호를 표시하여야 한다.

마. 포장작업이 끝나면 자재의 인수량과 사용량을 비교하여 차이가 있을 경우에는 원인을 조사하여야 하며, 사용하고 남은 자재는 입·출고 내용을 기록하고 자재보관소로 반납하거나 폐기하여야 한다. 다만, 제조번호 등을 인쇄한 표시재료는 폐기하여야 한다.

바. 제품의 표시사항과 포장의 적합 여부를 확인·기록하여야 하며, 포장공정에서 채취된 검체는 시험이 완료된 후 폐기하여야 한다. 다만, 혼동과 오염의 우려가 없는 경우에는 폐기하지 아니할 수 있다.

사. 포장작업이 완료된 완제품은 품질(보증)부서의 적합판정이 나올 때까지 다른 제품과 혼동되지 아니하도록 보관하여야 한다.

아. 의약품의 용기나 포장에 대하여 필요한 경우에는 기밀 또는 밀봉 등의 시험·검사를 하여야 한다.

자. 포장작업을 한 작업원의 성명과 확인자의 서명을 적어야 한다.

8.3 반품 및 재포장

가. 반품된 제품에 대해서는 품목명, 제조번호, 수량, 반품사유, 반품업소 및 반품일과 그 처리명세 및 처리일 등 반품에 관한 내용을 기록하여야 한다.

나. 유통과정에서 반품된 제품은 원칙적으로 폐기하여야 한다. 다만, 다음 사항을 모두 만족한 경우에 한정하여 재입고 또는 재포장할 수 있다.

1) 적절한 조건에서 보관되었다는 것이 확인된 경우
2) 직접용기가 파손되지 않은 경우
3) 사용기한 또는 유효기한이 충분히 남아 있는 경우
4) 시험·검사 결과 품질기준에 맞다는 것이 확인된 경우

다. 재입고 또는 재포장 작업은 품질(보증)부서 책임자의 승인이 있어야 하고, 재포장을 하는 경우에는 품목 및 제조번호에 따라 재포장을 지시하며 기록서에 의하여 작업하고 적합으로 판정된 후 입고하여야 한다.

라. 재포장한 제품에는 제조번호 등에 재포장한 것임을 나타내는 표시를 하여야 하며, 사용기한 또는 유효기한을 변경해서는 안 된다.

마. 재입고 또는 재포장할 수 없는 반품인 경우에는 따로 보관하고, 규정에 따라 신속하게 폐기하여야 한다.

9. 제조위생관리

9.1 작업원의 위생

가. 작업원은 청정구역과 작업의 종류에 따라 규정된 작업복, 신발, 모자, 마스크 등을 착용하여야 한다.

나. 신규 작업원 및 재직 중인 작업원은 정기적으로 건강진단을 받아야 한다.

다. 전염성 질환 등으로 인하여 의약품의 품질에 영향을 미칠 수 있는 작업원은 의약품과 직접 접촉하는 작업에 참여해서는 안 된다.

9.2 작업소의 위생관리

가. 오염과 혼동을 방지하기 위하여 정리정돈을 잘 하고, 청결을 유지할 수 있도록 청소하여야 한다.

나. 작업소의 청소는 청소방법, 청소주기 및 확인방법에 대한 규정에 따라 하여야 한다.

다. 청정구역은 청정등급에 맞는 청정도가 유지되도록 관리하고 정기적으로 점검하여야 한다.

라. 작업소 및 보관소에 음식물 반입, 개인의약품 보관, 흡연 등 제품의 품질에 영향을 미칠 수 있는 행위를 해서는 아니 된다.

마. 해충이나 쥐를 막을 대책을 마련하고 정기적으로 점검·확인하여야 한다.

9.3 제조설비의 세척

가. 제조설비의 세척에 사용하는 세제 또는 소독제는 잔류하거나 적용하는 표면에 이상을 초래하지 않는 것이어야 한다.

나. 세척한 제조설비는 다음 사용 시까지 오염되지 않도록 유지·관리하여야 한다.

다. 제조설비의 세척은 세척 작업원, 세척 작업일 및 세척에 사용된 약품 등을 기록한 세척기록과 그 기계·설비를 사용한 품목 등 사용기록을 날짜순으로 작성하여 갖추어 두어야 하되, 세척기록과 사용기록은 통합하여 작성할 수 있다.

10. 원자재 및 제품의 관리

10.1 입고관리

가. 반입된 원자재 및 반제품(이하 이 호에서 "원자재등"이라 한다)는 시험결과 적합판정이 날 때까지 격리·보관하여야 한다. 다만, 적합판정을 받은 원자재등과 확실하게 구분할 수 있는 대책이 마련된 경우에는 그렇지 않다.

나. 반입된 원자재등의 외관 및 표시사항을 확인하고 제조번호가 없는 경우에는 관리번호를 부여하여 겉포장의 먼지를 제거한 후 보관하여야 한다.

다. 원자재등이 반입되면 제조단위 또는 관리번호별로 시험용 검체를 채취하고 시험 중임을 표시하며, 검체의 용기·포장에 검체명, 제조번호, 채취일, 채취자 등을 표시하여야 한다.

10.2 보관관리

가. 보관 업무에 종사하지 않는 사람의 보관소 출입을 제한하여야 한다.

나. 원료약품, 반제품, 자재, 완제품, 부적합품 및 반품된 제품은 각각 구획된 장소에 종류별로 보관하여야 한다. 다만, 원자재 및 완제품이 혼동될 우려가 없는 시스템에 의하여 보관되는 경우에는 그렇지 않다.

다. 원자재 및 완제품은 제조번호 또는 관리번호별로 시험 전후를 표시하고 구분·보관하여야 한다. 다만 자동관리 시스템인 경우에는 표시를 생략할 수 있다.

라. 원자재 및 완제품은 바닥과 벽에 닿지 않도록 보관하고 선입선출에 의하여 출고할 수 있도록 정리·보관하여야 한다.

마. 시험결과 부적합으로 판정된 원자재는 부적합 표시를 하여 다른 원자재와 구별하고 신속하게 처리하여야 한다.

바. 원자재, 반제품 및 완제품은 품질에 나쁜 영향을 미치지 않는 조건에서 보관하여야 한다.

사. 표시재료는 제품별, 종류별로 구분·보관하여야 하며, 표시내용이 변경된 경우에는 이전의 자재와 섞이지 않도록 하기 위한 조치를 마련하여야 한다.

10.3 원생약의 보관관리

가. 원생약은 적합판정된 한약원료와 구분하여 보관하여야 한다.

나. 보관소는 적정한 온도 및 습도가 유지되도록 정기적으로 점검·기록하여야 한다.

다. 쥐, 해충, 미생물 등으로부터 오염되지 않도록 관리하여야 한다.

라. 곰팡이의 증식과 충해를 방지하기 위하여 약제를 살포하거나 훈증하는 경우 약전(藥典)에 따르고, 약제살포 및 훈증 기록은 3년간 보존한다.

10.4 출고관리

가. 출고는 선입선출방식으로 하여야 하며, 그러지 않을 경우에는 타당한 사유가 있어야 한다.

나. 원자재는 시험결과 적합으로 판정된 것만을 작업소로 보내야 한다.

다. 완제품은 품질(보증)부서 책임자가 출하승인한 것만을 출하하여야 하며 제품명, 제조번호, 출하일, 거래처 및 수량 등을 기록·관리하여야 한다.

11. 불만처리 및 제품회수

가. 제품에 대한 불만을 효과적으로 처리하기 위하여 불만처리규정을 작성하고 불만처리위원회를 구성하여 운영하여야 한다.

나. 소비자로부터 불만을 접수한 경우에는 신속하게 불만내용을 조사하여 그 원인을 규명하고, 재발방지대책을 마련하며 소비자에게 적절한 조치를 하여야 한다.

다. 불만처리기록에는 다음 사항이 포함되어야 한다.

1) 제품명 및 제조번호

2) 불만제기자의 이름 및 연락처

3) 불만 접수 연월일

4) 불만내용

5) 불만처리 결과 및 조치사항

라. 출하된 제품에 중대한 결함이 있는 경우에는 신속히 조치하고 그 기록을 보존하여야 하며, 재발방지대책을 수립하여 시행하여야 한다.

마. 회수품은 격리·보관하고 정해진 규정에 따라 조치하여야 한다.
바. 제품에 결함이 있거나 결함이 있는 것으로 의심되어 회수하고자 할 때에는 제품이 유통된 모든 국가의 관계 당국에 적절한 방법으로 알려야 한다.

12. 변경관리
가. 기계설비, 원자재, 제조공정, 시험방법 등을 변경할 경우에는 제품의 품질 또는 공정의 재현성에 미치는 영향을 검토하여야 하고, 충분한 데이터에 의하여 품질관리기준에 맞는 제품을 제조한다는 것을 확인하고 문서화하여야 하되, 필요한 경우에는 밸리데이션과 안정성 시험 및 원자재의 제조업자 평가 등을 실시한다.
나. 변경된 내용을 실시할 경우에는 관련 문서의 개정, 작업원에 대한 교육·훈련 등의 필요한 조치를 수립하여 시행하여야 한다.

13. 자율점검
가. 계획을 수립하여 자체적으로 제조 및 품질관리가 이 기준에 맞게 이루어지고 있는지를 정기적으로 자율점검하여야 한다. 다만, 기준일탈이나 제품회수가 빈번하게 발생하는 등 특별한 경우에는 추가로 실시하여야 한다.
나. 자율점검을 실시할 수 있는 사람은 품질(보증)부서 책임자 또는 품질(보증)부서 책임자가 지정하는 사람으로서 이 기준에 대한 지식과 경험이 풍부한 사람이어야 하며, 필요한 경우에는 외부 전문가에게 의뢰하여 실시할 수 있다.
다. 자율점검은 사전에 실시의 목적·범위 등을 정하여 실시하고, 자율점검 후에는 그 결과와 개선요구사항 등이 포함된 보고서를 작성하여야 하며, 개선요구사항에 대해서는 기한을 정하여 개선하여야 한다.

14. 교육 및 훈련
가. 교육책임자 또는 담당자를 지정하고 교육·훈련의 내용 및 평가가 포함된 교육·훈련규정을 작성하여야 하되, 필요한 경우에는 외부 전문기관에 교육을 의뢰할 수 있다.
나. 작업원에 대한 교육·훈련은 연간계획을 수립하여 실시하며, 작업원이 맡은 업무를 효과적으로 수행할 수 있도록 제조·품질관리와 그 밖에 필요한 사항에 대하여 실시하여야 한다.
다. 교육 후에는 교육결과를 평가하고, 필요하면 재교육을 하여야 한다.

15. 실태조사 등
15.1 평가
가. 식품의약품안전처장 또는 지방청장은 이 기준의 적용대상이 되는 의약품에 관한 제출자료가 이 기준에 적합한지를 평가한다.
나. 평가를 하려면 해당 의약품은 품목별로 3개 제조단위 이상에 대하여 이 기준을 적용한 실적이 있어야 한다. 다만, 희귀의약품, 「국민건강보험 요양급여의 기준에 관한 규칙」 제13조제4항제7호에 따라 보건복지부장관이 지정한 의약품, 동시적 밸리데이션을 실시할 수 있는 의약품으로서 식품의약품안전처장이 정하여 고시하는 의약품 및 이 규칙 제4조제2항제3호나목에 해당하는 의약품은 1개 제조단위에 대한 실적으로 평가할 수 있다.
다. 식품의약품안전처장 또는 지방청장은 의약품등의 제조소에 대하여 이 기준에 적합한지를 정기적으로 평가할 수 있다.

15.2 판정
가. 식품의약품안전처장 또는 지방청장은 제15.1호에 따른 평가 시 관련 단체에 제출자료에 대한 검토를 의뢰할 수 있다.
나. 식품의약품안전처장 또는 지방청장은 이 기준에 맞는지를 판정하기 위하여 제조소에 대한 실태조사를 실시할 수 있다.
다. 의약품의 제조업자 또는 수입자 등은 수익자부담원칙에 따라 실태조사에 필요한 경비의 전부 또는 일부를 부담한다.

15.3 삭제 <2022. 12. 29.>

15.4 기타
가. 식품의약품안전처장은 교육전문기관 또는 단체에 이 기준에 관하여 지도·교육을 의뢰할 수 있다.
나. 식품의약품안전처장은 이 기준을 실시하기 위하여 이 기준의 실시에 관한 세부 사항을 정할 수 있다.
다. 삭제 <2014.8.21.>

의약품 등의 안전에 관한 규칙 [별표 1의2] 원료의약품 제조 및 품질관리기준<개정 2022. 12. 29.>

(제4조제1항제6호나목부터 마목까지, 제48조제5호나목부터 마목까지 및 같은 조 제9호 관련)

1. 개요

1.1 목적

이 기준은 약리활성이 있는 원료의약품(이하 "원료의약품"이라 한다)의 제조 및 품질관리기준을 정하는 것을 목적으로 한다.

1.2 적용범위

멸균 및 무균공정 등 이 기준에서 별도로 정하지 않은 사항은 별표 1의 의약품 제조 및 품질관리기준을 적용한다.

1.3 용어의 정의

이 기준에서 사용하는 용어의 정의는 별표 1의 의약품 제조 및 품질관리기준의 제1호에 따른다.

2. 품질경영

2.1 원칙

가. 품질은 제조에 관련된 모든 사람의 책임이다.

나. 원료의약품의 제조업자는 경영진과 작업원이 참여하는 효과적인 품질경영시스템을 수립하고 이를 문서화하여 시행하여야 한다.

다. 품질경영시스템은 원료의약품 품질의 신뢰성을 보증하기 위하여 필요한 활동과 조직, 절차, 공정 등을 포함하며, 모든 품질 관련 활동을 규정하고 문서화하여야 한다.

라. 제조소에 서로 독립된 제조부서와 품질(보증)부서를 두고 각각 책임자를 두어야 하며, 이 경우 겸직하여서는 아니 된다. 다만, 방사성의약품 제조업소, 의료용 고압가스 제조업소 또는 모든 품목을 위탁제조하거나 소분(小分)하는 업소의 경우에는 겸직할 수 있다.

마. 라목의 책임자는 법 제36조제3항에 따른 제조관리자로서 이 기준에 관한 충분한 지식을 가진 사람이어야 한다.

2.2 품질부서의 책임

품질(보증)부서 책임자는 원자재·중간체 및 완제품의 품질관리 및 품질보증을 담당하는 부서의 책임자로서 다음 각 목의 사항을 이행하여야 한다.

가. 품질관리를 적절히 하기 위하여 제품표준서 및 품질관리기준서에 성명을 적고 서명하여 승인을 받아 갖추어 두고 운영하여야 한다.

나. 제6.2호나목1)의 시험지시서에 의하여 시험을 지시하고 시험지시서에 따라 시험이 진행되는지를 점검·확인하여야 하며, 일탈 및 기준일탈이 있는 경우에는 이를 조사하고 기록하여야 한다.

다. 품질에 관련된 모든 문서와 절차를 검토하고 승인하여야 한다.

라. 시험결과에 따라 원자재의 사용 여부, 제조공정의 진행 여부 또는 제품의 출하 여부를 결정하고 그 결과를 미리 정한 절차에 따라 관련 부서에 통지하여야 한다.

마. 제2.4호의 자율점검을 계획하고 추진하여야 한다.

바. 제2.5호의 제품품질평가를 하여야 한다.

사. 제4호나목의 환경관리에 관한 사항을 승인하고 주관하여야 한다.

아. 제8.1호가목 및 제11.1호가목의 시험성적서 및 제조단위별 제조기록서의 내용을 검토하고 제품의 출하를 승인하여야 한다.

자. 제11.2호의 안정성 시험을 하여야 한다.

차. 제12호의 밸리데이션에 관한 사항을 승인하고 주관하여야 한다. 다만, 특별한 사유로 품질(보증)부서 책임자가 일부 밸리데이션 업무에 대하여 별도의 관리자를 지정하는 경우에는 그렇지 않다.

카. 제13호의 변경관리를 승인하여야 한다.

타. 부적합품이 규정된 절차대로 처리되고 있는지를 확인하여야 한다.

파. 제15호의 불만처리 및 제품회수에 관한 사항을 주관하여야 한다.

하. 제조 또는 시험의 수탁자와 주요 원자재의 제조업자를 평가하여야 한다.

거. 중요 기계·설비의 유지 및 교정의 관리에 관한 사항을 확인하여야 한다.

너. 원료약품, 자재 및 완제품의 보관관리 담당자를 지정하여야 한다.

]2.3 제조부서의 책임

제조부서 책임자는 제조공정관리, 제조위생관리 및 보관관리를 담당하는 부서의 책임자로서 다음 각 목의 사항을 이행하여야 한다.

가. 제조관리를 적절히 하기 위하여 제품표준서, 제조관리기준서 및 제조위생관리기준서에 성명을 적고 서명하여 승인을 받아 갖추어 두고 운영하여야 한다.

나. 제6.2호가목15)의 제조지시서에 의하여 작업을 지시하고 제조지시서에 따라 제조되는지를 점검·확인하여야 하며, 일탈이 있는 경우에는 이를 조사하고 기록하여야 한다.

다. 제조위생관리 및 보관관리가 규정대로 되고 있는지를 점검·확인하여야 한다.

라. 품질(보증)부서 주관하에 제조부서의 중요 기계·설비에 대한 적격성 평가 및 공정에 대한 밸리데이션을 실시하고 이를 확인하여야 한다.

마. 필요한 교정을 실시하고 기록을 보관하여야 한다.

바. 건물 및 설비의 유지·보수 및 기록을 보관하고 확인하여야 한다.

사. 제품, 공정 또는 설비의 변경관리에 관한 사항을 평가하여야 한다.

2.4 자율점검

가. 계획을 수립하여 자체적으로 제조 및 품질관리가 이 기준에 맞게 이루어지고 있는지를 정기적으로 자율점검하여야 한다. 다만, 기준일탈이나 제품회수가 빈번하게 발생하는 등 특별한 경우에는 추가로 실시하여야 한다.

나. 자율점검을 실시할 수 있는 사람은 품질(보증)부서 책임자 또는 품질(보증)부서 책임자가 지정하는 사람으로서 이 기준에 대한 지식과 경험이 풍부한 사람이어야 하며, 필요한 경우에는 외부 전문가에게 의뢰하여 실시할 수 있다.

다. 자율점검은 사전에 실시의 목적·범위 등을 정하여 실시하고, 자율점검 후에는 그 결과와 개선요구사항 등이 포함된 보고서를 작성하여야 하며, 개선요구사항에 대해서는 기한을 정하여 개선하여야 한다.

2.5 제품품질평가

가. 완제품의 제조단위별 제조기록서 및 시험성적서를 조사한 후, 이를 근거로 기준에 맞는 제품이 일관되게 제조되고 있는지, 표준제조공정이 적절한지를 평가하여야 하며, 평가 시 다음 사항이 포함되어야 한다.

1) 중요한 공정관리 및 제품의 시험결과
2) 일탈 및 기준일탈된 제조단위의 조사기록
3) 공정 또는 시험방법의 변경관리기록
4) 안정성 평가의 결과
5) 반품, 불만 및 회수에 대한 기록
6) 시정조치에 대한 기록

나. 평가결과에 따른 일탈, 기준일탈 또는 편향에 대해서는 조사를 한 후 필요한 조치를 마련한다.

다. 품질평가는 매년 정기적으로 실시하고 기록하여야 한다.

3. 작업원

3.1 작업원의 자격요건

가. 제조소에는 제조관리 및 품질관리 업무를 적절히 수행할 수 있는 적절한 인원을 배치하여야 하며, 그 작업원은 이 기준 및 담당업무에 관한 교육·훈련을 받은 사람이어야 한다.

나. 교육책임자 또는 담당자를 지정하고 교육·훈련의 내용 및 평가가 포함된 교육·훈련규정을 작성하여야 하되, 필요한 경우에는 외부 전문기관에 교육을 의뢰할 수 있다.

다. 작업원에 대한 교육·훈련은 연간계획을 수립하여 실시하며, 작업원이 맡은 업무를 효과적으로 수행할 수 있도록 제조·품질관리와 그 밖에 필요한 사항에 대하여 실시하여야 한다.

라. 교육 후에는 교육결과를 평가하고, 필요하면 재교육을 하여야 한다.

마. 중간체와 완제품의 제조에 종사하는 모든 작업원의 책임업무를 문서로 규정하여야 한다.

3.2 개인위생

가. 작업원은 청정구역과 작업의 종류에 따라 규정된 작업복, 신발, 모자, 마스크 등을 착용하여야 한다.

나. 신규 작업원 및 재직 중인 작업원은 정기적으로 건강진단을 받아야 한다.

다. 전염성 질환 등으로 인하여 원료의약품의 품질에 영향을 미칠 수 있는 작업원은 원료의약품과 직접 접촉하는 작업에 참여해서는 안 된다.

4. 건물 및 시설

가. 원료의약품 제조소는 「의약품 등의 제조업 및 수입자의 시설기준령」에서 정한 시설기준에 맞도록 필요 시설을 갖추어야 하며, 정기적으로 점검하여 제조 및 품질관리에 지장이 없도록 유지·관리하고 해당 내용을 기록하여야 한다.

나. 원료의약품 제조소는 제조공정 중의 오염을 방지하기 위하여 다음 사항에 따라 적절한 작업환경을 유지·관리하고 그 내용을 기록하여야 한다.

1) 원료의약품의 종류·제형·제조방법 및 제조시설 등에 따라 작업소의 청정구역과 청정등급을 설정하여야 하며, 그 청정등급이 유지되도록 정기적으로 점검하고 관리할 것

2) 공기조화장치의 성능을 정기적으로 점검하고 청정등급 및 작업실 간의 차압이 유지되도록 할 것

3) 제조조건과 보관조건에 적절한 온도 및 습도가 유지되도록 정기적으로 점검할 것

다. 오염과 혼동을 방지하기 위하여 정리정돈을 잘 하고, 청결을 유지할 수 있도록 청소하여야 한다.

라. 작업소의 청소는 청소방법, 청소주기 및 확인방법에 대한 규정에 따라 하여야 한다.

마. 청정구역은 청정등급에 맞는 청정도가 유지되도록 관리하고 정기적으로 점검하여야 한다.

바. 작업소 및 보관소에 음식물 반입, 개인 의약품 보관, 흡연 등 제품의 품질에 영향을 미칠 수 있는 행위를 해서는 안 된다.

사. 해충이나 쥐를 막을 대책을 마련하고 정기적으로 점검·확인하여야 한다.

5. 공정설비

원료의약품 제조소는 다음 각 목에 따라 정기적으로 점검하여 제조 및 품질관리에 지장이 없도록 유지·관리하고 해당 내용을 기록하여야 한다.

가. 작업소의 기계·설비는 제조공정 흐름에 따라 배치할 것

나. 제조용 중요 기계·설비는 구분할 수 있도록 번호나 코드를 부여하고 해당 기계·설비를 사용한 제품명, 제조번호 및 제조일자를 기록할 것

다. 제조용수는 필요한 질과 양이 확보되도록 할 것

라. 각종 배관에는 각각 구분될 수 있도록 내용물과 흐름방향을 표시할 것

마. 윤활유, 냉매 등이 품질에 영향을 미치지 않도록 관리할 것

바. 작업소의 하수구는 역류를 방지할 수 있도록 되어 있어야 하고 정기적으로 소독할 것

사. 고장 등으로 사용하지 않는 기계·설비는 작업소에 두지 않거나 사용할 수 없다고 표시할 것

아. 원료의약품의 제조 및 시험에 사용되는 중요 기계·설비에 대하여 교정 및 적격성 평가를 하여야 하고, 작동절차와 기준을 문서화할 것

자. 생약(한약)을 원료로 사용하는 원료의약품 제조소는 가목부터 아목까지의 기준 외에 다음 기준에 맞아야 한다.

1) 보관소는 다음 기준에 따라야 한다.

가) 선별·정선(精選)·세척이 필요한 원생약은 구획하여 보관할 것

나) 원료, 중간체, 완제품은 필요한 보관조건에 따라 온도 및 습도를 조절할 수 있는 시설을 갖출 것

다) 환기(통풍)가 잘 되고 직사광선을 차단할 수 있을 것

라) 쥐, 해충, 먼지 등을 막을 수 있는 시설을 갖출 것

2) 원생약의 선별, 이물제거, 세척, 건조, 절단 등의 작업을 위한 전처리(前處理) 작업실을 갖출 것

3) 한약분말 및 한약엑스를 제조하는 경우 각각 구획된 작업실을 갖출 것

4) 한약엑스 작업실은 수증기를 배출할 수 있는 설비와 세척하여 사용할 수 있는 추출시설을 갖출 것

5) 한약분말 작업실 또는 한약엑스 작업실에는 필요한 경우 금속을 검출할 수 있는 금속감지기를 설치할 것

차. 제조설비의 세척에 사용하는 세제 또는 소독제는 잔류하거나 적용하는 표면에 이상을 초래하지 않는 것이어야 한다.

카. 세척한 제조설비는 다음 사용 시까지 오염되지 않도록 유지·관리하여야 한다.

타. 제조설비의 세척은 세척 작업원, 세척 작업일 및 세척에 사용된 약품 등을 기록한 세척기록과 그 기계·설비를 사용한 품목 등 사용기록을 날짜순으로 작성하여 갖추어 두어야 하되, 세척기록과 사용기록은 통합하여 작성할 수 있다.

파. 제조 및 품질관리에 자동화장치 등[컴퓨터 또는 단품번호 부여체계(serialization) 등의 관련 시스템을 포함한다. 이하 같다]을 사용할 경우에는 계획을 수립하여 정기적으로 교정 또는 성능점검을 하고 기록할 것

하. 자동화장치 등의 기록 변경은 권한이 있는 자만 할 수 있도록 하고 적절하게 관리할 것

거. 자동화장치 등에 의한 모든 기록은 별도로 저장·보관하여야 하고, 이 경우 출력물이나 테이프 및 마이크로필름 등과 같은 대체 시스템을 이용하여 별도로 보관된 자료가 유실되지 않도록 관리할 것

6. 문서 및 기록

6.1 문서의 작성 및 관리

가. 모든 문서의 작성 및 개정·승인·배포·회수 또는 폐기 등 관리에 관한 사항이 포함된 문서관리규정을 작성하여야 한다.

나. 문서는 알아보기 쉽게 작성하여야 하며, 작성된 문서에는 제조부서 책임자 또는 품질(보증)부서 책임자의 서명과 승인 연월일이 있어야 한다.

다. 문서의 작성자·검토자(또는 확인자) 및 승인자는 서명을 등록한 후 사용하여야 한다.

라. 모든 기록문서는 작업과 동시에 작성되어야 하며 지울 수 없는 잉크로 작성하여야 한다. 기록문서를 수정하는 경우에는 수정하려는 글자 또는 문장 위에 선을 그어 수정 전 내용을 알아볼 수 있도록 하고, 수정된 문서에는 수정 사유, 수정 연월일 및 수정자의 서명이 있어야 한다.

마. 문서를 개정할 때는 개정 사유 및 개정 연월일 등을 적고 제조부서 책임자 또는 품질(보증)부서 책임자의 승인을 받아야 하며, 정기적으로 점검하여 최근에 개정된 것인지를 확인하여야 한다. 개정 전의 것도 일정기간 보존하여야 한다.

바. 모든 기록문서(전자기록을 포함한다)는 해당 제품의 유효기한 또는 사용기한 경과 후 1년간 보존하여야 한다. 다만, 별도로 규정하는 경우 그 사유와 보존기한을 명확하게 정하여야 한다.

사. 전자문서 시스템의 경우에는 허가된 사람만이 입력, 변경 또는 삭제할 수 있으며 자기테이프, 마이크로필름, 백업 등의 방법으로 기록의 훼손 또는 소실에 대비하고, 필요시 판독 가능한 방법으로 출력하여야 한다.

6.2 기준서

원료의약품의 제조관리와 품질관리를 적절히 이행하기 위하여 제품표준서, 품질관리기준서, 제조관리기준서 및 제조위생관리기준서를 작성하여 갖추어 두어야 한다.

가. 제품표준서

제품표준서는 품목마다 작성하며, 다음 각 목의 사항이 포함되어야 한다.

1) 제품명, 제형 및 성상

2) 허가(신고) 연월일 및 허가(신고)사항 변경 연월일

3) 효능·효과, 용법·용량 및 사용상의 주의사항

4) 허가받은 원료약품 및 그 분량과 제조단위당 기준량, 필요한 경우 기준량 조정에 관한 사항

5) 제조공정 흐름도 및 상세한 공정별 제조방법과 공정검사방법(위탁하여 제조하는 경우에는 위탁하는 공정의 범위)

6) 공정별 이론 생산량 및 수율관리기준

7) 작업 중 주의할 사항

8) 원자재·중간체·완제품의 기준 및 시험방법(이물·곤충이 섞이거나 미생물에 오염되는 등의 우려가 있는 원자재는 별도의 기준 및 시험방법을 설정한다)

9) 한약원료 등에 관한 사항

가) 원생약 및 한약

(1) 기원(사용 부위 및 성상)

(2) 분말 또는 엑스의 제조를 위한 규격 및 분량[포제(製: 한약의 치료효능을 높이고 독성과 부작용을 없애며 조제나 제제하는 데 편리하게 하기 위하여 약제에 따라 적절히 하는 전체 가공과정)한 약을 사용할 경우 포제규격 및 포제방법]

(3) 절단한 원생약을 구입하는 경우 시험성적서 또는 품질 확인방법

나) 한약분말

(1) 원생약의 품질 확인방법

(2) 분말의 규격 및 시험방법
(3) 제조방법(분쇄) 및 수율
(4) 분말의 보관 방법·조건
(5) 작업공정별 유의할 사항
다) 한약엑스
(1) 제조방법(추출, 여과, 농축, 건조 등의 조건을 포함한다) 및 수율
(2) 엑스의 규격 및 시험방법
(3) 엑스의 보관 방법·조건
(4) 작업공정별 유의할 사항
10) 제조관리 및 품질관리에 필요한 시설 및 기기
11) 보관조건
12) 유효기간 또는 사용기간
13) 이력관리
14) 작성 연월일
15) 다음 사항이 포함된 제조지시서
가) 제품표준서의 번호
나) 제품명, 제형 및 성질·상태
다) 제조번호, 제조 연월일 및 유효기한 또는 사용기한
라) 제조단위
마) 사용된 원료약품의 시험번호, 허가받은 원료약품의 분량 및 제조단위당 기준량
바) 상세한 제조방법, 포장방법 및 작업 중 주의할 사항
사) 공정별 수율관리기준
아) 제조지시자 및 지시 연월일
16) 동물유래원료에 관한 사항(주사제로 한정한다)
가) 기원(사용 부위 및 성상)
나) 제조방법(추출, 여과, 농축, 건조 등의 조건을 포함한다)
다) 규격 및 시험방법
라) 보관 방법·조건
마) 작업공정별 유의할 사항
17) 그 밖에 필요한 사항

나. 품질관리기준서

품질관리기준서에는 다음 각 목의 사항이 포함되어야 한다.

1) 다음 사항이 포함된 시험지시서
가) 품명, 제조번호 또는 관리번호, 제조 연월일
나) 시험지시번호, 지시자 및 지시 연월일
다) 시험항목 및 시험기준
2) 검체(檢體)의 채취자, 채취량, 채취장소, 채취방법 및 채취 시 주의사항(무균 여부 등)과 채취 시의 오염방지대책
3) 시험결과를 관련 부서에 통지하는 방법
4) 시험시설 및 시험기구의 점검
5) 안정성 시험
6) 완제품 보관용 검체의 관리
7) 표준품 및 시약의 관리
8) 한약원료의 표본·보관에 관한 사항
9) 위탁시험 또는 위탁제조 하는 경우 검체의 송부방법 및 시험결과의 판정방법
10) 그 밖에 제2.2호의 품질(보증)부서 책임자의 의무 이행에 관련된 세부 기준 등 필요한 사항

다. 제조관리기준서

제조관리기준서에는 다음 각 목의 사항이 포함되어야 한다.

1) 제조공정관리에 관한 사항
  가) 작업소의 출입제한
  나) 공정검사의 방법과 칭량(稱量), 원료투입, 멸균작업 등 중요공정의 이중 점검방법
  다) 사용하려는 원료약품의 적합판정 여부를 확인하는 방법
  라) 재가공방법
  마) 원생약의 전처리에 관한 사항
  바) 한약분말 또는 한약엑스를 제조하는 경우 분말의 입도(粒度) 또는 추출과정의 추출용매, 시간, 온도 및 농축에 관한 사항
2) 시설 및 기기 관리에 관한 사항
  가) 정기적인 점검방법
  나) 작업 중인 시설 및 기기의 표시방법
  다) 고장 등 사고 발생 시에 할 조치
  라) 계측기의 규격설정 및 교정방법
  마) 중요 기계·설비의 적격성평가 방법
3) 원료약품 관리에 관한 사항
  가) 입하 시 품명, 규격, 수량 및 포장용기의 훼손 여부에 대한 확인방법과 훼손되었을 경우 그 처리방법
  나) 보관장소 및 보관방법
  다) 시험결과 부적합품에 대한 처리방법
  라) 취급 시의 혼동 및 오염 방지대책(필요한 경우 미생물 오염 포함)
  마) 출고 시 선입선출(先入先出) 및 중량 또는 용량이 측정된 용기의 표시사항
  바) 재고관리
  사) 원생약의 경우에는 다음 사항이 포함되어야 한다.
  (1) 원생약의 기원, 원산지, 재배 및 수집, 살충제 등의 관리사항
  (2) 원생약의 관리단위에 관한 기준
  (3) 토사(土砂) 등의 이물, 곰팡이 등의 미생물 오염을 방지하기 위한 적절한 시설, 방법 및 해당 조건하에서의 저장에 대한 사항
  (4) 충해(蟲害)를 방지하기 위하여 훈증제를 사용하는 경우 훈증제의 독성에 관한 사항과 훈증기록 보존에 관한 사항
  아) 필요한 경우 자가(自家) 사용기준(품질보증방법을 포함한다)과 장기 보관 시 외부에 노출되는 등 품질 이상의 우려가 있는 경우 재시험방법
4) 자재 관리에 관한 사항
  가) 입하 시 품명, 규격, 수량 및 포장의 훼손 여부에 대한 확인방법과 훼손되었을 경우 그 처리방법
  나) 보관장소 및 보관방법
  다) 시험결과 부적합품에 대한 처리방법
  라) 불출방법과 사용하고 남아서 반납된 표시재료의 수량 확인방법
  마) 표시기재사항의 변경 시 하여야 할 조치
  바) 취급 시의 혼동 및 오염 방지대책(필요한 경우 미생물 오염 포함)
  사) 재고관리
  아) 필요한 경우 자가 사용기준(품질보증방법을 포함한다)과 장기 보관 시 외부에 노출되는 등 품질 이상의 우려가 있는 경우 재시험방법
5) 완제품 관리에 관한 사항
  가) 입·출하 시 승인판정의 확인방법
  나) 보관장소 및 보관방법
  다) 출하 시의 선입선출방법
6) 위탁제조에 관한 사항
  가) 원자재의 공급, 중간체 또는 완제품의 운송 및 보관 방법
  나) 수탁자 제조기록의 평가방법
7) 동물유래원료를 사용하는 경우 바이러스 불활화 공정에 관한 사항(주사제로 한정한다)

8) 그 밖에 제2.3호의 제조부서 책임자의 의무 이행에 관련된 세부 기준 등 필요한 사항

라. 제조위생관리기준서

제조위생관리기준서에는 다음 각 목의 사항이 포함되어야 한다.

1) 작업원의 건강관리 및 건강상태의 파악·조치방법
2) 작업원의 수세, 소독방법 등 위생에 관한 사항
3) 작업복장의 규격, 세탁방법 및 착용규정
4) 작업실 등의 청소(필요한 경우 소독을 포함한다. 이하 같다) 방법 및 청소주기
5) 작업실 등의 청소에 사용하는 약품 및 기구
6) 청소상태의 평가방법
7) 작업소의 청정도관리에 관한 사항
8) 제조시설의 세척 및 평가
    가) 책임자 지정
    나) 세척 및 소독 계획
    다) 세척방법과 세척에 사용되는 약품 및 기구
    라) 제조시설의 분해 및 조립 방법
    마) 이전 작업 표시 제거방법
    바) 청소상태 유지방법
    사) 작업 전 청소상태 확인방법
9) 해충이나 쥐를 막는 방법 및 점검주기
10) 그 밖에 제2.3호의 제조부서 책임자의 의무 이행에 관련된 세부 기준 등 필요한 사항

7. 원자재 관리

가. 원료약품 및 자재의 관리는 제6.2호다목 3) 및 4)에 따라 정기적으로 점검하여 제조 및 품질관리에 지장이 없도록 유지·관리하고 해당 내용을 기록하여야 한다.

나. 반입된 원자재는 시험결과 적합판정이 날 때까지 격리·보관하여야 한다. 다만, 적합판정을 받은 원자재와 확실하게 구분할 수 있는 대책이 마련된 경우에는 그렇지 않다.

다. 반입된 원자재의 외관 및 표시사항을 확인하고 제조번호가 없는 경우에는 관리번호를 부여하여 겉포장의 먼지를 제거한 후 보관하여야 한다.

라. 원자재가 반입되면 제조단위 또는 관리번호별로 시험용 검체를 채취하고 시험 중임을 표시하며, 검체의 용기·포장에 검체명, 제조번호, 채취일, 채취자 등을 표시하여야 한다.

8. 제조 및 공정관리

8.1 제조공정관리

가. 제품의 제조단위마다 다음 사항이 포함된 제조기록서를 작성하여야 하되, 제조기록서는 제조지시서와 통합하여 작성할 수 있다.

1) 제품명, 제형 및 성질·상태
2) 제조번호, 제조 연월일 및 유효기한 또는 사용기한
3) 제조단위
4) 원료약품의 분량, 제조단위당 실 사용량 및 시험번호와 실 사용량이 기준량과 다를 경우에는 그 사유 및 산출근거
5) 공정별 작업내용 및 수율과 수율관리기준을 벗어난 경우에는 그 사유
6) 공정 중의 시험결과 및 부적합 판정을 받은 경우에 한 조치
7) 중요공정을 수행한 작업원의 성명, 확인자의 서명, 작업 연월일 및 작업시간
8) 사용한 표시재료의 시험번호 또는 관리번호와 견본
9) 중요 사용 기계·설비의 번호 또는 코드
10) 특이사항(관찰사항 등)

나. 해당 작업에 종사하지 않는 사람의 작업소 출입을 제한하여야 한다.

다. 작업 전에 시설 및 기구의 청결상태를 확인하여야 한다.

라. 작업 중인 작업실과 보관용기 및 기계·설비에는 제품명과 제조번호 등을 표시하여야 한다.
마. 제품의 균질성을 확보하기 위하여 필요한 공정에서 적절한 시험을 하여 완제품의 규격에 맞도록 하여야 한다.
바. 중간체는 신속하게 제조공정을 완료하되, 보관 시에는 품질이 변하지 아니하도록 보관하여야 한다.
사. 이론 생산량과 실생산량을 비교하여 수율관리기준을 벗어난 경우에는 그 원인을 조사하고 대책을 수립하여 시행하여야 한다.
아. 원료의약품을 제조하는 경우에는 미생물의 오염에 유의하고 청정등급에 맞도록 관리하여야 한다.
자. 멸균조작이 필요한 원료의약품은 멸균 전과 멸균 후의 중간체 상호간에 혼동이 일어나지 않도록 관리하여야 한다.
차. 제조용수의 수질을 작업 시마다 규정된 방법에 따라 확인하여야 한다.
카. 제조공정 중 기준일탈한 중간체 및 원료의약품을 재가공하는 경우에는 품질(보증)부서 책임자의 승인을 받아야 하며 그 기록을 보관하여야 한다.
타. 완제품의 품질을 보증하기 위하여 중요공정에 설정된 작업시간을 벗어난 경우에는 제품의 품질에 영향이 없음을 규명하고 그 관련 기록을 보관하여야 한다.
파. 한약원료의 제조공정은 다음 사항을 준수하여야 한다.
1) 원생약을 세척, 절단 및 단순 가공하는 경우에도 이 기준에서 정한 바에 따라 관리하여야 한다.
2) 한약분말을 제조하는 경우 연속 작업으로 분쇄한 양을 제조단위로 관리하며 혼합 생약을 분말로 제조해서는 안 된다.
3) 독성 한약 또는 미량의 한약을 분말로 제조하는 경우 교차오염 등에 대한 대책을 마련하고 특별히 주의하여야 한다.
4) 한약엑스를 제조하는 경우 농축기 1대가 수용할 수 있는 양을 제조단위로 관리한다. 다만, 2대의 농축기로 농축하여 1대의 혼합기로 합하는 경우 혼합기의 용량을 제조단위로 할 수 있다.

8.2 중간체 또는 원료의약품 제조단위의 혼합
가. 이 기준에서 "혼합"이란 동질의 중간체 또는 원료의약품을 생산하기 위하여 동일 규격의 물질을 결합하는 공정을 말한다.
나. 규격을 맞추기 위하여 기준일탈 제조단위를 다른 제조단위와 혼합하여서는 아니 된다.
다. "혼합"에는 다음 사항이 포함된다.
1) 제조단위를 증대하기 위한 작은 제조단위의 혼합
2) 하나의 제조단위를 만들기 위하여 동일한 중간체 또는 원료의약품 제조단위의 나머지 부분(즉, 분리된 물질의 비교적 적은 분량)의 혼합
라. 내용고형제 또는 현탁액 제조용 원료의약품 등 물리적 특성이 중요한 경우에는 혼합한 제조단위의 균질성을 확보하기 위한 밸리데이션을 실시하여야 한다.
마. 혼합한 제조단위의 유효기간 또는 사용기간 등은 혼합물에 포함된 가장 오래된 제조단위의 제조일자를 기준으로 설정하여야 한다.

8.3 오염 관리
제조 및 공정관리는 다른 물질에 의한 오염을 방지할 수 있도록 실시하여야 하며, 특히, 정제(精製) 이후 원료의약품을 취급할 때에는 오염을 방지하기 위하여 주의하여야 한다.

9. 원료의약품과 중간체의 포장 및 식별 표시
가. 다른 원료의약품이나 다른 제조단위를 동시 또는 연속하여 포장할 경우에는 원료의약품 상호 간의 혼동 및 교차오염과 자재 상호 간의 혼동이 일어나지 않도록 작업실을 구획하는 등 적절한 방안을 마련하여야 한다.
나. 포장작업을 시작하기 전에 이전 작업의 포장재료가 남아 있지 않은지를 확인하여야 한다.
다. 표시재료는 작업 전에 품질(보증)부서의 승인 여부와 제조번호 등 인쇄내용이 정확한지를 확인하고 사용하여야 하며, 포장라인 중 인쇄되는 자재는 그 내용이 제조기록서에서 지시한 대로 인쇄되고 있는지를 확인하여야 한다.
라. 포장작업 중인 작업실, 포장라인 또는 기계·설비에는 제품명과 제조번호를 표시하여야 한다.
마. 포장작업이 끝나면 자재의 인수량과 사용량을 비교하여 차이가 있을 경우에는 원인을 조사하여야 하며, 사용하고 남은 자재는 입·출고 내용을 기록하고 자재보관소로 반납하거나 폐기하여야 한다. 다만, 제조번호 등을 인쇄한 표시재료는 폐기하여야 한다.
바. 제품의 표시사항과 포장의 적합 여부를 확인·기록하여야 하며, 포장공정에서 채취된 검체는 시험이 완료된 후 폐기하여야 한다. 다만, 혼동과 오염의 우려가 없는 경우에는 폐기하지 아니할 수 있다.
사. 포장작업이 완료된 완제품은 품질(보증)부서의 적합판정이 나올 때까지 다른 제품과 혼동되지 아니하도록 보관하여야 한다.

아. 원료의약품의 용기나 포장에 대하여 필요한 경우에는 기밀 또는 밀봉 등의 시험·검사를 하여야 한다.

자. 포장작업을 한 작업원의 성명과 확인자의 서명을 적어야 한다.

10. 보관 및 출고

10.1 보관관리

가. 보관 업무에 종사하지 않는 사람의 보관소 출입을 제한하여야 한다.

나. 원료약품, 중간체, 자재, 완제품, 부적합품 및 반품된 제품은 각각 구획된 장소에 종류별로 보관하여야 한다. 다만, 원자재 및 완제품이 혼동될 우려가 없는 시스템에 의하여 보관되는 경우에는 그렇지 않다.

다. 원자재 및 완제품은 제조번호 또는 관리번호별로 시험 전후를 표시하고 구분·보관하여야 한다. 다만 자동관리 시스템인 경우에는 표시를 생략할 수 있다.

라. 원자재 및 완제품은 바닥과 벽에 닿지 않도록 보관하고 선입선출에 의하여 출고할 수 있도록 정리·보관하여야 한다.

마. 시험결과 부적합으로 판정된 원자재는 부적합 표시를 하여 다른 원자재와 구별하고 신속하게 처리하여야 한다.

바. 원자재, 중간체 및 완제품은 품질에 나쁜 영향을 미치지 않는 조건에서 보관하여야 한다.

사. 표시재료는 제품별, 종류별로 구분·보관하여야 하며, 표시내용이 변경된 경우에는 이전의 자재와 섞이지 않도록 하기 위한 조치를 마련하여야 한다.

아. 원생약의 보관관리는 다음 사항을 준수하여야 한다.

1) 원생약은 적합판정된 한약원료와 구분하여 보관하여야 한다.

2) 보관소는 적정한 온도 및 습도가 유지되도록 정기적으로 점검·기록하여야 한다.

3) 쥐, 해충, 미생물 등으로부터 오염되지 않도록 관리하여야 한다.

4) 곰팡이의 증식과 충해를 방지하기 위하여 약제를 살포하거나 훈증하는 경우 약전(藥典)에 따르고, 약제살포 및 훈증 기록은 3년간 보존한다.

10.2 출고관리

가. 출고는 선입선출방식으로 하여야 하며, 그러지 않을 경우에는 타당한 사유가 있어야 한다.

나. 원자재는 시험결과 적합으로 판정된 것만을 작업소로 보내야 한다.

다. 완제품은 품질(보증)부서 책임자가 출하승인한 것만을 출하하여야 하며 제품명, 제조번호, 출하일, 거래처 및 수량 등을 기록·관리하여야 한다.

11. 품질관리

11.1 시험관리

가. 의뢰한 시험별로 다음 사항이 포함된 시험성적서를 작성하여야 한다. 시험성적서는 시험의뢰서와 시험지시서를 통합하여 작성하거나 관리할 수 있다.

1) 품명, 제조번호 또는 관리번호, 제조 연월일

2) 시험번호

3) 접수, 시험 및 판정 연월일

4) 시험항목, 시험기준, 시험결과 및 항목별 적격·부적격 결과

5) 판정결과

6) 시험자의 성명, 판정자의 서명 및 중간검토자의 서명

나. 원자재, 중간체 및 완제품은 적합판정이 된 것만을 사용하거나 출하하여야 하며, 일탈, 기준일탈 또는 편향이 있는 경우에는 그 사유를 조사한 후 처리하여야 한다. 다만, 중간체의 경우에는 밸리데이션, 안정성 시험, 제품품질평가 등을 고려하여 적합판정 이전에 사용할 수 있다.

다. 원자재의 품질이 계속적으로 균질하여 시험성적에 충분한 신뢰성이 보증되는 경우에는 절차와 기준을 문서로 정하여 입고될 때마다 필요 항목만 검사할 수 있다. 다만, 확인시험 및 육안검사는 반드시 하여야 하며, 정기적으로 모든 항목을 시험하여야 한다.

라. 시험기록(시험 근거자료를 포함한다)이 정확하고 설정된 기준에 맞다는 것을 확인하는 중간검토자를 두어야 한다.

마. 완제품의 출하승인을 위한 평가는 제조기록서와 중간체 및 완제품의 시험결과를 종합하여 판정하여야 한다.

바. 그래프, 계산식 등 시험에서 얻은 모든 기록(전자기록을 포함한다)은 보존하여야 한다.

사. 시험용 검체는 오염되거나 변질되지 않도록 채취하고, 채취과정에서 원자재 및 중간체가 오염되지 않도록 관리하여야 한다. 채취한 후에는 원상태와 동등하게 포장하여야 하며, 시험용 검체가 채취되었음을 표시하는 절차를 포함한 검체채취 절차를 마련하여야 한다.

아. 시험기기, 계측기 및 기록계는 미리 정한 계획서에 따라 정기적으로 교정·기록하여야 한다.

자. 표준품, 배지, 검체, 중요 시약, 부피측정용 유리기구 등에 대한 관리상황을 기록하여야 한다.

차. 표시재료는 기재사항이 변경될 때마다 규정에 맞는지를 확인하고 변경된 표시재료를 보관하여야 한다.

카. 원료의약품과 접촉하는 포장재료는 원료의약품을 변질시키거나 인체에 유해한 재료가 아닌지를 확인한 후 사용하여야 한다.

타. 제조용수는 정기적으로 사용점 등에서 제조용수를 채취하여 규정된 시험방법에 따라 시험하고 평가하여야 한다.

파. 경시변화(經時變化: 시간의 흐름에 따라 물리·화학적 성질 등이 변화하는 것을 말한다)가 우려되는 원료약품을 장기보관하는 경우 재시험하여 사용하여야 한다.

하. 시험용 동물은 적절하게 관리하여야 하며, 각각 구분하여 그 사용명세를 기록하여야 한다.

거. 실제 제조·사용된 검체를 대상으로 시험 시마다 시험자, 시험기기 오차 등을 확인하는 적합성 시험을 하여야 한다.

너. 원생약은 형태학적·이화학적 품종관리와 표본관리를 하여야 하며, 동일한 생약이면서 표본과 다른 경우 품종에 따른 성분의 차이, 재배 시의 유해물질 사용 여부 등 재배지 정보수집 등을 통하여 품질관리를 철저히 하여야 한다.

더. 한약분말 또는 한약엑스를 제조하는 경우에는 다음 사항을 준수하여야 한다.

1) 한약분말을 혼합한 경우 자가 시험기준(분말도, 생균수, 함량 등)을 설정하여 품질관리를 하여야 한다.

2) 한약엑스의 경우 자가 시험기준(점도, 수분, 생균수, 함량 등)을 설정하여 품질관리를 하여야 한다.

3) 장기간 보관하는 한약원료는 사용기한을 설정하여야 하며, 정기적으로 시험주기를 설정하고 재시험을 하여 그 결과에 따라 사용기한을 재설정하여야 한다.

11.2 안정성 시험

가. 안정성 시험은 계획을 수립하여 하고, 그 결과에 따라 원료의약품의 유효기간 또는 사용기간, 포장방법 및 저장조건을 설정하여야 한다.

나. 안정성 시험 계획서에는 다음 사항이 포함되어야 한다.

1) 시험구분 및 보존조건(식품의약품안전처장이 정하여 고시하는 바에 따른다)

2) 시험간격 및 시험 예정일

3) 시험 방법 및 기준(이 경우 사용 시 조제하는 제품은 조제하여 시험한다)

4) 검체의 수량

5) 포장형태(시판품과 동일한 재질이어야 한다)

다. 시판용으로 제조하는 최초 3개 제조단위에 대하여 장기보존시험을 하여야 하며, 시험결과 제품의 품질에 영향을 미치는 경우에는 유효기간 또는 사용기간을 조정하여야 한다.

라. 시판 후 안정성 시험

1) 사용기간 또는 유효기간 동안 제품 품질이 유지되는 것을 확인하기 위하여 시판 후 장기보존시험을 하여야 한다.

2) 시험간격은 타당한 사유가 계획서에 기재된 경우에는 나목과 다르게 설정할 수 있다.

3) 매년 품목별로 시판품과 동일한 재질의 포장형태마다 한 개 제조단위 이상에 대해 실시하여야 한다. 다만, 과학적으로 타당성을 입증하는 경우에는 일부 생략할 수 있다.

11.3 보관용 검체

가. 원료의약품의 보관용 검체는 제조단위 또는 관리번호별로 채취하고, 해당 제조단위의 유효기한 또는 사용기한 경과 후 1년간 보관하여야 한다.

나. 원료의약품의 보관용 검체는 시판용 제품과 포장형태는 동일하거나 동등 이상이어야 하며, 규정된 시험항목(무균시험, 발열성물질시험은 제외할 수 있다)을 2회 이상 시험할 수 있는 양을 규정된 보관조건에서 보관하여야 한다.

12. 밸리데이션

12.1 밸리데이션의 대상

가. 다음의 어느 하나에 해당하는 경우에는 미리 수립된 밸리데이션계획서에 따라 밸리데이션을 실시하여야 한다.

1) 새로운 품목의 원료의약품 제조를 처음 하는 경우
2) 원료의약품의 품질에 영향을 미치는 기계·설비를 설치하는 경우
3) 원료의약품의 품질에 영향을 미치는 제조공정을 변경하는 경우
4) 제조환경을 변경하는 경우

나. 밸리데이션 실시에 관한 기준서, 밸리데이션 실시 결과 및 결론을 종합한 보고서를 작성하여 갖추어 두어야 한다.

다. 밸리데이션을 실시한 결과 제조관리 및 품질관리에 관하여 개선이 필요한 경우에는 필요한 조치를 하고 해당 조치에 대한 기록을 작성하여 갖추어 두어야 한다.

라. 식품의약품안전처장이 정하는 바에 따라 객관적이고 합리적인 증거자료가 있는 경우에는 밸리데이션을 생략할 수 있다

12.2 공정(工程) 밸리데이션

가. 원료의약품 제조공정이 미리 설정된 기준 및 품질 특성에 맞는 제품을 일관되게 제조한다는 것을 검증하고 문서화하는 공정 밸리데이션을 실시하여야 한다.

나. 제품의 품질에 영향을 미치는 중요한 제조공정에 대해서는 예측적 밸리데이션을 실시하여야 하되, 부득이한 경우에는 동시적 또는 회고적 밸리데이션으로 갈음할 수 있다.

다. 공정 밸리데이션은 품목별(무균제제 무균공정의 경우에는 공정별)로 실시하여야 한다.

라. 공정 밸리데이션은 실시 시기에 따라 다음과 같이 분류한다.

1) 예측적 밸리데이션

가) 원료의약품을 판매하기 전에 실시하는 밸리데이션으로서 기존의 연구결과 등을 근거로 품질에 영향을 미치는 변동요인(원자재의 물성, 조작조건 등)의 허용조건이 기준에 맞아야 한다.

나) 판매를 위하여 제조하는 실생산 규모의 연속 3개 제조단위에 대하여 실시하고 분석한 다음 전체적인 평가를 한다. 이 경우 3개 제조단위 모두가 적합하여야 한다.

2) 동시적 밸리데이션

가) 부득이한 사유로 예측적 밸리데이션을 실시하지 못하는 경우에만 원료의약품을 제조·판매하면서 실시하는 밸리데이션으로서 변동요인(원자재의 물성, 조작조건 등)이 허용조건 내에 있어야 한다.

나) 판매를 위하여 제조하는 실생산 규모의 연속 3개 제조단위에 대하여 실시하고 분석한 다음 전체적인 평가를 한다. 이 경우 3개 제조단위 모두가 적합하여야 한다.

3) 회고적 밸리데이션

가) 원료약품의 조성, 제조공정 및 구조·설비가 변경되지 않은 경우에만 제조한 원료의약품에 대하여 실시하는 밸리데이션으로서 과거의 제조 및 품질관리 기록, 안정성 데이터 등 기존에 축적된 제조 및 품질관리 기록을 근거로 통계학적 방법에 의하여 해석한다.

나) 실생산 규모로 제조·판매한 연속적인 10 30개의 제조단위를 대상으로 실시하며 그 기간 동안 기준일탈한 제조단위도 포함시킨다.

4) 재밸리데이션

이미 밸리데이션이 완료된 제조공정 또는 구조·설비 등에 대하여 정기적으로 실시하거나, 원료의약품의 품질에 큰 영향을 미치는 원자재, 제조방법, 제조공정 및 구조·설비 등을 변경한 경우에 실시한다.

12.3 시험방법 밸리데이션

원료의약품의 품질관리를 위한 시험방법의 타당성을 미리 검증하고 문서화하는 밸리데이션으로서 품목별로 실시하여야 한다.

12.4 세척 밸리데이션

기계·설비 등의 잔류물(전 작업 원료의약품, 세척제 등)이 적절하게 세척되었는지를 검증하고 문서화하는 밸리데이션으로서 품목별로 실시하여야 한다.

12.5 제조지원설비 밸리데이션

제조용수공급시스템 및 공기조화장치시스템 등 원료의약품 제조를 지원하는 시스템에 대하여 검증하고 문서화하는 밸리데이션으로서 기계·설비별로 실시하여야 한다.

12.6 컴퓨터시스템 밸리데이션

컴퓨터시스템의 자료를 정확하게 분석·관리·기록하고 미리 정해진 기준에 맞게 자료를 처리한다는 것을 고도의 보증수준으로 검증하고 문서화하는 밸리데이션으로서 기계·설비·시스템별로 실시하여야 한다.

13. 변경 관리

가. 기계설비, 원자재, 제조공정, 시험방법 등을 변경할 경우에는 제품의 품질 또는 공정의 재현성에 미치는 영향을 검토하여야 하고, 충분한 데이터에 의하여 품질관리기준에 맞는 제품을 제조한다는 것을 확인하고 문서화하여야 하되, 필요한 경우에는 밸리데이션과 안정성 시험 및 원자재의 제조업자 평가 등을 실시한다.

나. 변경된 내용을 실시할 경우에는 관련 문서의 개정, 작업원에 대한 교육·훈련 등의 필요한 조치를 수립하여 시행하여야 한다.

다. 원료의약품의 품질에 영향을 미칠 수 있는 생산 및 공정 관리 절차의 변경사항에 대해 완제의약품 제조업자에 알려야 한다.

14. 재가공 및 반품 등

14.1 재가공

가. 기준일탈한 중간체 또는 원료의약품을 공정에 다시 투입하거나 설정된 제조공정의 일부를 반복하여 재가공할 수 있다. 다만, 이러한 재가공이 대부분의 제조단위에 사용된다면 제조 공정의 일부로 포함하여야 한다.

나. 재가공 이전에 부산물 등의 생성으로 중간체 또는 원료의약품의 품질에 나쁜 영향을 미치지 않는지에 대하여 평가하여야 한다.

14.2 반품

가. 반품된 제품에 대해서는 품목명, 제조번호, 수량, 반품사유, 반품업소 및 반품일과 그 처리명세 및 처리일 등 반품에 관한 내용을 기록하여야 한다.

나. 유통과정에서 반품된 제품은 원칙적으로 폐기하여야 한다. 다만, 다음 사항을 모두 만족한 경우에 한하여 재입고 또는 재포장할 수 있다.

1) 적절한 조건에서 보관되었다는 것이 확인된 경우

2) 직접용기가 파손되지 않은 경우

3) 사용기한 또는 유효기한이 충분히 남아 있는 경우

4) 시험·검사 결과 품질기준에 맞다는 것이 확인된 경우

다. 재입고 또는 재포장 작업은 품질(보증)부서 책임자의 승인이 있어야 하고, 재포장을 하는 경우에는 품목 및 제조번호에 따라 재포장을 지시하며 기록서에 의하여 작업하고 적합으로 판정된 후 입고하여야 한다.

라. 재포장한 제품에는 제조번호 등에 재포장한 것임을 나타내는 표시를 하여야 하며, 사용기한 또는 유효기한을 변경해서는 안 된다.

마. 재입고 또는 재포장할 수 없는 반품인 경우에는 따로 보관하고, 규정에 따라 신속하게 폐기하여야 한다.

14.3 용매의 회수

가. 용매를 동일 공정 또는 다른 공정에 회수하여 사용할 수 있다. 이러한 경우에는 회수한 용매를 승인받은 다른 원료나 용매와 혼합하거나 재사용하기 전에 회수한 용매가 해당 기준에 부합하도록 회수 절차를 관리하여야 한다.

나. 회수한 용매의 사용은 적절히 문서화하여야 한다.

15. 불만처리 및 회수

가. 제품에 대한 불만을 효과적으로 처리하기 위하여 불만처리규정을 작성하고 불만처리위원회를 구성하여 운영하여야 한다.

나. 소비자로부터 불만을 접수한 경우에는 신속하게 불만내용을 조사하여 그 원인을 규명하고, 재발방지대책을 마련하며 소비자에게 적절한 조치를 하여야 한다.

다. 불만처리기록에는 다음 사항이 포함되어야 한다.

1) 제품명 및 제조번호

2) 불만제기자의 이름 및 연락처

3) 불만 접수 연월일

4) 불만내용

5) 불만처리 결과 및 조치사항

라. 출하된 제품에 중대한 결함이 있는 경우에는 신속히 조치하고 그 기록을 보존하여야 하며, 재발방지대책을 수립하여 시행하여야 한다.

마. 회수품은 격리·보관하고 정해진 규정에 따라 조치하여야 한다.

바. 제품이 결함이 있거나 결함이 있는 것으로 의심되어 회수하고자 할 때에는 제품이 유통된 모든 국가의 관계 당국에 적절한 방법으로 알려야 한다.

16. 수탁제조업자(시험실 포함)

원료의약품의 제조 또는 시험의 위탁자 및 수탁자의 관리는 「의약품 등의 제조업 및 수입자의 시설기준령」에서 정하는 바에 따른다.

17. 세포배양 및 발효에 의해 제조된 원료의약품

17.1 일반사항

가. 세포배양 및 발효 공정은 배지, 완충제와 같은 원료들로 인해서 미생물학적 오염이 발생할 수 있으므로, 제조 공정 중 적절한 단계에서 미생물부하, 바이러스성 오염, 엔도톡신 등을 관리하고 모니터링하여야 한다.

나. 의약품의 오염을 방지하기 위하여 설비와 환경에 대한 적절한 관리가 필요하며, 환경에 대한 기준과 점검의 주기는 생산 단계와 생산 조건(개방, 폐쇄 또는 차폐시설 등)에 따라 결정하여야 한다.

다. 제조공정 관리는 다음의 사항들을 고려하여야 한다.

1) 제조용세포은행(Working Cell Bank)의 유지관리

2) 적절한 접종 및 증식 관리

3) 발효 및 세포 배양 중의 중요한 공정 변수(parameter) 관리

4) 세포 배양 공정에서의 세포 생존율, 세포 성장에 대한 공정 관리와 필요한 경우 공정 수율 관리

5) 회수와 정제 공정 중 중간체 또는 원료의약품의 오염과 품질저하 방지

6) 적절한 생산 단계에서 미생물 부하와 필요 시 엔도톡신 기준의 설정과 관리

7) 사람 또는 동물 기원 세포주로부터 유래된 제품의 바이러스 안전성 평가

라. 필요한 경우 배지 조성물, 숙주유래 단백질, 공정 유래 불순물, 제품 유래 불순물, 오염원 등의 제거 여부를 적절한 단계에서 확인하여야 한다.

17.2 세포은행 유지 및 관리

가. 세포은행 업무에 대한 권한이 부여된 자만이 세포은행에 접근할 수 있도록 해야 한다.

나. 세포은행은 세포생존율을 유지하고 오염을 방지할 수 있는 보관조건에서 관리하여야 한다.

다. 세포은행의 사용과 보관 상태에 대해 기록하고 관리하여야 한다.

라. 세포은행 사용의 적합성 여부를 주기적으로 적절히 점검하여야 한다.

17.3 세포배양 및 발효

가. 세포 기질, 배지, 완충액 및 가스 등의 무균적 투입이 필요할 경우 폐쇄식 또는 차폐식 제조시설 또는 이에 준하는 시설을 사용하여야 한다. 일부 공정을 개방형 용기에서 수행할 경우에는 오염을 방지할 수 있는 조치 및 절차를 마련하여야 한다.

나. 미생물 오염으로 품질에 영향을 받을 수 있는 공정의 경우, 개방형 용기를 이용한 작업은 생물안전작업대(Bio-Safety Cabinet) 또는 이에 준하게 관리되는 환경 하에서 진행하여야 한다.

다. 작업원은 작업실에 들어갈 때에는 청정구역의 등급에 따라 세척·소독 또는 멸균한 작업복·신발·모자 및 마스크 등의 적절한 복장을 착용하여야 하며, 배양작업 시 오염이 되지 않도록 특히 주의를 기울여야 한다.

라. 온도, pH, 교반속도, 압력 등 제조공정관리에 필요한 중요 사항들을 모니터링하여야 한다.

마. 세포 배양 공정 중 적절한 단계에서 세포 생존율, 세포 성장, 생산성 등의 주요 공정 변수를 점검하고 기록하여야 한다.

바. 세포 배양에 사용되는 설비는 세척, 멸균하여 사용하여야 하고, 발효 설비는 세척, 소독 또는 멸균하여 사용하여야 한다.

사. 배양 배지는 사용 전에 멸균하여야 한다.

아. 오염 발생 시 그에 따른 조치사항을 결정하기 위하여 다음 사항을 포함한 적절한 절차를 수립하고 수행하여야 한다.

1) 오염이 원료의약품에 미치는 영향 평가·조치사항 결정

2) 설비로부터 오염원을 제거하고 이후 제조할 수 있는 상태로 회복시키는 절차 등
3) 발효 공정 동안 발견되는 외래성 유기물의 확인 및 필요 시 원료의약품의 품질에 미치는 영향 평가
4) 오염 발생 시, 관련 기록에 대한 관리 및 보존

자. 동일한 설비에서 다른 제품을 제조하는 경우에는 연속생산(Campaign) 사이에 세척 및 소독을 철저히 하고 추가적인 검사를 실시하여 교차 오염을 방지하여야 한다.

17.4 회수, 분리 및 정제

가. 회수 공정은 오염을 방지할 수 있는 작업실 및 설비 내에서 이루어져야 한다.
나. 원료의약품의 품질 저하 및 오염을 방지하면서 중간체 및 원료의약품을 일정한 품질로 회수할 수 있도록 회수 및 정제 공정을 실시하여야 한다.
다. 모든 설비는 사용 후 적절한 방법으로 세척하고 소독하여야 한다.
라. 개방형 설비를 사용할 경우, 정제 공정은 원료의약품의 품질을 유지할 수 있는 적절한 조건에서 실시하여야 한다.
마. 정제공정에서 사용하는 칼럼크로마토그래피장치는 제품별로 용도를 지정하여 사용하여야 하고, 제조단위가 변경되면 세척, 멸균 또는 소독하여 사용하여야 하며, 필요한 경우에는 엔도톡신 등을 모니터링하여야 한다.

17.5 바이러스 제거 및 불활화 단계

가. 세포주로부터 유래된 제품은 바이러스 오염의 가능성이 있으므로 제조 공정중의 바이러스 시험 기준을 확립하거나 바이러스 제거 및 불활화에 대한 밸리데이션을 실시하여야 한다.
나. 바이러스 제거 및 불활화 공정은 밸리데이션을 통해 검증된 범위 내에서 이루어져야 한다.
다. 제조공정에서 바이러스 제거 및 불활화하는 경우에는 바이러스 제거 및 불활화하지 아니한 원료의약품에 의한 오염방지를 위하여 적절한 대책을 마련하고 조치하여야 한다.
라. 동일한 설비를 다른 정제 단계에 사용하지 아니하여야 하나, 동일 설비를 사용할 경우에는 사용 전에 적절하게 세척하고 소독하여야 한다.
마. 설비나 환경 등을 통하여 이전 공정 단계로부터 잠재된 바이러스가 교차 오염되는 것을 방지하기 위한 적절한 대책을 마련하고 조치하여야 한다.

18. 위원회

각종 기준서를 제정·개정하고 이 기준을 원활하게 운영하기 위하여 다음 각 목의 사항이 포함된 위원회 규정을 작성하고 위원회를 구성하여 운영하여야 한다.

가. 위원회의 목적
나. 조직(위원장, 위원 및 간사를 포함한다) 및 임무. 필요한 경우 분야별 소위원회
다. 회의 운영

19. 실태조사 등

19.1 평가

가. 식품의약품안전처장 또는 지방청장은 이 기준의 적용대상이 되는 원료의약품이 이 기준에 적합한지를 평가한다.
나. 식품의약품안전처장 또는 지방청장은 원료의약품의 제조소에 대하여 이 기준에 적합한지를 정기적으로 평가할 수 있다.

19.2 판정

가. 식품의약품안전처장 또는 지방청장은 이 기준에 맞는지를 판정하기 위하여 제조소에 대한 실태조사를 실시할 수 있다.
나. 원료의약품의 제조업자 또는 수입자 등은 수익자부담원칙에 따라 실태조사에 필요한 경비의 전부 또는 일부를 부담한다.

19.3 삭제 <2022. 12. 29.>

19.4 기타

가. 식품의약품안전처장은 교육전문기관 또는 단체에 이 기준에 관하여 지도·교육을 의뢰할 수 있다.

나. 식품의약품안전처장은 이 기준을 실시하기 위하여 이 기준의 실시에 관한 세부 사항을 정할 수 있다.

의약품 등의 안전에 관한 규칙 [별표 2] 한약재 제조 및 품질관리기준 <개정 2022. 12. 29.>

(제4조제1항제6호바목, 제48조제5호바목 및 같은 조 제9호 관련)

1. 용어의 정의

이 기준에서 사용하는 용어의 뜻은 다음과 같다.

가. “제조”란 포장 및 표시작업을 포함하여 한약재를 생산하기 위하여 하는 모든 작업을 말한다.

나. “원료한약재”란 동물, 식물 또는 광물에서 채취된 것으로서 한약재의 원료로 사용하기 위한 세척·선별·절단 등 가공을 하지 않은 상태의 것을 말한다.

다. “원료약품”이란 완제품의 제조에 사용되는 물질(자재는 제외한다)을 말하며, 완제품에 남아 있지 않은 물질을 포함한다.

라. “자재”란 포장과 표시작업에 사용되는 용기, 표시재료, 첨부 문서, 포장재료 등을 말한다.

마. “반제품”이란 제조공정 단계에 있는 것으로서 필요한 제조공정을 더 거쳐야 완제품이 되는 것을 말한다.

바. “완제품”이란 한약재 제조에서 모든 제조공정이 완료된 것을 말한다.

사. “관리번호”란 제조단위를 부여할 수 없는 자재 등을 관리하기 위하여 부여한 번호로서 숫자·문자 또는 이들을 조합한 것을 말한다.

아. “제조단위” 또는 “로트”란 동일한 제조공정으로 제조되어 일정수준의 균질성을 가지는 한약재의 일정한 분량을 말한다.

자. “제조번호” 또는 “로트번호”란 일정한 제조단위분에 대하여 제조관리 및 출하에 관한 모든 사항을 확인할 수 있도록 표시된 번호로서 숫자·문자 또는 이들을 조합한 것을 말한다.

차. “중요공정” 또는 “중요 기계·설비”란 제품의 품질에 영향을 미치는 공정 또는 기계·설비를 말한다.

카. “수율”이란 이론 생산량에 대한 실생산량의 백분율을 말한다.

타. “이론 생산량”이란 원료약품의 투입량으로부터 이론적으로 계산된 반제품 또는 완제품의 양을 말한다.

파. “실생산량”이란 제조공정에서 실제로 얻은 양을 말한다.

하. “일탈”이란 제조 또는 품질관리 과정에서 미리 정해진 기준을 벗어나 이루어진 행위를 말한다.

거. “기준일탈”이란 시험의 결과가 미리 정해진 시험기준을 벗어난 경우를 말한다.

너. “교정”이란 계측기, 시험기기 또는 기록계가 나타내는 값과 표준기기의 참값을 비교하여 오차가 허용범위 안에 있음을 확인하고, 허용오차범위를 벗어나는 경우 허용범위 안에 들도록 조정하는 것을 말한다.

2. 시설 및 환경의 관리

2.1 시설관리

한약재 제조소는 「의약품 등의 제조업 및 수입자의 시설기준령」에서 정한 시설기준에 맞도록 필요시설을 갖추어야 하며, 다음 각 목에 따라 정기적으로 점검하여 한약재의 제조 및 품질관리에 지장이 없도록 유지·관리하고 해당 내용을 기록하여야 한다.

가. 작업소의 기계·설비는 제조공정 흐름에 따라 배치할 것

나. 시험에 사용되는 중요 기계·설비 및 계측기에 대하여 정기적으로 교정할 것

다. 완제품 포장을 위한 작업실은 선별, 이물제거를 포함한 세척, 건조, 절단 및 포제를 위한 작업실과 분리할 것

라. 이물제거, 건조, 절단, 세척 등을 위한 적절한 기계 또는 설비를 갖출 것(해당 공정이 있는 경우에 한정한다)

마. 필요한 경우 금속을 검출할 수 있는 금속감지기를 설치할 것

바. 원료약품과 완제품을 필요한 보관조건에 따라 보관할 수 있는 시설을 갖출 것

사. 보관소는 환기(통풍)가 잘되고 직사광선을 차단할 수 있을 것

아. 쥐, 해충, 먼지 등을 막을 수 있는 시설을 갖출 것

2.2 자동화장치 등의 관리

가. 제조 및 품질관리에 자동화장치 등(컴퓨터나 관련 시스템을 포함한다. 이하 같다)을 사용할 경우에는 계획을 수립하여 정기적으로 교정 및 성능점검을 하고 기록할 것

나. 자동화장치 등의 기록 변경은 권한이 있는 사람만 할 수 있도록 하고 적절하게 관리할 것

다. 자동화장치 등에 의한 모든 기록은 별도로 저장·보관하여야 하고, 이 경우 출력물이나 테이프 및 마이크로필름 등과 같은 대체 시스템을 이용하여 별도로 보관된 자료가 유실되지 않도록 관리할 것

2.3 환경관리

제조조건과 보관조건에 적정한 온도 및 습도가 유지되도록 정기적으로 점검할 것

3. 조직

3.1 조직의 구성

가. 제조소에 제조부서 및 품질부서를 총괄하는 제조관리자(「약사법」 제36조제3항에 따른 제조관리자를 말한다. 이하 같다)를 두어야 하며, 이 기준에 대한 충분한 지식과 한약재에 대에 대한 전문지식을 가지고 있고 한약재를 감별할 수 있어야 한다.

나. 제조소에 서로 독립된 제조부서와 품질부서를 두고 이 기준에 대한 충분한 지식을 가지고 있는 책임자를 각각 두어야 하며, 이 경우 책임자는 겸직해서는 안 된다.

다. 제조소에는 제조관리 및 품질관리 업무를 수행할 수 있는 적절한 인원을 배치하여야 하며, 그 작업원은 이 기준 및 담당 업무에 관한 교육·훈련을 받은 사람이어야 한다.

3.2 제조부서 책임자

제조부서 책임자는 제조공정관리, 제조위생관리 및 보관관리를 담당하는 부서의 책임자로서 다음 각 목의 사항을 이행하여야 한다.

가. 제조관리를 적절히 하기 위하여 제품표준서 및 제조·위생 관련 기준서에 성명을 적고 서명하여 승인을 받아 갖추어 두고 운영하여야 한다.

나. 제4.1호타목의 제조지시서에 따라 작업을 지시하고 제조지시서에 따라 제조되는지를 점검·확인하여야 하며, 한약재에 일탈이 있는 경우에는 이를 조사하고 기록하여야 한다.

다. 제조위생관리 및 보관관리가 규정대로 되고 있는지를 점검·확인하여야 한다.

3.3 품질부서 책임자

품질부서 책임자는 원료약품, 자재, 반제품 및 완제품의 품질관리를 담당하는 부서의 책임자로서 다음 각 목의 사항을 이행하여야 한다.

가. 품질관리를 적절히 하기 위하여 제품표준서 및 품질 관련 기준서에 성명을 적고 서명하여 승인을 받아 갖추어 두고 운영하여야 한다.

나. 제4.2호파목의 시험지시서에 따라 시험을 지시하고 시험지시서에 따라 시험이 진행되는지를 점검·확인하여야 하며, 한약재에 일탈 및 기준일탈이 있는 경우에는 이를 조사하고 기록하여야 한다.

다. 품질에 관련된 모든 문서와 절차를 검토하고 승인하여야 한다.

라. 제6.1호가목 및 제7.1호가목의 시험성적서 및 제조단위별 제조기록서의 내용을 검토하고 제품의 출하를 승인하여야 한다.

마. 시험결과에 따라 원료약품 및 자재의 사용 여부, 제조공정의 진행 여부 또는 제품의 출하 여부를 결정하고 그 결과를 미리 정한 절차에 따라 관련 부서에 통지하여야 한다.

바. 부적합품이 규정된 절차대로 처리되고 있는지를 확인하여야 한다.

사. 제10호의 불만처리 및 제품회수에 관한 사항을 주관하여야 한다.

아. 제11호의 자율점검을 계획하고 추진하여야 한다.

자. 제조 또는 시험의 수탁자와 주요 원료약품 및 자재의 제조업자를 평가하여야 한다.

차. 원료약품, 자재 및 완제품의 보관조건을 지정해야 한다.

4. 기준서

한약재의 제조관리와 품질관리를 적절히 이행하기 위하여 제4.1호부터 제4.2호까지의 규정에 따른 제품표준서, 제조·품질 관리기준서(필요한 세부 사항을 문서화한 지침 또는 방법서를 포함한다)를 작성하여 갖추어 두어야 한다.

4.1 제품표준서

제품표준서는 품목마다 작성하며, 다음 각 목의 사항이 포함되어야 한다.

가. 제품명
나. 허가(신고) 연월일 및 허가(신고)사항 변경 연월일
다. 효능·효과, 용법·용량 및 사용상의 주의사항
라. 기원(사용 부위 및 성상)
마. 육안 또는 현미경 감별기준(사진자료 등 포함) 및 평가방법
바. 품질규격 및 위해물질 기준
사. 허가받은(신고한) 원료약품 및 그 분량, 제조단위당 기준량
아. 제조공정 흐름도, 상세한 공정별 제조방법 및 수율
자. 작업 중 주의할 사항
차. 제조관리 및 품질관리에 필요한 시설 및 기기
카. 사용기한
타. 다음 사항이 포함된 제조지시서
1) 제품표준서의 번호
2) 제품명
3) 제조번호, 제조 연월일 및 사용기한
4) 제조단위
5) 사용된 원료약품의 관리번호 및 시험번호, 허가받은 원료약품의 분량 및 제조단위당 기준량
6) 상세한 제조방법 및 작업 중 주의할 사항
7) 공정별 수율관리기준
8) 제조지시자 및 지시 연월일
파. 그 밖에 필요한 사항

4.2 제조·품질 관리기준서
제조·품질 관리기준서를 작성하여야 하며, 다음 각 목의 사항이 포함되어야 한다.
가. 제조공정관리에 관한 사항
나. 시설 및 기기 관리에 관한 사항
1) 정기적인 점검방법
2) 작업 중인 시설 및 기기의 표시방법
3) 고장 등 사고발생 시에 하여야 할 조치
4) 계측기의 규격설정 및 교정방법
다. 원료약품 관리에 관한 사항
1) 입하 시 품명, 규격, 수량 및 포장용기의 훼손 여부에 대한 확인방법과 훼손되었을 경우 그 처리방법
2) 보관장소 및 보관방법
3) 시험결과 부적합품에 대한 처리방법
4) 취급 시의 혼동 및 오염 방지대책
5) 출고 시 선입선출(先入先出) 및 중량 또는 용량이 측정된 용기의 표시사항
6) 재고관리
7) 원료한약재의 경우에는 다음의 사항이 포함되어야 한다.
가) 원료한약재의 기원, 원산지, 재배 및 수집, 살충제 등의 관리사항
나) 원료한약재의 관리단위에 관한 기준
다) 토사 등의 이물, 곰팡이 등의 미생물 오염을 방지하기 위한 적절한 시설, 방법 및 해당 조건하에서의 저장에 대한 사항
라) 충해를 방지하기 위하여 훈증제를 사용하는 경우 훈증제의 독성에 관한 사항과 훈증기록 보존에 관한 사항
8) 필요한 경우 자가 사용기준(품질보증방법을 포함한다)과 장기보관 시 품질 이상의 우려가 있는 경우 재시험방법
라. 자재 관리에 관한 사항
1) 입하 시 품명, 규격, 수량 및 포장의 훼손 여부에 대한 확인방법과 훼손되었을 경우 그 처리방법
2) 보관장소 및 보관방법

3) 시험결과 부적합품에 대한 처리방법
4) 불출방법과 사용하고 남아서 반납된 표시재료의 수량 확인방법
5) 표시기재사항의 변경 시 하여야 할 조치
6) 취급 시의 혼동 및 오염 방지대책
7) 재고관리
8) 필요한 경우 자가 사용기준(품질보증방법을 포함한다)과 장기보관 시 외부에 노출되는 등 품질 이상의 우려가 있는 경우 재시험방법

마. 완제품 관리에 관한 사항
1) 입하·출하 시 승인판정의 확인방법
2) 보관장소 및 보관방법
3) 출하 시의 선입선출방법

바. 작업원의 건강관리 및 건강상태의 파악·조치방법
사. 작업원의 수세, 소독방법 등 위생에 관한 사항
아. 작업실 등의 청소(필요한 경우 소독을 포함한다. 이하 같다) 방법 및 청소주기
자. 작업실 등의 청소에 사용하는 약품 및 기구
차. 청소상태의 평가방법
카. 제조시설의 세척 및 평가
1) 책임자 지정
2) 세척 및 소독 계획
3) 세척방법과 세척에 사용되는 약품 및 기구
4) 제조시설의 분해 및 조립 방법
5) 이전 작업 표시 제거방법
6) 청소상태 유지방법
7) 작업 전 청소상태 확인방법

타. 해충이나 쥐를 막는 방법 및 점검주기
파. 다음 사항이 포함된 시험지시서
1) 품명, 제조번호 또는 관리번호, 제조연월일
2) 시험지시번호, 지시자 및 지시연월일
3) 시험항목 및 시험기준

하. 검체의 채취자, 채취량, 채취장소, 채취방법(그 특질을 고려한 검체채취방법) 및 채취 시 주의사항과 채취 시의 오염방지대책
거. 원료한약재를 장기간 보관하는 경우의 재시험검사 기준을 설정하는 사항
너. 원료한약재의 표본 및 완제품의 보관용 검체의 보관에 관한 사항
더. 시험결과를 관련 부서에 통지하는 방법
러. 시험시설 및 시험기구의 점검
머. 표준품 및 시약의 관리
버. 위탁시험 또는 위탁제조하는 경우 검체의 송부방법 및 시험결과의 판정방법
서. 그 밖에 제3.2호의 제조부서 책임자 및 제3.3호의 품질부서 책임자의 의무 이행에 관련된 세부기준 등 필요한 사항

5. 문서

5.1 문서의 작성

가. 제4호의 기준서에 따른 지침과 방법서는 명확하게 문서화하여야 한다.
나. 모든 문서의 작성 및 개정·승인·배포·회수 또는 폐기 등 관리에 관한 사항이 포함된 문서관리규정을 작성하여야 한다.
다. 문서는 알아보기 쉽게 작성하여야 하며 작성된 문서에는 제조부서 책임자 또는 품질부서 책임자의 서명과 승인 연월일이 있어야 한다.
라. 문서의 작성자·검토자(또는 확인자) 및 승인자는 서명을 등록한 후 사용하여야 한다.
마. 모든 기록문서는 작업과 동시에 작성되어야 하며 지울 수 없는 잉크로 작성하여야 한다. 기록문서를 수정하는 경우에는 수정하

려는 글자 또는 문장 위에 선을 그어 수정 전 내용을 알아볼 수 있도록 하고 수정된 문서에는 수정 사유, 수정 연월일 및 수정자의 서명이 있어야 한다.

바. 문서를 개정할 때는 개정 사유 및 개정 연월일 등을 적고 제조부서 책임자 또는 품질부서 책임자의 승인을 받아야 하며 정기적으로 점검하여 최근에 개정된 것인지를 확인하여야 한다. 개정 전의 것도 일정기간 보존하여야 한다.

5.2 문서의 관리

가. 모든 기록문서(전자기록을 포함한다)는 해당 제품의 사용기한 경과 후 1년간 보존하여야 한다. 다만, 별도로 규정하는 경우 그 사유와 보존기한을 명확하게 정하여야 한다.

나. 전자문서 시스템의 경우에는 허가된 사람만이 입력, 변경 또는 삭제할 수 있으며 자기테이프, 마이크로필름, 백업 등의 방법으로 기록의 훼손 또는 소실에 대비하고 필요시 판독 가능한 방법으로 출력하여야 한다.

6. 품질관리

6.1 시험관리

가. 의뢰한 시험별로 다음의 사항이 포함된 시험성적서를 작성하여야 한다. 시험성적서는 시험의뢰서와 시험지시서를 통합하여 작성하거나 관리할 수 있다.

1) 품명, 제조번호 또는 관리번호, 제조 연월일

2) 시험번호

3) 접수, 시험 및 판정 연월일

4) 시험항목, 시험기준, 시험결과 및 항목별 적격·부적격 결과

5) 판정결과

6) 시험자의 성명, 판정자의 서명 및 중간 검토자의 서명

나. 원료약품, 자재, 반제품 및 완제품은 적합판정이 된 것만을 사용하거나 출하하여야 하며, 기준일탈 또는 편향이 있는 경우에는 그 사유를 조사한 후 처리하여야 한다.

다. 원료약품 및 자재의 품질이 계속적으로 균질하여 시험성적에 충분한 신뢰성이 보증되는 경우에는 절차와 기준을 문서로 정하여 입고될 때마다 필요 항목만 검사할 수 있다. 다만, 확인시험 및 육안검사는 반드시 하여야 하며, 정기적으로 모든 항목을 시험하여야 한다.

라. 시험기록(시험 근거자료를 포함한다)이 정확하고 설정된 기준에 맞다는 것을 확인하는 중간검토자를 두어야 한다.

마. 완제품의 출하승인을 위한 평가는 제조기록서와 완제품의 시험결과를 종합하여 판정하여야 한다.

바. 그래프, 계산식 등 시험에서 얻은 모든 기록(전자기록을 포함한다)은 보존하여야 한다.

사. 시험용 검체는 오염되거나 변질되지 않도록 채취하고, 채취한 후에는 원상태와 같이 포장하며, 검체가 채취되었음을 표시하여야 한다.

아. 시험기기, 계측기 및 기록계는 미리 정한 계획서에 따라 정기적으로 교정·기록하여야 한다.

자. 원료약품 및 완제품의 보관용 검체는 제조단위 또는 관리번호별로 채취하고, 보관용 검체 중 원료약품은 투입된 완제품의 마지막 제조단위, 완제품은 해당 제조단위의 사용기한 경과 후 1년간 보관하여야 한다.

차. 원료약품 및 완제품의 보관용 검체와 시판용 제품의 포장형태는 동일하여야 하며, 규정된 시험항목을 2회 이상 시험할 수 있는 양을 규정된 보관조건에서 보관하여야 한다. 다만, 시판용 제품이 대형 포장인 경우에는 대형 포장에 소량 검체를 보관하거나 대형 포장과 동일한 재질의 소형 포장에 보관할 수 있다.

카. 표준품 및 검체에 대한 관리상황을 기록하여야 한다.

타. 표시재료는 기재사항이 변경될 때마다 규정에 맞는지를 확인하고 변경된 표시재료를 보관하여야 한다.

파. 한약재와 접촉하는 포장재료는 한약재를 변질시키거나 인체에 유해한 재료가 아닌지를 확인한 후 사용하여야 한다.

하. 원료한약재는 형태학적·이화학적 품종관리와 표본관리를 하여야 하며 동일한 원료한약재로서 표본과 다른 경우 품종에 따른 성분의 차이, 재배 시의 유해물질 사용 여부 등 재배지 정보수집 등을 통하여 품질관리를 철저히 하여야 한다.

거. 원료약품 및 완제품 품질관리 시 시험항목과 오염물질의 특성에 따라 품질보증을 위한 합리적인 방법을 마련하여 일부 항목 또는 검사를 생략할 수 있다.

7. 제조관리

7.1 제조공정관리

가. 제품의 제조단위마다 다음 사항이 포함된 제조기록서를 작성하여야 하되, 제조기록서는 제조지시서와 통합하여 작성할 수 있다.

1) 제품명

2) 제조번호, 제조 연월일 및 사용기한

3) 제조단위

4) 원료약품의 분량, 제조단위당 실 사용량 및 시험번호와 실사용량이 기준량과 다를 경우에는 그 사유 및 산출근거

5) 중요공정에서의 작업원의 성명, 확인자의 서명, 작업 연월일 및 작업시간

6) 사용한 표시재료의 시험번호 또는 관리번호와 견본

7) 특이사항(관찰사항 등)

나. 해당 작업에 종사하지 않는 사람의 작업소 출입을 제한하여야 한다.

다. 작업 전에 시설 및 기구의 청결상태를 확인하여야 한다.

라. 혼동이 우려되는 품목의 경우 작업 중인 작업실과 보관용기 및 기계·설비에는 제품명과 제조번호 등을 표시하여야 한다.

마. 원료한약재 관리번호

원료한약재의 기원, 산지, 채취시기 등이 동일하여 채취상의 균일성이 기대되는 각 납품단위별로 관리번호를 설정하는 것을 원칙으로 한다.

바. 완제품 제조단위

1개 이상의 관리단위의 원료약품을 가지고 동일한 제조공정을 거쳐 제조한 것을 하나의 제조단위로 한다.

사. 원료한약재의 세척

흙, 모래, 이물 등은 압축공기나 흐르는 물로 세척하되, 원료한약재에 따라 수용성 성분의 용해를 최소화하기 위해 세척시간은 최대한 단축한다.

아. 건조

1) 수분에 의한 가수분해, 효소에 의한 변질, 미생물의 오염, 충해 등이 발생하지 않도록 충분히 건조한다.

2) 건조 시에는 별도의 규정이 없으면 60 이하에서 건조한다.

3) 열에 불안정하거나 휘발성분이 함유된 것은 저온에서 건조한다.

자. 세척용수 및 제조용수로는 상수(上水)를 사용한다.

7.2 포장공정관리

가. 다른 한약재나 다른 제조단위를 동시 또는 연속하여 포장할 경우에는 한약재 상호 간의 혼동과 자재 상호 간의 혼동이 일어나지 않도록 작업실을 구획하는 등 적절한 방안을 마련하여야 한다.

나. 혼동이 우려되는 품목의 경우 포장작업 중인 작업실, 포장라인 또는 기계·설비에는 제품명과 제조번호를 표시하여야 한다.

다. 포장작업을 시작하기 전에 이전 작업의 포장재료가 남아 있지 않은 지를 확인하여야 한다.

라. 표시재료는 인수량과 사용량을 관리하여야 하며, 그 명세를 제조기록서에 기록하여야 한다.

마. 포장작업이 끝나면 자재의 인수량과 사용량을 비교하여 차이가 있을 경우에는 원인을 조사하여야 하며, 사용하고 남은 자재는 입고·출고 내용을 기록하고 자재보관소로 반납하거나 폐기하여야 한다. 다만, 제조번호 등을 인쇄한 표시재료는 폐기하여야 한다.

바. 제품의 표시사항과 포장의 적합 여부를 확인·기록하여야 한다.

사. 포장작업이 완료된 완제품은 품질부서의 적합판정이 나올 때까지 다른 제품과 혼동되지 않도록 보관하여야 한다.

아. 한약재의 용기나 포장에 대하여 필요한 경우에는 기밀 또는 밀봉 등의 시험·검사를 하여야 한다.

자. 제조기록서에는 포장작업을 한 작업원의 성명과 확인자의 서명을 기재하여야 한다.

7.3 반품 및 재포장

가. 반품된 제품에 대하여는 품목명, 제조번호, 수량, 반품사유, 반품업소 및 반품일와 그 처리명세 및 처리일 등 반품에 관한 내용을 기록하여야 한다.

나. 유통과정에서 반품된 제품으로서 다음 사항을 모두 만족한 경우에는 재입고 또는 재포장할 수 있다.

1) 적절한 조건에서 보관되었다는 것이 확인된 경우

2) 직접용기가 파손되지 않은 경우
3) 사용기한이 충분히 남아 있는 경우
4) 시험·검사 결과 품질기준에 맞다는 것이 확인된 경우

다. 재입고 또는 재포장 작업은 품질부서 책임자의 승인이 있어야 하며, 재포장을 하는 경우에는 품목 및 제조번호에 따라 재포장을 지시하고 기록서에 의하여 작업하고 적합으로 판정된 후 입고하여야 한다.

라. 재포장한 제품에는 제조번호 등에 재포장한 것임을 나타내는 표시를 하여야 하며, 사용기한을 변경해서는 안 된다.

마. 재입고 또는 재포장할 수 없는 반품인 경우에는 따로 보관하고, 규정에 따라 신속하게 폐기하여야 한다.

8. 제조위생관리

8.1 작업원의 위생

전염성 질환 등으로 인하여 한약재의 품질에 영향을 미칠 수 있는 작업원은 한약재와 직접 접촉하는 작업에 참여해서는 안 된다.

8.2 작업소의 위생관리

가. 오염과 혼동을 방지하기 위하여 정리정돈을 잘하고 청결을 유지할 수 있도록 청소하여야 한다.

나. 작업소 및 보관소에 음식물을 반입하거나 같은 장소에서 흡연을 하여서는 안 된다.

다. 해충이나 쥐를 막을 대책을 마련하고 정기적으로 점검·확인하여야 한다.

8.3 제조설비의 세척

가. 제조설비의 세척에 사용하는 세제 또는 소독제는 잔류하거나 적용하는 표면에 이상을 초래하지 않는 것이어야 한다.

나. 세척한 제조설비는 다음 사용 시까지 오염되지 않도록 유지·관리하여야 한다.

다. 제조설비의 세척은 세척 작업원, 세척 작업일 및 세척에 사용된 약품 등을 기록한 세척기록과 그 기계·설비를 사용한 품목 등 사용기록을 날짜순으로 작성하여 갖추어 두어야 하되, 세척기록과 사용기록은 통합하여 작성할 수 있다.

9. 원료약품, 자재 및 제품의 관리

9.1 입고관리

가. 반입된 원료약품 및 자재는 시험결과 적합판정이 날 때까지 격리·보관하여야 한다. 다만, 적합판정을 받은 원료약품 및 자재와 확실하게 구분할 수 있는 대책이 마련되어 있는 경우에는 그렇지 않다.

나. 반입된 원료약품 및 자재의 외관 및 표시사항을 확인하고 제조번호가 없는 경우에는 관리번호를 부여하여 겉포장의 먼지를 제거한 후 보관하여야 한다.

다. 원료약품 및 자재가 반입되면 제조단위 또는 관리번호별로 시험용 검체를 채취하고 시험 중임을 표시하며, 검체의 용기·포장에 검체명, 제조번호, 채취일, 채취자 등을 표시하여야 한다.

9.2 보관관리

가. 보관업무에 종사하지 않는 사람의 보관소 출입을 제한하여야 한다.

나. 원료약품, 자재, 완제품, 부적합품 및 반품된 제품은 각각 구획된 장소에 종류별로 보관하여야 한다. 다만, 원료약품, 자재 및 완제품이 혼동을 일으킬 우려가 없는 시스템에 의하여 보관되는 경우에는 그렇지 않다.

다. 원료약품, 자재 및 완제품은 제조번호 또는 관리번호별로 시험 전후를 표시하고 구분·보관하여야 한다. 다만, 자동관리 시스템인 경우에는 표시를 생략할 수 있다.

라. 원료약품, 자재 및 완제품은 바닥과 벽에 닿지 않도록 보관하고 선입선출에 의하여 출고할 수 있도록 정리·보관하여야 한다.

마. 시험결과 부적합으로 판정된 원료약품 및 자재는 부적합 표시를 하여 다른 원료약품 및 자재와 구별하고 신속하게 처리하여야 한다.

바. 원료약품, 자재, 반제품 및 완제품은 품질에 나쁜 영향을 미치지 않는 조건에서 보관하여야 한다.

사. 표시재료는 제품별, 종류별로 구분·보관하여야 하며 표시내용이 변경된 경우에는 이전의 자재와 섞이지 않도록 하기 위한 조치를 마련하여야 한다.

9.3 원료한약재의 보관관리

가. 원료한약재는 적합판정된 원료한약재와 구획하여 보관하여야 한다.

나. 보관소는 적절한 온도 및 습도가 유지되도록 정기적으로 점검·기록하여야 한다.

다. 쥐, 해충, 미생물 등으로부터 오염되지 않도록 관리하여야 한다.

라. 곰팡이의 증식과 충해를 방지하기 위하여 약제를 살포하거나 훈증하는 경우 약전(藥典)에 따르고, 약제살포 및 훈증 기록은 3년간 보존한다.

마. 되도록 기원, 산지, 채취시기 등을 표시하여 구분·관리하는 것을 원칙으로 한다.

바. 방향성 성분을 함유한 원료한약재는 성분이 날아가는 것을 방지하기 위하여 기체 투과를 방지할 수 있는 포장재를 사용하여 포장하고 저온에 보관한다.

사. 원료한약재는 통상 60 이하에서 건조하며 정유(精油: 식물에서 얻는 휘발성 기름)를 함유하고 있는 원료한약재는 정유가 날아가는 것을 방지하기 위하여 저온에서 보관한다.

9.4 출고관리

가. 출고는 선입선출방식으로 하여야 하며, 그렇지 않은 경우에는 타당한 사유가 있어야 한다.

나. 원료약품 및 자재는 시험결과 적합으로 판정된 것만을 작업소로 보내야 한다.

다. 완제품은 품질부서 책임자가 출하승인한 것만을 출하하여야 하며 제품명, 제조번호, 출하일, 거래처 및 수량 등을 기록·관리하여야 한다.

10. 불만처리 및 제품회수

가. 제품에 대한 불만을 효과적으로 처리하기 위하여 불만처리규정을 작성하고 불만처리위원회를 구성하여 운영하여야 한다.

나. 소비자로부터 불만을 접수한 경우에는 신속하게 불만내용을 조사하여 그 원인을 규명하고, 재발방지대책을 마련하며 소비자에게 적절한 조치를 하여야 한다.

다. 불만처리기록에는 다음 사항이 포함되어야 한다.

1) 제품명 및 제조번호

2) 불만제기자의 이름 및 연락처

3) 불만 접수 연월일

4) 불만내용

5) 불만처리 결과 및 조치사항

라. 출하된 제품에 중대한 결함이 있는 경우에는 신속히 조치하고 그 기록을 보존하여야 하며, 재발방지대책을 수립하여 시행하여야 한다.

마. 회수품은 격리·보관하고 정해진 규정에 따라 조치하여야 한다.

11. 자율점검

가. 계획을 수립하여 자체적으로 제조 및 품질관리가 이 기준에 맞게 이루어지고 있는지를 정기적으로 자율점검을 하여야 한다. 다만, 기준일탈이나 제품회수가 빈번하게 발생하는 등 특별한 경우에는 추가로 실시하여야 한다.

나. 자율점검을 실시할 수 있는 사람은 품질부서 책임자 또는 품질부서 책임자가 지정하는 사람으로서 이 기준에 대한 지식과 경험이 풍부한 사람이어야 하며, 필요한 경우에는 외부 전문가에게 의뢰하여 실시할 수 있다.

다. 자율점검은 사전에 목적·범위 등을 정하여 실시하며, 자율점검 후에는 그 결과와 개선요구사항 등이 포함된 보고서를 작성하여야 하고, 개선요구사항에 대해서는 기한을 정하여 개선하여야 한다.

12. 교육 및 훈련

가. 교육책임자 또는 담당자를 지정하고 교육·훈련의 내용 및 평가가 포함된 교육·훈련규정을 작성하여야 하되, 필요한 경우에는 외부 전문기관에 교육을 의뢰할 수 있다.

나. 작업원에 대한 교육·훈련은 연간계획을 수립하여 실시하며, 작업원이 맡은 업무를 효과적으로 수행할 수 있도록 제조·품질관리와 그 밖에 필요한 사항에 대하여 실시하여야 한다.

다. 교육 후에는 교육결과를 평가하고, 필요하면 재교육을 하여야 한다.

13. 실태조사 등

13.1 평가

가. 식품의약품안전처장 또는 지방청장은 이 기준의 적용대상이 되는 한약재에 관한 제출자료가 이 기준에 적합한지를 평가한다.

나. 가목에 따른 평가를 하려면 해당 한약재는 품목별로 3개 제조단위 이상에 대하여 이 기준을 적용한 실적이 있어야 한다.

13.2 판정

가. 식품의약품안전처장 또는 지방청장은 제13.1호에 따른 평가 시 관련 단체에 제출자료에 대한 검토를 의뢰할 수 있다.

나. 식품의약품안전처장 또는 지방청장은 품목별로 이 기준에 맞는지를 판정하기 위하여 제조소에 대한 실태조사를 실시할 수 있다.

다. 한약재의 제조업자 등은 수익자부담원칙에 따라 실태조사에 필요한 경비의 전부 또는 일부를 부담한다.

13.3 삭제 <2022. 12. 29.>

13.4 기타

가. 식품의약품안전처장은 교육전문기관 또는 단체에 이 기준에 관하여 지도·교육을 의뢰할 수 있다.

나. 식품의약품안전처장은 이 기준을 실시하기 위하여 이 기준의 실시에 관한 세부 사항을 정할 수 있다.

의약품 등의 안전에 관한 규칙 [별표 3] 생물학적제제등 제조 및 품질관리기준 <개정 2021. 9. 10.>

(제4조제1항제6호다목, 제48조제5호다목 및 같은 조 제9호 관련)

1. 용어의 정의

이 기준에서 사용하는 용어의 뜻은 다음 각 목과 같다.

가. "생물학적제제등"이란 생물학적 제제, 유전자재조합의약품, 세포배양의약품, 세포치료제, 유전자 치료제 및 이와 유사한 제제를 말한다.

나. "생물학적 제제"란 생물체에서 유래된 물질이나 생물체를 이용하여 생성시킨 물질을 함유한 의약품으로서 물리적·화학적 시험만으로는 그 역가(力價)와 안전성을 평가할 수 없는 백신, 혈장분획제제 및 항독소 등을 말한다.

다. "유전자재조합의약품"이란 유전자조작기술을 이용하여 제조되는 펩타이드 또는 단백질 등을 유효성분으로 하는 의약품을 말한다.

라. "세포배양의약품"이란 세포배양기술을 이용하여 제조되는 펩타이드 또는 단백질 등을 유효성분으로 하는 의약품을 말한다.

마. "세포치료제"란 「첨단재생의료 및 첨단바이오의약품 안전 및 지원에 관한 법률」 제2조제5호가목에 따른 세포치료제를 말한다.

바. "유전자치료제"란 「첨단재생의료 및 첨단바이오의약품 안전 및 지원에 관한 법률」 제2조제5호나목에 따른 유전자치료제를 말한다.

사. "항독소"란 항체의 일종으로서 병원성세균의 균체외독소의 소량을 동물이나 사람에게 주사하였을 경우 그 독소를 중화하여 없애는 것으로서 혈청 속에 생기는 물질을 말한다.

아. "병원미생물"이란 제조과정에서 직접 취급하는 미생물로서 사람에게 병원성이 있는 세균, 바이러스 등을 말한다.

자. "연속배양법"이란 배양조(培養槽) 안에서 연속적으로 배지(培地)를 공급하고, 연속적으로 배양액을 배출하면서 배양하는 방법을 말한다.

2. 조직

생물학적제제등 제조소의 제조부서 및 품질(보증)부서의 책임자는 별표 1의 의약품 제조 및 품질관리기준 제3.2호 및 제3.3호의 사항과 다음 각 목의 사항을 이행하여야 한다.

2.1 제조부서 책임자

가. 작업소 안에는 해당 생물학적제제등의 제조업무에 종사하는 사람이 아닌 사람의 출입을 제한하고, 제조 중인 생물학적제제등이 오염되지 않도록 하여야 한다.

나. 제조공정에 종사하는 작업원에게는 동물관리를 맡기지 않아야 한다.

다. 공정관리는 가능하면 무균구역 밖에서 하여야 한다.
라. 유전자재조합기술을 이용하여 제조되는 생물학적제제등의 제조 및 품질관리에 따른 안전 확보를 위하여 식품의약품안전처장이 정하여 고시하는 사항을 준수하여야 한다.

2.2 품질(보증)부서 책임자
가. 최종제품에서 할 수 없는 중요한 시험검사는 적절한 제조단계에서 하여야 한다.
나. 시험에 사용하는 동물은 항상 적절한 관리하에 사육하고 건강상태를 점검한 후에 사용하여야 한다.
다. 중요한 제조공정이 밸리데이션 되어 있으며 제조조건을 평가하기 위한 온도·습도, 미생물과 부유입자 등 제조환경에 대한 모니터링이 적정하게 이루어지고 있는지를 확인하여야 한다.

3. 기준서
생물학적제제등의 제조업자는 생물학적제제등의 제조관리와 품질관리를 적절히 수행하기 위하여 별표 1의 의약품 제조 및 품질관리기준 제4.1호부터 제4.4호까지의 각각의 기준서에 다음 해당 호 각 목의 사항을 추가하여야 한다.

3.1 제품표준서
가. 출발물질의 규격[기원, 성질·상태, 순도, 성분 및 함량, 제조관리 및 품질관리 방법과 제조 및 시험에 사용되는 균주, 세포주, 조직 등(이하 "생물원료"라 한다)에 대한 관리규정을 포함한다]
나. 제조 또는 시험에 사용하는 동물의 규격(품종 및 계통, 사육 및 관리 방법과 유전적 특성을 포함한다)

3.2 품질관리기준서
가. 시험검사에 종사하는 작업원의 위생관리에 관한 사항
나. 시험검사에 사용하는 동물 및 생물원료의 관리에 관한 사항
다. 미생물 등에 의한 시험·검사기기의 오염 방지를 위한 청소 및 소독에 관한 사항
라. 검체의 식별에 관한 사항

3.3 제조관리기준서
가. 미생물 등에 의한 제품의 오염방지대책에 관한 사항
나. 제조특성에 따른 제조공정의 관리에 관한 사항
다. 제조에 사용하는 동물 및 생물원료(시험에 사용하는 것은 제외한다)의 관리에 관한 사항
라. 시드 로트 및 세포은행의 관리에 관한 사항(세포주를 사용하여 제조되는 생물공학기술을 응용한 생물학적제제등의 경우에 한정한다)

3.4 제조위생관리기준서
가. 미생물 등에 의한 작업소, 제조시설 및 기구 등(시험·검사기기는 제외한다)의 오염 방지를 위한 청소 및 소독에 관한 사항
나. 병원성미생물 등에 의한 작업원의 감염방지대책에 관한 사항
다. 제조위생의 기록관리에 관한 사항

4. 문서
생물학적제제등의 제조 및 품질관리 등에 관한 문서의 작성 및 관리를 적절히 수행하기 위하여 별표 1의 의약품 제조 및 품질관리기준 제5호의 규정과 다음 각 목의 사항을 준수하여야 한다.
가. 해당 제품의 사용으로 환자의 건강에 위해가 발생할 경우 원인을 규명할 수 있도록 하기 위하여 제조, 시험, 보관 및 반입·반출과 제조위생관리 등에 관하여 작성한 기록문서를 제조일부터 5년간 보존하여야 한다.
나. 생물학적제제등의 제조 및 품질관리 등에 관하여 다음 사항을 기록한 문서를 갖추어 두어야 한다.
1) 명칭 및 제조번호
2) 제조담당자의 성명
3) 제조 개시 연월일 및 완료 연월일

4) 제조에 사용된 생물원료(시드 로트 및 세포은행을 포함한다)의 명칭
5) 제조공정
6) 생산된 원액량
7) 소분 전의 제제총량
8) 소분 후의 제제 내용량에 따른 용기의 수량
9) 제조 또는 시험에 사용한 동물의 사체해부에 관한 소견
10) 자체시험 연월일 및 그 결과
11) 검정기관에 제출한 연월일, 검정완료일 및 검정결과(국가검정 의약품의 경우에 한정한다)
12) 유효기간

다. 제조 또는 시험에 사용하는 생물원료에 관하여 다음 사항을 기록하고 이를 갖추어 두어야 한다.
1) 사용균주의 기원, 명칭, 특성, 보존방법, 용도 및 그 용기마다 부여된 번호
2) 생물학적 성질·상태에 관한 검사성적 및 그 검사 연월일
3) 보존 및 계대배양[繼代培養: 세포, 바이러스 또는 세균증식을 위해 새로운 배지에 옮겨 대(代)를 이어 배양하는 방법]의 상황
4) 인수자 및 인계자의 성명 및 주소(법인인 경우에는 그 명칭, 대표자의 성명 및 소재지)
5) 인수 연월일

5. 관리
생물학적제제등의 제조자는 별표 1의 의약품 제조 및 품질관리기준 제7호부터 제10호까지의 규정과 다음 각 호의 사항을 준수하여야 한다.

5.1 품질관리
가. 검체는 혼동 또는 교차오염을 방지하기 위하여 적절한 식별표시를 하고 구분하여 보관하여야 한다.
나. 연속배양법으로 제조하는 경우에는 그 방법에서 필요한 품질관리 항목을 추가하여 관리하여야 한다.
다. 제조단위 관리 시 그 재현성 및 적합성을 유지하기 위하여 중요한 제조공정단계의 생성물을 검체로 채취하여 적절한 조건하에서 보관하여야 한다.
라. 시험과정에서 미생물에 의하여 오염된 기자재와 동물의 사체는 그 제조소 안에서 소각하여야 한다. 다만, 소독 등의 방법으로 보건위생상 위해가 없도록 조치한 기자재는 그렇지 않다.
마. 「약사법」 제53조에 따라 국가출하승인을 받은 의약품을 원료약품으로 사용하려는 경우로서 원료약품 제조원의 시험검사 성적서와 국가출하를 승인받은 사실을 확인할 수 있는 서류가 있는 경우에는 별표 1 제7.1호다목에도 불구하고 원료약품이 입고될 때마다 확인시험 및 육안검사만을 실시할 수 있다.

5.2 제조관리
가. 제조공정 중의 오염을 방지하기 위하여 다음 사항을 준수하여야 한다.
1) 폐쇄식 제조시설 또는 이에 준하는 시설을 사용할 것
2) 조제와 충전은 별도의 작업실에서 할 것
3) 동일한 설비에서 다른 제품을 제조하는 경우에는 청소 및 소독을 철저히 하여 오염을 방지할 것
4) 제조에 사용하는 기구, 물품 등은 세척하고, 필요시 소독 또는 멸균 후 전용 준비실을 통하여 반입할 것
5) 원심분리에 의한 연무(煙霧)나 혼합작업에 의하여 발생하는 가루의 날림에 대한 방지대책을 마련할 것

나. 「의약품 등의 제조업 및 수입자의 시설기준령 시행규칙」 제6조제3호 각 목에 따른 병원체 등을 취급하는 기자재는 표지를 붙이고 각각 전용(專用)으로 사용하여야 한다.
다. 작업실 및 기자재는 수시로 소독하거나 멸균하여야 한다.
라. 발효 등 생물화학적 반응을 하는 경우에는 온도, 수소이온농도 등 제조공정관리에 필요한 사항을 연속적으로 측정하고 기록하여야 한다.
마. 연속배양법으로 제조하는 경우 용매나 배지는 이송배관이 잘 되었는지를 확인한 후 반응조에 투입한 후 그 상태에서 멸균하여야 한다.
바. 연속배양법을 사용하는 경우에는 배양조의 배양조건을 유지하기 위하여 필요한 조치를 하여야 한다.

사. 제조에 사용하는 시드 로트 및 세포은행은 담당자만이 취급하며 서로 다른 시드 로트와 세포은행은 구분하여 보관하고 서로 오염되지 않도록 관리하여야 한다. 다만, 「의약품 등의 제조업 및 수입자의 시설기준령 시행규칙」 제6조제3호 각 목에 따른 병원체 등은 각각 명확히 격리한다.

아. 생균은 배지가 오염되지 않은 상태로 유지되어 있고 제조공정 중에 오염될 우려가 없는 설비에서 취급하여야 한다.

자. 제조공정에서 원료약품 또는 제품을 불활화(不活化: 본래 가지고 있는 기능을 없애는 작용)하는 경우에는 불활화하지 않은 원료약품 또는 제품에 의한 오염 방지를 위하여 필요한 조치를 하여야 한다.

차. 용매 등 액체 원료약품의 투입 시 사용되는 필터와 배관은 연결하거나 분리하여 멸균하여야 한다.

카. 완충제 등 제조 중에 무게를 측정할 필요가 있는 물질이 소량인 경우에는 제조구역에 보관할 수 있다.

타. 정제공정에서 사용하는 칼럼크로마토그래피장치는 제품별로 용도를 지정하여 사용하며, 제조단위가 변경되면 세척, 멸균 또는 소독하여 사용하여야 하고, 필요한 경우에는 엔도톡신 등을 모니터링한다.

파. 생물학적제제등을 충전하거나 포장하는 경우에는 생물학적제제등에 직접 접촉하는 용기 또는 포장재료를 냉장시설에서 생물학적제제등과 같은 온도로 미리 냉각한 후 충전하거나 포장하여야 한다. 다만, 생물학적제제등에 직접 접촉하는 용기 또는 포장재료가 품질에 영향을 주지 않는 경우에는 그렇지 않다.

하. 병원미생물 또는 생물원료에 오염되었거나 오염되었다고 의심되는 다음의 것은 그 제조소 안에서 소각처분하여야 한다. 다만, 소독 등의 방법으로 보건위생상 위해가 없도록 조치한 물품인 경우에는 사용한 물품을 소각하지 않아도 되며, 동물의 사체 또는 오물은 위탁하여 소각할 수 있다.

1) 제조 또는 시험에 사용한 물품

2) 오물

3) 동물의 사체

거. 포자를 형성하는 세균은 불활화공정이 끝날 때까지 전용의 시설에서 취급하여야 한다.

5.3 제조위생관리

가. 작업실에 들어갈 때에는 청정구역의 등급에 따라 세척·소독 또는 멸균한 작업복·신발·모자 및 마스크를 착용하여야 한다.

나. 생균 또는 동물을 취급하는 구역에서 다른 제품 또는 생물원료를 취급하는 구역으로 들어갈 때에는 작업복 및 작업화를 교체하는 등 오염방지대책을 마련하여야 한다.

다. 작업원이 비정상적인 신체상태(설사, 감기, 피부 또는 모발의 감염증, 상처, 원인불명의 발열 등을 포함한다)로 인하여 제조환경을 오염시킬 우려가 있는 경우에는 신고하여야 한다.

라. 병원미생물에 감염될 우려가 있는 작업원은 적절한 백신을 접종받고, 정기적인 검진을 받아야 하며, 필요하면 추가접종을 받아야 한다.

마. 사람의 혈액이나 혈장을 원료로 하는 제품을 제조하는 작업원에게는 필요에 따라 B형 간염백신 등을 접종하여야 한다.

바. BCG백신 및 투베르쿨린 제품을 제조하는 작업원은 정기적으로 검진을 받아야 한다.

5.4 원자재 및 제품의 관리

가. 자동온도기록장치가 부착된 냉장고 또는 냉동고를 이용하여 제69조제1항제3호에 따른 저장방법에 명시되어 있는 온도가 유지된 상태에서 생물학적제제등을 다른 의약품과 구분하여 보관하여야 한다.

나. 생물학적제제등(동결하여 보관하여야 하는 제제는 제외한다)이 동결되지 않도록 보관하여야 한다.

5.5 동물의 관리

가. 제조용 또는 시험용 동물은 항상 건강상태를 관찰하며 사육하여야 하고, 병원성 미생물에 감염되었거나 감염이 의심되는 동물은 생물학적제제등의 제조 또는 시험에 사용하지 않아야 한다.

나. 생물학적제제등을 제조하기 위하여 동물사육업소를 선정하거나 동물사육업소로부터 반입한 동물을 사육·관리하려는 경우에는 다음 사항을 준수하여야 한다.

1) 동물사육업소의 사육시설 및 관리능력 등을 고려하여 적절한 사육업소를 선정할 것

2) 동물의 사육업무에 관한 교육계획을 수립하고 그 계획에 따라 교육을 할 것

3) 동물의 반입 전후에 관한 기록을 작성하여 갖추어 둘 것

4) 동물의 사육업무관리지침서를 작성하여 갖추어 둘 것

5) 동물에 대하여 학대행위 등을 하지 않도록 할 것

다. 제조소에서 사용하는 동물(시험에 사용하는 동물은 제외한다)에 대해서는 식품의약품안전처장이 정하여 고시하는 제조용 동물의 사육 및 관리 등에 관한 사항을 준수하여야 한다.

5.6 유전자변형생물체의 관리

생물학적제제등을 제조하기 위하여 「유전자변형생물체의 국가간 이동 등에 관한 법률」 제2조제1호에 따른 유전자변형생물체를 사용하는 경우에는 다음 사항을 준수하여야 한다.

가. 유전자변형생물체의 생물안전 교육에 관한 내용 및 평가계획을 수립하여 실시하고 그 결과를 보관할 것

나. 유전자변형생물체의 보관 및 반입·반출에 관한 기록을 작성하고 보관할 것

다. 유전자변형생물체가 자연환경에 노출되지 않도록 제5.1호부터 제5.3호까지에 따라 제조 및 품질관리를 철저히 할 것

6. 교육 및 훈련

가. 생물학적제제등 제조업자의 교육·훈련규정에는 생물학적제제등의 제조관리 및 품질관리를 실시하는 데에 필요한 교육내용이 포함되어야 한다.

나. 제조업자는 교육·훈련 책임자 또는 담당자에게 다음 사항을 준수하도록 하여야 한다.

1) 작업원에 대하여 세균학·바이러스학·생물학·화학·의학·약학·면역학·수의학 및 그 밖에 생물학적제제등의 제조 및 품질관리에 관한 사항 등에 대한 필요한 교육을 실시할 것

2) 무균구역과 감염성 또는 감작성(感作性: 외부 자극에 의한 면역계 반응성)이 큰 원료약품 또는 기자재를 취급하는 구역 등 오염에 대한 주의가 필요한 구역에 종사하는 작업원에 대하여는 생물위해(biohazard) 등에 관한 교육·훈련을 실시할 것

의약품 등의 안전에 관한 규칙 [별표 3의2] 방사성의약품 제조 및 품질관리기준 <개정 2021. 9. 10.>

(제4조제1항제6호라목, 제48조제5호라목 및 같은 조 제9호 관련)

1. 목적 및 적용범위

이 기준은 방사성의약품의 제조 및 품질관리를 정한 것으로서 원자로, 사이클로트론 등 방사성핵종을 생산하는 단계에는 이 기준을 적용하지 아니하며, 방사성의약품을 취급하는 경우에는 「원자력안전법」의 규정을 준수하여야 한다.

2. 시설 및 환경의 관리

가. 방사선관리구역에서 제조하여야 하는 방사성의약품의 경우에는 전용의 시설을 갖추어야 한다.

나. 방사성의약품 작업소의 기계·설비는 작업원, 원자재, 방사성핵종 등으로부터 폐쇄식 기계설비를 사용하는 등 교차오염이 일어나지 아니하도록 적절한 방안을 마련하여야 한다. 개방식 설비를 사용하는 경우 또는 설비가 개방되어 있는 경우에는 오염되지 않도록 관리하여야 한다.

다. 제품의 종류·제형·제조방법 및 제조시설 등에 따라 청정등급을 설정하고 위험 평가로 확인하여야 한다.

라. 작업소에 출입할 때는 탈의실을 거쳐야 하며 승인된 사람만 출입하여야 한다.

마. 시설 내 방사능 오염을 피하기 위하여 주의하여야 한다. 방사능 오염을 탐지하기 위하여 방사선 검출기를 사용하는 등 적절하게 관리하여야 한다.

바. 제품과 접촉하는 설비의 표면은 방사성의약품이 변질 또는 손상되지 않도록 반응성, 침착성, 흡착성이 없어야 한다.

사. 방사선관리구역에서 나온 공기는 정당한 사유가 없는 한 재순환되지 않아야한다. 공기 배출구는 방사성 입자와 기체로 인한 환경오염을 최소화하도록 설계하여야 하며, 미립자와 미생물 오염 방지를 위한 적절한 방안을 마련하여야 한다.

아. 방사성 입자가 누출되는 것을 방지하기 위하여 제품이 노출되는 구역의 기압을 주변 구역보다 낮출 수 있다.

자. 무균 방사성의약품의 제조시설은 작업의 유형에 맞는 적절한 환경 및 청정도를 유지하여야 한다.

3. 제조관리

방사선 피폭을 방지하기 위하여 제조공정 이전에 표시재료를 부착하는 작업을 할 수 있다.

4. 품질관리

가. 품질(보증)부서 책임자는 모든 일탈이 기록되고 적절히 처리되었는지 확인하면서 최종 품질검사결과를 평가하여야 한다. 제품을 사용하기 전에 완료되지 않은 시험항목이 있는 경우에는 조건부 출하 승인을 하여야 하고, 모든 시험결과가 나온 이후 최종 승인을 하여야 한다.

나. 일부 방사성의약품은 방사성핵종의 반감기가 짧기 때문에 출하 후에 방사능의 감쇠를 기다려 시험할 수 있다. 이 경우 담당자의 책임소재와 품질보증체계의 효율성에 대한 지속적인 평가를 포함한 전체 출하 과정을 정확하고 자세하게 기록하여야 한다.

다. 출하대기 상태의 방사성의약품의 제조기록서와 시험성적서를 평가하여야 한다.

라. 대부분의 방사성의약품은 단기간 내에 사용하여야 하며, 유효기한 또는 사용기한을 명확하게 표시하여야 한다.

마. 반감기가 긴 방사성핵종을 함유한 방사성의약품의 경우 모든 품질검사를 실시하고 출하 승인 하여야 한다.

바. 개별 또는 소량 제조되는 제품이나 보관상 특별한 문제를 일으킬 수 있는 제품의 검체 채취와 보관에 관한 사항은 별도로 정할 수 있다.

사. 방사성의약품의 보관용 검체는 해당 제조단위의 유효기한 또는 사용기한 경과 후 6개월간 보관하여야 한다. 규정된 시험항목을 1회 이상 시험할 수 있는 양을 규정된 보관조건에서 보관하여야 한다.

5. 밸리데이션

방사성의약품의 제조와 관련된 적격성 평가 및 밸리데이션은 방사선 안전관리 측면을 고려하여 그 범위를 정하여야 한다.

6. 출고관리

가. 제48조제1호에도 불구하고 일부 방사성의약품은 모든 품질검사가 완료되기 전에 제조기록을 평가하여 출고할 수 있다.

나. 의료인 등 방사성의약품 사용자에게 필요한 정보를 제공하기 위하여 추적시스템을 갖추어야 한다.

의약품 등의 안전에 관한 규칙 [별표 3의3] 의료용 고압가스 제조 및 품질관리 기준 <신설 2014.8.21.>

(제4조제1항제6호마목, 제48조제5호마목 및 같은 조 제9호 관련)

1. 용어의 정의

이 기준에서 사용하는 용어의 뜻은 다음과 같다.

가. "의료용 고압가스"란 의료용제품에 해당하는 가스 또는 가스의 혼합물을 말한다.

나. "주성분 가스"란 의료용 고압가스의 주성분이 되는 가스를 말한다.

다. "초저온 가스"란 섭씨 영하 150도 이하의 온도와 1.013바아(bar)의 압력에서 액화된 가스를 말한다.

라. "실린더(Cylinder)"란 압축, 액화 또는 용해된 가스에 적합한 원통형 용기로서 대기압과 실온에서 가스의 자연적인 유출을 조절하기 위한 장치가 설치되어 있는 것을 말한다.

마. "매니폴드(Manifold)"란 동시에 하나 이상의 가스 용기를 비우거나 충전할 수 있도록 설계된 설비나 장치를 말한다.

바. "실린더 번들(Cylinder Bundle)"이란 실린더를 매니폴더로 서로 연결하여 함께 고정한 것으로서 하나의 장치로 운반·사용되는 실린더의 집합체를 말한다.

사. "가정용 초저온 용기(Home Cryogenic Vessel)"란 가정에서 액화 산소를 기화하여 사용할 수 있도록 설계된 이동식 초저온 용기를 말한다.

아. "이동식 초저온 용기(Mobile Cryogenic Vessel)"란 이동식 단열용기로서 액체 상태에서 내용물을 유지할 수 있도록 설계된 것을 말하며, 탱커는 이에 해당되지 않는다.

자. "역류방지 밸브"란 단일 방향의 흐름만 가능하도록 설계된 밸브를 말한다.

차. "탱크(Tank)"란 고정된 단열용기로서 액화 또는 초저온 가스의 저장을 위하여 설계된 것을 말하며, "고정식 초저온 용기"라고도 한다.

카. "탱커(Tanker)"란 단열용기로서 액화 또는 초저온 가스의 운송을 위하여 차량에 고정 설치된 용기를 말한다.

2. 목적

이 기준은 주성분 가스 및 의료용 고압가스의 제조 및 품질관리기준을 정하는 것을 목적으로 한다.

2.1 주성분 가스의 제조

가. 주성분 가스는 화학적 합성 또는 천연 자원을 정제하여 제조할 수 있다.

나. 외부 공기의 품질 변화가 주성분 가스의 품질에 영향을 미치지 않도록 하여야 한다.

다. 최초 안정성 시험을 문헌자료로 대체한 경우 시판 후 안정성 시험을 갈음할 수 있다.

라. 보관용 검체에 관한 사항은 적용하지 않는다.

마. 연속공정으로 주성분 가스를 생산할 경우 품질을 위하여 연속적으로 모니터링한다.

바. 주성분 가스를 운송하는 경우에는 의료용 고압가스에 관한 사항을 따른다

사. 주성분 가스를 실린더나 이동식 초저온 용기에 충전하는 경우에는 의료용 고압가스에 관한 사항을 따른다.

2.2 의료용 고압가스의 제조 및 제조위생관리

가. 의료용 고압가스는 일반적으로 밀폐된 설비에서 제조한다.

나. 실린더에 적용되는 사항은 실린더 번들에도 적용한다.

다. 작업원, 작업소 및 제조설비 등은 청결하고 위생적으로 관리하여야 한다.

3. 작업원

3.1 작업원은 적절한 교육·훈련을 받아야 한다.

3.2 의료용 고압가스 품질에 영향을 줄 수 있는 유지·보수 등 외부업체의 작업원은 적절한 교육·훈련을 받아야 한다.

4. 시설 및 설비관리

4.1 시설관리

가. 실린더와 이동식 초저온 용기는 비의료용 고압가스와 분리된 구역에서 검사, 준비, 충전, 저장되어야 한다. 다만, 비의료용 고압가스가 의료용 고압가스의 규격을 따르고 제조 작업이 이 기준에 따라 이행되는 경우에는 그러하지 않을 수 있다.

나. 혼동의 위험을 피하기 위하여 시설 내에 제조, 시험, 저장을 위한 충분한 공간을 마련하여야 하며, 다음 사항을 충족하여야 한다.

1) 가스 종류 별로 별도의 표시가 된 구역

2) 다양한 공정 단계마다 실린더, 이동식 초저온 용기의 명료한 확인 및 분리

다. 빈 실린더·가정용 초저온 용기 및 충전된 실린더·가정용 초저온 용기는 부적절한 외부 조건으로부터 보호하기 위하여 덮개를 덮은 상태로 보관하여야 한다.

4.2 설비관리

가. 설비는 적합한 가스가 적합한 용기에 충전될 수 있도록 설계되어야 한다. 일반적으로 다른 가스들을 이동시키는 배관 간에 교차 연결은 없어야 한다. 다만, 교차 연결이 필요한 경우에는 교차 오염의 위험이 없다는 것을 보증하여야 한다.

나. 탱크와 탱커는 규정된 품질의 단일 가스 전용으로 사용하여야 한다. 다만, 비의료용 고압가스의 품질이 의료용 고압가스와 동등하고 이 기준에 따를 경우에는 그러하지 않을 수 있다.

다. 의료용 고압가스과 비의료용 고압가스의 매니폴드에 가스를 공급하는 시스템을 공유할 경우에는 비의료용 고압가스 배관에서 의료용 고압가스 배관으로의 역류가 방지됨을 검증하여야 한다.

라. 충전 매니폴드는 단일 의료용 고압가스나 특정 혼합 의료용 고압가스 전용으로 사용되어야 한다. 다만, 비의료용 고압가스의 품질이 의료용 고압가스와 동등하고 이 기준에 따를 경우 그러하지 않을 수 있으며, 이 경우 충전은 연속생산(Campaign)에 의해 수행되어야 한다.

마. 설비의 수리 및 유지·보수 작업이 의료용 고압가스의 품질에 나쁜 영향을 주어서는 안 된다.

바. 탱커가 비의료용 고압가스의 이송 후 또는 유지·보수 작업 이후에 다시 의료용 고압가스의 작업에 사용될 경우 분석 등 조치방법을 문서화하여야 한다.

5. 문서

5.1 실린더, 이동식 초저온 용기의 제조단위별 제조지시 및 기록서에는 다음 사항을포함하여야 하며, 제조관리자가 승인하여야 한다.

가. 제품명

나. 제조번호

다. 충전작업 연월일 및 작업시간
라. 작업원
마. 충전작업에 사용된 가스들의 제조단위에 대한 정보
바. 사용설비
사. 식별정보 및 제조수량
아. 충전 사전작업
자. 적정 충전 확인을 위한 주요지표
차. 충전완료에 대한 점검결과
카. 표시기재 견본
타. 완제품에 대한 규격서와 시험결과
파. 부적합 판정 수량 및 사유
하. 일탈관리에 관한 기록

5.2 의료기관 탱크로 공급하는 가스의 경우 제조단위별 제조지시 및 기록서에는 5.1에서 정하는 사항 외에 다음사항을 포함하여야 한다.
가. 탱크(탱커)에 대한 식별 정보
나. 탱크(탱커) 충전 작업원
다. 공급탱크(공급탱커)에 대한 정보

6. 제조관리
6.1 초저온 가스 및 액화가스의 이송·운송
가. 초저온 가스 및 액화 가스의 이송은 모든 오염을 피할 수 있도록 검증된 절차에 따라야 한다. 이송배관에는 역류방지밸브 등 적절한 장치가 있어야 한다.
나. 탱크와 탱커를 충전하는 데 사용하는 이송 호스는 특정가스의 연결 전용으로 사용하여야 한다. 탱크 및 탱커의 연결에 사용되는 연결장치가 동일한 가스 전용이 아닐 경우 적절히 관리하여야 한다.
다. 운송된 가스를 동일한 가스를 담고 있는 탱크에 추가할 경우 가스의 품질을 확인하기 위하여 검체를 채취하여 시험하여야 한다.

6.2 실린더 및 이동식 초저온 용기의 충전 및 표시기재
가. 충전하기 전에 제조단위를 정하고 관련 규격 및 허가(신고)사항에 따라 관리하여야 한다.
나. 연속공정의 경우 가스가 정해진 규격에 적합하도록 공정관리를 하여야 한다.
다. 실린더, 이동식 초저온 용기, 밸브는 생산에서 최초로 사용하기 전에 검사하고, 유지·관리하여야 하며, 단일 의료용 고압가스나 특정 혼합 의료용 고압가스 전용으로 사용하여야 한다.
라. 검사 및 유지·보수 작업이 의약품의 품질과 안전성에 영향을 미쳐서는 아니 된다.
마. 다음과 같은 경우에 실린더의 오염 여부를 확인하기 위하여 밸브를 설치하기 전에 내부 육안검사를 실시하여야 하며, 설치 후에는 잠금 상태를 유지하여 오염을 방지하여야 한다.
1) 최초로 사용되는 실린더
2) 밸브가 제거되는 경우
3) 밸브가 교체될 때 마다
바. 실린더, 이동식 초저온 용기는 추적성이 보장되어야 하며, 적정하게 유지·보수하여야 한다.
사. 충전하기 전에 다음과 같은 사항을 확인하여야 한다.
1) 실린더 내부의 양압검사
2) 이전의 제조단위와 관련된 표시사항 제거 확인 검사
3) 훼손된 표시사항 제거 및 교체 확인 검사
4) 실린더, 이동식 초저온 용기, 밸브에 대한 육안 외관검사 및 배출구 연결장치 검사
5) 실린더 및 이동식 초저온 용기에 대한 관련 법령에 따른 시험실시 확인
아. 재충전을 목적으로 회수된 실린더 및 이동식 초저온 용기는 오염되지 않도록 관리하여야 한다.
자. 실린더 및 이동식 초저온 용기가 적절히 충전되었다는 것을 확인하여야 한다.

차. 충전된 각각의 실린더는 봉인하기 전에 누출 시험을 하여야 한다.

카. 충전 이후 실린더 밸브에는 배출구의 오염 방지를 위하여 덮개를 씌워야 한다.

타. 실린더 및 이동식 초저온 용기에는 표시사항을 부착하여야 한다. 제조번호와 사용기한은 별도로 표시할 수 있다.

파. 두 가지 이상의 다른 종류의 가스를 혼합하여 제조한 의료용 고압가스의 경우 혼합물이 균질하다는 것을 입증하여야 한다.

7. 품질관리

7.1 의료용 고압가스의 각각의 제조단위는 품목 허가(신고) 기준에 따라 시험하여야 한다.

7.2 품목허가(신고) 기준에서 별도로 정하지 않는 한 검체 채취 계획 및 시험은 다음 사항을 따라야 하며, 별도로 타당성을 입증한 경우를 제외하고는 함수량 시험을 실시하여야 한다.

가. 실린더

1) 매니폴드를 통해 충전되는 단일 의료용 고압가스의 경우 각각의 매니폴드 충전주기 마다 최소 하나 이상의 실린더에서 나오는 가스에 대하여 매니폴드의 실린더가 교체될 때 마다 확인 및 함량시험을 실시하여야 한다.

2) 단일 의료용 고압가스를 한 번에 하나의 실린더에 충전하는 경우 각각의 연속 충전주기마다 최소 하나의 실린더에서 나오는 가스에 대하여 확인 및 함량 시험을 실시하여야 한다.

3) 동일한 매니폴드로 실린더에 두 가지 이상의 가스를 혼합하여 제조한 의료용 고압가스의 경우에는 각각의 실린더 별로 함량 및 확인시험을 하여야 한다.

4) 사전 혼합된 가스의 경우 충전되는 혼합물에 대한 배관 내 연속시험을 하는 경우에는 단일 의료용 고압가스와 동일한 기준을 따르고, 그러지 않을 경우에는 혼합 의료용 고압가스와 동일한 기준을 따라야 한다.

나. 이동식 초저온 용기

1) 최종 시험은 각각의 용기 별로 함량 및 확인시험을 포함하여야 한다.

2) 재충전하기 전에 각각의 용기에 남아 있는 가스의 중요 특성이 확인된 경우에는 제조단위별로 시험할 수 있다.

다. 의료기관 탱크 및 가정용 초저온 용기

1) 전용의 탱커로부터 재충전되는 의료기관 탱크 또는 가정용 초저온 용기는 탱커의 내용물에 대한 시험성적서가 운송 시 함께 제공될 경우에는 충전 후 검체채취를 하지 않을 수 있다.

2) 이러한 경우 연속적인 재충전에 따른 용기 내 가스의 규격이 유지된다는 것을 입증하여야 한다.

7.3 보관용 검체는 별도로 정하지 않은 경우 보관하지 아니한다.

7.4 의료용 고압가스의 최초 안정성 시험을 문헌자료로 대체한 경우 시판 후 안정성 시험을 갈음할 수 있다.

8. 포장된 의료용 고압가스의 운송

충전된 실린더 및 가정용 초저온 용기는 안전하게 취급하고 청결한 상태로 사용할 수 있도록 운송하여야 한다.

의약품 등의 안전에 관한 규칙

제5조(제조판매·수입 품목의 신고) ① 법 제31조제2항·제4항 또는 법 제42조제1항에 따라 신고를 하여야 하는 의약품등의 품목은 다음 각 호와 같다. 다만, 제4조제1항제1호에 따라 안전성·유효성에 관한 자료를 제출하여야 하는 품목, 제4조제1항제10호에 따라 등재의약품의 안전성·유효성에 관한 자료를 근거로 신청하는 의약품, 제11조에 따라 제조판매·수입 품목허가와 품목신고가 제한되는 품목, 생물학적제제등 및 방사성의약품은 제외한다.

1. 대한민국약전 또는 식품의약품안전처장이 인정하는 공정서 및 의약품집에 실려 있는 품목. 다만, 국내에서 허가되지 아니한 품목은 제외한다.
2. 대한민국약전외한약(생약)규격집에 실려 있는 품목
3. 식품의약품안전처장이 성분의 종류·규격·함량 및 처방 등을 표준화하여 고시한 표준제조기준에 맞는 품목
4. 식품의약품안전처장이 따로 기준 및 시험방법을 고시한 품목
5. 식품의약품안전처장이 신고대상품목으로 고시한 의약품등

② 제1항에 따라 의약품등의 제조판매·수입 품목신고를 하려는 자는 별지 제6호서식의 의약품등 제조판매·수입 품목신고서(전자문서로 된 신고서를 포함한다)에 다음 각 호의 자료(전자문서를 포함한다)를 첨부하여 지방청장에게 제출하여야 한다.<개정 2014. 8. 21.>

1. 제1항에 따른 신고품목임을 입증하는 자료
2. 제4조제1항제2호에 따른 자료(이 조 제1항제3호에 따른 품목 중 제48조제5호에 따른 별표 1의 의약품 제조 및 품질관리기준에 적합하다는 판정을 받지 못한 품목 및 이 조 제1항제5호에 따른 품목만 해당한다)
3. 제4조제1항제3호 및 제5호에 해당하는 자료(법 제27조제2항제1호에 따라 의약품 동등성의 입증이 필요하다고 식품의약품안전처장이 정한 의약품만 해당한다)
4. 제4조제1항제4호에 따른 자료
5. 제4조제1항제6호에 따른 자료
6. 제4조제1항제7호부터 제9호까지에 따른 자료

③ 기업의 분리 또는 합병 등에 의하여 해당 제조시설·제조방법 등을 양수한 품목에 대한 제조판매·수입 품목신고를 하려는 자의 경우에는 제2항에 따른 첨부서류 또는 자료를 갈음하여 그 품목의 제조시설·제조방법 등에 관한 양도·양수계약서를 제출할 수 있다. 다만, 별표 1, 별표 1의2, 별표 2 또는 별표 3의3의 제조 및 품질관리기준 실시상황 평가가 필요한 경우에는 제4조제1항제6호의 자료를 제출하여야 한다.<개정 2014. 8. 21.>

④ 제2항에 따라 신고를 하는 자는 식품의약품안전처장이 정하여 고시하는 수수료(외국에서 현지실사를 할 필요가 있는 경우에는 이에 드는 경비를 포함한다)를 내야 한다.

제6조(영업소 설치 등) ① 법 제31조제5항에 따라 영업소를 설치하려는 의약품의 제조판매품목 허가를 받거나 제조판매품목 신고를 한 자(이하 "품목허가를 받은 자"라 한다)는 영업소마다 영업소를 관리하는 약사 또는 한약사(이하 "영업소관리자"라 한다)를 두어야 한다.

② 영업소에는 창고를 갖추어야 한다. 다만, 의료용 고압가스의 제조판매품목 허가를 받은 자는 「고압가스 안전관리법」 제4조제6항에 따른 고압가스 판매 시설기준에 따르고, 방사성의약품의 제조판매품목 허가를 받은 자는 「원자력안전법」 제55조제1항에 따른 방사성동위원소 판매업의 시설기준에 따른다.<개정 2021. 3. 8.>

③ 제2항 본문에 따른 영업소의 창고에는 다음 각 호의 시설을 두어야 한다. 다만, 제4호부터 제7호까지의 시설은 해당 의약품을 취급하는 영업소에만 해당하고, 제8호의 시설은 불량의약품이나 반품의약품이 있는 영업소에만 해당한다.

1. 저온 보관 및 빛가림을 위한 시설
2. 쥐·해충 등을 막을 수 있는 시설
3. 의약품의 변질 방지를 위한, 온도 및 습도를 유지할 수 있는 시설
4. 생물학적 제제 전용의 보관시설(수송 용기를 포함한다)
5. 마약 및 향정신성의약품의 보관시설
6. 인화성 또는 폭발성이 있는 의약품의 보관시설
7. 보관방법이 정해진 의약품의 경우에는 그 보관조건을 유지할 수 있는 시설
8. 불량의약품 또는 반품의약품의 보관실

④ 의약품의 유통체계 확립 및 판매질서 유지를 위한 품목허가를 받은 자의 영업소에 대한 준수사항은 「약사법 시행령」(이하 "영"이라 한다) 제32조, 이 규칙 제62조 및 「약사법 시행규칙」 제44조 중 의약품 도매상에 관한 규정을 준용한다.

제7조(의약품등 제조업과 제조판매품목의 허가·신고 제외대상) 법 제31조제6항에 따라 다음 각 호의 어느 하나에 해당하는 의약품등은 법 제31조제1항부터 제4항까지에 따른 제조업과 제조판매 품목의 허가·신고 대상에서 제외한다.

1. 제24조제1항에 따라 임상시험계획의 승인을 받은 임상시험용 의약품등
2. 임상시험에 사용되는 원료의약품 또는 임상시험용 대조약[위약(僞藥)을 포함한다]
3. 의약품등 제조판매품목 허가·신고를 하기 위해 사용되는 의약품등

제8조(허가사항 등의 변경허가 신청 등) ① 법 제31조제9항 또는 법 제42조에 따라 의약품등의 제조업자·수입자 또는 위탁제조판매업자가 그 허가받거나 신고한 사항을 변경하려는 경우(제4조제1항제7호 각 목 외의 부분 본문 또는 제5조제2항제6호에 따라 제4조제1항제7호 각 목의 자료를 제출한 경우에는 그 자료를 변경하는 경우를 포함하며, 법 제89조제3항에 따른 지위승계 신고 대상에 해당하는 변경은 제외한다)에는 다음 각 호의 구분에 따른 신청서(전자문서로 된 신청서를 포함한다) 또는 신고서(전자문서로 된 신고서를 포함한다)에 그 허가증 또는 신고증(전자문서로 발급받은 경우는 각각 제외한다)과 변경사유서(전자문서로 된 사유서를 포함한다) 및 그 근거서류(제4조제1항 각 호의 서류를 말하며, 전자문서를 포함한다)를 첨부하여 식품의약품안전처장(의약품등 제조업 허가·신고의 변경, 위탁제조판매업 신고의 변경, 수입업 신고의 변경, 의약품 동등성의 입증이 필요한 의약품의 제조판매·수입 품목허가의 변경, 안전성·유효성 검토 대상이 아닌 의약외품의 제조판매·수입 품목허가의 변경, 의약품등 제조판매·수입 품목신고의 변경을 하려는 경우에는 지방청장을 말한다)에게 제출하여야 한다. <개정 2015. 9. 25., 2021. 3. 8.>

1. 제조업의 변경: 별지 제2호서식의 의약외품 제조업 변경신고서 또는 별지 제7호서식의 의약품등의 제조업 허가사항 변경허가 신청서
2. 위탁제조판매업의 변경: 별지 제3호서식의 의약품 위탁제조판매업 변경신고서

2의2. 수입업의 변경: 별지 제7호의2서식의 의약품등 수입업 변경신고서

3. 품목의 변경: 별지 제6호서식의 의약품등 제조판매·수입 품목신고 변경신고서 또는 별지 제8호서식의 의약품등 제조판매·수입 품목 허가사항 변경허가 신청서

② 제1항의 경우에 법인의 대표자를 변경하려는 경우에는 변경신청서나 변경신고서에 대표자가 법 제5조제1호 본문에 해당되는 사람이 아님을 증명하는 의사의 진단서 또는 같은 호 단서에 해당하는 사람임을 증명하는 전문의의 진단서 및 같은 조 제3호에 해당되는 사람이 아님을 증명하는 의사의 진단서를 첨부하여야 한다.

③ 제1항에도 불구하고 식품의약품안전처장 또는 지방청장은 다음 각 호의 어느 하나에 해당하는 경우 그 검토 결과 이미 제조판매·수입 품목

허가 또는 품목신고한 사항을 변경할 필요가 있어 법 제76조제1항 각 호 외의 부분 단서에 따라 일정기한까지 품목의 변경을 명령한 경우에는 식품의약품안전처장 또는 지방청장이 변경허가를 하거나 변경신고를 수리한 것으로 본다.<개정 2014. 8. 21., 2015. 9. 25., 2022. 12. 7.>

1. 법 제31조의5(법 제42조제5항에 따라 준용되는 경우를 포함한다)에 따른 의약품 제조판매·수입 품목허가 및 품목신고의 갱신
2. 법 제32조에 따른 신약 등의 재심사
3. 법 제33조에 따른 의약품등 재평가
4. 제4조, 이 조 및 제41조에 따른 안전성·유효성에 관한 자료 검토
5. 제48조제3호에 따른 안전성 정보 보고

5의2. 제48조제20호에 따른 위해성 관리 계획 이행에 따른 안전성·유효성 평가

6. 의약품의 적정사용 정보제공을 위한 안전성과 효능·효과 등에 대한 평가
7. 대한민국약전 및 법 제52조에 따른 의약품등의 기준 개정
8. 의약품의 분류 등 국민보건을 위하여 필요하다고 판단하여 실시한 안전성·유효성에 관한 자료 검토

④ 제1항에도 불구하고 품질에 영향을 미치지 아니하는 색상 변경 등 식품의약품안전처장이 정하여 고시하는 경미한 사항인 경우에는 식품의약품안전처장이 정하여 고시하는 바에 따라 변경내용을 적은 문서(전자문서를 포함한다)를 식품의약품안전처장 또는 지방청장에게 제출하여야 한다. 이 경우 법 제31조제9항 또는 법 제42조에 따라 변경허가를 받거나 변경신고를 한 것으로 본다.<개정 2016. 10. 28.>

⑤ 제1항에 따른 신청서·신고서 또는 변경신청서·변경신고서를 받은 식품의약품안전처장 또는 지방청장은 「전자정부법」 제36조제1항에 따른 행정정보의 공동이용을 통하여 법인 등기사항증명서(법인인 경우만 해당한다)를 확인하여야 한다.

⑥ 식품의약품안전처장 또는 지방청장은 제1항에 따라 변경허가를 하거나 변경신고를 받을 경우 또는 제103조제1항에 따라 지위 승계 신고를 받은 경우에는 제13조에 따른 허가대장·신고대장 및 허가증·신고증(전자문서로 된 것을 각각 포함한다. 이하 같다)에 변경사항을 적어야 한다.<개정 2021. 3. 8.>

⑦ 제1항에 따른 신청이나 신고를 하는 자는 식품의약품안전처장이 정하여 고시하는 수수료(외국에서의 현지실사 경비를 포함한다)를 내야 한다. 다만, 행정구역개편에 따라 소재지가 변경되는 경우에는 이를 적용하지 아니한다.<개정 2020. 10. 14.>

⑧ 제1항에 따라 제조소의 소재지를 변경하는 경우에는 제48조제5호를 준용한다.

제9조(안전성·유효성에 관한 자료) 의약품등의 제조판매·수입 품목허가 또는 품목변경허가를 받거나 제조판매·수입 품목신고 또는 품목변경신고를 하려는 자가 제출하여야 하는 안전성·유효성에 관한 자료는 다음 각 호의 자료(전자문서를 포함한다)로 한다. 이 경우 자료제출 대상 품목, 자료 작성요령, 각 자료의 요건 및 면제범위·심사기준 등에 관한 세부 규정과 독성 및 약리작용 등에 관한 자료의 작성을 위하여 실시하는 비임상시험의 관리에 필요한 사항은 식품의약품안전처장이 정하여 고시하는 바에 따른다.

1. 기원 또는 발견 및 개발 경위에 관한 자료
2. 구조결정, 물리화학적 성질에 관한 자료
3. 안정성에 관한 자료
4. 독성에 관한 자료
5. 약리작용에 관한 자료
6. 임상시험성적에 관한 자료
7. 외국의 사용현황 등에 관한 자료
8. 국내 유사제품과의 비교검토 및 해당 의약품등의 특성에 관한 자료

제10조(기준 및 시험방법에 관한 자료) ① 법 제31조제11항 또는 제42조제6항에 따라 의약품등의 제조판매·수입 품목허가 또는 품목변경허가를 받으려는 자는 그 품목의 제조와 품질관리를 위한 기준 및 시험방법에 관한 자료를 제출하여야 한다. 이 경우 첨부자료의 종류, 자료 작성요령과 각 자료의 요건 등에 관한 세부 사항은 식품의약품안전처장이 고시하는 바에 따른다. <개정 2015. 9. 25.>

② 제1항에 따라 기준 및 시험방법에 관한 자료를 제출하려는 자는 심사대상물품(식품의약품안전처장이 품질검사를 위하여 특별히 필요하다고 인정하는 경우에만 해당한다)을 식품의약품안전처장에게 제출하여야 한다.

제11조(의약품등 제조판매·수입 품목허가 또는 품목신고의 제한대상) ① 법 제31조제11항 또는 제42조제6항에 따라 제조판매·수입 품목허가 또는 품목신고가 제한되는 의약품등은 다음 각 호와 같다. <개정 2014. 5. 9., 2015. 9. 25.>

1. 각성제·흥분제에 해당하는 제제
2. 비타민류와 성호르몬제의 복합제제
3. 삭제<2017. 12. 13.>
4. 생약을 원형 그대로 자르거나 파쇄하여 혼합한 형태의 의약품에 해당하는 것
5. 해당 업소의 허가취소된 품목과 동일한 품목으로서 취소된 날부터 1년이 지나지 아니한 것
6. 법 제33조에 따라 식품의약품안전처장이 의약품등 재평가의 대상으로 공고한 제제로서 그 결과가 공시되지 아니한 것. 다만, 다음 각 목의 어느 하나에 해당하는 품목은 제외한다.
   가. 법 제33조에 따른 재평가에 필요한 자료를 제출한 품목
   나. 기업의 분리 또는 합병 등에 의하여 해당 제조시설·제조방법 등이 양도·양수되는 품목
   다. 국가 예방접종사업 또는 방역사업 등 국민보건에 긴급히 필요하여 보건복지부장관이 요청한 품목
7. 국민에게 혐오감을 주거나 국민의 욕구를 자극하여 오·남용될 우려가 있다고 인정되는 성분이 함유된 제제
8. 안전성·유효성에 문제가 있다고 식품의약품안전처장이 정하는 성분을 함유하는 제제. 다만, 인체에 직접 적용하지 아니하는 특수한 제제는 제외한다.
9. 혈장분획제제, 유전자 치료제 등 식품의약품안전처장이 공익상이나 국제협약상 제조판매·수입 품목허가 또는 품목신고 제한이 필요하다고 인정한 품목. 다만, 다음 각 목의 어느 하나에 해당하는 품목은 제외한다.

가. 「대한적십자사 조직법」에 따른 대한적십자사(이하 "대한적십자사"라 한다)가 제조판매·수입 품목허가를 신청한 혈장분획제제
나. 대한적십자사 또는 「혈액관리법」 제6조에 따라 허가를 받은 혈액원과 원료공급계약을 체결한 의약품 제조업의 허가를 받은 자가 제조판매품목 허가를 신청한 혈장분획제제
다. 식품의약품안전처장이 따로 정하는 혈장분획제제 및 유전자 치료제
10. 다음 각 목의 어느 하나에 해당하는 의약품을 소분(小分)하는 품목
가. 법 제53조제1항에 따른 국가출하승인의약품
나. 항생물질과 그 제제
다. 방사성의약품
11. 소해면상뇌증 등 국민보건에 위해(危害)가 우려되는 질병의 감염 가능성이 있는 원료를 사용하거나 함유한 것으로서 식품의약품안전처장이 정하는 품목

② 법 제31조제11항 및 제42조제6항에 따라 다음 각 호의 어느 하나에 해당하는 의약품등의 제품명칭으로는 제조판매·수입 품목허가를 받거나 품목신고를 할 수 없다.<개정 2015. 9. 25., 2021. 9. 10.>
1. 의약품등의 명칭으로 적합하지 아니하거나 다른 제품으로 오인할 우려가 있거나 실제보다 과장된 명칭
2. 의약품의 적응증(適應症: 적용대상 질병이나 증상을 말한다. 이하 같다) 또는 효능·효과를 그대로 표시하는 명칭(진단용 시약 등 특수한 제제는 제외한다)
3. 의약품 중 2종 이상의 유효성분이 혼합된 제제로서 그 성분의 일부만을 나타내는 명칭
4. 외국의 상표를 사용하려는 경우 상표권자의 상표사용허가에 관한 관계 증명서류를 첨부하지 아니한 의약품등의 명칭
5. 「인삼산업법」 및 「식품위생법」에서 정하는 인삼류로 오인될 우려가 있는 명칭

③ 제1항 각 호(제8호는 제외한다) 및 제2항에도 불구하고 수출·군납 또는 관납(官納)을 목적으로 허가나 신고를 신청한 품목에 대해서는 이를 적용하지 아니한다.

제12조(허가기준 등) 제2조부터 제5조까지, 제7조, 제8조, 제11조, 제39조, 제39조의2 및 제40조에서 규정한 사항 외에 의약품등의 제조업·위탁제조판매업·수입업 및 제조판매·수입 품목의 허가·신고, 변경허가·신고나 의약품의 시설·품목 조건부 허가의 기준, 조건 및 관리 등에 필요한 사항은 식품의약품안전처장이 정하여 고시한다. <개정 2015. 9. 25., 2022. 7. 21.>

제12조의2(안전성·유효성 검토 결과의 통지) ① 제4조에 따라 신약 등의 제조판매·수입 품목 허가신청서를 제출한 자는 「국민건강보험 요양급여의 기준에 관한 규칙」 제10조의2에 따른 요양급여의 결정을 신청하기 위하여 식품의약품안전처장에게 안전성·유효성 검토를 미리 요청할 수 있다.

② 식품의약품안전처장은 제1항에 따른 요청이 타당하다고 인정되는 경우에는 안전성·유효성을 검토한 후 그 결과를 요청인에게 알려야 한다.

③ 식품의약품안전처장은 필요한 경우 제2항에 따라 요청인에게 알린 안전성·유효성 검토 결과 및 그 근거자료를 「국민건강보험법」 제62조에 따른 건강보험심사평가원의 원장에게 통보할 수 있다.

[본조신설 2014. 8. 21.]

제13조(허가·신고대장과 허가증·신고증 등) ① 식품의약품안전처장 또는 지방청장은 제2조, 제4조 또는 제39조의2에 따라 의약품의 제조업 허가를 하거나 의약품등의 제조판매 품목허가 또는 품목 조건부 허가를 했을 때에는 허가대장에 다음 각 호의 구분에 따른 사항을 적어 넣고, 별지 제9호서식의 제조업 허가증 또는 별지 제10호서식의 의약품등 제조판매 품목허가 또는 품목 조건부 허가증을 발급한다. <개정 2022. 7. 21.>
1. 제조업 허가의 경우
가. 허가번호와 허가 연월일
나. 제조업자의 성명 및 주민등록번호(법인인 경우에는 그 대표자의 성명 및 주민등록번호)
다. 제조소의 명칭과 소재지
라. 제조관리자의 성명, 그 자격 구분 및 주민등록번호(제조업자 자신이 그 제조업무를 관리하는 경우에는 그 사실과 그 자격 구분)
마. 법 제37조의3제2항에 따른 안전관리책임자의 성명, 그 자격 구분 및 주민등록번호(제46조제1항에 따라 안전관리책임자를 두어야 하는 경우만 해당한다)
2. 제조판매 품목허가의 경우
가. 허가번호와 허가 연월일
나. 제품명

② 식품의약품안전처장 또는 지방청장은 제2조에 따른 의약외품 제조업, 제3조에 따른 의약품의 위탁제조판매업, 제56조의2에 따른 의약품등의 수입업 또는 제5조에 따른 의약품등의 제조판매·수입 품목의 신고를 수리한 경우에는 해당 신고대장에 다음 각 호의 사항을 적어 넣고, 의약외품 제조업의 경우에는 별지 제11호서식의 의약외품 제조업 신고증을, 의약품 위탁제조판매업의 경우에는 별지 제12호서식의 의약품 위탁제조판매업 신고증을, 의약품등 수입업의 경우에는 별지 제12호의2서식의 수입업 신고증을, 의약품등의 제조판매·수입 품목의 경우에는 별지 제13호서식의 의약품등 제조판매·수입 품목신고증을 발급하여야 한다.<개정 2015. 9. 25.>
1. 의약외품 제조업 신고의 경우
가. 신고수리번호 및 수리 연월일
나. 제조업자의 성명 및 주민등록번호(법인인 경우에는 그 대표자의 성명 및 주민등록번호)
다. 제조소의 명칭 및 소재지
라. 제조관리자의 성명, 그 자격 구분 및 주민등록번호(제조업자 자신이 그 제조업무를 관리하는 경우에는 그 사실과 자격 구분)
2. 의약품 위탁제조판매업 신고의 경우
가. 신고수리번호 및 수리 연월일
나. 위탁제조판매업자의 성명 및 주민등록번호(법인인 경우에는 그 대표자의 성명 및 주민등록번호)
다. 위탁제조판매업소의 명칭 및 소재지
라. 안전관리책임자의 성명, 그 자격 구분 및 주민등록번호
2의2. 의약품등 수입업 신고의 경우
가. 신고수리번호 및 수리 연월일

나. 수입자의 성명 및 주민등록번호(법인인 경우에는 그 대표자의 성명 및 주민등록번호)

다. 영업소의 명칭 및 소재지

라. 수입관리자의 성명, 그 자격 구분 및 주민등록번호(수입자 자신이 수입업무를 관리하는 경우에는 그 사실 및 자격 구분)

마. 안전관리책임자의 성명, 그 자격 구분 및 주민등록번호

3. 제조판매·수입 품목신고의 경우

가. 신고수리번호 및 수리 연월일

나. 제품명

③ 식품의약품안전처장 또는 지방청장은 제39조에 따라 시설 조건부 허가를 한 경우에는 허가대장에 제1항 각 호의 구분에 따라 해당 사항을 적어 넣고, 별지 제14호서식의 의약품 제조업 시설 조건부 허가증 또는 별지 제15호서식의 의약품 제조판매품목 시설 조건부 허가증(전자문서로 된 허가증을 각각 포함한다. 이하 같다)을 발급해야 한다.<개정 2021. 3. 8., 2022. 7. 21.>

④ 식품의약품안전처장 또는 지방청장은 제40조제2항에 따른 조건이행의 확인 결과 조건이 이행된 경우에는 조건부 허가증을 제1항의 해당 허가증으로 바꾸어 발급한다.

⑤ 제1항 및 제2항에 따라 허가증 또는 신고증을 발급받은 자가 허가받거나 신고한 품목과 동일한 품목을 동물용 의약품등으로 제조·판매하기 위하여 「동물용 의약품등 취급규칙」에 따라 동물용 의약품 제조업 허가, 품목허가 또는 품목신고 등을 신청하는 경우 제4조 및 제5조에 따라 제출한 자료의 전부 또는 일부를 농림축산검역본부장 및 국립수산물품질관리원장에게 제공할 것을 식품의약품안전처장에게 요청할 수 있다.<신설 2018. 3. 30., 2022. 1. 20.>

⑥ 제5항에 따른 자료제공 요청을 받은 식품의약품안전처장은 해당 자료를 농림축산검역본부장 및 국립수산물품질관리원장에게 제공할 수 있다.<신설 2018. 3. 30., 2022. 1. 20.>

제14조(의약품등의 허가사항 확인 등) ① 법 제31조, 법 제31조의2 및 법 제42조에 따른 의약품등의 허가, 신고 또는 원료의약품의 등록사항 등의 확인 또는 증명을 받으려는 자는 확인신청서 또는 증명신청서(전자문서로 된 신청서를 포함하며, 외국어의 경우에는 번역문을 포함한다)를 식품의약품안전처장 또는 지방청장에게 제출하여야 한다. <개정 2014. 8. 21.>

② 제1항에 따라 확인서 또는 증명서를 받으려는 자는 식품의약품안전처장이 정하여 고시하는 수수료를 내야 한다.

의약품 등의 제조업 및 수입자의 시설기준령

제2조 삭제 <2013. 3. 23.>

제3조(의약품 등 제조소의 시설 기준 등) ① 의약품 또는 의약외품(이하 "의약품등"이라 한다) 제조소에는 다음 각 호의 시설 및 기구를 갖추어야 한다.

1. 제조 작업을 하는 작업소
2. 원료·자재 및 제품의 품질을 관리하는 시험실
3. 원료·자재 및 제품을 보관하는 보관소
4. 제조 및 품질관리에 필요한 시설 및 기구

② 의약품등 외의 물품을 제조하는 자가 의약품등을 제조하려는 경우 해당 물품 제조를 위한 시설이 다음 각 호의 요건을 갖춘 때에는 그 물품 제조를 위한 시설을 의약품등 제조소의 시설로 갈음할 수 있다.

1. 의약품등 외의 물품 제조를 위한 시설이 제1항 각 호에 적합할 것
2. 의약품등과 의약품등 외의 물품이 상호 간에 오염될 우려가 없을 것

③ 의약품의 제조업허가 또는 의약외품의 제조업신고를 한 자(이하 "의약품등의 제조업자"라 한다)는 의약품등 상호 간에 오염될 우려가 없는 경우에는 해당 의약품등의 제조소 시설을 다른 의약품등의 제조소 시설로 갈음할 수 있다.

의약품 등의 제조업 및 수입자의 시설기준령 시행규칙

제2조(의약품 제조소의 시설 기준) ① 「의약품 등의 제조업 및 수입자의 시설기준령」(이하 "영"이라 한다) 제3조제1항제1호에 따른 작업소(이하 "작업소"라 한다)는 다음 각 호의 기준에 따라야 한다. <개정 2009. 7. 1., 2010. 9. 20., 2013. 3. 23., 2015. 12. 31., 2016. 10. 28.>

1. 무균제제(無菌製劑)(주사제·점안제 및 안연고제를 말한다. 이하 같다)의 작업소, 페니실린제제의 작업소, 세팔로스포린제제의 작업소, 카바페넴제제의 작업소, 모노박탐제제의 작업소, 성호르몬제제의 작업소, 세포독성 항암제제의 작업소, 생물학적제제등(「의약품 등의 안전에 관한 규칙」 제4조제1항제1호에 따른 생물학적제제등을 말한다. 이하 같다)의 작업소 및 그 밖의 제제 작업소는 각각 분리되어 있을 것. 다만, 다음 각 목의 어느 하나에 해당하는 경우에는 그러하지 아니할 수 있다.

   가. 사(死)백신(교차 오염 위험성이 있는 포자형성균 등을 이용하는 경우는 제외한다)을 제조하는 경우로서 밸리데이션 등을 통하여 충분한 오염방지 대책이 마련되고, 교차 오염될 우려가 없으며, 균주·세포주·조직 등을 무독화하거나 불활화 처리한 경우

   나. 유전자재조합의약품 또는 유전자조작기술을 이용한 백신을 제조하는 경우로서 밸리데이션 등을 통하여 충분한 오염방지 대책이 마련되고, 교차 오염될 우려가 없으며, 정제(精製)공정을 완료한 경우

2. 주사제의 작업소, 점안제의 작업소, 내용고형제의 작업소, 내용액제의 작업소, 외용액제의 작업소, 연고제의 작업소 및 그 밖에 제조공정이 서로 다른 제형(劑形)의 작업소는 각각 구획되어 있을 것

② 제1항제1호 및 제2호에도 불구하고 폐쇄식 기계설비 등에 의하여 교차 오염될 우려가 없는 작업소는 분리하거나 구획하지 아니할 수 있다.

③ 작업소에는 다음 각 호의 시설을 두어야 한다. 다만, 식품의약품안전처장이 해당 의약품의 제조방법이 원료 합성 등과 같이 특수하다고 인정하는 경우에는 안전을 확보할 수 있는 적절한 조치를 취하고 그 시설의 일부를 작업소 외에 둘 수 있다.<개정 2013. 3. 23.>

1. 해당 제조소에서 제조하는 의약품의 제조 등에 필요한 용수시설
2. 쥐·해충·먼지 등을 막을 수 있는 시설
3. 위생적인 화장실·탈의실 및 수세시설
4. 소독시설(무균제제·내용액제·연고제의 작업소의 경우에만 해당한다)

④ 작업소에는 제조하는 의약품의 종류·제형·제조방법 및 제조시설에

따라 필요한 작업실을 두어야 한다. 다만, 의약품의 품질에 영향을 미치지 아니하는 범위에서 원료의 칭량(稱量)작업실, 제품의 포장작업실 또는 용기의 세척작업실은 각 작업소별로 두지 아니할 수 있으며, 식품의약품안전처장이 해당 의약품의 제조방법이 원료 합성 등과 같이 특수하다고 인정하는 경우에는 작업실을 두지 아니할 수 있다.<개정 2013. 3. 23.>

⑤ 제4항에 따른 작업실에는 다음 각 호의 시설을 설치하여야 한다.

1. 작업대
2. 가루가 날리는 작업실에는 가루를 제거하는 시설
3. 흡습성제제를 취급하는 경우에는 습도 조절시설
4. 건조설비가 있는 경우에 그 건조설비의 가열장치는 자동온도 조절이 가능한 시설

⑥ 영 제3조제1항제2호에 따른 시험실(이하 "시험실"이라 한다)은 다음 각 호의 구분에 따라야 한다.

1. 미생물시험을 하는 경우 일반시험실과 구획된 무균시험실[무균시험실에는 무균실이나 무균적 조건을 갖춘 무균시설이 있어야 하고, 무균실의 경우 외부와 직접 통하지 아니하도록 전실(前室)을 두어야 함]이 있을 것
2. 동물시험을 하는 경우 일반시험실과 분리되어 위생적인 상태를 유지할 수 있는 동물시험실(동물시험실에는 시험동물의 사육 및 동물시험에 필요한 시설과 기구가 있어야 함)이 있을 것

⑦ 영 제3조제1항제3호에 따른 보관소(이하 "보관소"라 한다)는 위생적이어야 하며, 품질에 영향을 미치지 아니하도록 원료·자재 및 제품별로 각각 구획되어야 한다. 다만, 보관소가 원료·자재 및 제품별로 뒤섞일 우려가 없도록 설비된 경우에는 구획하지 아니할 수 있다.

제3조(완제의약품 작업소의 시설 기준) 인체에 직접 적용하는 완제의약품(의료용 고압가스 및 방사성의약품은 제외한다. 이하 같다) 작업소의 시설은 제2조에 따른 기준 외에 다음 각 호의 기준에 따라야 한다.

1. 작업소의 출입구와 창은 완전히 밀폐될 수 있어야 하며, 작업소에는 다음 각 목의 시설을 설치할 것
   가. 제조하는 의약품의 종류·제형 또는 제조방법에 따라 오염을 방지하고 적절한 온도를 유지하며 필요한 경우에는 습도를 유지할 수 있는 공기조화장치
   나. 제조공정관리에 필요한 시험검사시설 또는 시험검사기구
   다. 제조과정 중의 반제품을 품질에 영향을 미치지 아니하도록 보관할 수 있는 시설
2. 원료의 칭량작업, 의약품의 조제·충전작업 및 의약품의 마개를 막는 작업이나 밀봉작업을 하는 작업실은 다음 각 목의 기준에 따를 것
   가. 천장은 먼지가 떨어질 우려가 없도록 마무리되고, 바닥과 벽은 표면이 매끄럽고 먼지나 오물을 쉽게 제거할 수 있도록 되어 있을 것
   나. 실내의 배관은 청소하기 쉽고 배관이 벽을 통과할 경우 틈이 없도록 마무리되어 있을 것
   다. 출입구(비상구는 제외한다)와 창은 외부와 직접 통하지 아니하도록 되어 있을 것
   라. 작업실은 작업원 외의 자의 통로가 되지 아니하도록 되어 있을 것

제4조(무균제제 작업소의 시설 기준) 무균제제 작업소의 시설은 제2조와 제3조에 따른 기준 외에 다음 각 호의 기준에 따라야 한다.

1. 작업소에는 다음 각 목의 시설을 설치할 것
   가. 용기의 세척시설, 세척 후 건조·멸균에 필요한 시설 및 멸균상태를 유지할 수 있는 보관시설(해당 시설이 있는 작업실은 제3조제2호 각 목에 적합하여야 한다)
   나. 무균제제의 종류에 따른 멸균시설 또는 제균시설(가열멸균시설인 경우 멸균작업 중 그 시설안의 어떠한 부분에서도 필요한 멸균조건을 유지할 수 있는 시설이어야 한다)
   다. 이물(異物)검사에 필요한 시설 및 기구
   라. 밀봉검사에 필요한 시설 및 기구(밀봉상태의 검사를 하는 경우에만 해당한다)
2. 원료의 칭량작업, 의약품의 조제·충전작업 및 밀봉작업을 하는 작업실과 복도 등 무균작업에 필요한 관리구역은 다음 각 목의 기준에 따를 것
   가. 제균된 공기를 공급하는 시설을 설치할 것
   나. 천장·바닥 및 벽의 표면은 소독액을 뿌려 세척하는 것에 견딜 수 있도록 되어 있을 것
   다. 작업실 안으로 원료·자재 등을 반입하기 위한 작업준비실을 설치할 것
   라. 작업원의 출입을 위하여 무균작업에 필요한 관리구역과 연결된 작업원 전용(專用) 탈의실 및 소독시설을 설치할 것
3. 무균적 조작이 필요한 무균원료의 칭량 및 조제작업실과 무균제제의 충전 및 밀봉작업실은 제2호 각 목의 기준에 따라야 하고, 아울러 무균실이나 무균적 조건을 갖춘 무균시설을 설치할 것

제5조(페니실린제제, 세팔로스포린제제, 카바페넴제제, 모노박탐제제, 성호르몬제제 또는 세포독성 항암제제 작업소의 시설기준) ① 페니실린제제, 세팔로스포린제제, 카바페넴제제, 모노박탐제제, 성호르몬제제 또는 세포독성 항암제제 작업소의 시설은 제2조와 제3조에 따른 기준 외에 다음 각 호의 기준에 따라야 한다. <개정 2010. 9. 20., 2016. 10. 28.>

1. 작업소와 연결된 작업원 전용 탈의실 및 수세시설을 설치할 것
2. 작업실 안으로 원료·자재 등을 반입하기 위한 작업준비실을 설치할 것
3. 다른 의약품 작업소와 별도로 된 공기조화장치를 설치하고, 페니실린제제 작업소용 공기조화장치는 방출 공기의 종말처리시설을 갖출 것

② 페니실린제제, 세팔로스포린제제, 카바페넴제제, 모노박탐제제, 성호르몬제제 또는 세포독성 항암제제의 무균제제를 제조하는 경우에는 제1항제1호부터 제3호까지의 기준 외에 제4조의 시설 기준에 따라야 한다.<개정 2010. 9. 20., 2016. 10. 28.>

[제목개정 2016. 10. 28.]

제6조(생물학적제제등 작업소의 시설 기준) 생물학적제제등 작업소의 시설은 제2조와 제3조의 기준 외에 다음 각 호의 기준에 따라야 한다. <개정 2013. 3. 23., 2015. 2. 17., 2015. 12. 31.>

1. 작업소에는 다음 각 목의 시설을 설치할 것(생물학적제제등의 종류 및 제조방법에 따라 해당 제제를 제조하는 데에 필요하지 아니한 시설은 갖추지 아니할 수 있다)
   가. 세포나 미생물의 저장시설

나. 제조 또는 시험에 사용하는 동물 중 미생물을 접종한 동물을 관리하는 시설
다. 제조 또는 시험에 사용하는 동물을 처리하는 시설
라. 미생물을 배지(培地)에 이식하는 시설
마. 세포나 미생물의 배양시설
바. 배양한 세포나 미생물의 회수(回收)·정제·불활화(不活化 본래 가지고 있는 기능을 없애는 작용)·살균 등을 하는 시설
사. 원액의 희석용액을 조제하는 시설
아. 원액의 희석시설·분주(分注)시설과 용기의 밀봉시설
자. 제조 또는 시험에 사용한 기구·기계 등의 소독시설
차. 「혈액관리법 시행규칙」 별표 4에 따른 시설(장비를 포함한다)

2. 제1호에 따른 시설이 있는 작업실은 천장·바닥 및 벽의 표면이 세척과 소독에 견딜 수 있고, 제품, 공정 및 기계·설비 등을 고려하여 적절히 분리되거나 구획되어 있을 것
3. 제1호가목·나목·라목·마목·자목 또는 차목의 시설 중 다음 각 목의 병원체 등을 취급하는 시설 또는 그 시설이 있는 작업실은 해당 병원체 등의 종류별루 분리 뚜는 구획되어 전용할 수 있을 것
가. 비씨지 백신에 사용되는 결핵균
나. 투베르쿨린(tuberculin) 제제 생산에 사용되는 결핵균
다. 불활화 공정이 완료되기 전의 포자형성균
라. 폴리오병원체
마. 사람의 혈액 또는 혈장
바. 그 밖에 병원성 미생물, 살아있는 미생물·세포 등 가목부터 마목까지에 준하는 관리가 필요하다고 식품의약품안전처장이 인정하는 것
4. 제1호라목부터 아목까지 및 차목에 따른 시설이 있는 무균작업에 필요한 관리구역은 제4조제2호 및 제3호의 기준에 따를 것
5. 작업소에는 제1호 각 목에 따른 시설 외에 다음 각 목의 시설을 두되, 다음 각 목의 시설이 있는 작업실은 제3조제2호의 기준에 따를 것
가. 제조에 사용하는 동물을 식품의약품안전처장이 정하는 기간 이상 사육 및 관리할 수 있는 시설
나. 시험에 사용하는 동물의 사육 및 관리에 필요한 시설
다. 배지 및 희석용액의 조제시설
라. 제조 또는 시험에 사용하는 기구·용기 등의 세척 및 멸균시설
6. 보관시설에는 항온장치, 자동온도기록계 및 그 밖에 필요한 계량기계를 갖추어 둘 것

[제목개정 2015. 12. 31.]

의약품 등의 제조업 및 수입자의 시설기준령

제4조(위탁에 의한 시설 및 기구 이용) ① 의약품등의 제조업자는 의약품등의 제조 또는 시험을 다른 의약품등의 제조업자 등에게 위탁하는 경우에는 제3조제1항에 따른 시설 및 기구 중 위탁한 업무에 관련되는 시설 및 기구를 갖추지 아니할 수 있다. <개정 2010. 11. 19.>
② 제1항에 따라 의약품등의 제조업자가 의약품등의 제조 또는 시험을 다른 의약품등의 제조업자 등에게 위탁하는 경우 그 수탁자의 범위와 위탁자 및 수탁자의 준수사항은 총리령으로 정한다.<개정 2008. 2. 29., 2010. 3. 15., 2013. 3. 23.>

의약품 등의 제조업 및 수입자의 시설기준령 시행규칙

제11조(수탁자의 범위와 준수사항 등) ① 영 제4조제1항에 따라 의약품등의 제조업자가 의약품등의 제조 또는 시험을 다른 의약품등의 제조업자 등에게 위탁하는 경우 그 수탁자의 범위는 다음 각 호와 같다. <개정 2010. 9. 20., 2013. 3. 23., 2014. 8. 20., 2015. 2. 17., 2019. 11. 11., 2021. 11. 19., 2023. 12. 29.>

1. 제조의 수탁자
가. 의약품등의 제조업자
나. 의약품등 외의 물품 제조업자로서 자동에어로졸 충전, 연필 제조, 가스 주입, 도금, 주물, 단조, 판금, 사출, 인쇄, 코팅, 도장, 멸균, 직조, 타면, 텐터(tenter: 원료를 틀에 맞게 펴는 공정) 또는 설계에 관한 공정을 수행하는 자(의약외품의 제조를 위탁하는 경우에만 해당한다)
다. 의약품등 외의 물품 제조업자로서 부분품 또는 부품의 제조를 전문으로 하는 자(의약외품의 제조를 위탁하는 경우에만 해당한다)
라. 의약품등 외의 물품 제조업자로서 「원자력 안전법」 제53조제1항에 따라 방사성동위원소·방사선발생장치 사용 허가를 받아 방사선 멸균공정을 수행하는 자(의약품의 방사선 멸균에 관한 제조를 위탁하는 경우에만 해당한다)
마. 의약품등 외의 물품 제조업자로서 원료의약품의 합성공정 중 수소화반응 공정을 수행하는 자
바. 세포독성 항암제제 등 식품의약품안전처장이 고시하는 의약품의 생산시설을 갖춘 자
2. 시험의 수탁자
가. 특별시·광역시·특별자치시·도 및 특별자치도의 보건환경연구원
나. 법 제67조에 따라 조직된 사단법인인 한국의약품수출입협회
다. 법 제90조의2제1항에 따른 백신안전기술지원센터(백신의 시험을 위탁하는 경우에만 해당한다)
라. 의약품등의 제조업자
마. 「식품·의약품분야 시험·검사 등에 관한 법률」 제6조제2항제3호에 따른 의약품 등 시험·검사기관
바. 「먹는물관리법」 제43조제2항에 따른 먹는물 수질검사기관[법 제51조에 따른 대한민국약전에 실린 상수(上水)의 시험을 위탁하는 경우에만 해당한다]
사. 「혈액관리법」 제2조제3호에 따른 혈액원(같은 법 제2조제8호에 따른 혈액제제의 시험을 위탁하는 경우에만 해당한다)
아. 의약품등 외의 물품 제조업자로서 자동에어로졸 충전, 연필 제조, 가스 주입, 도금, 주물, 단조, 판금, 사출, 인쇄, 코팅, 도장, 멸균, 직조, 타면, 텐터 또는 설계에 관한 공정을 수행하는 자(의약외품의 시험을 위탁하는 경우에만 해당한다)
자. 의약품등 외의 물품 제조업자로서 부분품 또는 부품의 제조를 전문으로 하는 자(의약외품의 시험을 위탁하는 경우에만 해당한다)

② 제1항에도 불구하고, 「마약류 관리에 관한 법률」 제2조제5호나목 또는 다목에 따른 마약류제조업자 또는 마약류원료사용자가 마약, 향정신성의약품 및 이를 원료로 하는 의약품의 제조를 위탁하는 경우 그 수탁자의 범위는 다음 각 호의 구분에 따른다. <신설 2011. 7. 7., 2012. 6. 15., 2015. 2. 17.>

1. 마약: 「마약류 관리에 관한 법률」 제21조에 따라 마약 제조품목허가를 받은 마약류제조업자
2. 향정신성의약품: 「마약류 관리에 관한 법률」 제21조에 따라 향정신성의약품 제조품목허가를 받은 마약류제조업자
3. 마약 및 향정신성의약품을 원료로 하는 의약품: 「마약류 관리에 관한 법률」 제2조제5호다목에 따른 마약류원료사용자

③ 영 제4조제1항에 따라 의약품등의 제조업자가 의약품등의 제조 또는 시험을 다른 의약품등의 제조업자 등에게 위탁하는 경우 위탁자 및 수탁자의 준수사항은 다음 각 호와 같다. <개정 2011. 7. 7.>

1. 의약품등 제조 또는 시험의 위탁자는 제조 또는 시험이 적절하게 이루어지도록 수탁자에 대한 관리·감독을 철저히 하고, 수탁자로부터 제조 및 품질관리의 기록에 관한 서류를 받아 3년 이상 보존할 것
2. 의약품등 제조의 위탁자는 제품표준서를 작성하여 수탁자에게 제공하고, 수탁자는 이를 기준으로 제품마다 제조관리기준서 및 품질관리기준서를 작성하여 그 기준서에 따른 기록에 관한 서류를 위탁자에게 제출하고 수탁 제조 시 사용한 첨가제 및 용기 등에 대한 품질관리를 철저히 할 것
3. 의약품등 시험의 위탁자는 위탁시험에 따른 기준 및 시험방법과 시험용 검체(檢體)를 수탁자에게 제공하며, 수탁자는 각 검체에 대한 시험기록에 관한 서류를 위탁자에게 제출하고 수탁시험에 필요한 시약 및 표준품 등의 관리를 철저히 할 것
4. 의약품등의 제조 또는 시험의 수탁자는 제조 공정에 따른 제조 또는 시험에 필요한 시설 및 기구를 갖추고, 그 최종 제품의 품질관리를 철저히 할 것

④ 삭제 <2013. 3. 23.>

제12조 삭제 <2013. 3. 23.>

의약품 등의 제조업 및 수입자의 시설기준령

제5조(제조시설 및 기구의 다른 용도 이용) 의약품등의 제조업자가 다음 각 호의 어느 하나에 해당하여 의약품등 외의 물품을 제조하려는 경우에는 그 물품과 의약품등 상호 간에 오염될 우려가 없는 범위에서 의약품등(제5호의 경우에는 「약사법」 제2조제7호가목의 의약외품으로 한정한다)의 제조시설 및 기구를 의약품등 외의 물품의 제조에 이용할 수 있다.

1. 「식품위생법」 제37조제5항에 따라 식품 제조업·가공업 또는 식품첨가물 제조업을 등록한 자
2. 「건강기능식품에 관한 법률」 제5조에 따라 건강기능식품제조업 허가를 받은 자
3. 「의료기기법」 제6조에 따라 의료기기 제조업 허가를 받은 자
4. 「화장품법」 제3조에 따라 화장품제조업을 등록한 자
5. 「위생용품 관리법」 제3조에 따라 위생용품제조업을 신고한 자

[전문개정 2021. 10. 19.]

제31조의2(원료의약품의 등록 등) ① 신약의 원료의약품 또는 식품의약품안전처장이 정하여 고시하는 원료의약품을 제조하여 판매하려는 자는 총리령으로 정하는 바에 따라 그 성분·명칭과 제조방법 등 총리령으로 정하는 사항을 식품의약품안전처장에게 등록할 수 있다. <개정 2013. 3. 23.>

② 식품의약품안전처장은 제1항에 따른 등록사항이 총리령으로 정하는 기준에 적합한지 여부를 검토하여 그 결과를 신청인에게 알리고, 그 내용을 원료의약품 등록대장에 기록하고 보관하여야 한다. 이 경우 해당 원료의약품의 성분 및 제조원 등 총리령으로 정하는 사항을 공고하여야 한다.<개정 2013. 3. 23.>

③ 제1항 및 제2항에 따라 등록된 사항 중 총리령으로 정하는 중요한 사항을 변경하려는 자는 식품의약품안전처장에게 변경등록을 하여야 한다. 다만, 그 밖의 사항을 변경하려는 자는 보고하여야 한다.<개정 2013. 3. 23.>

④ 제1항부터 제3항까지의 규정에 따라 등록된 원료의약품은 제31조제2항에 따른 품목허가를 받거나 품목신고를 한 것으로 본다.

⑤ 제1항부터 제3항까지에서 규정한 사항 외에 원료의약품의 등록·변경등록 또는 변경보고, 등록된 원료의약품의 공고 등에 필요한 사항은 총리령으로 정한다.<개정 2013. 3. 23.>

[본조신설 2011. 3. 30.]

의약품 등의 안전에 관한 규칙

제15조(원료의약품의 등록) ① 법 제31조의2제1항 또는 제42조제5항에 따라 등록대상 원료의약품을 등록하려는 자는 별지 제16호서식의 원료의약품 등록신청서(전자문서로 된 등록신청서를 포함한다)에 다음 각 호의 자료(전자문서를 포함한다) 등을 첨부하여 식품의약품안전처장에게 제출해야 한다. 이 경우 특히 자료의 보호가 필요한 경우에는 다음 각 호의 자료를 원료의약품 공급자가 직접 식품의약품안전처장에게 제출할 수 있다. <개정 2014. 8. 21., 2016. 10. 28., 2021. 3. 8., 2022. 12. 29., 2023. 10. 25.>

1. 원료의약품의 제조소에 관한 다음 각 목의 자료
   가. 법 제31조제1항에 따른 시설에 관한 자료
   나. 다음의 어느 하나에 해당하는 자료
      1) 품목별로 별표 1의2에 따른 원료의약품 제조 및 품질관리기준에 맞거나 이와 같은 수준 이상임을 증명하는 자료
      2) 품목별 제4조제1항제4호가목에 따른 제조증명서 또는 이에 상응하는 증명자료로서 식품의약품안전처장이 인정하는 자료
2. 원료의약품의 성분·명칭과 제조방법에 관한 다음 각 목의 자료

가. 물리화학적 특성과 안정성에 관한 자료
나. 제조방법, 포장, 용기 및 취급상의 주의사항 등에 관한 자료
다. 원료의약품의 시험성적서, 분석방법 및 사용된 용매 등에 관한 자료
라. 시험용 원료의약품(식품의약품안전처장이 품질검사를 위하여 특별히 필요하다고 인정하는 경우에만 해당한다)

3. 삭제 <2016. 10. 28.>
4. 삭제 <2016. 10. 28.>
5. 삭제 <2016. 10. 28.>
6. 삭제 <2016. 10. 28.>

② 제1항에도 불구하고 제16조 후단에 따라 공고된 제조소에서 동일한 시설을 이용하여 제조된 원료의약품을 등록하려는 경우 등 식품의약품안전처장이 정하는 경우에는 제1항제1호의 자료를 제출하지 아니할 수 있다. <신설 2016. 10. 28., 2021. 3. 8.>

③ 식품의약품안전처장 또는 지방청장은 제1항에 따른 등록 신청이 식품의약품안전처장이 정하여 고시하는 등록기준에 적합한지를 판정하기 위하여 품질검사 또는 현장 조사를 할 수 있다. <개정 2014. 8. 21., 2016. 10. 28.>

④ 제1항에 따른 원료의약품을 등록하려는 자는 식품의약품안전처장이 정하여 고시하는 수수료(외국에서 현지실사를 할 필요가 있는 경우에는 이에 드는 경비를 포함한다)를 내야 한다. <개정 2016. 10. 28.>

⑤ 제1항 각 호에 따른 자료의 작성요령, 자료의 요건 및 면제 범위 등에 관한 세부 사항은 식품의약품안전처장이 정하여 고시한다. <개정 2016. 10. 28.>

제16조(원료의약품 등록대장과 등록증 등) 법 제31조의2제2항 및 이 규칙 제15조에 따라 식품의약품안전처장은 원료의약품 등록을 한 경우에는 원료의약품 등록대장(전자문서로 된 대장을 포함한다. 이하 같다)에 다음 각 호의 사항을 적고, 신청인에게 별지 제17호서식의 원료의약품 등록증(전자문서로 된 등록증을 포함한다. 이하 같다)을 발급하여야 한다. 이 경우 식품의약품안전처장은 다음 각 호의 사항을 인터넷 등으로 공고하여야 한다. <개정 2016. 10. 28., 2021. 3. 8.>

1. 원료의약품의 성분·명칭
2. 등록자의 성명
3. 등록번호 및 등록 연월일
4. 제조소의 명칭 및 소재지
5. 제15조제2항에 따라 자료를 첨부하지 않은 경우 그 사실

제17조(원료의약품 등록사항의 변경등록 신청 등) ① 법 제31조의2제3항 본문에 따라 원료의약품의 등록사항 중 다음 각 호의 어느 하나에 해당하는 중요한 사항을 변경하려는 자는 별지 제16호서식의 원료의약품 등록사항 변경등록 신청서(전자문서로 된 신청서를 포함한다)에 원료의약품 등록증(전자문서로 발급받은 경우는 제외한다), 변경사유서(전자문서로 된 사유서를 포함한다) 및 변경 사유를 증명할 수 있는 서류(전자문서를 포함한다)를 첨부하여 식품의약품안전처장에게 제출하여야 한다. <개정 2021. 3. 8.>

1. 제조소 소재지의 변경. 다만, 행정구역개편에 따라 소재지가 변경되는 경우는 제외한다.
2. 원료의약품의 제조방법 중 별표 1 제1호파목에 따른 원료약품(촉매 및 유기용매 등을 포함한다. 이하 "원료약품"이라 한다), 제조공정 또는 제조단위 규모의 변경. 다만, 제조단위 규모의 변경은 10배 이상으로 변경하는 경우만 해당한다.
3. 원료의약품을 직접 담는 용기나 포장의 재질, 원료의약품의 저장 방법 또는 사용기간의 변경
4. 원료의약품 분석방법의 변경(대한민국약전, 법 제52조에 따른 의약품 등의 기준 또는 제4조제1항제1호나목에 따른 공정서에 실려 있지 아니한 방법으로 변경하는 경우만 해당한다)
5. 그 밖에 변경등록이 필요한 경우로서 식품의약품안전처장이 정하여 고시하는 등록사항의 변경

② 법 제31조의2제3항 단서에 따라 원료의약품의 등록사항 중 제1항 각 호에서 규정한 사항 외의 사항을 변경하려는 자는 식품의약품안전처장이 정하는 바에 따라 원료의약품 등록증(전자문서로 발급받은 경우는 제외한다)을 첨부하여 매년 1월 31일까지 식품의약품안전처장에게 변경사항을 보고하여야 한다.<개정 2021. 3. 8.>

③ 식품의약품안전처장은 제1항 또는 제2항에 따라 변경등록 신청 또는 변경보고를 받은 경우에는 제16조에 따른 원료의약품 등록대장 및 원료의약품 등록증에 변경사항을 적고, 원료의약품 등록증을 내주어야 한다. 이 경우 식품의약품안전처장은 변경사항을 인터넷 등에 공고하여야 한다.<개정 2021. 3. 8.>

④ 식품의약품안전처장 또는 지방청장은 제1항에 따른 변경등록 신청이 제15조제2항에 따른 등록기준에 적합한지를 판정하기 위하여 품질검사 또는 현장 조사를 할 수 있다.<개정 2014. 8. 21.>

⑤ 제1항에 따라 변경등록을 신청하는 자는 식품의약품안전처장이 정하여 고시하는 수수료(외국에서 현지실사를 할 필요가 있는 경우에는 이에 드는 경비를 포함한다)를 내야 한다.

제31조의3 삭제 <2015. 3. 13.>

의약품 등의 안전에 관한 규칙

제18조 삭제 <2015. 3. 13.>

제31조의4 삭제 <2015. 3. 13.>

의약품 등의 안전에 관한 규칙

제19조(품목허가 및 품목신고의 유효기간 산정방법 등) 법 제31조의5제1항 및 제2항의 유효기간은 다음 각 호의 구분에 따른 날부터 기산(起算)한다.

1. 2013년 1월 1일 이후 제조판매·수입 품목허가를 받거나 품목신고를 한 품목: 그 허가일 또는 신고일
2. 제조판매·수입 품목허가 시 부여된 신약 등의 재심사 기간이 2013년 1월 1일 이후에 만료되는 품목: 재심사 기간 만료일의 다음 날

3. 제조판매·수입 품목허가 또는 품목신고를 갱신한 품목: 종전의 유효기간 만료일의 다음 날
4. 변경허가를 받거나 변경신고를 하여 법 제31조의5제1항 각 호에 해당하지 않게 된 품목: 그 변경허가일 또는 변경신고일
5. 수출용 의약품으로 변경허가(변경신고를 포함한다. 이하 이 호에서 같다)를 받은 후에 다시 수출용 의약품이 아닌 품목으로 변경허가를 받은 품목: 수출용 의약품으로 변경허가를 받기 전 품목의 허가일 또는 신고일

[본조신설 2022. 7. 21.]

제31조의5(의약품 품목허가 등의 갱신) ① 제31조제2항 및 제3항에 따른 의약품의 품목허가 및 품목신고의 유효기간은 5년으로 한다. 다만, 다음 각 호의 어느 하나에 해당하는 의약품은 유효기간을 적용하지 아니한다. <개정 2013. 3. 23.>

1. 원료의약품
2. 수출만을 목적으로 생산하는 수출용 의약품
3. 그 밖에 제1호 및 제2호에 준하는 의약품으로서 총리령으로 정하는 의약품

② 제1항에도 불구하고 제32조에 따른 재심사 대상 의약품에 대한 품목허가의 유효기간은 해당 의약품에 대한 재심사 기간이 끝난 후부터 적용한다.

③ 품목허가를 받은 자는 제1항 및 제2항에 따른 유효기간이 끝난 후에 계속하여 해당 의약품을 판매하려면 그 유효기간이 끝나기 전에 식품의약품안전처장에게 품목허가를 갱신받거나 품목신고를 갱신하여야 한다.<개정 2013. 3. 23.>

④ 식품의약품안전처장은 의약품의 안전성 또는 유효성에 중대한 문제가 있다고 인정하는 경우, 제3항에 따른 갱신에 필요한 자료를 제출하지 아니한 경우 등에는 해당 의약품에 대한 품목허가 또는 품목신고를 갱신하지 아니할 수 있다.<개정 2013. 3. 23.>

⑤ 품목허가를 받은 자는 제1항에 따른 유효기간 동안 제조되지 아니한 의약품에 대하여는 제3항에 따라 품목허가를 갱신받거나 품목신고를 갱신할 수 없다. 다만, 총리령으로 정하는 부득이한 사유로 제조되지 못한 의약품의 경우에는 그러하지 아니하다.<개정 2013. 3. 23.>

⑥ 제1항 및 제2항에 따른 유효기간의 산정방법과 제3항 및 제4항에 따른 품목허가 및 품목신고 갱신의 기준, 방법 및 절차 등에 관하여 필요한 사항은 총리령으로 정한다.<개정 2013. 3. 23.>

[본조신설 2012. 5. 14.]

의약품 등의 안전에 관한 규칙

제20조(제조판매·수입 품목허가 또는 품목신고의 갱신 신청 등) ① 법 제31조의5제3항 및 제42조제5항에 따라 의약품의 제조판매·수입 품목허가를 갱신받거나 품목신고를 갱신하려는 자는 법 제31조의5제1항 및 제2항에 따른 유효기간이 끝나는 날의 6개월 전까지 별지 제20호서식의 의약품 제조판매·수입 품목허가 갱신 신청서 또는 품목신고 갱신 신고서(전자문서로 된 신청서 또는 신고서를 포함한다)에 다음 각 호의 서류 또는 자료(전자문서를 포함한다)를 첨부하여 식품의약품안전처장(의약품 동등성의 입증이 필요한 의약품 제조판매·수입 품목허가의 갱신이나 제5조제2항에 따른 품목신고의 갱신의 경우에는 지방청장을 말한다. 이하 제2항 및 제3항에서 같다)에게 제출해야 한다. <개정 2015. 9. 25., 2018. 4. 25., 2021. 3. 8., 2023. 10. 25.>

1. 유효기간 동안 수집된 법 제37조의3제1항에 따른 시판 후 안전관리에 관한 자료, 조치계획 및 국내외 안전성 관련 조치에 관한 자료
2. 품목허가 또는 품목신고 사항 중 효능·효과 및 용법·용량을 입증할 수 있는 외국에서의 사용현황 등의 자료
3. 유효기간 동안 수집된 품질관리에 관한 자료
4. 표시기재에 관한 사항
5. 제조·수입 실적에 관한 자료
6. 제조판매·수입 품목허가증 또는 품목신고증 사본(전자문서로 발급받은 경우는 각각 제외한다)

② 식품의약품안전처장은 제1항에 따라 제출된 자료를 제2조부터 제5조까지, 제7조, 제8조, 제11조, 제12조, 제69조부터 제71조까지 및 제85조에 따른 허가·신고 기준에 따라 검토하여 적합하다고 인정되는 경우에는 별지 제10호서식의 의약품 제조판매·수입 품목허가증 또는 별지 제13호서식의 의약품 제조판매·수입 품목신고증을 발급하여야 한다.

③ 식품의약품안전처장은 법 제31조의5제4항에 따라 의약품의 제조판매·수입 품목허가 또는 품목신고를 갱신하지 아니하는 경우에는 그 사유를 명시하여 제1항에 따라 신청서 또는 신고서를 제출한 자에게 서면으로 통보하여야 한다.

④ 제1항에 따른 자료의 작성요령, 각 자료의 요건 및 면제 범위 등에 관한 세부 사항은 식품의약품안전처장이 정하여 고시한다.

⑤ 제1항에 따라 의약품의 제조판매·수입 품목허가를 갱신받거나 품목신고를 갱신하려는 자는 식품의약품안전처장이 정하여 고시하는 수수료(외국에서의 현지실사 경비를 포함한다)를 내야 한다. <개정 2020. 10. 14.>

제21조(제조판매·수입 품목허가 갱신의 예외) 법 제31조의5제5항 단서에서 "총리령으로 정하는 부득이한 사유로 제조되지 못한 의약품"이란 의약품의 수요 부족이나 원료공급의 불안정 등의 사유로 제조되지 못한 의약품으로서 다음 각 호의 어느 하나에 해당하는 의약품을 말한다.

1. 희귀의약품
2. 「국민건강보험 요양급여의 기준에 관한 규칙」 제13조제4항제7호에 해당하는 의약품
3. 사람이나 동물의 체액 등을 원료로 하는 생물학적 제제인 의약품
4. 국가적 재난에 대비할 목적으로 국가가 비축·관리할 필요성이 있는 의약품

5. 제1호부터 제4호까지의 의약품에 준하는 의약품으로서 식품의약품안전처장이 정하여 고시하는 의약품

제32조(신약 등의 재심사) ①제31조제2항 및 제3항에 따라 품목허가를 받은 의약품 중 제31조제10항에 해당하는 의약품은 그 품목허가를 받은 날부터 품목에 따라 4년에서 6년이 지난 날부터 3개월 이내에 식품의약품안전처장의 재심사를 받아야 한다. <개정 2007. 10. 17., 2011. 3. 30., 2013. 3. 23.>

②제1항에 따른 재심사의 방법·절차·시기 등에 필요한 사항은 총리령으로 정한다.<개정 2008. 2. 29., 2010. 1. 18., 2013. 3. 23.>

의약품 등의 안전에 관한 규칙

제22조(신약 등의 재심사대상 등) ① 법 제32조제1항 또는 제42조제5항에 따라 재심사를 받아야 하는 품목에 대한 재심사기간은 다음 각 호와 같다. <개정 2015. 9. 25.>

1. 재심사기간이 그 제조판매·수입 품목허가일부터 6년인 품목
   가. 신약
   나. 이미 허가된 의약품과 유효성분의 종류 또는 배합비율이 다른 전문의약품
   다. 이미 허가된 의약품과 유효성분은 동일하나 투여경로가 다른 전문의약품
2. 재심사기간이 그 제조판매·수입 품목허가일부터 4년인 품목
   가. 이미 허가된 의약품과 유효성분 및 투여경로는 동일하나 명백하게 다른 효능·효과를 추가한 전문의약품
   나. 그 밖에 식품의약품안전처장이 재심사를 받을 필요가 있다고 인정한 의약품

② 식품의약품안전처장은 의약품의 제조판매·수입 품목허가를 할 때에는 그 허가증에 제1항에 따른 재심사 신청기간을 기입하여야 한다.

③ 제1항에도 불구하고 식품의약품안전처장은 다음 각 호의 어느 하나에 해당하는 의약품의 경우에는 재심사를 면제할 수 있다.<개정 2014. 5. 9.>

1. 인체에 직접 적용하지 아니하는 살충제 등
2. 희귀의약품
3. 신규성이 없어 재심사를 할 필요가 없다고 식품의약품안전처장이 인정하는 것
4. 안전성·유효성이 충분히 확보된 것으로 식품의약품안전처장이 인정하는 것
5. 제4항에 따른 조사대상자의 수가 너무 적어 재심사의 요건을 충족하기 어려운 것

④ 식품의약품안전처장은 법 제32조제2항에 따라 재심사와 관련하여 조사대상자의 수, 재심사자료의 요건, 조사 자료의 작성방법 등에 관한 세부 사항을 정하여 고시한다.

제23조(신약 등의 재심사 신청 등) ① 법 제32조제1항 또는 제42조제5항에 따라 신약 등의 재심사를 받으려는 자는 품목별로 별지 제21호서식의 의약품 재심사 신청서(전자문서로 된 신청서를 포함한다)에 별표 4의3의 의약품등 시판 후 안전관리 기준 제8호가목에 따른 정기보고 결과자료 및 이를 종합적으로 분석·평가한 자료를 첨부하여 식품의약품안전처장에게 제출하여야 한다. <개정 2015. 9. 25., 2016. 10. 28.>

1. 삭제<2016. 10. 28.>
2. 삭제<2016. 10. 28.>
3. 삭제<2016. 10. 28.>
4. 삭제<2016. 10. 28.>

② 삭제<2016. 10. 28.>

③ 식품의약품안전처장은 제1항에 따른 재심사 신청품목에 대하여 심사하고 별지 제22호서식의 의약품 재심사 결과통지서를 발급한다.<개정 2016. 10. 28.>

④ 제1항에 따라 신약 등의 재심사를 신청하는 자는 식품의약품안전처장이 정하여 고시하는 수수료를 내야 한다.

의약품 등의 안전에 관한 규칙 [별표 4의3] 의약품등 시판 후 안전관리 기준 <개정 2022. 12. 7.>

(제23조제1항, 제47조제1항제3호, 제48조제3호·제21호 및 제60조제2항제2호·제17호 관련)

1. 용어정의
   가. "시판 후 안전관리 업무"란 의약품의 안전에 관한 정보 관리, 신약 등의 재심사, 의약품의 재평가, 위해성 관리 계획에 따른 안전관리 등을 말한다.
   나. "재심사"란 신약, 식품의약품안전처장이 정하는 신약에 준하는 전문의약품 등에 대하여 최초 허가일 이후부터 법 제32조에 따른 기간 이내에 허가과정에서 나타나지 않았던 이상사례 등을 조사·확인하여 안전성·유효성을 다시 평가하는 제도를 말한다.
   다. "재평가"란 이미 허가된 의약품에 대한 안전성·유효성, 의약품동등성을 최신 의·약학적 수준에서 재검토하여 평가하는 제도를 말한다.
   라. "안전정보"란 의약품등으로 인한 부작용, 효능·효과, 용법·용량, 사용상의 주의사항 등 의약품등의 안전성·유효성과 관련한 다양한 정보를 말한다.

마. "약물감시(Pharmacovigilance)"란 의약품등의 이상사례 또는 안전성 관련 문제의 탐지·평가·해석·예방에 관한 과학적 활동을 말한다.

바. "안전성정보"란 약물감시를 통해 수집된 해당 의약품등에 대한 모든 정보를 말한다.

사. "부작용(side effect)"이란 의약품등을 정상적인 용량에 따라 투여할 경우 발생하는 모든 의도되지 않은 효과를 말하며, 의도되지 않은 바람직한 효과를 포함한다.

아. "이상사례(Adverse Event, AE)"란 의약품등의 투여·사용 중 발생한 바람직하지 않고 의도되지 아니한 징후(sign, 예: 실험실적 검사치의 이상), 증상(symptom) 또는 질병을 말하며, 해당 의약품등과 반드시 인과관계를 가져야 하는 것은 아니다.

자. "위해성 관리"란 안전성·유효성에 관하여 특히 검토하여야 하는 사항이 있는 의약품에 대하여 그 안전성·유효성에 관한 정보수집, 조사, 시험, 위해성 발생의 최소화를 도모하기 위한 활동을 말한다.

차. "약물이상반응(Adverse Drug Reaction, ADR)"이란 의약품등을 정상적으로 투여·사용하여 발생한 유해하고 의도하지 아니한 반응으로서 해당 의약품등과의 인과관계를 배제할 수 없는 경우를 말하며, 자발적으로 보고된 이상사례 중에서 의약품등과의 인과관계가 알려지지 않은 경우에는 약물이상반응으로 본다. 다만, 보고자와 제조자/의뢰자 모두가 의약품등과 관련이 없다고 판단한 경우에는 약물이상반응에서 제외한다.

카. "실마리정보(Signal)"란 약물과 이상사례간의 새로운 잠재적 인과관계 또는 알려진 관계의 새로운 측면을 제시하는 정보로서 하나 또는 그 이상의 보고원으로부터 얻어지는 정보 중에서 분석할 만한 가치가 있는 정보이며, 그 관계가 유해한 것에 국한되지 않는다.

2. 수집대상 정보

가. 의약품 품목허가를 받은 자는 안전관리책임자로 하여금 다음에 해당하는 안전정보를 수집하게 하고 그 기록을 작성하게 하여야 한다.

1) 의사·약사 등이 보고한 의약품 투여·사용 중 알게 된 정보
2) 판매중인 의약품의 허가사항에 대한 안전정보 수집을 위하여 실시한 조사에서 수집된 정보
3) 판매중인 의약품의 허가사항에 대한 임상적 효과 관찰 등을 위해 실시한 임상시험에서 수집된 정보
4) 식품의약품안전처 또는 의약품안전관리원에서 전파한 정보
5) 외국의 안전성 관련 조치에 관한 정보
6) 그 밖의 약물감시체계에 따라 수집된 정보

나. 가목에 따른 의약품 안전정보는 다음의 정보로부터 수집할 수 있다.

1) 자발적 보고자료, 문헌 자료, 인터넷 수집자료 등 계획되지 않은 수집체계에서 얻은 정보
2) 위해성 관리 계획, 비중재적/관찰 연구, 환자 지원프로그램 등 계획된 수집체계에서 얻은 정보

3. 조직·인력 등

가. 의약품 품목허가를 받은 자는 시판 후 안전관리를 위해 필요한 조직, 인력, 업무기준서 등을 갖추고, 안전성정보 수집, 평가, 보고 및 안전관리조치 등을 철저히 하여야 한다.

나. 의약품 품목허가를 받은 자는 의약품 안전성정보 관리 업무를 원활하게 수행할 수 있도록 충분한 인력을 보유하여야 한다. 이 경우 의약품 안전성정보 관리 업무에 종사하는 자는 해당 업무에 관한 교육·훈련을 받은 사람이어야 한다.

다. 의약품 품목허가를 받은 자는 안전관리책임자의 업무를 방해하여서는 아니 되며, 안전관리책임자가 업무 수행을 위하여 필요한 사항을 요청하면 정당한 사유없이 그 요청을 거부하여서는 아니 된다.

라. 의약품 품목허가를 받은 자는 의약품의 모든 안전성정보를 안전관리책임자에게 전달하여야 한다.

마. 의약품 품목허가를 받은 자는 업무기준서에 따라 실시한 안전관리 업무에 대하여 정기적으로 자율점검을 실시하도록 하여야 한다.

4. 업무기준서

가. 의약품 품목허가를 받은 자는 시판 후 의약품 안전관리를 원활하게 수행하기 위하여 다음의 내용을 포함한 업무기준서를 갖추고 관리하여야 한다.

1) 안전 관리 업무에 종사하는 자의 책무, 안전정보 관리체계
2) 안전정보의 수집 대상, 방법 및 절차
3) 안전정보의 분석 및 평가에 관한 절차
4) 위해성 관리 계획 작성 및 실시에 관한 사항
5) 안전관리조치 실시에 관한 사항

6) 안전정보 관련 문서의 보관에 대한 사항
7) 안전정보 관리 업무에 종사하는 자에 대한 교육·훈련 절차
8) 그 밖에 안전관리 업무를 수행하는 데 필요한 사항

나. 의약품 품목허가를 받은 자는 업무기준서를 작성하거나 개정하였을 때에는 안전관리책임자로 하여금 해당 업무기준서를 준수하고 이와 관련된 문서를 보존하게 하여야 한다.

5. 위해성 관리 계획에 따른 안전관리

가. 위해성 관리 계획을 제출한 의약품에 대하여 품목허가를 받은 자는 안전관리책임자에게 위해성 관리 계획에 따라 안전관리를 실시하게 하고, 그 기록을 보존하게 하여야 한다.

나. 안전관리책임자는 의약품의 안전한 사용을 위하여 필요한 경우에는 의약품 품목허가를 받은 자에게 위해성 관리 계획의 변경을 제안할 수 있다.

다. 위해성 관리 계획을 제출한 의약품에 대하여 품목허가를 받은 자는 나목에 따라 위해성 관리 계획의 변경을 제안 받거나 식품의약품안전처장이 위해성 관리 변경계획서의 제출을 요구한 경우 위해성 관리 계획을 변경하여 제출할 수 있다.

6. 안전성정보의 보고

가. 의사, 치과의사, 한의사, 간호사, 약사, 한약사 또는 관련단체 및 기관 등은 의약품등의 투여·사용 중 발생하였거나 알게 된 이상사례·약물이상반응에 대하여 식품의약품안전처장이 정하는 바에 따라 의약품안전관리원장 또는 의약품등 품목허가를 받은 자에게 보고할 수 있다.

나. 환자 또는 소비자는 의약품등의 복용이나 사용 중 발생하였거나 알게 된 이상사례·약물이상반응에 대하여 식품의약품안전처장이 정하는 바에 따라 의약품안전관리원장 또는 의약품등 품목허가를 받은 자에게 보고할 수 있다.

다. 의약품안전관리원장은 의약품등 품목허가를 받은 자가 요청하는 경우 가목 및 나목에 따라 보고받은 이상사례·약물이상반응 관련 정보를 제공할 수 있다.

라. 의약품 품목허가를 받은 자는 안전성과 관련된 새로운 정보를 발견하거나 추가적인 안전대책이 필요하다고 판단되는 경우에는 다음 각 호의 자료를 첨부하여 식품의약품안전처장에게 보고하여야 한다.

1) 해당 안전성정보의 배경, 정보 분석·평가 결과 및 근거자료
2) 해당 안전성정보와 관련된 의약품의 국외 허가사항 및 조치현황
3) 해당 안전성정보에 대한 조치계획(품목허가 사항의 변경이 필요하다고 판단되는 경우에는 변경대비표 및 변경안을 포함한다)

7. 안전성정보의 신속보고 등

가. 의약품등 품목허가를 받은 자는 다음의 정보를 알게 된 경우에는 그 다음의 구분에 따른 날까지 해당 정보의 배경·내용·특징 및 국내조치계획에 관한 사항을 첨부하여 식품의약품안전처장에게 보고해야 한다.

1) 외국정부(외국의 법령에 따라 의약품을 제조·수입하거나 제조·수입하여 판매할 수 있는 권한을 가진 자를 포함한다. 이하 이 목에서 같다)의 판매중지, 회수 또는 이에 준하는 조치(사망사례에 대한 조치를 포함한다)에 관한 정보: 해당 정보를 알게 된 날부터 3일 이내. 다만, 국내조치계획에 관한 사항은 7일 이내에 보고할 수 있다.
2) 의약품등에 관한 중대한 정보로서 1)의 내용 및 수준 등에 준하는 다음의 정보
   가) 식품의약품안전처장이 보고를 지시한 정보: 해당 보고를 지시받은 날부터 7일 이내
   나) 식품의약품안전처장이 보고를 지시하지 않은 정보: 해당 정보를 알게 된 날부터 15일 이내

나. 법 제68조의8에 따라 의약품등 품목허가를 받은 자, 의약품도매상, 약국개설자 및 의료기관개설자는 중대한 약물이상반응을 알게 된 날부터 15일 이내에 의약품안전관리원장에게 보고하여야 한다. 외국에서 발생한 중대한 약물이상반응을 알게 된 경우에도 또한 같다.

다. 나목에 따른 안전성정보의 신속보고는 의약품안전관리원 홈페이지를 통해 보고하거나 식품의약품안전처장이 정하는 바에 따라 관련 전자자료를 첨부하여 우편으로 보고하여야 한다.

라. 의약품등 품목허가를 받은 자 및 의약품 도매상은 가목 또는 나목에 따라 신속보고 된 안전성정보 이외의 안전성정보를 매 분기 종료 후 1개월 이내에 의약품안전관리원 홈페이지를 통해 보고하거나 식품의약품안전처장이 정하는 바에 따라 관련 전자자료를 첨부하여 우편으로 의약품안전관리원장에게 보고하여야 한다. 다만, 부득이한 사유로 해당 기간 내에 보고를 할 수 없는 경우에는 보고예정일과 구체적인 지연사유를 의약품안전관리원장에게 제출하여야 한다.

마. 라목에도 불구하고 제8호에 따른 정기적인 최신 안전성정보 보고대상 의약품 또는 시판 후 임상시험 등을 통한 별도의 결과보고 대상 의약품의 경우에는 해당 의약품의 품목허가를 받은 자 및 의약품 도매상은 그 정보를 해당 의약품의 정기적인 최신 안전성 정보 보고서 또는 시판 후 임상시험 등을 통한 별도의 결과 보고서의 제출일이 속한 분기의 종료 후 1개월 이내에 라목이 정한 방법에 따라 보고하여야 한다.

바. 의약품안전관리원장은 보고받은 안전성정보를 종합하여 분기 종료 후 2개월 이내에 식품의약품안전처장에게 보고하여야 한다.

8. 위해성 관리 계획을 제출한 의약품에 대한 정기적인 최신 안전성정보 보고

가. 위해성 관리 계획을 제출한 의약품에 대하여 품목허가를 받은 자는 수집된 안전성정보에 대하여 실마리정보 분석 등 안전성 평가 또는 유익성·위해성 평가 결과를 별지 제77호의4서식에 따라 식품의약품안전처장에게 정기적으로 보고하여야 한다.

나. 가목에 따른 평가는 허가한 날부터 2년간은 6개월마다, 그 이후에는 1년마다 실시하고, 그 평가 결과는 해당 평가기간 만료 후 2개월 이내에 식품의약품안전처장에게 보고해야 한다. 다만, 식품의약품안전처장은 의약품의 종류, 특성, 안전성 또는 위해성의 정도 등을 고려해 그 평가 주기를 달리 정할 수 있다.

다. 가목에 따른 보고는 다음 기준에 따라 하여야 한다.

1) 안전성 정기 보고서는 성분별로 작성한다. 투여용량, 제형, 투여방법 등이 다른 품목도 하나의 보고서에 포함하여 보고하여야 한다. 다만, 이질적인 투여경로, 용법·용량 등 의료적으로 별도의 평가가 필요한 경우에는 구분하여 기재한다.

2) 주성분이 동일하지만 효능·효과가 다른 의약품은 별도의 보고서로 작성하여 보고할 수도 있다.

3) 서로 다른 품목허가권자가 같은 주성분을 가진 의약품을 판매하는 경우에는 각각의 품목허가권자가 별도의 보고서로 보고하여야 한다. 다만, 위해성 관리 계획이 동일하고 품목허가권자 간에 자료사용이 허락된 경우에는 정기보고서의 세부내용을 상대 품목허가권자의 보고서로 갈음하여 제출할 수 있다.

4) 알려진 약물이상반응의 보고 빈도가 증가하는 것은 통상적으로 새로운 관련 정보로 간주한다.

5) 보고기간 중 수집하는 안전정보에 의약품안전관리원에 자발적으로 보고된 이상사례 및 약물이상반응 정보를 포함시키기 위하여 의약품안전관리원장에게 정보의 제공을 요청할 수 있다.

라. 가목에도 불구하고 국제조화회의(ICH, International Conference on Harmonization of Technical Requirements for Registration of Pharmaceuticals for Human Use)의 작성방법에 따라 영어 원문으로 작성된 별지 제77호의4서식의 정기적인 최신 안전성정보 보고서의 내용을 포함하는 최신 안전성정보 보고서 또는 정기적인 유익성·위해성 평가 보고서가 있는 경우에는 별지 제77호의4서식의 정기적인 최신 안전성정보 보고서의 목차에 따라 한글로 작성된 주요 내용과 함께 그 원문을 제출할 수 있으며, 식품의약품안전처장은 필요한 경우에 한하여 전체 번역문(의·약학 전문지식을 갖춘 자가 그 번역의 내용이 정확함을 확인한 후 날인한 것을 말한다)을 제출하도록 할 수 있다.

9. 재평가의 실시

가. 식품의약품안전처장은 품목허가를 받거나 신고한 의약품 중 안전성·유효성을 재검토·재평가할 필요가 있거나 동등성을 입증할 필요가 있다고 인정하는 의약품에 대하여 재평가를 실시할 수 있다.

나. 식품의약품안전처장이 가목에 따라 재평가를 실시하는 경우에는 다음의 사항을 공고하여야 한다.

1) 재평가 실시의약품의 대상

2) 제출하여야 할 자료

3) 제출방법 및 기한

10. 평가 및 검토 절차 등

식품의약품안전처장은 다음의 방법에 따라 안전성정보를 평가하여야 한다.

1) 정보의 신뢰성 및 인과관계의 평가 등

2) 국내·외의 허가 및 사용현황 등 조사·비교

3) 외국의 조치 근거 확인

4) 관련 안전성정보자료의 수집·조사

5) 종합 검토

11. 안전성정보 보고 활성화

가. 식품의약품안전처장은 의약품등의 이상사례 등 안전성정보 보고 활성화를 위하여 의약품안전관리원장으로 하여금 의료기관 또는 관련 협회·단체 등을 지역 거점으로 지정하여 관련 업무를 수행하도록 할 수 있으며, 필요한 경우 재정지원 등을 할 수 있다.

나. 의약품안전관리원장은 가목에 따른 업무를 수행함에 있어 다음 각 호의 사항을 준수하여야 한다.

1) 지역 거점의 지정·평가의 공정성 확보를 위한 지정·평가 기준의 수립

2) 식품의약품안전처장의 지시사항이 충실히 이행될 수 있도록 지역 거점의 업무, 지정·평가, 실적 등의 관리

12. 자료제출 등

가. 식품의약품안전처장은 의약품등의 안전성정보 평가결과의 확인 등에 필요한 경우 품목허가를 받은 자 등으로 하여금 안전성 관련 자료, 위해성 관리 계획 등 필요한 서류나 그 밖의 자료를 제출하게 하여야 한다.

나. 식품의약품안전처장은 안전성정보 평가 결과에 따라 필요한 경우 다음의 방법에 따른 조사연구를 지시할 수 있다.

1) 별표 4의 의약품 임상시험 관리기준에 따른 임상시험

2) 약물역학연구

3) 이상사례·약물이상반응 집중모니터링

4) 그 밖에 1)부터 3)까지의 규정에 준하여 의약품의 유효성·안전성을 입증할 수 있는 방법

13. 품목허가증의 관리 등

당해 의약품등의 제조업자등은 식품의약품안전처장이 의약품등의 안전성정보 평가결과에 따라 정해진 기한까지 품목의 변경을 지시한 경우에는 다음 각 목의 사항을 준수하여야 한다.

가. 정해진 기한까지 품목허가증 또는 품목신고필증 뒷면에 변경일자와 변경내용을 기재하여 보관·관리할 것

나. 변경일자 이후 출고되는 모든 제품은 변경된 내용을 첨부 또는 부착하여 유통하여야 하며, 이미 유통 중인 제품에 대하여는 당해 품목의 공급업소(도매상, 병·의원 및 약국 등)에 변경된 내용에 대한 정보를 통보하고, 이를 당해 품목허가를 받은 자의 홈페이지에 게재할 것

14. 정보의 전파 등

식품의약품안전처장은 국민보건에 중대한 영향을 미칠 수 있어 긴급하거나 광범위하게 전파할 필요가 있는 다음 각 목의 정보를 각 목의 구분에 따라 우편·팩스·정보통신망 등을 이용하여 의약품등의 제조업자등, 병·의원, 약국, 의·약 관련 기관·단체 및 소비자 단체 등에 전파할 수 있다.

가. 품목허가의 취소, 판매중지, 회수·폐기 등의 경우와 식품의약품안전처장이 필요하다고 인정하는 중요 정보: 안전성 속보

나. 의약품의 사용과 관련한 주의사항 또는 권고사항 등을 전파할 필요가 있는 정보: 안전성 서한

15. 그 밖의 사항

식품의약품안전처장은 이 기준을 실시하기 위하여 이 기준의 실시에 관한 세부사항을 정하여 고시한다.

제33조(의약품등 재평가) ①식품의약품안전처장은 제31조제2항부터 제4항까지의 규정에 따라 품목허가를 하거나 품목신고를 받은 의약품등 중 그 효능 또는 성분별로 안전성 및 유효성을 검토할 필요가 있거나, 의약품 동등성(同等性)을 입증할 필요가 있다고 인정되는 의약품에 대하여는 재평가를 할 수 있다. <개정 2007. 10. 17., 2013. 3. 23., 2015. 1. 28.>

②제1항에 따른 재평가 방법·절차 등에 필요한 사항은 식품의약품안전처장이 정한다.<개정 2013. 3. 23.>

[제목개정 2015. 1. 28.]

제34조(임상시험의 계획 승인 등) ① 의약품등으로 임상시험을 하려는 자는 그에 관한 계획서를 작성하여 식품의약품안전처장의 승인을 받아야 하며, 승인받은 사항을 변경하려는 경우에도 총리령으로 정하는 바에 따라 변경승인을 받아야 한

다. 다만, 임상시험 계획서 중 총리령으로 정하는 사항을 변경하려는 경우에는 식품의약품안전처장에게 보고하여야 한다. <개정 2013. 3. 23., 2015. 1. 28., 2017. 10. 24. 2023. 4. 18>

② 제1항에도 불구하고 판매 중인 의약품등에 대하여 그 품목허가를 받거나 품목신고를 한 범위에서 임상적인 효과 등을 관찰하고 이상 반응이 있는지를 조사하기 위한 시험 등 총리령으로 정하는 임상시험은 제1항에 따른 승인을 받지 아니할 수 있다.<개정 2013. 3. 23., 2017. 10. 24.>

③ 제1항에 따라 임상시험을 하려는 자는 다음 각 호의 사항을 지켜야 한다.<개정 2013. 3. 23., 2017. 10. 24., 2018. 12. 11.>

1. 제34조의2제1항에 따라 지정된 임상시험실시기관 또는 임상시험검체분석기관에서 임상시험을 실시할 것. 다만, 임상시험의 특성상 임상시험실시기관 또는 임상시험검체분석기관이 아닌 의료기관의 참여가 필요하다고 인정되는 총리령으로 정하는 임상시험은 그러하지 아니하다.
2. 총리령으로 정하는 적합한 제조시설에서 제조되거나 제조되어 수입된 의약품등을 사용하는 등 임상시험의 실시 기준을 준수할 것
3. 임상시험을 실시하기 위한 대상자의 모집 공고 시 임상시험의 명칭, 목적, 방법, 대상자 자격과 선정기준, 의뢰자와 책임자의 성명(법인명)·주소·연락처 및 예측 가능한 부작용에 관한 사항을 알릴 것
4. 삭제<2017. 10. 24.>
5. 임상시험 대상자에게 발생할 수 있는 건강상의 피해를 배상 또는 보상하기 위하여 보험에 가입하고, 피해 발생으로 보상하는 경우에는 제34조의2제3항제2호에 따라 임상시험 대상자에게 사전에 설명한 보상 절차 등을 준수할 것
6. 임상시험용 의약품 등의 안전성 정보를 총리령으로 정하는 바에 따라 평가·기록·보존·보고할 것

④ 임상시험(생물학적 동등성시험은 제외한다. 이하 이 항에서 같다)을 위하여 제조되거나 제조되어 수입된 의약품등은 임상시험이 아닌 다른 용도에 사용하여서는 아니 된다. <개정 2013. 3. 23., 2017. 10. 24., 2023. 4. 18.>

1. 삭제 <2023. 4. 18.>
2. 삭제 <2023. 4. 18.>
3. 삭제 <2023. 4. 18.>

⑤ 식품의약품안전처장은 안전성·유효성에 문제가 있는 성분을 포함한 제제, 혈액 제제, 유전자 치료제, 세포 치료제 등에 대한 임상시험이 공익상 또는 보건위생상 위해를 끼치거나 끼칠 우려가 있으면 제1항에 따라 승인을 받으려는 임상시험을 제한할 수 있다.<개정 2013. 3. 23., 2017. 10. 24.>

⑥ 식품의약품안전처장은 제1항 전단 및 후단에 따라 승인을 받은 임상시험이 그 승인을 받은 사항에 위반되거나 임상시험에 대하여 중대한 안전성·윤리성 문제가 제기되는 경우에는 임상시험을 중지하거나 임상시험의 용도로 의약품등을 사용하는 것을 금지하거나 해당 의약품등을 회수·폐기하는 등 필요한 조치를 명할 수 있다.<개정 2013. 3. 23., 2017. 10. 24.>

⑦ 제1항에 따른 임상시험의 계획 승인 및 계획에 포함될 사항, 제3항제2호에 따른 임상시험의 실시 기준 등에 관하여 필요한 사항은 총리령으로 정한다.<개정 2013. 3. 23., 2017. 10. 24.>

[전문개정 2011. 6. 7.]

[제목개정 2017. 10. 24.]

의약품 등의 안전에 관한 규칙

제24조(임상시험계획의 승인 등) ① 법 제34조제1항에 따른 임상시험계획의 승인을 받으려는 자는 별지 제23호서식의 임상시험계획 승인 신청서(전자문서로 된 신청서를 포함한다)에 다음 각 호의 서류(전자문서를 포함한다) 및 자료(전자문서를 포함한다)를 첨부하여 식품의약품안전처장에게 제출해야 한다. <개정 2014. 8. 21., 2016. 10. 28., 2017. 1. 4., 2018. 3. 30., 2018. 10. 25., 2022. 12. 29., 2023. 10. 25.>

1. 개발계획
2. 임상시험자 자료집
3. 별표 1의 의약품 제조 및 품질관리기준 및 별표 4의2의 임상시험용의약품 제조 및 품질관리기준에 맞게 제조되었음을 증명하는 서류 또는 자료. 이 경우 임상시험용의약품이 다음 각 목에 해당하는 경우에는 해당 기준에 맞게 제조되었음을 증명하는 서류 또는 자료를 추가로 제출해야 한다.
   가. 생물학적제제등: 별표 3의 생물학적제제등 제조 및 품질관리기준
   나. 방사성의약품: 별표 3의2의 방사성의약품 제조 및 품질관리기준
   다. 의료용 고압가스: 별표 3의3의 의료용 고압가스 제조 및 품질관리기준

3의2. 혈액제제의 경우 별표 3의4의 혈액제제 제조 및 품질관리기준에 맞게 제조되었음을 증명하는 서류 또는 자료
4. 임상시험용의약품 관련 제조 및 품질에 관한 자료
5. 비임상시험성적에 관한 자료
6. 시험약의 과거 임상적 사용경험에 관한 자료(제출할 수 있는 경우만 해당한다)
7. 법 제34조의2제2항에 따른 임상시험실시기관(이하 "임상시험실시기관"이라 한다), 같은 항에 따른 임상시험검체분석기관(이하 "임상시험검체분석기관"이라 한다), 시험자 및 수탁기관 등에 관한 자료
8. 임상시험 피해자 보상에 관한 규약
9. 시험대상자 동의서 서식
10. 임상시험 계획서

② 제1항제10호에 따른 임상시험 계획서에 포함되어야 할 사항은 다음

각 호와 같다. <개정 2015. 9. 25., 2016. 10. 28., 2018. 10. 25., 2021. 9. 10., 2022. 12. 7.>

1. 시험의 제목, 단계, 계획서 식별번호 및 제개정이력 등
2. 시험계획서 요약
3. 서론(배경, 이론적 근거, 유익성·위험성 평가 및 용량 설정 근거 등)
4. 시험의 목적
5. 시험모집단(대상자수, 선정기준, 제외기준 및 중도탈락기준 등)
6. 시험 설계 내용(시험기간, 시험군·대조군, 배정, 눈가림 및 흐름도 등)
7. 시험종료 및 조기중단 기준
8. 임상시험용의약품의 정보 및 관리(표시 및 포장, 투여경로, 투여방법, 보관조건, 출납관리, 회수 및 폐기 등)
9. 시험의 방법 및 투약계획 등(투여 및 치료일정, 병용약물, 투여금지 약물 및 치료순응도 등)
10. 시험 절차 및 평가(방문일정, 시험일정표, 유효성·안전성 평가변수와 평가 및 이상사례 보고 등)
11. 자료분석 및 통계학적 고려사항(분석군, 통계분석방법, 판정기준, 분석시기 및 대상자수 설정근거 등)
12. 자료관리(기록, 수집, 접근, 보호 및 보관 등)
13. 윤리적 고려사항 및 행정적 절차(임상시험관리기준 및 동의절차 등 규정, 윤리준수, 대상자 안전보호 대책, 결과발표, 환자기록 비밀유지, 품질관리 및 신뢰성 보증 등)
14. 임상시험을 하려는 자(이하 "임상시험 의뢰자"라 한다)의 정보, 시험책임자 성명 및 직책
15. 두 제제에 대한 동등성을 확인하기 위하여 실시하는 비교용출 시험방법(임상시험 중 생물학적 동등성시험을 실시하는 경우만 해당한다). 다만, 생물학적 동등성시험에 사용할 대조약과의 비교용출 시험결과가 대조약과 동등한 것으로 판정된 품목으로서 비교용출 시험 실시 후 해당 품목의 원료약품 및 그 분량, 제조방법 및 제조원의 변경이 없는 품목은 비교용출 시험방법을 적지 아니할 수 있다.
16. 그 밖에 임상시험을 안전하게 과학적으로 실시하기 위하여 필요한 사항

③ 법 제34조제1항에 따라 승인받은 임상시험계획의 변경승인을 받으려는 자는 별지 제23호서식의 임상시험계획 변경승인 신청서(전자문서로 된 신청서를 포함한다)에 임상시험 계획서(전자문서를 포함한다)와 변경하려는 사항에 관한 변경사유서(전자문서를 포함한다) 및 제1항제1호부터 제9호까지의 서류 또는 자료(전자문서를 포함하며, 필요한 경우만 해당한다)를 첨부하여 식품의약품안전처장에게 제출하여야 한다. <신설 2016. 10. 28.>

④ 다음 각 호의 어느 하나에 해당하는 임상시험계획의 변경은 제3항에 따라 변경승인을 받아야 한다. <신설 2016. 10. 28., 2018. 10. 25., 2020. 10. 14.>

1. 시험 목적의 변경
2. 신청인의 변경
3. 시험대상자의 안전 또는 시험결과의 신뢰성에 중대한 영향을 미치는 변경으로서 다음 각 목의 어느 하나에 해당하는 변경
   가. 시험모집단의 변경으로서 대상자수의 유의한 변경, 대상자 선정기준의 변경, 대상자 제외기준의 변경 또는 중도탈락 기준의 완화
   나. 시험설계의 변경으로서 시험군 또는 대조군의 제외
   다. 삭제 <2020. 10. 14.>
   라. 임상시험용의약품 정보의 변경으로서 기준의 완화, 시험항목의 삭제 또는 제조원의 변경
   마. 삭제 <2020. 10. 14.>
   바. 안전성·유효성 평가기준의 변경으로서 평가변수의 변경
   사. 그 밖에 식품의약품안전처장이 정하는 변경

⑤ 법 제34조제1항 단서에 따라 다음 각 호의 어느 하나에 해당하는 임상시험계획의 변경은 식품의약품안전처장에게 보고하여야 한다. <신설 2016. 10. 28., 2018. 10. 25., 2020. 10. 14.>

1. 임상시험실시기관 또는 임상시험검체분석기관의 변경
2. 시험책임자의 변경
3. 제4항제3호 각 목의 어느 하나에 해당하는 변경으로 시험대상자의 안전 또는 시험결과의 신뢰성에 중대한 영향을 미치지 아니하는 변경

3의2. 시험군 또는 대조군의 추가

3의3. 임상시험 종료 및 조기중단 기준의 변경

3의4. 임상시험대상자에 대한 투약방법 및 투약기간의 변경

3의5. 임상시험용의약품에 대한 안전성·유효성 평가방법의 변경

4. 기타 탐색적 평가변수의 변경
5. 삭제 <2018. 10. 25.>

⑥ 제1항 및 제3항에도 불구하고 법 제35조의6에 따라 임상시험의 승인 또는 변경승인에 필요한 자료의 작성기준에 관하여 사전검토를 받아 식품의약품안전처장이 인정한 경우에는 제1항제1호부터 제10호까지의 서류 또는 자료를 제출하지 아니할 수 있다. <신설 2016. 10. 28., 2022. 1. 20.>

⑦ 식품의약품안전처장은 제1항에 따라 제출된 임상시험계획 승인신청서 또는 제3항에 따라 제출된 임상시험계획 변경승인신청서를 검토하여 적합하다고 인정되는 경우에는 계획서별로 계획서 승인번호를 부여하여 별지 제24호서식의 임상시험계획 승인서(전자문서로 된 승인서를 포함한다. 이하 같다)를 발급하여야 하며, 변경승인을 할 때에는 승인서의 변경 및 처분사항란에 변경사항을 적어야 한다. <개정 2016. 10. 28., 2021. 3. 8.>

⑧ 법 제34조제2항에 따라 다음 각 호의 어느 하나에 해당하는 시험에 대해서는 법 제34조제1항에 따른 식품의약품안전처장의 승인대상에서 제외한다. <개정 2014. 5. 9., 2016. 10. 28., 2022. 12. 7.>

1. 판매 중인 의약품등의 허가사항에 대한 임상적 효과관찰 및 이상사례 조사를 위하여 실시하는 시험
2. 판매 중인 의약품등의 허가된 효능·효과 등에 대한 안전성·유효성 자료의 수집을 목적으로 하는 시험
3. 대체의약품 또는 표준치료법 등이 없어 기존의 치료방법으로는 만족할 만한 효과를 기대하기 어려워, 생명에 위협을 주는 질환인 말기암 또는 후천성면역결핍증 등의 치료법을 개발하기 위하여 판매 중인 의약품등을 사용하는 시험

4. 의약외품을 사용하는 시험
5. 그 밖에 판매 중인 의약품등을 사용하는 경우에 안전성과 직접적으로 관련되지 아니하거나 윤리적인 문제가 발생할 우려가 없는 경우로서 식품의약품안전처장이 정하는 경우

⑨ 제1항 및 제2항에 따른 임상시험계획 승인신청과 제3항부터 제5항까지에 따른 임상시험계획의 변경승인신청 또는 변경보고를 할 때에 제출하여야 하는 자료의 범위·요건·작성요령 및 작성시기와 제출하지 아니할 수 있는 자료의 범위, 제7항에 따른 임상시험계획 승인서 발급 등에 대한 세부사항은 식품의약품안전처장이 정하여 고시한다. <개정 2016. 10. 28.>

⑩ 제1항 및 제3항에 따라 임상시험계획의 승인 또는 변경승인을 받으려는 자는 식품의약품안전처장이 정하여 고시하는 수수료(외국에서의 현지실사 경비를 포함한다)를 내야 한다. <개정 2016. 10. 28., 2020. 10. 14.>

의약품 등의 안전에 관한 규칙 [별표 4의2] 임상시험용의약품 제조 및 품질관리기준 <개정 2016. 10. 28.>

(제24조제1항제2호 및 제30조제1항제9호 관련)

1. 개요

1.1 목적

이 기준은 개발 단계에 있는 임상시험용의약품의 제조 과정에서 필요한 품질, 안전성 및 유효성을 확보하여 임상시험에 참여하는 시험대상자를 보호하고, 시험결과의 신뢰성을 보증할 수 있도록 준수하여야 할 사항을 규정하는 것을 목적으로 한다.

2. 용어의 정의

이 기준에서 사용하는 용어의 뜻은 다음과 같다.

가. “의뢰서(Order)”란 의뢰자가 임상시험 준비 또는 진행을 위하여 임상시험용의약품의 일정단위를 제조(Process), 포장(Package), 운송(Ship)토록 임상시험용의약품 제조업자 등에게 의뢰하는 문서를 말한다.

나. “임상시험용의약품 기준 자료집(Product Specification File)”이란 임상시험용의약품의 제조, 포장, 품질관리 시험, 출하승인 및 운송에 대하여 구체적인 서면 지시서를 작성하는데 필요한 정보를 포함한 자료집 또는 해당 정보를 포함하는 문서들에 대한 목록을 말한다.

다. “무작위배정 코드(Randomization Code)”란 무작위배정 과정에서 시험대상자를 각 치료군에 배정하기 위하여 통계학적으로 적절하게 생성된 식별기호 목록을 말한다.

3. 기본원칙

가. 임상시험용의약품을 제조하려는 자는 별표 1의 의약품 제조 및 품질관리기준을 준수하여야 하며, 생물학적제제등인 경우 별표 3, 방사성의약품인 경우 별표 3의2, 의료용 고압가스인 경우 별표 3의3을 준수하여야 한다. 다만, 이 기준에서 별도로 정하거나 임상시험용의약품의 개발단계에 따른 특성을 고려하여 적정한 근거가 있을 경우 일부 기준을 적용하지 않을 수 있다.

나. 임상시험용의약품의 기준 등은 개발진행에 따라 평가 등을 통해 단계에 맞게 강화되어야 하며, 각종 변경들은 문서화되고 추적 가능하여야 한다.

다. 임상시험용의약품은 제조 전에 별표 4의 의약품 임상시험 관리기준과 임상시험계획서 등에서 정하는 이중눈가림, 무작위배정 등이 유지될 수 있도록 충분히 고려하여야 한다.

4. 적용범위

이 기준은 「약사법」 제34조에 따른 임상시험에 사용하는 임상시험용의약품에 적용하며, 시판 중인 의약품을 대조약 등의 목적으로 사용하기 위하여 재포장하거나 변형하는 경우에도 이 기준을 적용한다.

5. 시설 및 환경의 관리

가. 의뢰자는 임상시험용의약품의 제조, 시험, 포장, 보관, 운송 업무의 전부 또는 일부를 위탁하는 경우 해당 제조소의 제조업허가여부, 제조 및 품질관리 기준 준수 여부 등을 사전에 평가하여야 하고, 제조업자는 해당 임상시험용의약품 관련 제조 및 품질관리 체계를 확립하고 문서화하여야 한다.

나. 임상시험용의약품의 제조 및 시험에 사용되는 중요 기계·설비에 대하여 교정 및 적격성 평가를 실시하여야 한다.

다. 임상시험용의약품은 독성, 역가 등을 완전히 파악하기 어려우므로 다품목 생산 시에는 건물 및 설비의 설계, 세척 후 검사방법 및 허용한도 설정, 캠페인 작업 고려 등 교차오염 방지 대책을 마련하여야 하며, 필요한 경우 제품의 독성, 세척 및 제거 용이성 등 평가를 실시하여 결정한다.

6. 조직 및 역할

가. 의뢰자는 업무의 전부를 위탁하는 경우 임상시험용의약품 해당 제조단위의 최종 출하승인 결정 등 품질보증을 담당하는 책임자를 두어야 하며, 책임자는 「약사법」 제36조제3항에 따른 제조관리자 또는 이 기준에 관한 충분한 지식과 경험을 가진 사람이어야 한다.

나. 의뢰자 소속 품질(보증)책임자는 제7.3호의 임상시험용의약품 기준 자료집을 개정하고 제9.2호의 출하승인시 고려사항을 검토하여 제품 출하를 최종 결정한다. 일부 공정을 위탁할 경우에도 동일하다.

다. 연간품질평가와 주요 원자재 제조업자 평가는 임상시험용의약품의 개발 단계를 고려하여 가능한 범위 내에서 실시한다.

7. 문서 및 기준서

7.1 기준서 및 지시서

가. 기준서(출발물질, 1차 포장재, 반제품, 원료의약품 및 완제의약품), 제품표준서, 공정지시서 및 포장지시서는 개발 단계에 적합하게 작성하여야 한다. 다만, 작업이 반복되지 않는 경우 제품표준서와 공정지시서는 작성하지 않을 수 있다.

나. 개발이 진행됨에 따라 가목의 문서들은 주기적으로 평가하고 개정하여야 한다. 개정 문서에는 최신 자료, 기술, 관련 규정 및 공정서 요건 등이 고려되고 이전 문서를 추적할 수 있어야 한다.

다. 변경은 제품의 품질, 진행중인 임상시험에 미치는 영향 등을 고려하여 문서화된 절차에 따라 실시하고, 조사결과, 근거 등이 기록되어야 한다.

7.2 의뢰서

의뢰자는 임상시험용의약품 기준 자료집이나 임상시험계획서를 참고하여 의뢰서를 작성(전자적 수단으로 전송 가능)하고 사전에 마련된 절차에 따라 승인하여야 한다.

7.3 임상시험용의약품 기준 자료집

동 자료집에는 다음 각 목의 사항이 포함되어야 하며, 필요한 경우 해당 문서의 목록형태로 작성할 수 있다. 또한, 임상시험용의약품의 특성이나 개발 단계에 따라 차이가 있을 수 있다.

가. 출발물질, 포장재, 반제품, 원료의약품 및 완제의약품에 대한 기준 및 시험방법

나. 제조방법

다. 공정검사방법

라. 승인된 표시재료

마. 임상시험계획서, 무작위배정코드(필요한 경우)

바. 위탁업체와의 관련 계약서(예: 기술계약서, 품질협약서 등)

사. 안정성시험 자료

아. 보관 및 운송조건

7.4 포장지시서

가. 임상시험용의약품은 일반적으로 각 시험대상자 마다 개별 포장한다.

나. 포장작업 전에 품질관리 및 보관용 검체를 고려하여 포장 수량을 정하여야 하며, 공정 각 단계마다 수량 확인 등 충분한 관리가 이루어져야 한다.

7.5 제조, 시험 및 포장기록서

가. 각종 기록서는 작업 순서를 정확히 확인할 수 있도록 세부사항이 기록되어야 하며, 사용된 절차 및 변경사항의 타당성을 제시하는 관련 설명이 포함되어야 한다.

나. 각종 기록서는 해당 제조단위가 사용된 임상시험 종료 후 5년 이상 보관하여야 한다.

8. 제조

8.1 제조 작업과 밸리데이션

가. 임상시험용의약품의 공정 밸리데이션은 시판용 제조에 필요한 범위로 실시할 필요는 없으며, 개발 진행 정도 등을 고려하여 가능한 범위 내에서 실시할 수 있다.

나. 무균제제의 경우 무균성 공정 밸리데이션을 실시하여야 한다.

다. 생물학적제제등은 필요한 경우 바이러스 불활화 또는 제거, 생물 유래 불순물의 불활화 또는 제거 등이 입증되어야 한다.

8.2 대조약에 적용되는 원칙

가. 시판 제품을 변형시키는 경우 제품 품질의 특성에 영향을 미치지 않음을 증명하는 자료(안정성, 비교용출, 생체이용률 등)가 있어야 한다.

나. 대조약의 최초 포장에 표시된 유효기한 또는 사용기한은 다른 용기에 재포장되는 경우에는 적용하지 않을 수 있다. 의뢰자는 타당한 근거에 따라 적절한 유효기한 또는 사용기한을 설정하여야 한다.

다. 대조약의 유효기한 또는 사용기한은 최초 포장에 표시된 유효기한 또는 사용기한을 초과할 수 없으며, 임상시험 기간에 적합하여야 한다.

8.3 포장공정관리

가. 기준문서와 품질관리 확인시 포장재의 서로 다른 제조단위의 외형상 변경 등에 따른 의도하지 않은 눈가림 해제를 방지할 수 있는 방안을 마련하여야 한다.

나. 임상시험용의약품의 포장과 라벨은 외관이 유사한 눈가림 제품들이 사용되는 경우 작업 오류를 방지하기 위한 추가 조치를 마련하여야 한다.

다. 눈가림이 필요한 제품은 제조번호를 포함한 제품의 식별이 가능할 수 있으나, 반드시 작업 전에 눈가림 유지 등을 위한 방안을 갖추어야 한다. 비상시에는 제품의 신속한 식별이 가능하여야 한다.

라. 임상시험용의약품의 포장에 사용되는 무작위배정코드의 생성, 보안, 배포, 취급 및 유지와 코드 해제 방법에 대한 절차를 문서화하여야 하며, 기록을 작성하고 보관하여야 한다.

마. 유효기한 또는 사용기한의 변경이 필요한 경우 추가로 표시할 수 있다. 추가로 표시하고자 하는 경우 새로운 유효기한 또는 사용기한 및 최초의 제조번호를 동일하게 표시하되 최초의 제조번호 위에는 표시하지 않는다.

바. 추가 표시사항 부착은 적절한 제조소에서 실시되어야 하나, 정당한 사유가 있을 경우 임상시험실시기관에서 실시할 수 있다. 이 경우 의뢰자는 실시기관이 적절히 수행 및 기록하도록 이중 점검 등 문서화된 절차를 제공하여야 한다.

사. 임상시험용의약품은 보관 조건에 따라 운송 및 보관되고 외부 포장의 개봉 또는 훼손 시 쉽게 알 수 있도록 포장되어야 한다.

8.4 표시기재 등

가. 임상시험용의약품의 용기나 포장에는 대상자의 보호, 임상시험용의약품의 식별, 추적가능성의 확보, 적절한 사용 등을 위해 다음 각 호의 사항을 기재하여야 한다.

1) 임상시험 목적으로만 사용가능하다는 표시

2) 의뢰자 명칭, 배치번호 등 그 밖에 식품의약품안전처장이 정하여 고시한 표시 및 기재사항

나. 임상시험용의약품의 용기, 포장 또는 첨부문서 등에는 임상시험용의약품이 시험목적에 안전하고 효과를 보장하는 것처럼 거짓이나 오해할 우려가 있는 내용을 기재하여서는 아니 된다.

9. 품질관리

9.1 시험관리

가. 품질관리는 임상시험용의약품 기준 자료집 등에 따라 실시하여야 하며, 눈가림 효과를 확인하고 기록하여야 한다.

나. 보관용 검체 등은 해당 제조단위의 임상시험 종료 후 2년 이상 보관하여야 한다.

다. 시험방법 밸리데이션은 개발단계에 따라 실시하되 제3상 임상시험 실시 전에 완료하는 것을 원칙으로 한다.

9.2 임상시험용의약품 최종 출하승인

제6호나목의 의뢰자 소속 품질(보증)책임자는 다음 사항들을 검토하여 적합할 경우 최종 출하승인한다.

(1) 각종 기록서가 임상시험용의약품 기준 자료집, 의뢰서, 필요한 경우 임상시험계획서, 무작위배정 코드와 부합하는 지 여부 (모든 일탈, 계획된 변경 및 추가 확인사항, 시험결과와 시험자, 판정자 등의 서명 포함)

(2) 제조 조건

(3) 시설, 공정 및 시험방법의 밸리데이션 상태

(4) 최종 포장 검사

(5) 필요한 경우 수입 후 수행된 분석 또는 시험 결과

(6) 안정성시험 보고서

(7) 제조원 및 보관과 운송 조건 확인

(8) 제조업자 점검 보고서

(9) 임상시험용의약품(대조약 포함) 수출 허가 등 적절한 절차를 확인할 수 있는 서류

(10) 해당하는 경우 외국 규제 요건, 적용 기준 및 제조 및 품질관리 기준 증명서

(11) 기타 제조단위의 품질 관련 자료

9.3 안정성 시험

가. 안정성 시험은 자체 수립한 계획 또는 제24조제1항에 따라 식품의약품안전처장에게 제출한 안정성 시험계획에 따라 실시하고 그 결과 등을 근거로 임상시험용의약품의 유효기한 또는 사용기한, 포장방법 및 저장조건을 설정하여야 한다.

나. 임상시험용의약품은 1개 이상의 제조단위에 대하여 장기보존시험 등을 하여야 하며, 시험결과 제품의 품질에 영향을 미치는 경우에는 유효기한 또는 사용기한을 조정하여야 한다.

다. 사용기간 연장을 진행할 경우 제24조제1항에 따라 식품의약품안전처장에게 제출한 안정성 시험계획에 따라 안정성 시험을 실시하고, 품질에 문제가 발생할 경우 시정조치계획 등을 첨부하여 신속히 보고하여야 한다.

10. 원자재 및 제품의 관리

가. 임상시험용의약품을 취급하는 작업원은 취급 시 눈가림이 유지될 수 있도록 적절한 절차를 마련하여 문서화하고 이를 준수하여야 한다.

나. 실시기관 간의 임상시험용의약품 이동은 타당한 사유가 있을 경우로 제한되며, 제6호나목의 의뢰자 소속 품질(보증)책임자는 의뢰자 관리를 벗어난 기간동안 해당 임상시험용의약품의 이력 등을 검토하여 사용 가능 여부를 결정하는 등 절차를 문서화하여야 한다.

다. 제조소에서 임상시험용의약품의 표시사항 재부착작업을 하는 경우 제6호나목의 의뢰자 소속 품질(보증)책임자의 승인이 필요하며, 관련 기록 등 전 과정이 추적가능하여야 한다.

11. 불만처리, 회수, 반품, 및 폐기

가. 의뢰자는 제품 품질 관련 불만이 있으면 임상시험, 시험대상자 및 제품 개발에 미치는 영향들을 조사하여야 하며, 의뢰자와 제조업자가 다른 경우 조사 방법 등에 대해 협의하는 절차를 문서화하여야 한다.

나. 의뢰자는 임상시험용의약품 회수 절차를 문서화하여야 하며, 제조업자, 시험자와 모니터요원 등의 역할과 의무 등을 포함하여야 한다.

다. 의뢰자는 임상시험에 사용되는 대조약 등의 공급자로부터 공급 제품의 회수 필요성을 통보받는 시스템을 갖추고 있어야 한다.

라. 의뢰자는 별표 4 의약품 임상시험 관리기준 제8호거목에 따라 실시기관으로부터 사용하지 않은 임상시험용의약품의 반납 관련 절차를 문서화하여야 한다. 또한 임상시험 기간 동안 실시기관에 공급, 사용 또는 반납된 임상시험용의약품의 수량을 확인하고 기록을 작성·보관하여야 한다.

마. 의뢰자는 반납받거나 사용하지 않은 임상시험용의약품은 별도의 지정된 장소에 보관하고 사전에 문서화된 폐기절차에 따라 폐기 관련 법령 등을 준수하여 폐기하여야 한다. 근거자료와 임상시험용의약품의 제품명, 제조번호, 유효기한 또는 사용기한, 반납한 실시기관명, 시험대상자 번호(또는 무작위배정 코드), 실제 폐기 수량 등 폐기에 관한 기록을 임상시험 별로 작성·보관하여야 한다.

12. 교육 및 훈련

무작위배정 코드 취급, 포장공정관리 등 작업원이 해당 업무를 수행할 수 있도록 필요한 임상시험 관련 교육을 실시하여야 한다.

13. 실태조사 등

13.1 실태조사 실시

식품의약품안전처장은 진행중 또는 종료된 임상시험에 대해서 의뢰자 또는 제조업자가 이 기준에 따라 적절히 임상시험용의약품 제조 및 품질관리를 수행하였는지 여부를 판정하기 위하여 실태조사를 실시할 수 있다.

13.2 실태조사 경비

의뢰자는 수익자부담원칙에 따라 실태조사에 필요한 경비의 전부 또는 일부를 부담한다.

13.3 기타

식품의약품안전처장은 이 기준을 실시하기 위하여 이 기준의 실시에 관한 세부 사항을 정할 수 있다.

의약품 등의 안전에 관한 규칙

제25조 삭제 <2018. 10. 25.>

제26조(임상시험실시기관 또는 임상시험검체분석기관이 아닌 의료기관의 임상시험) 법 제34조제3항제1호 단서에서 "총리령으로 정하는 임상시험"이란 다음 각 호의 어느 하나에 해당하는 임상시험을 말한다. <개정 2018. 10. 25., 2022. 7. 21.>

1. 임상시험실시기관이 없는 시·군·구(자치구를 말한다. 이하 같다) 중 한정된 지역에서 대량으로 발병하는 말라리아 등의 질환 치료에 사용되는 의약품에 대한 임상시험
2. 「의료법」 제3조의5에 따라 지정된 전문병원에서 주로 치료제로 사용되는 의약품 및 가벼운 증상 등의 치료에 사용되는 의약품을 사용하는 임상시험으로서 식품의약품안전처장이 인정하는 임상시험
3. 그 밖에 임상시험 특성상 임상시험실시기관 또는 임상시험검체분석기관이 아닌 의료기관의 참여가 필요하다고 식품의약품안전처장이 인정하는 임상시험

[제목개정 2022. 7. 21.]

제27조(집단시설) 법 제34조의2제3항제1호 본문에서 "총리령으로 정하는 집단시설"이란 다음 각 호의 시설을 말한다. <개정 2017. 12. 13., 2018. 10. 25.>

1. 「아동복지법」 제52조제1항제1호·제2호·제3호·제5호에 따른 아동복지시설
2. 「장애인복지법」 제58조제1항제1호에 따른 장애인 거주시설
3. 「정신건강증진 및 정신질환자 복지서비스 지원에 관한 법률」 제3조제4호의 정신건강증진시설(정신의료기관은 수용시설을 갖추고 있는 것만 해당한다)
4. 「노인복지법」 제32조제1항제1호·제2호 및 같은 법 제34조제1항제1호·제2호에 따른 노인복지시설
5. 「한부모가족지원법」 제19조에 따른 모자가족복지시설(기본생활지원, 자립생활지원)·부자가족복지시설(기본생활지원, 자립생활지원)·미혼모자가족복지지설(기본생활지원) 및 일시지원복지시설
6. 「성매매방지 및 피해자보호 등에 관한 법률」 제9조제1항에 따른 일반지원시설 및 청소년 지원시설
7. 「성폭력방지 및 피해자보호 등에 관한 법률」 제12조에 따른 성폭력피해자보호시설
8. 「가정폭력방지 및 피해자보호 등에 관한 법률」 제7조에 따른 가정폭력피해자 보호시설
9. 「보호관찰 등에 관한 법률」 제67조에 따른 갱생보호사업의 허가를 받은 자가 갱생보호사업을 위하여 설치한 시설(수용시설을 갖추고 있는 것만 해당한다)
10. 「형의 집행 및 수용자의 처우에 관한 법률」 및 「군에서의 형의 집행 및 군수용자의 처우에 관한 법률」에 따른 교정시설
11. 「보호소년 등의 처우에 관한 법률」에 따른 소년원 및 소년분류심사원
12. 「출입국관리법」 제52조제2항에 따른 보호시설

제28조

[종전 제28조는 제38조의6으로 이동 <2023. 10. 25.>]

제29조

[종전 제29조는 제38조의7로 이동 <2023. 10. 25.>]

제29조의2

[종전 제29조의2는 제38조의8로 이동 <2023. 10. 25.>]

제30조(임상시험의 실시 기준 등) ① 법 제34조에 따른 임상시험은 다음 각 호의 기준 및 별표 4의 의약품 임상시험 관리기준에 따라 실시해야 한다. <개정 2014. 8. 21., 2016. 10. 28., 2017. 1. 4., 2017. 12. 13., 2018. 10. 25., 2019. 6. 12., 2022. 7. 21., 2022. 12. 7.>

1. 임상시험 의뢰자, 임상시험실시기관 또는 임상시험검체분석기관의 장은 임상시험을 식품의약품안전처장이 승인 또는 변경승인한 임상시험

(변경)계획서에 따라 안전하고 과학적인 방법으로 실시할 것
2. 법 제34조제3항제1호 단서에 따른 임상시험실시기관이 아닌 의료기관은 임상시험실시기관의 관리·감독을 받아 임상시험을 실시할 것
3. 임상시험 의뢰자는 전문지식과 윤리적 소양을 갖추고 해당 의약품등의 임상시험을 하기에 충분한 경험이 있는 자 중에서 임상시험의 책임자를 선정할 것
4. 임상시험 책임자는 법 제34조의2제3항제2호·제3호 및 별표 4의 의약품 임상시험 관리기준에 따라 임상시험 대상자 또는 대리인(임상시험 대상자의 동의를 받지 못하는 경우만 해당한다)의 서면 동의를 받을 것
5. 임상시험 의뢰자와 임상시험실시기관 및 임상시험검체분석기관의 장은 시험대상자의 안전대책을 강구할 것
6. 임상시험 의뢰자는 임상시험계획 승인 받은 날부터 2년 이내에 임상시험을 시작할 것
7. 임상시험 의뢰자는 임상시험 전에 식품의약품안전처장이 정한 바에 따라 별표 4 제2호고목에 따른 임상시험자 자료집(이하 "임상시험자 자료집"이라 한다)을 같은 호 버목에 따른 시험자(이하 "시험자"라 한다)에게 제공할 것
8. 임상시험 의뢰자는 안전성·유효성과 관련된 새로운 자료 또는 정보사항 등을 입수한 경우에는 지체 없이 이를 시험자에게 알릴 것
9. 임상시험 의뢰자는 별표 1, 별표 3(생물학적제제등의 경우만 해당한다), 별표 3의2(방사성의약품의 경우만 해당한다), 별표 3의3(의료용 고압가스의 경우만 해당한다), 별표 3의4(「혈액관리법」 제2조제8호에 따른 혈액제제의 경우만 해당한다) 및 별표 4의2의 기준에 맞게 제조된 임상시험용의약품을 사용할 것
10. 임상시험계획승인을 받은 자는 해당 임상시험을 실시하는 경우 다음 각 목의 구분에 따라 해당 정보를 기간 내에 식품의약품안전처장에게 제출할 것. 다만, 라목의 경우에는 제22조제1항 각 호에 해당하는 의약품을 개발하기 위한 임상시험용의약품으로 한정한다.
   가. 최초 및 최종 시험대상자 현황: 최초 및 최종 시험대상자를 선정한 날(다국가 임상시험의 경우는 최종 시험대상자의 참여가 확정된 날을 말한다)부터 30일 이내
   나. 최종 시험대상자 관찰 종료 현황: 관찰 종료일부터 20일 이내
   다. 임상시험 실시상황: 매년 실시한 상황을 다음 해 3월 말까지
   라. 별지 제32호서식에 따른 임상시험용의약품에 대한 정기적인 최신 안전성정보 보고: 국내외에서 최초로 임상시험계획의 승인을 받은 후 매 1년이 되는 날부터 60일 이내
   마. 임상시험 최종 결과: 최종 시험대상자(다국가 임상시험의 경우 국외 시험대상자를 포함한다) 관찰 종료일부터 1년 이내
10의2. 임상시험실시기관의 장은 매년 임상시험의 실시상황에 대하여 별지 제32호의2서식의 임상시험 실시상황 보고서(전자문서로 된 보고서를 포함한다)에 임상시험 실시현황 목록을 첨부하여 다음해 3월 말까지 식품의약품안전처장에게 제출할 것
11. 삭제<2018. 10. 25.>
12. 임상시험 의뢰자와 임상시험실시기관 및 임상시험검체분석기관의 장은 임상시험 계획서, 임상시험용 의약품등의 제조 및 관리에 관한 기록 등 임상시험 실시와 관련된 각종 자료(전자문서를 포함한다)를 다음 각 목의 구분에 따라 보존할 것
   가. 제조판매·수입 품목허가(변경허가를 포함한다)를 위한 임상시험: 제조판매·수입 품목허가일부터 3년간
   나. 가목 외의 임상시험: 시험의 완료일부터 3년간
13. 임상시험계획승인을 받은 자는 중대하고 예상하지 못한 약물이상반응이 발생한 경우에는 별표 4의 의약품 임상시험 관리기준 제8호러목에 따라 식품의약품안전처장에게 보고할 것
13의2. 임상시험검체분석기관의 장은 검체분석의 계획수립 및 수행, 품질관리, 자료 보관 등 임상시험검체분석의 적정한 실시를 위하여 필요한 사항에 관하여 식품의약품안전처장이 정하여 고시하는 기준을 준수할 것
14. 임상시험실시기관의 장은 건강한 사람을 대상으로 임상시험을 실시하기 전에 임상시험에 참여하고자 하는 본인의 동의를 받아 6개월 이내 다른 임상시험에 참여하였는지 여부를 식품의약품안전처장이 지정하는 인터넷 홈페이지 등을 통하여 확인하고, 6개월 이내 다른 임상시험에 참여한 사람을 제외할 것

② 제1항에 따른 임상시험실시기관의 지정에 관한 세부 사항은 식품의약품안전처장이 정하여 고시한다.

③ 식품의약품안전처장은 법 제34조에 따라 승인 또는 변경승인을 받은 임상시험계획서와 제1항제10호 각 목의 구분에 따라 제출받은 자료를 관련 법령에 따라 식품의약품안전처장이 운영하는 인터넷 홈페이지에 공개할 수 있다.<신설 2018. 10. 25.>

의약품 등의 안전에 관한 규칙 [별표 4] 의약품 임상시험 관리기준 <개정 2022. 12. 7.>

(제30조제1항 관련)

1. 목적

이 기준은 의약품 임상시험 실시에 필요한 임상시험의 준비, 실시, 모니터링, 점검, 자료의 기록 및 보고 등에 관한 기준을 정함으로써, 정확하고 신뢰할 수 있는 자료와 결과를 얻고 시험대상자의 권익 보호와 비밀 보장이 적정하게 이루어질 수 있도록 하는 것을 목적으로 한다.

2. 용어의 정의

이 기준에서 사용하는 용어의 뜻은 다음과 같다.

가. "임상시험"(Clinical Trial/Study)이란 임상시험용의약품의 안전성과 유효성을 증명할 목적으로, 해당 약물의 약동(藥動)·약력(藥力)·약리(藥理)·임상(臨床) 효과를 확인하고 이상반응을 조사하기 위하여 사람을 대상으로 실시하는 시험 또는 연구를 말한다. 이 경우 임상시험의 단계는 임상시험용의약품을 최초로 사람에게 투여하는 제1상(임상약리시험 등), 환자군에서 치료적 유효성을 탐색하여 가능한 용량과 투여기간 설정을 위한 다양한 정보수집을 목적으로 하는 제2상(치료적 탐색 임상시험 등), 의약품의 안전성과 유효성을 확증하기 위한 제3상(치료적 확증 임상시험 등), 품목허가 후 허가사항의 범위에서 수행하는 제4상(치료적 사용 임상시험 등)으로 구분한다.

나. "다기관임상시험"(Multicenter Trial)이란 하나의 임상시험 계획서에 따라 둘 이상의 임상시험실시기관에서 수행되는 임상시험을 말한다.

다. "비임상시험"(Nonclinical Study)이란 사람을 대상으로 하지 않는 생의학적 연구를 말한다.

라. "임상시험 계획서"(Protocol)란 해당 임상시험의 배경이나 근거를 제공하기 위하여 임상시험의 목적, 연구방법론, 통계적 고려사항, 관련 조직 등을 기술한 문서를 말한다.

마. "임상시험 변경계획서"(Protocol Amendment, 이하 "변경계획서"라 한다)란 임상시험 계획서의 내용을 변경하거나 임상시험 계획서의 불분명한 부분을 명확하게 다시 기술한 문서를 말한다.

바. "증례기록서"(Case Report Form, CRF)란 각각의 시험대상자별로 임상시험 계획서에서 요구한 정보를 기록하여 임상시험의뢰자에게 전달할 목적으로 인쇄하거나 전자문서화한 문서를 말한다.

사. "임상시험 결과보고서"(Clinical Trial/Study Report, 이하 "결과보고서"라 한다)란 임상시험에서 얻은 결과를 임상적·통계적 측면에서 통합하여 기술한 문서를 말한다.

아. "중간 임상시험 결과보고서"(Interim Clinical Trial/Study Report, 이하 "중간보고서"라 한다)란 임상시험 도중에 실시한 분석에 따라 중간 결과를 보고하는 문서를 말한다.

자. "임상시험용 의약품"(Investigational Product)이란 시험약 및 대조약을 말한다.

차. "시험약"이란 임상시험용 의약품 중 대조약을 제외한 의약품을 말한다.

카. "대조약"(Comparator)이란 시험약과 비교할 목적으로 사용하는 위약(僞藥) 또는 개발 중이거나 시판 중인 의약품을 말한다.

타. "이상사례"(Adverse Event, AE)이란 임상시험용 의약품을 투여한 시험대상자에게 발생한 모든 유해하고 의도하지 않은 증후(症候, sign, 실험실 실험 결과의 이상 등을 포함한다), 증상(症狀, symptom) 또는 질병을 말하며, 해당 임상시험용 의약품과 반드시 인과관계를 가져야 하는 것은 아니다.

파. "약물이상반응"(Adverse Drug Reaction, ADR)이란 임상시험용 의약품의 임의 용량에서 발생한 모든 유해하고 의도하지 않은 반응으로서 임상시험용 의약품과의 인과관계를 부정할 수 없는 경우를 말한다.

하. "중대한 이상사례·약물이상반응"(Serious AE·ADR)이란 임상시험용 의약품의 임의 용량에서 발생한 이상사례 또는 이상약물반응 중에서 다음의 어느 하나에 해당하는 경우를 말한다.

1) 사망하거나 생명에 대한 위험이 발생한 경우
2) 입원할 필요가 있거나 입원 기간을 연장할 필요가 있는 경우
3) 영구적이거나 중대한 장애 및 기능 저하를 가져온 경우
4) 태아에게 기형 또는 이상이 발생한 경우
5) 1)부터 4)까지의 사례 외에 약물 의존성이나 남용의 발생 또는 혈액질환 등 그 밖에 의학적으로 중요한 상황이 발생하는 사례

거. "예상하지 못한 약물이상반응"(Unexpected ADR)이란 임상시험자 자료집 또는 의약품의 첨부 문서 등 이용가능한 의약품 관련 정보에 비추어 약물이상반응의 양상이나 위해의 정도에서 차이가 나는 것을 말한다.

너. "임상시험대상자"(Subject/Trial Subject, 이하 "대상자"라 한다)란 임상시험용 의약품을 투여 받거나 대조군(對照群)에 포함되어 임상시험에 참여하는 사람을 말한다.

더. "취약한 환경에 있는 시험대상자"(Vulnerable Subjects)란 임상시험 참여와 관련한 이익에 대한 기대 또는 참여를 거부하는 경우 조직 위계상 상급자로부터 받게 될 불이익에 대한 우려가 자발적인 참여 결정에 영향을 줄 가능성이 있는 대상자(의과대학·한의과대학·약학대학·치과대학·간호대학의 학생, 의료기관·연구소의 근무자, 제약회사의 직원, 군인 등을 말한다), 불치병에 걸린 사람, 제27조에 따른 집단시설에 수용되어 있는 사람, 실업자, 빈곤자, 응급상황에 처한 환자, 소수 인종, 부랑인, 노숙자, 난민, 미성년자 및 자유의사에 따른 동의를 할 수 없는 대상자를 말한다.

러. "시험대상자의 복지"(Well-being of the trial subjects)란 임상시험에 참여하는 대상자의 육체적·정신적 안녕을 말한다.

머. "시험대상자식별코드"(Subject Identification Code)란 대상자의 신원을 보호하기 위하여 시험책임자가 각각의 대상자에게 부여한 고유 식별기호로서, 시험책임자가 이상사례 또는 그 밖의 임상시험 관련 자료를 보고할 경우 대상자의 성명 대신 사용하는 것을 말한다.

버. "시험자"(Investigator)란 시험책임자, 시험담당자 및 임상시험조정자를 말한다.

서. "조정위원회"(Coordinating Committee)란 다기관임상시험의 수행을 조정하기 위하여 의뢰자가 조직하는 위원회를 말한다.

어. "임상시험조정자"(Coordinating Investigator)란 각 임상시험실시기관의 시험책임자 중에서 다기관임상시험에 참여하는 시험자 사이의 의견을 조정할 권한과 의무를 갖는 사람을 말한다.

저. "시험대상자설명서"란 시험책임자가 임상시험 참여에 대한 대상자의 동의를 받기 위하여 대상자에게 해당 임상시험과 관련한 모든 정보를 담아 제공하는 문서를 말한다.

처. "시험대상자의 대리인"이란 법 제34조의2제3항제3호에 따른 사람을 말한다.

커. "근거자료"(Source Data)란 임상시험을 재현 또는 평가하는 데 필요한 관련 임상 소견, 관찰, 그 밖의 행위 등이 기록된 원본 또는 원본의 공식 사본에 담겨있는 모든 정보를 말한다.

터. "근거문서"(Source Document)란 병원기록, 의무기록, 대상자기록, 메모, 병리검사결과, 대상자 일기, 평가점검표, 약국의 의약품 불출 기록, 자동화 검사기기에 기록된 자료, 검사인증서 및 그 공식 사본, 마이크로피시(microfiches), 마이크로필름, 방사선학적 검사자료, 자기테이프, 약국기록자료, 병리검사실 기록자료 등과 같이 근거자료를 담고 있는 모든 문서(전자문서를 포함한다)·자료 및 기록을 말한다.

퍼. "임상시험 기본문서"(Essential Document, 이하 "기본문서"라 한다)란 임상시험의 수행과 그로부터 얻은 자료의 품질에 대한 개별적 또는 전체적 평가에 사용되는 모든 문서(전자문서를 포함한다)를 말한다.

허. "표준작업지침서"(Standard Operating Procedure, SOPs)란 특정 업무를 표준화된 방법에 따라 일관되게 실시할 목적으로 해당 절차 및 수행방법 등을 상세하게 적은 문서를 말한다.

고. "임상시험자 자료집"(Investigator's Brochure)이란 임상시험용 의약품과 관련된 임상 정보 및 비임상 정보를 정리하여 시험자에게 제공하는 자료집을 말한다.

노. "임상시험의 품질보증"(Quality Assurance, 이하 "품질보증"이라 한다)이란 임상시험, 자료의 수집, 기록 및 문서 작성, 보고 등에 관한 모든 사항이 이 기준과 관계 법령을 준수하였는지 여부를 사전에 계획된 바에 따라 체계적으로 확인하는 것을 말한다.

도. "임상시험자료의 품질관리"(Quality Control, 이하 "품질관리"라 한다)란 임상시험과 관련한 행위나 활동이 적정한 수준에서 이루어지고 있음을 품질보증체계에 따라 구체적으로 검증하는 행위 및 그 기법을 말한다.

로. "눈가림"(Blinding/Masking)이란 임상시험에 관여하는 사람 또는 부서 등이 배정된 치료법에 대해 알지 못하도록 하는 절차를 말한다.

모. "무작위배정"(Randomization)이란 임상시험 과정에서 발생할 수 있는 삐뚤림(bias)을 줄이기 위해 확률의 원리에 따라 대상자를 각 치료군에 배정하는 것을 말한다.

보. "임상시험의뢰자"(Sponsor, 이하 "의뢰자"라 한다)란 임상시험의 계획·관리·재정 등에 관련된 책임을 갖고 있는 개인, 회사, 실시기관 및 단체를 말한다.

소. "임상시험실시기관"(Institution, 이하 "시험기관"이라 한다)이란 식품의약품안전처장이 별도로 지정하는 의료기관 또는 특수연구기관으로 실제 임상시험이 실시되는 기관을 말한다.

오. "임상시험심사위원회"(Institutional Review Board, 이하 "심사위원회"라 한다)란 계획서(변경계획서를 포함한다)나 대상자로부터 서면동의를 얻기 위해 사용하는 방법이나 제공되는 정보를 검토하고 지속적으로 확인함으로써 임상시험에 참여하는 대상자의 권리·안전·복지를 위하여 시험기관 또는 임상시험안전지원기관에 독립적으로 설치한 상설위원회를 말한다.

조. "임상시험수탁기관"(Contract Research Organization, CRO)이란 임상시험과 관련된 의뢰자의 임무나 역할의 일부 또는 전부를 대행하기 위하여 의뢰자로부터 계약에 의해 위임받은 개인이나 기관을 말한다.

초. "시험책임자"(Principal Investigator)란 시험기관에서 임상시험의 수행에 대한 책임을 갖고 있는 사람을 말한다.

코. "시험담당자"(Subinvestigator)란 시험책임자의 위임 및 감독 하에 임상시험과 관련된 업무를 담당하거나 필요한 사항을 결정하는 의사·치과의사·한의사 및 그 밖의 임상시험에 관여하는 사람을 말한다.

토. "임상시험모니터요원"(Monitor, 이하 "모니터요원"이라 한다)이란 임상시험의 모니터링을 담당하기 위하여 의뢰자가 지정한 자를 말한다.

포. "임상시험계약서"(Contract, 이하 "계약서"라 한다)란 임상시험에 관여하는 둘 또는 그 이상의 당사자 간에 이루어지는 서면 합의

서로 업무의 위임 및 분담, 의무사항, 필요한 경우 재정에 관련된 사항 등이 자세히 기록되고 날짜 및 서명이 기재된 문서를 말한다.

호. "대상자동의"(Informed Consent, 이하 "동의"라 한다)란 대상자가 임상시험 참여 유무를 결정하기 전에 시험대상자설명서를 통해 해당 임상시험과 관련된 모든 정보를 제공받고, 서명과 서명 날짜가 포함된 문서(이하 "동의서"라 한다)를 통해 본인이 자발적으로 임상시험에 참여함을 확인하는 절차를 말한다.

구. "임상시험 관련 자료의 직접열람"(Direct Access, 이하 "직접열람"이라 한다)이란 임상시험 수행 상태 및 결과 평가에 중요한 기록이나 문서를 조사·분석·평가·재구성하도록 허용하는 것을 말하며, 임상시험 관련 자료의 직접열람을 하는 개인 또는 기관 등은 대상자의 신원이나 의뢰자 관련 정보에 대해 비밀보장의 의무를 갖는다.

누. "비밀보장"(Confidentiality)이란 자료의 직접열람이 허용된 자를 제외하고는 대상자의 신원 또는 의뢰자의 지적 재산 등에 관한 정보가 알려지지 않도록 하는 것을 말한다.

두. "관련 규정"(Applicable Regulatory Requirement)이란 임상시험의 실시에 관련된 약사법령 및 고시 등을 말한다.

루. "임상시험의 준수"(Compliance, 이하 "준수"라 한다)란 계획서 및 관련 규정에 따라 임상시험을 실시하는 것을 말한다.

무. "실태조사(Inspection)"란 식품의약품안전처장이 관련 규정에 따라 임상시험이 실시되었는지를 확인할 목적으로 시험기관, 의뢰자 또는 임상시험수탁기관 등의 모든 시설·문서·기록 등을 현장에서 공식적으로 조사하는 행위를 말한다.

부. "점검(Audit)"이란 해당 임상시험에서 수집된 자료의 신뢰성을 확보하기 위하여 해당 임상시험이 계획서, 의뢰자의 표준작업지침서 및 관련 규정 등에 따라 수행되는지를 의뢰자 등이 체계적·독립적으로 실시하는 조사를 말한다.

수. "모니터링(Monitoring)"이란 임상시험 진행 과정을 감독하고, 해당 임상시험이 계획서, 표준작업지침서 및 관련 규정에 따라 실시·기록되는지를 검토·확인하는 활동을 말한다.

우. "모니터링보고서"(Monitoring Report)란 모니터요원이 의뢰자의 표준작업지침서에 따라 각 시험기관을 방문하거나 임상시험과 관련된 연락(전화, 팩스, 전자우편 등)을 하고, 그 내용을 문서로 작성한 보고서를 말한다.

주. "점검확인서"(Audit Certificate)란 점검이 실시되었음을 확인하는 내용을 말한다.

추. "임상시험 코디네이터"(Clinical Research Coordinator, CRC)란 임상시험 수행 및 시험대상자 보호와 관련된 경험과 지식을 갖추고 시험책임자의 책임 하에 이 기준 및 관계 법령에 맞게 시험책임자가 위임한 업무를 수행하는 사람을 말한다.

쿠. "임상시험실시 지원기관"(Site Management Organization, SMO)(이하 "지원기관"이라 한다)이란 경험과 지식을 갖춘 임상시험 코디네이터를 임상시험실시기관에 배치하여 시험책임자의 책임 하에 위임받은 업무를 수행할 수 있도록 지원하는 기관을 말한다.

투. "참관인"(Impartial Witness)이란 해당 임상시험과 무관하고 임상시험 관련자에 의해 부당한 영향을 받을 가능성이 없는 자로서 대상자 또는 대상자의 대리인이 문서화된 정보를 읽을 수 없는 경우 동의를 받는 모든 과정에 참여하여 대상자 또는 대상자의 대리인에게 제공되는 문서화된 정보가 정확하게 설명되는지 여부, 대상자나 대상자의 대리인이 해당 사항을 이해하였는지 여부, 동의를 받는 과정이 대상자나 대상자의 대리인의 자유의사에 따라 진행되었는지 여부에 대해 확인하는 자를 말한다.

푸. "자료모니터링위원회"(Data Monitoring Committee, DMC)란 독립적인 임상시험의 진행, 안전성정보, 주요 유효성 평가 변수를 정기적으로 평가하고 의뢰자에게 임상시험의 지속, 변경 또는 중단에 대한 자문을 제공하도록 의뢰자가 설립한 위원회를 말한다.

3. 임상시험의 기본원칙

가. 임상시험은 헬싱키선언에 근거한 윤리규정, 이 기준 및 관계 법령에 따라 실시하여야 한다.

나. 임상시험에서 예측되는 위험과 불편을 충분히 고려하여 대상자 개인과 사회가 얻을 수 있는 이익이 그 위험과 불편보다 크거나 이를 정당화할 수 있다고 판단되는 경우에만 임상시험을 실시하여야 한다.

다. 과학과 사회의 이익보다 대상자의 권리·안전·복지를 먼저 고려하여야 한다.

라. 해당 임상시험용 의약품에 대한 임상 및 비임상 관련 정보는 실시하려는 임상시험에 적합한 것이어야 한다.

마. 임상시험은 과학적으로 타당하여야 하며, 임상시험 계획서는 명확하고 상세히 기술하여야 한다.

바. 임상시험은 식품의약품안전처장이 승인한 임상시험 계획서에 따라 실시하여야 한다.

사. 대상자에 대한 의학적 처치나 결정은 의사·치과의사 또는 한의사의 책임하에 이루어져야 한다.

아. 임상시험 수행에 참여하는 모든 사람들은 각자의 업무 수행에 필요한 적절한 교육과 훈련을 받고, 해당 업무 분야와 관련한 경험을 갖고 있어야 한다.

자. 임상시험 참여 전에 모든 대상자로부터 자발적인 임상시험 참가 동의를 받아야 한다.

차. 모든 임상시험 관련 정보는 정확한 보고, 해석 및 확인이 가능하도록 기록·처리·보관되어야 한다.

카. 대상자의 신상에 관한 모든 기록은 비밀이 보장되도록 관계 법령에 따라 취급하여야 한다.

타. 임상시험용 의약품은 별표 4의2의 임상시험용의약품 제조 및 품질관리기준에 따라 관리되고, 식품의약품안전처장이 승인한 임상시험 계획서에 따라 사용되어야 한다.

파. 임상시험은 품질보증이 이뤄질 수 있는 체계하에서 실시되어야 한다.

4. 적용범위

이 기준은 「약사법」 제34조에 따라 실시하는 의약품 임상시험에 적용한다.

5. 임상시험의 계약 및 임상시험실시기관

가. 임상시험 계약

1) 의뢰자는 임상시험실시기관의 장과 문서로써 임상시험계약을 체결하여야 하며, 다기관임상시험을 실시하려는 경우에는 하나의 임상시험실시기관의 장과 총괄하여 계약할 수 있다.

2) 임상시험 계약서(Contract)에는 다음 사항을 포함하여야 한다.

가) 연구비의 규모 및 지급방법, 조기종료 및 시험 중단 시 사용하지 않은 연구비의 반납 등 임상시험의 재정에 관한 사항

나) 업무의 위임 및 분장(分掌)에 관한 사항

다) 의뢰자와 임상시험실시기관의 장의 의무사항

나. 임상시험실시기관의 장

1) 임상시험실시기관의 장은 임상시험 실시에 관한 심사 등을 위하여 제6호가목에 따른 업무를 수행할 심사위원회를 제6호나목1)에 따라 임상시험실시기관에 설치하고, 심사위원회의 위원을 위촉하며, 임상시험 실시에 필요한 사무절차 등에 관한 규정을 마련하여야 한다.

2) 임상시험실시기관의 장은 심사위원회가 독립적으로 운영될 수 있도록 하여야 한다.

3) 임상시험실시기관의 장은 심사위원회의 업무 수행을 위하여 다음의 사항을 정한 표준작업지침서(이하 "실시기관 표준작업지침서"라 한다)를 작성하여야 한다.

가) 위원의 명단과 자격 등 심사위원회의 구성에 관한 사항

나) 심사위원회의 권한

다) 회의의 소집, 일정 및 진행방법

라) 임상시험의 심사방법 및 심사기한

마) 제6호가목4) 후단에 따른 검토 주기의 결정에 관한 사항

바) 제6호가목11)에 따른 신속심사 및 제6호가목11)가)에 따른 임상시험 계획서의 사소한 변경에 대한 승인

사) 임상시험 계획서 및 변경계획서의 승인 이전에 대상자의 해당 임상시험 참여 금지

아) 변경계획서에 대한 승인 이전에 원 임상시험 계획서와 다른 임상시험의 실시 금지. 다만, 대상자에게 발생한 즉각적 위험 요소의 제거가 필요한 경우 또는 제6호가목11)가)에 따른 행정절차 관련 사항의 변경이 필요한 경우는 제외한다.

자) 시험책임자가 심사위원회에 신속히 보고해야 하는 다음의 어느 하나에 해당하는 사항에 대한 보고절차 및 조치방법

(1) 아) 단서에 따라 대상자에게 발생한 즉각적 위험 요소의 제거를 위하여 임상시험 계획서와 다르게 실시하는 임상시험에 관한 사항

(2) 대상자에게 위험을 증가시키거나 임상시험의 실시에 중대한 영향을 미칠 수 있는 변경에 관한 사항

(3) 예상하지 못한 중대한 약물이상반응에 관한 사항

(4) 대상자의 안전성이나 임상시험의 실시에 부정적인 영향을 미칠 수 있는 새로운 정보에 관한 사항

차) 심사위원회가 시험책임자에게 문서로 신속히 알려야 하는 다음의 어느 하나에 관한 사항

(1) 임상시험과 관련된 결정, 의견, 결정 및 의견의 근거 및 통보절차

(2) 심사의원회의 결정에 대한 이의신청 절차

카) 시험책임자, 시험담당자 및 임상시험 조정자의 자격

타) 가)부터 카)까지에서 규정한 사항 외에 심사위원회의 구성 및 운영에 필요한 사항

4) 임상시험실시기관의 장은 해당 임상시험의 실시에 필요한 임상시험실, 설비 및 전문인력(지원기관으로부터 배치받은 인력을 포함한다)을 갖추어야 하고, 긴급 시 필요한 조치를 할 수 있는 시설 및 인력 등을 갖추어야 한다.

5) 임상시험실시기관의 장은 의뢰자 또는 식품의약품안전처장으로부터 심사위원회 운영과 관련하여 실시기관 표준작업지침서의 열람 요청 또는 심사위원회 위원 명단과 자격에 관한 문서의 제출 요청을 받은 경우 심사위원회로 하여금 이에 적극 협조하도록

하여야 한다.

6) 임상시험실시기관의 장은 제8호머목에 따른 모니터링 통보, 제8호버목에 따른 점검 통보 또는 제7호자목7)에 따른 열람 요청을 받은 경우 해당 시험책임자 및 관련 부서로 하여금 이에 적극 협조하도록 하여야 한다.

7) 임상시험실시기관의 장은 임상시험용 의약품의 적정한 관리를 위하여 해당 임상시험실시기관의 약사 중에서 관리약사를 지정하여야 하며, 다기관임상시험을 실시하는 경우에는 각각의 임상시험실시기관마다 관리약사를 지정하여야 한다. 다만, 임상시험의 특성에 따른 시험책임자의 요청을 받은 경우 심사위원회의 의견을 들어 시험책임자 또는 시험담당자로 하여금 임상시험용 의약품을 관리하게 할 수 있다.

8) 임상시험실시기관의 장은 제6호가목13) 및 제7호자목6)에 따라 심사위원회 및 시험책임자로부터 인계받은 기록 및 자료를 보관책임자를 정하여 보관하여야 한다. 다만, 기록 및 자료의 보관에 관하여 다른 법령의 규정이 있는 경우에는 그 법령에서 정하는 바에 따른다.

9) 심사위원회가 제6호가목5) 전단에 따라 임상시험의 조기종료 또는 일시중지 결정을 한 경우, 임상시험실시기관의 장은 그 사실을 식품의약품안전처장에게 즉시 알리고, 조기종료 및 일시중지에 대한 상세한 사유서를 제출하여야 한다.

10) 임상시험실시기관의 장은 수행된 임상시험의 품질 및 윤리성 등에 대한 모든 책임을 진다. 이 경우 심사위원회는 필요하면 임상시험 품질 및 윤리성 등을 확인하는 절차를 운영할 수 있다.

11) 삭제 <2022. 12. 7.>

12) 삭제 <2022. 12. 7.>

13) 임상시험자료를 전자적으로 처리하거나 원거리전산시스템을 이용하려는 경우에는 제8호바목1)를 준수하여야 한다. 이 경우 "의뢰자"는 "임상시험실시기관의 장"으로 본다.

6. 임상시험심사위원회

가. 심사위원회의 업무

1) 임상시험 심사위원회(이하 "심사위원회"라 한다)는 대상자의 권리·안전·복지를 보호하고, 취약한 환경에 있는 시험대상자의 임상시험 참여 이유가 타당한지 검토하여야 한다.

2) 심사위원회는 시험책임자가 제7호라목3)에 따라 임상시험과 관련하여 제출한 문서를 실시기관 표준작업지침서에서 정한 기한까지 심사하여야 하며, 임상시험의 명칭, 검토한 문서, 심사일 및 다음의 구분에 따른 심사 의견을 기록하여 보관하고, 시험책임자에게 심사결과를 통보하여야 한다.

가) 승인

나) 시정승인

다) 보완

라) 반려

마) 임상시험의 중지 또는 보류

3) 심사위원회는 시험책임자의 이력 및 그 밖의 경력을 근거로 시험책임자가 해당 임상시험을 수행하기에 적합한 경험과 자격을 갖추었는지를 검토하여야 한다.

4) 심사위원회는 실시 중인 임상시험에 대해 1년에 1회 이상 검토를 수행하여야 한다. 이 경우 검토 주기는 대상자에게 미칠 수 있는 위험의 정도에 따라 심사위원회가 정한다.

5) 심사위원회는 실시 중인 임상시험이 심사위원회의 요구나 결정사항과 다르게 실시되거나 대상자에게 예상하지 못한 중대한 위험이 발생하였을 때에는 해당 임상시험의 조기종료나 일시중지를 결정할 수 있다. 이 경우 심사위원회는 결정 및 그 이유를 즉시 시험기관의 장 또는 시험책임자에게 알려야 한다.

6) 대상자의 권리·안전·복지를 보호하기 위하여 필요하다고 판단하는 경우 심사위원회는 제7호아목10)에 따른 정보 외에 추가적인 정보를 대상자에게 제공하도록 의뢰자에게 요구할 수 있다.

7) 비치료적 임상시험(Non-therapeutic Trial)을 제7호아목13)에 따라 대상자의 대리인의 동의로 실시하려는 경우 심사위원회는 제출된 임상시험 계획서와 그 밖의 관련 문서 등이 임상시험의 윤리적 측면을 충분히 고려하고 있는지 여부 및 제7호아목14)에서 정한 사항을 준수하고 있는지 여부를 검토하여야 한다.

8) 응급환자를 대상으로 실시하는 임상시험 등 대상자 또는 대상자의 대리인의 사전 동의가 불가능한 것으로 임상시험 계획서에 적혀 있는 임상시험의 경우, 심사위원회는 제출된 임상시험 계획서와 그 밖의 관련 문서 등이 임상시험의 윤리적 측면을 충분히 고려하고 있는지 여부를 검토하여야 한다.

9) 대상자가 임상시험에 참여하는 대가로 금전적 보상을 받는 경우 심사위원회는 그 보상액, 보상방법 및 금전적 보상이 대상자가 임상시험에 참여하는 데 부당한 영향을 미치는지를 검토하여야 한다. 이 경우 금전적 보상이 대상자의 임상시험 참여 정도와 참여 기간에 비추어 적절한지 및 대상자에 대한 보상이 임상시험에 끝까지 참여할 것을 조건으로 하는지를 검토하여야 한다.

10) 대상자가 임상시험에 참여하는 대가로 금전적 보상을 받는 경우 심사위원회는 그 지급방법·금액·지급시기 등 금전적 보상에 관한 정보가 시험대상자설명서 또는 그 밖의 대상자에게 제공하는 문서에 명확하게 기록되어 있는지를 확인하여야 한다. 이 경우 심사위원회는 임상시험을 종료하지 못한 대상자에 대한 보상 방안 유무를 확인하여야 한다.

11) 심사위원회의 승인을 받고 진행 중인 임상시험 중 다음의 어느 하나에 해당하는 변경의 경우에는 신속심사를 할 수 있다.

가) 모니터요원의 변경, 시험담당자의 변경, 응급 연락 전화번호의 변경 등 행정절차 관련 사항의 변경 또는 임상시험의 유효성 및 안전성에 영향을 미치지 않는 검사사항의 추가 또는 삭제 등 임상시험 계획서의 사소한 변경

나) 그 밖에 임상시험의 실시와 관련되어 실시기관 표준작업지침서에서 신속심사가 필요하다고 정한 변경

12) 심사위원회는 의뢰자 또는 식품의약품안전처장으로부터 심사위원회 운영과 관련하여 실시기관 표준작업지침서의 열람 요청이나 심사위원회 위원의 명단 및 자격에 관한 문서 제출 요청을 받은 경우 이에 따라야 한다.

13) 심사위원회는 심사위원회의 위원명단, 심사기록, 그 밖의 관련 자료나 문서를 보관하여야 한다. 다만, 시험책임자로부터 제7호파목에 따른 해당 임상시험의 완료보고(조기종료보고를 포함한다)를 받은 경우에는 해당 자료와 문서를 제5호나목8)에 따른 보관책임자에게 인계하여야 한다.

나. 심사위원회의 구성, 기능 및 운영방법

1) 심사위원회는 임상시험의 윤리적·과학적·의학적 측면을 검토·평가할 수 있는 경험과 자격을 갖춘 5명 이상의 위원으로 구성하되, 위원은 임상시험실시기관의 장이 위촉한다. 이 경우 의학·치의학·한의학·약학 또는 간호학을 전공하지 않은 사람 1명 이상과 해당 임상시험실시기관과 이해관계가 없는 사람 1명 이상이 위원에 포함되어야 한다.

2) 심사위원회의 위원장은 위원 중에서 호선하며, 시험자 및 의뢰자와 이해관계가 있는 위원은 해당 임상시험에 대한 결정 과정에 참여하거나 의견을 제시할 수 없다.

3) 심사위원회는 위원의 명단과 이들의 자격에 관한 문서를 갖추어 두어야 한다.

4) 심사위원회는 모든 업무를 실시기관 표준작업지침서에 따라 수행하여야 하고, 모든 활동 및 회의에 대한 상세한 기록을 작성하여 보관하여야 하며, 이 기준 및 관계 법령을 준수하여야 한다.

5) 심사위원회의 모든 결정은 실시기관 표준작업지침서에서 규정한 의결정족수를 충족하는 회의에서 이루어져야 하며, 위원장은 미리 회의의 안건 및 회의날짜 등을 위원에게 알려야 한다.

6) 심사위원회의 심의에 참여한 위원만이 임상시험에 대한 결정 과정에 참여하거나 의견을 제시할 수 있다.

7) 시험책임자는 해당 임상시험의 모든 사항에 대하여 심사위원회에 정보를 제공할 수는 있으나, 심사위원회의 위원에게 영향을 미치거나 해당 임상시험과 관련한 사항의 결정 과정에 참여해서는 아니 된다.

8) 심사위원회는 원활한 심사를 위해 해당 분야의 전문성을 가진 자로부터 조언을 받을 수 있다.

다. 심사위원회의 운영

심사위원회는 심사위원회 운영 시 실시기관 표준작업지침서를 준수하여야 한다.

라. 다기관 임상시험에서의 심사위원회

1) 임상시험을 복수의 임상시험실시기관에서 실시할 경우에는 임상시험실시기관의 장 간의 협의에 의하여 공동으로 심사위원회(이하 "공동심사위원회"라 한다)를 개최하여 심사·결정하거나 중앙심사위원회 또는 다른 심사위원회에 위탁할 수 있다.

2) 공동심사위원회의 업무·구성 및 운영 등에 관하여는 가목부터 다목까지의 규정을 준용한다.

3) 공동심사위원회, 중앙심사위원회 또는 다른 심사위원회에서 심사·결정한 사항으로서 개별 임상시험실시기관의 심사위원회에서 인정한 사항은 해당 임상시험의 개별 임상시험실시기관의 심사위원회에서 심사·결정한 것으로 본다.

마. 심사위탁

1) 임상시험실시기관에 심사위원회가 설치되지 않은 경우 또는 임상시험실시기관에 설치된 심사위원회가 임상시험계획서 등에 대한 심사를 중앙심사위원회 또는 다른 심사위원회에 위탁할 필요가 있다고 인정하는 경우에는 중앙심사위원회 또는 다른 심사위원회에 위탁할 수 있다.

2) 중앙심사위원회 또는 다른 심사위원회가 결정한 사항은 심사를 위탁한 임상시험실시기관에서 결정한 것으로 본다.

바. 기록

심사위원회는 임상시험 실시 기록, 임상시험 관련자의 명단·직업 및 소속, 심사위원회에 제출된 문서, 회의록, 편지 등 임상시험과 관련한 기록을 다음의 구분에 따라 보관하여야 하며, 시험자, 의뢰자 및 식품의약품안전처장은 심사위원회에 임상시험 실시 기록

및 임상시험 관련자 명단의 제출을 요구할 수 있다.

1) 제조판매·수입 품목허가(변경허가를 포함한다)를 위한 임상시험: 제조판매·수입 품목허가일부터 3년간

2) 1) 외의 임상시험: 시험의 완료일부터 3년간

7. 시험자

가. 시험자의 자격요건 등

1) 시험자는 임상시험의 적정한 실시를 위하여 실시기관 표준작업지침서에서 정한 바에 따른 임상시험 실시에 필요한 교육·훈련 및 경험을 갖추어야 한다.

2) 시험자는 임상시험 계획서, 임상시험자 자료집, 그 밖에 의뢰자가 제공한 의약품 관련 정보에 적힌 임상시험용 의약품의 적절한 용법을 자세히 알아야 한다.

3) 시험자는 이 기준 및 관계 법령을 자세히 알고, 이를 준수하여야 한다.

4) 시험책임자 및 임상시험실시기관의 장은 의뢰자의 제8호머목에 따른 모니터링 및 같은 호 버목에 따른 점검에 따라야 한다.

5) 중요한 임상시험 관련 업무를 시험담당자(지원기관으로부터 배치받은 인력을 포함한다)에게 위임한 경우 시험책임자는 그 명단을 확보·유지하여야 한다.

6) 시험책임자가 의료인에게 업무를 위임하는 경우에는 위임받는 자의 면허범위 내의 업무만을 위임하여야 한다.

7) 시험책임자는 임상시험 코디네이터가 부족한 경우 지원기관으로부터 배치받은 인력에게 업무를 위임할 수 있다.

나. 임상시험 실시에 필요한 자원 확보

1) 시험책임자는 의뢰자와 합의한 대상자 등록기간 내에 해당 임상시험에 필요한 대상자의 등록이 가능함을 과거 진료기록 등을 근거로 증명할 수 있어야 하며, 의뢰자가 요청하는 경우 해당 증명자료를 제공하여야 한다.

2) 시험책임자는 의뢰자와 합의한 임상시험기간 동안 해당 임상시험을 적절히 수행하고 완료할 수 있도록 각 대상자 별로 충분한 시간을 배정하여야 한다.

3) 시험책임자는 임상시험기간 동안 해당 임상시험을 적절하고 안전하게 실시하기 위하여 필요한 인원 및 수량의 시험담당자와 장비 및 시설을 확보하여야 한다.

4) 시험책임자는 시험담당자들이 임상시험 계획서, 임상시험용 의약품에 관한 정보, 임상시험과 관련된 의무 및 업무 등을 자세히 알고 있는지를 확인하여야 한다.

5) 시험책임자는 지원기관으로부터 배치받은 인력이 위임받아 수행한 업무에 대해서도 감독하여야 한다.

6) 시험책임자는 지원기관으로부터 배치받은 인력에게 업무를 위임하는 경우 해당 업무를 수행할 능력, 관련 교육 이수 여부 등을 확인하고 필요한 경우 직접 교육을 실시하여야 한다.

다. 시험자의 대상자 보호의무

1) 대상자에 대한 임상시험과 관련한 모든 의학적 결정은 의사·치과의사 또는 한의사의 자격을 가진 시험책임자 또는 시험담당자가 한다.

2) 임상시험 중 또는 임상시험 이후에도 시험책임자는 임상시험에서 발생한 모든 이상사례(임상적으로 의미있는 실험실 실험 결과의 이상을 포함한다)에 대해 대상자가 적절한 의학적 처치를 받을 수 있도록 하여야 하고, 시험책임자가 알게 된 대상자의 병발(併發) 질환이 의학적 처치가 필요한 경우에는 그 사실을 대상자에게 알려야 한다.

3) 대상자에게 주치의가 있는 경우에는 시험책임자는 대상자의 동의를 받아 해당 주치의에게 대상자의 임상시험 참여 사실을 알릴 수 있다.

4) 대상자는 임상시험 완료 이전에 임상시험 참여를 그만 둘 경우 그 이유를 밝히지 않아도 되지만, 시험책임자는 대상자의 권리를 침해하지 않는 범위에서 그 이유를 확인하기 위하여 노력하여야 한다.

라. 심사위원회와 시험책임자의 정보 교환

1) 임상시험을 실시하기 전에 시험책임자는 임상시험 계획서, 동의서(변경된 동의서를 포함한다), 대상자 확보방법(광고 등을 포함한다) 및 시험대상자설명서 등 그 밖에 대상자에게 문서 형태로 제공되는 각종 정보에 대하여 심사위원회의 심사를 받아야 하며, 시험책임자는 해당 임상시험의 실시가 승인된 경우(시정승인 또는 보완 후 승인된 경우를 포함한다) 심사통보서의 내용을 의뢰자에게 제공하여야 한다.

2) 임상시험 계획서에 대한 심사위원회의 승인을 받으려는 시험책임자는 심사위원회에 최신의 임상시험자 자료집 사본을 제출하여야 하며, 해당 임상시험 도중에 임상시험자 자료집이 개정된 경우에는 그 개정된 임상시험자 자료집 사본을 제출하여야 한다.

3) 시험책임자는 임상시험 실시 전에 다음의 문서를 심사위원회에 제출하고 심사위원회의 검토를 받아야 한다.

가) 임상시험 계획서(변경계획서를 포함한다)
나) 대상자 서면동의서 서식
다) 대상자에게 제공되는 서면 정보(시험대상자설명서를 포함한다)
라) 대상자 모집절차(광고 등을 포함한다)
마) 임상시험자 자료집
바) 안전성 정보
사) 대상자에게 제공되는 배상 또는 보상에 관한 정보(건강상 피해의 배상·보상을 위한 보험 가입 서류를 포함한다)
아) 시험책임자의 이력 및 경력

4) 시험책임자는 제5호나목3)자)(1)부터 (4)까지의 사항에 대하여 심사위원회에 신속히 보고하여야 한다.
5) 심사위원회는 제5호나목3)차)(1) 및 (2)의 사항에 대하여 시험책임자에게 문서로 신속히 알려야 한다.
6) 시험책임자는 1)에 따라 심사위원회의 심사를 받은 사항을 변경하려면 제5호나목3)에서 정한 표준작업지침서에 따라 심사위원회의 변경심사를 받아야 한다.

마. 임상시험 계획서 준수
1) 시험자는 의뢰자와 서면합의하고 심사위원회 및 식품의약품안전처장의 승인을 받은 임상시험 계획서를 준수하여 임상시험을 실시하여야 한다.
2) 시험책임자는 의뢰자와의 사전 합의와 심사위원회 및 식품의약품안전처장의 변경승인을 받기 전에는 임상시험 계획서와 다르게 임상시험을 실시해서는 안 된다. 다만, 제5호나목3)아) 단서에 해당하는 경우는 그러하지 아니하다.
3) 시험책임자 또는 시험담당자는 승인된 임상시험 계획서와 다르게 실시된 모든 사항 및 그 사유를 기록하여야 한다.
4) 시험책임자는 2) 단서에 따라 대상자에게 발생한 즉각적 위험 요소를 제거하기 위하여 시험책임자가 변경계획서에 대한 사전 승인 이전에 시행한 변경사항에 대하여 가능하면 빨리 해당 사실 및 실시 사유를 기록한 문서와 변경계획서를 의뢰자, 심사위원회 및 식품의약품안전처장에게 제출하여 각각 합의 및 승인을 받아야 한다.

바. 임상시험용 의약품의 관리
1) 임상시험용 의약품은 해당 임상시험실시기관의 시험책임자와 관리약사가 관리책임을 진다.
2) 관리약사 또는 제5호나목7) 단서에 따라 임상시험용 의약품을 관리하는 시험책임자 또는 시험담당자(이하 "관리약사등"이라 한다)는 임상시험용 의약품의 인수, 재고 관리, 대상자별 투약, 반납 등의 업무를 수행하고, 관련 사항을 기록하며, 해당 사항을 주기적으로 시험책임자에게 알려야 한다.
3) 2)에 따른 기록에는 각 대상자별로 임상시험용 의약품의 투여일, 수량, 제조번호 또는 일련번호, 사용기한 또는 유효기한(필요한 경우만 해당한다), 의약품식별코드 및 시험대상자식별코드를 적어야 한다.
4) 관리약사등은 각 대상자에게 임상시험 계획서에 적힌 적정 용량을 투여했는지 확인할 수 있는 투약기록을 작성하고, 임상시험용 의약품의 재고가 사용기록과 일치하는지를 확인하여야 한다.
5) 임상시험용 의약품은 의뢰자가 지정한 조건과 관계 법령에 따라 보관하여야 한다.
6) 시험책임자는 임상시험용 의약품이 임상시험 계획서에 따라 투여되고 관리되는지를 확인하여야 한다.
7) 관리약사등은 각각의 대상자에게 임상시험용 의약품의 정확한 투여방법을 설명하여야 하고, 대상자가 해당 지시 사항을 적절히 이행하고 있는지 확인하여야 한다.

사. 무작위배정 및 눈가림해제
1) 임상시험 계획서에서 무작위배정절차를 정한 경우 시험책임자는 그 절차에 따라야 하며, 임상시험 계획서에 명시된 절차에 의해서만 눈가림을 해제하여야 한다.
2) 눈가림 임상시험에서 우발적으로 또는 중대한 이상사례로 임상시험 완료 이전에 눈가림이 해제된 경우 시험책임자는 이 사실을 기록하고 신속히 의뢰자에게 알려야 한다.

아. 대상자의 동의
1) 대상자의 동의는 제30조제1항제4호, 헬싱키선언에 근거한 윤리적 원칙 및 이 기준에 따라 이루어져야 하며, 임상시험을 시작하기 전에 시험책임자는 동의서 서식, 시험대상자설명서, 그 밖에 대상자에게 제공하는 문서화된 정보에 대해 심사위원회의 승인을 받아야 한다.
2) 대상자의 동의에 영향을 줄 수 있는 새로운 임상시험 관련 정보를 취득한 경우에는 동의서 서식, 시험대상자설명서, 그 밖의 문서화된 정보를 이에 따라 수정하고, 대상자에게 해당 서식 및 문서를 제공하기 전에 심사위원회의 승인을 받아야 한다. 이 경우 시험책임자는 제때 대상자 또는 대상자의 대리인에게 이를 알리고, 고지 대상자, 고지 일시 및 고지 내용을 기록하여야 한다.

3) 시험책임자나 시험담당자는 대상자의 임상시험 참여를 강요하거나 부당한 영향을 미쳐서는 아니 된다.
4) 동의서 서식 및 임상시험과 관련한 정보(말 또는 서면에 의한 정보를 모두 포함한다)에는 대상자나 대상자의 대리인의 권리를 제한하거나 또는 이를 암시하는 내용 및 시험자, 임상시험실시기관, 의뢰자 또는 의뢰자의 대리인의 책임을 면제하거나 이를 암시하는 내용이 포함되어서는 아니 된다.
5) 시험책임자 또는 시험책임자의 위임을 받은 사람은 심사위원회의 승인을 받은 서면 정보와 그 밖에 임상시험의 모든 측면에 대한 정보를 대상자에게 충분히 알려야 한다. 이 경우 대상자가 동의할 수 없는 경우에는 대상자의 대리인에게 이를 알려야 한다.
6) 동의서 서식 및 임상시험과 관련한 정보(말 또는 서면에 의한 정보를 포함한다)에는 대상자, 대상자의 대리인 또는 참관인이 이해할 수 있는 쉬운 용어를 사용하여야 한다.
7) 대상자의 동의를 받기 전에 시험책임자 또는 시험책임자의 위임을 받은 의사, 치과의사, 한의사는 대상자 또는 대상자의 대리인이 임상시험의 세부 사항에 대해 질문하고 해당 임상시험에의 참여 여부를 결정할 수 있도록 충분한 시간과 기회를 주어야 하며, 임상시험과 관련한 모든 질문에 대하여 대상자 또는 대상자의 대리인에게 성실하게 답변하여야 한다.
8) 대상자의 임상시험 참여 전에 대상자 또는 대상자의 대리인과 동의를 받은 시험책임자 또는 시험책임자의 위임을 받은 의사, 치과의사, 한의사는 동의서에 서명하고, 해당 날짜를 자필로 적어야 한다.
9) 대상자 또는 대상자의 대리인이 동의서 서식, 시험대상자설명서, 그 밖의 문서화된 정보를 읽을 수 없는 경우에는 참관인이 동의를 받는 모든 과정에 참석하여야 한다. 이 경우 시험책임자 또는 시험책임자의 위임을 받은 자는 동의서 서식, 시험대상자설명서, 그 밖의 문서화된 정보를 대상자 또는 대상자의 대리인에게 읽어 주고 설명하여야 하며, 대상자 또는 대상자의 대리인은 대상자의 임상시험 참여를 말로 동의하고 가능하면 동의서에 자필로 서명하고 해당 날짜를 적고, 참관인이 동의서에 자필로 서명하고 해당 날짜를 적어야 한다. 이 경우 참관인은 동의서에 서명하기 전에 다음 사항을 확인하여야 한다.
  가) 동의서와 시험대상자설명서, 그 밖의 문서화된 정보가 정확하게 대상자나 대상자의 대리인에게 설명되었는지 여부
  나) 대상자나 대상자의 대리인이 해당 사실을 이해하였는지 여부
  다) 동의를 받는 과정이 대상자나 대상자의 대리인의 자유의사에 따라 진행되었는지 여부
10) 동의를 받는 과정에서 대상자나 대상자의 대리인에게 제공되는 정보, 동의서 서식, 시험대상자설명서, 그 밖의 문서화된 정보에는 다음의 사항을 적어야 한다.
  가) 임상시험이 연구를 목적으로 수행된다는 사실
  나) 임상시험의 목적
  다) 임상시험용 의약품에 관한 정보 및 시험군 또는 대조군에 무작위배정될 확률
  라) 침습적 시술(侵襲的 施術, invasive procedure)을 포함하여 임상시험에서 대상자가 받게 될 각종 검사나 절차
  마) 대상자가 준수하여야 할 사항
  바) 임상시험을 시험적인 측면에서 검증할 필요가 있다는 사실
  사) 대상자(임부를 대상으로 하는 경우에는 태아를 포함하며, 젖을 먹이는 여성을 대상으로 하는 경우에는 영유아를 포함한다)에게 미칠 것으로 예상되는 위험이나 불편
  아) 임상시험을 통하여 대상자에게 기대되는 이익이 있거나 대상자에게 기대되는 이익이 없을 경우에는 그 사실
  자) 대상자가 선택할 수 있는 다른 치료방법이나 종류 및 그 치료방법의 잠재적 위험과 이익
  차) 임상시험과 관련한 손상이 발생하였을 경우 대상자에게 주어질 보상이나 치료방법
  카) 대상자가 임상시험에 참여함으로써 받게 될 금전적 보상이 있는 경우 예상 금액 및 이 금액이 임상시험 참여의 정도나 기간에 따라 조정될 것이라고 하는 것
  타) 임상시험에 참여함으로써 대상자에게 예상되는 비용
  파) 대상자의 임상시험 참여 여부 결정은 자발적이어야 하며, 대상자가 원래 받을 수 있는 이익에 대한 손실 없이 임상시험의 참여를 거부하거나 임상시험 도중 언제라도 참여를 포기할 수 있다는 사실
  하) 제8호머목2)에 따른 모니터요원, 제8호버목에 따라 점검을 실시하는 사람, 심사위원회 및 식품의약품안전처장이 관계 법령에 따라 임상시험의 실시절차와 자료의 품질을 검증하기 위하여 대상자의 신상에 관한 비밀이 보호되는 범위에서 대상자의 의무기록을 열람할 수 있다는 사실과 대상자 또는 대상자의 대리인이 서명한 동의서에 의하여 이러한 자료의 열람이 허용된다는 사실
  거) 대상자의 신상을 파악할 수 있는 기록은 비밀로 보호될 것이며, 임상시험의 결과가 출판될 경우 대상자의 신상은 비밀로 보호될 것이라는 사실
  너) 대상자의 임상시험 계속 참여 여부에 영향을 줄 수 있는 새로운 정보를 취득하면 제때에 대상자 또는 대상자의 대리인에게

알릴 것이라는 사실

더) 임상시험과 대상자의 권익에 관하여 추가적인 정보가 필요한 경우 또는 임상시험과 관련된 손상이 발생한 경우에 연락해야 하는 사람

러) 임상시험 도중 대상자의 임상시험 참여가 중지되는 경우 및 그 사유

머) 대상자의 임상시험 예상 참여 기간

버) 임상시험에 참여하는 대략의 대상자 수

11) 시험책임자 및 시험담당자는 임상시험에 참여하기 전에 동의서의 사본 및 대상자에게 제공된 그 밖의 문서화된 정보의 사본을 대상자 또는 대상자의 대리인에게 주어야 하며, 임상시험 도중에 동의서 서식이 변경된 경우에는 대상자나 대상자의 대리인에게 변경동의서의 사본을 주어야 하고, 이미 대상자에게 제공된 문서의 정보가 변경된 경우에는 그 변경된 문서의 사본을 주어야 한다.

12) 제30조제1항제4호 단서에 따라 대상자의 이해능력·의사표현능력의 결여 등으로 대리인의 동의를 받아야 대상자의 임상시험 참여가 가능한 치료적 또는 비치료적 임상시험의 경우, 시험책임자 및 시험담당자는 대상자에게 대상자 자신이 이해할 수 있는 정도까지 임상시험에 관한 정보를 주어야 하며, 가능하면 대상자는 동의서에 자필로 서명하고 날짜를 적도록 하여야 한다.

13) 제30조제1항제4호 본문에도 불구하고, 다음 사항 모두에 해당하는 비치료적 임상시험은 대상자의 대리인의 동의를 받아 실시할 수 있다.

가) 눈가림이 필요한 임상시험으로서 대상자 본인의 동의를 받는 임상시험방법으로는 임상시험의 목적을 달성할 수 없을 것

나) 대상자에게 예상되는 위험이 낮을 것

다) 대상자의 복지가 침해될 가능성이 미미하고 낮을 것

라) 대상자 본인의 동의를 받지 않은 임상시험에 대한 심사위원회의 검토 및 임상시험 실시승인이 있을 것. 이 경우 심사위원회는 해당 검토 내용을 임상시험 실시 승인통보서에 적어야 한다.

마) 관계 법령에 따라 해당 임상시험의 실시가 금지되지 않을 것

14) 비치료적 임상시험은 심사위원회가 인정하는 경우를 제외하고는 임상시험용의약품에 적용되는 질환 등을 갖고 있는 환자에게만 실시하여야 한다. 이 경우 시험책임자 및 시험담당자는 면밀히 대상자를 모니터링해야 하고, 만일 대상자에게 부당한 위협이 가해지는 것으로 판단되면 즉시 대상자에 대한 임상시험을 중지하여야 한다.

15) 사전에 대상자로부터 동의를 받는 것이 불가능한 응급 상황의 경우에는 동석한 대상자의 대리인의 동의를 받아야 하며, 대상자의 대리인이 동석하지 않은 경우에는 심사위원회로부터 문서로 이에 대한 승인을 받아야 한다. 이 경우 시험책임자 및 시험담당자는 대상자나 대상자의 대리인에게 가능하면 빨리 임상시험에 대하여 알려야 하며, 임상시험에 계속 참여하는 것에 대하여 동의를 받아야 한다.

자. 기록 및 보고

1) 시험책임자는 의뢰자에게 보고하는 증례기록서나 그 밖의 모든 보고서에 포함된 자료가 정확하고, 완결되며, 읽기 쉽고, 시기적절하도록 하여야 한다.

2) 근거문서를 근거로 한 증례기록서상의 자료는 근거문서와 일치하여야 하며, 일치하지 않는 내용에 대해서는 설명이 첨부되어야 한다.

3) 의뢰자는 시험책임자나 시험책임자의 위임을 받은 자에게 증례기록서의 변경 또는 정정에 관한 지침을 주어야 하며, 모니터요원 등 의뢰자의 위임을 받은 자가 증례기록서를 변경 또는 정정을 하여야 할 상황, 수정사항의 기록방법 및 사후에 시험책임자의 확인을 받는 절차 등에 관한 지침을 마련하여야 한다.

4) 문서화 또는 전자화된 증례기록서의 내용을 변경하거나 정정하는 자는 의뢰자가 작성한 수정 지침에 따라 원래의 내용을 알아볼 수 있도록 수정하고, 수정일 및 수정 이유를 적고 서명하여야 한다.

5) 시험책임자는 3)에 따른 변경이나 정정사항 등에 관한 기록을 보관하여야 한다.

6) 시험책임자는 기본문서와 이 기준 및 관계 법령에 따라 작성된 임상시험 관련 문서(전자문서를 포함한다)를 제9호 및 관계 법령에 따라 보관하여야 한다. 다만, 결과보고서 작성을 마친 후에는 이들 문서를 제5호나목8)에 따른 보관책임자에게 인계하여야 한다.

7) 제8호머목2)에 따른 모니터요원, 제8호버목에 따라 점검을 실시하는 사람, 심사위원회 또는 식품의약품안전처장이 임상시험 관련 문서(전자문서를 포함한다)에 대한 열람을 요청한 경우에는 시험책임자 또는 임상시험실시기관의 장은 이에 적극 협조하여야 한다.

차. 진행상황 보고

1) 시험책임자는 1년에 1회 이상 임상시험의 진행상황을 요약하여 서면으로 심사위원회에 제출하여야 하며, 심사위원회의 요청을 받은 경우에도 진행상황을 요약하여 서면으로 제출하여야 한다.

2) 시험책임자는 대상자에 대한 위험이 증가하거나 임상시험의 실시 여부에 중대한 영향을 미치는 변화 또는 변경이 발생하였을 때에는 이를 의뢰자 및 심사위원회에 신속히 문서로 보고하여야 한다.

카. 임상시험의 안전성과 관련한 보고

1) 시험책임자는 모든 중대한 이상사례(임상시험 계획서나 임상시험자 자료집 등 그 밖의 문서에서 즉시 보고하지 않아도 된다고 정한 것은 제외한다)을 임상시험 계획서에 정한 기간 내에 그 계획서에서 정한 보고방법에 따라 서면으로 신속히 의뢰자에게 보고하여야 한다. 이 경우 시험책임자는 대상자의 신상에 관한 비밀을 보호하기 위하여 대상자의 성명, 주민등록번호 및 주소 등 대상자의 신상정보를 대신하여 시험대상자식별코드를 사용하여야 하며, 의뢰자가 제공하는 이상반응의 보고에 관한 지침이 있는 경우에는 이에 따라야 한다.

2) 시험책임자는 임상시험 계획서에서 안전성 평가와 관련하여 중요하다고 별도로 정한 이상사례나 실험실 검사결과의 이상 등을 임상시험 계획서에서 정한 기간 내에 그 계획서에서 정한 보고방법에 따라 의뢰자에게 보고하여야 한다.

3) 사망 사례를 보고하는 경우 시험책임자는 의뢰자와 심사위원회에 부검소견서(부검을 실시한 경우만 해당한다)와 최종 의무기록(terminal medical reports) 등의 추가적인 정보를 제출하여야 한다.

타. 임상시험의 조기종료 또는 중지

1) 시험책임자가 의뢰자와 사전합의 없이 임상시험을 조기종료하거나 중지하였을 경우 시험책임자는 이 사실을 의뢰자 및 심사위원회에 즉시 알리고, 조기종료 및 중지에 대한 상세한 사유서를 제출하여야 한다.

2) 의뢰자가 임상시험을 조기종료하거나 중지시켰을 경우 시험책임자는 이 사실을 심사위원회에 즉시 알리고, 조기종료 및 중지에 대한 상세한 사유서를 제출하여야 한다.

3) 심사위원회가 임상시험을 조기종료하거나 또는 중지시켰을 경우 시험책임자는 이 사실을 의뢰자에게 즉시 알리고, 조기종료 및 중지에 대한 상세한 사유서를 제출하여야 한다.

4) 1)부터 3)까지의 규정에 따라 해당 임상시험이 조기종료 또는 중지된 경우 시험책임자는 대상자에게 이 사실을 즉시 알리고 적절한 조치와 추적조사가 이루어질 수 있도록 하여야 한다.

파. 임상시험 완료보고

임상시험을 완료(조기종료를 포함한다)한 경우 시험책임자는 임상시험결과를 요약한 자료를 첨부하여 심사위원회에 임상시험 완료 사실을 보고하여야 한다.

8. 임상시험 의뢰자

가. 임상시험의 품질보증 및 임상시험자료의 품질관리

1) 의뢰자는 임상시험과 관련한 자료가 임상시험 계획서, 이 기준 및 제30조에 따라 생성·기록 및 보고될 수 있도록 임상시험의 품질보증 및 임상시험자료의 품질관리에 관한 표준작업지침서(이하 "의뢰자 표준작업지침서"라 한다)를 마련하여야 한다.

2) 의뢰자는 임상시험자료의 신뢰성 및 정확성을 보장하기 위하여 자료 처리의 모든 단계에서 임상시험자료에 대한 품질관리를 실시하여야 한다.

3) 의뢰자는 머목에 따른 모니터링 및 버목에 따른 점검이 가능하도록 임상시험 계획서 또는 별도의 동의서로 임상시험 현장 방문과 임상시험의 근거자료, 근거문서 및 보고서 열람에 대한 임상시험 관련자의 사전동의를 받아야 한다.

나. 임상시험수탁기관

1) 의뢰자는 임상시험과 관련한 의뢰자의 업무의 전부 또는 일부를 임상시험수탁기관에 위탁할 수 있으나, 의뢰자는 임상시험자료의 품질과 정확성에 대한 관리책임을 진다.

2) 임상시험수탁기관은 위탁받은 임상시험에 대한 품질보증과 임상시험자료에 대한 품질관리를 하여야 한다.

3) 1)에 따른 위탁은 위탁할 구체적인 업무의 내용을 적은 문서로 하여야 한다.

4) 임상시험수탁기관은 의뢰자의 의무 및 업무에 관하여 이 기준에서 정한 바에 따라 위탁받은 업무를 수행하여야 한다.

다. 의학적 자문

의뢰자는 의학적 지식과 경험을 갖춘 전문가를 지정하여 임상시험과 관련한 의료적 문제나 의문사항에 관하여 자문할 수 있다.

라. 관련 전문가의 자문

의뢰자는 임상시험 계획서 및 증례기록서의 설계, 분석계획 수립, 수집된 자료의 분석, 중간보고서 및 결과보고서의 작성 등 임상시험의 모든 절차와 관련하여 생물통계 전문가, 임상약리 전문가 또는 의사 등 관련 전문가에게 자문할 수 있다.

마. 임상시험의 관리

1) 의뢰자는 임상시험에 대한 지식과 경험을 갖춘 사람으로 하여금 임상시험 수행의 전반을 감독하고, 자료의 처리 및 검증, 통계적 분석, 결과보고서 작성의 업무를 담당하게 하여야 한다.

2) 의뢰자는 안전성 관련 자료와 중요한 유효성 결과변수를 포함한 임상시험의 진행 정도를 주기적으로 평가하고 해당 임상시험의 진행, 변경 또는 중지 여부에 대한 자문을 할 자료모니터링위원회를 설치할 수 있으며, 자료모니터링위원회는 업무 수행에 필요한 표준작업지침서를 마련하고, 회의록을 작성·보관하여야 한다.

3) 임상시험용 의약품의 임상개발이 중단된 경우 의뢰자는 시험자, 임상시험실시기관 및 식품의약품안전처장에게 그 사실을 보고하여야 한다.

바. 자료의 처리

1) 임상시험자료를 전자적으로 처리하거나 원거리전산시스템을 이용하려는 의뢰자는 다음 사항을 준수하여야 한다.

가) 임상시험자료를 전자적으로 처리하기 위한 시스템 및 원거리전산시스템의 완전성, 정확성, 신뢰성 및 일관성이 의뢰자가 설정한 요구사항에 맞는지 확인하고, 해당 확인사항을 기록하여야 한다.

나) 임상시험자료를 전자적으로 처리하기 위한 시스템 및 원거리전산시스템의 사용방법 등을 의뢰자 표준작업지침서에 정하여야 한다.

다) 임상시험자료를 전자적으로 처리하기 위한 시스템 및 원거리전산시스템의 자료 수정 방식은 자료의 수정과정을 기록하고 기존에 입력한 자료는 삭제하지 않도록 설계되어야 하며, 의뢰자는 이를 확인하여야 한다.

라) 인가받지 않은 사람이 자료에 접근할 수 없도록 하는 보안체계를 마련하여야 한다.

마) 자료 수정이 인가된 사람의 명단을 갖추어 두어야 한다.

바) 자료의 복사본(backup)을 갖추어 두어야 한다.

사) 해당 임상시험과 관련하여 눈가림이 필요한 경우 자료입력 및 처리과정에서 눈가림 상태를 유지하여야 한다.

아) 전자기록 및 전자서명의 적절한 관리 등을 위하여 식품의약품안전처장이 정하는 사항을 준수할 것

2) 자료처리 과정에서 자료의 형태를 변경하는 경우에는 원래 자료와 변형한 자료를 항상 비교할 수 있도록 하여야 한다.

3) 의뢰자는 각 대상자에 대한 자료를 확인할 수 있도록 시험대상자식별코드를 사용하여야 한다.

사. 기록 보관

1) 의뢰자는 제9호 및 관계 법령에 따라 기본문서와 그 밖의 자료를 보관하여야 한다. 다만, 식품의약품안전처장이 지시하거나 의뢰자가 필요하다고 판단한 경우에는 보관기간을 연장하여야 한다.

2) 의뢰자는 자료의 보관 필요성 및 보관기간에 대해 시험자 및 임상시험실시기관의 장에게 문서로 알려야하고, 더 이상 자료를 보관할 필요가 없다고 판단한 경우 의뢰자는 이 사실을 시험책임자 및 임상시험실시기관의 장에게 문서로 알려야 한다.

아. 시험책임자 선정

1) 의뢰자는 임상시험에 필요한 교육 및 경험을 갖고 있으며 임상시험을 수행할 수 있는 시설 및 인력을 보유한 자를 시험책임자로 선정하여야 하며, 다기관임상시험의 적절한 수행을 위하여 조정위원회를 설치하고 시험조정자를 선정할 수 있다.

2) 임상시험실시기관의 장과 임상시험의 실시에 관한 계약을 체결하기 전에 의뢰자는 시험책임자에게 임상시험 계획서와 최신의 임상시험자 자료집을 주어야 하며, 시험책임자가 의뢰자로부터 제공받은 임상시험 계획서와 임상시험 관련 정보를 검토할 수 있는 충분한 시간을 주어야 한다.

3) 의뢰자는 시험책임자 및 임상시험실시기관의 장과 다음의 사항에 관하여 합의하여야 하며, 이를 임상시험 계획서 또는 임상시험 계약서에 적고 각각 서명하도록 하여야 한다.

가) 이 기준, 관계 법령, 임상시험 계획서 및 심사위원회의 승인 사항에 따라 임상시험을 실시할 것

나) 자료의 기록 및 보고에 관한 절차를 준수할 것

다) 머목 및 버목에 따른 모니터링 및 점검에 따를 것

라) 의뢰자가 더 이상 필요 없다고 문서로 통지하기 전까지 해당 임상시험 관련 기본문서와 그 밖의 자료를 보관할 것

자. 임무의 배정

의뢰자는 임상시험을 실시하기 전에 모든 임상시험과 관련된 임무 및 역할을 정하고, 이를 적절히 배정하여야 한다.

차. 대상자에 대한 보상 등

1) 의뢰자는 임상시험과 관련하여 발생한 손상에 대한 보상절차를 마련하여야 한다.

2) 대상자에 대한 보상은 제7호아목10)차)에서 정한 보상의 내용·방법 및 관계 법령에 따라 적절히 이루어져야 한다.

카. 임상시험 계획서에 대한 식품의약품안전처장의 승인

의뢰자는 임상시험을 실시하기 이전에 제24조에 따라 식품의약품안전처장으로부터 임상시험 계획서에 대한 승인을 받아야 한다.

타. 심사위원회 심사사항의 확인

의뢰자는 시험책임자로부터 다음의 서류를 받아 심사위원회의 심사사항을 확인하여야 한다.

1) 심사위원회 위원의 명단과 자격에 관한 문서
2) 심사위원회가 이 기준에 따라 적합하게 조직되고 운영된다는 것을 확인하는 문서
3) 제6호가목2)에 따라 시험책임자가 심사위원회로부터 받은 심사통보서
4) 제7호라목1)에 따른 임상시험실시기관의 장의 확인서
5) 제6호가목5)에 따른 심사위원회의 임상시험 실시 중지 요구서

파. 임상시험용 의약품에 관한 정보 제공

1) 의뢰자는 임상시험을 계획할 때 비임상시험 또는 기존의 임상시험의 시험결과자료로부터 해당 임상시험의 안전성과 유효성을 증명할 수 있는 정보를 확보하여야 한다.
2) 의뢰자는 1)에 따라 확보한 정보를 기초로 임상시험에서 예상되는 위험 또는 이상사례에 대한 정보, 특수검사 및 관찰에 필요한 정보와 그 밖의 주의사항을 담은 임상시험자 자료집을 작성하여 시험자에게 주어야 한다.
3) 의뢰자는 안전성과 유효성에 관한 중요한 정보를 새로 얻은 경우에는 이에 맞춰 임상시험자 자료집을 수정하여야 한다.

하. 임상시험용 의약품의 제조, 포장, 표시기재 및 코드화

1) 의뢰자는 임상시험용 의약품의 개발단계에 적합한 이화학적 성질을 파악하고, 별표 1의 의약품 제조 및 품질관리기준에 따라 임상시험용 의약품을 제조하여야 하며, 눈가림을 유지할 수 있도록 표시하거나 코드화하여야 한다.
2) 의뢰자는 임상시험용 의약품의 적절한 저장방법, 용법, 사용기한 및 유효기한을 정하여 임상시험과 관련한 모든 자에게 알려야 한다.
3) 의뢰자는 임상시험용 의약품이 운송이나 저장 과정에서 오염 또는 변질되지 않도록 포장하여야 한다.
4) 의뢰자는 눈가림시험을 실시하기 위하여 임상시험용 의약품을 코드화하는 경우에도 응급상황에서 임상시험용 의약품의 종류를 쉽게 알아볼 수 있고 눈가림해제 사실이 드러날 수 있도록 하여야 한다.
5) 임상시험 실시 중 임상시험용 의약품의 제형(劑形)이 중대하게 변경된 경우에는 의뢰자는 이러한 변형이 해당 의약품의 약동학적 양상에 중요한 변화를 가져올 것인지를 평가하기 위하여 변형된 의약품에 대한 안정성시험, 용출시험 또는 생체흡수율시험 등과 같은 추가적인 연구결과를 변형된 의약품을 사용하기 전에 확보하여야 한다.

거. 임상시험용 의약품의 공급 및 취급

1) 의뢰자는 임상시험용의약품을 관리약사등에게 공급하여야 한다.
2) 의뢰자는 임상시험 계획서에 대한 식품의약품안전처장 및 심사위원회의 승인(시정승인 또는 보완 후 승인을 포함한다)을 받기 이전에 임상시험용 의약품을 관리약사등에게 공급하여서는 아니 된다.
3) 의뢰자는 임상시험용 의약품의 인수·취급·보관 및 조제방법과 미사용 의약품을 대상자로부터 반납받거나 의뢰자에게 반납하는 방법에 관한 지침을 마련하여 시험책임자 및 관리약사에게 주어야 한다.
4) 의뢰자는 임상시험용 의약품을 제때에 공급하여야 하며, 임상시험용 의약품의 공급, 인수, 반납 및 폐기에 관한 기록을 작성·보관하여야 한다.
5) 의뢰자는 임상시험용 의약품에 문제가 발생하거나 임상시험의 완료(조기종료를 포함한다) 및 임상시험용 의약품의 사용기한 또는 유효기한의 만료 등의 사유로 임상시험용 의약품을 회수해야 하는 경우에 대한 절차를 마련하고 임상시험용 의약품의 회수내용을 기록하여야 한다.
6) 의뢰자가 미사용 의약품을 재포장하여 해당 임상시험 또는 다른 임상시험에 사용하려는 경우에는 재포장 및 사용에 대한 절차를 마련하고 미사용 의약품의 재포장 및 사용 내용을 기록하여야 한다.
7) 의뢰자는 임상시험용 의약품의 사용기한 또는 유효기한 내 안정성을 보장하고 관련 기록을 보관하여야 한다.
8) 이 기준에서 정하지 않은 사항은 관계 법령의 의약품의 제조 및 관리에 관한 규정을 따른다.

너. 임상시험 관련 자료의 열람

1) 의뢰자는 임상시험 관련 자료의 열람에 관한 사항을 임상시험 계획서 또는 그 밖의 합의문서에 적어야 한다.
2) 의뢰자는 대상자가 임상시험과 관련한 자료의 열람에 관하여 동의하였는지를 확인하여야 한다.

더. 임상시험용 의약품의 안전성과 관련한 사항

1) 의뢰자는 임상시험용 의약품의 안전성에 대한 평가를 지속적으로 실시하여야 한다.

2) 의뢰자는 대상자의 안전을 위협하거나, 임상시험의 실시 여부에 영향을 미치거나, 임상시험의 진행과 관련하여 심사위원회의 결정사항을 변경하게 할 만한 임상시험용 의약품의 안전성에 관한 정보를 취득한 경우에는 시험자 및 식품의약품안전처장에게 신속히 보고하여야 한다.

러. 약물이상반응의 보고

1) 의뢰자는 중대하고 예상하지 못한 모든 약물이상반응을 시험자, 식품의약품안전처장 및 필요한 경우 심사위원회에 다음의 구분에 따른 기한까지 보고하여야 한다.

가) 사망을 초래하거나 생명을 위협하는 경우: 의뢰자가 해당 사실을 보고받거나 알게 된 날부터 7일 이내. 다만, 의뢰자는 약물이상반응명, 최종 관찰 결과, 약물이상반응 요약서 등 별지 제77호서식 약물이상반응 보고서에 따른 정보가 모두 보고되지 않은 경우 최초로 해당 약물이상반응에 대한 사실을 보고받거나 알게된 날부터 15일 이내에 해당 약물이상반응에 대한 상세한 정보를 포함하여 추가로 보고하여야 한다.

나) 그 밖의 중대하고 예상하지 못한 약물이상반응의 경우: 의뢰자가 해당 사실을 보고받거나 알게 된 날부터 15일 이내

2) 의뢰자는 1)에 따라 보고한 약물이상반응의 추가적인 정보가 있는 경우에는 해당 약물이상반응이 종결(해당 약물이상반응이 사라지거나 추적조사가 불가능하게 되는 것을 말한다)될 때까지 보고하여야 한다.

3) 의뢰자가 식품의약품안전처장에게 1)에 따라 약물이상반응을 보고하려는 경우에는 별지 제77호서식의 약물이상반응 보고서에 CIOMS-I 서식 등 약물이상반응 요약서를 첨부하여 제출하여야 한다.

머. 모니터링

1) 모니터링의 목적은 다음과 같다.

가) 대상자의 권리와 복지 보호

나) 시험책임자가 보고한 임상시험 관련 자료와 근거문서의 대조를 통한 자료의 정확성, 완전성 및 검증가능성 확인

다) 임상시험이 식품의약품안전처장 및 심사위원회의 승인을 받은 임상시험 계획서, 이 기준 및 제30조에 따라 수행되는지의 확인

2) 모니터요원의 선정과 자격기준은 다음과 같다.

가) 모니터요원은 의뢰자가 선정한다.

나) 모니터요원은 해당 임상시험의 모니터링에 필요한 과학적 또는 임상적 지식을 가지고 있어야 하고, 모니터링에 필요한 훈련을 받아야 하며, 의뢰자는 모니터요원의 명단과 자격에 관한 문서를 갖추어 두어야 한다.

다) 모니터요원은 임상시험용 의약품, 임상시험 계획서, 동의서 서식, 시험대상자설명서, 그 밖에 대상자에게 제공되는 서면 정보, 의뢰자 표준작업지침서, 실시기관 표준작업지침서, 이 기준 및 관계 법령에 대한 충분한 지식을 가지고 있어야 한다.

3) 의뢰자는 임상시험의 목적, 실시계획, 복잡성, 눈가림, 대상자 수 및 결과변수 등을 고려하여 모니터링의 범위와 유형을 정하여야 하며, 의뢰자는 모니터링이 제대로 이루어지는지 확인하여야 한다.

4) 모니터요원은 의뢰자의 요구에 따라 다음의 업무를 수행함으로써 임상시험이 적절히 실시되고 있는지와 관련 사항의 기록 유무를 확인하여야 한다.

가) 의뢰자와 시험자 사이의 정보 전달

나) 시험책임자의 자격 유무 및 실시기관 표준작업지침서에서 정한 자격요건을 갖춘 적절한 수의 시험담당자와 장비 및 시설을 확보하고 있는지의 확인

다) 임상시험용 의약품에 대한 다음 사항의 확인

(1) 거목3)의 지침에 따른 임상시험용 의약품의 저장 조건, 사용기한 및 유효기한을 준수하고 있는지 여부 및 임상시험용 의약품의 수량이 임상시험을 실시하기에 충분한지 여부

(2) 선정기준을 만족하는 대상자에게만 임상시험 계획서에서 정한 용량대로 투여하고 있는지 여부

(3) 대상자가 임상시험용 의약품의 사용·보관·반납에 관한 정보를 제대로 받고 있는지 여부

(4) 임상시험실시기관에서 임상시험용 의약품의 인수·사용·반납 등을 제대로 관리하고 그 내용을 기록하고 있는지 여부

라) 시험자가 승인된 임상시험 계획서 또는 변경계획서를 준수하고 있는지 여부

마) 대상자의 사전 동의 여부

바) 시험자가 의뢰자로부터 최신의 임상시험자 자료집, 관련 자료 및 임상시험용 의약품을 포함한 그 밖의 물품을 수령하였는지 여부

사) 시험자가 임상시험의 모든 사항을 충분히 숙지하고 있는지 여부

아) 특정한 임상시험의 관련 기능을 권한이 없는 자에게 위임·위탁하여 수행하는지 여부

자) 시험책임자가 선정기준에 적합한 대상자만을 임상시험에 참여시키고 있는지 여부

차) 대상자의 등록률 보고

카) 근거문서와 그 밖의 임상시험 관련 기록의 정확성, 완전성 및 임상시험과 관련된 최신 정보의 반영 여부

타) 시험자가 보고서·통보서·신청서 등을 임상시험 관련자에게 임상시험 계획서, 이 기준 및 관계 법령에 따라 제공하고 있는지 여부, 문서의 해당 임상시험 특정 여부, 문서의 정확성·완전성·가독성 여부, 문서가 제때 작성되었는지 여부 및 날짜 기재 여부

파) 증례기록서, 근거문서, 그 밖의 임상시험 관련 문서(전자문서를 포함한다)의 정확성·완전성·상호일치 여부 및 다음 사항에 대한 확인

(1) 임상시험 계획서에서 요구한 임상시험 자료를 증례기록서에 정확하게 기록하고 있는지 여부 및 증례기록서의 내용이 근거문서와 일치하는지 여부

(2) 각 대상자별로 치료법 또는 임상시험용 의약품 용량의 변동사항을 제대로 기록하는지 여부

(3) 이상사례, 병용약물 및 병발질환을 임상시험 계획서에 따라 증례기록서에 기록하는지 여부

(4) 각 대상자별로 빠뜨린 임상시험(대상자의 미방문, 대상자에 대한 시험 및 검사의 미실시를 말한다)에 관한 사항을 증례기록서에 명확히 기록하는지 여부

(5) 대상자에 대한 투약 중지 또는 대상자의 탈락에 관한 내용 및 사유가 증례기록서에 기록되어 있는지 여부

하) 증례기록서의 오류, 누락 및 읽을 수 없는 부분에 관하여 시험자에게 통보하였는지 여부 및 오류 등에 대한 정정 또는 첨삭이 제대로 이루어지는지 여부. 이 경우 오류 등의 사유, 기재사항 변경권자(시험책임자 또는 증례기록서상의 기재사항에 대한 변경 권한을 갖고 있는 시험담당자를 말한다)의 서명 및 수정일이 제대로 적혀있는지 확인하여야 한다.

거) 모든 이상사례를 이 기준, 임상시험 계획서, 심사위원회에서 정한 보고기준 및 관계 법령에서 정한 바에 따라 보고하였는지 여부

너) 시험책임자가 기본문서를 제7호자목6) 및 제9호에 따라 보관하고 있는지 여부

더) 임상시험 계획서, 의뢰자 표준작업지침서, 실시기관 표준작업지침서 및 이 기준을 위반한 사항을 시험책임자에게 알리고, 위반사항이 재발되지 않도록 적절한 조치를 하였는지 여부

5) 모니터요원은 의뢰자 표준작업지침서와 해당 임상시험의 절차에 관하여 의뢰자가 정한 바에 따라 모니터링을 실시하여야 한다.

6) 모니터링의 보고는 다음에 따라 이루어져야 한다.

가) 모니터요원은 임상시험실시기관을 방문하거나 전화·팩스·전자우편 등을 통해 임상시험 관련자와 접촉한 경우에는 그 내용을 문서로 의뢰자에게 보고하여야 한다.

나) 모니터링보고서에는 다음 사항을 적어야 한다.

(1) 모니터링을 실시한 날짜 및 장소

(2) 모니터요원의 이름 및 시험자 또는 접촉한 사람의 이름

(3) 모니터요원이 확인한 사항의 요약

(4) 임상적으로 의미 있는 발견 또는 사건

(5) 임상시험 계획서, 의뢰자 표준작업지침서, 실시기관 표준작업지침서 및 이 기준을 위반한 사항 또는 임상시험의 문제점

(6) 결론

(7) 임상시험 계획서, 의뢰자 표준작업지침서, 실시기관 표준작업지침서 및 이 기준을 위반한 사항이 재발되지 않도록 조치한 사항 및 조치가 필요한 사항

다) 의뢰자는 모니터링보고서를 검토한 내용 및 사후조치를 기록하여야 한다.

버. 점검

1) 의뢰자는 임상시험이 임상시험 계획서, 의뢰자 표준작업지침서, 실시기관 표준작업지침서 및 관계 법령에 따라 이루어지는지 및 임상시험이 그 목적에 맞게 수행되는지를 점검하여야 한다. 이 경우 의뢰자의 점검은 일상적인 모니터링이나 품질관리와는 별도로 실시되어야 한다.

2) 점검자의 선정 기준 및 자격요건은 다음과 같다.

가) 의뢰자는 해당 임상시험과 이해관계가 없는 자를 점검자로 선정하여야 한다.

나) 점검자는 해당 임상시험의 점검에 필요한 지식을 가져야 하며, 점검에 필요한 훈련을 받아야 하고, 의뢰자는 점검자의 명단과 자격에 관한 문서를 갖추어 두어야 한다.

3) 점검절차는 다음과 같다.

가) 의뢰자는 점검대상, 점검방법, 점검빈도, 점검보고서의 서식 및 점검보고서에 적어야 하는 내용 등에 관한 점검지침을 마련하여야 한다.

나) 의뢰자는 임상시험의 중요도, 대상자 수, 임상시험의 종류와 복잡성, 대상자에 대한 위험성 및 임상시험의 실시와 관련하여 이미 확인된 문제점을 고려하여 점검 계획과 점검절차를 정하여야 한다.

다) 의뢰자는 점검결과를 기록하여 보관하여야 한다.

라) 식품의약품안전처장은 점검이 독립적이며 자율적으로 이루어질 수 있도록 임상시험이 제30조 및 이 기준을 심각하게 위반하였다는 증거가 있거나 또는 임상시험과 관련한 법적 분쟁이 발생한 경우에만 의뢰자에게 점검보고서의 제출을 요구하여야 한다.

마) 식품의약품안전처장은 의뢰자에게 점검확인서의 제출을 요구할 수 있다.

서. 위반사항에 대한 조치

1) 시험자, 의뢰자, 모니터요원 또는 점검자가 임상시험 계획서, 의뢰자 표준작업지침서, 실시기관 표준작업지침서, 이 기준 및 관계 법령을 위반한 사실을 의뢰자가 알게 된 경우, 의뢰자는 즉시 이를 시정하고 재발방지조치를 하여야 한다.

2) 모니터링이나 점검을 통하여 시험자의 지속적인 위반 또는 중대한 위반이 확인된 경우 의뢰자는 해당 임상시험실시기관의 임상시험 참여를 중지시키고, 그 사실을 식품의약품안전처장에게 보고하여야 한다.

어. 임상시험의 조기종료 또는 중지의 보고

임상시험이 조기종료되거나 중지된 경우 의뢰자는 시험책임자 및 식품의약품안전처장에게 해당 사실과 사유를 신속히 문서로 보고 하여야 하며, 다기관임상시험의 경우에는 다른 임상시험실시기관의 시험책임자에게도 해당 사실과 사유를 문서로 통지하여야 한다.

저. 다기관임상시험 시 확인사항

다기관임상시험을 실시하는 경우 의뢰자는 다음 사항을 확인하여야 한다.

1) 모든 시험책임자가 의뢰자와 합의하고 심사위원회 및 식품의약품안전처장이 승인한 임상시험 계획서에 따라 임상시험을 실시하고 있는지 여부

2) 증례기록서가 각 임상시험실시기관에서 수집하려는 자료를 모두 수집할 수 있도록 설계되었는지 여부. 이 경우 추가적인 자료를 수집하는 시험책임자에게는 관련 내용을 추가한 증례기록서를 제공하여야 한다.

3) 시험자의 임무가 임상시험 실시 이전에 문서화되었는지 여부

4) 모든 시험책임자의 임상시험 계획서 준수 여부, 임상검사 및 실험실 실험의 평가 기준 준수 여부 및 증례기록서 기록 지침 수취 여부

5) 시험자간의 의사소통이 원활한지 여부

8의2. 지원기관

지원기관은 소속 인력에 대해 교육, 훈련 전문 프로그램 등을 운영하여 위임받는 업무를 적절히 수행할 수 있도록 관리해야 한다.

9. 기본문서의 보관 및 열람 등

가. 임상시험을 종료하려면 모니터요원이 시험자와 의뢰자의 기본문서를 검토하고, 기본문서의 보관 상태를 확인하여야 한다.

나. 제8호버목에 따른 의뢰자의 점검 요구를 받은 경우 시험자는 의뢰자 또는 점검자가 기본문서를 열람할 수 있도록 하여야 한다.

다. 이 기준에서 규정한 사항 외에 기본문서의 구체적인 종류와 임상시험 실시 단계별 기본문서 보관방법 및 문서별 보관 책임자에 관하여는 식품의약품안전처장이 정한다.

10. 실태조사 등

가. 실태조사 실시

1) 식품의약품안전처장은 진행 중이거나 종료된 임상시험에 대해 임상시험의뢰자, 임상시험수탁기관, 임상시험실시기관이 이 기준에 따라 적절히 수행하였는지를 판정하기 위하여 실태조사를 실시할 수 있다.

2) 식품의약품안전처장은 이 기준의 적용대상이 되는 임상시험결과보고서가 제출된 경우 이 기준에 적합한지를 평가하기 위하여 실태조사를 실시할 수 있다.

나. 실태조사 대상 범위

1) 식품의약품안전처장은 제출된 임상시험결과보고서를 바탕으로 해당 품목허가 신청과 관련하여 안전성·유효성 입증의 근거가

되는 핵심 임상시험에 대하여 실태조사를 실시할 수 있다. 핵심 임상시험이 하나 이상인 경우에는 각 임상시험의 복잡성 및 제8호 버목에 따른 점검확인서 등을 검토하여 실태조사의 범위를 조정할 수 있으며, 실태조사 결과 필요하다고 인정되는 경우에는 전체 임상시험에 대한 실태조사를 실시할 수 있다.

2) 동일 임상시험에 대한 실태조사의 대상 범위는 등록된 시험대상자의 수, 약물이상반응 발생여부 및 임상시험 수행경험 등을 고려하여 조정할 수 있다.

다. 실태조사 경비

외국에서 실시한 임상시험자료를 제출하는 경우에는 제출된 자료가 이 기준에 맞는지를 판정하기 위하여 해당 임상시험자료에 대한 실태조사를 실시할 수 있고, 이 경우 실태조사에 필요한 경비는 임상시험의뢰자 등이 수익자부담원칙에 따라 부담한다.

라. 조사관

1) 식품의약품안전처장은 실태조사를 하기 위하여 법 제78조제1항에 따른 약사감시원 중에서 이 기준에 맞는지를 판정하는 조사관(이하 "조사관"이라 한다)을 둘 수 있다.

2) 조사관은 다음의 어느 하나에 해당하는 사람으로서 임상시험관리기준 조사관 교육을 이수한 사람 중에서 임명한다.

가) 약사 또는 한약사

나) 이 기준에 대한 지식과 경험이 풍부한 사람

마. 그 밖의 사항

1) 식품의약품안전처장은 교육전문기관 또는 단체에 이 기준에 관하여 지도·교육을 의뢰할 수 있다.

2) 식품의약품안전처장은 이 기준을 실시하기 위하여 이 기준의 실시에 관한 세부 사항을 정할 수 있다.

11. 삭제 <2018. 10. 25.>

의약품 등의 안전에 관한 규칙

제31조 삭제 <2018. 10. 25.>

제32조 삭제 <2015. 9. 25.>

제33조(임상시험용 의약품등의 사용금지 등) 식품의약품안전처장은 임상시험이 다음 각 호의 어느 하나에 해당하는 경우에는 법 제34조제6항에 따라 임상시험에 사용되는 의약품등의 사용금지·회수·폐기 등 필요한 조치를 명할 수 있다. 다만, 제5호 또는 제6호에 해당하더라도 임상시험 대상자의 안전·권리·복지 또는 시험의 유효성에 부정적 영향을 미치지 않거나, 반복적 또는 고의적인 위반이 아닌 경우에는 주의를 촉구하거나 시정조치를 명할 수 있다. <개정 2015. 9. 25., 2017. 12. 13., 2018. 10. 25.>

1. 임상시험의 대상자가 예상하지 못한 중대한 질병 또는 손상에 노출될 것이 우려되는 경우
2. 임상시험에 사용되는 의약품등을 임상시험의 목적 외의 상업적인 목적으로 제공하는 경우
3. 임상시험자 자료집의 내용을 거짓으로 작성·제공한 경우
4. 임상시험용 의약품등이 효과가 없다고 판명된 경우
5. 법 제34조제1항에 따라 승인 또는 변경승인을 받은 사항을 위반하는 경우
6. 별표 4의 의약품 임상시험 관리기준을 위반하는 경우

제34조의2(임상시험실시기관 등의 지정 등) ① 다음 각 호의 어느 하나에 해당하는 기관은 해당 호의 구분에 따라 총리령으로 정하는 시설, 전문인력 및 기구(機構)를 갖추어 총리령으로 정하는 바에 따라 식품의약품안전처장의 지정을 받아야 한다. <개정 2015. 1. 28., 2017. 10. 24.>

1. 임상시험[인체로부터 수집·채취된 검체의 분석(이하 "검체분석"이라 한다)은 제외한다]을 실시하려는 기관(「의료법」 제3조에 따른 의료기관으로 한정한다)
2. 임상시험 중 검체분석을 실시하려는 기관

② 제1항제1호에 따라 지정을 받아 임상시험을 실시하는 기관(이하 "임상시험실시기관"이라 한다) 또는 같은 항 제2호에 따라 지정을 받아 검체분석을 실시하는 기관(이하 "임상시험검체분석기관"이라 한다)이 지정받은 사항을 변경하려는 경우에는 총리령으로 정하는 바에 따라 식품의약품안전처장의 변경지정을 받아야 한다. 다만, 총리령으로 정하는 사항을 변경하려는 경우에는 식품의약품안전처장에게 보고하여야 한다.<개정 2015. 1. 28., 2017. 10. 24.>

③ 임상시험실시기관 또는 임상시험검체분석기관은 다음 각 호의 사항을 지켜야 한다. 다만, 제1호부터 제5호까지의 규정

은 임상시험실시기관에만 해당한다.<개정 2017. 10. 24., 2018. 6. 12., 2018. 12. 11., 2021. 7. 20.>

1. 사회복지시설 등 총리령으로 정하는 집단시설에 수용 중인 자(이하 이 호에서 "수용자"라 한다)를 임상시험의 대상자로 선정하지 아니할 것. 다만, 임상시험의 특성상 수용자를 그 대상으로 하는 것이 불가피한 경우로서 총리령으로 정하는 기준에 해당하는 경우에는 수용자를 임상시험의 대상자로 선정할 수 있다.
2. 임상시험의 내용, 임상시험으로 인하여 그 대상자에게 발생할 가능성이 예상되는 건강상의 피해 정도와 보상 내용 및 보상 신청 절차 등을 임상시험의 대상자에게 사전에 설명하고 서면 동의(「전자서명법」에 따른 전자서명이 기재된 전자문서를 포함한다. 이하 이 조에서 같다)를 받을 것
3. 제2호에도 불구하고 임상시험 대상자의 이해능력·의사표현능력의 결여 등의 사유로 동의를 받을 수 없는 경우에는 다음 각 목에서 정한 대리인의 서면 동의를 받을 것. 이 경우 대리인의 동의는 임상시험 대상자의 의사에 어긋나서는 아니 된다.
   가. 법정대리인
   나. 법정대리인이 없는 경우 배우자, 직계존속, 직계비속의 순으로 하되, 직계존속 또는 직계비속이 여러 사람일 경우 협의하여 정하고, 협의가 되지 아니하면 연장자가 대리인이 된다.
4. 건강한 사람을 대상으로 임상시험을 실시하는 경우에는 임상시험일 전 6개월 이내에 임상시험에 참여하지 아니한 사람을 총리령으로 정하는 바에 따라 임상시험 대상자로 선정할 것
5. 임상시험에 참여하는 대상자의 권리·안전·복지를 위하여 임상시험 실시에 관한 심사 등 업무를 수행하는 임상시험심사위원회(이하 "심사위원회"라 한다)를 설치·운영할 것. 다만, 총리령으로 정하는 바에 따라 임상시험 실시에 관한 심사 등 업무를 제34조의5제2항에 따른 중앙임상시험심사위원회 또는 다른 심사위원회에 위탁하는 경우에는 그러하지 아니하다.
6. 임상시험을 실시하였을 때에는 임상시험성적서 또는 임상시험검체분석성적서를 작성·발급하고 그 임상시험의 대상자 정보(「개인정보 보호법」 제24조에 따른 고유식별정보를 포함한다)에 관한 기록, 임상시험에서 발생한 이상반응에 관한 기록, 임상시험에 사용된 의약품의 관리에 관한 기록 및 임상시험에 관한 계약서(이하 "임상시험에 관한 기록"이라 한다)를 작성·보관·보고하는 등 총리령으로 정하는 사항을 지킬 것

④ 식품의약품안전처장 및 임상시험실시기관은 임상시험 대상자의 선정·관리 등에 관한 업무를 수행하기 위하여 당사자의 동의를 받아 「개인정보 보호법」 제23조에 따른 건강에 관한 정보와 같은 법 제24조에 따른 고유식별정보가 포함된 자료를 처리할 수 있다. 이 경우 식품의약품안전처장 및 임상시험실시기관은 「개인정보 보호법」에 따라 해당 정보를 보호하여야 한다.<신설 2018. 12. 11.>

⑤ 제1항부터 제4항까지에서 규정한 사항 외에 임상시험실시기관 또는 임상시험검체분석기관의 지정요건과 절차·방법 및 운영과 관리 등에 관하여 필요한 사항은 총리령으로 정한다.<개정 2013. 3. 23., 2017. 10. 24., 2018. 12. 11.>

[본조신설 2011. 6. 7.]

의약품 등의 안전에 관한 규칙

제34조(임상시험실시기관의 지정요건 및 지정절차 등) ① 임상시험실시기관의 지정요건은 다음 각 호와 같다. <개정 2015. 9. 25.>

1. 다음 각 목의 어느 하나에 해당하는 의료기관일 것
   가. 「의료법」 제3조의3에 따른 종합병원
   나. 「전문의의 수련 및 자격인정 등에 관한 규정」, 「치과의사전문의의 수련 및 자격인정 등에 관한 규정」, 「한의사전문의의 수련 및 자격인정 등에 관한 규정」에 따른 전문의 수련병원, 수련치과병원 및 수련한방병원
   다. 「의료법」 제3조의5에 따라 지정된 전문병원
   라. 「전문의의 수련 및 자격인정 등에 관한 규정」 제7조 및 「치과의사전문의의 수련 및 자격인정 등에 관한 규정」 제7조에 따른 수련병원 및 수련치과병원의 지정기준에 준하는 인력과 시설 등을 보유하고 있는 병원
   마. 「첨단의료복합단지 지정 및 지원에 관한 특별법」 제6조에 따라 지정된 첨단의료복합단지 내 임상시험센터
2. 임상시험실시에 필요한 시설, 전문인력 및 기구 등 식품의약품안전처장이 정하여 고시하는 기준에 적합할 것

② 임상시험실시기관으로 지정받으려는 자는 별지 제35호서식의 의약품등 임상시험실시기관 지정 신청서(전자문서로 된 신청서를 포함한다)에 다음 각 호의 서류(전자문서를 포함한다)를 첨부하여 식품의약품안전처장에게 제출해야 한다.<개정 2022. 7. 21.>

1. 삭제<2017. 12. 13.>
2. 제1항제1호 각 목의 어느 하나에 해당하는 의료기관임을 증명하는 서류
3. 인력, 장비·기구 및 시설의 현황에 관한 자료
4. 임상시험실시에 필요한 표준작업지침서
5. 별표 4의 의약품 임상시험 관리기준에 따른 심사위원회 운영에 관한 규정 및 그 구성에 관한 서류. 다만, 법 제34조의2제3항제5호 단서에 따라 위탁하여 심사하려는 경우에는 위탁계약서를 첨부해야 한다.

③ 제2항에 따른 신청을 받은 식품의약품안전처장은 「전자정부법」 제36

조제1항에 따른 행정정보의 공동이용을 통하여 다음 각 호의 서류를 확인하여야 한다. 다만, 제2호의 경우 신청인이 확인에 동의하지 아니하는 때에는 그 사본을 직접 제출하게 하여야 한다.<개정 2017. 12. 13.>

1. 법인 등기사항증명서(법인의 경우만 해당한다)
2. 「의료법 시행규칙」제27조제3항에 따른 의료기관 개설허가증

④ 식품의약품안전처장은 제2항에 따른 신청을 받은 경우에는 신청 내용이 지정요건에 적합한지를 평가하기 위하여 실태조사를 할 수 있다.

⑤ 식품의약품안전처장은 임상시험실시기관을 지정하는 경우에는 신청인에게 별지 제36호서식의 의약품등 임상시험실시기관 지정서(전자문서로 된 지정서를 포함한다. 이하 같다)를 발급하여야 한다.<개정 2021. 3. 8.>

⑥ 임상시험실시기관은 지정받은 사항을 변경하려면 변경 사유가 발생한 날부터 30일 이내에 별지 제35호서식의 의약품등 임상시험실시기관 변경지정 신청서에 의약품등 임상시험실시기관 지정서(전자문서로 발급받은 경우는 제외한다) 및 변경사항을 확인할 수 있는 서류를 첨부하여 식품의약품안전처장에게 제출하여야 한다.<개정 2021. 3. 8.>

⑦ 식품의약품안전처장은 임상시험실시기관의 변경지정을 하는 경우에는 의약품등 임상시험실시기관 지정서에 변경사항을 적어야 한다.

⑧ 식품의약품안전처장은 제5항 또는 제7항에 따라 임상시험실시기관을 지정하거나 변경지정한 경우에는 임상시험실시기관의 명칭, 소재지 및 대표자 등을 인터넷 홈페이지 등에 공고하여야 한다.

⑨ 임상시험실시기관이 법 제34조의2제2항 단서에 따라 식품의약품안전처장에게 보고하여야 하는 사항은 다음 각 호와 같다.<신설 2015. 9. 25.>

1. 임상시험실시기관의 장의 변경
2. 행정구역 개편에 따른 임상시험실시기관의 소재지 변경

⑩ 제2항 또는 제6항에 따라 임상시험실시기관의 지정 또는 변경지정을 신청하려는 자는 식품의약품안전처장이 정하여 고시하는 수수료를 내야 한다.<개정 2015. 9. 25.>

⑪ 임상시험실시기관의 장은 법 제34조의2제3항제5호 단서에 따라 다음 각 호의 어느 하나에 해당하는 경우에는 임상시험 실시에 관한 심사 등의 업무를 중앙임상시험심사위원회(이하 “중앙심사위원회”라 한다)에 위탁할 수 있다.<신설 2022. 7. 21.>

1. 임상시험실시기관의 장이 「공중보건 위기대응 의료제품의 개발 촉진 및 긴급 공급을 위한 특별법」에 따른 공중보건 위기상황에 대응하기 위하여 긴급하게 임상시험 실시에 관한 심사가 필요하다고 인정하는 경우
2. 복수의 임상시험실시기관에서 수행하기로 한 임상시험으로서 통일된 심사가 필요하다고 각 임상시험실시기관의 장이 인정하는 경우
3. 그 밖에 기존 치료법의 효과를 기대하기 어려워 새로운 치료법 개발이 필요한 경우 등으로서 식품의약품안전처장이 정하는 경우

⑫ 임상시험실시기관의 장은 법 제34조의2제3항제5호 단서에 따라 다른 심사위원회의 전문적인 심사가 필요하다고 인정하는 경우에는 임상시험 실시에 관한 심사 등의 업무를 다른 심사위원회에 위탁할 수 있다.<신설 2022. 7. 21.>

⑬ 임상시험실시기관의 지정, 운영 및 관리 등에 필요한 세부 사항은 식품의약품안전처장이 정하여 고시한다.<개정 2015. 9. 25., 2022. 7. 21.>

제35조(임상시험검체분석기관의 지정요건 및 지정절차) ① 법 제34조의2제1항제2호에 따라 임상시험검체분석기관으로 지정받기 위한 요건은 다음 각 호와 같다.

1. 분석책임자, 자료보관 책임자 등 분석에 필요한 전문인력으로서 식품의약품안전처장이 정하여 고시하는 사람을 각각 선임할 것
2. 냉동고, 자료보관실 등 검체의 보관·취급·처리·분석을 위하여 식품의약품안전처장이 정하여 고시하는 기구 및 시설을 갖출 것
3. 분석업무를 위한 표준작업지침서 작성에 관한 사항 등 검체분석의 품질관리를 위하여 식품의약품안전처장이 정하여 고시하는 기준에 적합할 것

② 임상시험검체분석기관으로 지정받고자 하는 자는 별지 제37호서식의 임상시험검체분석기관 지정 신청서(전자문서로 된 신청서를 포함한다)에 다음 각 호의 서류(전자문서를 포함한다)를 첨부하여 식품의약품안전처장에게 제출하여야 한다.

1. 인력 현황에 관한 서류(전문인력의 자격 및 경력을 증명하는 서류를 포함한다)
2. 장비·기구 및 시설의 현황에 관한 서류(시설의 경우 도면을 포함한다)
3. 임상시험검체분석을 실시할 능력이 있음을 증명하기 위하여 식품의약품안전처장이 정하여 고시하는 자료[두 제제 간 약물동태(藥物動態) 지표를 분석하기 위하여 지정받으려는 경우만 해당한다]
4. 임상시험 검체분석의 실시에 필요한 표준작업지침서

③ 제2항에 따른 신청을 받은 식품의약품안전처장은 「전자정부법」 제36조제1항에 따른 행정정보의 공동이용을 통하여 법인 등기사항증명서(법인인 경우만 해당한다)를 확인하여야 한다.

④ 식품의약품안전처장은 제2항에 따른 신청을 받은 경우 신청 내용이 지정요건에 적합한지를 평가하기 위하여 실태조사를 실시할 수 있다.

⑤ 식품의약품안전처장은 제2항에 따른 신청서를 검토한 후 임상시험검체분석기관으로 지정하는 경우에는 별지 제38호서식의 임상시험검체분석기관 지정서(전자문서로 된 지정서를 포함한다. 이하 같다)를 신청인에게 발급하여야 한다.<개정 2021. 3. 8.>

⑥ 임상시험검체분석기관으로 지정받은 사항을 변경하려는 자는 변경 사유가 발생한 날부터 30일 이내에 별지 제37호서식의 임상시험검체분석기관 변경지정 신청서(전자문서로 된 신청서를 포함한다)에 임상시험검체분석기관 지정서(전자문서로 발급받은 경우는 제외한다) 및 변경사항을 확인할 수 있는 서류를 첨부하여 식품의약품안전처장에게 제출하여야 한다.<개정 2021. 3. 8.>

⑦ 식품의약품안전처장은 제6항에 따른 신청서를 검토한 후 임상시험검체분석기관의 변경지정을 하는 경우에는 임상시험검체분석기관 지정서에 변경사항을 적어 신청인에게 내주어야 한다.

⑧ 식품의약품안전처장은 제5항 또는 제7항에 따라 임상시험검체분석기관 지정서를 발급하거나 내어주는 경우에는 임상시험검체분석기관의 명칭, 소재지 및 대표자 등을 인터넷 홈페이지 등에 공고하여야 한다.

⑨ 제2항 또는 제6항에 따라 임상시험검체분석기관의 지정 또는 변경지

정을 신청하려는 자는 식품의약품안전처장이 정하여 고시하는 수수료를 내야 한다.

⑩ 제1항부터 제9항까지에서 규정한 사항 외에 임상시험검체분석기관의 지정, 운영 등에 필요한 세부 사항은 식품의약품안전처장이 정하여 고시한다.

[전문개정 2018. 10. 25.]

제36조(임상시험실시기관 및 임상시험검체분석기관의 준수사항) 법 제34조의2제3항제6호에서 "총리령으로 정하는 사항"이란 제30조에 따른 임상시험의 실시 기준을 말한다. <개정 2018. 10. 25., 2019. 6. 12., 2022. 1. 20.>

[제목개정 2018. 10. 25.]

제34조의3(비임상시험실시기관의 지정 등) ① 의약품등의 안전성과 유효성에 관하여 사람 외의 것을 대상으로 식품의약품안전처장이 정하여 고시하는 비임상시험을 실시하려는 기관은 총리령으로 정하는 시설, 전문인력 및 기구를 갖추어 총리령으로 정하는 바에 따라 식품의약품안전처장의 지정을 받아야 한다. <개정 2015. 1. 28.>

② 제1항에 따른 지정을 받아 비임상시험을 실시하는 기관(이하 "비임상시험실시기관"이라 한다)이 지정받은 사항을 변경하려는 경우에는 총리령으로 정하는 바에 따라 식품의약품안전처장의 변경지정을 받아야 한다. 다만, 총리령으로 정하는 사항을 변경하려는 경우에는 식품의약품안전처장에게 보고하여야 한다.<개정 2015. 1. 28.>

③ 비임상시험실시기관은 제1항에 따른 비임상시험을 실시하였을 때에는 비임상시험성적서를 작성·발급하고 그 비임상시험에 관한 기록을 보관하는 등 총리령으로 정하는 사항을 지켜야 한다.<개정 2013. 3. 23.>

④ 제1항부터 제3항까지에서 규정한 사항 외에 비임상시험실시기관의 지정요건과 절차·방법 및 운영과 관리 등에 관하여 필요한 사항은 총리령으로 정한다.<개정 2013. 3. 23.>

[본조신설 2011. 6. 7.]

의약품 등의 안전에 관한 규칙

제37조(비임상시험실시기관의 지정 등) ① 법 제34조의3제2항에 따른 비임상시험실시기관(이하 "비임상시험실시기관"이라 한다)으로 지정받으려는 자는 비임상시험실시기관의 분야(독성시험, 변이원성시험, 분석시험과 그 밖의 시험을 말한다)별로 필요한 시설, 전문인력 및 기구 등 식품의약품안전처장이 정하여 고시하는 요건을 갖추어야 한다. <개정 2015. 9. 25.>

② 비임상시험실시기관으로 지정받으려는 자는 별지 제39호서식의 비임상시험실시기관 지정 신청서(전자문서로 된 신청서를 포함한다)에 다음 각 호의 서류(전자문서를 포함한다)를 첨부하여 식품의약품안전처장에게 제출하여야 한다.

1. 인력 현황에 관한 서류(자격 및 경력을 증명하는 서류를 포함한다)
2. 장비·기구 및 시설의 현황에 관한 서류
3. 비임상시험을 실시할 능력이 있음을 증명하기 위하여 식품의약품안전처장이 정하여 고시하는 바에 따라 비임상시험을 수행하였음을 증명하는 서류

③ 제2항에 따른 신청을 받은 식품의약품안전처장은 「전자정부법」 제36조제1항에 따른 행정정보의 공동이용을 통하여 법인 등기사항증명서(법인인 경우만 해당한다)를 확인하여야 한다.

④ 식품의약품안전처장은 제2항에 따른 신청을 받은 경우에는 신청 내용이 지정요건에 적합한지를 평가하기 위하여 실태조사를 할 수 있다.

⑤ 식품의약품안전처장은 비임상시험실시기관을 지정하는 경우에는 신청인에게 별지 제40호서식의 비임상시험실시기관 지정서(전자문서로 된 지정서를 포함한다. 이하 같다)를 발급하여야 한다.<개정 2021. 3. 8.>

⑥ 비임상시험실시기관은 지정받은 사항을 변경하려면 변경 사유가 발생한 날부터 30일 이내에 별지 제39호서식의 비임상시험실시기관 변경지정 신청서에 비임상시험실시기관 지정서(전자문서로 발급받은 경우는 제외한다) 및 변경사항을 확인할 수 있는 서류를 첨부하여 식품의약품안전처장에게 제출하여야 한다.<개정 2021. 3. 8.>

⑦ 식품의약품안전처장은 비임상시험실시기관의 변경지정을 하는 경우에는 비임상시험실시기관 지정서에 변경사항을 적어야 한다.

⑧ 식품의약품안전처장은 제5항 또는 제7항에 따라 비임상시험실시기관을 지정하거나 변경지정한 경우에는 비임상시험실시기관의 명칭, 소재지 및 대표자 등을 인터넷 홈페이지 등에 공고하여야 한다.

⑨ 제2항 또는 제6항에 따라 비임상시험실시기관의 지정 또는 변경지정을 신청하려는 자는 식품의약품안전처장이 정하여 고시하는 수수료를 내야 한다.

⑩ 비임상시험실시기관의 지정, 운영, 관리 등에 필요한 세부 사항은 식품의약품안전처장이 정하여 고시한다.

제38조(비임상시험실시기관의 준수사항) ① 법 제34조의3제3항에서 "총리령으로 정하는 사항"이란 다음 각 호의 사항을 말한다. <개정 2016. 10. 28.>

1. 비임상시험 계획서를 작성하고 계획서에 따라 비임상시험을 실시할 것
2. 비임상시험의 신뢰성을 확인하기 위한 점검 및 감사 업무는 해당 비임상시험과 이해관계가 없는 사람으로 하여금 수행하도록 할 것
3. 비임상시험이 식품의약품안전처장이 정하여 고시하는 비임상시험의 관리기준에 적합하게 실시되었음을 증명할 수 있을 것
4. 시험과 관련된 자료·기록을 해당 의약품등의 제조판매·수입 품목허가일부터 3년간 보관할 것
5. 비임상시험실시기관장의 장은 매년 비임상시험실시상황에 대하여 별지 제34호의2서식의 비임상시험실시상황보고서(전자문서로 된 보고서를 포함한다)를 다음 해 3월 말까지 식품의약품안전처장에게 제출할 것

② 제1항에 따른 비임상시험실시기관의 준수사항에 관한 세부 사항은 식품의약품안전처장이 정하여 고시한다.

제34조의4(임상시험 종사자에 대한 교육) ① 임상시험실시기관의 장과 제34조제1항에 따라 임상시험을 하려는 자는 임상시험 계획서에 따라 임상시험에 참여하는 다음 각 호의 인력(이하 "임상시험 종사자"라 한다)에 대하여 전문성 향상 및 임상시험 대상자의 보호를 위하여 필요한 교육(이하 "임상시험 교육"이라 한다)을 받도록 하여야 한다. <개정 2017. 10. 24.>

1. 임상시험실시기관의 임상시험 수행 책임자
2. 임상시험을 감독·확인·검토하는 모니터요원
3. 임상시험실시기관에서 제1호에 따른 책임자의 위임 및 감독에 따라 임상시험 업무를 담당하는 사람
4. 임상시험에 참여하는 임상시험 대상자의 권리 보호 및 안전에 관한 업무를 수행하는 사람으로서 총리령으로 정하는 사람

② 식품의약품안전처장은 임상시험실시기관의 장과 임상시험을 하려는 자에게 그가 고용하고 있는 임상시험 종사자가 임상시험 교육을 받을 것을 명할 수 있다.<개정 2017. 10. 24.>

③ 식품의약품안전처장은 임상시험 관련 전문 단체 또는 기관 등을 임상시험 교육을 할 기관(이하 "임상시험 교육실시기관"이라 한다)으로 지정할 수 있다. 이 경우 식품의약품안전처장은 그 지정 내용을 고시하여야 한다.<개정 2017. 10. 24.>

④ 임상시험 교육실시기관은 임상시험 교육에 관한 기록을 작성·보관하는 등 총리령으로 정하는 사항을 지켜야 한다.<개정 2017. 10. 24.>

⑤ 제1항부터 제4항까지에서 규정한 사항 외에 교육의 내용·시간·방법 및 교육비 등 임상시험 교육에 필요한 사항과 임상시험 교육실시기관의 지정 요건 및 절차, 운영, 지정취소 등에 관하여 필요한 사항은 총리령으로 정한다.<개정 2017. 10. 24.>

[본조신설 2015. 1. 28.]

[제목개정 2017. 10. 24.]

제34조의5(임상시험안전지원기관 및 중앙임상시험심사위원회) ① 식품의약품안전처장은 다음 각 호의 업무를 수행하게 하기 위하여 총리령으로 정하는 바에 따라 관계 전문기관 또는 단체를 임상시험안전지원기관으로 지정할 수 있다.

1. 심사위원회의 운영에 대한 자문 등 지원
2. 제2항에 따른 중앙임상시험심사위원회의 운영에 대한 지원
3. 임상시험 안전성 정보에 대한 분석 및 연구
4. 임상시험 대상자의 권리 보호를 위한 상담 및 정보 제공
5. 임상시험 관련 홍보 및 교육 지원
6. 그 밖에 총리령으로 정하는 업무

② 제1항에 따른 임상시험안전지원기관은 제34조의2제3항제5호 단서에 따라 위탁받은 임상시험 실시에 관한 심사 업무를 수행하게 하기 위하여 중앙임상시험심사위원회(이하 "중앙심사위원회"라 한다)를 구성·운영할 수 있다.

③ 식품의약품안전처장은 임상시험안전지원기관 및 중앙심사위원회의 운영과 업무 수행 등에 필요한 비용을 지원할 수 있다.

④ 임상시험안전지원기관의 지정·운영 및 중앙심사위원회의 구성·운영 등에 필요한 사항은 총리령으로 정한다.

[본조신설 2021. 7. 20.]

제34조의6(임상시험용의약품의 치료목적 사용승인 등) ① 제34조제4항에도 불구하고 다음 각 호의 어느 하나에 해당하는 경우에는 식품의약품안전처장의 승인을 받아 임상시험을 위하여 제조되거나 제조되어 수입된 의약품(이하 이 조에서 "임상시험용의약품"이라 한다)을 임상시험이 아닌 다른 용도에 사용할 수 있다. 다만, 제1호와 제2호의 경우에는 총리령으로 정하는 바에 따라 미리 환자의 동의를 받아야 한다.

1. 말기암 또는 후천성면역결핍증 등 생명을 위협하는 중대한 질환을 가진 환자를 치료하려는 경우
2. 생명이 위급하거나 대체치료수단이 없는 등 총리령으로 정하는 응급환자를 치료하려는 경우
3. 해당 임상시험용의약품을 연구 또는 분석(사람을 대상으로 하지 아니하는 연구 또는 분석을 말한다)의 목적으로 사용하려는 경우

② 외국에서 임상시험 중인 임상시험용의약품으로서 제1항제1호 또는 제2호 중 어느 하나에 해당하는 경우에는 식품의약품안전처장의 승인을 받아 해당 의약품을 사용할 수 있다. 이 경우 총리령으로 정하는 바에 따라 미리 환자의 동의를 받아야 한다.

③ 제1항 및 제2항에 따른 승인 시 대상범위·절차·방법 등에 관하여 필요한 사항은 총리령으로 정한다.

[본조신설 2023. 4. 18.]

의약품 등의 안전에 관한 규칙

제38조의2(임상시험 교육의 내용·시간·방법 등) ① 법 제34조의4제1항에 따른 임상시험 종사자에 대한 임상시험 교육의 내용은 다음 각 호의 사항으로 한다. <개정 2018. 10. 25.>

1. 임상시험 종사자의 전문성 향상에 필요한 전문지식에 관한 사항

2. 임상시험 대상자 보호 등에 필요한 윤리적 소양에 관한 사항
3. 그 밖에 임상시험 종사자가 임상시험을 수행하는 데에 필요한 사항
② 법 제34조의4제1항제4호에서 "총리령으로 정하는 사람"이란 다음 각 호의 사람을 말한다.<개정 2018. 10. 25., 2022. 7. 21.>
1. 심사위원회의 위원
2. 임상시험실시기관에서 임상시험의 품질보증 업무를 수행하는 사람
3. 삭제<2018. 10. 25.>
③ 법 제34조의4제1항에 따라 임상시험 종사자에 대하여 받도록 하여야 하는 임상시험 교육의 시간은 매년 40시간 이내의 범위에서 식품의약품안전처장이 경력, 업무의 종류 등을 고려하여 고시하는 시간으로 한다. 이 경우 임상시험 교육의 시간 중 임상시험 해당 분야의 업무 경력이 없는 자가 그 업무를 시작하기 전에 받도록 하여야 하는 임상시험 교육의 시간은 식품의약품안전처장이 업무의 종류 등을 고려하여 고시한다.<개정 2018. 10. 25.>
④ 법 제34조의4제3항에 따른 임상시험 교육실시기관(이하 "임상시험 교육실시기관"이라 한다)은 교재비, 현장실습비 및 강사수당 등 교육에 필요한 비용을 고려하여 교육대상자에게 수강료를 받을 수 있다. 이 경우 수강료는 실비(實費) 수준으로 임상시험 교육실시기관의 장이 정한다.<개정 2018. 10. 25.>
⑤ 제1항부터 제4항까지에서 규정한 사항 외에 임상시험 교육의 내용, 시간, 방법 및 절차 등에 관한 세부 사항은 식품의약품안전처장이 정하여 고시한다.<개정 2018. 10. 25.>
[본조신설 2015. 9. 25.]
[제목개정 2018. 10. 25.]

제38조의3(임상시험 교육실시기관의 지정 등) ① 임상시험 교육실시기관으로 지정받으려면 다음 각 호의 요건을 모두 갖추어야 한다. <개정 2018. 10. 25.>
1. 다음 각 목의 어느 하나에 해당하는 자일 것
가. 「고등교육법」 제2조제1호·제4호에 따른 대학 또는 전문대학으로서 의학, 약학 또는 간호학 등 임상시험과 관련된 학과 또는 전공이 설치된 대학 또는 전문대학
나. 임상시험 실시기관으로서 식품의약품안전처장이 정하여 고시하는 임상시험 품질 및 윤리의 강화를 위한 프로그램을 운영하는 기관
다. 법 제34조제1항에 따라 임상시험을 하려는 자(소속 종사자만을 대상으로 임상시험 교육을 하는 경우로 한정한다)
라. 그 밖에 임상시험 관련 업무를 수행하는 단체 또는 기관
2. 제1호 각 목에 따른 자별로 임상시험 교육에 필요한 조직·인력·시설, 프로그램, 경력 등 식품의약품안전처장이 정하여 고시하는 요건을 갖출 것
② 임상시험 교육실시기관으로 지정받으려는 자는 별지 제40호의2서식의 임상시험 교육실시기관 지정신청서(전자문서로 된 신청서를 포함한다)에 다음 각 호의 서류(전자문서를 포함한다)를 첨부하여 식품의약품안전처장에게 제출하여야 한다.<개정 2018. 10. 25.>
1. 제1항제1호 각 목의 어느 하나에 해당하는 자임을 증명하는 서류
2. 교육을 실시할 운영조직·인력현황 등에 관한 자료
3. 교육 시설·장비의 보유현황에 관한 자료
4. 자체 교육시행규정
5. 교육 대상자별 교육과정, 평가방법 및 실시계획에 관한 자료
6. 수강료 산정의 근거자료
③ 식품의약품안전처장은 제2항에 따른 신청을 받은 경우에는 「전자정부법」 제36조제1항에 따른 행정정보의 공동이용을 통하여 법인 등기사항증명서(법인의 경우만 해당한다)를 확인하여야 하고, 신청 내용이 지정 요건에 적합한지를 평가하기 위하여 실태조사를 할 수 있다.<개정 2017. 12. 13.>
④ 식품의약품안전처장은 임상시험 교육실시기관을 지정하는 경우에는 신청인에게 별지 제40호의3서식의 임상시험 교육실시기관 지정서(전자문서로 된 지정서를 포함한다. 이하 같다)를 발급하여야 한다.<개정 2018. 10. 25., 2021. 3. 8.>
⑤ 임상시험 교육실시기관은 제4항에 따라 지정받은 사항 중 다음 각 호의 어느 하나에 해당하는 사항을 변경하려는 경우에는 변경 사유가 발생한 날부터 30일 이내에 별지 제40호의2서식의 임상시험 교육실시기관 변경지정 신청서(전자문서로 된 신청서를 포함한다)에 임상시험 교육실시기관 지정서(전자문서로 발급받은 경우는 제외한다)와 변경사항을 확인할 수 있는 서류를 첨부하여 식품의약품안전처장에게 제출하여 변경지정을 받아야 한다. 다만, 다음 각 호 외의 사항을 변경하려는 경우에는 변경 사유가 발생한 날부터 30일 이내에 식품의약품안전처장에게 해당 변경 사실을 보고하고 임상시험 교육실시기관 지정서(전자문서로 발급받은 경우는 제외한다)를 제출해야 한다.<개정 2019. 6. 12., 2021. 3. 8.>
1. 소재지(행정구역 개편에 따른 변경은 제외한다)
2. 교육과정
⑥ 식품의약품안전처장은 임상시험 교육실시기관의 지정사항이 변경된 경우에는 임상시험 교육실시기관 지정서에 변경사항을 적어 내주어야 한다.<개정 2018. 10. 25., 2019. 6. 12.>
⑦ 제2항 또는 제5항에 따라 임상시험 교육실시기관의 지정 또는 변경지정을 신청하려는 자는 식품의약품안전처장이 정하여 고시하는 수수료를 내야 한다.<개정 2018. 10. 25.>
⑧ 법 제34조의4제4항에 따라 임상시험 교육실시기관이 지켜야 하는 사항은 다음 각 호와 같다.<개정 2018. 10. 25.>
1. 다음 연도의 교육내용 등을 포함한 교육실시계획을 수립하여 매년 12월 10일까지 식품의약품안전처장에게 제출할 것
2. 교육을 마친 사람에게 수료증을 발급하고, 수료자의 명단 등 교육 실시에 관한 사항을 기록하여 그 날부터 2년간 보관할 것
3. 전년도의 교육 실시에 관한 기록을 매년 2월말까지 식품의약품안전처장에게 보고할 것
⑨ 식품의약품안전처장은 임상시험 교육실시기관이 다음 각 호의 어느 하나에 해당하는 경우에는 그 지정을 취소할 수 있다. 다만, 제1호·제2호 또는 제5호에 해당하는 경우에는 지정을 취소하여야 한다.<개정 2018. 10. 25.>
1. 거짓이나 그 밖의 부정한 방법으로 지정을 받은 경우
2. 임상시험 교육을 수료하지 아니한 사람에게 수료증을 발급한 경우
3. 제5항을 위반하여 변경지정을 신청하지 아니한 경우
4. 제8항에 따른 준수사항을 지키지 아니한 경우

5. 정당한 사유 없이 제8항제1호에 따른 교육실시계획에 따라 교육을 실시하지 아니하거나 1년 이상 교육과정을 운영하지 아니한 경우

⑩ 제1항부터 제9항까지에서 규정한 사항 외에 임상시험 교육실시기관의 지정·운영·준수사항 등에 관한 세부 사항은 식품의약품안전처장이 정하여 고시한다.<개정 2018. 10. 25.>

[본조신설 2015. 9. 25.]

[제목개정 2018. 10. 25.]

제38조의4(임상시험안전지원기관의 지정 및 운영) ① 법 제34조의5제1항에 따른 임상시험안전지원기관은 다음 요건을 갖추어야 한다.

1. 법 제34조의5제1항 각 호의 업무를 수행·관리할 수 있는 전담 조직을 갖추고 있을 것
2. 임상시험에 대한 학식과 경험이 충분한 전문인력을 갖추고 있을 것
3. 임상시험실시기관이 설치·운영하는 심사위원회와 협력 체계를 구축하고 있을 것

② 식품의약품안전처장은 제1항에 따른 기준에 적합하다고 인정하는 임상시험 관계 전문기관 또는 단체를 임상시험안전지원기관으로 지정할 수 있다.

③ 법 제34조의5제1항제6호에서 "그 밖에 총리령으로 정하는 업무"란 다음 각 호의 업무를 말한다.

1. 임상시험 심사를 위한 전산시스템의 관리·운영
2. 임상시험의 안전관리를 위한 국내외 협력체계 구축
3. 법 제34조의5제1항제4호에 따른 상담 및 정보 제공 업무를 수행하기 위한 임상시험대상자 지원센터의 설치·운영
4. 제38조의3제1항제1호나목에 따른 임상시험 품질 및 윤리의 강화를 위한 프로그램의 개발·보급 및 관리

④ 제1항부터 제3항까지에서 규정한 사항 외에 임상시험안전지원기관의 지정 및 운영 등에 필요한 사항은 식품의약품안전처장이 정하여 고시한다.

[본조신설 2022. 7. 21.]

제38조의5(중앙심사위원회의 구성 및 운영) ① 중앙심사위원회의 위원은 임상시험의 윤리적·과학적·의학적 측면을 검토·평가할 수 있는 경험과 자격을 갖춘 사람 중에서 임상시험실시기관의 장 또는 임상시험 관련 학회·단체의 장의 추천을 받아 임상시험안전지원기관의 장이 성별을 고려하여 위촉한다. <개정 2022. 12. 7.>

② 위원의 임기는 2년으로 한다.

③ 중앙심사위원회의 위원장은 호선(互選)으로 선출한다.

④ 중앙심사위원회의 위원장은 심의와 관련하여 필요한 경우에는 전문적인 지식과 경험이 있는 관계 전문가를 참석하게 하여 의견을 들을 수 있다.

⑤ 제1항부터 제4항까지에서 규정한 사항 외에 중앙심사위원회의 구성 및 운영 등에 필요한 사항은 식품의약품안전처장이 정하여 고시한다.

[본조신설 2022. 7. 21.]

제38조의6(임상시험용의약품의 치료목적 사용승인 신청 등) ① 법 제34조의6제1항제2호에서 "총리령으로 정하는 응급환자"란 다음 각 호의 환자를 말한다. <개정 2023. 10. 25.>

1. 심각하거나 긴박하게 생명이 위태로운 환자
2. 치료시기를 놓치면 치료효과를 기대하기 어려운 상황으로서 대체치료수단이 없는 환자

② 법 제34조의6제1항에 따라 임상시험을 위하여 제조되거나 제조되어 수입된 의약품(이하 "임상시험용의약품"이라 한다)을 같은 조 제1호 또는 제2호에 해당하는 환자의 치료를 위하여 임상시험이 아닌 용도로 사용하기 위한 승인(이하 "치료목적 사용승인"이라 한다)을 신청하려는 자는 별지 제40호의4서식의 임상시험용의약품의 치료목적·연구 등 목적 사용승인 신청서(전자문서로 된 신청서를 포함한다)에 대상 환자의 인원 규모별로 제3항 또는 제4항에 따른 서류 또는 자료를 첨부하여 식품의약품안전처장에게 제출해야 한다. <개정 2018. 10. 25., 2023. 10. 25.>

③ 개인별 환자를 대상으로 치료목적 사용승인을 신청하려는 전문의는 제2항의 치료목적 사용승인 신청서에 다음 각 호의 서류 또는 자료를 모두 첨부하여 제출해야 한다. <개정 2018. 10. 25., 2022. 12. 7., 2023. 10. 25.>

1. 신청인이 전문의로서 해당 질환에 대하여 전문적 지식과 경험을 갖추고 있음을 증명할 수 있는 서류
2. 대상 환자의 진료기록
3. 대상 환자가 법 제34조의6제1항제1호 또는 제2호에 해당한다는 내용과 임상시험용의약품 사용으로 환자에게 위험보다는 이익이 될 수 있다는 임상적 평가내용을 포함한 의학적 소견에 대한 자료(관련 검사결과 등 근거를 포함한다)
4. 다음 각 목의 사항이 포함된 환자 동의서 서식
   가. 임상시험용의약품의 사용 목적
   나. 환자에게 미칠 것으로 예상되는 위험이나 불편
   다. 신청인인 전문의가 임상시험용의약품 사용에 영향을 줄 수 있는 새로운 정보를 취득하면 지체 없이 환자 또는 환자의 대리인에게 알릴 것이라는 사실
   라. 환자의 임상시험용의약품 사용 여부 결정은 자발적이라는 사실
   마. 환자가 원래 받을 수 있는 이익에 대한 손실 없이 임상시험용의약품 사용을 거부할 수 있으며 사용 중에도 언제든지 사용을 중단할 수 있다는 사실
   바. 임상시험용의약품의 제공자가 환자에게 비용을 청구하는 경우에는 그 비용을 부담하여야 한다는 사실
5. 사용하려는 임상시험용의약품에 대한 제공자의 제공 의향서
6. 식품의약품안전처장이 정하는 바에 따른 전문의(제1호에 따른 신청인이 아닌 전문의로 한정한다)의 소견서. 다만, 치료적 확증 임상시험과 동일한 적응증 및 용법·용량으로 신청하는 경우에는 제출하지 않는다.

④ 2명 이상의 환자를 위하여 치료목적 사용승인을 신청하려는 자는 제2항의 치료목적 사용승인 신청서에 다음 각 호에 따른 서류 또는 자료를 모두 첨부하여 제출해야 한다. <개정 2023. 10. 25.>

1. 다음 각 목의 내용이 포함된 사용계획서
   가. 임상시험용의약품의 사용목적과 사유
   나. 안전성·유효성 관련 자료 수집방법
   다. 사용 환자 선정기준

라. 최신의 임상시험자 자료집 또는 이에 상응하는 안전성·유효성 관련 자료
마. 제3항제4호에 따른 환자 동의서 서식
바. 제24조제2항 각 호의 사항 중 해당 임상시험용의약품 사용을 위하여 필요한 사항
2. 임상시험용의약품이 치료의 목적이 된 질환에 대하여 임상적 효과가 있음을 입증할 수 있는 다음 각 목의 구분에 따른 자료
가. 법 제34조의6제1항제1호 또는 이 조 제1항제1호에 해당하는 대규모(25명 이상을 말한다. 이하 같다) 환자 치료의 경우: 초기 임상시험에서 임상시험용의약품이 해당 질환에 대하여 임상적 효과가 있음을 입증할 수 있는 임상시험 결과
나. 제1항제2호에 해당하는 대규모 환자 치료의 경우: 임상시험용의약품의 국내 시판을 위한 법 제31조제2항, 제3항 또는 제42조제1항 등의 허가 또는 신고 등을 위한 임상시험 결과 또는 이에 상응하는 자료
다. 소규모(2명 이상 25명 미만을 말한다) 환자 치료의 경우: 임상시험용의약품이 해당 질환에 대하여 임상적 효과가 있음을 입증할 수 있는 근거 자료로서 해당 투여기간과 투약량이 안전하다는 근거 및 해당 질환에 대한 약리적 효과를 합리적으로 설명할 수 있는 자료

⑤ 식품의약품안전처장은 제2항부터 제4항까지에 따라 제출된 임상시험용의약품의 치료목적 사용승인 신청서 및 첨부 서류 또는 자료를 검토하여 타당성이 인정되는 경우에는 별지 제40호의5서식의 임상시험용의약품의 치료목적·연구 등 목적 사용승인서(전자문서로 된 사용승인서를 포함한다. 이하 같다)를 발급해야 한다. <개정 2018. 10. 25., 2021. 3. 8., 2023. 10. 25.>

⑥ 제5항에 따라 치료목적 사용승인을 받은 자가 승인받은 내용을 변경하려는 경우에는 별지 제40호의6서식의 임상시험용의약품의 치료목적·연구 등 목적 사용 변경승인 신청서(전자문서로 된 신청서를 포함한다)에 변경의 근거가 되는 서류 또는 자료를 첨부하여 식품의약품안전처장의 변경 승인을 받아야 한다. 이 경우 식품의약품안전처장은 변경승인 신청서 및 첨부 서류 또는 자료를 검토하여 타당성이 인정되는 경우에는 별지 제40호의5서식의 임상시험용의약품의 치료목적·연구 등 목적 사용승인서를 재발급해야 한다. <개정 2018. 10. 25., 2023. 10. 25.>

⑦ 제5항에 따라 치료목적 사용승인을 받은 자는 다음 각 호의 사항을 준수해야 한다. <개정 2023. 10. 25.>
1. 법 제34조의6제1항 각 호 외의 부분 후단에 따라 제3항제4호 각 목의 내용을 환자에게 사전에 설명하고 서면 동의(「전자서명법」에 따른 전자서명이 기재된 전자문서를 포함한다)를 받을 것
2. 사용을 마친 후 지체 없이 해당 환자에게 발생한 이상사례, 효과 및 안전성에 대한 추적 결과 등 수집된 정보를 임상시험용의약품을 제공한 자에게 제출할 것
3. 임상시험의 안전성과 관련된 중대한 이상사례 등이 발생한 경우에는 별표 4 제7호카목에 따라 임상시험용의약품을 제공한 자에게 보고할 것

⑧ 제5항에 따라 치료목적 사용승인을 받은 임상시험용의약품을 제공한 자는 다음 각 호의 사항을 준수해야 한다. <신설 2022. 12. 7., 2023. 10. 25.>
1. 해당 임상시험용의약품의 임상시험 단계 등을 고려하여 제공 기준을 마련하고 제공내역, 제출받은 안전성 정보 등을 보관·관리할 것
2. 제7항제2호 및 제3호에 따라 수집된 정보를 제출받은 날부터 20일 이내에 임상시험용의약품 사용 결과를 작성하여 식품의약품안전처장에게 보고하되, 예상하지 못한 중대한 약물이상반응이 발생한 경우에는 별표 4 제8호러목에 따라 식품의약품안전처장에게 보고할 것

⑨ 제8항제2호에도 불구하고 임상시험용의약품을 제공한 자가 해외에 소재하여 보고하기 어려운 경우 등 식품의약품안전처장이 정하는 경우에는 개인별 환자를 대상으로 제5항에 따라 치료목적 사용승인을 받은 자가 임상시험용의약품을 제공한 자를 대신하여 제8항제2호에 해당하는 사항을 식품의약품안전처장에게 보고할 수 있다. <신설 2022. 12. 7., 2023. 10. 25.>

⑩ 2명 이상의 환자를 치료할 목적으로 제5항에 따라 치료목적 사용승인을 받은 자는 임상시험용의약품을 임상시험실시기관에 제공할 수 있다. <개정 2022. 12. 7.>

⑪ 제10항에 따라 임상시험실시기관에 제공된 임상시험용의약품을 사용하려는 자는 별표 4 제6호에 따른 임상시험실시기관의 임상시험심사위원회(이하 "심사위원회"라 한다)의 승인과 사용 환자의 동의를 받아야 한다. <개정 2022. 7. 21., 2022. 12. 7.>

⑫ 제1항부터 제11항까지에서 규정한 사항 외에 임상시험용의약품의 치료목적 사용승인에 필요한 구체적인 방법 및 절차에 관한 사항은 식품의약품안전처장이 정하여 고시한다. <개정 2022. 12. 7.>
[전문개정 2017. 12. 13.]
[제28조에서 이동 <2023. 10. 25.>]

제38조의7(임상시험용의약품의 치료목적 사용승인에 관한 비용청구 등) ① 임상시험용의약품(법 제34조의6제2항에 따른 외국에서 임상시험 중인 임상시험용의약품은 제외한다. 이하 이 조에서 같다)의 제공자는 임상시험용의약품을 투약 받는 환자에게 해당 임상시험용의약품의 원가(시설 및 환경관리 등에 소요되는 비용과 연구개발비용 등이 제외된 것으로 개별 환자에게 사용되는 임상시험용의약품 제조에 직접 소요되는 비용을 말한다)에 해당하는 비용을 청구할 수 있다. <개정 2023. 10. 25.>

② 제1항에 따라 임상시험용의약품의 제공자가 비용을 청구하려는 경우에는 제38조의6제2항에 따른 치료목적 사용승인 또는 같은 조 제6항에 따른 변경 승인을 신청하려는 자에게 다음 각 호의 서류를 송부해야 하고, 치료목적 사용승인 또는 변경 승인을 신청하려는 자는 이를 식품의약품안전처장에게 제출해야 한다. <개정 2023. 10. 25.>
1. 「공인회계사법」에 따라 등록한 공인회계사 또는 회계법인이 신청일 기준 1개월 이내에 작성한 원가산정보고서
2. 환자에게 발행하는 비용청구서
3. 비용청구 신청이 법 제31조제2항, 제3항 또는 제42조제1항에 따른 허가를 받거나 신고를 하지 아니하고 임상시험용의약품을 국내에 시판하려는 의도가 없다는 점을 소명할 수 있는 서류(대규모 환자를 대상으로 사용하고자 하는 경우에는 시판 허가를 위한 임상시험 완료가 가능함을 증명하기 위한 시험대상자 등록현황, 개발 진행 정도 및 차기년도 개발 계획 등을 포함하여야 한다)

③ 식품의약품안전처장은 제1항에 따라 환자에게 비용을 청구하는 치료목적 사용승인의 경우 1년의 범위에서 해당 비용 청구기간을 부여하여 별지 제40호의5서식의 임상시험용의약품의 치료목적·연구 등 목적 사용승인서를 발급해야 한다. <개정 2018. 10. 25., 2023. 10. 25.>

④ 제3항에 따라 부여된 기간을 연장하거나 제5항에 따라 연장된 기간을 재연장하려는 자는 별지 제40호의7서식의 임상시험용의약품 비용 청구기간 연장신청서(전자문서로 된 신청서를 포함한다)에 제2항 각 호에 따른 서류를 첨부하여 식품의약품안전처장에게 제출해야 한다. <개정 2023. 10. 25.>

⑤ 식품의약품안전처장은 제4항에 따라 제출된 임상시험용의약품 비용 청구기간 연장 신청서를 검토하여 타당성이 인정되는 경우에는 제3항 또는 제5항에 따라 부여된 기간을 1년의 범위에서 연장 또는 재연장할 수 있다.

[전문개정 2017. 12. 13.]

[제29조에서 이동 <2023. 10. 25.>]

제38조의8(임상시험용의약품의 연구 또는 분석 목적 사용승인 신청 등) ① 법 제34조제1항 본문에 따라 임상시험(생물학적 동등성시험은 제외한다. 이하 이 조에서 같다)계획의 승인을 받은 자가 법 제34조의6 제1항제3호에 따라 해당 임상시험용의약품을 연구 또는 분석목적으로 사용하기 위한 승인(이하 "연구 등 목적 사용승인"이라 한다)을 신청하려는 경우에는 별지 제40호의4서식의 임상시험용의약품의 치료목적·연구 등 목적 사용승인 신청서(전자문서로 된 신청서를 포함한다)에 다음 각 호의 내용이 포함된 사용계획서(전자문서를 포함한다)를 첨부하여 식품의약품안전처장에게 제출해야 한다. <개정 2023. 10. 25.>

1. 임상시험용의약품의 구체적인 사용 목적
2. 임상시험용의약품의 제품명과 수량, 사용자 및 사용 장소
3. 임상시험용의약품의 사용 종료 후 회수 및 폐기 계획 등

② 식품의약품안전처장은 제1항에 따라 제출된 임상시험용의약품의 연구 등 목적 사용승인 신청서를 검토한 후 타당성이 인정되는 경우에는 별지 제40호의5서식의 임상시험용의약품의 치료목적·연구 등 목적 사용승인서를 발급해야 한다. <개정 2023. 10. 25.>

③ 제2항에 따라 연구 등 목적 사용승인을 받은 자가 승인받은 내용을 변경하려는 경우에는 별지 제40호의6서식의 임상시험용의약품의 치료목적·연구 등 목적 사용 변경승인 신청서(전자문서로 된 신청서를 포함한다)에 변경을 증명하는 서류 또는 자료를 첨부하여 식품의약품안전처장에게 제출해야 한다. <개정 2023. 10. 25.>

④ 식품의약품안전처장은 제3항에 따라 제출된 변경승인 신청서를 검토한 후 타당성이 인정되는 경우에는 별지 제40호의5서식의 임상시험용의약품의 치료목적·연구 등 목적 사용승인서를 재발급해야 한다. <개정 2023. 10. 25.>

[본조신설 2018. 10. 25.]

[제29조의2에서 이동 <2023. 10. 25.>]

제38조의9(외국에서 임상시험 중인 임상시험용의약품의 치료목적 사용승인 신청 등) ① 법 제34조의6제2항에 따라 외국에서 임상시험 중인 임상시험용의약품(이하 "국외임상시험용의약품"이라 한다)을 같은 조 제1항제1호 또는 제2호에 해당하는 환자의 치료를 위하여 임상시험이 아닌 용도로 사용하기 위한 승인(이하 "국외임상시험용의약품의 치료목적 사용승인"이라 한다)을 신청하려는 자는 별지 제40호의4서식의 임상시험용의약품의 치료목적·연구 등 목적 사용승인 신청서(전자문서로 된 신청서를 포함한다)에 제2항 각 호에 따른 서류 또는 자료를 첨부하여 식품의약품안전처장에게 제출해야 한다.

② 개인별 환자를 위하여 국외임상시험용의약품의 치료목적 사용승인을 신청하려는 전문의는 제1항의 치료목적 사용승인 신청서에 다음 각 호의 서류 또는 자료를 모두 첨부하여 제출해야 한다.

1. 제38조의6제3항 각 호에 해당하는 서류 또는 자료. 이 경우 "임상시험용의약품"은 "국외임상시험용의약품"으로 본다.
2. 최신의 임상시험자 자료집 또는 이에 상응하는 안전성·유효성 관련 자료. 이 경우 동일한 적응증에 대한 치료적 확증 임상시험 또는 치료적 탐색 임상시험 결과가 포함되어야 한다.
3. 제4조제1항제1호나목에 따른 식품의약품안전처장이 인정하는 공정서를 발행하는 국가에서 임상시험계획을 승인하였음을 입증할 수 있는 자료

③ 국외임상시험용의약품의 치료목적 사용승인 절차, 치료목적 사용 변경 승인, 치료목적 사용승인을 받은 국외임상시험용의약품을 사용한 자 또는 제공한 자의 준수사항에 관하여는 제38조의6제5항부터 제9항까지의 규정을 준용한다. 이 경우 "임상시험용의약품"은 "국외임상시험용의약품"으로 본다.

④ 제1항부터 제3항까지에서 규정한 사항 외에 국외임상시험용의약품의 치료목적 사용승인의 방법 및 절차에 필요한 사항은 식품의약품안전처장이 정하여 고시한다.

[본조신설 2023. 10. 25.]

제35조(조건부 허가 등) ① 식품의약품안전처장은 제31조제1항 및 제2항에 따른 허가를 할 때 의약품 제조업 또는 총리령으로 정하는 품목에 대하여는 일정한 기간 내에 제31조제1항에 따른 시설을 갖출 것을 조건으로 허가(이하 "시설 조건부 허가"라 한다)할 수 있다. <개정 2007. 10. 17., 2008. 2. 29., 2010. 1. 18., 2013. 3. 23., 2021. 7. 20.>

② 식품의약품안전처장은 심각한 중증질환 또는 「희귀질환관리법」 제2조제1호에 따른 희귀질환을 치료하기 위한 목적으로 사용되는 의약품 중 총리령으로 정하는 의약품에 대하여 다음 각 호의 어느 하나에 해당하는 자료를 근거로 하여 품목허가를 신청하는 경우에는 해당 의약품의 인체에 대한 안전성·유효성 등을 확증하기 위하여 투약자 대상 임상시험 자료 등을 별도로 정하는 기간 내에 제출할 것을 조건으로 중앙약사심의위원회의 의견을 들어 품목허가(이하 "품목 조건부 허가"라 한다)를 할 수 있다.<개정 2021. 7. 20.>

1. 해당 품목이 총리령으로 정하는 임상적 평가변수에 대하여 효과가 있음을 입증하는 임상시험 자료

2. 해당 품목이 약물역학(藥物疫學), 약물치료학(藥物治療學), 병태생리학(病態生理學) 등의 관점에서 임상적 효과를 합리적으로 예측할 수 있는 대리평가변수를 통해 효과가 있음을 입증하는 임상시험 자료

③ 품목 조건부 허가에 관하여는 「공중보건 위기대응 의료제품의 개발 촉진 및 긴급 공급을 위한 특별법」 제13조부터 제16조까지, 제22조 및 제36조를 준용한다. 이 경우 "의료제품"은 "의약품"으로, "위원회"는 "중앙약사심의위원회"로 각각 본다.<신설 2021. 7. 20.>

④ 제1항부터 제3항까지에서 규정한 사항 외에 시설 조건부 허가 또는 품목 조건부 허가 등에 필요한 사항은 총리령으로 정한다.<신설 2021. 7. 20.>

[제목개정 2021. 7. 20.]

제35조의2(조건의 이행 점검) ① 품목 조건부 허가를 받은 자는 투약자 대상 임상시험의 실시 상황 등 제35조제2항에 따른 조건의 이행 상황을 총리령으로 정하는 바에 따라 식품의약품안전처장에게 보고하여야 한다.

② 식품의약품안전처장은 제1항에 따른 보고 내용을 검토하여 조건의 이행 상황을 점검하고, 조건의 이행을 위하여 필요한 조치를 명할 수 있다.

[본조신설 2021. 7. 20.]

[종전 제35조의2는 제35조의6으로 이동 <2021. 7. 20.>]

제35조의3(조건부 허가의 취소) 식품의약품안전처장은 다음 각 호의 어느 하나에 해당하는 경우 제35조에 따른 시설 조건부 허가 또는 품목 조건부 허가를 취소할 수 있다. 다만, 제1호 또는 제2호에 해당하는 경우에는 그 허가를 취소하여야 한다.

1. 거짓이나 그 밖의 부정한 방법으로 시설 조건부 허가 또는 품목 조건부 허가를 받은 경우
2. 시설 조건부 허가 또는 품목 조건부 허가를 받은 자가 정당한 사유 없이 그 조건을 이행하지 아니하는 경우
3. 품목 조건부 허가를 받은 자가 제35조의2제1항에 따른 보고를 하지 아니하거나 같은 조 제2항에 따른 조치 명령을 이행하지 아니하는 경우

[본조신설 2021. 7. 20.]

제35조의4(우선심사 대상 지정) ① 의약품을 개발하는 자는 식품의약품안전처장에게 개발 중인 의약품을 우선심사 대상으로 지정하여 줄 것을 신청할 수 있다.

② 식품의약품안전처장은 제1항에 따라 신청된 의약품이 다음 각 호의 어느 하나에 해당하는 경우 우선심사 대상으로 지정할 수 있다.

1. 심각한 중증질환 또는 「희귀질환관리법」 제2조제1호에 따른 희귀질환을 치료하기 위한 목적으로 사용되는 의약품으로서 총리령으로 정하는 의약품
2. 「제약산업 육성 및 지원에 관한 특별법」 제2조제3호에 따른 혁신형 제약기업이 개발한 신약 중 보건복지부장관의 지정 요청이 있는 의약품

③ 식품의약품안전처장은 제1항에 따른 신청을 받은 날부터 30일 이내에 지정 여부를 결정하고 그 결과를 신청자에게 통보하여야 한다.

④ 식품의약품안전처장은 제2항에 따라 우선심사 대상으로 지정된 의약품의 품목허가 신청에 대하여는 우선심사 대상으로 지정되지 아니한 의약품의 품목허가 신청에 우선하여 심사하여야 한다.

⑤ 제1항부터 제4항까지의 규정에 따른 우선심사 대상 지정의 기준·절차·방법 및 우선심사의 절차 등에 필요한 사항은 총리령으로 정한다.

[본조신설 2021. 7. 20.]

제35조의5(우선심사 대상 지정의 취소) 식품의약품안전처장은 제35조의4제2항에 따라 우선심사 대상으로 지정된 의약품이 다음 각 호의 어느 하나에 해당하는 경우 그 우선심사 대상 지정을 취소하여야 한다.

1. 거짓이나 그 밖의 부정한 방법으로 지정을 받은 경우
2. 품목허가를 받기 전에 제35조의4제2항 각 호의 어느 하나에 해당하지 아니하게 된 경우

[본조신설 2021. 7. 20.]

의약품 등의 안전에 관한 규칙

제39조(시설 조건부 허가 신청 등) ① 법 제35조제1항에 따라 의약품 제조업 시설 조건부 허가를 받으려는 자는 별지 제1호서식의 의약품 제조업 시설 조건부 허가 신청서(전자문서로 된 신청서를 포함한다)에 제2조제1항제1호의 서류와 다음 각 호의 서류(전자문서를 포함한다)를 첨부하여 지방청장에게 제출해야 한다. 이 경우 지방청장은 「전자정부법」 제36조제1항에 따른 행정정보의 공동이용을 통하여 법인 등기사항증명서(법인인 경우만 해당한다), 토지 등기사항증명서 및 건물 등기사항증명서를 확인해야 한다. <개정 2022. 7. 21., 2022. 12. 7.>

1. 건물을 신축할 경우에는 대지의 소유권 또는 사용권을 확인할 수 있는

서류(토지 등기사항증명서로 확인할 수 있는 경우에는 그 확인으로 첨부서류를 갈음한다)
2. 기존 건물을 사용할 경우에는 건축물의 소유권 또는 사용권을 확인할 수 있는 서류(건물 등기사항증명서로 확인할 수 있는 경우에는 그 확인으로 첨부서류를 갈음한다)
② 법 제35조제1항에 따라 의약품 제조판매품목 시설 조건부 허가를 받을 수 있는 품목은 새로운 시설이 필요한 품목으로 한다.<개정 2022. 7. 21.>
③ 법 제35조제1항에 따라 의약품 제조판매품목 시설 조건부 허가를 받으려는 자는 별지 제4호서식의 의약품 제조판매품목 시설 조건부 허가 신청서(전자문서로 된 신청서를 포함한다)에 제4조제1항에 따른 서류와 필요한 경우 제1항제1호 또는 제2호의 서류를 첨부하여 식품의약품안전처장에게 제출해야 한다. 이 경우 식품의약품안전처장은 「전자정부법」 제36조제1항에 따른 행정정보의 공동이용을 통하여 토지 등기사항증명서 및 건물 등기사항증명서를 확인해야 한다.<개정 2022. 7. 21.>
④ 제1항 또는 제3항에 따라 의약품 제조업 또는 제조판매품목 시설 조건부 허가를 신청하는 자는 식품의약품안전처장이 정하여 고시하는 수수료를 내야 한다.<개정 2022. 7. 21.>
[제목개정 2022. 7. 21.]

제39조의2(품목 조건부 허가 신청 등) ① 법 제35조제2항 각 호 외의 부분에서 "총리령으로 정하는 의약품"이란 다음 각 호의 어느 하나에 해당하는 의약품을 말한다.
1. 생명을 위협하는 암 등 중대한 질환의 치료를 목적으로 하는 의약품
2. 희귀의약품
② 법 제35조제2항에 따라 의약품 품목 조건부 허가를 받으려는 자는 별지 제4호서식의 의약품 제조판매·수입 품목 조건부 허가 신청서에 다음 각 호의 서류를 첨부하여 식품의약품안전처장에게 제출해야 한다.
1. 법 제35조제2항 각 호의 어느 하나에 해당함을 증명하는 서류
2. 제4조제1항 각 호의 서류(제4조제1항제1호의 서류 중 제9조제6호에 따른 임상시험성적에 관한 자료는 제외한다)
③ 제2항에도 불구하고 제4조제2항 각 호의 어느 하나에 해당하는 경우에는 해당 구분에 따른 자료를 제출하지 않을 수 있다.
④ 법 제35조제2항제1호에서 "총리령으로 정하는 임상적 평가변수"란 질병이나 질환 등에 대한 임상적 유익성 또는 그 효능·효과를 객관적으로 확인할 수 있는 임상적 평가변수를 말한다.
⑤ 제2항에 따라 의약품 품목 조건부 허가를 신청하는 자는 식품의약품안전처장이 정하여 고시하는 수수료를 내야 한다.
[본조신설 2022. 7. 21.]

제40조(조건의 이행) ① 법 제35조제1항에 따라 의약품 제조업 시설 조건부 허가 또는 의약품 제조판매품목 시설 조건부 허가를 받은 자가 법 제31조제1항에 적합한 시설을 갖추었을 때에는 그 사실을 지방청장에게 통보해야 한다. <개정 2022. 7. 21.>
② 지방청장은 제1항에 따라 시설 조건의 이행통보를 받은 경우에는 그 통보일부터 20일 이내에 조건의 이행 여부를 확인해야 한다.<개정 2022. 7. 21.>
③ 법 제35조제2항에 따라 의약품 품목 조건부 허가를 받은 자는 매년 3월 31일까지 투약자 대상 임상시험의 실시 상황을 식품의약품안전처장에게 보고해야 한다.<신설 2022. 7. 21.>
④ 법 제35조제2항에 따라 의약품 품목 조건부 허가를 받은 자는 식품의약품안전처장이 별도로 정하는 기간 내에 투약자 대상 임상시험을 종료한 후 해당 임상시험 결과보고서를 식품의약품안전처장에게 제출해야 한다.<신설 2022. 7. 21.>

제40조의2(우선심사 대상 지정) ① 법 제35조의4제1항에 따른 우선심사 대상 의약품의 지정 기준은 다음 각 호와 같다.
1. 법 제35조의4제2항 각 호의 어느 하나에 해당할 것
2. 기원 또는 발견 및 개발 경위, 제조방법 또는 용법·용량이 타당하고 합리적일 것
3. 질병 또는 질환의 예방·치료 등에 대한 효능·효과가 객관적이고 합리적으로 기대될 것
② 법 제35조의4제1항에 따라 개발 중인 의약품을 우선심사 대상으로 지정을 받으려는 자는 별지 제40호의8서식의 우선심사 대상 의약품 지정 신청서에 제1항의 지정 기준에 적합함을 증명하는 다음 각 호의 서류를 첨부하여 식품의약품안전처장에게 제출해야 한다. <개정 2023. 10. 25.>
1. 법 제35조의4제2항 각 호의 어느 하나에 해당함을 입증하는 자료
2. 기원 또는 발견 및 개발 경위에 관한 자료
3. 제조방법에 관한 자료
4. 용법·용량 및 효능·효과에 관한 자료
③ 법 제35조의4제2항제1호에 따른 "총리령으로 정하는 의약품"이란 다음 각 호의 어느 하나에 해당하는 의약품을 말한다.
1. 대체 가능한 의약품이 없는 의약품
2. 대체 가능한 의약품에 비하여 안전성·유효성을 현저히 개선하였거나 개선할 것으로 예상되는 의약품
④ 식품의약품안전처장은 법 제35조의4제3항에 따라 우선심사 대상으로 지정했을 때에는 신청인에게 별지 제40호의9서식에 따른 우선심사 대상 의약품 지정서를 발급해 주어야 한다. <개정 2023. 10. 25.>
⑤ 식품의약품안전처장은 법 제35조의4제3항에 따라 우선심사 대상으로 지정한 의약품에 대해서는 특별한 사정이 없는 한 90일 이내에 해당 의약품을 심사해야 한다.
⑥ 제2항에 따른 우선심사 대상 지정 신청에 필요한 첨부자료의 작성요령 및 요건 등에 관한 세부사항은 식품의약품안전처장이 정하여 고시한다.
[본조신설 2022. 1. 20.]

제35조의6(의약품등의 품목허가 등의 사전 검토) ① 제31조에 따라 의약품등의 품목허가를 받거나 품목신고를 하려는 자와 제34조에 따라 임상시험을 하려는 자는 허가·신고·승인 등에 필요한 자료의 작성기준에 관하여 미리 식품의약품안전처장에게 검토를 요청할 수 있다. <개정 2013. 3. 23., 2017. 10. 24.>
② 식품의약품안전처장은 제1항에 따라 검토 요청을 받으면

이를 확인한 후 그 결과를 신청인에게 서면(전자문서를 포함한다)으로 알려야 한다.<개정 2013. 3. 23., 2020. 4. 7.>

③ 식품의약품안전처장은 제31조 및 제34조에 따른 허가·신고·승인 등을 할 때에 제2항에 따른 검토 결과를 고려하여야 한다.<개정 2013. 3. 23.>

④ 제1항에 따른 사전 검토의 대상·범위와 그 절차·방법 등 사전 검토에 필요한 사항은 총리령으로 정한다.<개정 2013. 3. 23.>

[본조신설 2011. 6. 7.]

[제35조의2에서 이동 <2021. 7. 20.>]

의약품 등의 안전에 관한 규칙

제41조(사전 검토의 대상 등) ① 법 제35조의6제1항에 따른 사전 검토의 대상 및 범위는 다음 각 호와 같다. <개정 2018. 10. 25., 2022. 1. 20.>

1. 안전성·유효성에 관한 자료
2. 기준 및 시험방법에 관한 자료
3. 의약품 제조 및 품질관리기준에 관한 자료
4. 임상시험계획에 관한 자료
5. 삭제<2018. 10. 25.>
6. 의약품등 개발계획에 관한 자료
7. 그 밖에 의약품등의 허가·신고, 임상시험계획의 승인 등에 필요한 자료

② 법 제35조의6제1항에 따라 제1항 각 호의 자료의 작성기준에 관하여 사전 검토를 신청하려는 자는 별지 제41호서식의 의약품등 사전 검토 신청서(전자문서로 된 신청서를 포함한다)에 해당 자료(전자문서를 포함한다)를 첨부하여 식품의약품안전처장에게 제출하여야 한다. <개정 2022. 1. 20.>

③ 식품의약품안전처장은 제2항에 따른 신청서 등을 검토하고 별지 제42호서식의 의약품등 사전 검토 결과 통지서를 발급하여야 한다.

④ 제2항에 따라 사전 검토를 신청하는 자는 식품의약품안전처장이 정하여 고시하는 수수료를 내야 한다.

⑤ 제1항부터 제3항까지에서 규정한 사항 외에 사전 검토의 대상·범위, 절차 및 방법 등에 관한 세부 사항은 식품의약품안전처장이 정하여 고시한다.

제36조(의약품등의 제조관리자) ①의약품등 제조업자(제2조제7호가목에 해당하는 물품만을 제조하는 의약외품 제조업자는 제외한다)는 그 제조소마다 총리령으로 정하는 바에 따라 필요한 수(數)의 약사 또는 한약사를 두고 제조 업무를 관리하게 하여야 한다. 다만, 생물학적 제제를 제조하는 제조업의 경우에는 식품의약품안전처장의 승인을 받은 의사 또는 총리령으로 정하는 세균학적 지식을 가진 전문기술자에게 그 제조 업무를 관리하게 할 수 있다. <개정 2008. 2. 29., 2010. 1. 18., 2013. 3. 23., 2015. 1. 28., 2019. 8. 27.>

②제2조제7호가목에 해당하는 물품만을 제조하는 의약외품 제조업자는 제조소마다 식품의약품안전처장의 승인을 받은 기술자를 두고 그 제조 업무를 관리하게 하여야 한다. 다만, 제조업자 자신이 식품의약품안전처장의 승인을 받은 기술자로서 제조 업무를 관리하는 제조소는 따로 기술자를 두지 아니하여도 된다.<개정 2013. 3. 23.>

③ 의약품등의 제조업자는 제1항 또는 제2항에 따라 의약품등의 제조 업무를 관리하는 자(이하 "제조관리자"라 한다)를 두려는 경우에는 총리령으로 정하는 바에 따라 식품의약품안전처장에게 신고하여야 한다.<신설 2011. 6. 7., 2013. 3. 23.>

④ 식품의약품안전처장은 제3항에 따른 신고를 받은 경우에는 그 내용을 검토하여 이 법에 적합하면 신고를 수리하여야 한다.<신설 2019. 1. 15.>

[제목개정 2015. 1. 28.]

의약품 등의 안전에 관한 규칙

제42조(제조관리자 등) ① 법 제36조제1항에 따라 의약품등 제조업자(법 제2조제7호가목에 해당하는 물품만을 제조하는 의약외품 제조업자는 제외한다)는 제조소마다 다음 각 호의 구분에 따라 제조관리자를 두어야 한다. 다만, 제2호마목의 제조관리자와 제3호의 의약외품 중 일시적으로 공기나 산소를 공급하는 휴대용 제품의 제조관리자는 「고압가스 안전관리법」에 따른 안전관리자로, 제2호사목의 제조관리자는 「혈액관리법」에 따른 제조관리자로 갈음할 수 있다. <개정 2014. 8. 21., 2017. 1. 4., 2019. 2. 11., 2022. 12. 29.>

1. 인체에 직접 적용되는 의약품의 제조업자: 2명 이상
2. 다음 각 목의 의약품 제조업자: 1명 이상
   가. 인체에 직접 적용되지 아니하는 의약품
   나. 원료의약품
   다. 소분(小分)의약품
   라. 방사성의약품
   마. 의료용 고압가스
   바. 전 품목을 위탁하여 제조하는 의약품
   사. 혈액제제
3. 의약외품 제조업자: 1명 이상

② 법 제2조제7호가목에 해당하는 의약외품의 제조업무를 관리할 수 있는 자는 다음과 같다. <개정 2015. 9. 25., 2018. 3. 30., 2019. 2. 11., 2022. 12. 19., 2023. 10. 25.>

1. 의사·약사 또는 4년제 이상의 대학에서 「대학설립·운영 규정」 별표 1에 따른 자연과학·공학·의학계열(이하 이 조에서 "자연과학·공학·의학계열"이라 한다) 학과의 학사 이상의 학위를 취득한 사람 또는 법령에 따라 이와 같은 수준의 학력이 있다고 인정되는 사람
2. 4년제 대학의 자연과학·공학·의학계열 학과가 아닌 학과를 졸업한 사람(법령에 따라 이와 같은 수준의 학력이 있다고 인정되는 사람을 포

함한다)으로서 2년 이상 의약외품 제조업무에 종사한 경력(졸업 또는 학력 인정 전의 경력을 포함한다)이 있는 사람

3. 「고등교육법」 제48조에 따른 수업연한이 3년인 전문대학의 자연과학·공학·의학계열 학과를 졸업한 사람(법령에 따라 이와 같은 수준의 학력이 있다고 인정되는 사람을 포함한다)으로서 1년 이상 의약외품 제조업무에 종사한 경력(졸업 또는 학력 인정 전의 경력을 포함한다) 이 있는 사람

3의2. 「고등교육법」 제48조에 따른 수업연한이 2년인 전문대학의 자연과학·공학·의학계열 학과를 졸업한 사람(법령에 따라 이와 같은 수준의 학력이 있다고 인정되는 사람을 포함한다)으로서 2년 이상 의약외품 제조업무에 종사한 경력(졸업 또는 학력 인정 전의 경력을 포함한다)이 있는 사람

4. 전문대학의 자연과학·공학·의학계열 학과가 아닌 학과를 졸업한 사람(법령에 따라 이와 같은 수준의 학력이 있다고 인정되는 사람을 포함한다)으로서 3년 이상 의약외품 제조업무에 종사한 경력(졸업 또는 학력 인정 전의 경력을 포함한다)이 있는 사람

5. 「초·중등교육법」에 따른 고등학교를 졸업한 사람(법령에 따라 이와 같은 수준의 학력이 있다고 인정되는 사람을 포함한다)으로서 4년 이상 의약외품 제조업무에 종사한 자

③ 법 제36조제1항 단서 또는 같은 조 제2항에 따라 생물학적 제제 또는 의약외품의 제조관리자로서 승인을 받으려는 자는 별지 제43호서식의 제조관리자 승인신청서(전자문서로 된 신청서를 포함한다)에 해당 자격을 증명할 수 있는 서류(전자문서를 포함한다)를 첨부하여 지방청장에게 제출하여야 하며, 지방청장은 그 자격이 인정되는 경우 승인대장에 그 승인사항을 적어 넣고 별지 제44호서식의 제조관리자 승인서를 발급한다. <개정 2015. 9. 25., 2020. 9. 7.>

④ 법 제36조제1항 및 제2항에 따라 의약품등의 제조업자가 2명 이상의 제조관리자를 두었을 때에는 그 업무를 분장하여 책임의 한계를 명확하게 하여야 한다.

⑤ 의약품등의 제조업자가 법 제36조제1항 및 제2항에 따라 제조관리자를 두려는 경우에는 별지 제45호서식의 제조관리자 신고서(전자문서로 된 신고서를 포함한다)에 다음 각 호의 서류(전자문서를 포함한다)를 첨부하여 지방청장에게 제출하여야 한다. 다만, 제2조제1항에 따라 의약품등의 제조업의 허가 신청 또는 신고를 하는 경우에는 별지 제45호서식의 제조관리자 신고서를 제출하지 아니할 수 있다. <개정 2021. 3. 8.>

1. 제조관리자의 자격을 확인할 수 있는 서류 또는 제3항에 따른 승인서
2. 의약품등의 제조업 허가증 또는 신고증(전자문서로 발급받은 경우는 각각 제외한다)

⑥ 제5항에 따라 신고서를 제출받은 지방청장은 「전자정부법」 제36조제1항에 따른 행정정보의 공동이용을 통하여 약사 면허증(제조관리자가 약사인 경우만 해당한다)을 확인하여야 한다. 다만, 신고인이 확인에 동의하지 아니하는 경우에는 그 사본을 첨부하게 하여야 한다.

⑦ 지방청장이 제5항에 따라 제조관리자 신고를 수리한 경우에는 식품의약품안전처장에게 통보하고, 허가대장에 그 신고수리사항을 적어 넣어야 한다.

⑧ 제3항에 따라 제조관리자의 승인을 신청하려는 자는 식품의약품안전처장이 정하여 고시하는 수수료를 내야 한다.

⑨ 법 제36조제1항 단서에서 "총리령으로 정하는 세균학적 지식을 가진 전문기술자"란 4년제 대학(4년제 이상의 대학을 포함한다)의 생화학·미생물학·생명공학·수의학 또는 그와 관련된 학과를 졸업한 자를 말한다. <신설 2015. 9. 25.>

제37조(의약품등의 제조 관리의무) ①제조관리자는 의약품등의 제조 업무에 종사하는 종업원에 대한 지도·감독, 품질 관리 및 제조 시설 관리, 그 밖에 의약품등의 제조 관리에 관하여 총리령으로 정하는 사항을 지켜야 한다. <개정 2008. 2. 29., 2010. 1. 18., 2011. 6. 7., 2013. 3. 23.>

②제조관리자는 해당 제조소의 제조 관리 업무 외의 업무에 종사할 수 없다.

③의약품등의 제조업자 또는 품목허가를 받은 자는 제조관리자의 관리 업무를 방해하여서는 아니 되며, 제조관리자가 업무 수행을 위하여 필요한 사항을 요청하면 정당한 사유 없이 그 요청을 거부하여서는 아니 된다.<개정 2007. 10. 17.>

의약품 등의 안전에 관한 규칙

제43조(제조관리자의 준수사항 등) ① 법 제37조제1항에 따라 의약품등의 제조관리자가 준수하여야 할 사항은 다음 각 호와 같다. <개정 2023. 10. 25.>

1. 보건위생상 위해가 없도록 제조소의 시설을 위생적으로 관리하여 곤충 등의 침입, 교차오염 또는 외부로부터의 오염 등을 방지할 것
2. 종업원의 보건위생상태를 철저히 점검하고, 품질이 우수한 의약품등의 생산을 위한 교육·감독에 주력할 것
3. 제조관리기준서, 제품표준서 등에 따라 정확히 제조할 것
4. 작업소(「의약품 등의 제조업 및 수입자의 시설기준령」 제3조제1항제1호에 따른 작업소를 말한다. 이하 같다)에는 위해가 발생할 염려가 있는 물건을 두어서는 안 되며, 작업소에서 국민보건에 유해한 물질이 유출되거나 방출되지 아니하도록 할 것
5. 원료 및 자재의 입고부터 완제품의 출고에 이르기까지 필요한 시험검사 또는 검정을 철저히 하고, 제조단위별로 제조관리기록서와 품질관리기록서를 작성하여 갖추어야 하며, 이를 제조일부터 3년 이상 보존할 것
6. 제조과정 중 유기용매 등을 사용하는 경우에는 그 유기용매의 종류와 규격, 사용 목적, 사용량, 잔류량 등에 대한 기준을 설정하여 철저히 관리할 것

② 제조관리자는 해당 제조소의 관리업무에 종사하지 아니하게 된 경우에는 지체 없이 별지 제46호서식의 의약품등의 제조관리자의 관리업무 비종사신고서(전자문서로 된 신고서를 포함한다)에 그 사유서(전자문서를 포함한다)를 첨부하여 지방청장에게 신고하여야 한다. <개정 2016. 10. 28.>

제37조의2(제조관리자 등에 대한 교육) ① 제조관리자는 의약품등의 안전성·유효성 확보 및 제조·품질관리에 관한 교육을 정기적으로 받아야 한다.

② 식품의약품안전처장은 국민건강상 위해를 방지하기 위하여 필요한 경우 제조관리자에게 제1항에 따른 교육을 받을 것을 명할 수 있다.<개정 2013. 3. 23.>

③ 제조관리자(제40조제1항제3호에 따라 제조관리자를 변경 신고한 경우에는 그 변경된 제조관리자를 포함한다)는 제조 관리 업무를 시작하는 날부터 6개월 이내에 제1항에 따른 교육을 받아야 한다. 다만, 제조관리자가 되기 전 2년 이내에 해당 교육을 받은 자는 그러하지 아니하다.<개정 2015. 12. 29., 2016. 12. 2.>

④ 식품의약품안전처장은 제1항부터 제3항까지의 규정에 따른 교육을 실시하기 위하여 관련 전문단체 또는 기관을 교육실시기관으로 지정·고시할 수 있다.<개정 2013. 3. 23.>

⑤ 제4항에 따라 지정된 교육실시기관(이하 "제조관리자 교육실시기관"이라 한다)은 교육을 한 경우 교육 수료증을 발급하고 교육에 관한 기록을 작성·보관하는 등 총리령으로 정하는 사항을 지켜야 한다.<신설 2015. 1. 28.>

⑥ 제1항부터 제5항까지에서 규정한 사항 외에 교육의 내용·시간·방법 및 교육비 등 제조관리자의 교육에 필요한 사항과 제조관리자 교육실시기관의 지정 요건 및 절차, 운영, 지정취소 등에 필요한 사항은 총리령으로 정한다.<개정 2013. 3. 23., 2015. 1. 28.>

[본조신설 2011. 6. 7.]

[종전 제37조의2는 제37조의3으로 이동 <2011. 6. 7.>]

의약품 등의 안전에 관한 규칙

제44조(제조관리자 교육의 내용·시간·방법 등) ① 법 제37조의2제1항에 따른 교육의 내용은 의약품등의 안전성·유효성 확보, 제조 및 품질관리에 필요한 법령·제도 및 기술 등으로서 식품의약품안전처장이 정하는 사항으로 한다.

② 교육시간은 2년에 16시간 이상으로 한다.

③ 법 제37조의2제4항에 따른 교육실시기관(이하 "교육실시기관"이라 한다)은 다음 해의 교육대상 및 교육내용을 포함한 교육계획을 수립하여 매년 12월 10일까지 식품의약품안전처장에게 제출하여야 한다.

④ 교육실시기관은 교육을 마친 사람에게 수료증을 발급하고, 수료자의 명단 등 교육 실시에 관한 사항을 기록하여 2년간 보관하여야 한다.

⑤ 교육실시기관은 매년 1월 31일까지 전년도의 교육 실시에 관한 기록을 식품의약품안전처장에게 보고하여야 한다.

⑥ 제1항부터 제5항까지에서 규정한 사항 외에 제조관리자 교육의 내용, 시간, 방법과 절차 등 교육에 필요한 세부 사항은 식품의약품안전처장이 정하여 고시한다.

제45조(제조관리자 교육실시기관의 지정 및 지정 취소 등) ① 식품의약품안전처장은 법 제37조의2제4항에 따라 다음 각 호의 어느 하나에 해당하는 단체 또는 기관 중에서 교육실시기관으로 지정할 수 있다.

1. 법 제67조에 따른 약업단체
2. 그 밖에 의약품등 관련 전문단체 또는 기관

② 교육실시기관 지정을 신청하려는 자는 별지 제47호서식의 의약품등 제조관리자 교육실시기관 지정신청서(전자문서로 된 신청서를 포함한다)에 다음 각 호의 서류 및 자료(전자문서를 포함한다)를 첨부하여 식품의약품안전처장에게 제출하여야 한다.

1. 교육을 실시할 운영조직 및 인력현황에 관한 자료
2. 교육시설 및 장비의 보유현황에 관한 자료
3. 수강료 산정의 근거자료
4. 교육시행규정
5. 교육실시계획

③ 식품의약품안전처장은 제2항에 따른 신청을 받은 경우에는 신청 내용이 지정요건에 적합한지를 평가하기 위하여 실태조사를 할 수 있다.

④ 식품의약품안전처장은 교육실시기관을 지정하는 경우에는 신청인에게 별지 제48호서식의 의약품등 제조관리자 교육실시기관 지정서를 발급하고, 교육실시기관을 지정하였다는 사실 및 그 명칭, 소재지 및 대표자 등을 고시하여야 한다.

⑤ 교육실시기관은 교재비, 현장실습비 및 강사수당 등 교육에 필요한 비용을 고려하여 교육대상자에게 수강료를 받을 수 있다. 이 경우 수강료는 실비 수준으로 교육실시기관의 장이 결정한다.<개정 2015. 9. 25.>

⑥ 식품의약품안전처장은 제4항에 따라 지정받은 제조관리자 교육실시기관이 다음 각 호의 어느 하나에 해당하는 경우에는 그 지정을 취소할 수 있다. 다만, 제1호·제2호 또는 제6호에 해당하는 경우에는 지정을 취소하여야 한다.<신설 2016. 10. 28.>

1. 거짓이나 그 밖의 부정한 방법으로 지정을 받은 경우
2. 법 제37조의2제1항부터 제3항까지에 따른 교육을 수료하지 아니한 사람에게 수료증을 발급한 경우
3. 제44조제3항에 따라 교육 계획을 제출하지 아니한 경우
4. 제44조제4항에 따라 수료증을 발급하지 아니하거나 교육실시에 관한 기록을 보관하지 아니한 경우
5. 제44조제5항에 따라 교육실시 기록을 보고하지 아니한 경우
6. 정당한 사유 없이 제44조제3항에 따른 교육실시계획에 따라 교육을 실시하지 아니하거나 1년 이상 교육과정을 운영하지 아니한 경우

⑦ 제1항부터 제5항까지에서 규정한 사항 외에 제조관리자 교육실시기관의 지정·관리 등에 관한 세부 사항은 식품의약품안전처장이 정하여 고시한다.<개정 2016. 10. 28.>

[제목개정 2016. 10. 28.]

제37조의3(의약품의 시판 후 안전관리) ① 품목허가를 받은 자는 총리령으로 정하는 바에 따라 의사·약사 또는 한약사를 두고 신약 등의 재심사, 의약품의 재평가, 부작용 보고 등 시

판 후 안전관리업무를 하여야 한다. 다만, 동물용으로만 사용할 것을 목적으로 하는 의약품의 품목허가를 받은 자는 수의사를 두고 시판 후 안전관리업무를 할 수 있다. <개정 2012. 2. 1., 2013. 3. 23., 2015. 1. 28.>

② 제1항에 따른 안전관리업무를 실시하는 자(이하 "안전관리책임자"라 한다)는 유통 중인 의약품의 안전관리에 관하여 총리령 으로 정하는 사항을 준수하여야 한다.<개정 2013. 3. 23.>

[본조신설 2007. 10. 17.]

[제37조의2에서 이동 <2011. 6. 7.>]

의약품 등의 안전에 관한 규칙

제46조(안전관리책임자 등) ① 의약품의 품목허가를 받은 자는 법 제37조의3에 따라 1명 이상의 안전관리책임자를 두어야 한다. 다만, 「혈액관리법」 제2조제8호에 따른 혈액제제, 한약재, 원료의약품, 의료용 고압가스 또는 인체에 직접 적용하지 아니하는 제품에 대해서만 품목허가를 받은 자의 경우에는 안전관리책임자를 두지 아니할 수 있다. <개정 2014. 5. 9., 2016. 6. 30., 2017. 1. 4.>

② 제1항에 따라 2명 이상의 안전관리책임자를 두었을 때에는 그 업무를 분장하여 책임의 한계를 명확하게 하여야 한다.

③ 제1항에 따라 안전관리책임자를 두려는 때에는 별지 제49호서식의 안전관리책임자 신고서(전자문서로 된 신고서를 포함한다)에 다음 각 호의 서류(전자문서를 포함한다)를 첨부하여 지방청장에게 제출하여야 한다. 이 경우 신고서를 제출받은 지방청장은 「전자정부법」 제36조제1항에 따른 행정정보의 공동이용을 통하여 약사 면허증(안전관리책임자가 약사인 경우만 해당한다)을 확인하여야 하며, 신고인이 확인에 동의하지 아니하는 경우에는 그 사본을 첨부하게 하여야 한다.<개정 2021. 3. 8.>

1. 안전관리책임자의 자격을 확인할 수 있는 서류
2. 의약품 제조업 허가증 또는 위탁제조판매업 신고증(전자문서로 발급받은 경우는 각각 제외한다)

④ 지방청장이 제3항에 따라 안전관리책임자의 신고를 수리한 경우에는 식품의약품안전처장에게 통보하여야 한다.

제47조(안전관리책임자의 준수사항 등) ① 법 제37조의3제2항에 따라 안전관리책임자가 준수하여야 할 사항은 다음 각 호와 같다. <개정 2014. 8. 21., 2016. 10. 28.>

1. 의약품의 제조판매 품목허가·품목신고의 갱신, 신약 등의 재심사, 의약품의 재평가, 의약품의 안전에 관한 정보 관리 등 시판 후 안전관리 업무를 철저히 할 것
2. 의약품 판매 등 의약품의 안전관리에 지장을 미칠 우려가 있는 업무에 종사하지 아니할 것
3. 다음 각 목의 사항에 관하여 별표 4의3의 의약품등 시판 후 안전관리 기준을 준수할 것
   가. 의약품 안전에 관한 정보의 수집에 관한 사항
   나. 가목에 따라 수집된 정보의 분석·평가와 그 결과에 따른 안전관리 조치에 관한 사항
   다. 의약품 안전에 관한 정보의 보고 및 전달에 관한 사항
   라. 안전관리업무 종사자에 대한 교육훈련 등 그 밖에 의약품의 안전관리에 필요한 사항
   마. 별표 4의3의 의약품등 시판 후 안전관리 기준 제8호에 따른 위해성 관리 계획의 이행에 관한 사항
4. 법 제37조의3제1항에 따른 시판 후 안전관리 업무에 관한 기록을 작성하고, 그 기록을 조치가 완료된 날부터 3년 이상 보존할 것
5. 위해성 관리 계획과 관련하여 다음 각 목의 사항을 준수할 것(위해성 관리 계획을 제출한 의약품의 경우만 해당한다)
   가. 식품의약품안전처장이 정하여 고시하는 바에 따라 위해성 관리 계획을 작성하고, 작성된 계획을 이행할 것
   나. 가목에 따라 위해성 관리 계획을 이행한 사실을 기록할 것
   다. 나목에 따른 기록을 위해성 관리 계획을 이행한 날부터 3년 이상 보존할 것
   라. 위해성 관리 계획의 변경이 필요하다고 판단되는 때에는 의약품의 제조판매·수입 품목허가를 받은 자에게 위해성 관리 계획의 변경을 제안할 것

② 안전관리책임자는 해당 제조소 또는 영업소의 안전관리업무에 종사하지 아니하게 된 경우에는 지체 없이 별지 제46호서식의 의약품등의 안전관리책임자의 관리업무 비종사신고서(전자문서로 된 신고서를 포함한다)에 그 사유서(전자문서를 포함한다)를 첨부하여 지방청장에게 신고하여야 한다.<개정 2016. 10. 28.>

제37조의4(안전관리책임자에 대한 교육) ① 안전관리책임자는 제37조의3제1항에 따른 안전관리업무에 관한 교육을 정기적으로 받아야 한다.

② 식품의약품안전처장은 국민건강상 위해를 방지하기 위하여 필요한 경우에는 안전관리책임자에게 제1항에 따른 교육을 정기적으로 받는 것 외에 수시로 교육을 받을 것을 명할 수 있다.

③ 안전관리책임자(제40조제1항제3호에 따라 안전관리책임자를 변경신고한 경우에는 그 변경된 안전관리책임자를 포함한다)는 안전관리업무를 시작하는 날부터 6개월 이내에 제1항에 따른 교육을 받아야 한다. 다만, 안전관리책임자가 되기 전 2년 이내에 해당 교육을 받은 자는 그러하지 아니하다.<개정 2015. 12. 29., 2016. 12. 2.>

④ 식품의약품안전처장은 제1항부터 제3항까지에 따른 교육을 실시하기 위하여 관련 전문단체·기관을 교육기관으로 지정할 수 있다.

⑤ 제4항에 따른 교육기관은 교육을 실시한 경우 총리령으로 정하는 바에 따라 수료자에 대한 교육 수료증을 발급하고 교

육에 관한 기록을 작성·보관하여야 한다.

⑥ 제1항부터 제4항까지에서 규정한 사항 외에 교육의 내용·시간·방법 및 교육비 등 교육에 필요한 사항과 교육기관의 지정, 운영, 지정 취소 등에 필요한 사항은 총리령으로 정한다.

[본조신설 2014. 3. 18.]

의약품 등의 안전에 관한 규칙

제47조의2(안전관리책임자 교육의 내용·시간·방법 등) ① 법 제37조의4제1항 및 제2항에 따른 교육의 내용은 신약 등의 재심사, 의약품의 재평가, 부작용 보고, 위해성 관리 계획에 따른 안전관리 등 시판 후 안전관리업무에 필요한 법령·제도 및 기술 등으로 한다. <개정 2022. 12. 7.>

② 법 제37조의4제1항에 따른 교육의 주기는 2년으로 하고, 교육시간은 16시간 이상으로 한다.

③ 법 제37조의4제4항에 따라 지정받은 교육기관(이하 "안전관리책임자 교육기관"이라 한다)은 매년 다음 연도의 교육대상 및 교육내용 등을 포함한 교육계획을 수립하여 11월 30일까지 식품의약품안전처장에게 제출하고 승인을 받아야 한다. 승인받은 사항을 변경하려는 경우에도 또한 같다.

④ 안전관리책임자 교육기관은 교육을 마친 사람에게 수료증을 발급하고, 수료자의 명단 등 교육 실시에 관한 사항을 기록하여 그 날부터 2년간 보관하여야 한다.

⑤ 안전관리책임자 교육기관은 수료자의 명단 등 전년도의 교육 실시에 관한 기록을 다음 연도 1월 31일까지 식품의약품안전처장에게 보고하여야 한다.

⑥ 안전관리책임자 교육기관은 교재비, 현장실습비 및 강사수당 등 교육에 필요한 비용을 고려하여 교육대상자에게 수강료를 받을 수 있다. 이 경우 수강료는 실비 수준으로 안전관리책임자 교육기관의 장이 결정한다.

⑦ 제1항부터 제6항까지에서 규정한 사항 외에 안전관리책임자 교육의 내용, 방법과 절차 등 교육에 필요한 세부 사항은 식품의약품안전처장이 정하여 고시한다.

[본조신설 2014. 10. 10.]

제47조의3(안전관리책임자 교육기관 지정 및 지정 취소 등) ① 식품의약품안전처장은 법 제37조의4제4항에 따라 다음 각 호의 어느 하나에 해당하는 단체 또는 기관을 안전관리책임자 교육기관으로 지정할 수 있다.

1. 법 제67조에 따른 약업단체
2. 그 밖에 의약품 관련 전문단체 또는 기관

② 안전관리책임자 교육기관으로 지정을 받으려는 자는 별지 제83호서식의 안전관리책임자 교육기관 지정신청서(전자문서로 된 신청서를 포함한다)에 다음 각 호의 서류 및 자료(전자문서를 포함한다)를 첨부하여 식품의약품안전처장에게 제출하여야 한다.

1. 교육을 실시할 운영조직 및 인력현황에 관한 자료
2. 교육시설 및 장비의 보유현황에 관한 자료
3. 수강료 산정의 근거자료
4. 교육시행규정 및 시행계획

③ 식품의약품안전처장은 제2항에 따른 신청을 받은 경우에는 안전관리책임자 교육기관으로 지정받으려는 기관 또는 단체의 교육시설 및 장비 등에 대한 실태조사를 할 수 있다.

④ 식품의약품안전처장은 안전관리책임자 교육기관을 지정하는 경우에는 신청인에게 별지 제84호서식의 안전관리책임자 교육기관 지정서를 발급하여야 한다.

⑤ 안전관리책임자 교육기관은 제4항에 따라 지정받은 사항을 변경하려는 경우에는 변경 사유가 발생한 날로부터 30일 이내에 제83호서식의 안전관리책임자 교육기관 지정변경 신청서(전자문서로 된 신청서를 포함한다)에 변경사유서 및 근거서류를 첨부하여 식품의약품안전처장에게 제출하여야 한다.

⑥ 식품의약품안전처장은 안전관리책임자 교육기관의 지정사항을 변경하는 경우에는 안전관리책임자 교육기관 지정서에 변경사항을 적어야 한다.

⑦ 식품의약품안전처장은 제4항 또는 제6항에 따라 안전관리책임자 교육기관을 지정 또는 지정변경한 경우에는 안전관리책임자 교육기관을 지정 또는 지정변경한 사실, 그 명칭, 소재 및 대표자 등을 공고하여야 한다.

⑧ 식품의약품안전처장은 제4항에 따라 지정받은 안전관리책임자 교육기관이 다음 각 호의 어느 하나에 해당하는 경우에는 그 지정을 취소할 수 있다. 다만, 제1호·제2호 또는 제6호에 해당하는 경우에는 지정을 취소하여야 한다.

1. 거짓이나 그 밖의 부정한 방법으로 지정을 받은 경우
2. 법 제37조의4제1항 및 제2항에 따른 교육을 수료하지 아니한 사람에게 수료증을 발급한 경우
3. 제47조의2제3항에 따라 교육 계획을 제출하지 아니하거나 승인 또는 변경승인을 받지 아니한 경우
4. 제47조의2제4항에 따라 수료증을 발급하지 아니하거나 교육실시에 관한 기록을 보관하지 아니한 경우
5. 제47조의2제5항에 따라 교육실시 기록을 보고하지 아니한 경우
6. 정당한 사유 없이 제47조의3제2항에 따른 교육시행계획에 따라 교육을 실시하지 아니하거나 1년 이상 교육과정을 운영하지 아니한 경우
7. 제47조의3제5항에 따라 지정받은 사항에 대하여 지정변경 신청을 하지 아니한 경우

⑨ 제1항부터 제7항까지에서 규정한 사항 외에 안전관리책임자 교육기관의 지정·운영 등에 관한 세부 사항은 식품의약품안전처장이 정하여 고시한다.

[본조신설 2014. 10. 10.]

제38조(의약품등의 생산 관리의무 및 보고) ①의약품등의 제조업자 또는 의약품의 품목허가를 받은 자는 자가(自家)시험을 포함한 의약품등의 제조 및 품질관리 기준(이하 "제조 및 품질관리기준"이라 한다), 그 밖의 생산 관리에 관하여 총리령으로 정하는 사항을 지켜야 한다. <개정 2008. 2. 29., 2010. 1. 18., 2011. 6. 7., 2013. 3. 23., 2022. 6. 10.>

②의약품의 품목허가를 받은 자 또는 의약외품의 제조업자는 총리령으로 정하는 바에 따라 의약품등의 생산 실적 등을 식품의약품안전처장 또는 제47조의3제1항에 따른 의약품관리종합정보센터의 장에게 보고하여야 한다.<개정 2007. 10. 17., 2008. 2. 29., 2010. 1. 18., 2013. 3. 23., 2016. 12. 2.>

의약품 등의 안전에 관한 규칙

제48조(제조업자 등의 준수사항) 법 제37조의3제1항 및 제38조제1항에 따라 의약품등의 제조업자 또는 의약품의 품목허가를 받은 자가 준수해야 할 사항은 제43조제1항 각 호의 사항과 다음 각 호의 사항으로 한다. <개정 2014. 5. 9., 2014. 8. 21., 2016. 10. 28., 2017. 1. 4., 2017. 12. 13., 2021. 3. 8., 2022. 12. 7., 2022. 12. 29., 2023. 10. 25.>

1. 의약품등의 품질검사를 철저히 하고 합격한 제품만을 출고할 것
2. 무균제제의 경우에는 반드시 새로운 용기를 사용할 것
3. 허가를 받거나 신고한 품목의 안전성·유효성과 관련된 새로운 자료를 입수하거나 정보사항 등(의약품등의 사용에 의한 부작용 발생사례를 포함한다)을 알게 된 경우와 안전성·유효성에 관한 정보를 수집·분석·평가를 하기 위하여 조사를 실시한 경우에는 별표 4의3의 의약품등 시판 후 안전관리 기준 제6호부터 제8호까지에 따라 보고하고 적절한 조치를 취할 것
4. 식품의약품안전처장이 정하는 소아용의약품(이하 "소아용의약품"이라 한다)에 「의료기기법」에 따른 의료기기가 아닌 계량컵 또는 계량스푼 등을 사용하는 경우에는 식품의약품안전처장이 정하는 기준에 맞는 계량컵 또는 계량스푼 등을 사용할 것
5. 의약품 제조업자는 다음 각 목의 구분에 따른 기준에 적합하게 제조한 의약품을 판매할 것
   가. 완제의약품: 법 제38조의2제1항에 따른 적합판정 또는 같은 조 제2항 본문에 따른 변경적합판정(이하 이 조에서 "적합판정"이라 한다)의 유효기간 이내에 제조한 것을 판매할 것. 이 경우 적합판정을 받기 위한 평가를 목적으로 제조한 완제의약품 중 별표 1의 기준에 맞는 것으로 판정된 의약품은 적합판정을 받은 후 제조한 것으로 본다.
   나. 원료의약품(원료의약품 중 한약재 및 약리활성이 없는 것과 그 밖에 인체에 직접 적용하지 않는 제품에 사용되는 것은 제외한다. 이하 이 조, 제48조의2 및 제48조의3에서 같다): 적합판정의 유효기간 이내에 제조한 것을 판매할 것. 이 경우 적합판정을 받기 위한 평가를 목적으로 제조한 원료의약품 중 별표 1의2의 기준에 맞는 것으로 판정된 의약품은 적합판정을 받은 후 제조한 것으로 본다.
   다. 생물학적제제등(혈액제제는 제외한다. 이하 이 조, 제48조의2 및 제48조의3에서 같다): 적합판정의 유효기간 이내에 제조한 것을 판매할 것. 이 경우 적합판정을 받기 위한 평가를 목적으로 제조한 생물학적제제등 중 별표 1, 별표 1의2와 별표 3의 기준에 맞는 것으로 판정된 생물학적제제등은 적합판정을 받은 후 제조한 것으로 본다.
   라. 방사성의약품: 적합판정의 유효기간 이내에 제조한 것을 판매할 것. 이 경우 적합판정을 받기 위한 평가를 목적으로 제조한 방사성의약품 중 별표 1, 별표 1의2와 별표 3의2의 기준에 맞는 것으로 판정된 방사성의약품은 적합판정을 받은 후 제조한 것으로 본다.
   마. 의료용 고압가스(인체에 직접 적용하지 않는 소독제 제품 중 식품의약품안전처장이 정하여 고시하는 제품은 제외한다. 이하 이 조, 제48조의2 및 제48조의3에서 같다): 적합판정의 유효기간 이내에 제조한 것을 판매할 것. 이 경우 적합판정을 받기 위한 평가를 목적으로 제조한 의료용 고압가스 중 별표 1, 별표 1의2와 별표 3의3의 기준에 맞는 것으로 판정된 의료용 고압가스는 적합판정을 받은 후 제조한 것으로 본다.
   바. 한약재: 적합판정의 유효기간 이내에 제조한 것을 판매할 것. 이 경우 적합판정을 받기 위한 평가를 목적으로 제조한 한약재 중 별표 2의 기준에 맞는 것으로 판정된 한약재는 적합판정을 받은 후 제조한 것으로 본다.
   사. 혈액제제: 적합판정의 유효기간 이내에 제조한 것을 판매(공급)할 것. 이 경우 적합판정을 받기 위한 평가를 목적으로 제조한 혈액제제 중 별표 3의4의 기준에 맞는 것으로 판정된 혈액제제는 적합판정을 받은 후 제조한 것으로 본다.

5의2. 삭제 <2023. 10. 25.>

6. 의약외품 제조업자는 내용고형제, 내용액제, 식품의약품안전처장이 고시한 표준제조기준에 맞는 외피용 연고제·카타플라스마제를 제조하는 경우에는 적합판정의 유효기간 이내에 제조한 것을 판매할 것. 이 경우 적합판정을 받기 위한 평가를 목적으로 제조한 의약외품 중 별표 1의 기준에 적합한 것으로 판정된 의약외품은 적합판정을 받은 후 제조한 것으로 본다.
7. 다른 사람의 특허권을 침해한 것으로 판명된 의약품을 제조하지 아니할 것
8. 법 제31조제1항에 따라 갖춘 제조소(제6조에 따른 영업소를 포함한다) 외의 장소에 의약품을 보관하지 말 것

8의2. 법 제31조제4항에 따라 갖춘 제조소 외의 장소에 의약외품을 보관하지 말 것

9. 의약품 제조업자는 다음 각 목의 구분에 따라 제조 및 품질관리기준을 준수할 것
   가. 완제의약품 제조업자: 별표 1의 의약품 제조 및 품질관리기준
   나. 원료의약품 제조업자: 별표 1의2의 원료의약품 제조 및 품질관리기준
   다. 생물학적제제등 제조업자: 별표 1의 의약품 제조 및 품질관리기준, 별표 1의2의 원료의약품 제조 및 품질관리기준과 별표 3의 생물학적제제등 제조 및 품질관리기준
   라. 방사성의약품 제조업자: 별표 1의 의약품 제조 및 품질관리기준, 별표 1의2의 원료의약품 제조 및 품질관리기준과 별표 3의2의 방사성의약품 제조 및 품질관리기준
   마. 의료용 고압가스 제조업자(인체에 직접 적용하지 않는 소독제 제품중 식품의약품안전처장이 정하여 고시하는 제품은 제외한다): 별표 1의 의약품 제조 및 품질관리기준, 별표 1의2의 원료의약품 제조

및 품질관리기준과 별표 3의3의 의료용 고압가스의 제조 및 품질관리기준

바. 한약재 제조업자: 별표 2의 한약재 제조 및 품질관리기준

사. 혈액제제 제조업자: 별표 3의4의 혈액제제 제조 및 품질관리기준

9의2. 의약외품(내용고형제, 내용액제, 식품의약품안전처장이 고시한 표준제조기준에 맞는 외피용 연고제·카타플라스마제만 해당한다) 제조업자의 경우에는 별표 1의 의약품 제조 및 품질관리기준을 준수할 것

10. 삭제 <2015. 9. 25.>

11. 혈장분획제제 제조업자는 별표 5의 원료혈장관리기준을 준수할 것

12. 혈장분획제제 제조업자는 혈장분획제제 제조 시 국내조달혈장을 우선적으로 사용할 것. 다만, 식품의약품안전처장이 혈장분획제제의 공급 부족이 예상된다고 인정하는 경우에는 그러하지 아니하다.

13. 의약품등 제조업자는 등록대상 원료의약품을 사용하여 의약품등을 제조하려는 경우에는 다음 각 목의 어느 하나에 해당하는 것만 사용할 것

가. 제16조 각 호 외의 부분 후단에 따라 식품의약품안전처장이 인터넷 등으로 공고한 원료의약품

나. 의약품등의 제조업자 자신이 제4조제1항 또는 제5조제2항에 따라 제조판매품목 허가를 받거나 신고를 할 때 제4조제1항제7호 각 목 외의 부분 본문 또는 제5조제2항제6호에 따라 제4조제1항제7호 각 목의 자료를 제출한 원료의약품

14. 의약품등의 안전성·유효성과 관련하여 필요한 자료제출 및 조사, 제조 및 품질관리, 표시기재사항 등에 관하여 식품의약품안전처장이 지시한 사항을 준수할 것

15. 식품의약품안전처장이 정하는 의약품 제조업자는 식품의약품안전처장이 정하는 바에 따라 낱알모음포장 등 소량포장단위의 제품을 제조하여 공급할 것. 이 경우 일반의약품은 그 특성상 소량포장단위 이하의 포장이 필요한 경우를 제외하고는 소량포장단위를 10정(또는 캡슐 등) 이상으로 하여야 한다.

16. 안전상비의약품은 1일분 포장단위로 공급할 것. 다만, 1회 복용량 및 1일 복용횟수, 제형, 외부 포장의 기재사항 등을 고려하여 보건복지부장관이 포장단위를 달리 정하는 경우에는 그에 따라 공급한다.

17. 의약외품 중 궐련형 금연보조제의 제조업자는 식품의약품안전처장이 정하는 타르, 니코틴 및 일산화탄소의 허용기준, 허용오차범위 및 측정기준에 맞도록 궐련형 금연보조제를 제조하여야 하고, 판매 중인 제품에 대하여 분기마다 분기 시작 후 1개월 이내에 「담배사업법」 제25조의2에 따라 기획재정부장관이 지정하는 측정기관에 타르, 니코틴 및 일산화탄소의 측정을 의뢰하며, 그 결과를 측정일부터 3년 이상 보존할 것

18. 제62조제5호에 따라 규격품 대상 한약으로 지정한 한약 중 식품의약품안전처장이 정하여 고시하는 한약의 성질과 상태, 품질 및 저장방법 등에 관하여 식품의약품안전처장이 정하여 고시하는 사항을 지킬 것

19. 제조판매 품목허가 또는 품목신고의 유효기간이 끝난 의약품을 판매하지 말 것

19의2. 제4조제1항제11호 단서에 따라 위해성 관리 계획 대신 그 개요를 첨부한 경우 해당 품목이 시판되기 1개월 전까지 식품의약품안전처장에게 위해성 관리 계획을 제출할 것

20. 의약품의 안전한 사용을 위하여 위해성 관리 계획을 이행할 것(위해성 관리 계획을 제출한 의약품의 경우만 해당한다)

21. 별표 4의3의 의약품등 시판 후 안전관리 기준에 따라 의약품에 대한 안전정보를 수집·평가하고 적절한 안전대책 수립 등 시판 후 안전관리 업무를 수행할 것

의약품 등의 안전에 관한 규칙 [별표 5] 원료혈장관리기준<개정 2022. 12. 29.>

(제48조제11호 및 제60조제1항 관련)

1. 적용 범위

이 기준은 국내 혈장분획제제(또는 반제품) 제조에 사용하는 원료혈장 및 수입 혈장분획제제(또는 반제품) 제조에 사용하는 원료혈장에 적용한다.

2. 용어의 정의

이 기준에서 사용하는 용어의 뜻은 다음과 같다.

가. "원료혈장"(이하 "혈장"이라 한다)이란 혈장분획제제를 제조할 목적으로 사람의 혈액을 원심분리하여 혈구와 혈소판을 제외한 혈장 또는 성분채혈을 통해 얻어지는 혈장을 말한다.

나. "혈장분획제제"란 혈장을 원료로 일련의 제조과정을 거쳐 얻어진 의약품을 말한다.

다. "반제품"이란 혈장을 이용하여 혈장분획제제 제조에 사용하는 '분획물 5(Fraction V)' 등 중간물질을 말한다.

라. "혈장제조업소"란 혈장분획제제의 원료로 사용되는 혈장을 제조하는 혈액원이나 채취하는 채장(採漿)센터를 말한다.

마. "혈장수입업소"란 혈장분획제제를 제조하기 위하여 혈장, 반제품을 수입하는 업소를 말한다.

바. 삭제 <2022. 12. 7.>

사. "혈장수출업소"란 혈장이나 반제품을 국내에 수출하는 외국의 혈장제조업소 또는 그 제조업소에서 제조한 혈장이나 반제품을 보관·관리하여 국내에 수출하는 업소를 말한다.

아. "효소면역검사"란 엘리사(ELISA)법 등 항원과 항체의 반응을 이용하는 검사를 말한다.

자. "핵산증폭검사"란 핵산을 증폭하여 혈액매개 전염인자의 오염 여부를 확인하는 검사를 말한다.

차. "혈액매개 전염인자"란 혈액을 매개로 감염병을 일으키는 미생물 등을 말한다.

카. "공혈자"(供血者)란 혈액 또는 혈장을 제공하는 사람을 말한다.

타. "개별 혈장"이란 공혈자 1명으로부터 1회에 수집된 혈장을 말한다.

파. "소량수집 혈장"(mini pool)이란 개별혈장을 혈액매개바이러스[후천성 면역결핍증바이러스(Human Immunodeficiency virus, 이하 "HIV"라 한다), B형간염바이러스(Hepatitis B virus, 이하 "HBV"라 한다), C형간염바이러스(Hepatitis C virus, 이하 "HCV"라 한다)] 등의 검사를 위해 일정한 단위로 수집한 혈장을 말한다.

하. "원료혈장 마스터 파일"(Plasma Master File)이란 혈장의 채혈에서 수집, 보관 및 운송까지의 과정과 관련된 정보를 포함한 문서를 말한다.

거. "룩백 시스템"(look-back system)이란 현재 시점에서 식품의약품안전처장이 정하는 바이러스에 대한 검사 결과 양성반응이 나타난 공혈자, 크로이츠펠트-야콥병(Creutzfeldt- Jakob Disease, CJD)이나 변종 크로이츠펠트-야콥병(new variant Creutzfeldt -Jakob Disease, 이하 "vCJD"라 한다)으로 진단된 공혈자 또는 vCJD로 의심되는 공혈자, vCJD 위험요소가 있는 지역의 공혈자 또는 위험요소가 있는 지역을 여행한 공혈자의 과거 헌혈 기록을 조사하여 해당 혈액이 사용되지 않도록 하는 관리절차를 말한다.

너. "격리보관"(inventory hold)이란 공혈자의 바이러스 미검출기(window period) 혈장이 제조공정에 사용될 가능성을 줄이기 위하여 혈장을 제조에 사용하기 전에 일정기간 보관하는 것을 말한다.

더. "수출용혈장"이란 혈장으로 제조된 의약품을 전량 수출하는 조건으로 수입한 혈장을 말한다.

3. 실태조사

가. 요청절차

국내 혈장제조업소의 혈장을 사용하려는 혈장분획제제 제조업소, 혈장수입업소 및 혈장분획제제 수입업소는 다음의 자료를 첨부하여 식품의약품안전처장에게 실태조사를 요청하여야 한다. 다만, 수출용 혈장분획제제의 제조에 사용하는 혈장은 실태조사 대상에서 제외한다.

1) 혈액(혈장)사업 조직체계 및 시설, 교육 등에 관한 사항

2) 공혈자 선별 및 관리에 관한 사항

3) 혈액(혈장)백, 채혈, 혈장의 제조, 혈액(혈장)검사, 혈액(혈장) 보관 및 운송에 관한 사항

4) 혈장의 사용현황, 혈장 추적관리에 관한 사항

5) 그 밖에 혈장의 안전성과 관련되어 있다고 판단되는 중요 사항

나. 국내 혈장제조업소

1) 실태조사대상

실태조사 대상은 「혈액관리법」 제6조제3항에 따라 허가를 받은 혈액원 중 혈장제조업소이며, 「혈액관리법 시행령」 제7조의2제5항에 따라 심사평가를 받고 그 결과를 제출한 경우에는 이 기준에 따라 실태조사를 받은 것으로 갈음할 수 있다.

2) 실태조사팀 구성

식품의약품안전처장은 원활한 실태조사를 위하여 실태조사팀을 구성하여야 하고, 이 경우 「혈액관리법 시행령」 제7조의2제5항에 따른 심사평가 기관 등의 관련 전문가를 참여하도록 할 수 있다.

다. 혈장수출업소 및 수입 혈장분획제제의 혈장제조업소

1) 실태조사 대상

실태조사 대상은 다음과 같다. 다만, 같은 혈장수출업소 또는 혈장제조업소에서 혈장 채취(또는 제조), 보관 시 같은 혈장관리체계를 갖추고 있음을 증명하는 경우에는 실태조사의 대상 범위를 조정할 수 있다.

가) 신규 혈장수출업소 또는 혈장제조업소

나) 혈장수출업소 또는 혈장제조업소가 인수·합병 등에 의해 혈장관리체계 등이 변경된 경우 등

2) 실태조사팀 구성

식품의약품안전처장은 원활한 실태조사를 위하여 실태조사팀을 구성하여야 하고, 이 경우 대한적십자사의 관련 업무 담당자 또

는 전문가를 참여하도록 할 수 있으며, 대한적십자사는 식품의약품안전처장의 요청이 있는 경우 적극 협조하여야 한다.

라. 정기점검 등

국내 혈장제조업소, 혈장수출업소 및 수입 혈장분획제제의 혈장제조업소에 대하여 5년에 1회 이상 실태조사를 실시한다. 다만, 다음의 어느 하나에 해당하는 경우에는 특별 실태조사를 실시할 수 있다.

1) 혈장분획제제 제조업소 또는 혈장수입업소의 검사 결과 바이러스 양성 판정률이 높아 혈장수출업소의 혈장관리에 문제가 있다고 판단되는 경우

2) 혈장수출업소가 혈액매개 전염인자에 관한 위험성을 혈장수입업소 또는 정부에 통보한 경우

3) 혈장분획제제 제조업소 또는 혈장수입업소 및 혈장분획제제 수입업소가 제5호에 따른 원료혈장 마스터 파일을 제출하지 않은 경우

4) 그 밖에 식품의약품안전처장이 혈장의 안전성과 관련하여 실태조사가 필요하다고 인정하는 경우

마. 실태조사 경비

혈장분획제제 제조업소 또는 혈장수입업소 및 혈장분획제제 수입업소는 수익자부담원칙에 따라 실태조사에 필요한 경비를 부담하여야 한다.

바. 실태조사 결과 보고

실태조사팀은 국내 혈장제조업소, 혈장수출업소 및 수입 혈장분획제제의 혈장제조업소에 대한 실태조사가 끝난 후 15일 이내에 다음의 사항을 포함하여 식품의약품안전처장에게 보고하여야 한다.

1) 회사의 규모 및 법인의 성격 등에 관한 사항

2) 채혈기관에 대한 그 국가의 허가서 및 그 국가의 정부기관 등으로부터 받은 최근 5년간의 정기감시에 관한 내용

3) 채혈기관이 보유하고 있는 혈액검사장비, 채혈방법 및 검사방법 등에 관한 사항

4) 채혈기관의 인력 구성에 관한 사항

5) 공혈자의 수출 전년도 바이러스검사 양성률

6) 공혈자의 모집 및 관리 등에 관한 사항

7) 수입혈장에 대하여 바이러스 감염 등 문제가 발생하는 경우 혈장수입업소에 대한 혈장수출업소의 통보 체계에 관한 사항

8) 그 밖에 혈장의 안전성과 관련되어 있다고 판단되는 중요 사항

4. 실태조사 시 점검 항목

실태조사 시 점검 항목과 그 기준은 다음 각 목과 같으며, 세부 점검사항은 식품의약품안전처장이 별도로 정한다.

가. 혈장제조업소 등의 시설

혈액관리 및 제조작업이 이루어지는 모든 작업실과 작업구역은 용도에 적합하게 설계·관리되고, 혈장의 제조 및 품질관리에 지장이 없도록 유지·관리되도록 할 것

나. 혈장제조업소 등의 인력·조직

품질과 생산의 일관성을 유지하기 위해 훈련된 적절한 인원 배치, 업무 분장 및 그에 따른 조직도를 갖출 것

다. 공혈자 선별 및 채혈과정의 적정성

공혈자에 대한 적절한 선별 및 배제 기준을 마련하고 자격을 갖춘 전문가에 의한 문진(問診)을 통해 적합한 공혈자를 선별할 것

라. 혈액(혈장) 검사의 적정성

혈액(혈장)에 대하여 혈액매개바이러스(HIV, HBV, HCV) 등 질병인자에 대한 적절한 검사를 실시하고, 부적합한 혈액(혈장)에 대하여 적절히 관리할 것

마. 혈액(혈장)의 제조 및 품질관리

혈장의 제조·보관, 운송 및 품질관리가 적절하게 유지되고 보증되도록 할 것

바. 기록의 작성 및 관리

혈장에 대하여 수집 및 제조부터 최종처리(보관·출고·폐기 등)까지의 과정을 기록하고 이를 보관할 것

사. 혈장의 보관 및 운송

정해진 보관·운송 조건에 따라 혈장을 관리할 수 있는 적절한 시설 및 설비를 갖추고 유지할 것

아. 그 밖에 룩백 등 안전성 관련

공혈자부터 최종제품의 공급처까지 추적할 수 있는 시스템과 룩백 시스템을 갖출 것

5. 원료혈장 마스터 파일의 보고

혈장분획제제 제조업자 및 혈장분획제제 수입업소는 혈장제조업소의 원료혈장 마스터 파일을 식품의약품안전처장이 정하는 바에 따라 제출하여야 하며, 변경사항에 대해서는 매년 정기보고를 하여야 한다.

6. 격리보관 및 룩백 처리

가. 혈장분획제제 제조업소는 사용하는 혈장에 대하여 적정한 기간 동안 격리보관 하여야 한다.

나. 혈장제조업소 및 혈장분획제제 제조업소는 룩백 대상으로 결정된 공여자의 혈액(혈장)에 대하여 식품의약품안전처장이 정하는 바에 따라 조치하여야 한다.

7. 혈장에 대한 검사 및 혈장 폐기

가. 혈장에 대한 검사

1) 혈장분획제제 제조업소 또는 혈장수입업소는 혈장에 대하여 식품의약품안전처장이 정하는 혈액매개 전염인자에 대한 검사를 하여야 하며, 검사 시 개별혈장에 대해서는 효소면역검사(이와 동등 이상의 감도를 가진 시험방법을 포함한다), 소량수집 혈장에 대해서는 핵산증폭검사를 하여야 한다. 다만, 혈장분획제제 제조업소 또는 혈장수입업소에서 다음의 자료를 제출하여 식품의약품안전처장의 인정을 받는 경우 해당 검사기관의 성적서로 검사 결과를 대체할 수 있다.

가) 개별혈장 및 소량수집 혈장의 검사기관에 관한 자료(검사기관명, 주소, 실사정보, 운영 또는 폐쇄 여부, 해당 국 인증 여부 등)

나) 개별혈장 및 소량수집 혈장의 검사방법 등에 관한 자료(자체 개발한 핵산증폭검사의 경우에는 검사방법 검증자료 포함)

다) 효소면역검사 및 핵산증폭검사 장비, 사용키트 및 검사절차 등의 자료

라) 혈장제조업소의 전년도 바이러스 검사 양성 판정률 등 관련 자료

마) 혈장제조업소의 혈장에 대한 효소면역검사 및 핵산증폭검사 결과에 관한 자료

2) 혈장제조업소 또는 혈장의 검사기관과 혈장분획제제 제조업소 또는 혈장수입업소에서는 핵산증폭검사를 위한 혈장백 혼합 숫자, 사용 표준품 등에 관하여 과학적인 근거를 비치하고, 개별혈장의 추적이 가능하도록 검사를 하여야 한다.

3) 가목1) 단서에도 불구하고 식품의약품안전처장이 검사 결과의 신뢰성 등 확인이 필요하다고 판단하는 경우에는 혈장수입업소에 해당 검사항목에 대한 검사를 요청할 수 있으며, 요청을 받은 혈장수입업소는 그 결과를 제출하여야 한다.

4) 혈장수입업소는 최종 검사 결과가 음성으로 판정된 혈장만을 의약품의 제조에 사용하여야 한다.

나. 수입혈장에 대한 확인

1) 혈장수입업소는 혈장 수입 시 적정성 확인을 위하여 해당 혈장의 공혈자 목록, 검사성적서 등을 대한적십자사에 제출하여야 한다.

2) 혈장수입업소는 수입혈장에 대하여 제7호가목에 따른 검사 결과를 분기별로 식품의약품안전처장에게 보고하여야 한다.

3) 2)에 따른 보고를 하는 경우에는 가목1)에서 최종 양성판정한 혈장의 검사성적서 명세를 포함하여야 한다.

다. 혈장의 폐기

1) 가목1)에 부적합한 혈장 등은 「폐기물관리법」 등 관계 법령에서 정하는 바에 따라 폐기하여야 한다.

2) 1)에도 불구하고, 연구용으로 사용하려는 경우에는 폐기하지 않되, 다음 사항을 준수하여야 한다.

가) 연구용으로 사용하려는 경우에는 다른 혈장과 구분하여 보관·관리하여야 하며 수출국, 수입일(수입면장번호를 포함한다), 혈장번호, 검사일 및 검사 결과 등이 기록된 대장을 항상 갖추어 두어야 한다.

나) 혈장을 연구용으로 사용한 경우에는 그 장소, 연구목적, 연구자 및 사용량(혈장번호를 포함한다) 등을 기록한 대장을 함께 갖추어 두어야 한다.

8. 분기별 혈장 사용 등의 적정성 확인

가. 혈장분획제제 제조업소 또는 혈장수입업소는 원료혈장의 적절한 사용 및 룩백대상 혈장 관리의 적정성 등을 대한적십자사가 분기별로 실시하는 점검에서 확인받아야 한다.

나. 혈장분획제제 제조업소 또는 혈장수입업소는 원료혈장 또는 원료혈장으로 제조된 완제의약품에 대하여 제품의 안전문제와 관련된 사항이 지적된 경우 즉시 식품의약품안전처장에게 보고하여야 한다.

의약품 등의 안전에 관한 규칙

제48조의2(제조 및 품질관리기준 적합판정서의 발급) ① 식품의약품안전처장 또는 지방청장은 제48조제5호 또는 제6호에 따라 별표 1, 별표 1의2, 별표 3, 별표 3의2, 별표 3의3 또는 별표 3의4의 기준에 적합하다는 판정을 하는 경우에는 별지 제81호의2서식에 따른 적합판정서(전자문서로 된 적합판정서를 포함한다. 이하 같다)를 발급하여야 한다. <개정 2017. 1. 4., 2021. 3. 8.>

② 식품의약품안전처장은 별표 1에 따른 의약품 제조 및 품질관리기준에서 그 기준을 정하지 않은 의약외품에 관하여 제조 및 품질관리기준(이하 "의약외품 제조 및 품질관리기준"이라 한다)을 정하여 고시할 수 있다. <신설 2022. 1. 20.>

③ 제48조제9호의2 및 별표 1에 따른 의약품 제조 및 품질관리기준을 준수할 의무가 없는 의약외품 제조업자가 의약외품 제조 및 품질관리기준에 따라 의약외품을 제조하는 경우에는 식품의약품안전처장에게 의약외품 제조 및 품질관리기준에 적합하다는 판정을 해줄 것을 요청할 수 있다. <신설 2022. 1. 20.>

④ 식품의약품안전처장은 제3항에 따라 의약외품 제조 및 품질관리기준에 적합하다는 판정을 하는 경우에는 의약외품 제조업자에게 식품의약품안전처장이 고시로 정하는 바에 따라 적합판정서를 발급해야 한다. <신설 2022. 1. 20.>

⑤ 제1항 및 제4항에 따른 적합판정서의 유효기간은 적합판정서를 발급한 날부터 3년으로 한다. 다만, 식품의약품안전처장은 필요한 경우 유효기간을 3년 이내의 범위에서 달리 정하여 고시할 수 있다. <개정 2022. 1. 20.>

[본조신설 2014. 10. 10.]

제48조의3(의약품등의 제조 및 품질관리기준 변경적합판정) ① 법 제38조의2제2항 본문에 따라 변경적합판정을 받으려는 의약품의 제조업자는 별지 제81호서식의 의약품 제조 및 품질관리기준 변경적합판정 신청서(원료의약품 제조업자의 경우에는 별지 제82호서식의 원료의약품 제조 및 품질관리기준 변경적합판정 신청서를 말하며, 한약재 제조업자의 경우에는 제82호의2서식의 한약재 제조 및 품질관리기준 변경적합판정 신청서를 말한다)에 적합판정서(전자문서로 발급받은 경우는 제외한다)와 변경사유서 및 그 근거서류(제48조의2제2항 각 호의 구분에 따른 서류를 말한다)를 첨부하여 지방청장에게 제출해야 한다.

② 법 제38조의2제2항 본문에 따라 변경적합판정을 받으려는 의약외품의 제조업자는 별지 제82호의3서식의 의약외품 제조 및 품질관리기준 변경적합판정 신청서에 적합판정서(전자문서로 발급받은 경우는 제외한다)와 변경사유서 및 그 근거서류(제48조의2제3항 각 호의 서류를 말한다)를 첨부하여 지방청장에게 제출해야 한다.

③ 지방청장은 제1항 또는 제2항에 따른 변경적합판정 신청을 받은 경우 신청 내용이 의약품등의 제조 및 품질관리기준에 적합한지를 평가하기 위하여 실태조사를 실시할 수 있다.

④ 지방청장은 제1항 또는 제2항에 따른 변경적합판정 신청서를 검토한 후 별표 1, 별표 1의2, 별표 2, 별표 3, 별표 3의2, 별표 3의3 또는 별표 3의4의 기준에 적합하다고 판정하는 경우에는 다음 각 호의 구분에 따른 적합판정서에 변경사항을 반영하여 재발급해야 한다.

1. 의약품(한약재는 제외한다): 별지 제81호의2서식의 의약품 제조 및 품질관리기준 적합판정서
2. 한약재: 별지 제82호의4서식의 한약재 제조 및 품질관리기준 적합판정서
3. 의약외품: 별지 제82호의5서식의 의약외품 제조 및 품질관리기준 적합판정서

⑤ 제1항 및 제2항에 따른 변경적합판정을 신청하는 자는 식품의약품안전처장이 정하여 고시하는 수수료를 내야 한다.

⑥ 법 제38조의2제2항 단서에 따른 "총리령으로 정하는 경미한 사항"이란 적합판정을 받은 사항 중 다음 각 호에 해당하지 않는 사항을 말한다. <개정 2023. 10. 25.>

1. 작업소 또는 시험실 소재지의 변경(행정구역 개편에 따른 소재지의 변경은 제외한다)
2. 법 제38조의2제1항에 따라 적합판정을 받은 제형 또는 제조방법의 변경
3. 무균제제등(「의약품 등의 제조업 및 수입자의 시설기준령 시행규칙」 제2조제1항제1호의 무균제제 및 같은 규칙 제7조제2호의 기준을 따라야 하는 작업소에서 제조되는 무균제제 원료의약품을 말한다. 이하 이 호에서 같다)의 제조업자가 시행하는 그 무균제제등 작업소의 신축·재축·증축·개축 및 그 밖에 공기조화장치의 교체 등 식품의약품안전처장이 정하여 고시하는 중요한 사항의 변경
4. 그 밖에 식품의약품안전처장이 정하여 고시하는 사항

⑦ 제1항부터 제6항까지에서 규정한 사항 외에 변경적합판정의 절차나 방법 등에 필요한 세부 사항은 식품의약품안전처장이 정하여 고시한다.

[본조신설 2022. 12. 29.]

제49조(의약품등의 생산·수출·수입 실적 등의 보고 등) ① 법 제38조제2항에 따라 의약품의 품목허가를 받은 자와 의약외품의 제조업자는 해당 연도의 생산실적 및 수출실적을, 법 제42조제5항에 따라 의약품등의 수입자는 해당 연도의 수입실적을 각각 식품의약품안전처장이 정하여 고시하는 바에 따라 한국제약바이오협회 등 법 제67조에 따라 조직된 사단법인을 통하여 식품의약품안전처장에게 보고하여야 한다. 다만, 완제의약품[한외마약(限外痲藥)을 포함하되, 의료용 고압가스는 제외한다]의 경우에는 분기별로 생산실적 또는 수입실적을 식품의약품안전처장 및 법 제47조의3제1항에 따른 의약품관리종합정보센터의 장에게 보고하여야 한다. <개정 2015. 9. 25., 2017. 12. 13., 2018. 10. 25., 2020. 10. 14.>

② 제1항에도 불구하고 의약품등의 수입자는 의약품등을 「전자무역 촉진에 관한 법률」에 따른 전자무역문서로 표준통관예정보고를 하고 수입한 경우에는 수입실적을 별도로 보고하지 아니할 수 있다.

③ 의약품의 제조판매·수입 품목허가를 받은 자는 보건복지부장관이 식품의약품안전처장과 협의하여 고시하는 완제의약품의 생산·수입·공급을 중단하려면 중단일의 60일 전까지 그 사유를 식품의약품안전처장이 정하여 고시하는 바에 따라 식품의약품안전처장에게 보고하여야 한다. 다만, 천재지변이나 갑작스런 원료수급 중단 등 부득이한 사유로 생산·수입·공급이 중단되는 경우에는 중단일부터 10일 이내에 그 사유를

식품의약품안전처장에게 보고하여야 한다.

④ 제1항에 따라 보고를 한 의약품의 품목허가를 받은 자, 의약외품의 제조업자 및 의약품등의 수입자는 의약품등의 생산실적, 수출실적 또는 수입실적 보고와 관련한 서류를 2년간 보관하여야 한다. <개정 2017. 12. 13.>

[제목개정 2017. 12. 13.]

제38조의2(제조 및 품질관리기준에 대한 적합판정) ① 의약품등의 제조업자는 의약품등을 제조하여 판매하려는 경우에는 총리령으로 정하는 바에 따라 제형 또는 제조방법별로 제38조제1항에 따른 제조 및 품질관리기준에 적합하다는 식품의약품안전처의 판정(이하 "적합판정"이라 한다)을 받아야 한다.

② 제1항에 따라 적합판정을 받은 사항을 변경하려는 때에는 변경적합판정을 받아야 한다. 다만, 총리령으로 정하는 경미한 사항을 변경하고자 하는 경우에는 그러하지 아니하다.

③ 제1항 또는 제2항에 따라 적합판정 또는 변경적합판정을 받으려는 의약품등의 제조업자는 총리령으로 정하는 바에 따라 제조 및 품질관리에 관한 자료를 제출하여야 한다.

④ 제1항에 따른 적합판정의 유효기간은 적합판정을 받은 날부터 3년으로 한다. 다만, 이미 적합판정을 받은 제조소에서 다른 제형 또는 제조방법에 대하여 적합판정을 받으려는 경우 그 유효기간은 이미 받은 적합판정의 유효기간의 남은 기간으로 할 수 있다.

[본조신설 2022. 6. 10.]

[종전 제38조의2는 제38조의6으로 이동 <2022. 6. 10.>]

제38조의3(적합판정 확인·조사 등) ① 식품의약품안전처장은 적합판정을 받은 의약품등의 제조업자에 대하여 적합판정의 유효기간 만료 전에 제조 및 품질관리기준 준수 여부를 확인·조사(이하 이 조에서 "정기조사"라 한다)하여야 한다. 다만, 식품의약품안전처장이 필요하다고 인정하는 경우에는 수시로 확인·조사할 수 있다.

② 식품의약품안전처장은 제1항에 따른 정기조사 결과 적합하다고 판단하는 경우 적합판정의 유효기간을 3년의 범위에서 연장할 수 있다.

③ 식품의약품안전처장은 제1항에 따른 확인·조사의 결과 다음 각 호의 어느 하나에 해당하는 경우 총리령으로 정하는 바에 따라 해당 의약품등의 적합판정을 취소하거나 시정명령 등 필요한 조치를 명할 수 있다. 다만, 의약품등의 제조업자가 제1호에 해당하는 경우에 그 적합판정을 취소하여야 한다.

1. 거짓이나 그 밖의 부정한 방법으로 적합판정 또는 변경적합판정을 받은 경우
2. 적합판정을 받은 이후 반복적으로 의약품등의 제조 및 품질관리에 관한 기록을 거짓으로 작성하거나 잘못 작성하여 의약품등을 판매하는 경우
3. 그 밖에 제조 및 품질관리기준에 관한 사항 중 총리령으로 정하는 사항을 지키지 아니한 경우

④ 식품의약품안전처장은 제3항에 따라 적합판정이 취소된 의약품등이 환자의 치료 등에 필수적인 의약품등으로서 대체 가능한 의약품등이 없다고 인정되는 품목인 경우에는 제38조의2제1항에도 불구하고 식품의약품안전처장이 정하는 기간 동안 적합판정 없이 해당 품목을 제조하여 판매하도록 할 수 있다.

⑤ 제1항에 따른 확인·조사에 필요한 사항은 총리령으로 정한다.

[본조신설 2022. 6. 10.]

제38조의4(의약품등의 제조·품질관리 조사관) ① 식품의약품안전처장은 제조 및 품질관리기준의 준수 여부를 조사·평가하기 위하여 다음 각 호에 해당하는 사람 중 제38조의5에 따른 제조 및 품질관리기준 교육·훈련 과정을 이수한 사람을 의약품등의 제조·품질관리 조사관(이하 "제조·품질관리 조사관"이라 한다)으로 임명한다.

1. 제78조에 따른 약사감시원
2. 식품의약품안전처 소속 직원 중 제조 및 품질관리기준과 관련하여 전문지식과 경험이 있다고 식품의약품안전처장이 인정하는 사람

② 식품의약품안전처장은 제조·품질관리 조사관으로 하여금 의약품등을 제조·저장 또는 취급하는 공장·창고·점포나 사무소(제42조제7항에 따른 해외제조소를 포함한다), 그 밖에 조사의 필요성이 있다고 인정되는 장소에 출입하여 관련 장부나 서류, 그 밖의 물건을 조사하거나 관계인에게 질문을 하게 할 수 있다. 이 경우 제조·품질관리 조사관은 그 권한을 표시하는 증표 및 조사기간, 조사범위, 조사 담당자, 관계 법령 등 대통령령으로 정하는 사항이 기재된 서류를 지니고 이를 관계인에게 내보여야 한다.

③ 제조·품질관리 조사관의 자격 및 업무 범위, 그 밖에 필요한 사항은 총리령으로 정한다.

④ 제2항에 따른 조사 또는 질문의 절차·방법 등에 관하여는 이 법에서 정하는 사항을 제외하고는 「행정조사기본법」에서 정하는 바에 따른다.

[본조신설 2022. 6. 10.]

제38조의5(제조·품질관리 조사관의 교육 등) ① 식품의약품안전처장은 제38조의4제1항 각 호에 해당하는 사람에 대하여 정기적으로 제조 및 품질관리기준에 관한 교육·훈련을 실시할 수 있다.

② 식품의약품안전처장은 제1항에 따른 교육·훈련을 전문적으로 수행하기 위하여 제조·품질관리기준 교육·훈련기관을 지정하여 교육·훈련의 실시를 위탁할 수 있다.

③ 제1항에 따른 교육·훈련 과정과 제2항에 따른 교육·훈련기관의 지정 및 위탁 등에 필요한 사항은 총리령으로 정한다.

[본조신설 2022. 6. 10.]

제38조의6(의약품 식별표시) ① 식품의약품안전처장이 정하여 고시하는 제형에 해당하는 의약품의 품목허가를 받은 자는 해당 의약품이 다른 의약품과 구별될 수 있도록 표시(이하 "식별표시"라 한다)를 하여야 하며, 해당 식별표시를 총리령으로 정하는 바에 따라 식품의약품안전처장에게 등록한 후 시판하여야 한다.

② 제1항에 따라 식별표시를 등록한 자가 식별표시를 변경하는 경우에는 식품의약품안전처장에게 변경등록을 하여야 한다.

③ 식품의약품안전처장은 제1항 및 제2항에 따른 식별표시 등록 업무를 제67조에 따라 설립된 법인이나 대통령령으로 정하는 관련 전문기관에 위탁할 수 있다.

④ 제1항부터 제3항까지의 규정에 따른 식별표시 방법, 등록 절차 등 식별표시 제도 운영에 필요한 사항은 총리령으로 정한다.

[본조신설 2015. 1. 28.]

[제38조의2에서 이동 <2022. 6. 10.>]

약사법 시행령

제24조의2(의약품등의 제조·품질관리 조사관의 출입·조사를 위한 서류 기재 사항) 법 제38조의4제2항 후단에서 "조사기간, 조사범위, 조사담당자, 관계 법령 등 대통령령으로 정하는 사항"이란 다음 각 호의 사항을 말한다.

1. 조사의 목적, 기간, 범위 및 내용
2. 조사 담당자의 성명 및 직위
3. 의약품등의 제조 및 품질관리에 관한 자료 등 조사 자료의 목록
4. 조사에 대한 근거 법령
5. 제1호부터 제4호까지에 준하는 사항으로서 식품의약품안전처장이 해당 조사를 위하여 필요하다고 인정하는 사항

[본조신설 2022. 12. 9.]

[종전 제24조의2는 제24조의3으로 이동 <2022. 12. 9.>]

제24조의3(의약품 식별표시 등록 업무의 위탁) ① 법 제38조의6제3항에서 "대통령령으로 정하는 관련 전문기관"이란 「민법」 제32조에 따라 식품의약품안전처장의 허가를 받아 설립된 의약품 관련 법인 중 식품의약품안전처장이 지정하여 고시하는 법인을 말한다. <개정 2022. 12. 9.>

② 식품의약품안전처장은 법 제38조의6제3항에 따라 업무를 위탁하는 경우에는 수탁자 및 위탁하는 업무의 내용을 고시해야 한다.<개정 2022. 12. 9.>

[본조신설 2015. 9. 22.]

[제24조의2에서 이동 <2022. 12. 9.>]

의약품 등의 안전에 관한 규칙

제49조의2(식별표시 방법) ① 법 제38조의2제1항에 따른 식별표시(이하 "식별표시"라 한다)는 특징적인 모양과 색상을 나타내거나 문자·숫자·기호·도안·마크·로고 또는 이들을 조합하여 인쇄 또는 각인하는 방법으로 하여야 한다.

② 식별표시는 훼손되거나 지워지지 아니하고 다른 의약품의 식별표시와 중복되지 아니하는 방법으로 하여야 한다.

[본조신설 2015. 9. 25.]

제49조의3(식별표시의 등록 절차 등) ① 법 제38조의2제1항에 따라 의약품의 식별표시를 등록하려는 자는 별지 제49호의2서식의 의약품 식별표시 등록신청서(전자문서로 된 신청서를 포함한다)에 다음 각 호의 서류(전자문서를 포함한다)를 첨부하여 법 제38조의2제3항에 따라 식별표시 등록 업무를 위탁 받은 기관(이하 "식별표시 등록기관"이라 한다)의 장에게 제출하여야 한다. 등록한 사항을 변경하려는 경우에도 또한 같다.

1. 제품명, 주성분 및 그 함량 등의 제품정보와 식별표시의 내용
2. 의약품 견본품 2개
3. 의약품 설명서
4. 품목허가증 또는 품목신고증 사본
5. 식별표시의 변경내역(변경등록 신청의 경우만 해당한다)

② 제1항에 따라 등록을 신청하는 식별표시의 내용 중에 품목허가를 받은 자를 식별하는 고유표시가 포함된 경우 그 고유표시를 식별표시로 등록하려는 자는 별지 제49호의3서식의 업소 식별표시 등록신청서(전자문서로 된 신청서를 포함한다)에 다음 각 호의 서류(전자문서를 포함한다)를 첨부하여 식별표시 등록기관의 장에게 제출하여야 한다. 등록한 사항을 변경하려는 경우에도 또한 같다.

1. 사업자등록증 사본
2. 제조업 허가증 또는 수입업 신고증 사본

③ 식별표시 등록기관의 장은 제1항 또는 제2항에 따라 신청된 식별표시가 식별표시 방법에 적합한 경우 식별표시에 관한 정보를 데이터베이스에 수록하고 별지 제49호의4서식의 의약품 식별표시 등록필증 또는 별지 제49호의5서식의 업소 식별표시 등록필증을 발급하여야 한다.

④ 제1항 및 제2항에 따라 식별표시를 등록하려는 자는 식품의약품안전처장이 정하여 고시하는 수수료를 내야 한다.

⑤ 식별표시 등록기관의 장은 식별표시 등록현황을 분기별로 분기가 끝

난 후 1개월 이내에 식품의약품안전처장에게 보고하여야 한다.

⑥ 식품의약품안전처장은 의약품 식별표시 정보의 효율적 관리를 위하여 식별표시 등록기관의 장에게 필요한 자료의 제출을 요청할 수 있다. 이 경우 자료의 제출을 요청받은 식별표시 등록기관의 장은 요청에 따라야 한다.

⑦ 제1항부터 제3항까지에서 규정한 사항 외에 식별표시 등록의 대상·기준·절차·방법 등에 관한 세부 사항은 식품의약품안전처장이 정하여 고시한다.

[본조신설 2015. 9. 25.]

제39조(위해의약품등의 회수) ① 다음 각 호의 어느 하나에 해당하는 자는 의약품등이 제53조제1항·제61조(제66조에서 준용하는 경우를 포함한다) 또는 제62조(제66조에서 준용하는 경우를 포함한다)에 위반되어 안전성·유효성에 문제가 있는 사실을 알게 되면 지체 없이 유통 중인 의약품등을 회수하거나 회수에 필요한 조치를 하여야 한다. 이 경우 제1호부터 제3호까지의 어느 하나에 해당하는 자는 미리 식품의약품안전처장에게 회수 계획을 보고하여야 한다. <개정 2015. 1. 28.>

1. 의약품의 품목허가를 받은 자
2. 의약외품의 제조업자
3. 제42조제2항에 따른 의약품등의 수입자
4. 의약품등의 판매업자
5. 약국개설자
6. 의료기관의 개설자
7. 그 밖에 이 법 또는 다른 법률에 따라 의약품을 판매하거나 취급할 수 있는 자 중 총리령으로 정하는 자

②식품의약품안전처장, 시·도지사 또는 시장·군수·구청장은 제1항에 따른 회수 또는 회수에 필요한 조치를 성실히 이행한 의약품의 품목허가를 받은 자, 의약외품의 제조업자 또는 의약품등의 수입자, 약국개설자, 의약품의 판매업자에 대하여 총리령으로 정하는 바에 따라 제76조에 따른 행정처분을 감면할 수 있다.<개정 2007. 10. 17., 2008. 2. 29., 2010. 1. 18., 2013. 3. 23.>

③제1항에 따른 의약품등의 회수에 필요한 위해성 등급 및 평가 기준, 회수 계획 또는 회수 절차, 회수의약품등의 폐기 및 사후조치 등에 필요한 사항은 총리령으로 정한다.<개정 2008. 2. 29., 2010. 1. 18., 2011. 6. 7., 2013. 3. 23.>

의약품 등의 안전에 관한 규칙

제50조(위해등급평가 및 회수계획서 제출) ① 법 제39조제1항에 따라 의약품등의 판매업자, 약국개설자, 안전상비의약품 판매자 또는 의료기관 개설자는 판매하거나 취급하는 의약품등이 법 제39조제1항 전단에 따른 안전성·유효성에 문제가 있는 의약품등(이하 "회수대상의약품등"이라 한다)으로 의심되는 경우에는 해당 의약품등의 판매나 취급을 즉시 중단하고 이를 해당 의약품의 품목허가를 받은 자, 의약외품 제조업자 또는 의약품등의 수입자(이하 "회수의무자"라 한다)에게 통보하여야 한다.

② 회수의무자는 그가 제조판매하거나 수입한 의약품등이 회수대상의약품등으로 의심되는 경우에는 지체 없이 다음 각 호의 기준에 따라 해당 의약품등에 대한 위해성을 평가하여야 한다.<개정 2014. 8. 21.>

1. 1등급 위해성
   가. 의약품등의 사용으로 인하여 완치불가능한 중대한 부작용을 초래하거나 사망에 이르게 하는 경우
   나. 치명적 성분이 섞여 있는 경우
   다. 의약품등에 표시기재가 잘못되어 생명에 영향을 미칠 수 있는 경우
2. 2등급 위해성
   가. 의약품등의 사용으로 인하여 일시적 또는 의학적으로 완치 가능한 부작용을 일으키는 경우
   나. 주성분의 함량이 초과되는 등 식품의약품안전처장이 정하여 고시하는 품질기준에 맞지 아니하거나 치명적이지 아니한 경우
3. 3등급 위해성
   가. 의약품등의 사용으로 인하여 부작용을 거의 초래하지 아니하나 유효성이 입증되지 못하는 경우
   나. 의약품등의 사용으로 인하여 부작용을 거의 초래하지 아니하나 색깔이나 맛의 변질, 포장재의 변형 등이 발생하여 안전성·유효성에 문제가 있는 경우

③ 회수의무자는 제2항 각 호에 해당하는 의약품등에 대하여 즉시 판매중지 등의 필요한 조치를 하고, 안전성·유효성에 문제가 있음을 안 날부터 5일 이내에 별지 제50호서식의 회수계획서를 지방청장에게 제출하여야 하며, 5일 이내에 회수계획서 제출이 곤란하다고 판단되는 경우에는 지방청장에게 그 사유를 밝히고 제출기한 연장을 요청하여야 한다. 이 경우 회수의무자는 식품의약품안전처장이 정하는 전산프로그램을 이용하여 회수계획서를 제출할 수 있다.

④ 제3항에 따른 회수계획서를 제출할 경우에는 다음 각 호의 서류를 첨부하여야 한다.

1. 해당 품목의 제조·수입 기록서 사본 및 판매처별 판매량·판매일 등의 기록
2. 제89조제3항에 따라 통보할 회수계획
3. 회수 사유를 적은 서류

⑤ 회수대상의약품등의 회수의무자는 제3항에 따른 회수계획서 작성 시 회수종료 예정일을 다음 각 호의 구분에 따라 정하여야 한다. 다만, 해당 등급별 회수기한 이내에 회수종료가 곤란하다고 판단되는 경우에는 지방청장에게 그 사유를 밝히고 그 회수기한을 초과하여 정할 수 있다.

1. 1등급 위해성: 회수를 시작한 날부터 15일 이내
2. 2등급 위해성 또는 3등급 위해성: 회수를 시작한 날부터 30일 이내

⑥ 지방청장은 제3항 및 제4항에 따라 보고받은 회수계획이 미흡하다고 판단되는 경우에는 해당 회수대상의약품등의 회수의무자에게 회수계획

의 보완을 명할 수 있다.

⑦ 지방청장은 제3항에 따라 회수계획서를 제출받은 경우 그 사실을 회수의무자의 소재지를 관할하는 특별시장·광역시장·도지사 또는 특별자치도지사(이하 "시·도지사"라 한다)에게 알려야 한다.

⑧ 제1항부터 제7항까지의 규정에 따른 위해성 평가절차, 회수계획서 작성 및 보완 등에 관한 세부 사항은 식품의약품안전처장이 정하여 고시한다.

제40조(폐업 등의 신고) ① 의약품등의 제조업자 또는 품목허가를 받은 자가 다음 각 호의 어느 하나에 해당하는 경우에는 7일 이내에 식품의약품안전처장에게 그 사실을 신고하여야 한다. 다만, 휴업기간이 1개월 미만인 경우에는 신고하지 아니할 수 있다. <개정 2013. 3. 23., 2016. 12. 2.>

1. 제조소 또는 위탁제조판매업소를 폐업 또는 휴업하는 경우
2. 휴업한 제조소 또는 위탁제조판매업소를 다시 연 경우
3. 제조관리자·안전관리책임자와 그 밖에 총리령으로 정하는 사항이 변경된 경우

② 의약품등의 제조업자 또는 품목허가를 받은 자가 제1항에 따라 폐업 또는 휴업의 신고를 하려면 제39조에 따라 유통 중인 의약품등을 회수하거나 회수에 필요한 조치를 하는 등 총리령으로 정하는 바에 따라 필요한 조치를 하여야 한다.<신설 2016. 12. 2.>

③ 의약품등의 제조업자 또는 품목허가를 받은 자가 제1항제2호에 따른 재개업 신고를 할 때에는 의약품등 제조소의 시설 점검결과, 의약품등 보유 현황 등 총리령으로 정하는 서류 또는 자료를 첨부하여 식품의약품안전처장에게 제출하여야 한다. 다만, 식품의약품안전처장은 휴업 기간이 1년 미만인 의약품등의 제조업자 또는 품목허가를 받은 자가 재개업 신고를 할 때에는 서류 또는 자료의 제출 의무를 면제할 수 있다.<신설 2016. 12. 2.>

④ 식품의약품안전처장은 제1항에 따른 신고를 받은 경우에는 그 내용을 검토하여 이 법에 적합하면 신고를 수리하여야 한다.<신설 2019. 1. 15.>

[전문개정 2007. 10. 17.]

의약품 등의 안전에 관한 규칙

제51조(폐업 등의 신고) ① 법 제40조제1항제1호·제2호 및 제42조제5항에 따라 의약품등의 제조업자, 위탁제조판매업자 또는 수입자가 폐업·휴업 또는 재개업 신고를 하려는 경우에는 별지 제51호서식의 의약품등의 제조업·위탁제조판매업·수입업 폐업·휴업·재개업 신고서(전자문서로 된 신고서를 포함한다)에 의약품등의 제조업 허가증, 위탁제조판매업 신고증 또는 수입업 신고증(전자문서로 발급받은 경우는 각각 제외한다)과 모든 품목의 허가증·신고증(폐업만 해당하며, 전자문서로 발급받은 경우는 각각 제외한다)을 첨부하여 지방청장에게 제출하여야 한다. <개정 2015. 9. 25., 2017. 12. 13., 2021. 3. 8.>

② 의약품등의 제조업자·수입자 또는 위탁제조판매업자는 법 제40조제1항제3호 및 제42조제5항에 따라 제조관리자, 안전관리책임자 또는 수입업무를 관리하는 자(이하 "수입관리자"라 한다)를 변경한 경우에는 별지 제52호서식의 제조관리자·수입관리자·안전관리책임자 변경신고서(전자문서로 된 신고서를 포함한다)에 다음 각 호의 구분에 따른 서류를 지방청장에게 제출하여야 한다.<개정 2015. 9. 25., 2017. 12. 13., 2021. 3. 8.>

1. 의약품등 제조업자의 경우: 제42조제5항제1호 또는 제46조제3항제1호의 서류와 의약품 제조업 허가증 또는 의약외품 제조업 신고증(전자문서로 발급받은 경우는 각각 제외한다)
2. 수입자의 경우: 제58조제1항에 따른 첨부서류 또는 제60조제1항에 따라 준용되는 안전관리책임자의 자격을 확인할 수 있는 서류와 수입업 신고증(전자문서로 발급받은 경우는 제외한다)
3. 위탁제조판매업자의 경우: 제46조제3항제1호의 서류와 위탁제조판매업 신고증(전자문서로 발급받은 경우는 제외한다)

③ 의약품등의 제조업자·수입자 또는 위탁제조판매업자가 그 관리자 또는 안전관리책임자를 폐지한 경우에는 별지 제53호서식의 제조관리자·수입관리자·안전관리책임자 폐지신고서(전자문서로 된 신고서를 포함한다)에 허가증 또는 신고증(전자문서로 발급받은 경우는 각각 제외한다)을 첨부하여 지방청장에게 제출하여야 한다.<개정 2021. 3. 8.>

④ 지방청장은 제1항부터 제3항까지의 규정에 따라 신고를 받은 경우에는 해당 대장과 허가증 또는 신고증에 각각 그 신고사항을 적어 넣어야 한다.

⑤ 제1항부터 제3항까지에 따른 첨부서류에 대한 정보를 「전자정부법」 제36조제1항에 따른 행정정보의 공동이용을 통하여 확인할 수 있는 경우에는 그 확인으로 첨부서류를 갈음할 수 있다.

⑥ 법 제40조제2항에 따라 의약품등의 제조업자 또는 품목허가를 받은 자가 폐업 또는 휴업 신고를 하려면 다음 각 호에 따른 조치를 하여야 한다.<신설 2017. 12. 13.>

1. 법 제39조제1항에 따른 유통 중인 의약품등의 회수 또는 회수에 필요한 조치
2. 법 제71조에 따른 해당 의약품등의 폐기 또는 폐기에 필요한 조치
3. 법 제72조에 따른 공표명령의 이행

⑦ 법 제40조제3항 본문에서 의약품등의 제조업자 또는 품목허가를 받은 자가 재개업 신고를 할 때 제출해야 하는 "총리령에서 정하는 서류 또는 자료"란 의약품등 제조소의 시설점검결과, 의약품등 보유 현황, 보유 중인 의약품등에 대한 조치계획서 또는 조치완료를 증명하는 서류를 말한다.<신설 2017. 12. 13.>

제41조(약국제제의 제조) ①약국개설자가 약국제제를 제조하거나 보건복지부장관이 지정하는 의료기관의 조제실에서 제제를 제조하려면 보건복지부장관과 협의하여 총리령으로 정하는 바에 따라 제조하려는 품목을 시장·군수·구청장에게

신고하여야 한다. 다만, 「의료법」에 따라 시·도지사의 허가를 받아 개설한 의료기관의 조제실에서 제제를 제조하려는 경우에는 시·도지사에게 신고하여야 한다. <개정 2008. 2. 29., 2010. 1. 18., 2013. 3. 23.>

② 시장·군수·구청장 또는 시·도지사는 제1항에 따른 신고를 받은 경우에는 그 내용을 검토하여 이 법에 적합하면 신고를 수리하여야 한다.<신설 2019. 1. 15.>

③약국제제 및 조제실제제의 범위·조제실 시설, 그 밖에 필요한 사항은 보건복지부장관과 협의하여 총리령으로 정한다.<개정 2008. 2. 29., 2010. 1. 18., 2013. 3. 23., 2019. 1. 15.>

의약품 등의 안전에 관한 규칙

제52조(약국제제 또는 조제실제제의 제조품목신고) ① 법 제41조제1항 본문에 따라 약국제제를 제조하려는 자는 별지 제54호서식의 약국제제 제조품목 신고서(전자문서로 된 신고서를 포함한다)를, 의료기관의 조제실에서 제제(이하 "조제실제제"라 한다)를 제조하려는 자는 별지 제55호서식의 의료기관 조제실제제 제조품목 신고서(전자문서로 된 신고서를 포함한다)를 시장·군수·구청장(자치구의 구청장을 말한다. 이하 같다)에게 제출하여야 한다. 다만, 법 제41조제1항 단서에 따라 조제실제제를 제조하려는 자는 시·도지사에게 제출하여야 한다. 약국제제 또는 조제실제제의 제조업무를 폐지하였을 때에도 또한 같다.

② 시·도지사 또는 시장·군수·구청장이 약국제제 또는 조제실제제의 제조품목신고를 받았을 때에는 그 품목의 견본품을 제출하게 할 수 있다.

제53조(약국제제 또는 조제실제제의 제조품목 신고대장과 신고증) 시·도지사 또는 시장·군수·구청장은 제52조에 따른 신고를 수리하였을 때에는 약국제제 또는 조제실제제의 제조품목 신고대장에 다음 각 호의 사항을 적어 넣고, 별지 제56호서식의 약국제제 제조품목 신고증 또는 별지 제57호서식의 의료기관 조제실제제 제조품목 신고증을 발급하여야 한다.

1. 제조하려는 제제의 품목
2. 신고번호와 신고 연월일
3. 제제 제조자의 성명 및 주민등록번호
4. 제제를 제조하는 약국의 명칭과 그 소재지(조제실제제의 경우에는 의료기관의 명칭과 그 소재지)
5. 조제실제제의 경우 의료기관의 조제실을 관리하는 약사 또는 한약사의 성명·면허번호 및 주민등록번호
6. 처방의사의 성명 및 면허번호(의사의 처방에 의하여 제조하는 조제실제제의 경우에만 적는다)

제54조(약국제제 및 조제실제제의 범위) 법 제41조제3항에 따른 약국제제 및 조제실제제의 범위는 다음 각 호와 같다. <개정 2019. 12. 6.>

1. 대한민국약전에 실려 있는 의약품 중 다음 각 목의 구분에 따른 제제에 해당하지 아니하는 제제로서 식품의약품안전처장이 정하여 고시하는 제제
   가. 약국제제
   1) 마약 또는 향정신성의약품을 함유하는 제제
   2) 항생물질제제, 생물학적 제제 및 성호르몬제제
   3) 국내에서 생산되거나 수입되는 제제
   4) 주사제·정제·환제
   5) 전문의약품에 해당하는 제제
   나. 조제실제제
   1) 가목 1)부터 3)까지에 해당하는 제제
   2) 일반의약품에 해당하는 제제
2. 대한민국약전에 실려 있지 아니한 의약품 중에서 식품의약품안전처장이 정하여 고시하는 제제

제55조(약국제제 및 조제실제제 제조소의 시설기준) ① 법 제41조제3항에 따라 약국에서 약국제제를 제조하려는 자는 약국제제의 제조에 필요한 기구를 갖추어야 한다. <개정 2019. 12. 6.>

② 법 제41조제3항에 따른 조제실제제 제조소에는 작업소 및 실험실을 두어야 한다.<개정 2019. 12. 6.>

③ 제2항의 기준 외의 조제실제제 제조소의 시설기준에 관하여는 「의약품 등의 제조업 및 수입자의 시설기준령」 제3조 및 「의약품 등의 제조업 및 수입자의 시설기준령 시행규칙」 제2조부터 제5조까지의 규정을 준용한다.

제56조(약국제제 또는 조제실제제의 제조·관리) 법 제41조제3항에 따라 약국제제 또는 조제실제제를 제조하려는 자는 다음 각 호의 사항을 준수하여야 한다. <개정 2014. 8. 21., 2019. 12. 6.>

1. 제조 및 품질에 대한 관리를 철저히 하고 제조관리기록서와 품질관리기록서를 작성하여 갖추어야 하며 이를 제조일부터 2년간 보관할 것
2. 제조 및 품질관리에 종사하는 자에 대한 관리·감독을 철저히 할 것
3. 제조 및 품질관리 등에 관하여 식품의약품안전처장이 정하여 고시하는 관리기준을 준수할 것

제2절 의약품등의 수입허가 등

제42조(의약품등의 수입허가 등) ①의약품등의 수입을 업으로 하려는 자는 총리령으로 정하는 바에 따라 식품의약품안전처장에게 수입업 신고를 하여야 하며, 총리령으로 정하는 바에 따라 품목마다 식품의약품안전처장의 허가를 받거나 신고를 하여야 한다. 허가받은 사항 또는 신고한 사항을 변경하려는 경우에도 또한 같다. <개정 2008. 2. 29., 2010. 1. 18., 2013. 3. 23., 2015. 1. 28.>

② 제1항에도 불구하고 국방부장관 또는 제1항 전단에 따라 수입업 신고를 한 자(이하 "수입자"라 한다)는 다음 각 호의 어느 하나에 해당하는 경우에는 해당 의약품등에 대하여 제1항에 따른 품목별 허가를 받거나 신고를 하지 아니하고 수입할 수 있다.<개정 2011. 3. 30., 2013. 3. 23., 2015. 1. 28.>

1. 국방부장관이 긴급히 군사 목적에 사용하기 위하여 국내

에서 생산되지 아니하는 의약품등을 미리 식품의약품안전처장과 품목 및 수량에 대한 협의를 거쳐 수입하려는 경우

2. 수입자가 의약품등의 제조를 위하여 원료의약품을 수입하거나 임상시험용 의약품 등 총리령으로 정하는 의약품등을 수입하려는 경우

③수입자는 대통령령으로 정하는 시설 기준에 따라 영업소 등 필요한 시설을 갖추어야 한다.<개정 2015. 1. 28.>

④ 다음 각 호의 어느 하나에 해당하는 자는 제1항에 따른 수입업 신고를 할 수 없다. 법인의 경우 그 대표자가 다음 각 호의 어느 하나에 해당하는 경우에도 또한 같다.<신설 2015. 1. 28., 2017. 10. 24.>

1. 제5조 각 호의 어느 하나에 해당하는 자
2. 제76조에 따라 영업소가 폐쇄된 날부터 1년이 지나지 아니한 자. 다만, 다음 각 목의 어느 하나에 해당하는 경우는 제외한다.
   가. 제5조제1호 또는 제3호에 해당하여 폐쇄된 후 정신건강의학과 전문의가 약사(藥事)에 관한 업무를 담당하는 것이 적합하다고 인정한 경우
   나. 제5조제2호에 해당하여 폐쇄된 후 가정법원의 성년후견·한정후견 종료의 심판을 받은 경우
3. 파산선고를 받고 복권되지 아니한 자

⑤ 제1항에 따라 수입되는 의약품등 또는 그 수입자에 관하여는 제31조제7항, 같은 조 제10항부터 제16항까지, 제31조의2, 제31조의5, 제32조, 제33조, 제35조제2항부터 제4항까지, 제35조의2부터 제35조의6까지, 제36조, 제37조, 제37조의2부터 제37조의4까지, 제38조, 제38조의4부터 제38조의6까지, 제40조, 제50조의2부터 제50조의10까지, 제69조의3 및 제75조를 준용한다. 이 경우 "제조" 또는 "생산"은 각각 "수입"으로, "제조업자" 또는 "품목허가를 받은 자"는 각각 "수입자"로, "제조소 또는 위탁제조판매업소"는 각각 "영업소"로 본다.<개정 2007. 10. 17., 2011. 3. 30., 2011. 6. 7., 2011. 12. 2., 2012. 5. 14., 2014. 3. 18., 2015. 1. 28., 2015. 3. 13., 2019. 1. 15., 2021. 7. 20., 2022. 6. 10.>

⑥ 식품의약품안전처장은 제1항에 따른 신고를 받은 경우에는 그 내용을 검토하여 이 법에 적합하면 신고를 수리하여야 한다.<신설 2019. 1. 15.>

⑦ 수입자는 다음 각 호의 어느 하나에 해당하는 의약품등 중 총리령으로 정하는 의약품등을 수입하려면 그 해외제조소(의약품등의 제조 및 품질관리를 하는 해외에 소재하는 시설을 말한다. 이하 같다)의 명칭 및 소재지 등 총리령으로 정하는 사항을 식품의약품안전처장에게 등록하여야 한다.<신설 2018. 12. 11., 2019. 1. 15., 2021. 7. 20.>

1. 제1항에 따라 품목별 허가를 받거나 신고를 한 의약품등
2. 제2항제2호에 따른 의약품등의 제조를 위하여 수입하는 원료의약품
3. 제31조의2제4항에 따라 등록된 원료의약품(이 조 제5항에서 준용하는 경우로 한정한다)

⑧ 수입자는 제7항에 따라 등록한 사항 중 총리령으로 정하는 사항을 변경하려는 경우에는 식품의약품안전처장에게 변경등록을 하여야 하며, 총리령으로 정하는 사항 외의 사항을 변경한 경우에는 식품의약품안전처장에게 신고하여야 한다.<신설 2018. 12. 11., 2019. 1. 15.>

⑨제1항에 따른 수입업 신고나 품목 허가 또는 신고의 대상·기준·조건 및 관리와 제7항 및 제8항에 따른 등록·변경등록·변경신고의 절차·방법 등에 관하여 필요한 사항은 총리령으로 정한다.<개정 2008. 2. 29., 2010. 1. 18., 2011. 3. 30., 2013. 3. 23., 2015. 1. 28., 2018. 12. 11., 2019. 1. 15.>

의약품 등의 안전에 관한 규칙

제56조의2(의약품등의 수입업 신고) ① 법 제42조제1항에 따라 의약품등의 수입업 신고를 하려는 자는 별지 제7호의2서식의 의약품등 수입업 신고서(전자문서로 된 신고서를 포함한다)에 다음 각 호의 서류(전자문서를 포함한다)를 첨부하여 지방청장에게 제출하여야 한다.

1. 법 제5조제1호 본문에 해당하는 사람이 아님을 증명하는 의사의 진단서 또는 같은 호 단서에 해당하는 사람임을 증명하는 전문의의 진단서 및 같은 조 제3호에 해당되는 사람이 아님을 증명하는 의사의 진단서
2. 법 제42조제5항에 따라 준용되는 법 제36조 및 제37조의3에 따른 수입관리자 및 안전관리책임자의 자격을 확인할 수 있는 서류 또는 별지 제44호서식의 수입관리자 승인서

② 제1항에 따라 신고서를 받은 지방청장은 「전자정부법」 제36조제1항에 따른 행정정보의 공동이용을 통하여 다음 각 호의 서류를 확인하여야 한다. 다만, 제2호의 경우 신고인이 확인에 동의하지 아니하는 경우에는 그 사본을 첨부하게 하여야 한다.

1. 법인 등기사항증명서(법인인 경우만 해당한다)
2. 약사 면허증(수입관리자 또는 안전관리책임자가 약사인 경우만 해당한다)

③ 제1항에 따라 의약품등의 수입업 신고를 하려는 자는 그 업종에 속하는 1개 이상 품목의 수입 품목허가를 동시에 신청하거나 1개 이상 품목을 동시에 수입 품목신고하여야 한다.

④ 제1항에 따라 의약품등의 수입업 신고를 하려는 자는 식품의약품안전처장이 정하여 고시하는 수수료를 내야 한다.

[본조신설 2015. 9. 25.]

제57조(의약품등의 수입업 신고 및 수입품목 허가·신고 절차의 생략) ①법 제42조제2항제2호에 따라 식품의약품안전처장의 수입 품목허가나 수입 품목신고 대상에서 제외하는 의약품등은 다음 각 호와 같

다. 다만, 제4호 및 제5호에 따른 의약품등 중 제4조제1항제1호에 따른 자료를 제출해야 하는 품목은 그렇지 않다. <개정 2014. 8. 21., 2015. 9. 25., 2018. 3. 30., 2022. 12. 7., 2023. 10. 25.>

1. 법 제91조에 따른 한국희귀·필수의약품센터의 장이 희귀의약품 및 희귀질환자 치료용 의약품의 공급업무를 수행하기 위하여 직접 수입하는 품목

1의2. 관계 중앙행정기관의 장 또는 관련 기관 및 단체의 요청에 따라 식품의약품안전처장이 환자의 치료를 위해 긴급하게 도입할 필요가 있다고 인정하는 품목

2. 제24조제7항에 따라 임상시험계획의 승인을 받은 임상시험용 의약품등(제38조의6제5항 또는 제38조의9제3항에 따라 치료목적 사용승인을 받은 임상시험용의약품 또는 국외임상시험용의약품을 포함한다)

3. 임상시험에 사용되는 원료의약품, 임상시험용 대조약(위약을 포함한다) 등

4. 의약품등(원료의약품 및 제62조제5호에 따라 규격품 대상 한약으로 지정한 한약을 포함한다)의 제조업자가 자신이 제조하는 의약품등의 원료로 사용하기 위하여 직접 수입하는 원료약품

5. 제62조제5호에 따라 규격품 대상 한약으로 지정한 한약 외의 한약

6. 자가치료용(自家治療用) 및 구호용(救護用) 의약품 등 식품의약품안전처장이 정하여 고시하는 의약품등

② 법 제42조제9항에 따라 이 조 제1항제1호, 제1호의2, 제2호부터 제4호까지 또는 제6호에 해당하는 의약품등만을 수입하려는 자는 수입업 신고 대상에서 제외한다. <신설 2015. 9. 25., 2021. 3. 8., 2022. 12. 7.>

[제목개정 2015. 9. 25.]

제58조(수입관리자 등 신고) ① 수입자는 법 제42조제5항에 따라 수입관리자로 1명 이상의 약사 또는 한약사를 두고 별지 제45호서식의 수입관리자 신고서(전자문서로 된 신고서를 포함한다)에 수입관리자의 자격을 확인할 수 있는 서류 또는 별지 제44호서식의 수입관리자 승인서와 의약품등의 수입업 신고증(전자문서로 발급받은 경우는 제외한다)을 첨부하여 지방청장에게 제출하여야 한다. 이 경우 생물학적 제제 또는 의약외품(법 제2조제7호가목에 해당하는 물품만 해당한다) 수입관리자의 자격요건 등에 대하여는 법 제36조제1항 단서·같은 조 제2항 또는 이 규칙 제42조를 준용한다. <개정 2015. 9. 25., 2020. 9. 7., 2021. 3. 8.>

② 의약품의 수입자는 법 제42조제5항에 따라 제1항의 수입관리자 외에 1명 이상의 안전관리책임자를 두고, 별지 제49호서식의 안전관리책임자 신고서(전자문서로 된 신고서를 포함한다)에 안전관리책임자의 자격을 확인할 수 있는 서류와 의약품의 수입업 신고증(전자문서로 발급받은 경우는 제외한다)을 첨부하여 지방청장에게 제출하여야 한다. 다만, 한약재, 원료의약품, 의료용 고압가스 또는 인체에 직접 적용하지 아니하는 제품의 수입자의 경우에는 안전관리책임자를 두지 아니할 수 있다.<개정 2014. 5. 9., 2015. 9. 25., 2016. 6. 30., 2021. 3. 8.>

③ 제1항과 제2항에 따라 신고서를 받은 지방청장은 「전자정부법」 제36조제1항에 따른 행정정보의 공동이용을 통하여 약사 면허증(수입관리자 또는 안전관리책임자가 약사인 경우만 해당한다)을 확인하여야 한다. 다만, 신고인이 확인에 동의하지 아니하는 경우에는 그 사본을 첨부하게 하여야 한다.

④ 제1항과 제2항에 따라 2명 이상의 수입관리자 또는 안전관리책임자를 두었을 때에는 그 업무를 분장하여 책임의 한계를 명확하게 하여야 한다.

⑤ 제1항과 제2항에도 불구하고 의약품등의 제조업자 또는 의약품 도매상이 수입업무를 겸하는 경우에는 다음 각 호의 구분에 따른다.

1. 의약품 제조업자는 수입관리자 및 안전관리책임자를 따로 두지 아니할 수 있다.

2. 의약외품 제조업자 또는 의약품 도매상은 수입관리자를 따로 두지 아니할 수 있다.

제59조(수입품목허가대장과 허가증 등) 식품의약품안전처장 또는 지방청장은 제4조, 제5조 또는 제39조의2에 따라 의약품등의 수입품목 허가 또는 품목 조건부 허가를 하거나 수입품목 신고를 수리한 경우에는 다음 각 호의 구분에 따라 해당 사항을 각각 허가대장 또는 신고수리대장(전자문서로 된 대장을 각각 포함한다)에 적어 넣고, 허가를 한 경우에는 별지 제10호서식의 의약품등 수입품목 허가 또는 조건부 허가증을, 신고수리를 한 경우에는 별지 제13호서식의 의약품등 수입품목 신고증을 발급해야 한다. <개정 2021. 3. 8., 2022. 7. 21.>

1. 수입품목허가의 경우
   가. 허가번호와 허가 연월일
   나. 제품명
2. 수입품목신고의 경우
   가. 신고수리번호와 수리 연월일
   나. 제품명

제60조(수입자 등의 준수사항 등) ① 수입관리자는 법 제42조제5항 및 제6항에 따라 다음 각 호의 사항을 준수해야 한다. <개정 2021. 3. 8., 2023. 10. 25.>

1. 보건위생상 위해가 없도록 창고 및 시험실의 시설을 위생적으로 관리하여 곤충 등의 침입, 교차오염 또는 외부로부터의 오염 등을 방지할 것

2. 종업원의 보건위생상태를 철저히 점검하고, 품질이 우수한 의약품등의 수입·판매를 위한 교육·감독에 주력할 것

3. 제품표준서, 품질관리기준서 등에 따라 정확히 수입할 것

4. 창고 및 시험실에는 위해가 발생할 염려가 있는 물건을 두어서는 아니 되며, 창고 및 시험실에서 국민보건에 유해한 물질이 유출되거나 방출되지 아니하도록 할 것

5. 의약품등 및 자재의 입고부터 출고에 이르기까지 필요한 시험검사 또는 검정을 철저히 할 것. 다만, 다음 각 목의 의약품은 생산국 또는 원제조원에서 실시한 해당 의약품에 대한 시험검사 또는 검정 성적서로 수입자의 시험검사 또는 검정을 갈음할 수 있다.
   가. 희귀의약품
   나. 완제의약품 제조업자의 요청에 따라 수입을 대행한 원료의약품
   다. 국가필수의약품 중 국내에 대체의약품이 없어 공급 중단 시 환자 치료에 차질이 발생할 우려가 있다고 식품의약품안전처장이 인정하는 의약품
   라. 방사성의약품(「원자력안전법」에 따른 방사성동위원소를 함유하는 의약품만 해당한다)

6. 제조단위별로 수입기록서와 품질관리기록서를 작성하고, 이를 통관일부터 3년 이상 보존할 것

② 수입자는 법 제42조제5항 및 제9항에 따라 다음 각 호의 사항 및 제1항 각 호의 사항을 준수하여야 한다. <개정 2017. 1. 4., 2021. 3. 8.>

1. 의약품등의 품질검사를 철저히 하고 합격한 제품만을 판매할 것
2. 허가를 받거나 신고한 품목의 안전성·유효성과 관련된 새로운 자료를 입수하거나 정보사항 등(의약품등의 사용으로 인한 부작용 발생사례를 포함한다)을 알게 된 경우와 안전성·유효성에 관한 정보를 수집·분석·평가를 하기 위하여 조사를 실시한 경우에는 별표 4의3의 의약품등 시판 후 안전관리기준 제6호부터 제8호까지의 규정에 따라 보고하고 적절한 조치를 취할 것
3. 식품의약품안전처장이 정하는 소아용의약품(이하 "소아용의약품"이라 한다)에 「의료기기법」에 따른 의료기기가 아닌 계량컵 또는 계량스푼 등을 사용하는 경우에는 식품의약품안전처장이 정하는 기준에 맞는 계량컵 또는 계량스푼 등을 사용할 것
4. 다른 사람의 특허권을 침해한 것으로 판명된 의약품을 수입하지 아니할 것
5. 법 제42조제3항 및 「의약품 등의 제조업 및 수입자의 시설기준령」 제6조제1항제1호에 따른 창고 외의 장소에 의약품등을 보관하지 말 것
6. 제48조제9호의 구분에 따라 별표 1, 별표 1의2, 별표 2, 별표 3, 별표 3의2, 별표 3의3 또는 별표 3의4의 제조 및 품질관리기준에 동등하게 상응하는 해당 국가의 기준에 따라 적합하게 제조된 의약품을 수입하고, 의약품을 수입할 때에는 별표 6의2의 의약품등 수입관리 기준을 준수할 것
7. 제48조제9호의2에 따라 별표 1의 제조 및 품질관리기준에 동등하게 상응하는 해당 국가의 기준에 따라 적합하게 제조된 의약외품을 수입하고, 의약외품을 수입할 때에는 별표 6의2의 의약품등 수입관리 기준을 준수할 것
8. 혈장분획제제 수입자는 별표 5의 원료혈장관리기준을 준수할 것
9. 등록대상 원료의약품을 사용한 의약품등을 수입하려는 경우에는 다음 각 목의 어느 하나에 해당하는 것을 사용하여 제조된 의약품만을 수입할 것
   가. 제16조 각 호 외의 부분 후단에 따라 식품의약품안전처장이 인터넷 등으로 공고한 원료의약품
   나. 의약품등의 수입자가 자신이 제4조제1항 또는 제5조제2항에 따라 수입품목 허가를 받거나 신고를 할 때 제4조제1항제7호 각 목 외의 부분 본문의 자료 또는 제5조제2항제6호에 따라 제4조제1항제7호 각 목의 자료를 제출한 원료의약품
10. 의약품등의 안전성·유효성과 관련하여 필요한 자료제출 및 조사, 제조 및 품질관리, 표시기재사항 등에 관하여 식품의약품안전처장이 지시한 사항을 준수할 것
11. 식품의약품안전처장이 정하는 의약품의 경우 식품의약품안전처장이 정하는 바에 따라 낱알모음포장 등 소량포장단위의 제품을 수입하여 공급할 것. 이 경우 일반의약품은 그 특성상 소량포장단위 이하의 포장이 필요한 경우를 제외하고는 소량포장단위를 10정(또는 캡슐 등) 이상으로 하여야 한다.
12. 안전상비의약품은 1일분 포장단위로 공급할 것. 다만, 1회 복용량, 1일 복용횟수, 제형 및 외부 포장의 기재사항 등을 고려하여 보건복지부장관이 포장단위를 달리 정하는 경우에는 그에 따라 공급하여야 한다.
13. 의약외품 중 궐련형 금연보조제의 수입자는 식품의약품안전처장이 정하는 타르, 니코틴 및 일산화탄소의 허용기준, 허용오차범위 및 측정기준에 적합한 궐련형 금연보조제를 수입하여야 하고, 판매 중인 제품에 대하여 분기마다 분기 시작 후 1개월 이내에 「담배사업법」 제25조의2에 따라 기획재정부장관이 지정하는 측정기관에 타르, 니코틴 및 일산화탄소의 측정을 의뢰하며, 그 결과를 측정일부터 3년 이상 보존할 것
14. 제62조제5호에 따라 규격품 대상 한약으로 지정한 한약 중 식품의약품안전처장이 정하여 고시하는 한약의 경우에는 그 성질과 상태, 품질 및 저장방법 등에 관하여 식품의약품안전처장이 정하여 고시하는 사항을 지킬 것
15. 수입 품목허가 또는 품목신고의 유효기간이 끝난 의약품을 판매하지 말 것
16. 의약품의 안전한 사용을 위하여 위해성 관리 계획을 이행할 것(위해성 관리 계획을 제출한 의약품의 경우만 해당한다)
17. 별표 4의3의 의약품등 시판 후 안전관리 기준에 따라 의약품에 대한 안전정보를 수집·평가하고 적절한 안전대책 수립 등 시판 후 안전관리 업무를 수행할 것
18. 「대외무역법」에서 정하는 의약품등의 수출입요령과 식품의약품안전처장이 정하는 수입의약품등의 관리에 관한 규정을 준수하고, 「전자무역 촉진에 관한 법률」에 따른 전자무역문서로 표준통관예정보고를 할 것

③ 수입관리자의 관리업무 비종사 신고에 관하여는 제43조제2항을, 수입관리자의 교육에 관하여는 제44조 및 제45조를 준용한다. 이 경우 "제조관리자"는 "수입관리자"로, "제조소"는 "영업소"로, "제조"는 "수입"으로 본다.

④ 안전관리책임자 등에 관하여는 제46조를, 안전관리책임자의 준수사항 등에 관하여는 제47조를, 안전관리책임자 교육의 내용·시간·방법 등에 관하여는 제47조의2를, 안전관리책임자 교육기관 지정 및 지정취소 등에 관하여는 제47조의3을 준용한다. 이 경우 "품목허가를 받은 자"는 "수입자"로, "의약품의 제조업 허가증 또는 위탁제조판매업 신고증"은 "수입업 신고증"으로, "제조판매"는 "수입"으로 본다.

[전문개정 2016. 10. 28.]

제60조의2(해외제조소의 등록 등) ① 법 제42조제7항에서 "총리령으로 정하는 의약품등"이란 다음 각 호의 어느 하나에 해당하는 의약품등을 말한다. <개정 2022. 7. 21.>

1. 법 제42조제7항제1호 및 제3호에 해당하는 의약품등
2. 법 제42조제7항제2호에 따른 원료의약품 중 의약품의 주성분으로 사용되거나 주성분을 함유하는 원료의약품
3. 법 제42조제7항제2호에 따른 원료의약품 중 의약외품(내용고형제, 내용액제, 식품의약품안전처장이 고시한 표준제조기준에 맞는 외피용 연고제·카타플라스마제만 해당한다)의 주성분으로 사용되거나 주성분을 함유하는 원료의약품

② 법 제42조제7항에 따라 해외제조소(의약품등의 제조 및 품질관리를 하는 해외에 소재하는 시설을 말한다. 이하 같다)에 대한 다음 각 호의 사항을 등록하려는 수입자는 별지 제57호의2서식의 해외제조소 등록신청서(전자문서로 된 신청서를 포함한다)에 해당 해외제조소의 인력·시설·제조·품질관리에 관한 요약 자료(전자문서로 된 자료를 포함하며, 제48조제9호 및 제9호의2에 따른 수입품목만 해당한다)를 첨부하여 식품의약품안전처장에게 제출해야 한다.

1. 해외제조소의 명칭, 소재지 및 관리자 등에 관한 사항
2. 수입품목의 제품명, 종류, 제형, 허가번호 또는 신고수리번호 등에 관한 사항

③ 법 제42조제8항에 따라 해외제조소에 대한 다음 각 호의 등록사항을 변경하려는 수입자는 별지 제57호의2서식의 해외제조소 변경등록 신청서(전자문서로 된 신청서를 포함한다)를, 해당 각 호 외의 등록사항을 변경한 수입자는 별지 제57호의2서식의 해외제조소 변경신고서(전자문서로 된 신고서를 포함한다)를 식품의약품안전처장에게 제출해야 한다. 이 경우 수입자는 변경사항을 증명하는 서류(전자문서를 포함한다)를 각각 첨부해야 한다.

1. 해외제조소의 명칭 및 소재지(행정구역의 변경을 포함한다)
2. 수입품목의 제품명, 종류, 제형, 허가번호 또는 신고수리번호

④ 수입자는 제2항 및 제3항에 따라 해외제조소의 등록 또는 변경등록을 신청하는 경우에는 식품의약품안전처장이 정하여 고시하는 수수료를 내야 한다.

⑤ 제2항부터 제4항까지에서 규정한 사항 외에 해외제조소의 등록·변경등록 또는 변경신고의 절차 및 방법 등에 필요한 세부 사항은 식품의약품안전처장이 정하여 고시한다.

[본조신설 2019. 12. 6.]

의약품 등의 안전에 관한 규칙 [별표 6의2] 의약품등 수입관리 기준 <개정 2023. 10. 25.>

(제60조제2항제6호·제7호 관련)

1. 용어의 정의

이 기준에서 사용하는 용어의 정의는 별표 1, 별표 1의2, 별표 3, 별표 3의2 및 별표 3의3을 따른다.

2. 시설 및 환경의 관리

2.1 시설관리

가. 의약품등 창고 및 시험실은 「의약품 등의 제조업 및 수입자의 시설기준령」에서 정한 시설기준에 맞도록 필요한 시설을 갖추어야 하고, 정기적으로 점검하여 의약품등의 보관 및 품질관리에 지장이 없도록 유지·관리하여야 하며, 해당 내용을 기록하여야 한다.

나. 의약품등의 보관 및 시험에 사용되는 중요 기계·설비에 대하여 교정 및 적격성 평가를 하여야 하고, 작동절차와 기준을 문서화하여야 한다.

2.2 자동화장치 등의 관리

가. 자동화장치[컴퓨터 또는 단품번호 부여체계(serialization) 등의 관련 시스템을 포함한다. 이하 같다] 등을 사용할 경우에는 계획을 수립하여 정기적으로 교정 또는 성능점검을 하고 기록하여야 한다.

나. 자동화장치 등의 기록 변경은 권한이 있는 자만 할 수 있도록 하고 적절하게 관리하여야 한다.

다. 자동화장치 등에 의한 모든 기록은 별도로 저장·보관하여야 하고, 이 경우 출력물이나 테이프 및 마이크로필름 등과 같은 대체 시스템을 이용하여 별도로 보관된 자료가 유실되지 않도록 관리하여야 한다.

2.3 환경관리

가. 의약품등 수입자는 의약품등의 오염을 방지하기 위하여 적절한 환경을 유지·관리하고 그 내용을 기록하여야 한다.

나. 보관조건에 적절한 온도 및 습도가 유지되도록 정기적으로 점검하여야 한다.

3. 수입관리자

수입관리자는 품질관리 및 제품관리의 책임자로서 다음 각 목의 사항을 이행하여야 한다.

가. 창고 및 시험실에는 제품관리 및 품질관리 업무를 적절히 수행할 수 있는 적절한 인원을 배치하여야 하며, 그 작업원은 이 기준 및 담당 업무에 관한 교육·훈련을 받은 사람이어야 한다.

나. 품질관리 및 제품관리를 적절히 하기 위하여 제품표준서, 품질관리기준서 및 제품관리기준서를 수입관리자의 승인(성명 및 서명을 기재한다)하에 갖추어 두고 운영하여야 한다.

다. 제2.3호의 환경관리에 관한 사항을 승인하고 주관하여야 한다.
라. 제6호의 밸리데이션에 관한 사항을 승인하고 주관하여야 한다. 다만, 특별한 사유로 수입관리자가 일부 밸리데이션 업무에 대하여 별도의 관리자를 지정하는 경우에는 그러하지 아니하다.
마. 제7.1호가목 및 나목의 시험성적서 또는 검사성적서의 내용을 검토하고 제품의 출하를 승인하여야 한다.
바. 제7.2호의 안정성 시험을 하여야 한다.
사. 제7.3호의 제품품질평가를 하여야 한다.
아. 부적합품이 규정된 절차대로 처리되고 있는지를 확인하여야 한다.
자. 제8호의 제품관리가 규정대로 되고 있는지를 점검·확인하여야 한다.
차. 제9호의 불만처리 및 제품회수에 관한 사항을 주관하여야 한다.
차. 제10호의 변경관리를 승인하여야 한다.
카. 제11호의 자율점검을 계획하고 추진하여야 한다.
타. 제12호의 교육 및 훈련을 실시하여야 한다.
파. 시험의 수탁자와 생산국 원 제조원을 평가하여야 한다.
하. 자재 및 의약품등의 보관관리 담당자를 지정하여야 한다.

4. 기준서
의약품등의 품질관리와 제품관리를 적절히 이행하기 위하여 규정에 따른 제품표준서, 품질관리기준서 및 제품관리기준서를 작성하여 갖추어 두어야 한다.

4.1 제품표준서
제품표준서는 품목마다 작성하며, 다음 각 목의 사항이 포함되어야 한다.
가. 제품명
나. 제형 및 성상
다. 효능·효과, 용법·용량 및 사용상의 주의사항
라. 제조원(국가 및 제조회사명)
마. 의약품등의 기준 및 시험방법
바. 품목허가(신고)번호·일자와 품목변경 시 변경사항(변경일자를 포함한다)
사. 보관조건
아. 유효기간 또는 사용기간
자. 품목허가(신고)증
차. 국문표시 견본
카. 이력관리
타. 작성 연월일
파. 동물유래원료에 관한 사항(주사제로 한정한다)
1) 기원(사용 부위 및 성상)
2) 제조방법(추출, 여과, 농축, 건조 등의 조건을 포함한다)
3) 규격 및 시험방법
하. 품목허가 또는 품목신고의 유효기간 등 그 밖에 필요한 사항

4.2 품질관리기준서
품질관리기준서에는 다음 각 목의 사항이 포함되어야 한다.
가. 다음 사항이 포함된 시험지시서
1) 제품명, 제조번호 또는 관리번호, 사용기한
2) 시험지시번호, 지시자 및 지시 연월일
3) 시험항목 및 시험기준
나. 검체(檢體)의 채취자, 채취량, 채취장소, 채취방법 및 채취 시 주의사항(무균 여부 등)과 채취 시의 오염방지대책

다. 시험시설 및 시험기구의 점검
라. 안정성 시험
마. 의약품등 보관용 검체의 관리
바. 표준품 및 시약의 관리
사. 위탁시험 하는 경우 검체의 송부방법 및 시험결과의 판정방법
아. 그 밖에 제3호의 수입관리자의 의무 이행에 관련된 세부 기준 등 필요한 사항

4.3 제품관리기준서
제품관리기준서에는 다음 각 목의 사항이 포함되어야 한다.
가. 입고관리에 관한 사항
1) 입고시 확인 및 점검사항
2) 지정된 입고장소
3) 기록사항 및 관리
나. 보관관리에 관한 사항
1) 보관장소 및 보관방법
2) 취급시의 혼동 및 오염 방지대책
3) 시험결과 부적합품에 대한 처리방법
다. 출고관리에 관한 사항
1) 출고 시 선입선출방법
2) 출고 시 확인 및 점검사항
3) 기록사항 및 관리
라. 반품관리에 관한 사항
1) 반품 시 확인사항
2) 반품의약품등의 보관장소 및 보관방법
3) 반품된 제품의 재입고 조건
4) 반품된 제품의 폐기
마. 그 밖에 제3호의 수입관리자의 의무 이행에 관련된 세부 기준 등 필요한 사항

5. 문서
5.1 문서의 작성
가. 모든 문서의 작성 및 개정·승인·배포·회수 또는 폐기 등 관리에 관한 사항이 포함된 문서관리규정을 작성하여야 한다.
나. 문서는 알아보기 쉽게 작성하여야 하며, 작성된 문서에는 수입관리자의 서명과 승인 연월일이 있어야 한다.
다. 문서의 작성자·검토자·확인자 및 승인자는 서명을 등록한 후 사용하여야 한다.
라. 모든 기록문서는 작업과 동시에 작성되어야 하며 지울 수 없는 잉크로 작성하여야 한다. 기록문서를 수정하는 경우에는 수정하려는 글자 또는 문장 위에 선을 그어 수정 전 내용을 알아볼 수 있도록 하고, 수정된 문서에는 수정 사유, 수정 연월일 및 수정자의 서명이 있어야 한다.
마. 문서를 개정할 때는 개정 사유 및 개정 연월일 등을 적고 수입관리자의 승인을 받아야 하며, 정기적으로 점검하여 최근에 개정된 것인지를 확인하여야 한다. 개정 전의 것도 일정기간 보존하여야 한다.

5.2 문서의 관리
가. 모든 기록문서(전자기록을 포함한다)는 해당 제품의 유효기한 또는 사용기한 경과 후 1년간 보존하여야 한다.
나. 1년 이상 기록문서의 보존이 필요한 경우 그 사유와 보존기한을 명확하게 규정하여야 한다.
다. 가목에도 불구하고 생물학적제제등의 시험, 보관 및 반입·반출과 환경위생관리 등에 관하여 작성한 기록문서는 환자의 건강에 위해가 발생할 경우 원인을 규명하기 위하여 제조일로부터 5년간 보존하여야 한다.
라. 전자문서 시스템의 경우에는 허가된 사람만이 입력, 변경 또는 삭제할 수 있으며 자기테이프, 마이크로필름, 백업 등의 방법으로 기록의 훼손 또는 소실에 대비하고, 필요시 판독 가능한 방법으로 출력하여야 한다.

6. 밸리데이션

6.1 밸리데이션의 대상

가. 의약품등의 품질에 영향을 미치는 기계·설비를 설치하는 등의 경우에는 미리 수립된 밸리데이션계획서에 따라 밸리데이션을 실시하여야 한다.

나. 밸리데이션 실시에 관한 기준서, 밸리데이션 실시 결과 및 결론을 종합한 보고서를 작성하여 갖추어 두어야 한다.

다. 밸리데이션을 실시한 결과 제품관리 및 품질관리에 관하여 개선이 필요한 경우에는 필요한 조치를 하고 해당 조치에 대한 기록을 작성하여 갖추어 두어야 한다.

라. 식품의약품안전처장이 정하는 바에 따라 객관적이고 합리적인 증거자료가 있는 경우에는 밸리데이션을 생략할 수 있다.

6.2 시험방법 밸리데이션

의약품등의 품질관리를 위한 시험방법의 타당성을 미리 검증하고 문서화하는 3밸리데이션으로서 품목별로 실시하여야 한다.

6.3 컴퓨터시스템 밸리데이션

컴퓨터시스템의 자료를 정확하게 분석·관리·기록하고 미리 정해진 기준에 맞게 자료를 처리한다는 것을 고도의 보증수준으로 검증하고 문서화하는 밸리데이션으로서 기계·설비·시스템별로 실시하여야 한다.

7. 품질관리

7.1 시험관리

가. 의뢰한 시험별로 다음 사항이 포함된 시험성적서를 작성하여야 한다. 시험성적서는 시험의뢰서와 시험지시서를 통합하여 작성하거나 관리할 수 있다.

1) 제품명, 제조번호 또는 관리번호, 사용기한

2) 시험번호

3) 접수, 시험 및 판정 연월일

4) 시험항목, 시험기준, 시험결과 및 항목별 적격·부적격 결과

5) 판정결과

6) 시험자의 성명, 판정자의 서명 및 중간검토자의 서명

나. 시험을 위탁하는 경우, 위 가목의 각 항목 외에 품질검사기관의 제조번호별 검사성적서 및 검사결과 통보서를 보존하여야 한다.

다. 의약품등은 적합판정이 된 것만을 출하하여야 하며, 기준일탈 또는 편향이 있는 경우에는 그 사유를 조사한 후 처리하여야 한다.

라. 시험기록(시험 근거자료를 포함한다)이 정확하고 설정된 기준에 맞다는 것을 확인하는 중간검토자를 두어야 한다.

마. 의약품등 출하승인을 위한 평가는 수입기록서와 제품의 시험결과를 종합하여 판정하여야 한다.

바. 그래프, 계산식 등 시험에서 얻은 모든 기록(전자기록을 포함한다)은 보존하여야 한다.

사. 시험용 검체는 오염되거나 변질되지 않도록 채취하고, 채취한 후에는 원상태와 같이 포장하며, 검체가 채취되었음을 표시하여야 한다.

아. 시험기기, 계측기 및 기록계는 미리 정한 계획서에 따라 정기적으로 교정하고 그 결과를 기록하여야 한다.

자. 의약품등 보관용 검체는 제조단위 또는 관리번호별로 채취하고, 해당 제조단위의 유효기한 또는 사용기한 경과 후 1년간 보관하여야 한다.

차. 의약품등 보관용 검체와 시판용 제품의 포장형태는 동일하여야 한다. 다만, 시판용 제품이 대형포장인 경우에는 대형포장에 소량 검체를 보관하거나 대형포장과 동일한 재질의 소형 포장에 보관할 수 있다.

카. 의약품등 보관용 검체는 제조판매·수입 품목허가(신고) 사항 또는 원료의약품 등록 사항에 따른 전체 시험항목을 2회 이상(무균시험 및 발열성물질시험은 1회 이상) 시험할 수 있는 양을 규정된 보관조건에서 보관해야 한다. 다만, 희귀의약품의 수입자가 다음의 서류를 모두 갖춘 경우에는 해당 희귀의약품의 식별 목적 외의 검체는 보관하지 않을 수 있다.

1) 생산국 또는 원 제조원에서 해당 희귀의약품의 검체를 보관하고 있음을 증명하는 서류

2) 생산국 또는 원 제조원에서 실시한 시험검사 또는 검정 성적서. 이 경우 생산국 또는 원 제조원이 시험 실시에 필요한 검체를 제공할 수 있음을 보증하는 서류로 갈음할 수 있다.

타. 표준품, 배지, 검체, 중요 시약, 부피측정용 유리기구 등에 대한 관리상황을 기록하여야 한다.

파. 표시재료는 기재사항이 변경될 때마다 규정에 적합한지를 확인하고 변경된 표시재료를 보관하여야 한다.

하. 시험용 동물은 적절하게 관리하여야 하며, 각각 구분하여 그 사용명세를 기록하여야 한다.
거. 시험 시 마다 시험자, 시험기기 오차 등을 확인하는 적합성 시험을 하여야 한다.

7.2 안정성시험

가. 안정성 시험은 계획을 수립하여 수행하고, 그 결과에 따라 의약품등의 유효기간 또는 사용기간, 포장방법 및 저장조건을 설정할 수 있다.
나. 안정성 시험 계획서에는 다음 사항이 포함되어야 한다.
  1) 시험구분 및 보존조건(식품의약품안전처장이 정하여 고시하는 바에 따른다)
  2) 시험간격 및 시험 예정일
  3) 시험 방법 및 기준(사용 시 조제하는 제품은 조제하여 시험한다)
  4) 검체의 수량
  5) 포장형태(시판용 제품과 동일한 재질이어야 한다)
다. 시판 후 안정성 시험
  1) 사용기간 또는 유효기간 동안 제품 품질이 유지되는 것을 확인하기 위하여 시판 후 장기보존시험을 하여야 한다.
  2) 시험간격은 타당한 사유가 계획서에 기재된 경우에는 나목과 다르게 설정할 수 있다.
  3) 매년 품목별로 모든 함량 및 시판용 제품과 동일한 재질의 포장형태마다 한 개 제조단위 이상에 대하여 실시하여야 한다. 다만, 과학적으로 타당성을 입증하는 경우에는 시험의 일부를 생략할 수 있다.
라. 가목부터 다목까지의 규정에도 불구하고 수입자가 생산국 또는 원 제조원의 안정성시험의 자료사용을 허락받은 경우에는 안정성시험 결과보고서나 요약자료를 받아 보관하는 것으로 안정성시험을 갈음할 수 있다. 다만, 생산국 또는 원 제조원의 사용기간이 품목허가 또는 품목신고 받은 것보다 짧은 경우 이를 적용하지 아니한다.

7.3 제품품질평가

가. 수입한 의약품등의 제조단위별로 아래 사항이 포함된 제품품질평가를 실시하여야 한다. 이 경우 생산국 또는 원 제조원의 제품품질평가 자료를 받아 평가할 수 있다.
  1) 중요한 공정관리 및 제품의 시험결과
  2) 일탈 및 기준일탈된 제조단위의 조사기록
  3) 공정 또는 시험방법의 변경관리기록
  4) 안정성 평가의 결과
  5) 반품, 불만 및 회수에 대한 기록(국내 자료를 포함한다)
  6) 시정조치에 대한 기록(국내 자료를 포함한다)
나. 평가결과에 따른 일탈, 기준일탈 또는 편향에 대해서는 조사를 한 후 필요한 조치를 마련한다.
다. 품질평가는 매년 정기적으로 실시하고 기록하여야 한다.

7.4 시험용 동물의 관리

가. 시험용 동물은 항상 건강상태를 관찰하며 사육하여야 하고, 병원성 미생물에 감염되었거나 감염이 의심되는 동물은 생물학적제제등의 시험에 사용하지 않아야 한다.
나. 동물사육업소로부터 반입한 동물을 사육·관리하려는 경우에는 다음 사항을 준수하여야 한다.
  1) 동물사육업소의 사육시설 및 관리능력 등을 고려하여 적절한 사육업소를 선정할 것
  2) 동물의 사육업무에 관한 교육계획을 수립하고 그 계획에 따라 해당 업무 담당자 교육을 할 것
  3) 동물의 반입 전후에 관한 기록을 작성하여 갖추어 둘 것
  4) 동물의 사육업무관리지침서를 작성하여 갖추어 둘 것
  5) 동물에 대하여 학대행위 등을 하지 않도록 할 것

8. 제품관리

8.1 입고관리

수입한 제품 중 수입관리자가 승인한 것만을 입고하여야 하며, 입고 시에는 다음의 사항을 기록·관리하여야 한다.

가. 제품명 및 제조번호
나. 최초 수입(통관)일자
다. 제조번호별 수입(통관)일자 및 수입량
라. 입고일자 및 입고량
마. 반입된 의약품등 및 자재는 시험결과 적합판정이 날 때까지 격리·보관하여야 한다. 다만, 적합판정을 받은 원자재등과 확실하게 구분할 수 있는 대책이 마련된 경우에는 그러하지 아니하다.
바. 반입된 의약품등 및 자재는 외관 및 표시사항을 확인하고 제조번호가 없는 경우에는 관리번호를 부여하여 겉포장의 먼지를 제거한 후 보관하여야 한다.
사. 의약품등 및 자재가 반입되면 제조단위 또는 관리번호별로 시험용 검체를 채취하고 시험 중임을 표시하며, 검체의 용기·포장에 검체명, 제조번호, 채취일, 채취자 등을 표시하여야 한다.

8.2 보관관리

수입한 제품을 보관할 때에는 다음의 사항을 준수하여야 한다.
가. 보관 업무에 종사하지 않는 사람의 보관소 출입을 제한하여야 한다.
나. 자재, 의약품등, 부적합품 및 반품된 제품은 각각 구획된 장소에 종류별로 보관하여야 한다. 다만, 자재 및 의약품등이 혼동될 우려가 없는 시스템에 의하여 보관되는 경우에는 그러하지 아니하다.
다. 자재 및 제품은 제조번호 또는 관리번호별로 시험 전후를 표시하고 구분·보관하여야 한다. 다만 자동관리 시스템인 경우에는 표시를 생략할 수 있다.
라. 자재 및 제품은 바닥과 벽에 닿지 않도록 보관하고 선입선출에 의하여 출고할 수 있도록 정리·보관하여야 한다.
마. 시험결과 부적합으로 판정된 자재는 부적합 표시를 하여 다른 자재와 구별하고 신속하게 처리하여야 한다.
바. 자재 및 제품은 품질에 나쁜 영향을 미치지 않는 조건에서 보관하여야 한다.
사. 창고의 청소는 청소방법, 청소주기 및 확인방법에 대한 규정에 따라 하여야 한다.
아. 창고에 음식물반입, 개인의약품 보관, 흡연 등 제품의 품질에 영향을 미칠 수 있는 행위를 하여서는 아니 된다.
자. 해충이나 쥐를 막는 설비를 갖추고 상태를 정기적으로 점검·확인하여야 한다.
차. 보관조건에 적절한 온도 및 습도가 유지되도록 정기적으로 점검하여야 한다.
카. 생물학적제제등의 경우 자동온도기록장치가 부착된 냉장고 또는 냉동고를 사용하여야 하며, 다른 제품과 구분하여 허가받은 저장온도가 항상 유지되도록 보관하여야 한다.
타. 생물학적제제등(동결하여 보관하여야 하는 제제는 제외한다)이 동결되지 않도록 보관하여야 한다.

8.3 출고관리

보관된 제품은 수입관리자가 출하승인한 것만을 판매하여야 하며 다음의 사항을 기록·관리하여야 한다.
가. 제품명 및 제조번호
나. 출고일자 및 출고량
다. 판매처 판매일자 및 판매량
라. 출고는 선입선출방식으로 하여야 하며, 그러지 않을 경우에는 타당한 사유가 있어야 한다.
마. 생물학적제제등의 경우 운송용기, 운송거리, 운송시간 등을 고려하여 수송방법을 결정하고 검토하여야 한다.

8.4 반품관리

가. 반품된 제품에 대해서는 제품명, 제조번호, 수량, 반품사유, 반품업소 및 반품일과 그 처리명세 및 처리일 등 반품에 관한 내용을 기록하여야 한다.
나. 유통과정에서 반품된 제품은 원칙적으로 폐기하여야 한다. 다만, 다음 사항을 모두 만족한 경우에는 수입관리자의 승인에 따라 재입고 할 수 있다.
1) 적절한 조건에서 보관되었다는 것이 확인될 것
2) 직접용기가 파손되지 않았을 것
3) 사용기한 또는 유효기한이 충분히 남아 있을 것
4) 시험·검사 결과 품질기준에 맞다는 것이 확인될 것

다. 재입고 할 수 없는 반품인 경우에는 따로 보관하고, 규정에 따라 신속하게 폐기하여야 한다.

9. 불만처리 및 제품회수

가. 제품에 대한 불만을 효과적으로 처리하기 위하여 불만처리규정을 작성하고 운영하여야 한다.

나. 소비자로부터 불만을 접수한 경우에는 신속하게 불만내용을 조사하여 그 원인을 규명하고, 재발방지대책을 마련하며 소비자에게 적절한 조치를 하여야 한다.

다. 불만처리기록에는 다음 사항이 포함되어야 한다.

1) 제품명 및 제조번호

2) 불만제기자의 이름 및 연락처

3) 불만 접수 연월일

4) 불만내용

5) 불만처리 결과 및 조치사항

라. 출하된 제품에 중대한 결함이 있는 경우에는 신속히 조치하고 그 기록을 보존하여야 하며, 재발방지대책을 수립하여 시행하여야 한다.

마. 회수품은 격리·보관하고 정해진 규정에 따라 조치하여야 한다.

바. 제품에 결함이 있거나 결함이 있는 것으로 의심되어 회수하려는 때에는 원 제조원에 적절한 방법으로 알려야 한다.

10. 변경관리

가. 자재, 시험방법 등을 변경할 경우에는 제품의 품질에 미치는 영향을 검토하여야 하고, 충분한 데이터에 의하여 품질관리기준에 맞는 제품임을 확인하고 문서화하여야 하며, 필요한 경우에는 밸리데이션과 안정성 시험 및 원 제조원의 평가 등을 실시할 수 있다.

나. 변경된 내용을 실시할 경우에는 관련 문서의 개정, 작업원에 대한 교육·훈련 등의 필요한 조치를 수립하여 시행하여야 한다.

11. 자율점검

가. 자율점검 계획을 수립하여 자체적으로 품질관리 및 제품관리가 이 기준에 맞게 이루어지고 있는지를 정기적으로 자율점검하여야 한다. 다만, 기준일탈이나 제품회수가 빈번하게 발생하는 등 특별한 경우에는 추가로 점검을 실시하여야 한다.

나. 자율점검을 실시할 수 있는 사람은 수입관리자가 지정하는 사람으로서 이 기준에 대한 지식과 경험이 풍부한 사람이어야 하며, 필요한 경우에는 외부 전문가에게 의뢰하여 실시할 수 있다.

다. 자율점검은 사전에 실시의 목적·범위 등을 정하여 실시하고, 자율점검 후에는 그 결과와 개선요구사항 등이 포함된 보고서를 작성하여야 하며, 개선요구사항에 대해서는 기한을 정하여 개선하여야 한다.

12. 교육 및 훈련

가. 작업원에 대한 교육·훈련은 연간계획을 수립하여 실시하며, 작업원이 맡은 업무를 효과적으로 수행할 수 있도록 적절한 교육·훈련을 실시하여야 하며, 필요한 경우에는 외부 전문기관에 교육을 의뢰할 수 있다.

나. 교육책임자 또는 담당자를 지정하고 교육·훈련의 내용 및 평가가 포함된 교육·훈련규정을 작성하여야 한다.

다. 생물학적제제등 수입자의 교육·훈련규정에는 생물학적제제등의 수입·공급 및 품질관리를 실시하는 데에 필요한 교육내용이 포함되어야 한다.

라. 생물학적제제등 수입자는 교육·훈련 책임자 또는 담당자에게 다음 사항을 준수하도록 하여야 한다.

1) 작업원에 대하여 세균학·바이러스학·생물학·화학·의학·약학·면역학·수의학 및 그 밖에 생물학적제제등의 품질관리 등에 관한 사항 등 업무에 필요한 교육을 실시할 것

2) 무균구역과 감염성 또는 감작성(感作性)이 큰 원료약품 또는 기자재를 취급하는 구역 등 오염에 대한 주의가 필요한 구역에 종사하는 작업원에 대하여는 생물위해(biohazard) 등에 관한 교육·훈련을 실시할 것

마. 교육 후에는 교육결과를 평가하고, 필요하면 재교육을 하여야 한다.

13. 식품의약품안전처장은 제1호부터 제12호까지의 기준의 실시에 필요한 세부 사항을 정하여 고시한다.

의약품 등의 제조업 및 수입자의 시설기준령

제6조(의약품등의 수입자의 시설 기준) ① 의약품등의 수입자는 다음 각 호의 시설 및 기구를 갖추어야 한다. <개정 2008. 2. 29., 2010. 3. 15., 2013. 3. 23.>

1. 영업소 및 창고
2. 시험실과 시험에 필요한 시설 및 기구. 다만, 총리령으로 정하는 경우에는 시험실 또는 시험에 필요한 시설 및 기구를 갖추지 아니할 수 있다.

② 제1항에도 불구하고 의약품등을 수입하려는 의약품등 제조업자 또는 의약품도매상이 제1항 각 호 및 제9조의 세부 기준에 따라 의약품등의 수입자가 갖추어야 하는 시설 및 기구를 보유하고 있는 경우에는 다음 각 호의 구분에 따라 해당하는 시설 및 기구를 따로 두지 아니할 수 있다.

1. 의약품등 제조업자 : 영업소, 창고, 시험실 또는 시험에 필요한 시설 및 기구
2. 의약품도매상 : 영업소 또는 창고

제7조 삭제 <2013. 3. 23.>

제8조 삭제 <2013. 3. 23.>

제9조(시설 세부 기준의 위임) 이 영에서 규정된 시설에 관한 세부 기준은 총리령으로 정한다. <개정 2008. 2. 29., 2010. 3. 15., 2013. 3. 23.>

의약품 등의 제조업 및 수입자의 시설기준령 시행규칙

제9조(의약품 등의 수입자의 시설 기준) ① 영 제6조제1항제1호에 따른 창고에는 다음 각 호의 시설을 두어야 한다. 다만, 제2호부터 제5호까지의 시설은 해당 의약품 또는 의약외품(이하 "의약품등"이라 한다)을 취급하는 경우에만 해당한다.

1. 쥐·해충 등을 막을 수 있는 시설
2. 저온 보관 및 빛가림을 위한 시설
3. 생물학적 제제의 보관시설
4. 마약 및 향정신성의약품의 보관시설
5. 보관방법이 정하여진 의약품등의 경우에는 그 보관조건을 유지할 수 있는 시설

② 의약품등을 수입하는 자가 영 제6조제1항제2호 단서에 따라 제11조에 따른 시험의 수탁자의 시설 및 기구를 이용하여 시험검사를 하는 경우에는 시험실을 따로 두지 아니할 수 있다.

제10조 삭제 <2013. 3. 23.>

제43조(멸종 위기에 놓인 야생 동·식물의 국제교역 등) ①「멸종 위기에 놓인 야생 동·식물의 국제거래에 관한 협약」에 따른 동·식물의 가공품 중 의약품을 수출·수입 또는 공해(公海)를 통하여 반입하려는 자는 총리령으로 정하는 바에 따라 식품의약품안전처장의 허가를 받아야 한다. <개정 2008. 2. 29., 2010. 1. 18., 2013. 3. 23.>

②누구든지 멸종 위기에 놓인 야생동물을 이용한 가공품인 코뿔소 뿔 또는 호랑이 뼈에 대하여 다음 각 호의 행위를 하여서는 아니 된다.

1. 코뿔소 뿔 또는 호랑이 뼈를 수입·판매하거나 판매할 목적으로 저장 또는 진열하는 행위
2. 코뿔소 뿔 또는 호랑이 뼈를 사용하여 의약품을 제조 또는 조제하는 행위
3. 코뿔소 뿔 또는 호랑이 뼈를 사용하여 제조 또는 조제된 의약품을 판매하거나 판매할 목적으로 저장 또는 진열하는 행위

의약품 등의 안전에 관한 규칙

제61조(멸종 위기에 놓인 야생 동·식물의 수출입 허가 등) ① 법 제43조에 따라 멸종 위기에 놓인 야생 동·식물(이하 "야생 동·식물"이라 한다)의 가공품 중 의약품을 수출·수입 또는 공해를 통하여 반입하기 위하여 허가를 받으려는 자는 수출·수입 또는 반입할 때마다 별지 제58호서식의 멸종 위기에 놓인 야생 동·식물 수출·수입·반입 허가신청서(전자문서로 된 신청서를 포함한다)에 다음 각 호의 어느 하나의 서류(전자문서를 포함한다)를 첨부하여 식품의약품안전처장에게 제출해야 하며, 식품의약품안전처장은 이를 확인하고 수출·수입 또는 반입의 허가 시에는 별지 제59호서식의 수출(수입·반입) 허가증명서를 발급해야 한다. <개정 2023. 10. 25.>

1. 수출하는 경우
   가. 외국산 야생 동·식물의 가공품을 재수출하는 경우에는 「멸종위기에 처한 야생동식물종의 국제거래에 관한 협약」에 따라 당초 야생 동·식물의 가공품을 수출한 국가에서 발행한 수출증명서 사본
   나. 국내산 야생 동·식물의 가공품을 수출하는 경우에는 야생 동·식물의 입수경위서 및 그 근거서류
2. 수입하는 경우
   가. 「멸종위기에 처한 야생동식물종의 국제거래에 관한 협약」에 따라 해당 야생 동·식물의 가공품을 수출한 국가에서 발행한 수출증명서(재수출의 경우에는 재수출한 국가에서 발행한 재수출증명서를 포함한다) 사본
   나. 물품매도확약서 또는 수입계약서 사본
   다. 해당 품목의 수입목적, 판매처, 판매처의 소재지 및 판매량이 포함된 사용계획서
   라. 수입 위·수탁계약서(의약품등 제조업자의 요청에 따라 수입을 위탁받은 경우만 해당한다)
3. 반입하는 경우
   야생 동·식물의 입수경위서 및 그 근거서류

② 제1항에 따라 야생 동·식물의 수출·수입 또는 반입 허가를 신청하는 자는 식품의약품안전처장이 정하여 고시하는 수수료를 내야 한다.

제3절 의약품등의 판매업

제44조(의약품 판매) ①약국 개설자(해당 약국에 근무하는 약사 또는 한약사를 포함한다. 제47조, 제48조 및 제50조에서도 같다)가 아니면 의약품을 판매하거나 판매할 목적으로 취득할 수 없다. 다만, 의약품의 품목허가를 받은 자 또는 수입자가 그 제조 또는 수입한 의약품을 이 법에 따라 의약품을 제조 또는 판매할 수 있는 자에게 판매하는 경우와 약학을 전공하는 대학의 학생이 보건복지부령으로 정하는 범위에서 의약품을 판매하는 경우에는 그러하지 아니하다. <개정 2007. 10. 17., 2015. 12. 29.>

②제1항에도 불구하고 다음 각 호의 어느 하나에 해당하는 자는 의약품을 판매하거나 판매할 목적으로 의약품을 취득할 수 있다.<개정 2012. 5. 14., 2016. 12. 2.>

1. 제91조에 따라 설립된 한국희귀·필수의약품센터
1의2. 제44조의2에 따라 등록한 안전상비의약품 판매자(제44조의2제1항에 따른 안전상비의약품을 판매하는 경우만 해당한다)
2. 제45조에 따라 허가를 받은 한약업사 및 의약품 도매상

약사법 시행규칙

제18조의3(약학대학 학생의 판매행위의 범위) 법 제44조제1항 단서에 따라 약학전공대학생은 다음 각 호의 어느 하나에 해당하는 경우 약사의 지도·감독을 받아 의약품의 판매행위를 할 수 있다.

1. 사회봉사활동을 위한 경우
2. 전시·사변, 그 밖에 이에 준하는 국가비상사태 시 국가 또는 지방자치단체의 요청이 있는 경우
3. 약학대학 학장의 요청에 따라 실무실습을 위한 경우

[본조신설 2016. 12. 29.]

제44조의2(안전상비의약품 판매자의 등록) ① 안전상비의약품(일반의약품 중 주로 가벼운 증상에 시급하게 사용하며 환자 스스로 판단하여 사용할 수 있는 것으로서 해당 품목의 성분, 부작용, 함량, 제형, 인지도, 구매의 편의성 등을 고려하여 20개 품목 이내의 범위에서 보건복지부장관이 정하여 고시하는 의약품을 말한다. 이하 같다)을 약국이 아닌 장소에서 판매하려는 자는 시장·군수·구청장에게 안전상비의약품 판매자로 등록하여야 한다.

② 제1항에 따라 안전상비의약품 판매자로 등록하려는 자는 24시간 연중 무휴(無休) 점포를 갖춘 자로서 지역 주민의 이용 편리성, 위해의약품의 회수 용이성 등을 고려하여 보건복지부령으로 정하는 등록기준을 갖추어야 한다.

③ 안전상비의약품 판매자는 등록한 사항 중 보건복지부령으로 정하는 사항을 변경하려면 시장·군수·구청장에게 변경등록을 하여야 한다.

④ 안전상비의약품 판매자는 안전상비의약품의 판매 업무를 폐업 또는 휴업하거나 휴업 이후 그 업무를 재개한 경우에는 시장·군수·구청장에게 신고하여야 한다. 다만, 휴업기간이 1개월 미만인 경우에는 그러하지 아니하다.

⑤ 제1항부터 제3항까지에 따른 등록, 변경등록 등에 필요한 사항과 제4항에 따른 폐업·휴업·재개 신고의 방법, 절차 등에 관하여 필요한 사항은 보건복지부령으로 정한다.

[본조신설 2012. 5. 14.]

약사법 시행규칙

제19조(안전상비의약품의 지정 시 의견청취) 보건복지부장관은 법 제44조의2제1항에 따라 안전상비의약품을 정하여 고시하는 경우에는 보건의료 또는 약사(藥事)에 관한 학식과 경험이 풍부한 사람, 공익을 대표하는 사람 등의 의견을 들을 수 있다.

제20조(안전상비의약품 판매자 등록신청) ① 법 제44조의2제1항에 따라 안전상비의약품 판매자로 등록하려는 자는 별지 제9호서식의 안전상비의약품 판매자 등록신청서에 제26조제3항에 따른 교육 수료증 사본을 첨부하여 시장·군수·구청장에게 제출하여야 한다.

② 제1항에 따른 신청서를 제출받은 시장·군수·구청장은 「전자정부법」 제36조제1항에 따른 행정정보의 공동이용을 통하여 사업자등록증명을 확인하여야 한다. 다만, 신청인이 사업자등록증명의 확인에 동의하지 아니하는 경우에는 그 서류를 첨부하도록 하여야 한다.

③ 제2항에 따라 안전상비의약품 판매자 등록을 신청하는 자는 별표 1의4에 따른 수수료를 내야 한다.<개정 2013. 10. 21., 2020. 2. 7.>

제21조(안전상비의약품 판매자의 등록기준) 법 제44조의2제2항에서 "보건복지부령으로 정하는 등록기준"이란 다음 각 호의 기준을 말한다.

1. 「통계법」 제22조에 따라 통계청장이 고시하는 한국표준산업분류에 따른 소매업을 경영할 것
2. 24시간 연중 무휴(無休) 점포를 갖출 것
3. 법 제44조의3제1항에 따른 교육을 수료할 것
4. 국제표준바코드를 이용하여 위해(危害)의약품 판매를 차단할 수 있는 시스템을 갖출 것

제22조(안전상비의약품 판매자 등록증 발급 등) ① 시장·군수·구청장은 제20조제1항에 따른 신청이 제21조에 따른 등록기준에 적합한 경우에는 안전상비의약품 판매자등록대장에 다음 각 호의 사항을 적고, 신청인에게 별지 제10호서식의 안전상비의약품 판매자 등록증을 발급하여야 한다.

1. 안전상비의약품 판매자 등록번호와 등록 연월일
2. 안전상비의약품 판매자 성명, 주민등록번호 및 사업자등록번호
3. 안전상비의약품을 판매하는 점포의 명칭과 소재지

② 시장·군수·구청장은 제1항에 따라 안전상비의약품 판매자를 등록한 경우에는 등록한 날부터 15일 이내에 제1항 각 호의 사항을 법 제47

조의3제1항에 따른 의약품관리종합정보센터(이하 "의약품관리종합정보센터"라 한다)의 장에게 통보하여야 한다. 제23조에 따른 변경등록을 한 경우에도 또한 같다.<개정 2017. 6. 28.>

제23조(안전상비의약품 판매자의 변경등록신청) ① 법 제44조의2제3항에서 "보건복지부령으로 정하는 사항"이란 다음 각 호의 사항을 말한다.

1. 안전상비의약품을 판매하는 점포의 명칭
2. 안전상비의약품을 판매하는 점포의 소재지

② 법 제44조의2제3항에 따라 안전상비의약품 판매자는 제1항 각 호의 어느 하나에 해당하는 사항을 변경하려면 별지 제9호서식의 안전상비의약품 판매자 등록사항 변경신청서(전자문서로 된 신청서를 포함한다)에 안전상비의약품 판매자 등록증을 첨부하여 변경하려는 날의 3일 전까지 시장·군수·구청장에게 제출하여야 한다.

③ 제2항에 따른 신청서를 제출받은 시장·군수·구청장은 「전자정부법」 제36조제1항에 따른 행정정보의 공동이용을 통하여 사업자등록증명을 확인하여야 한다. 다만, 신청인이 사업자등록증명의 확인에 동의하지 아니하는 경우에는 그 서류를 첨부하도록 하여야 한다.

④ 제2항에 따른 신청을 받은 시장·군수·구청장은 안전상비의약품 판매자 등록증에 변경사항을 적어 신청인에게 발급하여야 한다.

⑤ 제2항에 따라 변경등록을 신청하는 자는 별표 1의4에 따른 수수료를 내야 한다.<개정 2013. 10. 21., 2020. 2. 7.>

제24조(안전상비의약품 판매자의 폐업신고 등) ① 법 제44조의2제4항에 따라 안전상비의약품 판매자는 안전상비의약품의 판매 업무를 폐업 또는 휴업하거나 업무를 재개한 경우에는 별지 제8호서식의 안전상비의약품 판매업 폐업·휴업·업무재개 신고서(전자문서로 된 신고서를 포함한다)에 안전상비의약품 판매자 등록증을 첨부하여 시장·군수·구청장에게 제출하여야 한다. 다만, 안전상비의약품 판매자 등록증이 분실되거나 첨부할 수 없을 정도로 훼손된 경우에는 안전상비의약품 판매업 폐업·휴업·업무재개 신고서에 안전상비의약품 판매자 등록증을 첨부할 수 없는 사유를 기재하고 제출할 수 있다. <개정 2018. 4. 25.>

② 제1항에 따른 폐업신고를 하려는 자가 「부가가치세법」 제8조제6항에 따른 폐업신고를 같이 하려는 경우에는 제1항에 따른 폐업신고서와 「부가가치세법 시행규칙」 별지 제9호서식의 폐업신고서를 함께 제출하여야 한다. 이 경우 시장·군수·구청장은 함께 제출받은 폐업신고서를 지체 없이 관할 세무서장에게 송부(정보통신망을 이용한 송부를 포함한다. 이하 이 조에서 같다)하여야 한다.<신설 2016. 3. 24.>

③ 관할 세무서장이 「부가가치세법 시행령」 제13조제5항에 따라 같은 조 제1항에 따른 폐업신고서를 받아 해당 시장·군수·구청장에게 송부한 경우에는 제1항에 따른 폐업신고서가 제출된 것으로 본다.<신설 2016. 3. 24.>

④ 제1항부터 제3항까지의 규정에 따른 신고를 받은 시장·군수·구청장은 안전상비의약품 판매자 등록대장과 그 등록증에 폐업·휴업 또는 업무재개의 신고사항을 적고, 신고받은 날부터 15일 이내에 의약품관리종합정보센터의 장에게 그 신고한 사항을 알려야 한다.<개정 2016. 3. 24.>

제44조의3(안전상비의약품 판매자의 교육) ① 제44조의2제1항에 따라 안전상비의약품 판매자로 등록하려는 자는 미리 안전상비의약품의 안전성 확보와 품질관리에 관한 교육을 받아야 한다.

② 보건복지부장관은 국민건강상 위해를 방지하기 위하여 필요하다고 인정하는 경우에는 안전상비의약품 판매자(종업원을 포함한다)에게 안전상비의약품의 안전성 확보와 품질관리에 관한 교육을 받을 것을 명할 수 있다.

③ 보건복지부장관은 제1항 및 제2항에 따른 교육을 실시하기 위하여 관련 단체 또는 기관을 교육기관으로 지정할 수 있다.

④ 제1항 및 제2항에 따른 교육의 내용, 시간, 방법, 절차, 교육비 등에 관하여 필요한 사항과 제3항에 따른 교육기관의 지정, 운영, 지정취소 등에 필요한 사항은 보건복지부령으로 정한다.

[본조신설 2012. 5. 14.]

약사법 시행규칙

제25조(안전상비의약품 판매자 등의 교육기관의 지정) ① 보건복지부장관은 법 제44조의3제3항에 따라 다음 각 호의 어느 하나에 해당하는 단체 또는 기관 중에서 교육기관을 지정·고시할 수 있다.

1. 교육전문기관
2. 약사(藥事) 관련 단체

② 보건복지부장관은 제1항에 따라 지정받은 교육기관이 다음 각 호의 어느 하나에 해당하는 경우에는 교육기관의 지정을 취소할 수 있다. 다만, 제1호 또는 제4호에 해당하는 경우에는 지정을 취소하여야 한다.

1. 거짓이나 부정한 방법으로 교육기관으로 지정받은 경우
2. 제26조 및 제27조에 따른 사항을 이행하지 아니하는 경우
3. 정당한 사유 없이 교육을 실시하지 아니하는 경우
4. 제26조에 따른 교육을 수료하지 아니한 사람에게 수료증을 발급한 경우
5. 정당한 사유 없이 3개월 이상 교육을 중단하는 경우

제26조(안전상비의약품 판매자 등의 교육 실시) ① 법 제44조의3제1항에 따른 교육에는 다음 각 호의 사항이 포함되어야 한다.

1. 안전상비의약품 판매자의 등록 및 변경등록, 휴업·폐업 또는 업무재개에 관한 사항
2. 안전상비의약품의 종류, 보관, 관리 및 종업원의 감독 등에 관한 사항
3. 안전상비의약품의 유통질서에 관한 사항
4. 안전상비의약품 판매자의 준수사항에 관한 사항
5. 위해의약품 회수·폐기의 절차 및 방법 등에 관한 사항
6. 의약품 부작용 등 그 밖에 보건복지부장관이 안전상비의약품의 안전성 확보와 품질관리에 필요하다고 인정하는 사항

② 법 제44조의3제1항에 따른 교육은 집합 또는 사이버 교육의 방법으로 실시하며, 교육시간은 4시간으로 한다.<개정 2015. 1. 5.>

③ 교육기관은 제1항에 따른 교육을 수료한 사람에게 수료증을 발급하

고, 수료자의 명단 등 교육 실시에 관한 사항을 기록하여 2년간 보관하여야 한다.

④ 교육기관은 교재비 및 강사수당 등 교육에 필요한 비용을 고려하여 교육대상자에게 수강료를 받을 수 있다. 이 경우 수강료는 실비(實費) 수준으로 교육기관의 장이 결정한다.

⑤ 법 제44조의3제2항에 따른 교육의 내용·방법 및 시간 등은 법 제44조의3제1항에 따른 교육에 준하여 보건복지부장관이 정한다.

제27조(안전상비의약품 판매자 등의 교육계획 등) ① 교육기관은 법 제44조의3제1항 및 제2항에 따른 교육을 실시하려는 경우에는 교육 대상 및 교육 내용을 포함한 다음 해의 교육계획을 수립하여 매년 12월 10일까지 보건복지부장관에게 제출하여야 한다.

② 보건복지부장관은 제1항에 따라 제출된 교육계획의 적정성 및 교육 내용의 필요성 등을 고려하여 교육계획을 승인한다.

③ 교육기관은 매년 1월 31일까지 전년도의 교육 실적을 보건복지부장관에게 보고하여야 한다.

④ 제1항부터 제3항까지에서 규정한 사항 외에 안전상비의약품 판매자 등의 교육에 필요한 세부 사항은 보건복지부장관이 정한다.

제44조의4(안전상비의약품 판매자의 준수사항) 안전상비의약품 판매자는 다음 각 호의 사항을 지켜야 한다.

1. 안전상비의약품이 보건위생상 위해가 없고 그 효능이 떨어지지 아니하도록 시설과 안전상비의약품을 관리할 것
2. 보건위생과 관련된 사고가 일어나지 아니하도록 종업원을 철저히 감독할 것
3. 1회 판매 수량 제한, 연령에 따른 판매 제한 등 판매 시 안전관리에 관하여 보건복지부령으로 정하는 사항을 지킬 것
4. 그 밖에 제1호부터 제3호까지의 사항에 준하는 사항으로서 보건복지부령으로 정하는 사항을 지킬 것

[본조신설 2012. 5. 14.]

약사법 시행규칙

제28조(안전상비의약품 판매자의 준수사항) ① 법 제44조의4제3호에서 "판매 시 안전관리에 관하여 보건복지부령으로 정하는 사항"이란 다음 각 호의 사항을 말한다.

1. 1회 판매 수량은 안전상비의약품별 1개의 포장단위로 제한할 것
2. 12세 미만 아동(「초·중등교육법」 제2조제1호에 따른 초등학교 재학생을 포함한다)에게는 안전상비의약품을 판매하지 말 것

② 법 제44조의4제4호에서 "보건복지부령으로 정하는 사항"이란 다음 각 호의 사항을 말한다.

1. 제22조제1항에 따른 등록증을 안전상비의약품을 판매하는 점포에 게시할 것
2. 안전상비의약품을 구매하려는 사람이 쉽게 볼 수 있는 곳에 사용상 주의사항을 게시할 것
3. 법 제48조에 따른 개봉 판매 금지의무를 준수할 것

제28조의2(안전상비의약품 판매자의 지위 승계 신고) ① 법 제44조의5제1항에 따라 안전상비의약품 판매자의 지위 승계 신고를 하려는 자는 별지 제10호의2서식의 안전상비의약품 판매자의 지위 승계 신고서(전자문서로 된 신고서를 포함한다)에 안전상비의약품 판매자 등록증과 다음 각 호의 서류(전자문서를 포함한다)를 첨부하여 시장·군수·구청장에게 제출해야 한다.

1. 제26조제3항에 따른 교육 수료증 사본
2. 양도·양수 사실을 증명하는 서류의 사본

② 제1항에 따른 신고서를 제출받은 시장·군수·구청장은 「전자정부법」 제36조제1항에 따른 행정정보의 공동이용을 통하여 사업자등록증명을 확인해야 한다. 다만, 신고인이 사업자등록증명의 확인에 동의하지 않는 경우에는 그 서류를 첨부하도록 해야 한다.

③ 시장·군수·구청장은 제1항에 따른 신고를 받으면 안전상비의약품 판매자등록대장과 안전상비의약품 판매자 등록증에 신고 내용을 각각 적어 넣은 후 안전상비의약품 판매자 등록증을 재발급하고, 해당 등록증을 재발급한 날부터 15일 이내에 신고 내용을 의약품관리종합정보센터의 장에게 통보해야 한다.

④ 법 제44조의5제1항에 따라 지위 승계 신고를 하는 자는

[본조신설 2020. 10. 8.]

제44조의5(안전상비의약품 판매자의 지위 승계) ① 안전상비의약품 판매자가 영업을 양도한 경우에 그 양수인이 종전의 안전상비의약품 판매자의 지위를 승계하려는 경우에는 그 양도일부터 1개월 이내에 보건복지부령으로 정하는 바에 따라 그 사실을 시장·군수·구청장에게 신고하여야 한다.

② 시장·군수·구청장은 제1항에 따른 신고를 받은 경우에는 그 내용을 검토하여 이 법에 적합하면 신고를 수리하여야 한다. 다만, 시장·군수·구청장은 양수인이 제44조의2제2항에 따른 등록기준을 갖추지 아니하거나 제44조의3제1항에 따른 안전상비의약품의 안전성 확보와 품질관리에 관한 교육을 받지 아니한 경우에는 신고를 수리하여서는 아니 된다.

③ 제1항에 따른 신고가 수리된 경우에는 양수인은 그 양수일부터 종전의 안전상비의약품 판매자의 지위를 승계한다.

[본조신설 2020. 4. 7.]

[종전 제44조의5는 제44조의6으로 이동 <2020. 4. 7.>]

제44조의6(준용) ① 제39조제1항, 제47조제1항, 제50조제1항 및 제3항, 제56조제2항, 제68조의7, 제69조, 제71조, 제72조제2항은 제44조의2제1항에 따라 등록한 안전상비의약품 판매자에 준용한다. 이 경우 "약국개설자"는 "제44조의2제1항에 따라 등록한 안전상비의약품 판매자"로 보고, 제50조제3항 중 "일반의약품"은 "제44조의2제1항에 따른 안전상비의약

품"으로 본다.

② 제47조의3제2항은 제44조의2제1항에 따라 등록한 안전상비의약품 판매자에게 준용한다. 이 경우 "약국"은 "안전상비의약품 판매자"로 본다.<개정 2016. 12. 2.>

[본조신설 2012. 5. 14.]

[제44조의5에서 이동 <2020. 4. 7.>]

제45조(의약품 판매업의 허가) ①제44조 제2항 제2호에 따른 한약업사 및 의약품도매상이 되려는 자는 보건복지부령이 정하는 바에 따라 시장·군수·구청장의 허가를 받아야 한다. 허가 받은 사항을 변경할 경우에도 또한 같다. <개정 2008. 2. 29., 2010. 1. 18., 2011. 6. 7.>

② 제1항에 따라 허가를 받으려는 한약업사 또는 의약품 도매상은 다음 각 호의 구분과 같이 시설을 갖추어야 한다.<개정 2011. 3. 30., 2014. 3. 18., 2015. 1. 28.>

1. 한약업사는 영업소와 그 밖에 대통령령으로 정하는 기준에 맞는 시설
2. 의약품 도매상은 영업소와 창고 및 그 밖에 대통령령으로 정하는 기준에 맞는 시설. 이 경우 창고의 면적은 165제곱미터 이상이어야 한다. 다만, 수입의약품·시약·원료의약품만을 취급하는 경우에는 창고의 면적이 66제곱미터 이상이어야 하고, 동물용의약품만을 취급하는 경우에는 창고의 면적이 33제곱미터 이상이어야 하며, 한약·의료용고압가스 및 방사성의약품만을 취급하는 경우에는 창고의 면적기준을 적용하지 아니한다.

③제1항에 따른 한약업사는 보건복지부령이 정하는 지역에 한정하여 대통령령으로 정하는 한약업사시험에 합격한 자에게 허가한다.<개정 2008. 2. 29., 2010. 1. 18.>

④제1항에 따라 허가를 받은 한약업사는 환자가 요구하면 기존 한약서에 실린 처방 또는 한의사의 처방전에 따라 한약을 혼합 판매할 수 있다.

⑤제1항에 따라 허가를 받은 의약품 도매상은 약사를 두고 업무를 관리하게 하여야 하며, 한약 도매상은 다음 각 호의 어느 하나에 해당하는 자를 두고 업무를 관리하게 하여야 한다. 다만, 의약품 도매상 자신이 약사로서 업무를 직접 관리하거나, 한약 도매상이 다음 각 호의 어느 하나에 해당한 자로서 업무를 직접 관리하는 경우에는 그러하지 아니하다.<개정 2008. 2. 29., 2010. 1. 18.>

1. 약사
2. 한약사
3. 한약업사
4. 보건복지부장관이 인정하는 대학의 한약 관련 학과를 졸업한 자

⑥ 의약품 도매상 및 한약 도매상은 제5항에 따라 업무를 관리하는 자를 두려는 경우에는 보건복지부령으로 정하는 바에 따라 시장·군수·구청장에게 신고하여야 한다. 이 경우 시장·군수·구청장은 그 내용을 검토하여 이 법에 적합하면 신고를 수리하여야 한다.<신설 2011. 6. 7., 2019. 1. 15.>

⑦제1항에 따른 허가의 기준, 조건 및 관리에 필요한 사항은 보건복지부령으로 정한다.<개정 2008. 2. 29., 2010. 1. 18., 2011. 6. 7.>

⑧ 제5항에도 불구하고 보건복지부령으로 정하는 요건을 갖춘 다른 의약품 도매상에 의약품의 보관·배송 등 유통관리 업무를 위탁하는 경우에는 제5항에 따른 업무관리자를 두지 아니할 수 있다. 다만, 이 경우 해당 유통관리 업무를 위탁받는 자는 보건복지부령으로 정하는 바에 따라 제5항에 따른 업무관리자를 두어야 한다.<신설 2015. 12. 29.>

약사법 시행령

제25조(한약업사 시험) 법 제45조제3항에 따른 한약업사의 시험은 한약취급에 관한 필요한 지식과 그 실무상의 기능에 관하여 시·도지사가 수행한다.

제26조(응시 자격) 한약업사시험에 응시할 수 있는 사람은 고등학교 이상의 학교를 졸업한 사람 또는 교육부장관이 이와 같은 수준 이상의 학력이 있다고 인정한 사람으로서 5년 이상 한의원이나 한약업소에서 한약취급업무에 종사한 경력이 있는 사람으로 한다.

[전문개정 2019. 7. 16.]

제27조(시험과목 및 배점비율 등) 한약업사의 시험은 필기시험과 실기시험으로 구분하되, 그 시험과목과 배점비율은 다음과 같다.

구분	시험과목	배점비율
1. 필기시험	가. 본초강목, 방약합편, 약성가에 수록된 한약의 명칭·성상·용도·저장 방법 및 극약과 독약의 구별	45퍼센트
	나. 기성한약서에 수록된 처방과 혼합 방법	20퍼센트
	다. 약사 및 마약에 관한 법규	15퍼센트
2. 실기시험	50종 이상의 한약재에 대한 감별능력 및 약질도	20퍼센트

[전문개정 2019. 7. 2.]

제28조(시험공고) 시·도지사는 한약업사의 시험을 시행하려면 시험일시·시험장소·시험과목·응시원서 제출기간 및 영업허가 예정지역과 그 허가 예정인원, 그 밖에 시험에 필요한 사항을 시험 30일 전에 공고하여야 한다.

제29조(응시원서) ①한약업사의 시험에 응시하려는 자는 응시원서에 다음 각 호의 서류를 첨부하여 시·도지사에게 제출하여야 한다. <개정 2008. 10. 14.>

1. 이력서
2. 제26조에 해당하는 학력과 실무에 종사한 경력을 증명하는 서류
3. 법 제5조제1호 본문에 해당하는 자가 아님을 증명하는 의사의 진단서 또는 법 제5조제1호 단서에 해당하는 자임을 증명하는 전문의의 진단서
4. 법 제5조제3호에 해당하는 자가 아님을 증명하는 의사의 진단서
5. 영업예정지 및 그 약도

②제1항에 따라 응시원서를 제출하는 자는 보건복지부령으로 정하는 바에 따라 수수료를 내야 한다.<개정 2008. 2. 29., 2010. 3. 15.>

제30조(합격자의 결정 등) ①시·도지사는 한약업사의 시험을 시행한 후에는 제28조에 따라 공고한 영업허가 예정지역별로 허가예정인원 수의 범위에서 전과목 총점의 6할 이상 득점한 자를 합격자로 결정한다. 다만, 한약업사 허가예정지역별 허가예정인원을 초과하여 동점자가 2명 이상인 경우에는 필기 시험의 성적 순으로 합격자를 결정하고, 필기 시험의 성적도 동점인 경우에는 모두를 합격자로 한다.

②시·도지사는 제1항에 따라 합격한 자에게 합격하였음을 통지하여야 한다.

제31조(시험위원) ①시·도지사는 한약에 관한 학식과 경험이 풍부한 자와 약사 및 마약에 관한 법규에 관하여 지식이 풍부한 자 중에서 시험위원을 위촉한다.

②제1항의 시험위원은 한 과목에 대하여 2명부터 5명까지의 인원으로 구성한다.

약사법 시행규칙

제29조(한약업사시험) ① 법 제45조제3항 및 영 제29조제1항에 따른 한약업사시험 응시원서(전자문서로 된 원서를 포함한다)는 별지 제11호서식과 같다.

② 영 제29조제2항에 따라 한약업사시험에 응시하는 자는 별표 1의4에 따른 수수료를 내야 한다.<개정 2013. 10. 21., 2020. 2. 7.>

제30조(한약업사의 자격증명서 등) ① 시장·군수·구청장은 법 제45조제3항 및 영 제30조에 따라 한약업사시험에 합격한 자에 대해서는 그 시험에 합격하여 한약업사의 자격이 있음을 증명하는 서류(이하 "한약업사 자격증"이라 한다)를 발급하여야 한다.

② 한약업사 자격증을 발급받으려는 자는 별지 제12호서식의 한약업사 자격증 발급신청서(전자문서로 된 신청서를 포함한다)에 사진(전자문서로 된 사진을 포함한다) 2장을 첨부하여 시장·군수·구청장에게 제출하여야 한다.<개정 2016. 3. 24.>

③ 시장·군수·구청장은 제2항에 따른 한약업사 자격증의 발급신청을 받았을 때에는 그 발급대장에 다음 각 호의 사항을 적어 넣고, 별지 제13호서식의 한약업사 자격증을 발급하여야 한다.

1. 신청인의 성명, 주소 및 주민등록번호
2. 한약업사시험 합격 연월일
3. 한약업사시험 합격 당시의 영업허가 예정지역

④ 제2항에 따라 한약업사 자격증의 발급을 신청하는 자는 별표 1의4에 따른 수수료를 내야 한다.<개정 2013. 10. 21., 2020. 2. 7.>

제31조(한약업사의 허가신청) ① 법 제45조에 따라 한약업사의 허가를 받으려는 자는 별지 제14호서식의 한약업사 허가신청서(전자문서로 된 신청서를 포함한다)에 사진(전자문서로 된 사진을 포함한다) 2장을 첨부하여 시장·군수·구청장에게 제출하여야 한다. <개정 2016. 3. 24.>

② 제1항에 따라 한약업사의 허가를 신청하는 자는 별표 1의4에 따른 수수료를 내야 한다.<개정 2013. 10. 21., 2020. 2. 7.>

약사법 시행령

제31조의2(한약업사 및 의약품 도매상 등의 시설기준) ① 법 제45조제2항제1호에 따라 한약업사가 갖추어야 할 영업소의 세부기준은 보건복지부장관이 식품의약품안전처장과 협의하여 보건복지부령으로 정한다.

② 법 제45조제2항제2호에 따라 의약품 도매상은 보건복지부장관이 식품의약품안전처장과 협의하여 보건복지부령으로 정하는 영업소와 창고를 갖추어야 하며, 해당 시설의 운영 등을 위하여 보건복지부령으로 정하는 자산을 보유하여야 한다. 다만, 의료용 고압가스 도매상의 경우에는 「고압가스 안전관리법」 제4조제4항에 따른 고압가스 판매 시설기준에 따르고, 방사성의약품 도매상의 경우에는 「원자력안전법」 제55조제1항에 따른 방사성동위원소 판매업의 시설 기준에 따른다.

③ 제2항 본문에도 불구하고 의약품 도매상이 보건복지부령으로 정하는 요건을 갖춘 다른 의약품 도매상에 의약품의 보관·배송 등 유통관리 업무를 위탁하는 경우에는 창고를 갖추지 아니할 수 있다.

④ 법률 제8365호 약사법 전부개정법률 부칙 제5조에 따른 약업사(藥業士) 및 매약상(賣藥商)이 영업을 하려는 경우에는 보건복지부장관이 식품의약품안전처장과 협의하여 보건복지부령으로 정하는 영업소를 갖추어야 한다.

[본조신설 2013. 3. 23.]

약사법 시행규칙

제32조(한약업사의 시설 기준) 영 제31조의2제1항에 따라 한약업사는 영업소에 제품을 위생적이고 안전하게 보관할 수 있는 시설을 갖추어야 한다.

제33조(한약업사의 허가지역) 시장·군수·구청장은 한약업사의 수요·공급을 조절할 필요가 있다고 인정하는 경우에는 「의료법」 제3조에 따른 의원·한의원·병원·한방병원·종합병원, 「지역보건법」 제13조에 따른 보건지소 또는 약국이 없는 면(面)에 대하여 1명의 한약업사만을 허가할 수 있다. <개정 2015. 11. 18., 2019. 9. 27.>

제34조(한약업사의 허가대장과 허가증) 시장·군수·구청장은 한약업사의 허가를 하였을 때에는 한약업사의 허가대장에 다음 사항을 적어 넣고 별지 제15호서식의 한약업사 허가증을 발급하여야 한다.

1. 허가번호와 허가 연월일
2. 한약업사의 성명 및 주민등록번호
3. 한약업사의 시험합격 연월일
4. 영업소의 명칭과 그 소재지

제35조(한약업사의 영업소 이전) ① 한약업사가 그 영업소(이하 이 조

에서 "한약방"이라 한다)를 이전하려는 경우에는 제33조에도 불구하고 그 지역을 관할하는 시장·군수·구청장의 허가를 받아 한약방을 이전할 수 있다. 다만, 관할구역을 달리하는 지역으로 이전하려는 경우에는 이전하려는 지역을 관할하는 시장·군수·구청장이 한의사·한약업사의 수요·공급을 조절할 필요가 있다고 인정하는 경우에만 이를 허가할 수 있다. <개정 2019. 9. 27.>

② 제1항에 따른 한약방의 이전 허가를 받으려는 자는 별지 제16호서식의 한약방 이전 허가신청서(전자문서로 된 신청서를 포함한다)에 허가증을 첨부하여 시장·군수·구청장에게 제출하여야 한다.

③ 시장·군수·구청장은 제1항에 따라 한약방의 이전 허가를 한 경우에는 한약업사의 허가대장에 그 한약방의 이전에 관한 사항을 적어 넣고, 별지 제15호서식의 한약업사 허가증을 발급하여야 한다.

④ 제2항에 따라 한약방의 이전 허가를 신청하는 자는 별표 1의4에 따른 수수료를 내야 한다.<개정 2013. 10. 21., 2020. 2. 7.>

제36조(의약품 도매상의 허가신청) ① 법 제45조에 따라 의약품 도매상의 허가를 받으려는 자는 별지 제17호서식의 의약품 도매상 신청서(전자문서로 된 신청서를 포함한다)에 다음 각 호의 구분에 따른 서류(전자문서를 포함한다)를 첨부하여 영업소의 소재지를 관할하는 시장·군수·구청장에게 제출하여야 한다. 이 경우 시장·군수·구청장은 「전자정부법」 제36조제1항에 따른 행정정보의 공동이용을 통하여 법인 등기사항증명서(법인인 경우만 해당한다)를 확인하여야 한다. <개정 2017. 2. 22.>

1. 법인인 경우
   가. 정관
   나. 대표자가 법 제5조제1호 본문에 해당되는 사람이 아님을 증명하는 의사의 진단서 또는 같은 호 단서에 해당하는 사람임을 증명하는 전문의의 진단서 및 같은 조 제3호에 해당되는 사람이 아님을 증명하는 의사의 진단서
   다. 법 제45조제5항에 따라 도매업무를 관리하는 자(이하 "도매업무관리자"라 한다)의 자격을 확인할 수 있는 서류
   라. 재무상태표
   마. 보건복지부장관이 정하는 바에 따라 기업진단기관이 실시한 기업진단서
   바. 운반용 차량 등 장비보유현황
   사. 유통관리업무 위탁계약서(위탁한 경우에만 첨부한다)
2. 개인인 경우
   가. 법 제5조제1호 본문에 해당되는 사람이 아님을 증명하는 의사의 진단서 또는 같은 호 단서에 해당하는 사람임을 증명하는 전문의의 진단서 및 같은 조 제3호에 해당되는 사람이 아님을 증명하는 의사의 진단서
   나. 영업용 자본액 명세서(증명할 수 있는 서류를 첨부하여야 한다)
   다. 제1호 다목 및 마목부터 사목까지의 서류

② 제1항에도 불구하고 「고압가스 안전관리법」에 따른 고압가스판매업 또는 「원자력안전법」에 따른 방사성동위원소 판매업의 허가를 받은 자가 각각 의료용고압가스 또는 방사성의약품 판매를 위하여 의약품 도매상 허가를 받으려는 경우에는 별지 제17호서식의 의약품 도매상 신청서(전자문서로 된 신청서를 포함한다)에 고압가스판매업 허가증 또는 방사성동위원소판매업 허가증 사본을 첨부하여 영업소의 소재지를 관할하는 시장·군수·구청장에게 제출하여야 한다. 이 경우 시장·군수·구청장은 "의료용고압가스 판매에 한정함" 또는 "방사성의약품 판매에 한정함"이라는 조건을 붙여 허가할 수 있다.

③ 시장·군수·구청장은 한약, 의료용고압가스 및 방사성의약품을 제외한 의약품 도매상을 허가하는 경우에는 식품의약품안전처장이 보건복지부장관과 협의하여 정하는 "「의약품 등의 안전에 관한 규칙」 별표 6의 의약품 유통품질 관리기준에 적합하다는 판정을 받은 후 판매할 것"이라는 조건(이하 "적합판정조건"이라 한다)을 붙여야 하며, 허가한 사항을 허가한 날부터 15일 이내에 의약품관리종합정보센터의 장에게 알려야 한다.<개정 2018. 4. 25.>

④ 제1항에 따라 의약품 도매상 허가를 신청하는 자는 별표 1의4에 따른 수수료를 내야 한다.<개정 2013. 10. 21., 2020. 2. 7.>

제37조(의약품 도매상의 시설 기준) ① 법 제45조제2항제2호 및 영 제31조의2제2항 본문에 따라 의약품 도매상의 창고에는 다음 각 호의 시설을 두어야 한다. 다만, 제4호부터 제7호까지의 시설은 해당 의약품을 취급하는 의약품 도매상에만 해당하고, 제8호의 시설은 불량의약품이나 반품의약품이 있는 의약품 도매상에만 해당한다.

1. 저온 보관 및 빛가림을 위한 시설
2. 쥐·해충 등을 막을 수 있는 시설
3. 의약품의 변질 방지를 위한, 온도 및 습도를 유지할 수 있는 시설
4. 「생물학적 제제 등의 제조·판매관리 규칙」에서 정하는 생물학적 제제 전용의 저장시설(수송용기를 포함한다)
5. 「마약류 관리에 관한 법률」에서 정하는 마약 및 향정신성의약품의 저장시설
6. 인화성 또는 폭발성이 있는 의약품의 보관시설
7. 보관방법이 정해진 의약품인 경우에는 그 보관조건을 유지할 수 있는 시설
8. 불량의약품 또는 반품의약품의 보관실

② 영 제31조의2제3항에 따라 의약품 도매상이 다른 의약품 도매상에 의약품의 보관·배송 등 유통관리 업무를 위탁하는 경우 그 위탁받는 자는 다음 각 호의 요건을 모두 갖추어야 한다.<개정 2022. 8. 30.>

1. 창고의 순 바닥 면적이 800제곱미터 이상일 것
2. 「의약품 등의 안전에 관한 규칙」 별표 6 제7호에 따라 의약품 유통품질 관리기준 적격업소로 지정받은 자일 것
3. 의약품 도매상의 허가를 함께 받은 의약품 또는 의약외품(이하 "의약품등"이라 한다)의 제조업자 또는 법 제42조제1항 전단에 따라 수입업 신고를 한 자(이하 "수입자"라 한다)가 아닐 것

제38조(의약품 도매상의 자산기준) ① 영 제31조의2제2항 본문에 따라 의약품 도매상이 보유하여야 할 자본금 또는 자기자본은 5억원 이상으로 한다. 다만, 수입의약품·안전상비의약품·시약·원료의약품·한약 또는 보건복지부장관이 지정·고시하는 일부 의약품만을 취급하는 의약품 도매상의 경우에는 2억원 이상으로 한다.

② 의료용고압가스 또는 방사성의약품의 판매만을 하는 의약품 도매상

의 경우에는 제1항을 적용하지 아니한다.

제39조(의약품 도매상의 허가대장과 허가증) 시장·군수·구청장은 제36조에 따라 의약품 도매상 허가를 하였을 때에는 의약품 도매상 허가대장에 다음 각 호의 사항을 적어 넣고, 별지 제18호서식의 의약품 도매상 허가증을 발급하여야 한다.

1. 허가번호와 허가 연월일
2. 도매업자의 성명 및 주민등록번호(법인인 경우에는 그 대표자의 성명 및 주민등록번호)
3. 영업소의 명칭 및 그 소재지(법인인 경우에는 그 주된 사무소의 소재지)
4. 창고의 소재지
5. 위탁받은 자의 영업소 명칭 및 창고 소재지(유통관리업무를 위탁한 경우만 해당한다)
6. 도매업무관리자의 성명·주민등록번호·면허번호(한약업사 또는 한약 관련 학과를 졸업한 자는 자격증 또는 학위등록번호)
7. 자본금 및 자본평가액
8. 의약품 도매상의 종류(일반종합도매, 수입의약품도매, 안전상비의약품도매, 시약도매, 원료의약품도매, 한약도매, 그 밖에 보건복지부장관이 지정·고시하는 의약품 도매)
9. 의약품 보관시설

제40조(의약품 판매업의 변경허가신청 등) ① 법 제45조제1항에 따라 의약품 판매업자가 그 허가받은 사항을 변경하려는 경우에는 별지 제19호서식의 의약품 판매업 변경허가 신청서(전자문서로 된 신청서를 포함한다)에 그 허가증과 변경사유서(전자문서로 된 사유서를 포함한다) 및 그 근거 서류(전자문서를 포함한다)를 첨부하여 시장·군수·구청장에게 제출하여야 한다. 이 경우 허가관청을 달리하는 영업소 소재지 변경의 경우에는 새로운 소재지를 관할하는 시장·군수·구청장에게 제출하여야 한다.

② 의약품 판매업자가 법인인 경우 그 대표자를 변경할 때에는 별지 제19호서식의 변경허가 신청서에 대표자가 법 제5조제1호 본문에 해당되는 사람이 아님을 증명하는 의사의 진단서 또는 같은 호 단서에 해당하는 사람임을 증명하는 전문의의 진단서 및 같은 조 제3호에 해당되는 사람이 아님을 증명하는 의사의 진단서를 첨부하여야 한다.

③ 제1항 및 제2항에 따른 신청서를 제출받은 시장·군수·구청장은 「전자정부법」 제36조제1항에 따른 행정정보의 공동이용을 통하여 법인 등기사항증명서(법인인 경우만 해당한다)를 확인하여야 한다.

④ 시장·군수·구청장은 제1항에 따른 변경허가 신청을 받은 경우에는 해당 대장과 허가증에 변경사항을 적어야 하고, 의약품 도매상에 대하여 변경허가 내용을 변경을 허가한 날부터 15일 이내에 의약품관리종합정보센터의 장에게 알려야 한다.

⑤ 제1항에 따른 신청을 하는 자는 별표 1의4에 따른 수수료를 내야 한다. 다만, 행정구역개편에 따라 소재지가 변경되는 경우에는 이를 적용하지 않는다.<개정 2013. 10. 21., 2020. 2. 7.>

⑥ 시장·군수·구청장은 한약, 의료용고압가스 및 방사성의약품을 제외한 의약품 도매상의 영업소 소재지 변경을 허가하는 경우에는 적합판정조건을 붙여야 한다. 다만, 의약품도매상이 창고 소재지는 변경하지 않고 영업소의 소재지만을 변경하는 경우에는 적합판정조건을 붙이지 아니할 수 있다.<개정 2018. 4. 25.>

⑦ 시장·군수·구청장은 제6항에 따른 영업소 소재지 변경을 허가하는 경우에는 변경허가한 사항을 변경허가한 날부터 15일 이내에 의약품관리종합정보센터의 장에게 알려야 한다.<신설 2018. 4. 25.>

제41조(의약품 판매업자의 폐업 등 신고) ① 법 제45조에 따라 의약품 판매업자가 폐업·휴업 또는 업무재개 신고를 하려는 경우에는 별지 제8호서식의 의약품 판매업 폐업·휴업·업무재개 신고서(전자문서로 된 신고서를 포함한다)에 의약품 판매업의 허가증을 첨부하여 시장·군수·구청장에게 제출하여야 한다.

② 제1항에 따른 폐업신고를 하려는 자가 「부가가치세법」 제8조제6항에 따른 폐업신고를 같이 하려는 경우에는 제1항에 따른 폐업신고서와 「부가가치세법 시행규칙」 별지 제9호서식의 폐업신고서를 함께 제출하여야 한다. 이 경우 시장·군수·구청장은 함께 제출받은 폐업신고서를 지체 없이 관할 세무서장에게 송부(정보통신망을 이용한 송부를 포함한다. 이하 이 조에서 같다)하여야 한다.<신설 2016. 3. 24.>

③ 관할 세무서장이 「부가가치세법 시행령」 제13조제5항에 따라 같은 조 제1항에 따른 폐업신고서를 받아 해당 시장·군수·구청장에게 송부한 경우에는 제1항에 따른 폐업신고서가 제출된 것으로 본다.<신설 2016. 3. 24.>

④ 의약품 도매상은 도매업무관리자가 변경된 경우에는 별지 제20호서식의 도매업무관리자 변경신고서(전자문서로 된 신고서를 포함한다)에 의약품 도매상 허가증 및 제36조제1항제1호다목의 서류를 첨부하여 시장·군수·구청장에게 제출하여야 한다.<개정 2016. 3. 24.>

⑤ 의약품 도매상은 그 도매업무관리자를 폐지한 경우에는 별지 제21호서식의 도매업무관리자 폐지신고서(전자문서로 된 신고서를 포함한다)에 허가증을 첨부하여 시장·군수·구청장에게 제출하여야 한다.<개정 2016. 3. 24.>

⑥ 시장·군수·구청장이 제1항부터 제5항까지의 규정에 따라 신고를 받은 경우에는 해당 대장과 허가증에 각각 그 신고사항을 적어 넣어야 하며, 시장·군수·구청장은 의약품 도매상이 폐업·휴업 또는 업무재개 신고한 사항을 신고받은 날부터 15일 이내에 의약품관리종합정보센터의 장에게 알려야 한다.<개정 2016. 3. 24.>

⑦ 제1항부터 제5항까지의 규정에 따른 첨부서류에 대한 정보를 「전자정부법」 제36조제1항에 따른 행정정보의 공동이용을 통하여 확인할 수 있는 경우에는 그 확인으로 첨부서류를 갈음할 수 있다.<개정 2016. 3. 24.>

제42조(도매업무관리자) ① 의약품 도매상이 법 제45조제5항에 따라 도매업무관리자를 두려는 경우에는 별지 제22호서식의 도매업무관리자 신고서(전자문서로 된 신고서를 포함한다)에 다음 각 호의 서류(전자문서를 포함한다)를 첨부하여 시장·군수·구청장에게 제출하여야 한다. 다만, 제36조제1항에 따라 의약품 도매상의 허가를 신청하는 경우에는 신고서를 제출하지 아니할 수 있다.

1. 도매업무관리자의 자격을 확인할 수 있는 서류
2. 의약품 도매상 허가증

② 제1항에 따라 신고서를 제출받은 시장·군수·구청장은 「전자정부법」 제36조제1항에 따른 행정정보의 공동이용을 통하여 약사 면허증(도매업무관리자가 약사인 경우만 해당한다)을 확인하여야 한다. 다만, 신고인이 확인에 동의하지 아니하는 경우에는 그 사본을 첨부하게 하여야 한다.

③ 도매업무관리자가 해당 영업소의 관리업무에 종사하지 아니하게 된 경우에는 지체 없이 별지 제23호서식의 의약품 도매업무관리자의 관리업무 비종사신고서(전자문서로 된 신고서를 포함한다)에 그 사유를 적어 시장·군수·구청장에게 신고하여야 한다.

④ 법 제45조제8항 본문에서 "보건복지부령으로 정하는 요건을 갖춘 다른 의약품 도매상"이란 제37조제2항에 따른 요건을 갖춘 의약품 도매상을 말한다.<신설 2016. 12. 29.>

⑤ 법 제45조제8항 단서에 따라 다른 의약품 도매상으로부터 의약품의 유통관리 업무를 위탁받은 의약품 도매상은 기존의 도매업무관리자 외에 한 명 이상의 도매업무관리자를 추가로 두어야 한다.<신설 2016. 12. 29.>

제43조(약업사 및 매약상의 시설기준) ① 영 제31조의2제4항에 따라 약업사는 다음 각 호의 기준에 따라 영업소에 시설을 갖추어야 한다.

1. 제품을 위생적이고 안전하게 보관할 수 있는 시설
2. 저온 보관 및 빛가림을 위한 시설
3. 수돗물이나 「먹는물관리법」 제5조에 따라 먹는물의 수질 기준에 맞는 지하수 등을 공급할 수 있는 시설

② 영 제31조의2제4항에 따라 매약상은 영업소에 제품을 위생적이고 안전하게 보관할 수 있는 시설을 갖추어야 한다.

제46조(한약업사 또는 의약품 도매상 허가의 결격사유) 다음 각 호의 어느 하나에 해당하는 자에게는 한약업사 또는 의약품 도매상의 허가를 하지 아니한다. <개정 2011. 6. 7.>

1. 제5조 각 호의 어느 하나에 해당하는 자
2. 제76조에 따라 허가가 취소된 후 1년이 지나지 아니한 자
3. 의료기관의 개설자(의료기관이 법인인 경우에는 그 임원 및 직원) 또는 약국개설자
4. 파산선고를 받고 복권되지 아니한 자

제46조의2(의약품 판촉영업자 신고) ① 의약품의 품목허가를 받은 자, 수입자 또는 의약품 도매상(이하 "의약품공급자"라 한다)으로부터 의약품의 판매촉진 업무를 위탁받아 수행하려는 자(위탁된 판매촉진 업무를 다시 위탁받아 수행하려는 자도 포함한다)는 보건복지부령으로 정하는 기준에 따라 특별자치시장·특별자치도지사·시장·군수·구청장(자치구의 구청장을 말한다. 이하 같다)에게 신고하여야 한다. 신고한 사항 중 보건복지부령으로 정하는 중요한 사항을 변경하려는 경우에도 또한 같다.

② 제1항에 따라 신고한 자(이하 "의약품 판촉영업자"라 한다)가 다음 각 호의 어느 하나에 해당하는 경우에는 보건복지부령으로 정하는 바에 따라 특별자치시장·특별자치도지사·시장·군수·구청장에게 신고하여야 한다. 다만, 휴업기간이 1개월 미만인 경우에는 그러하지 아니하다.

1. 폐업 또는 휴업하려는 경우
2. 휴업 후 그 업을 재개하려는 경우

의약품 판촉영업자에 대하여는 제46조제1호부터 제3호까지의 결격사유를 준용한다. 이 경우 "한약업사 또는 의약품 도매상"은 "의약품 판촉영업자"로, "허가"는 "신고의 수리"로 각각 본다.

④ 특별자치시장·특별자치도지사·시장·군수·구청장은 제1항에 따른 신고를 받거나 제2항에 따른 폐업, 휴업 또는 영업재개의 신고를 받은 날부터 3일 이내에 신고수리 여부를 신고인에게 통지하여야 한다.

⑤ 특별자치시장·특별자치도지사·시장·군수·구청장이 제4항에서 정한 기간 내에 신고수리 여부 또는 민원 처리 관련 법령에 따른 처리기간의 연장을 신고인에게 통지하지 아니하면 그 기간(민원 처리 관련 법령에 따라 처리기간이 연장 또는 재연장된 경우에는 해당 처리기간을 말한다)이 끝난 날의 다음 날에 신고를 수리한 것으로 본다.

[본조신설 2023. 4. 18.]

[시행일: 2024. 10. 19.] 제46조의2

제46조의3(의약품 판촉영업자에 대한 교육) ① 의약품 판촉영업자(법인의 대표자나 이사, 그 밖에 이에 종사하는 자를 포함하고, 법인이 아닌 경우 그 종사자를 포함한다)는 의약품의 판매질서 등에 관한 교육을 받아야 한다.

② 보건복지부장관은 제1항에 따른 교육을 실시하기 위하여 관련 단체 또는 기관을 교육기관으로 지정할 수 있다.

③ 제1항에 따른 교육 내용, 방법 및 제2항에 따른 교육기관의 지정, 운영, 지정취소 등에 필요한 사항은 보건복지부령으로 정한다.

[본조신설 2023. 4. 18.]

[시행일: 2024. 10. 19.] 제46조의3

제47조(의약품등의 판매 질서) ① 다음 각 호의 어느 하나에 해당하는 자는 의약품등의 유통 체계 확립과 판매 질서 유지를 위하여 다음 사항을 지켜야 한다. <개정 2015. 12. 29., 2023. 4. 18.>

1. 의약품공급자는 다음 각 목의 어느 하나에 해당하는 행위를 할 수 없다.

가. 의약품의 소매
나. 약국개설자, 안전상비의약품 판매자, 한약업사, 법률 제8365호 약사법 전부개정법률 부칙 제5조에 따른 약업사 또는 매약상(이하 "약국등의 개설자"라 한다), 다른 의약품 도매상, 그 밖에 이 법에 따라 의약품을 판매할 수 있는 자 외의 자에게의 의약품 판매

2. 제1호에도 불구하고 의약품공급자는 공익 목적을 위한 경우 등 대통령령으로 정하는 사유에 해당하는 때에는 의약품을 소매하거나 판매할 수 있다.

3. 의약품 도매상 또는 약국등의 개설자는 다음 각 목의 사항을 준수하여야 한다.

가. 의약품공급자가 아닌 자로부터 의약품을 구입하지 아니할 것. 다만, 폐업하는 약국등의 개설자로부터 의약품을 구입하거나 의사 또는 치과의사가 처방한 의약품이 없어 약국개설자가 다른 약국개설자로부터 해당 의약품을 긴급하게 구입하는 경우에는 그러하지 아니하다.
나. 의약품 도매상의 경우 제45조제2항에 따라 갖춘 창고 외의 장소에 의약품을 보관하지 아니할 것

4. 의약품공급자, 약국등의 개설자 및 그 밖에 이 법에 따라 의약품을 판매할 수 있는 자는 다음 각 목의 사항을 준수하여야 한다.

가. 불량·위해 의약품 유통 금지, 의약품 도매상의 의약품 유통품질관리기준 준수 등 의약품등의 안전 및 품질 관련 유통관리에 관한 사항으로서 총리령으로 정하는 사항
나. 매점매석(買占賣惜) 등 시장 질서를 어지럽히는 행위, 약국의 명칭 등으로 소비자를 유인하는 행위나 의약품의 조제·판매 제한을 넘어서는 행위를 금지하는 등 의약품 유통관리 및 판매질서 유지와 관련한 사항으로서 보건복지부령으로 정하는 사항

② 의약품공급자(법인의 대표자나 이사, 그 밖에 이에 종사하는 자를 포함하고, 법인이 아닌 경우 그 종사자를 포함한다. 이하 이 조에서 같다) 및 의약품 판촉영업자(법인의 대표자나 이사, 그 밖에 이에 종사하는 자를 포함하고, 법인이 아닌 경우 그 종사자를 포함한다. 이하 이 조에서 같다)는 의약품 채택·처방유도·거래유지 등 판매촉진을 목적으로 약사·한약사(해당 약국 종사자를 포함한다. 이하 이 조에서 같다)·의료인·의료기관 개설자(법인의 대표자나 이사, 그 밖에 이에 종사하는 자를 포함한다. 이하 이 조에서 같다) 또는 의료기관 종사자에게 경제적 이익등을 제공하거나 약사·한약사·의료인·의료기관 개설자 또는 의료기관 종사자로 하여금 약국 또는 의료기관이 경제적 이익등을 취득하게 하여서는 아니 된다. 다만, 견본품 제공, 학술대회 지원, 임상시험 지원, 제품설명회, 대금결제조건에 따른 비용할인, 시판 후 조사 등의 행위(이하 "견본품 제공등의 행위"라 한다)로서 식품의약품안전처장과 협의하여 보건복지부령으로 정하는 범위 안의 경제적 이익등인 경우에는 그러하지 아니하다. <신설 2010. 5. 27., 2013. 3. 23., 2015. 12. 22., 2015. 12. 29., 2021. 7. 20., 2023. 4. 18.,>

③ 의약품공급자는 의약품 판촉영업자가 아닌 자에게 의약품의 판매촉진 업무를 위탁하여서는 아니 된다. <신설 2023. 4. 18.>

④ 의약품 판촉영업자가 위탁받은 판매촉진 업무의 전부 또는 일부를 다른 의약품 판촉영업자에게 다시 위탁하는 경우에는 보건복지부령으로 정하는 바에 따라 해당 업무를 위탁한 의약품공급자에게 서면(「전자문서 및 전자거래 기본법」 제2조제1호에 따른 전자문서를 포함한다)으로 그 사실을 알려야 한다. <신설 2023. 4. 18.>

⑤ 의약품 판촉영업자는 의약품공급자를 위하여 선량한 관리자의 주의로 위탁받은 업무를 수행하여야 한다. <신설 2023. 4. 18.>

⑥ 약사 또는 한약사는 의약품공급자 및 의약품 판촉영업자(이하 "의약품공급자등"이라 한다)로부터 의약품 채택·처방유도·거래유지 등 판매촉진을 목적으로 제공되는 경제적 이익등을 제공받거나 약국이 경제적 이익등을 취득하게 하여서는 아니 된다. 다만, 견본품 제공등의 행위로서 식품의약품안전처장과 협의하여 보건복지부령으로 정하는 범위 안의 경제적 이익등인 경우에는 그러하지 아니하다. <신설 2010. 5. 27., 2013. 3. 23., 2015. 12. 22., 2015. 12. 29., 2021. 7. 20., 2023. 4. 18.>

⑦ 의약품 도매상은 다음 각 호의 어느 하나에 해당하는 특수한 관계에 있는 의료기관이나 약국에 직접 또는 다른 의약품 도매상을 통하여 의약품을 판매하여서는 아니 된다. 다만, 한약의 경우에는 이를 적용하지 아니한다. <신설 2011. 6. 7., 2023. 4. 18.>

1. 의약품 도매상과 다음 각 목의 어느 하나에 해당하는 특수한 관계에 있는 자(이하 "특수관계인"이라 한다)가 의료기관 개설자 또는 약국개설자인 경우 해당 의료기관 또는 약국

가. 의약품 도매상이 개인인 경우 그의 2촌 이내의 친족(「민법」 제767조에 따른 친족을 말한다. 이하 같다)
나. 의약품 도매상이 법인인 경우 해당 법인의 임원 및 그의 2촌 이내의 친족

다. 의약품 도매상이 법인인 경우 해당 법인을 사실상 지배하고 있는 자(해당 법인의 총출연금액·총발행주식·총출자지분의 100분의 50을 초과하여 출연 또는 소유하는 자 및 해당 법인의 임원 구성이나 사업운영 등에 대하여 지배적인 영향력을 행사하는 자를 말한다. 이하 같다)

라. 다목의 특수관계인이 법인인 경우 해당 법인의 임원 및 해당 법인을 사실상 지배하고 있는 자

마. 다목 및 라목의 특수관계인이 개인인 경우 그의 2촌 이내의 친족

바. 의약품 도매상을 사실상 지배하고 있는 법인

사. 이 호의 특수관계인이 사실상 지배하고 있는 법인

아. 의약품 도매상 및 이 호의 특수관계인의 사용인(법인의 경우에는 임원을, 개인의 경우에는 상업사용인 및 고용계약에 의한 피용인을 말한다. 이하 이 조에서 같다)

2. 의료기관 개설자 또는 약국개설자와 다음 각 목의 어느 하나에 해당하는 특수관계인이 의약품 도매상인 경우 해당 의료기관 또는 약국

가. 의료기관 개설자 또는 약국개설자가 개인인 경우 그의 2촌 이내의 친족

나. 의료기관 개설자가 법인인 경우 해당 법인의 임원 및 그의 2촌 이내의 친족

다. 의료기관 개설자가 법인인 경우 해당 법인을 사실상 지배하고 있는 자

라. 다목의 특수관계인이 법인인 경우 해당 법인의 임원 및 해당 법인을 사실상 지배하고 있는 자

마. 다목 및 라목의 특수관계인이 개인인 경우 그의 2촌 이내의 친족

바. 법인인 의료기관을 사실상 지배하고 있는 법인

사. 이 호의 특수관계인이 사실상 지배하고 있는 법인

아. 의료기관 개설자, 약국개설자 또는 이 호의 특수관계인의 사용인

⑧ 약국 개설자 또는 의료기관 개설자가 의약품공급자에게 의약품 거래 대금을 지급하는 경우에는 의약품을 수령한 날부터 6개월 이내에 대금을 지급하여야 한다. 다만, 약국 개설자 또는 의료기관 개설자가 의약품공급자에 대하여 거래상 우월적 지위에 있다고 인정되지 아니하는 경우로서 의약품 거래규모 등을 고려하여 보건복지부령으로 정하는 경우에는 그러하지 아니하다. <신설 2015. 12. 22., 2023. 4. 18.>

⑨ 약국 개설자 또는 의료기관 개설자가 의약품공급자에게 제8항에서 정한 기간이 지난 후에 의약품 거래 대금을 지급하는 경우에는 그 초과기간에 대하여 연 100분의 20 이내에서 「은행법」에 따른 은행이 적용하는 연체금리 등 경제사정을 고려하여 보건복지부장관이 정하여 고시하는 이율에 따른 이자를 지급하여야 한다. <신설 2015. 12. 22., 2023. 4. 18.>

⑩ 제8항에 따른 의약품 거래 대금을 어음 또는 「하도급거래 공정화에 관한 법률」에 따른 어음대체결제수단으로 지급하는 경우에 대해서는 같은 법 제13조를 준용한다. 이 경우 "원사업자"는 "약국 개설자 또는 의료기관 개설자"로, "수급사업자"는 "의약품공급자"로, "하도급대금"은 "의약품 거래 대금"으로, "60일"은 "6개월"로, "100분의 40"은 "100분의 20"으로, "공정거래위원회"는 "보건복지부"로 본다. <신설 2015. 12. 22., 2023. 4. 18.>

[시행일: 2024. 10. 19.] 제47조

약사법 시행령

제32조(의약품 품목허가를 받은 자 등의 의약품 소매·판매 사유) 법 제47조제1항제2호에서 "공익 목적을 위한 경우 등 대통령령으로 정하는 사유"란 별표 1의2에 해당하는 사유를 말한다.

[전문개정 2016. 3. 22.]

약사법 시행령 [별표 1의2] 의약품 품목허가를 받은 자 등의 의약품 소매·판매 사유 <개정 2019. 10. 29.>

(제32조 관련)

1. 법 제23조제3항제4호 및 제4항제12호에 따라 의사·치과의사 또는 약사가 사회봉사활동을 위하여 의약품을 구입하는 경우 [의사·치과의사·약사가 소속된 단체가 사회봉사활동을 위하여 구입하거나, 의사·치과의사·약사 개인 또는 의사·치과의사·약사가 소속된 단체가 「사회복지공동모금회법」 제4조에 따른 사회복지공동모금회(이하 "사회복지공동모금회"라 한다)를 통하여 지정 기부로 의약품을 받는 경우를 포함한다]
2. 법 제23조제6항 및 법률 제8365호 약사법 전부개정법률 부칙 제8조에 따라 한약사 또는 한약사가 소속된 단체, 한의사 또는 한의사가

소속된 단체가 사회봉사 활동을 위하여 한약 및 한약제제를 구입하는 경우(한약사 또는 한약사가 소속된 단체, 한의사 또는 한의사가 소속된 단체가 사회복지공동모금회를 통하여 지정 기부로 의약품을 받는 것을 포함한다)

3. 의약품의 품목허가를 받은 자, 수입자 또는 임상시험계획의 승인을 받은 자가 임상시험, 의약품동등성시험의 실시를 위하여 의약품을 구입하는 경우
4. 전문대학 또는 그와 같은 수준 이상의 학교에서 의학·치의학·한의학·약학·간호학 또는 그 관련 학과의 학과장이 해당 학과의 실험·실습을 위하여 의약품을 구입하는 경우
5. 「119구조·구급에 관한 법률」에 따라 소방본부장 또는 소방서장이 구급대원의 응급환자 구급활동에 사용하는 의약품을 구입하는 경우
6. 의약품의 품목허가를 받은 자, 수입자 또는 의약관련 연구소의 장 등이 신제품의 개발을 위한 연구 또는 시험을 위하여 의약품을 구입하는 경우
7. 「과학기술분야 정부출연연구기관 등의 설립·운영 및 육성에 관한 법률」 제2조에 따른 과학기술분야 정부출연연구기관의 장이 실험·실습에 사용할 의약품을 구입하는 경우
8. 「형의 집행 및 수용자의 처우에 관한 법률」 제2조제4호에 따른 교정시설 및 「군에서의 형의 집행 및 군수용자의 처우에 관한 법률」 제2조제4호에 따른 군교정시설, 「보호소년 등의 처우에 관한 법률」에 따른 소년원 및 「출입국관리법」 제52조제2항에 따른 보호시설의 장이 해당 시설에 수용 중인 자의 감염병 예방 또는 치료에 사용할 의약품을 구입하는 경우
9. 「감염병의 예방 및 관리에 관한 법률」에 따라 국가 및 지방자치단체가 생물테러감염병 및 그 밖의 감염병의 유행에 대비하여 감염병의 예방 및 치료에 사용할 의약품을 안정적으로 확보하기 위하여 구입하는 경우
10. 「응급의료에 관한 법률」 제44조제1항에 따른 구급차등의 운용자가 구급차등에 갖추어야 하는 구급의약품을 시장·군수·구청장의 감독을 받아 구입하는 경우
11. 한국국제보건의료재단이 「한국국제보건의료재단법」 제7조에 따른 사업의 수행에 필요한 의약품을 구입하는 경우
12. 「학교보건법」 제2조제2호에 따른 학교의 장이 학교의사, 학교약사 또는 보건교사(간호사 면허를 가진 보건교사에만 해당한다)가 해당 학교의 학생 및 교직원의 건강관리를 위하여 사용할 의약품(전문의약품의 경우에는 학교의사가 사용하려는 경우에만 해당한다)을 구입하는 경우
13. 「의료기기법」 제6조제1항 본문에 따라 의료기기 제조업의 허가를 받은 자 또는 의료기기 관련 연구소의 장 등이 의약품과 조합되거나 복합 구성된 의료기기의 개발 또는 제조를 위하여 의약품을 구입하는 경우
14. 의약품을 수출하기 위하여 수출절차를 대행하려는 자에게 의약품을 수여하는 경우
15. 「첨단의료복합단지 육성에 관한 특별법」 제11조제6항제3호에 따른 실험용 동물을 사육 및 관리하는 센터에서 동물 실험을 위하여 의약품을 구입하는 경우
16. 「인체조직안전 및 관리 등에 관한 법률」 제13조제2항에 따라 조직은행으로 허가를 받은 의료기관, 비영리법인 또는 조직가공처리업자가 인체조직의 처리를 위하여 의약품을 구입하는 경우

16의2. 의약품 품목허가를 받은 자가 의약품의 제조를 위하여 품목허가증 또는 품목신고증에 적힌 의약품을 구입하는 경우

17. 그 밖에 보건복지부장관 또는 식품의약품안전처장이 의약품 판매가 필요하다고 인정하는 경우

의약품 등의 안전에 관한 규칙

제62조(의약품등의 안전 및 품질 관련 유통관리 준수사항) 법 제47조제1항제4호가목에 따라 의약품의 품목허가를 받은 자, 수입자, 의약품 도매상, 약국개설자, 안전상비의약품 판매자, 한약업사, 법률 제8365호 약사법 전부개정법률 부칙 제5조에 따른 약업사 또는 매약상 및 그 밖에 이 법에 따라 의약품을 판매할 수 있는 자는 의약품의 안전 및 품질 관련 유통관리를 위하여 다음 각 호의 사항을 준수해야 한다. <개정 2014. 8. 21., 2016. 6. 30., 2021. 9. 10.>

1. 삭제<2015. 9. 25.>
2. 변질·변패(변질하여 썩는 것을 말한다. 이하 같다)·오염·손상되었거나 유효기한 또는 사용기한이 지난 의약품을 판매하거나 판매의 목적으로 저장·진열하지 않아야 하며, 의약품의 용기나 포장을 훼손하거나 변조하지 않을 것
3. 식품의약품안전처장 또는 지방청장이 수거하거나 폐기할 것을 명한 의약품을 판매하거나 판매의 목적으로 저장·진열하지 아니할 것
4. 약국개설자, 안전상비의약품판매자, 한약업사, 법률 제8365호 약사법 전부개정법률 부칙 제5조에 따른 약업사·매약상, 의약품 도매상 또는 법 제21조에 따라 약국을 관리하는 자는 불량의약품의 처리에 관한 기록을 작성하여 갖추어 두고 이를 1년간 보존할 것

5. 약국개설자, 한약업사 또는 의약품 도매상은 대한민국약전 또는 대한민국약전외한약(생약)규격집에 기준이 설정된 한약 중 제8호에 따른 품질관리 기준에 맞는 제품(이하 "규격품"이라 한다)으로 판매할 것을 식품의약품안전처장이 지정·고시한 한약의 경우 규격품이 아닌 것을 판매하거나 판매의 목적으로 저장·진열하지 아니할 것
6. 약국개설자, 한약업사 또는 의약품 도매상은 한약재를 판매하는 경우 원산지를 표시할 것
7. 식품의약품안전처장이 보건복지부장관과 협의하여 정하는 별표 6의 의약품 유통품질 관리기준에서 정하는 사항을 준수할 것
8. 식품의약품안전처장이 정하여 고시하는 한약재의 품질관리에 관한 사항을 준수할 것

제62조의2(불법 유통을 통한 취득 금지 의약품) 법 제47조의4제3호에서 "총리령으로 정하는 의약품"이란 에토미데이트 성분을 함유하는 의약품을 말한다.

[본조신설 2022. 7. 21.]

[종전 제62조의2는 제62조의3으로 이동 <2022. 7. 21.>]

의약품 등의 안전에 관한 규칙 [별표 6] 의약품 유통품질 관리기준 <개정 2022. 12. 7.>

(제62조제7호 관련)

I. 공통사항

1. 목적

이 기준은 품목허가를 받은 자, 수입자 및 의약품 도매상이 준수하여야 할 의약품의 유통품질관리에 관한 사항을 규정함으로써 우수한 의약품 유통 및 부정·불량 의약품의 유통 방지 등을 통해 국민보건에 기여함을 목적으로 한다.

2. 용어의 정의

이 기준에서 사용하는 용어의 뜻은 다음과 같다.

가. "제조번호"란 일정한 제조단위분에 의하여 제조·관리 및 출하에 관한 모든 사항을 확인할 수 있도록 표시된 숫자·문자 또는 이들을 조합한 것을 말한다.

나. "공급"이란 의약품의 수령, 입고, 보관, 출고 및 운송이 완료되기까지의 모든 업무를 말한다.

다. "분리"란 다른 건물이거나, 같은 건물 안의 공간이 벽에 의하여 구분되어 작업원의 출입구역이나 공기조절장치가 따로 되어 있는 상태를 말한다.

라. "구획"이란 칸막이 등으로 나뉘어 의약품이 교차오염이 일어나거나 섞이지 않도록 관리할 수 있는 상태를 말한다.

마. "구분"이란 선을 그어 표시하거나 간격을 두어서 의약품이 혼동되지 않도록 구별하여 관리할 수 있는 상태를 말한다.

바. "영업소"란 품목허가를 받은 자가 법 제31조제5항에 따라 설치한 시설을 말한다.

사. "문서"란 의약품의 유통품질관리 업무와 관련하여 작성된 모든 기준서 및 이에 따른 기록(전자문서를 포함한다)을 말한다.

3. 시설 및 설비

가. 보관소

의약품의 공급과정에서 의약품을 보관하는 장소(이하 "보관장소"라 한다)는 다음 기준에 적합하여야 한다.

1) 건물은 더러운 장소로부터 분리되고, 보관장소는 충분한 면적과 공간을 확보하여야 한다.
2) 의약품 공급업무 외의 다른 목적으로 사용되어서는 안 된다. 다만, 의약품 공급 및 품질관리를 해치지 않는 범위에서 의약외품, 의료기기, 건강기능식품, 화장품 등은 별도로 구분하거나 구획하여 보관할 수 있으며, 안전상비의약품만을 보관하는 경우에는 품질관리를 침해하지 않는 범위에서 의약품이 아닌 다른 물품과 별도로 구분하여 보관할 수 있다.
3) 보관장소와 영업장소는 분리되어 있어야 한다.
4) 의약품은 직접 바닥에 닿지 아니하도록 하여야 한다.
5) 의약품의 보관에 적합한 채광 또는 조명이어야 하고, 환기가 잘 되어야 한다.
6) 의약품의 변질을 방지하기 위하여 적정한 온도와 습도를 유지할 수 있는 시설을 갖추어야 하며, 필요한 경우 공기조절설비를 갖추어야 한다. 일정온도를 유지할 필요가 있는 의약품을 보관하는 경우에는 자동온도기록장치가 부착된 냉동·냉장설비 등을 따로 갖추어야 한다.
7) 해충과 쥐를 막을 시설 또는 설비, 도난방지설비 및 소화설비를 갖추어야 한다.

나. 지정의약품의 보관

다음 의약품(이하 "지정의약품"이라 한다)은 관계 법령에서 정하는 바에 따라 보관하여야 하며, 잠금장치, 소화설비 및 냉동·냉장설비 등을 따로 갖추어 안전하게 보관하여야 한다. 다만, 생물학적제제등의 경우에는 냉동·냉장설비를 다른 의약품 등과 공용하여 사용할 수 있다.

1) 마약 및 향정신성의약품

2) 인화성·폭발성이 있는 의약품

3) 생물학적제제등

다. 기계·기구 및 설비

의약품의 공급 및 품질관리 등에 사용하는 기계·기구 및 설비는 다음 기준에 적합하여야 한다.

1) 해당 작업에 적합한 형태·성능 및 정밀도가 보장되어야 한다.

2) 작업 대상의 재료 및 의약품은 오염되지 않도록 조치하여야 한다.

3) 각 작업과정에서 혼동되거나 섞이거나 그 밖의 잘못이 방지될 수 있도록 합리적으로 배치하여야 한다.

4) 각 작업과정에서 사용되는 기계 및 계량기구는 정기적으로 점검하고 항상 정상기능을 유지할 수 있도록 관리하여야 한다.

라. 자동장치의 관리

무게 달기, 저온·항온 보존 및 먼지 제거 등 공급과정의 중요한 단계에 자동장치를 사용하는 경우에는 계획을 수립하여 정기적으로 교정 및 성능점검을 하고 기록하여야 하며, 자동화 장치에 의한 모든 기록은 별도로 저장·보관하여야 한다.

4. 조직

가. 조직의 구성

1) 의약품의 안정적인 공급과 품질관리를 위하여 독립된 공급관리부서와 품질관리부서를 두고 각각 책임자를 두어야 한다. 이 경우 각 부서의 책임자는 겸직할 수 없다. 다만, 품목허가를 받은 자의 제조소 내 보관소 또는 수입자의 창고에는 운송에 대한 책임자만을 둘 수 있다.

2) 공급관리 및 품질관리 업무를 적절히 수행할 수 있는 적절한 인원을 배치하여야 하며, 그 작업원은 이 기준 및 담당 업무에 관한 교육·훈련을 받은 사람이어야 한다.

나. 공급관리책임자

1) 공급관리책임자는 의약품의 공급업무(안전상비의약품만을 취급하는 경우에는 의약외품의 공급업무도 포함한다)에 대한 전문지식과 3년 이상의 실무경험이 있으며, 공급관리 업무를 적절히 수행할 수 있는 교육을 받고 의약품의 공급에 관한 모든 업무를 관리할 수 있는 책임과 권한이 있는 사람이어야 한다.

2) 공급관리책임자는 공급과정별 담당자를 총괄하고 공급관리업무의 수행을 점검·확인하여야 한다.

다. 품질관리책임자

1) 품질관리책임자는 품질관리업무에 관한 전문지식과 실무경험이 있는 약사여야 한다. 다만, 한약 도매의 경우에는 약사·한약사·한약업사 또는 한약 관련 학과 졸업자로 하여금 관리하게 할 수 있다.

2) 품질관리책임자는 의약품의 품질관리와 안정성 확보를 위한 업무와 환경위생 관리업무에 대한 책임을 지며, 각 부문별 담당책임자를 총괄하고 그 업무의 수행을 점검·확인하여야 한다.

5. 기준서

가. 기준서의 종류

의약품의 적정한 공급 및 품질관리를 철저히 하기 위하여 시설 및 설비관리기준서, 공급관리기준서, 품질 및 환경위생관리기준서를 각각 작성·운용하여야 한다. 다만, 품목허가를 받은 자의 제조소 내 보관소 또는 수입자 창고에는 운송업무에 관한 기준서만을 둘 수 있다.

나. 시설 및 설비관리기준서

시설 및 설비관리기준서에는 제3호에 규정된 의약품 공급업무에 필요한 시설 및 설비의 설치와 관리·운영에 관한 사항이 포함되어야 한다.

다. 공급관리기준서

공급관리기준서에는 제7호에 규정된 의약품의 입고·보관·출고 및 운송 등 의약품 공급업무에 관하여 구체적인 관리방법이 포함되어야 한다.

라. 품질 및 환경위생관리기준서

품질 및 환경위생관리기준서에는 제8호부터 제10호까지에 규정된 의약품의 품질관리, 청소, 소독방법 및 작업원의 위생기준 등 품질관리와 환경위생관리를 위한 구체적인 방법이 포함되어야 한다.

6. 문서

가. 문서의 작성

1) 문서의 작성 및 개정·승인·배포·회수 또는 폐기 등 관리에 관한 사항이 포함된 문서관리규정을 작성하여야 한다.

2) 문서는 알아보기 쉽게 작성하여야 하며, 작성된 문서에는 공급관리 책임자 또는 품질관리 책임자의 서명과 승인 연월일이 있어야 한다.

3) 문서의 작성자·검토자(또는 확인자) 및 승인자는 서명을 등록한 후 사용하여야 한다.

4) 문서는 작업과 동시에 작성되어야 하며 지울 수 없는 잉크로 작성하여야 한다. 문서를 수정하는 경우에는 수정하려는 글자 또는 문장 위에 선을 그어 수정 전 내용을 알아볼 수 있도록 하고, 수정된 문서에는 수정 사유, 수정 연월일 및 수정자의 서명이 있어야 한다.

5) 문서를 개정할 때는 개정 사유 및 개정 연월일 등을 적고 공급관리 책임자 또는 품질관리 책임자의 승인을 받아야 하며, 정기적으로 점검하여 최근에 개정된 것인지를 확인하여야 한다. 개정 전의 것도 일정기간 보존하여야 한다.

나. 문서의 관리

1) 문서는 기록일부터 2년 간 보존하여야 한다. 다만, 별도로 규정하는 경우 그 사유와 보존기한을 명확하게 정하여야 한다.

2) 전자문서 시스템의 경우에는 허가된 사람만이 입력, 변경 또는 삭제할 수 있으며 자기테이프, 마이크로필름, 백업 등의 방법으로 기록의 훼손 또는 소실에 대비하고, 필요시 판독 가능한 방법으로 출력하여야 한다.

7. 공급관리

가. 공급관리업무

의약품 공급을 합리적으로 하기 위하여 입고·보관·출고 및 운송 업무의 4개 부문으로 나누어 관리하며, 부문별 담당책임자와 필요한 직원을 두고 운영하여야 한다.

나. 입고업무

의약품의 입고업무는 다음 사항에 따라야 한다.

1) 입고하는 의약품의 품명, 규격, 수량 및 봉함 여부, 손상 및 오염 등 외관검사를 하여야 한다. 또한, 도매상의 경우 구입신청서 또는 거래명세서에 기재된 내용과 입고된 의약품을 확인하고 조회하여야 한다.

2) 제조번호·유효기간 또는 사용기한을 확인하여야 하며, 지정의약품 및 전문의약품에 대해서는 이를 기록하여야 한다. 다만, 「마약류 관리에 관한 법률 시행규칙」 제21조에 따라 마약류통합관리시스템을 통해 식품의약품안전처장에게 판매내역이 보고되는 마약 또는 향정신성의약품으로서 제조번호·유효기간 또는 사용기한을 확인할 수 있는 경우에는 이를 기록하지 않을 수 있다.

3) 지정의약품은 따로 확인하고 우선 입고하여야 한다.

4) 불합격품은 따로 표시하여 합격품과 구분·보관하고, 이를 신속하게 폐기하거나 반품하는 등 필요한 조치를 해야 한다.

다. 보관업무

의약품의 보관업무는 다음 사항에 따라야 한다.

1) 선입선출(先入先出)이 가능하도록 보관하여야 한다.

2) 제조업소 및 제형 등을 고려하여 구분·보관하여야 한다.

3) 지정의약품은 관계 법령에 따라 저장·보관하여야 한다.

4) 의약품별로 제69조제1항제3호에 따른 저장방법에 기재된 온도(이하 "저장온도"라 한다)가 항상 유지되도록 보관하고, 냉장 또는 냉동 보관이 필요한 의약품은 냉장 또는 냉동 장소에 구분하여 보관하여야 한다.

5) 반품의약품, 부정·불량의약품 등은 구분하여 보관하여야 한다.

6) 보관배치도와 재고관리카드를 갖추어 두어야 한다.

7) 정기적으로 보관상태를 확인·점검하고, 그 결과를 기록하여야 한다.

라. 출고업무

의약품의 출고업무는 다음 사항에 따라야 한다.

1) 선입선출의 방법으로 출고를 하여야 한다.

2) 생물학적제제등은 반드시 출고할 때마다 운송처별로 품목·수량 및 규격 등을 기록하고, 「생물학적 제제 등의 제조·판매관리 규칙」 제6조제1항에 따른 출하증명서를 작성하여야 한다. 다만, 「공중보건 위기대응 의료제품의 개발 촉진 및 긴급 공급을 위한 특별법」 제2조제3호에 따른 공중보건 위기대응 의료제품(같은 법 제17조제2항에 따라 공중보건 위기대응 의료제품으로 지정된 것으로 보는 제품을 포함한다)에 해당하는 생물학적제제등의 경우에는 출하증명서를 작성하지 않을 수 있다.

3) 출고하는 경우에는 품질관리부서 담당자가 현장에 참석하여 봉함 여부, 유효기간 또는 사용기한의 확인, 외관상의 품질점검 및 출고품에 대한 확인 조치를 한 후 출고해야 하며, 지정의약품 및 전문의약품에 대해서는 그 제조번호, 유효기간 또는 사용기한을 기록해야 한다. 다만, 다음의 어느 하나에 해당하여 출고하는 의약품의 제조번호·유효기간 또는 사용기한을 확인할 수 있는 경우에는 이를 기록하지 않을 수 있다.

가) 「약사법 시행규칙」 제45조에 따라 의약품 공급내역을 의약품관리종합정보센터의 장에게 보고한 경우

나) 「마약류 관리에 관한 법률 시행규칙」 제21조에 따라 마약 또는 향정신성의약품의 판매내역을 마약류통합관리시스템을 통해 식품의약품안전처장에게 보고한 경우

마. 운송업무

의약품의 운송업무는 다음 사항에 따라야 한다.

1) 의약품의 운반용 차량 등에는 이를 식별할 수 있는 표지판을 붙여야 한다.

2) 의약품별로 저장온도를 유지·운송할 수 있도록 적합한 운송방법을 결정하여 운송 중에는 저장온도를 유지해야 한다. 냉장 또는 냉동 보관이 필요한 의약품을 운송하는 경우에는 수송용기 또는 차량 등 수송설비 내부에 자동온도기록장치 등 저장온도가 유지됨을 입증할 수 있는 장치를 갖추어야 하고, 온도조작(造作)장치 등을 설치하는 등 온도를 조작(造作)해서는 안 된다.

3) 운송 중에 의약품이 파손되거나 오염되지 않도록 의약품이 아닌 물품과 함께 운송해서는 안 된다. 다만, 품질관리를 침해하지 않는 범위에서 의약외품, 의료기기, 건강기능식품, 화장품 등은 함께 운송할 수 있다.

4) 운송 중 의약품이 도난되거나 분실되지 않도록 하고, 특히 지정의약품에 대해 잠금장치 등 안전장치를 하여야 한다.

5) 3)에도 불구하고 안전상비의약품만을 운송하는 경우에는 품질관리를 침해하지 아니하는 범위에서 다른 물품과 함께 운송할 수 있다. 이 경우 안전상비의약품은 다른 물품(의약외품, 의료기기, 건강기능식품 및 화장품은 제외한다)과 구분되는 별도의 보관함에 넣어야 한다.

6) 운송이 적절히 이루어졌음을 확인할 수 있도록 출고한 의약품의 운송 기록을 보관하여야 한다. 이 경우 운송 기록에는 2) 후단에 따른 자동온도기록장치 등에 의해 기록된 저장온도 기록을 포함시켜야 한다.

8. 품질관리 및 환경위생관리

가. 품질관리

다음 각 호의 사항을 이행하여야 한다.

1) 입고·출고 시 의약품 품질의 확인

2) 의약품의 보관 및 관리상황 확인

3) 보관장소 등의 환경위생검사

4) 유효기간 및 사용기한 등 의약품 용기 등의 기재사항 확인

5) 반품의약품 및 부정·불량의약품의 조사·확인

6) 의약품에 대한 검사

7) 의약품 폐기방법의 결정 및 조치확인

8) 의약품의 품질 및 안정성에 관한 정보의 수집·제공 및 그에 따른 조치

9) 품질관리기록의 작성·보관

나. 불만처리

의약품의 공급과정 중 불만신고를 받은 경우에는 신속히 조사하여 적절한 조치를 하고, 그 내용을 업무일지에 기록하여 보존하여야 한다.

다. 환경위생관리

시설의 환경위생을 유지하고 의약품에 대한 오염을 방지하기 위하여 다음의 사항을 이행하여야 한다

1) 보관장소와 기계·기구 및 설비의 청결을 유지할 것

2) 화장실·휴게실 및 욕실 등 부대시설을 보관소와 격리하여 설치하고 청결을 유지할 것

3) 작업복·작업화 등의 착용규정을 준수할 것

4) 보관장소 안에서의 음식물 섭취 및 흡연 등을 금지할 것
5) 정기적으로 작업자의 건강점검을 실시하는 등 개인위생관리를 철저히 할 것

9. 위·변조의약품의 보고 등

가. 법 제39조제1항에 따라 의약품의 공급과정에서 취급한 의약품이 위·변조 의약품으로 확인되거나, 위·변조한 것으로 의심되는 경우에는 즉시 판매를 중단하고, 관할 지방식품의약품안전청장 및 품목허가를 받은 자 또는 의약품 수입자에게 통보하여야 한다.

나. 위·변조 의약품으로 확인되거나, 의심되는 제품을 이미 판매한 경우에는 해당 취급자에게 서면, 팩스, 유선전화 등의 방법으로 신속히 통보하고, 지방식품의약품안전청장의 지시에 따라 판매한 취급자에게서 회수 조치를 하여야 하며, 통보 및 회수사실을 입증할 수 있는 자료를 회수종료일부터 2년 간 보관하여야 한다.

다. 위·변조 의약품으로 확인 또는 의심되거나 이를 통보받으면 지체 없이 다른 의약품과 격리 보관하여야 한다. 이 경우 불량의약품을 보관하는 장소를 이용할 수 있으며, 이 때 위·변조 의약품임을 명백히 확인할 수 있도록 표시해야 한다. 기록시에는 다음사항이 포함되게 작성하여야 하며, 작성일부터 2년 간 보관하여야 한다.

1) 제품명 및 제조번호
2) 확인 일자
3) 위·변조 의약품 확인 경위 및 내용
4) 구입처 및 수량
5) 판매처 및 수량
6) 조치사항

10. 자율점검

가. 계획을 수립하여 자체적으로 품질 및 공급관리가 이 기준에 맞게 이루어지고 있는지를 매년으로 자율점검 하여야 한다.

나. 자율점검을 실시할 수 있는 사람은 품질관리 책임자 또는 품질관리 책임자가 지정하는 사람으로서 이 기준에 대한 지식과 경험이 풍부한 사람이어야 하며, 필요한 경우에는 외부 전문가에게 의뢰하여 실시할 수 있다.

다. 자율점검은 사전에 실시의 목적·범위 등을 정하여 실시하고, 자율점검 후에는 그 결과와 개선요구사항 등이 포함된 보고서를 작성하여야 하며, 개선요구사항에 대해서는 기한을 정하여 개선하여야 한다.

Ⅱ. 품목허가를 받은 자 또는 의약품 수입자

1. 교육 및 훈련

가. 교육책임자 또는 담당자를 지정하고 교육·훈련의 내용 및 평가가 포함된 교육·훈련규정을 작성하여야 하되, 필요한 경우에는 외부 전문기관에 교육을 의뢰할 수 있다.

나. 작업원에 대한 교육·훈련은 연간계획을 수립하여 실시하며, 작업원이 맡은 업무를 효과적으로 수행할 수 있도록 공급 및 품질관리와 그 밖에 필요한 사항에 대해 실시하여야 한다. 이 경우 운송업무 작업원에 대한 교육·훈련을 포함하여 실시하여야 한다.

다. 교육 후에는 교육결과를 평가하고, 필요하면 재교육을 하여야 한다.

Ⅲ. 의약품 도매상

1. 적격업소의 지정 및 사후관리

가. 지정신청

1) 이 기준에 따른 적격업소로 지정받으려는 도매상은 별지 제78호서식의 의약품 유통품질 관리기준 실시상황 평가신청서를 시장·군수·구청장에게 제출하여야 한다.
2) 1)에 따라 이 기준의 실시상황을 평가받으려는 자는 평가 신청일 이전에 15일 이상 이 기준을 적용한 실적이 있어야 한다.

나. 적격업소의 지정

1) 시장·군수·구청장은 가목에 따른 지정신청을 받은 경우에는 한국의약품유통협회장(이하 "협회장"이라 한다)에게 평가신청 자료에 대한 검토를 의뢰할 수 있다.
2) 시장·군수·구청장은 1)에 따른 검토 결과를 기초로 실태조사를 실시하여 적격 여부를 판정하고, 적합하다고 판정된 업소에 대해서는 의약품 유통품질 관리기준 적격업소(이하 "적격업소"라 한다)로 지정하고 별지 제79호서식의 의약품 유통품질 관리기준

적격업소 증명서를 발급하여야 한다.

3) 2)에 따른 실태조사는 별지 제80호서식의 조사표에 의하여 실시한다.

다. 사후관리

1) 시장·군수·구청장은 적격업소로 지정된 도매상에 대해 3년에 1회 이상 실시상황에 대한 사후관리를 할 수 있다.

2) 시장·군수·구청장은 사후관리 결과 부적합하다고 인정되는 도매상에 대해 적격업소의 지정을 취소하거나 일정한 기간을 정하여 시정하도록 지시할 수 있다.

3) 시장·군수·구청장은 1)에도 불구하고 시설이 변경되거나 품질관리에 문제가 있다고 판단되는 도매상에 대해서는 따로 실태조사를 할 수 있다.

라. 기록보존

적격업소로 지정된 업소는 관계 법령에 규정된 것을 제외하고는 각종 기준서 및 지정신청서류 등 업무처리에 관한 기록을 2년 간 보존하여야 한다.

2. 교육

가. 교육

1) 협회장은 도매상 종사자의 자질 향상을 위하여 교육계획을 매년 수립하고 이에 따라 연간 8시간 이상의 교육을 실시하여야 한다.

2) 1)에 따른 교육은 다음의 내용이 포함되어야 한다.

가) 의약품 취급의 책임의식

나) 의약품의 내용 및 규격

다) 의약품의 취급 및 품질관리

라) 환경위생관리 및 약사 관계 법규

마) 그 밖에 이 기준을 효율적으로 수행하기 위하여 필요한 사항

3) 도매상은 2)에 따른 교육내용을 포함하는 자체교육계획을 수립하고 분기별 1회 이상 연간 총 24시간[1)에 따른 교육을 이수한 자는 24시간에서 해당 교육시간만큼을 제외한 시간으로 한다] 자체교육을 실시하여야 한다. 이 경우 도매상은 해당 교육을 한국의약품유통협회에 의뢰하여 실시할 수 있다.

4) 적격업소인 도매상은 1년마다, 적격업소가 아닌 도매상은 2년마다 법 제45조제5항에 따라 도매업무를 관리하는 자(도매업무를 관리하는 자가 없는 경우에는 종사자 1명을 말한다)에게 1)에 따른 교육을 이수하도록 해야 한다.

나. 교육기록 보존

협회장 및 도매상은 교육계획, 교육실시내용 및 개인별 성적 등 교육기록을 작성하여 2년 간 보관·관리하고 이를 실무평가에 반영하여야 한다.

3. 위·수탁업무

가. 위탁자

1) 의약품 공급관리 또는 품질관리의 위탁자는 위탁할 구체적인 업무의 내용을 문서로써 적어야 하며, 공급관리 또는 품질관리가 적절하게 이루어지도록 수탁자에 대한 관리·감독을 철저히 해야 한다.

2) 의약품 공급관리 또는 품질관리의 위탁자는 공급관리 또는 품질관리가 적절하게 이뤄지는지 확인하기 위해 수탁자에게 공급관리기준서 또는 품질환경위생관리기준서 및 관련 기록에 관한 서류를 요구할 수 있다.

나. 수탁자

의약품 공급관리 또는 품질관리의 수탁자는 공급관리 또는 품질관리에 필요한 시설 및 기구를 갖추고, 위탁받은 업무범위에 관한 공급관리 또는 품질관리를 철저히 해야 한다.

약사법 시행규칙

제44조(의약품 유통관리 및 판매질서 유지를 위한 준수사항) ① 법 제47조제1항제4호나목에 따라 의약품의 품목허가를 받은 자, 수입자, 의약품 도매상(이하 "의약품공급자"라 한다), 약국등의 개설자, 그 밖에 법의 규정에 따라 의약품을 판매할 수 있는 자는 매점매석 등 시장질서를 어지럽히는 행위를 방지하기 위하여 다음 각 호의 사항을 준수하여야 한다. <개정 2016. 3. 24., 2016. 12. 20., 2019. 9. 27.>

1. 의약품공급자 및 약국등의 개설자는 의약품을 판매할 때 다음 각 목의 어느 하나에 해당하는 행위를 하지 아니할 것
   가. 특정 의약품 도매상 또는 약국에만 의약품을 공급하여 의료기관과 약국 간의 담합을 조장하거나 환자의 조제·투약에 지장을 주는 행위
   나. 매점매석 또는 판매량 조정의 방법으로 의약품을 판매하여 부당한 이득을 얻거나 환자의 조제·투약에 지장을 주는 행위
   다. 의약품공급자가 의약품 결제대금에 대한 담보 부족, 계약조건의 위반 등 정당한 사유 없이 특정 의약품 도매상, 약국등의 개설자 또는 의료기관에 의약품을 공급하지 않는 행위
   라. 거래 상대방에게 특정한 의약품의 품목허가를 받은 자, 특정한 의약품의 수입자, 특정한 의약품 도매상, 특정한 약국등의 개설자 및 특정한 의료기관과의 의약품 거래를 제한하는 행위
   마. 의약품의 품목허가를 받은 자 또는 수입자가 수액용 주사제 등 보건복지부장관이 정하여 고시하는 의약품에 대하여 보건복지부장관이 고시하는 가격(제조원가 및 판매관리비 등을 고려하여 결정한 가격을 말한다) 미만으로 의약품을 판매하는 행위
2. 의약품 도매상 또는 약국등의 개설자는 현상품(懸賞品)·사은품 등 경품류를 제공하거나 소비자·환자 등을 유치하기 위하여 호객행위를 하는 등의 부당한 방법이나 실제로 구입한 가격(사후 할인이나 의약품의 일부를 무상으로 제공받는 등의 방법을 통하여 구입한 경우에는 이를 반영하여 환산한 가격을 말한다) 미만으로 의약품을 판매하여 의약품 시장질서를 어지럽히거나 소비자를 유인하지 아니할 것
3. 의약품공급자는 가격표를 배포하는 행위 등 약국등의 개설자 또는 안전상비의약품 판매자가 소비자에게 판매하려는 가격을 결정하는 데에 영향을 미치는 행위를 하지 아니할 것
4. 삭제<2016. 12. 20.>
5. 약국등의 개설자는 의약품을 도매하지 아니할 것
6. 의약품 도매상은 제1호부터 제3호까지의 사항 외에도 다음 각 목의 사항을 준수할 것. 다만, 가목의 경우에는 의약품의 품목허가를 받은 자 및 수입자를 포함한다.
   가. 특정한 의료기관의 개설자만을 위한 독점적 영업행위를 하지 아니할 것
   나. 부당한 방법이나 가격으로 종합병원과 공급계약을 체결하고 의약품공급자에게 그 의약품의 공급을 강요하지 아니할 것
   다. 한약 도매상은 한약 소매에 필요한 시설 및 기구를 갖추지 아니할 것
7. 삭제<2016. 3. 24.>
8. 보건복지부장관이 정하는 한약재의 수요·공급 조절에 관한 사항을 준수할 것

② 법 제47조제1항제4호나목에 따라 약국등의 개설자, 의약품도매상은 명칭 사용 등으로 소비자나 환자 등을 오인하게 하거나 유인하는 행위 등을 방지하기 위하여 다음 각 호의 사항을 준수하여야 한다.<개정 2016. 3. 24.>

1. 의약품 도매상은 소매업소 또는 제약사로 오인될 수 있는 명칭을 사용하지 아니할 것. 다만, 의약품의 품목허가를 받은 자가 의약품 도매상 허가를 함께 받은 경우에는 그러하지 아니하다.
2. 약국개설자는 다음 각 목에 규정된 표시를 해당 약국의 고유 명칭으로 사용하지 아니할 것
   가. 의약품 도매상 또는 의약품의 품목허가를 받은 자의 영업소로 오인하게 할 우려가 있는 표시
   나. 한약·수입의약품 또는 특정질병에 관련된 의약품을 전문적으로 취급한다고 나타내거나 암시하는 표시
   다. 의료기관과 혼동할 우려가 있거나 질병명과 유사한 표시
   라. 해당 약국의 소재지와 1킬로미터 이내의 거리에 개설된 의료기관과 동일한 명칭의 표시. 이 경우 해당 의료기관과 담합행위를 하거나 지휘·감독 등의 관계에 있다고 나타내거나 암시하는 표시만 해당된다.
3. 약국개설자 또는 한약업사는 다음 각 목에 해당하는 사항을 표시·광고하지 아니할 것. 다만, 보건복지부장관이 국민보건의 향상 또는 공익목적의 달성을 위하여 필요하다고 인정하는 경우에는 그러하지 아니하다.
   가. 의약품 도매상 또는 의약품의 품목허가를 받은 자로 오인하게 할 우려가 있는 표시·광고
   나. 특정 의약품 또는 특정 질병에 관련된 의약품을 전문적으로 취급한다고 나타내거나 암시하는 표시·광고
   다. 특정 의료기관의 처방의약품을 전문적으로 취급한다고 나타내거나 암시하는 표시·광고
   라. 사실과 다르게 또는 사실을 과장·축소·은폐하여 표시·광고함으로써 소비자를 속이거나 소비자로 하여금 잘못 알게 할 우려가 있는 표시·광고
   마. 비교 대상 및 기준을 구체적으로 밝히지 아니하거나 객관적인 근거 없이 자기의 약국이나 자기의 약국에서 조제·판매하는 의약품이 다른 약국이나 다른 약국에서 조제·판매하는 의약품보다 우월하거나 유리하다고 나타내거나 암시하는 표시·광고
   바. 다른 약국개설자와 약국개설 경력 또는 이력을 비교하거나 다른 약국과 판매의약품의 가격을 비교하는 표시·광고
   사. 다른 약국에 대하여 객관적인 근거가 없는 사실이나 불리한 사실을 나타내어 비방하는 표시·광고
   아. 법 제23조제3항제1호에 따른 의료기관이 없는 지역에 있음을 나타내거나 암시함으로써 의사 또는 치과의사의 처방전 없이 전문의약품을 구입할 수 있음을 나타내거나 암시하여 소비자나 환자 등을 유인하는 표시·광고

③ 법 제47조제1항제4호나목에 따라 약국등의 개설자는 의약품의 조

제·판매 제한을 넘어서는 행위 등을 방지하기 위하여 다음 각 호의 사항을 준수하여야 한다.<개정 2015. 7. 24., 2016. 3. 24., 2018. 4. 25.>

1. 약국개설자는 다음 각 목의 행위를 하지 아니할 것
   가. 진단을 하고 그에 따라 일반의약품을 판매하는 행위
   나. 특정 질병의 전문약국이라고 환자에게 알리고 환자에 대하여 진단을 목적으로 한 건강상담을 통하여 일반의약품을 판매하는 행위
   다. 진단을 목적으로 환부를 들여다보거나, 만지거나, 기계·기구 등을 이용하여 환자의 상태를 살피는 행위를 통하여 일반의약품을 판매하는 행위
2. 법 제23조제5항에 따라 보건복지부장관이 정하는 지역의 약국개설자 또는 약업사가 전문의약품을 판매하는 경우에는 다음 각 목의 사항을 지킬 것. 다만, 나목은 약국개설자에게만 해당한다.
   가. 품목허가를 받거나 신고한 사항에 따른 성인기준 3일 분량의 범위에서 판매하고, 환자에게 별지 제23호의2서식의 판매내역서를 교부할 것. 다만, 약국개설자가 의사 또는 치과의사의 처방전에 의하여 조제·판매하는 경우에는 그러하지 아니하다.
   나. 다음의 어느 하나에 해당하는 품목은 의사 또는 치과의사의 처방전에 의하여 판매할 것
   1) 향정신성의약품
   2) 한외마약
   3) 부신피질 호르몬제 등 보건복지부장관이 의약품의 안전한 사용을 위하여 고시하는 품목
   4) 식품의약품안전처장이 오·남용의 우려가 현저하다고 인정하여 고시하는 품목
3. 한약업사는 제2항제3호의 사항 외에도 다음 각 목의 사항을 지킬 것
   가. 기존 한약서에 실려 있는 처방이나 한의사의 처방전에 의하지 아니하고 한약을 혼합 판매하지 아니할 것
   나. 한약업사 허가를 받은 날부터 정당한 사유 없이 2개월이 지날 때까지 개업을 하지 아니하거나 계속하여 1년 이상 휴업하지 아니할 것. 제35조에 따라 그 영업소의 이전 허가를 받은 자의 경우에도 또한 같다.

④ 법 제47조제2항 단서 및 제3항 단서에 따라 허용되는 경제적 이익등의 범위는 별표 2와 같다.

⑤ 법 제47조제5항 단서에서 "보건복지부령으로 정하는 경우"란 의약품을 수령한 날이 속하는 연도의 전년도의 연간 의약품 총구매액이 30억원 미만인 경우를 말한다. 다만, 새로 사업을 시작하거나 휴업 등에 따라 연간 총구매액을 산출할 수 없는 경우에는 보건복지부장관이 정하는 바에 따라 분기별·월별 또는 일별 구매액을 기준으로 연간 총구매액을 환산하여 산출한다.<신설 2017. 12. 22.>

[보건복지부령 제188호(2013. 3. 23.) 부칙 제2조의 규정에 의하여 이 조 제1항제7호는 2014. 9. 30.까지 유효함]

약사법 시행규칙 [별표 2] 허용되는 경제적 이익등의 범위 <개정 2022. 8. 30.>

(제44조제4항 관련)

행위 유형	경제적 이익등의 범위
견본품 제공	의약품 품목허가를 받은 자, 수입자(이하 이 표에서 "사업자"라 한다)가 최소 포장단위로 "견본품" 또는 "sample"이라는 문자를 표기하여 「국민건강보험법」 제42조제1항에 따른 요양기관(이하 이 표에서 "요양기관"이라 한다)에 해당 의약품의 제형 등을 확인하는 데 필요한 최소 수량의 견본품을 제공하는 경우. 이 경우 제공받은 견본품은 환자에게 판매할 수 없다.
학술대회 지원	다음 각 목의 어느 하나에 해당하는 자가 주최하는 의학·약학 관련 학술연구 목적의 학술대회(학술대회 중에 개최되는 제품설명회를 포함한다)에 참가하는 발표자·좌장(座長)·토론자가 학술대회 주최자로부터 지원받는 교통비·식비·숙박비·등록비 용도의 실제비용 가. 의학·약학 관련 학술연구를 목적으로 설립된 비영리법인 나. 「의료법」 제28조제1항에 따른 의사회·치과의사회·한의사회, 같은 법 제52조제1항에 따른 의료기관단체 또는 「약사법」 제11조·제12조에 따른 대한약사회·대한한약사회(이하 "보건의료단체"라 한다) 다. 「고등교육법」 제2조제1호의 대학 또는 「산업교육진흥 및 산학연협력촉진에 관한 법률」 제25조제1항에 따른 산학협력단 라. 보건의료단체 또는 사업자들로 구성된 단체가 승인 또는 인정한 학회(국외 학회를 포함한다), 학술기관·학술단체 또는 연구기관·연구단체
임상시험 등의 지원	다음 각 목의 어느 하나에 해당하는 임상시험 또는 임상연구를 실시하는데 필요한 수량의 의약품(나목의 경우 「첨단재생의료 및 첨단바이오의약품 안전 및 지원에 관한 법률」에 따른 인체세포등을 포함한다)과 적절한 연구비. 이 경우 해당 요양기관에 설치된 관련 위원회의 사전 승인을 받은 비임상시험을 포함한다. 가. 법 제34조제1항 및 제7항에 따라 식품의약품안전처장의 임상시험계획 승인을 받은 임상시험(「의약품 등의 안전에 관한 규칙」 제24조제8항에 해당하는 경우에는 임상시험심사위원회의 임상시험계획 승인을 받은 임상시험을 말한다) 나. 「첨단재생의료 및 첨단바이오의약품 안전 및 지원에 관한 법률」 제12조제2항에 따라 첨단재생의료 연구계획의 적합 통보를 받거나 같은 조 제3항에 따라 식품의약품안전처장의 승인을 받은 첨단재생의료 임상연구

행위 유형	경제적 이익등의 범위
제품 설명회	가. 사업자가 국내에서 여러 요양기관을 대상으로 그 사업자의 의약품에 대한 정보 제공을 목적으로 주최하는 제품설명회에 참석한 의사·치과의사·한의사·약사 및 한약사(이하 이 표에서 "의사등" 이라 한다)에게 제공하는 실제 비용의 교통비, 5만원 이하의 기념품, 숙박, 식음료(세금 및 봉사료를 제외한 금액이 1회당 10만원 이하인 경우로 한정한다) 나. 사업자가 개별 요양기관을 방문하여 의사등에게 그 사업자의 의약품에 대한 정보를 제공하는 방식으로 주최하는 제품설명회에 참석한 의사등에게 제공하는 1일 10만원 이하(월 4회 이내로 한정한다)의 식음료 및 자사의 회사명 또는 제품명이 표시된 1만원 이하의 판촉물 비고 제품설명회는 의약품에 대한 정보 제공을 목적으로 개최하는 것만을 말하며, 「보건의료기본법」 제3조제3호의 보건의료인의 모임 등에 필요한 식음료를 지원하기 위하여 개최하는 것은 포함하지 않는다.
대금결제 조건에 따른 비용할인	의약품 거래금액을 결제하는 경우로서 다음 각 목의 구분에 따른 비용할인 가. 거래일부터 3개월 이내에 결제하는 경우: 거래금액의 0.6퍼센트 이하의 비용할인 나. 거래일부터 2개월 이내에 결제하는 경우: 거래금액의 1.2퍼센트 이하의 비용할인 다. 거래일부터 1개월 이내에 결제하는 경우(계속적 거래에서 1개월을 단위로 의약품 거래금액을 결제하는 경우에는 그 기간의 중간인 날부터 1개월 이내에 결제하는 것을 포함한다): 거래금액의 1.8퍼센트 이하의 비용할인 비고 1. "거래일"이란 의약품이 요양기관에 도착한 날을 말한다. 2. 거래금액의 일부를 결제하는 경우에는 전체 거래금액에 대한 그 일부의 비율에 따라 비용할인을 한다.
시판 후 조사	법 제32조 및 법 제42조제5항에 따른 재심사 대상 의약품의 시판 후 조사에 참여하는 의사, 치과의사, 한의사에게 제공하는 사례보고서에 대한 건당 5만원(희귀질환, 장기적인 추적조사 등 추가 작업이 필요한 경우는 30만원 이하) 이하의 사례비. 이 경우 사례비를 줄 수 있는 사례보고서의 개수는 「의약품 등의 안전에 관한 규칙」 제22조 및 제23조에 따라 제출하여야 하는 사례보고서의 최소 개수로 하되, 연구목적, 해외허가 또는 해외등록 등을 위하여 특정 품목에 대한 사례보고서가 필요한 경우에는 식품의약품안전처장이 정하여 고시하는 바에 따라 그 수를 추가할 수 있다.
기타	금융회사가 신용카드 또는 직불카드(이하 "신용카드"라 한다) 사용을 유도하기 위해 지급하는 의약품 결제금액의 1퍼센트 이하의 적립점수(항공마일리지 및 이용적립금을 포함하되, 의약품 대금결제 전용이 아닌 신용카드 또는 의약품 대금결제를 주목적으로 하지 않는 신용카드를 사용하여 그 신용카드의 기본 적립률에 따라 적립한 적립점수는 제외한다). 이 경우 사업자 및 의약품 도매상은 1퍼센트를 초과하는 적립점수 또는 무이자 할부혜택 등을 주기 위하여 금융회사에 신용카드 가맹점 수수료를 추가로 지급해서는 안 된다.

제47조의2(경제적 이익등 제공 내역에 관한 지출보고서 제출 등) ① 의약품공급자등은 보건복지부령으로 정하는 바에 따라 매 회계연도 종료 후 3개월 이내에 약사·한약사·의료인·의료기관 개설자 또는 의료기관 종사자에게 제공한 경제적 이익등 내역에 관한 지출보고서를 작성하여 보건복지부령으로 정하는 바에 따라 공개하고, 해당 지출보고서와 관련 장부 및 근거 자료를 5년간 보관하여야 한다. <개정 2021. 7. 20., 2023. 4. 18.>

② 의약품공급자가 의약품 판촉영업자에게 의약품 판매촉진 업무를 위탁(의약품 판촉영업자가 위탁받은 판매촉진 업무를 다른 의약품 판촉영업자에게 다시 위탁하는 경우를 포함한다)하는 경우 보건복지부령으로 정하는 바에 따라 위탁계약서를 작성하고 해당 위탁계약서 및 관련 근거 자료를 5년간 각자 보관하여야 한다. <신설 2023. 4. 18.>

③ 보건복지부장관은 필요하다고 인정하는 경우 제1항에 따른 지출보고서, 관련 장부 및 근거 자료 또는 제2항에 따른 위탁계약서 및 관련 근거 자료의 제출을 요구할 수 있다. 이 경우 의약품공급자등은 정당한 사유가 없으면 이에 따라야 한다. <개정 2021. 7. 20., 2023. 4. 18.>

④ 보건복지부장관은 의약품공급자등에 대하여 보건복지부령으로 정하는 바에 따라 지출보고서에 관한 실태조사를 실시하고 그 결과를 공표하여야 한다. <신설 2021. 7. 20., 2023. 4. 18.>

⑤ 보건복지부장관은 제1항에 따른 공개와 관련된 업무와 제4항에 따른 실태조사업무를 관계 전문기관 또는 단체에 위탁할 수 있다. <신설 2021. 7. 20., 2023. 4. 18.>

[본조신설 2016. 12. 2.]

[종전 제47조의2는 제47조의3으로 이동 <2016. 12. 2.>]

[시행일: 2024. 10. 19.] 제47조의2

약사법 시행규칙

제44조의2(경제적 이익등의 제공 내역에 관한 지출보고서 공개 등) ① 법 제47조의2제1항에 따른 의약품공급자등(이하 이 조에서 "의약품공급자등"이라 한다)이 작성·보관해야 하는 경제적 이익등의 제공 내역에 관한 지출보고서(이하 "지출보고서"라 한다)는 별지 제23호의3서식에 따른다. <개정 2022. 8. 30., 2023. 8. 11.>

② 의약품공급자등은 약사, 한약사, 의료인, 의료기관 개설자 또는 의료기관 종사자(이하 이 조에서 "의료인등"이라 한다)가 본인에 대한 경제적 이익등의 제공 내역에 관한 확인을 요청하는 경우에는 그 제공 내역을 확인해 주어야 한다. <개정 2022. 8. 30., 2023. 8. 11.>

③ 의약품공급자등은 지출보고서를 제44조의4에 따른 지출보고서관리시스템 등 보건복지부장관이 지정하는 시스템을 통하여 5년간 공개해야 한다. 이 경우 지출보고서의 내역 중 「공공기관의 정보공개에 관한 법률」 제9조에 따른 비공개 대상 정보가 포함되어 있다고 보건복지부장관으로부터 통보받은 경우에는 해당 내용이 특정될 수 없도록 필요한 조치를 한 후 공개해야 한다. <신설 2023. 8. 11.>

④ 의료인등은 제2항에 따라 확인한 지출보고서 또는 제3항에 따라 공개된 지출보고서의 내역 중 이견이 있는 경우 그 지출보고서를 작성한 의약품공급자등에게 정정을 요청할 수 있다. <신설 2023. 8. 11.>

⑤ 보건복지부장관은 제3항 전단에 따른 지출보고서의 공개 여부, 제3항 후단에 따른 조치의 이행 여부 및 제4항에 따른 정정 요청의 반영 여부 등을 점검하여 지출보고서의 공개 과정을 관리해야 한다. <신설 2023. 8. 11.>

⑥ 제3항부터 제5항까지에서 규정한 사항 외에 지출보고서의 공개에 필요한 세부 사항은 보건복지부장관이 정한다. <신설 2023. 8. 11.>

[본조신설 2017. 6. 28.]

[제목개정 2023. 8. 11.]

제44조의3(지출보고서에 관한 실태조사 등) ① 법 제47조의2제3항에 따른 지출보고서에 관한 실태조사는 매년 실시하되, 보건복지부장관이 필요하다고 인정하는 경우에는 수시로 실시할 수 있다.

② 제1항에 따른 실태조사는 서면조사 또는 현장조사 등의 방법으로 실시할 수 있다.

③ 보건복지부장관은 법 제47조의2제3항에 따라 실태조사의 결과를 보건복지부의 인터넷 홈페이지 등에 공표해야 한다.

[본조신설 2022. 8. 30.]

제44조의4(지출보고서관리시스템의 구축 및 운영) 보건복지부장관은 제44조의2제3항부터 제5항까지의 규정에 따른 지출보고서의 공개와 관련된 업무 및 제44조의3에 따른 지출보고서에 관한 실태조사 업무를 체계적으로 수행하기 위하여 지출보고서관리시스템을 구축 및 운영해야 한다.

[본조신설 2023. 8. 11.]

제47조의3(의약품관리종합정보센터의 지정·운영 등) ① 보건복지부장관은 의약품의 생산·수입·공급 및 사용내역 등 의약품유통정보의 수집·조사·가공·이용 및 제공을 위하여 대통령령으로 정하는 바에 따라 관계 전문기관 또는 단체를 의약품 유통정보관리기관(이하 "의약품관리종합정보센터"라 한다)으로 지정하여 그 업무를 수행하게 할 수 있다. <개정 2008. 2. 29., 2010. 1. 18.>

② 의약품 품목허가를 받은 자·수입자 및 의약품 도매상은 의료기관, 약국 및 의약품 도매상에 의약품을 공급한 경우에는 의약품관리 종합정보센터에 그 공급 내역을 보건복지부령으로 정하는 바에 따라 제출하여야 한다. 다만, 보건복지부령으로 정하는 바에 따라 공급 내역의 확인이 가능한 방법으로 의약품을 공급한 때에는 이를 생략할 수 있다.

③ 의약품관리종합정보센터는 국가·지방자치단체, 그 밖의 공공단체 등에 대하여 의약품유통정보의 효율적관리를 위하여 필요한 자료의 제공을 요청할 수 있으며, 자료의 제공을 요청받은 국가·지방자치단체, 그 밖의 공공단체 등은 특별한 사유가 없는 한 이에 응하여야 한다. 이 경우 의약품관리종합정보센터에 제공되는 자료에 대하여는 사용료, 수수료 등을 면제한다.

④ 보건복지부장관 및 식품의약품안전처장은 의약품관리종합정보센터의 장에게 의약품 유통관리현황에 대하여 보고를 명할 수 있다.<개정 2008. 2. 29., 2010. 1. 18., 2013. 3. 23.>

⑤ 보건복지부장관은 의약품관리종합정보센터의 운영에 사용되는 비용의 전부 또는 일부를 지원할 수 있다.<개정 2008. 2. 29., 2010. 1. 18.>

⑥ 의약품관리종합정보센터의 운영 등에 관하여 필요한 사항은 대통령령으로 정한다.

[본조신설 2007. 10. 17.]

[제47조의2에서 이동 <2016. 12. 2.>]

제47조의4(전문의약품 유통 질서 확립을 위한 특례) 의약품의 소비자는 제44조에 따라 의약품을 판매할 수 있는 자 이외의 자로부터 다음 각 호의 어느 하나에 해당하는 의약품을 취득하여서는 아니 된다.

1. 스테로이드 성분의 주사제
2. 에페드린 성분의 주사제
3. 그 밖에 제1호 및 제2호에 준하는 전문의약품으로서 총리령으로 정하는 의약품

[본조신설 2021. 7. 20.]

약사법 시행령

제32조의2(의약품관리종합정보센터의 지정) 보건복지부장관은 법 제47조의3제1항에 따라 「국민건강보험법」 제62조에 따른 건강보험심사평가원을 의약품 유통정보관리기관(이하 "의약품관리종합정보센터"라 한다)으로 지정한다. <개정 2010. 3. 15., 2012. 8. 31., 2017. 5. 29.>

[본조신설 2008. 10. 14.]

[종전 제32조의2는 제32조의5로 이동 <2008. 10. 14.>]

제32조의3(의약품관리종합정보센터의 운영 등) ① 의약품관리종합정보센터는 다음 각 호의 업무를 수행한다. <개정 2010. 3. 15., 2016. 3. 22., 2017. 5. 29.>

1. 의약품유통정보의 수집·조사·가공·이용 및 제공
2. 의약품 유통정보화를 위한 기본계획의 수립 및 시행
3. 의약품유통정보 데이터베이스의 구축 및 운영
4. 의약품 표준코드[의약품을 식별하기 위하여 각 의약품에 부여된 고유번호로서 국가 식별코드, 의약품 품목허가를 받은 자(법 제31조제2항 또는 제3항에 따라 제조판매품목허가를 받거나 제조판매품목신고를 한 자를 말한다. 이하 같다) 또는 법 제42조제1항 전단에 따라 수입업 신고를 한 자(이하 "수입자"라 한다)의 식별코드, 품목코드 및 검증번호를 포함하는 13자리 숫자를 말한다]의 공고 등 보건복지부장관이 정하는 의약품 바코드 또는 전자태그(RFID tag)의 관리
5. 의약품유통정보의 표준화에 관한 연구·교육 및 홍보
6. 법 제47조의3제2항에 따른 의약품 공급 내역 등의 제출에 필요한 프로그램의 개발·보급 등 의약품 유통정보화의 지원
7. 그 밖에 의약품유통정보와 관련하여 보건복지부장관이 필요하다고 인정하는 사항

② 의약품관리종합정보센터의 장은 제1항의 업무에 관한 해당 회계연도의 사업계획·사업실적과 예산·결산을 다음 각 호의 구분에 따른 기한까지 보건복지부장관에게 보고하여야 한다.<개정 2010. 3. 15.>

1. 해당 회계연도의 사업계획 및 예산: 해당 회계연도 개시 전까지
2. 해당 회계연도의 사업실적 및 결산: 다음 회계연도 2월 말일까지

③ 의약품관리종합정보센터의 장은 제1항제4호에 따른 의약품 바코드 또는 전자태그의 관리를 위하여 필요한 경우 의약품 품목허가를 받은 자 또는 수입자에게 보건복지부장관이 정하여 고시하는 바에 따라 제조판매 또는 수입하려는 의약품의 제품정보에 관한 보고서를 제출하게 할 수 있다.<개정 2010. 3. 15.>

[본조신설 2008. 10. 14.]

제32조의4(의약품유통정보 제공에 대한 수수료) ① 의약품관리종합정보센터는 의약품 품목허가를 받은 자, 수입자, 의약품 도매상 등의 신청에 따라 의약품유통정보를 가공하여 제공하는 경우(「공공기관의 정보공개에 관한 법률」 제2조제2호에 따른 공개에 해당하는 경우는 제외한다)에는 해당 신청인에게 수수료를 받을 수 있다. 다만, 다음 각 호의 어느 하나에 해당하는 경우에는 수수료를 감면할 수 있다. <개정 2010. 3. 15.>

1. 국가기관 또는 지방자치단체가 법령에 따른 업무 수행과 관련하여 의약품유통정보의 제공을 신청하는 경우
2. 학술·연구의 목적 또는 행정감시를 위하여 비영리법인 또는 비영리의 학술·공익단체가 의약품유통정보의 제공을 신청하는 경우
3. 신청인이 같은 연도에 같은 기준에 따라 가공된 같은 의약품유통정보의 제공을 신청하는 경우
4. 그 밖에 보건복지부장관이 공공복리 등을 위하여 수수료 감면이 필요하다고 인정하는 경우

② 제1항에 따른 수수료는 의약품유통정보의 가공 및 제공에 드는 비용, 의약품 유통정보관리에 필요한 프로그램의 개발 비용 등을 고려하여 실비의 범위에서 정하여야 한다.

③ 제1항에 따른 수수료는 의약품관리종합정보센터가 지정하는 금융기관 또는 체신관서에 현금(정보통신망을 이용한 전자화폐 및 전자결제 등의 방법에 따른 지급을 포함한다)으로 납부하여야 한다.

④ 제1항에 따른 의약품유통정보의 신청 방법 및 수수료의 감면 대상과 감면 비율, 제2항에 따른 수수료의 구체적인 산정 방법 등에 관하여 필요한 사항은 보건복지부장관이 정하여 고시한다.<개정 2010. 3. 15.>

[본조신설 2008. 10. 14.]

약사법 시행규칙

제45조(의약품의 공급내역 보고 등) ① 의약품공급자는 법 제47조의3제2항 본문에 따라 의료기관, 약국, 의약품 도매상 및 안전상비의약품 판매자에 완제(完製)의약품(마약, 한외마약 및 향정신성의약품을 포함하되, 의료용고압가스는 제외한다)을 공급하는 경우에는 별지 제24호의2서식의 의약품 공급내역 현황을 전산매체(디스켓 또는 CD 등을 말한다)에 수록하거나 정보통신망을 이용하여 의약품관리종합정보센터의 장에게 제품을 출하할 때 보고해야 한다. 다만, 다음의 경우에는 각 호의 구분에 따른 서식의 의약품 공급내역 현황을 매월 다음 달 말일까지 보고할 수 있다. <개정 2015. 11. 11., 2016. 3. 24., 2017. 6. 28., 2021. 2. 19.>

1. 일반의약품: 별지 제24호서식
2. 보건복지부장관이 고시로 정하는 바에 따라 일련번호를 부착하지 아니하는 전문의약품: 별지 제24호의2서식

② 의약품공급자는 법 제47조의3제2항 단서에 따라 다음 각 호의 어느 하나에 해당하는 경우에는 제1항에 따른 보고를 생략할 수 있다.<신설 2021. 2. 19.>

1. 질병관리청장과 감염병의 예방·치료를 위한 의약품의 공급계약을 체결하여 질병관리청장이 정하는 기준에 따라 의약품을 공급하는 경우
2. 보건복지부장관이 긴급하게 의약품을 공급할 필요가 있다고 인정하는 경우(의약품관리종합정보센터가 법 제47조의3제3항에 따라 국가·지방자치단체, 그 밖의 공공단체 등에 대하여 의약품의 공급 내역의 제공을 요청할 수 있는 경우로 한정한다)

제48조(개봉 판매 금지) 누구든지 제63조에 따라 의약품등 제조업자·품목허가를 받은 자나 수입자가 봉함(封緘)한 의약품의 용기나 포장을 개봉하여 판매할 수 없다. 다만, 다음 각

호의 어느 하나에 해당하는 경우에는 개봉하여 판매할 수 있다. <개정 2007. 10. 17., 2008. 2. 29., 2010. 1. 18.>

1. 약국개설자가 의사·치과의사 또는 한의사의 처방전에 따르거나 제23조제3항 단서 및 같은 조 제6항 단서 또는 법률 제4731호 「약사법중개정법률」 부칙 제4조에 따라 의약품을 조제·판매하는 경우
2. 약국개설자가 한약제제를 개봉하여 판매하는 경우
3. 보건복지부장관이 지정하는 자가 보건복지부령에서 정하는 범위의 의약품을 개봉하여 판매하는 경우

약사법 시행규칙

제46조(의약품의 개봉 판매) ① 법 제48조제3호에 따라 의약품을 개봉 판매할 수 있는 경우는 다음 각 호와 같다. <개정 2016. 3. 24., 2021. 4. 2.>

1. 법 제23조제5항에 따라 보건복지부장관이 정하는 지역의 약업사가 환자의 요구에 따라 의약품을 판매하는 경우
2. 한약업사가 환자의 요구에 따라 한약을 개봉 판매하거나 법 제45조제4항에 따라 한약을 혼합 판매하는 경우
3. 약국개설자가 법 제47조제1항제3호가목 단서에 따라 의사 또는 치과의사가 처방한 의약품이 없어 이를 긴급하게 구입하려는 다른 약국개설자에게 해당 의약품을 판매하는 경우
4. 약국개설자가 법 제50조제2항 단서에 따라 동물병원 개설자에게 의약품을 판매하는 경우
5. 의약품 도매상이 질병관리청장과 공급계약을 체결한 감염병의 예방·치료를 위한 의약품을 질병관리청장이 식품의약품안전처장과 협의하여 정하는 기준에 따라 공급하는 경우(외부의 용기나 포장을 개봉하는 경우로 한정한다)

② 제1항제3호 및 제4호에 따라 약국개설자가 다른 약국개설자 또는 동물병원 개설자에게 의약품을 개봉 판매할 때에는 그 용기나 포장에 다음 각 호의 사항을 표시하여야 한다.

1. 제품명 및 품목허가를 받은 자 또는 수입자의 상호
2. 약국의 명칭 및 그 소재지
3. 제조번호 및 사용기한

제49조(매약상의 판매 품목 제한) 매약상(賣藥商)은 보건복지부장관이 따로 지정하는 의약품 외의 의약품을 판매하거나 판매할 목적으로 저장하거나 진열하여서는 아니 된다. <개정 2008. 2. 29., 2010. 1. 18.>

약사법 시행규칙

제47조(매약상의 판매품목) 법 제49조에 따라 매약상이 판매할 수 있는 의약품은 일반의약품으로 한다.

제50조(의약품 판매) ①약국개설자 및 의약품판매업자는 그 약국 또는 점포 이외의 장소에서 의약품을 판매하여서는 아니 된다. 다만, 시장·군수·구청장의 승인을 받은 경우에는 예외로 한다.

②약국개설자는 의사 또는 치과의사의 처방전에 따라 조제하는 경우 외에는 전문의약품을 판매하여서는 아니 된다. 다만, 「수의사법」에 따른 동물병원 개설자에게 보건복지부령으로 정하는 바에 따라 판매하는 경우에는 그러하지 아니하다.<개정 2008. 2. 29., 2010. 1. 18.>

③약국개설자는 의사 또는 치과의사의 처방전이 없이 일반의약품을 판매할 수 있다.

④약국개설자는 일반의약품을 판매할 때에 필요하다고 판단되면 복약지도를 할 수 있다.

약사법 시행규칙

제48조(동물병원 개설자에게 판매한 의약품의 관리) 약국개설자가 법 제50조제2항 단서에 따라 동물병원 개설자에게 의약품을 판매하는 경우에는 동물병원의 명칭, 연락처, 의약품의 명칭, 수량 및 판매일 등을 별지 제25호서식의 의약품 관리대장에 적어야 한다.

제5장의2 의약품에 관한 특허권의 등재 및 판매금지 등<신설 2015. 3. 13.>

제1절 의약품에 관한 특허권의 등재 <신설 2015. 3. 13.>

제50조의2(의약품에 관한 특허권의 등재) ① 제31조제2항 및 제3항에 따른 품목허가 또는 같은 조 제9항에 따른 품목에 관한 변경허가(이하 "품목허가 또는 변경허가"라 한다)를 받은 자는 식품의약품안전처장이 품목허가 또는 변경허가를 받은 의약품에 관한 특허권(이하 "의약품특허권"이라 한다)을 등재·관리하는 의약품 특허목록(이하 "특허목록"이라 한다)에 의약품특허권의 등재를 신청할 수 있다.

② 제1항에 따라 특허목록에 의약품특허권의 등재를 신청하려는 자는 해당 의약품의 품목허가 또는 변경허가를 받은 날, 「특허법」 제87조에 따라 특허권의 설정등록이 있은 날, 또는 「특허법」 제136조에 따른 정정을 한다는 심결이 확정된 날부터 30일 이내에 다음 각 호의 사항을 기재한 등재 신청서에 특허등록원부 사본, 「특허법」에 따른 특허권자 또는 전용실시권자(이하 "특허권자등"이라 한다)의 동의서 등 총리령으로 정하는 서류

를 첨부하여 식품의약품안전처장에게 제출하여야 한다. <개정 2023. 8. 16.>

1. 의약품의 명칭
2. 등재신청자의 인적사항
3. 특허권자등의 인적사항(국내에 주소 또는 영업소가 없는 경우 국내에 주소 또는 영업소가 있는 대리인의 인적사항)
4. 특허번호
5. 특허권의 존속기간 만료일
6. 특허로 보호받으려는 사항(이하 "특허청구항"이라 한다)
7. 그 밖에 총리령으로 정하는 사항

③ 제1항에 따라 의약품특허권의 등재를 신청한 자는 신청에 대한 결정이 있기 전에 식품의약품안전처장에게 제2항에 따른 등재 신청서 내용의 변경을 신청할 수 있다. 다만, 특허청구항을 추가하는 경우에는 제2항에 따른 신청기간 내에 신청하여야 한다.

④ 식품의약품안전처장은 제1항에 따라 등재를 신청하거나 제3항에 따라 등재 신청서 내용의 변경을 신청한 의약품특허권이 다음 각 호의 대상 및 요건을 모두 충족하는 경우에는 의약품의 명칭, 특허권자등의 인적사항, 특허번호, 특허존속기간 등 총리령으로 정하는 사항을 특허목록에 등재하고, 이를 인터넷 홈페이지에 공개하여야 한다. <개정 2023. 8. 16.>

1. 다음 각 목의 어느 하나에 관한 것일 것
   가. 물질
   나. 제형
   다. 조성물
   라. 의약적 용도
2. 해당 의약품의 품목허가 또는 변경허가를 받은 사항과 직접 관련되었을 것. 이 경우 제2항에 따라 정정을 한다는 심결이 확정된 이후 등재를 신청한 경우에는 정정받은 사항이 해당 의약품의 품목허가 또는 변경허가를 받은 사항과 직접 관련된 경우로 한정한다.
3. 해당 의약품의 품목허가일 또는 변경허가일 이전에 「특허법」 제42조에 따라 출원되었을 것
4. 의약품특허권이 존속기간 만료, 무효, 포기 등으로 소멸하지 아니하였을 것
5. 해당 의약품의 품목허가 또는 변경허가가 유효할 것

⑤ 식품의약품안전처장은 제4항 각 호의 대상 및 요건을 충족하는지를 검토하기 위하여 필요한 경우 의약품특허권의 등재를 신청한 자에게 추가 자료의 제출을 명할 수 있다.

⑥ 제1항에 따른 의약품특허권의 등재 신청 또는 제3항에 따른 등재 신청서 내용 변경의 신청 절차·방법 등에 관하여 필요한 사항은 총리령으로 정한다.

[본조신설 2015. 3. 13.]

의약품 등의 안전에 관한 규칙

제62조의3(의약품에 관한 특허권의 등재 등) ① 법 제50조의2제1항에 따라 특허목록에 의약품특허권의 등재를 신청하려는 자는 별지 제59호의2서식의 의약품 특허목록 등재 신청서에 제2항 각 호의 서류(전자문서로 된 신청서 및 문서를 포함한다)를 첨부하여 식품의약품안전처장에게 제출하여야 한다. 이 경우 「전자정부법」 제36조제1항에 따른 행정정보의 공동이용을 통하여 제2항 각 호의 서류를 확인할 수 있는 때에는 그 확인으로 첨부서류를 갈음할 수 있다. <개정 2018. 3. 30.>

② 법 제50조의2제2항 각 호 외의 부분에서 "총리령으로 정하는 서류"란 다음 각 호의 서류(전자문서를 포함한다)를 말한다.

1. 특허등록원부 사본
2. 등록공고용 특허공보 사본
3. 「특허법」에 따른 특허권자 또는 전용실시권자(이하 "특허권자등"이라 한다)의 동의서
4. 특허권자등이 대리인을 선임하는 경우 그 위임장

③ 법 제50조의2제2항제7호에서 "총리령으로 정하는 사항"이란 법 제50조의2제4항제2호의 사항에 대한 상세 설명을 말한다.

④ 법 제50조의2제3항에 따라 등재 신청서 내용의 변경을 신청하려는 자는 별지 제59호의3서식의 의약품 특허목록 등재신청 변경 신청서(전자문서로 된 신청서를 포함한다)에 변경 사항을 증명할 수 있는 서류(전자문서를 포함한다)를 첨부하여 식품의약품안전처장에게 제출하여야 한다.

⑤ 법 제50조의2제4항 각 호 외의 부분에서 "총리령으로 정하는 사항"이란 다음 각 호의 사항을 말한다.

1. 의약품의 명칭
2. 특허목록에 의약품특허권을 등재 받은 자(이하 "특허권등재자"라 한다)의 인적사항
3. 특허권자등의 인적사항
4. 대리인의 인적사항
5. 특허번호
6. 특허권의 설정 등록일 및 존속기간 만료일
7. 특허로 보호받으려는 사항(이하 "특허청구항"이라 한다)

⑥ 제1항 또는 제4항에 따라 특허목록에 의약품특허권의 등재 또는 등재 신청서 내용의 변경(특허청구항의 추가만 해당한다)을 신청하려는 자는 식품의약품안전처장이 정하여 고시하는 수수료를 내야 한다.

[본조신설 2015. 3. 13.]

[제62조의2에서 이동, 종전 제62조의3은 제62조의4로 이동 <2022. 7. 21.>]

제50조의3(등재사항의 변경 등) ① 제50조의2제1항에 따라 의약품특허권의 등재를 신청하여 특허목록에 의약품특허권을 등재받은 자(이하 "특허권등재자"라 한다)는 제50조의2제4항에 따라 특허목록에 등재된 사항(이하 이 조에서 "등재사항"이라 한다)의 변경 또는 삭제를 식품의약품안전처장에게 신청할 수 있다.

② 등재사항 중 특허목록에 등재된 특허권(이하 "등재특허권"이라 한다)의 존속기간 만료일 변경은 그 변경이 있은 날부터 30일 이내에 신청하여야 한다. 다만, 식품의약품안전처장은 특허권등재자의 신청에 따라 추가로 30일 이내의 변경 기간을 부여할 수 있다.

③ 식품의약품안전처장은 제1항에 따른 신청 내용을 확인한 후 신청 내용이 적합하다고 인정되면 등재사항을 변경 또는 삭제할 수 있다. 이 경우 식품의약품안전처장은 의약품의 명칭 등 총리령으로 정하는 경미한 사항이 변경되는 경우를 제외하고는 미리 특허목록에 의약품특허권이 등재된 의약품(이하 "등재의약품"이라 한다)의 특허권자등(이하 "등재특허권자등"이라 한다)과 등재의약품의 안전성·유효성에 관한 자료를 근거로 의약품의 품목허가 또는 변경허가를 신청한 자 등 이해관계인의 의견을 들어야 한다. <개정 2023. 8. 16.>

④ 식품의약품안전처장은 다음 각 호의 어느 하나에 해당하는 경우에는 직권으로 등재사항을 변경 또는 삭제할 수 있다. 이 경우 제1호부터 제3호까지의 어느 하나에 해당하는 때에는 식품의약품안전처장은 미리 특허권등재자의 의견을 들어야 한다. <개정 2023. 8. 16.>

1. 특허권자등이 동의를 철회한 경우
2. 제50조의2제4항의 대상 및 요건을 충족하지 아니하게 된 경우
3. 거짓이나 그 밖의 부정한 방법으로 의약품특허권이 등재된 경우
4. 제31조제9항에 따라 변경허가를 한 경우 등 총리령으로 정하는 경미한 사항이 변경된 경우

⑤ 식품의약품안전처장은 제3항 및 제4항에 따라 등재사항을 변경하거나 삭제하는 경우 이를 인터넷 홈페이지에 공개하여야 한다.

⑥ 제1항에 따른 등재사항의 변경·삭제 신청의 절차, 방법 등에 관하여 필요한 사항은 총리령으로 정한다.

[본조신설 2015. 3. 13.]

의약품 등의 안전에 관한 규칙

제62조의4(등재사항의 변경 등) ① 법 제50조의3제1항에 따라 특허목록에 등재된 사항의 변경 또는 삭제를 신청하려는 자는 별지 제59호의4서식의 의약품 특허목록 등재사항 변경 신청서(전자문서로 된 신청서를 포함한다)에 변경 사항을 증명할 수 있는 서류(전자문서를 포함한다)를 첨부하여 식품의약품안전처장에게 제출하여야 한다.

② 법 제50조의3제2항 단서에 따른 추가 변경 기간 부여를 신청하려는 자는 그 취지 및 사유를 적은 서류를 식품의약품안전처장에게 제출하여야 한다.

③ 제1항에 따라 특허목록에 등재된 사항의 변경을 신청하려는 자는 식품의약품안전처장이 정하여 고시하는 수수료를 내야 한다.

④ 제2항에 따라 추가로 부여된 변경 기간에 특허목록에 등재된 사항의 변경을 신청하려는 자는 식품의약품안전처장이 정하여 고시하는 수수료를 내야 한다.

[본조신설 2015. 3. 13.]

[제62조의3에서 이동, 종전 제62조의4는 제62조의5로 이동 <2022. 7. 21.>]

제2절 품목허가 신청사실의 통지 및 판매금지 등

<신설 2015. 3. 13.>

제50조의4(품목허가 등 신청사실의 통지) ① 등재의약품의 안전성·유효성에 관한 자료를 근거로 제31조제2항 또는 제3항에 따라 의약품의 품목허가를 신청하거나 같은 조 제9항에 따라 효능·효과에 관한 변경허가를 신청한 자는 허가를 신청한 사실, 허가신청일 등 총리령으로 정하는 사항을 특허권등재자와 등재특허권자등에게 통지하여야 한다. 다만, 다음 각 호의 어느 하나에 해당하는 경우에는 그러하지 아니하다.

1. 등재특허권의 존속기간이 만료된 경우
2. 등재특허권의 존속기간이 만료된 후에 의약품을 판매하기 위하여 품목허가 또는 변경허가를 신청한 경우
3. 특허권등재자와 등재특허권자등이 통지하지 아니하는 것에 동의한 경우
4. 제1호부터 제3호까지의 규정에 준하는 것으로서 대통령령으로 정하는 경우

② 제1항 단서에도 불구하고 제1항제2호부터 제4호까지의 규정에 따른 사유가 소멸한 경우에는 제1항 본문에 따른 통지를 하여야 한다.

③ 제1항 또는 제2항에 따른 통지는 특허목록에 기재된 특허권자등 또는 그 대리인의 국내 주소에 도달하면 이루어진 것으로 본다.

④ 제1항 또는 제2항에 따른 통지는 품목허가 또는 변경허가 신청일부터 20일 이내에 하여야 한다. 그 기한 내에 통지를 하지 아니한 경우에는 품목허가 또는 변경허가를 신청한 자가 특허권등재자 또는 등재특허권자등에게 통지한 날 중 통지가 늦은 날을 품목허가 또는 변경허가 신청일로 본다.

⑤ 제1항 또는 제2항에 따라 통지를 한 자는 그 통지한 사실을 증명할 수 있는 서류를 지체 없이 식품의약품안전처장에게 제출하여야 한다. 이 경우 식품의약품안전처장은 통지된 의약품(이하 "통지의약품"이라 한다)의 허가신청일, 주성분, 제형 등 총리령으로 정하는 사항을 인터넷 홈페이지에 공개하여야 한다.

⑥ 식품의약품안전처장은 제1항 또는 제2항에 따른 통지가 되지 아니한 경우 해당 품목허가 또는 변경허가를 하여서는 아니 된다.

⑦ 제1항에 따른 통지의 방법, 절차 등에 관하여 필요한 사항은 총리령으로 정한다.

[본조신설 2015. 3. 13.]

약사법 시행령

제32조의5(품목허가 등 신청사실 통지의 예외사유) 법 제50조의4제1항제4호(법 제42조제5항에서 준용하는 경우를 포함한다)에서 "대통령령으로 정하는 경우"란 법 제50조의2제4항제1호라목에 따른 의약적 용도에 관한 등재특허권이 법 제31조제2항·제3항·제9항 또는 법 제42조제1항에 따라 제조판매 또는 수입의 품목허가나 변경허가를 신청한 의약품의 효능·효과와 관련된 것이 아닌 경우를 말한다. <개정 2015. 9. 22.>

[본조신설 2015. 3. 13.]

[종전 제32조의5는 제32조의6으로 이동 <2015. 3. 13.>]

의약품 등의 안전에 관한 규칙

제62조의5(품목허가 등 신청사실의 통지) ① 법 제50조의4에 따라 등재의약품의 안전성·유효성에 관한 자료를 근거로 법 제31조제2항 또는 제3항에 따른 의약품의 품목허가를 신청하거나 같은 조 제9항에 따른 효능·효과에 관한 변경허가를 신청한 자는 다음 각 호의 사항을 기재한 별지 제59호의5서식의 품목허가 신청사실 통지서를 특허권등재자와 등재의약품의 특허권자등(이하 "등재특허권자등"이라 한다)에게 통지하여야 한다.

1. 품목허가 또는 변경허가 신청일
2. 특허목록에 등재된 특허권(이하 "등재특허권"이라 한다)의 존속기간 만료 전에 의약품을 상업적으로 제조·수입하여 판매할 목적으로 등재의약품의 안전성·유효성에 관한 자료에 근거하여 품목허가 또는 변경허가를 신청한 사실
3. 등재특허권이 무효이거나 품목허가 또는 변경허가를 신청한 의약품이 등재특허권을 침해하지 아니한다는 판단의 근거

② 법 제50조의4제5항 후단에서 "총리령으로 정하는 사항"이란 다음 각 호의 사항을 말한다.<개정 2021. 3. 8.>

1. 허가신청일
2. 주성분 및 그 함량
3. 제형
4. 용법·용량
5. 효능·효과
6. 등재의약품의 명칭

[본조신설 2015. 3. 13.]

[제62조의4에서 이동, 종전 제62조의5는 제62조의6으로 이동 <2022. 7. 21.>]

제50조의5(판매금지 신청) ① 등재특허권자등은 제50조의4에 따른 통지를 받은 날부터 45일 이내에 식품의약품안전처장에게 다음 각 호의 사항이 기재된 진술서를 첨부하여 통지의약품의 판매금지를 신청할 수 있다.

1. 판매금지 신청은 정당하게 등록된 특허권에 기하여 이루어졌을 것
2. 제2항에 따른 심판 또는 소송을 선의로 청구 또는 제기하였으며, 승소의 전망이 있고, 심판 또는 소송 절차를 불합리하게 지연하지 아니할 것

② 등재특허권자등은 판매금지를 신청하기 전에 통지의약품을 대상으로 등재특허권과 관련한 다음 각 호의 어느 하나에 해당하는 소를 제기하거나 심판을 청구하거나 받아야 한다.

1. 「특허법」 제126조에 따른 특허침해의 금지 또는 예방 청구의 소
2. 「특허법」 제135조에 따른 권리범위 확인심판

③ 제1항에도 불구하고 이미 제50조의6제1항에 따라 판매금지를 하였던 의약품에 대해서는 추가적으로 판매금지를 신청할 수 없다. 다만, 제31조제9항에 따른 효능·효과에 관한 변경허가 신청에 따른 통지의약품에 대해서는 그러하지 아니하다.

④ 식품의약품안전처장은 제1항에 따른 판매금지 신청기간이 경과할 때까지 통지의약품에 대한 품목허가 또는 변경허가를 하여서는 아니 된다. 다만, 다음 각 호의 어느 하나에 해당하는 경우에는 그러하지 아니하다.

1. 판매금지가 신청된 의약품이 등재특허권의 권리범위에 속하지 아니한다는 취지의 「특허법」 제162조에 따른 심결 또는 같은 법 제189조에 따른 판결이 있은 경우
2. 등재특허권이 무효라는 취지의 「특허법」 제162조에 따른 심결 또는 같은 법 제189조에 따른 판결이 있은 경우
3. 의약품특허권의 등재가 위법하다는 취지의 「행정심판법」 제43조에 따른 재결 또는 「행정소송법」 제3조에 따라 제기

된 소에 대한 법원의 판결이 있은 경우

⑤ 식품의약품안전처장은 제4항 각 호의 심결, 재결 또는 판결 이후에 그에 반하는 취지의 심결 또는 판결이 있으면 제4항 단서에도 불구하고 통지의약품에 대한 품목허가 또는 변경허가를 하여서는 아니 된다.

⑥ 판매금지 신청의 방법 및 절차 등에 관하여 필요한 사항은 총리령으로 정한다.

[본조신설 2015. 3. 13.]

의약품 등의 안전에 관한 규칙

제62조의6(판매금지 신청) ① 법 제50조의5제1항에 따라 판매금지를 신청하려는 자는 별지 제59호의6서식의 판매금지 신청서(전자문서로 된 신청서를 포함한다)에 법 제50조의5제1항에 따른 진술서와 다음 각 호의 사항을 증명할 수 있는 서류(전자문서를 포함한다)를 첨부하여 식품의약품안전처장에게 제출하여야 한다.

1. 법 제50조의4에 따른 통지를 받은 날
2. 법 제50조의5제2항 각 호의 소를 제기하거나 심판을 청구하거나 받은 사실
3. 법 제50조의5제2항 각 호의 소 또는 심판에 대한 판결 또는 심결이 있는 경우 그 사실

② 제1항에 따라 판매금지를 신청하려는 자는 식품의약품안전처장이 정하여 고시하는 수수료를 내야 한다.

[본조신설 2015. 3. 13.]

[제62조의5에서 이동, 종전 제62조의6은 제62조의7로 이동 <2022. 7. 21.>]

제50조의6(판매금지 등) ① 제50조의5제1항에 따라 판매금지 신청을 받은 식품의약품안전처장은 판매금지가 신청된 의약품에 대한 품목허가 또는 변경허가를 할 때 다음 각 호의 어느 하나에 해당하는 경우를 제외하고는 제50조의4에 따라 등재특허권자등이 통지받은 날(이하 "통지받은 날"이라고 한다)부터 9개월 동안 판매를 금지하여야 한다.

1. 제50조의5제1항에 따른 신청기간을 준수하지 아니한 경우
2. 존속기간 만료, 포기 등으로 소멸된 특허권을 기초로 한 경우
3. 제50조의5제2항 각 호의 소송을 제기하거나 심판을 청구하거나 받지 아니하고 신청한 경우
4. 거짓이나 그 밖의 부정한 방법으로 의약품특허권이 등재된 경우
5. 제50조의4에 따라 통지된 의약품이 2개 이상이고, 통지된 의약품과 다음 각 목의 사항이 동일한 경우(이하 "동일의약품"이라 한다)로서 그 동일의약품 중 일부에 대하여서만 판매금지 신청을 한 경우
   가. 주성분 및 그 함량
   나. 제형
   다. 용법·용량
   라. 효능·효과
6. 판매금지가 신청된 의약품과 동일의약품으로서 이미 등재의약품의 안전성·유효성에 관한 자료를 근거로 품목허가 또는 변경허가를 받고 판매가 가능한 의약품이 존재하는 경우
7. 제50조의5제4항 각 호의 어느 하나에 해당하는 심결, 재결 또는 판결이 있은 경우
8. 등재특허권이 「특허법」 제106조제1항, 제106조의2제1항에 해당하거나 같은 법 제107조에 따른 재정의 대상이 된 경우

② 식품의약품안전처장은 통지의약품에 대한 품목허가 또는 변경허가를 하기 전에 제1항제7호의 심결, 재결 또는 판결에 대하여 이를 취소하거나 파기하는 취지의 심결 또는 판결(「특허법」 제178조에 따른 재심의 심결을 포함한다)이 있으면 제1항에도 불구하고 통지받은 날부터 9개월 동안 판매를 금지하여야 한다.

③ 제1항에 따른 판매금지의 효력은 다음 각 호의 날 중 가장 이른 날에 소멸된다.<개정 2020. 12. 29.>

1. 판매금지가 신청된 의약품이 등재특허권의 권리범위에 속하지 아니한다는 취지의 심결일 또는 판결일
2. 판매금지가 신청된 의약품이 등재특허권을 침해하지 아니한다는 취지의 판결일
3. 등재특허권이 무효라는 취지의 심결일 또는 판결일
4. 의약품특허권의 등재가 위법하다는 취지의 재결일 또는 판결일
5. 제50조의5제2항 각 호 중 어느 하나의 심판 또는 소송이 특허권자등의 취하, 취하의 동의, 화해 또는 각하 등으로 종료된 날
6. 제50조의5제2항 각 호 중 어느 하나의 심판 또는 소송과 관련하여 중재 또는 조정이 성립된 날
7. 등재의약품의 품목허가 또는 변경허가 소멸일
8. 등재특허권의 존속기간 만료일
9. 등재특허권자등이 판매금지 또는 제50조의7에 따른 우선판매품목허가와 관련하여 「독점규제 및 공정거래에 관한 법률」 제5조제1항, 제40조제1항 또는 제45조제1항을 위반하였다는 공정거래위원회의 의결 또는 법원의 판결이 있은 날
10. 거짓이나 부정한 방법으로 판매금지를 신청한 것으로 판

명된 날

④ 제1항부터 제3항까지의 규정에 따른 판매금지 또는 소멸의 절차 등에 관하여 필요한 사항은 총리령으로 정한다.

[본조신설 2015. 3. 13.]

[시행일 : 2021. 12. 30.] 제50조의6

의약품 등의 안전에 관한 규칙

제62조의7(판매금지 등) ① 식품의약품안전처장은 법 제50조의5제1항에 따라 판매금지가 신청된 의약품이 판매금지 요건을 충족하는 경우에는 등재특허권자등과 통지의약품의 품목허가 또는 변경허가를 신청한 자에게 판매금지된 의약품의 명칭 및 판매금지기간을 알려야 한다.

② 등재특허권자등 또는 판매금지된 의약품의 품목허가 또는 변경허가를 신청한 자는 법 제50조의6제3항제1호부터 제6호까지, 제9호 또는 제10호의 사유가 있는 경우 이를 지체 없이 식품의약품안전처장에게 알려야 한다.

③ 식품의약품안전처장은 법 제50조의6제3항 각 호의 사유가 있는 경우 판매금지의 효력이 소멸됨을 등재특허권자등과 판매금지된 의약품의 품목허가 또는 변경허가를 신청한 자에게 알려야 한다.

[본조신설 2015. 3. 13.]

[제62조의6에서 이동, 종전 제62조의7은 제62조의8로 이동 <2022. 7. 21.>]

제3절 우선판매품목허가 <신설 2015. 3. 13.>

제50조의7(우선판매품목허가의 신청) ① 제50조의4에 따라 통지를 하여야 하는 자는 의약품의 품목허가 또는 변경허가를 신청할 때 다음 각 호의 요건을 모두 갖춘 의약품보다 우선하여 의약품을 판매할 수 있는 허가(이하 "우선판매품목허가"라 한다)를 식품의약품안전처장에게 신청할 수 있다.

1. 우선판매품목허가를 신청하는 의약품과 동일의약품일 것
2. 등재의약품의 안전성·유효성에 관한 자료를 근거로 품목허가 또는 변경허가를 신청하는 의약품 중 등재의약품과 유효성분이 동일한 의약품일 것

② 우선판매품목허가를 받으려는 자는 제1항에 따른 신청을 하기 전에 다음 각 호의 어느 하나에 해당하는 심판을 청구하여야 한다.

1. 「특허법」 제133조에 따른 특허의 무효심판
2. 「특허법」 제134조에 따른 특허권 존속기간 연장등록의 무효심판
3. 「특허법」 제135조에 따른 권리범위 확인심판

③ 제2항 각 호의 심판을 청구하는 자는 지체 없이 특허심판번호 등 총리령으로 정하는 사항을 식품의약품안전처장에게 통지하여야 한다. 식품의약품안전처장은 통지받은 사항을 인터넷 홈페이지에 공개할 수 있다.

④ 우선판매품목허가를 받으려는 자는 다음 각 호의 사항을 기재한 우선판매품목허가 신청서에 제2항 각 호의 심판 청구서 등 총리령으로 정하는 서류를 첨부하여 식품의약품안전처장에게 제출하여야 한다.

1. 신청자의 인적사항
2. 특허번호
3. 특허심판번호
4. 심판 청구일
5. 그 밖에 총리령으로 정하는 사항

[본조신설 2015. 3. 13.]

의약품 등의 안전에 관한 규칙

제62조의8(우선판매품목허가의 신청) ① 법 제50조의7제1항에 따라 우선판매품목허가를 신청하려는 자는 별지 제59호의7서식의 우선판매품목허가 신청서(전자문서로 된 신청서를 포함한다)를 식품의약품안전처장에게 제출하여야 한다.

② 법 제50조의7제3항 전단에서 "총리령으로 정하는 사항"이란 다음 각 호의 사항을 말한다.

1. 특허번호
2. 특허심판번호
3. 심판 청구일

③ 법 제50조의7제4항 각 호 외의 부분에서 "총리령으로 정하는 서류"란 다음 각 호의 서류(전자문서를 포함한다)를 말한다.

1. 법 제50조의7제2항 각 호의 심판 청구서로서 청구의 취지 및 그 이유를 기재한 것
2. 법 제50조의7제2항 각 호의 심판 결과에 불복한 경우 청구의 취지 및 원인을 기재한 소장
3. 법 제50조의8제1항제2호의 심결 또는 판결을 받은 경우 이를 증명할 수 있는 서류
4. 품목허가신청 의약품이 의약품 동등성의 입증이 필요한 의약품인 경우 동등성 입증 시험 결과
5. 품목허가신청 의약품이 제9조제6호의 임상시험성적에 관한 자료 제출 의약품인 경우 임상시험성적 결과

④ 법 제50조의7제4항제5호에서 "총리령으로 정하는 사항"이란 다음 각 호의 사항을 말한다.

1. 우선판매품목허가 신청 의약품에 관한 정보
2. 등재의약품에 관한 정보

⑤ 제1항에 따라 우선판매품목허가를 신청하려는 자는 식품의약품안전처장이 정하여 고시하는 수수료를 내야 한다.

[본조신설 2015. 3. 13.]

[제62조의7에서 이동, 종전 제62조의8은 제62조의9로 이동 <2022. 7. 21.>]

제50조의8(우선판매품목허가) ① 제50조의7에 따라 우선판매품목허가 신청을 받은 식품의약품안전처장은 신청자가 다음 각 호의 요건을 모두 갖춘 경우 의약품의 품목허가 또는 변경허가와 함께 우선판매품목허가를 하여야 한다.

1. 제50조의4에 따라 통지하여야 하는 의약품의 품목허가 또는 변경허가를 신청한 자 중 가장 이른 날에 품목허가 또는 변경허가를 신청한 자일 것(같은 날에 신청한 자가 여럿인 경우 모두 같은 순위로 본다)
2. 제50조의7제2항에 따라 심판을 청구한 자 중 등재특허권에 관하여 특허의 무효, 존속기간 연장등록의 무효 또는 해당 의약품이 특허권리범위에 속하지 아니한다는 취지의 심결 또는 판결을 받은 자일 것. 다만, 통지받은 날부터 9개월이 경과하는 날 이후에 심결 또는 판결을 받은 자는 제외한다.
3. 제2호에 따른 심결 또는 판결을 받은 자 중 다음 각 목의 요건 중 어느 하나의 요건에 해당하는 자일 것
   가. 최초로 제50조의7제2항 각 호의 심판(이하 이 호에서 "최초 심판"이라 한다)을 청구한 자일 것
   나. 최초 심판이 청구된 날부터 14일 이내에 심판을 청구한 자일 것
   다. 가목 또는 나목의 요건에 해당하는 자보다 먼저 제2호에 따른 심결 또는 판결을 받은 자일 것

② 식품의약품안전처장은 제1항에 따라 우선판매품목허가를 하는 경우 우선판매품목허가 의약품의 주성분, 제형, 허가일 등 총리령으로 정하는 사항을 인터넷 홈페이지에 공개하여야 한다.

[본조신설 2015. 3. 13.]

의약품 등의 안전에 관한 규칙

제62조의9(우선판매품목허가) ① 식품의약품안전처장은 법 제50조의8제1항에 따라 우선판매품목허가가 신청된 의약품이 우선판매품목허가 요건을 충족하는 경우에는 우선판매품목허가를 신청한 자에게 우선판매품목허가 의약품의 명칭 및 법 제50조의9제1항에 따른 판매금지기간을 알려야 한다. <개정 2017. 12. 13.>

② 법 제50조의8제2항에서 "총리령으로 정하는 사항"이란 다음 각 호의 사항을 말한다.<개정 2017. 12. 13.>

1. 주성분 및 그 함량
2. 제형
3. 용법·용량
4. 효능·효과
5. 우선판매품목허가일

[본조신설 2015. 3. 13.]

[제62조의8에서 이동, 종전 제62조의9는 제62조의10으로 이동 <2022. 7. 21.>]

제50조의9(동일의약품 등에 대한 판매금지 등) ① 식품의약품안전처장은 제50조의8제1항에 따라 우선판매품목허가를 한 경우 다음 각 호의 요건을 모두 갖춘 의약품에 대한 품목허가 또는 변경허가를 할 때 제2항에 따른 기간 동안 판매를 금지할 수 있다.

1. 우선판매품목허가를 받은 의약품과 동일의약품일 것
2. 등재의약품의 안전성·유효성에 관한 자료를 근거로 품목허가 또는 변경허가를 신청한 의약품 중 등재의약품과 유효성분이 동일한 의약품일 것

② 제1항에 따른 판매금지기간은 최초로 우선판매품목허가를 받은 자의 판매가능일부터 9개월이 경과하는 날까지로 한다. 다만, 해당 의약품이 「국민건강보험법」 제41조제1항제2호에 따라 요양급여를 신청한 약제인 경우 2개월의 범위에서 연장할 수 있다.

③ 제1항 및 제2항에 따른 판매금지의 방법 및 절차 등에 관하여 필요한 사항은 총리령으로 정한다.

[본조신설 2015. 3. 13.]

의약품 등의 안전에 관한 규칙

제62조의10(동일의약품 등에 대한 판매금지 등) ① 식품의약품안전처장은 법 제50조의9제1항에 따른 판매금지기간을 우선판매품목허가를 받은 의약품과 동일의약품에 대한 품목허가 또는 변경허가를 신청한 자에게 알려야 한다.

② 법 제50조의9제2항 및 법 제50조의10제2항제2호에 따른 판매가능일은 다음 각 호의 날 중 늦은 날로 한다.

1. 우선판매품목허가를 받은 날
2. 법 제50조의4제1항제2호에 따른 등재특허권의 존속기간 만료일 다음 날

③ 우선판매품목허가를 받은 자는 해당 의약품에 대하여 「국민건강보험법」 제41조제1항제2호에 따라 요양급여를 신청한 경우 이를 지체 없이 식품의약품안전처장에게 알려야 한다.

[본조신설 2015. 3. 13.]

[제62조의9에서 이동, 종전 제62조의10은 제62조의11로 이동 <2022. 7. 21.>]

제50조의10(동일의약품 등에 대한 판매금지 효력의 소멸 등) ① 제50조의9제1항에 따른 판매금지의 효력은 다음 각 호의 날 중 가장 이른 날에 소멸된다.

1. 우선판매품목허가를 받은 의약품의 품목허가 또는 변경허가가 소멸한 날
2. 등재특허권이 존속기간 만료, 무효라는 취지의 심결 또는 판결의 확정(우선판매품목허가를 받은 자가 청구 또는 제기한 심판 또는 소송에 의한 것은 제외한다) 등으로 소멸한 날

② 식품의약품안전처장은 다음 각 호의 어느 하나에 해당하는 경우 제50조의9제1항에 따른 판매금지의 효력을 소멸시켜야 한다. 이 경우 식품의약품안전처장은 미리 우선판매품목허가를 받은 자의 의견을 들어야 한다.<개정 2020. 12. 29.>

1. 제50조의8제1항제2호의 심결 또는 판결에 대하여 이를 취소 또는 파기하는 취지의 판결(「특허법」 제178조에 따른 재심의 심결을 포함한다)이 있은 경우
2. 우선판매품목허가 의약품을 판매가능일부터 2개월 이내에 정당한 사유 없이 판매하지 아니한 경우
3. 우선판매품목허가를 받은 자가 판매금지 또는 우선판매품목허가와 관련하여 「독점규제 및 공정거래에 관한 법률」 제5조제1항, 제40조제1항 또는 제45조제1항을 위반하였다는 공정거래위원회의 의결 또는 법원의 판결이 있은 경우
4. 거짓이나 그 밖의 부정한 방법으로 우선판매품목허가를 받은 경우

③ 식품의약품안전처장은 제1항 또는 제2항에 따라 판매금지의 효력이 소멸되는 경우 우선판매품목허가를 받은 의약품 중 해당 의약품이 제50조의9제1항 각 호의 요건에 모두 해당하는 의약품에 대하여는 같은 조 제2항에 따른 기간 동안 해당 의약품의 판매를 금지할 수 있다. <신설 2023. 8. 16.>

④ 우선판매품목허가를 받은 자는 다음 각 호의 어느 하나에 해당하는 사유가 발생한 경우 총리령으로 정하는 바에 따라 그 사실을 식품의약품안전처장에게 보고하여야 한다. <신설 2023. 8. 16.>

1. 제50조의8제1항제2호의 심결 또는 판결에 대하여 이를 취소 또는 파기하는 취지의 판결(「특허법」 제178조에 따른 재심의 심결을 포함한다)이 있은 경우
2. 우선판매품목허가 의약품을 판매가능일부터 2개월 이내에 판매하지 아니한 경우
3. 우선판매품목허가를 받은 자가 판매금지 또는 우선판매품목허가와 관련하여 「독점규제 및 공정거래에 관한 법률」 제5조제1항, 제40조제1항 또는 제45조제1항을 위반하였다는 공정거래위원회의 의결 또는 법원의 판결이 있은 경우

⑤ 우선판매품목허가를 받은 의약품과 동일의약품의 품목허가 또는 변경허가를 신청한 자 등 이해관계인은 우선판매품목허가가 제1항 또는 제2항 각 호의 어느 하나에 해당한다는 취지의 정보를 식품의약품안전처장에게 제공할 수 있다. <개정 2023. 8. 16.>

⑥ 제1항부터 제5항까지의 규정에 따른 판매금지 효력의 소멸 및 이해관계인의 정보 제공의 방법, 절차 등에 관하여 필요한 사항은 총리령으로 정한다. <개정 2023. 8. 16.>

[본조신설 2015. 3. 13.]

의약품 등의 안전에 관한 규칙

제62조의11(동일의약품 등에 대한 판매금지 효력의 소멸 등) ① 우선판매품목허가를 받은 자는 법 제50조의10제1항제2호 또는 제2항 각 호의 사유가 있는 경우 이를 지체 없이 식품의약품안전처장에게 알려야 한다.

② 식품의약품안전처장은 법 제50조의10제1항에 따라 판매금지의 효력이 소멸된 경우 또는 같은 조 제2항에 따라 판매금지의 효력을 소멸시키는 경우 우선판매품목허가를 받은 자와 그로 인하여 판매금지된 의약품의 품목허가 또는 변경허가를 받은 자에게 판매금지의 효력이 소멸된 사실 및 소멸된 날을 알려야 한다.

[본조신설 2015. 3. 13.]

[제62조의10에서 이동, 종전 제62조의11은 제62조의12로 이동 <2022. 7. 21.>]

제4절 영향평가 등 <신설 2015. 3. 13.>

제50조의11(영향평가) ① 식품의약품안전처장은 제50조의6에 따른 판매금지 및 우선판매품목허가 등 이 장에 규정된 사항이 국내 제약산업, 보건정책, 고용 증감 등에 미치는 영향을 분석·평가하여야 한다.

② 식품의약품안전처장은 제1항의 영향평가를 위하여 필요하다고 인정할 때에는 관계 행정기관, 교육·연구기관 등에 필요한 자료를 요청할 수 있다. 이 경우 자료 요청을 받은 관계 행정기관의 장, 교육·연구기관의 장 등은 정당한 사유가 없으면 이에 따라야 한다.

③ 제1항에 따른 영향평가를 할 때에는 해외 사례를 분석하여야 한다.

④ 식품의약품안전처장은 제1항에 따른 영향평가 결과를 공개하고 국회에 보고하여야 한다.

⑤ 제1항부터 제4항까지에 따른 영향평가의 기준, 방법, 절차 등에 관하여 필요한 사항은 총리령으로 정한다.

[본조신설 2015. 3. 13.]

의약품 등의 안전에 관한 규칙

제62조의12(영향평가) ① 식품의약품안전처장은 법 제50조의11에 따른 영향평가(이하 "영향평가"라 한다)를 1년마다 실시하여야 한다.
② 제1항에서 규정한 사항 외에 영향평가의 실시에 필요한 세부 사항은 식품의약품안전처장이 정한다.
[본조신설 2015. 3. 13.]
[제62조의11에서 이동, 종전 제62조의12는 제62조의13으로 이동 <2022. 7. 21.>]

제50조의12(등재의약품의 관리 등) ① 식품의약품안전처장은 의약품특허권과 관련하여 다음 각 호의 사업을 수행한다.
1. 등재의약품의 시장동향 및 가격정보 수집
2. 중소기업의 특허목록 등재, 우선판매품목허가 등과 관련한 업무 지원
3. 의약품특허권과 관련하여 제약업체 역량을 강화하기 위한 교육
4. 등재의약품과 관련한 특허정보 분석 및 제공
5. 이 장에 규정된 사항과 관련된 해외사례 및 정책 연구, 통계의 산출 및 분석
6. 그 밖에 식품의약품안전처장이 필요하다고 인정하는 사업
② 식품의약품안전처장은 제1항의 사업 수행을 다른 기관에 위탁할 수 있다.
③ 식품의약품안전처장은 제1항의 사업을 수행하기 위하여 필요하다고 인정하는 경우에는 다음 각 호의 기관에 의약품 특허권 등에 관한 자료의 제공을 요청할 수 있고, 요청을 받은 기관은 정당한 사유가 없으면 이에 따라야 한다.
1. 국가 또는 지방자치단체
2. 공공기관 또는 공공단체
[본조신설 2015. 3. 13.]

제6장 의약품등의 취급

제1절 기준과 검정

제51조(대한민국약전) ①식품의약품안전처장은 의약품등의 성질과 상태, 품질 및 저장 방법 등을 적정하게 하기 위하여 중앙약사심의위원회의 심의를 거쳐 대한민국약전을 정하여 공고한다. <개정 2011. 6. 7., 2013. 3. 23.>
②대한민국약전은 제1부와 제2부로 하되, 제1부에는 주로 자주 사용되는 원료의약품과 기초적 제제를 싣고, 제2부에는 주로 혼합제제와 제1부에 실리지 아니한 의약품등을 싣는다.<개정 2011. 6. 7.>
[제목개정 2011. 6. 7.]

약사법 시행규칙

제13조(동물용 의약품 등의 조제) 약사는 동물용 의약품을 조제하는 경우에는 수의사 또는 수산질병관리사의 처방전이나 법 제51조제1항에 따른 대한민국약전, 식품의약품안전처장이 지정하는 공정서 및 의약품집에 따라 조제하여야 하며, 법률 제8365호 약사법 전부개정법률 부칙 제9조에 따라 약사가 한약을 조제하는 경우에는 한의사의 처방전에 따르거나 보건복지부장관이 정하는 한약처방의 종류 및 조제방법에 따라 조제하여야 한다.

제52조(의약품등의 기준) ①식품의약품안전처장은 생물학적 제제 및 대한민국약전에 실리지 아니한 의약품에 대하여 중앙약사심의위원회의 의견을 들어 성질과 상태, 품질 및 저장 방법 등과 그 밖에 필요한 기준을 정할 수 있다. <개정 2011. 6. 7., 2013. 3. 23.>
②식품의약품안전처장은 보건위생상의 위해(危害)를 방지하기 위하여 필요하다고 인정하면 의약외품에 대하여 중앙약사심의위원회의 의견을 들어 제법·성상·성능·품질 및 저장 방법과 그 밖에 필요한 기준을 정할 수 있다.<개정 2013. 3. 23.>

제52조의2(특정집단에 대한 의약품 안전사용 실태 조사·연구 등) ① 보건복지부장관 및 식품의약품안전처장은 노인, 소아, 임산부 등 특별한 주의가 필요한 집단으로서 총리령으로 정하는 집단(이하 "특정집단"이라 한다)에 대한 의약품 안전사용 실태에 관하여 보건복지부령으로 정하는 바에 따라 조사를 실시할 수 있다.
② 식품의약품안전처장은 제1항에 따른 조사를 위하여 해당 의약품의 제조업자 또는 품목허가를 받은 자에게 해당 특정집단에 미치는 영향을 조사·연구하도록 지시할 수 있으며, 이 경우 지시를 받은 제조업자 또는 품목허가를 받은 자는 이에 따라야 한다.
[본조신설 2015. 12. 29.]

약사법 시행규칙

제48조의2(특정집단에 대한 실태조사 등) ① 법 제52조의2제1항에 따라 특정집단에 대한 의약품 안전사용 실태에 관한 조사(이하 "실태조사"라 한다)는 서면 또는 현지조사의 방법으로 실시한다.
② 보건복지부장관 또는 식품의약품안전처장은 실태조사의 효율적 추

진을 위하여 필요하다고 인정하는 경우에는 관계 연구기관·단체 또는 전문가에게 실태조사를 의뢰하여 실시할 수 있다.

③ 보건복지부장관 또는 식품의약품안전처장은 실태조사를 위하여 필요하다고 인정하는 경우에는 관계 중앙행정기관, 지방자치단체, 「공공기관의 운영에 관한 법률」에 따른 공공기관 또는 법인·단체 등에 자료 또는 의견의 제출을 요청할 수 있다.

[본조신설 2016. 12. 29.]

의약품 등의 안전에 관한 규칙

제62조의13(특정집단의 범위) 법 제52조의2제1항에서 "총리령으로 정하는 집단"이란 다음 각 호의 어느 하나에 해당하는 사람으로 구성된 집단을 말한다. <개정 2021. 9. 10.>

1. 65세 이상인 사람
2. 19세 미만인 사람
3. 임산부
4. 신(腎: 콩팥)장애 환자 등 의약품에 대한 이상반응을 확인할 필요가 있다고 식품의약품안전처장이 인정하는 환자

[본조신설 2016. 6. 30.]

[제62조의12에서 이동 <2022. 7. 21.>]

제53조(국가출하승인의약품) ① 다음 각 호의 어느 하나에 해당하는 의약품 중에서 총리령으로 정하는 의약품을 판매하거나 판매할 목적으로 진열·보관 또는 저장하려는 자는 제조·품질관리에 관한 자료 검토 및 검정 등을 거쳐 식품의약품안전처장의 출하승인을 받아야 한다. <개정 2013. 3. 23.>

1. 생물학적 제제
2. 변질되거나 변질되어 썩기 쉬운 의약품
3. 삭제<2018. 12. 11.>

② 제1항에 따른 출하승인의 절차와 방법 등에 필요한 사항은 총리령으로 정한다.<개정 2013. 3. 23.>

[전문개정 2011. 6. 7.]

의약품 등의 안전에 관한 규칙

제63조(국가출하승인의약품의 범위) 법 제53조제1항에 따라 국가출하승인을 받아야 하는 의약품은 생물학적 제제 중 백신·항독소·혈장분획제제 및 국가관리가 필요한 것으로서 식품의약품안전처장이 정하는 제제(이하 "국가출하승인의약품"이라 한다)로 한다. 다만, 수출을 목적으로 하는 의약품으로서 수입자가 요청한 경우와 식품의약품안전처장이 국가출하승인을 면제하는 것으로 정하는 품목은 그러하지 아니하다.

제64조(의약품의 국가출하승인 신청) ① 법 제53조제2항에 따라 국가출하승인의약품의 출하승인을 받으려는 자는 동일제조번호의 의약품마다 별지 제60호서식의 국가출하승인 신청서(전자문서로 된 신청서를 포함한다)에 식품의약품안전처장이 정하여 고시하는 제조·품질관리에 관한 자료(전자문서를 포함한다)를 첨부하여 식품의약품안전처장에게 제출하여야 한다.

② 제1항에 따라 국가출하승인의약품의 출하승인을 신청하는 자는 식품의약품안전처장이 정하여 고시하는 수수료를 내야 한다.

제65조(시료의 채취) ① 제64조제1항에 따라 출하승인을 신청하려는 자는 출하승인을 받으려는 의약품 중에서 출하승인에 필요한 시료를 다음 각 호의 기준에 따라 채취하여 식품의약품안전처장에게 제출해야 하며, 출하승인 신청 수량의 의약품 전부를 격리하여 보관해야 한다. 다만, 수입자가 제60조제1항제5호에 따른 시험검사 또는 검정을 목적으로 사용하는 수량은 제외한다.

1. 채취한 시료는 적당한 용기에 넣어 봉인할 것
2. 봉인한 용기에 제조소 또는 영업소의 명칭·제품명·제조번호·제조연월일 및 채취량을 적을 것
3. 수입품은 원 제조원 및 수입자의 명칭을 추가하여 적을 것

② 제1항에도 불구하고 식품의약품안전처장은 국민 보건에 위해가 우려되거나 환자의 치료를 위하여 긴급하게 의약품 공급이 필요한 경우 등 식품의약품안전처장이 인정하는 경우에는 관계 중앙행정기관의 공무원이나 식품의약품안전처장이 임명하는 법 제78조제1항에 따른 약사감시원(이하 "약사감시원"이라 한다)으로 하여금 출하승인에 필요한 시료를 채취하게 할 수 있다.

③ 식품의약품안전처장은 제1항 및 제2항에 따른 시료의 양과 국가출하승인 처리기간, 검정항목 등을 식품의약품안전처의 인터넷 홈페이지에 공고해야 한다.

④ 제1항부터 제3항까지에서 규정한 사항 외에 시료의 종류, 채취 절차 및 방법, 그 밖에 시료의 채취에 필요한 사항은 식품의약품안전처장이 정하여 고시한다.

[전문개정 2023. 10. 25.]

[시행일: 2024. 10. 26.] 제65조제1항, 제65조제2항, 제65조제4항

제66조(국가출하승인의 통지 등) ① 식품의약품안전처장은 제64조에 따른 국가출하승인 신청을 받았을 때에는 식품의약품안전처장이 정하는 기준에 따라 그 출하승인을 받으려는 의약품에 대한 제조·품질관리에 관한 자료 검토 및 검정 등을 하여 그 결과를 신청인에게 통지하여야 한다. 이 경우 기준을 충족하는 경우에는 별지 제61호서식의 국가출하승인서를 발급하여야 한다.

② 식품의약품안전처장은 제1항에 따른 출하승인을 원활히 하기 위하여 필요하다고 인정하는 경우에는 제1항의 기준 중 필요한 항목만을 지정하여 검정할 수 있다.

③ 식품의약품안전처장은 제1항 또는 제2항에 따라 검정을 실시한 경우 검정에 대한 성적서를 3년간 보존하여야 한다. 다만, 유효기간이 3년 이상인 의약품의 검정에 대한 성적서는 그 유효기간이 만료될 때까지 보존하여야 한다.

④ 제1항에 따라 국가출하승인 결과를 통지받은 자는 제65조제1항에 따라 봉인한 의약품의 봉인을 풀 수 있다.

제67조(시료의 불반환) 제65조에 따라 채취한 시료는 반환하지 아니한다. 다만, 시험을 하여도 그 형태가 변경되지 아니하는 시료인 기계·기구는

그 시험이 끝난 날부터 6개월이 지난 후 신청인이 반환 청구한 경우에는 반환하여야 한다.

제68조(국가출하승인서의 표시) ① 제66조제1항 후단에 따라 국가출하승인서를 발급받은 자는 그 국가출하승인 결과를 광고해서는 아니 된다. 다만, 용기·포장 등에 이를 표시하려는 경우에는 그 국가출하승인서의 전문을 기재하여야 한다.

② 제1항에 따라 국가출하승인 결과를 표시하는 경우에 그 국가출하승인서의 내용을 변경하여 표시하거나 "정부보증" 또는 이와 유사한 문자를 표시해서는 아니 된다.

제54조(방사성 의약품) 식품의약품안전처장은 방사성 의약품의 제조 및 수입 등에 필요한 사항을 과학기술정보통신부장관과 협의하여 정할 수 있다. <개정 2011. 6. 7., 2013. 3. 23., 2017. 7. 26.>

제55조(중독성·습관성 의약품) 인체에 중독성이나 습관성으로 작용할 염려가 있는 의약품의 제조·관리 등에 필요한 사항은 따로 법률로 정한다.

제2절 의약품의 취급

제56조(의약품 용기 등의 기재 사항) ① 의약품 품목허가를 받은 자와 수입자는 의약품의 용기나 포장에 다음 각 호의 사항을 적어야 한다. 다만, 총리령으로 정하는 용기나 포장인 경우에는 총리령으로 정하는 바에 따라 다음 각 호의 사항 중 그 일부를 적지 아니하거나 그 일부만을 적을 수 있다. <개정 2012. 5. 14., 2013. 3. 23., 2016. 12. 2.>

1. 의약품 품목허가를 받은 자 또는 수입자의 상호와 주소(위탁제조한 경우에는 제조소의 명칭과 주소를 포함한다)
2. 제품명
3. 제조번호와 유효기한 또는 사용기한
4. 중량 또는 용량이나 개수
5. 대한민국약전에서 용기나 포장에 적도록 정한 사항
6. 제52조제1항에 따라 기준이 정하여진 의약품은 그 저장 방법과 그 밖에 그 기준에서 용기나 포장에 적도록 정한 사항
7. 품목허가증 및 품목신고증에 기재된 모든 성분의 명칭, 유효 성분의 분량(유효 성분이 분명하지 아니한 것은 그 본질 및 그 제조방법의 요지) 및 보존제의 분량. 다만, 보존제를 제외한 소량 함유 성분 등 총리령으로 정하는 성분은 제외할 수 있다.
8. "전문의약품" 또는 "일반의약품"[안전상비의약품은 "일반(안전상비)의약품"]이라는 문자
9. 제58조제1호부터 제3호까지에 규정된 사항
10. 그 밖에 총리령으로 정하는 사항

② 약국개설자 등 소비자에게 직접 의약품을 판매하는 자는 보건복지부장관이 정하는 바에 따라 의약품의 가격을 의약품의 용기나 포장에 적어야 한다.

[전문개정 2011. 6. 7.]

약사법 시행규칙

제49조(의약품 가격의 기재) 약국등의 개설자 외의 자는 의약품의 용기나 포장에 의약품 가격을 표시해서는 아니 된다.

의약품 등의 안전에 관한 규칙

제69조(의약품의 표시 및 기재사항) ① 법 제56조제1항제10호에 따라 의약품의 용기나 포장에 기재하여야 할 사항은 다음 각 호와 같다. 다만, 전문의약품의 경우 제2호의 기재사항은 첨부 문서에 기재되었을 때에만 생략할 수 있으며, 시각장애인을 위하여 제품의 명칭, 품목허가를 받은 자 또는 수입자의 상호 등은 점자표기를 병행할 수 있다.

1. 성상(性狀)
2. 효능·효과
3. 저장방법
4. 삭제<2017. 12. 13.>
5. 모든 제조공정을 위탁제조하거나 원료칭량(稱量)·포장공정을 제외한 모든 공정을 위탁제조하는 경우에는 제조자의 상호와 주소(기재방법은 위탁자 또는 위탁제조판매업자는 "제조의뢰자"로, 수탁자는 "제조자"로 한다)
6. 수입품 또는 수입하여 소분한 경우 생산국 제조자의 상호와 주소(기재방법은 수입 또는 소분한 자는 "수입자" 또는 "소분제조자"로, 생산국 제조자는 "제조자"로 한다)
7. 제62조제5호에 따른 규격품 한약의 경우 "규격품"이라는 표시와 원산지명(국가명 등)
8. 낱알모음하여 한 알씩 사용할 수 있도록 포장하는 경우 낱알모음포장에 제품의 명칭, 품목허가를 받은 자 또는 수입자의 상호, 제조번호, 사용기한 또는 유효기한. 다만, 사용기한 또는 유효기한은 기한을 넘지 아니하는 범위에서 연월로 표시할 수 있다.
9. 식품의약품안전처장과 협의하여 보건복지부장관이 정하는 바코드 또는 전자태그(RFID tag)
10. 동물에서 유래된 성분(첨가제를 포함한다)을 사용하는 경우 그 성분명, 기원 동물 및 사용부위. 다만, 빈 캡슐 등 제조공정상 소해면상뇌증의 감염 우려가 없는 품목의 경우에는 그러하지 아니하다.
11. 삭제<2017. 12. 13.>
12. 식품의약품안전처장이 오·남용의 우려가 현저하다고 인정하여 고시하는 품목(이하 "오·남용우려의약품"이라 한다)인 경우 "오·남용우려

의약품"이라는 문자
13. 타르색소를 사용하는 경우 그 명칭
14. 국가출하승인의약품인 경우 포장단위마다 "국가출하승인의약품"이라는 문자

② 법 제56조제1항 각 호 외의 부분 단서에 따라 면적이 좁아 기재사항 중 일부를 기재할 수 없는 용기나 포장에는 다음 각 호에 따라 그 기재사항의 일부를 생략하거나 기재를 갈음할 수 있다.

1. 법 제56조제1항 각 호의 사항을 기재할 수 없는 직접의 용기나 포장에는 해당 기재사항이 외부의 용기나 포장 또는 첨부 문서에 기재되었을 때에만 제품의 명칭, 제조번호, 유효기한 또는 사용기한, 품목허가를 받은 자 또는 수입자의 상호를 제외한 기재사항을 생략할 수 있다. 다만, 제1항제9호의 기재사항은 식품의약품안전처장이 정하는 경우 반드시 기재하여야 한다.
2. 법 제56조제1항제8호의 사항을 기재할 때에는 "전문의약품" 또는 "일반의약품"[안전상비의약품은 "일반(안전상비)의약품"]이라는 문자를 각각 "전문" 또는 "일반"[안전상비의약품은 "일반(안전상비)"]이라는 문자로 표시할 수 있다.
3. 제1항제12호의 사항을 기재할 때에는 "오·남용우려의약품"이라는 문자를 "오·남용우려"라는 문자로 표시할 수 있다.
4. 법 제56조제1항제9호의 사항 중 용법·용량, 그 밖에 사용 또는 취급할 때에 필요한 주의사항을 기재할 수 없는 다음 각 목의 어느 하나에 해당하는 의약품의 용기나 포장에는 해당 기재사항이 첨부 문서에 기재된 경우에만 "용법·용량-첨부문서 참조" 및 "주의사항-첨부문서 참조"라는 문자로 표시할 수 있다.
   가. 전문의약품
   나. 의사 또는 치과의사의 처방전에 의하여 조제되는 일반의약품으로서 "조제용"으로 표시된 의약품
   다. 정제·캡슐제를 제외한 내용량이 50그램 이하 또는 50밀리리터 이하의 의약품
   라. 1회용 포장 의약품(정제·캡슐제만 해당된다)
5. 제4호에도 불구하고 제4호나목부터 라목까지의 의약품을 제외한 일반의약품의 경우 외부의 용기나 외부의 포장에 용법·용량, 그 밖에 사용 또는 취급할 때에 필요한 주의 사항을 기재한 경우에만 그 직접의 용기 또는 포장에 "용법·용량-첨부문서 참조" 및 "주의사항-첨부문서 참조"라는 문자로 표시할 수 있다.

③ 법 제56조제1항 각 호 외의 부분 단서에 따라 「고압가스 안전관리법」에 따라 관리하는 용기에는 다음 각 호의 사항을 제외한 기재사항을 생략할 수 있다.

1. 제조업자의 상호와 주소
2. 제조번호와 사용기한

④ 법 제56조제1항 각 호 외의 부분 단서에 따라 의약품등 제조소에서만 사용할 목적으로 제조된 원료의약품(한약재는 제외한다)의 용기나 포장에는 다음 각 호의 사항을 제외한 기재사항을 생략할 수 있다.

1. 제품명
2. 제조번호, 유효기한 또는 사용기한
3. 저장방법
4. 제조업자의 상호와 주소

⑤ 법 제56조제1항 각 호 외의 부분 단서에 따라 수입한약재의 용기나 포장에는 다음 각 호의 사항을 제외한 기재사항을 생략할 수 있다.

1. 수입자의 상호
2. 제품의 명칭
3. 중량 또는 용량
4. 원산지명(국가명)
5. 검사기관 및 검사 연월일

⑥ 삭제<2016. 10. 28.>

⑦ 법 제56조제1항 각 호 외의 부분 단서에 따라 다음 각 호의 어느 하나에 해당하는 의약품의 용기나 포장에는 제1항제9호의 기재사항을 생략할 수 있다.<개정 2015. 9. 25., 2018. 3. 30.>

1. 희귀질환자가 식품의약품안전처장이 정하는 바에 따라 구매를 신청하여 법 제91조제1항에 따른 한국희귀·필수의약품센터의 장이 제57조제1항제1호에 따라 직접 수입하는 희귀질환자 치료용 의약품
2. 차폐(遮蔽)가 필요한 방사성의약품
3. 「혈액관리법」 제2조제8호에 따른 혈액제제
4. 빈 캡슐
5. 그 밖에 식품의약품안전처장이 정하는 의약품

⑧ 법 제56조제1항 각 호 외의 부분 단서에 따라 일반의약품의 용기나 포장에 다음 각 호의 사항을 적을 때에는 식품의약품안전처장이 정하는 바에 따라 그 내용을 요약하여 일부만을 적을 수 있다.<개정 2014. 8. 21.>

1. 용법·용량, 그 밖에 사용 또는 취급할 때에 필요한 주의 사항
2. 효능·효과

⑨ 법 제56조제1항 각 호 외의 부분 단서에 따라 한약재를 원료로 사용하는 의약품의 용기나 포장에는 원료 한약재의 원산지명을 표시할 수 있다.<신설 2017. 1. 4.>

⑩ 법 제56조제1항제7호 단서의 "총리령으로 정하는 성분"이란 다음 각 호의 성분을 말한다.<신설 2017. 12. 13.>

1. 보존제를 제외한 소량 함유 성분
2. 제13조에 따른 품목허가증 및 품목신고증에 기재된 성분 중 원료약품(원자재) 및 그 분량에 기재된 원료명 이외의 성분으로서 별도 규격 등으로 정하는 성분

제57조(외부 포장 기재 사항) 의약품을 직접 담는 용기나 직접 포장하는 부분에 적힌 제56조제1항 각 호 및 같은 조 제2항의 사항이 외부의 용기나 포장에 가려 보이지 아니하면 그 외부의 용기나 포장에도 같은 사항을 적어야 한다. <개정 2011. 6. 7.>

제58조(첨부 문서 기재 사항) 의약품에 첨부하는 문서에는 다음 각호의 사항을 적어야 한다. <개정 2008. 2. 29., 2010. 1. 18., 2011. 6. 7., 2013. 3. 23.>

1. 용법·용량, 그 밖에 사용 또는 취급할 때에 필요한 주의 사항

2. 대한민국약전에 실린 의약품은 대한민국약전에서 의약품의 첨부 문서 또는 그 용기나 포장에 적도록 정한 사항
3. 제52조제1항에 따라 기준이 정하여진 의약품은 그 기준에서 의약품의 첨부 문서 또는 그 용기나 포장에 적도록 정한 사항
4. 그 밖에 총리령으로 정하는 사항

의약품 등의 안전에 관한 규칙

제70조(첨부 문서의 기재사항) ① 법 제58조제4호에 따라 첨부 문서에 기재하여야 하는 사항은 다음과 같다.

1. 법 제56조제1항제1호, 제2호, 제4호부터 제7호까지, 제9호 및 제10호(제69조제1항제9호의 사항은 제외한다)
2. "전문의약품" 또는 "일반의약품"[안전상비의약품은 "일반(안전상비)의약품"]이라는 문자
3. "오·남용우려의약품"이라는 문자
4. 사용기한 또는 유효기한이 지났거나 변질·변패·오염되거나 손상된 의약품은 약국개설자, 안전상비의약품 판매자 및 의약품 판매업자에게만 바꾸어 준다는 내용과 교환방법
5. 첨부 문서 작성 연월일 또는 최종 개정 연월일

② 삭제<2016. 10. 28.>

③ 제1항에도 불구하고 의약품의 용기나 포장에 제1항 각 호의 사항(한약재의 경우는 제69조제5항 각 호의 사항을 말한다)이 용기나 포장에 기재된 경우에는 첨부 문서를 생략할 수 있다.<개정 2016. 6. 30.>

제59조(기재상의 주의) 제56조부터 제58조까지에 규정된 사항은 다른 문자·기사·그림 또는 도안보다 쉽게 볼 수 있는 부분에 적어야 하며, 그 사항은 총리령으로 정하는 바에 따라 읽기 쉽고 이해하기 쉬운 용어로 정확히 적어야 한다. <개정 2008. 2. 29., 2010. 1. 18., 2013. 3. 23.>

제59조의2(시각·청각장애인을 위한 의약품의 표시) 의약품의 품목허가를 받은 자와 수입자는 안전상비의약품 및 식품의약품안전처장이 정하는 의약품의 경우 시각·청각장애인이 활용할 수 있도록 제56조부터 제58조까지에서 규정된 사항 중 제품명 등 식품의약품안전처장이 정하는 사항을 용기 또는 포장에는 점자 및 음성·수어영상변환용 코드 등 총리령으로 정하는 방법 및 기준에 따라, 첨부문서에는 음성·수어영상변환용 코드 등 총리령으로 정하는 방법 및 기준에 따라 표시하여야 한다.

[본조신설 2021. 7. 20.]

[시행일: 2024. 7. 21.] 제59조의2

의약품 등의 안전에 관한 규칙

제71조(기재상의 주의사항) 법 제59조에 따라 의약품의 용기나 포장 또는 첨부 문서의 기재사항 작성 시 주의하여야 할 사항은 다음과 같다.

1. 법 제56조제1항제1호 및 이 규칙 제69조제1항제5호·제6호의 주소(법인인 경우에는 주된 사무소의 소재지)는 시·도명(외국의 경우에는 국가명)만을 기재할 수 있으며, 용기 또는 포장이나 첨부문서 중 어느 하나에는 그 주소를 명확하게 기재할 것
2. 제69조제1항제9호에 따른 바코드 또는 전자태그는 판독기(判讀機)로 인식될 수 있고 다른 의약품으로 잘못 인식되지 아니하도록 정확하게 표시할 것
3. 의약품의 내용량은 용기나 포장 자체의 무게가 포함되지 아니한 양을 기재할 것
4. 제품의 특징은 허가된 범위에서 충분히 객관성이 있는 내용만을 기재할 것
5. 유효성분의 규격을 기재할 것
6. 효능·효과를 거짓 또는 과장하는 인상을 주는 약리작용을 기재하지 아니할 것
7. 복합제의 경우 성분별 효능이나 효과, 관련 질병 등을 나열하여서는 아니 되며, 상승작용 또는 상가작용을 표현하려는 경우에는 객관성이 있는 근거자료에 의할 것
8. 사용상의 주의사항은 알아보기 쉽도록 명확하게 기재할 것
9. 예외적인 자료 등을 일반적 사실인 것처럼 표현하지 아니할 것
10. 동물실험자료를 설명하거나 인용할 때에는 실험동물의 종류 등을 명확하게 기재하여야 하며, 그 실험의 결과가 인체에 대한 안전성·유효성 등을 보장하는 것처럼 표현하지 아니할 것
11. 다른 의약품과의 비교자료를 기재하는 경우에는 객관성이 있는 근거에 의하여야 하며, 비교대상 의약품은 유효성분의 일반명칭으로 할 것
12. 법 제56조제1항제8호 및 이 규칙 제70조제1항제2호에 따른 문자는 쉽게 확인될 수 있도록 기재할 것
13. 용법이 특정한 한가지로 정하여진 주사제 용기에는 굵은 글씨로 용법을 알아보기 쉽게 한글 또는 영문 약자 등을 이용하여 기재할 것(기재방법은 "정맥 주사용"·"정주용"·"I.V.", "근육 주사용"·"근주용"·"I.M." 등). 다만, 수액용 주사제는 제외한다.
14. 그 밖에 글자 크기, 줄 간격, 기재방법 및 예외사항 등에 관하여 식품의약품안전처장이 정하여 고시하는 사항을 지킬 것

제71조의2(의약품 불법판매 행위 등의 모니터링) ① 법 제61조의2제2항에 따른 모니터링(이하 이 조에서 "모니터링"이라 한다)은 다음 각 호의 구분에 따른다.

1. 상시 모니터링: 주기적으로 제3항에 따른 모니터링 계획에 따라 실시하는 모니터링
2. 수시 모니터링: 법 제61조의2제2항 각 호의 위반에 대하여 혐의가 있는 경우 등 식품의약품안전처장이 필요하다고 판단하여 실시하는 모니터링

② 법 제61조의2제2항제4호에서 "총리령으로 정하는 행위"란 법 제68조를 위반하여 의약품을 광고하는 행위를 말한다.

③ 법 제61조의3제1항 및 영 제32조의7에 따라 모니터링 업무를 위탁받은 기관 또는 단체(이하 "모니터링 위탁기관"이라 한다)는 제1항제1호에 따른 상시 모니터링을 실시하기 전에 모니터링의 기간, 내용 및 방법 등을 포함한 모니터링 계획을 수립하여 식품의약품안전처장에게 제출해야 한다.

④ 제1항 각 호에 따른 모니터링 업무를 수행한 모니터링 위탁기관은 모니터링 업무를 완료한 날부터 30일 이내에 결과보고서를 식품의약품안전처장에게 제출해야 한다.

⑤ 제1항부터 제4항까지에서 규정한 사항 외에 모니터링의 절차 및 방법 등에 필요한 사항은 식품의약품안전처장이 정하여 고시한다.

[본조신설 2023. 10. 25.]

[종전 제71조의2는 제71조의3으로 이동 <2023. 10. 25.>]

제71조의3(의약품 불법판매 행위 등의 조사를 위한 자료제출 등) ① 식품의약품안전처장이 법 제61조의2제3항에 따라 같은 항 전단에 따른 정보통신서비스 제공자등(이하 이 조에서 "정보통신서비스 제공자등"이라 한다)에게 요청할 수 있는 자료의 범위는 다음 각 호와 같다. <개정 2023. 10. 25.>

1. 위반행위자의 인적 사항에 관한 자료
2. 위반행위자의 영업소에 관한 자료
3. 위반행위의 내용에 관한 자료
4. 그 밖에 의약품 불법판매 행위 등의 조사를 위해 식품의약품안전처장이 필요하다고 인정하는 자료

② 식품의약품안전처장은 법 제61조의2제3항에 따라 정보통신서비스 제공자등에게 자료제출을 요청하는 경우에는 다음 각 호의 사항이 포함된 문서(전자문서를 포함한다)로 해야 한다. <개정 2023. 10. 25.>

1. 자료제출의 근거 법령에 관한 사항
2. 제출자료의 범위에 관한 사항
3. 자료제출의 방식 및 기한에 관한 사항
4. 그 밖에 제1호부터 제3호까지에 준하는 사항으로서 식품의약품안전처장이 필요하다고 인정하는 사항

③ 법 제61조의2제4항에 따라 정보통신서비스 제공자등이 식품의약품안전처장에게 위반사실을 통보하는 경우에는 다음 각 호의 사항이 포함된 문서(전자문서를 포함한다)로 해야 한다. <개정 2023. 10. 25.>

1. 위반사실의 내용
2. 위반사실이 발생한 인터넷 주소
3. 위반사실에 대한 증빙자료

[본조신설 2019. 12. 6.]

[제71조의2에서 이동 <2023. 10. 25.>]

제60조(기재 금지 사항) 의약품에 첨부하는 문서 또는 의약품의 용기나 포장에 다음 각 호에 해당하는 내용을 적어서는 아니 된다. <개정 2007. 10. 17., 2018. 12. 11.>

1. 해당 의약품에 관하여 거짓이나 오해할 우려가 있는 사항
2. 제31조제2항·제3항·제9항 또는 제41조제1항에 따른 허가·변경허가를 받지 아니하였거나 신고·변경신고하지 아니한 효능·효과
3. 보건위생에 위험한 용법·용량이나 사용 기간

제61조(판매 등의 금지) ①누구든지 다음 각 호의 의약품을 판매하거나 판매할 목적으로 저장 또는 진열하여서는 아니 된다. <개정 2007. 10. 17., 2011. 6. 7., 2018. 12. 11.>

1. 제56조부터 제60조까지의 규정에 위반되는 의약품이나 위조(僞造) 의약품
2. 제31조제1항부터 제3항까지 및 제9항, 제41조제1항, 제42조제1항·제3항 및 제43조제1항을 위반하여 제조 또는 수입된 의약품

②누구든지 의약품이 아닌 것을 용기·포장 또는 첨부 문서에 의학적 효능·효과 등이 있는 것으로 오인될 우려가 있는 표시를 하거나 이와 같은 내용의 광고를 하여서는 아니 되며, 이와 같은 의약품과 유사하게 표시되거나 광고된 것을 판매하거나 판매할 목적으로 저장 또는 진열하여서는 아니 된다.

제61조의2(의약품 불법판매 및 알선·광고 금지 등) ① 누구든지 제44조, 제50조제1항·제2항에 위반되는 의약품의 판매를 알선하거나 광고해서는 아니 되고, 제61조제1항 각 호에 해당하는 것 또는 같은 조 제2항에 따른 의약품과 유사하게 표시되거나 광고된 것의 판매를 알선하거나 광고해서는 아니 된다.

② 식품의약품안전처장은 「정보통신망 이용촉진 및 정보보호 등에 관한 법률」 제2조제1항제1호에 따른 정보통신망(이하 "정보통신망"이라 한다)을 이용하여 하는 행위가 다음 각 호의 어느 하나의 행위에 해당되는지 여부를 모니터링할 수 있다. <신설 2023. 4. 18.>

1. 제44조, 제50조제1항·제2항을 위반하여 의약품을 판매하는 행위
2. 제61조제1항 각 호의 어느 하나에 해당하는 의약품 또는 같은 조 제2항에 따른 의약품과 유사하게 표시되거나 광고된 것을 판매하는 행위
3. 제1항을 위반하는 행위
4. 그 밖에 제1호부터 제3호까지에 준하는 행위로서 총리령으로 정하는 행위

③ 식품의약품안전처장은 제2항에 따른 모니터링 결과 위반 사항 확인을 위하여 「정보통신망 이용촉진 및 정보보호 등에 관한 법률」 제2조제1항제3호에 따른 정보통신서비스 제공자(「정보통신망 이용촉진 및 정보보호 등에 관한 법률」 제32조의5에 따라 지정된 국내대리인을 포함한다) 또는 「전자상거래

등에서의 소비자보호에 관한 법률」 제20조에 따른 통신판매중개업자(이하 이 조에서 "정보통신서비스 제공자등"이라 한다)에 대하여 필요한 자료제출을 요청할 수 있다. 이 경우 자료제출을 요청받은 정보통신서비스 제공자등은 정당한 사유가 없으면 이에 따라야 한다. <개정 2023. 4. 18.>

④ 정보통신서비스 제공자등은 정보통신망을 이용하여 제2항 각 호의 어느 하나의 행위를 하는 것을 발견한 때에는 즉시 그 사실을 식품의약품안전처장에게 통보하여야 한다. <개정 2023. 4. 18.>

⑤ 식품의약품안전처장은 다음 각 호의 어느 하나에 해당하는 경우에는 정보통신서비스 제공자등에게 위반 사항이 확인되는 의약품에 대하여 불법판매 알선 광고임을 소비자에게 알리기 위하여 대통령령으로 정하는 조치를 요청할 수 있다. 이 경우 필요한 조치를 요청받은 정보통신서비스 제공자등은 정당한 사유가 없으면 이에 따라야 한다. <신설 2023. 4. 18.>

1. 제2항에 따른 모니터링 결과 같은 항 각 호의 어느 하나의 행위에 해당된다고 판단하는 경우
2. 제4항에 따라 통보를 받은 결과 제2항 각 호의 어느 하나의 행위에 해당된다고 판단하는 경우

⑥ 식품의약품안전처장은 제2항에 따른 모니터링 결과 또는 제4항에 따라 받은 통보 결과가 제2항 각 호의 어느 하나에 해당하는 경우 그 내용 및 제5항에 따른 정보통신서비스 제공자등의 조치 결과를 관계 중앙행정기관의 장에게 알릴 수 있다. <신설 2023. 4. 18.>

⑦ 제2항에 따른 모니터링의 내용, 방법 및 절차, 제3항에 따른 자료제출 요청의 범위 및 절차, 제4항에 따른 통보의 방법 등에 관하여 필요한 사항은 총리령으로 정한다. <개정 2023. 4. 18.>

[본조신설 2018. 12. 11.]

[제목개정 2023. 4. 18.]

제61조의3(의약품 불법판매 등 모니터링 업무의 위탁 등) ① 제61조의2제2항에 따른 식품의약품안전처장의 모니터링 업무는 그 일부를 대통령령으로 정하는 기관 또는 단체에 위탁할 수 있다.

② 식품의약품안전처장은 제1항에 따른 위탁기관에 대하여 예산의 범위에서 위탁업무 수행에 필요한 비용의 전부 또는 일부를 지원할 수 있다.

[본조신설 2023. 4. 18.]

제62조(제조 등의 금지) 누구든지 다음 각 호의 어느 하나에 해당하는 의약품을 판매하거나 판매할 목적으로 제조·수입·저장 또는 진열하여서는 아니 된다. <개정 2007. 10. 17., 2011. 6. 7., 2013. 3. 23., 2018. 12. 11.>

1. 대한민국약전에 실린 의약품으로서 성상·성능 또는 품질이 대한민국약전에서 정한 기준에 맞지 아니하는 의약품
2. 제31조제2항·제3항·제9항 또는 제41조제1항에 따라 허가·변경허가 또는 신고·변경신고된 의약품으로서 그 성분 또는 분량(유효 성분이 분명하지 아니한 것은 본질 또는 제조 방법의 요지)이 허가·변경허가 또는 신고·변경신고된 내용과 다른 의약품
3. 제52조제1항에 따라 기준이 정하여진 의약품으로서 정한 기준에 맞지 아니한 의약품
4. 전부 또는 일부가 불결한 물질 또는 변질이나 변하여 썩은 물질로 된 의약품
5. 병원 미생물(病原 微生物)에 오염되었거나 오염되었다고 인정되는 의약품
6. 이물질이 섞였거나 부착된 의약품
7. 식품의약품안전처장이 정한 타르 색소와 다른 타르 색소가 사용된 의약품
8. 보건위생에 위해가 있을 수 있는 비위생적 조건에서 제조되었거나 그 시설이 대통령령으로 정하는 기준에 맞지 아니한 곳에서 제조된 의약품
9. 용기나 포장이 불량하여 보건위생상 위해가 있을 염려가 있는 의약품
10. 용기나 포장이 그 의약품의 사용 방법을 오인하게 할 염려가 있는 의약품
11. 제76조제1항제4호에 해당하는 의약품

제63조(봉함) 의약품의 제조업자·품목허가를 받은 자나 수입자는 자신이 제조 또는 수입한 의약품을 판매할 때에는 총리령으로 정하는 바에 따라 의약품의 용기나 포장을 봉함(封緘)하여야 한다. 다만, 의약품 제조업자 또는 품목허가를 받은 자에게 판매하는 경우에는 예외로 한다. <개정 2007. 10. 17., 2008. 2. 29., 2010. 1. 18., 2013. 3. 23.>

의약품 등의 안전에 관한 규칙

> **제72조(봉함)** 법 제63조에 따른 의약품의 용기나 포장의 봉함은 이를 뜯지 아니하고서는 그 용기나 포장을 개봉할 수 없도록 하여야 하며, 개봉한 후에는 쉽게 원상으로 회복시킬 수 없도록 하여야 한다.

제64조(안전용기·포장 등) ①의약품 품목허가를 받은 자나 수입자는 자신이 제조 또는 수입한 의약품을 판매할 때에는 오용으로 발생하는 어린이의 약물 사고를 방지하기 위하여 안전용기·포장을 사용하여야 한다. 다만, 의약품 제조업자 또는 품목허가를 받은 자에게 판매하는 경우에는 그러하지 아니하다. <개정 2007. 10. 17.>

②안전용기·포장을 사용하여야 할 품목 및 안전용기·포장의 기준 등에 관하여는 총리령으로 정한다.<개정 2008. 2. 29., 2010. 1. 18., 2013. 3. 23.>

의약품 등의 안전에 관한 규칙

제73조(안전용기·포장 대상 품목 및 기준) ① 법 제64조에 따라 안전용기·포장을 사용하여야 하는 품목은 경구(經口)로 투여되는 의약품으로서 다음 각 호의 어느 하나에 해당하는 품목으로 한다. 다만, 의사의 처방에 따라 조제에 사용되는 의약품은 제외한다.

1. 1회 복용량에 30밀리그램 이상의 철 성분을 함유한 의약품
2. 아스피린 성분을 함유한 의약품
3. 개별포장(낱알모음포장 또는 1병 단위의 포장 등 소량포장단위를 말한다. 이하 같다)당 1그램을 초과한 아세트아미노펜 성분을 함유한 의약품
4. 개별포장당 1그램을 초과한 이부프로펜 성분을 함유한 의약품
5. 소아용의약품 중 내용액제
6. 개별포장당 0.045밀리그램을 초과한 로페라마이드 성분을 함유한 의약품
7. 개별포장당 나프록센 성분이 250밀리그램을 초과한 나프록센 및 그 염류를 함유한 의약품
8. 개별포장당 케토프로펜 성분이 50밀리그램을 초과한 케토프로펜 및 그 염류를 함유한 의약품
9. 개별포장당 66밀리그램을 초과한 디펜히드라민 및 그 염류를 함유한 의약품

② 제1항에 따른 의약품의 품목허가를 받은 자나 수입자는 그 제조 또는 수입한 의약품을 판매할 경우에는 식품의약품안전처장이 정하는 바에 따라 안전용기·포장을 사용하여야 한다.<개정 2018. 3. 30.>

제3절 의약외품

제65조(의약외품 용기 등의 기재사항) ① 의약외품의 제조업자와 수입자는 의약외품의 용기나 포장에 다음 각 호의 사항을 적어야 한다. 다만, 총리령으로 정하는 바에 따라 다음 각 호의 사항 중 그 일부를 적지 아니하거나 그 일부만을 적을 수 있다. <개정 2013. 3. 23., 2016. 12. 2., 2017. 10. 24.>

1. 의약외품의 명칭
2. 제조업자 또는 수입자의 상호 및 주소
3. 용량 또는 중량(제2조제7호가목에 해당하는 물품은 용량 또는 중량이나 개수)
4. 제조 번호와 사용기한
5. 품목허가증 및 품목신고증에 기재된 모든 성분의 명칭. 다만, 보존제를 제외한 소량 함유 성분 등 총리령으로 정하는 성분은 제외할 수 있다.
6. 제52조제2항에 따라 기준이 정하여진 제품은 그 저장 방법, 그 밖에 그 기준에서 용기나 포장에 적도록 정한 사항
7. "의약외품"이라는 문자
8. 그 밖에 총리령으로 정하는 사항

② 약국개설자 등 소비자에게 직접 의약외품을 판매하는 자는 보건복지부장관이 정하는 바에 따라 의약외품의 가격을 의약외품의 용기나 포장에 적어야 한다.

[전문개정 2011. 6. 7.]

의약품 등의 안전에 관한 규칙

제74조(의약외품 용기 등에의 기재사항) ① 법 제65조제1항 각 호 외의 부분 단서에 따라 직접 담는 용기나 직접 포장에 법 제65조제1항 각 호의 기재사항을 모두 기재할 수 없는 경우에는 다음 각 호에 따른 방법으로 기재사항의 일부를 생략하거나 다른 기재사항으로 갈음할 수 있다. <개정 2017. 12. 13., 2018. 10. 25.>

1. 법 제65조제1항 각 호의 기재사항을 외부의 용기나 포장 또는 첨부 문서에 기재한 경우: 제품의 명칭, 제조업자 또는 수입자의 상호, 제조번호, 사용기한을 제외한 기재사항을 생략할 것. 다만, 법 제2조제7호가목에 해당하는 물품의 경우에는 제품의 명칭, 제조업자 또는 수입자의 상호를 제외한 기재사항을 생략할 수 있다.
2. 제3항제3호 또는 제4호의 기재사항을 외부의 용기나 포장 또는 첨부문서에 기재한 경우: 직접 담는 용기나 직접 포장하는 부분에 "용법·용량-외부의 용기나 포장 또는 첨부문서 참조" 또는 "주의사항-외부의 용기나 포장 또는 첨부문서 참조"라는 기재사항으로 갈음할 것

② 법 제65조제1항제5호 단서의 "총리령으로 정하는 성분"이란 다음 각 호의 성분을 말한다.<신설 2017. 12. 13.>

1. 보존제를 제외한 소량 함유 성분
2. 제13조에 따른 품목허가증 및 품목신고증에 기재된 성분 중 원료약품(원자재) 및 그 분량에 기재된 원료명 이외의 성분으로서 별도 규격 등으로 정하는 성분

③ 법 제65조제1항제8호에 따라 의약외품(법 제2조제7호가목에 해당하는 물품은 제외한다)의 용기나 포장에 기재하여야 하는 사항은 다음 각 호와 같다.<개정 2016. 10. 28., 2017. 12. 13.>

1. 삭제<2017. 12. 13.>
2. 효능·효과
3. 용법·용량

4. 사용상의 주의사항
5. 동물에서 유래된 성분(첨가제를 포함한다)을 사용하는 경우 그 성분명, 기원 동물 및 사용 부위. 다만, 빈 캡슐 등 제조공정상 소해면상뇌증의 감염 우려가 없는 품목의 경우에는 그러하지 아니하다.
6. 모든 제조공정을 위탁제조하거나 원료칭량·포장공정을 제외한 모든 공정을 위탁제조하는 경우 제조자의 상호와 주소(위탁자는 "제조의뢰자"로, 수탁자는 "제조자"로 기재한다)
7. 수입품 또는 수입하여 소분한 경우 생산국 제조자의 상호와 주소(기재방법은 수입 또는 소분한 자는 "수입자" 또는 "소분제조자"로, 생산국 제조자는 "제조자"로 한다)
8. 금연보조제의 경우 식품의약품안전처장이 정하는 다음 각 목의 사항
   가. 경고문구
   나. 타르·일산화탄소 등 특정성분에 관한 사항
9. 삭제<2017. 12. 13.>
10. 타르색소를 사용하는 경우 그 명칭

제74조의2(의약외품 첨부 문서의 기재사항) 법 제65조의3제4호에 따라 첨부 문서에 기재하여야 하는 사항은 다음과 같다.

1. 법 제65조제1항 각 호의 사항 중 같은 항 제4호 및 제8호를 제외한 사항
2. 사용기한이 지났거나 변질·변패·오염 또는 손상된 의약외품에 대한 교환장소, 연락처 및 교환방법
3. 첨부 문서의 작성 연월일 또는 최종 개정 연월일

[본조신설 2018. 10. 25.]

제65조의2(외부 포장 기재사항) 의약외품을 직접 담는 용기나 직접 포장하는 부분에 적힌 제65조제1항 각 호 및 같은 조 제2항의 사항이 외부의 용기나 포장에 가려 보이지 아니하면 그 외부의 용기나 포장에도 같은 사항을 적어야 한다.

[본조신설 2017. 10. 24.]

[종전 제65조의2는 제65조의4로 이동 <2017. 10. 24.>]

제65조의3(첨부 문서 기재사항) 의약외품에 첨부하는 문서가 있는 경우에는 그 문서에 다음 각 호의 사항을 적어야 한다.

1. 용법·용량, 그 밖에 사용 또는 취급할 때에 필요한 주의사항
2. 대한민국약전에 실린 의약외품은 대한민국약전에서 의약외품의 첨부 문서 또는 그 용기나 포장에 적도록 정한 사항
3. 제52조제2항에 따라 기준이 정하여진 의약외품은 그 기준에서 의약외품의 첨부 문서 또는 그 용기나 포장에 적도록 정한 사항
4. 그 밖에 의약외품의 안전한 사용을 위하여 필요한 사항으로서 총리령으로 정하는 사항

[본조신설 2017. 10. 24.]

제65조의4(기재상의 주의) 제65조, 제65조의2 및 제65조의3에 따른 기재사항은 다른 문자·기사·그림 또는 도안보다 쉽게 볼 수 있는 부분에 적어야 하며, 그 사항은 총리령으로 정하는 바에 따라 읽기 쉽고 이해하기 쉬운 용어로 정확히 적어야 한다. <개정 2013. 3. 23., 2017. 10. 24.>

[본조신설 2012. 2. 1.]

[제65조의2에서 이동 <2017. 10. 24.>]

제65조의5(시각·청각장애인을 위한 의약외품의 표시) 의약외품의 제조업자와 수입자는 식품의약품안전처장이 정하는 의약외품의 경우 시각·청각장애인이 활용할 수 있도록 제65조, 제65조의2 및 제65조의3에서 규정된 사항 중 제품명 등 식품의약품안전처장이 정하는 사항을 용기 또는 포장에는 점자 및 음성·수어영상변환용 코드 등 총리령으로 정하는 방법 및 기준에 따라, 첨부문서에는 음성·수어영상변환용 코드 등 총리령으로 정하는 방법 및 기준에 따라 표시하여야 한다.

[본조신설 2021. 7. 20.]

[시행일: 2024. 7. 21.] 제65조의5

제65조의6(시각·청각장애인을 위한 표시에 관한 교육·홍보 등) ① 식품의약품안전처장은 시각·청각장애인이 의약품등을 안전하게 사용할 수 있도록 제59조의2 및 제65조의5에 따른 적합한 표시 방법과 기준을 개발하고 교육 및 홍보를 하여야 한다.

② 식품의약품안전처장은 제59조의2 및 제65조의5에 따른 표시에 필요한 경우 행정적 지원을 할 수 있다.

③ 식품의약품안전처장은 시각·청각장애인의 의약품등의 정보에 관한 접근성을 제고하기 위하여 제59조의2 및 제65조의5에 따른 표시가 총리령으로 정하는 기준에 적합한지 여부에 관한 실태조사 및 평가와 장애인의 의약품등 정보 접근성 향상을 위한 연구개발을 할 수 있다.

④ 식품의약품안전처장은 제3항에 따른 실태조사, 평가 및 연구개발 결과 개선이 필요하다고 인정하는 사항에 대해서는 해당 의약품등의 품목허가를 받은 자, 제조업자 또는 수입자에게 표시 실태의 개선을 권고할 수 있다.

⑤ 식품의약품안전처장은 제1항에 따른 표시 방법과 기준의 개발, 교육·홍보 및 제3항에 따른 실태조사·평가·연구개발 업무를 제68조의3에 따른 한국의약품안전관리원에 위탁할 수 있다.

⑥ 제3항에 따른 실태조사 및 평가의 내용·방법 등에 관하여 필요한 사항은 총리령으로 정한다.

[본조신설 2021. 7. 20.]

[시행일: 2024. 7. 21.] 제65조의6

의약품 등의 안전에 관한 규칙

제75조(의약외품 기재상의 주의) 법 제65조의4에 따라 의약외품의 용기나 포장 및 첨부 문서의 기재사항 작성 시 주의하여야 할 사항은 다음 각 호와 같다. <개정 2018. 10. 25.>

1. 의약외품의 내용량은 용기나 포장 자체의 무게가 포함되지 아니한 양을 기재할 것(법 제2조제7호가목에 해당하는 물품은 제외한다)
2. 제품의 특징은 허가된 범위에서 충분히 객관성이 있는 내용만을 기재할 것
3. 효능·효과를 거짓 또는 과장하는 인상을 주는 약리작용을 기재하지 아니할 것
4. 유효성분의 규격을 기재할 것(내용액제, 내용고형제, 연고제, 카타플라스마제, 외용스프레이파스만 해당한다)
5. 사용상의 주의사항은 알아보기 쉽도록 명확하게 기재할 것
6. 예외적인 자료 등을 일반적 사실인 것처럼 표현하지 아니할 것
7. 동물실험자료를 설명하거나 인용할 때에는 실험동물의 종류 등을 명확하게 기재하여야 하며, 그 실험의 결과가 인체에 대한 안전성·유효성 등을 보장하는 것처럼 표현하지 아니할 것
8. 다른 의약외품과의 비교자료를 기재하는 경우에는 객관성이 있는 근거에 의하여야 하며, 비교대상의 의약외품은 유효성분의 일반명칭으로 할 것
9. 법 제65조제1항제7호에 따른 문자는 쉽게 확인될 수 있도록 기재할 것
10. 그 밖에 기재방법 및 예외사항 등에 관하여 식품의약품안전처장이 정하여 고시하는 사항을 지킬 것

제76조(공공기관 납품용품 용기 등의 기재사항) 공공기관 납품을 조건으로 허가받은 의약품등의 용기나 포장의 외부에는 법과 이 규칙의 규정에 따른 기재사항 외에 "납품용"이라는 문자를 기재하여야 한다.

제77조(기재사항의 표시) 법 제56조부터 제58조까지 및 법 제65조에 따른 기재사항은 한글로 기재하되, 한글과 같은 크기의 한자 또는 외국어를 함께 기재할 수 있다. 다만, 수출용 의약품등의 경우는 그 수출대상국의 언어로 기재할 수 있다.

제66조(준용) 의약외품에 관하여는 제60조, 제61조, 제61조의2(제44조, 제50조제1항·제2항 위반과 관련된 내용은 제외한다), 제62조 및 제63조[의약외품 중 제2조제7호가목에 해당하는 물품은 제60조, 제61조, 제61조의2(제44조, 제50조제1항·제2항 위반과 관련된 내용은 제외한다) 및 제62조]를 준용한다. 이 경우 "의약품"은 "의약외품"으로, "제31조제1항부터 제3항까지 및 제9항"은 "제31조제4항·제9항"으로, "제31조제2항·제3항·제9항"은 각각 "제31조제4항·제9항"으로, "제52조제1항"은 "제52조제2항"으로, "제56조부터 제60조까지"는 "제65조, 제65조의2부터 제65조의4까지 및 제66조에 따라 준용되는 제60조"로 본다. <개정 2012. 2. 1., 2017. 10. 24., 2018. 12. 11., 2023. 4. 18.>

제4절 약업단체

제67조(조직) 의약품등의 제조업자·품목허가를 받은 자·수입자 또는 의약품 판매업자는 자주적인 활동과 공동이익을 보장하고 국민보건 향상에 이바지하기 위하여 각각 사단법인을 조직할 수 있다. <개정 2007. 10. 17.>

제67조의2(자율규제) ① 제67조에 따른 사단법인(이하 이 조에서 "사단법인"이라 한다)은 의약품등에 대하여 올바른 정보를 제공하고 국민 건강을 보호하기 위하여 필요한 행동강령을 정하여 시행할 수 있다.

② 보건복지부장관 및 식품의약품안전처장은 제61조의2제2항 각 호의 어느 하나에 해당하는 행위가 발생하지 아니하도록 제1항에 따라 행동강령을 정하여 시행하는 사단법인 또는 「정보통신망 이용촉진 및 정보보호 등에 관한 법률」 제44조의4에 따라 자율규제 가이드라인을 정하여 시행하는 정보통신서비스 제공자단체를 지원할 수 있다.

[본조신설 2023. 4. 18.]

제5절 의약품등의 광고

제68조(과장광고 등의 금지) ①의약품등의 명칭·제조방법·효능이나 성능에 관하여 거짓광고 또는 과장광고를 하지 못한다.

②의약품등은 그 효능이나 성능에 관하여 의사·치과의사·한의사·수의사 또는 그 밖의 자가 보증한 것으로 오해할 염려가 있는 기사를 사용하지 못한다.

③의약품등은 그 효능이나 성능을 암시하는 기사·사진·도안, 그 밖의 암시적 방법을 사용하여 광고하지 못한다.

④의약품에 관하여 낙태를 암시하는 문서나 도안은 사용하지 못한다.

⑤제31조제2항부터 제4항까지 및 제9항 또는 제42조제1항에 따른 허가·변경허가를 받거나 신고·변경신고를 한 후가 아니면 의약품등의 명칭·제조 방법·효능이나 성능에 관하여 광고하지 못한다.<개정 2007. 10. 17., 2018. 12. 11.>

⑥ 다음 각 호의 어느 하나에 해당하는 의약품을 광고하여서

는 아니 된다. 다만, 「감염병의 예방 및 관리에 관한 법률」 제2조제2호부터 제12호까지의 감염병의 예방용 의약품을 광고하는 경우와 의학·약학에 관한 전문가 등을 대상으로 하는 의약전문매체에 광고하는 경우 등 총리령으로 정하는 경우에는 그러하지 아니하다.<신설 2017. 10. 24.>

1. 전문의약품
2. 전문의약품과 제형, 투여 경로 및 단위제형당 주성분의 함량이 같은 일반의약품
3. 원료의약품

⑦의약품등의 광고 방법과 그 밖에 필요한 사항은 총리령으로 정한다.<개정 2008. 2. 29., 2010. 1. 18., 2013. 3. 23., 2017. 10. 24.>

의약품 등의 안전에 관한 규칙

제78조(의약품등의 광고 범위 등) ① 법 제68조제6항 각 호 외의 부분 단서에서 "총리령으로 정하는 경우"란 다음 각 호의 어느 하나에 해당하는 경우를 말한다. <개정 2018. 4. 25.>

1. 「감염병의 예방 및 관리에 관한 법률」 제2조제2호부터 제12호까지의 감염병의 예방용 의약품을 광고하는 경우
2. 의학·약학에 관한 전문가 등을 대상으로 하는 의약전문매체에 광고하는 경우
3. 의학·약학에 관한 전문가 등을 대상으로 하는 학술적 성격의 매체 또는 수단을 이용하여 광고하는 경우

② 법 제68조제7항에 따른 의약품등의 광고 매체 또는 수단은 다음 각 호와 같다.<개정 2018. 4. 25.>

1. 신문·방송 또는 잡지
2. 전단·팸플릿·견본 또는 입장권
3. 인터넷 또는 컴퓨터통신
4. 포스터·간판·네온사인·애드벌룬 또는 전광판
5. 비디오물·음반·서적·간행물·영화 또는 연극
6. 방문광고 또는 실연에 의한 광고
7. 자기의 의약품등의 용기나 포장 또는 다른 상품의 용기나 포장(법 제56조부터 제58조까지 및 법 제65조에 따라 자기의 의약품등의 용기나 포장 등에 기재된 사항은 의약품등의 광고에 해당하지 아니한다)
8. 그 밖에 제1호부터 제7호까지와 유사한 매체 또는 수단

③ 의약품등을 광고하는 경우에 준수하여야 할 사항은 별표 7과 같다.

의약품 등의 안전에 관한 규칙 [별표 7] 의약품등을 광고하는 경우에 준수하여야 할 사항

(제78조제3항 관련)

1. 공통사항
   가. 의약품등이 오·남용되지 않도록 식품의약품안전처장이 정하는 사항을 표시할 것
   나. 옥외광고를 하는 경우에는 제품명, 제조업소명, 효능·효과만을 표시할 것
   다. 의사·치과의사·한의사·약사 또는 그 밖의 자가 특정 의약품등을 지정·공인·추천·지도 또는 사용하고 있다는 내용 등의 광고를 하지 말 것. 다만, 국민보건을 위하여 국가·지방자치단체 또는 공공단체가 특정 의약품등을 지정하여 사용하고 있는 사실을 광고하는 경우는 제외한다.
   라. 외국제품을 국내제품으로 또는 국내제품을 외국제품으로 오인하게 할 우려가 있는 광고를 하지 말 것
   마. 불법적으로 외국 상표·상호를 사용하는 광고나 거짓으로 외국과의 기술제휴 등을 표현하는 광고를 하지 말 것

2. 의약품
   가. 제품의 명칭·품질·제조방법·용법·용량·효능 또는 성능 등에 관하여 법 제31조 또는 법 제42조제1항에 따라 허가를 받거나 신고한 사항 외의 광고를 하지 말 것. 다만, 식품의약품안전처장이 인정하는 공정서 및 의약품집에 실려 있는 내용이나 의학적·약학적으로 공인된 범위의 임상결과 등 근거문헌을 인용하는 경우에는 그렇지 않다. 이 경우 인용한 문헌의 본뜻을 정확히 전달하여야 하며, 연구자의 성명·문헌명과 발표 연월일을 구체적으로 밝혀야 한다.
   나. 사실과 다르거나, 부분적으로는 사실이더라도 전체적으로 보면 소비자가 오인할 우려가 있는 광고 또는 소비자를 속이거나 소비자가 속을 우려가 있는 광고를 하지 말 것
   다. 효능이나 성능을 광고할 때에 사용 전후의 비교 등으로 그 사용결과를 표시 또는 암시하거나 적응증상을 위협적인 표현으로 표시 또는 암시하는 광고를 하지 말 것
   라. 현상품·사은품 등 경품류를 제공하는 방법으로 광고하지 말 것

마. 사실 여부와 관계없이 다른 제품을 비방하거나 비방하는 것으로 의심되는 광고를 하지 말 것
바. 사용자의 감사장(感謝狀) 또는 체험담을 이용하거나 구입·주문이 쇄도한다거나 그 밖에 이와 유사한 표현을 사용한 광고를 하지 말 것
사. 노래 가사에 제품명을 사용한 광고, 제품명을 계속해서 부르는 방법에 의한 광고 또는 저속하거나 혐오감을 주는 표현을 사용한 광고를 하지 말 것
아. 의약품을 오용하게 하거나 남용하게 할 우려가 있는 광고를 하지 말 것
자. 효능·효과를 광고할 때에 "이를 확실히 보증한다"라는 내용 등의 광고 또는 "최고", "최상" 등의 절대적 표현을 사용한 광고를 하지 말 것
차. 부작용이 있는 의약품에 대해서는 그 부작용을 부정하는 표현 또는 부당하게 안전성을 강조하는 표현의 광고를 하지 말 것
카. 광고대상을 효능·효과와 무관하게 특정 대상자로 한정함으로써 해당 대상자에게 의약품을 오용하게 하거나 남용하게 할 우려가 있는 광고를 하지 말 것
타. 의약품을 현상품·사은품 등 경품이나 무료로 제공하는 방법으로 광고하지 말 것
파. 의약품을 의약품이 아닌 것으로 오인하게 할 우려가 있는 광고를 하지 말 것
하. 아동을 대상으로 하는 방송프로그램이나 아동용 잡지 등 인쇄물을 통하여 소아용 의약품에 대한 광고를 하지 말 것
거. 의약품의 효능·효과와 관련되는 병의 증상이나 수술장면을 위협적으로 표시하는 광고를 하지 말 것
너. 주성분이 아닌 성분의 효능·효과를 표시하는 광고를 하지 말 것
더. 멸종 위기에 놓인 야생 동·식물의 가공품임을 표현하거나 암시하는 광고를 하지 말 것
러. 대중광고가 금지된 품목을 특정 질병 등으로 나타내어 암시하는 광고를 하지 말 것

3. 의약외품
가. 자기 회사 또는 제품에 관한 광고 시 규모·인력·생산시설·수상경력·사업계획·사업실적 및 기술제휴 등에 관한 사항을 사실대로 광고할 것
나. 생산에 사용된 원재료나 성분에 관한 사항을 광고하는 경우에는 사실대로 하여야 하며, 소비자가 오인할 우려가 있는 광고를 하지 말 것
다. 품질·효능 등에 관하여 객관적으로 확인할 수 없거나 확인되지 않은 사항을 광고하지 말 것
라. 경쟁상품에 관한 비교표시는 사실대로 하여야 하며, 배타성을 띤 "최고" 또는 "최상" 등의 절대적 표현을 사용한 광고를 하지 말 것
마. 의약외품을 의약품 또는 의료기기로 오인하게 할 우려가 있는 광고를 하지 말 것
바. 저속하거나 혐오감을 주는 표현을 사용한 광고를 하지 말 것

제68조의2(광고의 심의) ① 의약품 제조업자·품목허가를 받은 자 또는 수입자가 그 제조 또는 수입한 의약품을 광고하려는 경우에는 총리령으로 정하는 바에 따라 식품의약품안전처장의 심의를 받아야 한다. <개정 2013. 3. 23.>

② 식품의약품안전처장은 제1항에 따른 의약품 광고심의에 관한 업무를 제67조에 따라 설립된 법인에 위탁할 수 있다.<개정 2013. 3. 23.>

③ 제1항에 따른 광고심의의 절차와 방법, 심의 결과에 대한 이의신청, 심의 내용의 변경과 심의 결과의 표시 등에 관하여 필요한 사항은 총리령으로 정한다.<개정 2011. 6. 7., 2013. 3. 23.>

[본조신설 2007. 10. 17.]

약사법 시행령

제32조의6(의약품 불법판매·알선·광고임을 알리는 조치) ① 법 제61조의2제5항 각 호 외의 부분 전단에서 "대통령령으로 정하는 조치"란 같은 조 제3항 전단에 따른 정보통신서비스 제공자등으로 하여금 다음 각 호의 사항을 법 제61조의2제2항 각 호에 해당하는 의약품 등의 판매, 알선 또는 광고를 한 인터넷 홈페이지 등의 매체에 게시하도록 하는 조치를 말한다.

1. 법 제61조의2제5항에 해당하는 조치라는 내용의 제목
2. 법 제61조의2제2항 각 호에 해당하는 의약품 등의 명칭
3. 위반행위(위반행위의 구체적 내용과 근거 법령을 포함한다)

② 식품의약품안전처장은 법 제61조의2제2항 각 호에 해당하는 의약품 등의 판매, 알선 또는 광고 게시물이 삭제되거나 접근이 제한된 경우에는 제1항에 따른 조치를 요청하지 않는다.

[본조신설 2023. 10. 17.]

[종전 제32조의6은 제32조의8로 이동 <2023. 10. 17.>]

제32조의7(의약품 불법판매 등 모니터링 업무의 위탁) ① 법 제61조의3제1항에서 "대통령령으로 정하는 기관 또는 단체"란 다음 각 호의 어느 하나에 해당하는 기관 또는 단체 중 식품의약품안전처장이 정하여 고시하는 기관 또는 단체를 말한다.

1. 법 제67조에 따른 사단법인
2. 「공공기관의 운영에 관한 법률」 제4조에 따른 공공기관
3. 「정부출연연구기관 등의 설립·운영 및 육성에 관한 법률」에 따른 연구기관
4. 그 밖에 의약품 불법판매 등 모니터링 업무 수행에 필요한 전문인력과 전담조직을 갖추었다고 식품의약품안전처장이 인정하는 기관 또는 단체

② 식품의약품안전처장은 법 제61조의3제1항에 따라 의약품 불법판매 등 모니터링 업무를 위탁하는 경우에는 위탁받는 기관 또는 단체와 위탁 업무의 내용을 고시해야 한다.

[본조신설 2023. 10. 17.]

[종전 제32조의7은 제32조의9로 이동 <2023. 10. 17.>]

제32조의8(광고심의 업무의 위탁) 식품의약품안전처장은 법 제68조의2제2항에 따라 의약품 광고심의에 관한 업무를 법 제67조에 따라 설립된 사단법인 중 식품의약품안전처장이 지정·고시하는 사단법인에 위탁한다. <개정 2013. 3. 23.>

[본조신설 2008. 4. 10.]

[제32조의6에서 이동, 종전 제32조의8은 제32조의10으로 이동 <2023. 10. 17.>]

의약품 등의 안전에 관한 규칙

제79조(광고심의 대상 등) ① 법 제68조의2제1항에 따라 의약품 제조업자, 품목허가를 받은 자 또는 수입자(이하 "광고신청인"이라 한다)가 다음 각 호의 어느 하나에 해당하는 매체 또는 수단을 이용하여 의약품 광고를 하려면 법 제68조의2제2항 및 영 제32조의5에 따라 의약품 광고심의에 관한 업무를 위탁받은 기관(이하 "광고심의기관"이라 한다)의 심의를 받아야 한다.

1. 「신문 등의 진흥에 관한 법률」 제2조제1호·제2호에 따른 신문·인터넷신문 및 「잡지 등 정기간행물의 진흥에 관한 법률」 제2조제1호에 따른 정기간행물. 다만, 의학·약학에 관한 전문가 등을 대상으로 전문적인 내용을 전달하거나 학술적 성격을 지니고 있는 매체 또는 수단을 이용하여 광고하는 경우를 제외한다.
2. 「방송법」 제2조제1호가목 및 나목에 따른 텔레비전방송과 라디오방송
3. 「표시·광고의 공정화에 관한 법률 시행령」 제2조제2호에 따른 인터넷
4. 식품의약품안전처장이 정하여 고시하는 매체 또는 수단

② 제1항에도 불구하고 광고신청인이 광고신청인의 상호, 허가 또는 신고한 제품명 및 의약품의 효능·효과와 용법·용량만을 제1항제1호 본문에 따른 매체를 이용하여 광고하려는 경우에는 광고심의기관의 심의를 받지 아니하고 광고할 수 있다.

③ 제2항에 따라 광고신청인이 의약품 광고를 하려는 경우에는 그 사실을 미리 광고심의기관에 알려야 한다. 이 경우 광고심의기관은 해당 광고가 심의를 받을 필요가 있다고 인정되면 지체 없이 광고신청인에게 해당 광고의 심의를 받을 것을 알려야 한다.

제80조(광고심의 절차 등) ① 광고신청인은 별지 제62호서식의 의약품 광고사전심의 신청서에 다음 각 호의 서류를 첨부하여 광고심의기관에 제출하여야 한다.

1. 의약품 광고내용 1부
2. 의약품 설명서 1부

② 제1항에 따른 신청을 받은 광고심의기관은 제83조에 따른 의약품광고심의위원회(이하 "심의위원회"라 한다)의 심의를 거쳐 해당 의약품에 대한 광고심의 결과를 확정한 후 신청일부터 10일 이내에 광고신청인에게 서면으로 알려야 한다. 다만, 부득이한 사유로 그 기간 내에 심의 결과를 통지할 수 없는 경우에는 광고신청인에게 지연 사유와 처리예정기간을 알려야 한다.

③ 신청인은 제2항에 따라 통지받은 심의 결과에 이의가 있는 경우에는 별지 제62호서식의 의약품 광고사전심의 이의신청서에 이의신청의 취지와 사유를 밝혀 심의 결과를 통지받은 날부터 10일 이내에 광고심의기관에 이의신청을 할 수 있다.

④ 제3항에 따라 이의신청을 받은 광고심의기관은 심의위원회의 심의를 다시 거쳐 이의신청을 받은 날부터 10일 이내에 신청인에게 그 이의신청에 대한 심의 결과를 서면으로 알려야 한다.

⑤ 제1항에 따른 신청을 하는 자는 식품의약품안전처장이 정하여 고시하는 수수료를 납부하여야 한다.<신설 2017. 12. 13.>

[제목개정 2017. 12. 13.]

제81조(심의내용의 변경) ① 제80조에 따라 의약품의 심의를 받은 자가 심의받은 광고내용을 변경하여 광고하려면 그 변경 내용에 관하여 제80조에 따라 심의를 받아야 한다. 다만, 광고내용을 변경하지 아니하는 범위에서 자구(字句)를 수정하거나 삭제하여 광고하려는 경우에는 심의를 받지 아니하고 광고할 수 있다.

② 제1항 단서에 따라 광고하려는 자는 그 사실을 미리 광고심의기관에 알려야 한다. 이 경우 광고심의기관은 통보받은 내용이 광고내용을 변경한 것이라고 인정되면 지체 없이 해당 광고를 하려는 자에게 심의를 받을 것을 알려야 한다.

제82조(심의 결과의 표시) 광고신청인이 제80조와 제81조에 따라 심의받은 내용을 광고하려면 심의 받은 사실을 광고에 표시하여야 한다.

제83조(의약품광고심의위원회의 구성 및 운영 등) ① 광고심의기관은 의약품 광고를 심의하기 위하여 의약품광고심의위원회를 설치·운영하여야 한다.

② 심의위원회는 위원장 1명과 부위원장 2명을 포함하여 10명 이상 20명 이하의 위원으로 구성하되, 제3항제2호부터 제4호까지에 해당하는 자가 심의위원회 구성원의 과반수가 되어야 한다.

③ 위원은 다음 각 호의 어느 하나에 해당하는 사람 중에서 광고심의기관의 장이 위촉하고, 위원장 및 부위원장은 심의위원회에서 호선(互選)한다.

1. 광고심의기관의 회원사 소속 종사자
2. 「소비자기본법」에 따른 소비자단체 또는 「비영리민간단체지원법」에 따른 민간단체의 장이 추천하는 사람
3. 의약품 관련 학회·단체의 장이 추천한 사람
4. 그 밖에 보건의료에 관한 학식과 경험이 풍부한 사람

④ 위원의 임기는 1년으로 하되, 연임할 수 있다. 다만, 제3항제1호에 따른 위원은 1회만 연임할 수 있다.

⑤ 광고심의기관의 장은 의약품 광고에 대한 심의 결과와 이의신청에 대한 심의 결과를 분기별로 분기가 끝난 후 20일 이내에 식품의약품안전처장에게 보고하여야 한다.

⑥ 제1항부터 제5항까지의 규정에서 정한 사항 외에 심의위원회의 구성·운영 및 심의에 필요한 사항은 심의위원회의 의결을 거쳐 광고심의기관의 장이 정한다.

제6절 한국의약품안전관리원 <신설 2011. 6. 7.>

제68조의3(설립) ① 의약품등으로 인한 부작용 및 품목허가정보·품목신고정보 등 의약품등의 안전과 관련한 각종 정보(이하 "의약품안전정보"라 한다)의 수집·관리·분석·평가 및 제공 업무를 효율적이고 체계적으로 수행하기 위하여 한국의약품안전관리원(이하 "의약품안전관리원"이라 한다)을 설립한다.

② 의약품안전관리원은 법인으로 한다.

③ 의약품안전관리원의 정관에는 다음 각 호의 사항을 기재하여야 한다.<신설 2018. 12. 11.>

1. 목적
2. 명칭
3. 주된 사무소가 있는 곳
4. 자산에 관한 사항
5. 임원 및 직원에 관한 사항
6. 이사회의 운영
7. 사업범위 및 내용과 그 집행
8. 회계
9. 공고의 방법
10. 정관의 변경
11. 그 밖에 의약품안전관리원의 운영에 관한 중요 사항

④ 의약품안전관리원이 정관의 기재사항을 변경하려는 경우에는 식품의약품안전처장의 인가를 받아야 한다.<신설 2018. 12. 11.>

⑤ 의약품안전관리원에 관하여는 이 법에서 규정한 것을 제외하고는 「민법」 중 재단법인에 관한 규정을 준용한다.<개정 2018. 12. 11.>

⑥ 그 밖에 의약품안전관리원의 조직 및 운영 등에 관하여 필요한 사항은 대통령령으로 정한다.<개정 2018. 12. 11.>

[본조신설 2011. 6. 7.]

약사법 시행령

제32조의9(한국의약품안전관리원의 조직 및 운영) ① 법 제68조의3에 따른 한국의약품안전관리원(이하 "의약품안전관리원"이라 한다)에 임원으로 원장을 포함한 이사와 감사를 둔다.

② 의약품안전관리원의 원장은 정관에서 정하는 바에 따라 식품의약품안전처장이 임명한다. <개정 2013. 3. 23.>

③ 의약품안전관리원의 업무에 관한 중요한 사항을 심의·의결하기 위하여 의약품안전관리원에 이사회를 둔다.

④ 제1항부터 제3항까지에서 규정한 사항 외에 의약품안전관리원의 조직 및 운영에 관하여 필요한 사항은 정관으로 정한다.

[본조신설 2011. 12. 30.]

[제32조의7에서 이동, 종전 제32조의9는 제32조의11로 이동 <2023. 10. 17.>]

제68조의4(사업) 의약품안전관리원은 제84조 또는 다른 법령에 따라 식품의약품안전처장으로부터 위탁받은 다음 각 호의 사업 및 제86조제5항에 따라 위탁받은 의약품 부작용 피해구제사업과 의약품안전정보와 관련하여 대통령령으로 정하는 수익사업을 수행한다. <개정 2013. 3. 23., 2014. 3. 18., 2015. 5. 18.>

1. 약화사고 등 의약품 부작용의 인과관계 조사·규명
2. 의약품안전정보의 수집 및 관리를 위한 의약품안전정보관리시스템의 구축
3. 의약품안전정보의 수집·분석·평가·관리 및 제공
4. 의약품안전정보의 개발·활용을 위한 조사·연구 및 교육·홍보
5. 그 밖에 이 법 또는 다른 법령에 따라 위탁받은 업무

[본조신설 2011. 6. 7.]

약사법 시행령

제32조의10(수익사업) 법 제68조의4 각 호 외의 부분에서 "대통령령으로 정하는 수익사업"이란 다음 각 호의 사업을 말한다. <개정 2013. 3. 23.>

1. 의약품안전정보 관련 업무 담당자의 교육·훈련
2. 의약품안전정보 관련 간행물 등의 제작·판매
3. 그 밖에 의약품안전관리원의 설립목적을 달성하기 위한 사업으로서 식품의약품안전처장의 승인을 받은 사업

[본조신설 2011. 12. 30.]

[제32조의8에서 이동, 종전 제32조의10은 제32조의12로 이동 <2023. 10. 17.>]

제68조의5(운영재원) 의약품안전관리원은 정부 또는 정부 외의 자의 출연금, 그 밖의 수익금으로 운영한다.

[본조신설 2011. 6. 7.]

제68조의6(사업계획서의 제출 등) ① 의약품안전관리원의 사업연도는 정부의 회계연도에 따른다.

② 의약품안전관리원은 대통령령으로 정하는 바에 따라 매 회계연도의 사업계획서 및 예산서를 작성하여 식품의약품안전처장의 승인을 받아야 한다. 이를 변경하고자 할 때에도 또한 같다.<개정 2013. 3. 23.>

[본조신설 2011. 6. 7.]

약사법 시행령

제32조의11(사업계획서 및 예산서의 승인) ① 의약품안전관리원은 법 제68조의6제2항 전단에 따라 사업계획서와 예산서를 승인받으려면 매 회계연도 시작 전까지 다음 연도의 사업계획서와 다음 각 호의 서류를 첨부한 예산서를 이사회의 의결을 거쳐 식품의약품안전처장에게 제출해야 한다. <개정 2013. 3. 23., 2021. 1. 5.>

1. 추정재무상태표
2. 추정손익계산서
3. 자금의 수입·지출 계획서

② 의약품안전관리원은 법 제68조의6제2항 후단에 따라 사업계획서와 예산서의 변경 승인을 받으려면 변경 내용과 사유를 적은 서류를 이사회의 의결을 거쳐 식품의약품안전처장에게 제출하여야 한다. <개정 2013. 3. 23.>

[본조신설 2011. 12. 30.]

[제32조의9에서 이동, 종전 제32조의11은 제32조의13으로 이동 <2023. 10. 17.>]

제68조의7(자료제공의 요청) ① 의약품안전관리원장은 의약품안전정보의 수집·평가 등 업무상 필요하다고 인정하는 경우에는 다음 각 호의 기관 또는 사람에 대하여 의약품안전정보에 관한 자료의 제공을 요청할 수 있다. 이 경우 요청을 받은 기관 또는 사람은 정당한 사유가 없으면 그 요청에 따라야 한다. <개정 2015. 1. 28.>

1. 국가 또는 지방자치단체
2. 공공기관 또는 공공단체
3. 연구기관
4. 약국개설자 또는 의료기관 개설자
5. 의약품등의 제조업자, 품목허가를 받은 자, 수입자 또는 판매업자 등 이 법에 따라 의약품을 취급할 수 있는 자

② 의약품안전관리원장은 제1항에 따라 필요한 자료의 제공을 요청하는 경우 「개인정보 보호법」 제23조에 따른 민감정보와 같은 법 제24조에 따른 고유식별정보(주민등록번호를 포함한다) 등의 개인정보가 포함된 자료의 제공을 요청할 수 있다. 이 경우 요청을 받은 기관 또는 사람은 개인식별이 가능한 부분을 삭제한 후 제공하여야 한다.<개정 2015. 1. 28.>

③ 제2항에도 불구하고 의약품안전관리원장은 식품의약품안전처장이 복수의 기관 또는 사람이 보유한 자료를 통합하여 분석할 필요가 있다고 승인한 경우에는 개인식별이 가능한 부분을 포함한 자료를 제출받아 자료의 통합작업을 수행할 수 있다. 이 경우 자료를 통합한 후에는 지체 없이 개인식별이 가능한 부분을 삭제하고 복구 또는 재생되지 아니하도록 하여야 한다.<신설 2015. 1. 28.>

④ 제1항부터 제3항까지의 규정에 따라 제공된 자료는 그 제공을 요청한 목적 외의 용도로 이용하여서는 아니 된다.<신설 2015. 1. 28.>

⑤ 식품의약품안전처장은 의약품안전관리원장이 제3항 및 제4항을 준수하는지를 정기적으로 점검하고 이를 위반한 경우에는 해임 등 필요한 조치를 할 수 있다.<신설 2015. 1. 28.>

[본조신설 2011. 6. 7.]

제68조의8(부작용 등의 보고) ① 의약품등의 제조업자·품목허가를 받은 자·수입자 및 의약품 도매상은 의약품등으로 인하여 발생하였다고 의심되는 유해사례로서 질병·장애·사망, 그 밖에 총리령으로 정하는 의약품등의 안전성·유효성에 관한 사례를 알게 된 경우에는 식품의약품안전처장이 정하는 바에 따라 의약품안전관리원장에게 보고하여야 한다. <개정 2013. 3. 23.>

② 약국개설자와 의료기관 개설자는 의약품등으로 인하여 발생하였다고 의심되는 유해사례로서 총리령으로 정하는 중대한 질병·장애·사망 사례를 알게 된 경우에는 식품의약품안전처장이 정하는 바에 따라 의약품안전관리원장에게 보고하여야 한다.<개정 2013. 3. 23.>

③ 의약품안전관리원장은 제1항 및 제2항에 따라 보고받은 사항을 식품의약품안전처장이 정하는 바에 따라 식품의약품안전처장에게 보고하여야 한다.<개정 2013. 3. 23.>

[본조신설 2011. 6. 7.]

의약품 등의 안전에 관한 규칙

제84조(부작용 등의 보고) ① 법 제68조의8제1항에서 "총리령으로 정하는 의약품등의 안전성·유효성에 관한 사례"란 의약품등의 투여·사용 중 바람직하지 아니하고 의도되지 아니한 징후, 증상 또는 질병이 발생한 사례를 말하며, 반드시 해당 의약품과 인과관계가 밝혀진 사례로 한정하지 아니한다. <개정 2016. 10. 28.>

② 법 제68조의8제2항에서 "총리령으로 정하는 중대한 질병·장애·사망 사례"란 다음 각 호의 어느 하나에 해당하는 사례를 말한다.<개정 2016. 10. 28.>

1. 사망을 초래하거나 생명을 위협하는 사례
2. 입원 또는 입원기간의 연장이 필요한 사례
3. 지속적 또는 중대한 불구나 기능저하를 초래하는 사례
4. 선천적 기형 또는 이상을 초래하는 사례
5. 제1호부터 제4호까지의 사례 외에 약물 의존성이나 남용의 발생 또는 혈액질환 등 그 밖에 의학적으로 중요한 상황이 발생하여 치료가 필요한 사례

제68조의9(비밀유지의무) 의약품안전관리원의 임원이나 직원 또는 그 직에 있었던 자는 직무상 알게 된 비밀을 누설하여서는 아니 된다.

[본조신설 2011. 6. 7.]

제68조의10(유사명칭의 사용금지) 의약품안전관리원이 아닌 자는 의약품안전관리원 또는 이와 유사한 명칭을 사용하지 못한다.

[본조신설 2011. 6. 7.]

제68조의11(의약품부작용 심의위원회의 설치) ① 다음 각 호의 사항을 심의하기 위하여 식품의약품안전처에 의약품부작용 심의위원회(이하 "심의위원회"라 한다)를 둔다. <개정 2013. 3. 23., 2014. 3. 18.>

1. 의약품등의 부작용·위해가능성의 판단 등에 관한 사항
2. 의약품등 부작용의 인과관계 규명, 그 밖에 약화사고 등의 원인규명에 관한 사항
3. 제86조의3제1항에 따른 피해구제급여 등 의약품 피해구제에 관한 사항

② 심의위원회는 위원장 1명을 포함한 10명 이상 15명 이내의 위원으로 구성하며, 위원장은 위원 중에서 호선(互選)한다.

③ 위원은 대통령령으로 정하는 바에 따라 식품의약품안전처장이 임명하거나 위촉(委囑)하되, 다음 각 호의 어느 하나에 해당하는 자가 각각 1명 이상 포함되어야 한다.<개정 2013. 3. 23.>

1. 보건의료 및 의약품 분야의 전문지식을 갖춘 자
2. 「비영리민간단체 지원법」 제2조에 따른 비영리민간단체가 추천하는 자
3. 「의료법」 및 법의학 전문가로서 판사, 검사 또는 변호사의 자격이 있는 자
4. 대통령령으로 정하는 관계 중앙행정기관 소속 공무원

④ 삭제<2014. 3. 18.>

⑤ 심의위원회는 제1항 각 호의 사항을 전문적으로 심의하도록 하기 위하여 전문위원회를 둘 수 있다.<개정 2014. 3. 18.>

⑥ 심의위원회 및 전문위원회의 구성과 운영, 그 밖에 필요한 사항은 대통령령으로 정한다.

[본조신설 2011. 6. 7.]

제68조의12(약물역학조사관) ① 의약품안전관리원의 장은 제68조의4제1호에 따른 사업을 수행하기 위하여 필요하다고 인정하는 경우에는 소속 직원 또는 관련 분야의 전문지식과 경험이 있는 사람 중에서 약물의 역학조사를 위하여 조사관(이하 "약물역학조사관"이라 한다)을 임명하거나 위촉할 수 있다.

② 의약품안전관리원의 장은 약물역학조사관을 임명하거나 위촉하였을 때에는 지체 없이 식품의약품안전처장에게 보고하여야 한다.

③ 의약품안전관리원의 장은 약물역학조사관으로 하여금 약국, 의료기관, 의약품등을 제조·저장 또는 취급하는 공장·창고·점포나 사무소, 그 밖에 조사의 필요성이 있다고 인정되는 장소에 출입하여 관련 장부나 서류, 그 밖의 물건을 조사하거나 관계인에게 질문을 하게 할 수 있다. 이 경우 약물역학조사관은 그 권한을 표시하는 증표 및 조사기간, 조사범위, 조사담당자, 관계 법령 등 대통령령으로 정하는 사항이 기재된 서류를 지니고 이를 관계인에게 내보여야 한다.<개정 2015. 12. 29.>

④ 약물역학조사관의 자격 및 직무 범위, 그 밖에 필요한 사항은 총리령으로 정한다.

⑤ 제3항에 따른 조사 또는 질문의 절차·방법 등에 관하여는 이 법 또는 약물역학조사와 관련된 법령에서 정하는 사항을 제외하고는 「행정조사기본법」에서 정하는 바에 따른다.<신설 2015. 12. 29.>

[본조신설 2014. 3. 18.]

약사법 시행령

제32조의12(약물역학조사관의 출입·조사를 위한 서류) 법 제68조의12 제3항 후단에서 "조사기간, 조사범위, 조사담당자, 관계 법령 등 대통령령으로 정하는 사항"이란 다음 각 호의 사항을 말한다.

1. 조사목적, 조사기간, 조사범위 및 조사내용
2. 조사담당자의 성명 및 직위
3. 제출자료의 목록
4. 조사에 대한 근거법령
5. 조사의 거부·방해·기피 등에 대한 행정처분 또는 벌칙 등의 내용 및 근거법령
6. 제1호부터 제5호까지에 준하는 사항으로서 식품의약품안전처장이 해당 조사를 위하여 필요하다고 인정하는 사항

[본조신설 2016. 12. 13.]

[제32조의10에서 이동, 종전 제32조의12는 제32조의14로 이동 <2023. 10. 17.>]

의약품 등의 안전에 관한 규칙

제84조의2(약물역학조사관의 자격·직무 범위 등) ① 법 제68조의12제1항에 따른 약물역학조사관은 다음 각 호의 어느 하나에 해당하는 사람 중에서 임명하거나 위촉한다.

1. 법 제68조의3에 따라 설립된 한국의약품안전관리원(이하 "의약품안전관리원"으로 한다)에서 의약품 부작용의 인과관계 조사·규명을 담당하는 직원
2. 「농어촌 등 보건의료를 위한 특별조치법」제2조에 따른 공중보건의사
3. 「의료법」제2조제1항에 따른 의사·치과의사·한의사
4. 법 제2조제2호에 따른 약사, 한약사
5. 그 밖에 약화사고 등 의약품 부작용과 관련된 분야의 전문가

② 의약품안전관리원의 장은 위촉한 약물역학조사관에게 예산의 범위 안에서 수당과 여비를 지급할 수 있다.

③ 약물역학조사관은 다음 각 호 중 어느 하나에 해당하는 경우 의약품과 부작용의 인과관계를 조사·규명한다.<개정 2016. 10. 28.>

1. 질병·장애·사망 등 중대한 약물이상반응이 나타난 약화사고가 발생한 경우
2. 특정지역 또는 특정시기에 유해사례가 다수 발생한 경우
3. 법 제86조의4제1항에 따른 의약품 부작용 피해구제 신청이 있는 경우
4. 그 밖에 식품의약품안전처장이 의약품과 부작용의 인과관계를 조사·규명할 필요성이 있다고 인정하는 경우

④ 약물역학조사관의 신분을 증명하는 증표는 별지 제85호서식에 따른다.

[본조신설 2014. 10. 10.]

제7장 감독

제69조(보고와 검사 등) ① 보건복지부장관, 식품의약품안전처장(대통령령으로 정하는 그 소속 기관의 장을 포함한다), 시·도지사, 시장·군수 · 구청장은 다음 각 호의 사항을 지시할 수 있다. <개정 2007. 10. 17., 2008. 2. 29., 2010. 1. 18., 2011. 6. 7.,2013. 3. 23., 2013. 7. 30., 2015. 3. 13., 2017. 10. 24., 2020. 4. 7.,2021. 7. 20., 2023. 4. 18.>

1. 약국개설자, 의료기관 개설자, 의약품등의 제조업자·품목허가를 받은 자·수입자 또는 판매업자, 의약품 판촉영업자, 특허권등재자, 등재특허권자등, 우선판매품목허가를 받은 자, 임상시험의 계획 승인을 받은 자, 임상시험실시기관, 임상시험검체분석기관, 비임상시험실시기관, 중앙심사위원회, 그 밖에 의약품등을 취급하는 업무에 종사하는 자에게 필요한 서류나 그 밖의 자료 제출의 요구
2. 관계 공무원으로 하여금 약국·의료기관, 의약품등을 제조·저장 또는 취급하는 공장·창고·점포나 사무소, 임상시험실시기관, 임상시험검체분석기관, 비임상시험실시기관, 중앙심사위원회, 특허권등재자, 등재특허권자등 또는 우선판매품목허가를 받은 자가 업무를 하는 장소, 임상시험 용도로 의약품등을 취급하는 업무를 하는 장소, 그 밖의 의약품등을 취급하는 업무를 하는 장소에 출입하여 그 시설 또는 관계 장부나 서류, 그 밖의 물건의 검사 또는 관계인에 대한 질문
3. 제71조제1항에 해당된다고 의심되는 물품·의약품등의 품질 검사를 위하여 필요한 최소 분량의 물품 수거

② 제1항에 따라 출입·검사를 하는 공무원은 그 권한을 표시하는 증표 및 조사기간, 조사범위, 조사담당자, 관계 법령 등 대통령령으로 정하는 사항이 기재된 서류를 지니고 이를 관계인에게 내보여야 한다.<개정 2015. 12. 29.>

③ 제2항에 따른 관계 공무원의 권한 및 직무 범위, 그 밖에 필요한 사항은 보건복지부장관과 협의하여 총리령으로 정한다.<개정 2008. 2. 29., 2010. 1. 18., 2013. 3. 23.>

④ 제1항제2호에 따른 검사 또는 질문의 절차·방법 등에 관하여는 이 법에서 정하는 사항을 제외하고는 「행정조사기본법」에서 정하는 바에 따른다.<신설 2015. 12. 29.>

[시행일: 2024 10.19.] 제69조제1항제1호

의약품 등의 안전에 관한 규칙

제85조(의약품등 품질의 관리) ① 법 제69조에 따라 식품의약품안전처장은 제조·수입 또는 판매되는 의약품등에 대한 품질의 적합 여부 등을 확인하기 위하여 품질검사에 필요한 표준품 등의 관리요령, 시료의 수거 및 검사방법, 검사성적서의 발행, 검사 결과에 따른 조치방법, 그 밖의 세부 사항을 따로 정할 수 있다.

② 식품의약품안전처장은 시·도지사에게 의약품등의 품질관리를 위하여 의약품등의 수거·검사 등 필요한 사항을 요청할 수 있다.

제86조(수거 등) ① 약사감시원이 법 제69조제1항제3호에 따라 물품 또는 의약품등을 수거하는 경우에는 별지 제63호서식의 수거증을 피수거인에게 발급하여야 한다.

② 약사감시원은 법 제71조제1항에 해당하는 물품 또는 의약품등에 대하여 봉함·봉인의 조치를 할 수 있다.

약사법 시행령

제32조의13(출입·검사·수거 등의 지시) ① 법 제69조제1항 각 호 외의 부분에서 "대통령령으로 정하는 그 소속 기관의 장"이란 지방식품의약품안전청장을 말한다. <신설 2020. 9. 22.>

② 법 제69조제2항에서 "조사기간, 조사범위, 조사담당자, 관계 법령 등 대통령령으로 정하는 사항"이란 다음 각 호의 사항을 말한다. <개정 2020. 9. 22., 2023. 10. 17.>

1. 제32조의12제1호부터 제5호까지의 규정에 따른 사항
2. 제1호에 준하는 사항으로서 보건복지부장관 또는 식품의약품안전처장이 해당 조사를 위하여 필요하다고 인정하는 사항

[본조신설 2016. 12. 13.]

[제목개정 2020. 9. 22.]

[제32조의11에서 이동 <2023. 10. 17.>]

의약품 등의 안전에 관한 규칙

제87조(약사감시원의 직무 범위) 법 제69조제3항에 따른 약사감시원의 직무 범위는 다음과 같다. <개정 2014. 8. 20., 2015. 3. 13., 2018. 10. 25.>

1. 식품의약품안전처 또는 지방식품의약품안전청 소속 약사감시원: 의약품등의 제조업자·수입자 또는 위탁제조판매업자, 특허권등재자, 등재특허권자등, 임상시험실시기관, 임상시험검체분석기관, 비임상시험실시기관과 그 업무장소 및 임상시험, 비임상시험, 품질검사 관련자에 대한 약사(藥事) 감시, 의약품등의 수거·검사 및 등재의약품, 등재특허권 또는 우선판매품목허가 의약품의 검토·관리. 다만, 보건복지부장관이 식품의약품안전처장에게 요청하여 식품의약품안전처장이 지시하는 경우와 식품의약품안전처장 또는 지방청장의 지시가 있는 경우에는 제2호 본문의 직무를 할 수 있다.
2. 보건복지부, 특별시·광역시·도·특별자치도 또는 시·군·구 소속 약사감시원: 약국개설자, 안전상비의약품 판매자, 의료기관의 개설자, 그 밖에 의약품등의 판매업자와 그 업무장소에 대한 약사 감시와 의약품등의 수거·검사. 다만, 식품의약품안전처장이 특별시·광역시·도·특별자치도 또는 시·군·구 소속 약사감시원에게 지시하는 경우에는 제1호 본문의 직무를 수행할 수 있으며, 보건복지부장관이 필요하다고 인정하는 경우에는 보건복지부 소속 약사감시원에게 제1호 본문의 직무를 수행하게 할 수 있다.

제69조의2(관계 기관에의 통보) 식품의약품안전처장은 대통령령으로 정하는 관계 중앙행정기관의 장에게 다음 각 호에 관한 사항을 통보하여야 한다.

1. 제50조의6제1항 및 제2항에 따른 의약품의 판매금지처분 및 같은 조 제3항에 따른 판매금지 효력의 소멸
2. 우선판매품목허가 및 제50조의10제1항 및 제2항에 따른 동일의약품에 대한 판매금지 효력의 소멸
3. 제1호 또는 제2호와 관련된 특허 심판 또는 소송의 개시 및 종결

[본조신설 2015. 3. 13.]

약사법 시행령

제32조의14(관계기관에의 통보) 법 제69조의2 각 호 외의 부분에서 "대통령령으로 정하는 관계 중앙행정기관의 장"이란 다음 각 호의 중앙행정기관의 장을 말한다.

1. 보건복지부장관
2. 공정거래위원회 위원장
3. 특허청장

[본조신설 2015. 3. 13.]

[제32조의12에서 이동 <2023. 10. 17.>]

제69조의3(합의 사항의 보고) 다음 각 호의 어느 하나에 해당하는 합의가 있는 경우 합의의 당사자는 합의가 있은 날부터 15일 이내에 합의 당사자, 합의 내용, 합의 시기 등 총리령으로 정하는 사항을 식품의약품안전처장 및 공정거래위원회에 보고하여야 한다.

1. 등재의약품의 품목허가 또는 변경허가를 받은 자 또는 등재특허권자등과 통지의약품에 대한 품목허가 또는 변경허가 신청을 한 자 간의 해당 의약품의 제조 또는 판매에 관한 합의
2. 등재의약품의 품목허가 또는 변경허가를 받은 자 또는 등재특허권자등과 통지의약품에 대한 품목허가 또는 변경허가 신청을 한 자 간의 우선판매품목허가의 취득 또는 그 소멸에 관한 합의
3. 통지의약품에 대한 품목허가 또는 변경허가 신청을 한 자 간의 우선판매품목허가의 취득 또는 그 소멸에 관한 합의

[본조신설 2015. 3. 13.]

의약품 등의 안전에 관한 규칙

제87조의2(합의보고서 등) ① 법 제69조의3에 따른 합의 사항의 보고는 별지 제63호의2서식의 합의보고서(전자문서로 된 보고서를 포함한다)에 따른다.

② 법 제69조의3 각 호 외의 부분에서 "총리령으로 정하는 사항"이란 다음 각 호의 사항을 말한다.

1. 합의 당사자
2. 합의 내용
3. 합의 시기
4. 합의와 관련된 의약품 정보

[본조신설 2015. 3. 13.]

제87조의3(해외제조소에 대한 출입·검사 등) ① 식품의약품안전처장은 법 제69조의5제1항에 따라 해외제조소에 대한 출입·검사를 할 때에는 수입자, 해외제조소의 관리자 또는 수출국 정부에 해당 출입·검사 실시일 20일 전에 다음 각 호의 사항을 문서(전자문서를 포함한다)로 알려야 한다.

1. 출입·검사 범위
2. 출입·검사 기간
3. 출입·검사 인력
4. 그 밖에 해외제조소에 대한 출입·검사의 효율적 수행을 위하여 식품의약품안전처장이 필요하다고 인정하는 사항

② 식품의약품안전처장은 법 제69조의5제2항에 따른 수입 중단등(이하 "수입 중단등"이라 한다)의 조치를 할 때에는 수입자, 해외제조소의 관리자 또는 수출국 정부에 다음 각 호의 사항을 문서(전자문서를 포함한다)로 알려야 한다.

1. 조치 내용
2. 조치 사유
3. 조치 일자
4. 그 밖에 수입 중단등의 조치를 위해 식품의약품안전처장이 필요하다고 인정하는 사항

③ 식품의약품안전처장은 법 제69조의5제3항에 따라 수입 중단등의 조치를 해제할 경우에는 수입자, 해외제조소의 관리자 또는 수출국 정부에 다음 각 호의 사항을 문서(전자문서를 포함한다)로 알려야 한다.

1. 해제 내용
2. 해제 사유
3. 해제 일자
4. 그 밖에 수입 중단등의 해제를 위해 식품의약품안전처장이 필요하다고 인정하는 사항

[본조신설 2019. 12. 6.]

제69조의4(시정명령) 보건복지부장관, 식품의약품안전처장, 시·도지사 또는 시장·군수·구청장은 약국개설자, 의약품의 품목허가를 받은 자, 수입자, 의약품 판매업자, 의약품 판촉영업자, 그 밖에 이 법에 따라 의약품을 판매할 수 있는 자가 다음 각 호의 어느 하나에 해당할 경우 일정한 기간을 정하여 그 위반사항을 시정하도록 명할 수 있다. <개정 2016. 12. 2., 2017. 10. 24., 2020. 4. 7., 2021. 7. 20., 2023. 4. 18.>

1. 제21조제3항에 따른 약국 관리에 필요한 사항을 위반한 경우

1의2. 제21조의3제3항에 따른 운영시간을 준수하지 아니한 경우

2. 제47조제1항에 따른 의약품등의 유통 체계 확립과 판매 질서 유지에 필요한 사항을 위반한 경우
3. 제47조의2제1항에 따른 지출보고서를 작성 또는 공개하지 아니하거나 해당 지출보고서와 관련 장부 및 근거 자료를 보관하지 아니한 경우

3의2. 제47조의2제2항에 따른 위탁계약서를 작성하지 아니하거나 해당 위탁계약서 및 관련 근거 자료를 보관하지 아니한 경우

4. 제56조제2항(제44조의6제1항에서 준용하는 경우를 포함한다) 또는 제65조제2항을 위반하여 가격을 용기나 포장에 적지 아니한 경우

[본조신설 2015. 12. 29.]

[시행일: 2024 10.19.] 제69조의4제3호의2

제69조의5(해외제조소에 대한 현지실사 등) ① 식품의약품안전처장은 다음 각 호의 어느 하나에 해당하는 경우에는 수입자, 해외제조소의 관리자 또는 수출국 정부와 사전에 협의를 거쳐 해외제조소에 대한 출입 및 검사(이하 이 조에서 "현지실사"라 한다)를 할 수 있다.

1. 수입되는 의약품등(이하 이 조에서 "수입의약품등"이라 한다)의 위해방지를 위하여 현지실사가 필요하다고 식품의약품안전처장이 인정하는 경우
2. 국내외에서 수집된 수입의약품등의 안전정보에 대한 사실 확인이 필요하다고 식품의약품안전처장이 인정하는 경우

② 식품의약품안전처장은 해외제조소가 현지실사를 정당한 사유 없이 거부하거나 현지실사 결과 수입의약품등에 위해발생 우려가 있는 경우에는 해당 해외제조소의 수입의약품등에 대하여 수입 중단, 검사명령 또는 시정을 요청하거나 해외제조소 등록을 취소(이하 이 조에서 "수입 중단등"이라 한다)할 수 있다.

③ 식품의약품안전처장은 제2항에 따라 수입 중단등의 조치가 되어 있는 수입의약품등에 대하여 수입자, 해외제조소의 관리자 또는 수출국 정부가 원인을 규명하여 개선사항을 제시하거나 현지실사 등을 통하여 그 수입의약품등에 위해가 없는 것으로 인정되는 경우에는 수입 중단등의 조치를 해제할

수 있다. 이 경우 개선사항에 대한 확인이 필요할 때에는 현지실사를 할 수 있다.

④ 제1항부터 제3항까지의 규정에 따른 현지실사, 수입 중단 등의 조치와 그 해제의 절차 및 방법 등에 필요한 사항은 총리령으로 정한다.

[본조신설 2018. 12. 11.]

제70조(업무 개시 명령 등) ①보건복지부장관, 식품의약품안전처장, 시·도지사, 시장·군수·구청장은 의약품 제조업자·품목허가를 받은 자, 약국개설자 또는 의약품 판매업자가 공동으로 의약품의 생산·판매를 중단하거나 집단 휴업 또는 폐업을 하여 의약품 구매에 현저한 지장을 주거나 줄 우려가 있다고 인정되면 의약품 제조업자·품목허가를 받은 자, 약국개설자 또는 의약품 판매업자에게 의약품을 생산하게 하거나 업무를 개시하도록 명할 수 있다. <개정 2007. 10. 17., 2008. 2. 29., 2010. 1. 18., 2013. 3. 23.>

②의약품 제조업자·품목허가를 받은 자, 약국개설자 또는 의약품 판매업자는 정당한 사유 없이 제1항의 명령을 거부할 수 없다.<개정 2007. 10. 17.>

제71조(폐기 명령 등) ①식품의약품안전처장, 시·도지사, 시장·군수·구청장은 의약품의 품목허가를 받은 자·의약외품 제조업자·의약품등의 수입자·판매업자, 약국개설자, 의료기관 개설자, 그 밖에 이 법 또는 다른 법률에 따라 의약품을 판매하거나 취급할 수 있는 자 중 총리령으로 정하는 자에게 제53조제1항·제61조(제66조에서 준용하는 경우를 포함한다) 및 제62조(제66조에서 준용하는 경우를 포함한다)를 위반하여 판매·저장·진열·제조 또는 수입한 의약품등이나 불량한 의약품등 또는 그 원료나 재료 등을 공중위생상의 위해를 방지할 수 있는 방법으로 폐기하거나 그 밖의 필요한 조치를 하도록 명할 수 있다. <개정 2007. 10. 17., 2008. 2. 29., 2010. 1. 18., 2013. 3. 23.>

②식품의약품안전처장, 시·도지사 또는 시장·군수·구청장은 의약품등으로 인하여 공중위생상 위해가 발생하였거나 발생할 우려가 있다고 인정하면 의약품의 품목허가를 받은 자·의약외품 제조업자·의약품등의 수입자·판매업자, 약국 개설자 의료기관 개설자, 그 밖에 이 법 또는 다른 법률에 따라 의약, 품을 판매하거나 취급할 수 있는 자 중 총리령으로 정하는 자에 대하여 유통 중인 의약품등을 회수·폐기하게 하거나 그 밖의 필요한 조치를 하도록 명할 수 있다.<개정 2007. 10. 17., 2008. 2. 29., 2010. 1. 18., 2013. 3. 23.>

③식품의약품안전처장, 시·도지사, 시장·군수·구청장은 제1항 또는 제2항에 따른 명령을 받은 자가 그 명령을 이행하지 아니한 때, 또는 공중위생을 위하여 긴급한 때에는 관계 공무원에게 해당 물품을 회수·폐기하게 하거나 그 밖에 필요한 처분을 하게 할 수 있다.<개정 2013. 3. 23.>

④제2항에 관하여는 제69조제2항을 준용한다.

⑤제2항에 따른 의약품등의 위해성 등급 및 평가기준, 회수·폐기, 그 밖의 조치 등에 필요한 사항은 총리령으로 정한다.<개정 2008. 2. 29., 2010. 1. 18., 2013. 3. 23.>

의약품 등의 안전에 관한 규칙

제88조(회수·폐기명령 등) ① 법 제71조제2항에 따라 지방청장, 시·도지사 또는 시장·군수·구청장은 의약품등으로 인하여 공중위생상 위해가 발생하였거나 발생할 우려가 있다고 인정되면 제50조제2항 각 호의 구분에 따라 의약품등의 위해성 등급을 평가한 후 그 평가 결과에 따라 회수의무자에게 해당 의약품등의 회수·폐기나 그 밖에 필요한 조치를 명하여야 한다.

② 법 제72조제2항에 따른 공표의 방법에 관하여는 제89조제1항을 준용한다.

제72조(의약품등의 회수 등 사실 공표) ①식품의약품안전처장은 제39조제1항 후단에 따른 의약품등의 회수계획을 보고받으면 의약품의 품목 허가를 받은 자, 의약외품 제조업자 또는 의약품등의 수입자에게 회수계획을 공표하도록 명할 수 있다. 다만, 해당 의약품등의 사용으로 인하여 완치 불가능한 중대한 부작용을 초래하거나 일시적 또는 의학적으로 완치 가능한 부작용을 초래하는 등 총리령으로 정하는 위해가 발생한 경우에는 공표를 명하여야 한다. <개정 2007. 10. 17., 2012. 2. 1., 2013. 3. 23.>

②식품의약품안전처장, 시·도지사 또는 시장·군수·구청장은 제71조제2항에 따라 유통 중인 의약품등을 회수·폐기하게 하거나 그 밖에 필요한 조치를 하게 한 경우에는 의약품의 품목허가를 받은 자·의약외품 제조업자·의약품등의 수입자·판매업자, 약국 개설자, 의료기관 개설자, 그 밖에 이 법 또는 다른 법률에 따라 의약품을 판매하거나 취급할 수 있는 자 중 총리령으로 정하는 자에게 그 사실을 공표하도록 명하여야 한다.<개정 2007. 10. 17., 2008. 2. 29., 2010. 1. 18., 2013. 3. 23.>

③ 제1항 및 제2항에 따라 공표명령을 받은 자는 제71조제5항에 따른 위해성 등급에 따라 다음 각 호의 어느 하나에 해당하는 방법으로 공표하여야 한다.<신설 2012. 2. 1.>

1. 방송, 일간신문 또는 이와 동등 이상의 대중매체
2. 의학·약학 전문지 또는 이와 동등 이상의 매체

3. 자사(自社) 홈페이지 또는 이와 동등 이상의 매체

④ 제1항부터 제3항까지의 규정에 따른 공표에 필요한 사항은 총리령으로 정한다.<개정 2012. 2. 1., 2013. 3. 23.>

의약품 등의 안전에 관한 규칙

제89조(회수계획의 공표 등) ① 회수대상의약품등의 회수의무자는 법 제72조제1항에 따라 공표명령을 받은 경우에는 다음 각 호의 기준에 따라 회수계획을 공표하여야 한다.

1. 1등급 위해성: 방송, 일간신문 또는 이와 같은 수준 이상의 대중매체에 공고
2. 2등급 위해성: 의학·약학 전문지 또는 이와 같은 수준 이상의 매체에 공고
3. 3등급 위해성: 자사 홈페이지 또는 이와 같은 수준 이상의 매체에 공고

② 지방청장은 홈페이지에 제1항에 따른 회수대상의약품등의 회수의무자의 상호, 제품명, 제조번호, 제조일자, 사용기한 또는 유효기한, 회수사유를 게재할 수 있다.

③ 회수대상의약품등의 회수의무자는 회수대상의약품등을 취급하는 판매업자, 약국개설자, 안전상비의약품 판매자 또는 의료기관 개설자(이하 "회수대상의약품등의 취급자"라 한다)에게 방문, 우편, 전화, 전보, 전자우편, 팩스 및 언론매체를 통한 공고 등을 통하여 회수계획을 통보하여야 하며, 통보 사실을 입증할 수 있는 자료를 회수종료일부터 2년간 보관하여야 한다.

④ 제3항에 따라 회수계획을 전달받은 회수대상의약품등의 취급자는 회수대상의약품등을 반품하고, 별지 제64호서식의 회수확인서를 작성하여 회수대상의약품등의 회수의무자에게 송부하여야 한다.

⑤ 식품의약품안전처장은 회수대상의약품등의 정보 등을 제공하는 전산 프로그램을 구성·운영하여 회수대상의약품등의 취급자 등에게 설치하도록 권고할 수 있다

⑥ 법 제72조제1항 단서에서 "총리령으로 정하는 위해"란 제50조제2항제1호 또는 제2호에 해당하는 위해를 말한다.

⑦ 제1항에 따라 회수계획을 공표한 회수의무자는 다음 각 호의 사항이 포함된 공표 결과를 지체 없이 지방청장에게 제출하여야 한다.

1. 공표일
2. 공표매체
3. 공표횟수
4. 공표문 사본 또는 내용

⑧ 제1항부터 제7항까지의 규정에 따른 회수계획의 공표내용, 공표방법, 공표기간 및 통보 등에 관한 세부 사항은 식품의약품안전처장이 정하여 고시한다.

제90조(회수제품의 폐기 등) ① 회수대상의약품등의 회수의무자는 회수하거나 반품 받은 제품을 폐기하거나 그 밖의 위해를 방지할 수 있는 조치를 하여야 하고, 별지 제65호서식의 평가보고서를 작성하여야 한다.

② 회수대상의약품등의 회수의무자는 제1항에 따라 폐기를 하는 경우에는 별지 제66호서식의 폐기신청서를 관할 시·도지사에게 제출하고, 해당 시·도의 관계 공무원의 참관 하에 환경 관련 법령으로 정하는 바에 따라 폐기하여야 하며, 별지 제67호서식의 폐기확인서를 작성하여 2년간 보관하여야 한다.

③ 회수대상의약품등의 회수의무자는 회수를 완료한 경우에는 별지 제68호서식의 회수종료신고서에 다음 각 호의 서류를 첨부하여 지방청장에게 제출하여야 한다.

1. 별지 제64호서식의 회수확인서 사본
2. 별지 제65호서식의 평가보고서 사본
3. 별지 제66호서식의 폐기신청서 사본 및 별지 제67호서식의 폐기확인서 사본(폐기한 경우에만 제출한다)

④ 지방청장은 제3항에 따른 회수종료신고서를 받으면 다음 각 호에서 정하는 바에 따라 조치하여야 한다.

1. 회수계획서에 따라 회수대상의약품등의 회수를 적절하게 이행하였다고 판단되는 경우에는 회수가 종료되었음을 확인하고 회수의무자에게 이를 서면으로 통보할 것
2. 회수가 효과적으로 이루어지지 아니하였다고 판단되는 경우에는 회수의무자에게 회수에 필요한 추가 조치를 명할 것

⑤ 시·도지사는 제2항에 따른 폐기가 완료되면 그 사실을 지방청장에게 알려야 한다.

⑥ 식품의약품안전처장은 관련 법령에 따라 회수대상 의약품의 생산·수입량, 판매량, 유통재고량, 회수량 등을 인터넷 홈페이지에 공개할 수 있다.<신설 2018. 3. 30.>

⑦ 제1항부터 제6항까지의 규정에 따른 회수의무자의 위해방지 조치, 폐기절차, 평가보고서 작성, 회수 종료 확인·통보 등에 관한 세부 사항은 식품의약품안전처장이 정하여 고시한다.<개정 2018. 3. 30.>

제73조(검사명령과 시험·검사기관) ① 식품의약품안전처장 또는 시·도지사는 의약품등의 품질검사를 위하여 의약품등의 제조업자, 의약품의 품목허가를 받은 자 또는 수입자에게 「식품·의약품분야 시험·검사 등에 관한 법률」 제6조제2항제3호에 따라 식품의약품안전처장이 지정하는 의약품 등 시험·검사기관(이하 "시험·검사기관"이라 한다)에서 제조·수입하거나 품목허가를 받거나 품목신고를 한 의약품등에 관한 검사를 받도록 명할 수 있다. <개정 2013. 3. 23., 2013. 7. 30.>

② 삭제<2013. 7. 30.>

③ 삭제<2013. 7. 30.>

④ 삭제<2013. 7. 30.>

[전문개정 2011. 6. 7.]

[제목개정 2013. 7. 30.]

의약품 등의 안전에 관한 규칙

제91조 삭제 <2014. 8. 20.>

제92조 삭제 <2014. 8. 20.>

제73조의2 삭제 <2013. 7. 30.>

의약품 등의 안전에 관한 규칙

제93조 삭제 <2014. 8. 20.>

제73조의3 삭제 <2013. 7. 30.>

의약품 등의 안전에 관한 규칙

제94조 삭제 <2014. 8. 20.>

제74조(개수명령) 식품의약품안전처장, 시·도지사, 시장·군수·구청장은 약국 개설자, 의약품등의 제조업자·품목허가를 받은 자, 수입자, 판매업자, 임상시험실시기관, 임상시험검체분석기관, 비임상시험실시기관에게 그 시설이 제20조제3항, 제31조제1항·제4항, 제34조의2제1항, 제34조의3제1항, 제42조제3항, 제45조제2항에 따른 시설 기준에 맞지 아니하거나 그 시설이 낡거나 더럽거나 손상되어 그 시설로 의약품등을 제조하면 의약품등이 제62조(제66조에서 준용하는 경우를 포함한다) 각 호의 어느 하나에 해당하게 될 염려가 있으면 시설을 개수(改修)하도록 명하거나 개수가 끝날 때까지 그 시설의 전부 또는 일부를 사용하지 못하게 명할 수 있다. <개정 2007. 10. 17., 2011. 6. 7., 2013. 3. 23., 2013. 7. 30., 2015. 1. 28., 2017. 10. 24.>

제75조(관리자 등의 변경명령) 의약품등의 제조업 관리자 또는 약국의 관리자가 이 법 또는 이 법에 따른 명령을 위반하거나 관리자로서 부적당하다고 인정하면 식품의약품안전처장은 해당 제조업자에게, 시장·군수·구청장은 해당 약국개설자에게 각각 그 관리자를 변경하도록 명할 수 있다. <개정 2013. 3. 23.>

제75조의2(시정명령) 보건복지부장관, 시장·군수·구청장은 약국 개설자가 제47조제8항부터 제10항까지를 위반한 경우에는 보건복지부령으로 정하는 바에 따라 약국 개설자에게 3개월 이내의 기간을 정하여 그 위반사항을 시정하도록 명할 수 있다. <개정 2023. 4. 18.>

[본조신설 2015. 12. 22.]

[시행일: 2024 10.19] 제 75의 2

제76조(허가취소와 업무정지 등) ①의약품등의 제조업자, 품목허가를 받은 자, 원료의약품의 등록을 한 자, 수입자, 임상시험의 계획 승인을 받은 자 또는 약국개설자나 의약품 판매업자, 의약품 판촉영업자가 다음 각 호의 어느 하나에 해당하면 의약품등의 제조업자, 품목허가를 받은 자, 원료의약품의 등록을 한 자, 수입자, 임상시험의 계획 승인을 받은 자에게는 식품의약품안전처장이, 약국개설자나 의약품 판매업자, 의약품 판촉영업자에게는 시장·군수·구청장이 그 허가·승인·등록의 취소, 신고 수리의 취소(제46조의2제1항에 따라 신고한 경우만 해당한다) 또는 위탁제조판매업소·제조소 폐쇄(제31조제4항에 따라 신고한 경우만 해당한다. 이하 제77조제1호의2에서 같다), 영업소 폐쇄(제42조제1항, 제46조의2제1항에 따라 신고한 경우만 해당한다. 이하 제77조제1호의2에서 같다), 품목제조 금지나 품목수입 금지를 명하거나, 1년의 범위에서 업무의 전부 또는 일부의 정지를 명할 수 있다. 다만, 제4호의 경우에 그 업자에게 책임이 없고 그 의약품등의 성분·처방 등을 변경하여 허가 또는 신고 목적을 달성할 수 있다고 인정되면 그 성분·처방 등의 변경만을 명할 수 있다. <개정 2007. 10. 17., 2010. 5. 27., 2011. 3. 30., 2011. 6. 7., 2012. 2. 1., 2013. 3. 23., 2013. 8. 13., 2015. 1. 28., 2015. 3. 13., 2015. 12. 22., 2017. 10. 24., 2018. 12. 11., 2019. 1. 15., 2020. 4. 7., 2021. 7. 20., 2022. 6. 10., 2023. 4. 18., 2023. 8. 16.>

1. 제5조 각 호의 어느 하나에 해당하는 경우(제5호는 수입자의 경우로 한정한다). 다만, 법인의 대표자가 같은 규정의 어느 하나에 해당하게 된 경우로서 6개월 이내에 그 대표자를 개임(改任)한 경우는 제외한다.
2. 제20조제5항 각 호의 어느 하나 또는 제31조제8항제2호, 제42조제4항제2호·제3호에 해당하는 사실이 있음이 밝혀진 경우. 다만, 법인의 대표자가 같은 규정의 어느 하나에 해당하게 된 경우로서 6개월 이내에 그 대표자를 개임한 경우는 제외한다.

2의2. 거짓이나 그 밖의 부정한 방법으로 제20조제2항에 따른 개설등록·변경등록을 한 경우

2의3. 거짓이나 그 밖의 부정한 방법으로 제31조제1항부터 제4항까지 또는 제9항에 따른 허가·변경허가를 받거나 신고·변경신고를 한 경우

2의4. 제31조제2항 또는 제3항을 위반하여 품목허가를 받지 아니하거나 품목신고를 하지 아니한 경우

2의5. 제31조제9항을 위반하여 변경허가를 받지 아니하거나 변경신고를 하지 아니한 경우

2의6. 거짓이나 그 밖의 부정한 방법으로 제31조의2제1항·제3항(제42조제5항에 따라 준용되는 경우를 포함한다)에 따른 원료의약품의 등록, 변경등록 또는 변경보고를 한 경우

2의7. 제31조의2제3항(제42조제5항에 따라 준용되는 경우를 포함한다)에 따라 원료의약품의 변경등록 또는 변경보고를 하지 아니한 경우
2의8. 거짓이나 그 밖의 부정한 방법으로 제34조제1항에 따른 임상시험의 계획 승인·변경승인을 받은 경우
3. 이 법 또는 이 법에 따른 명령을 위반한 경우
4. 국민보건에 위해를 주었거나 줄 염려가 있는 의약품등과 그 효능이 없다고 인정되는 의약품등을 제조·수입 또는 판매한 경우
4의2. 제38조의2제1항 및 제2항을 위반하여 적합판정 또는 변경적합판정을 받지 아니하고 의약품등을 제조하여 판매한 경우
4의3. 제38조의3제3항에 따른 시정명령 등 필요한 조치 명령을 이행하지 아니한 경우
5. 제39조제1항에 따른 회수 또는 회수에 필요한 조치를 하지 아니하거나 회수계획을 보고하지 아니하거나 거짓으로 보고를 한 경우
5의2. 제42조제1항을 위반하여 품목마다 허가·변경허가를 받지 아니하거나 신고·변경신고를 하지 아니한 경우
5의3. 거짓이나 그 밖의 부정한 방법으로 제42조제1항에 따른 허가·변경허가를 받거나 신고·변경신고를 하거나 같은 조 제7항 또는 제8항에 따른 해외제조소의 등록·변경등록 또는 변경신고를 한 경우
5의4. 제42조제7항 또는 제8항을 위반하여 등록·변경등록 또는 변경신고를 하지 아니한 경우
5의5. 거짓이나 그 밖의 부정한 방법으로 제43조제1항에 따른 허가를 받은 경우
5의6. 거짓이나 그 밖의 부정한 방법으로 제45조제1항에 따른 한약업사 또는 의약품도매상 허가·변경허가를 받은 경우
5의7. 거짓이나 그 밖의 부정한 방법으로 제46조의2제1항에 따른 신고를 한 경우
5의8. 제46조의2제1항을 위반하여 변경 신고를 하지 아니하거나 거짓 또는 그 밖의 부정한 방법으로 변경 신고를 한 경우
5의9. 제46조의2제1항에 따른 신고의 기준에 미달한 경우
5의10. 제46조의3제1항을 위반하여 교육을 받지 아니한 자를 의약품 판매촉진 업무에 종사하게 한 경우
5의11. 제47조제2항을 위반하여 경제적 이익등을 제공한 경우
5의12. 제47조제4항을 위반하여 의약품 판매촉진 업무의 전부 또는 일부를 다시 위탁한 사실을 의약품 공급자에게 서면(「전자문서 및 전자거래 기본법」 제2조제1호에 따른 전자문서를 포함한다)으로 알리지 아니한 경우
5의13. 제50조의4제1항제2호를 위반하여 등재특허권의 존속기간이 만료된 후에 판매하기 위하여 품목허가 또는 변경허가를 신청한 자가 해당 기간이 만료되기 전에 의약품을 판매한 경우
5의14. 제50조의6제1항·제2항, 제50조의9제1항 또는 제50조의10제3항에 따라 판매가 금지된 의약품을 판매한 경우
5의15. 제53조제1항을 위반하여 출하승인을 받지 아니하거나 거짓 또는 그 밖의 부정한 방법으로 출하승인을 받은 경우
5의16. 제60조를 위반하여 의약품에 첨부하는 문서 또는 의약품의 용기나 포장에 같은 조 각 호에 해당하는 내용을 적은 경우
5의17. 제62조를 위반하여 같은 조 각 호의 어느 하나에 해당하는 의약품을 판매하거나 판매할 목적으로 제조·수입·저장 또는 진열한 경우
5의18. 제71조제1항·제2항 및 제72조제1항·제2항에 따른 명령을 위반한 경우
6. 약국 개설자가 제79조제2항에 따라 약사 또는 한약사의 자격정지처분을 받은 경우
7. 제75조의2에 따른 시정명령을 이행하지 아니한 때

②제1항에 규정된 자의 시설이 제20조제3항, 제31조제1항·제4항, 제42조제3항 및 제45조제2항에 따른 시설 기준에 맞지 아니한 경우에도 제1항과 같다. <개정 2007. 10. 17.>

③ 제1항과 제2항에 따른 행정처분 기준 중 의약품등의 제조업자, 품목허가를 받은 자, 원료의약품 등록을 한 자, 수입자, 임상시험의 계획 승인을 받은 자에 대한 허가·신고·등록·승인의 취소, 업무의 정지 등에 대한 행정처분 기준은 총리령으로, 약사, 한약사, 약국개설자 또는 의약품판매업자의 면허·등록·허가의 취소, 자격 또는 업무의 정지 등에 대한 행정처분 기준은 보건복지부령으로 정한다. <개정 2013. 3. 23., 2017. 10. 24.>

[시행일: 2024. 10. 19.] 제76조제1항제5호의7, 제76조제1항제5호의8, 제76조제1항제5호의9, 제76조제1항제5호의10, 제76조제1항제5호의11, 제76조제1항제5호의12, 제76조제1항제5호의13, 제76조제1항제5호의14, 제76조제1항제5호의15, 제76조제1항제5호의16, 제76조제1항제5호의17, 제76조제1항제5호의18

약사법 시행규칙

제50조(행정처분기준) 법 제76조제3항 및 제79조에 따른 행정처분의 기준은 별표 3과 같다.

제52조(등록증 등의 반납) ① 약국개설자 또는 의약품 판매업자가 법 제76조에 따라 등록 또는 허가의 취소처분을 받은 경우에는 그 처분을 받은 날부터 10일 이내에 등록증 또는 허가증을 시장·군수·구청장에게 각각 반납하여야 한다.

② 시·도지사 또는 시장·군수·구청장은 법 제76조에 따라 약국개설자 또는 의약품 판매업자의 등록 또는 허가의 취소처분이나 업무의 정지처분을 한 경우에는 해당 등록·허가대장에 그 처분에 관한 사항을 적어 넣어야 한다.

약사법 시행규칙 [별표 3] 행정처분의 기준 <개정 2022. 1. 17.>

(제50조 관련)

Ⅰ. 일반기준

1. 위반사항이 둘 이상인 경우에는 그 중 무거운 행정처분의 기준에 따르되, 그 행정처분의 기준이 업무정지 또는 자격정지에 해당하는 경우에는 무거운 처분의 업무정지기간 또는 자격정지기간에 가벼운 처분의 업무정지기간 또는 자격정지기간별로 2분의 1 범위에서 합산·가중하여 행정처분을 한다. 이 경우 그 최대기간은 12개월로 한다. 다만, 위반내용이 인과관계에 있어 같은 사안인 경우로서 둘 이상의 개별기준을 적용할 수 있을 때에는 그 중 무거운 행정처분만 적용하고 합산·가중하여 처분하지 않는다.
2. 위반사항의 횟수에 따른 행정처분(가중처분)의 기준은 최근에 행정처분을 받은 후 1년(연수교육은 2년, 법 제47조제2항 및 제3항을 위반한 경우는 5년) 이내에 다시 Ⅱ. 개별기준의 같은 호 또는 같은 목의 위반행위를 하여 행정처분을 받은 경우에 적용한다. 이 경우 기준의 적용일은 같은 호 또는 같은 목의 위반사항에 대하여 최근에 실제 행정처분의 효력이 발생한 날(업무정지처분을 갈음하여 과징금을 부과하는 경우에는 최근에 과징금처분을 통보한 날)과 다시 같은 호 또는 같은 목의 위반사항을 적발한 날을 기준으로 한다.
3. 행정처분을 하기 위한 절차가 진행되는 기간에 반복하여 같은 사항을 위반한 경우에는 그 위반횟수를 기준으로 그 중 무거운 처분기준에 나머지 행정처분기준의 2분의 1씩을 더하여 처분한다.
4. 행정처분의 기간이 소수점 이하로 산출되는 경우에는 소수점 이하를 버린다.
5. 같은 호 또는 같은 목의 위반사항의 횟수가 3차 이상인 경우로서 제2호의 가중처분 대상인 경우에는 과징금 부과대상에서 제외한다.
6. 한약업사, 약업사 또는 매약상에 대한 행정처분의 기준을 따로 정하지 않은 경우에는 약사, 한약사, 약국개설자 또는 의약품 도매상에 대한 행정처분의 기준을 준용한다.
7. 자격정지처분 또는 업무정지처분의 기간에 정지된 업무를 수행한 경우에는 그 면허·허가 또는 등록을 취소한다.
8. 약국등의 개설자, 의약품 도매상이 허가·등록한 소재지에 해당 시설이 전혀 없는 경우에는 허가·등록을 취소한다.
9. 다음 각 목의 어느 하나에 해당하는 경우에는 그 처분을 감면할 수 있다.
   가. 국민보건, 수요공급, 그 밖에 공익을 위하여 필요하다고 인정된 경우
   나. 의약품등의 시험 결과 성질·상태, 내용량 및 실용량이 부적합 판정을 받은 경우로서 부적합 정도 등을 고려하여 안전성·유효성에 이상이 없다고 인정된 경우
   다. 해당 위반사항에 관하여 검사로부터 기소유예처분을 받거나 법원으로부터 선고유예판결을 받은 경우(기소유예 처분을 받은 경우에는 해당 처분기준의 2분의 1 범위에서, 선고유예판결을 받은 경우에는 해당 처분기준의 3분의 1 범위에서 감경하여 처분하되, Ⅱ. 개별기준 제20호차목 및 카목의 경우는 제외한다)
   라. 「행정절차법」 제21조 및 제22조에 따른 처분의 사전통지 또는 청문 결과 당사자가 제출한 의견의 타당성이 인정되는 경우
   마. 허가(등록·면허)취소처분이 행정소송 등에 의하여 취소되어 업무(자격)정지처분을 하는 경우. 이 경우 업무(자격)정지기간을 6개월로 할 수 있다.
   바. 의약품 도매상이 제45조에 따른 보고를 보고기한이 지난 날부터 1개월 이내에 보고한 경우. 이 경우 해당 처분기준의 3분의 2 범위에서 감경하여 처분한다.
   사. 법 제47조제2항 및 제3항을 위반하여 경제적 이익등을 제공하거나 제공되는 경제적 이익등을 받은 자가 위반행위가 발각되기 전에 수사기관 또는 감독청에 위반행위를 자진하여 신고하고, 관련된 조사·소송 등에서 진술·증언하거나 자료를 제공한 경우. 이 경우 해당 처분기준의 3분의 2 범위에서 감경하여 처분한다.
   아. 국민보건 향상에 기여한 공로를 인정받아 「상훈법」 또는 「정부표창규정」에 따라 훈장, 포장 또는 표창을 받고, 위반행위의 발생일(위반행위가 여러 날에 걸쳐 이루어진 경우에는 위반행위가 최초로 발생한 날을 말한다)을 기준으로 수여일부터 5년이 지나지 아니한 경우에는 훈장 또는 포장의 경우 해당 처분기준의 3분의 2 범위에서, 대통령 표창 또는 국무총리 표창의 경우 해당 처분기준

의 2분의 1 범위에서, 보건복지부장관 또는 식품의약품안전처장 표창의 경우 해당 처분기준의 3분의 1 범위에서 감경하여 처분한다.

10. 행정처분은 행정처분의 절차가 진행 중이거나 행정처분이 확정된 약국과 같은 장소에 새로 약국을 개설하는 자에게 승계된다. 다만, 새로 약국을 개설하는 자가 개설등록신청 시에 그 행정처분 또는 행정처분의 절차가 진행 중인 사실을 알지 못하였음을 증명하는 경우에는 그러하지 아니하다.

Ⅱ. 개별기준

위반사항	근거 법령	행정처분			
		1차 위반	2차 위반	3차 위반	4차 위반
1. 약사 또는 한약사가 법 제5조제1호부터 제3호까지의 규정에 해당하는 경우	법 제5조 및 제79조제1항	면허취소			
2. 약사 또는 한약사가 법, 「마약류 관리에 관한 법률」, 「보건범죄 단속에 관한 특별조치법」, 「의료법」, 「형법」 제347조, 그 밖에 약사(藥事)에 관한 법령을 위반하여 금고 이상의 형을 선고받은 경우	법 제5조 및 제79조제1항	면허취소			
3. 약사 또는 한약사가 자신의 면허증을 타인에게 빌려준 경우	법 제6조제3항	자격정지 9개월	면허취소		
4. 약국개설자가 약사면허 또는 한약사면허에 대하여 면허취소처분을 받은 경우	법 제76조	등록취소			
5. 약사 또는 한약사가 약국개설등록을 하지 않고 약국을 개설한 경우	법 제20조제2항(이 규칙 제7조제1항)	자격정지 3개월	면허취소		
6. 약국개설자가 다음 각 목의 어느 하나에 해당하는 사항을 변경등록하지 않고 변경한 경우	법 제20조제2항(이 규칙 제8조제1항)				
가. 약국 소재지의 이전		경고	업무정지 1개월	업무정지 3개월	등록취소
나. 약국의 명칭		경고	업무정지 3일	업무정지 7일	업무정지 15일
7. 약국개설자가 법 제20조제5항에 해당하는 경우임이 판명된 경우	법 제20조제5항	등록취소			
8. 약국을 개설등록한 약사 또는 한약사가 다음 각 목의 어느 하나에 해당하는 약국 관리의무를 위반한 경우	법 제21조제1항부터 제3항까지(이 규칙 제10조)				
가. 1명의 약사 또는 한약사가 2개소 이상의 약국을 개설한 경우		면허취소			
나. 약국개설자 또는 약국관리자로 지정된 약사·한약사가 그 약국을 관리하지 않은 경우		업무정지 7일	업무정지 15일	업무정지 1개월	등록취소
다. 약국을 관리하는 약사 또는 한약사가 법 제21조제3항에 따라 약국 관리상의 준수사항을 지키지 않은 경우		시정명령	업무정지 3일	업무정지 7일	업무정지 15일
9. 약사 또는 한약사가 면허범위 외의 의약품을 조제하여 판매한 경우	법 제23조제1항 및 제6항(이 규칙 제13조)	업무정지 15일	자격정지 3개월	자격정지 6개월	면허취소
10. 약국에서 약사 또는 한약사가 아닌 종업원 등이 의약품을 조제하거나 조제하여 판매한 경우	법 제23조제1항 및 제44조제1항	업무정지 1개월	자격정지 3개월	자격정지 6개월	면허취소
11. 약국에서 약사 또는 한약사가 아닌 종업원 등이 의약품을 판매한 경우	법 제44조제1항	업무정지 10일	업무정지 1개월	업무정지 3개월	자격정지 3개월
12. 약사 또는 한약사가 약국 외의 장소에서 의약품을 조제한 경우	법 제23조제2항	자격정지 1개월	자격정지 3개월	자격정지 6개월	면허취소
13. 약사 또는 한약사가 다음 각 목의 어느 하나에 해당하는 행위를 한 경우	법 제76조 및 제79조				
가. 약사가 의사 또는 치과의사의 처방전에 따르지 않고 전문의약품 또는 일반의약품을 조제한 경우	(법 제23조제3항)	자격정지 15일	자격정지 1개월	면허취소	
나. 의료기관의 조제실에서 조제업무에 종사하는 약사가 원외처방전을 받은 환자에게 의약품을 조제한 경우	(법 제23조제7항)	자격정지 15일	자격정지 1개월	면허취소	
다. 정당한 이유 없이 조제 요구를 거부한 경우	(법 제24조제1항)	자격정지 15일	자격정지 1개월	면허취소	

위반사항	근거 법령	행정처분			
		1차 위반	2차 위반	3차 위반	4차 위반
라. 약국개설자(종사자를 포함한다)가 의료기관 개설자(종사자를 포함한다)와 담합 행위를 한 경우	(법 제24조제2항)	업무정지 1개월	업무정지 3개월	등록취소	
마. 약사가 복약지도를 하지 않은 경우	(법 제24조제4항)	경고	업무정지 3일	업무정지 7일	업무정지 15일
바. 의사·치과의사·한의사 또는 수의사의 동의 없이 처방을 변경하거나 수정하여 조제한 경우	(법 제26조제1항)	자격정지 15일	자격정지 1개월	면허취소	
사. 처방전의 내용 중 의심스러운 점에 대하여 그 처방전을 발행한 의사·치과의사·한의사 또는 수의사에게 확인하지 않고 조제한 경우	(법 제26조제2항)	자격정지 15일	자격정지 1개월	면허취소	
아. 약사가 의사 또는 치과의사의 사전동의 없이 대체조제한 경우(법 제27조제2항의 경우는 제외한다)	(법 제27조제1항)	자격정지 15일	자격정지 1개월	면허취소	
자. 약사가 대체조제하고 그 내용을 환자에게 알리지 않은 경우	(법 제27조제3항)	자격정지 15일	자격정지 1개월	면허취소	
차. 약사가 대체조제하고 그 내용을 의사 또는 치과의사에게 사후통보하지 않은 경우(사전동의를 받은 경우는 제외한다)	(법 제27조제4항)	업무정지 7일	업무정지 15일	업무정지 1개월	면허취소
카. 조제한 약제에 환자의 이름 등을 적지 않거나 처방전에 조제연월일 등을 적지 않은 경우	(법 제28조제1항 및 제2항)	경고	업무정지 3일	업무정지 7일	업무정지 15일
타. 처방전을 2년간 보존하지 않은 경우	(법 제29조)	경고	업무정지 3일	업무정지 7일	업무정지 15일
파. 약사가 약국에서 의약품을 조제하고 조제기록부를 작성하지 않거나 5년간 보존하지 않은 경우	(법 제30조제1항)	업무정지 3일	업무정지 7일	업무정지 15일	업무정지 1개월
하. 약사가 법 제30조제2항을 위반하여 정당한 사유 없이 환자 본인에 관한 기록의 열람 또는 사본의 발급 등 그 내용의 확인을 거부한 경우	(법 제30조제2항)	업무정지 3일	업무정지 7일	업무정지 15일	업무정지 1개월
거. 약사가 법 제30조제3항 각 호 외의 부분 본문을 위반하여 환자가 아닌 다른 사람에게 환자에 관한 조제기록의 열람 또는 사본의 발급 등 그 내용을 확인하게 한 경우	(법 제30조제3항)	업무정지 3일	업무정지 7일	업무정지 15일	업무정지 1개월
14. 약국개설자 및 의약품 판매업자가 회수 및 폐기 등에 관한 준수사항을 위반한 경우	법 제39조제1항	업무정지 3일	업무정지 7일	업무정지 15일	업무정지 1개월
15. 「멸종위기에 처한 야생동식물종의 국제거래에 관한 협약」에 따른 동·식물의 가공품 중 의약품을 다음 각 목의 어느 하나에 해당하는 자가 식품의약품안전처장의 허가 없이 수출·수입 또는 반입하였거나 허가 없이 반입한 가공품을 제조·사용 또는 판매한 경우	법 제43조				
가. 약사 또는 한약사		자격정지 3개월	자격정지 6개월	면허취소	
나. 한약업사		업무정지 3개월	업무정지 6개월	업허가 취소	
다. 의약품 도매상		업무정지 6개월	업무정지 12개월	업허가 취소	
라. 한약 도매상		업무정지 6개월	업무정지 12개월	업허가 취소	
16. 의약품 판매업자가 다음 각 목의 어느 하나에 해당하는 사항을 변경허가받지 않고 변경한 경우	법 제45조제1항(이 규칙 제34조제1항 및 제40조제1항)				
가. 영업소 또는 창고의 소재지 이전		업무정지 1개월	업무정지 3개월	허가취소	
나. 도매상의 종류 변경		업무정지 1개월	업무정지 3개월	허가취소	

위반사항	근거 법령	행정처분			
		1차 위반	2차 위반	3차 위반	4차 위반
다. 영업소의 명칭, 도매업자(대표자) 및 관리자 변경		업무정지 3일	업무정지 7일	업무정지 15일	업무정지 1개월
17. 의약품 도매상이 제36조제3항에 따른 조건을 이행하지 않은 경우	법 제45조제2항	업무정지 1개월	업무정지 3개월	허가취소	
18. 다음 각 목의 어느 하나에 해당하는 의약품 도매상이 도매업무관리자를 두지 않은 경우	법 제45조제5항 본문 및 제8항 단서 (이 규칙 제42조제5항)				
가. 의약품 도매상		업무정지 15일	업무정지 1개월	허가취소	
나. 한약 도매상		업무정지 15일	업무정지 1개월	허가취소	
다. 의약품의 유통관리 업무를 위탁받는 의약품 도매상		업무정지 15일	업무정지 1개월	허가취소	
19. 의약품 판매업자가 법 제46조 각 호의 어느 하나에 해당하는 자임이 판명된 경우	법 제46조	업허가 취소			
20. 의약품등의 유통체계 확립과 판매질서 유지를 위한 준수사항 중 다음 각 목의 어느 하나에 해당하는 사항을 위반한 경우	법 제47조(이 규칙 제44조, 「의약품 등의 안전에 관한 규칙」 제62조 및 「생물학적 제제 등의 제조·판매관리 규칙」 제5조 및 제6조				
가. 법 제47조제1항제1호·제2호 또는 제3호가목 및 이 규칙 제44조제1항(제6호다목은 제외한다)·제3항제1호 또는 제2호나목, 「의약품 등의 안전에 관한 규칙」 제62조제2호(의약품을 판매한 경우만 해당한다) 제6호 및 제8호를 위반한 경우					
1) 의약품 도매상		업무정지 15일	업무정지 1개월	업무정지 3개월	업무정지 6개월
2) 약국등의 개설자		업무정지 3일	업무정지 7일	업무정지 15일	업무정지 1개월
나. 「의약품 등의 안전에 관한 규칙」 제62조제2호(의약품을 판매한 경우는 제외한다)를 위반한 경우					
1) 의약품 도매상		시정명령	업무정지 15일	업무정지 1개월	업무정지 3개월
2) 약국등의 개설자		시정명령	업무정지 3일	업무정지 7일	업무정지 15일
다. 「의약품 등의 안전에 관한 규칙」 제62조제3호를 위반한 경우					
1) 판매한 경우		업무정지 7일	업무정지 15일	업무정지 1개월	등록취소 또는 허가취소
2) 저장·진열한 경우		시정명령	업무정지 7일	업무정지 15일	업무정지 1개월
라. 「의약품 등의 안전에 관한 규칙」 제62조제4호 및 제5호(저장·진열한 경우만 해당한다)를 위반한 경우		경고	업무정지 3일	업무정지 7일	업무정지 15일
마. 「의약품 등의 안전에 관한 규칙」 제62조제5호(판매한 경우만 해당한다) 또는 이 규칙 제44조제1항제6호다목을 위반한 경우		업무정지 3일	업무정지 7일	업무정지 15일	업무정지 1개월

위반사항	근거 법령	행정처분			
		1차 위반	2차 위반	3차 위반	4차 위반
바. 「의약품 등의 안전에 관한 규칙」 제62조제7호 또는 「생물학적 제제 등의 제조·판매관리 규칙」 제5조 및 제6조를 위반한 경우					
1) 보관온도에 따라 구분이 필요한 의약품을 냉장 또는 냉동장소에 구분하여 보관하지 않거나, 운송 중에 적정한 온도를 유지하지 않은 경우		업무정지 15일	업무정지 1개월	업무정지 3개월	업무정지 6개월
2) 품질관리기록, 온도 기록, 검정·교정기록을 작성·보관하지 않은 경우		업무정지 7일	업무정지 15일	업무정지 1개월	업무정지 3개월
3) 생물학적 제제등 출고 시 운송처별로 품목, 수량 및 규격 등을 기록하지 않은 경우		업무정지 3일	업무정지 7일	업무정지 15일	업무정지 1개월
4) 의약품의 운반용 차량 등에 이를 식별할 수 있는 표지판을 부치지 않은 경우		업무정지 3일	업무정지 7일	업무정지 15일	업무정지 1개월
5) 관계 법령에서 정하는 바에 따라 지정의약품의 잠금장치, 소화설비 및 냉동·냉장설비(생물학적 제제등의 냉동·냉장설비는 제외한다) 등을 갖추지 않은 경우		업무정지 3일	업무정지 7일	업무정지 15일	업무정지 1개월
6) 「생물학적 제제 등의 제조·판매관리 규칙」제5조제1항제1호 및 제6조제1항제1호를 위반하여 생물학적 제제등의 냉장고 또는 냉동고 등(보관시설), 자동온도기록장치, 수송용기 또는 차량(수송설비)을 갖추지 않은 경우		업무정지 1개월	업무정지 3개월	업무정지 6개월	업허가 취소
7) 「생물학적 제제 등의 제조·판매관리 규칙」제5조제1항제7호 및 제6조제1항제5호를 위반하여 자동온도기록장치에 대한 검정·교정을 실시하지 않은 경우		업무정지 15일	업무정지 1개월	업무정지 3개월	업무정지 6개월
8) 「생물학적 제제 등의 제조·판매관리 규칙」제6조제1항제1호를 위반하여 수송용기 외부에 온도계를 설치하지 않거나 생물학적 제제등의 수송설비에 대한 수송검증을 실시하지 않은 경우		업무정지 15일	업무정지 1개월	업무정지 3개월	업무정지 6개월
9) 「생물학적 제제 등의 제조·판매관리 규칙」제6조제1항제4호를 위반하여 자동온도기록장치의 온도 기록을 조작하는 경우		업무정지 3개월	업무정지 6개월	업허가 취소	
10) 그 밖에 의약품 유통품질 관리기준 또는 생물학적 제제등의 보관·수송 시 정하는 사항을 준수하지 않은 경우		시정명령	업무정지 3일	업무정지 7일	업무정지 15일
사. 법 제47조제1항제3호나목을 위반한 경우		업무정지 1개월	업무정지 6개월	허가취소	
아. 제44조제3항제2호가목을 위반한 경우		업무정지 15일	업무정지 1개월	등록 취소	
자. 제44조제3항제3호가목을 위반한 경우		업무정지 3일	업무정지 7일	업무정지 15일	업무정지 1개월
차. 제44조제3항제3호나목을 위반한 경우		업무정지 1개월	허가취소		
카. 제44조제2항을 위반한 경우		시정명령	업무정지 3일	업무정지 7일	업무정지 15일
타. 의약품 도매상이 법 제47조제2항을 위반한 경우		업무정지 1개월	업무정지 3개월	허가 취소	
파. 약사 또는 한약사가 법 제47조제3항을 위반한 경우	법 제79조제3항	부표 2와 같음			
21. 약국등의 개설자가 법 제48조를 위반하여 의약품을 개봉판매한 경우	법 제76조	업무정지 15일	업무정지 1개월	허가취소	
22. 약국개설자가 제46조제2항을 위반하여 개봉 판매한 경우	법 제76조	경고	업무정지 3일	업무정지 7일	업무정지 15일
23. 의약품 도매상이 법 제48조를 위반하여 의약품을 개봉 판매한 경우	법 제76조	업무정지 15일	업무정지 1개월	허가취소	
24. 매약상이 보건복지부장관이 따로 지정하는 의약품 외의 의약품을 판매한 경우	법 제49조	업무정지 15일	업무정지 1개월	허가취소	

위반사항	근거 법령	행정처분			
		1차 위반	2차 위반	3차 위반	4차 위반
25. 약국개설자 또는 의약품 판매업자가 그 약국 또는 점포가 아닌 장소에서 의약품을 판매한 경우	법 제50조제1항	업무정지 1개월	등록또는 허가취소		
26. 약국개설자가 의사 또는 치과의사의 처방전에 따르지 않고 전문의약품을 판매한 경우	법 제50조제2항	업무정지 15일	업무정지 1개월	등록취소	
27. 약국등의 개설자 또는 의약품 도매상이 국가출하승인을 받지 않은 국가출하승인의약품을 판매하거나 판매할 목적으로 진열·저장한 경우	법 제53조제1항	업무정지 15일	업무정지 1개월	등록 또는 허가취소	
28. 의약품 도매상이 제49조를 위반한 경우	법 제56조	업무정지 15일	업무정지 1개월	업무정지 3개월	업무정지 6개월
29. 약국등의 개설자 또는 의약품 도매상이 다음 각 목의 것을 판매하거나 판매의 목적으로 저장 또는 진열한 경우	법 제61조				
가. 법 제56조부터 제60조까지의 규정에 위반되는 의약품		경고	업무정지 3일	업무정지 7일	업무정지 15일
나. 위조 의약품, 허가받지 않은 의약품(판매품 또는 적발품 가액으로 500만원 미만인 경우로 한정한다) 또는 의약품과 유사하게 표시되거나 광고된 것		업무정지 15일	업무정지 1개월	업무정지 6개월	등록취소 또는 허가취소
다. 위조 의약품 또는 허가받지 않은 의약품(판매품 또는 적발품 가액으로 500만원 이상인 경우로 한정한다) 또는 의약품과 유사하게 표시되거나 광고된 것		업무정지 3개월	업무정지 6개월	등록취소 또는 허가취소	
30. 약국개설자 또는 의약품 판매업자가 법 제69조제1항에 따른 약사감시원의 출입·검사·질문 또는 수거를 거부·방해하거나 기피한 경우		업무정지 1개월	업무정지 3개월	업무정지 6개월	등록취소 또는 허가취소
31. 약국개설자 또는 의약품 판매업자가 법 제71조부터 법 제75조까지의 규정에 따른 폐기명령·공표명령·검사명령·개수명령 또는 관리자의 변경명령을 이행하지 아니한 경우	법 제71조부터 제75조까지	업무정지 1개월	업무정지 3개월	업무정지 6개월	등록취소 또는 허가취소
32. 약국시설이 영 제22조의2를 위반한 경우	법 제76조	업무정지 3일	업무정지 7일	업무정지 15일	업무정지 1개월
33. 의약품 도매상의 시설이 다음 각 목의 어느 하나에 해당한 경우	법 제45조제2항(영 제31조의2, 이 규칙 제37조 및 제38조)				
가. 영업소 또는 창고가 없는 경우(위탁한 경우는 제외한다)		업허가 취소			
나. 창고에 제37조제1항 각 호의 시설을 두지 아니한 경우		업무정지 1개월	업무정지 3개월	업무정지 6개월	업허가 취소
다. 보유자산이 자산기준에 미달한 경우		업무정지 1개월	업허가 취소		
라. 창고의 면적이 기준에 미달하는 경우(수탁자의 창고 면적이 기준에 미달하는 경우를 포함한다)		업무정지 1개월	업무정지 3개월	업무정지 6개월	업허가 취소
마. 그 밖에 영 제31조의2 및 이 규칙 제37조를 위반한 경우		경고	업무정지 3일	업무정지 7일	업무정지 15일
34. 약업사·한약업사 또는 매약상의 시설이 다음 각 목의 어느 하나에 해당한 경우	영 제31조의2제1항·제4항, 이 규칙 제32조·제43조				
가. 영업소를 갖추지 않은 경우		허가취소			
나. 보관시설 등 영업소에서 갖추어야 할 시설을 갖추지 않은 경우		업무정지 1개월	허가취소		
35. 약국등의 개설자, 의약품 도매상이 그 밖의 이 법 또는 이 법에 따른 명령을 위반한 경우	법 제76조제1항제3호	경고	업무정지 3일	업무정지 7일	업무정지 15일
36. 약사 또는 한약사가 그 밖의 이 법 또는 이 법에 따른 명령을 위반한 경우	법 제79조제2항제1호	경고	자격정지 15일	자격정지 1개월	자격정지 3개월
37. 약사 또는 한약사가 지켜야 할 윤리 기준을 위반한 경우로서 제6조제1항제1호부터 제4호까지·제6호 및 제7호를 위반한 경우	법 제79조제2항제1호	자격정지 15일	자격정지 1개월	자격정지 3개월	자격정지 6개월
38. 약사 또는 한약사가 관련 서류를 위조·변조하거나 거짓이나 그 밖의 부정한 방법으로 약제비를 거짓으로 청구한 경우	법 제79조제2항제2호	부표 1과 같음			

위반사항	근거 법령	행정처분			
		1차 위반	2차 위반	3차 위반	4차 위반
38의2. 법 제79조의2제2항에 따른 명령을 정당한 사유 없이 따르지 아니한 경우	법 제79조 제2항제3호	자격정지 3개월	자격정지 6개월	면허취소	
39. 약국을 개설할 수 없는 자에게 고용되어 약사 또는 한약사의 업무를 한 경우	법 제79조제3항	자격정지 3개월	자격정지 6개월	자격정지 9개월	자격정지 12개월
40. 약사 또는 한약사가 법 제15조에 따른 연수교육을 받지 않은 경우	법 제79조	경고	자격정지 3일	자격정지 7일	자격정지 15일
41. 의약품 도매상이 제45조에 따른 보고를 하지 아니하거나 거짓으로 보고한 경우	법 제76조	업무정지 15일	업무정지 1개월	업무정지 3개월	업무정지 6개월
41. 의약품 판매업자(한약업사는 제외한다)가 법 제89조제3항 및 이 규칙 제59조에 따른 지위 승계 신고를 하지 않은 경우	법 제76조제1항제3호	경고	업무정지 1개월	업무정지 3개월	허가취소

[부표 1] 약제비를 거짓으로 청구한 경우의 처분기준

(단위: 월)

월 평 균 거짓 청구금액	거짓 청구비율					
	0.5% 이상 1% 미만	1% 이상 2% 미만	2% 이상 3% 미만	3% 이상 4% 미만	4% 이상 5% 미만	5% 이상
12만원 미만	-	-	1	2	3	4
12만원 이상~20만원 미만	-	1	2	3	4	5
20만원 이상~40만원 미만	1	2	3	4	5	6
40만원 이상~160만원 미만	2	3	4	5	6	7
160만원 이상~700만원 미만	3	4	5	6	7	8
700만원 이상~2500만원 미만	4	5	6	7	8	9
2500만원 이상	5	6	7	8	9	10

비고

1. 월평균 거짓 청구금액은 조사의 대상이 된 기간 동안 관련 서류를 위조·변조하거나 거짓이나 그 밖의 부정한 방법으로 국민건강보험공단 또는 의료보장기관에 약제급여비를 거짓으로 청구한 금액과 가입자·피부양자 또는 수급권자에게 본인 부담액을 거짓으로 청구한 금액을 합산한 금액을 조사의 대상이 된 기간의 개월수로 나눈 금액으로 한다.
2. 거짓 청구비율(%)은 '(총 거짓청구금액/약제급여비용 총액)×100'으로 산출한다. 다만, 총 거짓 청구금액은 확정되었으나 약제급여비용 총액을 산출할 수 없는 경우에는 총 거짓 청구금액을 기준으로 처분하되, 그 행정처분기준은 다음 표와 같다.

총 거짓 청구금액	행정처분기준
2,500만원 이상	자격정지 10개월
1,700만원 이상 ~ 2,500만원 미만	자격정지 9개월
1,200만원 이상 ~ 1,700만원 미만	자격정지 8개월
800만원 이상 ~ 1,200만원 미만	자격정지 7개월
550만원 이상 ~ 800만원 미만	자격정지 6개월
350만원 이상 ~ 550만원 미만	자격정지 5개월
200만원 이상 ~ 350만원 미만	자격정지 4개월
100만원 이상 ~ 200만원 미만	자격정지 3개월
30만원 이상 ~ 100만원 미만	자격정지 2개월
30만원 미만	자격정지 1개월

3. 약제급여비용 총액은 조사의 대상이 된 기간 동안 건강보험심사평가원 또는 근로복지공단에서 심사·결정하여 국민건강보험공단 또는 의료보장기관에 통보한 약제급여비용을 모두 합산한 금액으로 한다.

[부표 2] 부당한 경제적 이익등을 취득한 경우의 자격정지 처분기준

위반차수	수수액	행정처분기준
1차위반	2,500만원 이상	자격정지 12개월
	2,000만원 이상 ~ 2,500만원 미만	자격정지 10개월
	1,500만원 이상 ~ 2,000만원 미만	자격정지 8개월
	1,000만원 이상 ~ 1,500만원 미만	자격정지 6개월
	500만원 이상 ~ 1,000만원 미만	자격정지 4개월
	300만원 이상 ~ 500만원 미만	자격정지 2개월
	300만원 미만	경고
2차위반	2,000만원 이상	자격정지 12개월
	1,500만원 이상 ~ 2,000만원 미만	자격정지 10개월
	1,000만원 이상 ~ 1,500만원 미만	자격정지 8개월
	500만원 이상 ~ 1,000만원 미만	자격정지 6개월
	300만원 이상 ~ 500만원 미만	자격정지 4개월
	300만원 미만	자격정지 1개월
3차위반	300만원 이상	자격정지 12개월
	300만원 미만	자격정지 3개월
4차위반	-	자격정지 12개월

약사법 시행규칙

제51조(처분의 통지) 보건복지부장관 및 시장·군수·구청장은 법 제76조 또는 제79조에 따라 약사 등에 대하여 자격정지 이상의 처분을 하거나 약국개설자에 대하여 업무정지 이상의 처분을 한 경우에는 그 처분 내역을 보건복지부장관, 시·도지사, 「국민건강보험법」에 따른 국민건강보험공단 및 심사평가원에 각각 통보하여야 한다. <개정 2015. 7. 24.>

제52조(등록증 등의 반납) ① 약국개설자 또는 의약품 판매업자가 법 제76조에 따라 등록 또는 허가의 취소처분을 받은 경우에는 그 처분을 받은 날부터 10일 이내에 등록증 또는 허가증을 시장·군수·구청장에게 각각 반납하여야 한다.

② 시·도지사 또는 시장·군수·구청장은 법 제76조에 따라 약국개설자 또는 의약품 판매업자의 등록 또는 허가의 취소처분이나 업무의 정지처분을 한 경우에는 해당 등록·허가대장에 그 처분에 관한 사항을 적어 넣어야 한다.

의약품 등의 안전에 관한 규칙

제95조(행정처분기준) 법 제76조제3항 및 법 제76조의2에 따른 행정처분의 기준은 별표 8과 같다.

의약품 등의 안전에 관한 규칙 [별표 8] 행정처분의 기준 <개정 2023. 10. 25.>

(제95조 관련)

Ⅰ. 일반기준

1. 동시에 둘 이상의 위반사항이 있는 경우에는 다음 각 목에 따라 처분한다.

가. 위반사항이 둘 이상인 경우로서 그에 해당하는 각각의 처분기준이 다른 경우에는 그 중 무거운 행정처분의 기준에 따르되, 그 행정처분의 기준이 업무정지인 경우에는 무거운 처분의 업무정지기간에 가벼운 처분의 업무정지기간별로 2분의 1까지 합산·가중하여 행정처분을 한다. 이 경우 그 최대기간은 12개월로 한다. 다만, 위반내용이 인과관계에 있어 같은 사안인 경우로서 둘 이상의 개별기준을 적용할 수 있을 때(시험기기 미비 및 시험 미실시 등)에는 그 중 무거운 행정처분만 적용하고 합산·가중하여 처분하지 않는다.

나. 위반사항이 둘 이상인 경우로서 그에 해당하는 처분기준이 업무정지와 품목 업무정지인 경우 그 업무정지기간이 품목 업무정지기간보다 길거나 같은 경우에는 업무정지처분을 하고 그렇지 않은 경우에는 업무정지처분과 품목 업무정지처분을 병과(倂科)한다.

2. 위반사항의 횟수에 따른 행정처분(가중처분)의 기준은 최근에 한 행정처분을 받은 후 1년(품질부적합은 2년, 법 제47조제2항을 위반한 경우는 5년) 이내에 다시 개별기준 같은 호 또는 같은 목의 위반행위를 하여 행정처분을 받은 경우에 적용한다. 이 경우 기준의 적용일은 같은 호 또는 같은 목의 위반사항에 대하여 최근에 행정처분을 받은 날(업무정지처분을 갈음하여 과징금을 부과하는 경우에는 과징금부과처분을 받은 날)과 그 처분 후 다시 같은 호 또는 같은 목의 위반사항을 적발된 날을 기준으로 한다.

2의2. 제2호에 따라 가중된 부과처분을 하는 경우 가중처분의 적용 차수는 그 위반행위 전 부과처분 차수(제2호에 따른 기간 내에 행정처분이 둘 이상 있었던 경우에는 높은 차수를 말한다)의 다음 차수로 한다.
3. 행정처분을 하기 위한 절차가 진행되는 기간에 반복하여 같은 사항을 위반한 경우에는 그 위반횟수를 기준으로 그 중 무거운 처분기준에 나머지 행정처분기준의 2분의 1씩을 더하여 처분한다.
4. 행정처분의 기간이 소수점 이하로 산출되는 경우에는 소수점 이하를 버린다.
5. 같은 호 또는 같은 목의 위반사항의 횟수가 3차 이상인 경우에는 과징금 부과대상에서 제외한다.
6. 의약품등의 제조업자에 대한 행정처분의 기준 중 그 위반사항이 허가를 받거나 신고한 개별 품목에 대한 위반사항인 경우에는 해당 품목의 허가·신고 또는 해당 업무에 대하여, 허가를 받거나 신고한 전 품목에 대한 위반사항인 경우에는 제조업의 허가·신고 또는 해당 업무에 대하여, 허가를 받거나 신고한 품목의 제조소 중 개별 제조소에 대한 위반사항인 경우에는 해당 제조소에서 제조하는 품목에 대하여 행정처분을 한다.
7. 위탁제조판매업자에 대한 행정처분의 기준은 다음 각 목의 구분에 따라 의약품 제조업자에 대한 행정처분의 기준을 적용한다. 다만, 위탁제조판매업자에 대한 행정처분 기준을 따로 정한 경우에는 그러하지 아니하다.
   가. 제조업의 허가취소처분에 해당하는 경우에는 위탁제조판매업소폐쇄처분을 한다.
   나. 제조업의 업무정지처분에 해당하는 경우에는 그 기간 동안 위탁제조판매 업무정지처분을 한다.
   다. 제조업의 품목허가취소처분·품목업무정지처분에 해당하는 경우에는 위탁제조판매업의 품목허가취소처분·품목업무정지처분을 한다.
   라. 위탁제조판매품목을 수탁받은 의약품 제조업자에 대한 행정처분기준은 Ⅱ. 개별기준 제2호 자목의 수탁자의 기준을 적용한다.
8. 수입자에 대한 행정처분의 기준은 다음 각 목의 기준에 따라 의약품등의 제조업에 대한 행정처분의 기준을 적용한다. 다만, 수입자에 대한 행정처분의 기준을 따로 정한 경우에는 그러하지 아니하다.
   가. 제조업의 허가취소처분에 해당하는 경우에는 영업소 폐쇄처분을 한다.
   나. 제조업의 업무정지처분에 해당하는 경우에는 그 기간 동안 수입업의 업무정지처분을 한다.
   다. 제조품목의 허가취소처분에 해당하는 경우에는 해당 품목의 수입허가를 취소한다. 다만, 제57조에 따라 수입품목 허가 또는 신고 대상에서 제외되는 품목의 경우에는 1년간 해당 품목의 수입을 금지한다.
   라. 품목의 업무정지처분에 해당하는 경우에는 그 기간 동안 해당 품목의 수입을 금지한다.
9. 의약외품 제조업자에 대하여 제10호 또는 Ⅱ. 개별기준 제1호·제2호·제4호·제5호·제21호·제22호·제25호 및 제33호의 행정처분을 적용할 때 "업허가취소"는 "제조소폐쇄"로 보고, 제조판매품목 또는 수입품목 신고를 한 품목에 대하여 Ⅱ. 개별기준 제2호·제5호·제25호·제38호·제39호 및 제42호의 행정처분을 적용할 때 "해당 품목 허가취소"는 "해당 품목 제조·수입·판매 또는 광고 업무정지 1년"으로 본다.
10. 업무정지기간에 정지된 업무를 수행한 경우에는 그 허가 또는 등록을 취소한다. 다만, 제조 업무정지 기간에 판매 목적이 아닌 품목변경허가 자료 작성이나 공정 개선 등 연구·개발을 위한 제조 업무는 수행할 수 있다.
11. 의약품등의 제조업자 또는 수입자가 허가받거나 신고한 소재지에 해당 시설이 전혀 없는 경우에는 허가를 취소 또는 영업소를 폐쇄하거나 제9호를 준용한다.
12. 다음 각 목의 어느 하나에 해당하는 경우에는 그 처분을 감면할 수 있다.
   가. 국민보건, 수요공급, 그 밖에 공익을 위하여 필요하다고 인정된 경우
   나. 유효성분의 함량이 초과된 경우에 상용량(常用量), 최대용량 등을 고려하여 인체에 유해성이 없다고 인정된 경우
   다. 유효성분의 함량이 미달되거나 순도시험에서 부적합판정을 받은 경우로서 유통 중 보관상태 불량 등으로 인하여 그 성분의 경시변화(經時變化)가 초래되었다고 인정된 경우
   라. 비병원성 일반세균에 오염된 경우 인체에 직접적인 위해(危害)를 끼치지 않으며, 유통 중 보관상태 불량에 의한 오염으로 인정된 경우
   마. 광고주의 의사와 관계없이 광고회사에서 무단 광고한 경우
   바. 광고 사전심의를 거쳐 적합판정을 받아 광고된 내용 중 위반사항이 있는 경우
   사. 의약품등을 제조하거나 수입하고 유통시키지는 않은 경우
   아. 의약품등의 시험 결과 성질·상태, 내용량 및 실용량이 부적합판정을 받은 경우로서 부적합의 정도 등을 고려하여 안전성·유효성에 이상이 없다고 인정된 경우
   자. 해당 위반사항에 관하여 검사로부터 기소유예처분을 받거나 법원으로부터 선고유예판결을 받은 경우(기소유예처분을 받은 경우에는 해당 처분기준의 2분의 1 범위에서, 선고유예판결을 받은 경우에는 해당 처분기준의 3분의 1 범위에서 감경하여 처분하되,

Ⅱ. 개별기준 제35호다목의 경우는 제외한다)

차. 「행정절차법」 제21조 및 제22조에 따른 처분의 사전 통지 및 청문 결과 당사자가 제출한 의견의 타당성이 인정되는 경우

카. 허가·등록 취소처분이 행정소송 등에 의하여 취소되어 업무정지처분을 하는 경우. 이 경우 업무정지기간을 6개월로 할 수 있다.

타. 의약품등의 제조업자 또는 수입자가 제50조·제89조·제90조에 따라 자진회수계획을 통보하고 그에 따라 회수한 후 결과를 보고한 경우

파. 임상시험의 중단이 대상자의 안전을 위협할 경우. 이 경우 임상시험 업무정지처분을 갈음하여 대상자 모집 중지처분을 할 수 있다.

하. 의약품등의 제조업자·수입자가 「약사법」 제47조의3제2항 또는 이 규칙 제49조에 따른 보고를 보고기한이 지난 날부터 1개월 이내에 한 경우. 이 경우 해당 처분기준의 3분의 2 범위에서 감경하여 처분한다.

거. 법 제47조제2항 및 제3항을 위반하여 경제적 이익등을 제공하거나 제공되는 경제적 이익등을 받은 자가 위반행위가 발각되기 전에 수사기관 또는 감독청에 위반행위를 자진하여 신고하고, 관련된 조사·소송 등에서 진술·증언하거나 자료를 제공한 경우. 이 경우 해당 처분기준의 3분의 2 범위에서 감경하여 처분한다.

너. 의약품등 제조업자가 다음의 위반행위를 한 후 식품의약품안전처장 또는 지방청장에게 자진하여 신고한 경우(해당 위반행위로 인하여 법 제81조의2에 따른 과징금을 부과받거나 의약품등 제조업자에게 고의 또는 중대한 과실이 있는 경우는 제외한다). 이 경우 해당 위반행위에 대한 처분기준의 3분의 2 범위에서 감경하여 처분할 수 있다.

1) 법 제31조제9항을 위반하여 허가받은 사항 또는 신고한 사항을변경한 후에 변경허가를 받거나 변경신고를 한 경우

2) 제48조 각 호의 준수사항을 위반한 경우(같은 조 제3호, 제4호, 제7호, 제12호 및 제14호부터 제21호까지의 준수사항을 위반한 경우는 제외한다)

더. 천재지변 등 부득이한 사유로 인하여 품목허가를 받은 자가 법 제68조의8 및 이 규칙 별표 4의3 제7호나목에 따른 보고를 그 기한 내에 하지 못한 경우

러. 위해성관리계획의 미이행으로 인한 정지처분이 환자의 안전을 위협하거나 치료를 저해하는 것으로 인정되는 경우

Ⅱ. 개별기준

위반사항	근거 법조문	행정처분			
		1차	2차	3차	4차
1. 의약품등의 제조업자가 허가를 받지 않거나 신고를 하지 않은 의약품등을 제조한 경우	법 제31조제1항부터 제4항까지	전(全) 제조 업무정지 6개월	업허가 취소		
1의2. 거짓이나 그 밖의 부정한 방법으로 법 제31조제1항부터 제4항까지 또는 제9항에 따른 허가·변경허가를 받거나 신고·변경신고를 한 경우	법 제76조 제1항제2호의3	업허가 취소, 해당 품목 허가 취소 또는 품목제조 금지			
2. 의약품 제조소의 시설이 다음 각 목의 어느 하나에 해당하는 경우 가. 작업소 또는 시험실이 없거나 제조 또는 시험에 필요한 시설·기구가 전부 없는 경우	법 제31조제1항, 법 제76조제2항[「의약품 등의 제조업 및 수입자의 시설기준령」(이하 "시설기준령"이라 함) 제3조 및 「의약품 등의 제조업 및 수입자의 시설기준령 시행규칙」(이하 "시설기준령 시행규칙"이라 함) 제2조부터 제7조까지, 제11조]	전 제조 업무정지 또는 해당 품목 제조업무정지 3개월	전 제조 업무정지 또는 해당 품목 제조업무정지 6개월	업허가 취소 또는 해당 품목 허가취소	
나. 분리 또는 구획 대상 제제나 제형별 작업소가 각각 분리 또는 구획되어 있지 않은 경우		해당 제제 또는 제형 제조업무정지 3개월	해당 제제 또는 제형 제조업무정지 6개월	해당 제제 또는 제형 제조품목 허가취소	
다. 해당 품목의 제조 또는 시험에 필요한 시설 및 기구 중 전부 또는 일부가 없거나 있더라도 사용할 수 없는 경우		해당 품목 제조 업무 정지 5개월	해당 품목 제조 업무 정지 10개월	해당 품목 허가 취소	

위반사항	근거 법조문	행정처분			
		1차	2차	3차	4차
라. 의약품의 종류, 제조방법 및 제조시설에 따라 필요한 작업실이 없는 경우		해당 품목 제조 업무 정지 1개월	해당 품목 제조 업무 정지 3개월	해당 품목 제조 업무 정지 6개월	해당 품목 허가취소
마. 작업소의 환경관리를 위한 공기조화장치가 없거나 가동되지 않은 경우		전 제조 업무정지 3개월	전 제조 업무정지 6개월	전 제조 업무정지 9개월	업허가 취소
바. 원료의 칭량, 의약품의 조제, 충전 및 마개를 막거나 밀봉하는 작업실(무균제제 및 생물학적 제제는 제외한다)이 기준에 미달한 경우		해당 품목 제조 업무 정지 1개월	해당 품목 제조 업무 정지 3개월	해당 품목 제조 업무 정지 6개월	해당 품목 허가취소
사. 무균제제 또는 생물학적 제제의 조제·충전 및 밀봉작업실이 기준에 미달한 경우		무균제제 또는 생물학적 제제 제조업무 정지 3개월	무균제제 또는 생물학적 제제 제조업무 정지 6개월	무균제제 또는 생물학적 제제 허가취소	
아. 그 밖에 시설기준령 제3조·제4조 및 시설기준령 시행규칙 제2조부터 제7조까지의 규정을 위반한 경우		해당 품목 제조 업무 정지 15일	해당 품목 제조 업무 정지 1개월	해당 품목 제조 업무 정지 3개월	해당 품목 제조업무 정지 6개월
자. 의약품 제조업자가 위탁제조 또는 위탁시험을 하는 경우와 관련하여 다음의 어느 하나에 해당하는 경우					
1) 위탁자가 위탁·수탁의 범위와 관리책임 등의 규정을 위반한 경우		해당 품목 제조 업무정지 3개월	해당 품목 제조 업무정지 6개월	해당 품목 제조 업무정지 9개월	해당 품목 허가취소
2) 수탁자가 다음의 어느 하나에 해당하는 위탁·수탁의 범위와 관리책임 등의 규정을 위반한 경우					
가) 제품표준서 및 제조관리기준서 등 기준서를 작성·비치하지 않거나 제조지시서, 시험지시서, 제조기록서 또는 시험성적서를 작성하지 않거나 거짓으로 작성한 경우		해당 제형 제조 업무정지 1개월	해당 제형 제조 업무정지 3개월	해당 제형 제조 업무정지 6개월	해당 제형 제조업무정지 9개월
나) 기준서 및 지시서의 내용을 준수하지 않은 경우		해당 제형 제조 업무정지 15일	해당 제형 제조 업무정지 1개월	해당 제형 제조 업무정지 3개월	해당 제형 제조업무정지 6개월
다) 그 밖에 의약품 제조 및 품질관리기준을 준수하지 않은 경우		경고	해당 제형 제조 업무정지 15일	해당 제형 제조 업무정지 1개월	해당 제형 제조업무정지 3개월
3. 의약외품 제조업소의 시설이 시설기준령을 위반한 경우	법 제31조제4항(시설기준령 시행규칙 제8조)	의약품 제조소의 시설기준령 및 시설기준령 시행규칙 위반에 대한 처벌기준을 준용함			
4. 의약품등의 제조업자가 법 제31조제8항에 해당하는 자임이 판명된 경우	법 제31조제8항	업허가 취소			
5. 의약품등의 제조업자가 다음 각 목의 어느 하나에 해당하는 사항의 변경허가를 받지 않거나 신고를 하지 않고 변경한 경우	법 제31조제9항(이 규칙 제8조제1항부터 제4항까지)				
가. 제조소 소재지의 이전		전 제조 업무정지 3개월	전 제조 업무정지 6개월	업허가 취소	
나. 제조소의 명칭변경		전 제조 업무정지 1개월	전 제조 업무정지 3개월	전 제조 업무정지 6개월	업허가 취소
다. 원료약품 중 주성분의 규격 또는 분량의 변경		해당 품목 제조업무 정지 6개월	해당 품목 허가취소		
라. 원료약품 중 주성분 외의 성분의 규격, 분량, 제조방법 또는 포장단위 등의 변경		해당 품목 제조업무 정지 1개월	해당 품목 제조업무 정지 3개월	해당 품목 제조업무정지 6개월	해당 품목 허가취소
마. 제조소가 아닌 장소에서 의약품등을 제조한 경우		전 제조 업무정지 6개월	업허가 취소		
6. 원료의약품을 등록한 자가 거짓이나 그 밖의 부정한 방법으로 법 제31조의2제1항·제3항(법 제42조제5항에 따라 준용되는 경우를 포함한다)에 따른 등록, 변경등록 또는 변경보고를 한 경우	법 제76조제1항제2호의6	해당 원료의약품 등록 취소			

위반사항	근거 법조문	행정처분			
		1차	2차	3차	4차
7. 원료의약품을 등록한 자가 다음 각 목의 어느 하나에 해당하는 변경에 대하여 법 제31조의2제3항(법 제42조제5항에 따라 준용되는 경우를 포함한다)에 따라 변경등록 또는 변경보고를 하지 않은 경우	법 제76조제1항제2호의7				
가. 제17조제1항제1호의 변경		해당 원료의약품 제조 또는 수입 업무 정지 3개월	해당 원료의약품 제조 또는 수입 업무 정지 6개월	해당 원료의약품 등록 취소	
나. 제17조제1항제2호 또는 제3호의 변경		해당 원료의약품 제조 또는 수입 업무 정지 1개월	해당 원료의약품 제조 또는 수입 업무 정지 3개월	해당 원료의약품 제조 또는 수입 업무 정지 6개월	해당 원료의약품 등록 취소
다. 제17조제1항제4호 또는 제5호의 변경		해당 원료의약품 제조 또는 수입 업무 정지 15일	해당 원료의약품 제조 또는 수입 업무 정지 1개월	해당 원료의약품 제조 또는 수입 업무 정지 3개월	해당 원료의약품 제조 또는 수입 업무 정지 6개월
라. 제17조제2항의 변경		해당 원료의약품 제조 또는 수입 업무 정지 15일	해당 원료의약품 제조 또는 수입 업무 정지 1개월	해당 원료의약품 제조 또는 수입 업무 정지 3개월	해당 원료의약품 제조 또는 수입 업무 정지 6개월
8. 의약품의 제조업자 또는 수입자가 신약 등의 재심사와 관련하여 다음 각 목의 어느 하나에 해당하는 경우	법 제32조(이 규칙 제23조)				
가. 신약 등의 재심사를 위한 사용성적조사계획을 보고하지 않거나 연차별 사용성적조사 진행상황을 보고하지 않은 경우		해당 품목 판매 업무 정지 1개월	해당 품목 판매 업무 정지 3개월	해당 품목 판매 업무 정지 6개월	해당 품목 허가취소
나. 신약 등의 재심사에 필요한 자료의 일부를 제출하지 않은 경우(조사대상자의 수가 부족한 경우를 포함한다)		해당 품목 판매업무 정지 3개월	해당 품목 판매 업무 정지 6개월	해당 품목 허가 취소	
다. 재심사품목 신청기간(재심사기간 종료 후 3개월) 이내에 재심사 신청서를 제출하지 않거나 재심사에 필요한 자료를 전부 제출하지 않은 경우		해당 품목 판매 업무 정지 6개월	해당 품목 허가 취소		
라. 신약 등의 재심사에 필요한 자료를 거짓으로 보고·제출한 경우		해당 품목 판매 업무정지 3개월	해당 품목 판매 업무정지 6개월	해당 품목 판매 업무정지 9개월	해당 품목 허가취소
마. 그 밖에 식품의약품안전처장이 정한 재심사기준을 위반한 경우		해당 품목 판매 업무정지 1개월	해당 품목 판매 업무 정지 3개월	해당 품목 판매 업무 정지 6개월	해당 품목 허가취소
9. 의약품등의 제조업자 또는 수입자가 재평가 대상 의약품등의 재평가와 관련하여 다음 각 목의 어느 하나에 해당하는 경우	법 제33조				
가. 재평가에 필요한 자료를 제출하지 않은 경우		해당 품목 판매 업무 정지 2개월	해당 품목 판매 업무 정지 6개월	해당 품목 허가 취소	
나. 식품의약품안전처장이 지시한 후속조치사항을 이행하지 않은 경우(표시·기재 및 수거·폐기 조치는 제외한다)		해당 품목 판매 업무 정지 1개월	해당 품목 판매 업무 정지 3개월	해당 품목 판매 업무 정지 6개월	해당 품목 허가취소
9의2. 임상시험계획의 승인을 받은 자가 거짓이나 그 밖의 부정한 방법으로 법 제34조제1항에 따른 임상시험의 계획 승인·변경승인을 받은 경우	법 제76조 제1항제2호의8	해당 임상시험계획 승인취소			
10. 임상시험계획의 승인을 받은 자가 법 제34조제1항에 따라 변경승인 또는 변경보고를 하지 않은 경우	법 제76조제1항제3호				
가. 임상시험계획의 승인을 받은 자가 법 제34조제1항 본문에 따른 변경승인을 받지 않고 승인받은 사항을 변경한 경우		해당 임상시험 업무정지 1개월	해당 임상시험 업무정지 3개월	해당 임상시험 업무정지 6개월	해당 임상시험계획 승인취소
나. 임상시험계획의 승인을 받은 자가 법 제34조제1항 단서에 따른 변경보고를 하지 않고 변경한 경우		경고	해당 임상시험 업무정지 15일	해당 임상시험 업무정지 1개월	해당 임상시험 업무정지 3개월

위반사항	근거 법조문	행정처분			
		1차	2차	3차	4차
11. 삭제 <2018. 10. 25.>					
12. 임상시험계획의 승인을 받은 자가 법 제34조제3항을 위반하여 임상시험실시기관 또는 임상시험검체분석기관에서 임상시험을 실시하지 않은 경우	법 제76조제1항제3호	해당 임상시험 업무정지 6개월	해당 임상시험계획 승인취소		
13. 삭제 <2018. 10. 25.>					
14. 임상시험계획의 승인을 받은 자가 법 제34조제4항을 위반하여 임상시험용의약품을 임상시험이 아닌 다른 용도에 사용한 경우	법 제76조제1항제3호	해당 품목 임상시험 업무정지 6개월	해당 품목 임상시험계획 승인취소		
15. 임상시험계획의 승인을 받은 자, 임상시험실시기관 또는 임상시험검체분석기관이 법 제34조제7항·제34조의2제3항 및 이 규칙 제30조·제36조에 따른 다음 각 목의 임상시험 실시 기준을 준수하지 않고 임상시험을 실시한 경우	법 제76조제1항제3호 및 법 제76조의2제1항제4호				
가. 임상시험실시기관 또는 임상시험검체분석기관이 제30조제1항제1호를 위반하여 승인 또는 변경승인받은 임상시험 계획서에 따라 실시하지 않은 경우		해당 임상시험 업무정지 3개월	해당 임상시험 업무정지 6개월	임상시험실시기관 또는 임상시험검체분석기관 지정취소	
나. 임상시험실시기관이 제30조제1항제4호에 따른 대상자 동의규정을 위반한 경우		해당 품목 임상시험 업무정지 3개월과 임상시험 책임자 변경	해당 품목 임상시험 업무정지 6개월과 임상시험 책임자 변경	해당 품목 임상시험 업무정지 9개월과 임상시험 책임자 변경	임상시험실시기관 지정취소(임상시험중인다른품목의임상시험완료후지정취소)
다. 임상시험계획의 승인을 받은 자가 임상시험 전에 제30조제1항제7호에 따른 임상시험자 자료집을 제공하지 않은 경우		경고	해당 임상시험 업무정지 15일	해당 임상시험 업무정지 1개월	해당 임상시험 업무정지 3개월
라. 임상시험계획의 승인을 받은 자가 제30조제1항제8호에 따른 안전성·유효성 관련 새로운 자료 또는 정보사항 등을 알리지 않은 경우		경고	해당 임상시험 업무정지 15일	해당 임상시험 업무정지 1개월	해당 임상시험 업무정지 3개월
마. 임상시험계획의 승인을 받은 자가 임상시험용의약품을 사용하면서 제30조제1항제9호를 위반한 경우로서 다음의 어느 하나에 해당하는 경우					
1) 제조 및 품질관리기준을 준수하지 않은 부적절한 제조로 시험대상자에게 위험이 발생한 경우		해당 임상시험 업무정지 3개월	해당 임상시험 업무정지 6개월	해당 임상시험계획 승인취소	
2) 제품표준서, 제조관리기준서, 제조위생관리기준서 또는 품질관리기준서를 작성하지 않은 경우		해당 임상시험 업무정지 3개월	해당 임상시험 업무정지 6개월	해당 임상시험 업무정지 9개월	해당 임상시험계획 승인취소
3) 제조지시서, 시험지시서, 제조기록서 또는 시험성적서를 작성하지 않거나 거짓으로 작성한 경우		해당 임상시험 업무정지 3개월	해당 임상시험 업무정지 6개월	해당 임상시험 업무정지 9개월	해당 임상시험계획 승인취소
4) 작성된 기준서 및 지시서의 내용을 준수하지 않은 경우		해당 임상시험 업무정지 1개월	해당 임상시험 업무정지 3개월	해당 임상시험 업무정지 6개월	해당 임상시험계획 승인취소
5) 표시 기재사항을 위반한 경우		해당 임상시험 업무정지 1개월	해당 임상시험 업무정지 3개월	해당 임상시험 업무정지 6개월	해당 품목 회수·폐기 및 임상시험 승인취소
6) 그 밖에 임상시험용의약품 제조 및 품질관리 기준을 위반한 경우		경고	해당 임상시험 업무정지 1개월	해당 임상시험 업무정지 3개월	해당 임상시험 업무정지 6개월
바. 임상시험계획의 승인을 받은 자가 제30조제1항제10호(라목은 제외한다)에 따른 임상시험 실시상황 보고서나 임상시험 종료 보고서를 기간 내에 제출하지 않은 경우		경고	해당 임상시험업무정지 15일	해당 임상시험 업무정지 1개월	해당 임상시험 업무정지 3개월
사. 임상시험계획의 승인을 받은 자가 제30조제1항제10호라목에 따른 임상시험용의약품에 대한 정기적인 최신 안전성정보 보고서를 기간 내에 제출하지 않은 경우		경고	해당 임상시험 업무정지 1개월	해당 임상시험 업무정지 3개월	해당 임상시험 업무정지 6개월

위반사항	근거 법조문	행정처분			
		1차	2차	3차	4차
아. 임상시험실시기관의 장이 제30조제1항제10호의2에 따른 임상시험 실시상황 보고서를 기한 내에 제출하지 않은 경우		경고	업무정지 7일	업무정지 15일	업무정지 1개월
자. 임상시험계획의 승인을 받은 자가 임상시험 실시와 관련된 각종 자료를 제30조제1항제12호에 따라 보존하지 않은 경우		해당 품목 임상시험 업무정지 3개월	해당 품목 임상시험 업무정지 6개월	해당 품목 임상시험계획 승인취소	
차. 임상시험실시기관 또는 임상시험검체분석기관의 장이 임상시험과 관련된 각종 자료를 제30조제1항제12호에 따라 보존하지 않은 경우		해당 임상시험 업무정지 1개월	해당 임상시험 업무정지 3개월	해당 임상시험 업무정지 6개월	임상시험실시기관 또는 임상시험검체분석기관 지정취소
카. 임상시험계획의 승인을 받은 자가 제30조제1항제13호를 위반하여 중대하고 예상하지 못한 약물이상반응을 거짓으로 보고하거나 고의로 보고하지 않은 경우		해당 임상시험 업무정지 3개월	해당 임상시험 업무정지 6개월	해당 임상시험계획 승인취소	
16. 임상시험계획의 승인을 받은 자, 임상시험실시기관 또는 임상시험검체분석기관이 법 제34조제7항·제34조의2제3항 및 이 규칙 제30조·제36조에 따른 별표 4의 의약품 임상시험 관리기준을 준수하지 않은 경우로서 다음 각 목의 어느 하나에 해당하는 경우	법 제76조제1항제3호 및 법 제76조의2제1항제4호				
가. 임상시험실시기관의 시험책임자가 별표 4 제7호라목을 위반하여 임상시험심사위원회의 심사를 받지 않고 임상시험을 실시한 경우		해당 임상시험 업무정지 3개월	해당 임상시험 업무정지 6개월	임상시험실시기관 지정취소	
나. 임상시험실시기관의 시험책임자가 별표 4 제7호라목을 위반하여 임상시험심사위원회의 변경심사를 받지 않고 심사받은 사항을 변경한 경우로서 다음의 어느 하나에 해당하는 경우					
1) 고의로 변경한 경우		해당 임상시험 업무정지 1개월	해당 임상시험 업무정지 3개월	해당 임상시험 업무정지 6개월	임상시험 실시기관 지정취소
2) 대상자의 안전·권리·복지에 직접적인 영향을 미치는 사항을 변경한 경우		경고	해당 임상시험 업무정지 15일	해당 임상시험 업무정지 1개월	해당 임상시험 업무정지 3개월
다. 임상시험실시기관의 시험자가 별표 4 제7호다목에 따른 대상자 보호 의무를 지키지 않은 경우		해당 품목 임상시험 업무정지 3개월과 임상시험 책임자 변경	해당 품목 임상시험 업무정지 6개월과 임상시험 책임자 변경	해당 품목 임상시험 업무정지 9개월과 임상시험 책임자 변경	임상시험실시기관 지정취소 (임상시험중인다른품목의임상시험 완료 후 지정취소)
라. 임상시험실시기관이 별표 4 제5호나목13)을 위반하여 전자기록 등을 작성한 경우		해당 임상시험 업무정지 3개월과 임상시험책임자 변경	해당 임상시험 업무정지 6개월과 임상시험책임자 변경	해당 임상시험 업무정지 9개월과 임상시험책임자 변경	임상시험실시기관 지정취소(임상시험 중인 다른 품목의 임상시험 완료후 지정취소)
마. 임상시험계획의 승인을 받은 자가 별표 4 제8호바목1)을 위반하여 전자기록 등을 작성한 경우		해당 임상시험 업무정지 3개월	해당 임상시험 업무정지 6개월	해당 임상시험 업무정지 9개월	해당 임상시험 계획 승인 취소
바. 그 밖에 임상시험계획의 승인을 받은 자 또는 임상시험실시기관이 별표 4의 의약품 임상시험 관리기준을 준수하지 않은 경우		경고	해당 임상시험업무정지 15일	해당 임상시험업무정지 1개월	해당 임상시험업무정지 3개월
사. 임상시험검체분석기관의 장이 제30조제1항제13호의2에 따라 식품의약품안전처장이 정하여 고시한 사항을 준수하지 않은 경우로서 다음의 어느 하나에 해당하는 경우					
1) 검체분석시험의 신뢰성에 직접적인 영향을 미치는 품질관리 및 품질보증에 관한 사항을 위반한 경우		해당 임상시험 업무정지 3개월	해당 임상시험 업무정지 6개월	해당 임상시험 업무정지 9개월	해당 임상시험 계획 승인 취소
2) 그 밖에 사항을 준수하지 않은 경우		경고	해당 임상시험업무정지 15일	해당 임상시험업무정지 1개월	해당 임상시험업무정지 3개월

위반사항	근거 법조문	행정처분			
		1차	2차	3차	4차
17. 삭제 <2018. 10. 25.>					
18. 임상시험책임자가 제30조제1항에 따른 임상시험의 실시 기준을 준수하지 않고 임상시험을 한 경우	법 제34조제7항, 법 제42조(이 규칙 제30조)	경고	임상시험 배제 3개월	임상시험 배제 6개월	임상시험 배제 9개월
19. 비임상시험실시기관이 법 제34조의3제3항 및 이 규칙 제38조에 따른 다음 각 목의 준수사항을 지키지 않은 경우	법 제76조의2제1항제4호(이 규칙 제38조)				
가. 제38조제1항제1호부터 제4호까지 또는 제38조제2항을 위반한 경우		경고	비임상시험 업무정지 1개월	비임상시험 업무정지 3개월	비임상시험 업무정지 6개월
나. 제38조제1항제5호를 위반한 경우		경고	비임상시험 업무정지 7일	비임상시험 업무정지15일	비임상시험 업무정지 1개월
20. 의약품등의 제조업자가 조건부 허가사항을 이행하지 않은 경우	법 제35조제2항	제조업 허가취소 또는 해당 품목 허가취소			
21. 의약품등의 제조업자(수입자를 포함한다)가 해당 제조소 또는 영업소에 제조관리자 또는 수입관리자를 두지 않거나, 그 제조관리자 또는 수입관리자로 하여금 제조 또는 수입관리 업무 외의 업무에 종사하게 한 경우	법 제36조, 법 제37조제2항, 법 제42조	전 제조업무정지 3개월	전 제조업무정지 6개월	업허가 취소	
22. 의약품등의 제조업자가 제조관리자의 관리업무를 방해하거나 제조관리자의 요청을 정당한 사유 없이 거부한 경우	법 제37조제3항	전 제조 업무정지 1개월	전 제조 업무정지 3개월	전 제조 업무정지 6개월	업허가 취소
23. 품목허가를 받은 자 또는 수입자가 해당 제조소 또는 영업소에 안전관리책임자를 두지 않은 경우	법 제37조의3, 법 제42조제5항	전 제조업무정지 3개월	전 제조업무정지 6개월	업허가 취소	
24. 삭제 <2016. 10. 28.>					
25. 의약품등의 제조업자(수입자를 포함한다) 또는 품목허가를 받은 자가 의약품등의 제조관리 의무 또는 생산관리 의무 등을 이행하지 않은 경우	법 제37조의3, 법 제38조제1항, 법 제42조(이 규칙 제48조 및 제60조제2항)				
가. 제48조(제3호, 제6호, 제7호, 제9호, 제9호의2, 제14호, 제15호, 제17호, 제18호, 제20호 및 제21호는 제외한다) 또는 제60조제2항(제2호, 제4호, 제6호, 제7호, 제10호, 제11호, 제13호, 제14호 및 제16호부터 제18호까지는 제외한다)을 위반한 경우		전 제조 업무정지 또는 해당 품목제조 업무정지 3개월	전 제조 업무정지 또는 해당 품목제조 업무정지 6개월	업허가 또는 해당 품목허가취소	
나. 제48조제3호 또는 제60조제2항제2호를 위반한 경우		해당 품목 판매 업무 정지 1개월	해당 품목 판매 업무 정지 3개월	해당 품목 판매 업무 정지 6개월	해당 품목 허가취소
다. 제48조제6호, 제9호, 제9호의2, 제60조제2항제6호 또는 제7호를 위반한 경우					
1) 제품표준서, 제조관리기준서, 제조위생관리기준서 또는 품질관리기준서를 작성하여 갖추어 두지 않은 경우		전 제조 업무정지 또는 해당 품목제조 업무정지 3개월	전 제조 업무정지 또는 해당 품목제조 업무정지 6개월	업허가 또는 해당 품목허가취소	
2) 제조지시서, 시험지시서, 제조기록서 또는 시험성적서를 작성하지 않거나 거짓으로 작성한 경우		전 제조 업무정지 또는 해당 품목제조업무정지 3개월	전 제조 업무정지 또는 해당 품목제조업무정지 6개월	업허가 또는 해당 품목허가취소	
3) 작성된 기준서 및 지시서의 내용을 준수하지 않은 경우		전 제조 업무정지 또는 해당 품목제조업무정지 1개월	전 제조 업무정지 또는 해당 품목제조업무정지 3개월	전 제조 업무정지 또는 해당 품목제조업무정지 6개월	업허가 또는 해당 품목허가취소
4) 그 밖에 의약품등의 제조 및 품질관리 기준 및 의약품등 수입관리 기준을 위반한 경우		경고	전 제조 업무정지 또는 해당 품목제조업무정지 1개월	전 제조 업무정지 또는 해당 품목제조업무정지 3개월	전 제조 업무정지 또는 해당 품목제조 업무정지 6개월

위반사항	근거 법조문	행정처분			
		1차	2차	3차	4차
라. 제48조제7호, 제60조제2항제4호를 위반한 경우		해당 품목 허가 취소			
마. 제48조제15호 또는 제60조제2항제11호를 위반한 경우		전 제조 업무정지 또는 해당 품목 제조업무 정지 1개월	전 제조 업무정지 또는 해당 품목 제조업무 정지 3개월	전 제조 업무정지 또는 해당 품목 제조업무 정지 6개월	업허가 또는 해당 품목 허가 취소
바. 제48조제17호 또는 제60조제2항제13호를 위반한 경우		해당 품목판매 업무정지 1개월	해당 품목판매 업무정지 3개월	해당 품목판매 업무정지 6개월	해당 품목허가 취소
사. 제48조제18호 또는 제60조제2항제14호를 위반하여 식품의약품안전처장이 규격품대상한약으로 지정한 한약 중 식품의약품안전처장이 정하여 고시하는 한약의 경우에는 그 성질과 상태, 품질 및 저장방법 등에 관하여 식품의약품안전처장이 정하여 고시하는 사항을 지키지 않은 경우					
1) 주성분의 규격 또는 분량을 변경한 경우		해당 품목 제조 업무정지 6개월	해당 품목 허가 취소		
2) 제조방법, 효능·효과, 용법·용량, 사용상의 주의사항, 저장방법 및 사용(유효)기간을 변경한 경우		해당 품목 제조 업무정지 1개월	해당 품목 제조 업무정지 3개월	해당 품목 제조 업무정지 6개월	해당 품목 허가취소
3) 그 밖에 식품의약품안전처장이 정하여 고시하는 사항을 지키지 않은 경우		경고	해당 품목 제조 업무정지 1개월	해당 품목 제조 업무정지 3개월	해당 품목 제조 업무정지 6개월
아. 제48조제19호의2를 위반하여 해당 품목이 시판되기 1개월 전까지 위해성 관리 계획을 제출하지 않은 경우로서 다음의 어느 하나에 해당하는 경우					
1) 해당 품목이 시판되기 1개월 전의 다음날부터 시판된 후 1개월이 경과한 날까지 위해성 관리 계획을 제출한 경우		해당 품목판매업무정지 1개월	해당 품목판매 업무정지 3개월	해당 품목판매 업무정지 6개월	해당 품목허가 취소
2) 해당 품목이 시판된 후 1개월이 경과한 날의 다음날 이후에 위해성 관리 계획을 제출하거나 위해성 관리 계획을 제출하지 않은 경우		해당 품목판매 업무정지 3개월	해당 품목판매 업무정지 6개월	해당 품목허가 취소	
자. 제60조제2항제18호를 위반한 경우		전 품목 수입금지 또는 해당 품목 수입금지 1개월	전 품목 수입금지 또는 해당 품목 수입금지 3개월	전 품목 수입금지 또는 해당 품목 수입금지 6개월	전 품목 수입금지 1년 또는 해당 품목수입허가취소
26. 의약품등의 제조업자(수입자를 포함한다)가 다음 각 목의 어느 하나에 해당하는 사항을 거짓으로 보고하거나 보고하지 않은 경우	법 제38조, 법 제42조				
가. 신약의 부작용 보고		전 제조 업무정지 15일	전 제조 업무정지 1개월	전 제조 업무정지 3개월	전 제조 업무정지 6개월
나. 생산 또는 수입 실적 보고(거짓으로 보고한 경우만 해당한다)		해당 품목 판매 업무정지 1개월	해당 품목 판매 업무정지 3개월	해당 품목 판매 업무정지 6개월	해당 품목 허가취소
27. 품목허가를 받은 자 또는 수입자가 보건복지부장관이 고시하는 완제의약품의 생산·수입·공급 중단을 보고하는 경우로서 다음 각 목의 어느 하나에 해당하는 경우	법 제38조제2항, 법 제42조제5항(이 규칙 제49조제3항)				
가. 생산·수입·공급 중단사유를 보고하지 않은 경우		전 제조업무정지 3개월	전 제조업무정지 6개월	업허가 취소	
나. 천재지변 등 부득이한 사유가 없음에도 생산·수입·공급 중단사유를 중단일의 30일 전부터 중단일 사이에 보고한 경우		전 제조업무정지 15일	전 제조업무정지 1개월	전 제조업무정지 3개월	업허가 취소
다. 천재지변 등 부득이한 사유가 없음에도 생산·수입·공급 중단사유를 중단일의 30일 전부터 60일 전까지 사이에 보고한 경우		전 제조업무정지 7일	전 제조업무정지 15일	전 제조업무정지 1개월	전 제조업무정지 3개월

위반사항	근거 법조문	행정처분			
		1차	2차	3차	4차
27의2. 법 제38조의2제1항 및 제2항을 위반하여 적합판정 또는 변경적합판정을 받지 않고 의약품등을 제조하여 판매한 경우	법 제76조제1항제4호의2	전제조 업무정지 또는 해당 제형(제조방법) 제조 업무정지 3개월	전제조 업무정지 또는 해당 제형(제조방법) 제조 업무정지 6개월	업허가 또는 해당 제형(제조방법) 제조품목 허가 취소	
27의3. 법 제38조의3제3항에 따른 시정명령 등 필요한 조치 명령을 이행하지 않은 경우	법 제76조제1항제4호의3	해당 제형(제조방법) 제조업무 정지 또는 해당 품목 제조업무 정지 1개월	해당 제형(제조방법) 제조업무 정지 또는 해당 품목 제조업무 정지 3개월	해당 제형(제조방법) 제조업무 정지 또는 해당 품목 제조업무 정지 6개월	
27의4. 법 제38조의6제1항에 따라 식별표시를 등록하지 않고 시판하거나 같은 조 제2항에 따라 변경등록을 하지 않은 경우	법 제38조의6	해당 품목 판매 업무정지 1개월	해당 품목 판매 업무정지 3개월	해당 품목 판매 업무정지 6개월	해당 품목 허가취소
28. 회수 및 폐기 등에 관한 준수사항 중 다음 각 목의 어느 하나에 해당하는 사항을 위반한 경우	법 제39조제1항(이 규칙 제50조·제89조·제90조)				
가. 회수의무자가 회수대상의약품등에 대하여 즉시 판매중지 등의 필요한 조치를 하지 않은 경우		전 제조업무정지 또는 해당 품목제조 업무정지 3개월	전 제조업무정지 또는 해당 품목제조 업무정지 6개월	업허가 또는 해당 품목허가 취소	
나. 회수의무자가 회수계획서 또는 회수종료신고서를 제출하지 않은 경우(거짓으로 제출하거나 축소하여 제출한 경우를 포함한다)		전 제조업무정지 또는 해당 품목제조 업무정지 1개월	전 제조업무정지 또는 해당 품목제조 업무정지 3개월	전 제조업무정지 또는 해당 품목제조 업무정지 6개월	업허가 또는 해당 품목허가 취소
다. 회수의무자가 회수대상의약품등의 취급자에게 회수계획을 일부 또는 전부 통보하지 않거나 회수계획에 대한 식품의약품안전처장의 보완명령을 이행하지 않은 경우		전 제조업무정지 또는 해당 품목제조 업무정지 1개월	전 제조업무정지 또는 해당 품목제조 업무정지 3개월	전 제조업무정지 또는 해당 품목제조 업무정지 6개월	업허가 또는 해당 품목허가 취소
라. 회수종료 후 회수대상의약품등의 취급자 10% 이상을 조사 대상으로 하고 전국을 조사 지역으로 하는 표본 조사 결과, 회수의무자가 회수를 이행하지 않은 회수대상의약품등의 취급자의 비율이 다음의 어느 하나에 해당하는 경우					
1) 표본조사 대상 취급자 대비 5% 미만		경고	해당 품목 제조 업무정지 3일	해당 품목 제조 업무정지 7일	해당 품목 제조업무정지 15일
2) 표본조사 대상 취급자 대비 5% 이상 7% 미만		해당 품목 제조 업무정지 1개월	해당 품목 제조 업무정지 3개월	해당 품목 제조 업무정지 6개월	해당 품목 허가취소
3) 표본조사 대상 취급자 대비 7% 이상		해당 품목 제조 업무정지 3개월	해당 품목 제조 업무정지 6개월	해당 품목 허가 취소	
마. 그 밖에 회수의무자가 회수 및 폐기 등에 관한 준수사항을 위반한 경우		전 제조업무정지 또는 해당 품목제조 업무정지 15일	전 제조업무정지 또는 해당 품목제조 업무정지 1개월	전 제조업무정지 또는 해당 품목제조 업무정지 3개월	전 제조업무정지 또는 해당 품목제조 업무정지 6개월
29. 의약품등의 제조업자 또는 수입자가 그 제조관리자 또는 수입관리자의 변경 또는 폐지 등을 신고하지 않은 경우	법 제40조·제42조(이 규칙 제51조제1항부터 제3항까지)	경고	전제조 업무정지 1개월	전제조 업무정지 3개월	전 제조 업무정지 6개월
30. 약국제제 또는 조제실제제를 제조하는 조제실의 시설이 기준에 미달한 경우	법 제41조제3항(이 규칙 제55조제1항·제2항)	조제실 제제 제조업무 정지 15일 또는 약국제제 제조업무 정지 15일	조제실 제제 제조업무 정지 1개월 또는 약국제제 제조업무 정지 1개월	조제실 제제 제조업무 정지 3개월 또는 약국제제 제조업무 정지 3개월	조제실 제제제조 업무 정지 6개월 또는 약국제제 제조업무 정지 6개월

위반사항	근거 법조문	행정처분			
		1차	2차	3차	4차
31. 약국제제 및 조제실제제를 제조하는 자가 식품의약품안전처장이 정하는 관리기준을 준수하지 않은 경우	법 제41조제3항(이 규칙 제56조)	경고	조제실 제제 제조업무 정지 3일 또는 약국제제 제조업무 정지 3일	조제실 제제 제조업무 정지 7일 또는 약국제제 제조업무 정지 7일	조제실 제제 제조 업무 정지 15일 또는 약국제제 제조 업무 정지 15일
32. 의약품등의 수입자의 시설이 다음 각 목의 어느 하나에 해당하는 경우	법 제42조제3항(시설기준령 제6조 및 시설기준령 시행규칙 제9조)				
가. 영업소·창고 또는 시험실이 없는 경우		전 수입업무정지 6개월	영업소 폐쇄		
나. 창고에 해당 의약품등의 취급에 필요한 보관시설이 없는 경우		전 수입업무정지 1개월	전 수입업무정지 3개월	전 수입업무정지 6개월	영업소 폐쇄
다. 해당 품목의 시험 시설 및 기구 중 일부가 없거나 있더라도 사용할 수 없는 경우		해당 품목 수입 업무 정지 3개월	해당 품목 수입 업무 정지 6개월	해당 품목 수입 업무 정지 1년	전 수입업무정지 3개월
라. 그 밖에 시설기준령 제6조 및 시설기준령 시행규칙 제9조를 위반한 경우		해당 품목 수입 업무 정지 15일	해당 품목 수입 업무 정지 1개월	해당 품목 수입 업무 정지 3개월	해당 품목 수입업 무 정지 6개월
32의2. 의약품등의 수입자가 법 제42조제4항 각 호의 어느 하나에 해당하는 자임이 판명된 경우	법 제42조제4항	영업소 폐쇄			
32의3. 의약품등의 수입자가 다음 각 목의 어느 하나에 해당하는 경우	법 제76조 제1항제5호의3				
가. 거짓이나 그 밖의 부정한 방법으로 법 제42조제1항에 따른 허가·변경허가를 받거나 신고·변경신고를 한 경우		영업소 폐쇄, 해당 품목허가 취소 또는 품목수입 금지			
나. 거짓이나 그 밖의 부정한 방법으로 법 제42조제7항 또는 제8항에 따른 해외제조소의 등록·변경등록 또는 변경신고를 한 경우					
1) 거짓이나 그 밖의 부정한 방법으로 등록한 경우		해당 품목 수입 업무정지 6개월	해당 품목 허가 취소 또는 품목 수입 금지		
2) 거짓이나 그 밖의 부정한 방법으로 변경등록한 경우		해당 품목 수입 업무정지 3개월	해당 품목 수입 업무정지 6개월	해당 품목 허가 취소 또는 품목 수입 금지	
3) 거짓이나 그 밖의 부정한 방법으로 변경신고한 경우		해당 품목 수입 업무정지 1개월	해당 품목 수입 업무정지 3개월	해당 품목 수입 업무정지 6개월	해당 품목 허가 취소 또는 품목수입 금지
32의4. 해외제조소를 등록·변경등록 또는 변경신고하지 않은 경우	법 제76조제1항제5호의4				
가. 해외제조소를 등록하지 않고 수입의약품등을 수입한 경우		해당 품목수입 업무정지 6개월	해당 품목 허가 취소		
나. 변경등록 하지 않은 경우		해당 품목수입 업무정지 3개월	해당 품목수입 업무정지 6개월	해당 품목 허가 취소	
다. 변경신고 하지 않은 경우		해당 품목수입 업무정지 1개월	해당 품목수입 업무정지 3개월	해당 품목수입 업무정지 6개월	해당 품목 허가 취소
33. 의약품등의 제조업자 또는 수입자가 「멸종위기에 처한 야생 동식물종의 국제거래에 관한 협약」에 따른 동·식물의 가공품 중 의약품을 식품의약품안전처장의 허가 없이 수출·수입 또는 반입하였거나 허가 없이 반입한 가공품을 제조·사용 또는 판매한 경우	법 제43조	전 제조업무정지 6개월	전 제조업무정지 12개월	업허가 취소	

위반사항	근거 법조문	행정처분			
		1차	2차	3차	4차
33의2. 의약품등의 제조업자 또는 수입자가 거짓이나 그 밖의 부정한 방법으로 법 제43조제1항에 따른 허가를 받은 경우	법 제76조 제1항제5호의5	해당 허가 취소			
34. 의약품의 제조업자 또는 수입자가 의약품을 제조하거나 판매할 수 있는 자가 아닌 자에게 그가 제조하거나 수입한 의약품을 판매한 경우	법 제44조제1항 및 법 제47조(이 규칙 제62조)	판매업무 정지 1개월	판매업무 정지 3개월	판매업무 정지 6개월	제조업 허가취소
35. 의약품의 품목허가를 받은 자 또는 수입자가 의약품등의 유통체계 확립과 판매질서 유지를 위한 준수사항 중 다음 각 목의 어느 하나에 해당하는 사항을 위반한 경우	법 제47조	해당 품목 판매 업무 정지 1개월	해당 품목 판매 업무 정지 3개월	해당 품목 판매 업무 정지 6개월	해당 품목 허가취소
가. 법 제47조제1항제2호, 이 규칙 제62조제2호·제8호 및 「약사법 시행규칙」 제44조제1항제1호·제8호를 위반한 경우		해당 품목 판매 업무 정지 1개월	해당 품목 판매 업무 정지 3개월	해당 품목 판매 업무 정지 6개월	해당 품목 허가취소
나. 제62조제3호를 위반한 경우		해당 품목 판매 업무 정지 1개월	해당 품목 판매 업무 정지 3개월	해당 품목 판매 업무 정지 6개월	해당 품목 허가취소
다. 법 제47조제2항을 위반한 경우		해당 품목 판매 업무 정지 3개월	해당 품목 판매 업무 정지 6개월	해당 품목 허가 취소	
라. 「약사법 시행규칙」 제44조제1항제3호를 위반한 경우		해당 품목 판매 업무 정지 1개월	해당 품목 판매 업무 정지 3개월	해당 품목 판매 업무 정지 6개월	해당 품목 허가취소
마. 제62조제7호를 위반한 경우					
1) 보관온도에 따라 구분이 필요한 의약품을 냉장 또는 냉동장소에 구분하여 보관하지 아니하거나, 운송 중에 적정한 온도를 유지하지 아니한 경우		해당품목 판매 업무정지 1개월	해당품목 판매 업무정지 3개월	해당품목 판매 업무정지 6개월	해당품목 허가취소
2) 냉장 또는 냉동 보관이 필요한 의약품 운송 시 자동온도기록장치 등 저장온도가 유지됨을 입증할 수 있는 장치를 갖추지 않거나 온도조작 장치를 설치하는 등 온도기록을 조작한 경우		해당품목 판매 업무정지 3개월	해당품목 판매 업무정지 6개월	해당품목 허가 취소	
3) 그 밖에 의약품 유통품질 관리기준에서 정하는 사항을 준수하지 아니한 경우		경고	해당품목판매업무정지 1개월	해당품목판매업무정지 3개월	해당품목판매업무정지 6개월
35의2. 생물학적 제제등의 품목허가를 받은 자, 제조업자, 수입자가 생물학적 제제등의 보관 또는 수송과 관련한 다음 각 목의 어느 하나에 해당하는 경우	법 제47조 제1항제4호(「생물학적 제제 등의 제조·판매관리 규칙」제5조·제6조)				
가. 「생물학적 제제 등의 제조·판매관리 규칙」제5조를 위반하여 생물학적 제제등을 보관한 경우					
1) 「생물학적 제제 등의 제조·판매관리 규칙」제5조제1항 각 호(제1호, 제2호, 제7호 및 제8호는 제외한다)를 위반한 경우		경고	해당품목 판매 업무정지 1개월	해당품목 판매 업무정지 3개월	해당품목 판매업무정지 6개월
2) 「생물학적 제제 등의 제조·판매관리 규칙」제5조제1항제1호를 위반한 경우					
가) 냉장고 또는 냉동고 등에 자동온도기록장치를 설치하지 않은 경우		해당품목 판매 업무정지 3개월	해당품목 판매 업무정지 6개월	해당품목 허가 취소	
나) 생물학적 제제등을 다른 의약품과 구분하여 보관하지 않은 경우		경고	해당품목 판매 업무정지 1개월	해당품목 판매 업무정지 3개월	해당품목 판매업무정지 6개월
3) 「생물학적 제제 등의 제조·판매관리 규칙」제5조제1항제2호·제7호·제8호를 위반한 경우		해당품목 판매 업무정지 1개월	해당품목 판매 업무정지 3개월	해당품목 판매 업무정지 6개월	해당품목 허가취소
나. 「생물학적 제제 등의 제조·판매관리 규칙」제6조를 위반하여 생물학적 제제등을 수송한 경우					
1) 「생물학적 제제 등의 제조·판매관리 규칙」제6조제1항제1호를 위반한 경우					
가) 자동온도기록장치를 설치하지 않은 경우		해당품목 판매 업무정지 3개월	해당품목 판매 업무정지 6개월	해당품목 허가 취소	

위반사항	근거 법조문	행정처분			
		1차	2차	3차	4차
나) 내부의 온도변화를 관찰할 수 있는 온도계를 설치하지 않은 경우		해당품목 판매 업무정지 15일	해당품목 판매 업무정지 1개월	해당품목 판매 업무정지 3개월	해당품목 판매업무정지 6개월
다) 물리적인 영향을 최소화할 수 있는 구조·장치를 갖추지 않은 경우		경고	해당품목 판매 업무정지 1개월	해당품목 판매 업무정지 3개월	해당품목 판매업무정지 6개월
라) 수송설비를 검증하지 않은 경우		해당품목 판매 업무정지 15일	해당품목 판매 업무정지 1개월	해당품목 판매 업무정지 3개월	해당품목 판매업무정지 6개월
2) 「생물학적 제제 등의 제조·판매관리 규칙」제6조제1항제2호·제5호를 위반한 경우		해당품목 판매 업무정지 1개월	해당품목 판매 업무정지 3개월	해당품목 판매 업무정지 6개월	해당품목 허가취소
3) 「생물학적 제제 등의 제조·판매관리 규칙」제6조제1항제3호·제4호를 위반한 경우		해당품목 판매 업무정지 3개월	해당품목 판매 업무정지 6개월	해당품목 허가 취소	
4) 「생물학적 제제 등의 제조·판매관리 규칙」제6조제1항제6호를 위반한 경우		경고	해당품목 판매 업무정지 1개월	해당품목 판매 업무정지 3개월	해당품목 판매업무정지 6개월
5) 「생물학적 제제 등의 제조·판매관리 규칙」제6조제2항을 위반한 경우		경고	해당품목 판매 업무정지 1개월	해당품목 판매 업무정지 3개월	해당품목 판매업무정지 6개월
36. 법 제47조의3제2항에 따른 보고를 하지 않거나 거짓으로 보고한 경우	법 제47조의2	해당 품목 판매 업무 정지 1개월	해당 품목 판매 업무 정지 3개월	해당 품목 판매 업무 정지 6개월	해당 품목 허가취소
36의2. 품목허가를 받은 자 또는 수입자가 다음 각 목의 사항을 위반한 경우					
가. 법 제50조의4제1항제2호를 위반하여 등재특허권의 존속기간이 만료된 후에 판매하기 위해 품목허가 또는 변경허가를 신청한 자가 해당 기간이 만료되기 전에 의약품을 판매한 경우	법 제76조제1항제5호의8	해당 품목 허가취소			
나. 법 제50조의6제1항·제2항 또는 법 제50조의9제1항에 따라 판매가 금지된 의약품을 판매한 경우	법 제76조제1항제5호의9	해당 품목 허가취소			
37. 법 제53조제1항을 위반하여 출하승인을 받지 않거나 거짓 또는 그 밖의 부정한 방법으로 출하승인을 받은 경우	법 제76조제1항제5호의10	해당 품목 허가취소			
38. 의약품의 용기나 포장 또는 첨부 문서의 기재사항이 다음 각 목의 어느 하나에 해당하는 경우	법 제56조부터 제60조까지(이 규칙 제69조부터 제71조까지, 제76조, 제77조)				
가. 법 제56조제1항 각 호 또는 법 제58조 각 호의 사항을 전부 기재하지 않거나 국문표시 기재사항을 붙이지 않은 경우		해당 품목 판매 업무 정지 6개월	해당 품목 허가 취소		
나. 법 제56조제1항제1호부터 제3호까지, 같은 조 제7호, 법 제58조제1호, 이 규칙 제69조제1항제1호부터 제6호까지 및 제10호 중 일부 항목을 기재하지 않거나 표시하지 아니한 경우		해당 품목 판매 업무 정지 1개월	해당 품목 판매 업무 정지 3개월	해당 품목 판매 업무 정지 6개월	해당 품목 허가취소
다. 나목의 일부 내용을 기재하지 않거나(예, 용법, 용량의 일부 내용을 기재하지 않은 경우), 법 제76조에 따라 허가 또는 신고 사항의 변경지시에 따라 변경한 경우 나목의 기재사항을 변경하여 표시하지 않은 경우		해당 품목 판매 업무 정지 15일	해당 품목 판매 업무 정지 1개월	해당 품목 판매 업무 정지 3개월	해당 품목 판매업무 정지 6개월
라. 가목 및 나목 외에 법 제56조(제2항은 제외한다), 법 제58조, 이 규칙 제69조(제6항은 제외한다) 및 제70조(제2항은 제외한다)의 사항 중 일부를 기재하지 않거나 표시하지 않은 경우		해당 품목 판매 업무정지 15일	해당 품목 판매 업무 정지 1개월	해당 품목 판매 업무 정지 3개월	해당 품목 판매업무 정지 6개월
마. 법 제56조제1항제1호부터 제3호까지, 같은 조 제7호, 법 제58조제1호, 이 규칙 제69조제1항제1호부터 제6호까지 및 제10호 중 일부를 허가받은 사항과 다르게 기재·표시하거나 거짓 또는 과대 기재·표시한 경우		해당 품목 판매 업무 정지 3개월	해당 품목 판매 업무 정지 6개월	해당 품목 허가 취소	
바. 제71조제6호 또는 제7호를 위반한 경우		해당 품목 판매 업무 정지 3개월	해당 품목 판매 업무 정지 6개월	해당 품목 허가 취소	
사. 삭제 <2016. 10. 28.>					

위반사항	근거 법조문	행정처분			
		1차	2차	3차	4차
아. 제71조제4호·제10호 또는 제11호를 위반하여 기재한 경우		해당 품목 판매 업무 정지 1개월	해당 품목 판매 업무 정지 3개월	해당 품목 판매 업무 정지 6개월	해당 품목 허가취소
자. 그 밖에 법 제56조부터 제60조까지 및 이 규칙 제71조·제76조·제77조를 위반하여 기재한 경우		해당 품목 판매 업무 정지 15일	해당 품목 판매 업무 정지 1개월	해당 품목 판매 업무 정지 3개월	해당 품목 판매업무 정지 6개월
39. 의약품등의 제조업자가 판매의 목적으로 제조한 의약품등이 다음 각 목의 어느 하나에 해당하는 경우. 다만, 내용량 또는 실용량은 의약품의 경우에만 적용한다.	법 제62조, 법 제66조				
가. 다음의 어느 하나에 해당하는 경우					
1) 내용량 또는 실용량이 기준치보다 5% 미만 부족한 경우		해당 품목 제조 업무 정지 15일	해당 품목 제조 업무 정지 3개월	해당 품목 제조 업무 정지 6개월	해당 품목 허가취소
2) 유효성분의 함량(역가(力價) 및 소화력을 포함한다)이 기준치보다 5% 미만 과부족한 경우. 다만, 비타민류는 유효성분 중 하나의 성분이 기준치보다 15% 미만 과부족한 경우		해당 품목 제조 업무 정지 15일	해당 품목 제조 업무 정지 3개월	해당 품목 제조 업무 정지 6개월	해당 품목 허가취소
3) 살충제의 유효성분 함량이 과량인 경우로서 기준치보다 10% 미만 과량인 경우		해당 품목 제조업무 정지 15일	해당 품목 제조업무 정지 3개월	해당 품목 제조업무 정지 6개월	해당 품목 허가취소
4) 생약 및 생약제제의 유효성분 또는 지표성분의 함량이 기준치보다 10% 미만 과부족인 경우		해당 품목 제조 업무 정지 15일	해당 품목 제조 업무 정지 3개월	해당 품목 제조 업무 정지 6개월	해당 품목 허가취소
5) 생물학적제제시험에서 균농도·균량측정·분자량측정·감마글로불린함량·면역글로불린-지함량·알부민함량·단백질함량(유효성분)·말토오스함량·바이러스함량·히스타민확인 또는 안정성 시험 결과가 기준치보다 5% 미만 과부족한 경우, 응집소시험 결과가 기준치의 2배수에 미달한 경우 및 응집력시험 결과가 기준치의 5초 미만인 경우, 피부반응시험 또는 코호현상시험 결과가 기준에 부적합한 경우		해당 품목 제조 업무 정지 15일	해당 품목 제조 업무 정지 3개월	해당 품목 제조 업무 정지 6개월	해당 품목 허가취소
6) 생약제시험에서 회분·산불용성회분·증발잔류물 또는 엑스 시험결과가 기준치보다 20% 미만 부족하거나 40% 미만 과량인 경우		해당 품목 제조 업무 정지 15일	해당 품목 제조 업무 정지 3개월	해당 품목 제조 업무 정지 6개월	해당 품목 허가취소
7) 성상시험·융점시험·비중시험·pH시험, 알코올수시험 또는 용해성 시험에 부적합한 경우		해당 품목 제조 업무 정지 15일	해당 품목 제조 업무 정지 3개월	해당 품목 제조 업무 정지 6개월	해당 품목 허가취소
8) 보존제·방향제·감미제 및 색소 등 첨가제가 기준에 맞지 않은 경우, 생물학적 제제의 불활화제함량·첨가제함량 또는 보존제함량 시험 결과가 기준에 부적합한 경우		해당 품목 제조 업무 정지 15일	해당 품목 제조 업무 정지 3개월	해당 품목 제조 업무 정지 6개월	해당 품목 허가취소
9) 건조함량·수분(치약류는 제외한다)·함습도·강열감량·강열잔분(검체를 세게 가열할 때 휘발하지 않고 남는 물질)·분말용적·증발잔류물 또는 열작잔류물 시험 결과가 기준에 부적합한 경우		해당 품목 제조 업무 정지 15일	해당 품목 제조 업무 정지 3개월	해당 품목 제조 업무 정지 6개월	해당 품목 허가취소
10) 의약외품의 형상(안대와 마스크의 겹의 형상은 제외한다), 사수(絲數: 실의 수), 그 밖의 섬유, 랩, 혼재물, 이물(異物), 강열잔분, 강도, 유거(流去)상태, 순도(생리처리용 위생대만 해당한다), 회분, 포름알데히드, 페놀, 색소 또는 산 및 알칼리 시험(생리처리용 위생대, 안대 및 마스크류만 해당한다) 결과가 기준에 부적합한 경우		해당 품목 제조 업무 정지 15일	해당 품목 제조 업무 정지 3개월	해당 품목 제조 업무 정지 6개월	해당 품목 허가취소
11) 의약외품의 외관(형상)·구조(내부도면 및 회로도를 포함한다)·부품·성능·눈금 및 표시·길이측정·고무질·두께·신장도(伸張度: 늘어나는 정도)·내외면·중량측정 또는 인장강도측정 시험 결과가 기준에 부적합한 경우		해당 품목 제조 업무 정지 15일	해당 품목 제조 업무 정지 3개월	해당 품목 제조 업무 정지 6개월	해당 품목 허가취소
12) 수액용 고무마개의 용출물시험 중 성상·거품·pH 또는 증발잔류물이 기준에 부적합한 경우		해당 품목 제조 업무 정지 15일	해당 품목 제조 업무 정지 3개월	해당 품목 제조 업무 정지 6개월	해당 품목 허가취소

위반사항	근거 법조문	행정처분			
		1차	2차	3차	4차
13) 플라스틱제 의약품 용기시험에서 투명성 및 외관이 기준에 부적합하거나, 용출물시험 중 거품·pH 또는 증발잔류물이 기준에 부적합한 경우		해당 품목 제조 업무 정지 15일	해당 품목 제조 업무 정지 3개월	해당 품목 제조 업무 정지 6개월	해당 품목 허가취소
14) 주사제용 유리용기시험에서 기포가 기준에 부적합한 경우		해당 품목 제조 업무 정지 15일	해당 품목 제조 업무 정지 3개월	해당 품목 제조 업무 정지 6개월	해당 품목 허가취소
15) 정맥용 인면역글로불린제제시험에서 항보체성부정시험이 기준치의 5unit 미만인 경우		해당 품목 제조 업무 정지 15일	해당 품목 제조 업무 정지 3개월	해당 품목 제조 업무 정지 6개월	해당 품목 허가취소
16) 혈액응고인자제제시험에서 활성인자부정시험이 기준에 부적합한 경우		해당 품목 제조 업무 정지 15일	해당 품목 제조 업무 정지 3개월	해당 품목 제조 업무 정지 6개월	해당 품목 허가취소
17) 그 밖에 1)부터 16)까지의 어느 하나에 준하는 정도의 결함이 있는 경우		해당 품목 제조 업무 정지 15일	해당 품목 제조 업무 정지 3개월	해당 품목 제조 업무 정지 6개월	해당 품목 허가취소
나. 다음의 어느 하나에 해당하는 경우					
1) 내용량 또는 실용량이 기준치보다 5% 이상 6% 미만 부족한 경우		해당 품목 제조 업무 정지 1개월	해당 품목 제조 업무 정지 4개월	해당 품목 제조 업무 정지 7개월	해당 품목 허가취소
2) 유효성분의 함량(역가 및 소화력을 포함한다)이 기준치보다 5% 이상 6% 미만 과부족한 경우. 다만, 비타민류는 유효성분 중 하나의 성분이 기준치보다 15% 이상 20% 미만 과부족한 경우		해당 품목 제조 업무 정지 1개월	해당 품목 제조 업무 정지 4개월	해당 품목 제조 업무 정지 7개월	해당 품목 허가취소
3) 살충제의 유효성분 함량이 과량인 경우로서 기준치보다 10% 이상 14% 미만 과량인 경우		해당 품목 제조 업무정지 1개월	해당 품목 제조 업무정지 4개월	해당 품목 제조 업무정지 7개월	해당 품목 허가취소
4) 생약 및 생약제제의 유효성분 또는 지표성분의 함량이 기준치보다 10% 이상 12% 미만 과부족한 경우		해당 품목 제조 업무 정지 1개월	해당 품목 제조 업무 정지 4개월	해당 품목 제조 업무 정지 7개월	해당 품목 허가취소
5) 생약제시험에서 회분·산불용성회분·증발잔류물 또는 엑스 시험 결과가 기준치보다 20% 이상 27% 미만 부족하거나 40% 이상 58% 미만 과량인 경우		해당 품목 제조 업무 정지 1개월	해당 품목 제조 업무 정지 4개월	해당 품목 제조 업무 정지 7개월	해당 품목 허가취소
6) 생물학적제제시험에서 균농도·균량측정·분자량측정·감마글로불린함량·면역글로불린-지함량·알부민함량·단백질함량(유효성분)·말토오스함량·바이러스함량·히스타민확인 또는 안전성 시험 결과가 기준치보다 5% 이상 6% 미만 과부족한 경우		해당 품목 제조 업무 정지 1개월	해당 품목 제조 업무 정지 4개월	해당 품목 제조 업무 정지 7개월	해당 품목 허가취소
7) 의약품등이 변질·변패되었거나 형태 및 색상 변경으로 규정된 성상과 달라 전혀 다른 의약품등으로 오인될 경우(가목에 규정된 경우는 제외한다)		해당 품목 제조 업무 정지 1개월	해당 품목 제조 업무 정지 4개월	해당 품목 제조 업무 정지 7개월	해당 품목 허가취소
8) 의약외품시험에서 경도(硬度)·입도(粒度)·수분 또는 염모력 시험 결과가 기준에 부적합한 경우		해당 품목 제조 업무 정지 1개월	해당 품목 제조 업무 정지 4개월	해당 품목 제조 업무 정지 7개월	해당 품목 허가취소
9) 의약외품(생리처리용 위생대, 안대 및 마스크류는 제외한다)에서 수용성물질 또는 색소 시험 결과가 기준에 부적합한 경우		해당 품목 제조 업무 정지 1개월	해당 품목 제조 업무 정지 4개월	해당 품목 제조 업무 정지 7개월	해당 품목 허가취소
10) 의약품등의 용량편차시험 결과 개개의 중량이 기준치보다 90% 이상이나 전체 중량이 100% 미만인 경우		해당 품목 제조 업무 정지 1개월	해당 품목 제조 업무 정지 4개월	해당 품목 제조 업무 정지 7개월	해당 품목 허가취소
11) 그 밖에 1)부터 10)까지 어느 하나에 준하는 정도의 결함이 있는 경우		해당 품목 제조 업무 정지 1개월	해당 품목 제조 업무 정지 4개월	해당 품목 제조 업무 정지 7개월	해당 품목 허가취소
다. 다음의 어느 하나에 해당하는 경우					
1) 내용량 또는 실용량이 기준치보다 6% 이상 7% 미만 부족한 경우		해당 품목 제조 업무 정지 2개월	해당 품목 제조 업무 정지 5개월	해당 품목 제조 업무 정지 8개월	해당 품목 허가취소
2) 유효성분의 함량(역가 및 소화력을 포함한다)이 기준치보다 6% 이상 7% 미만 과부족한 경우. 다만, 비타민류는 유효성분 중 하나의 성분이 기준치보다 20% 이상 25%미만 과부족한 경우		해당 품목 제조 업무정지 2개월	해당 품목 제조 업무정지 5개월	해당 품목 제조 업무정지 8개월	해당 품목 허가취소

위반사항	근거 법조문	행정처분			
		1차	2차	3차	4차
3) 살충제의 유효성분 함량이 과량인 경우로서 기준치보다 14% 이상 17% 미만 과량인 경우		해당 품목 제조 업무 정지 2개월	해당 품목 제조 업무 정지 5개월	해당 품목 제조 업무 정지 8개월	해당 품목 허가취소
4) 생약 및 생약제제의 유효성분 또는 지표성분의 함량이 기준치보다 12% 이상 14% 미만 과부족한 경우		해당 품목 제조 업무 정지 2개월	해당 품목 제조 업무 정지 5개월	해당 품목 제조 업무 정지 8개월	해당 품목 허가취소
5) 생약제시험에서 회분·산불용회분·증발잔류물 또는 엑스 시험 결과가 기준치보다 27% 이상 35% 미만 부족하거나 58% 이상 77% 미만 과량인 경우		해당 품목 제조 업무 정지 2개월	해당 품목 제조 업무 정지 5개월	해당 품목 제조 업무 정지 8개월	해당 품목 허가취소
6) 생물학적제제시험에서 균농도·균량측정·분자량측정·감마글로불린함량·면역글로불린-지함량·알부민함량·단백질함량(유효성분)·말토오스함량·바이러스함량·히스타민확인 또는 안전성 시험 결과가 기준치보다 6% 이상 7% 미만 과부족한 경우		해당 품목 제조 업무 정지 2개월	해당 품목 제조 업무 정지 5개월	해당 품목 제조 업무 정지 8개월	해당 품목 허가취소
7) 붕해(정제, 캡슐제, 과립제, 환제, 좌제 등이 시험액 안에서 정해진 조건 아래 규정시간 안에 녹기 위하여 흩어지는 것)·입도(粒度)(과립제·주사제 또는 점안제만 해당한다)·분말도·정유·안정도·광유(주사제 및 점안제만 해당한다) 또는 생약 시험 중 이물시험 결과가 기준에 부적합한 경우		해당 품목 제조 업무 정지 2개월	해당 품목 제조 업무 정지 5개월	해당 품목 제조 업무 정지 8개월	해당 품목 허가취소
8) 의약외품(생리처리용 위생대, 안대 및 마스크류는 제외한다) 시험에서 덱스트린 또는 전분·산 및 알칼리 또는 탄력도 시험 결과가 기준에 부적합한 경우		해당 품목 제조 업무 정지 2개월	해당 품목 제조 업무 정지 5개월	해당 품목 제조 업무 정지 8개월	해당 품목 허가취소
9) 의약품등의 용량편차시험 결과 개개의 중량이 기준치보다 90% 미만인 것이 1개 이상 있고 전체중량이 100% 이상인 경우		해당 품목 제조 업무 정지 2개월	해당 품목 제조 업무 정지 5개월	해당 품목 제조 업무 정지 8개월	해당 품목 허가취소
10) 의약품등의 중량편차 시험결과 기준에 부적합한 경우		해당 품목 제조 업무 정지 2개월	해당 품목 제조 업무 정지 5개월	해당 품목 제조 업무 정지 8개월	해당 품목 허가취소
11) 그 밖에 1)부터 10)까지의 어느 하나에 준하는 정도의 결함이 있는 경우		해당 품목 제조 업무 정지 2개월	해당 품목 제조 업무 정지 5개월	해당 품목 제조 업무 정지 8개월	해당 품목 허가취소
라. 다음의 어느 하나에 해당하는 경우					
1) 내용량 또는 실용량이 기준치보다 7% 이상 8% 미만 부족한 경우		해당 품목 제조 업무 정지 3개월	해당 품목 제조 업무 정지 6개월	해당 품목 제조 업무 정지 9개월	허가취소
2) 유효성분의 함량(역가 및 소화력을 포함한다)이 기준치보다 7% 이상 8% 미만 과부족한 경우. 다만, 비타민류는 유효성분 중 하나의 성분이 기준치보다 25% 이상 30% 미만 과부족한 경우		해당 품목 제조 업무 정지 3개월	해당 품목 제조 업무 정지 6개월	해당 품목 제조 업무 정지 9개월	허가취소
3) 살충제의 유효성분 함량이 과량인 경우로서 기준치보다 17% 이상 20% 미만 과량인 경우		해당 품목 제조 업무 정지 3개월	해당 품목 제조 업무 정지 6개월	해당 품목 제조 업무 정지 9개월	허가취소
4) 생약 및 생약제제의 유효성분 또는 지표성분의 함량이 기준치보다 14% 이상 16% 미만 과부족한 경우		해당 품목 제조 업무 정지 3개월	해당 품목 제조 업무 정지 6개월	해당 품목 제조 업무 정지 9개월	허가취소
5) 생약제시험에서 회분·산불용성회분·증발잔류물 또는 엑스 시험 결과가 기준치보다 35% 이상 40% 미만 부족하거나 77% 이상 95% 미만 과량인 경우		해당 품목 제조 업무 정지 3개월	해당 품목 제조 업무 정지 6개월	해당 품목 제조 업무 정지 9개월	허가취소
6) 생물학적제제시험에서 역가시험 결과 기준에 부적합한 경우, 균농도·균량측정·분자량측정·감마글로불린함량·단백질함량(유효성분)·말토오스함량·면역글로불린-지함량·알부민함량·바이러스함량·히스타민확인 또는 안전성 시험 결과가 기준치보다 7% 이상 8% 미만 과부족한 경우, 응집소시험 결과가 기준치의 4배수에 미달한 경우와 응집력 시험결과가 기준치의 5초 이상 10초 미만인 경우 및 항보체부정·중합물부정·활성인자부정·A혈액형물질부정·B혈액형물질부정·팽윤도·피브리노겐부정·활성인자부정·특이성·단백질함량(비유효성분)·난알부민함량·열안정성 또는 진탕 시험 결과가 기준에 부적합한 경우		해당 품목 제조 업무 정지 3개월	해당 품목 제조 업무 정지 6개월	해당 품목 제조 업무 정지 9개월	허가취소

위반사항	근거 법조문	행정처분			
		1차	2차	3차	4차
7) 미생물시험 중 총호기성생균(세균, 진균) 시험 결과 기준에 부적합한 경우		해당 품목 제조 업무 정지 3개월	해당 품목 제조 업무 정지 6개월	해당 품목 제조 업무 정지 9개월	허가취소
8) 용출시험 및 함량균일성시험에 부적합한 경우		해당 품목 제조 업무 정지 3개월	해당 품목 제조 업무 정지 6개월	해당 품목 제조 업무 정지 9개월	허가취소
9) 정맥용 인면역글로불린제제에서 항보체성부정시험 결과가 기준치보다 5unit 이상 10unit 미만인 경우, 중합물부정시험 결과가 기준에 부적합한 경우		해당 품목 제조 업무 정지 3개월	해당 품목 제조 업무 정지 6개월	해당 품목 제조 업무 정지 9개월	허가취소
10) 생리처리용 위생대, 안대, 마스크 및 탈지면의 침강속도, 형상 중 겹의 형상, 황사마스크 중 흡기저항, 분진포집효율이 기준에 부적합한 경우		해당 품목 제조 업무 정지 3개월	해당 품목 제조 업무 정지 6개월	해당 품목 제조 업무 정지 9개월	허가취소
11) 한약재 또는 한약제제의 시험 결과가 기준에 부적합한 경우		해당 품목 제조 업무 정지 3개월	해당 품목 제조 업무 정지 6개월	해당 품목 제조 업무 정지 9개월	허가취소
12) 의약품등의 용량편차시험 결과 개개의 중량이 기준치보다 90% 미만인 것이 1개 이상이고 전체중량이 100% 미만인 경우		해당 품목 제조 업무 정지 3개월	해당 품목 제조 업무 정지 6개월	해당 품목 제조 업무 정지 9개월	허가취소
13) 외용제성분검사 결과 허가받거나 신고되지 않은 성분이 검출된 경우(유효성분은 제외한다)		해당 품목 제조 업무 정지 3개월	해당 품목 제조 업무 정지 6개월	해당 품목 제조 업무 정지 9개월	허가취소
14) 팽윤도시험에 부적합한 경우		해당 품목 제조 업무 정지 3개월	해당 품목 제조 업무 정지 6개월	해당 품목 제조 업무 정지 9개월	허가취소
15) 그 밖에 1)부터 14)까지의 어느 하나에 준하는 정도의 결함이 있는 경우		해당 품목 제조 업무 정지 3개월	해당 품목 제조 업무 정지 6개월	해당 품목 제조 업무 정지 9개월	허가취소
마. 다음의 어느 하나에 해당하는 경우					
1) 내용량 또는 실용량이 기준치보다 8% 이상 9% 미만 부족한 경우		해당 품목 제조 업무 정지 4개월	해당 품목 제조 업무 정지 8개월	허가취소	
2) 유효성분의 함량(역가 및 소화력을 포함한다)이 기준치보다 8% 이상 9% 미만 과부족한 경우. 다만, 비타민류는 유효성분 중 하나의 성분이 기준치보다 30% 이상 37% 미만 과부족한 경우		해당 품목 제조 업무 정지 4개월	해당 품목 제조 업무 정지 8개월	허가취소	
3) 살충제의 유효성분 함량이 과량인 경우로서 기준치보다 20% 이상 25% 미만 과량인 경우		해당 품목 제조 업무정지 4개월	해당 품목 제조 업무정지 8개월	허가취소	
4) 생약 및 생약제제의 유효성분 또는 지표성분의 함량이 기준치보다 16% 이상 18% 미만 과부족한 경우		해당 품목제조업무 정지 4개월	해당 품목 제조 업무 정지 8개월	허가취소	
5) 생약제시험에서 회분·산불용성회분·증발잔류물 또는 엑스 시험 결과가 기준치보다 40% 이상 70% 미만 부족하거나 95% 이상 120% 미만 과량인 경우		해당 품목 제조 업무 정지 4개월	해당 품목 제조 업무 정지 8개월	허가취소	
6) 소화력(역가표시가 없는 경우만 해당한다)·제산도·효능 또는 효력 시험 결과가 기준에 부적합한 경우		해당 품목 제조 업무 정지 4개월	해당 품목 제조 업무 정지 8개월	허가취소	
7) 내용고형제성분검사 결과 허가받거나 신고되지 않은 성분이 검출된 경우(유효성분은 제외한다)		해당 품목 제조 업무 정지 4개월	해당 품목 제조 업무 정지 8개월	허가취소	
8) 점착성시험(반창고 및 경고제류만 해당한다) 결과가 기준에 부적합한 경우		해당 품목 제조 업무정지 4개월	해당 품목 제조 업무정지 8개월	허가취소	
9) 그 밖에 1)부터 8)까지의 어느 하나에 준하는 정도의 결함이 있는 경우		해당 품목 제조 업무 정지 4개월	해당 품목 제조 업무 정지 8개월	허가취소	
바. 다음의 어느 하나에 해당하는 경우					
1) 내용량 또는 실용량이 기준치보다 9% 이상 10% 미만 부족한 경우		해당 품목 제조 업무 정지 5개월	해당 품목 제조업무 정지 10개월	허가취소	

위반사항	근거 법조문	행정처분			
		1차	2차	3차	4차
2) 유효성분의 함량(역가 및 소화력을 포함한다)이 기준치보다 9% 이상 10% 미만 과부족한 경우. 다만, 비타민류는 유효성분 중 하나의 성분이 기준치보다 37% 이상 45% 미만 과부족한 경우		해당 품목 제조업무 정지 5개월	해당 품목 제조업무 정지 10개월	허가취소	
3) 살충제의 유효성분 함량이 과량인 경우로서 기준치보다 25% 이상 30% 미만 과량인 경우		해당 품목 제조업무 정지 5개월	해당 품목 제조업무 정지 10개월	허가취소	
4) 생약 및 생약제제의 유효성분 또는 지표성분의 함량이 기준치보다 18% 이상 20% 미만 과부족한 경우		해당 품목 제조업무 정지 5개월	해당 품목 제조업무 정지 10개월	허가취소	
5) 생약제시험에서 회분·산불용성회분·증발잔류물 또는 엑스 시험 결과가 기준치보다 70% 이상 100% 미만 부족하거나 120% 이상 150% 미만 과량인 경우		해당 품목 제조업무 정지 5개월	해당 품목 제조업무 정지 10개월	허가취소	
6) 의약품의 살균력시험 결과가 기준에 부적합한 경우		해당 품목 제조업무 정지 5개월	해당 품목 제조업무 정지 10개월	허가취소	
7) 생리처리용 위생대, 안대, 마스크 및 탈지면의 생균수·흡수량 또는 침출 시험 결과가 기준에 부적합한 경우		해당 품목 제조업무 정지 5개월	해당 품목 제조업무 정지 10개월	허가취소	
8) 그 밖에 1)부터 7)까지의 어느 하나에 준하는 정도의 결함이 있는 경우		해당 품목 제조업무 정지 5개월	해당 품목 제조업무 정지 10개월	허가취소	
사. 다음의 어느 하나에 해당하는 경우					
1) 내용량 또는 실용량이 기준치보다 10% 이상 11% 미만 부족한 경우		해당 품목 제조업무 정지 6개월	해당 품목 제조업무 정지 12개월	허가취소	
2) 비타민류의 유효성분 중 하나의 성분이 기준치보다 45% 이상 50% 미만 과부족한 경우		해당 품목 제조업무 정지 6개월	해당 품목 제조업무 정지 12개월	허가취소	
3) 생약 및 생약제제의 유효성분 또는 지표성분의 함량이 기준치보다 20% 이상 22% 미만 과부족한 경우		해당 품목 제조업무 정지 6개월	해당 품목 제조업무 정지 12개월	허가취소	
4) 생약제시험에서 회분·산불용성회분·증진잔류물 또는 엑스 시험 결과가 기준치보다 100% 이상 부족하거나 150% 이상 과량인 경우		해당 품목 제조업무 정지 6개월	해당 품목 제조업무 정지 12개월	허가취소	
5) 생물학적제제시험에서 균농도·균량측정·분자량측정·감마글로불린함량·면역글로불린-지함량·알부민함량·단백질함량(유효성분)·말토오스함량·바이러스함량·히스타민확인 또는 안정성시험 결과가 기준치보다 8% 이상 10% 미만 과부족한 경우, 응집소시험 결과가 기준치의 8배수에 미달한 경우 및 응집력시험 결과가 기준치의 10초 이상인 경우		해당 품목 제조업무 정지 6개월	해당 품목 제조업무 정지 12개월	허가취소	
6) 불용성미립자시험 또는 불용성이물시험에 부적합한 경우		해당 품목 제조업무 정지 6개월	해당 품목 제조업무 정지 12개월	허가취소	
7) 정맥용 인면역글로불린제제시험에서 항보체성부정시험 결과가 기준치보다 10unit 이상인 경우		해당 품목 제조업무 정지 6개월	해당 품목 제조업무 정지 12개월	허가취소	
8) 원료의약품시험에서 무균·발열성물질·안전성·히스타민·비선광도·흡광도 또는 함량(역가시험 및 소화력시험은 제외한다)·결정성 및 산과 염기의 일치도·요오드흡수물질·유연물질·불순물·잔류용매·열안전성·유리암피실린·유리글리실 또는 용액의 색도 시험 결과가 기준에 부적합한 경우		해당 품목 제조업무 정지 6개월	해당 품목 제조업무 정지 12개월	허가취소	
9) 순도시험(주성분·부형제·결합제·붕해제·용제·용해보조제 또는 현탁화제 등) 결과가 기준에 부적합한 경우, 항생물질 및 그 제제의 기타 펩타이드·총불순물함량·철·염화물·인산염·지방분·자외부흡수스펙트럼·열안전성손실역가·용해상태 또는 유연물질 시험 결과가 기준에 부적합한 경우		해당 품목 제조업무 정지 6개월	해당 품목 제조업무 정지 12개월	허가취소	

위반사항	근거 법조문	행정처분			
		1차	2차	3차	4차
10) 외용제 또는 내용고형제를 제외한 제제의 성분시험 결과 허가받거나 신고되지 않은 성분이 검출된 경우(유효성분은 제외한다)		해당 품목 제조업무 정지 6개월	해당 품목제조업무 정지 12개월	허가취소	
11) 수액용 고무마개가 카드뮴·납 시험 결과가 기준에 부적합하거나 용출물시험 중 아연·납·과망간산칼륨·환원성물질 또는 자외부흡수스펙트럼 시험 결과가 기준에 부적합한 경우		해당 품목 제조업무 정지 6개월	해당 품목제조업무 정지 12개월	허가취소	
12) 플라스틱제 의약품용기시험에서 수증기투과성·회화 시험 결과가 기준에 부적합하거나 용출물시험 중 과망간산칼륨 환원성물질 또는 자외가시흡수스펙트럼 시험 결과가 기준에 부적합한 경우		해당 품목 제조업무 정지 6개월	해당 품목제조업무 정지 12개월	허가취소	
13) 주사제용 유리용기시험에서 알칼리용출, 착색용기의 철용출 또는 차광성 시험 결과가 기준에 부적합한 경우		해당 품목 제조업무 정지 6개월	해당 품목제조업무 정지 12개월	허가취소	
14) 그 밖에 1)부터 13)까지의 어느 하나에 준하는 정도의 결함이 있는 경우		해당 품목 제조업무 정지 6개월	해당 품목제조업무 정지 12개월	허가취소	
아. 다음의 어느 하나에 해당하는 경우					
1) 내용량 또는 실용량이 기준치보다 11% 이상 부족한 경우		해당 품목 허가취소			
2) 유효성분의 함량(역가 및 소화력을 포함한다)이 기준치보다 10% 이상 과부족한 경우. 다만, 비타민류는 유효성분 중 하나의 성분이 기준치보다 50% 이상 과부족한 경우		해당 품목 허가취소			
3) 살충제의 유효성분 함량이 과량인 경우로서 기준치보다 30% 이상 과량인 경우		해당 품목 허가취소			
4) 생약 및 생약제제의 유효성분 또는 지표성분의 함량이 기준치보다 22% 이상 과부족한 경우		해당 품목 허가취소			
5) 생물학적제제시험에서 균농도·균량측정·분자량측정·감마글로불린함량·면역글로불린-지함량·알부민함량·단백질함량(유효성분)·말토오스함량·바이러스함량·히스타민확인 또는 안정성 시험 결과가 기준치보다 10% 이상 과부족한 경우 및 응집소시험 결과가 기준치의 16배수 이상 미달한 경우		해당 품목 허가취소			
6) 병원성미생물(대장균군·녹농균·병원성 포도상구균·살모넬라균 또는 병원성세균 등)이 검출된 경우		해당 품목 허가취소			
7) 주사제시험에서 무균·발열성물질·안전성 또는 히스타민과 유사한 물질, 항원성·아나필락시쇼크·마우스체중감소·마우스히스타민증감·마우스백혈구증가·이상독성부정 또는 세균성내독소 시험 결과가 기준에 부적합한 경우		해당 품목 허가취소			
8) 메탄올시험 결과가 기준에 부적합하거나 에탄올 중 휘발성 혼재물시험 결과가 기준에 부적합한 경우		해당 품목 허가취소			
9) 확인시험에서 유효성분이 검출되지 않은 경우와 유독성분 또는 허가받거나 신고한 성분 외의 유효성분이 검출된 경우 및 생물학적제제시험에서 동정·면역화학·염색·무독화·불활화·총균수·응고·유해결핵균부정·대장균부정·용혈성연쇄구균부정·포도구균부정·탄저균부정·병원성클로스트리듐부정·이종단백질부정 또는 세균부정 시험 결과가 기준에 부적합한 경우		해당 품목 허가취소			
10) 생리처리용 위생대, 탈지면, 거즈 및 붕대시험에 있어 형광증백제시험결과가 기준에 부적합한 경우		해당 품목 허가취소			
11) 수액용 고무마개시험에서 발열성물질, 용혈성 또는 급성독성 시험 결과가 기준에 부적합한 경우		해당 품목 허가취소			
12) 플라스틱제 의약품용기시험에서 세포독성시험 결과가 기준에 부적합한 경우		해당 품목 허가취소			

위반사항	근거 법조문	행정처분			
		1차	2차	3차	4차
13) 그 밖에 1)부터 12)까지의 어느 하나에 준하는 정도의 결함이 있는 경우		해당 품목 허가 취소			
40. 의약품의 제조업자 또는 수입자가 제조하거나 수입한 의약품을 봉함하지 않은 경우	법 제63조(이 규칙 제72조)	해당 품목 제조 업무 정지 1개월	해당 품목 제조 업무 정지 3개월	해당 품목 제조 업무 정지 6개월	해당 품목 제조업무 정지 9개월
41. 의약품의 제조업자 또는 수입자가 제조하거나 수입한 의약품을 안전용기·포장의 기준을 위반하여 판매한 경우	법 제64조제1항(이 규칙 제73조)	해당 품목 제조 업무정지 3개월	해당 품목제조업무 정지 6개월	해당 품목 허가 취소	
42. 의약외품의 용기나 포장 또는 첨부 문서의 기재사항이 다음 각 목의 어느 하나에 해당하는 경우	법 제76조제1항제3호				
가. 법 제65조제1항 각 호의 사항을 전부 기재하지 않거나 국문표시 기재사항을 붙이지 않은 경우		해당 품목 판매 업무정지 6개월	해당 품목 허가취소		
나. 법 제65조제1항제1호·제2호·제4호·제5호, 이 규칙 제74조제3항제2호부터 제7호까지 및 제10호의 사항 중 일부를 허가받은 사항과 다르게 기재·표시하거나 거짓 또는 과대 기재·표시한 경우		해당 품목 판매 업무정지 3개월	해당 품목 판매 업무정지 6개월	해당 업무 허가 취소	
다. 법 제65조제1항제1호·제2호·제4호·제5호, 이 규칙 제74조제3항제2호부터 제7호까지 및 제10호의 사항 중 일부를 기재하지 않거나 표시하지 않은 경우		해당 품목 판매 업무정지 1개월	해당 품목 판매 업무정지 3개월	해당 품목 판매 업무정지 6개월	해당 품목 허가취소
라. 법 제65조의4 및 이 규칙 제75조제3호를 위반한 경우		해당 품목 판매 업무정지 3개월	해당 품목 판매 업무정지 6개월	해당 업무 허가 취소	
마. 법 제65조의4 및 이 규칙 제75조제2호·제7호·제8호를 위반하여 기재한 경우		해당 품목 판매 업무 정지 1개월	해당 품목 판매 업무 정지 3개월	해당 품목 판매 업무 정지 6개월	해당 품목 허가취소
바. 나목 및 다목 외에 법 제65조제1항 각 호의 사항 중 일부를 기재·표시하지 않거나 거짓 또는 과대 기재·표시한 경우 또는 그 밖에 이 규칙 제75조를 위반하여 기재한 경우		해당 품목 판매 업무 정지 15일	해당 품목 판매 업무 정지 1개월	해당 품목 판매 업무 정지 3개월	해당 품목 판매업무 정지 6개월
43. 의약품등의 제조업자가 다음 각 목의 어느 하나에 해당하는 경우	법 제68조, 법 제68조의2				
가. 법 제68조제6항 및 이 규칙 제78조제1항을 위반하여 광고한 경우		해당 품목 판매 업무 정지 3개월	해당 품목 판매 업무 정지 6개월	해당 품목 허가취소	
나. 제79조 또는 제81조를 위반하여 심의를 받지 않고 광고한 경우		해당품목 광고업무 정지 2개월	해당품목 광고업무 정지 4개월	해당품목 광고업무 정지 6개월	해당 품목 허가취소
다. 별표 7 제2호가목 또는 너목을 위반하여 광고한 경우		해당품목 광고업무 정지 3개월	해당품목 광고업무 정지 6개월	해당품목 허가 취소	
라. 별표 7 제2호더목 또는 제3호다목을 위반하여 광고한 경우		해당품목 광고업무 정지 2개월	해당품목 광고업무 정지 4개월	해당품목 광고업무 정지 6개월	해당품목 허가취소
마. 별표 7 제2호러목을 위반하여 광고한 경우		해당 품목 판매 업무 정지 1개월	해당 품목 판매 업무 정지 3개월	해당 품목 판매 업무 정지 6개월	해당 품목 허가취소
바. 별표 7 중 위 다목부터 마목까지 외의 규정을 위반하여 광고한 경우		해당품목 광고업무 정지 1개월	해당품목 광고업무 정지 2개월	해당품목 광고업무 정지 3개월	해당 품목 광고업무 정지 6개월
44. 의약품등의 제조업자, 임상시험계획의 승인을 받은 자, 임상시험실시기관, 임상시험검체분석기관 및 비임상시험실시기관이 법 제69조제1항에 따른 약사감시원의 출입·검사·질문 또는 수거를 거부·방해하거나 기피한 경우	법 제69조제1항				
가. 의약품 제조업자		전제조 업무정지 1개월	전제조 업무정지 3개월	전제조 업무정지 6개월	업허가 취소
나. 의약외품 제조업자		전제조 업무정지 1개월	전제조 업무정지 3개월	전제조 업무정지 6개월	제조소 폐쇄
다. 임상시험계획의 승인을 받은 자		해당 임상시험 업무정지 1개월	해당 임상시험 업무정지 3개월	해당 임상시험 업무정지 6개월	해당 임상시험계획 승인취소

위반사항	근거 법조문	행정처분			
		1차	2차	3차	4차
라. 임상시험실시기관, 임상시험검체분석기관, 비임상시험실시기관		업무정지 1개월	업무정지 3개월	업무정지 6개월	지정취소
45. 의약품등의 제조업자, 임상시험계획의 승인을 받은 자가 법 제71조부터 제75조까지의 규정에 따른 폐기명령·공표명령·검사명령·개수명령 또는 관리자의 변경명령을 이행하지 않은 경우	법 제71조부터 제75조까지				
가. 의약품 제조업자		전제조 업무정지 또는 해당 품목 제조업무정지 1개월	전제조 업무정지 또는 해당 품목 제조업무정지 3개월	전제조 업무정지 또는 해당 품목 제조업무정지 6개월	업허가 취소 또는 해당 품목 허가취소
나. 의약외품 제조업자		전제조 업무정지 1개월 또는 해당 품목 제조업무 정지 2개월	전제조 업무정지 3개월 또는 해당 품목 제조업무 정지 6개월	전제조 업무정지 6개월 또는 해당 품목 허가취소	제조소 폐쇄
다. 임상시험계획의 승인을 받은 자		해당 임상시험 업무정지 1개월	해당 임상시험 업무정지 3개월	해당 임상시험 업무정지 6개월	해당 임상시험계획 승인취소
46. 삭제 <2014.8.20.>					
47. 의약품등의 제조업자 또는 수입자가 법 제76조, 이 규칙 제48조제14호 또는 제60조제2항제10호에 따른 식품의약품안전처장의 지시를 이행하지 않은 경우	법 제76조제1항제3호	전제조 업무정지 15일 또는 해당 품목 제조업무 정지 1개월	전제조 업무정지 1개월 또는 해당 품목 제조업무 정지 3개월	전제조 업무정지 3개월 또는 해당 품목 제조 업무 정지 6개월	전제조 업무정지 6개월 또는 해당 품목 허가취소
48. 법 제89조제3항 및 이 규칙 제103조에 따른 지위 승계 신고를 하지 않은 경우	법 제76조제1항제3호				
가. 제조업자		경고	전제조 업무정지 15일	전제조 업무정지 1개월	전제조 업무정지 3개월
나. 품목허가를 받은 자		경고	해당 품목 제조 업무정지 15일	해당 품목 제조 업무정지 1개월	해당 품목 제조업무정지 3개월
다. 위탁제조판매업 신고를 한 자		경고	위탁제조판매 업무정지 15일	위탁제조판매 업무정지 1개월	위탁제조판매 업무정지 3개월
49. 임상시험실시기관, 임상시험검체분석기관, 비임상시험실시기관이 다음 각 목의 사항을 위반한 경우	법 제76조의2제1항				
가. 거짓이나 그 밖의 부정한 방법으로 지정을 받은 경우	법 제76조의2제1항제1호	지정취소			
나. 법 제34조의2제3항제5호 또는 제34조의3제3항에 따른 임상시험성적서, 임상시험검체분석성적서 또는 비임상시험성적서를 거짓으로 작성·발급한 경우로서 다음의 어느 하나에 해당하는 경우	법 제76조의2제1항제2호 및 제2호의2				
1) 고의 또는 중대한 과실인 경우		지정취소			
2) 그 밖의 경우		업무정지 3개월	업무정지 6개월	지정취소	
다. 법 제34조의2제3항제5호에 따른 임상시험에 관한 기록을 고의 또는 중대한 과실에 의해 거짓으로 작성한 경우	법 제76조의2제1항제2호	지정취소			
라. 법 제34조의2제1항·제5항 또는 제34조의3제1항·제4항에 따른 지정요건에 미달된 경우	법 제76조의2제1항제3호				
1) 임상시험실시기관, 임상시험검체분석기관, 비임상시험실시기관		업무정지 1개월	업무정지 3개월	업무정지 6개월	지정취소
2) 삭제 <2014.8.20.>					
마. 업무정지기간 중에 업무를 한 경우	법 제76조의2제1항제5호	지정취소			
50. 의약품 품목허가를 받은 자가 시판 후 안전관리를 위한 준수사항 중 다음 각 목의 어느 하나에 해당하는 경우	법 제37조의3, 법 제42조제5항(이 규칙 별표4의3)				

위반사항	근거 법조문	행정처분			
		1차	2차	3차	4차
가. 조직, 인력, 업무기준서 등을 갖추지 않은 경우		전품목판매 업무정지 1개월	전품목판매 업무정지 3개월	전품목판매 업무정지 6개월	업허가 취소
나. 별표 4의3 제3호다목을 위반한 경우		전품목판매 업무정지 1개월	전품목판매 업무정지 3개월	전품목판매 업무정지 6개월	업허가 취소
51. 식품의약품안전처에 제출한 위해성 관리 계획과 관련하여 다음 각 목의 어느 하나에 해당하는 경우	법 제37조의3, 법 제42조제5항(이 규칙 별표4의3)				
가. 위해성 관리 계획에 따라 안전관리를 전부 실시하지 않은 경우		해당품목 판매 업무정지 3개월	해당품목 판매 업무정지 6개월	해당품목 판매 업무정지 9개월	해당품목 허가취소
나. 위해성 관리 계획에 따라 안전관리를 일부 실시(조사대상자수 미충족)하지 않거나 보고기간 내에 실시 결과를 제출하지 않는 등 그 밖의 사항을 위반한 경우		해당품목 판매 업무정지 1개월	해당품목 판매 업무정지 3개월	해당품목 판매 업무정지 6개월	해당품목 허가취소
52. 품목허가를 받은 자가 별표 4의3 제7호가목 및 나목에 따라 정해진 기한 내에 보고하지 않거나 거짓으로 보고한 경우	법 제37조의3, 법 제42조제5항, 법 제68조의8(이 규칙 별표4의3)	해당품목 판매 업무정지 1개월	해당품목 판매 업무정지 3개월	해당품목 판매 업무정지 6개월	해당품목 판매업무정지 9개월
53. 품목허가를 받은 자가 별표 4의3 제8호가목 및 나목에 따라 정해진 기한 내에 정기적으로 보고하지 않은 경우	법 제37조의3, 법 제42조제5항(이 규칙 별표 4의3)	경고	해당품목 판매 업무정지 1개월	해당품목 판매 업무정지 3개월	해당품목 판매업무정지 6개월
54. 품목허가를 받은 자가 별표 4의3 제8호가목에 따른 정기보고를 거짓으로 보고한 경우	법 제37조의3, 법 제42조제5항 (이 규칙 별표 4의3)	해당품목 판매 업무정지 1개월	해당품목 판매 업무정지 3개월	해당품목 판매 업무정지 6개월	해당품목 허가취소
55. 품목허가를 받은 자가 안전성 정보 평가 결과에 따른 별표 4의3 제12호에 따른 식품의약품안전처장의 조치 또는 지시를 이행하지 않은 경우	법 제37조의3, 법 제42조제5항 (이 규칙 별표4의3)	해당품목 판매 업무정지 1개월	해당품목 판매 업무정지 3개월	해당품목 판매 업무정지 6개월	해당품목 허가취소
56. 품목허가를 받은 자가 별표 4의3 제13호나목에 해당하는 조치를 하지 않은 경우	법 제37조의3, 법 제42조제5항 (이 규칙 별표4의3)	경고	해당품목 판매 업무정지 1개월	해당품목 판매 업무정지 3개월	해당품목 판매업무정지 6개월

의약품 등의 안전에 관한 규칙

제96조(허가증 등의 재발급) ① 의약품등의 제조업자·수입자 또는 위탁제조판매업자, 약국제제 또는 조제실제제를 제조하는 자, 임상시험계획의 승인을 받은 자, 임상시험실시기관, 임상시험검체분석기관, 임상시험교육실시기관 또는 비임상시험실시기관이 그 허가증·신고증·등록증·승인서·지정서 또는 적합판정서(이하 이 조 및 제97조에서 "허가증등"이라 한다)를 잃어버리거나 못쓰게 된 경우 또는 허가증등의 기재사항이 변경된 경우에는 별지 제72호서식의 허가증등 재발급 신청서(전자문서로 된 신청서를 포함한다)에 못쓰게 된 허가증등(전자문서로 발급받은 경우는 각각 제외한다)을 첨부하여 의약품등의 제조업자·수입자·위탁제조판매업자·임상시험계획의 승인을 받은 자·임상시험실시기관·임상시험검체분석기관 또는 비임상시험실시기관은 식품의약품안전처장(의약품등 제조업 허가·신고증, 위탁제조판매업 신고증, 수입업 신고증, 의약품 동등성의 입증이 필요한 의약품의 제조판매·수입 품목허가증, 안전성·유효성 검토 대상이 아닌 의약외품의 제조판매·수입 품목허가증, 의약품등 제조판매·수입 품목신고증, 의약품 제조 및 품질관리기준 적합판정서의 재발급의 경우에는 지방청장을 말한다)에게, 조제실제제 또는 약국제제를 제조하는 자는 시장·군수·구청장(법 제41조제1항 단서에 따라 조제실제제를 제조하는 자는 시·도지사를 말한다)에게 각각 제출하여야 한다. <개정 2014. 8. 20., 2015. 9. 25., 2017. 12. 13., 2018. 3. 30., 2018. 10. 25., 2021. 3. 8.>

② 식품의약품안전처장, 지방청장, 시·도지사 또는 시장·군수·구청장은 제1항에 따라 허가증등을 재발급하는 경우에는 해당 대장에 재발급 사유를 적어 넣어야 한다.

③ 제2항에 따라 신청인은 허가증등의 재발급을 받은 후 잃어버린 허가증등을 발견한 경우에는 지체 없이 이를 재발급한 식품의약품안전처장, 지방청장, 시·도지사 또는 시장·군수·구청장에게 반납하여야 한다.

④ 제1항에 따라 허가증등의 재발급을 신청하는 자는 식품의약품안전처장이 정하여 고시하는 수수료를 내야 한다.

제97조(허가증등의 반납) ① 의약품등의 제조업자·수입자 또는 위탁제조판매업자, 임상시험계획의 승인을 받은 자, 임상시험실시기관, 임상시험검체분석기관 또는 비임상시험실시기관이 법 제76조 또는 제76조의2에 따라 등록·허가·승인 또는 지정의 취소처분이나 위탁제조판매업소·제조소의 폐쇄처분(법 제31조제3항·제4항에 따라 신고한 업종만 해당한다. 이하 제2항에서 같다)을 받은 경우에는 그 처분을 받은 날부터 10일 이내에 허가증등을 식품의약품안전처장(의약품등 제조업 허가·신고증, 위탁제조판매업 신고증, 수입업 신고증, 의약품 동등성의 입증이 필요한 의약품의 제조판매·수입 품목허가증, 안전성·유효성 검토 대상이 아닌 의약외품의 제조판매·수입 품목허가증, 의약품등 제조판매·수입 품목신고증의 재발급의 경우에는 지방청장을 말한다)에게 반납하여야 한다. 다만, 의약품등 제조업 허가·신고증을 반납하는 경우에는 의약품 제조 및 품질관리기준 적합판정서를 함께 반납하여야 한다. <개정 2014. 8. 20., 2015. 9. 25., 2018. 3. 30., 2018. 10. 25.>

② 식품의약품안전처장 또는 지방청장은 법 제76조 또는 법 제76조의2에 따라 의약품등의 제조업자, 위탁제조판매업자, 의약품등의 수입자, 임상시험계획의 승인을 받은 자, 임상시험실시기관, 임상시험검체분석기관 또는 비임상시험실시기관의 등록·허가·승인 또는 지정의 취소처분이나 위탁제조판매업소·제조소의 폐쇄처분 또는 업무의 정지처분을 한 경우에는 해당 등록·허가 또는 신고대장에 그 처분에 관한 사항을 적어 넣어야 한다.<개정 2014. 8. 20., 2015. 9. 25., 2018. 10. 25.>

제76조의2(임상시험실시기관 등의 지정취소 등) ① 식품의약품안전처장은 제34조의2, 제34조의3에 따른 임상시험실시기관, 임상시험검체분석기관, 비임상시험실시기관(이하 "검사기관등"이라 한다)이 다음 각 호의 어느 하나에 해당하면 그 지정을 취소하거나 9개월의 범위에서 업무의 전부 또는 일부 정지를 명할 수 있다. 다만, 제1호·제2호·제2호의2·제5호(제2호 및 제2호의2의 경우에는 고의 또는 중대한 과실인 경우에 한정한다)에 해당하는 경우에는 지정을 취소하여야 한다. <개정 2013. 3. 23., 2013. 7. 30., 2015. 1. 28., 2017. 10. 24., 2018. 6. 12., 2018. 12. 11., 2021. 7. 20.>

1. 거짓이나 그 밖의 부정한 방법으로 지정을 받은 경우
2. 제34조의2제3항제6호에 따른 임상시험성적서, 임상시험검체분석성적서를 거짓으로 작성·발급하거나 임상시험에 관한 기록을 거짓으로 작성한 경우

2의2. 제34조의3제3항에 따른 비임상시험성적서를 거짓으로 작성·발급한 경우

3. 제34조의2제1항·제5항 또는 제34조의3제1항·제4항에 따른 지정요건에 미달된 경우
4. 제34조의2제3항 또는 제34조의3제3항에 따른 준수사항을 지키지 아니한 경우
5. 업무정지기간 중에 업무를 한 경우

② 제1항에 따라 지정취소처분을 받은 자는 지정이 취소된 날부터 2년 이내에는 다시 지정을 받을 수 없다.

③ 식품의약품안전처장은 제34조의2에 따른 임상시험실시기관이 같은 조 제3항에 따른 준수사항을 지키지 아니한 경우로서 그 책임이 임상시험 수행 책임자에게 있다고 인정되는 경우 해당 임상시험실시기관의 장에게 임상시험 수행 책임자를 변경하거나 9개월의 범위에서 임상시험에서 배제할 것을 명할 수 있다.<신설 2020. 4. 7.>

④ 제1항 및 제3항에 따른 행정처분의 기준은 총리령으로 정한다.<개정 2013. 3. 23., 2020. 4. 7.>

[본조신설 2011. 6. 7.]

[제목개정 2018. 12. 11.]

제76조의3(안전상비의약품 판매자의 등록취소) ① 시장·군수·구청장은 안전상비의약품 판매자가 다음 각 호의 어느 하나에 해당하는 경우에는 등록을 취소할 수 있다. 다만, 제1호 및 제3호부터 제6호까지의 어느 하나에 해당하는 경우에는 등록을 취소하여야 한다. <개정 2015. 12. 29.>

1. 거짓이나 그 밖의 부정한 방법으로 등록한 경우
2. 제39조제1항 전단을 위반하여 의약품을 회수하지 아니하거나 회수에 필요한 조치를 하지 아니한 경우
3. 제44조의2제2항에 따른 등록기준에 미달한 경우
4. 제44조의2제3항을 위반하여 변경등록을 하지 아니하거나 거짓 또는 그 밖의 부정한 방법으로 변경등록을 한 경우
5. 제44조의3제1항을 위반하여 교육을 받지 아니한 경우
6. 제44조의4를 위반하여 안전상비의약품 판매자의 준수사항을 지키지 아니한 경우(1년 이내에 3회 이상 위반한 경우만 해당한다)
7. 제47조제1항을 위반하여 제69조의4에 따른 시정명령을 받고도 유통 체계 확립과 판매 질서 유지에 필요한 사항을 지키지 아니한 경우
8. 제50조제1항을 위반하여 등록된 장소 외의 장소에서 의약품을 판매한 경우
9. 제69조제1항제1호에 따른 서류·자료의 제출 요구에 따르지 아니하거나 같은 항 제2호 및 제3호에 따른 출입·검사·질문·수거를 거부·방해·기피한 경우
10. 제71조제1항에 따른 폐기 등의 명령 또는 같은 조 제2항에 따른 회수·폐기 등의 명령에 따르지 아니하거나 같은 조 제

3항에 따른 회수·폐기 등의 처분을 거부·방해·기피한 경우

11. 제72조제2항에 따른 공표 명령에 따르지 아니한 경우

② 제1항에 따라 등록이 취소된 자는 등록이 취소된 날부터 1년 이내에 다시 안전상비의약품 판매자로 등록할 수 없다.

[본조신설 2012. 5. 14.]

제77조(청문) 보건복지부장관, 식품의약품안전처장, 시·도지사, 시장·군수 또는 구청장은 다음 각 호의 어느 하나에 해당하는 처분을 하려면 청문을 하여야 한다. <개정 2007. 10. 17., 2008. 2. 29., 2010. 1. 18., 2011. 6. 7., 2012. 5. 14., 2013. 3. 23., 2015. 1. 28., 2023. 4. 18.>

1. 제21조의3제5항에 따른 지정의 취소

1의2. 제76조에 따른 허가·승인·등록의 취소, 신고 수리의 취소 또는 위탁제조판매업소·제조소·영업소 폐쇄, 품목제조금지명령, 품목수입금지명령

1의3. 제76조의3에 따른 등록의 취소

2. 제76조의2제1항에 따른 지정의 취소

3. 제79조 제1항 또는 제2항에 따른 면허취소

[시행일: 2024 10.19.] 제77조제1호의2

제78조(약사감시원) ①제69조제1항과 제71조제2항에 따른 관계 공무원의 직무를 집행하게 하기 위하여 보건복지부, 식품의약품안전처, 시·도, 시·군·구(특별시 및 광역시의 자치구를 말한다)에 약사감시원(藥事監視員)을 둔다. <개정 2013. 3. 23.>

②약사감시원은 해당 보건복지부, 식품의약품안전처, 시·도, 시·군·구 소속 공무원 중에서 보건복지부장관, 식품의약품안전처장, 시·도지사, 시장·군수 또는 구청장이 임명한다.<개정 2013. 3. 23.>

③약사감시원의 자격·임명, 그 밖에 필요한 사항은 보건복지부장관과 협의하여 총리령으로 정한다.<개정 2008. 2. 29., 2010. 1. 18., 2013. 3. 23.>

의약품 등의 안전에 관한 규칙

제98조(약사감시원의 자격) 법 제78조에 따른 약사감시원은 다음 각 호의 어느 하나에 해당하는 사람 중에서 임명한다.

1. 약사(藥師) 또는 한약사

2. 약사(藥事)에 관한 지식과 경력이 있는 사람으로서 보건복지부장관, 식품의약품안전처장, 시·도지사 또는 시장·군수·구청장이 인정한 사람

제99조(약사감시원증) 약사감시원의 신분을 증명하는 증표는 별지 제73호서식에 따른다.

제79조(약사·한약사 면허의 취소 등) ①보건복지부장관은 약사 또는 한약사가 제5조제1호부터 제4호까지의 규정 중 어느 하나에 해당하면 그 면허를 취소하여야 한다. <개정 2008. 2. 29., 2010. 1. 18.>

②보건복지부장관은 약사 또는 한약사가 다음 각 호의 어느 하나에 해당하면 그 면허를 취소하거나 1년 이내의 기간을 정하여 약사 자격 또는 한약사의 자격정지를 명할 수 있다.<개정 2008. 2. 29., 2010. 1. 18., 2017. 10. 24.>

1. 약사에 관한 법령을 위반하거나 보건복지부령으로 정하는 윤리 기준을 위반한 경우

2. 관련 서류를 위조·변조하거나 거짓이나 그 밖의 부정한 방법으로 약제비를 거짓으로 청구한 경우

3. 제79조의2제2항에 따른 명령을 정당한 사유 없이 따르지 아니한 경우

③ 보건복지부장관은 약사 또는 한약사가 다음 각 호의 어느 하나에 해당하면 1년 이내의 기간을 정하여 약사 또는 한약사의 자격정지를 명할 수 있다.<개정 2010. 5. 27., 2023. 4. 18.>

1. 약국의 개설자가 될 수 없는 자에게 고용되어 약사 또는 한약사의 업무를 한 경우

2. 제47조제6항을 위반하여 경제적 이익등을 제공받은 경우

④ 보건복지부장관은 약사 또는 한약사가 제7조제1항에 따른 신고를 하지 아니한 때에는 신고할 때까지 면허의 효력을 정지할 수 있다.<신설 2020. 4. 7.>

⑤보건복지부장관은 제1항과 제2항에 따라 면허가 취소된 자라도 그 취소 원인이 된 사유가 없어진 때에는 보건복지부령으로 정하는 바에 따라 그 면허를 다시 줄 수 있다.<개정 2008. 2. 29., 2008. 6. 13., 2010. 1. 18., 2020. 4. 7.>

⑥ 제2항 또는 제3항에 따른 자격정지처분은 그 사유가 발생한 날부터 5년(제2항제2호에 따른 자격정지처분은 7년)이 지나면 하지 못한다. 다만, 그 사유에 대하여 「형사소송법」 제246조에 따른 공소가 제기된 경우에는 공소가 제기된 날부터 해당 사건의 재판이 확정된 날까지의 기간은 시효기간에 산입하지 아니한다.<신설 2016. 12. 2., 2020. 4. 7.>

[시행일: 2024. 10. 19.] 제79조제3항제2호

약사법 시행규칙

제53조(약사 또는 한약사면허증의 반납) ① 약사 또는 한약사가 법 제79조제1항 및 제2항에 따라 그 면허의 취소처분을 받은 경우에는 처분을 받은 날부터 10일 이내에 약사 면허증 또는 한약사 면허증을 시·도지사를 거쳐 보건복지부장관에게 반납하여야 한다.

② 보건복지부장관은 법 제79조에 따라 약사 또는 한약사의 면허취소

처분을 하거나 자격정지처분을 한 경우에는 약사면허 등록대장 또는 한약사면허 등록대장에 해당 처분에 관한 사항을 적어야 한다.

③ 삭제<2015. 7. 24.>

제54조(약사 또는 한약사 면허의 재발급) ① 법 제79조제5항에 따라 취소된 면허를 다시 받으려는 사람은 별지 제27호서식의 약사·한약사 면허증 재발급 신청서(전자문서로 된 신청서를 포함한다)에 면허취소의 원인이 된 사유가 소멸한 것을 증명할 수 있는 서류(전자문서를 포함한다)와 사진(전자문서로 된 사진을 포함한다) 2장을 첨부하여 보건복지부장관에게 제출해야 한다. <개정 2016. 3. 24., 2021. 2. 19.>

② 제1항에 따라 면허의 재발급을 신청하는 자는 별표 1의4에 따른 수수료를 내야 한다.<개정 2013. 10. 21., 2020. 2. 7.>

제79조의2(약사회 및 한약사회의 면허취소 또는 자격정지 처분 요구 등) ① 약사회 또는 한약사회의 장은 약사 또는 한약사가 다음 각 호의 어느 하나에 해당하는 것으로 판단되는 경우에는 약사회 또는 한약사회의 윤리위원회의 심의·의결을 거쳐 보건복지부장관에게 다음 각 호에 따른 처분을 요구할 수 있다.

1. 제5조제1호·제3호의 결격사유에 해당하는 경우: 면허 취소
2. 제79조제2항제1호 중 윤리 기준 위반에 해당하는 경우: 자격 정지

② 보건복지부장관은 제1항제1호에 따라 약사회 또는 한약사회의 장이 약사 또는 한약사에 대한 면허 취소 처분을 요구할 경우에는 해당 약사 또는 한약사에게 제5조제1호·제3호의 결격사유 해당 여부에 관하여 전문의의 검사를 받도록 명할 수 있다.

[전문개정 2017. 10. 24.]

제80조(면허·허가·등록증 등의 갱신) 약사면허 또는 한약사면허를 받은 자, 약국개설등록을 한 자, 안전상비의약품 판매자 또는 의약품 판매업 허가를 받은 자는 보건복지부령으로, 의약품등의 제조업 허가를 받거나 위탁제조판매업 신고를 한 자는 총리령으로 정하는 바에 따라 면허증·허가증·등록증 등을 갱신하여야 한다.

[전문개정 2013. 3. 23.]

약사법 시행규칙

제55조(면허증·허가증과 등록증의 갱신) ① 법 제80조에 따라 약사 면허증 및 한약사 면허증은 보건복지부장관이, 의약품 판매업 허가증 및 약국개설등록증은 시장·군수·구청장이 필요하다고 인정하는 경우 기간을 정하여 이를 각각 갱신한다.

② 보건복지부장관 또는 시장·군수·구청장이 제1항에 따라 갱신기간을 정한 경우에는 지체 없이 이를 공고한다.

③ 제1항에 따라 면허증·허가증·등록증을 갱신하려는 자는 각각 별지 제28호서식의 면허증·허가증·등록증 갱신신청서(전자문서로 된 신청서를 포함한다)에 그 면허증·허가증·등록증을 첨부하여 제출하되, 약사 면허증 및 한약사 면허증은 보건복지부장관에게, 의약품 판매업 허가증 및 약국개설등록증은 시장·군수·구청장에게 각각 제출하여야 한다. 다만, 약사 면허증, 한약사 면허증, 약국개설등록증 및 의약품 판매업 허가증을 갱신하려는 경우에는 그 신청인(법인인 경우에는 대표자를 말한다)의 사진(전자문서로 된 사진을 포함한다) 2장을 첨부하여야 한다.<개정 2016. 3. 24.>

④ 제3항에 따른 첨부서류에 대한 정보를 「전자정부법」 제36조제1항에 따른 행정정보의 공동이용을 통하여 확인할 수 있는 경우에는 그 확인으로 첨부서류를 갈음할 수 있다.

의약품 등의 안전에 관한 규칙

제100조(허가증 등의 갱신) ① 법 제80조에 따라 의약품등의 제조업자·수입자 또는 위탁제조판매업자가 허가받거나 신고한 사항에 대하여 식품의약품안전처장(의약품등 제조업 허가·신고증, 위탁제조판매업 신고증, 수입업 신고증, 의약품 동등성의 입증이 필요한 의약품의 제조판매·수입 품목허가증, 안전성·유효성 검토 대상이 아닌 의약외품의 제조판매·수입 품목허가증, 의약품등 제조판매·수입 품목신고증의 갱신의 경우에는 지방청장을 말한다)이 필요하다고 인정하는 경우 기간을 정하여 갱신한다. <개정 2015. 9. 25.>

② 식품의약품안전처장 또는 지방청장이 제1항에 따라 갱신기간을 정한 경우에는 지체 없이 이를 공고한다.

③ 제1항에 따라 허가증·등록증 또는 신고증을 갱신하려는 자는 각각 별지 제74호서식의 허가증 등 갱신신청서(전자문서로 된 신청서를 포함한다)에 그 허가증·등록증 또는 신고증(전자문서로 발급받은 경우는 각각 제외한다)을 첨부하여 식품의약품안전처장(의약품등 제조업 허가·신고증, 위탁제조판매업 신고증, 수입업 신고증, 의약품 동등성의 입증이 필요한 의약품의 제조판매·수입 품목허가증, 안전성·유효성 검토 대상이 아닌 의약외품의 제조판매·수입 품목허가증, 의약품등 제조판매·수입 품목신고증의 갱신의 경우에는 지방청장을 말한다)에게 제출하여야 한다.<개정 2015. 9. 25., 2021. 3. 8.>

④ 제3항에 따른 첨부서류에 대한 정보를 「전자정부법」 제36조제1항에 따른 행정정보의 공동이용을 통하여 확인할 수 있는 경우에는 그 확인으로 첨부서류를 갈음할 수 있다.

제81조(업무정지 처분을 갈음하여 부과하는 과징금 처분) ①식품의약품안전처장, 시·도지사, 시장·군수 또는 구청장은 의약품등의 제조업자·품목허가를 받은 자·수입자·약국개설자 또는 의약품 판매업자가 제76조에 따라 업무의 정지처분을 받게 될 때에는 대통령령으로 정하는 바에 따라 업무정지처분을 갈음하여 10억원(약국개설자 또는 한약업사는 1억원) 이하의 과징금을 부과할 수 있다. 이 경우 제79조제2항제2호

에 따라 약사 또는 한약사 자격정지처분을 받은 약국개설자가 제76조제1항제5호에 따라 업무정지처분을 받게 되는 경우 이에 갈음하는 과징금은 3회를 초과하여 부과할 수 없다. <개정 2007. 10. 17., 2011. 6. 7., 2013. 3. 23., 2019. 1. 15.>

②제1항에 따른 과징금을 부과하는 위반행위의 종류·정도 등에 따른 과징금의 금액과 그 밖에 필요한 사항은 대통령령으로 정한다.

③식품의약품안전처장, 시·도지사, 시장·군수 또는 구청장은 과징금을 부과하기 위하여 필요하면 다음 각 호의 사항을 적은 문서로 관할 세무관서의 장에게 과세정보 제공을 요청할 수 있다.<개정 2013. 3. 23., 2018. 12. 11.>

1. 납세자의 인적사항
2. 사용 목적
3. 과징금 부과기준이 되는 매출금액에 관한 자료

④식품의약품안전처장, 시·도지사, 시장·군수 또는 구청장은 제1항에 따른 과징금을 내야 할 자가 납부기한까지 내지 아니하면 대통령령으로 정하는 바에 따라 제1항에 따른 과징금 부과처분을 취소하고 제76조 제1항 또는 제2항에 따른 업무정지처분을 하거나 국세 체납처분의 예 또는 「지방행정제재·부과금의 징수 등에 관한 법률」에 따라 징수한다. 다만, 제40조에 따른 폐업 등으로 제76조 제1항 또는 제2항에 따른 업무정지처분을 할 수 없으면 국세 체납처분의 예 또는 「지방행정제재·부과금의 징수 등에 관한 법률」에 따라 징수한다.<개정 2013. 3. 23., 2013. 8. 6., 2020. 3. 24.>

⑤ 식품의약품안전처장, 시·도지사 또는 시장·군수·구청장은 제4항에 따라 체납된 과징금의 징수를 위하여 다음 각 호의 어느 하나에 해당하는 자료를 해당 각 호의 자에게 각각 요청할 수 있다. 이 경우 요청을 받은 자는 특별한 사유가 없으면 이에 따라야 한다.<신설 2018. 12. 11.>

1. 「건축법」 제38조에 따른 건축물대장 등본: 국토교통부장관
2. 「공간정보의 구축 및 관리 등에 관한 법률」 제71조에 따른 토지대장 등본: 국토교통부장관
3. 「자동차관리법」 제7조에 따른 자동차등록원부 등본: 시·도지사

⑥제1항과 제4항에 따라 과징금으로 징수한 금액은 그 징수기관이 속하는 국가나 지방자치단체에 귀속된다.<개정 2018. 12. 11.>

[제목개정 2018. 12. 11.]

제81조의2(위해 의약품 제조 등에 대한 과징금 부과 등) ① 식품의약품안전처장은 의약품 제조업자, 품목허가를 받은 자 또는 수입자가 다음 각 호의 어느 하나에 해당하는 경우에는 그가 해당 품목을 판매한 금액의 2배 이하의 범위에서 과징금을 부과할 수 있다. <개정 2021. 7. 20., 2022. 6. 10.>

1. 제31조제2항·제3항·제9항, 제42조제1항, 제53조제1항, 제60조제3호 또는 제62조를 위반하여 제76조제1항에 따라 허가의 취소처분, 위탁제조판매업소·영업소의 폐쇄명령, 3개월 이상의 업무정지명령 또는 6개월 이상의 업무 일부정지명령을 받은 경우
2. 제38조의3제3항에 따라 의약품의 제형 또는 제조방법에 대한 적합판정이 취소된 경우
3. 거짓이나 그 밖의 부정한 방법으로 제31조제1항부터 제3항까지 및 같은 조 제9항, 제42조제1항, 제53조제1항에 따른 허가·변경허가, 출하승인을 받거나 신고·변경신고를 한 경우

② 식품의약품안전처장은 제1항에 따른 과징금을 부과하는 경우 다음 각 호의 사항을 고려하여야 한다.

1. 위반행위의 내용 및 정도
2. 위반행위의 기간 및 횟수
3. 위반행위로 인하여 취득한 이익의 규모

③ 제1항 및 제2항에 따른 과징금의 부과기준 및 부과절차 등에 필요한 사항은 대통령령으로 정한다.

④ 식품의약품안전처장은 제1항에 따른 과징금을 내야 할 자가 납부기한까지 내지 아니하면 납부기한의 다음 날부터 체납된 과징금에 대하여 연 100분의 3에 해당하는 가산금을 징수한다.

⑤ 식품의약품안전처장은 제1항에 따른 과징금을 내야 할 자가 납부기한까지 내지 아니하면 기간을 정하여 독촉하고, 그 지정된 기간에 과징금과 제4항에 따른 가산금을 내지 아니하면 국세 체납처분의 예에 따라 징수한다.

⑥ 제1항에 따른 과징금의 부과·징수를 위하여 필요한 정보·자료의 제공 요청에 관하여는 제81조제3항 및 제5항을 준용한다.

[본조신설 2018. 12. 11.]

제81조의3(위반사실의 공표) ① 식품의약품안전처장은 제76조, 제76조의2, 제81조 및 제81조의2에 따라 행정처분이 확정된 의약품등의 제조업자, 품목허가를 받은 자, 원료의약품 등록을 한 자, 수입자, 임상시험계획의 승인을 받은 자, 임상시험실시기관, 임상시험검체분석기관 및 비임상시험실시기관에 대한 처분 내용, 처분 대상자, 해당 의약품등의 명칭 등 처분에 관한 정보로서 대통령령으로 정하는 사항을 공표하여야 한다.

② 제1항에 따른 공표의 방법, 절차 등 필요한 사항은 대통령령으로 정한다.
[본조신설 2022. 6. 10.]

약사법 시행령

제33조(업무정지 처분을 갈음하여 부과하는 과징금의 산정기준) 법 제81조제2항에 따른 과징금의 금액은 위반행위의 종류와 위반 정도 등을 고려하여 다음 각 호의 구분에 따라 정하는 업무정지처분 기준에 따라 별표 2 기준을 적용하여 산정한다. <개정 2008. 2. 29., 2010. 3. 15., 2013. 3. 23.>

1. 의약품등의 제조업자, 품목허가를 받은 자 및 수입자에 대한 과징금 부과의 경우: 총리령으로 정하는 기준
2. 약국개설자 및 의약품 판매업자에 대한 과징금 부과의 경우: 보건복지부령으로 정하는 기준

[제목개정 2019. 6. 4.]

약사법 시행령 [별표 2] 업무정지 처분을 갈음하여 부과하는 과징금 산정기준 <개정 2019. 6. 4.>

(제33조 관련)

1. 의약품등의 제조업자, 품목허가를 받은 자 및 수입자의 경우

구분	업무정지에 1일에 해당하는 과징금	해당 품목의 전년도 총생산금액 또는 총수입금액
1	5만원	3억5천만원 미만
2	6만원	3억5천만원 이상 4억5천만원 미만
3	8만원	4억5천만원 이상 5억5천만원 미만
4	9만원	5억5천만원 이상 6억5천만원 미만
5	11만원	6억5천만원 이상 7억5천만원 미만
6	13만원	7억5천만원 이상 8억5천만원 미만
7	14만원	8억5천만원 이상 9억5천만원 미만
8	19만원	9억5천만원 이상 15억원 미만
9	31만원	15억원 이상 25억원 미만
10	47만원	25억원 이상 35억원 미만
11	61만원	35억원 이상 45억원 미만
12	78만원	45억원 이상 55억원 미만
13	94만원	55억원 이상 65억원 미만
14	111만원	65억원 이상 75억원 미만
15	128만원	75억원 이상 85억원 미만
16	139만원	85억원 이상 95억원 미만
17	194만원	95억원 이상 150억원 미만
18	317만원	150억원 이상 250억원 미만
19	478만원	250억원 이상 350억원 미만
20	556만원	350억원 이상

비고

1. 업무정지 1개월은 30일을 기준으로 한다.
2. 의약품등의 제조업자, 품목허가를 받은 자 또는 수입자에 대한 과징금 산정기준은 다음 각 목과 같다.
   가. 제조(수입)업무의 정지처분을 갈음하여 과징금 처분을 하는 경우에는 해당 업소에 대한 처분일이 속한 연도의 전년도의 전품목의 1년간 총생산금액 또는 총수입금액을 기준으로 한다.
   나. 품목제조(수입)업무의 정지처분을 갈음하여 과징금 처분을 하는 경우에는 해당 업소에 대한 처분일이 속한 연도의 전년도의 해당 품목의 1년간 총생산금액 또는 총수입금액을 기준으로 한다.
   다. 가목 및 나목의 경우 제조업자, 품목허가를 받은 자 또는 수입자가 신규로 품목을 제조 또는 수입하거나 휴업 등으로 인하여 1년간의 총생산금액 또는 총수입금액을 기준으로 과징금을 산정하는 것이 불합리하다고 인정되는 경우에는 분기별, 월별 또는 일별 생산(수입)금액을 기준으로 산정한다.
3. 의약품등의 제조업자 또는 수입자에 대한 과징금 산정기준 적용 시 그 처분내용에 제조(수입)업무정지와 품목제조(수입)업무정지가 아닌 다른 종류의 업무정지기간만 표시되어 있는 때에는 그 기간에 2분의 1을 곱하여 산정한다.

2. 약국개설자 및 의약품 판매업자의 경우

구분	업무정지 1일에 해당하는 과징금	의약품 도매상	약국개설자 또는 의약품 도매상을 제외한 의약품 판매업자
		전년도 총매출 금액	전년도 총매출 금액
1	3만원	5억원 미만	3천만원 미만
2	6만원	5억원 이상 7억원 미만	3천만원 이상 4천5백만원 미만
3	9만원	7억원 이상 10억원 미만	4천5백만원 이상 6천만원 미만
4	12만원	10억원 이상 15억원 미만	6천만원 이상 7천5백만원 미만
5	15만원	15억원 이상 20억원 미만	7천5백만원 이상 9천만원 미만
6	18만원	20억원 이상 25억원 미만	9천만원 이상 1억5백만원 미만
7	21만원	25억원 이상 30억원 미만	1억5백만원 이상 1억2천만원 미만
8	24만원	30억원 이상 35억원 미만	1억2천만원 이상 1억3천5백만원 미만
9	27만원	35억원 이상 40억원 미만	1억3천5백만원 이상 1억5천만원 미만
10	30만원	40억원 이상 45억원 미만	1억5천만원 이상 1억6천5백만원 미만
11	33만원	45억원 이상 50억원 미만	1억6천5백만원 이상 1억8천만원 미만
12	36만원	50억원 이상 60억원 미만	1억8천만원 이상 1억9천5백만원 미만
13	39만원	60억원 이상 70억원 미만	1억9천5백만원 이상 2억1천만원 미만
14	42만원	70억원 이상 80억원 미만	2억1천만원 이상 2억2천5백만원 미만
15	45만원	80억원 이상 90억원 미만	2억2천5백만원 이상 2억4천만원 미만
16	48만원	90억원 이상 100억원 미만	2억4천만원 이상 2억5천5백만원 미만
17	51만원	100억원 이상 150억원 미만	2억5천5백만원 이상 2억7천만원 미만
18	54만원	150억원 이상 200억원 미만	2억7천만원 이상 2억8천5백만원 미만
19	57만원	200억원 이상	2억8천5백만원 이상

비고

1. 업무정지 1개월은 30일을 기준으로 한다.
2. 약국개설자 또는 의약품 판매업자에 대한 과징금 산정은 해당 업소의 처분 전년도 1년간의 총매출금액을 기준으로 한다. 다만, 신규사업·휴업 등으로 인하여 1년간 총매출금액을 산출할 수 없거나 1년간의 총매출금액을 기준으로 하는 것이 불합리하다고 인정되는 경우에는 분기별, 월별 또는 일별 매출금액을 기준으로 산출 또는 조정한다.

약사법 시행령

제34조(업무정지 처분을 갈음하여 부과하는 과징금의 부과·징수절차) ①법 제81조에 따라 식품의약품안전처장, 시·도지사, 시장·군수·구청장은 과징금을 부과하려면 위반행위의 종류와 해당 과징금의 금액을 서면에 적어 과징금을 낼 것을 통지하여야 한다. <개정 2013. 3. 23.>

② 과징금의 징수절차는 다음 각 호의 구분에 따른다.<개정 2013. 3. 23.>

1. 의약품등의 제조업자, 품목허가를 받은 자 및 수입자에 대한 과징금 부과의 경우: 총리령으로 정하는 징수절차
2. 약국개설자 및 의약품 판매업자에 대한 과징금 부과의 경우: 보건복지부령으로 정하는 징수절차

[제목개정 2019. 6. 4.]

의약품 등의 안전에 관한 규칙

제101조(업무정지 처분을 갈음하여 부과하는 과징금의 징수절차) 영 제34조제2항제1호에 따른 과징금의 징수절차에 관하여는 「국고금관리법 시행규칙」을 준용한다. 이 경우 납입고지서에는 이의제기 방법 및 기간을 함께 적어 넣어야 한다.

[제목개정 2019. 12. 6.]

제101조의2(위해 의약품 제조 등에 대한 과징금의 부과 및 납부) ① 영 제34조의4제1항에 따른 과징금 납부통지서는 별지 제86호서식과 같다.

② 영 제34조의5제1항 및 제2항에 따른 과징금 납부기한 연기 신청서는 별지 제87호서식과 같다.

③ 영 제34조의5제1항 및 제2항에 따른 과징금 분할납부 신청서는 별지 제88호서식과 같다.

④ 제1항부터 제3항까지에서 규정한 사항 외에 과징금의 부과 및 납부에 필요한 세부 사항은 식품의약품안전처장이 정하여 고시한다.

[본조신설 2019. 12. 6.]

약사법 시행규칙

제56조(과징금의 징수절차) 영 제34조제2항제2호에 따른 과징금의 징수절차에 관하여는 「국고금관리법 시행규칙」을 준용한다. 이 경우 납입 고지서에는 이의제기 방법 및 기간을 함께 적어 넣어야 한다.

약사법 시행령

제34조의2(업무정지 처분을 갈음하여 부과하는 과징금 미납자에 대한 처분) ①법 제81조제4항 본문에 따라 식품의약품안전처장, 시·도지사, 시장·군수 또는 구청장은 과징금을 내야 할 자가 납부기한까지 내지 아니하면 납부기한이 지난 후 15일 이내에 독촉장을 발부하여야 한다. 이 경우 납부기한은 독촉장을 발부하는 날부터 10일 이내로 하여야 한다. <개정 2013. 3. 23.>

② 제1항에 따라 과징금을 내지 아니한 자가 독촉장을 받고도 납부기한까지 과징금을 내지 아니하면 과징금 부과처분을 취소하고 업무정지처분을 하여야 한다. 다만, 법 제81조제4항 단서에 해당하는 경우에는 국세 체납처분의 예 또는 「지방행정제재·부과금의 징수 등에 관한 법률」에 따라 징수한다.<개정 2014. 9. 11., 2020. 3. 24.>

③제2항 본문에 따라 과징금 부과처분을 취소하고 업무정지처분을 하려면 처분대상자에게 서면으로 그 내용을 통지하되, 서면에는 처분이 변경된 사유와 업무정지처분의 기간 등 업무정지처분에 필요한 사항을 기재하여야 한다.<개정 2014. 9. 11.>

[본조신설 2007. 7. 3.]

[제목개정 2019. 6. 4.]

제34조의3(위해 의약품 제조 등에 대한 과징금의 부과기준) ① 법 제81조의2제1항에 따라 부과하는 과징금의 금액은 위반 품목의 판매량에 판매가격을 곱한 금액의 2배로 한다. 이 경우 판매기간 중 판매가격이 변동된 경우에는 판매가격이 변동된 판매기간별로 각각 산정하여 합산한 금액을 과징금 금액으로 한다.

② 제1항에 따른 판매량은 판매기간 중 출하량에서 회수·반품·검사 등의 사유로 실제로 판매되지 않은 양을 제외한 수량으로 한다.

③ 식품의약품안전처장은 법 제81조의2제2항 각 호의 사항을 고려하여 제1항에 따라 산정된 과징금 금액의 2분의 1의 범위에서 그 금액을 줄일 수 있다.

[전문개정 2021. 10. 19.]

제34조의4(위해 의약품 제조 등에 대한 과징금의 부과 및 납부) ① 식품의약품안전처장은 법 제81조의2제1항에 따라 과징금을 부과하려면 그 위반행위의 종류와 해당 과징금의 금액을 명시하여 이를 납부할 것을 서면으로 통지해야 한다.

② 제1항에 따라 통지를 받은 자(이하 "과징금납부의무자"라 한다)는 통지를 받은 날부터 60일 이내에 식품의약품안전처장이 정하는 수납기관에 과징금을 납부해야 한다.

③ 제2항에 따라 과징금의 납부를 받은 수납기관은 그 납부자에게 영수증을 발급하고, 과징금을 납부받은 사실을 지체 없이 식품의약품안전처장에게 통보해야 한다.

④ 제1항부터 제3항까지에서 규정한 사항 외에 과징금의 부과 및 납부에 필요한 사항은 총리령으로 정한다.

[본조신설 2019. 6. 4.]

[종전 제34조의4는 제34조의8로 이동 <2019. 6. 4.>]

제34조의5(위해 의약품 제조 등에 대한 과징금의 납부기한 연기 및 분할 납부) 식품의약품안전처장이 「행정기본법」 제29조 단서에 따라 법 제81조의2제1항에 따른 과징금의 납부기한을 연기하거나 분할 납부하게 하는 경우 납부기한의 연기는 그 납부기한의 다음 날부터 1년을 초과할 수 없고, 각 분할된 납부기한 간의 간격은 3개월 이내로 하며, 분할 납부의 횟수는 3회 이내로 한다.

[전문개정 2023. 12. 12.]

제34조의6(위해 의약품 제조 등에 대한 과징금의 독촉) ① 식품의약품안전처장은 과징금납부의무자가 납부기한까지 과징금을 내지 않으면 법 제81조의2제5항에 따라 납부기한(제34조의5제1항에 따라 과징금의 납부기한을 연기하거나 분할 납부하게 한 경우로서 「행정기본법 시행령」 제7조제3항에 따라 과징금을 한꺼번에 징수하는 경우에는 한꺼번에 납부하도록 한 기한을 말한다)이 지난 날부터 10일 이내에 독촉장을 발부해야 한다. <개정 2023. 12. 12.>

② 제1항에 따라 독촉장을 발부하는 경우 체납된 과징금의 납부기한은 독촉장을 발부한 날부터 10일 이내로 한다.

[본조신설 2019. 6. 4.]

[종전 제34조의6은 제34조의10으로 이동 <2019. 6. 4.>]

제82조(수수료) ① 다음 각 호에 해당하는 자는 보건복지부령으로 정하는 바에 따라 수수료를 내야 한다. 면허·등록·허가 등 보건복지부령으로 정하는 사항을 변경하려는 경우에도 또한 같다. <개정 2017. 2. 8.>

1. 제3조 및 제4조에 따른 약사·한약사 면허를 받으려는 자
2. 제20조에 따른 약국 개설등록을 하려는 자
3. 제44조의2에 따른 안전상비의약품 판매자의 등록을 하려는 자
4. 제45조에 따른 의약품 판매업의 허가를 받으려는 자
5. 의약품유통정보의 제공 신청을 하려는 자
6. 약사·한약사국가시험 및 약사예비시험 등 시험에 응시하려는 자
7. 그 밖에 보건복지부령으로 정하는 사항을 요청하는 자

② 식품의약품안전처 소관 업무와 관련하여 다음 각 호에 해당하는 자는 총리령으로 정하는 바에 따라 수수료를 내야 한다. 허가·갱신·등록·신고·승인·적합판정 또는 그 밖에 총리령으로 정하는 사항을 변경하려는 경우에도 또한 같다.<개정 2015. 3. 13., 2022. 6. 10.>

1. 허가·갱신·등록·신고·승인·지정, 사전 검토, 적합판정 신청을 하려는 자

2. 신제품의 기준을 정하려는 자

2의2. 제50조의2, 제50조의3, 제50조의5 또는 제50조의7에 따른 의약품특허권의 등재, 등재사항 변경, 판매금지 또는 우선판매품목허가를 신청하려는 자

2의3. 제50조의3제2항 단서에 따른 추가 기간에 등재사항 변경신청을 하려는 자

3. 그 밖에 총리령으로 정하는 사항을 요청하는 자

[전문개정 2013. 3. 23.]

약사법 시행규칙

제57조(면허증 등의 재발급) ① 약사, 한약사, 약국개설자, 의약품 판매업자, 안전상비의약품 판매자가 그 면허증·등록증 또는 허가증(이하 이 조에서 "면허증등"이라 한다)을 잃어버리거나 면허증등이 못 쓰게 된 경우 또는 면허증등의 기재사항이 변경된 경우에는 별지 제29호서식 또는 별지 제30호서식의 면허증등 재발급 신청서(전자문서로 된 신청서를 포함한다)에 다음 각 호의 서류(전자문서를 포함한다)를 첨부하여 약사 및 한약사는 보건복지부장관에게, 의약품 판매업자, 안전상비의약품 판매자 및 약국개설자는 시장·군수·구청장에게 각각 제출하여야 한다. 이 경우 면허증등의 재발급 신청을 받은 보건복지부장관 또는 시장·군수·구청장은 「전자정부법」 제36조제1항에 따른 행정정보의 공동이용을 통하여 신청인의 주민등록표 등본·초본을 확인(성명 또는 주민등록번호가 변경된 경우만 해당한다)하여야 하며, 신청인이 확인에 동의하지 아니하는 경우에는 이를 첨부하도록 하여야 한다. <개정 2013. 10. 21., 2014. 7. 4., 2016. 3. 24.>

1. 면허증등(면허증등을 잃어버린 경우는 제외한다)
2. 사진 2장(약국개설자는 제외한다)

② 보건복지부장관, 시장·군수·구청장은 제1항에 따라 면허증등을 재발급하는 경우에는 해당 대장에 재발급 사유를 적어 넣어야 한다.

③ 신청인은 면허증등의 재발급을 받은 후 잃어버린 면허증등을 발견한 경우에는 지체 없이 이를 발급한 보건복지부장관, 시장·군수·구청장에게 반납하여야 한다.

④ 제1항에 따라 면허증등의 재발급을 신청하는 자는 별표 1의4에 따른 수수료를 내야 한다.<개정 2013. 10. 21., 2020. 2. 7.>

제58조(수수료의 납부방법) 법 제82조에 따른 수수료는 수입인지(약사국가시험, 한약사국가시험, 약사예비시험 및 한약조제시험인 경우에는 현금), 수입증지 또는 정보통신망을 이용한 전자화폐·전자결제 등의 방법으로 내야 한다. <개정 2016. 12. 29., 2020. 2. 7.>

의약품 등의 안전에 관한 규칙

제102조(수수료의 납부방법) 법 제82조에 따른 수수료는 수입인지(현금 또는 현금의 납입을 증명하는 증표), 수입증지 또는 정보통신망을 이용한 전자화폐·전자결제 등의 방법으로 내야 한다.

제82조의2(등재료) ① 특허권등재자는 총리령으로 정하는 바에 따라 의약품특허권이 등재된 날을 기준으로 매 1년분의 등재료를 납부하여야 한다.

② 식품의약품안전처장은 제1항에 따른 등재료가 납부되지 아니하는 경우 해당 의약품특허권을 특허목록에서 삭제하여야 한다.

③ 제1항에 따른 등재료의 금액, 납부 방법 및 납부 기간 등에 필요한 사항은 총리령으로 정한다.

[본조신설 2015. 3. 13.]

의약품 등의 안전에 관한 규칙

제102조의2(등재료) ① 법 제82조의2에 따른 1년분의 등재료는 특허청구항 1개당 5,000원으로 한다.

② 특허권등재자는 최초 1년분의 등재료를 등재된 날부터 3개월 이내에 납부하여야 한다.

③ 특허권등재자는 2년차분부터의 등재료를 매년 1년분씩 등재된 날을 기준으로 3개월 이내에 납부하여야 한다. 다만, 특허권등재자는 2년차분부터의 등재료 중 여러 연차분을 일괄하여 납부할 수 있다.

④ 식품의약품안전처장은 특허권등재자가 제2항 또는 제3항 본문에 따른 기간 내에 등재료를 납부하지 않은 부득이한 사유가 있다고 인정하는 경우에는 1개월의 범위에서 납부기간을 연장할 수 있다.<신설 2021. 3. 8.>

⑤ 법 제82조의2에 따른 등재료는 수입인지(현금 또는 현금의 납입을 증명하는 증표), 수입증지 또는 정보통신망을 이용한 전자화폐·전자결제 등의 방법으로 내야 한다.<개정 2021. 3. 8.>

[본조신설 2015. 3. 13.]

제8장 보칙

제83조(국고 보조) 보건복지부장관과 식품의약품안전처장은 수출에 기여한 의약품등의 제조업자나 국민보건에 공헌한 의약품등의 안전성에 관한 연구사업을 하는 연구기관 등에게 대통령령으로 정하는 바에 따라 연구비를 보조할 수 있다. <개정 2008. 2. 29., 2010. 1. 18., 2013. 3. 23.>

제83조의2(전문인력 양성) ① 보건복지부장관 및 식품의약품안전처장은 국민보건 향상 및 제약산업 육성을 위하여 필요한 전문인력을 양성하는 데 노력하여야 한다.

② 보건복지부장관 및 식품의약품안전처장은 제1항에 따른

전문인력을 양성하기 위하여 대통령령으로 정하는 바에 따라 대학·연구소 등 적절한 인력과 시설 등을 갖춘 기관 또는 단체를 전문인력 양성기관으로 지정하여 필요한 교육 및 훈련을 실시하게 할 수 있다.

③ 보건복지부장관 및 식품의약품안전처장은 제2항에 따라 지정된 전문인력 양성기관에 대하여 대통령령으로 정하는 바에 따라 예산의 범위에서 그 양성에 필요한 비용의 전부 또는 일부를 지원할 수 있다.

④ 제2항에 따른 전문인력 양성기관의 지정 기준 및 절차 등은 대통령령으로 정한다.

[본조신설 2015. 1. 28.]

제83조의3(전문약사) ① 약사로서 전문약사가 되려는 사람은 대통령령으로 정하는 교육과정을 이수한 후 보건복지부장관에게 자격 인정을 받아야 한다.

② 제1항에 따라 전문약사 자격을 인정받은 사람이 아니면 전문과목을 표시하지 못한다.

③ 전문약사 자격 인정과 전문과목에 관한 사항은 대통령령으로 정한다.

[본조신설 2020. 4. 7.]

[종전 제83조의3은 제83조의4로 이동 <2020. 4. 7.>]

[시행일 : 2023. 4. 8.] 제83조의3

약사법 시행령

제34조의7(위반사실의 공표) ① 법 제81조의3제1항에서 "대통령령으로 정하는 사항"이란 다음 각 호의 사항을 말한다.

1. "「약사법」 위반사실의 공표"라는 내용의 표제
2. 처분이 확정된 의약품등의 명칭
3. 처분 대상자의 업종명, 명칭, 소재지 및 대표자의 성명
4. 위반 내용 및 위반 법령
5. 처분 내용, 처분일 및 처분 기간

② 식품의약품안전처장은 법 제81조의3제1항에 따라 이 조 제1항 각 호의 사항을 공표하는 경우에는 식품의약품안전처의 인터넷 홈페이지에 5년의 범위에서 식품의약품안전처장이 정하여 고시하는 기간 동안 게시해야 한다.

[본조신설 2022. 12. 9.]

[종전 제34조의7은 제34조의8로 이동 <2022. 12. 9.>]

제34조의8(전문인력 양성기관의 지정 등) ① 보건복지부장관 및 식품의약품안전처장은 법 제83조의2제2항에 따라 다음 각 호의 어느 하나에 해당하는 기관 또는 단체를 전문인력 양성기관(이하 "전문인력 양성기관"이라 한다)으로 지정할 수 있다.

1. 의약품안전관리원
2. 법 제67조에 따라 설립된 법인
3. 「고등교육법」 제2조제1호에 따른 대학 중 의약품 관련 학과 또는 전공이 설치된 대학
4. 그 밖에 의약품이나 보건 관련 업무를 수행하기 위하여 설립된 기관 또는 단체

② 제1항에 따라 전문인력 양성기관으로 지정받으려는 자는 보건복지부령 또는 총리령으로 정하는 지정신청서에 보건복지부령 또는 총리령으로 정하는 서류를 첨부하여 보건복지부장관 또는 식품의약품안전처장에게 제출하여야 한다.

③ 전문인력 양성기관의 지정기준은 다음 각 호와 같다.

1. 교육 및 훈련의 과정과 내용이 적정할 것
2. 교육 및 훈련을 실시하는 데에 필요한 적절한 인력과 시설·설비를 갖추고 있을 것
3. 운영경비의 조달계획이 타당할 것

④ 보건복지부장관 및 식품의약품안전처장은 전문인력 양성기관을 지정하였을 때에는 보건복지부령 또는 총리령으로 정하는 지정서를 발급하고 그 사실을 보건복지부 또는 식품의약품안전처의 인터넷 홈페이지에 공고하여야 한다.

⑤ 법 제83조의2제3항에 따라 전문인력 양성기관에 지원할 수 있는 비용은 다음 각 호와 같다.<개정 2017. 5. 29.>

1. 강의료와 수당
2. 교육교재 제작비와 실습기자재 구입비
3. 현장실습 비용
4. 그 밖에 전문인력 양성에 필요하다고 인정되는 비용

[본조신설 2015. 9. 22.]

[제34조의7에서 이동, 종전 제34조의8은 제34조의9로 이동 <2022. 12. 9.>]

의약품 등의 안전에 관한 규칙

제102조의3(전문인력 양성기관 지정신청서 등) ① 영 제34조의3제2항에 따른 지정신청서는 별지 제74호의2서식과 같다.

② 영 제34조의3제2항에서 "총리령으로 정하는 서류"란 다음 각 호의 서류를 말한다.

1. 전문인력 양성사업 계획서
2. 교육 및 훈련 관련 인력·시설·설비의 확보 현황에 관한 자료
3. 교육 및 훈련 관련 운영경비 조달계획서
4. 교육 및 훈련에 관한 운영규정

③ 영 제34조의3제4항에 따른 지정서는 별지 제74호의3서식과 같다.

[본조신설 2015. 9. 25.]

제83조의4(국가필수의약품의 안정공급기반 구축) ① 보건복지부장관과 식품의약품안전처장은 국가필수의약품과 관련하여 다음 각 호의 업무를 수행한다.

1. 국가필수의약품 안정공급 종합대책의 수립·추진

2. 국가필수의약품의 안정공급기반 구축과 연구개발 및 안전한 사용을 위한 지원
3. 그 밖에 국가필수의약품 안정공급과 관련하여 필요한 업무

② 보건복지부장관과 식품의약품안전처장은 국가필수의약품에 관하여 필요한 경우 행정적·재정적·기술적 지원을 할 수 있다.

③ 국가필수의약품에 관하여 필요한 사항을 관계 중앙행정기관의 장 등과 협의하기 위하여 식품의약품안전처에 국가필수의약품 안정공급 협의회를 둔다.

④ 제3항에 따른 국가필수의약품 안정공급 협의회의 구성 및 운영 등에 필요한 사항은 대통령령으로 정한다.

[본조신설 2016. 12. 2.]

[제83조의3에서 이동, 종전 제83조의4는 제83조의5로 이동 <2020. 4. 7.>]

[시행일 : 2023. 4. 8.] 제83조의4

제83조의5(의약품 안전관리 종합계획 등) ① 식품의약품안전처장은 의약품의 안전관리를 위하여 관계 중앙행정기관의 장과 협의하여 5년마다 의약품 안전관리 종합계획(이하 “종합계획”이라 한다)을 수립하여야 한다.

② 종합계획에는 다음 각 호의 사항이 포함되어야 한다.

1. 의약품 안전관리 정책의 기본목표 및 추진방향에 관한 사항
2. 의약품 안전관리를 위한 사업계획 및 재원의 조달방법에 관한 사항
3. 의약품 안전관리에 필요한 교육 및 홍보에 관한 사항
4. 의약품 안전관리에 대한 조사·연구·개발에 관한 사항
5. 그 밖에 의약품 안전관리를 위하여 필요하다고 식품의약품안전처장이 인정하는 사항

③ 식품의약품안전처장은 종합계획을 시행하기 위하여 매년 의약품 안전관리에 관한 시행계획(이하 “시행계획”이라 한다)을 관계 중앙행정기관의 장과 협의를 거쳐 수립하여야 한다.

④ 식품의약품안전처장은 종합계획 또는 시행계획을 수립한 경우에는 관계 중앙행정기관의 장 및 지방자치단체의 장에게 통보하여야 한다.

⑤ 식품의약품안전처장은 종합계획 또는 시행계획을 수립하기 위하여 필요한 경우에는 관계 중앙행정기관의 장, 지방자치단체의 장 또는 관련 기관·단체의 장에게 필요한 자료의 제공을 요청할 수 있다.

⑥ 종합계획 및 시행계획의 수립·시행에 필요한 사항은 총리령으로 정한다.

[본조신설 2018. 12. 11.]

[제83조의4에서 이동, 종전 제83조의5는 제83조의6으로 이동 <2020. 4. 7.>]

[시행일 : 2023. 4. 8.] 제83조의5

제83조의6(의약품통합정보시스템의 구축·운영 등) ① 식품의약품안전처장은 의약품등의 임상시험, 품목허가, 제조, 수입, 판매, 사용 등에 있어서의 안전관리에 필요한 업무를 종합적으로 관리하기 위하여 의약품통합정보시스템(이하 “통합정보시스템”이라 한다)을 구축·운영하여야 한다.

② 식품의약품안전처장은 다음 각 호의 기관·단체 또는 사람 등에 대하여 통합정보시스템의 구축·운영에 필요한 정보(「개인정보 보호법」 제23조에 따른 민감정보 및 같은 법 제24조에 따른 고유식별정보를 포함한다. 이 경우 해당 정보는 「개인정보 보호법」에 따라 보호하여야 한다)의 제공을 요청할 수 있다. 이 경우 요청을 받은 기관, 단체, 사람 등은 정당한 사유가 없으면 이에 따라야 한다.

1. 국가 또는 지방자치단체
2. 공공기관 또는 공공단체
3. 약국개설자, 의료기관 개설자, 의약품등의 제조업자·품목허가를 받은 자·수입자 또는 판매업자, 특허권등재자, 등재특허권자등, 우선판매품목허가를 받은 자, 임상시험의 계획 승인을 받은 자, 임상시험실시기관, 임상시험검체분석기관, 비임상시험실시기관 및 그 밖에 의약품등을 취급하는 업무에 종사하는 자로서 총리령으로 정하는 자

③ 식품의약품안전처장은 통합정보시스템의 유지·관리에 필요한 업무를 의약품안전관리원에 위탁할 수 있다. 이 경우 식품의약품안전처장은 통합정보시스템의 유지·관리에 소요되는 비용의 전부 또는 일부를 지원할 수 있다.

④ 제1항부터 제3항까지에 따른 통합정보시스템의 구축·운영, 정보의 제공 요청, 위탁 등에 필요한 사항은 총리령으로 정한다.

[본조신설 2018. 12. 11.]

[제83조의5에서 이동 <2020. 4. 7.>]

[시행일 : 2023. 4. 8.] 제83조의6

제83조의7(국제협력) 식품의약품안전처장은 의약품의 안전 및 품질관리와 해외진출 촉진 등을 위하여 외국정부, 국제기구 등과 협약을 체결하는 등 국제협력을 증진하도록 노력하여야 한다.

[본조신설 2020. 4. 7.]

제83조의8(소비자 교육 및 홍보) ① 보건복지부장관, 식품의약품안전처장 및 관계 중앙행정기관의 장은 소비자가 의약품등을 안전하게 사용할 수 있도록 의약품등의 판매, 구매, 표시·광고 등에 관한 교육 및 홍보를 할 수 있다.

② 식품의약품안전처장은 제1항에 따른 교육 및 홍보를 대통령령으로 정하는 기관 또는 단체에 위탁할 수 있다.

③ 제1항에 따른 교육 및 홍보의 내용 등에 관하여 필요한 사항은 총리령으로 정한다.

[본조신설 2023. 4. 18.]

제83조의9(정보통신망을 이용한 의약품 불법판매 등 방지를 위한 연구·개발 지원) ① 식품의약품안전처장은 정보통신망을 이용한 의약품등의 불법판매의 알선·광고와 관련된 현황 조사, 효율적인 모니터링 기술 등을 마련하기 위한 연구·개발을 지원할 수 있다.

② 제1항에 따른 연구·개발 지원의 절차·방법 및 그 밖에 필요한 사항은 총리령으로 정한다.

[본조신설 2023. 4. 18.]

약사법 시행령

제34조의9(국가필수의약품 안정공급 협의회의 기능) 법 제83조의4제3항에 따른 국가필수의약품 안정공급 협의회(이하 "협의회"라 한다)는 다음 각 호의 사항을 협의한다. <개정 2023. 10. 17.>

1. 국가필수의약품의 지정 및 지정해제에 관한 사항
2. 법 제83조의4제1항 각 호에 따른 업무에 관한 사항

[본조신설 2017. 5. 29.]

[제34조의8에서 이동, 종전 제34조의9는 제34조의10으로 이동 <2022. 12. 9.>]

제34조의10(협의회의 구성) ① 협의회는 의장 1명을 포함한 20명 이내의 위원으로 구성한다.

② 의장은 식품의약품안전처 차장이 된다.

③ 위원은 교육부, 국방부, 행정안전부, 국가보훈부, 보건복지부, 고용노동부, 국무조정실, 식품의약품안전처, 질병관리청 및 원자력안전위원회의 고위공무원단에 속하는 일반직공무원 중에서 해당 기관의 장이 임명하는 사람으로 한다. <개정 2017. 7. 26., 2017. 11. 28., 2021. 10. 19., 2023. 4. 11.>

[본조신설 2017. 5. 29.]

[제34조의9에서 이동, 종전 제34조의10은 제34조의11로 이동 <2022. 12. 9.>]

제34조의11(협의회의 운영) ① 의장은 협의회를 대표하고, 협의회의 업무를 총괄한다.

② 의장이 부득이한 사유로 직무를 수행할 수 없을 때에는 의장이 미리 지명한 위원이 그 직무를 대행한다.

③ 협의회의 정기회의는 연 1회 개최하며, 임시회의는 의장이 필요하다고 인정하거나 위원의 3분의 1 이상이 소집을 요구할 때 개최한다.

④ 의장은 회의를 개최하려는 경우에는 회의 소집일 7일 전까지 회의의 일시, 장소 및 안건을 각 위원에게 통보하여야 한다. 다만, 긴급히 개최하여야 하거나 부득이한 사유가 있는 경우에는 회의 개최 전날까지 통보할 수 있다.

⑤ 협의회의 회의는 재적의원 과반수의 출석으로 개의(開議)하고, 출석의원 과반수의 찬성으로 의결한다.

⑥ 의장은 효율적인 협의를 위하여 필요한 경우에는 해당 안건과 관련이 있는 사람 또는 전문가를 회의에 출석시켜 발언하게 할 수 있다.

[본조신설 2017. 5. 29.]

[제34조의10에서 이동, 종전 제34조의11은 제34조의12로 이동 <2022. 12. 9.>]

제34조의12(실무협의회 및 분과위원회) ① 협의회의 업무를 효율적으로 수행하기 위하여 필요하면 협의회에 실무협의회와 분과위원회를 둘 수 있다.

② 실무협의회와 분과위원회의 구성과 운영에 필요한 사항은 식품의약품안전처장이 정한다.

[본조신설 2017. 5. 29.]

[제34조의11에서 이동, 종전 제34조의12는 제34조의13으로 이동 <2022. 12. 9.>]

제34조의13(간사) ① 협의회 및 실무협의회에 협의회 및 실무협의회의 사무를 처리할 간사를 각 1명씩 둔다.

② 간사는 식품의약품안전처 소속 공무원 중에서 식품의약품안전처장이 지명한다.

[본조신설 2017. 5. 29.]

[제34조의12에서 이동, 종전 제34조의13은 제34조의14로 이동 <2022. 12. 9.>]

제34조의14(수당 등) 협의회, 실무협의회 및 분과위원회에 출석한 관계 전문가에 대하여 예산의 범위에서 수당, 여비, 그 밖에 필요한 경비를 지급할 수 있다.

[본조신설 2017. 5. 29.]

[제34조의13에서 이동 <2022. 12. 9.>]

제34조의15(소비자 교육 및 홍보 업무의 위탁) ① 법 제83조의8제2항에서 "대통령령으로 정하는 기관 또는 단체"란 다음 각 호의 어느 하나에 해당하는 기관 또는 단체 중 식품의약품안전처장이 정하여 고시하는 기관 또는 단체를 말한다.

1. 법 제67조에 따른 사단법인
2. 그 밖에 의약품등에 관한 전문성을 갖추었다고 식품의약품안전처장이 인정하는 기관 또는 단체

② 식품의약품안전처장은 법 제83조의8제2항에 따라 교육 및 홍보 업무를 위탁하는 경우에는 위탁받는 기관 또는 단체와 위탁 업무의 내용을 고시해야 한다.

[본조신설 2023. 10. 17.]

제84조(권한의 위임 및 위탁) ① 보건복지부장관은 이 법에 따른 권한의 일부를 대통령령으로 정하는 바에 따라 질병관리청장 또는 시·도지사에게 위임할 수 있다. <개정 2020. 8. 11.>

② 식품의약품안전처장은 이 법에 따른 권한의 일부를 대통령령으로 정하는 바에 따라 지방식품의약품안전청장, 식품의약품안전평가원장 또는 시·도지사에게 위임할 수 있다.

③ 식품의약품안전처장 및 시·도지사는 이 법에 따른 권한의 일부를 대통령령으로 정하는 바에 따라 시장·군수·구청장 또는 보건소장에게 위임할 수 있다.

④ 시장·군수·구청장은 이 법에 따른 권한의 일부를 대통령령으로 정하는 바에 따라 보건소장에게 위임할 수 있다.

⑤ 보건복지부장관과 식품의약품안전처장은 이 법에 따른 약사(藥事)에 관한 업무의 일부를 대통령령으로 정하는 바에 따라 제67조에 따른 단체 또는 의약품안전관리원에 위탁할 수 있다.

[전문개정 2013. 3. 23.]

약사법 시행령

제35조(권한·업무의 위임·위탁) ① 법 제84조제2항에 따라 식품의약품안전처장은 다음 각 호의 권한을 지방식품의약품안전청장에게 위임한다. <개정 2013. 3. 23., 2015. 9. 22., 2018. 4. 24., 2019. 6. 4., 2022. 12. 9.>

1. 법 제31조제2항·제9항, 제31조의5제3항(법 제42조제5항에서 준용하는 경우를 포함한다) 및 제42조제1항에 따른 의약품(의약품 동등성의 입증이 필요한 품목만 해당한다) 제조판매품목 허가·변경허가·갱신허가, 수입 품목별 허가·변경허가·갱신허가 및 수입업 신고·변경신고의 수리
2. 법 제31조제2항·제9항, 제31조의5제3항(법 제42조제5항에서 준용하는 경우를 포함한다) 및 제42조제1항에 따른 의약품(식품의약품안전처장이 정하여 고시하는 원료의약품은 제외한다) 제조판매품목 신고·변경신고·갱신신고의 수리 및 수입 품목별 신고·변경신고·갱신신고의 수리

2의2. 법 제35조제1항에 따른 시설 조건부 허가(의약품 동등성의 입증이 필요하지 않은 품목에 대한 시설 조건부 허가는 제외한다)

2의3. 법 제38조의2제1항에 따른 제조 및 품질관리기준에 대한 적합판정 및 같은 조 제2항에 따른 변경적합판정

2의4. 법 제38조의3제1항에 따른 제조 및 품질관리기준 준수 여부의 확인·조사

2의5. 법 제38조의3제2항에 따른 적합판정 유효기간의 연장

2의6. 법 제38조의3제3항에 따른 적합판정의 취소·시정명령 등 필요한 조치

2의7. 법 제38조의3제4항에 따른 적합판정 취소 의약품등의 제조·판매 허용

3. 법 제42조제5항에 따라 준용되는 법 제36조제3항 및 제40조에 따른 수입자의 수입관리자 신고 및 폐업 등 신고의 수리

3의2. 법 제81조의2에 따른 의약품 제조업자, 품목허가를 받은 자 또는 수입자에 대한 과징금의 부과·징수 및 체납처분

4. 법 제98조제1항제4호의3에 따른 과태료의 부과·징수

② 식품의약품안전처장은 법 제84조제5항에 따라 법 제38조제2항에 따른 의약품등의 생산 실적 등의 보고 접수 업무를 법 제67조에 따른 사단법인 중 식품의약품안전처장이 정하여 고시하는 단체에 위탁한다. <신설 2023. 10. 17.>

③법 제16조제2항에 따라 보건복지부장관은 약사회나 한약사회에 다음 각 호의 업무를 위탁한다. <개정 2008. 2. 29., 2010. 3. 15., 2011. 12. 30., 2021. 4. 6.>

1. 법 제7조제1항에 따른 약사 또는 한약사 취업실태 신고의 수리에 관한 업무
2. 법 제15조에 따른 약사나 한약사의 연수교육에 관한 업무
3. 법 제16조제2항에 따른 약사나 한약사 윤리의 심사에 관한 업무
4. 법 제56조제2항에 따른 약국의 판매가격 표시를 조사·확인하기 위한 업무

[제목개정 2021. 4. 6.]

제85조(동물용 의약품 등에 대한 특례) ① 이 법에 따른 보건복지부장관 또는 식품의약품안전처장의 소관 사항 중 동물용으로만 사용할 것을 목적으로 하는 의약품등에 관하여는 농림축산식품부장관 또는 해양수산부장관의 소관으로 하며, 이 법의 해당 규정 중 "보건복지부장관" 또는 "식품의약품안전처장"은 "농림축산식품부장관" 또는 "해양수산부장관"으로, "보건복지부령" 또는 "총리령"은 "농림축산식품부령" 또는 "해양수산부령"으로 본다. 이 경우 농림축산식품부장관이 농림축산식품부령을 발하거나 해양수산부장관이 해양수산부령을 발할 때에는 보건복지부장관 또는 식품의약품안전처장과 협의하여야 한다. <개정 2013. 3. 23., 2018. 12. 11.>

② 농림축산식품부장관 또는 해양수산부장관은 동물의 질병을 진료 또는 예방하기 위하여 사용되는 동물용 의약품등으로서 다음 각 호의 어느 하나에 해당하는 제제에 대하여는 사용 대상, 용법·용량 및 사용금지기간 등 사용 기준을 정할 수 있다.<개정 2018. 12. 11.>

1. 동물의 체내에 남아 사람의 건강에 위해를 끼칠 우려가 있다고 지정하는 제제
2. 가축전염병 또는 수산동물전염병의 방역 목적으로 투약 또는 사용하여야 한다고 지정하는 제제

③제2항에 따라 사용 기준이 정해진 동물용 의약품등을 사용하려는 자는 그 기준을 지켜야 한다. 다만, 수의사 및 수산질병관리사의 진료 또는 처방에 따라 사용하는 경우에는 그 기준을 지키지 아니하여도 된다.<개정 2018. 12. 11.>

④「수의사법」에 따른 동물병원 개설자는 제44조에도 불구하

고 동물 사육자에게 동물용 의약품을 판매하거나, 동물을 진료할 목적으로 제50조제2항 단서에 따라 약국개설자로부터 의약품을 구입할 수 있다. 이 경우 동물병원 개설자는 농림축산식품부령 또는 해양수산부령으로 정하는 바에 따라 거래현황을 작성·보존하여야 한다.<개정 2008. 2. 29., 2013. 3. 23.>

⑤「수산생물질병 관리법」에 따른 수산질병관리원 개설자는 제44조에도 불구하고 수산생물양식자에게 수산생물용 의약품을 판매할 수 있다.<개정 2011. 7. 21.>

⑥ 이 법에 따라 동물용 의약품 도매상의 허가를 받은 자는 농림축산식품부장관 또는 해양수산부장관이 정하여 고시하는 다음 각 호의 어느 하나에 해당하는 동물용 의약품을 수의사 또는 수산질병관리사의 처방전 없이 판매하여서는 아니 된다. 다만, 동물병원 개설자, 수산질병관리원 개설자, 약국개설자 또는 동물용 의약품 도매상 간에 판매하는 경우에는 그러하지 아니하다.<신설 2012. 2. 1., 2013. 3. 23.>

1. 오용·남용으로 사람 및 동물의 건강에 위해를 끼칠 우려가 있는 동물용 의약품
2. 수의사 또는 수산질병관리사의 전문지식을 필요로 하는 동물용 의약품
3. 제형과 약리작용상 장애를 일으킬 우려가 있다고 인정되는 동물용 의약품

⑦ 약국개설자는 제6항 각 호에 따른 동물용 의약품을 수의사 또는 수산질병관리사의 처방전 없이 판매할 수 있다. 다만, 농림축산식품부장관 또는 해양수산부장관이 정하는 다음 각 호의 어느 하나에 해당하는 동물용 의약품은 그러하지 아니하다.<신설 2012. 2. 1., 2013. 3. 23.>

1. 주사용 항생물질 제제
2. 주사용 생물학적 제제

⑧ 제6항 및 제7항에도 불구하고 이 법에 따라 동물용 의약품을 판매하는 자는 다음 각 호의 어느 하나에 해당하면 제6항 각 호에 따른 동물용 의약품을 수의사 또는 수산질병관리사의 처방전 없이 판매할 수 있다. 이 경우 판매방법·기록관리 및 구입자의 범위·준수사항, 그 밖에 필요한 사항은 농림축산식품부령 또는 해양수산부령으로 정한다.<신설 2012. 2. 1., 2013. 3. 23.>

1. 농림축산식품부장관 또는 해양수산부장관이 정하는 도서·벽지의 축산농가 또는 수산생물양식어가에 판매하는 경우
2. 농림축산식품부장관 또는 해양수산부장관, 시·도지사 또는 시장·군수·구청장이 긴급방역의 목적으로 「가축전염병예방법」 제15조 또는 「수산생물질병 관리법」 제13조에 따라 동물용 의약품의 사용을 명령한 경우

⑨ 이 법에 따라 동물용 의약품등을 판매하는 자는 다음 각 호의 사항을 준수하여야 한다.<개정 2018. 12. 11.>

1. 담합행위의 금지, 판매장소의 지정, 기록관리 등 동물용 의약품등의 유통체계 확립과 판매질서 유지를 위하여 농림축산식품부령 또는 해양수산부령으로 정하는 사항
2. 오남용 방지 등 동물용 의약품등의 안전한 사용을 위하여 농림축산식품부령 또는 해양수산부령으로 정하는 사항

⑩ 이 법에 따라 동물용 의약품등을 판매하는 자는 사람이나 동물에게 위해를 줄 우려가 있어 사용을 제한할 필요가 있다고 농림축산부령 또는 해양수산부령으로 정하는 동물용 의약품등을 판매하는 경우에는 그 거래현황을 작성·보존하여야 한다.<신설 2018. 12. 11.>

⑪ 이 법에 따라 동물용 의약품 도매상의 업무를 관리하는 자는 농림축산식품부령 또는 해양수산부령으로 정하는 바에 따라 동물용 의약품의 안전성 확보와 품질관리를 관한 교육을 받아야 한다.<신설 2015. 12. 29., 2018. 12. 11.>

⑫ 동물용 의약품 도매상의 허가를 받은 자는 제47조제1항에도 불구하고 동물 사육자나 수산생물양식자에게 농림축산식품부령 또는 해양수산부령으로 정하는 바에 따라 동물용 의약품을 판매할 수 있다.<신설 2015. 12. 29., 2018. 12. 11.>

[제목개정 2012. 2. 1.]

약사법 시행령

제36조(동물용 의약품등에 대한 특례) 법 제85조에 따른 동물용 의약품등에 대하여 제33조, 제34조, 제38조의2 및 제39조를 적용할 때에는 같은 조 중 "보건복지부장관" 또는 "식품의약품안전처장"은 "농림축산식품부장관 또는 해양수산부장관"으로, "총리령" 또는 "보건복지부령"은 "농림축산식품부령 또는 해양수산부령"으로 본다. <개정 2008. 2. 29., 2010. 3. 15., 2013. 3. 23., 2017. 11. 28.>

제85조의2(국가비상 상황 등의 경우 예방·치료 의약품에 관한 특례) ① 삭제 <2021. 3. 9.>

② 질병관리청장은 「감염병의 예방 및 관리에 관한 법률」 제40조제1항에 따라 비축한 의약품의 유효기간을 연장하려는 경우에는 식품의약품안전처장에게 유효기간의 연장을 요청할 수 있다.<개정 2020. 8. 11.>

③ 식품의약품안전처장은 제2항에 따라 유효기간의 연장을 요청할 수 있는 의약품의 종류·대상, 유효기간 연장 요청 절차, 저장 조건·방법, 기준 등에 관하여 필요한 사항을 총리령으로 정할 수 있다.

[본조신설 2015. 1. 28.]

의약품 등의 안전에 관한 규칙

제102조의4(의약품 안전관리 종합계획 및 시행계획의 수립 등) 식품의약품안전처장은 법 제83조의4제1항에 따른 의약품 안전관리 종합계획 또는 같은 조 제3항에 따른 의약품 안전관리에 관한 시행계획을 수립한 경우에는 이를 인터넷 홈페이지에 공개할 수 있다.

[본조신설 2019. 12. 6.]

[제102조의6에서 이동, 종전 제102조의4는 제102조의8로 이동 <2023. 10. 25.>]

제102조의5(의약품통합정보시스템의 구축·운영 등) ① 식품의약품안전처장은 법 제83조의5제1항에 따른 의약품통합정보시스템(이하 "통합정보시스템"이라 한다)의 효율적인 구축·운영을 위해 필요하다고 인정하는 경우에는 관계 공무원, 공공기관 임직원 또는 민간 전문가 등으로 구성되는 실무협의회를 구성·운영할 수 있다.

② 식품의약품안전처장은 법 제83조의5제2항에 따라 통합정보시스템의 구축·운영에 필요한 정보 제공을 요청하는 경우에는 다음 각 호의 사항이 포함된 문서(전자문서를 포함한다)로 해야 한다.

1. 요청 정보의 범위에 관한 사항
2. 제출 방식 및 기한에 관한 사항
3. 그 밖에 통합정보시스템의 효율적 구축·운영을 위해 식품의약품안전처장이 필요하다고 인정하는 사항

③ 법 제83조의5제2항제3호에서 "총리령으로 정하는 자"란 다음 각 호의 어느 하나에 해당하는 자를 말한다.

1. 법 제36조에 따른 제조관리자(법 제42조제5항에 따라 준용되는 경우를 포함한다)
2. 법 제37조의3에 따른 안전관리책임자(법 제42조제5항에 따라 준용되는 경우를 포함한다)
3. 법 제44조제2항제1호의2에 따른 안전상비의약품 판매자

④ 식품의약품안전처장은 법 제83조의5제3항 전단에 따라 통합정보시스템의 유지·관리 업무를 의약품안전관리원에 위탁한다. 이 경우 의약품안전관리원의 장은 사업운영의 현황 및 재정집행 내역 등에 관한 사항을 식품의약품안전처장에게 보고해야 한다.

[본조신설 2019. 12. 6.]

[제102조의7에서 이동, 종전 제102조의5는 제102조의9로 이동 <2023. 10. 25.>]

제102조의6(소비자 교육 및 홍보의 내용) 법 제83조의8제1항에 따른 의약품등의 판매, 구매, 표시·광고 등에 관한 교육 및 홍보는 다음 각 호의 내용을 포함해야 한다.

1. 의약품의 소비자는 법 제47조의4에 따라 같은 조 각 호의 어느 하나에 해당하는 의약품을 법 제44조에 따라 의약품을 판매할 수 있는 자 외의 자로부터 취득해서는 안 된다는 내용
2. 법 제61조에 따라 같은 조 제1항 각 호에 해당하는 것 또는 같은 조 제2항에 따른 의약품과 유사하게 표시되거나 광고된 것을 판매하거나 판매할 목적으로 저장 또는 진열해서는 안 된다는 내용
3. 법 제61조의2제1항에 따라 법 제44조, 제50조제1항·제2항에 위반되는 의약품의 판매를 알선하거나 광고해서는 안 되고, 법 제61조제1항 각 호에 해당하는 것 또는 같은 조 제2항에 따른 의약품과 유사하게 표시되거나 광고된 것의 판매를 알선하거나 광고해서는 안 된다는 내용
4. 그 밖에 소비자가 의약품등을 안전하게 사용하는 데 도움이 되는 내용

[본조신설 2023. 10. 25.]

[종전 제102조의6은 제102조의4로 이동 <2023. 10. 25.>]

제102조의7(의약품 불법판매 등 방지를 위한 연구·개발 지원) ① 식품의약품안전처장은 법 제83조의9제1항에 따라 정보통신망을 이용한 의약품 등의 불법판매의 알선·광고와 관련된 현황 조사, 효율적인 모니터링 기술 등을 마련하기 위한 연구·개발을 하려는 자가 연구·개발에 필요한 정보를 요청하는 경우 그 정보를 제공할 수 있다.

② 식품의약품안전처장은 제1항에 따른 정보를 보유하고 있지 않은 경우에는 해당 정보를 보유한 관계 중앙행정기관의 장, 공공기관의 장 및 그 밖에 관련 단체·기관의 장에게 정보 제공 등 필요한 협조를 요청할 수 있다.

[본조신설 2023. 10. 25.]

[종전 제102조의7은 제102조의5로 이동 <2023. 10. 25.>]

제102조의8(비축 의약품의 유효기간 연장 요청 등) ① 법 제85조의2제2항에 따라 보건복지부장관이 식품의약품안전처장에게 유효기간의 연장을 요청할 수 있는 의약품은 「감염병의 예방 및 관리에 관한 법률」 제40조제1항에 따라 비축한 의약품(이하 이 조에서 "비축 의약품"이라 한다)으로 한다.

② 법 제85조의2제2항에 따라 보건복지부장관은 비축 의약품의 유효기간을 연장하려는 경우에는 해당 비축 의약품의 유효기간이 종료되기 3개월 전까지 별지 제74호의4서식의 비축 의약품의 유효기간 연장 신청서에 다음 각 호의 자료를 첨부하여 식품의약품안전처장에게 제출하여야 한다.

1. 품질검사 성적서
2. 안정성시험 자료
3. 별표 1, 별표 3 또는 별표 6에 따라 비축 의약품이 보관되었음을 증명하는 자료
4. 연장 사유 및 비축 현황에 관한 자료
5. 그 밖에 비축 의약품의 안전성·유효성 등 검토에 필요한 자료로서 식품의약품안전처장이 정하여 고시하는 자료

③ 식품의약품안전처장은 제2항에 따른 비축 의약품의 유효기간 연장신청이 적합하다고 인정되는 경우에는 별지 제74호의5서식의 비축 의약품의 유효기간 연장 결과통지서를 발급하여야 한다.

④ 제3항에 따라 유효기간이 연장된 비축 의약품에 대한 관리기준은 다음 각 호와 같다.

1. 용기나 포장에는 연장된 유효기간을 반영하여 표시할 것
2. 반기별로 품질검사를 할 것
3. 그 밖에 안전성·유효성 확보를 위하여 식품의약품안전처장이 정하여 고시하는 사항을 준수할 것

⑤ 제2항부터 제4항에 따른 제출 자료의 종류·요건, 관리기준, 그 밖에 필요한 세부 사항은 식품의약품안전처장이 정하여 고시한다.

[본조신설 2015. 9. 25.]

[제102조의4에서 이동, 종전 제102조의8은 제102조의10으로 이동 <2023. 10. 25.>]

제102조의9(유사명칭의 사용금지) 법 제87조의2에서 "총리령으로 정하는 유사한 명칭"이란 제약, 약품, 신약을 말한다.

[본조신설 2017. 12. 13.]

[제102조의5에서 이동 <2023. 10. 25.>]

제102조의10(심사 또는 검토 결과 공개의 방법 및 절차 등) ① 법 제88조의2제1항에 따른 "총리령으로 정하는 의약품"이란 완제의약품을 말한다.

② 식품의약품안전처장은 법 제88조의2제1항에 따라 심사 또는 검토 결과를 공개하려는 경우에는 해당 의약품의 품목허가를 받은 자에게 그 심사 또는 검토 결과를 미리 통지하여 의견을 들을 수 있다.

③ 식품의약품안전처장은 법 제88조의2제1항에 따라 심사 또는 검토 결과를 공개하려는 경우에는 제조판매·수입 품목허가(시설 조건부 허가나 품목 조건부 허가를 포함한다)를 한 날 또는 제조판매·수입 품목신고를 수리한 날부터 180일 이내에 심사 또는 검토 결과를 식품의약품안전처장이 운영하는 인터넷 홈페이지에 공개한다.

[본조신설 2022. 1. 20.]

[제102조의8에서 이동 <2023. 10. 25.>]

제85조의3(「인삼산업법」에 따른 인삼류에 관한 특례) ① 「인삼산업법」 제17조제1항에 따른 인삼류검사기관(이하 이 조에서 "인삼류검사기관"이라 한다)은 제31조제1항에 따른 의약품 제조업 허가를 신청할 수 있고, 해당 인삼류검사기관에서 검사하는 홍삼 및 백삼(「인삼산업법」 제2조제3호 및 제5호에 따른 홍삼 및 백삼으로 수입된 것은 제외한다. 이하 같다)에 대하여 제31조제2항에 따른 품목허가를 신청하거나 품목신고를 할 수 있다.

② 「인삼산업법」 제12조제1항에 따라 신고를 한 자(이하 이 조에서 "인삼류제조업자"라 한다)는 제1항에 따라 품목허가를 받거나 품목신고한 홍삼 및 백삼을 제44조에도 불구하고 다음 각 호의 어느 하나에 해당하는 자에게 판매할 수 있다.

1. 한약업사
2. 의약품 도매상
3. 약국개설자
4. 한약을 취급하는 의료기관 개설자

③ 제2항에 따라 홍삼 및 백삼을 판매하는 인삼류제조업자에게는 제47조, 제69조, 제71조, 제94조, 제94조의2, 제95조, 제96조 및 제97조를 적용한다. 이 경우 인삼류제조업자는 "의약품등의 제조업자" 및 "의약품의 품목허가를 받은 자"로, 인삼류제조업자의 공장·창고·점포나 사무소는 "의약품등을 제조·저장 또는 취급하는 공장·창고·점포나 사무소"로 본다.

[본조신설 2015. 5. 18.]

제85조의4(기록의 보존·보관 의무에 대한 면책) 이 법에 따라 보존·보관하여야 하는 기록이 천재지변이나 그 밖의 불가항력으로 멸실된 경우에는 해당 기록의 보존·보관의무자는 이 법에 따른 책임을 면한다.

[본조신설 2018. 6. 12.]

제86조(의약품 부작용 피해구제사업) ①식품의약품안전처장은 의약품 부작용으로 발생하는 피해를 구제하고, 의약품의 제조업자·품목허가를 받은 자 또는 수입자로 조직된 단체는 의약품 안전성 향상과 신약 개발을 지원하기 위한 연구사업을 하여야 한다. <개정 2007. 10. 17., 2014. 3. 18.>

②제1항의 사업을 위하여 의약품의 제조업자·품목허가를 받은 자 또는 수입자는 필요한 비용을 부담하여야 한다.<개정 2007. 10. 17.>

③정부는 예산의 범위에서 제1항의 사업을 위한 보조금을 지급할 수 있다.

④제1항의 사업에 필요한 사항은 총리령으로 정한다.<개정 2008. 2. 29., 2010. 1. 18., 2013. 3. 23.>

⑤ 식품의약품안전처장은 의약품 부작용 피해구제사업을 의약품안전관리원에 위탁할 수 있다.<신설 2014. 3. 18.>

[제목개정 2014. 3. 18.]

제86조의2(의약품 부작용 피해구제 부담금) ① 식품의약품안전처장은 제86조제1항에 따른 피해구제를 위하여 의약품의 제조업자·품목허가를 받은 자 및 수입자로부터 의약품 부작용 피해구제 부담금(이하 "부담금"이라 한다)을 부과·징수한다. 이 경우 식품의약품안전처장은 그 부과·징수를 의약품안전관리원에 위탁할 수 있다.

② 부담금은 이 법에 따라 전문의약품 또는 일반의약품으로 분류되는 의약품의 생산액 또는 수입액에 비례하여 부과하는 기본부담금과 심의위원회의 심의를 거쳐 식품의약품안전처장이 부작용 피해구제의 필요성을 인정한 의약품으로 판정된 의약품에 부과하는 추가부담금으로 하되, 다음 각 호의 금액을 초과하지 아니하는 범위에서 대통령령으로 정하는 금액으로 한다.

1. 기본부담금: 전년도 의약품 생산액 및 수입액의 1000분의 1
2. 추가부담금: 전년도 해당 의약품으로 인한 피해구제 지급액의 100분의 25. 다만, 그 의약품의 전년도 생산액·수입액의 100분의 1을 초과하지 아니한다.

③ 제1항 후단에 따라 부과·징수 업무를 위탁받은 의약품안전관리원의 장은 제2항제1호의 기본부담금의 징수금액을 피해구제 예상비용, 부담금 운용 수익금, 정부보조금 등을 고려하여 대통령령으로 정하는 바에 따라 5년의 범위에서 식품의약품안전처장의 승인을 받아 정하여야 한다.

④ 제1항 후단에 따라 부과·징수 업무를 위탁받은 의약품안전관리원의 장은 부담금을 다른 회계와 구분하여 회계처리하여야 하며, 부담금의 부과·징수 및 운용을 위하여 대통령령으로 정하는 바에 따라 재정운용위원회를 구성·운영하여야 한다.<개정 2018. 12. 11.>

⑤ 식품의약품안전처장 또는 제1항 후단에 따라 부과·징수업무를 위탁받은 의약품안전관리원의 장은 부담금을 납부하여야 하는 자가 납부기한까지 부담금을 내지 아니하면 30일 이상의 기간을 정하여 납부를 독촉하여야 한다. 이 경우 그 납부기한의 다음 날부터 납부일 전일까지의 기간에 대하여 체납된 부담금의 100분의 3을 초과하지 아니하는 범위에서 그 기간에 상응하는 가산금을 부과하되 가산금의 비율은 대통령령으로 정한다.

⑥ 제5항에 따라 독촉을 받은 자가 그 기간까지 부담금과 가산금을 내지 아니하면 국세 체납처분의 예에 따라 이를 징수한다.

⑦ 제1항에 따른 부담금의 징수방법, 납부기한, 납부절차, 이의신청, 그 밖에 부담금의 부과·징수 등에 필요한 사항은 대통령령으로 정한다.

[본조신설 2014. 3. 18.]

제86조의3(의약품 부작용 피해구제급여) ① 의약품안전관리원의 장은 의약품을 사용한 사람이 그 의약품의 부작용으로 인하여 질병에 걸리거나 장애가 발생하거나 사망한 때에는 다음 각 호의 어느 하나에 해당하는 피해구제급여(이하 "피해구제급여"라 한다)를 지급하여야 한다.

1. 진료비
2. 장애일시보상금
3. 사망일시보상금
4. 장례비

② 제1항에도 불구하고 다음 각 호의 어느 하나에 해당하는 경우에는 피해구제급여를 지급하지 아니한다.

1. 암이나 그 밖의 특수질병에 사용되는 의약품으로 식품의약품안전처장이 정하는 의약품인 경우
2. 의약품 부작용으로 인한 질병, 장애 또는 사망이 「감염병의 예방 및 관리에 관한 법률」에 따른 예방접종으로 인한 것인 경우
3. 질병, 장애 또는 사망이 피해자의 고의 또는 중대한 과실로 인하여 발생한 경우
4. 질병, 장애 또는 사망이 「의료사고 피해구제 및 의료분쟁 조정 등에 관한 법률」에 따른 의료사고로 인한 것인 경우
5. 동일한 질병, 장애 또는 사망을 이유로 「민법」이나 그 밖의 법령에 따라 이 법의 구제급여에 상당한 금품을 이미 받은 경우
6. 그 밖에 총리령으로 정하는 경우

③ 피해구제급여의 지급 기준·범위, 그 밖에 지급 등에 필요한 사항은 총리령으로 정한다.

[본조신설 2014. 3. 18.]

제86조의4(의약품 부작용 피해구제 절차 등) ① 피해구제급여를 받으려는 사람은 총리령으로 정하는 바에 따라 서류를 첨부하여 의약품안전관리원의 장에게 피해구제급여의 지급을 신청하여야 한다.

② 의약품안전관리원의 장은 피해구제급여의 신청을 받은 경우에는 지체 없이 그 부작용이나 피해의 사실조사, 의료사고 해당 여부, 의약품과의 인과관계 규명, 후유장애 발생 여부, 피해보상의 범위 및 피해구제급여의 지급제한 등에 관한 조사·감정 등을 하여야 한다.

③ 의약품안전관리원의 장은 피해구제급여의 신청을 받은 날부터 90일 이내에 제2항에 따른 조사 결과와 감정 의견을 첨부하여 심의위원회에 심의를 요청하여야 한다. 다만, 새로운 부작용 등의 이유로 조사·감정이 어려운 때에는 그 기간을 1회에 한하여 30일까지 연장할 수 있다.

④ 의약품안전관리원의 장은 심의위원회의 심의 결과 피해구제급여를 지급하기로 의결한 경우에는 그 결정일부터 30일 이내에 피해구제급여를 지급하여야 한다.

⑤ 의약품안전관리원의 장은 제4항에 따른 심의 결과가 제86조의3제2항에 따라 피해구제급여의 지급제한 사유에 해당하여 지급하지 아니하는 때에는 신청인에게 그 사실 및 지급제한 사유를 통지하여야 한다. 이 경우 신청인이 「민법」이나 그 밖의 법령에 따라 배상을 받을 수 있다고 판단하는 때에는 의약품안전관리원의 장은 총리령으로 정하는 바에 따라 그 방법을 안내할 수 있다.

⑥ 피해구제급여의 신청은 다음 각 호의 기간 내에 하여야 한다.

1. 제86조의3제1항제1호: 해당 진료행위가 있은 날부터 5년
2. 제86조의3제1항제2호부터 제4호까지: 장애가 발생하거나 사망한 날부터 5년

⑦ 심의위원회의 심의 결과와 「의료사고 피해구제 및 의료분쟁 조정 등에 관한 법률」에 따른 의료분쟁조정위원회의 심의 결과가 상충되는 때에는 대통령령으로 정하는 바에 따라 보건복지부장관과 식품의약품안전처장이 협의하여 이를 중재하여야 한다.

⑧ 의약품안전관리원의 장은 심의위원회의 심의 결과에 이의가 있는 경우에는 식품의약품안전처장에게 재결정을 요청할 수 있다. 이 경우 식품의약품안전처장은 중앙약사심의위원회에 자문하고 그 결과를 의약품안전관리원의 장에게 통보하여야 하며, 의약품안전관리원의 장은 식품의약품안전처장의 재결정이 있은 날부터 30일 이내에 피해구제급여를 지급하여야 한다.

⑨ 제2항부터 제8항까지에 따른 중재, 절차·방법 등에 필요한 사항은 총리령으로 정한다.

[본조신설 2014. 3. 18.]

제86조의5(피해구제급여의 지급중단 결정 및 부당이득의 징수 등) ① 의약품안전관리원의 장은 신청인이 고의 또는 중대한 과실로 해당 질병의 상태를 악화시키거나 치유를 거부·방해한 것으로 인정되는 때에는 피해구제급여의 전부 또는 일부의 지급을 중단할 수 있다.

② 의약품안전관리원의 장은 피해구제급여를 받은 사람이 다음 각 호의 어느 하나에 해당하는 경우에는 그 피해구제급여액(제1호의 경우에는 그 급여액의 2배를 말한다)을 징수하여 부담금 회계의 수익금으로 하여야 한다.

1. 거짓 또는 그 밖의 부정한 방법으로 피해구제급여를 받은 경우
2. 피해구제급여를 받은 이후 의료사고로 판명되어 조정·중재를 받은 경우
3. 그 밖에 잘못 지급된 피해구제급여가 있는 경우

③ 제1항 및 제2항에 따른 피해구제급여의 중단 및 징수 등에 필요한 사항은 총리령으로 정한다.

[본조신설 2014. 3. 18.]

제86조의6(부작용 피해의 조사 등) ① 의약품안전관리원의 장은 제86조의4제2항에 따른 조사·감정을 할 때에는 신청인, 의약품의 제조업자·품목허가를 받은 자·수입자·판매업자, 약국 개설자, 의료기관 개설자, 이 법 또는 다른 법률에 따라 의약품을 판매하거나 취급하는 자, 관련 이해관계인 또는 참고인으로 하여금 출석하여 진술하게 하거나 조사에 필요한 자료 및 물건 등의 제출을 요구할 수 있다.

② 의약품안전관리원의 장은 제86조의4제2항에 따른 조사·감정을 실시하는 경우에는 부작용이 발생한 의약품을 처방한 의료인(해당 의료기관 개설자를 포함한다)이나 그 의약품을 조제한 약사(해당 약국 개설자를 포함한다)에게 부작용의 원인이 된 의약품의 처방·조제 당시 환자의 상태 및 처방·조제 행위 등에 대하여 구두 또는 서면으로 소명하도록 요구할 수 있다.

③ 의약품안전관리원의 장은 제86조의4제2항에 따른 조사·감정을 실시하는 경우 부작용이 발생한 의약품의 제조업자·품목허가를 받은 자·수입자·판매업자 또는 그 의약품을 처방·조제한 의료기관·약국 등에 출입하여 관련 문서 또는 물건을 조사·열람 또는 복사할 수 있다. 이 경우 조사자는 그 권한을 표시하는 증표 및 조사기간, 조사범위, 조사담당자, 관계 법령 등 대통령령으로 정하는 사항이 기재된 서류를 지니고 이를 관계인에게 내보여야 한다.<개정 2015. 12. 29.>

④ 의약품안전관리원의 장은 피해구제급여를 신청한 사람에 대하여 부작용의 인과관계를 규명하는 데 필요한 조사를 위하여 정부기관과 「공공기관의 운영에 관한 법률」에 따른 공공기관에 개인식별이 가능하여 자료 간 연계분석이 가능한 형태의 정보를 요구할 수 있다. 이 경우 요구를 받은 자는 정당한 사유가 없으면 이에 따라야 한다.

⑤ 제1항부터 제4항까지 규정한 사항 외에 부작용 피해의 조사·감정에 필요한 사항은 총리령으로 정한다.

⑥ 제3항에 따라 문서 또는 물건을 조사·열람, 복사하려는 경우 그 절차·방법 등에 관하여는 이 법에서 정하는 사항을 제외하고는 「행정조사기본법」에서 정하는 바에 따른다.<신설 2015. 12. 29.>

[본조신설 2014. 3. 18.]

약사법 시행령

제36조의2(의약품 부작용 피해의 조사·감정을 위한 현장조사서류) 법 제86조의6제3항 후단에서 “조사기간, 조사범위, 조사담당자, 관계 법령 등 대통령령으로 정하는 사항”이란 제32조의12 각 호에 따른 사항을 말한다. <개정 2023. 10. 17.>

제86조의7(피해구제급여권의 보호) 이 법에 따른 피해구제급여를 받을 권리는 양도 또는 압류하거나 담보로 제공할 수 없다.

[본조신설 2014. 3. 18.]

제86조의8(공과금 면제 등) 국가나 지방자치단체는 피해구제급여로 지급된 금액에 대하여는 공과금을 부과하지 아니한다.

[본조신설 2014. 3. 18.]

제87조(비밀 누설 금지) ①약사·한약사는 이 법 또는 다른 법령에 규정된 경우 외에는 의약품을 조제·판매하면서 알게 된 타인의 비밀을 누설하여서는 아니 된다. <개정 2007. 10. 17.>

② 제47조의3제2항에 따라 의약품 품목허가를 받은 자·수입자 및 의약품 도매상 등의 영업에 관한 비밀을 업무상 알게 된 자는 그 비밀을 타인에게 누설하거나 업무목적 외의 용도로 사용하여서는 아니 된다.<신설 2007. 10. 17., 2016. 12. 2.>

제87조의2(유사명칭의 사용 금지) 이 법에 따른 의약품등의 제조업자, 위탁제조판매업 신고를 한 자, 품목허가를 받은 자, 수입자 또는 판매업자가 아닌 자는 그 상호 중에 제약, 약품 등 총리령으로 정하는 유사한 명칭을 사용하지 못한다.

[본조신설 2016. 12. 2.]

제88조(제출된 자료의 보호) ① 식품의약품안전처장은 제31조, 제31조의2, 제32조부터 제34조까지, 제35조, 제35조의6 또는 제42조에 따라 제출된 자료에 대하여 그것을 제출한 자가 이를 보호하여 줄 것을 문서로 요청하면 그 자료를 공개하여서는 아니 된다. 다만, 공익을 위하여 자료를 공개할 필요가 있다고 인정되는 경우에는 공개할 수 있다. <개정 2011. 6. 7., 2013. 3. 23., 2021. 7. 20.>

② 제1항에 따라 보호를 요청한 제출 자료를 열람·검토한 자는 그 자료를 통하여 알게 된 내용을 외부에 공개하여서는 아니 된다.

제88조의2(심사 결과의 공개) ① 식품의약품안전처장은 총리령으로 정하는 의약품에 대하여 제31조에 따라 품목허가를 하거나 품목신고를 수리한 경우, 제35조에 따라 시설 조건부 허가나 품목 조건부 허가를 한 경우 또는 제42조에 따라 품목허가를 하거나 품목신고를 수리한 경우 그 심사 또는 검토 결과를 공개하여야 한다. 다만, 그 의약품의 품목허가를 받거나 품목신고를 한 자 또는 시설 조건부 허가나 품목 조건부 허가를 받은 자가 경영상·영업상 비밀에 관한 사항에 해당되는 부분을 공개하지 아니할 것을 요청하는 경우에는 해당 부분을 제외하고 공개할 수 있다.

② 제1항에 따른 심사 결과 공개의 방법 및 절차 등에 필요한 사항은 총리령으로 정한다.

[본조신설 2021. 7. 20.]

제89조(제조업자 등의 지위 승계 등) ①의약품등의 제조업자, 품목허가를 받은 자, 위탁제조판매업 신고를 한 자, 수입자, 의약품 판매업자(한약업사는 제외한다), 의약품 판촉영업자, 임상시험계획의 승인을 받은 자 또는 검사기관등으로 지정받은 자(이하 이 조 및 제89조의2에서 "제조업자등"이라 한다)가 사망하거나 그 영업을 양도한 경우 또는 법인인 제조업자등이 합병한 경우에는 그 상속인, 영업을 양수한 자 또는 합병 후 존속하는 법인이나 합병에 따라 설립되는 법인이 그 제조업자등의 지위를 승계한다. 다만, 영업을 양수한 자 또는 합병 후 존속하는 법인이나 합병으로 설립되는 법인이 다음 각 호의 어느 하나에 해당하면 그러하지 아니하다. <개정 2007. 10. 17., 2011. 3. 30., 2011. 6. 7., 2017. 10. 24., 2023. 4. 18.>

1. 의약품등의 제조업자, 품목허가를 받은 자, 위탁제조판매업 신고를 한 자 및 임상시험계획의 승인을 받은 자: 제31조제8항 각 호의 어느 하나에 해당하는 경우
2. 수입자: 제42조제4항 각 호의 어느 하나에 해당하는 경우
3. 의약품 판매업자: 제46조 각 호의 어느 하나에 해당하는 경우
4. 의약품 판촉영업자: 제46조제1호부터 제3호까지의 어느 하나에 해당하는 경우

② 의약품등의 제조업자, 품목허가를 받은 자, 위탁제조판매업 신고를 한 자 또는 수입자가 제31조제2항부터 제4항까지 또는 제42조제1항에 따라 제조품목 또는 수입품목 허가를 받거나 신고한 의약품등에 대한 영업을 양도한 경우에는 그 영업을 양수한 의약품등의 제조업자, 품목허가를 받은 자, 위탁제조판매업 신고를 한 자 또는 수입자가 해당 품목의 허가 또는 신고에 관한 의약품등의 제조업자, 품목허가를 받은 자, 위탁제조판매업 신고를 한 자 또는 수입자의 지위를 승계한다. <개정 2011. 6. 7.>

③ 제1항과 제2항에 따라 제조업자등의 지위를 승계한 자는 다음 각 호의 구분에 따라 1개월 이내에 식품의약품안전처장(의약품판매업자, 의약품 판촉영업자의 경우에는 시장·군수·구청장을 말한다)에게 신고하여야 한다. 다만, 제1항에 따라 제조업자등의 지위를 승계한 상속인이 제1항 각 호의 어느 하나에 해당하면 상속이 시작된 날부터 6개월 이내에 그 지위를 다른 사람에게 양도하여야 한다. <개정 2013. 3. 23., 2023. 4. 18.>

1. 의약품등의 제조업자, 품목허가를 받은 자, 위탁제조판매업 신고를 한 자, 수입자, 임상시험계획의 승인을 받은 자 및 검사기관등으로 지정받은 자의 지위를 승계한 자: 총리령으로 정하는 바에 따를 것

2. 의약품판매업자, 의약품 판촉영업자의 지위를 승계한 자: 보건복지부령으로 정하는 바에 따를 것

[시행일: 2024. 10. 19.] 제89조제1항, 제89조제3항

약사법 시행규칙

제59조(의약품 판매업자의 지위 승계 등) ① 법 제89조제3항에 따른 의약품 판매업자의 지위 승계 신고를 하려는 자는 별지 제31호서식의 의약품 판매업자 지위 승계 신고서(전자문서로 된 신고서를 포함한다)에 허가증과 다음 각 호의 서류(전자문서를 포함한다)를 첨부하여 시장·군수·구청장에게 제출하여야 한다.

1. 양도·양수를 증명할 수 있는 서류의 사본(양도의 경우만 해당한다)
2. 기업진단서(의약품 도매상의 양도·양수의 경우만 해당한다)
3. 「가족관계의 등록 등에 관한 법률」 제15조제1항제1호의 가족관계증명서와 상속인임을 증명하는 서류(상속의 경우만 해당한다)
4. 그 밖에 해당 사유별로 의약품 판매업자의 지위를 승계하였음을 증명할 수 있는 서류
5. 지위를 승계한 사람이 법 제5조제1호 본문에 해당되는 사람이 아님을 증명하는 의사의 진단서 또는 같은 호 단서에 해당하는 사람임을 증명하는 전문의의 진단서 및 같은 조 제3호에 해당되는 사람이 아님을 증명하는 의사의 진단서

② 제1항에 따라 신고서를 제출받은 시장·군수·구청장은 「전자정부법」 제36조제1항에 따른 행정정보의 공동이용을 통하여 법인 등기사항증명서(법인인 경우만 해당한다)를 확인하여야 한다.

③ 제1항에 따라 판매업자의 지위 승계 신고를 하는 자가 영업소의 명칭을 변경하려는 경우에는 이를 함께 신고할 수 있다. 이 경우 제40조에 따른 변경허가 신청을 한 것으로 본다. <신설 2023. 8. 11.>

④ 시장·군수·구청장은 제1항에 따라 지위승계 신고를 받은 경우에는 해당 대장과 신고증에 변경사항을 기재하여야 하고, 의약품 도매상에 대한 지위 승계 신고의 내용을 지위 승계 신고를 수리한 날부터 15일 이내에 의약품관리종합정보센터의 장에게 알려야 한다. <개정 2023. 8. 11.>

⑤ 제1항에 따라 지위 승계 신고를 하려는 자는 별표 1의4에 따른 수수료를 내야 한다. <개정 2013. 10. 21., 2020. 2. 7., 2023. 8. 11.>

의약품 등의 안전에 관한 규칙

제103조(제조업자 등의 지위 승계 등) ① 법 제89조제3항에 따른 제조업자 등의 지위 승계 신고를 하려는 자는 별지 제75호서식의 제조업자 등 지위 승계 신고서(전자문서로 된 신고서를 포함한다)에 허가증·신고증·지정서·임상시험계획 승인서 또는 적합판정서(전자문서로 발급받은 경우는 각각 제외한다)와 다음 각 호의 서류(전자문서를 포함한다)를 첨부하여 식품의약품안전처장(의약품등의 제조업자, 위탁제조판매업자, 안전성·유효성 검토 대상이 아닌 의약외품의 제조판매·수입 품목 허가 및 신고를 받은 자, 의약품의 제조판매·수입 품목신고를 한 자의 경우에는 지방청장을 말한다)에게 제출하여야 한다. <개정 2018. 3. 30., 2018. 10. 25., 2021. 3. 8.>

1. 양도·양수를 증명할 수 있는 서류의 사본(양도의 경우만 해당한다)
2. 「가족관계의 등록 등에 관한 법률」 제15조제1항제1호의 가족관계증명서와 상속인임을 증명하는 서류(상속의 경우만 해당한다)
3. 그 밖에 해당 사유별로 제조업자 등의 지위를 승계하였음을 증명할 수 있는 서류
4. 지위를 승계한 사람이 법 제5조제1호 본문에 해당되는 사람이 아님을 증명하는 의사의 진단서 또는 같은 호 단서에 해당하는 사람임을 증명하는 전문의의 진단서 및 같은 조 제3호에 해당되는 사람이 아님을 증명하는 의사의 진단서(법 제89조제1항에 따른 제조업자 등의 지위 승계만 해당한다)

② 제1항에 따라 신고서를 제출받은 식품의약품안전처장은 「전자정부법」 제36조제1항에 따른 행정정보의 공동이용을 통하여 법인 등기사항증명서(법인인 경우만 해당한다)를 확인하여야 한다.

③ 제1항에 따라 제조업자 등의 지위 승계 신고를 하는 자가 의약품등의 제조소, 위탁제조판매업소, 임상시험실시기관, 임상시험계획의 승인을 받은 자, 임상시험검체분석기관 또는 비임상시험실시기관의 명칭 또는 상호를 변경하려는 경우나 의약품등의 제품명을 변경하려는 경우에는 이를 함께 신고할 수 있다. 이 경우 제8조, 제34조제6항, 제35조제7항, 제37조제6항에 따른 변경허가 또는 변경지정 신청을 하거나 변경신고를 한 것으로 본다.<개정 2014. 8. 20., 2018. 10. 25.>

④ 제1항에 따라 지위 승계 신고를 하려는 자는 식품의약품안전처장이 정하여 고시하는 수수료를 내야 한다.

제89조의2(행정제재처분 효과의 승계) 제89조에 따라 지위를 승계한 경우에 종전의 제조업자등 또는 의약품 판촉영업자와 수입자에 대한 행정처분의 효과는 그 처분이 있은 날부터 1년간 양수인 또는 합병 후 존속하는 법인이나 합병으로 설립되는 법인에 승계되며, 행정처분의 절차가 진행 중일 때에는 양수인 또는 합병 후 존속하는 법인이나 합병으로 설립되는 법인에 대하여 행정제재처분의 절차를 속행(續行)할 수 있다. 다만, 새로운 제조업자등 또는 의약품 판촉영업자(상속에 의한 지위 승계는 제외한다)와 수입자가 영업을 승계할 때에 그 처분 또는 위반사실을 알지 못한 경우에는 그러하지 아니하다. <개정 2023. 4. 18.>

[본조신설 2011. 6. 7.]

[시행일: 2024 10.19.] 제89조의 2

제90조(포상금) 제23조, 제24조제1항·제2항, 제26조제1항, 제27조제1항·제3항, 제44조제1항, 제47조의4 및 제50조제1항(제44조의6제1항에서 준용하는 경우를 포함한다)·제2항을 위반한 사실을 감독기관이나 수사기관에 신고·고발한 자에게는 대통령령으로 정하는 바에 따라 포상금을 지급할 수 있다. <개정 2012. 5. 14., 2020. 4. 7., 2021. 7. 20.>

제90조의2(백신안전기술지원센터의 설립) ① 백신의 품질확보 및 제품화 기술지원 등에 관한 업무를 수행하기 위하여 백신안전기술지원센터(이하 "백신센터"라 한다)를 둔다.

② 백신센터는 법인으로 한다.

③ 백신센터의 정관에는 다음 각 호의 사항을 기재하여야 한다.

1. 명칭
2. 목적
3. 주된 사무소가 있는 곳
4. 자산에 관한 사항
5. 임원 및 직원에 관한 사항
6. 이사회에 관한 사항
7. 업무와 그 집행에 관한 사항
8. 회계에 관한 사항
9. 공고에 관한 사항
10. 정관의 변경에 관한 사항
11. 그 밖에 백신센터의 운영에 관한 중요 사항

④ 백신센터가 정관의 기재사항을 변경하려는 경우에는 식품의약품안전처장의 인가를 받아야 한다.

⑤ 백신센터에 관하여 이 법에서 규정한 사항 외에는 「민법」 중 재단법인에 관한 규정을 준용한다.

⑥ 제1항에 따른 백신센터의 운영 등에 필요한 사항은 대통령령으로 정한다.

[본조신설 2021. 7. 20.]

제90조의3(백신센터의 사업) ① 백신센터는 다음 각 호의 사업을 수행한다.

1. 백신 개발지원 및 제품화 기술지원
2. 백신 관련 인허가, 국제기준·제도, 국내외 개발 동향 정보 등의 수집 및 분석
3. 백신 임상검체 분석 및 시험법 구축
4. 백신 품질검사 지원 및 시험법 구축
5. 백신 개발 및 제품화를 위한 컨설팅 및 전문인력 양성
6. 기타 대통령령으로 정하는 업무

② 백신센터는 제1항의 사업에 관하여 수수료와 그 밖의 실비를 징수할 수 있다.

③ 식품의약품안전처장은 백신센터가 제1항에 따른 사업을 하는 경우 재정 지원 등을 할 수 있다.

[본조신설 2021. 7. 20.]

약사법 시행령

제37조(포상금의 지급절차) ① 법 제90조에 따라 관련 법령 위반사실의 신고 또는 고발을 받은 감독기관 또는 수사기관은 그 사건의 개요를 관할 시장·군수·구청장에게 알려주어야 한다.

② 제1항에 따른 통지를 받은 시장·군수·구청장은 그 사건에 관한 법원의 확정판결이 있거나 과태료 부과 처분이 확정되면 예산의 범위에서 포상금을 지급할 수 있다.<개정 2021. 10. 19.>

③ 제2항에 따른 포상금은 그 사건으로 선고된 벌금액(징역형의 선고를 받은 경우에는 해당 적용벌칙의 벌금상한액) 또는 부과된 과태료 금액의 100분의 10 이내로 한다.<개정 2021. 10. 19.>

제37조의2(백신안전기술지원센터 운영 등) ① 법 제90조의2에 따른 백신안전기술지원센터(이하 "백신센터"라 한다)의 장(이하 "센터장"이라 한다)은 정관에서 정하는 바에 따라 식품의약품안전처장이 임명한다.

② 센터장은 매 회계연도 시작 전까지 다음 연도의 사업계획서와 수입·지출예산서를 이사회의 의결을 거쳐 식품의약품안전처장에게 제출해야 한다. 이를 변경하려는 경우에도 같다.

③ 센터장은 법 제90조의3제1항에 따른 사업 수행을 위하여 필요한 경우에는 관계 중앙행정기관, 관련 민간기관·단체 또는 연구소 등에 소속 공무원 또는 임직원·연구원의 파견을 요청할 수 있다.

④ 제1항부터 제3항까지에서 규정한 사항 외에 백신센터의 운영 등에 관하여 필요한 세부 사항은 정관으로 정한다.

[본조신설 2021. 10. 19.]

제37조의3(백신센터의 업무) 법 제90조의3제1항제6호에서 "대통령령으로 정하는 업무"란 다음 각 호의 업무를 말한다.

1. 백신 세포주의 구축·유지 및 분양 관리 업무
2. 법 제34조의2제2항에 따른 임상시험검체분석기관의 분석능력 개선을 위한 지원 업무
3. 그 밖에 백신센터의 설립목적을 달성하기 위하여 식품의약품안전처장이 필요하다고 인정하는 업무

[본조신설 2021. 10. 19.]

제91조(한국희귀·필수의약품센터의 설립) ①다음 각 호의 의약품에 대한 각종 정보 제공 및 공급(조제 및 투약 업무를 포함한다. 이하 같다) 등에 관한 업무를 하기 위하여 한국희귀·필수의약품센터(이하 "센터"라 한다)를 둔다. <개정 2016. 12. 2., 2018. 12. 11.>

1. 희귀의약품
2. 국가필수의약품
3. 그 밖에 국민 보건상 긴급하게 도입할 필요가 있거나 안정적 공급 지원이 필요한 의약품으로서 식품의약품안전처장이 필요하다고 인정하는 의약품

②센터는 법인으로 한다.

③ 센터의 정관에는 다음 각 호의 사항을 기재하여야 한다.<신설 2018. 12. 11.>

1. 목적
2. 명칭
3. 주된 사무소가 있는 곳
4. 자산에 관한 사항
5. 임원 및 직원에 관한 사항
6. 이사회의 운영
7. 사업범위 및 내용과 그 집행
8. 회계
9. 공고의 방법
10. 정관의 변경
11. 그 밖에 센터의 운영에 관한 중요 사항

④ 센터가 정관의 기재사항을 변경하려는 경우에는 식품의약품안전처장의 인가를 받아야 한다.<신설 2018. 12. 11.>

⑤센터에 관하여 이 법에서 규정한 외에는 「민법」 중 재단법인에 관한 규정을 준용한다.<개정 2018. 12. 11.>

⑥제1항에 따른 센터의 운영 등에 필요한 사항은 대통령령으로 정한다.<개정 2018. 12. 11.>

[제목개정 2016. 12. 2.]

약사법 시행령

제38조(한국희귀·필수의약품센터의 운영 등) ①법 제91조에 따른 한국희귀·필수의약품센터(이하 "센터"라 한다)의 장은 매 사업연도 4월 30일까지 다음 연도의 사업계획서와 수지예산서를 식품의약품안전처장에게 제출하여야 한다. <개정 2013. 3. 23., 2017. 5. 29.>

②제1항에 따른 사업계획서 및 수지예산서의 중요한 내용을 변경하려면 변경할 내용 및 사유를 적은 서류를 식품의약품안전처장에게 제출하여야 한다.<개정 2013. 3. 23.>

③식품의약품안전처장은 제1항에 따라 다음 연도의 사업계획서와 수지예산서를 제출받은 경우에 필요하면 센터의 장에게 다음 각 호의 사항에 관한 자료를 요청할 수 있다.<개정 2013. 3. 23.>

1. 법 제92조제1항 각 호의 사업에 관한 사항
2. 법 제92조제2항에 따라 지원된 재정의 사용 내용에 관한 사항

[제목개정 2017. 5. 29.]

제92조(센터의 사업) ①센터는 다음 각 호의 사업을 한다. <개정 2013. 3. 23., 2016. 12. 2., 2018. 12. 11.>

1. 제91조제1항 각 호에 따른 의약품과 관련한 각종 정보 수집 및 전산망 구축과 관련된 사업
2. 제91조제1항 각 호에 따른 의약품의 공급 및 비축 사업. 이 경우 센터의 장은 센터에 조제실을 설치하고, 센터 직원 중 약사를 지정하여 사업을 담당하게 하여야 한다.

2의2. 제31조제3항제4호에 따라 제91조제1항 각 호에 따른 의약품을 위탁제조하여 판매하는 사업
3. 국가필수의약품의 안정공급기반 구축과 연구·개발 지원 및 안전사용 지원 등과 관련된 사업
4. 그 밖에 식품의약품안전처장이 인정하는 제91조제1항 각 호에 따른 의약품과 관련된 사업

②식품의약품안전처장은 센터가 제1항의 사업을 하는 경우 재정 지원 등을 할 수 있다.<개정 2013. 3. 23.>

제92조의2(벌칙 적용 시의 공무원 의제) 다음 각 호의 어느 하나에 해당하는 자는 「형법」 제127조 및 제129조부터 제132조까지의 규정에 따른 벌칙을 적용할 때에는 공무원으로 본다. <개정 2018. 6. 12., 2018. 12. 11., 2021. 7. 20., 2022. 6. 10., 2023. 4. 18.>

1. 약물역학조사관(의약품안전관리원 직원인 경우에는 「형법」 제127조에 따른 벌칙 적용은 제외한다)
2. 센터 및 백신센터에 근무하는 임직원
3. 제61조의3제1항에 따라 위탁받은 업무에 종사하는 기관 또는 단체의 임직원
4. 제68조의2제2항에 따라 위탁받은 업무에 종사하는 법인의 임직원
5. 제조·품질관리 조사관 중 공무원이 아닌 사람

[본조신설 2014. 3. 18.]

제92조의3(규제의 재검토) 식품의약품안전처장은 우선판매품목허가 및 제97조의2에 따른 과태료 금액에 대하여 2015년 1월 1일을 기준으로 3년마다(매 3년이 되는 해의 1월 1일 전까지를 말한다) 그 타당성을 검토하여 개선 등의 조치를 하여야 한다.

[본조신설 2015. 3. 13.]

약사법 시행령

제38조의3 삭제 <2023. 3. 7.>

약사법 시행규칙

제60조(규제의 재검토 등) ①보건복지부장관은 다음 각 호의 사항에 대하여 다음 각 호의 기준일을 기준으로 3년마다(매 3년이 되는 해의 기준일과 같은 날 전까지를 말한다) 그 타당성을 검토하여 개선 등의 조치를 하여야 한다. <개정 2014. 7. 4., 2015. 1. 5., 2019. 12. 20., 2022. 8. 30., 2023. 8. 11.>

1. 제21조에 따른 안전상비의약품 판매자의 등록기준: 2014년 1월 1일
1의2. 제44조의2에 따른 지출보고서 공개: 2024년 1월 1일
1의3. 제44조의3에 따른 지출보고서에 관한 실태조사: 2022년 9월 1일
2. 제45조에 따른 의약품의 공급내역 보고 등: 2014년 1월 1일
3. 제50조 및 별표 3에 따른 행정처분의 기준: 2014년 1월 1일

② 보건복지부장관은 다음 각 호의 사항에 대하여 다음 각 호의 기준일을 기준으로 2년마다(매 2년이 되는 해의 기준일과 같은 날 전까지를 말한다) 그 타당성을 검토하여 개선 등의 조치를 하여야 한다. <신설 2015. 1. 5., 2016. 3. 24., 2018. 12. 28.>

1. 제21조에 따른 안전상비의약품 판매자의 등록기준: 2015년 1월 1일
2. 제50조 및 별표 3에 따른 행정처분의 기준: 2015년 1월 1일

③ 삭제 <2019. 12. 20.>

[본조신설 2013. 12. 31.]

[제목개정 2016. 12. 20.]

의약품 등의 안전에 관한 규칙

제104조(규제의 재검토) 식품의약품안전처장은 다음 각 호의 사항에 대하여 다음 각 호의 기준일을 기준으로 3년마다(매 3년이 되는 해의 기준일과 같은 날 전까지를 말한다) 그 타당성을 검토하여 개선 등의 조치를 해야 한다. <개정 2021. 3. 8., 2022. 1. 20., 2022. 12. 7.>

1. 제4조제1항제11호, 제47조 및 제48조에 따른 위해성 관리 계획의 제출·이행·보존: 2014년 1월 1일
2. 삭제 <2023. 10. 25.>
2의2. 제47조 및 별표 4의3에 따른 안전관리책임자의 준수사항: 2023년 1월 1일
2의3. 제48조에 따른 의약품등 제조업자의 준수사항(같은 조 제1호, 제5호, 제5호의2, 제6호, 제9호, 제9호의2, 제11호 및 제14호에 따른 제조업자 준수사항은 제외한다): 2023년 1월 1일
3. 제56조에 따른 약국제제 또는 조제실제제를 제조하려는 자의 준수사항: 2014년 1월 1일
4. 제60조의2제2항·제3항에 따른 해외제조소의 등록·변경등록: 2023년 1월 1일
5. 제95조 및 별표 8에 따른 행정처분 기준(Ⅱ. 개별기준 제2호, 제3호, 제15호마목, 제21호, 제22호, 제25호다목, 제28호 및 제32호는 제외한다): 2023년 1월 1일

[전문개정 2014. 8. 21.]

[별지 제28호서식] [별지 제40호의4서식]으로 이동 <2023. 10. 25.>

[별지 제29호서식] [별지 제40호의5서식]으로 이동 <2023. 10. 25.>

[별지 제30호서식] [별지 제40호의6서식]으로 이동 <2023. 10. 25.>

[별지 제31호서식] [별지 제40호의7서식]으로 이동 <2023. 10. 25.>

제9장 벌칙

제93조(벌칙) ①다음 각 호의 어느 하나에 해당하는 자는 5년 이하의 징역 또는 5천만원 이하의 벌금에 처한다. <개정 2007. 10. 17., 2015. 1. 28., 2015. 12. 29., 2017. 10. 24., 2018. 12. 11., 2020. 4. 7., 2021. 7. 20., 2022. 6. 10.>

1. 제6조제3항을 위반하여 다른 사람에게 면허를 대여한 사람
1의2. 제6조제4항을 위반하여 면허를 대여받거나 면허 대여를 알선한 사람
2. 제20조제1항을 위반하여 약국을 개설한 자
3. 제23조제1항을 위반한 자
4. 제31조제1항부터 제4항까지 또는 제9항을 위반하여 허가를 받거나 신고를 하지 아니한 자 또는 변경허가를 받거나 변경신고를 하지 아니한 자
4의2. 거짓이나 그 밖의 부정한 방법으로 제31조제1항부터 제4항까지 또는 제9항에 따른 허가·변경허가를 받거나 신고·변경신고를 한 자
4의3. 거짓이나 그 밖의 부정한 방법으로 제31조의2제1항·제3항(제42조제5항에서 준용하는 경우를 포함한다)에 따른 원료의약품의 등록·변경등록을 한 자
4의4. 거짓이나 그 밖의 부정한 방법으로 제35조제1항 및 제2항(제42조제5항에서 준용하는 경우를 포함한다)에 따른 시설 조건부 허가 또는 품목 조건부 허가를 받은 자
4의5. 제38조의2제1항 및 제2항을 위반하여 적합판정 또는 변경적합판정을 받지 아니하고 의약품등을 제조하여 판매한 자
4의6. 거짓이나 그 밖의 부정한 방법으로 제38조의2제1항 및 제2항에 따른 적합판정 또는 변경적합판정을 받은 자
5. 제42조제1항을 위반하여 허가를 받거나 신고를 하지 아니한 자 또는 변경허가를 받거나 변경신고를 하지 아니한 자
5의2. 거짓이나 그 밖의 부정한 방법으로 제42조제1항에 따른 허가·변경허가를 받거나 신고·변경신고를 한 자
6. 제43조를 위반한 자
6의2. 거짓이나 그 밖의 부정한 방법으로 제43조제1항에 따른 허가를 받은 자
7. 제44조제1항을 위반한 자
8. 제44조제2항제2호에 따른 허가를 받지 아니하고 의약품을 판매한 자
8의2. 거짓이나 그 밖의 부정한 방법으로 제44조의2제1항에 따른 등록 또는 같은 조 제3항에 따른 변경등록을 한 자

8의3. 거짓이나 그 밖의 부정한 방법으로 제45조제1항에 따른 허가·변경허가를 받은 자
9. 제53조제1항을 위반하여 출하승인을 받지 아니하거나 거짓 또는 그 밖의 부정한 방법으로 출하승인을 받은 자
10. 제61조(제66조에서 준용하는 경우를 포함한다)를 위반한 자. 다만, 제56조제2항(제44조의6제1항에서 준용하는 경우를 포함한다) 또는 제65조제2항을 위반한 자는 제외한다.
11. 제34조의2제3항제6호 또는 제34조의3제3항에 따른 임상시험성적서, 임상시험검체분석성적서 또는 비임상시험성적서를 거짓으로 작성·발급한 자

②제1항의 경우 징역과 벌금은 병과(倂科)할 수 있다.

제94조(벌칙) ①다음 각 호의 어느 하나에 해당하는 자는 3년 이하의 징역 또는 3천만원 이하의 벌금에 처한다. 다만, 제87조제1항을 위반한 자에 대하여는 고소가 있어야 공소를 제기할 수 있다. <개정 2007. 10. 17., 2011. 6. 7., 2012. 2. 1., 2012. 5. 14., 2015. 1. 28., 2016. 12. 2., 2017. 10. 24., 2018. 12. 11., 2020. 4. 7., 2023. 4. 18.,>

1. 제3조제3항 또는 제4조제3항을 위반한 자
2. 제24조제2항을 위반하여 담합행위를 한 자
2의2. 제24조의2를 위반한 자
3. 제34조제1항 본문·제3항제1호·제2호 및 같은 조 제4항을 위반한 자 또는 같은 조 제6항에 따른 명령을 위반한 자
3의2. 거짓이나 그 밖의 부정한 방법으로 제34조제1항에 따른 임상시험의 계획 승인·변경승인을 받은 자
3의3. 제34조의2제1항을 위반하여 지정을 받지 아니하고 임상시험을 실시한 자
3의4. 제34조의2제2항 본문을 위반하여 변경지정을 받지 아니하고 임상시험을 실시한 자
3의5. 제34조의2제3항제1호 또는 제2호를 위반한 자
4. 제37조제3항(제42조제5항에서 준용하는 경우를 포함한다)을 위반한 자
4의2. 제39조제1항 전단(제44조의6제1항에서 준용하는 경우를 포함한다)을 위반하여 회수 또는 회수에 필요한 조치를 하지 아니한 자
5. 제45조제5항을 위반한 자
5의2. 제46조의2제1항을 위반하여 신고하지 아니하고 의약품 판매촉진 업무를 위탁받아 수행한 자
5의3. 거짓이나 그 밖의 부정한 방법으로 제46조의2제1항에 따른 신고·변경신고를 한 자
5의4. 제47조제2항을 위반하여 경제적 이익등을 제공하거나 같은 조 제6항을 위반하여 경제적 이익등을 제공받은 자. 이 경우 취득한 경제적 이익등은 몰수하고, 몰수할 수 없을 때에는 그 가액을 추징한다.
5의5. 제47조제3항을 위반하여 의약품 판촉영업자가 아닌 자에게 의약품의 판매촉진 업무를 위탁한 자
6. 삭제 <2015. 12. 29.>
7. 제49조를 위반하여 의약품을 판매·저장 또는 진열한 자
8. 제50조제1항(제44조의6제1항에서 준용하는 경우를 포함한다)을 위반한 자
9. 제62조(제66조에서 준용하는 경우를 포함한다)를 위반하여 의약품을 판매·제조·수입·저장 또는 진열한 자
9의2. 제68조의9를 위반하여 비밀을 누설한 자
10. 제70조제2항을 위반하여 정당한 사유 없이 의약품 생산 또는 업무개시명령을 거부한 자
11. 제71조제1항·제2항(제44조의6제1항에서 준용하는 경우를 포함한다) 및 제72조제1항·제2항(제44조의6제1항에서 준용하는 경우를 포함한다)에 따른 명령을 위반한 자 또는 제71조제3항(제44조의6제1항에서 준용하는 경우를 포함한다)에 따른 관계 공무원이 행하는 물품의 회수·폐기와 그 밖에 필요한 처분을 거부·방해하거나 기피한 자
12. 제87조 또는 제88조제2항을 위반한 자

②제1항의 징역과 벌금은 병과(倂科)할 수 있다.

[시행일: 2024. 10. 19.] 제94조제1항제5호의2, 제94조제1항제5호의3, 제94조제1항제5호의4, 제94조제1항제5호의5

제94조의2 삭제 <2016. 12. 2.>

제95조(벌칙) ①다음 각 호의 어느 하나에 해당하는 자는 1년 이하의 징역 또는 1천만원 이하의 벌금에 처한다. <개정 2007. 7. 27., 2007. 10. 17., 2010. 5. 27., 2011. 6. 7., 2012. 2. 1., 2012. 5. 14., 2013. 7. 30., 2014. 3. 18., 2015. 1. 28., 2015. 3. 13., 2015. 12. 29., 2017. 10. 24., 2018. 6. 12., 2018. 12. 11., 2019. 1. 15., 2020. 4. 7., 2021. 7. 20., 2023. 4. 18.>

1. 제20조제2항 전단을 위반하여 개설등록을 하지 아니한 자
1의2. 거짓이나 그 밖의 부정한 방법으로 제20조제2항에 따른 개설 등록·변경등록을 한 자
2. 제21조제1항·제2항을 위반한 자
3. 제23조제2항·제3항·제4항·제6항·제7항을 위반한 자
4. 제24조제1항을 위반하여 정당한 사유 없이 조제를 거부한 자

5. 제26조제1항을 위반하여 조제한 자
6. 제27조제1항·제3항·제4항을 위반한 자
6의2. 제34조제3항제5호를 위반하여 보험에 가입하지 아니하거나 대상자에게 사전에 설명한 보상 절차 등을 준수하여 보상하지 아니한 자
6의3. 제34조제3항제6호를 위반하여 임상시험용 의약품 등의 안전성 정보를 평가·기록·보존·보고하지 아니하거나 거짓으로 평가·기록·보존·보고한 자
6의4. 제34조의2제3항제6호(제93조제1항제11호에 따른 위반사항은 제외한다)를 위반하여 임상시험에 관한 기록을 작성·보관·보고하지 아니하거나 거짓으로 작성·보관·보고한 자
7. 제36조(제42조제5항에서 준용하는 경우를 포함한다)·제37조제2항(제42조제5항에서 준용하는 경우를 포함한다) 또는 제37조의3제1항(제42조제5항에서 준용하는 경우를 포함한다)을 위반하여 안전관리업무를 실시하지 아니한 자
7의2. 제37조제1항 또는 제38조제1항을 위반하여 의약품등의 제조 관리의무 또는 생산 관리의무를 지키지 아니한 자
7의3. 제39조제1항 후단을 위반하여 회수 계획을 보고하지 아니하거나 거짓으로 보고한 자
8. 제47조제1항(제47조제1항제3호나목은 제외하며, 제44조의6제1항에서 준용하는 경우를 포함한다)·제4항·제7항 또는 제85조제9항을 위반한 자
8의2. 제47조의2제1항을 위반하여 지출보고서를 작성 또는 공개하지 아니하거나 해당 지출보고서와 관련 장부 및 근거 자료를 보관하지 아니한 자
8의3. 제47조의2제1항에 따른 지출보고서를 거짓으로 작성 또는 공개한 자
8의4. 제47조의2제2항을 위반하여 위탁계약서 및 관련 근거 자료를 보관하지 아니한 자
8의5. 제47조의2제3항에 따른 지출보고서, 관련 장부 및 근거 자료 또는 위탁계약서 및 관련 근거 자료의 제출 요구를 따르지 아니한 자
8의6. 제48조 본문을 위반하여 봉함한 의약품의 용기나 포장을 개봉하여 판매한 자
9. 제50조제2항을 위반하여 전문의약품을 판매한 자
9의2. 거짓이나 그 밖의 부정한 방법으로 제50조의2제4항에 따른 등재를 받은 자
9의3. 거짓이나 그 밖의 부정한 방법으로 제50조의5에 따른 판매금지를 신청하거나 우선판매품목허가를 신청한 자
10. 제60조(제66조에 따라 준용되는 경우를 포함한다), 제64조제1항 또는 제68조를 위반한 자
10의2. 제61조의2제1항을 위반하여 판매를 알선하거나 광고한 자
10의3. 거짓이나 그 밖의 부정한 방법으로 제69조의3에 따른 합의 사항을 보고한 자
11. 제85조제6항·제7항을 위반하여 처방전 없이 동물용 의약품을 판매한 자
12. 제86조의5제2항제1호에 따른 거짓 또는 그 밖의 부정한 방법으로 피해구제급여를 받은 사람

②제1항의 징역과 벌금은 병과(倂科)할 수 있다.

③ 제1항제7호의2의 죄로 형을 선고받고 그 형이 확정된 후 3년 이내에 다시 같은 호의 죄를 범한 자는 해당 형의 2분의 1까지 가중한다. <신설 2018. 12. 11.>

[시행일: 2024. 10. 19.] 제95조제1항제8호·제8호의4·제8호의5

제95조의2(벌칙) 제26조제2항을 위반한 자는 300만원 이하의 벌금에 처한다.

[본조신설 2007. 7. 27.]

제96조(벌칙) 다음 각 호의 어느 하나에 해당하는 자는 200만원 이하의 벌금에 처한다. 다만, 제30조제2항을 위반한 자에 대해서는 고소가 있어야 공소를 제기할 수 있다. <개정 2007. 10. 17., 2011. 6. 7., 2012. 2. 1., 2012. 5. 14., 2014. 3. 18., 2015. 1. 28., 2015. 12. 29., 2016. 12. 2., 2017. 10. 24., 2018. 12. 11., 2020. 4. 7., 2022. 6. 10.>

1. 제24조제3항을 위반한 자
2. 제28조, 제29조 또는 제30조제1항·제2항·제3항을 위반한 자
3. 제37조의3제2항 또는 제47조제1항제3호나목을 위반한 자
3의2. 제38조의6제1항(제42조제5항에서 준용하는 경우를 포함한다)을 위반하여 식별표시를 하지 아니하고 시판하거나 식별표시를 등록하지 아니하고 시판한 자
3의3. 제38조의6제2항(제42조제5항에서 준용하는 경우를 포함한다)을 위반하여 변경등록을 하지 아니하고 시판한 자
3의4. 삭제<2021. 7. 20.>
3의5. 삭제<2021. 7. 20.>
3의6. 삭제<2021. 7. 20.>
4. 제56조제1항, 제57조, 제58조, 제63조(제66조에서 준용하는 경우를 포함한다), 제65조제1항, 제65조의2 또는 제65조의3제1호부터 제3호까지를 위반한 자
5. 제68조의12제3항 또는 제69조제1항(제44조의6제1항에서 준용하는 경우를 포함한다)에 따른 약물역학조사관 또는

관계 공무원의 조사·검사·질문·수거 등을 거부·방해하거나 기피한 자

6. 제69조제1항(제44조의6제1항에서 준용하는 경우를 포함한다), 제72조제3항·제4항, 제73조, 제74조 및 제75조에 따른 보고·공표·검사·개수·변경 등의 명령을 위반한 자

7. 제86조의6제3항에 따른 조사·열람 또는 복사를 정당한 이유 없이 거부·방해 또는 기피한 자

제97조(양벌규정) 법인의 대표자나 법인 또는 개인의 대리인, 사용인, 그 밖의 종업원이 그 법인 또는 개인의 업무에 관하여 제93조, 제94조, 제94조의2, 제95조, 제95조의2 또는 제96조의 위반행위를 하면 그 행위자를 벌하는 외에 그 법인 또는 개인에게도 해당 조문의 벌금형을 과(科)한다. 다만, 법인 또는 개인이 그 위반행위를 방지하기 위하여 해당 업무에 관하여 상당한 주의와 감독을 게을리하지 아니한 경우에는 그러하지 아니하다.

[전문개정 2011. 6. 7.]

제97조의2(과태료) ① 정당한 사유 없이 제69조의3에 따른 합의 사항을 보고하지 아니한 자에게는 5천만원 이하의 과태료를 부과한다.

② 제1항에 따른 과태료는 대통령령으로 정하는 바에 따라 식품의약품안전처장이 부과·징수한다.

[본조신설 2015. 3. 13.]

제97조의3(과태료) ① 제61조의2제3항을 위반하여 정당한 사유 없이 자료제출 요청에 따르지 아니한 자에게는 500만원 이하의 과태료를 부과한다.

② 제1항에 따른 과태료는 대통령령으로 정하는 바에 따라 식품의약품안전처장이 부과·징수한다.

[본조신설 2023. 4. 18.]

제98조(과태료) ① 다음 각 호의 어느 하나에 해당하는 자에게는 100만원 이하의 과태료를 부과한다. <개정 2007. 10.17., 2011. 6. 7., 2012. 5. 14., 2013. 7. 30., 2014. 3. 18., 2015. 1. 28.,2016. 12. 2., 2017. 10. 24., 2018. 12. 11., 2019. 1. 15., 2020. 4. 7.,2021. 7. 20., 2023. 4. 18, 2023.8. 16>

1. 삭제<2020. 4. 7.>

2. 삭제<2020. 4. 7.>

2의2. 제20조제2항 후단을 위반하여 변경등록을 하지 아니한 자

2의3. 제20조제6항을 위반하여 약국의 명칭 또는 이와 비슷한 명칭을 사용한 자

3. 제21조제3항을 위반하여 제69조의4에 따른 시정명령을 받고도 약국 관리에 필요한 사항을 지키지 아니한 자

3의2. 제24조제4항을 위반하여 복약지도를 하지 아니한 사람

4. 제22조, 제40조제1항(제42조제5항에서 준용하는 경우를 포함한다) 또는 제46조의2제2항을 위반하여 폐업 등의 신고를 하지 아니한 자

4의2. 제37조의2(제42조제5항에서 준용하는 경우를 포함한다)를 위반하여 교육을 받지 아니한 자

4의3. 제37조의4(제42조제5항에서 준용하는 경우를 포함한다)를 위반하여 교육을 받지 아니한 사람

4의4. 제34조제1항 단서 또는 제34조의2제2항 단서를 위반하여 변경보고를 하지 아니하거나 제34조제3항제3호를 위반하여 임상시험 대상자 모집 공고를 한 자

4의5. 제34조의4제1항·제2항을 위반하여 임상시험 종사자에게 교육을 받도록 하지 아니한 자

5. 제38조제2항(제42조제5항에서 준용하는 경우를 포함한다)을 위반하여 의약품등의 생산 실적 또는 수입 실적 등을 보고하지 아니한 자

5의2. 제40조제2항(제42조제5항에서 준용하는 경우를 포함한다)을 위반하여 의약품등에 대한 필요한 조치를 이행하지 아니한 자

6. 삭제<2012. 2. 1.>

6의2. 제41조제1항을 위반하여 약국제제 또는 조제실제제 제조 등의 신고를 하지 아니한 자

6의3. 제44조의2제4항 본문을 위반하여 폐업·휴업·재개 신고를 하지 아니한 자

6의4. 제44조의3제2항에 따른 명령을 위반하여 교육을 받지 아니한 자

7. 제44조의4를 위반하여 안전상비의약품 판매자의 준수사항을 지키지 아니한 자

7의2. 제46조의3제1항을 위반하여 의약품의 판매질서 등에 관한 교육을 받지 아니한 자

7의3. 제47조의3제2항(제44조의6제2항에서 준용하는 경우를 포함한다)을 위반하여 의약품 공급 내역을 제출하지 아니한 자

7의4. 제47조의4를 위반하여 의약품을 취득한 자

7의5. 제50조의10제4항(제42조제5항에서 준용하는 경우를 포함한다)에 따른 보고를 하지 아니하거나 거짓으로 보고한 자

7의6. 제56조제2항(제44조의6제1항에서 준용하는 경우를 포함한다) 또는 제65조제2항을 위반하여 제69조의4에 따른 시정명령을 받고도 가격을 용기나 포장에 적지 아니한 자

7의7. 제59조의2 또는 제65조의5를 위반하여 시각·청각장애인을 위한 표시를 하지 아니한 자

7의8. 제68조의8을 위반하여 유해사례를 보고하지 아니한 자

7의9. 제68조의10을 위반하여 의약품안전관리원 또는 이와 유사한 명칭을 사용한 자

7의10. 제86조의6제1항에 따른 출석요구를 받고 정당한 사유 없이 출석하지 아니한 자(참고인은 제외한다)

7의11. 제86조의6제1항에 따른 자료 및 물건 등의 제출요구를 받고 정당한 사유 없이 제출하지 아니한 자(참고인은 제외한다)

7의12. 제86조의6제2항에 따른 소명요구를 받고 정당한 사유 없이 따르지 아니한 자

8. 삭제<2012. 2. 1.>

9. 제80조를 위반하여 면허증·허가증 또는 등록증을 갱신하지 아니한 자

10. 제85조제3항을 위반하여 동물용 의약품등의 사용 기준을 지키지 아니한 자

10의2. 제85조제10항을 위반하여 동물용 의약품등의 거래현황을 작성·보존하지 아니하거나 거짓으로 작성·보존한 자

11. 제87조의2를 위반하여 제약, 약품 등 총리령으로 정하는 유사한 명칭을 사용한 자

② 제1항에 따른 과태료는 대통령령으로 정하는 바에 따라 보건복지부장관, 식품의약품안전처장, 시·도지사, 시장·군수·구청장이 부과·징수한다.<개정 2008. 2. 29., 2010. 1. 18., 2011. 6. 7., 2013. 3. 23.>

③ 삭제<2011. 6. 7.>

④ 삭제<2011. 6. 7.>

⑤ 삭제<2011. 6. 7.>

[시행일: 2024. 10. 19.] 제98조제1항제4호, 제98조제1항제7호의2

약사법 시행령

제39조(과태료의 부과·징수) ① 법 제97조의2제1항에 따른 과태료의 부과기준은 별표 2의3과 같다. <신설 2015. 3. 13., 2019. 6. 4.>

② 법 제97조의3제1항 및 제98조제1항에 따른 과태료의 부과기준은 별표 3과 같다. <개정 2015. 3. 13., 2023. 10. 17.>

③ 삭제 <2016. 12. 13.>

[전문개정 2008. 10. 14.]

약사법 시행령 [별표 2의3] 과태료의 부과기준 <개정 2019. 6. 4.>

(제39조제1항 관련)

1. 일반기준

가. 위반행위의 횟수에 따른 과태료의 부과기준은 최근 5년간 같은 위반행위로 과태료를 부과받은 경우에 적용한다. 이 경우 위반행위에 대하여 과태료 부과처분을 한 날과 그 처분 후의 위반행위를 다시 적발한 날을 각각 기준으로 하여 위반횟수를 계산한다.

나. 식품의약품안전처장은 다음의 어느 하나에 해당하는 경우에는 제2호에 따른 과태료 금액의 2분의 1의 범위에서 그 금액을 감경할 수 있다. 다만, 과태료를 체납하고 있는 위반행위자의 경우에는 그러하지 아니하다.

1) 위반행위자가 「질서위반행위규제법 시행령」 제2조의2제1항 각 호의 어느 하나에 해당하는 경우

2) 위반행위가 사소한 부주의나 오류로 인한 것으로 인정되는 경우

3) 위반의 내용·정도가 경미하여 피해가 적다고 인정되는 경우

4) 법 위반상태를 시정하거나 해소하기 위한 노력이 인정되는 경우

5) 그 밖에 위반행위의 정도, 위반행위의 동기와 그 결과 등을 고려하여 감경할 필요가 있다고 인정되는 경우

2. 개별기준

위반행위	해당 법조문	과태료 금액
정당한 사유 없이 법 제69조의3에 따른 합의사항을 보고하지 않은 경우	법 제97조의2제1항	과태료 기본금액 + 보고기한 경과일수에 따른 가산금액 + 위반횟수에 따른 가산금액

비고

1. 위 표의 과태료 금액란에서 "과태료 기본금액"이란 등재의약품의 전년도 총생산금액 또는 총수입금액의 0.02퍼센트에 해당하는 금액을 말한다. 다만, 산정된 과태료 기본금액이 20만원 미만인 경우에는 20만원을 과태료 기본금액으로 한다.
2. 비고 제1호에서 "등재의약품의 전년도 총생산금액 또는 총수입금액"이란 해당 업소에 대한 과태료 부과처분일이 속한 연도의 전년도의 합의와 관련된 품목에 대한 등재의약품(법 제50조의2에 따라 의약품 특허목록에 등재된 의약품을 말한다)의 1년간 총생산금액 또는 총수입금액을 말한다. 다만, 품목허가를 받은 자 또는 수입자가 신규로 품목을 제조 또는 수입하거나 휴업 등으로 인하여 1년간의 총생산금액 또는 총수입금액을 기준으로 과태료를 산정하는 것이 불합리하다고 인정되는 경우에는 식품의약품안전처장이 정하는 바에 따라 분기별, 월별 또는 일별 생산금액 또는 수입금액을 기준으로 1년간 총생산금액 또는 총수입금액으로 환산한 금액을 말한다.
3. 위 표의 과태료 금액란에서 "보고기한 경과일수에 따른 가산금액"이란 법 제69조의3에 따라 합의 사항을 보고하여야 하는 기한을 초과하기 시작한 날의 다음날부터 매 1일마다 과태료 기본금액의 0.5퍼센트에 해당하는 금액을 가산하는 금액을 말한다.
4. 위 표의 과태료 금액란에서 "위반횟수에 따른 가산금액"이란 법 제69조의3에 따라 합의 사항을 보고하여야 하는 자가 합의 사항을 2회 이상 보고하지 않은 경우 2회 이상부터 합의 사항 미보고 1회당 과태료 기본금액의 20퍼센트에 해당하는 금액을 가산하는 금액을 말한다. 이 경우 합의와 관련된 품목과 관계없이 해당 업소의 위반횟수를 기준으로 산정한다.
5. 비고 제1호부터 제4호까지에 따라 산정된 과태료 금액의 만원 미만은 버리며, 법 제97조의2제1항에 따른 과태료 금액의 상한을 넘을 수 없다.

약사법 시행령 [별표 3] 과태료의 부과기준 <개정 2024. 2. 13.>

(제39조제2항 관련)

[시행일: 2024. 7. 21.] 제2호저목

[시행일: 2024. 10. 19.] 제2호러목

1. 일반기준

가. 위반행위의 횟수에 따른 과태료의 가중된 부과기준은 최근 1년간(제2호자목 및 차목에 따른 위반행위의 경우에는 2년간) 같은 위반행위로 과태료 부과처분을 받은 경우에 적용한다. 이 경우 기간의 계산은 위반행위에 대하여 과태료 부과처분을 받은 날과 그 처분 후 다시 같은 위반행위를 하여 적발된 날을 기준으로 한다.

나. 가목에 따라 가중된 부과처분을 하는 경우 가중처분의 적용 차수는 그 위반행위 전 부과처분 차수(가목에 따른 기간 내에 과태료 부과처분이 둘 이상 있었던 경우에는 높은 차수를 말한다)의 다음 차수로 한다.

다. 보건복지부장관, 식품의약품안전처장, 시·도지사 또는 시장·군수·구청장(이하 "부과권자"라 한다)은 다음의 어느 하나에 해당하는 경우에는 제2호에 따른 과태료 금액의 2분의 1 범위에서 그 금액을 줄일 수 있다. 다만, 과태료를 체납하고 있는 위반행위자에 대해서는 그렇지 않다.

1) 위반행위자가 「질서위반행위규제법 시행령」 제2조의2제1항 각 호의 어느 하나에 해당하는 경우
2) 위반행위가 사소한 부주의나 오류로 인한 것으로 인정되는 경우
3) 위반의 내용·정도가 경미하여 피해가 적다고 인정되는 경우
4) 법 위반상태를 시정하거나 해소하기 위한 노력이 인정되는 경우
5) 그 밖에 위반행위의 정도, 위반행위의 동기와 그 결과 등을 고려하여 감경할 필요가 있다고 인정되는 경우

라. 부과권자는 위반행위의 정도, 동기 및 그 결과 등을 고려하여 제2호의 개별기준에 따른 과태료 금액의 2분의 1 범위에서 그 금액을 늘릴 수 있다. 다만, 늘리는 경우에도 법 제97조의3제1항 또는 제98조제1항에 따른 과태료 금액의 상한을 넘을 수 없다.

2. 개별기준

위반행위	근거 법조문	과태료 금액(단위: 만원)		
		1차 위반	2차 위반	3차 이상 위반
가. 삭제 <2021. 4. 6.>				
나. 삭제 <2021. 4. 6.>				
다. 법 제20조제2항 후단을 위반하여 변경등록을 하지 않은 경우	법 제98조제1항제2호의2	50	75	100

위반행위	근거 법조문	과태료 금액(단위: 만원)		
		1차 위반	2차 위반	3차 이상 위반
라. 법 제20조제6항을 위반하여 약국의 명칭 또는 이와 비슷한 명칭을 사용한 경우	법 제98조제1항제2호의3	30	45	70
마. 법 제21조제3항을 위반하여 법 제69조의4에 따른 시정명령을 받고도 약국 관리에 필요한 사항을 지키지 않은 경우	법 제98조제1항제3호	30	45	70
바. 법 제22조 또는 법 제40조제1항(법 제42조제5항에서 준용하는 경우를 포함한다)을 위반하여 폐업 등의 신고를 하지 않은 경우	법 제98조제1항제4호			
1) 휴업·재개업 또는 변경신고를 하지 않은 경우		50	75	100
2) 폐업신고를 하지 않은 경우		30	45	70
사. 법 제24조제4항을 위반하여 복약지도를 하지 않은 경우	법 제98조제1항제3호의2	30	45	70
아. 법 제34조제1항 단서 또는 법 제34조의2제2항 단서를 위반하여 변경보고를 하지 않거나 법 제34조제3항제3호를 위반하여 임상시험 대상자 모집 공고를 한 경우	법 제98조제1항제4호의4	30	45	70
자. 법 제34조의4제1항·제2항을 위반하여 임상시험 종사자에게 교육을 받도록 하지 않은 경우	법 제98조제1항제4호의5	100	100	100
차. 법 제37조의2(법 제42조제5항에서 준용하는 경우를 포함한다)를 위반하여 교육을 받지 않은 경우	법 제98조제1항제4호의2	50	75	100
카. 법 제37조의4(법 제42조제5항에서 준용하는 경우를 포함한다)를 위반하여 교육을 받지 않은 경우	법 제98조제1항제4호의3	50	75	100
타. 법 제38조제2항(법 제42조제5항에서 준용하는 경우를 포함한다)을 위반하여 의약품등의 생산 실적 또는 수입 실적 등을 보고하지 않은 경우	법 제98조제1항제5호	100	100	100
파. 법 제40조제2항(법 제42조제5항에서 준용하는 경우를 포함한다)을 위반하여 의약품등에 대한 필요한 조치를 이행하지 않은 경우	법 제98조제1항제5호의2	50	75	100
하. 법 제41조제1항을 위반하여 약국제제 또는 조제실제제 제조 등의 신고를 하지 않은 경우	법 제98조제1항제6호의2	50	75	100
거. 법 제44조의2제4항 본문을 위반하여 폐업·휴업·재개 신고를 하지 않은 경우	법 제98조제1항제6호의3			
1) 휴업 또는 업무재개 신고를 하지 않은 경우		50	75	100
2) 폐업신고를 하지 않은 경우		30	45	70
너. 법 제44조의3제2항에 따른 명령을 위반하여 교육을 받지 않은 경우	법 제98조제1항제6호의4	50	75	100
더. 법 제44조의4를 위반하여 안전상비의약품 판매자의 준수사항을 지키지 않은 경우	법 제98조제1항제7호	30	45	70
러. 법 제46조의3제1항을 위반하여 의약품의 판매질서 등에 관한 교육을 받지 않은 경우	법 제98조제1항제7호의2	50	75	100
머. 법 제47조의3제2항(법 제44조의6제2항에서 준용하는 경우를 포함한다)을 위반하여 의약품 공급 내역을 제출하지 않은 경우	법 제98조제1항제7호의3	100	100	100
버. 법 제47조의4를 위반하여 의약품을 취득한 경우	법 제98조제1항제7호의4	100	100	100
서. 법 제50조의10제4항(법 제42조제5항에서 준용하는 경우를 포함한다)에 따른 보고를 하지 않거나 거짓으로 보고한 경우	법 제98조제1항제7호의5	100	100	100
어. 법 제56조제2항(법 제44조의6제1항에서 준용하는 경우를 포함한다) 또는 제65조제2항을 위반하여 법 제69조의4에 따른 시정명령을 받고도 가격을 용기나 포장에 적지 않은 경우	법 제98조제1항제7호의6	50	75	100
저. 법 제59조의2 또는 제65조의5를 위반하여 시각·청각장애인을 위한 표시를 하지 않은 경우	법 제98조제1항제7호의7	50	75	100
처. 법 제61조의2제3항을 위반하여 정당한 사유 없이 자료제출 요청에 따르지 않은 경우	법 제97조의3제1항	250	375	500
커. 법 제68조의8을 위반하여 유해사례를 보고하지 않은 경우	법 제98조제1항제7호의8	50	75	100
터. 법 제68조의10을 위반하여 의약품안전관리원 또는 이와 유사한 명칭을 사용한 경우	법 제98조제1항제7호의9	50	75	100
퍼. 법 제80조를 위반하여 면허증·허가증 또는 등록증을 갱신하지 않은 경우	법 제98조제1항제9호	30	45	70
허. 법 제85조제3항을 위반하여 동물용 의약품등의 사용 기준을 지키지 않은 경우	법 제98조제1항제10호	30	45	70
고. 법 제85조제10항을 위반하여 동물용 의약품등의 거래현황을 작성·보존하지 않거나 거짓으로 작성·보존한 경우	법 제98조제1항제10호의2	30	45	70
노. 법 제86조의6제1항에 따른 출석요구를 받고 정당한 사유 없이 출석하지 않은 경우(참고인은 제외한다)	법 제98조제1항제7호의10	50	75	100

위반행위	근거 법조문	과태료 금액(단위: 만원)		
		1차 위반	2차 위반	3차 이상 위반
도. 법 제86조의6제1항에 따른 자료 및 물건 등의 제출요구를 받고 정당한 사유 없이 제출하지 않은 경우(참고인은 제외한다)	법 제98조제1항제7호의11	50	75	100
로. 법 제86조의6제2항에 따른 소명요구를 받고 정당한 사유 없이 따르지 않은 경우	법 제98조제1항제7호의12	50	75	100
모. 법 제87조의2를 위반하여 제약, 약품 등 총리령으로 정하는 유사한 명칭을 사용한 경우	법 제98조제1항제11호	50	75	100

부칙 <법률 제19359호, 2023. 4. 18.>

제1조(시행일) 이 법은 공포 후 6개월이 경과한 날부터 시행한다. 다만, 제21조의3, 제69조의4제1호의2 및 제77조제1호의 개정규정은 공포 후 1년이 경과한 날부터 시행하고, 법률 제18307호 약사법 일부개정법률 제98조제1항제7호의6의 개정규정은 2024년 7월 21일부터 시행하며, 제46조의2, 제46조의3, 제47조, 제47조의2, 제69조제1항제1호, 제69조의4제3호의2, 제75조의2, 제76조제1항제5호의7부터 제5호의18까지, 제77조제1호의2, 제79조제3항제2호, 제89조제1항 및 제3항, 제89조의2, 제94조제1항제5호의2부터 제5호의5까지, 제95조제1항제8호·제8호의4·제8호의5, 제98조제1항제4호 및 법률 제18307호 약사법 일부개정법률 제98조제1항제7호의2의 개정규정은 공포 후 1년 6개월이 경과한 날부터 시행한다. <개정 2023. 8. 16.>

제2조(공공심야약국 지정에 관한 경과조치) 제21조의3의 개정규정 시행 당시 시·도지사 또는 시장·군수·구청장으로부터 심야시간대에 의약품·의약외품을 판매하는 약국으로 지정받은 약국은 같은 개정규정에 따른 공공심야약국으로 지정을 받은 것으로 본다. 다만, 제21조의3의 개정규정 시행일부터 6개월 이내에 같은 개정규정에 따른 지정 기준을 갖추어 시·도지사 또는 시장·군수·구청장으로부터 공공심야약국으로 지정받아야 한다.

제3조(위탁계약서 등 보관에 관한 적용례) 제47조의2제2항 및 제3항의 개정규정은 같은 개정규정 시행 이후 의약품의 판매촉진 업무를 위탁하는 경우부터 적용한다.

부칙 <법률 제19528호, 2023. 7. 11.>

이 법은 공포 후 1년이 경과한 날부터 시행한다.

부칙<법률 제19652호, 2023. 8. 16.>

제1조(시행일) 이 법은 공포 후 6개월이 경과한 날부터 시행한다. 다만, 법률 제19359호 약사법 일부개정법률 부칙 제1조 단서의 개정규정은 2023년 10월 19일부터 시행하고, 법률 제19359호 약사법 일부개정법률 제98조제1항제7호의7의 개정규정은 2024년 7월 21일부터 시행한다.

제2조(특허권 등재에 관한 적용례) 제50조의2제2항의 개정규정은 이 법 시행 이후 「특허법」 제136조에 따라 정정심판을 청구한 경우부터 적용한다.

제3조(등재사항 변경에 관한 적용례) 제50조의3제3항의 개정규정은 이 법 시행 이후 신청된 등재사항 변경부터 적용하고, 같은 조 제4항의 개정규정은 이 법 시행 이후 제31조제9항 또는 제42조제1항에 따라 변경허가를 받은 경우부터 적용한다.

제4조(판매금지 효력의 소멸에 관한 적용례) 제50조의10제3항의 개정규정은 이 법 시행일 전에 효력소멸의 사유가 발생한 의약품에도 적용한다.

약사법 시행령

부칙 <대통령령 제33321호, 2023. 3. 7.>
(규제 재검토기한 정비를 위한 55개 법령의 일부개정에 관한 대통령령)

이 영은 공포한 날부터 시행한다.

부칙<대통령령 제33382호, 2023. 4. 11.>
(국가보훈부와 그 소속기관 직제) 부칙보기

제1조(시행일) 이 영은 2023년 6월 5일부터 시행한다.

제2조 부터 제4조까지 생략

제5조(다른 법령의 개정) ①부터 <57>까지 생략

<58> 약사법 시행령 일부를 다음과 같이 개정한다.

제34조의10제3항 중 “행정안전부”를 “행정안전부, 국가보훈부”로, “국무조정실, 국가보훈처”를 “국무조정실”로 한다.

<59>부터 <73>까지 생략

부칙 <대통령령 제33818호, 2023. 10. 17.>

이 영은 2023년 10월 19일부터 시행한다. 다만, 다음 각 호의 개정규정은 해당 호에서 정하는 날부터 시행한다.

1. 제34조의9 및 제35조제2항의 개정규정: 공포한 날
2. 대통령령 제32088호 약사법 시행령 일부개정령 별표 3 제2호어목의 개정규정: 2024년 7월 21일
3. 별표 3 제2호러목의 개정규정: 2024년 10월 19일

부칙 <대통령령 제33913호, 2023. 12. 12.>
(행정법제 혁신을 위한 가덕도신공항 건설을 위한 특별법 시행령 등 123개 법령의 일부개정에 관한 대통령령)

이 영은 공포한 날부터 시행한다.

부칙 <대통령령 제34225호, 2024. 2. 13.>

이 영은 2024년 2월 17일부터 시행한다. 다만, 대통령령 제33818호 약사법 시행령 일부개정령 별표 3 제2호저목의 개정규정은 2024년 7월 21일부터 시행한다.

약사법 시행규칙

부칙 <보건복지부령 제957호, 2023. 8. 11.>

제1조(시행일) 이 규칙은 공포한 날부터 시행한다.

제2조(지출보고서 서식에 관한 적용례) 별지 제23호의3서식의 개정규정은 이 규칙 시행일이 속하는 회계연도의 다음 회계연도부터 적용한다.

의약품 등의 안전에 관한 규칙

부칙 <제1820호,2022. 7. 21.>

이 규칙은 2022년 7월 21일부터 시행한다.

부칙 <제1835호,2022. 12. 7.>

제1조(시행일) 이 규칙은 공포한 날부터 시행한다. 다만, 다음 각 호의 개정규정은 해당 호에서 정한 날부터 시행한다.

1. 제4조, 제24조제2항·제8항, 제28조제7항(이상반응에 관한 개정부분으로 한정한다), 제30조제1항제10호, 제48조, 별표 4 제2호타목, 같은 표 제2호하목, 같은 호 머목, 같은 표 제7호다목·사목·카목, 같은 표 제8호·제10호, 별표 8 Ⅱ. 개별기준의 제15호바목·사목, 같은 Ⅱ. 개별기준의 제25호 및 별지 제32호서식의 개정규정: 공포 후 6개월이 경과한 날
2. 제74조제3항의 개정규정: 공포 후 2년이 경과한 날
3. 별표 1 제6호의 개정규정: 공포 후 1년이 경과한 날
4. 별표 4의3 제6호·제7호, 별지 제77호의2서식 및 별지 제77호의3서식의 개정규정: 공포 후 3개월이 경과한 날

제2조(제조판매·수입 품목의 허가신청에 관한 적용례) 제4조제1항제11호, 제48조제19호의2 및 별표 8 Ⅱ. 개별기준의 제25호의 개정규정은 이 규칙 시행 이후 의약품의 제조판매·수입 품목허가를 신청하는 경우부터 적용한다.

제3조(임상시험용의약품의 치료목적 사용승인 등에 관한 적용례) 제28조의 개정규정(이상반응에 관한 개정부분은 제외한다)은 이 규칙 시행 이후 치료목적 사용승인 또는 변경승인을 신청하는 경우부터 적용한다.

제4조(임상시험용의약품에 대한 정기적인 최신 안전성정보 보고에 관한 적용례 등) ① 제30조제1항제10호, 별표 8 Ⅱ. 개별기준의 제15호바목·사목 및 별지 제32호서식의 개정규정은 다음 각 호의 구분에 따른 날 이후 임상시험계획의 승인을 받는 경우부터 적용한다.

1. 법 제2조제8호에 따른 신약을 개발하기 위해 실시하는 임상시험: 공포 후 6개월이 경과한 날
2. 제22조제1항제1호나목·다목 및 같은 항 제2호가목에 해당하는 의약품을 개발하기 위해 실시하는 임상시험: 2025년 1월 1일
3. 제22조제1항제2호나목에 해당하는 의약품을 개발하기 위해 실시하는 임상시험: 2027년 1월 1일

② 제1항 각 호의 구분에 따른 날 전에 임상시험계획의 승인을 받은 임상시험에 대해서는 제30조제1항제10호, 별표 8 Ⅱ. 개별기준의 제15호바목·사목 및 별지 제32호서식의 개정규정에도 불구하고 종전의 규정에 따른다.

제5조(의약외품 용기 등에의 기재사항에 관한 경과조치) 부칙 제1조제2호에 따른 시행일 전에 종전의 제74조제3항에 따른 기재사항이 기재된 의약외품 용기나 포장은 제74조제3항의 개정규정에도 불구하고 부칙 제1조제2호에 따른 시행일 이후 1년이 되는 날까지 사용할 수 있다.

부칙 <제1841호,2022. 12. 19.>
(자격 취득 등에 요구되는 실무경력의 인정범위 확대 등을 위한 3개 법령의 일부개정에 관한 총리령)

이 규칙은 공포한 날부터 시행한다.

부칙 <총리령 제1915호, 2023. 10. 25.>

제1조(시행일) 이 규칙은 공포한 날부터 시행한다. 다만, 다음 각 호의 개정규정은 해당 호에서 정하는 날부터 시행한다.

1. 제64조, 제65조제1항·제2항·제4항, 제66조 및 별지 제60호서식의 개정규정: 공포 후 1년
2. 제74조제3항의 개정규정: 2024년 12월 8일

제2조(국가출하승인 시료 채취에 관한 적용례) 제64조, 제65조제1항·제2항·제4항, 제66조 및 별지 제60호서식의 개정규정은 부칙 제1조제1호에 따른 시행일 전에 국가출하승인 신청을 하는 자의 요청이 있는 경우에도 적용할 수 있다.

제3조(의약외품 용기 등에의 기재사항에 관한 경과조치) 부칙 제1조제2호에 따른 시행일 전에 종전의 제74조제3항에 따른 기재사항이 기재된 의약외품의 용기나 포장은 제74조제3항의 개정규정에도 불구하고 부칙 제1조제2호에 따른 시행일 이후 1년이 되는 날까지 사용할 수 있다.

의약품 등의 제조업 및 수입자의 시설기준령

부칙 <제32089호,2021. 10. 19.>

이 영은 공포한 날부터 시행한다.

의약품 등의 제조업 및 수입자의 시설기준령 시행규칙

부칙 <총리령 제1932호, 2023. 12. 29.>

이 규칙은 공포한 날부터 시행한다.

제3편

마약류 관계법규

마약류관리에 관한 법률 개정 역사

마약류 관리에 관한 법률

마약류관리에 관한 법률 개정 역사

1. 마약류관리에관한법률

[시행 2000.7.1.] [법률 제6146호, 2000.1.12., 제정]

행정규제기본법에 의한 규제정비계획에 따라 현재 마약법·향정신성의약품관리법 및 대마관리법으로 구분·시행되고 있는 마약류관계법률을 마약류관리에관한법률로 통합하여 제정함으로써 불필요한 규제를 폐지·정비하고, 기타 현행 규정의 운영상 나타난 일부 미비점을 개선·보완하려는 것임.

◇ 주요골자

가. 종전에는 물질별로 마약취급업자, 향정신성의약품취급업자 및 대마취급자로 구분하여 허가 또는 지정하던 것을 마약류취급자로 통합하여 허가 또는 지정함(법 제2조제6호 및 제6조).

나. 마약취급자의 폐업 등의 신고의무 위반 또는 마약광고제한 위반시에 1천만원 이하의 벌금에 처하던 것을 향정신성의약품 및 대마취급자와 동일하게 1년 이하의 징역 또는 1천만원 이하의 벌금에 처하도록 조정함(법 제64조제1호·제2호).

다. 변질·부패되었거나 사용기간이 지난 마약 및 향정신성의약품에 대한 판매 등의 제한에 관한 규정 및 관련 벌칙은 약사법에도 규정되어 있으므로 이르 폐지함(종전의 마약법 제5조제4항등).

2. 마약류관리에관한법률

[시행 2003.6.27.] [법률 제6824호, 2002.12.26., 일부개정]

◇ 개정이유

불법마약류의 제조 및 유통을 근절시키기 위하여 마약류의 제조에 사용되는 원료물질의 관리를 강화하고, 한의사를 마약류취급의료업자에 포함시켜 관리하도록 하며, 마약류의 폐해에 대한 홍보·교육 등 대국민 예방활동과 마약류 중독자의 재활사업 등을 효과적으로 수행하기 위하여 한국마약퇴치운동본부의 설립 근거를 마련하고, 그 밖에 현행 마약류관리제도의 운영상 나타난 일부 미비점을 개선·보완하려는 것임.

◇ 주요골자

가. 마약류의 제조에 사용되는 원료물질의 관리를 확대·강화하여 불법마약류의 제조를 원천적으로 방지하도록 함(법 제1조·제41조제1항·제42조제2항·제43조 및 제51조).

나. 한의사도 의료기관에서 의료에 종사하는 의사·치과의사 또는 수의사법에 의한 수의사와 같이 마약류취급의료업자에 포함시켜 관리하도록 함(법 제2조제6호 자목).

다. 학술연구를 종료한 마약류취급학술연구자에게 그 사실을 신고하도록 하여 마약류의 불법 유출 가능성을 미연에 방지하도록 함(법 제8조제3항제4호 신설).

라. 마약류취급자가 다른 마약류취급자에게 마약류를 양도하고자 할 경우 종전에는 시·도지사의 승인을 얻도록 하였으나, 앞으로는 식품의약품안전청장의 승인을 얻도록 하여 관리의 실효성을 높일 수 있도록 함(법 제9조제3항).

마. 현재 마약에만 한정되어 있는 보관·관리 의무를 향정신성의약품까지 확대함(법 제15조).

바. 마약 및 향정신성의약품외에도 한외마약의 포장 등에 대한 기재 사항을 명문화하여 국민의 알권리 보장과 이의 오·남용으로 인한 피해를 사전에 방지하도록 함(법 제17조).

사. 마약류취급자가 변질·부패 등 품질이 변한 마약류를 판매·사용하는 것을 금지시켜 마약류의 유통질서를 확립하고 소비자를 보호하도록 함(법 제38조제2항 신설).

아. 폐기명령의 대상에 사고 마약류 및 자격상실자의 양도 미승인 마약류도 포함시켜 마약류 불법 유통의 가능성을 줄이도록 함(법 제42조제1항).

자. 마약류의 폐해에 대한 홍보·교육 등 대국민 예방활동 및 마약류 중독자의 재활사업 등을 효과적으로 수행하기 위하여 한국마약퇴치운동본부를 설립하도록 함(법 제51조의2 신설).

차. 법규정에 어긋나게 마약 또는 향정신성의약품을 저장한 자, 관련 장부를 작성하지 아니한 자 및 변질되거나 유효기간이 지난 마약류를 판매·사용한 자에 대하여는 1년 이하의 징역 또는 1천만원 이하의 벌금에 처하도록 하여 법집행의 실효성을 도모함(법 제64조제15호 내지 제17호 신설).

3. 마약류관리에관한법률

[시행 2004.7.21.] [법률 제7098호, 2004.1.20., 일부개정]

◇ 개정이유 및 주요내용

치료보호의 개념이 격리입원치료만을 의미하는 것으로 오해할 소지가 있어 외래통원치료 등을 포함하는 것으로 새로이 정의규정을 신설하고, 마약류 치료환자의 사후관리를 강화하기 위하여 치료보호기간을 현행 6월 이내에서 12월 이내로 연장하려는 것임.

4. 마약류관리에관한법률

[시행 2008.2.29.] [법률 제8852호, 2008.2.29., 타법개정] (정부조직법)

5. 마약류관리에 관한 법률

[시행 2008.2.29.] [법률 제9024호, 2008.3.28., 일부개정]

◇ 개정이유

유효기한이나 사용기한이 지난 마약류에 대한 폐기절차를 규정하여 마약류 관리의 안정성을 제고하고, 마약류취급자 등이 준수하여야 하는 각종 신고의무 등 사소한 의무를 위반하는 때에는 종전에 벌금 이상의 형벌을 과하였던 것을 과태료 부과로 전환함으로써 마약류취급자에 대한 벌칙을 합리적으로 조정하는 등 현행 제도의 운영에서 나타난 일부 미비점을 개선·보완하려는 것임.

◇ 주요내용

가. 마약류취급자 허가대상의 명확화(법 제6조제1항)

(1) 마약류취급자로 허가받을 수 있는 대상 및 범위를 명확히 할 필요가 있음.

(2) 마약류취급학술연구자는 연구기관 및 학술기관 등에서 연구목적으로 마약류를 사용하는 자로 하며, 대마재배자는 대마초를 재배하는 농업인으로 한정함.

(3) 마약류취급자로 허가받을 수 있는 대상을 명확히 함으로써 행정행위의 예측가능성과 투명성이 강화될 것으로 기대됨.

나. 유효기간이 경과한 마약류 등의 폐기절차(법 제12조제2항 신설)

(1) 유효기간 또는 사용기한이 경과한 마약류는 조제 등에 사용할 수 없으나 그 폐기절차에 관한 규정이 없어 이를 개선할 필요가 있음.

(2) 마약류취급자 또는 마약류취급의 승인을 얻은 자가 소지하는 마약류 중 유효기간 또는 사용기한이 지나거나 유효기간 등이 지나지 아니하였으나 재고관리 등의 문제로 마약류를 폐기하고자 하는 때에는 보건복지가족부령이 정하는 바에 따라 이를 폐기하도록 함.

(3) 유효기간 등이 경과한 마약류에 대하여 폐기절차를 정함으로써 마약류관리의 안전성과 적정성이 제고될 것으로 기대됨.

다. 마약류 중독자의 치료보호(법 제40조)

마약류 중독자의 치료보호업무의 중요성을 고려하여 업무소관을 식품의약품안전청에서 보건복지가족부로 이관하도록 함.

라. 마약류 중독자에 대한 실태조사(법 제51조의3 신설)

보건복지가족부장관은 이 법의 적절한 시행을 위하여 마약류중독자에 대한 실태조사를 5년마다 실시하도록 함.

마. 신고의무 위반자 등에 대한 과태료 부과(법 제69조 신설)

마약류취급자의 휴·폐업 신고의무와 마약구매서 보관의무 등 각종 의무를 위반하는 때에는 500만원 이하의 과태료를 부과하도록 하여, 마약류취급자에 대한 벌칙을 합리적으로 조정함.

6. 마약류관리에 관한 법률

[시행 2009.11.28.] [법률 제9717호, 2009.5.27., 타법개정] (농어업·농어촌 및 식품산업 기본법)

7. 마약류관리에 관한 법률

[시행 2010.3.19.] [법률 제9932호, 2010.1.18., 타법개정] (정부조직법)

8. 마약류 관리에 관한 법률

[시행 2012.6.8.] [법률 제10786호, 2011.6.7., 일부개정]

◇ 개정이유

국내 제약산업의 경쟁력을 강화하기 위하여 의료용 마약의 수출을 허용하고, 신종 마약류의 확산을 신속히 차단하기 위하여 임시마약류 지정 제도를 도입하며, 마약류 원료물질의 불법사용을 사전에 막기 위하여 원료물질 수출입업자 등은 식품의약품안전청장의 허가를 받도록 하고, 마약류취급의료업자 및 마약류소매업자의 폐업·휴업·재개 신고 의무를 완화하고, 동일 위반행위자에 대한 벌칙과 과태료의 중복처벌을 완화하는 등 규제합리화를 도모하며, 법 문장을 원칙적으로 한글로 적고, 어려운 용어를 쉬운 용어로 바꾸며, 길고 복잡한 문장을 간결하게 하는 등 국민이 법 문장을 이해하기 쉽게 정비하고, 그 밖에 현행 제도의 운영과정에서 나타난 일부 미비점을 개선·보완하려는 것임.

◇ 주요내용

가. 의료용 마약의 수출 허용(현행 제3조제2호 삭제, 안 제5조제3항, 제18조제2항 및 제19조)

1) 모든 마약의 수출을 금지하고 있어 국내 제약산업의 경쟁력을 제한하고 있음.

2) 마약류 관리에 관한 법령에 따라 식품의약품안전청장의 허가를 받은 마약은 수출할 수 있도록 함.

3) 전 세계의 고령화와 암 발병율의 증가로 마약의 치료역할이 증대됨에 따라 국내 제약산업의 경쟁력이 강화될 것으로 기대됨.

나. 임시마약류 지정 제도 신설(안 제5조의2 신설, 제58조부터 제61조까지, 제63조, 제64조 및 제67조)

1) 신종 마약류로 인한 폐해 발생 시 마약류로 등록하기 위한 지정 절차가 복잡하고 상당 기간이 소요되어 신종 마약류가 이미 유통이 확산된 다음에 단속 근거가 마련되는 문제점이 있음.

2) 오용 또는 남용으로 인한 보건상의 위해가 우려되어 긴급히 마약류에 준하여 취급·관리할 필요가 인정되는 물질 등을 임시마약류로 지정할 수 있도록 하고, 공무상 취급하는 경우를 제외하고는 임시마약류의 취급을 금지하며, 임시마약류의 취급 및 처분 등에 관하여는 마약류에 관한 규정을 준용하도록 함.

3) 신종 마약류의 확산을 신속히 차단함으로써 국민 보건상의 안전을 강화할 수 있을 것으로 기대됨.

다. 마약류 취급의 금지 및 제한 구체화(안 제5조제3항 각호 및 제44조제1항제1호나목 신설)

1) 마약류사범이 해마다 증가하고 의료용 마약류를 과다하게 처방하여 중독이 의심되는 환자가 다수 발생한 사례가 발생하고 있음

2) 식약청장이 공익상 필요로 마약 및 향정신성 의약품의 수입·수출·판매·사용 등을 금지 또는 제한하는 등의 조치를 할 수 있는 경우를 시행령에서 법률로 상향 규정함

3) 현행 시행령 규정사항의 실효성 확보를 위함

라. 원료물질수출입업자 등의 허가제 도입(안 제6조의2 신설 및 제7조, 제8조, 제44조, 제61조, 제63조)

1) 원료물질의 불법 마약류 전용을 막기 위하여 원료물질의 수출입이나 제조 단계부터 정확한 유통구조 파악이 필요함.

2) 대통령령으로 정하는 원료물질의 수출입 또는 제조를 업으로 하려는 자는 식품의약품안전청장의 허가를 받아야 함.

3) 원료물질의 유통구조를 쉽게 추적할 수 있게 됨에 따라 원료물질의 불법마약류 전용을 사전에 막을 수 있을 것으로 기대됨.

마. 마약류취급의료업자 및 마약류소매업자의 폐업·휴업·재개 신고 의무 완화(안 제8조제2항)

1) 마약류취급의료업자 또는 마약류소매업자의 폐업·휴업·재개 신고 의무가 「의료법」 또는 「약사법」상 폐업·휴업·재개 신고 의무와 중복되는 문제점이 있음.

2) 의료기관 개설자인 마약류취급의료업자 또는 마약류소매업자가 「의료법」 또는 「약사법」에 따라 의료업 또는 약국의 폐업 등을 신고한 경우에는 마약류취급의료업자 또는 마약류소매업자의 폐업 등을 신고한 것으로 보도록 함.

3) 중복되는 신고 의무를 완화함으로써 의료기관 개설자 및 약국개설자의 편의를 도모할 수 있을 것으로 기대됨.

바. 마약류 반품에 관한 근거 마련(안 제9조제2항제3호 신설)

1) 마약류취급자가 취급하던 마약류를 사용중단 등의 사유로 취급이 어려워진 경우 반품할 수 있도록 할 필요가 있음.

2) 마약류취급자가 소유 또는 관리하던 마약 및 향정신성 의약품을 사용중단 등 사유로 취급이 어려워진 경우에는 식품의약품안전청장의 승인을 받아 원소유자 등에게 반품할 수 있도록 함.

사. 마약류취급의 승인을 받은 자에게 마약류의 사용에 관한 기록 의무화(안 제11조)

1) 마약류취급자는 마약류에 관한 장부를 비치하고 그 사용내역을 기록하도록 의무화하고 있으나, 마약류취급의 승인을 받은 자는 기록에 관한 의무가 없어 마약류의 불법 유출 여부 등의 파악이 어려운 문제점이 있음.

2) 마약류취급의 승인을 받은 자도 마약류의 사용 기록 및 보존을 의무화 함.

3) 마약류취급의 기록을 의무화함으로써 마약류의 불법 유출을 방지하고, 마약류의 취급·관리를 적정화할 수 있을 것으로 기대됨.

아. 전자거래를 통한 마약 또는 향정신성의약품 거래금지(제28조제3항 및 제61조제1항제9의2호 신설)

1) 인터넷 쇼핑몰과 전자상거래를 통한 마약류 등의 물품 판매가 급증하고 있어 마약류의 인터넷을 통한 판매금지를 명확히 할 필요가 있음

2) 마약류소매업자가 「전자거래기본법」제2조제5호에 따른 전자거래를 통한 마약 또는 향정신성의약품의 판매를 금지하도록 하여, 그 오용 또는 남용으로 인한 보건상의 위해를 방지하고자 함

자. 원료물질수출입업자 등에 대한 교육의무 부과(안 제50조)

1) 원료물질수출입업자 등은 마약류 관리에 관한 법령의 이해부족으로 의무불이행이 다수 발생하고 있으므로 이를 방지하기 위한 교육의 필요성이 있음.

2) 식품의약품안전청장의 허가를 받아야 하는 원료물질 수출입업자 등은 원료물질 관리에 관한 교육을 받도록 함.

3) 원료물질의 불법 전용을 사전에 방지할 수 있을 것으로 기대됨.

차. 동일한 위반행위자에 대한 벌칙과 과태료의 중복처벌 완화(제63조제1항제4호 및 제64조제10호 신설)

동일 위반행위자에게 벌금과 과태료를 중복적으로 부과하는 것은 이중처벌로 보이므로 단순 경미한 의무위반행위는 과태료만 부과하도록 함.

9. 마약류 관리에 관한 법률

[시행 2012.9.2.] [법률 제11461호, 2012.6.1., 타법개정]

(전자문서 및 전자거래 기본법)

10. 마약류 관리에 관한 법률

[시행 2013.3.23.] [법률 제11690호, 2013.3.23., 타법개정] (정부조직법)

11. 마약류 관리에 관한 법률

[시행2015.1.1.] [법률 제11862호, 2013.6.4., 타법개정] (화학물질관리법)

12. 마약류 관리에 관한 법률 [

시행2013.7.30.] [법률 제11984호, 2013.7.30., 일부개정]

◇ 개정이유 및 주요내용

마약류 취급 승인자에 대한 정의가 명확하지 않아 마약류 취급자와 그 의미가 혼재되어 해석에 혼란이 발생하므로 이를 정비하고, 2011년 시행된 원료물질 수출입업자 허가제와 관련하여 원료물질 수출입업자의 법 위반 시 허가취소 등의 제재를 신설하며, 업무정지기간의 상한을 법률에 명시하려는 것임.

13. 마약류 관리에 관한 법률

[시행2014.3.18.] [법률 제12495호, 2014.3.18., 일부개정]

◇ 개정이유

마약류 대용으로 사용되고 있는 PMMA 등 신종 흥분물질은 기존의 마약류와 같이 인체의 중추신경계에 작용하므로 오남용할 경우 독성으로 인해 사망까지 이를 수 있고, 최근 이러한 신종 흥분물질을 입욕제, 비료 등으로 위장하여 국제우편 등으로 국내로 들여오다가 적발되는 건수가 증가하고 있는바,

새롭게 발견되는 흥분·환각용 물질에 대하여 임시마약류로 지정 전 예고 단계부터 차단, 통제하여 그 관리를 강화하는 데 필요한 규정을 마련함으로써 임시마약류의 오남용을 신속하게 차단하고 국민건강을 보호하는 한편,

「민법」의 개정으로 종전의 금치산·한정치산 제도가 후견제도(성년후견·한정후견 등)로 변경된 것을 반영하여, 마약류 수출입업자 등의 허가 제한사유 등을 변경하려는 것임.

◇ 주요내용

가. 새롭게 발견되는 흥분·환각용 물질에 대하여 임시마약류로 지정을 예고하는 기간 중 그 관리를 강화하는 등에 필요한 규정을 마련함(제5조의2 및 제47조).

나. 마약류수출입업자, 마약류취급학술연구자 및 대마재배자의 허가 제한사유에서 금치산자·한정치산자를 피성년후견인·피한정후견인으로 변경함(제6조제3항제1호).

다. 마약류의 수출입허가사항에 마약 또는 향정신성의약품을 수출입할 때마다 식품의약품안전처장의 승인을 받을 것을 추가하도록 함(제18조제2항제2호 및 제44조제1항제1호허목 신설).

라. 한국마약퇴치운동본부의 재정적 지원사항에 운영에 필요한 경비를 추가하도록 함(제51조의2제4항).

14. 마약류 관리에 관한 법률

[시행 2015.5.18.] [법률 제13331호, 2015.5.18., 일부개정]

◇ 개정이유

의료기관에서 향정신성의약품 등을 환자에게 미용 등의 목적으로 불법·과다 처방하는 문제 및 마약류의 불법유통을 관리하고자 마약류 취급내역을 보고하는 대상자의 범위를

병원, 약국, 제약사, 도매상 및 예외적으로 식품의약품안전처장의 승인을 받아 취급하는 자까지 확대하고,식품의약품안전처장은 마약 또는 향정신성의약품의 취급·관리에 관한 정보를 수집·조사·가공·이용 및 제공하기 위하여 대통령령으로 정하는 바에 따라 관계 전문기관 또는 단체를 마약류 통합정보 관리기관으로 지정하여 그 업무를 수행하게 할 수 있도록 하고자 함.

◇ 주요내용

가. 병원, 약국, 제약사, 도매상 등 마약류취급자의 보고의무 확대에 따라 중복되는 기록·보관의무를 없애고, 보고정보로 대체할 수 있는 마약 구입서·판매서 발급, 향정신성의약품 양수 서명날인 의무 등을 삭제함(현행 제10조·제19조·제23조·제25조·제27조·제29조·제31조 삭제, 안 제32조제2항 및 제35조).

나. 병원·약국의 투약·조제 등 사용내역 및 제약회사 등의 취급내역을 보고하도록 함(제11조).

다. 식품의약품안전처장은 마약 또는 향정신성의약품의 취급·관리에 관한 정보의 수집·조사·가공·이용 및 제공을 통한 마약 또는 향정신성의약품의 오용·남용을 방지하기 위하여 대통령령으로 정하는 바에 따라 관계 전문기관을 마약류통합정보관리센터로 지정하여 그 업무를 위탁할 수 있도록 함(제11조의2 및 제41조제2항 신설).

라. 마약 또는 향정신성의약품의 양도 등을 승인한 허가관청은 승인에 관한 사항을 식품의약품안전처장에게 알리도록 함(제13조제2항 신설).

15. 마약류 관리에 관한 법률

[시행 2015.12.23.] [법률 제13383호, 2015.6.22., 타법개정]
(수산업·어촌 발전 기본법)

16. 마약류 관리에 관한 법률

[시행 2016.2.3.] [법률 제14019호, 2016.2.3., 일부개정]

◇ 개정이유

현행법은 대마 또는 임시마약류의 취급을 엄격하게 제한하고 있으나 대마 투약자 판별이나 임시마약류 관련 표준시험법 개발 등을 위하여 부득이하게 취급이 필요한 경우가 발생하므로, 식품의약품안전처장의 승인을 받아 예외적으로 대마 또는 임시마약류 등의 취급을 허용하는 자를 공무상 마약류를 취급하는 공무원과 마약류취급학술연구자로 확대려는 것임.

또한, 마약 및 향정신성의약품의 용기나 포장을 정부가 발행하는 봉함증지로 봉함하던 것을 자체적으로 봉함하도록 변경하여 마약류 취급에 관한 규제를 합리적으로 개선하되, 관리 등의 안전성을 제고하기 위하여 마약 또는 향정신성의약품의 용기 또는 포장 등에 마약 등임을 쉽게 알아볼 수 있도록 적색으로 표시하도록 하려는 것임.

한편, 한국마약퇴치운동본부가 지방자치단체로부터 재정지원을 받아 마약류 중독자 재활교육과 각종 예방·홍보 및 교육 등의 사업을 실시할 수 있도록 수 있도록 법적 근거를 마련하려는 것임.

그 밖에 영업정지처분을 갈음하여 과징금을 부과하였음에도 납부기간까지 과징금을 내지 않는 경우 이를 실효적으로 제재할 수단이 없었다는 점에서, 과징금 부과 처분을 취소하고 다시 영업정지처분을 할 수 있도록 하는 등 현행 제도의 운영상 나타난 일부 미비점을 개선·보완하려는 것임.

◇ 주요내용

가. 마약 중 추출알칼로이드 및 대마의 정의에 그와 동일한 화학적 합성품을 포함하고, 향정신성의약품의 원료가 되는 식물에 버섯을 추가함(제2조, 제3조제6호, 제58조제1항제4호, 제59조제1항제6호·제7호 및 제61조제1항제3호)

나. 대마의 취급 승인의 범위를 공무상 마약류를 취급하는 자와 마약류취급학술연구자로서 식품의약품안전처장의 승인을 받은 자로 확대함(제3조제7호).

다. 마약 및 향정신성의약품의 용기나 포장을 자체적으로 봉함하도록 하되, 용기 또는 포장에 적색으로 마약 또는 향정신성이라는 문자를 표시하도록 함(제16조제1항 및 제2항, 제17조제2항 신설).

라. 영업정지처분을 갈음하여 부과하는 과징금을 납부기한까지 내지 아니한 경우에는 과징금 부과처분을 취소하고 영업정지처분을 하거나 국세 체납처분의 예 등에 따라 징수할 수 있도록 하고, 과징금의 부과·징수를 위하여 관할 세무관서의 장 등에게 과세 정보 등의 제공을 요청할 수 있는 근거를 마련함(제46조).

17. 마약류 관리에 관한 법률

[시행 2017.6.3.] [법률 제14353호, 2016.12.2., 일부개정]

◇ 개정이유

최근 인터넷에 게시된 제조방법을 이용해 마약류를 밀조하는 등 마약류 오남용을 유도하는 불법적인 광고행위가 지속되고 있으나, 현재는 해당 게시물이나 광고를 삭제·차단한 후 수사를 통해 마약류 판매, 판매미수 또는 사기죄 등으로 확정해야만 처벌이 가능하며, 광고나 게시글 차단 이외에 처벌 등 제재 수단이 부재하므로, 마약류 판매광고나 제조방법 유포 등을 금지하여 오남용을 유도하는 광고나 게시물에 대한 대응 강화 필요성이 대두됨.

한편, 한국마약퇴치운동본부 임직원의 직무수행의 책임성을 강화하고 공공성을 확보하기 위하여 공무원 의제 조항을 둘 필요성이 있음.

◇ 주요내용

가. 누구든지 마약류 등의 제조·매매 등 금지된 행위를 타인에게 널리 알리거나 제시하는 행위를 금지하고, 위반자에 대한 벌칙을 신설함(제3조제12호 및 제62조제1항제3호 신설).

나. 마약류제조업자·마약류수출입업자에 한하여 품목허가를 받은 마약 또는 향정신성의약품에 관한 정보를 타인에게 널리 알리거나 제시할 수 있도록 하며, 이에 대한 기준을 명확히 함(제14조).

다. 한국마약퇴치운동본부 임직원 중 공무원이 아닌 사람에게 「형법」 제127조 및 제129조부터 제132조까지의 규정을 적용할 때에는 공무원으로 보도록 함(제51조의4 신설).

18. 마약류 관리에 관한 법률

[시행 2017.10.19.] [법률 제14834호, 2017.4.18., 일부개정]

◇ 개정이유 및 주요내용

양귀비과에 속하는 파파베르 브락테아툼(Papaver bracteatum) 등 마약 성분이 함유되어 있는 양귀비 품종을 수입하여 재배하거나 그 성분을 추출하여 판매하는 사례가 발생하고 있음에도 이를 금지하거나 처벌하는 근거가 미비한 실정인바, 이를 마약에 해당하는 양귀비과의 식물에 추가하고,

매년 6월 26일을 '마약퇴치의 날'로 정하고 국가와 지방자치단체로 하여금 마약퇴치의 날 취지에 맞는 행사 등 사업을 실시하도록 하려는 것임.

19. 마약류 관리에 관한 법률

[시행 2018.9.14.] [법률 제15481호, 2018.3.13., 일부개정]

◇ 개정이유 및 주요내용

현행법은 식품의약품안전처장이 마약류가 아닌 물질·제제 등 중 오·남용으로 인한 보건상의 위해가 우려되어 긴급히 마약류에 준하여 취급·관리할 필요가 있다고 인정하는 물질을 임시마약류로 지정할 수 있도록 하고, 그 종류를 임시마약, 임시대마, 임시향정신성의약품으로 구분하고 있으며, 그 취급·처분에 관한 사항은 각각 마약, 대마, 향정신성의약품의 취급·처분에 관한 규제를 준용하도록 하고 있음.

그러나 현행의 임시마약류 제도는 그 지정기준이 법률에 명시적으로 규정되어 있지 않아 개선이 필요하고, 지정에 긴급을 요하는 점을 고려할 때 임시마약, 임시대마, 임시향정신성의약품으로 구분하기 위한 분석이 어려울 뿐만 아니라 구분의 실익도 없다는 의견이 제기되고 있으며, 실제 현재까지 임시마약류는 모두 임시향정신성의약품 가목으로 지정되고 있어 그 취급·처분에 관하여 임시마약류의 위해성에 상응하는 합리적인 규제가 이루어지지 못하고 있다는 지적이 있음.

이에 임시마약류를 중추신경계에 미치는 영향, 마약류와의 유사성 등을 기준으로 1군 임시마약류와 2군 임시마약류로 구분하도록 하고, 그 지정기준을 법률에 명시하며, 임시마약류 관련 행위금지 규정 및 위반 시의 양형기준도 1군 및 2군 임시마약류의 위해성에 따라 합리적이고 비례적으로 조정함으로써 임시마약류 제도의 미비점을 보완하고 합리성을 제고하려는 것임.

20. 마약류 관리에 관한 법률

[시행 2019. 12. 12] [법률 제15939호, 2018. 12. 11, 일부개정]

◇ 개정이유

대마는 과거에 주로 환각 효과만 있는 것으로 인식되어 공무 또는 학술연구에 대해서만 취급 허용을 하고 있으나, 최근 일부 질환에 대해서는 대마의 치료 효과가 입증되고 있음. 대마의 환각 효과나 중독성 등을 감안한 일정한 행위 규제는 필요하나, 의학적 효능이나 위해 정도 등을 고려하지 않고 일률적으로 취급 제한을 하는 것은 불합리하고, 국내 환자의 치료 기회를 원천적으로 차단하는 문제가 있으므로 환자의 권익 보장 및 치료 기회 확대를 위하여 대마를 의료 목적으로도 사용할 수 있도록 허용하려는 것임.

그리고 업무정지를 갈음하여 부과되는 과징금의 상한액을 현행 1억원에서 2억원으로 상향하여 과징금 부과의 실효성을 제고하고, 마약류의 적정한 지정을 위하여 임시마약류 및 그 밖에 이에 준하는 것으로서 대통령령으로 정하는 물질에 대해 유해성 평가를 하도록 함.

또한, 휴업·폐업 신고 등의 경우 수리가 필요한 신고라는 점을 명확히 하여 행정의 예측가능성을 제고하고, 피성년후견인·피한정후견인 등이 결격사유가 해소된 후 허가를 재취득할 때에는 2년의 유예기간을 적용하지 않도록 하는 등 결격사유 규정을 정비하며, 마약류취급자의 자격요건이 소멸되거나 관할 세무서장에게 폐업신고 등을 한 경우 그 허가나 지정을 취소할 수 있도록 법적 근거를 마련하고, 가정 내

의료용으로 사용되는 마약류의 수거·폐기 사업을 실시할 수 있도록 하여 마약류의 오남용을 방지하려는 것임.

◇ 주요내용

가. 대통령령으로 정하는 바에 따라 식품의약품안전처장의 승인을 받은 경우 대마를 의료 목적으로 수출입·제조·매매하거나 섭취할 수 있도록 하고, 마약류취급자가 아니더라도 의료 목적으로 사용하는 경우에는 대마를 운반·보관 또는 소지하는 행위를 할 수 있도록 함(제3조제7호·제10호가목, 제4조제2항제6호 신설).

나. 대마 운반·보관 또는 소지의 신고, 마약류의 취급 또는 원료물질 의 수출입·제조에 관한 업무의 폐업 등의 신고 및 대마재배자 상속인 등이 대마재배자가 되기 위한 신고 등이 수리가 필요한 신고임을 명시함(제4조제4항 후단·제8조제4항 및 제13조제3항 신설).

다. 피성년후견인·피한정후견인 또는 미성년자라는 이유로 마약류취급자 허가 등이 취소된 자의 경우에 해당 결격 사유가 해소된 때에는 바로 마약류취급자 허가 등을 받을 수 있도록 정비함(제6조제4항 단서 신설).

라. 마약류취급자의 자격요건이 소멸되거나 원료물질수출입업자 등이 관할 세무서장에게 폐업신고 등을 한 경우 그 허가나 지정을 취소할 수 있도록 법적 근거를 마련함(제44조).

마. 업무정지를 갈음하여 부과되는 과징금의 상한액을 현행 1억원에서 2억원으로 상향하여 실효성을 제고함(제46조제1항).

바. 임시마약류 및 그 밖에 이에 준하는 것으로서 대통령령으로 정하는 물질에 대하여 신체적 또는 정신적 의존성, 독성 등 유해성 평가를 하도록 법적 근거를 마련함(제52조의2 신설).

사. 가정에서 사용하고 남은 의료용 마약류를 안전하게 수거·폐기하기 위한 사업을 실시할 수 있도록

21. 마약류 관리에 관한 법률

[시행 2019. 12. 3] [법률 제16714호, 2019. 12. 3, 일부개정]

◇ 개정이유

마약류의 오남용 예방 및 안전한 사용과 관련하여 객관적인 기준 및 관리 체계를 마련하기 위하여 관련 분야의 담당자 및 외부 전문가로 구성된 마약류안전관리심의위원회를 설치하도록 하고,

2018년부터 시행 중인 마약류 취급 보고 제도를 통해 수집된 마약류 통합정보는 개인정보와 건강정보 등의 민감정보를 포함하고 있는바, 이러한 정보가 엄격하게 관리될 수 있도록 해당 정보에 대한 구체적인 제공 및 활용의 범위를 정하고 업무목적 외 사용을 제한하는 한편,

마약류 사범의 재범을 방지하고 사회복귀에 도움을 주기 위하여 형벌과 수강명령 등을 병과(倂科)하도록 하는 근거를 마련하는 등 현행 제도의 운영상 나타난 일부 미비점을 개선·보완하려는 것임.

◇ 주요내용

가. 마약류의 오남용 방지를 위한 조치기준 및 안전사용 기준 등을 심의하기 위하여 식품의약품안전처에 마약류안전관리심의위원회를 설치하도록 함(제5조의3 신설).

나. 마약류통합정보관리센터의 업무범위를 명확히 하고, 마약류통합관리시스템의 구축·운영 근거를 마련함(제11조의2제1항, 제11조의3 신설).

다. 식품의약품안전처장 및 마약류통합정보관리센터의 장이 행정기관 등에 마약류 통합정보를 제공할 수 있는 근거와 제공범위, 마약류 통합정보를 가공하여 활용할 수 있는 근거와 요건을 규정함(제11조의4 및 제11조의5 신설).

라. 식품의약품안전처장 및 마약류통합정보관리센터의 장이 마약류 오남용으로 인한 보건상의 위해를 방지할 목적으로 마약류 통합정보를 가공하여 활용할 수 있는 요건을 정함(제11조의5 신설).

마. 식품의약품안전처에 종사하는 사람 등이 업무상 알게 된 마약류 통합정보를 업무상 목적 외의 용도로 이용하거나 제3자에게 제공하는 행위를 금지하고, 이를 위반한 경우 벌칙을 부과하도록 함(제11조의6, 제61조제1항제10호 및 제62조제1항제3호 신설).

바. 법원은 마약류사범에 대하여 형의 선고를 유예하는 경우 1년 동안 보호관찰을 받을 것을 명할 수 있도록 하고, 유죄판결 선고나 약식명령 고지를 하는 경우에는 200시간의 범위에서 재범예방에 필요한 교육의 수강명령 또는 재활교육 프로그램의 이수명령을 병과하도록 함(제40조의2 신설)..

사. 자가치료를 목적으로 마약 등을 휴대하고 출입국하기 위하여 승인을 받은 경우나 한국희귀·필수의약품센터를 통하여 수입된 마약류를 취급하기 위하여 승인받은 경우에 해당하는 마약류취급승인자에 대해서는 마약류 취급의 보고, 마약류의 저장 등에 관한 조항을 적용하지 아니하도록 특례를 부여함(제57조의2 신설).

22. 마약류 관리에 관한 법률

[시행 2019. 12. 12] [법률 제15939호, 2018. 12. 11, 일부개정]

◇ 개정이유

대마는 과거에 주로 환각 효과만 있는 것으로 인식되어 공무 또는 학술연구에 대해서만 취급 허용을 하고 있으나, 최근 일부 질환에 대해서는 대마의 치료 효과가 입증되고 있음. 대마의 환각 효과나 중독성 등을 감안한 일정한 행위 규제는 필요하나, 의학적 효능이나 위해 정도 등을 고려하지 않고 일률적으로 취급 제한을 하는 것은 불합리하고, 국내 환자의 치료 기회를 원천적으로 차단하는 문제가 있으므로 환자의 권익 보장 및 치료 기회 확대를 위하여 대마를 의료 목적으로도 사용할 수 있도록 허용하려는 것임.

그리고 업무정지를 갈음하여 부과되는 과징금의 상한액을 현행 1억원에서 2억원으로 상향하여 과징금 부과의 실효성을 제고하고, 마약류의 적정한 지정을 위하여 임시마약류 및 그 밖에 이에 준하는 것으로서 대통령령으로 정하는 물질에 대해 유해성 평가를 하도록 함.

또한, 휴업·폐업 신고 등의 경우 수리가 필요한 신고라는 점을 명확히 하여 행정의 예측가능성을 제고하고, 피성년후견인·피한정후견인 등이 결격사유가 해소된 후 허가를 재취득할 때에는 2년의 유예기간을 적용하지 않도록 하는 등 결격사유 규정을 정비하며, 마약류취급자의 자격요건이 소멸되거나 관할 세무서장에게 폐업신고 등을 한 경우 그 허가나 지정을 취소할 수 있도록 법적 근거를 마련하고, 가정 내 의료용으로 사용되는 마약류의 수거·폐기 사업을 실시할 수 있도록 하여 마약류의 오남용을 방지하려는 것임.

◇ 주요내용

가. 대통령령으로 정하는 바에 따라 식품의약품안전처장의 승인을 받은 경우 대마를 의료 목적으로 수출입·제조·매매하거나 섭취할 수 있도록 하고, 마약류취급자가 아니더라도 의료 목적으로 사용하는 경우에는 대마를 운반·보관 또는 소지하는 행위를 할 수 있도록 함(제3조제7호·제10호가목, 제4조제2항제6호 신설).

나. 대마 운반·보관 또는 소지의 신고, 마약류의 취급 또는 원료물질 의 수출입·제조에 관한 업무의 폐업 등의 신고 및 대마재배자 상속인 등이 대마재배자가 되기 위한 신고 등이 수리가 필요한 신고임을 명시함(제4조제4항 후단·제8조제4항 및 제13조제3항 신설).

다. 피성년후견인·피한정후견인 또는 미성년자라는 이유로 마약류취급자 허가 등이 취소된 자의 경우에 해당 결격사유가 해소된 때에는 바로 마약류취급자 허가 등을 받을 수 있도록 정비함(제6조제4항 단서 신설).

라. 마약류취급자의 자격요건이 소멸되거나 원료물질수출입업자 등이 관할 세무서장에게 폐업신고 등을 한 경우 그 허가나 지정을 취소할 수 있도록 법적 근거를 마련함(제44조).

마. 업무정지를 갈음하여 부과되는 과징금의 상한액을 현행 1억원에서 2억원으로 상향하여 실효성을 제고함(제46조제1항).

바. 임시마약류 및 그 밖에 이에 준하는 것으로서 대통령령으로 정하는 물질에 대하여 신체적 또는 정신적 의존성, 독성 등 유해성 평가를 하도록 법적 근거를 마련함(제52조의2 신설).

사. 가정에서 사용하고 남은 의료용 마약류를 안전하게 수거·폐기하기 위한 사업을 실시할 수 있도록 법적 근거를 마련함(제53조의2 신설).

23. 마약류 관리에 관한 법률

[시행 2020. 3. 24] [법률 제17091호, 2020. 3. 24, 타법개정]

24. 마약류 관리에 관한 법률

[시행 2020. 6. 4] [법률 제16714호, 2019. 12. 3, 일부개정]

◇ 개정이유

마약류의 오남용 예방 및 안전한 사용과 관련하여 객관적인 기준 및 관리 체계를 마련하기 위하여 관련 분야의 담당자 및 외부 전문가로 구성된 마약류안전관리심의위원회를 설치하도록 하고,

2018년부터 시행 중인 마약류 취급 보고 제도를 통해 수집된 마약류 통합정보는 개인정보와 건강정보 등의 민감정보를 포함하고 있는바, 이러한 정보가 엄격하게 관리될 수 있도록 해당 정보에 대한 구체적인 제공 및 활용의 범위를 정하고 업무목적 외 사용을 제한하는 한편,

마약류 사범의 재범을 방지하고 사회복귀에 도움을 주기 위하여 형벌과 수강명령 등을 병과(倂科)하도록 하는 근거를 마련하는 등 현행 제도의 운영상 나타난 일부 미비점을 개선·보완하려는 것임.

◇ 주요내용

가. 마약류의 오남용 방지를 위한 조치기준 및 안전사용 기준 등을 심의하기 위하여 식품의약품안전처에 마약류안전관리심의위원회를 설치하도록 함(제5조의3 신설).

나. 마약류통합정보관리센터의 업무범위를 명확히 하고, 마약류통합관리시스템의 구축·운영 근거를 마련함(제11조의2제1항, 제11조의3 신설).

다. 식품의약품안전처장 및 마약류통합정보관리센터의 장이 행정기관 등에 마약류 통합정보를 제공할 수 있는 근거와 제공범위, 마약류 통합정보를 가공하여 활용할 수 있는 근거와 요건을 규정함(제11조의4 및 제11조의5 신설).

라. 식품의약품안전처장 및 마약류통합정보관리센터의 장이 마약류 오남용으로 인한 보건상의 위해를 방지할 목적으로 마약류 통합정보를 가공하여 활용할 수 있는 요건을 정함(제11조의5 신설).

마. 식품의약품안전처에 종사하는 사람 등이 업무상 알게 된 마약류 통합정보를 업무상 목적 외의 용도로 이용하거나 제3자에게 제공하는 행위를 금지하고, 이를 위반한 경우 벌칙을 부과하도록 함(제11조의6, 제61조제1항제10호 및 제62조제1항제3호 신설).

바. 법원은 마약류사범에 대하여 형의 선고를 유예하는 경우 1년 동안 보호관찰을 받을 것을 명할 수 있도록 하고, 유죄판결 선고나 약식명령 고지를 하는 경우에는 200시간의 범위에서 재범예방에 필요한 교육의 수강명령 또는 재활교육 프로그램의 이수명령을 병과하도록 함(제40조의2 신설).

사. 자가치료를 목적으로 마약 등을 휴대하고 출입국하기 위하여 승인을 받은 경우나 한국희귀·필수의약품센터를 통하여 수입된 마약류를 취급하기 위하여 승인받은 경우에 해당하는 마약류취급승인자에 대해서는 마약류 취급의 보고, 마약류의 저장 등에 관한 조항을 적용하지 아니하도록 특례를 부여함(제57조의2 신설).

25. 마약류 관리에 관한 법률

[시행 2020. 10. 1] [법률 제17190호, 2020. 3. 31, 일부개정]

◇ 개정이유 및 주요내용

현행법에서는 마약 또는 향정신성의약품에 관한 정보를 타인에게 널리 알리거나 제시할 수 있도록 하되, 의학·약학에 관한 사항을 전문적으로 취급하는 신문이나 잡지에 싣는 방법으로만 할 수 있도록 하고 있는데, 전문가에게 마약 또는 향정신성의약품에 관한 정보를 제공할 때에는 직접적인 대면 방식이 보다 효과적일 수 있으므로, 광고의 매체 또는 수단에 제품설명회를 추가하는 한편,

마약류 불법 유통 등의 사건에 신속하고 효과적으로 대응할 수 있도록 마약류 취급 업소 등에 대한 출입·검사·수거 업무를 수행할 수 있는 주체에 식품의약품안전처 소속기관의 장을 추가하는 등 현행 제도의 운영상 나타난 일부 미비점을 개선·보완하려는 것임.

26. 마약류 관리에 관한 법률

[시행 2020. 12. 4] [법률 제16714호, 2019. 12. 3, 일부개정]

◇ 개정이유

마약류의 오남용 예방 및 안전한 사용과 관련하여 객관적인 기준 및 관리 체계를 마련하기 위하여 관련 분야의 담당자 및 외부 전문가로 구성된 마약류안전관리심의위원회를 설치하도록 하고,

2018년부터 시행 중인 마약류 취급 보고 제도를 통해 수집된 마약류 통합정보는 개인정보와 건강정보 등의 민감정보를 포함하고 있는바, 이러한 정보가 엄격하게 관리될 수 있도록 해당 정보에 대한 구체적인 제공 및 활용의 범위를 정하고 업무목적 외 사용을 제한하는 한편,

마약류 사범의 재범을 방지하고 사회복귀에 도움을 주기 위하여 형벌과 수강명령 등을 병과(倂科)하도록 하는 근거를 마련하는 등 현행 제도의 운영상 나타난 일부 미비점을 개선·보완하려는 것임.

◇ 주요내용

가. 마약류의 오남용 방지를 위한 조치기준 및 안전사용 기준 등을 심의하기 위하여 식품의약품안전처에 마약류안전관리심의위원회를 설치하도록 함(제5조의3 신설).

나. 마약류통합정보관리센터의 업무범위를 명확히 하고, 마약류통합관리시스템의 구축·운영 근거를 마련함(제11조의2제1항, 제11조의3 신설).

다. 식품의약품안전처장 및 마약류통합정보관리센터의 장이 행정기관 등에 마약류 통합정보를 제공할 수 있는 근거와 제공범위, 마약류 통합정보를 가공하여 활용할 수 있는 근거와 요건을 규정함(제11조의4 및 제11조의5 신설).

라. 식품의약품안전처장 및 마약류통합정보관리센터의 장이 마약류 오남용으로 인한 보건상의 위해를 방지할 목적으로 마약류 통합정보를 가공하여 활용할 수 있는 요건을 정함(제11조의5 신설).

마. 식품의약품안전처에 종사하는 사람 등이 업무상 알게 된 마약류 통합정보를 업무상 목적 외의 용도로 이용하거나 제3자에게 제공하는 행위를 금지하고, 이를 위반한 경우 벌칙을 부과하도록 함(제11조의6, 제61조제1항제10호 및 제62조제1항제3호 신설).

바. 법원은 마약류사범에 대하여 형의 선고를 유예하는 경우 1년 동안 보호관찰을 받을 것을 명할 수 있도록 하고, 유죄판결 선고나 약식명령 고지를 하는 경우에는 200시간의 범위에서 재범예방에 필요한 교육의 수강명령 또는 재활교육 프로그램의 이수명령을 병과하도록 함(제40조의2 신설).

사. 자가치료를 목적으로 마약 등을 휴대하고 출입국하기 위하여 승인을 받은 경우나 한국희귀·필수의약품센터를 통하여 수입된 마약류를 취급하기 위하여 승인받은 경우에 해당하는 마약류취급승인자에 대해서는 마약류 취급의 보고, 마약류의 저장 등에 관한 조항을 적용하지 아니하도록 특례를 부여함(제57조의2 신설).

27. 마약류 관리에 관한 법률

[시행 2021. 8. 17.] [법률 제18443호, 2021. 8. 17., 일부개정]

◇ 개정이유 및 주요내용

현행법에서는 마약류에 관한 허가 등에 허위자료를 제출하는 등 거짓이나 부정한 방법으로 허가 등을 받아도 처분 근거가 미비하여 적절한 법적 제재조치가 어려운 문제가 있음.

이에 국민보건 위해 우려가 있는 마약류 허가와 관련하여 거짓이나 부정한 방법으로 허가를 받는 등 고의적 허위, 은폐 등의 방법으로 허가를 받은 경우 이를 취소하고 위반행위에 제재 처분을 행사할 수 있는 법적 근거를 명시하여 마약류 허가와 관련한 안전관리를 더욱 강화하여, 올바른 사회풍토를 조성하고 국민보건의 안심과 신뢰를 확보하려는 것임.

28. 마약류 관리에 관한 법률

[시행 2022. 12. 11.] [법률 제18964호, 2022. 6. 10., 일부개정]

◇ 개정이유

자치분권 확대를 통해 지방자치단체의 특성에 맞는 정책결정과 행정서비스 제공을 촉진하기 위한 자치분권위원회의 심의·의결 사항을 반영하여 마약류도매업자에 대한 허가·변경허가 및 마약류관리자 지정에 관한 특별시장·광역시장·도지사 등 시·도지사의 권한을 시장·군수·구청장에게 이양하는 한편,

마약류에 관한 범죄가 발각되기 전에 그 범죄를 수사기관에 신고 또는 고발하거나 검거한 사람에게 보상금을 지급하는 마약류 신고보상금 제도를 그 본래 취지에 맞게 운영할 수 있도록 직무와 관련하여 신고한 공무원 등은 보상금의 지급대상에서 제외하려는 것임.

◇ 주요내용

가. 마약류도매업자 및 대마재배자는 시장·군수 또는 구청장의 허가를 받도록 하고, 마약류관리자 역시 시장·군수 또는 구청장의 지정을 받도록 하려는 것임(제6조 등).

나. 마약류 신고보상금의 지급 대상에서 직무 관련 공무원을 제외하려는 것임(제54조 단서 신설).

29. 마약류 관리에 관한 법률

[시행 2023. 6. 11.] [법률 제18964호, 2022. 6. 10., 일부개정]

◇ 개정이유

자치분권 확대를 통해 지방자치단체의 특성에 맞는 정책결정과 행정서비스 제공을 촉진하기 위한 자치분권위원회의 심의·의결 사항을 반영하여 마약류도매업자에 대한 허가·변경허가 및 마약류관리자 지정에 관한 특별시장·광역시장·도지사 등 시·도지사의 권한을 시장·군수·구청장에게 이양하는 한편,

마약류에 관한 범죄가 발각되기 전에 그 범죄를 수사기관에 신고 또는 고발하거나 검거한 사람에게 보상금을 지급하는 마약류 신고보상금 제도를 그 본래 취지에 맞게 운영할 수 있도록 직무와 관련하여 신고한 공무원 등은 보상금의 지급대상에서 제외하려는 것임.

◇ 주요내용

가. 마약류도매업자 및 대마재배자는 시장·군수 또는 구청장의 허가를 받도록 하고, 마약류관리자 역시 시장·군수 또는 구청장의 지정을 받도록 하려는 것임(제6조 등).

나. 마약류 신고보상금의 지급 대상에서 직무 관련 공무원을 제외하려는 것임(제54조 단서 신설).

30. 마약류 관리에 관한 법률

[시행 2023. 9. 14.] [법률 제19450호, 2023. 6. 13., 일부개정]

◇ 개정이유 및 주요내용

마약류취급의료업자가 특정한 마약 또는 향정신성의약품을 기재한 처방전을 발급하는 경우 긴급한 사유가 있거나 오남용 우려가 없는 경우 등 일정한 경우를 제외하고 식품의약품안전처장 및 통합정보센터의 장에게 투약내역의 제공을 요청하여 확인하도록 하고, 처방전에 거짓으로 기재하여 향정신성의약품을 취급한 자에 대하여 1년 이하의 징역 또는 1천만원 이하에 벌금에 처하도록 하며, 투약내역을 확인하지 아니한 마약류취급의료업자에게 500만원 이하의 과태료를 부과하도록 함.

31. 마약류 관리에 관한 법률

[시행 2023. 9. 29.] [법률 제19322호, 2023. 3. 28., 일부개정]

◇ 개정이유 및 주요내용

미성년자를 대상으로 대마를 수수·제공하거나 대마 또는 대마초 종자의 껍질을 흡연 또는 섭취하게 한 자에 대한 처벌을 강화함.

32. 마약류 관리에 관한 법률

[시행 2024. 1. 1.] [법률 제19648호, 2023. 8. 16., 일부개정]

◇ 개정이유 및 주요내용

법의 목적으로 마약류 중독 치료 및 예방에 관한 내용을 추가하고, 마약류관리기본계획의 수립 및 마약류대책협의회 설치에 관한 조항을 신설하며, 식품의약품안전처장으로 하여금 마약류 오남용 예방 및 사회재활사업을 수행하도록 근거를 마련하고, 국가 및 지방자치단체가 마약류 중독자 판별검사 및 치료보호에 드는 비용을 부담하도록 규정하는 한편, 원료물질을 일정 농도 이하로 함유하는 원료물질 복합제를 제조·거래하는 경우에 한하여 기록 작성 및 보존 의무에서 제외하도록 하고, 한국마약퇴치운동본부의 사업에 마약류 관련 예방교육을 위한 자료의 개발·보급 및 마약류 중독자 재활·예방 관련 전문인력의 양성 지원을 추가하며, 실태조사의 대상을 확대하고 조사의 주기를 축소하는 등 현행 제도의 운영상 나타난 일부 미비점을 개선·보완함.

33. 마약류 관리에 관한 법률

[시행 2024. 2. 9.] [법률 제19604호, 2023. 8. 8., 일부개정]

◇ 개정이유 및 주요내용

국가와 지방자치단체는 청소년을 대상으로 한 마약류 중독 예방 교육을 실시하도록 하고, 이를 학교교육과 연계할 수 있도록 교육 콘텐츠 개발 등 필요한 시책을 수립·시행하도록 하며, 소유 또는 관리하던 마약 또는 향정신성의약품을 사용중단 등의 사유로 원소유자 등에게 반품하려는 경우와 한국희귀·필수의약품센터가 마약류취급승인자에게 마약류를 양도하는 경우에는 식품의약품안전처장의 승인을 받지 않도록 하는 한편, 처방전 의무 기재사항의 일부 또는 전부가 기입되어 있지 않거나 위조 등이 의심되는 처방전의 경우 마약류소매업자가 조제를 거부할 수 있도록 근거를 마련하는 등 현행 제도의 운영상 나타난 일부 미비점을 개선·보완함.

34. 마약류 관리에 관한 법률

[시행 2024. 2. 17.] [법률 제19648호, 2023. 8. 16., 일부개정]

◇ 개정이유 및 주요내용

법의 목적으로 마약류 중독 치료 및 예방에 관한 내용을 추가하고, 마약류관리기본계획의 수립 및 마약류대책협의회 설치에 관한 조항을 신설하며, 식품의약품안전처장으로 하여금 마약류 오남용 예방 및 사회재활사업을 수행하도록 근거를 마련하고, 국가 및 지방자치단체가 마약류 중독자 판별검사 및 치료보호에 드는 비용을 부담하도록 규정하는 한편, 원료물질을 일정 농도 이하로 함유하는 원료물질 복합제를 제조·거래하는 경우에 한하여 기록 작성 및 보존 의무에서 제외하도록 하고, 한국마약퇴치운동본부의 사업에 마약류 관련 예방교육을 위한 자료의 개발·보급 및 마약류 중독자 재활·예방 관련 전문인력의 양성 지원을 추가하며, 실태조사의 대상을 확대하고 조사의 주기를 축소하는 등 현행 제도의 운영상 나타난 일부 미비점을 개선·보완함.

마약류 관리에 관한 법률

마약류 관리에 관한 법률

[시행 2021. 8. 17.] [법률 제18443호, 2021. 8. 17., 일부개정]

[시행 2022. 12. 11.] [법률 제18964호, 2022. 6. 10., 일부개정]

[시행 2023. 6. 11.] [법률 제18964호, 2022. 6. 10., 일부개정]

[시행 2023. 9. 14.] [법률 제19450호, 2023. 6. 13., 일부개정]

[시행 2023. 9. 29.] [법률 제19322호, 2023. 3. 28., 일부개정]

[시행 2024. 1. 1.] [법률 제19648호, 2023. 8. 16., 일부개정]

[시행 2024. 2. 17.] [법률 제19648호, 2023. 8. 16., 일부개정]

마약류 관리에 관한 법률 시행령

[시행 2023. 12. 12.] [대통령령 제33913호, 2023. 12. 12., 타법개정]

[시행 2024. 2. 17.] [대통령령 제34173호, 2024. 1. 30., 일부개정]

마약류 관리에 관한 법률 시행규칙

[시행 2022. 1. 17.] [총리령 제1781호, 2022. 1. 17., 일부개정]

[총리령 제1881호, 2023. 6. 2., 일부개정]

제1장 총칙 <개정 2011. 6. 7.>

제1조(목적) 이 법은 마약·향정신성의약품(向精神性醫藥品)·대마(大麻) 및 원료물질의 취급·관리를 적정하게 하고, 마약류 중독에 대한 치료·예방 등을 위하여 필요한 사항을 규정함으로써 그 오용 또는 남용으로 인한 보건상의 위해(危害)를 방지하여 국민보건 향상과 건강한 사회 조성에 이바지함을 목적으로 한다.

[전문개정 2011. 6. 7.]

마약류 관리에 관한 법률 시행령

제1조(목적) 이 영은 「마약류 관리에 관한 법률」에서 위임된 사항과 그 시행에 필요한 사항을 규정함을 목적으로 한다.

[전문개정 2012. 6. 7.]

마약류 관리에 관한 법률 시행규칙

제1조(목적) 이 규칙은 「마약류관리에 관한 법률」과 동법시행령에서 위임된 사항과 그 시행에 관하여 필요한 사항을 규정함을 목적으로 한다. <개정 2006. 5. 23.>

제2조(정의) 이 법에서 사용하는 용어의 뜻은 다음과 같다. <개정 2013. 3. 23., 2016. 2. 3., 2017. 4. 18.>

1. "마약류"란 마약·향정신성의약품 및 대마를 말한다.
2. "마약"이란 다음 각 목의 어느 하나에 해당하는 것을 말한다.
   가. 양귀비: 양귀비과(科)의 파파베르 솜니페룸 엘(Papaver somniferum L.), 파파베르 세티게룸 디시(Papaver setigerum DC.) 또는 파파베르 브락테아툼(Papaver bracteatum)
   나. 아편: 양귀비의 액즙(液汁)이 응결(凝結)된 것과 이를 가공한 것. 다만, 의약품으로 가공한 것은 제외한다.
   다. 코카 잎[엽]: 코카 관목[(灌木): 에리드록시론속(屬)의 모든 식물을 말한다]의 잎. 다만, 엑고닌·코카인 및 엑고닌 알칼로이드 성분이 모두 제거된 잎은 제외한다.
   라. 양귀비, 아편 또는 코카 잎에서 추출되는 모든 알카로이드 및 그와 동일한 화학적 합성품으로서 대통령령으로 정하는 것
   마. 가목부터 라목까지에 규정된 것 외에 그와 동일하게 남용되거나 해독(害毒) 작용을 일으킬 우려가 있는 화학적 합성품으로서 대통령령으로 정하는 것
   바. 가목부터 마목까지에 열거된 것을 함유하는 혼합물질 또는 혼합제제. 다만, 다른 약물이나 물질과 혼합되어 가목부터 마목까지에 열거된 것으로 다시 제조하거나 제제(製劑)할 수 없고, 그것에 의하여 신체적 또는 정신적 의존성을 일으키지 아니하는 것으로서 총리령으로 정하는 것[이하 "한외마약"(限外麻藥)이라 한다]은 제외한다.

3. “향정신성의약품”이란 인간의 중추신경계에 작용하는 것으로서 이를 오용하거나 남용할 경우 인체에 심각한 위해가 있다고 인정되는 다음 각 목의 어느 하나에 해당하는 것으로서 대통령령으로 정하는 것을 말한다.
   가. 오용하거나 남용할 우려가 심하고 의료용으로 쓰이지 아니하며 안전성이 결여되어 있는 것으로서 이를 오용하거나 남용할 경우 심한 신체적 또는 정신적 의존성을 일으키는 약물 또는 이를 함유하는 물질
   나. 오용하거나 남용할 우려가 심하고 매우 제한된 의료용으로만 쓰이는 것으로서 이를 오용하거나 남용할 경우 심한 신체적 또는 정신적 의존성을 일으키는 약물 또는 이를 함유하는 물질
   다. 가목과 나목에 규정된 것보다 오용하거나 남용할 우려가 상대적으로 적고 의료용으로 쓰이는 것으로서 이를 오용하거나 남용할 경우 그리 심하지 아니한 신체적 의존성을 일으키거나 심한 정신적 의존성을 일으키는 약물 또는 이를 함유하는 물질
   라. 다목에 규정된 것보다 오용하거나 남용할 우려가 상대적으로 적고 의료용으로 쓰이는 것으로서 이를 오용하거나 남용할 경우 다목에 규정된 것보다 신체적 또는 정신적 의존성을 일으킬 우려가 적은 약물 또는 이를 함유하는 물질
   마. 가목부터 라목까지에 열거된 것을 함유하는 혼합물질 또는 혼합제제. 다만, 다른 약물 또는 물질과 혼합되어 가목부터 라목까지에 열거된 것으로 다시 제조하거나 제제할 수 없고, 그것에 의하여 신체적 또는 정신적 의존성을 일으키지 아니하는 것으로서 총리령으로 정하는 것은 제외한다.
4. “대마”란 다음 각 목의 어느 하나에 해당하는 것을 말한다. 다만, 대마초[칸나비스 사티바 엘(Cannabis sativa L)을 말한다. 이하 같다]의 종자(種子)·뿌리 및 성숙한 대마초의 줄기와 그 제품은 제외한다.
   가. 대마초와 그 수지(樹脂)
   나. 대마초 또는 그 수지를 원료로 하여 제조된 모든 제품
   다. 가목 또는 나목에 규정된 것과 동일한 화학적 합성품으로서 대통령령으로 정하는 것
   라. 가목부터 다목까지에 규정된 것을 함유하는 혼합물질 또는 혼합제제
5. “마약류취급자”란 다음 가목부터 사목까지의 어느 하나에 해당하는 자로서 이 법에 따라 허가 또는 지정을 받은 자와 아목 및 자목에 해당하는 자를 말한다.
   가. 마약류수출입업자: 마약 또는 향정신성의약품의 수출입을 업(業)으로 하는 자
   나. 마약류제조업자: 마약 또는 향정신성의약품의 제조[제제 및 소분(小分)을 포함한다. 이하 같다]를 업으로 하는 자
   다. 마약류원료사용자: 한외마약 또는 의약품을 제조할 때 마약 또는 향정신성의약품을 원료로 사용하는 자
   라. 대마재배자: 섬유 또는 종자를 채취할 목적으로 대마초를 재배하는 자
   마. 마약류도매업자: 마약류소매업자, 마약류취급의료업자, 마약류관리자 또는 마약류취급학술연구자에게 마약 또는 향정신성의약품을 판매하는 것을 업으로 하는 자
   바. 마약류관리자: 「의료법」에 따른 의료기관(이하 “의료기관”이라 한다)에 종사하는 약사로서 그 의료기관에서 환자에게 투약하거나 투약하기 위하여 제공하는 마약 또는 향정신성의약품을 조제·수수(授受)하고 관리하는 책임을 진 자
   사. 마약류취급학술연구자: 학술연구를 위하여 마약 또는 향정신성의약품을 사용하거나, 대마초를 재배하거나 대마를 수입하여 사용하는 자
   아. 마약류소매업자: 「약사법」에 따라 등록한 약국개설자로서 마약류취급의료업자의 처방전에 따라 마약 또는 향정신성의약품을 조제하여 판매하는 것을 업으로 하는 자
   자. 마약류취급의료업자: 의료기관에서 의료에 종사하는 의사·치과의사·한의사 또는 「수의사법」에 따라 동물진료에 종사하는 수의사로서 의료나 동물 진료를 목적으로 마약 또는 향정신성의약품을 투약하거나 투약하기 위하여 제공하거나 마약 또는 향정신성의약품을 기재한 처방전을 발급하는 자
6. “원료물질”이란 마약류가 아닌 물질 중 마약 또는 향정신성의약품의 제조에 사용되는 물질로서 대통령령으로 정하는 것을 말한다.
7. “원료물질취급자”란 원료물질의 제조·수출입·매매에 종사하거나 이를 사용하는 자를 말한다.
8. “군수용마약류”란 국방부 및 그 직할 기관과 육군·해군·공군에서 관리하는 마약류를 말한다.
9. “치료보호”란 마약류 중독자의 마약류에 대한 정신적·신체적 의존성을 극복시키고 재발을 예방하여 건강한 사회인으로 복귀시키기 위한 입원 치료와 통원(通院) 치료를 말한다.

[전문개정 2011. 6. 7.]

마약류 관리에 관한 법률 시행령

제2조(마약 등) ① 「마약류 관리에 관한 법률」(이하 "법"이라 한다) 제2조제2호라목에 따른 마약은 별표 1과 같다.

② 법 제2조제2호마목에 따른 마약은 별표 2와 같다.

마약류 관리에 관한 법률 시행령 [별표 1] 법 제2조제2호라목에 해당하는 마약 <개정 2021. 12. 14.>

(제2조제1항 관련)

법 제2조제2호라목에 해당하는 마약은 다음의 것과 그 염류로 한다.

구분	품명	화학명 또는 구조식
1	아세토르핀(Acetorphine)	(5α,7α)-7-[(2R)-2-hydroxy-2-pentanyl]-6-methoxy-17-methyl-4,5-epoxy-6,14-ethenomorphinan-3-yl acetate
2	벤질모르핀(Benzylmorphine)	(5α,6α)-3-(benzyloxy)-17-methyl-7,8-didehydro-4,5-epoxymorphinan-6-ol
3	코카인(Cocaine)	methyl-(1R,2R,3S,5S)-3-(benzoyloxy)-8-methyl-8-azabicyclo[3.2.1]octane-2-carboxylate
4	코독심(Codoxime)	({(E)-[(5α,6E)-3-methoxy-17-methyl-4,5-epoxymorphinan-6-ylidene]amino}oxy)acetic acid
5	데소모르핀(Desomorphine)	(5α)-17-methyl-4,5-epoxymorphinan-3-ol
6	디히드로모르핀(Dihydromorphine)	(5α,6α)-17-methyl-4,5-epoxymorphinan-3,6-diol
7	엑고닌(Ecgonine) 및 그 유도체. 다만, 별표 1부터 별표 6까지, 별표 7의2 및 별표 8에서 별도로 규정한 엑고닌 유도체는 제외한다.	Ecgonine: (1R,2R,3S,5S)-3-hydroxy-8-methyl-8-azabicyclo [3.2.1]octane-2-carboxylic acid 아래의 기본구조를 가지고, R 위치에 다음의 작용기를 가지는 물질 기본구조: 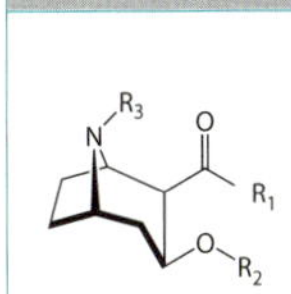 R: ◦ R1: 알킬옥시[a], OH, NH_2, 알킬아민[a] ◦ R2: 수소, 알킬기[a], 아실기[a] ◦ R3: 수소, 알킬기[a] ※ a: R에 규정된 것에 결합 가능한 작용기를 포함
8	에토르핀(Etorphine)	(5α,6β,14β,18R)-18-[(2R)-2-hydroxy-2-pentanyl]-6-methoxy-17-methyl-7,8-didehydro-18,19-dihydro-4,5-epoxy-6,14-ethenomorphinan-3-ol
9	헤로인(Heroin)	(5α,6α)-17-methyl-7,8-didehydro-4,5-epoxymorphinan-3,6-diyl diacetate
10	히드로코돈(Hydrocodone)	(5α)-3-methoxy-17-methyl-4,5-epoxymorphinan-6-one
11	히드로모르피놀(Hydromorphinol)	(5α,6α)-17-methyl-4,5-epoxymorphinan-3,6,14-triol
12	히드로모르폰(Hydromorphone)	(5α)-3-hydroxy-17-methyl-4,5-epoxymorphinan-6-one
13	메틸데소르핀(Methyldesorphine)	(5α)-6,17-dimethyl-6,7-didehydro-4,5-epoxymorphinan-3-ol
14	메틸디히드로모르핀(Methyldihydromorphine)	(5α,6α)-6,17-dimethyl-4,5-epoxymorphinan-3,6-diol
15	메토폰(Metopon)	3-Hydroxy-5,17-dimethyl-4,5-epoxymorphinan-6-one
16	모르핀(Morphine)	(5α,6α)-17-methyl-7,8-didehydro-4,5-epoxymorphinan-3,6-diol
17	모르핀-엔-옥사이드(Morphine-N-Oxide)	(1S,4R,5R,13R,14S,17R)-4-methyl-12-oxa-4-azapentacyclo[9.6.1.$0^{1,13}$.$0^{5,17}$.$0^{7,18}$]octadeca-7(18),8,10,15-tetraene-10,14-diol 4-oxide
18	미로핀(Myrophine)	(5α,6α)-3-(benzyloxy)-17-methyl-7,8-didehydro-4,5-epoxymorphinan-6-yl myristate
19	니코디코딘(Nicodicodine)	3-methoxy-17-methyl-4,5-epoxymorphinan-6-yl nicotinate
20	니코모르핀(Nicomorphine)	(5α,6α)-17-methyl-7,8-didehydro-4,5-epoxymorphinan-3,6-diyl dinicotinate
21	노르모르핀(Normorphine)	(5α,6α)-7,8-didehydro-4,5-epoxymorphinan-3,6-diol

구분	품명	화학명 또는 구조식
22	옥시코돈(Oxycodone)	(5α)-14-hydroxy-3-methoxy-17-methyl-4,5-epoxymorphinan-6-one
23	옥시모르폰(Oxymorphone)	(5α)-3,14-dihydroxy-17-methyl-4,5-epoxymorphinan-6-one
24	테바콘(Thebacon)	(5α)-3-methoxy-17-methyl-6,7-didehydro-4,5-epoxymorphinan-6-yl acetate
25	테바인(Thebaine)	(5α)-3,6-dimethoxy-17-methyl-6,7,8,14-tetradehydro-4,5-epoxymorphinan
26	아세틸디히드로코데인(Acetyldihydrocodeine)	(5α,6α)-3-methoxy-17-methyl-4,5-epoxymorphinan-6-yl acetate
27	코데인(Codeine)	(5α,6α)-3-methoxy-17-methyl-7,8-didehydro-4,5-epoxymorphinan-6-ol
28	디히드로코데인(Dihydrocodeine)	(5α,6α)-3-methoxy-17-methyl-4,5-epoxymorphinan-6-ol
29	에틸모르핀(Ethylmorphine)	(5α,6α)-3-ethoxy-17-methyl-7,8-didehydro-4,5-epoxymorphinan-6-ol
30	니코코딘(Nicocodine)	(5α,6α)-3-methoxy-17-methyl-7,8-didehydro-4,5-epoxymorphinan-6-yl nicotinate
31	노르코데인(Norcodeine)	(5α,6α)-3-methoxy-7,8-didehydro-4,5-epoxymorphinan-6-ol
32	폴코딘(Pholcodine)	(5α,6α)-17-methyl-3-[2-(4-morpholinyl)ethoxy]-7,8-didehydro-4,5-epoxymorphinan-6-ol
33	엔-옥사이드 또는 4급 암모늄 구조를 가지는 모르핀 유도체. 다만, 별표 1부터 별표 6까지, 별표 7의2 및 별표 8에서 별도로 규정한 것은 제외한다.	아래의 기본구조를 가지고, R 위치에 다음의 작용기를 가지는 모르핀 유도체 기본구조: 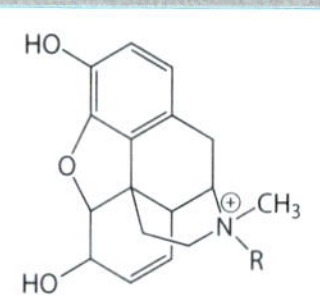 R: ∘O^- ∘메틸
34	디히드로에토르핀(Dihydroetorphine)	(5α,6β,14β,18R)-18- [(2R)-2-hydroxy-2-pentanyl]-6-methoxy-17-methyl-18,19-dihydro-4,5-epoxy-6,14-ethenomorphinan-3-ol
35	오리파빈(Oripavine)	6,7,8,14-Tetradehydro-4,5α-epoxy-6-methoxy-17-methylmorphinan-3-ol

마약류 관리에 관한 법률 시행령 [별표 2] 법 제2조제2호마목에 해당하는 마약 <개정 2023. 11. 7.>

(제2조제2항 관련)

법 제2조제2호마목에 해당하는 마약은 다음의 것과 그 염류로 한다.

구분	품명	화학명 또는 구조식
1	아세틸메타돌(Acetylmethadol)	6-(dimethylamino)-4,4-diphenyl-3-heptanyl acetate
2	알릴프로딘(Allylprodine)	3-allyl-1-methyl-4-phenyl-4-piperidinyl propionate
3	알파세틸메타돌(Alphacetylmethadol)	(3R,6R)-6-(dimethylamino)-4,4-diphenyl-3-heptanyl acetate
4	알파메프로딘(Alphameprodine)	(3R,4S)-3-ethyl-1-methyl-4-phenyl-4-piperidinyl propionate
5	알파메타돌(Alphamethadol)	(3R,6R)-6-(dimethylamino)-4,4-diphenyl-3-heptanol
6	알파프로딘(Alphaprodine)	(3R,4S)-1,3-dimethyl-4-phenyl-4-piperidinyl propionate
7	아닐레리딘(Anileridine)	ethyl 1-[2-(4-aminophenyl)ethyl]-4- phenylpiperidine-4-carboxylate
8	벤제티딘(Benzethidine)	ethyl 1-[2-(benzyloxy)ethyl]-4-phenyl -4-piperidinecarboxylate
9	베타세틸메타돌(Betacetylmethadol)	(3S,6R)-6-(dimethylamino)-4,4-diphenyl-3-heptanyl acetate
10	베타메프로딘(Betameprodine)	(3R,4R)-3-ethyl-1-methyl-4-phenyl-4-piperidinyl propionate
11	베타메타돌(Betamethadol)	(3S,6R)-6-(dimethylamino)-4,4-diphenyl-3-heptanol
12	베타프로딘(Betaprodine)	(3R,4R)-1,3-dimethyl-4-phenyl-4-piperidinyl propionate
13	베지트라미드(Bezitramide)	4-[4-(2-oxo-3-propionyl-2,3-dihydro-1H-benzimidazol-1-yl)-1-piperidinyl]-2,2-diphenylbutanenitrile
14	클로니타젠(Clonitazene)	2-[2-(4-chlorobenzyl)-5-nitro-1H-benzimidazol-1-yl]-N,N-diethylethanamine

구분	품명	화학명 또는 구조식
15	덱스트로모라미드(Dextromoramide)	(3S)-3-methyl-4-(4-morpholinyl)-2,2-diphenyl-1-(1-pyrrolidinyl)-1-butanone
16	디암프로미드(Diampromide)	N-{2-[methyl(2-phenylethyl)amino]propyl}-N-phenylpropanamide
17	디에틸티암부텐(Diethylthiambutene)	N,N-diethyl-4,4-di(2-thienyl)-3-buten-2-amine
18	디메녹사돌(Dimenoxadol)	2-(dimethylamino)ethylethoxy(diphenyl)acetate
19	디메펩타놀(Dimepheptanol)	6-(dimethylamino)-4,4-diphenyl-3-heptanol
20	디메틸티암부텐(Dimethylthiambutene)	N,N-dimethyl-4,4-di(2-thienyl)-3-buten-2-amine
21	디옥사페틸부티레이트(Dioxaphetylbutyrate)	ethyl 4-(4-morpholinyl)-2,2-diphenylbutanoate
22	디페녹실레이트(Diphenoxylate)	ethyl 1-(3-cyano-3,3-diphenylpropyl) -4-phenyl-4-piperidinecarboxylate
23	디피파논(Dipipanone)	4,4-diphenyl-6-(1-piperidinyl)-3-heptanone
24	에틸메틸티암부텐(Ethylmethylthiambutene)	N-ethyl-N-methyl-4,4-di(2-thienyl)-3-buten-2-amine
25	에토니타젠(Etonitazene)	2-[2-(4-ethoxybenzyl)-5-nitro-1H-benzimidazol-1-yl]-N,N-diethylethanamine
26	에톡세리딘(Etoxeridine)	ethyl 1-[2-(2-hydroxyethoxy)ethyl]-4-phenyl-4-piperidinecarboxylate
27	펜타닐(Fentanyl)	N-phenyl-N-[1-(2-phenylethyl)-4-piperidinyl]propanamide
28	푸레티딘(Furethidine)	ethyl 4-phenyl-1-[2-(tetrahydro-2-furanylmethoxy)ethyl]-4-piperidinecarboxylate
29	히드록시페티딘(Hydroxypethidine)	ethyl 4-(3-hydroxyphenyl)-1-methyl -4-piperidinecarboxylate
30	이소메타돈(Isomethadone)	6-(dimethylamino)-5-methyl-4,4-diphenyl-3-hexanone
31	케토베미돈(Ketobemidone)	1-[4-(3-hydroxyphenyl)-1-methyl-4-piperidinyl]-1-propanone
32	레보메토르판(Levomethorphan)	3-methoxy-17-methylmorphinan
33	레보모라미드(Levomoramide)	(3R)-3-methyl-4-(4-morpholinyl)-2,2-diphenyl-1-(1-pyrrolidinyl)-1-butanone
34	레보페나실모르판(Levophenacylmorphan)	2-(3-hydroxymorphinan-17-yl)-1-phenylethanone
35	레보르파놀(Levorphanol)	17-methylmorphinan-3-ol
36	메타조신(Metazocine)	1,10,13-trimethyl-10-azatricyclo[7.3.1.02,7]trideca-2,4,6-trien-4-ol
37	메타돈(Methadone)	6-(dimethylamino)-4,4-diphenyl-3-heptanone
38	메타돈 제조중간체(Methadone Intermediate)	4-(dimethylamino)-2,2-diphenylpentanenitrile
39	모라미드 제조중간체(Moramide Intermediate)	3-methyl-4-(4-morpholinyl)-2,2-diphenylbutanoic acid
40	모르페리딘(Morpheridine)	ethyl 1-[2-(4-morpholinyl)ethyl]-4- phenyl-4-piperidinecarboxylate
41	노라시메타돌(Noracymethadol)	6-(methylamino)-4,4-diphenyl-3-heptanyl acetate
42	노르레보르파놀(Norlevorphanol)	morphinan-3-ol
43	노르메타돈(Normethadone)	6-(dimethylamino)-4,4-diphenyl-3-hexanone
44	노르피파논(Norpipanone)	4,4-diphenyl-6-(1-piperidinyl)-3-hexanone
45	페티딘(Pethidine)	ethyl 1-methyl-4-phenyl-4-piperidine carboxylate
46	페티딘 제조중간체 에이(Pethidine Intermediate A)	1-methyl-4-phenyl-4-piperidinecarbonitrile
47	페티딘 제조중간체 비(Pethidine Intermediate B)	ethyl 4-phenyl-4-piperidinecarboxylate
48	페티딘 제조중간체 시(Pethidine Intermediate C)	1-methyl-4-phenyl-4-piperidinecarboxylic acid
49	페나독손(Phenadoxone)	6-(4-morpholinyl)-4,4-diphenyl-3-heptanone
50	페남프로미드(Phenampromide)	N-phenyl-N-[1-(1-piperidinyl)-2-propanyl]propanamide
51	페나조신(Phenazocine)	(1R,9R,13R)-1,13-dimethyl-10-(2-phenylethyl)-10-azatricyclo[7.3.1.02,7]trideca-2,4,6-trien-4-ol
52	페노모르판(Phenomorphan)	17-(2-phenylethyl)morphinan-3-ol
53	페노페리딘(Phenoperidine)	ethyl 1-(3-hydroxy-3-phenylpropyl)- 4-phenyl-4-piperidinecarboxylate
54	피미노딘(Piminodine)	ethyl 1-(3-anilinopropyl)-4-phenyl-4- piperidinecarboxylate
55	피리트라미드(Piritramide)	1'-(3-cyano-3,3-diphenylpropyl)-1,4'-bipiperidine-4'-carboxamide
56	프로헵타진(Proheptazine)	1,3-dimethyl-4-phenyl-4-azepanyl propionate

구분	품명	화학명 또는 구조식
57	프로페리딘(Properidine)	isopropyl 1-methyl-4-phenyl-4- piperidinecarboxylate
58	라세메토르판(Racemethorphan)	(9α,13α,14α)-3-methoxy-17-methylmorphinan hydrobromide hydrate
59	라세모라미드(Racemoramide)	3-methyl-4-(4-morpholinyl)-2,2-diphenyl-1-(1-pyrrolidinyl)-1-butanone
60	라세모르판(Racemorphan)	17-methylmorphinan-3-ol
61	트리메페리딘(Trimeperidine)	1,2,5-trimethyl-4-phenyl-4-piperidinyl propionate
62	프로피람(Propiram)	N-[1-(1-piperidinyl)-2-propanyl]-N-(2-pyridinyl)propanamide
63	드로테바놀(Drotebanol)	3,4-dimethoxy-17-methylmorphinan-6,14-diol
64	디페녹신(Difenoxin)	1-(3-cyano-3,3-diphenylpropyl)-4-phenyl-4-piperidinecarboxylic acid
65	알펜타닐(Alfentanil)	N-{1-[2-(4-ethyl-5-oxo-4,5-dihydro-1H-tetrazol-1-yl)ethyl]-4-(methoxymethyl)-4-piperidinyl}-N-phenylpropanamide
66	틸리딘(Tilidine)	ethyl (1S,2R)-2-(dimethylamino)-1- phenyl-3-cyclohexene-1-carboxylate
67	프로폭시펜(Propoxyphene)	4-(dimethylamino)-3-methyl-1,2-diphenyl-2-butanyl propionate
68	아세틸-알파-메틸펜타닐(Acetyl-alpha-methyl- fentanyl)	N-phenyl-N-[1-(1-phenyl-2-propanyl)-4-piperidinyl]acetamide
69	알파-메틸펜타닐(Alpha-methylfentanyl)	N-phenyl-N-[1-(1-phenyl-2-propanyl)-4-piperidinyl]propanamide
70	3-메틸펜타닐(3-Methylfentanyl)	N-[3-methyl-1-(2-phenylethyl)-4-piperidinyl]-N-phenylpropanamide
71	수펜타닐(Sufentanil)	N-{4-(methoxymethyl)-1-[2-(2-thienyl)ethyl]-4-piperidinyl}-N-phenylpropanamide
72	피이피에이피(PEPAP)	4-phenyl-1-(2-phenylethyl)-4-piperidinyl acetate
73	엠피피피(MPPP)	1-(4-methylphenyl)-2-(1-pyrrolidinyl)-1-propanone
74	레미펜타닐(Remifentanil)	methyl 1-(3-methoxy-3-oxopropyl)- 4-[phenyl(propionyl)amino]-4-piperidinecarboxylate
75	타펜타돌(Tapentadol)	3-[(2R,3R)-1-(dimethylamino)-2-methyl-3-pentanyl]phenol
76	티오펜타닐(Thiofentanyl)	N-phenyl-N-{1-[2-(2-thienyl)ethyl]-4-piperidinyl}propanamide
77	3-메틸티오펜타닐(3-Methylthiofentanyl)	N-{3-methyl-1-[2-(2-thienyl)ethyl]-4-piperidinyl}-N-phenylpropanamide
78	알파-메틸티오펜타닐(Alpha-methylthiofentanyl)	N-phenyl-N-{1-[1-(2-thienyl)-2-propanyl]-4-piperidinyl}propanamide
79	베타-히드록시-3메틸펜타닐 (Beta-hydroxy-3-methylfentanyl)	N-[1-(2-hydroxy-2-phenylethyl)-3-methyl-4-piperidinyl]-N-phenylpropanamide
80	베타-히드록시펜타닐(Beta-hydroxyfentanyl)	N-[1-(2-hydroxy-2-phenylethyl)-4-piperidinyl]-N-phenylpropanamide
81	파라-플루오로펜타닐(Para-fluorofentanyl)	N-(4-fluorophenyl)-N-[1-(2-phenylethyl)-4-piperidinyl]propanamide
82	아세틸펜타닐(Acetylfentanyl)	(N-(1-Phenethylpiperidin-4-yl)-N-phenylacetamide))
83	에이에이치-7921(AH-7921)	3,4-dichloro-N-((1-dimethylamino)cyclohexylmethyl)benzamide
84	부티르펜타닐(Butyrfentanyl)	N-phenyl-N-[1-(2-phenylethyl)-4-piperidinyl]butanamide
85	카르펜타닐(Carfentanil)	methyl 1-(2-phenylethyl)-4-[phenyl(propanoyl)amino]piperidine-4-carboxylate
86	푸라닐펜타닐(Furanylfentanyl)	N-phenyl-N-[1-(2-phenylethyl)piperidin-4-yl]furan-2-carboxamide
87	옥펜타닐(Ocfentanil)	N-(2-fluorophenyl)-2-methoxy-N-[1-(2-phenylethyl)piperidin-4-yl]acetamide
88	아크릴펜타닐(Acrylfentanyl)	N-phenyl-N-[1-(2-phenylethyl)piperidin-4-yl]prop-2-enamide
89	4-플루오로이소부티르펜타닐 (4-Fluoroisobutyrfentanyl, 4-FIBF)	N-(4-fluorophenyl)-2-methyl-N-[1-(2-phenylethyl)piperidin-4-yl]propanamide
90	테트라히드로푸라닐펜타닐 (Tetrahydrofuranylfentanyl, THF-F)	N-phenyl-N-[1-(2-phenylethyl)piperidin-4-yl]oxolane-2-carboxamide
91	유-47700(U-47700)	3,4-dichloro-N-(2-dimethylamino-cyclohexyl)-N-methyl-benzamide
92	파라플루오로부티릴펜타닐(Parafluorobutyrylfentanyl)	N-(4-fluorophenyl)-N-[1-(2-phenylethyl)piperidin-4-yl]butanamide
93	오르토-플루오로펜타닐(Ortho-fluorofentanyl)	N-(2-fluorophenyl)-N-[1-(2-phenylethyl)piperidin-4-yl]propanamide
94	메톡시아세틸펜타닐(Methoxyacetylfentanyl)	2-methoxy-N-phenyl-N-[1-(2-phenylethyl)piperidin-4-yl]acetamide
95	시클로프로필펜타닐(Cyclopropylfentanyl)	N-Phenyl-N-[1-(2-phenylethyl)piperidin-4-yl]cyclopropancarboxamide

구분	품명	화학명 또는 구조식
96	크로토닐펜타닐(Crotonylfentanyl)	N-phenyl-N-1-(2-phenylethyl)-4-piperidinyl-2-butenamide
97	발레릴펜타닐(Valerylfentanyl)	N-phenyl-N-[1-(2-phenylethyl)piperidin-4-yl]pentanamide
98	펜타닐(Fentanyl)의 유사체. 다만, 별표 1부터 별표 6까지, 별표 7의2 및 별표 8에서 별도로 규정한 펜타닐의 유사체는 제외한다.	아래의 기본구조를 가지고, R 위치에 다음의 작용기를 가지는 물질 기본구조: 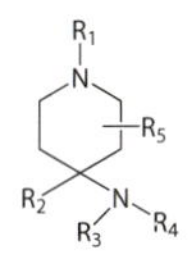 R: ∘ R_1: 수소, 알킬, 치환된 알킬, 아릴알킬, 치환된 아릴알킬 ※ R1 인접 질소의 경우 N-oxide를 포함한다. ∘ R_2: 수소, 알콕시카르보닐, 알콕시알킬, 아릴, 치환된 아릴 ∘ R_3: 아릴, 치환된 아릴 ∘ R_4: 수소, 카르보닐, 치환된 카르보닐 ∘ R_5: 수소, 알킬, 알케닐, 할로겐
99	이소토니타젠(Isotonitazene)	N,N-diethyl-2-[2-[(4-isopropoxyphenyl)methyl]-5-nitro-benzimidazol-1-yl]ethanamine
100	알티아이-111(RTI-111)	methyl (1R,2S,3S,5S)-3-(3,4-dichlorophenyl)-8-methyl-8-azabicyclo[3.2.1]octane-2-carboxylate
101	유-48800(U-48800)	2-(2,4-dichlorophenyl)-N-[(1S,2S)-2-(dimethylamino)cyclohexyl]-N-methylacetamide
102	브로르핀(Brorphine)	3-{1-[1-(4-Bromophenyl)ethyl]piperidin-4-yl}-1H-benzimidazol-2-one
103	메토니타젠(Metonitazene)	N,N-diethyl-2-{2-[(4-methoxyphenyl)methyl]-5-nitrobenzimidazol-1-yl}ethanamine
104	올리세리딘(Oliceridine)	N-[(3-methoxythiophen-2-yl)methyl]-2-[(9R)-9-pyridin-2-yl-6-oxaspiro[4.5]decan-9-yl]ethanamine
105	에타젠(Etazene)	2-[2-[(4-Ethoxyphenyl)methyl]benzimidazol-1-yl]-N,N-diethylethanamine
106	에토니타제핀(Etonitazepyne)	2-[(4-Ethoxyphenyl)methyl]-5-nitro-1-(2-pyrrolidin-1-ylethyl)benzimidazole
107	프로토니타젠(Protonitazene)	N,N-Diethyl-2-[5-nitro-2-[(4-propoxyphenyl)methyl]benzimidazol-1-yl]ethanamine
108	2-메틸-에이피-237(2-Methyl-AP-237)	1-[2-methyl-4-[(E)-3-phenylprop-2-enyl]piperazin-1-yl]butan-1-one

마약류 관리에 관한 법률 시행규칙

제2조(한외마약) 「마약류 관리에 관한 법률」(이하 "법"이라 한다) 제2조 제2호바목 단서에 따른 한외마약은 다음 각호의 1에 해당하는 마약의 제제(주사제의 제제를 제외한다)로 한다. <개정 2006. 5. 23., 2012. 6. 15., 2013. 3. 23.>

1. 100그램당 코데인, 디히드로코데인 및 그 염류는 염기로서 1그램이하(수제인 경우에는 100밀리리터당 100밀리그램 이하)이고, 1회 용량이 코데인 및 그 염류는 염기로서 20밀리그램 이하, 디히드로코데인 및 그 염류는 염기로서 10밀리그램 이하이며, 마약성분외의 유효성분이 3종 이상 배합된 제제
2. 100밀리리터당 또는 100그램당 의료용 아편이 100밀리그램 이하이고, 동일한 양의 토근이 배합된 제제
3. 디펜옥시레이트가 염기로서 1회용량이 2.5밀리그램 이하이고, 당해 디펜옥시레이트 용량의 1퍼센트 이상에 해당하는 양의 아트로핀설페이트를 함유하는 제제
4. 디펜옥신 1회 용량이 0.5밀리그램 이하이고, 당해 디펜옥신 용량의 5퍼센트이상에 해당하는 양의 아트로핀설페이트를 함유하는 제제
5. 마약류취급학술연구자가 학술연구목적에 사용하는 연구시험용 시약으로서 식품의약품안전처장이 인정한 제제

마약류 관리에 관한 법률 시행령

제2조(마약 등)

③ 법 제2조제3호가목부터 마목까지의 규정에 따른 향정신성의약품은 각각 별표 3부터 별표 7까지와 같다.

마약류 관리에 관한 법률 시행령 [별표 3] 법 제2조제3호가목에 해당하는 향정신성의약품 <개정 2023. 11. 7>

(제2조제3항 관련)

법 제2조제3호가목에 해당하는 향정신성의약품은 다음의 것과 그 염 및 이성체(異性體) 또는 이성체의 염으로 한다.

구분	품명	화학명 또는 구조식
1	디메톡시브로모암페타민(Dimethoxybromoamphetamine)	1-(4-bromo-2,5-dimethoxyphenyl)-2-propanamine
2	2,5-디메톡시암페타민(2,5-Dimethoxyamphetamine, 2,5-DMA)	1-(2,5-dimethoxyphenyl)-2-propanamine
3	4-메톡시암페타민(4-Methoxyamphetamine, PMA)	1-(4-methoxyphenyl)-2-propanamine
4	5-메톡시-3,4-메틸렌디옥시암페타민 (5-Methoxy-3,4-methylenedioxyamphetamine, MMDA)	1-(7-methoxy-1,3-benzodioxol-5-yl)-2-propanamine
5	4-메틸-2,5-디메톡시암페타민 (4-Methyl-2,5-dimethoxyamphetamine, STP, DOM)	1-(2,5-dimethoxy-4-methylphenyl)-2-propanamine
6	3,4-메틸렌디옥시암페타민 (3,4-Methylenedioxyamphetamine, MDA)	1-(1,3-benzodioxol-5-yl)-2-propanamine
7	3,4,5-트리메톡시암페타민(3,4,5-trimethoxyamphetamine, TMA)	1-(3,4,5-trimethoxyphenyl)-2-propanamine
8	부포테닌(Bufotenine)	3-[2-(dimethylamino)ethyl]-1H-indol-5-ol
9	디에틸트립타민(Diethyltryptamine, DET)	N,N-diethyl-2-(1H-indol-3-yl)ethanamine
10	디메틸트립타민(Dimethyltryptamine, DMT)	2-(1H-indol-3-yl)-N,N-dimethylethanamine
11	디메틸헵틸피란(Dimethylheptylpyran, DMHP)	6,6,9-trimethyl-3-(3-methyl-2-octanyl)-7,8,9,10-tetrahydro-6H-benzo[c]chromen-1-ol
12	엔-에틸-3-피페리딜 벤질레이트(N-ethyl-3-piperidyl benzilate)	1-ethyl-3-piperidinyl hydroxy (diphenyl)acetate
13	이보게인(Ibogaine)	12-methoxyibogamine
14	리서직산 디에틸아마이드(Lisergic acid diethylamide, LSD, LSD-25)	(8β)-N,N-diethyl-6-methyl-9,10-didehydroergoline-8-carboxamide
15	메스칼린(Mescaline)	2-(3,4,5-trimethoxyphenyl)ethanamine
16	엔-메틸-3-피페리딜 벤질레이트(N-methyl-3-piperidyl benzilate)	1-methyl-3-piperidinyl hydroxy(diphenyl)acetate
17	파라헥실(Parahexyl)	3-hexyl-6,6,9-trimethyl-7,8,9,10-tetrahydro-6H-benzo[c]chromen-1-ol
18	페이오트(Peyote)	Lophophora williamsii
19	사일로시빈(Psilocybin)	3-[2-(dimethylamino)ethyl]-1H-indol-4-yl dihydrogen phosphate
20	사일로신(Psilocyn)	3-[2-(dimethylamino)ethyl]-1H-indol-4-ol
21	펜사이클리딘(Phencyclidine)의 유사체. 다만, 별표 1부터 별표 6까지, 별표 7의2 및 별표 8에서 별도로 규정한 펜사이클리딘의 유사체는 제외한다.	아래의 기본구조를 가지고 R 위치에 다음의 작용기를 가지는 물질 **기본구조**: 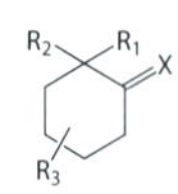 **R**: ◦ R_1: NH_2, N-알킬아미노, N-알킬-N'-알킬아미노, 1-피롤리디닐, 1-피페리디닐, 1-아제피닐, 1-모르포리닐(고리형 작용기에는 결합 가능한 작용기가 추가 치환될 수 있다) ◦ R_2: 페닐, 치환된 페닐, 티에닐, 치환된 티에닐 ◦ R_3: 수소, 알킬(각 작용기가 2 곳 이상 도입된 것을 포함한다) ◦ X: 수소, 산소

<table>
<tr><th>구분</th><th>품명</th><th>화학명 또는 구조식</th></tr>
<tr><td>22</td><td>메스케치논(Methcathinone) 및 그 유사체. 다만, 별표 1부터 별표 6까지, 별표 7의2 및 별표 8에서 별도로 규정한 메스케치논 유사체 및 「약사법」 제31조·제42조에 따라 의약품으로 허가받거나 신고한 물질은 제외한다.</td><td>Methcathinone: 2-(methylamino)-1-phenyl-1-propanone
아래의 기본구조를 가지고, R 위치에 다음의 작용기를 가지는 물질
<table>
<tr><th>기본구조</th><th>R</th></tr>
<tr><td>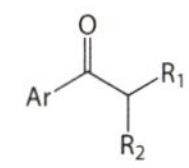</td><td>∘ R_1: NH_2, N-알킬아미노, N-알킬-N'-알킬아미노, 1-피롤리디닐, 1-피페리디닐, 1-모르포리닐, 1-프탈리미도
∘ R_2: 수소 또는 알킬a
∘ Ar: 페닐, 치환된* 페닐 또는 고리가 접합된 페닐
* 치환체: 수소, 알킬[a], 히드록시, 알콕시 및 할로겐(각 작용기가 2곳 이상 도입된 것을 포함한다)
※ R에 규정된 알킬은 고리형을 포함한다.
※ a: R에 규정된 것에 결합 가능한 작용기를 포함한다.</td></tr>
</table></td></tr>
<tr><td>23</td><td>에트립타민(Etryptamine)</td><td>1-(1H-indol-3-yl)-2-butanamine</td></tr>
<tr><td>24</td><td>4-메틸티오암페타민(4-Methylthioamphetamine, 4-MTA)</td><td>1-[4-(methylsulfanyl)phenyl]-2-propanamine</td></tr>
<tr><td>25</td><td>크라톰(Kratom)</td><td>Mitragyna speciosa</td></tr>
<tr><td>26</td><td>5-메톡시-디이소프로필트립타민
(5-Methoxy-diisopropyltryptamine, 5-Meo-DiPT)</td><td>N-isopropyl-N-[2-(5-methoxy-1H-indol-3-yl)ethyl]-2-propanamine</td></tr>
<tr><td>27</td><td>5-메톡시-메틸이소프로필트립타민
(5-Methoxy-methyliso propyltryptamine, 5-MeO-MiPT)</td><td>N-[2-(5-methoxy-1H-indol-3-yl)ethyl]-N-methyl-2-propanamine</td></tr>
<tr><td>28</td><td>5-메톡시디메틸트립타민
(5-Methoxydimethyltryptamine, 5-MeO-DMT)</td><td>2-(5-methoxy-1H-indol-3-yl)-N,N-dimethylethanamine</td></tr>
<tr><td>29</td><td>메틸이소프로필트립타민(Methylisopropyltryptamine, MiPT)</td><td>N-[2-(1H-indol-3-yl)ethyl]-N-methyl-2-propanamine</td></tr>
<tr><td>30</td><td>5-메톡시-알파-메틸트립타민
(5-Methoxy-α-methyltryptamine, 5-MeO-AMT)</td><td>1-(5-methoxy-1H-indol-3-yl)-2-propanamine</td></tr>
<tr><td>31</td><td>디이소프로필트립타민(Diisopropyltryptamine, DiPT)</td><td>N-[2-(1H-indol-3-yl)ethyl]-N-isopropyl-2-propanamine</td></tr>
<tr><td>32</td><td>4-아세톡시-디이소프로필트립타민
(4-Acetoxy-diisopropyltryptamine, 4-Acetoxy-DiPT)</td><td>3-[2-(diethylamino)ethyl]-1H-indol-4-yl acetate</td></tr>
<tr><td>33</td><td>제이더블유에이치(JWH)-018 및 그 유사체. 다만, 별표 1부터 별표 6까지, 별표 7의2 및 별표 8에서 별도로 규정한 제이더블유에이치-018 유사체는 제외한다.</td><td>JWH-018: 1-naphthyl(1-pentyl-1H-indol-3-yl)methanone
아래의 기본구조를 가지고, R 또는 X 위치에 다음의 작용기를 가지는 물질
<table>
<tr><th>기본구조</th><th>R 또는 X</th></tr>
<tr><td>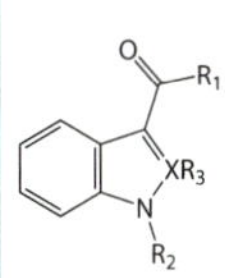</td><td>○ R_1: (헤테로)방향족 고리[a], 테트라메틸사이클로프로필, 아다만틸, 아다만틸아민, 알킬[a](작용기가 에스테르 또는 아마이드 결합하는 것을 포함한다)
○ 2: 알킬[a]
○ X: 탄소 또는 질소
○ R_3: 수소 또는 알킬[a]
※ a: R에 규정된 것에 결합 가능한 작용기를 포함</td></tr>
</table></td></tr>
<tr><td>34</td><td>제이더블유에이치-030 및 그 유사체. 다만, 별표 1부터 별표 6까지, 별표 7의2 및 별표 8에서 별도로 규정한 제이더블유에이치-030 유사체는 제외한다.</td><td>JWH-030: 1-naphthyl(1-pentyl-1H-pyrrol-3-yl)methanone
아래의 기본구조를 가지고, R 또는 X 위치에 다음의 작용기를 가지는 물질
<table>
<tr><th>기본구조</th><th>R 또는 X</th></tr>
<tr><td>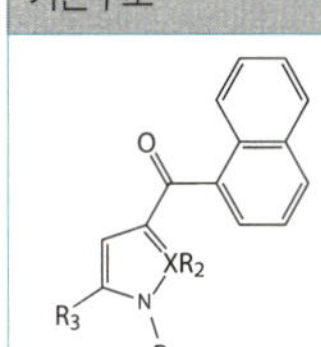</td><td>○ R_1: 알킬[a]
○ X: 탄소 또는 질소
○ R_2, R_3: 수소 또는 알킬[a] 및 방향족 고리
※ a: R에 규정된 것에 결합 가능한 작용기를 포함</td></tr>
</table></td></tr>
</table>

구분	품명	화학명 또는 구조식
35	제이더블유에이치-175 및 그 유사체. 다만, 별표 1부터 별표 6까지, 별표 7의2 및 별표 8에서 별도로 규정한 제이더블유에이치-175 유사체는 제외한다.	JWH-175: 3-(1-naphthylmethyl)-1-pentyl-1H-indole 아래의 기본구조를 가지고, R 또는 X 위치에 다음의 작용기를 가지는 물질 **기본구조**: 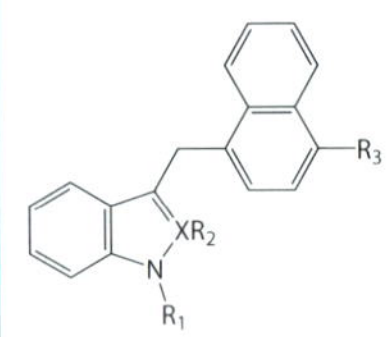 **R 또는 X**: ○ R_1: 알킬[a] ○ X: 탄소 또는 질소 ○ R_2: 수소 또는 알킬[a] ○ R_3: 수소 또는 알킬[a] 및 알콕시 ※ a: R에 규정된 것에 결합 가능한 작용기를 포함
36	제이더블유에이치-176 및 그 유사체. 다만, 별표 1부터 별표 6까지, 별표 7의2 및 별표 8에서 별도로 규정한 제이더블유에이치-176 유사체는 제외한다.	JWH-176: 1-[(Z)-(3-pentyl-1H-inden-1-ylidene)methyl]naphthalene 아래의 기본구조를 가지고, R 위치에 다음의 작용기를 가지는 물질 **기본구조**: 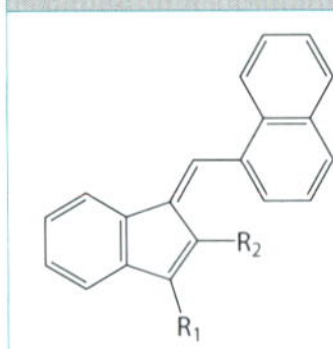 **R**: ○ R_1: 알킬[a] ○ R_2: 수소 또는 알킬[a] ※ a: R에 규정된 것에 결합 가능한 작용기를 포함
37	에이치유-210(HU-210)	9-(hydroxymethyl)-6,6-dimethyl-3-(2-methyl-2-octanyl)-6a,7,10,10a-tetrahydro-6H-benzo[c]chromen-1-ol
38	시피(CP)-47497 및 그 유사체. 다만, 별표 1부터 별표 6까지, 별표 7의2 및 별표 8에서 별도로 규정한 시피-47497 유사체는 제외한다.	CP-47497: 2-[(1S,3R)-3-hydroxycyclohexyl]-5-(2-methyl-2-octanyl)phenol 아래의 기본구조를 가지고, R 위치에 다음의작용기를 가지는 물질 **기본구조**: 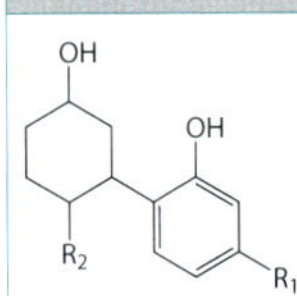 **R**: ○ R_1: 알킬[a] ○ R_2: 수소 또는 알킬[a] ※ a: R에 규정된 것에 결합 가능한 작용기를 포함
39	메틸렌디옥시피로발레론(Methylenedioxypyrovalerone, MDPV)	1-(1,3-benzodioxol-5-yl)-2-(1-pyrrolidinyl)-1-pentanone
40	4-플루오로암페타민(4-Fluoroamphetamine, 4-FA)	1-(4-fluorophenyl)-2-propanamine
41	4-메틸암페타민(4-Methylamphetamine, 4-MA)	1-(4-methylphenyl)-2-propanamine
42	엔-히드록시 메틸렌디옥시암페타민 (N-hydroxy methylenedioxy amphetamine, N-hydroxy MDA)	1-(1,3-benzodioxol-5-yl)-N-hydroxy-2-propanamine
43	메틸렌디옥시에틸암페타민 (Methylenedioxyethylamphetamine, MDE)	1-(1,3-benzodioxol-5-yl)-N-ethyl-2-propanamine
44	4-메틸아미노렉스(4-Methylaminorex)	4-methyl-5-phenyl-4,5-dihydro-1,3-oxazol-2-amine
45	5-에이피비(5-APB)	5-(2-aminopropyl)benzofuran
46	피엠엠에이(PMMA, para-methoxymethamphetamine)	1-(4-methoxyphenyl)-N-methyl-propan-2-amine
47	엠엠디에이-2(MMDA-2)	1-(6-methoxy-1,3-benzodioxol-5-yl)propan-2-amine
48	메톡세타민(methoxetamine)	(RS)2-(3-methoxyphenyl)-2-(ethylamino)cyclohexanone
49	시비-13(CB-13)	Naphthalen-1-yl-(4-pentyloxynaphthalen-1-yl)methanone
50	5-메오-디에이엘티(5-MeO-DALT)	N-allyl-N-[2-(5-methoxy-1H-indol-3-yl)ethyl]prop-2-en-1-amine
51	메티오프로파민(methiopropamine)	1-(thiophen-2-yl)-2-methylaminopropane
52	5-에이피디비(5-APDB)	5-(2-aminopropyl)-2,3-dihydrobenzofuran
53	파라 -클로로암페타민(p-chloroamphetamine)	1-(4-chlorophenyl)propan-2-amine
54	알파- 피브이티(α-PVT)	2-(pyrrolidin-1-yl)-1-(thiophen-2-yl)pentan-1-one
55	알파- 메틸트립타민(α-methyltryptamine)	2-(1H-indole-3-yl)-1-methyl-ethylamine
56	4-오에이치-디이티(4-OH-DET)	3-(2-diethylaminoethyl)-1H-indol-4-ol

구분	품명	화학명 또는 구조식
57	데스옥시-디2피엠(Dexoxy-D2PM)	(RS)-2-(Diphenylmethyl)pyrrolidine
58	5-엠에이피비(5-MAPB)	1-(benzofuran-5-yl)-N-methylpropan-2-amine
59	엠디에이아이(MDAI)	6,7-dihydro-5H-cyclopenta[f][1,3]benzodioxol-6-amine
60	25시-엔비오엠이(25C-NBOMe)	2-(4-chloro-2,5-dimethoxyphenyl)-N-[(2-methoxyphenyl)methyl]ethanamine
61	3-플루오로메트암페타민(3-fluoromethamphetamine, 3-FMA)	1-(3-fluorophenyl)-N-methylpropan-2-amine
62	5-에이피아이(5-API)	2-(1H-indol-5-yl)-1-methyl-ethylamine
63	5-아이에이아이(5-IAI)	5-iodo-2,3-dihydro-1H-inden-2-amine
64	디메톡시-메트암페타민(Dimethoxy-methamphetamine, DMMA)	2-(3,4-dimethoxyphenyl)-N-methylpropylamine
65	에틸페니데이트(Ethylphenidate)	ethyl 2-phenyl-2-piperidin-2-ylacetate
66	엠티-45(MT-45)	1-cyclohexyl-4-(1,2-diphenylethyl)piperazine
67	5-엠이오-이피티(5-MeO-EPT)	5-methoxy-N-ethyl-N-propyltryptamine
68	디오시(DOC)	1-(4-chloro-2,5-dimethoxy-phenyl)propan-2-amine
69	25아이-엔비오엠이(25I-NBOMe)	2-(4-iodo-2,5-dimethoxyphenyl)-N-[(2-methoxyphenyl)methyl]ethanamine
70	2-벤즈히드릴피페리딘(2-Benzhydrylpiperidine, 2-DPMP)	2-benzhydrylpiperidine
71	에이-836,339(A-836,339)	N-[3-(2-methoxyethyl)-4,5-dimethyl-1,3-thiazol-2-ylidene]-2,2,3,3-tetramethyl-cyclopropane-1-carboxamide
72	파라-클로로메트암페타민(p-Chloromethamphetamine, PCMA)	1-(4-chlorophenyl)-N-methylpropan-2-amine
73	파라-브로모암페타민(p-Bromoamphetamine, PBA)	1-(4-bromophenyl)propan-2-amine
74	25디-엔비오엠이(25D-NBOMe)	2-(2,5-dimethoxy-4-methylphenyl)-N-[(2-methoxyphenyl)methyl]ethanamine
75	5-이에이피비(5-EAPB)	1-(benzofuran-5-yl)-N-ethylpropan-2-amine
76	2시-시(2C-C)	2-(4-chloro-2,5-dimethoxyphenyl) ethanamine
77	2시-피(2C-P)	2-(2,5-dimethoxy-4-(n)-propylphenyl) ethanamine
78	엔-메틸-2-에이아이(N-Methyl-2-AI)	N-methyl-2,3-dihydro-1H-inden-2-amine
79	아르에이치-34(RH-34)	3-{2-[(2-methoxyphenyl)methylamino]ethyl}-1H-quinazoline-2,4-dione
80	엔-에틸노르케타민(N-Ethylnorketamine)	2-(2-chlorophenyl)-2-(ethylamino)cyclohexan-1-one
81	메피라핌(Mepirapim)	(4-methylpiperazin-1-yl)-(1-pentylindol-3-yl)methanone
82	25비-엔비오엠이(25B-NBOMe)	2-(4-bromo-2,5-dimethoxyphenyl)-N-(2-methoxybenzyl)ethanamine
83	4,4'-디엠에이아르(4,4'-DMAR)	para-methyl-4-methylaminorex
84	25비-엔비에프(25B-NBF)	2-(4-bromo-2,5-dimethoxyphenyl)-N-[(2-fluorophenyl)methyl]ethanamine
85	25시-엔비에프(25C-NBF)	2-(4-chloro-2,5-dimethoxyphenyl)-N-[(2-fluorophenyl)methyl]ethanamine
86	25아이-엔비에프(25I-NBF)	2-(4-iodo-2,5-dimethoxyphenyl)-N-[(2-fluorophenyl)methyl]ethanamine
87	2-엠이오-디페니딘(2-MeO-diphenidine)	1-[1-(2-methoxyphenyl)-2-phenylethyl]piperidine
88	비오디(BOD)	2-(2,5-dimethoxy-4-methylphenyl)-2-methoxyethanamine
89	에스칼린(Escaline)	2-(4-ethoxy-3,5-dimethoxyphenyl)ethanamine
90	알릴에스칼린(Allylescaline)	2-[4-(allyloxy)-3,5-dimethoxyphenyl]ethanamine
91	메트알릴에스칼린(Methallylescaline)	2-{3,5-dimethoxy-4-[(2-methyl-2-propan-1-yl)oxy]phenyl}ethanamine
92	25이-엔비오엠이(25E-NBOMe)	2-(4-ethyl-2,5-dimethoxyphenyl)-N-[(2-methoxyphenyl)methyl]ethanamine
93	25엔-엔비오엠이(25N-NBOMe)	2-(2,5-dimethoxy-4-nitrophenyl)-N-[(2-methoxyphenyl)methyl]ethanamine
94	25시-엔비오에이치(25C-NBOH)	2-{[2-(4-chloro-2,5-dimethoxyphenyl)ethylamino]methyl}phenol
95	25아이-엔비오에이치(25I-NBOH)	2-{[2-(4-iodo-2,5-dimethoxyphenyl)ethylamino]methyl}phenol
96	라로카인(Larocaine)	[3-(diethylamino)-2,2-dimethylpropyl]-4-aminobenzoate
97	니트라카인(Nitracaine)	[3-(diethylamino)-2,2-dimethylpropyl]-4-nitrobenzoate
98	플루브로마제팜(Flubromazepam)	7-bromo-5-(2-fluorophenyl)-1,3-dihydro-1,4-benzodiazepin-2-one

구분	품명	화학명 또는 구조식
99	3시-이(3C-E)	1-(4-Ethoxy-3,5-dimethoxyphenyl)propan-2-amine
100	메트암네타민(Methamnetamine)	N-Methyl-1-(2-naphthyl)propan-2-amine
101	티-비오시-3,4-엠디엠에이(t-BOC-3,4-MDMA)	N-[2-(1,3-Benzodioxol-5-yl)-1-methylethyl]-N-methyl-carbamate
102	더블유아이엔-55,212-2(WIN-55,212-2)	[(11R)-2-methyl-11-(morpholin-4-ylmethyl)-9-oxa-1-azatricylo[6.3.1.04,12]dodeca-2,4(12),5,7-tetraen-3-yl]-naphthalen-1-ylmethanone
103	에이엘-엘에이디(AL-LAD)	(6aR,9R)-N,N-diethyl-7-prop-2-enyl-6,6a,8,9-tetrahydro-4H-indolo- [4,3-fg]quinoline-9-carboxamide
104	7-히드록시미트라지닌(7-Hydroxymitragynine)	methyl (E)-2-[(2S,3S,7aS,12bS)-3-ethyl-7a-hydroxy-8-methoxy-2,3,4,6,7,12b-hexahydro-1H-indolo[2,3-a]quinolizin-2-yl]-3-methoxyprop-2-enoate
105	미트라지닌(Mitragynine)	methyl (E)-2-[(2S,3S,12bS)-3-ethyl-8-methoxy-1,2,3,4,6,7,12,12b-octahydroindolo[2,3-a]quinolizin-2-yl]-3-methoxyprop-2-enoate
106	3,4-디클로로메틸페니데이트(3,4-Dichloromethylphenidate)	methyl 2-(3,4-dichlorophenyl)-2-piperidin-2-ylacetate
107	디페니딘(Diphenidine)	1-(1,2-diphenylethyl)piperidine
108	브로모-드래곤에프엘와이(Bromo-DragonFLY)	(2R)-1-(4-bromofuro[2,3-f][1]benzofuran-8-yl)propan-2-amine
109	25에이치-엔비오엠이(25H-NBOMe)	2-(2.5-dimethoxyphenyl)-N-[(2-methoxyphenyl)methyl]ethanamine
110	더블유-15(W-15)	4-chloro-N-(1-phenethylpiperidin-2-ylidene)benzenesulfonamide
111	더블유-18(W-18)	4-chloro-N-[1-[2-(4-nitrophenethyl]piperidin-2-ylidene]benzenesulfonamide
112	2시-엔(2C-N)	2-(2,5-dimethoxy-4-nitrophenyl)ethanamine
113	25비-엔비오에이치(25B-NBOH)	2-{[(4-bromo-2,5-dimethoxyphenethyl)amino]methyl}phenol
114	2시-티에프엠(2C-TFM)	2-[2,5-dimethoxy-4-(trifluoromethyl)phenyl]ethan-1-amine
115	4-플루오로메틸페니데이트(4-Fluoromethylphenidate)	methyl 2-(4-fluorophenyl)-2-(piperidin-2-yl)acetate
116	3시-피(3C-P)	1-(3,5-dimethoxy-4-propoxyphenyl)propan-2-amine
117	비피카나(BiPICANA)	N-naphthalen-1-yl-1-pentyl-N-(1-pentylindole-3-carbonyl)indole-3-carboxamide
118	오알지27569(Org27569)	5-chloro-3-ethyl-N-[4-(piperidin-1-yl)phenethyl]-1H-indole-2-carboxamide
119	에이비-시에이치푸피카(AB-CHFUPYCA)	N-(1-amino-3-methyl-1-oxobutan-2-yl)-2-(cyclohexylmethyl)-5-(4-fluorophenyl)pyrazole-3-carboxamide
120	4-플루오로에틸페니데이트(4-Fluoroethylphenidate)	Ethyl 2-(4-fluorophenyl)-2-piperidin-2-ylacetate
121	티오티논(Thiothinone)	2-(methylamino)-1-thiophen-2-ylpropan-1-one
122	4-엠엠에이-엔비오엠이(4-MMA-NBOMe)	N-[(2-methoxyphenyl)methyl]-N-methyl-1-(4-methylphenyl)propan-2-amine
123	3-플루오로에트암페타민(3-Fluoroethamphetamine)	N-ethyl-1-(3-fluorophenyl)propan-2-amine
124	4-플루오로에트암페타민(4-Fluoroethamphetamine)	N-ethyl-1-(4-fluorophenyl)propan-2-amine
125	5-엠에이피디비(5-MAPDB)	1-(2,3-Dihydro-1-benzofuran-5-yl)-N-methylpropan-2-amine
126	메틸나프티데이트(Methylnaphthidate)	Methyl (2R)-2-naphthalen-2-yl-2-[(2R)-piperidin-2-yl]acetate
127	에틸나프티데이트(Ethylnaphthidate)	Ethyl 2-naphthalen-2-yl-2-piperidin -2-ylacetate
128	2시-비-에프엘와이(2C-B-FLY)	2-(4-bromo-2,3,6,7-tetrahydrofuro[2,3-f][1]benzofuran-8-yl)ethanamine
129	4'-플루오로-4-메틸아미노렉스(4'-Fluoro-4-methylaminorex)	5-(4-fluorophenyl)-4-methyl-4,5-dihydro-1,3-oxazol-2-amine
130	알파-피비티(α-PBT)	2-pyrrolidin-1-yl-1-thiophen-2-ylbutan-1-one
131	아디나졸람(Adinazolam)	1-(8-Chloro-6-phenyl-4H-[1,2,4]triazolo[4,3-a][1,4]benzodiazepin-1-yl)-N,N-dimethylmethanamine
132	플루클로티졸람(Fluclotizolam)	4-chloro-7-(2-fluorophenyl)-13-methyl-3-thia-1,8,11,12-tetrazatricyclo[8.3.0.02,6]trideca-2(6),4,7,10,12-pentaene
133	메티졸람(Metizolam)	7-(2-chlorophenyl)-4-ethyl-3-thia-1,8,11,12-tetrazatricyclo[8.3.0.02,6]trideca-2(6),4,7,10,12-pentaene
134	푸비미나(FUBIMINA)	[1-(5-fluoropentyl)benzimidazol-2-yl]-naphthalen-1-ylmethanone

구분	품명	화학명 또는 구조식
135	이티에이치-엘에이디(ETH-LAD)	(6aR,9R)-N,N,7-Triethyl-6,6a,8,9-tetrahydro-4H-indolo[4,3-fg]quinoline-9-carboxamide
136	쿠밀-페가클론(Cumyl-Pegaclone)	5-pentyl-2-(2-phenylpropan-2-yl)-2,5-dihydro-1H-pyrido[4,3-b]indol-1-one

마약류 관리에 관한 법률 시행령 [별표 4] 법 제2조제3호나목에 해당하는 향정신성의약품 <개정 2021. 1. 5.>

(제2조제3항 관련)

법 제2조제3호나목에 해당하는 향정신성의약품은 다음의 것과 그 염 및 이성체 또는 이성체의 염으로 한다.

구분	품명	화학명 또는 구조식
1	암페타민(Amphetamine)	1-phenyl-2-propanamine
2	덱스암페타민(Dexamphetamine)	(2S)-1-phenyl-2-propanamine
3	레보암페타민(Levoamphetamine)	(2R)-1-phenyl-2-propanamine
4	메트암페타민(Methamphetamine)	N-methyl-1-phenyl-2-propanamine
5	히드록시암페타민(Hydoxyamphetamine)	4-(2-aminopropyl)phenol
6	메틸페니데이트(Methylphenidate)	methyl phenyl(2-piperidinyl)acetate
7	펜메트라진(Phenmetrazine)	3-methyl-2-phenylmorpholine
8	메클로쿠알론(Mecloqualone)	3-(2-chlorophenyl)-2-methyl-4(3H)-quinazolinone
9	메타쿠알론(Methaqualone)	2-methyl-3-(2-methylphenyl)-4(3H)-quinazolinone
10	펜사이클리딘(Phencyclidine)	1-(1-phenylcyclohexyl)piperidine
11	펜프로포렉스(Fenproporex)	3-[(1-phenyl-2-propanyl)amino]propanenitrile
12	2,5-디메톡시-4-에틸-암페타민 (2,5-Dimethoxy-4-ethylamphetamine, DOET)	1-(4-ethyl-2,5-dimethoxyphenyl)-2-propanamine
13	3,4-메틸렌디옥시-엔-메틸암페타민 (3,4-Methylenedioxy-N-methylamphetamine, MDMA)	1-(1,3-benzodioxol-5-yl)-N-methyl-2-propanamine
14	페네틸린(Fenetylline)	1,3-dimethyl-7-{2-[(1-phenyl-2-propanyl)amino]ethyl}-3,7-dihydro-1H-purine-2,6-dione
15	엔-에틸-암페타민(N-ethylamphetamine)	N-ethyl-1-phenyl-2-propanamine
16	펜캄파민(Fencamfamine)	N-ethyl-3-phenylbicyclo[2.2.1]heptan-2-amine
17	벤즈페타민(Benzphetamine)	(2S)-N-benzyl-N-methyl-1-phenyl-2-propanamine
18	세코바르비탈(Secobarbital)	5-allyl-5-(2-pentanyl)-2,4,6(1H,3H,5H)-pyrimidinetrione
19	지페프롤(Zipeprol)	1-methoxy-3-[4-(2-methoxy-2-phenylethyl)-1-piperazinyl]-1-phenyl-2-propanol
20	2시-비(2C-B)	2-(4-bromo-2,5-dimethoxyphenyl)ethanamine
21	아미넵틴(Amineptine)	7-(10,11-dihydro-5H-dibenzo[a,d][7]annulen-5-ylamino)heptanoic acid
22	살비아 디비노럼(Salvia Divinorum)	Salvia divinorum
23	살비노린 에이(Salvinorin A)	methyl (2S,4aR,6aR,7R,9S,10aS,10bR)-9-acetoxy-2-(3-furyl)-6a,10b-dimethyl-4,10-dioxododecahydro-2H-benzo[f]isochromene-7-carboxylate
24	케타민(Ketamine)	2-(2-chlorophenyl)-2-(methylamino)cyclohexanone
25	디메틸암페타민(Dimethylamphetamine)	N,N-dimethyl-1-phenyl-2-propanamine
26	2시-아이(2C-I)	2-(4-iodo-2,5-dimethoxyphenyl)ethanamine
27	벤질피페라진(Benzylpiperazine)	1-benzylpiperazine
28	메타-클로로페닐피페라진 (meta-Chlorophenylpiperazine, mCPP)	1-(3-chlorophenyl)piperazine

구분	품명	화학명 또는 구조식
29	트리플루오로메틸페닐피페라진 (Trifluoromethylphenylpiperazine, TFMPP)	1-[3-(trifluoromethyl)phenyl]piperazine
30	파라-메톡시페닐피페라진 (para-Methoxyphenylpiperazine, MeOPP)	1-(4-methoxyphenyl)piperazine
31	메틸렌디옥시벤질피페라진 (Methylenedioxybenzylpiperazine, MDBZP)	1-(benzo[1,3]dioxol-5-ylmethyl)piperazine
32	2시-디(2C-D)	2-(2,5-dimethoxy-4-methylphenyl)ethanamine
33	2시-이(2C-E)	2-(4-ethyl-2,5-dimethoxyphenyl)ethanamine
34	2시-티-2(2C-T-2)	2-[4-(ethylsulfanyl)-2,5-dimethoxyphenyl]ethanamine
35	2시-티-7(2C-T-7)	2-[2,5-dimethoxy-4-(propylsulfanyl)phenyl]ethanamine
36	1,3-벤조이디옥소일-엔-메틸부탄아민 (1,3-Benzodioxlyl-N-methylbutanamine, MBDB)	1-(1,3-benzodioxol-5-yl)-N-methyl-2-butanamine
37	메틸렌디옥시디메틸암페타민 (Methylenedioxydimethylamphetamine, MDDMA)	(2-benzo[1,3]dioxol-5-yl-1-methyl-ethyl)-dimethylamine
38	부틸론(Butylone, bk-MBDB)	1-(1,3-benzodioxol-5-yl)-2-(methylamino)-1-butanone
39	메틸벤질피페라진(Methylbenzylpiperazine, MBZP)	1-benzyl-4-methylpiperazine
40	파라플루오로페닐피페라진(p-fluorophenyl piperazine, pFPP)	1-(4-fluorophenyl)piperazine
41	틸레타민(Tiletamine)	2-(Ethylamino)-2-(2-thienyl)cyclohexanone
42	졸라제팜(Zolazepam)	4-(2-Fluorophenyl)-6,8-dihydro-1,3,8-trimethylpyrazolo[3,4-e][1,4]diazepin-7(1H)-one
43	리스덱스암페타민(Lisdexamphetamine)	(2S)-2,6-diamino-N-[(2S)-1-phenylpropan-2-yl]hexanamide
44	프로린탄(Prolintane)	1-(1-Benzylbutyl)pyrrolidine

마약류 관리에 관한 법률 시행령 [별표 5] 법 제2조제3호다목에 해당하는 향정신성의약품 <개정 2021. 12. 14.>

(제2조제3항 관련)

법 제2조제3호다목에 해당하는 향정신성의약품은 다음의 것과 그 염 및 이성체 또는 이성체의 염으로 한다.

구분	품명	화학명 또는 구조식
1	알로바르비탈(Allobarbital)	5,5-diallyl-2,4,6(1H,3H,5H)-pyrimidinetrione
2	알페날(Alphenal)	5-allyl-4,6-dihydroxy-5-phenyl-2(5H)-pyrimidinone
3	아모바르비탈(Amobarbital)	5-ethyl-5-(3-methylbutyl)-2,4,6(1H,3H,5H)-pyrimidinetrione
4	아프로바르비탈(Aprobarbital)	5-allyl-4,6-dihydroxy-5-isopropyl-2(5H)-pyrimidinone
5	바르비탈(Barbital)	5,5-diethyl-2,4,6(1H,3H,5H)-pyrimidinetrione
6	브랄로바르비탈(Brallobarbital)	5-allyl-5-(2-bromo-2-propen-1-yl)-2,4,6(1H,3H,5H)-pyrimidinetrione
7	섹부타바르비탈(Secbutabarbital)	5-sec-butyl-5-ethyl-2,4,6(1H,3H,5H)-pyrimidinetrione
8	부탈비탈(Butalbital)	5-allyl-4,6-dihydroxy-5-isobutyl-2(5H)-pyrimidinone
9	부탈리로날(Butallylonal)	5-(2-bromo-2-propen-1-yl)-5-sec-butyl-2,4,6(1H,3H,5H)-pyrimidinetrione
10	부토바르비탈(Butobarbital)	5-butyl-5-ethyl-4,6-dihydroxy-2(5H)-pyrimidinone
11	시클로바르비탈(Cyclobarbital)	5-(1-cyclohexen-1-yl)-5-ethyl-2,4,6(1H,3H,5H)-pyrimidinetrione
12	시클로펜토바르비탈(Cyclopentobarbital)	5-allyl-5-(2-cyclopenten-1-yl)-2,4,6(1H,3H,5H)-pyrimidinetrione
13	엔알릴프로피말(Enallylpropymal)	5-allyl-5-isopropyl-1-methyl-2,4,6(1H,3H,5H)-pyrimidinetrione
14	에트알로바르비탈(Ethallobarbital)	5-allyl-5-ethyl-2,4,6(1H,3H,5H)-pyrimidinetrione

구분	품명	화학명 또는 구조식
15	헵타바르비탈(Heptabarbital)	5-(1-cyclohepten-1-yl)-5-ethyl-2,4,6(1H,3H,5H)-pyrimidinetrione
16	헵토바르비탈(Heptobarbital)	4,6-dihydroxy-5-methyl-5-phenyl-2(5H)-pyrimidinone
17	헥세탈(Hexethal)	5-ethyl-5-hexyl-2,4,6(1H,3H,5H)-pyrimidinetrione
18	헥소바르비탈(Hexobarbital)	5-(1-cyclohexen-1-yl)-1,5-dimethyl-2,4,6(1H,3H,5H)-pyrimidinetrione
19	메타아르비탈(Metharbital)	5,5-diethyl-1-methyl-2,4,6(1H,3H,5H)-pyrimidinetrione
20	메토헥시탈(Methohexital)	5-allyl-5-(3-hexyn-2-yl)-1-methyl-2,4,6(1H,3H,5H)-pyrimidinetrione
21	메틸페노바르비탈(Methylphenobarbital)	5-ethyl-1-methyl-5-phenyl-2,4,6(1H,3H,5H)-pyrimidinetrione
22	나르코바르비탈(Narcobarbital)	5-(2-bromo-2-propen-1-yl)-5-isopropyl-1-methyl-2,4,6(1H,3H,5H)-pyrimidinetrione
23	네알바르비탈(Nealbarbital)	5-allyl-5-(2,2-dimethylpropyl)-2,4,6(1H,3H,5H)-pyrimidinetrione
24	펜토바르비탈(Pentobarbital)	5-ethyl-5-(2-pentanyl)-2,4,6(1H,3H,5H)-pyrimidinetrione
25	페노바르비탈(Phenobarbital)	5-ethyl-5-phenyl-2,4,6(1H,3H,5H)-pyrimidinetrione
26	페타르비탈(Phetharbital)	5,5-diethyl-1-phenyl-2,4,6(1H,3H,5H)-pyrimidinetrione
27	프로바르비탈(Probarbital)	5-ethyl-4,6-dihydroxy-5-isopropyl-2(5H)-pyrimidinone
28	프로팔리로날(Propallylonal)	5-(2-bromo-2-propen-1-yl)-5-isopropyl-2,4,6(1H,3H,5H)-pyrimidinetrione
29	프로필바르비탈(Propylbarbital)	5,5-dipropyl-2,4,6(1H,3H,5H)-pyrimidinetrione
30	스피로티오바르비탈(Spirothiobarbital)	1-ethyl-2,4-dimethyl-8-thioxo-7,9-diazaspiro[4.5]decane-6,10-dione
31	테트라바르비탈(Tetrabarbital)	5-ethyl-5-(3-hexanyl)-2,4,6(1H,3H,5H)-pyrimidinetrione
32	티오펜탈(Thiopental)	5-ethyl-5-(2-pentanyl)-2-thioxodihydro-4,6(1H,5H)-pyrimidinedione
33	빈바르비탈(Vinbarbital)	5-ethyl-5-[(2E)-2-penten-2-yl]-2,4,6(1H,3H,5H)-pyrimidinetrione
34	바로탈룸(Barotalum)	5-[(2E)-2-buten-1-yl]-5-ethyl-2,4,6(1H,3H,5H)-pyrimidinetrione
35	디베랄(Diberal)	5-ethyl-5-(4-methyl-2-pentanyl)-2,4,6(1H,3H,5H)-pyrimidinetrione
36	도르모비트(Dormovit)	5-(2-furylmethyl)-5-isopropyl-2,4,6(1H,3H,5H)-pyrimidinetrione
37	이도부탈(Idobutal)	5-allyl-5-butyl-2,4,6(1H,3H,5H)-pyrimidinetrione
38	레포살(Reposal)	5-(bicyclo[3.2.1]oct-2-en-3-yl)-5-ethyl-2,4,6(1H,3H,5H)-pyrimidinetrione
39	비닐비탈(Vinylbital)	5-(2-pentanyl)-5-vinyl-2,4,6(1H,3H,5H)-pyrimidinetrione
40	카르부바르비탈(Carbubarbital)	2-(5-butyl-2,4,6-trioxohexahydro-5-pyrimidinyl)ethyl carbamate
41	시그모달(Sigmodal)	5-(2-bromo-2-propen-1-yl)-5-(2-pentanyl)-2,4,6(1H,3H,5H)-pyrimidinetrione
42	엘도랄(Eldoral)	5-ethyl-5-(1-piperidinyl)-2,4,6(1H,3H,5H)-pyrimidinetrione
43	티아미랄(Thiamylal)	5-allyl-5-(2-pentanyl)-2-thioxodihydro-4,6(1H,5H)-pyrimidinedione
44	클로르헥사돌(Chlorhexadol)	2-methyl-4-(2,2,2-trichloro-1-hydroxyethoxy)-2-pentanol
45	글루테티미드(Glutethimide)	3-ethyl-3-phenyl-2,6-piperidinedione
46	리저직산(Lysergic acid)	(8β)-6-methyl-9,10-didehydroergoline-8-carboxylic acid
47	리저직산 아미드(Lysergic acid amide)	(8β)-6-methyl-9,10-didehydroergoline-8-carboxamide
48	메프로바메이트(Meprobamate)	2-[(carbamoyloxy)methyl]-2-methylpentyl carbamate
49	메티프릴론(Methyprylon)	3,3-diethyl-5-methyl-2,4-piperidinedione
50	설폰디에틸메탄(Sulfondiethylmethane)	3,3-bis(ethylsulfonyl)pentane
51	설폰에틸메탄(Sulfonethylmethane)	2,2-bis(ethylsulfonyl)butane
52	설폰메탄(Sulfonmethane)	2,2-bis(ethylsulfonyl)propane
53	펜타조신(Pentazocine)	(1R,9R,13R)-1,13-dimethyl-10-(3-methyl-2-buten-1-yl)-10-azatricyclo[7.3.1.02,7]trideca-2,4,6-trien-4-ol
54	알릴이소프로필아세틸우레아 (Allylisopropylacetylurea, apronalide)	N-carbamoyl-2-isopropyl-4-pentenamide
55	브롬디에틸아세틸우레아 (Bromdiethylacetylurea, carbromal)	(1Z)-2-bromo-2-ethyl-N-[hydroxy(imino)methyl]butanimidic acid

<table>
<tr><th>구분</th><th>품명</th><th>화학명 또는 구조식</th></tr>
<tr><td>56</td><td>브롬바레릴우레아(Bromvalerylurea, bromisoval)</td><td>2-bromo-N-carbamoyl-3-methylbutanamide</td></tr>
<tr><td>57</td><td>부프레노르핀(Buprenorphine)</td><td>(5α,6β,14β,18R)-17-(cyclopropylmethyl)-18-[(2S)-2-hydroxy-3,3-dimethyl-2-butanyl]-6-methoxy-18,19-dihydro-4,5-epoxy-6,14-ethenomorphinan-3-ol</td></tr>
<tr><td>58</td><td>에프타조신(Eptazocine)</td><td>1,11-dimethyl-11-azatricyclo[7.4.1.02,7]tetradeca-2,4,6-trien-4-ol</td></tr>
<tr><td>59</td><td>플루니트라제팜(Flunitrazepam)</td><td>5-(2-fluorophenyl)-1-methyl-7-nitro-1,3-dihydro-2H-1,4-benzodiazepin-2-one</td></tr>
<tr><td>60</td><td>5, 5`- 바르비탈산 유도체. 다만, 별표 1부터 별표 6까지, 별표 7의2 및 별표 8에서 별도로 규정한 것은 제외한다.</td><td>Barbituric acid:
2,4,6(1H,3H,5H)-pyrimidinetrione
아래의 기본구조를 가지고, R 위치에 다음의 작용기를 가지는 물질
<table>
<tr><th>기본구조</th><th>R</th></tr>
<tr><td>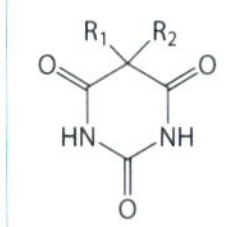</td><td>◦ R_1, R_2: 결합 가능한 작용기(H 제외)</td></tr>
</table></td></tr>
<tr><td>61</td><td>5, 5`- 티오바르비탈산 유도체. 다만, 별표 1부터 별표 6까지, 별표 7의2 및 별표 8에서 별도로 규정한 것은 제외한다.</td><td>Thiobarbituric acid:
2-thioxodihydro-4,6(1H,5H)-pyrimidinedione
아래의 기본구조를 가지고, R 위치에 다음의 작용기를 가지는 물질
<table>
<tr><th>기본구조</th><th>R</th></tr>
<tr><td>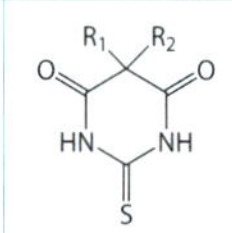</td><td>◦ R_1, R_2: 결합 가능한 작용기(H 제외)</td></tr>
</table></td></tr>
</table>

마약류 관리에 관한 법률 시행령 [별표 6] 법 제2조제3호라목에 해당하는 향정신성의약품 <개정 2023. 11. 7>

(제2조제3항 관련)

법 제2조제3호라목에 해당하는 향정신성의약품은 다음의 것과 그 염 및 이성체 또는 이성체의 염으로 한다.

구분	품명	화학명 또는 구조식
1	알프라졸람(Alprazolam)	8-chloro-1-methyl-6-phenyl-4H-[1,2,4]triazolo[4,3-a][1,4]benzodiazepine
2	암페프라몬(Amfepramone)	2-(diethylamino)-1-phenyl-1-propanone
3	브로마제팜(Bromazepam)	7-bromo-5-(2-pyridinyl)-1,3-dihydro-2H-1,4-benzodiazepin-2-one
4	브로티졸람(Brotizolam)	2-bromo-4-(2-chlorophenyl)-9-methyl-6H-thieno[3,2-f][1,2,4]triazolo[4,3-a][1,4]diazepine
5	부토르파놀(Butorphanol)	17-(cyclobutylmethyl)morphinan-3,14-diol
6	카마제팜(Camazepam)	7-chloro-1-methyl-2-oxo-5-phenyl-2,3-dihydro-1H-1,4-benzodiazepin-3-yl dimethylcarbamate
7	카틴(Cathine)	(1S,2S)-2-amino-1-phenyl-1-propanol
8	클로랄베타인(Chloral betaine)	(trimethylammonio)acetate - 2,2,2-trichloro-1,1-ethanediol (1:1)
9	클로랄히드레이트(Chloral hydrate)	2,2,2-trichloro-1,1-ethanediol
10	클로르디아제폭시드(Chlordiazepoxide)	(2Z)-7-chloro-N-methyl-5-phenyl-1,3-dihydro-2H-1,4-benzodiazepin-2-imine 4-oxide
11	클로바잠(Clobazam)	7-chloro-1-methyl-5-phenyl-1H-1,5-benzodiazepine-2,4(3H,5H)-dione
12	클로나제팜(Clonazepam)	5-(2-chlorophenyl)-7-nitro-1,3-dihydro-2H-1,4-benzodiazepin-2-one
13	클로라제페이트(Clorazepate)	7-chloro-2-oxo-5-phenyl-2,3-dihydro-1H-1,4-benzodiazepine-3-carboxylic acid
14	클로티아제팜(Clotiazepam)	5-(2-chlorophenyl)-7-ethyl-1-methyl-1,3-dihydro-2H-thieno[2,3-e][1,4]diazepin-2-one
15	클록사졸람(Cloxazolam)	10-chloro-11b-(2-chlorophenyl)-2,3,7,11b-tetrahydro[1,3]oxazolo[3,2-d][1,4]benzodiazepin-6(5H)-one

구분	품명	화학명 또는 구조식
16	델로라제팜(Delorazepam)	7-chloro-5-(2-chlorophenyl)-1,3-dihydro-2H-1,4-benzodiazepin-2-one
17	디아제팜(Diazepam)	7-chloro-1-methyl-5-phenyl-1,3-dihydro-2H-1,4-benzodiazepin-2-one
18	에스타졸람(Estazolam)	8-chloro-6-phenyl-4H-[1,2,4]triazolo[4,3-a][1,4]benzodiazepine
19	에트클로르비놀(Ethchlorvinol)	(1E)-1-chloro-3-ethyl-1-penten-4-yn-3-ol
20	에티나메이트(Ethinamate)	1-ethynylcyclohexyl carbamate
21	에틸로플라제페이트(Ethyl Loflazepate)	ethyl 7-chloro-5-(2-fluorophenyl)-2-oxo-2,3-dihydro-1H-1,4-benzodiazepine-3-carboxylate
22	에티졸람(Etizolam)	4-(2-chlorophenyl)-2-ethyl-9-methyl-6H-thieno[3,2-f][1,2,4]triazolo[4,3-a][1,4]diazepine
23	펜플루라민(Fenfluramine)	N-ethyl-1-[3-(trifluoromethyl)phenyl]-2-propanamine
24	플루디아제팜(Fludiazepam)	7-chloro-5-(2-fluorophenyl)-1-methyl-1,3-dihydro-2H-1,4-benzodiazepin-2-one
25	플루라제팜(Flurazepam)	7-chloro-1-[2-(diethylamino)ethyl]-5-(2-fluorophenyl)-1,3-dihydro-2H-1,4-benzodiazepin-2-one
26	할라제팜(Halazepam)	7-chloro-5-phenyl-1-(2,2,2-trifluoroethyl)-1,3-dihydro-2H-1,4-benzodiazepin-2-one
27	할록사졸람(Haloxazolam)	10-bromo-11b-(2-fluorophenyl)-2,3,7,11b-tetrahydro[1,3]oxazolo[3,2-d][1,4]benzodiazepin-6(5H)-one
28	케타졸람(Ketazolam)	11-chloro-2,8-dimethyl-12b-phenyl-8,12b-dihydro-4H-[1,3]oxazino[3,2-d][1,4]benzodiazepine-4,7(6H)-dione
29	레페타민(Lefetamine)	(1R)-N,N-dimethyl-1,2-diphenylethanamine
30	로프라졸람(Loprazolam)	(2Z)-6-(2-chlorophenyl)-2-[(4-methyl-1-piperazinyl)methylene]-8-nitro-2,4-dihydro-1H-imidazo[1,2-a][1,4]benzodiazepin-1-one
31	로라제팜(Lorazepam)	7-chloro-5-(2-chlorophenyl)-3-hydroxy-1,3-dihydro-2H-1,4-benzodiazepin-2-one
32	로르메타제팜(Lormetazepam)	7-chloro-5-(2-chlorophenyl)-3-hydroxy-1-methyl-1,3-dihydro-2H-1,4-benzodiazepin-2-one
33	마진돌(Mazindol)	5-(4-chlorophenyl)-2,5-dihydro-3H-imidazo[2,1-a]isoindol-5-ol
34	메다제팜(Medazepam)	7-chloro-1-methyl-5-phenyl-2,3-dihydro-1H-1,4-benzodiazepine
35	메페노렉스(Mefenorex)	3-chloro-N-(1-phenyl-2-propanyl)-1-propanamine
36	미다졸람(Midazolam)	8-chloro-6-(2-fluorophenyl)-1-methyl-4H-imidazo[1,5-a][1,4]benzodiazepine
37	니메타제팜(Nimetazepam)	1-methyl-7-nitro-5-phenyl-1,3-dihydro-2H-1,4-benzodiazepin-2-one
38	니트라제팜(Nitrazepam)	7-nitro-5-phenyl-1,3-dihydro-2H-1,4-benzodiazepin-2-one
39	노르다제팜(Nordazepam)	7-chloro-5-phenyl-1,3-dihydro-2H-1,4-benzodiazepin-2-one
40	옥사제팜(Oxazepam)	7-chloro-3-hydroxy-5-phenyl-1,3-dihydro-2H-1,4-benzodiazepin-2-one
41	옥사졸람(Oxazolam)	10-chloro-2-methyl-11b-phenyl-2,3,7,11b-tetrahydro[1,3]oxazolo[3,2-d][1,4]benzodiazepin-6(5H)-one
42	옥시페르틴(Oxypertine)	5,6-dimethoxy-2-methyl-3-[2-(4-phenyl-1-piperazinyl)ethyl]-1H-indole
43	파라알데히드(Paraldehyde)	2,4,6-trimethyl-1,3,5-trioxane
44	페몰린(Pemoline)	2-amino-5-phenyl-1,3-oxazol-4(5H)-one
45	페트리클로랄(Petrichloral)	2,2,2-trichloro-1-{3-(2,2,2-trichloro-1-hydroxyethoxy)-2,2-bis[(2,2,2-trichloro-1-hydroxyethoxy)methyl]propoxy}ethanol
46	펜디메트라진(Phendimetrazine)	3,4-dimethyl-2-phenylmorpholine
47	펜터민(Phentermine)	2-methyl-1-phenyl-2-propanamine
48	피나제팜(Pinazepam)	7-chloro-5-phenyl-1-(2-propyn-1-yl)-1,3-dihydro-2H-1,4-benzodiazepin-2-one
49	피프라드롤(알파 또는 감마)[Pipradrol(α,γ)]	diphenyl(2-piperidinyl)methanol
50	프라제팜(Prazepam)	7-chloro-1-(cyclopropylmethyl)-5-phenyl-1,3-dihydro-2H-1,4-benzodiazepin-2-one
51	프로필헥세드린(Propylhexedrine)	1-cyclohexyl-N-methyl-2-propanamine
52	피리틸디온(Pyrithyldione)	3,3-diethyl-2,4(1H,3H)-pyridinedione
53	피로발레론(Pyrovalerone)	1-(4-methylphenyl)-2-(1-pyrrolidinyl)-1-pentanone
54	테마제팜(Temazepam)	7-chloro-3-hydroxy-1-methyl-5-phenyl-1,3-dihydro-2H-1,4-benzodiazepin-2-one

구분	품명	화학명 또는 구조식
55	테트라제팜(Tetrazepam)	7-chloro-5-(1-cyclohexen-1-yl)-1-methyl-1,3-dihydro-2H-1,4-benzodiazepin-2-one
56	트리아졸람(Triazolam)	8-chloro-6-(2-chlorophenyl)-1-methyl-4H-[1,2,4]triazolo[4,3-a][1,4]benzodiazepine
57	조피클론(Zopiclone)	6-(5-chloro-2-pyridinyl)-7-oxo-6,7-dihydro-5H-pyrrolo[3,4-b]pyrazin-5-yl 4-methyl-1-piperazinecarboxylate
58	플루토프라제팜(Flutoprazepam)	7-chloro-1-(cyclopropylmethyl)-5-(2-fluorophenyl)-1,3-dihydro-2H-1,4-benzodiazepin-2-one
59	멕사졸람(Mexazolam)	10-chloro-11b-(2-chlorophenyl)-3-methyl-2,3,7,11b-tetrahydro[1,3]oxazolo[3,2-d][1,4]benzodiazepin-6(5H)-one
60	졸피뎀(Zolpidem)	N,N-dimethyl-2-[6-methyl-2-(4-methylphenyl)imidazo[1,2-a]pyridin-3-yl]acetamide
61	아미노렉스(Aminorex)	5-phenyl-4,5-dihydro-1,3-oxazol-2-amine
62	메소카브(Mesocarb)	5-[(phenylcarbamoyl)imino]-3-(1-phenyl-2-propanyl)-5H-1,2,3-oxadiazol-3-ium-2-ide
63	날부핀(Nalbuphine)	(5α,6α)-17-(cyclobutylmethyl) -4,5-epoxymorphinan-3,6,14-triol
64	지에이치비(GHB)	4-hydroxybutanoic acid
65	덱스트로메토르판(Dextromethorphan)	(9α,13α,14α)-3-methoxy-17 -methylmorphinan
66	카리소프로돌(Carisoprodol)	2-[(carbamoyloxy)methyl]-2-methylpentyl isopropylcarbamate
67	쿠아제팜(Quazepam)	7-chloro-5-(2-fluorophenyl)-1-(2,2,2-trifluoroethyl)-1,3-dihydro-2H-1,4-benzodiazepine-2-thione
68	프로포폴(Propofol)	2,6-diisopropylphenol
69	로카세린(Lorcaserin)	(1R)-8-chloro-1-methyl-2,3,4,5-tetrahydro-1H-3-benzazepine
70	페나제팜(Phenazepam)	7-Bromo-5-(2-chlorophenyl)-1,3-dihydro-2H-1,4-benzodiazepin-2-one
71	레미마졸람(Remimazolam)	Methyl 3-[(4S)-8-bromo-1-methyl-6-pyridin -2-yl-4H-imidazo[1,2-a][1,4]benzodia zepin-4-yl] propanoate
72	페니부트(Phenibut)	4-amino-3-phenylbutanoic acid
73	디클라제팜(Diclazepam)	7-chloro-5-(2-chlorophenyl)-1-methyl-1,3-dihydro-2H-1,4-benzodiazepin-2-one
74	잘레플론(Zaleplon)	N-[3-(3-cyanopyrazolo[1,5-a]pyrimidin-7-yl)phenyl]-N-ethylacetamide
75	수보렉산트(Suvorexant)	[(7R)-4-(5-chloro-1,3-benzoxazol-2-yl)-7-methyl-1,4-diazepin-1-yl]-[5-methyl-2-(triazol-2-yl)phenyl] methadone
76	디날부핀 세바케이트(Dinalbuphine sebacate)	bis[(4R,4aS,7S,7aR,12bS)-3-(cyclobutylmethyl)4a,7-dihydroxy-1,2,4,5,6,7,7a,13 –octahydro-4,12-methanobenzofuro[3,2-e]isoquinolin-9-yl] decanedioate
77	클로나졸람(Clonazolam)	6-(2-chlorophenyl)-1-methyl-8-nitro-4H-[1,2,4]triazolo[4,3-a][1,4]benzodiazepine
78	플루브로마졸람(Flubromazolam)	8-bromo-6-(2-fluorophenyl)-1-methyl-4H-[1,2,4]triazolo[4,3-a][1,4]benzodiazepine
79	플루알프라졸람(Flualprazolam)	8-chloro-6-(2-fluorophenyl)-1-methyl-4H-[1,2,4]triazolo[4,3-a][1,4]benzodiazepine

마약류 관리에 관한 법률 시행령 [별표 7] 법 제2조제3호마목에 해당하는 향정신성의약품 <개정 2013.3.23>

(제2조제3항 관련)

별표 3부터 별표 6까지에서 열거한 것을 함유하는 혼합물질 또는 혼합제제. 다만, 법 제2조제3호마목 단서에 따라 총리령으로 정하는 것은 제외한다.

마약류 관리에 관한 법률 시행규칙

제3조(신체적 또는 정신적 의존성을 야기하지 아니하는 제제) ① 법 제2조제3호마목 단서에 따라 신체적 또는 정신적 의존성을 야기하지 아니하는 제제로 인정하는 기준은 다음 각호와 같다. 다만, 법 제2조제3호나목에 해당하는 향정신성의약품을 함유한 제제는 제1호 내지 제3호의 요건에 해당하더라도 이를 신체적 또는 정신적의존성을 야기하는 제제로 본다. <개정 2012. 6. 15.>

1. 법 제2조제3호다목 또는 라목의 향정신성의약품이 복합제제의 주성분이 아니어야 하며, 향정신성의약품의 성분이 2종 이상 함유한 것이 아닐 것
2. 복합제제에 함유되는 향정신성의약품의 함량은 복합제제의 1일 복용량에 함유된 향정신성의약품의 양이 당해 향정신성의약품 제조품목허가시 허가된 1일 용량(이하 "허가용량"이라 한다)의 2분의 1 이하로 치료효과를 기대할 수 있는 양일 것
3. 향정신성의약품에 신경계 작용약물이 함유된 복합제제는 그 함유된 성분 상호간에 상승작용을 야기하지 아니할 것
4. 피라비탈, 알로피라비탈, 싸이크로피라비탈 등 바르비탈류의 분자화합물의 제제는 이에 함유된 바르비탈류의 용량을 계산하여 그 제제의 1일 복용량에 함유된 당해 성분의 함량이 각각 허가용량의 2분의 1 이하로서 치료효과를 기대할 수 있는 양일 것
5. 학술연구목적의 시약은 연구시험용으로 제조되고 단위당 함량이 1그램 이하일 것

② 제1항의 규정에 적합하여 신체적 또는 정신적 의존성을 야기하지 아니하는 제제로 인정받고자 하는 경우에는 당해 품목마다 별지 제1호서식에 의한 신청서(전자문서로 된 신청서를 포함한다)에 이를 입증하는 근거서류(전자문서를 포함한다)를 첨부하여 식품의약품안전처장에게 제출하여야 한다.<개정 2006. 5. 23., 2013. 3. 23.>

마약류 관리에 관한 법률 시행령

제2조(마약 등)

④ 법 제2조제4호다목에 따른 대마는 별표 7의2와 같다.<신설 2016. 11. 1.>

마약류 관리에 관한 법률 시행령 [별표 7의2] 법 제2조제4호다목에 해당하는 화학적합성품 <신설 2016. 11. 1.>

(제2조제4항 관련)

법 제2조제4호다목에 따른 대마초와 그 수지 또는 이를 원료로 하여 제조된 모든 제품과 동일한 화학적 합성품은 다음의 것과 그 염 및 이성체 또는 이성체의 염으로 한다.

구분	품명	화학명 또는 구조식
1	칸나비놀(Cannabinol)	6,6,9-Trimethyl-3-pentyl-benzo[c]chromen-1-ol
2	테트라히드로칸나비놀(Δ9-Tetra hydrocannabinol)	(-)-(6aR,10aR)-6,6,9-Trimethyl-3-pentyl-6a,7,8,10a-tetrahydro-6H-benzo[c]chromen-1-ol
3	칸나비디올(Cannabidiol)	2-[(1R,6R)-6-isopropenyl-3-methylcyclohex-2-en-1-yl]-5-pentylbenzene-1,3-diol

마약류 관리에 관한 법률 시행령

제2조(마약 등)

⑤ 법 제2조제6호에 따른 원료물질은 별표 8과 같다.<개정 2016. 11. 1.>

[전문개정 2012. 6. 7.]

제2조의2(마약퇴치의 날 행사 등) ① 국가와 지방자치단체는 법 제2조의3제2항에 따른 마약퇴치의 날 기념행사를 주간이나 월간으로 정하여 실시할 수 있다.

② 국가와 지방자치단체는 법 제2조의3제2항에 따른 마약퇴치의 날 기념행사를 실시할 경우 마약퇴치에 이바지한 공이 매우 큰 개인이나 단체를 마약퇴치유공자로 선정하여 포상할 수 있다.

[본조신설 2017. 10. 17.]

제2조의3(마약류대책협의회의 구성) ① 법 제2조의4제4항제2호에서 "대통령령으로 정하는 중앙행정기관의 고위공무원단에 속하는 공무원"이란 국립과학수사연구원의 원장을 말한다.

② 법 제2조의4제1항에 따른 마약류대책협의회(이하 "협의회"라 한다) 위원의 임기는 2년으로 하되, 연임할 수 있다. 다만, 공무원인 위원의 임기는 그 직위에 재직하는 기간 동안으로 한다.

③ 협의회의 의장은 법 제2조의4제4항제3호에 따라 위촉된 위원이 다음 각 호의 어느 하나에 해당하는 경우에는 해당 위원을 해촉(解囑)할 수 있다.

1. 심신쇠약으로 직무를 수행할 수 없게 된 경우
2. 직무와 관련된 비위 사실이 있는 경우
3. 직무태만, 품위손상이나 그 밖의 사유로 위원으로 적합하지 않다고 인정되는 경우
4. 위원 스스로 직무를 수행하기 어렵다는 의사를 밝히는 경우

[본조신설 2024. 1. 30.]

제2조의4(협의회의 운영) ① 협의회의 의장은 협의회를 대표하며, 협의회의 업무를 총괄한다.

② 협의회의 의장이 부득이한 사유로 직무를 수행할 수 없는 때에는 의장이 미리 지명한 위원이 그 직무를 대행한다.

③ 협의회의 회의는 의장이 필요하다고 인정하거나 재적위원 3분의 1 이상이 요구하는 경우 의장이 소집한다.

④ 협의회의 회의는 재적위원 과반수의 출석으로 개의(開議)하고, 출석위원 과반수의 찬성으로 의결한다.

⑤ 협의회는 업무를 수행하기 위하여 필요한 때에는 전문적인 지식과 경험이 있는 공무원 또는 관계 전문가를 참석하게 하여 의견을 듣거나 관계 기관·단체 등에 대하여 필요한 자료 또는 의견의 제출 등 필요한 협조를 요청할 수 있다.

⑥ 협의회에 출석한 위원 및 관계 전문가에 대하여는 예산의 범위에서 수당·여비 및 그 밖에 필요한 경비를 지급할 수 있다. 다만, 공무원이 그 소관 업무와 직접적으로 관련되어 협의회에 출석하는 경우에는 그렇지 않다.

[본조신설 2024. 1. 30.]

제2조의5(실무협의회의 구성 및 운영) ① 법 제2조의4제6항에 따른 실무협의회(이하 "실무협의회"라 한다)는 의장 1명을 포함한 20명 이내의 위원으로 구성한다.

② 실무협의회의 의장은 국무조정실 사회조정실장이 된다.

③ 실무협의회의 위원은 다음 각 호의 사람이 된다.

1. 기획재정부·교육부·외교부·법무부·행정안전부·보건복지부·방송통신위원회·국가정보원·식품의약품안전처·대검찰청·관세청·경찰청·해양경찰청 및 국무조정실의 국장급 공무원 중 해당 기관의 장이 지명하는 사람
2. 마약류 관련 단체·연구기관 또는 학계·언론계에 종사하는 마약류 관련 전문가 중에서 협의회의 의장이 위촉하는 사람

④ 실무협의회 위원의 임기는 2년으로 하되, 연임할 수 있다. 다만, 공무원인 위원의 임기는 그 직위에 재직하는 기간 동안으로 한다.

⑤ 협의회 의장의 제3항제2호에 따라 위촉된 위원의 해촉에 관하여는 제2조의3제3항을 준용한다.

⑥ 실무협의회의 효율적인 운영을 위하여 실무협의회에 전문분야별로 다음 각 호의 실무분과협의회(이하 "실무분과협의회"라 한다)를 둘 수 있다.

1. 수사·단속·정보실무분과협의회
2. 치료·사회재활실무분과협의회
3. 예방·교육·홍보실무분과협의회

⑦ 실무협의회의 운영에 관하여는 제2조의4를 준용한다. 이 경우 "협의회"는 "실무협의회"로 본다.

[본조신설 2024. 1. 30.]

마약류 관리에 관한 법률 시행령 [별표 8] 원료물질 및 최대거래량 <개정 2021. 12. 14.>

(제2조제5항, 제6조, 제19조제2항 및 제20조제1항 관련)

1. 원료물질은 다음의 것과 그 염류로 한다.

(1군)

구분	품명	최대거래량
1	에페드린(Ephedrine)	1킬로그램
2	에르고메트린(Ergometrine)	10킬로그램
3	에르고타민(Ergotamine)	20킬로그램
4	리서직산(Lysergic acid)	
5	1-페닐-2-프로파논(1-phenyl-2-propanone)	
6	슈도에페드린(Pseudoephedrine)	1킬로그램
7	엔-아세틸안트라닐산(N-acetyl-anthranilic acid)	40킬로그램
8	이소사프롤(Isosafrole)	
9	3,4-메틸렌디옥시페닐-2-프로파논(3,4- Methylenedioxy-phenyl-2-propanone)	20킬로그램
10	피페로날(Piperonal)	
11	사프롤(Safrole)	

구분	품명	최대거래량
12	노르에페드린(Norephedrine)	
13	무수초산(Acetic anhydride)	1,000킬로그램(920리터)
14	아세톤(Acetone)	1,500킬로그램(1,893리터)
15	과망간산칼륨(Potassium Permanganate)	500킬로그램(185리터)
16	감마부티롤락톤(gamma-butyrolactone)	
17	1,4-부탄디올(1,4-Butanediol)	
18	디히드로리서직산메틸에스테르(Dihydrolysergic acid methyl ester)	
19	페닐초산(Phenylacetic acid)	1킬로그램
20	벤질시아니드(Benzyl cyanide)	1킬로그램
21	벤즈알데히드(Benzaldehyde)	4킬로그램
22	메틸아민(Methylamine)	1킬로그램
23	에틸아민(Ethylamine)	1킬로그램
24	알파페닐아세토아세토니트릴 (alplha-Phenylacetoacetonitrile, APAAN)	
25	엔-펜에틸-4-피페리돈(N-Phenethyl-4-piperidone, NPP)	
26	4-아닐리노-엔-펜에틸피페리딘 (4-Anilino-N-phenethylpiperidine, ANPP)	
27	3,4-메틸렌디옥시페닐-2-프로파논메틸글리시딕엑시드 (3,4-methylenedioxyphenyl-2-propanone methyl glycidic acid, 3,4-MDP-2-P methyl glycidic acid)	
28	3,4-메틸렌디옥시페닐-2-프로파논메틸글리시딕엑시드메틸에스테르 (3,4-methylenedioxyphenyl-2-propanone methyl glycidic acid methyl ester, 3,4-MDP-2-P methyl glycidic acid methyl ester)	
29	알파-페닐아세토아세트아마이드(alpha-Phenylacetoacetamide, APAA)	
30	메틸-알파-페닐-아세토아세테이트(Methyl-alpha-phenyl-acetoacetate, MAPA)	

(2군)

구분	품명	최대거래량
1	안트라닐산(Anthranilic acid)	30킬로그램
2	에틸에테르(Ethyl ether)	1,400킬로그램(1,902리터)
3	피페리딘(Piperidine)	500그램
4	염산(염류 제외)(Hydrochloric acid)	
5	메틸에틸케톤(Methyl ethyl Ketone, 2-Butanone)	1,460킬로그램(1,814리터)
6	황산(염류 제외)(Sulphuric acid)	
7	톨루엔(Toluene)	1,600킬로그램(1,845리터)

2. 제1호의 물질 중 최대거래량이 설정되지 않은 물질은 거래를 할 때마다 거래량에 관한 기록을 작성·보존하여야 한다.

제2조의2(국가 등의 책임) ① 국가와 지방자치단체는 국민이 마약류 등을 남용하는 것을 예방하고, 마약류 중독자에 대한 치료보호와 사회복귀 촉진을 위하여 연구·조사 등 필요한 조치를 하고 재원 등을 마련하여야 한다.<개정 2023. 8. 16.>

② 국가와 지방자치단체는 국민보건 향상과 건강한 사회 조성을 위하여 마약류 중독 등의 폐해 예방을 위한 홍보·교육·연구 등 필요한 조치를 하여야 한다.<신설 2023. 8. 16.>

③ 국민은 마약류 중독자에 대하여 치료의 대상으로 인식하고 건강한 사회구성원으로 자립할 수 있도록 협조하여야 한다.<개정 2023. 8. 16.>

[전문개정 2011. 6. 7.]

[제3조의2에서 이동 <2011. 6. 7.>]

제2조의3(마약퇴치의 날) ① 마약류 등의 오남용에 대한 사회적 경각심을 높이고 마약류에 관한 범죄를 예방하기 위하여 매년 6월 26일을 마약퇴치의 날로 정한다.

② 국가와 지방자치단체는 마약퇴치의 날 취지에 적합한 행사와 교육·홍보사업을 실시할 수 있다.

③ 제2항에 따른 마약퇴치의 날 행사 및 교육·홍보사업에 필요한 사항은 대통령령으로 정한다.

[본조신설 2017. 4. 18.]

제2조의4(마약류대책협의회) ① 마약류의 오남용을 방지하고 마약류 문제에 대응하기 위하여 국무총리 소속으로 마약류대책협의회(이하 "협의회"라 한다)를 둔다.

② 협의회는 다음 각 호의 사항을 협의·조정한다.

1. 기본계획과 시행계획의 수립·추진에 관한 사항
2. 마약류 관련 국내외 정보의 공유 및 관리, 국제협력·수사·단속·치료·재활·교육·홍보 등을 위한 관계 기관 및 단체의 협조에 관한 사항
3. 그 밖에 마약류와 관련하여 관계 기관 및 단체의 협의·조정이 필요한 사항

③ 협의회는 의장 1인을 포함한 20인 이내의 위원으로 구성한다.

④ 협의회의 의장은 국무조정실장으로 하고, 위원은 다음 각 호의 사람으로 한다. 이 경우 복수의 차관·차장 또는 상임위원이 있는 기관은 해당 기관의 장이 지명하는 차관·차장 또는 상임위원으로 한다.

1. 기획재정부차관·교육부차관·외교부차관·법무부차관·행정안전부차관·보건복지부차관·방송통신위원회상임위원·국가정보원차장·식품의약품안전처차장·대검찰청차장검사·관세청차장·경찰청차장·해양경찰청차장 및 국무조정실 사회조정실장
2. 그 밖에 대통령령으로 정하는 중앙행정기관의 고위공무원단에 속하는 공무원
3. 마약류와 관련하여 학계·언론계·기관·단체에 종사하는 등 마약류 관련 분야에 관한 학식과 경험이 풍부한 사람 중에서 의장이 위촉하는 사람

⑤ 협의회에 간사 2명을 둔다. 이 경우 간사는 국무조정실 및 식품의약품안전처 소속 고위공무원단에 속하는 공무원 중에서 의장이 지명하는 사람이 된다.

⑥ 협의회의 업무를 효율적으로 지원하기 위하여 협의회에 분과위원회 및 실무협의회를 둘 수 있다.

⑦ 협의회와 제6항에 따른 분과위원회 및 실무협의회의 구성 및 운영 등에 필요한 사항은 대통령령으로 정한다.

[본조신설 2023. 8. 16.]

제3조(일반 행위의 금지) 누구든지 다음 각 호의 어느 하나에 해당하는 행위를 하여서는 아니 된다. <개정 2013. 3. 23., 2016. 2. 3., 2016. 12. 2., 2018. 3. 13., 2018. 12. 11.>

1. 이 법에 따르지 아니한 마약류의 사용
2. 마약의 원료가 되는 식물을 재배하거나 그 성분을 함유하는 원료·종자·종묘(種苗)를 소지, 소유, 관리, 수출입, 수수, 매매 또는 매매의 알선을 하거나 그 성분을 추출하는 행위. 다만, 대통령령으로 정하는 바에 따라 식품의약품안전처장의 승인을 받은 경우는 제외한다.
3. 헤로인, 그 염류(鹽類) 또는 이를 함유하는 것을 소지, 소유, 관리, 수입, 제조, 매매, 매매의 알선, 수수, 운반, 사용, 투약하거나 투약하기 위하여 제공하는 행위. 다만, 대통령령으로 정하는 바에 따라 식품의약품안전처장의 승인을 받은 경우는 제외한다.
4. 마약 또는 향정신성의약품을 제조할 목적으로 원료물질을 제조, 수출입, 매매, 매매의 알선, 수수, 소지, 소유 또는 사용하는 행위. 다만, 대통령령으로 정하는 바에 따라 식품의약품안전처장의 승인을 받은 경우는 제외한다.
5. 제2조제3호가목의 향정신성의약품 또는 이를 함유하는 향정신성의약품을 소지, 소유, 사용, 관리, 수출입, 제조, 매매, 매매의 알선 또는 수수하는 행위. 다만, 대통령령으로 정하는 바에 따라 식품의약품안전처장의 승인을 받은 경우는 제외한다.

6. 제2조제3호가목의 향정신성의약품의 원료가 되는 식물 또는 버섯류에서 그 성분을 추출하거나 그 식물 또는 버섯류를 수출입, 매매, 매매의 알선, 수수, 흡연 또는 섭취하거나 흡연 또는 섭취할 목적으로 그 식물 또는 버섯류를 소지·소유하는 행위. 다만, 대통령령으로 정하는 바에 따라 식품의약품안전처장의 승인을 받은 경우는 제외한다.
7. 대마를 수출입·제조·매매하거나 매매를 알선하는 행위. 다만, 공무, 학술연구 또는 의료 목적을 위하여 대통령령으로 정하는 바에 따라 식품의약품안전처장의 승인을 받은 경우는 제외한다.
8. 삭제<2016. 2. 3.>
9. 삭제<2016. 2. 3.>
10. 다음 각 목의 어느 하나에 해당하는 행위
    가. 대마 또는 대마초 종자의 껍질을 흡연 또는 섭취하는 행위(제7호 단서에 따라 의료 목적으로 섭취하는 행위는 제외한다)
    나. 가목의 행위를 할 목적으로 대마, 대마초 종자 또는 대마초 종자의 껍질을 소지하는 행위
    다. 가목 또는 나목의 행위를 하려 한다는 정(情)을 알면서 대마초 종자나 대마초 종자의 껍질을 매매하거나 매매를 알선하는 행위
11. 제4조제1항 또는 제1호부터 제10호까지의 규정에서 금지한 행위를 하기 위한 장소·시설·장비·자금 또는 운반 수단을 타인에게 제공하는 행위
12. 다음 각 목의 어느 하나에 해당하는 규정에서 금지하는 행위에 관한 정보를 「표시·광고의 공정화에 관한 법률」 제2조제2호에서 정하는 방법으로 타인에게 널리 알리거나 제시하는 행위
    가. 제1호부터 제11호까지의 규정
    나. 제4조제1항 또는 제3항
    다. 제5조제1항 또는 제2항
    라. 제5조의2제5항

[전문개정 2011. 6. 7.]

마약류 관리에 관한 법률 시행령

제3조(일반 행위 금지의 예외) ① 법 제3조제2호 단서, 제3호 단서 또는 제4호 단서에 따라 식품의약품안전처장으로부터 마약 또는 원료물질 등의 취급에 관한 승인을 받을 수 있는 경우는 다음 각 호와 같다. <개정 2013. 3. 23., 2014. 12. 23., 2021. 1. 5.>
1. 마약류취급학술연구자가 학술연구를 위하여 필요한 양만 취급하려는 경우
2. 공무상 필요에 따라 취급하려는 경우
3. 마약류제조업자 또는 「약사법」에 따른 의약품제조업자가 향정신성의약품의 품목허가를 받기 위한 시험제품을 제조하기 위하여 원료물질을 취급하려는 경우
4. 「대외무역법」 제2조제3호에 따른 무역거래자가 물품매도확약서를 발행하여 구매의 알선행위를 하는 경우
5. 제1호부터 제4호까지에 준하는 경우로서 마약 또는 원료물질 등을 취급할 필요가 있다고 식품의약품안전처장이 인정하는 경우

② 법 제3조제5호 단서 또는 제6호 단서에 따라 식품의약품안전처장으로부터 향정신성의약품 등의 취급에 관한 승인을 받을 수 있는 경우는 다음 각 호와 같다.<개정 2013. 3. 23., 2014. 12. 23.>
1. 마약류취급학술연구자가 학술연구를 위하여 필요한 양만 취급하려는 경우
2. 공무상 필요에 따라 취급하려는 경우
3. 마약류제조업자가 시험용으로 향정신성의약품을 필요로 하는 경우
4. 「대외무역법」 제2조제3호에 따른 무역거래자가 물품매도확약서를 발행하여 구매의 알선행위를 하는 경우
5. 제1호부터 제4호까지에 준하는 경우로서 향정신성의약품 등을 취급할 필요가 있다고 식품의약품안전처장이 인정하는 경우

③ 법 제3조제7호 단서에 따라 식품의약품안전처장으로부터 대마를 수출입·제조[제제(製劑) 및 소분(小分)을 포함한다. 이하 같다]·매매하거나 매매를 알선하는 행위를 승인받을 수 있는 경우는 다음 각 호와 같다.<개정 2016. 11. 1., 2019. 3. 12., 2022. 12. 9.>
1. 공무상 마약류를 취급하는 공무원이 공무상 필요한 경우
2. 마약류취급학술연구자가 학술연구를 위하여 필요한 경우
3. 「약사법」 제91조에 따른 한국희귀·필수의약품센터(이하 이 조에서 "센터"라 한다)가 다음 각 목의 어느 하나에 해당하는 대마를 수입·매매하는 경우
    가. 「약사법」 제91조제1항제3호에 따라 국민 보건상 긴급하게 도입할 필요가 있다고 식품의약품안전처장이 인정하는 의약품으로서의 대마
    나. 국내에 대체 가능한 의약품이 없어 환자가 센터에 수입하여 판매할 것을 요청하는 의약품으로서의 대마
4. 환자가 질병의 치료를 위하여 제3호에 따라 센터가 수입하는 의약품으로서의 대마가 필요한 경우
5. 환자가 자가치료를 목적으로 의약품으로서의 대마를 휴대하고 출입국하는 경우

④ 제1항부터 제3항까지의 규정에 따른 승인신청에 필요한 사항은 총리령으로 정한다.<개정 2013. 3. 23.>

[전문개정 2012. 6. 7.]

마약류 관리에 관한 법률 시행규칙

제4조(취급승인 신청) 「마약류 관리에 관한 법률 시행령」(이하 "영"이라 한다) 제3조에 따라 취급승인을 받으려는 자는 별지 제2호서식의 마약류·원료물질 취급승인 신청서(전자문서로 된 신청서를 포함한다)에 다

음 각 호의 구분에 따른 서류(전자문서를 포함한다)를 첨부하여 식품의약품안전처장에게 제출해야 한다. <개정 2006. 5. 23., 2013. 3. 23., 2019. 3. 12., 2023. 6. 2.>

1. 영 제3조제1항, 제2항 및 제3항제1호부터 제3호까지에 해당하는 경우: 해당 자격을 증명하는 서류 사본 및 취급계획서
2. 영 제3조제3항제4호에 해당하는 경우: 국내 의료기관의 해당 질환 전문의가 발행한 다음 각 목의 서류
   가. 진단서(의약품명, 1회 투약량, 1일 투약횟수, 총 투약일수, 용법 등이 명시된 것을 말한다. 이하 이 조 및 제5조에서 같다)
   나. 진료기록
   다. 국내 대체치료수단이 없다고 판단한 의학적 소견서
3. 영 제3조제3항제5호에 해당하는 경우: 다음 각 목의 서류
   가. 출입국을 증명하는 서류 사본(식품의약품안전처장이 「전자정부법」 제36조제1항에 따른 행정정보의 공동이용을 통하여 첨부서류에 대한 정보를 확인할 수 있는 경우에는 그 확인으로 첨부서류를 갈음하며, 신청인이 확인에 동의하지 않는 경우에는 이를 제출해야 한다)
   나. 휴대약품명, 휴대약품의 수량, 체류기간, 출입국의 목적 등을 기재한 서류
   다. 국내외 의료기관의 의사가 발행한 진단서 또는 입국자의 경우 반출하려는 국가의 정부에서 발행한 자가치료 목적의 의약품으로서의 대마 반출승인서

제3조의2

[종전 제3조의2는 제2조의2로 이동 <2011. 6. 7.>]

제4조(마약류취급자가 아닌 자의 마약류 취급 금지) ① 마약류취급자가 아니면 다음 각 호의 어느 하나에 해당하는 행위를 하여서는 아니 된다.

1. 마약 또는 향정신성의약품을 소지, 소유, 사용, 운반, 관리, 수입, 수출, 제조, 조제, 투약, 수수, 매매, 매매의 알선 또는 제공하는 행위
2. 대마를 재배·소지·소유·수수·운반·보관 또는 사용하는 행위
3. 마약 또는 향정신성의약품을 기재한 처방전을 발급하는 행위
4. 한외마약을 제조하는 행위

② 제1항에도 불구하고 다음 각 호의 어느 하나에 해당하는 경우에는 마약류취급자가 아닌 자도 마약류를 취급할 수 있다.<개정 2013. 3. 23., 2018. 12. 11.>

1. 이 법에 따라 마약 또는 향정신성의약품을 마약류취급의료업자로부터 투약받아 소지하는 경우
2. 이 법에 따라 마약 또는 향정신성의약품을 마약류소매업자로부터 구입하거나 양수(讓受)하여 소지하는 경우
3. 이 법에 따라 마약류취급자를 위하여 마약류를 운반·보관·소지 또는 관리하는 경우
4. 공무상(公務上) 마약류를 압류·수거 또는 몰수하여 관리하는 경우
5. 제13조에 따라 마약류 취급 자격 상실자 등이 마약류취급자에게 그 마약류를 인계하기 전까지 소지하는 경우
6. 제3조제7호 단서에 따라 의료 목적으로 사용하기 위하여 대마를 운반·보관 또는 소지하는 경우
7. 그 밖에 총리령으로 정하는 바에 따라 식품의약품안전처장의 승인을 받은 경우

③ 마약류취급자는 이 법에 따르지 아니하고는 마약류를 취급하여서는 아니 된다. 다만, 대통령령으로 정하는 바에 따라 식품의약품안전처장의 승인을 받은 경우에는 그러하지 아니하다.<개정 2013. 3. 23.>

④ 제2항제3호에 따라 대마를 운반·보관 또는 소지하려는 자는 특별자치시장·시장(「제주특별자치도 설치 및 국제자유도시 조성을 위한 특별법」에 따른 행정시장을 포함한다. 이하 같다)·군수 또는 구청장(자치구의 구청장을 말한다. 이하 같다)에게 신고하여야 한다. 이 경우 특별자치시장·시장·군수 또는 구청장은 그 신고 받은 내용을 검토하여 이 법에 적합하면 신고를 수리하여야 한다.<개정 2013. 3. 23., 2016. 2. 3., 2018. 12. 11.>

⑤ 제4항 전단에 따른 신고 절차 및 대마의 운반·보관 또는 소지 방법에 관하여 필요한 사항은 총리령으로 정한다.<신설 2016. 2. 3., 2018. 12. 11.>

[전문개정 2011. 6. 7.]

마약류 관리에 관한 법률 시행규칙

제5조(마약류취급자가 아닌 자의 마약류 취급) ① 법 제4조제2항제7호에 따라 마약류취급자가 아닌 자가 마약류를 취급할 수 있는 경우는 다음 각 호의 어느 하나와 같다. <개정 2003. 11. 17., 2006. 5. 23., 2008. 10. 31., 2009. 10. 23., 2012. 6. 15., 2014. 11. 4., 2018. 2. 9., 2018. 10. 31., 2019. 3. 12., 2021. 9. 10.>

1. 의약품제조업자 등이 마약·향정신성의약품 또는 한외마약의 품목허가를 받기 위한 임상연구나 시험제품을 제조하기 위하여 취급하는 경우

1의2. 법 제2조제3호마목 단서에 해당하는 제제가 포함된 의약품의 품목허가를 받거나 품목신고를 하기 위한 임상연구나 시험제품을 제조하기 위하여 취급하는 경우

2. 의약품제조업자 등이 품질관리를 목적으로 취급하는 경우

2의2. 의약품을 분류·포장하는 기계·기구 등을 제작하는 자가 시험제품을 제작하거나 제품의 성능을 시험하기 위하여 향정신성의약품을 취급하는 경우

3. 공무수행 또는 공무수행을 보조하기 위하여 부득이 마약류 취급을 필요로 하는 경우
4. 「대외무역법」에 의한 외국의 수출자의 위임을 받은 무역거래자가 물품매도확약서를 발행하여 마약류의 구매의 알선행위를 하는 경우
5. 도핑(doping) 검사 및 그 검사를 위한 시험을 목적으로 마약류 취급을 필요로 하는 경우
6. 자가치료를 목적으로 마약 또는 향정신성의약품을 휴대하고 출입국하는 경우

6의2. 국내에 대체치료수단이 없어 자가치료를 목적으로 한국희귀·필수의약품센터를 통하여 수입된 마약 또는 향정신성의약품을 취급하는 경우

7. 의료봉사 단체 또는 의료기관 등이 해외 의료봉사·원조·지원을 위하여 취급하는 경우
8. 「항공안전법」에 따른 구급의료용품 탑재 등 식품의약품안전처장이 필요하다고 인정하여 공고하는 경우

② 마약류취급자가 아닌 자가 제1항 각 호의 어느 하나에 해당되어 마약류 취급승인을 받으려는 경우에는 별지 제3호서식에 의한 신청서(전자문서로 된 신청서를 포함한다)에 다음 각 호의 구분에 따른 서류(전자문서를 포함한다)를 첨부하여 식품의약품안전처장에게 제출하여야 한다.<개정 2009. 10. 23., 2010. 9. 1., 2012. 6. 15., 2013. 3. 23., 2014. 11. 4., 2018. 10. 31., 2023. 6. 2.>

1. 제1항제1호, 제1호의2, 제2호, 제2호의2, 제3호부터 제5호까지 및 제8호에 해당하는 경우
   가. 해당 자격을 증명하는 서류 사본
   나. 취급계획서
2. 제1항제6호에 해당하는 경우
   가. 출입국을 증명하는 서류 사본(식품의약품안전처장이 「전자정부법」 제36조제1항에 따른 행정정보의 공동이용을 통하여 첨부서류에 대한 정보를 확인할 수 있는 경우에는 그 확인으로 첨부서류를 갈음하되, 신청인이 확인에 동의하지 않는 경우에는 이를 제출하여야 한다)
   나. 휴대약품명, 휴대약품의 수량, 체류기간, 출입국의 목적 등을 기재한 서류
   다. 국내외 의료기관의 의사가 발행한 진단서 또는 입국자의 경우 반출하려는 국가의 정부에서 발행한 자가치료 목적의 마약 또는 향정신성의약품 반출승인서

2의2. 제1항제6호의2에 해당하는 경우: 국내 의료기관의 해당 질환 전문의가 발행한 다음 각 목의 서류
   가. 진단서
   나. 진료기록
   다. 국내 대체치료수단이 없다고 판단한 의학적 소견서

3. 제1항제7호에 해당하는 경우: 해외 의료봉사·원조 또는 지원 목적임을 증명하는 서류로서 취급하려는 마약 또는 향정신성의약품의 품명, 수량 등이 기재된 해당 국가의 정부 또는 그 밖에 권한이 있는 기관이 발행한 서류

마약류 관리에 관한 법률 시행령

제4조(마약류취급자의 예외적인 마약류 취급) ① 법 제4조제3항 단서에 따라 마약류취급자가 식품의약품안전처장으로부터 마약류 취급에 관한 승인을 받을 수 있는 경우는 다음 각 호와 같다. <개정 2013. 3. 23., 2014. 12. 23., 2021. 1. 5.>

1. 마약류수출입업자·마약류제조업자·마약류원료사용자 또는 마약류취급학술연구자가 마약류 품질관리를 목적으로 취급하려는 경우
2. 마약류수출입업자·마약류제조업자·마약류원료사용자 또는 마약류취급학술연구자가 마약·향정신성의약품 또는 한외마약(限外痲藥)의 품목허가를 받기 위한 임상연구나 시험제품을 제조하기 위하여 취급하려는 경우
3. 제1호 및 제2호에 준하는 경우로서 마약류를 취급할 필요가 있다고 식품의약품안전처장이 인정하는 경우

② 제1항에 따른 승인신청에 필요한 사항은 총리령으로 정한다.<개정 2013. 3. 23.>

[전문개정 2012. 6. 7.]

[제5조에서 이동 <2012. 6. 7.>]

마약류 관리에 관한 법률 시행규칙

제6조(마약류취급자의 예외적인 취급승인 신청) 법 제4조제3항 단서, 제5조의2제6항제2호, 같은 법 시행령 제4조 및 제5조의3에 따라 마약류, 예고임시마약류 또는 임시마약류의 취급승인을 받으려는 자는 별지 제3호서식에 의한 신청서(전자문서로 된 신청서를 포함한다)에 그 자격을 증명하는 서류 사본(전자문서를 포함한다) 및 취급계획서(전자문서를 포함한다)를 첨부하여 식품의약품안전처장에게 제출하여야 한다. <개정 2006. 5. 23., 2012. 6. 15., 2013. 3. 23., 2016. 11. 4., 2018. 10. 31.>

제7조(대마의 운반·보관 등) ① 법 제4조제4항 전단에 따라 대마를 운반·보관 또는 소지하는 것을 신고하려는 자는 별지 제4호서식의 대마 운반·보관·소지 신고서(전자문서로 된 신고서를 포함한다)를 관할 특별자치시장·시장(「제주특별자치도 설치 및 국제자유도시 조성을 위한 특별법」에 따른 행정시장을 포함한다. 이하 같다)·군수 또는 구청장(자치구의 구청장을 말한다. 이하 같다)에게 제출하여야 한다. <개정 2006. 5. 23., 2012. 6. 15., 2016. 11. 4., 2019. 3. 12.>

② 제1항에 따라 신고를 한 자는 대마를 취급할 수 있는 자격이 있는 자에게 대마를 인계하기까지 신고서를 휴대하여야 하며, 관계공무원의 요구가 있는 때에는 이를 제시하여야 한다.<개정 2019. 3. 12.>

제5조(마약류 등의 취급 제한) ① 마약류취급자는 그 업무 외의 목적을 위하여 제4조제1항 각 호에 규정된 행위를 하여서는 아니 된다.

② 이 법에 따라 마약류 또는 임시마약류를 소지·소유·운반 또는 관리하는 자는 다른 목적을 위하여 이를 사용하여서는 아니 된다.<개정 2018. 3. 13.>

③ 식품의약품안전처장은 공익을 위하여 필요하다고 인정하는 때에는 다음 각 호의 어느 하나에 해당하는 경우 마약류(대마는 제외한다) 또는 임시마약류의 수입·수출·제조·판매 또는 사용을 금지 또는 제한하거나 그 밖의 필요한 조치를 할 수 있다.<개정 2013. 3. 23., 2018. 3. 13.>

1. 국내의 수요량 및 보유량을 고려하여 마약 또는 향정신성의약품을 제조·수입 또는 수출할 필요가 없다고 인정하는 경우
2. 이미 제조 또는 수입된 품종 또는 품목의 마약 또는 향정신성의약품과 동일한 품종 또는 품목의 마약 또는 향정신성의약품을 국내의 수급여건 등을 고려하여 다른 제조업자 또는 수입업자가 제조 또는 수입할 필요가 없다고 인정하는 경우
3. 마약류 품목허가증에 기재된 용량 이상의 마약 또는 향정신성의약품을 남용하였다고 인정하는 경우
4. 마약 또는 향정신성의약품에 대한 신체적·정신적 의존성을 야기하게 할 염려가 있을 정도로 마약 또는 향정신성의약품을 장기 또는 계속 투약하거나 투약하기 위하여 제공하는 경우
5. 그 밖에 대통령령으로 정하는 경우

[전문개정 2011. 6. 7.]

[제목개정 2018. 3. 13.]

마약류 관리에 관한 법률 시행령

제5조(마약류 취급의 금지 및 제한) ① 법 제5조제3항제5호에서 "대통령령으로 정하는 경우"란 마약류 품목허가증에 기재된 용법, 효능·효과, 사용상의 주의사항을 벗어나 마약 또는 향정신성의약품을 처방·투약하거나 투약하기 위하여 제공하는 경우를 말한다. 다만, 환자의 치료를 위하여 사용이 필요하거나 의학적 타당성 등이 있다고 확인된 경우는 제외한다. <신설 2021. 12. 14.>

② 식품의약품안전처장은 법 제5조제3항에 따른 금지 등의 조치를 하는 경우에는 그 사실을 서면으로 알려야 한다.<개정 2013. 3. 23., 2021. 12. 14.>

③ 법 제5조제3항에 따른 조치의 세부기준은 식품의약품안전처장이 정하여 고시한다.<신설 2021. 12. 14.>

[전문개정 2012. 6. 7.]

[제6조에서 이동, 종전 제5조는 제4조로 이동 <2012. 6. 7.>]

제5조의2(임시마약류 지정 등) ① 식품의약품안전처장은 마약류가 아닌 물질·약물·제제·제품 등(이하 이 조에서 "물질등"이라 한다) 중 오용 또는 남용으로 인한 보건상의 위해가 우려되어 긴급히 마약류에 준하여 취급·관리할 필요가 있다고 인정하는 물질등을 임시마약류로 지정할 수 있다. 이 경우 임시마약류는 다음 각 호에서 정하는 바와 같이 구분하여 지정한다. <개정 2013. 3. 23., 2018. 3. 13.>

1. 1군 임시마약류: 중추신경계에 작용하거나 마약류와 구조적·효과적 유사성을 지닌 물질로서 의존성을 유발하는 등 신체적·정신적 위해를 끼칠 가능성이 높은 물질
2. 2군 임시마약류: 의존성을 유발하는 등 신체적·정신적 위해를 끼칠 가능성이 있는 물질

② 제1항에도 불구하고 다음 각 호의 어느 하나에 해당하는 의약품은 임시마약류의 지정 대상에서 제외한다.<신설 2018. 3. 13.>

1. 「약사법」 제31조제2항 및 제3항에 따라 식품의약품안전처장으로부터 의약품 품목허가를 받거나 품목신고를 한 의약품
2. 「약사법」 제34조제1항에 따라 식품의약품안전처장으로부터 승인을 받은 임상시험용 의약품

③ 식품의약품안전처장이 임시마약류를 지정하려는 때에는 미리 대통령령으로 정하는 관계 기관과의 협의를 거쳐 다음 각 호의 사항을 1개월 이상 관보 및 인터넷 홈페이지에 예고하여야 하고, 임시마약류를 지정한 때에는 다음 제1호부터 제3호까지 및 제5호의 사항을 관보 및 인터넷 홈페이지에 공고하여야 한다.<개정 2013. 3. 23., 2014. 3. 18., 2018. 3. 13.>

1. 임시마약류의 지정 사유
2. 임시마약류의 명칭
3. 1군 임시마약류 또는 2군 임시마약류의 구분
4. 임시마약류 지정의 예고 기간 등 임시마약류의 지정 예고에 관한 사항
5. 임시마약류 지정 기간 등 임시마약류의 지정에 관한 사항

④ 제3항에 따라 지정 전에 예고한 임시마약류(이하 "예고임시마약류"라 한다)에 대한 효력은 임시마약류로 예고한 날부터 임시마약류 지정 공고 전날까지로 하며, 예고임시마약류를 임시마약류로 지정하려는 때에는 3년의 범위에서 기간을 정하여 지정하여야 한다. 다만, 마약류 지정을 검토할 필요가 있는 임시마약류에 대하여는 그 지정기간이 끝나기 전에 제3항에 따라 예고하여 임시마약류로 다시 지정할 수 있다.<개정 2014. 3. 18., 2018. 3. 13.>

⑤ 누구든지 예고임시마약류 또는 임시마약류에 대하여 다음 각 호의 어느 하나에 해당하는 행위를 하여서는 아니 된다.<개정 2018. 3. 13.>

1. 재배·추출·제조·수출입하거나 그러할 목적으로 소지·소유

2. 매매·매매의 알선·수수·제공하거나 그러할 목적으로 소지·소유
3. 소지·소유·사용·운반·관리·투약·보관
4. 1군 또는 2군 임시마약류와 관련된 금지행위를 하기 위한 장소·시설·장비·자금 또는 운반 수단을 타인에게 제공

⑥ 제5항에도 불구하고 다음 각 호의 어느 하나에 해당하는 경우에는 예고임시마약류 또는 임시마약류를 취급할 수 있다.<신설 2018. 3. 13.>

1. 공무상 예고임시마약류 또는 임시마약류를 압류·수거 또는 몰수하여 관리하는 경우
2. 그 밖에 공무상 마약류를 취급하는 공무원 또는 마약류취급학술연구자가 대통령령으로 정하는 바에 따라 식품의약품안전처장의 승인을 받아 예고임시마약류 또는 임시마약류를 취급하는 경우

[본조신설 2011. 6. 7.]

제5조의3(마약류안전관리심의위원회) ① 다음 각 호의 사항을 심의하기 위하여 식품의약품안전처에 마약류안전관리심의위원회(이하 "심의위원회"라 한다)를 둔다.

1. 마약류의 오남용 방지를 위한 조치기준에 관한 사항
2. 마약류의 안전사용 기준에 관한 사항
3. 제11조의2제1항에 따른 마약류 통합정보의 제공 및 활용에 관한 사항
4. 그 밖에 식품의약품안전처장이 필요하다고 인정하는 사항

② 심의위원회는 위원장 1명을 포함하여 30명 이내의 위원으로 구성하며, 위원장은 식품의약품안전처 차장이 된다.

③ 위원은 다음 각 호의 어느 하나에 해당하는 사람 중에서 식품의약품안전처장이 임명하거나 위촉한다.

1. 마약류의 안전관리, 범죄수사 등의 업무를 담당하는 공무원
2. 마약류의 오남용 방지 분야의 전문지식을 가진 사람
3. 「비영리민간단체 지원법」 제2조에 따른 비영리민간단체가 추천하는 사람
4. 그 밖에 마약류 안전관리 또는 관련 법률에 관한 학식과 경험이 풍부한 사람

④ 그 밖에 심의위원회의 운영 등에 필요한 사항은 대통령령으로 정한다.

[본조신설 2019. 12. 3.]

마약류 관리에 관한 법률 시행령

제5조의2(임시마약류 지정 시 협의 기관) 법 제5조의2제3항 각 호 외의 부분에서 "대통령령으로 정하는 관계 기관"이란 교육부, 외교부, 법무부, 행정안전부, 보건복지부, 여성가족부, 국가정보원, 관세청, 검찰청, 경찰청, 해양경찰청, 그 밖에 식품의약품안전처장이 임시마약류 지정과 관련하여 협의할 필요가 있다고 인정하는 관계 기관을 말한다. <개정 2013. 3. 23., 2014. 11. 19., 2017. 7. 26., 2018. 9. 11.>

[전문개정 2012. 6. 7.]

[제6조의2에서 이동 <2012. 6. 7.>]

제5조의3(예고임시마약류 또는 임시마약류의 취급승인) 법 제5조의2제6항제2호에 따라 공무상 마약류를 취급하는 공무원 또는 마약류취급학술연구자가 예고임시마약류 또는 임시마약류를 취급하려는 경우에는 총리령으로 정하는 바에 따라 식품의약품안전처장의 승인을 받아야 한다. <개정 2018. 9. 11.>

[본조신설 2016. 11. 1.]

제5조의4(마약류안전관리심의위원회의 위원 임기) 법 제5조의3제1항에 따른 마약류안전관리심의위원회(이하 "심의위원회"라 한다)의 위원 임기는 다음 각 호의 구분에 따른다.

1. 법 제5조의3제3항제1호에 따라 임명되거나 위촉된 공무원위원: 같은 호에 따른 마약류의 안전관리 등의 업무를 담당하는 직위에 재직하는 기간
2. 법 제5조의3제3항제2호부터 제4호까지의 규정에 따라 위촉된 위원: 2년. 다만, 위원의 사임 등으로 새로 위촉된 위원의 임기는 전임위원 임기의 남은 기간으로 한다.

[본조신설 2020. 6. 2.]

제5조의5(위원의 제척·기피·회피) ① 심의위원회의 위원이 다음 각 호의 어느 하나에 해당하는 경우에는 해당 심의위원회의 심의에서 제척(除斥)된다.

1. 위원 또는 그 배우자나 배우자였던 사람이 해당 안건의 당사자(당사자가 법인·단체 등인 경우에는 그 임원 또는 직원을 포함한다. 이하 이 호 및 제2호에서 같다)이거나 그 안건의 당사자와 공동권리자 또는 공동의무자인 경우
2. 위원이 해당 안건의 당사자와 친족이거나 친족이었던 경우
3. 위원 또는 위원이 속한 법인·단체 등이 해당 안건에 대해 증언, 진술, 자문, 연구, 용역 또는 감정을 한 경우
4. 위원이나 위원이 속한 법인·단체 등이 해당 안건의 당사자의 대리인이거나 대리인이었던 경우
5. 위원이 해당 안건의 당사자인 법인·단체 등에서 최근 3년 이내에 임원 또는 직원으로 재직한 경우
6. 그 밖에 위원이 해당 안건과 직접적인 이해관계가 있는 등 심의위원회의 공정한 심의를 저해할 중대한 사유가 있다고 심의위원회의 위원장(이하 "위원장"이라 한다)이 인정하는 경우

② 당사자는 심의위원회의 위원에게 공정한 심의를 기대하기 어려운 사정이 있는 때에는 심의위원회에 서면으로 기피(忌避) 신청을 할 수 있고, 심의위원회는 의결로 기피 여부를 결정한다. 이 경우 기피 신청의 대상인

위원은 그 의결에 참여하지 못한다.

③ 심의위원회의 위원이 제1항 각 호에 따른 제척사유에 해당하거나 본인에게 공정한 심의를 기대하기 어려운 사정이 있는 때에는 스스로 해당 안건의 심의에서 회피(回避)해야 한다.

[본조신설 2020. 6. 2.]

제5조의6(위원의 해임 또는 해촉) 식품의약품안전처장은 심의위원회의 위원이 다음 각 호의 어느 하나에 해당하는 경우에는 해당 위원을 해임하거나 해촉(解囑)할 수 있다.

1. 심신장애로 직무를 수행할 수 없게 된 경우
2. 직무와 관련된 비위사실이 있는 경우
3. 직무태만, 품위손상이나 그 밖의 사유로 위원으로 적합하지 않다고 인정되는 경우
4. 위원 스스로 직무를 수행하는 것이 곤란하다고 의사를 밝히는 경우
5. 제5조의5제1항 각 호에 따른 제척사유에 해당함에도 불구하고 같은 조 제3항에 따라 회피하지 않은 경우

[본조신설 2020. 6. 2.]

제5조의7(심의위원회의 운영) ① 위원장은 심의위원회를 대표하고, 심의위원회의 사무를 총괄한다.

② 위원장이 부득이한 사유로 직무를 수행할 수 없는 때에는 위원장이 미리 지명한 위원이 그 직무를 대행한다.

③ 심의위원회의 회의는 재적위원 과반수의 출석으로 개의하고, 출석위원 3분의 2 이상의 찬성으로 의결한다.<개정 2024. 1. 30.>

④ 심의위원회의 사무를 처리하기 위해 심의위원회에 간사 1명을 두며, 간사는 식품의약품안전처 소속 공무원 중에서 식품의약품안전처장이 지명한다.

⑤ 심의위원회는 심의위원회의 심의를 위해 필요하다고 인정하는 경우에는 관계 행정기관, 공공기관, 법인·단체 또는 전문가 등에게 심의위원회의 회의 출석이나 의견 또는 자료의 제출 등을 요청할 수 있다.

[본조신설 2020. 6. 2.]

제5조의8(심의위원회의 운영세칙) 제5조의4부터 제5조의7까지에서 규정한 사항 외에 심의위원회의 운영 등에 필요한 세부 사항은 식품의약품안전처장이 정한다.

[본조신설 2020. 6. 2.]

제2장 허가 등 <개정 2011. 6. 7.>

제6조(마약류취급자의 허가 등) ① 마약류취급자가 되려는 다음 각 호의 어느 하나에 해당하는 자로서 총리령으로 정하는 바에 따라 제1호·제2호 및 제4호에 해당하는 자는 식품의약품안전처장의 허가를 받아야 하고, 제3호 및 제5호에 해당하는 자는 특별자치시장·시장·군수 또는 구청장의 허가를 받아야 한다. 허가받은 사항을 변경할 때에도 또한 같다. <개정 2013. 3. 23., 2015. 6. 22., 2016. 2. 3., 2022. 6. 10.>

1. 마약류수출입업자: 「약사법」에 따른 수입자로서 식품의약품안전처장에게 의약품 품목허가를 받거나 품목신고를 한 자
2. 마약류제조업자 및 마약류원료사용자: 「약사법」에 따라 의약품제조업의 허가를 받은 자
3. 마약류도매업자: 「약사법」에 따라 등록된 약국개설자 또는 의약품 도매상의 허가를 받은 자
4. 마약류취급학술연구자: 연구기관 및 학술기관 등에서 학술연구를 위하여 마약류의 사용을 필요로 하는 자
5. 대마재배자: 「농업·농촌 및 식품산업 기본법」 제3조제2호에 따른 농업인으로서 섬유나 종자를 채취할 목적으로 대마초를 재배하려는 자

② 마약류관리자가 되려면 마약류취급의료업자가 있는 의료기관에 종사하는 약사로서 총리령으로 정하는 바에 따라 특별자치시장·시장·군수 또는 구청장의 지정을 받아야 한다. 지정받은 사항을 변경할 때에도 또한 같다.<개정 2013. 3. 23., 2022. 6. 10.>

③ 다음 각 호의 어느 하나에 해당하는 사람은 마약류수출입업자, 마약류취급학술연구자 또는 대마재배자로 허가를 받을 수 없다.<개정 2014. 3. 18., 2018. 12. 11.>

1. 피성년후견인, 피한정후견인 또는 미성년자
2. 「정신건강증진 및 정신질환자 복지서비스 지원에 관한 법률」 제3조제1호에 따른 정신질환자(정신건강의학과 전문의가 마약류에 관한 업무를 담당하는 것이 적합하다고 인정한 사람은 제외한다) 또는 마약류 중독자
3. 「약사법」·「의료법」·「보건범죄 단속에 관한 특별조치법」 또는 그 밖에 마약류 관련 법률을 위반하거나 이 법을 위반하여 금고 이상의 형을 선고받고 그 집행이 끝나거나 받지 아니하기로 확정된 후 3년이 지나지 아니한 사람

④ 제44조에 따라 마약류취급자의 허가 취소처분을 받고 2년이 지나지 아니한 자 또는 지정 취소처분을 받고 1년이 지나지 아니한 자에 대하여는 제1항이나 제2항에 따른 허가 또는 지정을 할 수 없다. 다만, 제3항제1호에 해당하여 허가 또는 지정이 취소된 경우는 제외한다.<개정 2018. 12. 11.>

[전문개정 2011. 6. 7.]

마약류 관리에 관한 법률 시행규칙

제8조(허가의 신청) ① 법 제6조제1항제1호 및 제2호에 따라 마약류수출입업자·마약류제조업자 또는 마약류원료사용자가 되려는 자는 별지 제5호서식의 허가신청서(전자문서로 된 신청서를 포함한다)를 식품의약품안전처장에게 제출하여야 한다. 이 경우 마약류수출입업자가 되려

는 자는 법 제6조제3항제2호에 해당되지 아니함을 증명하는 의사의 진단서를 첨부하여야 한다. <개정 2013. 3. 23.>

② 제1항의 규정에 의하여 마약류수출입업자·마약류제조업자 또는 마약류원료사용자가 되고자 하는 자는 그 업종에 속하는 1개 이상의 품목별 허가나 신체적 또는 정신적 의존성을 야기하지 아니하는 제제로 인정받기 위한 신청을 제3조제2항, 제32조제1항·제2항에 따라 동시에 하여야 한다. 다만, 한국희귀·필수의약품센터가 환자의 자가치료를 목적으로 마약 또는 향정신성의약품을 수입하려는 경우에는 그러하지 아니하다.<개정 2006. 7. 3., 2013. 3. 23., 2014. 11. 4., 2018. 10. 31.>

③ 법 제6조제1항제3호에 따라 마약류도매업자가 되려는 자는 별지 제5호서식에 따른 허가신청서(전자문서로 된 신청서를 포함한다)에 약국개설등록증 사본 또는 의약품도매상허가증사본을 첨부하여 특별자치시장·시장·군수 또는 구청장에게 제출해야 한다. 다만, 「약사법」에 따른 약국개설등록신청 또는 의약품도매상허가신청과 동시에 해당 신청서에 마약류도매업자가 되고자 하는 뜻을 분명히 기록한 경우에는 마약류도매업자허가신청서를 제출한 것으로 본다.<개정 2006. 5. 23., 2006. 7. 3., 2012. 6. 15., 2013. 3. 23., 2018. 2. 9., 2021. 9. 10., 2023. 6. 2.>

④ 법 제6조제1항제4호에 따라 마약류취급학술연구자가 되려는 자나 법 제6조의2제1항 전단에 따라 원료물질수출입업자 또는 원료물질제조업자(이하 "원료물질수출입업자등"이라 한다)가 되려는 자는 별지 제5호서식의 허가신청서(전자문서로 된 신청서를 포함한다)에 다음 각 호의 서류(전자문서를 포함한다)를 첨부하여 지방식품의약품안전청장에게 제출하여야 한다.<개정 2013. 3. 23.>

1. 법 제6조제3항제2호에 해당되지 아니함을 증명하는 의사의 진단서
2. 마약류의 사용을 필요로 하는 학술연구계획서(마약류취급학술연구자가 되려는 자만 해당한다)
3. 학술연구자의 자격에 관한 서류(마약류취급학술연구자가 되려는 자만 해당한다)
4. 취급하는 원료물질의 종류를 기재한 서류(원료물질수출입업자등이 되려는 자만 해당한다)

⑤ 법 제6조제1항제5호에 따라 대마재배자가 되려는 자는 별지 제6호서식에 따른 허가신청서(전자문서로 된 신청서를 포함한다)에 법 제6조제3항제2호에 해당되지 아니함을 증명하는 의사의 진단서를 첨부하여 특별자치시장·시장·군수 또는 구청장에게 제출하여야 한다.<개정 2006. 5. 23., 2006. 7. 3., 2008. 10. 31., 2013. 3. 23., 2018. 2. 9.>

⑥ 제1항 및 제4항에 따라 신청서를 제출받은 식품의약품안전처장 또는 지방식품의약품안전청장은 다음 각 호의 구분에 따라 해당하는 서류를 확인하여야 한다.<신설 2013. 3. 23.>

1. 법인인 경우: 「전자정부법」 제36조제1항에 따른 행정정보의 공동이용을 통한 법인 등기사항증명서
2. 마약류수출입업자가 되려는 자: 「의약품 등의 안전에 관한 규칙」 제59조에 따른 허가대장 또는 신고수리대장을 통한 수입품목허가(신고)증
3. 마약류제조업자 또는 마약류원료사용자가 되려는 자: 「의약품 등의 안전에 관한 규칙」 제13조제1항에 따른 허가대장을 통한 의약품제조업허가증

⑦ 법 제6조제1항 각 호 외의 부분 후단에 따른 마약류취급자중 대마재배자의 허가사항의 변경허가는 재배지·재배면적·재배목적 또는 허가조건의 변경에 한한다.<개정 2006. 7. 3., 2012. 6. 15.>

⑧ 삭제<2008. 10. 31.>

⑨ 제1항 또는 제4항에 따른 신청인이 외국인인 경우에는 법 제6조제3항 각 호에 해당하지 아니함을 확인할 수 있는 다음 각 호의 어느 하나에 해당하는 서류를 함께 제출하여야 한다.<신설 2014. 11. 4.>

1. 해당 국가의 정부 또는 그 밖에 권한이 있는 기관이 발행한 서류
2. 공증인이 공증한 신청인의 진술서로서 「재외공관 공증법」에 따라 해당 국가에 주재하는 대한민국 재외공관의 영사관이 확인한 서류. 다만, 「외국공문서에 대한 인증의 요구를 폐지하는 협약」을 체결한 국가의 경우에는 아포스티유(apostille)로 영사관의 확인을 대신할 수 있다.

제9조(허가증 교부) 제8조에 따라 식품의약품안전처장, 지방식품의약품안전청장 또는 특별자치시장·시장·군수 또는 구청장이 마약류취급자 또는 원료물질수출입업자등의 허가를 한 때에는 별지 제7호서식 또는 별지 제8호서식에 따른 허가증을 당해 신청인에게 교부해야 한다. <개정 2003. 11. 17., 2012. 6. 15., 2013. 3. 23., 2023. 6. 2.>

제10조(지정의 신청) ① 법 제6조제2항에 따라 마약류관리자의 지정을 받으려는 자는 별지 제5호서식에 의한 신청서(전자문서로 된 신청서를 포함한다)를 특별자치시장·시장·군수·구청장에게 제출해야 한다. <개정 2006. 5. 23., 2021. 4. 12., 2023. 6. 2.>

② 제1항에 따라 신청서를 제출받은 특별자치시장·시장·군수 또는 구청장은 「전자정부법」 제36조제1항에 따른 행정정보의 공동이용을 통해 약사면허증을 확인해야 한다. 다만, 신청인이 확인에 동의하지 않는 경우에는 그 사본을 첨부하게 해야 한다.<신설 2021. 4. 12., 2023. 6. 2.>

제11조(지정서 교부) 제10조에 따라 특별자치시장·시장·군수 또는 구청장은 마약류관리자의 지정을 한 때에는 별지 제9호서식에 따른 지정서를 당해 신청인에게 교부해야 한다. <개정 2012. 6. 15., 2023. 6. 2.>

제12조(허가사항 또는 지정사항의 변경) ① 법 제6조제1항 각 호 외의 부분 후단, 같은 조 제2항 후단 또는 제6조의2제1항 후단에 따라 허가사항 또는 지정사항의 변경허가(지정)를 받으려는 자는 별지 제10호서식에 따른 신청서(전자문서로 된 신청서를 포함한다)에 그 변경을 증명하는 서류(전자문서를 포함한다)와 허가증 또는 지정서를 첨부하여 변경이 있는 날부터 20일 이내에 당해 식품의약품안전처장, 지방식품의약품안전청장 또는 특별자치시장·시장·군수 또는 구청장(이하 "허가관청"이라 한다)에게 제출해야 한다. <개정 2003. 11. 17., 2006. 5. 23., 2008. 10. 31., 2012. 6. 15., 2013. 3. 23., 2023. 6. 2.>

② 삭제<2008. 10. 31.>

제13조(허가증 또는 지정서의 게시) 허가관청은 마약류취급자 및 원료물질수출입업자등으로 하여금 그 허가증 또는 지정서를 당해 업소안의 다른 사람이 보기 쉬운 곳에 게시하도록 할 수 있다. <개정 2012. 6. 15.>

제6조의2(원료물질의 수출입업 또는 제조업의 허가) ① 대통령령으로 정하는 원료물질의 수출입 또는 제조를 업으로 하려는 자는 총리령으로 정하는 바에 따라 식품의약품안전처장의 허가를 받아야 한다. 허가받은 사항을 변경할 때에도 또한 같다. <개정 2013. 3. 23., 2018. 12. 11.>

② 제6조제3항 각 호의 어느 하나에 해당하는 사람은 원료물질의 수출입업자 또는 제조업자로 허가받을 수 없다.<개정 2018. 12. 11.>

③ 원료물질의 수출입 또는 제조를 업으로 하려는 자의 허가 제한에 관하여는 제6조제4항을 준용한다.<개정 2018. 12. 11.>

[본조신설 2011. 6. 7.]

[제목개정 2018. 12. 11.]

마약류 관리에 관한 법률 시행령

제6조(원료물질의 수출입업 또는 제조업의 허가) 법 제6조의2제1항 전단에서 "대통령령으로 정하는 원료물질"이란 별표 8 중 1군에 해당하는 원료물질을 말한다.

[본조신설 2012. 6. 7.]

[제목개정 2019. 3. 12.]

[종전 제6조는 제5조로 이동 <2012. 6. 7.>]

제6조의2

[종전 제6조의2는 제5조의2로 이동 <2012. 6. 7.>]

제7조(허가증 등의 발급과 등재) ① 제6조제1항·제2항이나 제6조의2제1항에 따라 허가 또는 지정을 하는 식품의약품안전처장, 특별자치시장·시장·군수 또는 구청장(이하 "허가관청"이라 한다)은 총리령으로 정하는 바에 따라 마약류취급자나 원료물질의 수출입업 또는 제조업 허가를 받은 자(이하 "원료물질수출입업자등"이라 한다) 명부(名簿)에 그 내용을 기록하고 허가증 또는 지정서를 발급하여야 한다. 허가 또는 지정한 사항을 변경할 때에도 또한 같다. <개정 2013. 3. 23., 2018. 12. 11., 2022. 6. 10.>

② 제6조제1항·제2항이나 제6조의2제1항에 따라 허가 또는 지정받은 자가 그 허가증 또는 지정서를 잃어버렸거나 못쓰게 된 경우에는 총리령으로 정하는 바에 따라 재발급받아야 한다.<개정 2013. 3. 23.>

[전문개정 2011. 6. 7.]

마약류 관리에 관한 법률 시행규칙

제14조(명부등재사항) 법 제7조제1항의 규정에 의하여 마약류취급자 또는 원료물질수출입업자등 명부에 등재하여야 하는 사항은 다음 각 호와 같다. <개정 2006. 5. 23., 2012. 6. 15.>

1. 허가의 경우
   가. 허가업소의 명칭 및 소재지
   나. 마약류취급자 또는 원료물질수출입업자등의 성명 및 주민등록번호(법인인 경우에는 그 대표자의 성명 및 주민등록번호)
   다. 허가종별 및 허가조건
   라. 허가번호 및 등재연월일
   마. 재배장소(대마재배자에 한한다)
2. 지정의 경우
   가. 의료기관의 명칭 및 소재지
   나. 의료기관개설자의 성명 및 주민등록번호(법인인 경우에는 그 대표자의 성명 및 주민등록번호)
   다. 마약류관리자의 성명 및 약사면허번호
   라. 지정조건
   마. 지정번호 및 등재연월일

제15조(허가증 또는 지정서의 재교부 신청) ① 법 제7조제2항의 규정에 의하여 허가증 또는 지정서를 재교부 받고자 하는 자는 그 사유가 발생한 날부터 20일 이내에 별지 제11호서식에 따른 신청서(전자문서로 된 신청서를 포함한다)에 허가증 또는 지정서를 첨부(허가증 또는 지정서를 못쓰게 된 경우로 한정한다)하여 당해 허가관청에 제출하여야 한다. <개정 2009. 10. 23., 2012. 6. 15.>

② 제1항의 규정에 의하여 허가증 또는 지정서의 재교부를 받은 후 잃어버린 허가증 또는 지정서를 발견한 때에는 지체없이 이를 당해 허가관청에 반납하여야 한다.

③ 삭제<2008. 10. 31.>

제8조(허가증 등의 양도 금지와 폐업 등의 신고 등) ① 마약류취급자는 그 허가증 또는 지정서를 타인에게 빌려주거나 양도(讓渡)하여서는 아니 된다.

② 마약류취급자나 원료물질수출입업자등이 마약류의 취급 또는 원료물질의 수출입·제조에 관한 업무를 폐업 또는 휴업하거나 그 휴업한 업무를 다시 시작(이하 "폐업등"이라 한다)하려는 경우에는 총리령으로 정하는 바에 따라 해당 허가관청에 그 사실을 신고하여야 한다. 다만, 다음 각 호에 따라 폐업등을 신고한 경우에는 본문에 따라 폐업등을 신고한 것으로 본다.<개정 2013. 3. 23., 2018. 12. 11.>

1. 의료기관 개설자인 마약류취급의료업자가 「의료법」 제40조에 따라 의료업의 폐업등을 신고한 경우
2. 마약류소매업자가 「약사법」 제22조에 따라 약국의 폐업등을 신고한 경우

③ 마약류취급자나 원료물질수출입업자등이 다음 각 호의 어느 하나에 해당하게 되었을 때에는 각 호의 구분에 따른 자는 총리령으로 정하는 바에 따라 해당 허가관청에 그 사실 및 소지 마약류 또는 원료물질의 품명, 수량 등 총리령으로 정하는 사항을 신고하여야 한다.<개정 2013. 3. 23., 2014. 3. 18., 2018. 12. 11.>

1. 사망한 경우: 상속인(상속인이 분명하지 아니한 경우에는 그 상속재산의 관리인을 말한다. 이하 같다)
2. 피성년후견인 또는 피한정후견인이 된 경우: 후견인(後見人)
3. 법인이 해산한 경우: 청산인(清算人)
4. 학술연구를 마친 경우: 마약류취급학술연구자

④ 허가관청의 장은 제2항 각 호 외의 부분 본문 또는 제3항에 따른 신고를 받은 경우에는 그 내용을 검토하여 이 법에 적합하면 신고를 수리하여야 한다.<신설 2018. 12. 11.>

⑤ 제1항을 위반하였거나 제2항에 따른 폐업신고 또는 제3항에 따른 신고를 수리한 경우에는 해당 허가 또는 지정은 그 효력을 상실한다.<개정 2018. 12. 11.>

⑥ 허가관청은 제5항에 따라 마약류취급자 또는 원료물질수출입업자등의 허가 또는 지정의 효력이 상실되었거나 제44조에 따라 마약류취급자 또는 원료물질수출입업자등의 허가 또는 지정의 취소처분을 하거나 업무의 정지처분을 하였을 때에는 총리령으로 정하는 바에 따라 마약류취급자 또는 원료물질수출입업자등 명부에 그 사항을 기록하여야 한다.<개정 2013. 3. 23., 2018. 12. 11.>

[전문개정 2011. 6. 7.]

마약류 관리에 관한 법률 시행규칙

제16조(폐업 등의 신고) ① 법 제8조제2항의 규정에 따라 마약류취급자 또는 원료물질수출입업자등은 마약류 또는 원료물질의 취급에 관한 업무를 폐업 또는 휴업하거나 휴업한 업무를 재개한 때에는 그 사실이 발생한 날부터 20일 이내에 별지 제12호서식의 신고서(전자문서로 된 신고서를 포함한다)에 다음 각 호의 구분에 따른 서류를 첨부하여 허가관청에 제출하여야 한다. <개정 2006. 5. 23., 2012. 6. 15.>

1. 휴업 또는 업무 재개의 경우 : 제9조에 따른 마약류취급자 또는 원료물질수출입업자등 허가증
2. 폐업의 경우
   가. 제9조에 따른 마약류취급자 또는 원료물질수출입업자등 허가증
   나. 제34조에 따른 수출입·제조 품목 허가증

② 법 제8조제3항의 규정에 따라 마약류취급자 또는 원료물질수출입업자등의 상속인(상속인이 분명하지 아니한 경우에는 그 상속재산의 관리인을 말한다), 후견인 또는 청산인은 마약류취급자 또는 원료물질수출입업자등이 사망 또는 제한능력자가 되거나 법인이 해산한 때에, 마약류취급학술연구자는 학술연구를 종료한 때에 그 사실이 발생한 날부터 20일 이내에 별지 제13호서식의 신고서(전자문서로 된 신고서를 포함한다)를 허가관청에 제출하여야 한다.<개정 2006. 5. 23., 2012. 6. 15., 2018. 10. 31.>

[전문개정 2003. 11. 17.]

제17조(허가증 등의 반납 등) ① 법 제8조제5항 및 법 제44조에 따라 마약류취급자 또는 원료물질수출입업자등이 허가 또는 지정의 효력 상실 또는 취소처분을 받았거나, 그 업무의 정지처분을 받은 때에는 그 효력이 상실되거나 그 처분을 받은 날부터 20일 이내에 마약류취급자 또는 원료물질수출입업자등의 허가증 또는 지정서를 해당 허가관청에 반납하여야 한다. <개정 2012. 6. 15., 2019. 3. 12.>

② 법 제8조제6항에 따라 해당 허가관청은 마약류취급자 또는 원료물질수출입업자등의 허가 또는 지정의 효력이 상실되었거나 마약류취급자 또는 원료물질수출입업자등의 허가 또는 지정을 취소하거나 그 업무의 정지를 한 때에는 마약류취급자 또는 원료물질수출입업자등 명부에 해당 처분에 관한 사항을 적어 넣어야 한다.<개정 2012. 6. 15., 2019. 3. 12.>

③ 허가관청은 법 제44조에 따라 취급업무의 정지를 한 때에는 마약류취급자 또는 원료물질수출입업자등의 허가증 또는 지정서의 이면에 처분의 요지와 업무정지기간을 적어 넣고 허가증 또는 지정서를 해당 마약류취급자 또는 원료물질수출입업자등에게 되돌려 주어야 한다.<개정 2012. 6. 15., 2019. 3. 12.>

제3장 마약류의 관리 <개정 2011. 6. 7.>

제9조(수수 등의 제한) ① 마약류취급자 또는 마약류취급승인자(제3조제2호부터 제7호까지 또는 제4조제2항제7호에 따라 마약류 취급의 승인을 받은 자를 말한다. 이하 같다)는 마약류취급자 또는 마약류취급승인자가 아닌 자로부터 마약류를 양수할 수 없다. 다만, 제13조에 따라 허가관청의 승인을 받은 경우에는 그러하지 아니하다. <개정 2016. 2. 3., 2018. 12. 11.>

② 마약류취급자 또는 마약류취급승인자는 이 법에서 정한 경우 외에는 마약류를 양도할 수 없다. 다만, 다음 각 호의 어느 하나에 해당하여 식품의약품안전처장의 승인을 받은 경우에는 그러하지 아니하다.<개정 2013. 3. 23., 2015. 5. 18., 2016. 2. 3.>

1. 품목허가가 취소되어 소지·소유 또는 관리하는 마약 및 향정신성의약품을 다른 마약류취급자에게 양도하려는 경우
2. 마약류취급학술연구자, 마약류취급승인자 또는 제4조제3항 단서에 따라 승인을 받은 마약류취급자에게 마약류를 양도하려는 경우
3. 소유 또는 관리하던 마약 및 향정신성의약품을 사용중단 등의 사유로 원소유자 등인 마약류취급자·마약류취급승인자 또는 외국의 원소유자 등에게 반품하려는 경우

③ 마약류제조업자, 마약류원료사용자 또는 마약류취급학술연구자가 다른 마약류제조업자, 마약류원료사용자 또는 마약류취급학술연구자에게 마약류(제제는 제외한다)를 양도하려면 총리령으로 정하는 바에 따라 식품의약품안전처장의 승인을 받아야 한다.<개정 2013. 3. 23.>

[전문개정 2011. 6. 7.]

마약류 관리에 관한 법률 시행규칙

제18조(마약류 양도승인의 신청) 법 제9조제2항 단서 및 제3항의 규정에 따라 마약류의 양도승인을 얻고자 하는 자는 별지 제14호서식의 신청서(전자문서로 된 신청서를 포함한다)에 양도계약서를 첨부하여 지방식품의약품안전청장에게 제출하여야 한다. <개정 2006. 5. 23., 2012. 6. 15., 2013. 3. 23.>

[전문개정 2003. 11. 17.]

제19조 삭제 <2003. 11. 17.>

제10조 삭제 <2015. 5. 18.>

마약류 관리에 관한 법률 시행령

제7조 삭제 <2016. 11. 1.>

마약류 관리에 관한 법률 시행규칙

제20조 삭제 <2018. 2. 9.>

제11조(마약류 취급의 보고) ① 마약류취급자 또는 마약류취급승인자는 수출입·제조·판매·양수·양도·구입·사용·폐기·조제·투약하거나 투약하기 위하여 제공 또는 학술연구를 위하여 사용한 마약 또는 향정신성의약품의 품명·수량·취급연월일·구입처·재고량·일련번호와 상대방(마약 또는 향정신성의약품의 조제 또는 투약의 대상이 동물인 경우에는 그 소유자 또는 관리자를 말한다)의 성명 등에 관한 사항을 식품의약품안전처장에게 보고하여야 한다. 이 경우 마약류취급자 또는 마약류취급승인자가 마약류 취급의 상대방일 때에는 취급범위, 허가·승인번호 및 허가·취급승인일을 함께 보고하여야 한다. <개정 2019. 12. 3.>

② 마약류취급의료업자와 마약류소매업자는 제1항에서 정한 사항 외에 다음 각 호의 사항을 식품의약품안전처장에게 보고하여야 한다.<개정 2019. 12. 3.>

1. 마약 또는 향정신성의약품을 조제 또는 투약 받거나 투약하기 위하여 제공받은 환자의 주민등록번호(외국인인 경우에는 여권번호 또는 외국인 등록번호를 말한다. 이하 같다) 및 「통계법」 제22조제1항 전단에 따라 작성·고시된 한국표준질병·사인분류에 따른 질병분류기호(마약 또는 향정신성의약품의 조제 또는 투약의 대상이 동물인 경우에는 그 종류, 질병명과 소유자 또는 관리자의 주민등록번호를 말한다)
2. 마약 또는 향정신성의약품을 투약하거나 투약하기 위하여 제공하거나 제32조제2항에 따라 이를 기재한 처방전을 발급한 자의 업소명칭, 성명 및 면허번호

③ 마약류관리자가 있는 의료기관의 경우 그 의료기관에서 마약류취급의료업자 또는 마약류관리자가 투약하거나 투약하기 위하여 제공하는 마약 또는 향정신성의약품에 대하여는 제1항과 제2항에도 불구하+고 해당 마약류관리자가 식품의약품안전처장에게 보고하여야 한다.

④ 제2항에도 불구하고 마약류취급의료업자 또는 마약류소매업자가 조제·투약보고를 하는 경우로서 다음 각 호의 어느 하나에 해당하는 경우에는 해당 정보를 식품의약품안전처장에게 보고하지 아니할 수 있다.<신설 2019. 12. 3.>

1. 처방전에 질병분류기호 또는 질병명이 기재되지 아니한 경우: 해당 질병분류기호 또는 질병명(마약류소매업자에 한정한다)
2. 수의사가 동물진료를 목적으로 마약 또는 향정신성의약품의 투약을 동물병원 내에서 완료한 경우: 해당 동물의 소유자 또는 관리자의 주민등록번호
3. 국가안전보장에 관련된 정보 및 보안을 위하여 처방전을 공개할 수 없는 경우: 해당 환자 또는 처방의사의 성명이나 환자의 주민등록번호

⑤ 제1항부터 제3항까지의 규정에 따른 보고사항을 변경하고자 하는 때에는 변경보고를 하여야 한다.<개정 2019. 12. 3.>

⑥ 제1항부터 제3항까지의 규정에 따른 보고 대상·절차·시기 등 및 제5항에 따른 변경보고 등에 필요한 사항은 총리령으로 정한다.<개정 2019. 12. 3.>

[전문개정 2015. 5. 18.]

마약류 관리에 관한 법률 시행규칙

제21조(마약류 취급의 보고 등) ① 마약류취급자 또는 법 제9조제1항 본문에 따른 마약류취급승인자(법 제3조제2호부터 제7호까지 또는 법 제4조제2항제7호에 따라 마약류 취급의 승인을 받은 자를 말한다. 이하 같다)는 수출입·제조·판매·양수·양도·구입·사용·폐기·조제·투약하거나 투약하기 위하여 제공 또는 학술연구를 위하여 사용한 마약 또는 향정신성의약품에 관한 사항을 다음 각 호의 구분에 따라 법 제11조의3 제1항에 따른 마약류통합관리시스템(이하 "마약류통합관리시스템"이

라 한다)을 통하여 식품의약품안전처장에게 보고하여야 한다. 보고사항을 변경할 때에도 또한 같다. <개정 2019. 3. 12., 2021. 4. 12.>

1. 마약류취급자(마약류원료사용자·마약류취급학술연구자 및 법 제4조제3항 단서에 따른 승인을 받은 마약류취급자가 그 승인받은 마약 또는 향정신성의약품을 취급하는 경우는 제외한다)가 다음 각 목의 마약 또는 향정신성의약품을 취급한 경우에는 그 취급한 날부터 7일 이내(취급당일, 공휴일 및 토요일은 산입하지 아니한다. 이하 이 조에서 같다)에 보고할 것. 다만, 전산 장애 등 그 밖의 불가피한 사유가 있는 경우 그 사유가 해소된 날부터 3일 이내에 보고하여야 한다.
   가. 제32조제1항제1호에 따라 품목허가를 받은 마약
   나. 제32조제1항제1호에 따라 품목허가를 받은 향정신성의약품 중 식품의약품안전처장이 공고한 향정신성의약품
2. 마약류취급자(마약류원료사용자·마약류취급학술연구자 및 법 제4조제3항 단서에 따른 승인을 받은 마약류취급자가 그 승인받은 마약 또는 향정신성의약품을 취급하는 경우는 제외한다)가 다음 각 목의 마약 또는 향정신성의약품을 취급한 경우에는 그 취급한 달의 다음 달 10일까지(보고 기일이 토요일 또는 공휴일인 경우에는 다음 날을 기한으로 한다. 이하 같다) 보고할 것. 다만, 제조·수입·수출한 경우 그 취급한 날부터 10일 이내에 보고하여야 한다.
   가. 제32조제1항제1호에 따라 품목허가를 받은 향정신성의약품. 다만, 제1호나목에 따라 식품의약품안전처장이 공고한 향정신성의약품은 제외한다.
   나. 제32조제1항제2호에 따라 품목허가를 받은 마약 또는 향정신성의약품
   다. 제32조제1항에 따른 품목허가를 받지 아니한 마약 또는 향정신성의약품
3. 마약류원료사용자, 마약류취급학술연구자, 법 제4조제3항 단서에 따른 승인을 받은 마약류취급자(그 승인받은 마약 또는 향정신성의약품을 취급하는 경우만 해당한다) 및 마약류취급승인자가 마약 또는 향정신성의약품을 취급한 경우에는 그 취급한 달의 다음 달 10일까지 보고할 것. 다만, 다음 각 목에 따른 목적으로 사용되는 마약류에 대한 보고는 다음 각 목의 구분에 따라 규정된 달의 다음 달 10일까지 한꺼번에 보고할 수 있다.
   가. 해외봉사·원조·지원을 목적으로 마약 또는 향정신성의약품을 사용한 경우: 해당 해외봉사·원조·지원 등을 종료한 달
   나. 품질관리를 목적으로 마약 또는 향정신성의약품을 사용하고 그 상세사용내역을 「의약품 등의 안전에 관한 규칙」 별표 1부터 별표 3까지에 따라 기록·보관한 경우: 그 마약 또는 향정신성의약품의 포장단위별로 사용이 종료된 달
   다. 도핑검사 및 그 검사를 위한 시험을 목적으로 마약 또는 향정신성의약품을 사용한 경우: 포장단위별로 사용이 종료된 달
4. 제1호부터 제3호까지의 규정에도 불구하고 마약류취급의료업자, 마약류관리자, 마약류취급학술연구자, 법 제4조제3항 단서에 따라 승인을 받은 마약류취급자 및 마약류취급승인자가 「약사법」 제2조제15호에 따른 임상시험을 목적으로 마약 또는 향정신성의약품을 사용한 경우에는 해당 임상시험을 종료한 달의 다음 달 10일까지 보고할 것

② 법 제35조제2항 및 제3항에 따라 작성·보존하여야 하는 장부는 별지 제23호서식과 같다.

③ 영 제12조의2제2호에 따른 점검부는 별지 제24호서식과 같다.

④ 마약류취급학술연구자는 제2항에 따른 기록을 「전자서명법」에 따른 전자문서로 작성·보관할 수 있다.

⑤ 제1항에 따른 보고를 하려는 자는 다음 각 호의 구분에 따른 서식을 작성하여 식품의약품안전처장에게 제출해야 한다.<개정 2019. 3. 12.>

1. 마약류수출입업자의 수출입 보고: 별지 제19호서식
2. 마약류제조업자의 제조 보고: 별지 제19호의2서식
3. 마약류 제조 위·수탁자 간 입출고 상황 보고: 별지 제19호의3서식
4. 마약류취급자·마약류취급승인자의 구입·판매·양도·양수 보고: 별지 제19호의4서식
5. 마약류원료사용자의 원료사용 보고: 별지 제19호의5서식
6. 마약류취급자(마약류도매업자·마약류소매업자는 제외한다)·마약류취급승인자의 마약류 사용 보고: 별지 제19호의6서식
7. 마약류소매업자·마약류취급의료업자·마약류관리자의 조제 또는 투약 보고: 별지 제19호의7서식. 다만, 마약류관리자가 조제 보고를 하고 그 마약류 투약 기록을 확인할 수 있는 때에는 투약 보고를 한 것으로 본다.
8. 마약류취급자·마약류취급승인자의 폐기 보고: 별지 제19호의8서식

⑥ 제1항에 따라 보고한 사항에 변경이 있을 때에는 제1항 각 호에서 정한 보고기한 종료일부터 14일 이내에 별지 제19호의9서식에 따라 변경 보고를 하여야 한다.<개정 2018. 10. 31., 2022. 1. 17.>

⑦ 제1항부터 제6항까지의 마약류 취급관련 정보는 실제로 취급하거나 소지하는 제품정보와 일치하여야 하며, 마약류취급자 및 마약류취급승인자는 일치여부 확인 등 필요한 조치를 하여야 한다.

[전문개정 2018. 2. 9.]

제22조 삭제 <2018. 2. 9.>

제11조의2(마약류통합정보관리센터) ① 식품의약품안전처장은 제11조에 따라 보고받거나 제13조제2항에 따라 통지받은 정보(이하 "마약류 통합정보"라 한다) 등을 효과적으로 관리하기 위하여 대통령령으로 정하는 바에 따라 관계 전문기관을 마약류통합정보관리센터(이하 "통합정보센터"라 한다)로 지정하여 다음 각 호의 업무를 위탁할 수 있다. <개정 2019. 12. 3.>

1. 마약류 통합정보의 수집·조사·이용 및 제공에 관한 사항
2. 마약류 통합정보 관리를 위한 계획의 수립 및 시행에 관한 사항
3. 제11조에 따른 마약류 취급 보고에 관한 교육 및 홍보에 관한 사항

4. 마약류 통합정보의 표준화 및 활용에 관한 연구·조사 및 교육에 관한 사항
5. 제11조의3에 따른 마약류통합관리시스템의 구축 및 운영에 관한 사항
6. 제11조의3에 따른 마약류통합관리시스템과의 연계 사용을 위한 외부 소프트웨어의 기능 검사 및 결과 공개에 관한 사항
7. 그 밖에 마약류의 통합정보 관리에 관하여 총리령으로 정하는 사항

② 통합정보센터의 장은 국가, 지방자치단체, 공공기관, 마약류취급자 및 마약류취급승인자 등을 대상으로 보고받은 정보의 진위 여부를 확인하는 등 제1항에 따른 업무를 수행하거나 마약류 오남용을 분석하는 데 필요한 경우에 한하여 그 업무와 관련성이 있는 「주민등록법」 제30조제1항에 따른 주민등록전산정보자료, 「가족관계의 등록 등에 관한 법률」 제11조제4항에 따른 전산정보자료, 출입국관리기록, 진료기록, 의약품공급기록 등의 자료로서 대통령령으로 정하는 자료[개인정보(「개인정보 보호법」 제2조제1호에 따른 개인정보를 말한다. 이하 같다)를 포함한다]를 제공하도록 요청할 수 있다. 이 경우 요청을 받은 자는 정당한 사유가 없으면 이에 따라야 하며, 통합정보센터의 장에게 제공하는 자료에 대하여는 사용료 또는 수수료 등을 면제한다.<개정 2019. 12. 3.>

③ 식품의약품안전처장과 통합정보센터의 장은 제11조에 따라 보고된 정보나 제2항에 따라 제공받은 자료와 정보를 철저히 관리하여야 한다.<개정 2019. 12. 3.>

④ 식품의약품안전처장은 통합정보센터의 장에게 마약 또는 향정신성의약품의 취급 및 관리 현황 등에 대하여 보고하게 할 수 있다.

⑤ 식품의약품안전처장은 통합정보센터의 운영 등에 사용되는 비용의 전부 또는 일부를 지원할 수 있다.

⑥ 제1항제6호에 따른 외부 소프트웨어의 기능 검사에 필요한 구체적인 방법 및 기준은 식품의약품안전처장이 정하여 고시한다.<신설 2019. 12. 3.>

⑦ 그 밖에 통합정보센터의 운영 등에 필요한 사항은 대통령령으로 정한다.<개정 2019. 12. 3.>

[본조신설 2015. 5. 18.]

제11조의3(마약류통합관리시스템의 구축·운영) ① 식품의약품안전처장은 마약류 통합정보 등을 효과적으로 관리하기 위하여 마약류통합관리시스템(이하 "마약류통합관리시스템"이라 한다)을 구축·운영하여야 한다.

② 마약류통합관리시스템의 구축 및 운영에 필요한 사항은 대통령령으로 정한다.

[본조신설 2019. 12. 3.]

제11조의4(마약류 통합정보의 제공 등) ① 식품의약품안전처장 및 통합정보센터의 장은 마약류의 오남용 방지 및 안전한 취급·관리를 위하여 마약류 통합정보(개인정보는 제외한다)를 대통령령으로 정하는 행정기관 및 공공기관에 제공할 수 있다.

② 식품의약품안전처장 및 통합정보센터의 장은 마약류 통합정보 및 제11조의2제2항에 따라 제공받은 자료를 제3자에게 제공해서는 아니 된다. 다만, 다음 각 호의 어느 하나에 해당하는 경우에는 대통령령으로 정하는 바에 따라 마약류 통합정보를 제공할 수 있다.<개정 2022. 6. 10.>

1. 특별시장·광역시장·특별자치시장·도지사 또는 특별자치도지사(이하 "시·도지사"라 한다) 또는 시장·군수·구청장이 제41조에 따른 마약류의 취급 감시 등 안전관리 업무 수행을 위하여 필요한 경우
2. 검찰, 경찰, 그 밖의 수사기관이 법원이 발부한 압수·수색영장에 따라 범죄수사에 관련된 자료제공을 요구하는 경우
3. 마약류취급의료업자가 마약 또는 향정신성의약품의 과다·중복 처방 등 오남용을 방지하기 위하여 투약내역(일자, 약품정보, 수량을 말한다. 이하 같다)을 요청(전자적 방법을 통한 요청을 포함한다)하는 경우. 이 경우 마약류취급의료업자는 환자에게 열람요청 사실을 사전에 알려야 한다.
4. 그 밖에 식품의약품안전처장이 공익목적을 위하여 정보제공이 필요하다고 인정하는 경우. 이 경우 심의위원회의 심의를 거쳐야 한다.

③ 제2항에 따라 정보를 제공받은 자는 해당 정보를 요구 또는 요청한 목적이 달성된 때에는 지체 없이 파기하여야 한다.

[본조신설 2019. 12. 3.]

제11조의5(마약류 통합정보의 가공 및 활용) 식품의약품안전처장 및 통합정보센터의 장은 마약류 오남용으로 인한 보건상의 위해를 방지할 목적으로 다음 각 호의 어느 하나에 해당하는 경우에 한정하여 대통령령으로 정하는 바에 따라 마약류 통합정보(개인정보는 제외한다)를 가공하여 활용할 수 있다.

1. 관련 행정기관 또는 공공기관 등에 마약류 오남용에 관한 통계 자료 등을 제공하여 관련 정책 수립 및 집행에 활용하도록 하는 경우
2. 마약류소매업자 또는 마약류취급의료업자에게 마약류 오

남용 사례 및 통계 자료 등을 제공하여 과다 처방을 억제하도록 하기 위한 경우. 이 경우 자료제공의 내용 및 대상 등에 관하여는 심의위원회의 심의를 거쳐야 한다.

3. 마약류 오남용 관련 연구, 조사 및 교육 등을 위하여 마약류 오남용 관련 통계 자료 등을 제공하거나 공개하는 경우
4. 그 밖에 식품의약품안전처장이 공익목적을 위하여 가공 및 활용이 필요하다고 인정하는 경우

[본조신설 2019. 12. 3.]

제11조의6(취급정보의 목적 외 이용·제공 제한) 식품의약품안전처 및 통합정보센터에 종사하는 사람이나 종사하였던 사람, 마약류통합관리시스템을 구축·운영하기 위한 용역·연구·조사를 수행하는 사람이나 수행하였던 사람, 제11조의4 또는 제11조의5에 따라 마약류 통합정보를 제공받은 사람은 업무상 알게 된 마약류 통합정보와 관련하여 다음 각 호의 행위를 하여서는 아니 된다.

1. 개인정보를 업무상 목적 외의 용도로 이용하거나 제3자에게 제공하는 행위
2. 개인정보를 제외한 정보를 업무상 목적 외의 용도로 이용하거나 제3자에게 제공하는 행위

[본조신설 2019. 12. 3.]

마약류 관리에 관한 법률 시행령

제8조(마약류통합정보관리센터의 지정 등) ① 식품의약품안전처장은 법 제11조의2제1항에 따라 「약사법」 제68조의3제1항에 따른 한국의약품안전관리원(이하 “한국의약품안전관리원”이라 한다)을 마약류통합정보관리센터(이하 “통합정보센터”라 한다)로 지정하고, 법 제11조의2제1항 각 호의 업무를 위탁한다.<개정 2016. 11. 1., 2020. 6. 2., 2024. 1. 30.>

② 통합정보센터의 장은 매 회계연도 시작 전까지 다음 연도의 사업계획서와 다음 각 호의 서류를 첨부한 예산서를 이사회에서 의결한 후 식품의약품안전처장의 승인을 받아야 한다. 사업계획서와 예산서를 변경하는 경우에도 또한 같다.<신설 2016. 11. 1., 2020. 6. 2., 2021. 1. 5.>

1. 추정재무상태표
2. 추정손익계산서
3. 자금의 수입·지출 계획서

[본조신설 2015. 7. 20.]

제8조의2(통합정보센터의 업무수행 등을 위한 요청 자료의 범위) 법 제11조의2제2항 전단에서 “대통령령으로 정하는 자료”란 다음 각 호의 자료를 말한다.

1. 「주민등록법」 제30조제1항에 따른 주민등록전산정보자료
2. 「가족관계의 등록 등에 관한 법률」 제11조제4항에 따른 전산정보자료
3. 「출입국관리법」에 따른 다음 각 목의 자료
   가. 「출입국관리법」 제3조·제6조·제12조 및 제28조에 따른 출입국 기록에 관한 자료
   나. 「출입국관리법」 제31조 및 제32조에 따른 외국인등록사항(외국인등록번호를 포함한다)에 관한 자료
4. 「재외동포의 출입국과 법적 지위에 관한 법률」 제6조에 따른 국내거소신고사항(국내거소신고번호 및 거주국에 관한 사항을 포함한다)에 관한 자료
5. 「의료법」에 따른 다음 각 목의 자료
   가. 「의료법」 제11조제2항에 따라 의사·치과의사·한의사의 면허에 관한 사항을 등록한 등록대장
   나. 「의료법」 제18조제1항에 따른 처방전
   다. 「의료법」 제22조제1항에 따른 진료기록부 또는 같은 법 제23조제1항에 따른 진료기록부에 대한 전자의무기록(진료를 받은 사람의 인적사항, 주된 증상 및 치료 내용에 관한 사항만 해당한다)
   라. 「의료법」 제65조 및 제66조에 따른 의사·치과의사·한의사의 면허취소 및 자격정지 등의 행정처분에 관한 자료
6. 「약사법」에 따른 다음 각 목의 자료
   가. 「약사법」 제6조제1항에 따라 약사·한약사의 면허에 관한 사항을 등록한 등록대장
   나. 「약사법」 제23조의3제1항에 따른 의약품안전사용정보시스템을 활용한 의약품정보의 확인에 관한 자료
   다. 「약사법」 제29조에 따라 보존하고 있는 처방전
   라. 「약사법」 제30조제1항에 따른 조제기록부(환자의 인적사항, 처방약품명, 처방 일수 및 조제 내용에 관한 사항만 해당한다)
   마. 「약사법」 제47조의3제2항 본문에 따른 의약품(마약류만 해당한다)의 공급 내역에 관한 자료
   바. 「약사법」 제79조에 따른 약사·한약사의 면허취소 및 자격정지 등의 행정처분에 관한 자료
7. 「수의사법」에 따른 다음 각 목의 자료
   가. 「수의사법」 제6조제1항에 따라 수의사의 면허에 관한 사항을 등록한 면허대장
   나. 「수의사법」 제12조의2제1항에 따른 처방전
   다. 「수의사법」 제13조제1항에 따른 진료부(동물의 소유자·관리인의 성명·주소, 병명, 주요 증상 및 사용한 마약·향정신성의약품의 품명·수량에 관한 사항만 해당한다)
   라. 「수의사법」 제32조에 따른 수의사의 면허취소 및 효력정지 등의 행정처분에 관한 자료
8. 「관세법」 제241조제1항에 따른 물품(마약류만 해당한다)의 수출·수입 또는 반송의 신고에 관한 자료

[본조신설 2020. 6. 2.]

제8조의3(마약류통합관리시스템의 구축·운영) ① 식품의약품안전처장은 법 제11조의3에 따른 마약류통합관리시스템(이하 “마약류통합관리시스템”이라 한다)의 구축·운영을 위해 필요하다고 인정하는 경우에는 관계 행정기관, 공공기관, 법인·단체 또는 전문가 등에게 의견이나 자료

의 제출 등 필요한 협조를 요청할 수 있다.

② 식품의약품안전처장은 마약류통합관리시스템의 효율적 개선·정비를 위해 필요하다고 인정하는 경우에는 마약류통합관리시스템의 업무 과정, 업무 성과 또는 안전성 확보 조치 등에 관한 평가체계를 마련하여 주기적으로 이를 평가할 수 있다. 다만, 식품의약품안전처장이 중대하거나 긴급한 평가가 필요하다고 인정하는 경우에는 수시로 평가할 수 있다.

③ 식품의약품안전처장은 마약류통합관리시스템에서 관리하는 정보의 유출·위조·변조 또는 훼손 등을 방지하기 위해 다음 각 호의 기술적 또는 물리적 조치 등을 취할 수 있다.

1. 마약류통합관리시스템의 접근 통제를 위한 접근 권한자 등의 지정·관리
2. 마약류통합관리시스템의 불법 접근 방지를 위한 방화벽, 침입탐지시스템 또는 침입차단시스템 등의 설치·운영
3. 마약류통합관리시스템에서 관리하는 정보에 대한 암호화 조치 또는 보안프로그램 등의 설치·갱신
4. 마약류통합관리시스템에 대한 접속기록 및 사용기록 등의 보관·관리
5. 마약류통합관리시스템과 연계되어 운영되는 다른 정보시스템에 대한 보안성 검토 및 점검 실시

④ 식품의약품안전처장은 마약류통합관리시스템을 활용하여 다음 각 호의 업무를 수행할 수 있다.

1. 법 제11조의2제1항 각 호 외의 부분에 따른 마약류 통합정보(이하 "마약류 통합정보"라 한다)의 수집·조사·이용·제공 및 분석 등의 업무
2. 법 제11조의2제1항제6호에 따른 외부 소프트웨어의 기능 검사 및 결과 공개
3. 법 제11조의4제1항 및 같은 조 제2항 단서에 따른 마약류 통합정보의 제공
4. 법 제11조의5에 따른 마약류 통합정보의 가공 및 활용
5. 그 밖에 제1호부터 제4호까지의 업무와 유사한 것으로서 식품의약품안전처장이 마약류통합관리시스템을 활용하여 처리하는 것이 적정하다고 인정하는 업무

[본조신설 2020. 6. 2.]

제8조의4(마약류 통합정보의 제공) ① 법 제11조의4제1항에서 "대통령령으로 정하는 행정기관 및 공공기관"이란 다음 각 호의 구분에 따른 기관을 말한다.

1. 다음 각 목의 행정기관
   가. 기획재정부
   나. 교육부
   다. 외교부
   라. 법무부
   마. 행정안전부
   바. 보건복지부
   사. 방송통신위원회
   아. 국가정보원
   자. 관세청
   차. 통계청
   카. 대검찰청
   타. 경찰청
   파. 해양경찰청
   하. 그 밖에 마약류의 취급·관리와 관련이 있는 중앙행정기관 또는 지방자치단체의 행정기관 중 식품의약품안전처장이 마약류 통합정보[「개인정보 보호법」 제2조제1호에 따른 개인정보(이하 "개인정보"라 한다)는 제외한다]의 제공이 필요하다고 인정하는 행정기관
2. 다음 각 목의 공공기관
   가. 「국민건강보험법」 제13조에 따른 국민건강보험공단
   나. 「국민건강보험법」 제62조에 따른 건강보험심사평가원

② 식품의약품안전처장 및 통합정보센터의 장은 법 제11조의4제2항 각 호 외의 부분 단서에 따라 마약류 통합정보를 제공하는 경우에는 다음 각 호의 기준에 따라야 한다.

1. 마약류통합관리시스템을 통해 제공할 것. 다만, 제공하는 정보의 내용·성격 또는 정보 제공의 목적·방식 등에 비추어 마약류통합관리시스템으로 제공하는 것이 적절하지 않다고 식품의약품안전처장이 인정하는 경우에는 그렇지 않다.
2. 제공되는 마약류 통합정보의 이용 또는 활용 목적을 고려하여 해당 업무 수행에 필요한 최소한의 범위에서 제공할 것
3. 제공되는 마약류 통합정보를 목적 외의 용도로 이용 또는 활용하거나 다른 제3자에게 제공해서는 안 된다는 것을 분명히 밝힐 것
4. 제공되는 마약류 통합정보에 개인정보가 포함된 경우에는 해당 개인정보에 대한 보호 대책을 요청할 것. 다만, 법 제11조의4제2항제2호에 따라 제공하거나 마약류통합관리시스템을 통해 열람의 형식으로 제공하는 경우에는 그렇지 않다.

[본조신설 2020. 6. 2.]

제8조의5(마약류 통합정보의 가공 및 활용) ① 식품의약품안전처장 및 통합정보센터의 장은 법 제11조의5에 따라 마약류 통합정보(개인정보는 제외한다. 이하 이 조에서 같다)의 효율적 가공·활용을 위해 필요하다고 인정하는 경우에는 관계 행정기관, 공공기관, 법인·단체 또는 전문가 등에게 의견이나 자료의 제출 등 필요한 협조를 요청할 수 있다.

② 식품의약품안전처장 및 통합정보센터의 장은 마약류통합관리시스템을 통해 마약류 통합정보를 가공하여 활용할 수 있으며, 해당 마약류 통합정보를 가공하는 경우에도 그 활용 목적 등을 고려하여 해당 통합정보의 안전성에 지장을 초래하지 않는 범위에서 가공해야 한다.

③ 식품의약품안전처장 및 통합정보센터의 장은 법 제11조의5에 따라 마약류 오남용에 관한 통계 자료 등을 제공받은 자에 대해서는 해당 통계 자료 등을 활용하여 달성한 업무 실적이나 그 결과물 등을 제출해 줄 것을 요청할 수 있다.

[본조신설 2020. 6. 2.]

마약류 관리에 관한 법률 시행규칙

제22조의2(마약류통합정보관리센터의 업무) 법 제11조의2제1항제7호에서 "총리령으로 정하는 사항"이란 다음 각 호의 업무에 관한 사항을 말한다.

1. 마약류통합관리시스템의 관리
2. 대마의 취급·관리에 관하여 보고된 정보의 수집·조사·이용 및 제공

3. 그 밖에 마약류의 통합정보 관리를 위해 식품의약품안전처장이 필요하다고 인정하는 업무

[전문개정 2021. 4. 12.]

제12조(사고 마약류 등의 처리) ① 마약류취급자 또는 마약류취급승인자는 소지하고 있는 마약류에 대하여 다음 각 호의 어느 하나에 해당하는 사유가 발생하면 총리령으로 정하는 바에 따라 해당 허가관청(마약류취급의료업자의 경우에는 해당 의료기관의 개설허가나 신고관청을 말하며, 마약류소매업자의 경우에는 약국 개설 등록관청을 말한다. 이하 같다)에 지체 없이 그 사유를 보고하여야 한다. <개정 2013. 3. 23., 2016. 2. 3.>

1. 재해로 인한 상실(喪失)
2. 분실 또는 도난
3. 변질·부패 또는 파손

② 마약류취급자 또는 마약류취급승인자가 소지하고 있는 마약류를 다음 각 호의 어느 하나에 해당하는 사유로 폐기하려는 경우에는 총리령으로 정하는 바에 따라 폐기하여야 한다.<개정 2013. 3. 23., 2016. 2. 3.>

1. 제1항제3호에 해당하는 사유
2. 유효기한 또는 사용기한의 경과
3. 유효기한 또는 사용기한이 지나지 아니하였으나 재고관리 또는 보관을 하기에 곤란한 사유

[전문개정 2011. 6. 7.]

마약류 관리에 관한 법률 시행규칙

제23조(사고마약류 등의 처리) ① 마약류취급자 또는 마약류취급승인자가 법 제12조제1항에 따라 사고마약류의 보고를 하려는 경우에는 그 사유가 발생한 것을 안 날부터 5일 이내에 별지 제25호서식에 따른 보고서(전자문서로 된 보고서를 포함한다)에 그 사실을 증명하는 서류(전자문서를 포함한다)를 첨부하여 지방식품의약품안전청장, 특별시장·광역시장·특별자치시장·도지사 또는 특별자치도지사(이하 "시·도지사"라 한다) 또는 시장·군수·구청장에게 제출해야 한다. 다만, 법 제12조제1항제3호의 사유가 발생하여 보고하는 경우에는 그 사실을 증명하는 서류를 첨부하지 않는다. <개정 2006. 5. 23., 2008. 10. 31., 2012. 6. 15., 2013. 10. 31., 2023. 6. 2.>

② 제1항의 규정에 의하여 사고마약류의 보고를 받은 지방식품의약품안전청장, 시·도지사 또는 시장·군수·구청장은 이를 식품의약품안전처장에게 보고하여야 한다.<개정 2012. 6. 15., 2013. 3. 23.>

③ 제1항의 사실을 증명하는 서류(전자문서를 포함한다)는 다음 각 호의 기관에서 발급하는 서류에 한한다.<개정 2006. 5. 23., 2008. 10. 31.>

1. 법 제12조제1항제1호의 사유 : 관할 시·도지사
2. 법 제12조제1항제2호의 사유 : 수사기관

④ 마약류취급자 또는 마약류취급승인자는 법 제12조제2항 각 호에 해당하는 사고마약류 등을 폐기하려는 때에는 별지 제26호서식에 따른 신청서(전자문서로 된 신청서를 포함한다)를 지방식품의약품안전청장, 시·도지사 또는 시장·군수·구청장에게 제출하여야 한다.<개정 2006. 5. 23., 2008. 10. 31., 2012. 6. 15., 2013. 10. 31.>

⑤ 제4항에 따른 폐기신청을 받은 지방식품의약품안전청장, 시·도지사 또는 시장·군수·구청장은 해당 폐기처분대상 마약류가 법 제12조제2항 각 호에 해당하는지 여부 등을 관계 공무원 참관하에 확인한 후 이를 영 제21조 각 호의 어느 하나에 해당하는 폐기방법에 따라 폐기처분해야 한다.<개정 2003. 11. 17., 2008. 10. 31., 2012. 6. 15., 2018. 10. 31., 2021. 9. 10.>

⑥ 제5항에 따라 마약류를 폐기처분한 지방식품의약품안전청장, 시·도지사 또는 시장·군수·구청장은 별지 제27호서식에 따른 보고서(전자문서로 된 보고서를 포함한다)를 지체없이 식품의약품안전처장에게 제출하여야 한다.<개정 2006. 5. 23., 2012. 6. 15., 2013. 3. 23.>

[제목개정 2008. 10. 31.]

제13조(자격 상실자의 마약류 처분) ① 마약류취급자(마약류관리자는 제외한다)가 제8조 및 제44조에 따라 마약류취급자 자격을 상실한 경우에는 해당 마약류취급자·상속인·후견인·청산인 및 합병 후 존속하거나 신설된 법인은 보유하고 있는 마약류를 총리령으로 정하는 바에 따라 해당 허가관청의 승인을 받아 마약류취급자에게 양도하여야 한다. 다만, 그 상속인이나 법인이 마약류취급자인 경우에는 해당 허가관청의 승인을 받아 이를 양도하지 아니할 수 있으며, 대마재배자의 상속인이나 그 상속 재산의 관리인·후견인 또는 법인이 대마재배자가 되려고 신고하는 경우에는 해당 연도에 한정하여 제6조제1항제5호에 따른 허가를 받은 것으로 본다. <개정 2013. 3. 23., 2015. 5. 18.>

② 제1항에 따라 마약 또는 향정신성의약품의 양도 등을 승인한 허가관청은 승인에 관한 사항을 총리령으로 정하는 바에 따라 식품의약품안전처장에게 알려야 한다.<신설 2015. 5. 18.>

③ 특별자치시장·시장·군수 또는 구청장은 제1항 단서에 따른 신고를 받은 경우에는 그 내용을 검토하여 이 법에 적합하면 신고를 수리하여야 한다.<신설 2018. 12. 11.>

[전문개정 2011. 6. 7.]

마약류 관리에 관한 법률 시행규칙

제24조(자격상실자의 마약류처리) ① 법 제13조제1항 본문에 따라 마약류취급자(마약류관리자를 제외한다)가 법 제8조 및 법 제44조의 규정에 의하여 마약류취급자의 자격을 상실한 때에 당해 마약류취급자·

상속인·후견인·청산인 및 합병후 존속 또는 신설된 법인이 보유하고 있는 마약류의 양도에 관한 승인을 얻고자 하는 경우에는 별지 제14호서식에 따른 신청서(전자문서로 된 신청서를 포함한다)에 계약서를 첨부하여 해당 허가관청에 제출하여야 한다. <개정 2006. 5. 23., 2012. 6. 15., 2018. 2. 9.>

② 법 제8조 및 제44조에 따라 자격을 상실한 마약류취급자(마약류관리자는 제외한다)의 상속인이나 합병 후 존속 또는 신설된 법인이 마약류취급자에 해당하여 법 제13조제1항 단서에 따라 보유하고 있는 마약류를 양도하지 아니하기 위해서는 별지 제14호의2서식에 따른 마약류 양도 제외 승인 신청서(전자문서를 포함한다)를 작성하여 해당 허가관청에 제출하여야 한다.<신설 2018. 10. 31.>

③ 법 제13조제1항 단서에 따라 대마재배자의 상속인이나 그 상속재산의 관리인·후견인 또는 법인이 대마재배자가 되고자 하는 때에는 별지 제28호서식에 따른 신고서(전자문서로 된 신고서를 포함한다)를 관할 특별자치시장·시장·군수 또는 구청장에게 제출하여야 한다.<개정 2006. 5. 23., 2012. 6. 15., 2018. 2. 9., 2018. 10. 31.>

④ 제1항부터 제3항까지의 규정에 따른 신청 또는 신고는 마약류취급자의 자격이 상실된 날부터 20일 이내에 하여야 한다.<개정 2018. 10. 31.>

⑤ 법 제13조제2항에 따라 허가관청이 마약 또는 향정신성의약품의 양도 등의 승인에 관한 사항을 식품의약품안전처장에게 알리려는 경우에는 별지 제28호의2서식에 따른 보고서를 작성하여 식품의약품안전처장에게 제출하여야 한다. 보고 사항을 변경하고자 할 경우에는 별지 제28호의3서식에 따른 보고서를 작성하여 식품의약품안전처장에게 제출하여야 한다.<신설 2018. 2. 9., 2018. 10. 31.>

제14조(광고) ① 제3조제12호에도 불구하고 마약류제조업자·마약류수출입업자는 제18조 또는 제21조에 따라 품목허가를 받은 마약 또는 향정신성의약품을 의학·약학·수의학에 관한 전문가 등을 대상으로 하는 매체 또는 수단에 의한 경우에 한정하여 광고할 수 있다. <개정 2016. 12. 2., 2020. 3. 31.>

② 제1항에 따른 광고의 매체 또는 수단은 다음 각 호와 같다.<신설 2020. 3. 31.>

1. 의학·약학·수의학에 관한 사항을 전문적으로 취급하는 신문 또는 잡지
2. 제품설명회. 이 경우 설명 내용에는 부작용 등 사용 시 주의사항에 관한 정보가 포함되어야 한다.

③ 제1항에 따른 마약 또는 향정신성의약품에 관한 광고의 기준은 총리령으로 정한다.<개정 2013. 3. 23., 2016. 12. 2., 2020. 3. 31.>

[전문개정 2011. 6. 7.]

마약류 관리에 관한 법률 시행규칙

제25조(마약 및 향정신성의약품의 광고기준) 법 제14조제3항에 따른 마약 및 향정신성의약품의 광고기준은 다음 각호와 같다. <개정 2020. 5. 22.>

1. 마약 및 향정신성의약품의 명칭, 제조방법, 효능이나 효과에 관하여 허가를 받은 사항 외의 광고를 하여서는 아니된다.
2. 마약 및 향정신성의약품의 효능이나 효과를 광고하는 때에는 다음 각목의 광고를 하여서는 아니된다.
   가. 우수한 치료효과를 나타낸다는 등으로 그 사용결과를 표시 또는 암시하는 광고
   나. 적응증상을 서술적 또는 위협적인 표현으로 표시 또는 암시하는 광고
   다. 마약 및 향정신성의약품의 사용을 직접 또는 간접적으로 강요하는 광고
3. 마약 및 향정신성의약품의 사용에 있어서 이를 오·남용하게 할 염려가 있는 표현의 광고를 하여서는 아니된다.
4. 마약 및 향정신성의약품에 관하여 의사·치과의사·수의사 또는 약사나 기타의 자가 이를 지정·공인·추천·지도 또는 신용하고 있다는 등의 광고를 하여서는 아니된다.
5. 의사·치과의사·수의사 또는 약사가 마약 및 향정신성의약품의 제조방법, 효능이나 효과 등에 관하여 연구 또는 발견한 사실에 대하여 의학 또는 약학상 공인된 사항 이외의 광고를 하여서는 아니된다.
6. 마약 및 향정신성의약품에 관하여 그 사용자의 감사장이나 체험기를 이용하거나 구입·주문쇄도 기타 이와 유사한 뜻을 표현하는 광고를 하여서는 아니된다.
7. 마약 및 향정신성의약품의 제조방법, 효능이나 효과 등에 관하여 광고에 문헌을 인용하는 경우에는 의학 또는 약학상 인정된 문헌에 한하여 인용하되, 인용문헌의 본뜻을 정확하게 전하여야 하며 연구자의 성명, 문헌명과 발표연월일을 명시하여야 한다.
8. 마약 및 향정신성의약품을 광고할 때에는 다른 의약품·마약 또는 향정신성의약품을 비방하거나 비난한다고 의심되는 광고 또는 외국제품과 유사하다거나 보다 우수하다는 내용 등의 모호한 표현의 광고를 하여서는 아니된다.
9. 마약 및 향정신성의약품의 부작용을 부정하는 표현 또는 부당하게 안전성을 강조하는 표현의 광고를 하여서는 아니된다.
10. 마약 및 향정신성의약품을 판매하는 때에는 사은품 또는 현상품을 제공하거나 마약 및 향정신성의약품을 상품으로 제공하는 방법에 의한 광고를 하여서는 아니된다.

제15조(마약류의 저장) 마약류취급자, 마약류취급승인자 또는 제4조제2항제3호부터 제5호까지 및 제5조의2제6항 각 호에 따라 마약류나 예고임시마약류 또는 임시마약류를 취급하는 자는 그 보관·소지 또는 관리하는 마약류나 예고임시마약류 또는 임시마약류를 총리령으로 정하는 바에 따라 다른

의약품과 구별하여 저장하여야 한다. 이 경우 마약은 잠금장치가 되어 있는 견고한 장소에 저장하여야 한다. <개정 2013. 3. 23., 2014. 3. 18., 2016. 2. 3., 2018. 3. 13.>

[전문개정 2011. 6. 7.]

마약류 관리에 관한 법률 시행규칙

제26조(마약류의 저장) 법 제15조에 따른 마약류, 예고임시마약류 또는 임시마약류의 저장기준은 다음 각 호와 같다. <개정 2012. 6. 15., 2014. 11. 4., 2018. 10. 31., 2019. 3. 12., 2020. 5. 22.>

1. 마약류, 예고임시마약류 또는 임시마약류의 저장장소(대마의 저장장소를 제외한다)는 마약류취급자, 마약류취급승인자 또는 법 제4조제2항제3호부터 제5호까지 및 법 제5조의2제6항 각 호에 따라 마약류, 예고임시마약류 또는 임시마약류를 취급하는 자의 업소 또는 사무소(법 제57조 및 「약사법 시행규칙」 제37조제2항에 따라 마약류의 보관·배송 등의 업무를 위탁받은 마약류도매업자의 업소 또는 사무소를 포함한다)안에 있어야 하고, 마약류, 예고임시마약류 또는 임시마약류저장시설은 일반인이 쉽게 발견할 수 없는 장소에 설치하되 이동할 수 없도록 설치할 것
2. 마약은 이중으로 잠금장치가 설치된 철제금고(철제와 동등 이상의 견고한 재질로 만들어진 금고를 포함한다)에 저장할 것
3. 향정신성의약품, 예고임시마약류 또는 임시마약류는 잠금장치가 설치된 장소에 저장할 것. 다만, 마약류소매업자·마약류취급의료업자 또는 마약류관리자가 원활한 조제를 목적으로 업무시간중 조제대에 비치하는 향정신성의약품은 제외한다.
4. 대마의 저장장소에는 대마를 반출·반입하는 경우를 제외하고는 잠금장치를 설치하고 다른 사람의 출입을 제한하는 조치를 취할 것

[전문개정 2003. 11. 17.]

제16조(봉함) ① 다음 각 호의 어느 하나에 해당하는 자가 마약류를 판매하거나 수출 또는 양도할 때에는 그 용기나 포장을 봉함(封緘)하여야 한다. 이 경우 봉함은 그 봉함을 뜯지 아니하고서는 용기나 포장을 개봉할 수 없고, 개봉한 후에는 쉽게 원상으로 회복시킬 수 없도록 하여야 한다. <개정 2013. 3. 23., 2016. 2. 3.>

1. 마약류수출입업자
2. 마약류제조업자
3. 마약류원료사용자
4. 마약류취급학술연구자
5. 마약류취급승인자

② 마약류취급자·마약류취급승인자는 제1항에 따라 봉함을 하지 아니한 마약류를 수수하지 못한다. 다만, 다음 각 호의 어느 하나에 해당하는 경우에는 그러하지 아니하다.<개정 2013. 3. 23., 2016. 2. 3.>

1. 마약류취급자가 제9조제2항제3호에 따라 소유 또는 관리하던 마약 또는 향정신성의약품을 원소유자 등 마약류취급자에게 반품하려는 경우
2. 제13조에 따라 보유하고 있는 마약류를 마약류취급자에게 양도하는 경우 등 대통령령으로 정하는 사유로 식품의약품안전처장의 승인을 받은 경우

[전문개정 2011. 6. 7.]

마약류 관리에 관한 법률 시행규칙

제27조 삭제 <2018. 2. 9.>

제28조 삭제 <2018. 2. 9.>

마약류 관리에 관한 법률 시행령

제9조(봉함하지 아니한 마약류의 수수) 법 제16조제2항제2호에서 "제13조에 따라 보유하고 있는 마약류를 마약류취급자에게 양도하는 경우 등 대통령령으로 정하는 사유"란 다음 각 호의 사유를 말한다. <개정 2013. 3. 23., 2016. 11. 1.>

1. 법 제13조제1항에 따라 허가관청의 승인을 받아 수수하는 경우
2. 마약류취급학술연구자가 학술연구를 위하여 수수하는 경우
3. 공무상 필요에 따라 연구 및 시험용으로 제품 또는 반제품(半製品)으로 수수하려는 경우

[전문개정 2012. 6. 7.]

[제목개정 2017. 10. 17.]

마약류 관리에 관한 법률 시행규칙

제29조(봉함하지 아니한 마약류의 수수 승인신청) 법 제16조제2항제2호 및 영 제9조에 따라 봉함하지 아니한 마약류를 수수하고자 하는 자는 별지 제33호서식에 따른 신청서(전자문서로 된 신청서를 포함한다)에 그 사유서(전자문서를 포함한다)를 첨부하여 식품의약품안전처장에게 제출하여야 한다. 다만, 마약류취급학술연구자가 봉함하지 아니한 마약류를 수수하려는 때에는 지방식품의약품안전청장에게 제출하여야 한다. <개정 2006. 5. 23., 2008. 10. 31., 2012. 6. 15., 2013. 3. 23., 2018. 2. 9.>

[제목개정 2018. 2. 9.]

제17조(용기 등의 기재사항) ① 마약, 향정신성의약품 및 한외마약의 용기·포장 또는 첨부 문서에는 총리령으로 정하는 사항을 기재하여야 한다. <개정 2013. 3. 23., 2016. 2. 3.>

② 마약 및 향정신성의약품의 용기·포장 및 첨부 문서에는 총리령으로 정하는 바에 따라 붉은색으로 표시된 "마약" 또는 "향정신성"이라는 문자를 다른 문자·기사·그림 또는 도안보다 쉽게 볼 수 있는 부분에 표시하여야 한다.<신설 2016. 2. 3.>

[전문개정 2011. 6. 7.]

마약류 관리에 관한 법률 시행규칙

제30조(용기 등의 기재사항) ① 법 제17조제1항에 따라 마약류수출입업자, 마약류제조업자 또는 마약류원료사용자가 제32조제1항에 따라 품목허가를 받은 마약·향정신성의약품 또는 한외마약의 용기·포장 또는 첨부문서에 기재하여야 하는 사항은 다음 각 호와 같다. <개정 2018. 10. 31.>

1. 마약류수출입업자·마약류제조업자 또는 마약류원료사용자의 상호 및 주소(위탁제조한 경우에는 수탁제조소의 명칭과 주소를 포함한다)
2. 제품명
3. 제조번호와 유효기한 또는 사용기한
4. 중량, 용량 또는 개수
5. 대한민국약전에서 용기·포장 및 첨부문서에 기재하도록 정한 사항
6. 붉은색으로 표시된 "마약"·"향정신성" 또는 "한외마약"이라는 문자
7. 저장방법
8. 품목허가증에 기재된 모든 성분의 명칭, 유효성분의 분량(유효성분이 분명하지 아니한 것은 그 본질 및 그 제조방법의 요지를 말한다) 및 보존제의 분량. 다만, 다음 각 목의 성분은 기재를 생략할 수 있다.
   가. 보존제를 제외한 소량 함유 성분
   나. 제34조에 따른 품목허가증에 기재된 성분 중 원료약품·원자재 및 그 분량에 기재된 원료명 이외의 성분으로서 별도 규격 등으로 정하는 성분
9. 성상(性狀)
10. 효능·효과
11. 용법·용량
12. "전문의약품"이라는 문자
13. 그 밖에 사용 또는 취급 시 필요한 주의사항

② 법 제17조제1항에 따라 마약류수출입업자 또는 마약류제조업자가 제32조제1항에 따른 품목허가를 받은 마약·향정신성의약품 및 자가치료 목적으로 수입하는 마약·향정신성의약품을 제외한 마약·향정신성의약품의 용기 또는 포장에 기재하여야 하는 사항은 다음 각 호와 같다.<신설 2018. 10. 31.>

1. 영 별표 1부터 별표 7까지에 규정된 품명에 따른 유효성분의 명칭(그 염 및 이성체 또는 이성체의 염을 포함한다) 및 분량
2. 마약류수출입업자 또는 마약류제조업자의 상호
3. 제조번호와 유효기한 또는 사용기한
4. 중량, 용량 또는 개수
5. 저장방법
6. 붉은색으로 표시된 "마약" 또는 "향정신성"이라는 문자
7. 마약류통합관리시스템에서 부여한 품목코드

③ 법 제17조제2항 및 이 규칙 제30조제1항에 따라 표시하는 "마약" 또는 "향정신성"이라는 문자의 크기는 한국산업규격 KS A 0201 활자의 기준 치수에서 정하는 활자의 크기를 표시하는 단위(이하 "포인트"라 한다)로 12포인트 이상이어야 하고, 제품명·유효성분명과 중량이나 용량을 제외한 다른 문자보다 크게 기재하여야 한다.<신설 2018. 2. 9., 2018. 10. 31.>

④ 제3항에도 불구하고 마약 또는 향정신성의약품을 직접 담는 용기또는 직접 포장의 면적이 좁아 그 외부의 용기나 포장에 제3항에 따른 표시를 한 경우에는 직접 담는 용기나 직접 포장에 표시하는 "마약" 또는 "향정신성"이라는 문자의 크기는 12포인트 미만으로 할 수 있다.<신설 2018. 2. 9., 2018. 10. 31.>

제31조(준용) 제30조에 규정된 사항 외에 제32조제1항에 따라 품목허가를 받은 마약·향정신성의약품 또는 한외마약의 용기 등 기재사항에 관하여는 「의약품 등의 안전에 관한 규칙」 제69조부터 제71조까지를 준용한다. 이 경우 "의약품"은"마약"·"향정신성의약품" 또는 "한외마약"으로 본다. <개정 2006. 5. 23., 2008. 10. 31., 2013. 3. 23., 2018. 10. 31.>

제4장 마약류취급자 <개정 2011. 6. 7.>

제18조(마약류 수출입의 허가 등) ① 마약류수출입업자가 아니면 마약 또는 향정신성의약품을 수출입하지 못한다.

② 마약류수출입업자가 마약 또는 향정신성의약품을 수출입하려면 총리령으로 정하는 바에 따라 다음 각 호의 허가 또는 승인을 받아야 한다.<개정 2013. 3. 23., 2014. 3. 18.>

1. 품목마다 식품의약품안전처장의 허가를 받을 것. 허가받은 사항을 변경할 때에도 같다.
2. 수출입할 때마다 식품의약품안전처장의 승인을 받을 것. 승인받은 사항을 변경할 때에도 같다.

③ 식품의약품안전처장은 제2항에 따른 허가신청에 대하여 심사 결과 적합한 것으로 인정된 경우에는 이를 허가하여야 한다.<개정 2013. 3. 23.>

④ 제2항의 경우 제44조에 따라 품목 허가의 취소처분을 받고 1년이 지나지 아니한 자에 대하여는 해당 품목의 허가를 하지 못한다. 다만, 제6조제3항제1호에 해당하여 품목 허가가 취소된 경우는 제외한다.<개정 2018. 12. 11.>

[전문개정 2011. 6. 7.]

마약류 관리에 관한 법률 시행규칙

제32조(수출입·제조품목허가신청 등) ① 법 제18조제2항제1호, 법 제21조제2항 또는 법 제24조제2항에 따라 마약·향정신성의약품 또는 한외마약의 수입 또는 제조품목허가를 받으려는 자는 별지 제34호서식에 따른 신청서(전자문서로 된 신청서를 포함한다)에 다음 각 호의 구분에 따른 서류(전자문서로 된 서류를 포함한다)를 첨부하여 식품의약품안전처장에게 제출하여야 한다.

1. 사람에게 사용할 것을 목적으로 하는 경우: 「의약품 등의 안전에 관

한 규칙」 제4조 및 제12조에 따른 서류. 다만, 「의약품 등의 안전에 관한 규칙」 제5조제1항 각 호의 어느 하나에 해당하는 경우에는 같은 규칙 제5조제2항·제3항 및 제12조에 따른 서류를 제출하여야 한다.

2. 동물용으로만 사용할 것을 목적으로 하는 경우: 「동물용 의약품등 취급규칙」 제5조제3항제1호 및 제16조제1항제1호에 따른 서류. 다만, 「동물용 의약품등 취급규칙」 제5조제2항 및 제16조제2항에 해당하는 경우에는 같은 규칙 제5조제4항제1호 또는 제16조제2항제1호에 따른 서류를 제출하여야 한다.

② 법 제18조제2항제1호에 따라 마약 또는 향정신성의약품의 수출품목허가를 받으려는 자는 별지 제34호서식에 따른 신청서(전자문서로 된 신청서를 포함한다)를 식품의약품안전처장에게 제출하여야 한다. 이 경우 식품의약품안전처장은 제34조에 따른 제조품목허가증을 확인하여야 한다.

[전문개정 2014. 11. 4.]

제33조(품목허가사항 변경허가 신청) ① 법 제18조제2항제1호 후단, 법 제21조제2항 후단 또는 법 제24조제2항 후단에 따라 마약·향정신성의약품 또는 한외마약의 수입 또는 제조품목허가 사항에 대한 변경허가를 받으려는 자는 별지 제34호의2서식에 따른 신청서(전자문서로 된 신청서를 포함한다)에 그 허가증, 변경사유서 및 그 근거서류(제32조제1항 각 호의 서류를 말하며, 전자문서를 포함한다)를 첨부하여 식품의약품안전처장에게 제출하여야 한다.

② 법 제18조제2항제1호 후단에 따라 마약 또는 향정신성의약품의 수출품목허가를 변경하려는 자는 별지 제34호의2서식에 따른 신청서(전자문서로 된 신청서를 포함한다)에 그 허가증 및 변경사유서를 첨부하여 식품의약품안전처장에게 제출하여야 한다. 이 경우 식품의약품안전처장은 제34조에 따른 제조품목허가증 변경사항을 확인하여야 한다.

[전문개정 2014. 11. 4.]

제34조(품목허가증 등) 제32조제1항·제2항 및 제33조제1항·제2항에 따라 식품의약품안전처장은 마약·향정신성의약품 또는 한외마약의 수입·수출 또는 제조품목허가(변경허가를 포함한다)를 하는 때에는 품목허가대장에 다음 사항을 적어 넣고 별지 제34호의3서식에 따른 품목허가증을 당해 신청인에게 교부하여야 한다. <개정 2012. 6. 15., 2013. 3. 23., 2014. 11. 4.>

1. 마약류취급자의 상호·종별 및 허가번호
2. 제품명
3. 품목허가번호 및 허가연월일
4. 품목변경사항 및 변경연월일(변경허가한 경우에 한한다)

제34조의2(마약류 수출입의 승인 등) ① 법 제18조제2항제2호에 따라 마약 또는 향정신성의약품의 수출 승인을 받으려는 자 또는 승인을 받은 사항에 대한 변경승인을 받으려는 자는 별지 제34호의4서식의 신청서(전자문서로 된 신청서를 포함한다)에 다음 각 호의 서류(전자문서로 된 서류를 포함한다)를 첨부하여 식품의약품안전처장에게 제출하여야 한다. <개정 2016. 11. 4.>

1. 물품매도확약서 또는 거래를 증명할 수 있는 서류
2. 수입국의 수입 승인을 증명할 수 있는 서류

② 법 제18조제2항제2호에 따라 마약 또는 향정신성의약품의 수입 승인을 받으려는 자 또는 승인을 받은 사항에 대한 변경승인을 받으려는 자는 별지 제34호의5서식의 신청서(전자문서로 된 신청서를 포함한다)에 물품매도확약서 또는 거래를 증명할 수 있는 서류(전자문서로 된 서류를 포함한다)를 첨부하여 식품의약품안전처장에게 제출하여야 한다.<신설 2016. 11. 4.>

③ 식품의약품안전처장은 제1항 또는 제2항에 따른 신청이 적합한 경우 별지 제34호의6서식에 따른 승인서를 발급하여야 하며, 변경승인을 하는 경우에는 승인서의 변경 및 처분사항란에 변경사항을 적어야 한다.<개정 2016. 11. 4.>

[본조신설 2014. 11. 4.]

제34조의3(수입허가공인증명) ① 식품의약품안전처장은 마약류수출입업자 또는 원료물질수출입업자가 마약, 향정신성의약품 또는 원료물질의 수입을 위하여 요청하는 경우 수입허가공인증명서를 발급할 수 있다.

② 제1항에 따라 수입허가공인증명서를 발급받으려는 자는 별지 제35호서식의 신청서(전자문서로 된 신청서를 포함한다)를 식품의약품안전처장에게 제출하여야 한다. 이 경우 식품의약품안전처장은 제34조의2 제3항 또는 제48조제3항에 따른 마약, 향정신성의약품 또는 원료물질 수입승인서를 확인하여야 한다.<개정 2016. 11. 4.>

[본조신설 2014. 11. 4.]

제19조 삭제 <2015. 5. 18.>

마약류 관리에 관한 법률 시행규칙

제35조 삭제 <2018. 2. 9.>

제20조(수입한 마약 등의 판매) 마약류수출입업자는 수입한 마약 또는 향정신성의약품을 마약류제조업자, 마약류원료사용자 및 마약류도매업자 외의 자에게 판매하지 못한다.

[전문개정 2011. 6. 7.]

제21조(마약류 제조의 허가 등) ① 마약류제조업자가 아니면 마약 및 향정신성의약품을 제조하지 못한다.

② 마약류제조업자가 마약 또는 향정신성의약품을 제조하려면 총리령으로 정하는 바에 따라 품목마다 식품의약품안전처장의 허가를 받아야 한다. 허가받은 사항을 변경할 때에도 또한 같다.<개정 2013. 3. 23.>

③ 제2항의 경우에는 제18조제3항 및 제4항을 준용한다.

[전문개정 2011. 6. 7.]

제22조(제조한 마약 등의 판매) ① 마약류제조업자는 제조한 마약을 마약류도매업자 외의 자에게 판매하여서는 아니 된다.

② 마약류제조업자가 제조한 향정신성의약품은 마약류수출입업자, 마약류도매업자, 마약류소매업자 또는 마약류취급의료업자 외의 자에게 판매하여서는 아니 된다.

[전문개정 2011. 6. 7.]

제23조 삭제 <2015. 5. 18.>

제24조(마약류 원료 사용의 허가 등) ① 마약류원료사용자가 아니면 마약 또는 향정신성의약품을 원료로 사용한 한외마약 또는 의약품을 제조하지 못한다.

② 마약류원료사용자가 한외마약을 제조하려면 총리령으로 정하는 바에 따라 품목마다 식품의약품안전처장의 허가를 받아야 한다. 허가받은 사항을 변경할 때에도 또한 같다.<개정 2013. 3. 23.>

③ 제2항의 경우에는 제18조제3항 및 제4항을 준용한다.

[전문개정 2011. 6. 7.]

제25조 삭제 <2015. 5. 18.>

마약류 관리에 관한 법률 시행규칙

제36조 삭제 <2018. 2. 9.>

제26조(마약류의 도매) ① 마약류도매업자는 그 영업소가 있는 특별시·광역시·특별자치시·도 또는 특별자치도 내의 마약류소매업자, 마약류취급의료업자, 마약류관리자 또는 마약류취급학술연구자 외의 자에게 마약을 판매하여서는 아니 된다. 다만, 해당 허가관청의 승인을 받아 판매하는 경우에는 그러하지 아니하다. <개정 2016. 2. 3.>

② 마약류도매업자는 마약류취급학술연구자, 마약류도매업자, 마약류소매업자, 마약류취급의료업자 또는 마약류관리자 외의 자에게 향정신성의약품을 판매하여서는 아니 된다. 다만, 해당 허가관청의 승인을 받아 판매하는 경우에는 그러하지 아니하다.

[전문개정 2011. 6. 7.]

제27조 삭제 <2015. 5. 18.>

마약류 관리에 관한 법률 시행규칙

제37조(마약류취급학술연구자의 보고 의무) 법 제35조제2항에 따라 대마를 취급하는 마약류취급학술연구자는 매 반기의 대마초의 사용(대마초 재배 현황을 포함한다) 및 연구에 대하여 매 반기가 종료된 다음 달 10일까지 별지 제43호서식에 따른 보고서(전자문서로 된 보고서를 포함한다)를 지방식품의약품안전청장에게 제출하여야 한다.

[전문개정 2018. 2. 9.]

제28조(마약류의 소매) ① 마약류소매업자가 아니면 마약류취급의료업자가 발급한 마약 또는 향정신성의약품을 기재한 처방전에 따라 조제한 마약 또는 향정신성의약품을 판매하지 못한다. 다만, 마약류취급의료업자가 「약사법」에 따라 자신이 직접 조제할 수 있는 경우는 제외한다.

② 마약류소매업자는 그 조제한 처방전을 2년간 보존하여야 한다.

③ 마약류소매업자는 「전자문서 및 전자거래 기본법」 제2조제5호에 따른 전자거래를 통한 마약 또는 향정신성의약품의 판매를 하여서는 아니 된다.<개정 2012. 6. 1.>

[전문개정 2011. 6. 7.]

마약류 관리에 관한 법률 시행령

제10조 삭제 <2019. 3. 12.>

제29조 삭제 <2015. 5. 18.>

제30조(마약류 투약 등) ① 마약류취급의료업자가 아니면 의료나 동물 진료를 목적으로 마약 또는 향정신성의약품을 투약하거나 투약하기 위하여 제공하거나 마약 또는 향정신성의약품을 기재한 처방전을 발급하여서는 아니 된다.<개정 2019. 12. 3.>

② 마약류취급의료업자는 제11조의4제2항제3호에 따라 투약내역을 확인한 결과 마약 또는 향정신성의약품의 과다·중복처방 등 오남용이 우려되는 경우에는 처방 또는 투약을 하지 아니할 수 있다.<신설 2019. 12. 3.>

[전문개정 2011. 6. 7.]

마약류 관리에 관한 법률 시행령

제11조(마약의 투약) 법 제30조에 따라 마약류취급의료업자는 의료나 동물 진료를 목적으로 마약을 투약하기 위하여 제공하려는 경우에는 마약을 조제하여 제공하여야 한다.

[전문개정 2012. 6. 7.]

제31조 삭제 <2015. 5. 18.>

제32조(처방전의 기재) ① 마약류취급의료업자는 처방전에 따르지 아니하고는 마약 또는 향정신성의약품을 투약하거나 투약하기 위하여 제공하여서는 아니 된다. 다만, 다음 각 호의 어느 하나에 해당하는 경우에는 그러하지 아니하다. <개정 2019. 12. 3.>

1. 「약사법」에 따라 자신이 직접 조제할 수 있는 마약류취급의료업자가 진료기록부에 그가 사용하려는 마약 또는 향정신성의약품의 품명과 수량을 적고 이를 직접 투약하거나 투약하기 위하여 제공하는 경우
2. 「수의사법」에 따라 수의사가 진료부에 사용하려는 마약 또는 향정신성의약품의 품명과 수량을 적고 이를 동물에게 직접 투약하거나 투약하기 위하여 제공하는 경우

② 마약류취급의료업자가 마약 또는 향정신성의약품을 기재한 처방전을 발급할 때에는 그 처방전에 발급자의 업소 소재지, 상호 또는 명칭, 면허번호와 환자나 동물의 소유자·관리자의 성명 및 주민등록번호를 기입하여 서명 또는 날인하여야 한다.<개정 2015. 5. 18., 2019. 12. 3.>

③ 제1항과 제2항에 따른 처방전 또는 진료기록부(「전자서명법」에 따른 전자서명이 기재된 전자문서를 포함한다)는 2년간 보존하여야 한다.<개정 2015. 5. 18.>

[전문개정 2011. 6. 7.]

제33조(마약류관리자) ① 4명 이상의 마약류취급의료업자가 의료에 종사하는 의료기관의 대표자는 그 의료기관에 마약류관리자를 두어야 한다. 다만, 향정신성의약품만을 취급하는 의료기관의 경우에는 그러하지 아니하다.

② 제1항의 마약류관리자가 다음 각 호의 어느 하나에 해당하는 경우에는 해당 의료기관의 대표자는 다른 마약류관리자(다른 마약류관리자가 없는 경우에는 후임 마약류관리자가 결정될 때까지 그 의료기관에 종사하는 마약류취급의료업자)에게 관리 중인 마약류를 인계하게 하고 그 이유를 해당 허가관청에 신고하여야 한다.<개정 2018. 12. 11.>

1. 제8조제5항에 따라 마약류관리자 지정의 효력이 상실된 경우
2. 제44조에 따라 마약류취급자의 지정이 취소되거나 업무정지처분을 받은 경우

[전문개정 2011. 6. 7.]

마약류 관리에 관한 법률 시행령

제12조(기록의 인계) 법 제33조제2항에 따라 의료기관의 대표자는 관리 중인 마약류를 인계하는 경우에는 해당 마약류를 취급한 기록을 함께 인계하여야 한다. <개정 2016. 11. 1.>

[전문개정 2012. 6. 7.]

제34조(마약 등의 관리) 마약류관리자가 있는 의료기관이 마약 및 향정신성의약품을 관리할 때에는 그 마약류관리자가 해당 의료기관에서 투약하거나 투약하기 위하여 제공할 목적으로 구입 또는 관리하는 마약 및 향정신성의약품이 아니면 이를 투약하거나 투약하기 위하여 제공하지 못한다.

[전문개정 2011. 6. 7.]

제35조(마약류취급학술연구자) ① 마약류취급학술연구자가 아니면 마약류를 학술연구의 목적에 사용하지 못한다.

② 마약류취급학술연구자가 대마초를 재배하거나 대마를 수입하여 학술연구에 사용하였을 때에는 총리령으로 정하는 바에 따라 그 사용(대마초 재배 현황을 포함한다) 및 연구에 관한 장부를 작성하고, 그 내용을 식품의약품안전처장에게 보고하여야 한다.<개정 2013. 3. 23., 2015. 5. 18.>

③ 마약류취급학술연구자가 마약 또는 향정신성의약품을 학술연구에 사용하였을 때에는 총리령으로 정하는 바에 따라 그 연구에 관한 장부를 작성하여야 한다.<개정 2013. 3. 23., 2015. 5. 18.>

④ 마약류취급학술연구자는 제2항과 제3항에 따라 작성한 장부를 2년간 보존하여야 한다.

[전문개정 2011. 6. 7.]

제36조(대마재배자의 보고) ① 대마재배자는 총리령으로 정하는 바에 따라 대마초의 재배 면적과 생산 현황 및 수량을 특별자치시장·시장·군수 또는 구청장에게 보고하여야 한다. <개정 2013. 3. 23., 2016. 2. 3.>

② 대마재배자는 그가 재배한 대마초 중 그 종자·뿌리 및 성숙한 줄기를 제외하고는 이를 소각(燒却)·매몰하거나 그 밖에 그 유출을 방지할 수 있는 방법으로 폐기하고 그 결과를 총리령으로 정하는 바에 따라 특별자치시장·시장·군수 또는 구청장에게 보고하여야 한다.<개정 2013. 3. 23., 2016. 2. 3.>

[전문개정 2011. 6. 7.]

마약류 관리에 관한 법률 시행규칙

제38조(대마재배자의 보고) 법 제36조제1항의 규정에 의하여 대마초의 재배면적·생산현황 및 수량을 보고하고자 하는 대마재배자는 매년 2회(전반기에는 5월31일까지, 하반기에는 매년 11월 30일까지) 별지 제44호서식에 따른 보고서(전자문서로 된 보고서를 포함한다)를 특별자치

시장·시장·군수 또는 구청장에게 제출하여야 한다. <개정 2006. 5. 23., 2012. 6. 15., 2018. 2. 9.>

제39조(대마의 폐기보고) 법 제36조제2항에 따라 대마재배자는 그가 재배한 대마초중 종자·뿌리 및 성숙한 줄기를 제외하고는 이를 특별자치시장·시장·군수 또는 구청장이 지정하는 공무원의 참관하에 폐기해야 하며, 참관자의 확인을 받아 그 폐기한 날부터 10일 이내에 별지 제45호서식에 따른 보고서(전자문서로 된 보고서를 포함한다)를 특별자치시장·시장·군수 또는 구청장에게 제출해야 한다. <개정 2006. 5. 23., 2012. 6. 15., 2018. 2. 9., 2021. 9. 10.>

제37조(허가 등의 제한) 허가관청은 제6조, 제18조, 제21조 및 제24조에 따른 허가 또는 지정을 할 때에 마약류의 오용이나 남용으로 인하여 국민보건에 위해를 끼칠 우려가 있다고 인정하는 경우에는 특정 지역 또는 특정 품목을 한정하여 허가 또는 지정을 하지 아니할 수 있다. 이 경우 특정 지역 또는 특정 품목에 관한 사항은 미리 공고하여야 한다.

[전문개정 2011. 6. 7.]

제38조(마약류취급자의 관리의무) ① 마약류제조업자 또는 마약류원료사용자는 그 업무에 종사하는 종업원의 지도·감독과 품질관리, 그 밖에 마약·향정신성의약품 및 한외마약에 관한 업무에 대하여 총리령으로 정하는 사항을 준수하여야 한다. <개정 2013. 3. 23.>

② 마약류취급자는 변질·부패·오염 또는 파손되었거나 사용기간 또는 유효기간이 지난 마약류를 판매하거나 사용하여서는 아니 된다.

③ 마약류취급자가 그 업무에 종사할 때에는 의료용 마약류의 도난 및 유출을 방지하기 위하여 대통령령으로 정하는 사항을 준수하여야 한다.

[전문개정 2011. 6. 7.]

마약류 관리에 관한 법률 시행규칙

제40조(마약류제조업자 또는 마약류원료사용자의 준수사항) 법 제38조제1항의 규정에 의하여 마약류제조업자 또는 마약류원료사용자가 준수하여야 하는 사항은 다음 각호와 같다. <개정 2003. 11. 17., 2012. 6. 15.>

1. 보건위생상의 위해가 없도록 그 제조소 및 제조시설을 위생적으로 관리할 것
2. 종업원에 대한 지도·감독을 철저히 하여 보건위생상의 사고가 발생하지 아니하도록 할 것
3. 보건위생상의 위해가 발생할 염려가 있는 물건은 이를 제조소에 두지 아니할 것
4. 마약 또는 향정신성의약품의 원료와 그 제품에 대한 자가시험을 행하고 그 시험을 행한 기록을 작성·비치하여야 하며 그 기록을 2년간 보존할 것
5. 제조관리기준서·제품표준서 등에 의하여 유효성분의 함량 등을 정확하게 생산할 것
6. 마약 또는 향정신성의약품의 원료와 그 제품이 변질되거나 부패되지 아니하도록 안전하게 일반의약품과 별도로 분리하여 저장·관리할 것
7. 제조소의 제조업무에 관하여 필요한 기록을 작성·비치할 것
8. 삭제<2018. 2. 9.>

마약류 관리에 관한 법률 시행령

제12조의2(마약류취급자의 준수사항) 법 제38조제3항에 따라 마약류취급자는 다음 각 호의 사항을 준수하여야 한다. <개정 2016. 11. 1.>

1. 마약류취급자가 보관·소지 또는 관리하는 의료용 마약류의 입고·출고 및 사용에 대한 기록을 작성하고 2년간 보관할 것. 다만, 법 제11조에 따라 마약류취급자가 보관·소지 또는 관리하는 의료용 마약류의 입고·출고 및 사용에 대하여 식품의약품안전처장에게 보고한 경우는 제외한다.
2. 의료용 마약류의 저장시설에는 마약류취급자 또는 마약류취급자가 지정한 종업원 외의 사람을 출입시켜서는 아니 되며, 저장시설을 주 1회 이상 점검하여 점검부를 작성·비치하고 이를 2년간 보존할 것
3. 종업원에 대한 지도·감독을 철저히 하여 의료용 마약류의 도난사고가 발생하지 아니하도록 할 것

[전문개정 2012. 6. 7.]

제5장 마약류 중독자 등 <개정 2019. 12. 3.>

제39조(마약 사용의 금지) 마약류취급의료업자는 마약 중독자에게 그 중독 증상을 완화시키거나 치료하기 위하여 다음 각 호의 어느 하나에 해당하는 행위를 하여서는 아니 된다. 다만, 제40조에 따른 치료보호기관에서 보건복지부장관 또는 시·도지사의 허가를 받은 경우에는 그러하지 아니하다.

1. 마약을 투약하는 행위
2. 마약을 투약하기 위하여 제공하는 행위
3. 마약을 기재한 처방전을 발급하는 행위

[전문개정 2011. 6. 7.]

마약류 관리에 관한 법률 시행령

제13조(마약 중독자에 대한 마약 사용) 법 제39조 각 호 외의 부분 단서에 따른 마약의 투약은 법 제40조제1항에 따른 치료보호기관의 장이 중

독자의 증상을 고려하여 특히 필요하다고 인정하는 경우로서 보건복지부령으로 정하는 바에 따라 보건복지부장관 또는 특별시장·광역시장·특별자치시장·도지사 또는 특별자치도지사(이하 "시·도지사"라 한다)의 허가를 받은 경우로 한정한다. <개정 2016. 11. 1., 2017. 10. 17.>

[전문개정 2012. 6. 7.]

제13조의2(출입·검사와 수거) 법 제41조제1항 각 호 외의 부분에서 "대통령령으로 정하는 그 소속 기관의 장"이란 지방식품의약품안전청장을 말한다.

[본조신설 2020. 9. 22.]

마약류 관리에 관한 법률 시행규칙

제41조 삭제 <2013. 3. 23.>

제40조(마약류 중독자의 치료보호) ① 보건복지부장관 또는 시·도지사는 마약류 사용자의 마약류 중독 여부를 판별하거나 마약류 중독자로 판명된 사람을 치료보호하기 위하여 치료보호기관을 설치·운영하거나 지정할 수 있다.

② 보건복지부장관 또는 시·도지사는 마약류 사용자에 대하여 제1항에 따른 치료보호기관에서 마약류 중독 여부의 판별검사를 받게 하거나 마약류 중독자로 판명된 사람에 대하여 치료보호를 받게 할 수 있다. 이 경우 판별검사 기간은 1개월 이내로 하고, 치료보호 기간은 12개월 이내로 한다.

③ 보건복지부장관 또는 시·도지사는 제2항에 따른 판별검사 또는 치료보호를 하려면 치료보호심사위원회의 심의를 거쳐야 한다.

④ 제3항에 따른 판별검사 및 치료보호에 관한 사항을 심의하기 위하여 보건복지부, 특별시, 광역시, 특별자치시, 도 및 특별자치도에 치료보호심사위원회를 둔다.<개정 2016. 2. 3.>

⑤ 국가 및 지방자치단체는 제2항에 따른 판별검사 및 치료보호에 드는 비용을 부담한다. <개정 2023. 8. 16>

⑥ 제1항부터 제5항까지의 규정에 따른 치료보호기관의 설치·운영 및 지정, 판별검사 및 치료보호, 치료보호심사위원회의 구성· 운영·직무 등에 관하여 필요한 사항은 대통령령으로 정한다. <개정 2023. 8. 16.>

[전문개정 2011. 6. 7.]

제40조의2(형벌과 수강명령 등의 병과) ① 법원은 제3조, 제4조 또는 제5조를 위반하여 마약류를 투약, 흡연 또는 섭취한 사람(이하 이 조에서 "마약류사범"이라 한다)에 대하여 형의 선고를 유예하는 경우에는 1년 동안 보호관찰을 받을 것을 명할 수 있다.

② 법원은 마약류사범에 대하여 유죄판결(선고유예는 제외한다)을 선고하거나 약식명령을 고지하는 경우에는 200시간의 범위에서 재범예방에 필요한 교육의 수강명령(이하 "수강명령"이라 한다) 또는 재활교육 프로그램의 이수명령(이하 "이수명령"이라 한다)을 병과(倂科)하여야 한다. 다만, 수강명령 또는 이수명령을 부과할 수 없는 특별한 사정이 있는 경우에는 그러하지 아니하다.

③ 수강명령은 형의 집행을 유예하는 경우에 그 집행유예기간 내에서 병과하고, 이수명령은 벌금 이상의 형을 선고하거나 약식명령을 고지하는 경우에 병과한다.

④ 법원이 마약류사범에 대하여 형의 집행을 유예하는 경우에는 수강명령 외에 그 집행유예기간 내에서 보호관찰 또는 사회봉사 중 하나 이상의 처분을 병과할 수 있다.

⑤ 수강명령 또는 이수명령은 형의 집행을 유예하는 경우에는 그 집행유예기간 내에, 벌금형을 선고하거나 약식명령을 고지하는 경우에는 형 확정일부터 6개월 이내에, 징역형 이상의 실형(實刑)을 선고하는 경우에는 형기 내에 각각 집행한다.

⑥ 수강명령 또는 이수명령이 형의 집행유예 또는 벌금형과 병과된 경우에는 보호관찰소의 장이 집행하고, 징역형 이상의 실형과 병과된 경우에는 교정시설의 장이 집행한다. 다만, 징역형 이상의 실형과 병과된 이수명령을 모두 이행하기 전에 석방 또는 가석방되거나 미결구금일수 산입 등의 사유로 형을 집행할 수 없게 된 경우에는 보호관찰소의 장이 남은 이수명령을 집행한다.

⑦ 수강명령 또는 이수명령은 다음 각 호의 내용으로 한다.

1. 마약류사범 행동의 진단·상담
2. 마약류 폐해에 대한 이해를 위한 교육
3. 그 밖에 마약류사범의 재범예방을 위하여 필요한 사항

⑧ 보호관찰소의 장 또는 교정시설의 장은 수강명령 또는 이수명령의 집행에 관한 업무를 제51조의6에 따른 한국마약퇴치운동본부에 위탁할 수 있다.<개정 2023. 8. 16.>

⑨ 형벌과 병과하는 보호관찰, 사회봉사, 수강명령 및 이수명령에 관하여 이 법에서 규정한 사항 외에는 「보호관찰 등에 관한 법률」을 준용한다.

[본조신설 2019. 12. 3.]

제40조의3(판결 전 조사) ① 법원은 제3조, 제4조 또는 제5조를 위반하여 마약류를 투약, 흡연 또는 섭취한 피고인에 대하여 제40조의2에 따른 보호관찰, 사회봉사, 수강명령 또는 이수명령을 부과하기 위하여 필요하다고 인정하면 그 법원의 소재지 또는 피고인의 주거지를 관할하는 보호관찰소의 장에게 피고인의 신체적·심리적 특성 및 상태, 성장배경, 가정환경, 직업,

생활환경, 교우관계, 범행동기, 마약류 중독여부, 병력(病歷), 재범위험성 등 피고인에 관한 사항의 조사를 요구할 수 있다.

② 제1항의 요구를 받은 보호관찰소의 장은 지체 없이 이를 조사하여 서면으로 해당 법원에 알려야 한다. 이 경우 필요하다고 인정하면 피고인이나 그 밖의 관계인을 소환하여 심문하거나 소속 보호관찰관에게 필요한 사항을 조사하게 할 수 있다.

③ 법원은 제1항의 요구를 받은 보호관찰소의 장에게 조사진행상황에 관한 보고를 요구할 수 있다.

[본조신설 2019. 12. 3.]

제6장 감독과 단속 <개정 2011. 6. 7.>

제41조(출입·검사와 수거) ① 식품의약품안전처장(대통령령으로 정하는 그 소속 기관의 장을 포함한다), 시·도지사 또는 시장·군수·구청장은 마약류, 임시마약류 및 원료물질의 취급을 감시하고 단속할 필요가 있다고 인정하면 관계 공무원으로 하여금 마약류취급자, 마약류취급승인자, 제5조의2제6항에 따라 임시마약류를 취급하는 자 및 원료물질취급자에 대하여 해당 업소나 공장·창고, 대마초 재배지, 약국, 조제 장소, 그 밖에 마약류, 임시마약류 및 원료물질에 관계 있는 장소에 출입하여 다음 각 호의 업무를 하게 할 수 있다. <개정 2013. 3. 23., 2013. 7. 30., 2018. 3. 13., 2020. 3. 31.>

1. 해당 업소 등의 구조·설비·업무현황, 기록한 서류와 의약품, 그 밖의 물건에 대한 검사
2. 관계인에 대한 질문
3. 마약류·임시마약류·원료물질 및 이와 관계가 있다고 인정되는 약품과 물건을 총리령으로 정하는 바에 따른 수거. 이 경우 시험용으로 필요한 최소 분량으로 한정한다.

② 식품의약품안전처장은 통합정보센터의 감독에 필요하다고 인정하는 경우에는 통합정보센터의 장에게 그 업무 및 재산에 관한 보고 또는 자료의 제출을 명하거나 소속 공무원으로 하여금 현장 출입 또는 서류검사를 하게 하는 등 필요한 조치를 할 수 있다.<신설 2015. 5. 18.>

③ 제1항 또는 제2항에 따라 출입·검사 또는 수거하는 공무원은 그 권한을 표시하는 증표를 지니고 이를 관계인에게 보여주어야 한다.<개정 2015. 5. 18.>

[전문개정 2011. 6. 7.]

마약류 관리에 관한 법률 시행규칙

제42조(수거증 등) 법 제41조의 규정에 의하여 관계공무원이 마약류·원료물질 및 이와 관계가 있다고 인정되는 약품 및 물건을 수거하거나 법 제47조의 규정에 의하여 부정마약류를 압류하는 때에는 별지 제47호 서식에 따른 수거증(압류증)을 피수거인 또는 피압류인에게 교부하여야 한다. <개정 2003. 11. 17., 2012. 6. 15.>

제42조(폐기 명령 등) ① 식품의약품안전처장, 시·도지사 또는 시장·군수·구청장은 제12조에 따라 보고된 마약류나 제13조에 따른 승인을 받지 못한 마약류 및 제16조, 제17조, 제18조, 제21조 또는 제24조를 위반하여 제조·판매·저장 또는 수입한 향정신성의약품이나 불량한 향정신성의약품 등을 공중위생상의 위해의 발생을 방지할 수 있는 방법으로 폐기하거나 필요한 조치를 마약류취급자 및 마약류취급승인자에게 명할 수 있다. <개정 2013. 3. 23., 2013. 7. 30.>

② 식품의약품안전처장, 시·도지사 또는 시장·군수·구청장은 다음 각 호의 어느 하나에 해당하는 경우에는 관계 공무원으로 하여금 해당 물품을 폐기 또는 압류하거나 그 밖에 필요한 조치를 하게 할 수 있다.<개정 2013. 3. 23.>

1. 제1항에 따른 명령을 받은 자가 그 명령을 이행하지 아니한 경우
2. 대마재배자가 제36조제2항에 따른 폐기를 하지 아니한 경우
3. 제3조제4호를 위반하여 원료물질이 제조, 수출입, 매매, 매매의 알선, 수수, 소지, 소유 또는 사용되거나 그러한 목적으로 저장된 원료물질이 발견된 경우

[전문개정 2011. 6. 7.]

마약류 관리에 관한 법률 시행령

제14조(행정처분 등) 법 제42조제1항에 따른 폐기 등 필요한 조치의 명령과 법 제44조제1항에 따른 허가 등의 취소, 업무정지 또는 취급정지 등에 관한 명령은 서면으로 실시하고, 법 제47조에 따라 압류나 그 밖에 필요한 처분을 하는 경우에는 총리령으로 정하는 바에 따라 압류증 등의 서류를 발급하여야 한다. <개정 2013. 3. 23., 2017. 10. 17.>
[전문개정 2012. 6. 7.]

제43조(업무 보고 등) 식품의약품안전처장, 시·도지사 또는 시장·군수·구청장은 마약류취급자, 마약류취급승인자 및 원료물질취급자에 대하여 그 업무에 관하여 필요한 사항을 보고하게 하거나, 관계 장부·서류나 그 밖의 물건을 제출할 것을 명할 수 있다. <개정 2013. 3. 23., 2013. 7. 30.>

[전문개정 2011. 6. 7.]

제44조(허가 등의 취소와 업무정지) ① 마약류취급자, 마약류취급승인자 또는 원료물질수출입업자등이 다음 각 호의 어느 하나에 해당하는 경우에는 해당 허가관청은 이 법에 따른 허가(품목허가를 포함한다), 지정 또는 승인을 취소하거나 1년의 범위에서 그 업무 또는 마약류 및 원료물질 취급의 전부 또는 일부의 정지를 명할 수 있다. 다만, 국민보건에 위해를 끼쳤거나 끼칠 우려가 있는 마약, 향정신성의약품 또는 한외마약의 경우에는 그 취급자에게 책임질 사유가 없고 그 약품의 성분·처방 등을 변경함으로써 그 허가 목적을 달성할 수 있다고 인정되는 경우에는 그 변경만을 명할 수 있다. <개정 2013. 3. 23., 2013. 7. 30., 2014. 3. 18., 2015. 5. 18., 2018. 12. 11., 2019. 12. 3., 2021. 8. 17.>

1. 업무 또는 마약류 및 원료물질 취급의 전부 또는 일부의 정지를 명하는 경우
   가. 제5조제1항 및 제2항에 따른 마약류 취급 제한 규정을 위반한 경우
   나. 제5조제3항의 조치를 위반한 때
   다. 제6조제1항 각 호 외의 부분 후단 및 같은 조 제2항 후단에 따른 변경허가 또는 변경지정을 받지 아니한 경우
   라. 제6조의2제1항 후단에 따른 변경허가를 받지 아니한 경우
   마. 제7조제2항에 따른 허가증 또는 지정서를 재발급받지 아니한 경우
   바. 제9조제2항 및 제3항을 위반하여 마약류를 양도한 경우
   사. 삭제 <2015.5.18>
   아. 삭제 <2015.5.18>
   자. 제11조를 위반하여 보고하지 아니하거나 거짓으로 보고한 경우
   차. 제12조를 위반하여 보고하지 아니하거나 사고 마약류 등을 폐기한 경우
   카. 제14조를 위반하여 마약류를 광고한 경우
   타. 제15조를 위반하여 마약류를 저장한 경우
   파. 제16조를 위반하여 마약류를 봉함하지 아니하거나 봉함하지 아니한 마약류를 수수한 경우
   하. 제17조를 위반하여 기재를 하지 아니하거나 거짓으로 기재한 경우
   거. 삭제 <2015.5.18>
   너. 제20조·제22조 및 제26조를 위반하여 판매한 경우
   더. 제32조를 위반하여 처방전에 따르지 아니하고 투약 등을 하거나 처방전을 거짓으로 기재한 경우 및 처방전을 작성·비치·보존하지 아니한 경우
   러. 제33조를 위반하여 마약류관리자를 두지 아니한 경우
   머. 제35조제2항부터 제4항까지의 규정을 위반하여 기록·보존을 하지 아니하거나 거짓으로 기록한 경우
   버. 대마재배자가 정당한 사유 없이 2년간 계속하여 대마초를 재배하지 아니한 경우
   서. 제38조에 따른 마약류취급자의 관리의무를 위반한 경우
   어. 제41조에 따른 관계 공무원의 검사·질문·수거를 거부·방해하거나 기피한 경우
   저. 제50조를 위반하여 마약류취급자 또는 원료물질수출입업자등이 교육을 받지 아니한 경우
   처. 제51조제1항을 위반하여 원료물질의 수출입 승인을 받지 아니하고 수출입한 경우나 승인받은 내용과 다르게 수출입한 경우
   커. 제51조제2항을 위반하여 원료물질의 제조, 수출입, 수수 또는 매매에 대한 기록을 작성·보존하지 아니하거나 거짓으로 기록한 경우
   터. 제51조제2항에 따른 원료물질의 수출입, 수수 또는 매매에 대한 기록 작성의 의무를 회피할 목적으로 소량으로 나누어 원료물질을 거래한 경우
   퍼. 제51조제3항에 따른 신고를 하지 아니한 경우
   허. 제18조제2항제2호에 따른 수출입 승인 또는 변경승인을 받지 아니한 경우
2. 허가(품목허가를 포함한다), 지정 또는 승인을 취소하는 경우
   가. 제6조제3항 각 호의 결격사유에 해당한 경우
   나. 제18조제2항제1호·제21조제2항 및 제24조제2항에 따른 허가 또는 변경허가를 받지 아니한 경우
   다. 제1호가목·파목·어목 또는 제9조제2항을 2회 이상 위반한 경우
   라. 제1호자목·차목·러목·허목 또는 제9조제3항을 3회 이상 위반한 경우
   마. 마약의 유효성분 함량이나 제제할 때 발생하는 마약의 손실률(損失率) 등에 대하여 총리령으로 정하는 기준을 3회 이상 위반한 경우
   바. 마약류취급자가 제6조제1항 또는 제2항에 따른 마약류취급자가 되기 위하여 필요한 약사 등의 자격을 상실하거나 「약사법」에 따른 의약품제조업, 의약품 도매상

등의 허가가 취소 등이 된 경우

사. 원료물질수출입업자등이 「부가가치세법」 제8조에 따라 관할 세무서장에게 폐업신고를 하거나 관할 세무서장이 사업자등록을 말소한 경우

아. 거짓이나 그 밖의 부정한 방법으로 제3조제2호부터 제7호까지의 규정, 제4조제2항제7호 또는 같은 조 제3항에 따른 승인을 받은 경우

자. 거짓이나 그 밖의 부정한 방법으로 제6조제1항 또는 제6조의2제1항에 따른 허가 또는 변경허가를 받은 경우

차. 거짓이나 그 밖의 부정한 방법으로 제18조제2항제1호, 제21조제2항 또는 제24조제2항에 따른 허가 또는 변경허가를 받은 경우

② 제1항에 따른 행정처분의 기준은 총리령으로 정한다.<개정 2013. 3. 23.>

③ 식품의약품안전처장은 제1항제2호사목의 사유로 허가를 취소하기 위하여 필요한 경우에는 관할 세무서장에게 원료물질수출입업자등의 폐업 여부에 대한 정보의 제공을 요청할 수 있다. 이 경우 요청을 받은 관할 세무서장은 특별한 사유가 없으면 「전자정부법」 제36조제1항에 따라 영업자의 폐업 여부에 대한 정보를 제공하여야 한다.<신설 2018. 12. 11.>

[전문개정 2011. 6. 7.]

마약류 관리에 관한 법률 시행규칙

제43조(행정처분기준) 법 제44조제2항의 규정에 의한 행정처분기준은 별표 2와 같다. <개정 2012. 6. 15.>

마약류 관리에 관한 법률 시행규칙 [별표 2] 행정처분의 기준 <개정 2022. 1. 17.>

(제43조 관련)

I. 일반기준

1. 위반행위가 둘 이상이면 그 중 무거운 처분기준에 따르되, 둘 이상의 처분기준이 업무정지인 경우에는 무거운 처분기준에 나머지 각각의 처분기준의 2분의 1까지를 가중하여 처분할 수 있다.
2. 위반행위의 횟수에 따른 행정처분의 기준은 최근 2년간 같은 위반행위로 처분을 받은 경우에 적용한다. 이 경우 위반횟수별 부과기준의 적용일은 위반행위에 대하여 부과처분을 한 날과 그 처분 후 다시 동일한 위반행위를 하여 적발된 날로 한다.

2의2. 제2호에 따라 가중된 부과처분을 하는 경우 가중처분의 적용 차수는 그 위반행위 전 부과처분 차수(제2호에 따른 기간 내에 행정처분 부과처분이 둘 이상 있었던 경우에는 높은 차수를 말한다)의 다음 차수로 한다.

3. 연간 위반행위의 횟수가 3차 이상인 경우에는 과징금의 부과대상에서 제외한다.
4. 1년 이내에 3회 이상 업무정지처분을 받은 경우에는 그 허가·지정 또는 승인을 취소(마약류취급의료업자 및 마약류소매업자에 대해서는 업무정지 12개월로 한다. 이하 제5호부터 제7호까지 같다)한다.
5. 2년 이내에 6회 이상 경고처분을 받은 경우에는 그 허가·지정 또는 승인을 취소한다.
6. 제2호에도 불구하고 3개월 이상 6개월 이하의 업무정지처분을 받은 날부터 1년 이내에 3개월 이상 6개월 이하의 업무정지처분을 받은 경우에는 그 허가·지정 또는 승인을 취소한다.
7. 업무정지처분의 기간 중 정지된 업무를 실시한 경우에는 그 허가·지정 또는 승인을 취소한다.
8. 다음 각 목의 어느 하나에 해당하는 경우에는 그 처분을 감면할 수 있다.
   가. 국민보건, 수요공급 그 밖에 공익상 필요하다고 인정되는 경우
   나. 수입 또는 제제(제조를 포함한다)만 하고 유통시키지 않은 경우
   다. 마약류제조업자, 마약류수출입업자 또는 마약류원료사용자가 법 제57조, 「약사법」제39조, 「의약품 등 안전에 관한 규칙」 제50조, 제89조 및 제90조에 따라 자진 회수 계획을 통보하고 그에 따라 위해마약류를 회수한 후 결과를 보고한 경우
   라. 마약류통합관리시스템과의 연계 사용을 위한 외부 소프트웨어의 오류 등 전산 장애로 인하여 법 제11조에 따른 보고(변경보고를 포함한다) 내용의 일부 또는 전부가 누락되었거나 사실과 다름이 입증된 경우
   마. 마약류취급자 중 마약류도매업자, 마약류소매업자, 마약류취급의료업자, 마약류관리자의 위반행위가 Ⅱ. 개별기준 제9호다목 또는 라목에 해당하는 것으로서 그 건수가 최근 3개월간 월평균 보고 건수의 3퍼센트 미만이고 위반 사실을 인지한 날부터 3일 이내에 사후 조치를 완료한 경우

9. 마약류취급자 중 마약류취급의료업자 및 마약류소매업자에 대하여 Ⅱ. 개별기준 각 호의 처분기준이 “허가 · 지정 · 승인 취소”에 해당하는 경우에는 “업무정지 12개월”로 한다.
10. 행정처분의 기준을 따로 정하지 않은 경우에는 「약사법」상의 행정처분 기준에 따른다.

Ⅱ. 개별기준

위반행위	근거 법조문	행정처분			
		1차 위반	2차 위반	3차 위반	4차 이상 위반
1. 거짓이나 그 밖의 부정한 방법으로 법 제3조제2호부터 제7호까지의 규정, 법 제4조제2항제7호 또는 법 제4조제3항에 따른 승인을 받은 경우	법 제44조제1항제2호아목	승인취소			
1의2. 마약류취급자가 다음 각 목에 해당하는 행위를 한 경우	법 제44조제1항제1호가목 및 같은 항 제2호다목				
가. 법 제5조제1항 및 제2항에 따른 마약류 취급 제한 규정을 위반한 경우	법 제44조제1항제1호나목	업무정지 12개월	허가·지정 취소		
나. 법 제5조제3항의 조치를 위반한 경우		업무정지 1개월	업무정지 3개월	업무정지 6개월	업무정지 12개월
2. 마약류취급자 또는 원료물질수출입업자등이 법 제6조제1항 각 호 외의 부분 후단, 같은 조 제2항 후단 및 제6조의2제1항 후단에 따른 변경허가 또는 변경지정을 받지 않은 경우	법 제44조제1항제1호다목 및 라목	경고	업무정지 1개월	업무정지 2개월	업무정지 3개월
2의2. 마약류취급자가 법 제6조제1항 또는 제2항에 따른 마약류취급자가 되기 위하여 필요한 약사 등의 자격을 상실하거나 「약사법」에 따른 의약품제조업, 의약품 도매상 등의 허가가 취소 등이 된 경우	법 제44조제1항제2호바목	허가·지정 취소			
2의3. 거짓이나 그 밖의 부정한 방법으로 법 제6조제1항 또는 법 제6조의2제1항에 따른 허가 또는 변경허가를 받은 경우	법 제44조제1항제2호자목	허가취소			
3. 마약류수출입업자, 마약류취급학술연구자, 대마재배자 또는 원료물질수출입업자등이 법 제6조제3항 각 호의 결격사유에 해당한 경우	법 제44조제1항제2호가목	허가취소			
4. 마약류취급자 또는 원료물질수출입업자등이 법 제7조제2항에 따른 허가증 또는 지정서를 재발급받지 않은 경우	법 제44조제1항제1호마목	경고	업무정지 1개월	업무정지 2개월	업무정지 3개월
5. 마약류취급자 또는 마약류취급승인자가 법 제9조제2항을 위반하여 마약류를 양도한 경우	법 제44조제1항제1호바목 및 같은 항 제2호다목	업무정지 6개월	허가·지정 취소		
6. 마약류제조업자, 마약류원료사용자 또는 마약류취급학술연구자가 법 제9조제3항을 위반하여 마약류(제제는 제외한다)를 지방식품의약품안전청장의 승인을 받지 않고 양도한 경우	법 제44조제1항제1호바목 및 같은 항 제2호라목	업무정지 3개월	업무정지 6개월	허가취소	
7. 삭제 <2018. 2. 9.>					
8. 삭제 <2018. 2. 9.>					
9. 마약류취급자 또는 마약류취급승인자가 법 제11조를 위반하여 다음 각 목의 어느 하나에 해당하는 행위를 한 경우	법 제44조제1항제1호자목 및 같은 항 제2호라목				
가. 마약류 취급에 관한 내용을 거짓으로 보고한 경우		업무정지 3개월	업무정지 6개월	허가·지정·승인 취소	
나. 마약류 취급에 관한 내용을 보고하지 않은 경우		업무정지 15일	업무정지 1개월	업무정지 2개월 또는 허가·지정·승인 취소	허가·지정·승인 취소
다. 마약류 취급에 관한 내용 중 일부 항목을 보고하지 않거나 변경보고하지 않은 경우					

위반행위	근거 법조문	행정처분			
		1차 위반	2차 위반	3차 위반	4차 이상 위반
1) 품명, 수량, 취급연월일과 상대방(동물인 경우 그 소유자 또는 관리자)의 성명, 주민등록번호를 보고하지 않거나 변경보고하지 않은 경우		업무정지 7일	업무정지 15일	업무정지 1개월 또는 허가·지정·승인 취소	허가·지정·승인 취소
2) 그 밖의 보고항목을 보고하지 않거나 변경보고하지 않은 경우		업무정지 3일	업무정지 7일	업무정지 15일 또는 허가·지정·승인 취소	허가·지정·승인 취소
라. 마약류 취급에 관한 내용을 보고기한 내에 보고하지 않거나 변경보고하지 않은 경우		경고	업무정지 3일	업무정지 7일	업무정지 15일
마. 제21조제7항에 따라 소지한 마약의 재고량과 보고 또는 확인한 재고량 사이에 차이가 생긴 경우		업무정지 3개월	업무정지 6개월	허가·지정·승인 취소	
바. 제21조제7항에 따라 소지한 향정신성의약품의 재고량과 보고 또는 확인한 재고량 사이에 다음의 차이가 생긴 경우					
1) 품목별 최근 3개월 월평균 사용량의 3퍼센트 미만		경고	업무정지 7일	업무정지 15일 또는 허가·지정·승인 취소	허가·지정·승인 취소
2) 품목별 최근 3개월 월평균 사용량의 3퍼센트 이상		업무정지 1개월	업무정지 2개월	업무정지 3개월 또는 허가·지정·승인 취소	허가·지정·승인 취소
10. 마약류취급자 또는 마약류취급승인자가 법 제12조를 위반하여 보고하지 않거나 사고 마약류 등을 폐기한 경우	법 제44조제1항제1호차목 및 같은 항 제2호라목	업무정지 1개월	업무정지 3개월	업무정지 6개월 또는 허가·지정 취소	허가·지정 취소
11. 마약류취급자가 법 제14조 및 이 규칙 제25조를 위반하여 마약류를 광고한 경우	법 제44조제1항제1호카목	업무정지 1개월	업무정지 3개월	업무정지 6개월	업무정지 12개월
12. 마약류취급자 또는 마약류취급승인자가 법 제15조 및 이 규칙 제26조를 위반하여 다음 각 목에 어느 하나에 해당하는 행위를 한 경우	법 제44조제1항제1호타목				
가. 마약을 저장한 경우		업무정지 1개월	업무정지 2개월	업무정지 3개월	업무정지 6개월
나. 다음의 어느 하나에 해당하는 향정신성의약품이나 임시마약류를 저장한 경우					
1) 법 제2조제3호가목부터 다목까지의 규정에 따른 향정신성의약품 또는 1군 임시마약류		업무정지 15일	업무정지 1개월	업무정지 2개월	업무정지 3개월
2) 법 제2조제3호라목 및 마목에 따른 향정신성의약품 또는 2군 임시마약류		경고	업무정지 15일	업무정지 1개월	업무정지 2개월
13. 법 제16조를 위반하여, 마약류수출입업자, 마약류제조업자, 마약류원료사용자, 마약류취급학술연구자 또는 마약류취급승인자가 마약류를 봉함하지 않거나, 마약류취급자가 봉함하지 않은 마약류를 수수한 경우	법 제44조제1항제1호파목 및 같은 항 제2호다목	업무정지 6개월	허가취소		
14. 마약류수출입업자, 마약류제조업자 또는 마약류원료사용자가 법 제17조 및 이 규칙 제30조제1항, 제3항 또는 제4항에 따라 기재하지 않거나 거짓으로 기재한 경우	법 제44조제1항제1호하목	업무정지 1개월	업무정지 3개월	업무정지 6개월	업무정지 12개월
14의2. 마약류수출입업자 또는 마약류제조업자가 법 제17조 및 이 규칙 제30조제2항에 따라 기재하지 않거나 거짓으로 기재한 경우	법 제44조제1항제1호하목	경고	업무정지 15일	업무정지 1개월	업무정지 2개월
15. 마약류수출입업자, 마약류제조업자 또는 마약류원료사용자가 법 제18조제2항제1호, 제21조제2항 또는 제24조제2항에 따른 허가 또는 변경허가를 받지 않은 경우	법 제44조제1항제2호나목	허가취소			

위반행위	근거 법조문	행정처분			
		1차 위반	2차 위반	3차 위반	4차 이상 위반
15의2. 마약류수출입업자가 법 제18조제2항제2호에 따른 수출입 승인 또는 변경승인을 받지 않은 경우	법 제44조제1항제1호허목	업무정지 3개월	업무정지 6개월	허가취소	
16. 거짓이나 그 밖의 부정한 방법으로 법 제18조제2항제1호, 법 제21조제2항 및 법 제24조제2항에 따른 허가 또는 변경허가를 받은 경우	법 제44조제1항제2호차목	허가취소			
17. 마약류수출입업자, 마약류제조업자 또는 마약류도매업자가 법 제20조, 제22조 또는 제26조를 위반하여 판매한 경우	법 제44조제1항제1호너목	업무정지 1개월	업무정지 3개월	업무정지 6개월	업무정지 12개월
18. 마약류취급의료업자가 법 제32조를 위반하여 다음 각 목에 어느 하나에 해당하는 행위를 한 경우	법 제44조제1항제1호더목				
가. 처방전에 따르지 않고 투약 등을 하거나 처방전을 거짓으로 기재한 경우		업무정지 6개월	업무정지 12개월	업무정지 12개월	업무정지 12개월
나. 법 제32조제2항에 따른 처방전의 기재사항을 전부 기재하지 않거나, 법 제32조제3항에 따라 처방전을 보존하지 않은 경우		업무정지 3개월	업무정지 6개월	업무정지 12개월	업무정지 12개월
다. 법 제32조제2항에 따른 처방전의 기재사항을 일부 기재하지 않은 경우		업무정지 1개월	업무정지 3개월	업무정지 6개월	업무정지 12개월
19. 4명 이상의 마약류취급의료업자가 의료에 종사하는 의료기관(향정신성의약품만을 취급하는 의료기관은 제외한다)의 대표자가 법 제33조를 위반하여 마약류관리자를 두지 않은 경우	법 제44조제1항제1호러목 및 같은 항 제2호라목	업무정지 3개월	업무정지 6개월	허가취소	
20. 마약류취급학술연구자가 법 제35조제2항부터 제4항까지의 규정을 위반하여 기록·보존을 하지 않거나 거짓으로 기록한 경우	법 제44조제1항제1호머목	업무정지 1개월	업무정지 3개월	업무정지 6개월	업무정지 12개월
21. 마약류취급자가 법 제38조에 따른 관리의무를 위반하여 다음 각 목에 해당하는 행위를 한 경우	법 제44조제1항제1호서목 및 같은 항 제2호마목				
가. 마약류제조업자 또는 마약류원료사용자가 법 제38조제1항 및 이 규칙 제40조제1호를 위반하여 제조소 및 제조시설을 위생적으로 관리하지 않은 경우		경고	업무정지 1개월	업무정지 3개월	업무정지 6개월
나. 마약류제조업자 또는 마약류원료사용자가 법 제38조제1항 및 이 규칙 제40조제3호를 위반하여 보건위생상 위해가 발생할 우려가 있는 물건을 제조소 안에 둔 경우		경고	업무정지 1개월	업무정지 3개월	업무정지 6개월
다. 마약류제조업자 또는 마약류원료사용자가 법 제38조제1항 및 이 규칙 제40조제4호를 위반하여 기록을 보존하지 않은 경우		업무정지 1개월	업무정지 3개월	업무정지 6개월	업무정지 12개월
라. 마약류제조업자 또는 마약류원료사용자가 법 제38조제1항 및 이 규칙 제40조제5호를 위반하여 다음에 해당하게 된 경우					
1) 마약 외의 유효성분의 함량이 기준치보다 10% 이상 20% 미만 과부족		업무정지 1개월	업무정지 2개월	업무정지 3개월	업무정지 6개월
2) 마약 외의 유효성분의 함량이 기준치보다 10% 미만 과부족		업무정지 15일	업무정지 1개월	업무정지 2개월	업무정지 3개월
3) 마약의 유효성분의 함량이 기준치보다 10% 이상 과부족		업무정지 3개월	업무정지 6개월	허가취소	
4) 마약의 유효성분의 함량이 기준치보다 10% 미만 과부족		업무정지1개월	업무정지 2개월	업무정지 3개월	업무정지 6개월

위반행위	근거 법조문	행정처분			
		1차 위반	2차 위반	3차 위반	4차 이상 위반
마. 마약류제조업자 또는 마약류원료사용자가 법 제38조제1항 및 이 규칙 제40조제6호를 위반하여 일반의약품과 별도로 분리하여 저장·관리하지 않은 경우		업무정지 1개월	업무정지 3개월	업무정지 6개월	업무정지 12개월
바. 삭제 <2018. 2. 9.>					
사. 마약류취급자가 법 제38조제2항을 위반하여 변질·부패·오염 또는 파손되었거나 사용기간 또는 유효기간이 지난 마약류를 판매하거나 사용한 경우		업무정지 1개월	업무정지 2개월	업무정지 3개월	업무정지 6개월
아. 마약류취급자가 법 제38조제3항 및 영 제12조의2제2호를 위반하여 다음의 어느 하나에 해당하는 행위를 한 경우					
1) 의료용 마약류의 저장시설을 주 1회 이상 점검하지 않은 경우		업무정지 15일	업무정지 1개월	업무정지 3개월	업무정지 6개월
2) 의료용 마약류의 저장시설 점검부를 거짓으로 작성하거나 전혀 작성하지 않은 경우 또는 작성한 점검부를 비치하지 않은 경우		업무정지 15일	업무정지 1개월	업무정지 3개월	업무정지 6개월
3) 의료용 마약류의 저장시설 점검부를 일부 항목만 작성하거나 작성한 점검부를 2년간 보존하지 않은 경우		경고	업무정지 1개월	업무정지 2개월	업무정지 3개월
자. 마약류취급자가 법 제38조제3항 및 영 제12조의2제3호를 위반하여 종업원에 대한 지도·감독을 철저히 하지 않아 의료용 마약류의 도난사고가 발생한 경우		업무정지 1개월	업무정지 3개월	업무정지 6개월	업무정지 12개월
22. 마약류취급자, 마약류취급승인자 또는 원료물질취급자가 법 제41조에 따른 관계 공무원의 검사·질문·수거를 거부·방해하거나 기피한 경우	법 제44조제1항제1호어목 및 같은 항 제2호다목	업무정지 3개월	허가·지정 취소		
23. 마약류취급자 또는 원료물질수출입업자등이 법 제50조 및 이 규칙 제47조를 위반하여 교육을 받지 않은 경우	법 제44조제1항제1호저목	경고	업무정지 1개월	업무정지 2개월	업무정지 3개월
24. 원료물질을 수출입하는 자가 법 제51조제1항을 위반하여 원료물질의 수출입 승인을 받지 아니하고 수출입한 경우나 승인받은 내용과 다르게 수출입한 경우	법 제44조제1항제1호처목	업무정지 3개월	업무정지 6개월	업무정지 9개월	업무정지 12개월
25. 원료물질수출입업자등이 법 제51조제2항을 위반하여 다음 각 목에 해당하게 된 경우	법 제44조제1항제1호커목				
가. 제조, 수출입, 수수 또는 매매에 대한 기록을 작성하지 아니하거나 거짓으로 기록한 경우(나목의 경우는 제외한다)		업무정지3개월	업무정지6개월	업무정지9개월	업무정지12개월
나. 제조, 수출입, 수수 또는 매매에 대한 기록을 일부 작성하지 않은 경우		업무정지 1개월	업무정지 2개월	업무정지 3개월	업무정지 12개월
다. 제조, 수출입, 수수 또는 매매에 대한 기록을 2년간 보존하지 않은 경우		업무정지1개월	업무정지2개월	업무정지 3개월	업무정지12개월
26. 원료물질수출입업자등이 법 제51조제2항에 따른 원료물질의 수출입, 수수 또는 매매에 대한 기록 작성의 의무를 회피할 목적으로 소량으로 나누어 원료물질을 거래한 경우	법 제44조제1항제1호터목	업무정지3개월	업무정지6개월	업무정지9개월	업무정지12개월
27. 원료물질수출입업자등이 법 제51조제3항에 따른 신고를 하지 아니한 경우	법 제44조제1항제1호퍼목	업무정지1개월	업무정지3개월	업무정지6개월	업무정지12개월
27의2. 원료물질수출입업자등이 「부가가치세법」 제8조에 따라 관할 세무서장에게 폐업신고를 하거나 관할 세무서장이 사업자등록을 말소한 경우	법 제44조제1항제2호사목	허가취소			
28. 그 밖에 마약류취급자가 법 제44조제1항제1호 각 목의 사유에 해당하는 경우	법 제44조제1항제1호	업무정지 15일	업무정지 1개월	업무정지 3개월	업무정지 6개월

제45조(청문) 허가관청은 제44조제1항에 따라 마약류취급자 또는 원료물질수출입업자등의 허가 또는 지정을 취소하려면 청문을 하여야 한다.

[전문개정 2011. 6. 7.]

제46조(과징금처분) ① 허가관청은 마약류취급자 또는 원료물질수출입업자등에 대하여 제44조제1항에 따른 업무정지처분을 하게 되는 경우에는 대통령령으로 정하는 바에 따라 업무정지처분을 갈음하여 2억원 이하의 과징금을 부과할 수 있다. 이 경우 과징금 부과는 업무정지처분으로 인하여 국민보건에 큰 위해를 가져오거나 가져올 우려가 있는 경우로 한정하며, 3회를 초과하여 부과할 수 없다. <개정 2018. 12. 11.>

② 제1항에 따른 과징금을 부과하는 위반행위의 종류, 위반 정도 등에 따른 과징금의 금액과 그 밖에 필요한 사항은 대통령령으로 정한다.

③ 허가관청은 제1항에 따른 과징금을 부과하기 위하여 필요한 경우에는 다음 각 호의 사항을 적은 문서로 관할 세무관서의 장에게 과세 정보의 제공을 요청할 수 있다.<개정 2016. 2. 3.>

1. 납세자의 인적사항
2. 과세 정보의 사용 목적
3. 과징금 부과기준이 되는 매출금액

④ 허가관청은 제1항에 따른 과징금을 기한까지 내지 아니하면 대통령령으로 정하는 바에 따라 제1항에 따른 과징금 부과처분을 취소하고 제44조제1항에 따른 업무정지처분을 하거나 국세 체납처분의 예 또는 「지방행정제재·부과금의 징수 등에 관한 법률」에 따라 징수한다. 다만, 폐업 등으로 제44조제1항에 따른 업무정지처분을 할 수 없는 경우에는 국세 체납처분의 예 또는 「지방행정제재·부과금의 징수 등에 관한 법률」에 따라 징수한다.<신설 2016. 2. 3., 2020. 3. 24.>

⑤ 허가관청은 제4항에 따라 체납된 과징금의 징수를 위하여 필요한 경우에는 다음 각 호의 어느 하나에 해당하는 자료의 제공을 해당 각 호의 자에게 각각 요청할 수 있다. 이 경우 요청을 받은 자는 정당한 사유가 없으면 이에 따라야 한다.<신설 2016. 2. 3., 2022. 6. 10.>

1. 「건축법」 제38조에 따른 건축물대장 등본: 특별자치시장·특별자치도지사·시장(「제주특별자치도 설치 및 국제자유도시 조성을 위한 특별법」에 따른 행정시장을 제외한다)·군수 또는 구청장
2. 「공간정보의 구축 및 관리 등에 관한 법률」 제71조에 따른 토지대장 등본: 국토교통부장관
3. 「자동차관리법」 제7조에 따른 자동차등록원부 등본: 시·도지사

[전문개정 2011. 6. 7.]

마약류 관리에 관한 법률 시행령

제15조(과징금의 산정기준) 법 제46조에 따른 과징금의 금액은 위반행위의 종류, 위반 정도 등을 고려하여 총리령으로 정하는 업무정지처분기준에 따라 별표 9의 기준을 적용하여 산정한다. <개정 2013. 3. 23.>

[전문개정 2012. 6. 7.]

마약류 관리에 관한 법률 시행령

[별표 9] 과징금의 산정기준 <개정 2016. 11. 1.>

(제15조 관련)

1. 업무정지 1일에 해당하는 과징금의 금액

가. 마약류수출입업자, 마약류제조업자, 마약류원료사용자 및 원료물질수출입업자등의 경우

업무정지 1일에 해당하는 과징금의 금액	전년도 총생산금액 또는 총수출입금액
1.5	2,000 미만
5.3	2,000 이상 ~ 5,000 미만
9	5,000 이상 ~ 7,000 미만
13	7,000 이상 ~ 10,000 미만
23	10,000 이상 ~ 20,000 미만
36	20,000 이상 ~ 30,000 미만
42	30,000 이상 ~ 40,000 미만
48	40,000 이상 ~ 50,000 미만
54	50,000 이상 ~ 60,000 미만
60	60,000 이상 ~ 70,000 미만
66	70,000 이상 ~ 80,000 미만
72	80,000 이상 ~ 100,000 미만
78	100,000 이상 ~ 150,000 미만
95.5	150,000 이상 ~ 200,000 미만
109	200,000 이상

나. 마약류도매업자의 경우

- 업무정지 1일에 해당하는 과징금의 금액: 5만원

다. 마약류취급의료업자, 마약류관리자, 마약류소매업자 및 마약류취급학술연구자의 경우

- 업무정지 1일에 해당하는 과징금의 금액: 3만원

2. 과징금의 산정방법

가. 업무정지 1개월은 30일을 기준으로 한다.

나. 마약류수출입업자·마약류제조업자 및 마약류원료사용자에 대한 과징금의 산정기준은 다음과 같다.

1) 업무정지처분을 갈음하여 과징금처분을 하는 경우에는 해당 업소의 처분에 대한 처분일이 속한 연도의 전년도 전품목의 1년간 총생산금액 또는 총수출입금액을 기준으로 한다.

2) 품목제조업무(품목수입업무)의 정지처분을 갈음하여 과징금처분을 하는 경우에는 해당 업소의 처분에 대한 처분일이 속한 연도의 전년도 해당 품목의 1년간 총생산금액 또는 총수출입금액을 기준으로 한다.

3) 1). 및 2)의 경우 신규로 품목을 제조 또는 수입하거나 휴업 등으로 인하여 1년간의 총생산금액 또는 총수출입금액을 기준으로 과징금을 산정하는 것이 불합리하다고 인정되는 경우에는 분기별 또는 월별 생산금액(수출입금액)을 기준으로 과징금을 산정한다.

다. 원료물질수출입업자등에 대한 과징금 산정기준은 다음과 같다.

1) 업무정지처분을 갈음하여 과징금처분을 하는 경우에는 해당 업소의 처분에 대한 처분일이 속한 연도의 전년도 1년간 총생산금액 또는 총수출입금액을 기준으로 한다.

2) 1)의 경우 휴업 등으로 인하여 1년간의 총생산금액 또는 총수출입금액을 기준으로 과징금을 산정하는 것이 불합리하다고 인정되는 경우에는 분기별 또는 월별 생산금액(수출입금액)을 기준으로 과징금을 산정한다.

마약류 관리에 관한 법률 시행령

제16조(과징금의 부과·징수절차) ① 법 제46조에 따라 식품의약품안전처장, 시·도지사 또는 시장·군수·구청장이 과징금을 부과하려는 경우에는 그 위반행위의 종류와 해당 과징금의 금액 등을 구체적으로 적은 서면으로 과징금 부과 대상자에게 알려야 한다. <개정 2013. 3. 23., 2016. 11. 1.>

② 제1항에 따라 통지를 받은 자는 20일 이내에 해당 과징금을 식품의약품안전처장, 시·도지사 또는 시장·군수·구청장이 정하는 수납기관에 내야 한다.<개정 2013. 3. 23., 2016. 11. 1., 2023. 12. 12>

③ 제2항에 따라 과징금을 받은 수납기관은 과징금을 낸 자에게 영수증을 발급하여야 한다.

④ 제2항에 따라 과징금을 받은 수납기관은 지체 없이 그 사실을 식품의약품안전처장, 시·도지사 또는 시장·군수·구청장에게 통보하여야 한다.<개정 2013. 3. 23., 2016. 11. 1.>

⑤ 삭제<2021. 9. 24.>

[전문개정 2012. 6. 7.]

제16조의2(과징금 미납자에 대한 처분) ① 식품의약품안전처장, 시·도지사 또는 시장·군수·구청장은 법 제46조제1항에 따라 과징금을 납부하여야 할 자가 납부기한까지 과징금을 내지 아니하면 같은 조 제4항 본문에 따라 납부기한이 지난 후 15일 이내에 독촉장을 발급하여야 한다. 이 경우 납부기한은 독촉장을 발급하는 날부터 10일 이내로 하여야 한다.

② 식품의약품안전처장, 시·도지사 또는 시장·군수·구청장은 과징금을 납부하여야 할 자가 제1항에 따른 독촉장을 받고도 그 납부기한까지 과징금을 내지 아니하면 법 제46조제4항 본문에 따라 과징금 부과처분을 취소하고 법 제44조제1항에 따른 업무정지 처분을 하거나 국세 체납처분의 예 또는 「지방행정제재·부과금의 징수 등에 관한 법률」에 따라 징수하여야 한다.<개정 2020. 3. 24.>

③ 식품의약품안전처장, 시·도지사 또는 시장·군수·구청장은 법 제46조제4항 본문에 따라 과징금 부과처분을 취소하고 법 제44조제1항에 따른 업무정지 처분을 하는 경우에는 처분대상자에게 서면으로 그 내용을 통지하여야 한다. 이 경우 서면에는 처분의 변경사유와 업무정지 처분의 기간 등 업무정지 처분에 필요한 사항이 포함되어야 한다.

[본조신설 2016. 11. 1.]

마약류 관리에 관한 법률 시행규칙

제44조(과징금 징수절차) 영 제16조의 규정에 의한 과징금의 징수절차에 관하여는 「국고금관리법 시행규칙」을 준용한다. 이 경우 납입고지서에는 이의방법 및 이의기간 등을 함께 기재하여야 한다. <개정 2006. 5. 23.>

[전문개정 2003. 11. 17.]

제47조(부정 마약류의 처분) 식품의약품안전처장은 이 법이나 그 밖의 마약류에 관한 법령을 위반하여 소지, 소유, 사용, 관리, 재배, 수출입, 제조, 매매, 매매의 알선, 수수, 투약 또는 투약하기 위하여 제공하거나 조제 또는 연구에 사용하는 마약류, 예고임시마약류 및 임시마약류에 대하여는 압류나 그 밖에 필요한 처분을 할 수 있다. <개정 2013. 3. 23., 2014. 3. 18., 2018. 3. 13.>

[전문개정 2011. 6. 7.]

[제목개정 2014. 3. 18.]

제48조(마약류 감시원) ① 제41조제1항 및 제42조제2항에 따른 관계 공무원의 직무와 그 밖에 마약류와 원료물질에 관한 감시 업무를 하게 하기 위하여 식품의약품안전처와 그 소속 기관, 특별시·광역시·특별자치시·도·특별자치도 및 시·군·구(자치구만 해당한다. 이하 같다)에 마약류 감시원을 둔다. <개정 2013. 3. 23., 2016. 2. 3.>

② 마약류 감시원의 자격, 직무 범위, 그 밖에 필요한 사항은 대통령령으로 정한다.

[전문개정 2011. 6. 7.]

마약류 관리에 관한 법률 시행령

제17조(마약류 감시원) ① 법 제48조에 따라 식품의약품안전처장, 시·도지사 또는 시장·군수·구청장(자치구의 구청장을 말한다. 이하 같다)은 다음 각 호의 어느 하나에 해당하는 소속 공무원을 마약류 감시원으로 임명한다. <개정 2013. 3. 23.>

1. 「고등교육법」 제2조에 따른 학교의 약학 관련 학과 또는 법학 관련 학과에서 학사 이상의 학위를 받은 사람이나 다른 법령에 따라 이와 같은 수준 이상의 학력이 있다고 인정되는 사람
2. 1년 이상 약무(藥務)에 관한 업무에 종사한 경력이 있는 사람
3. 보건행정관서에서 1년 이상 보건행정에 관한 업무에 종사한 경력이 있는 사람

② 법 제48조제2항에 따른 마약류 감시원의 직무 범위는 다음 각 호와 같다.<개정 2014. 12. 23.>

1. 마약류취급자, 마약류 취급의 승인을 받은 자 및 취급업소에 대한 감시·출입·검사 및 감독
2. 원료물질취급자 및 취급업소에 대한 감시·출입·검사 및 감독
3. 마약·향정신성의약품 또는 한외마약의 품질관리를 위한 마약·향정신성의약품·한외마약 또는 이와 관계있는 의약품의 수거
4. 마약류 중독자 치료보호의 지원

③ 제1항에 따라 식품의약품안전처장, 시·도지사 또는 시장·군수·구청장은 마약류 감시원을 임명하는 경우에는 이에 관한 사항을 임명에 관한 관리대장에 기록하고 마약류 감시원증을 발급하여야 한다.<개정 2013. 3. 23.>

[전문개정 2012. 6. 7.]

마약류 관리에 관한 법률 시행규칙

제45조(마약류감시원증 교부) 법 제48조 및 영 제17조의 규정에 의하여 식품의약품안전처장, 시·도지사 또는 시장·군수·구청장은 마약류감시원을 임명한 때에는 별지 제48호서식에 따른 마약류감시원증을 교부하여야 한다. <개정 2012. 6. 15., 2013. 3. 23.>

제49조 삭제 <2023. 8. 16.>

마약류 관리에 관한 법률 시행령

제18조 [제20조의6]으로 이동 <2024.1.30>]

마약류 관리에 관한 법률 시행규칙

제46조(마약류명예지도원증 교부) 법 제49조 및 영 제18조에 따라 지방식품의약품안전청장, 시·도지사 또는 시장·군수·구청장은 마약류명예지도원을 위촉한 때에는 별지 제49호서식에 따른 마약류명예지도원증을 교부하여야 한다. <개정 2008. 10. 31., 2012. 6. 15.>

제50조(마약류취급자와 원료물질수출입업자등의 교육) ① 마약류취급자(대마재배자는 제외한다) 또는 원료물질수출입업자등은 식품의약품안전처장 또는 시·도지사가 하는 마약류 또는 원료물질 관리에 관한 교육을 받아야 한다. <개정 2013. 3. 23.>

② 제1항에 따른 마약류 또는 원료물질 관리에 관한 교육의 방법·횟수 및 내용 등에 필요한 사항은 총리령으로 정한다.<개정 2013. 3. 23.>

[전문개정 2011. 6. 7.]

마약류 관리에 관한 법률 시행규칙

제47조(마약류취급자와 원료물질수출입업자등의 교육) ① 법 제50조에 따라 마약류수출입업자·마약류제조업자·마약류원료사용자·마약류취급학술연구자 및 원료물질수출입업자등은 지방식품의약품안전청장이, 마약류도매업자·마약류소매업자·마약류관리자 및 마약류취급의료업자(법 제6조제2항에 따른 마약류관리자를 둔 의료기관의 마약류취급의료업자를 제외한다. 이하 이 조에서 같다)는 시·도지사가 실시하는 마약류 또는 원료물질 관리에 관한 교육을 받아야 한다. <개정 2003. 11. 17., 2008. 10. 31., 2012. 6. 15.>

② 제1항에 따른 교육은 1회 2시간으로 하되, 그 교육을 받을 시기는 법 제2조제5호에 따른 마약류취급자(대마재배자를 제외한다. 이하 이 조에서 같다) 또는 원료물질수출입업자등으로 허가 또는 지정(교육을 이수한 지 1년이 지나지 아니한 자가 폐업 등의 사유로 다시 허가 또는 지정을 받은 경우는 제외한다)을 받은 후 1년 이내로 한다.<개정 2008. 10. 31., 2012. 6. 15., 2016. 11. 4.>

③ 지방식품의약품안전청장 또는 시·도지사는 마약류 또는 원료물질의 계속된 도난·분실로 인하여 주의를 촉구할 필요성이 있거나 마약류관련 법령의 개정 등으로 마약류 또는 원료물질 관리에 관한 교육이 필요하다고 인정되는 때에는 제2항에도 불구하고 1년에 1회에 한하여 추가로 교육을 실시할 수 있다.<개정 2003. 11. 17., 2008. 10. 31., 2012. 6. 15.>

④ 제1항에 따라 교육을 실시하는 지방식품의약품안전청장 및 시·도지사는 마약류취급자 또는 원료물질수출입업자등에 대한 교육계획을 전년도 말까지 수립하여 교육을 실시하되, 그 계획에는 교육대상자의 편의를 위하여 매년 2회 이상 교육을 실시하는 내용이 포함되어야 한다.<개정 2008. 10. 31., 2012. 6. 15.>

⑤ 마약류취급자에 대한 교육내용에 포함되어야 하는 사항은 다음 각 호와 같다.<개정 2013. 3. 23., 2018. 10. 31.>

1. 마약류의 판매 및 봉함에 관한 사항, 사고의 처리 및 보고에 관한 사항, 마약류취급 관련업무의 양도·양수에 관한 사항, 마약류 보관·저장에 관한 사항 및 마약류통합관리시스템을 활용한 보고 방법에 관한 사항
2. 마약 및 향정신성의약품의 원료 및 제품에 대한 자가시험 관련기록의 작성·비치에 관한 사항과 용기 등에의 기재에 관한 사항(마약류취급자 중 마약류수출입업자, 마약류제조업자 및 마약류원료사용자만 해당한다)

3. 마약 및 향정신성의약품의 투약 및 처방전의 기록에 관한 사항(마약류취급자 중 마약류취급의료업자만 해당한다)
4. 마약류 사용·연구기록·기록보관에 관한 사항(마약류취급자 중 마약류취급학술연구자만 해당한다)
5. 기타 마약류 관련법령의 준수에 관한 사항 등 식품의약품안전처장 또는 시·도지사가 따로 정하는 사항

⑥ 원료물질수출입업자등에 대한 교육내용에 포함되어야 하는 사항은 다음 각 호와 같다.<신설 2012. 6. 15., 2013. 3. 23.>

1. 원료물질의 수출입 승인에 관한 사항
2. 원료물질의 제조·수출입·수수 또는 매매에 대한 기록정비에 관한 사항
3. 그 밖에 마약류 관련 법령의 준수에 관한 사항 등 식품의약품안전처장이나 시·도지사가 따로 정하는 사항

⑦ 지방식품의약품안전청장 및 시·도지사는 마약류취급자 또는 원료물질수출입업자등에 대한 교육을 실시한 때에는 교육을 받은 자에게 수료증을 교부하여야 하며, 그 교부대장을 관리하여야 한다.<개정 2008. 10. 31., 2012. 6. 15.>

⑧ 시·도지사는 「약사법」 제15조에 따른 연수교육, 「의료법」 제30조제2항에 따른 보수교육 또는 「수의사법」 제34조제1항에 따른 연수교육을 실시하는 경우에는 제1항 또는 제3항에 따른 마약류 또는 원료물질 관리에 관한 교육을 공동으로 실시할 수 있다.<개정 2006. 5. 23., 2008. 10. 31., 2012. 6. 15., 2015. 9. 21.>

[제목개정 2012. 6. 15.]

제51조(원료물질의 관리) ① 원료물질을 수출입하는 자는 수출입할 때마다 식품의약품안전처장의 승인을 받아야 한다. <개정 2013. 3. 23.>

② 원료물질을 제조하거나 수출입·수수 또는 매매하는 자는 제조, 수출입·수수 또는 매매(이하 이 조에서 "거래"라 한다)에 대한 기록을 작성하고 이를 2년간 보존하여야 한다. 다만, 다음 각 호의 어느 하나에 해당하는 경우는 제외한다.<개정 2013. 6. 4.>

1. 「약사법」에 따라 제조·거래에 대한 기록을 작성·보존하고 있는 제조·거래의 경우
2. 「화학물질관리법」에 따라 제조·거래에 대한 기록을 작성·보존하고 있는 제조·거래의 경우
3. 원료물질 복합제를 제조·거래하는 경우
4. 통상적인 사업 수행을 위한 합법적인 거래로서 대통령령으로 정하는 거래의 경우
5. 대통령령으로 정하는 수량 이하로 거래하는 경우

③ 원료물질취급자는 다음 각 호의 어느 하나에 해당하는 경우에는 그 사실을 법무부장관이나 식품의약품안전처장에게 지체 없이 신고하여야 한다.<개정 2013. 3. 23.>

1. 원료물질의 구매 목적이 불확실하거나 마약 및 향정신성의약품의 불법 제조에 사용될 우려가 있는 거래의 경우
2. 대통령령으로 정하는 수량 이상의 원료물질의 도난 또는 소재불명, 그 밖의 사고가 발생한 경우

④ 제3항에 따라 법무부장관이나 식품의약품안전처장에게 신고한 원료물질취급자나 신고를 받은 공무원은 그 사항에 대하여 비밀을 유지하여야 한다.<개정 2013. 3. 23.>

⑤ 제1항의 승인을 받아야 할 원료물질의 종류와 승인절차에 관하여 필요한 사항은 대통령령으로 정한다.

⑥ 제2항과 제3항에 따른 제조·거래 기록의 작성·보존 및 신고에 필요한 사항은 총리령으로 정한다.<개정 2013. 3. 23.>

⑦ 원료물질수출입업자등은 국제협력에 필요한 경우 등 총리령으로 정하는 사유가 있어 식품의약품안전처장이 요구하는 경우에는 제조·거래에 관한 사항을 지체 없이 보고하여야 한다.<개정 2013. 3. 23.>

[전문개정 2011. 6. 7.]

마약류 관리에 관한 법률 시행령

제19조(원료물질 거래기록의 작성 및 보존이 면제되는 거래) ① 법 제51조제2항제4호에 따라 원료물질 거래기록의 작성 및 보존이 면제되는 거래는 다음 각 호의 거래로 한다.

1. 수입의 경우: 생산국 정부가 발행한 제조증명서 또는 판매증명서를 첨부하는 거래
2. 수출의 경우: 대한민국 정부가 발행한 수출증명서를 첨부하는 거래
3. 수수 및 매매의 경우: 국가 또는 지방자치단체를 상대방으로 하는 거래

② 법 제51조제2항제5호에 따라 원료물질 거래기록의 작성 및 보존이 면제되는 원료물질의 최대거래량은 별표 8과 같다.

[전문개정 2012. 6. 7.]

제19조의2(도난 등 사고 발생 원료물질의 신고) 원료물질취급자는 법 제51조제3항제2호에 따라 다음 각 호의 구분에 따른 원료물질의 도난, 소재불명 또는 그 밖의 사고가 발생한 경우에는 법무부장관 또는 식품의약품안전처장에게 지체 없이 신고하여야 한다. <개정 2013. 3. 23.>

1. 별표 8에서 원료물질의 최대거래량을 정하고 있는 경우: 최대거래량 이상의 원료물질
2. 별표 8에서 원료물질의 최대거래량을 정하지 아니한 경우: 해당 원료물질

[본조신설 2008. 9. 23.]

제20조(승인을 받아야 할 원료물질의 종류와 승인절차 등) ① 법 제51조제5항에 따라 원료물질을 수출입하는 자가 수출입할 때마다 식품의약품안전처장의 승인을 받아야 할 원료물질의 종류는 별표 8 중 1군에 해당하는 원료물질로 한다. 다만, 「약사법」, 「식품위생법」, 그 밖의 다른 법률에 따라 수출입에 관한 허가 또는 승인을 받거나 등록 또는 신고 등을 하여야 하는 원료물질은 제외한다. <개정 2013. 3. 23.>

② 제1항 본문에 따른 승인을 받으려는 자는 원료물질 수출입 승인신청서에 총리령으로 정하는 서류를 첨부하여 식품의약품안전처장에게 제출하여야 한다.<개정 2013. 3. 23.>
③ 식품의약품안전처장은 제2항에 따른 신청에 대하여 승인을 한 경우에는 신청인에게 원료물질 수출입 승인서를 발급하여야 한다.<개정 2013. 3. 23.>
④ 제1항 단서에 따른 원료물질의 수출입에 관한 허가 또는 승인을 하였거나 등록 또는 신고 등을 받은 행정기관의 장은 식품의약품안전처장에게 원료물질취급자·수입국·수출국·수량 및 용도 등이 포함된 허가·승인·등록 또는 신고 내용을 통보하여야 한다.<개정 2013. 3. 23.>
[전문개정 2012. 6. 7.]

마약류 관리에 관한 법률 시행령 [별표 8] 원료물질 및 최대거래량 <개정 2021. 12. 14.>

(제2조제5항, 제6조, 제19조제2항 및 제20조제1항 관련)

1. 원료물질은 다음의 것과 그 염류로 한다.

(1군)

구분	품명	최대거래량
1	에페드린(Ephedrine)	1킬로그램
2	에르고메트린(Ergometrine)	10킬로그램
3	에르고타민(Ergotamine)	20킬로그램
4	리서직산(Lysergic acid)	
5	1-페닐-2-프로파논(1-phenyl-2-propanone)	
6	슈도에페드린(Pseudoephedrine)	1킬로그램
7	엔-아세틸안트라닐산(N-acetyl-anthranilic acid)	40킬로그램
8	이소사프롤(Isosafrole)	
9	3,4-메틸렌디옥시페닐-2-프로파논(3,4- Methylenedioxy-phenyl-2-propanone)	20킬로그램
10	피페로날(Piperonal)	
11	사프롤(Safrole)	
12	노르에페드린(Norephedrine)	
13	무수초산(Acetic anhydride)	1,000킬로그램(920리터)
14	아세톤(Acetone)	1,500킬로그램(1,893리터)
15	과망간산칼륨(Potassium Permanganate)	500킬로그램(185리터)
16	감마부티롤락톤(gamma-butyrolactone)	
17	1,4-부탄디올(1,4-Butanediol)	
18	디히드로리서직산메틸에스테르(Dihydrolysergic acid methyl ester)	
19	페닐초산(Phenylacetic acid)	1킬로그램
20	벤질시아니드(Benzyl cyanide)	1킬로그램
21	벤즈알데히드(Benzaldehyde)	4킬로그램
22	메틸아민(Methylamine)	1킬로그램
23	에틸아민(Ethylamine)	1킬로그램
24	알파페닐아세토아세토니트릴 (alplha-Phenylacetoacetonitrile, APAAN)	
25	엔-펜에틸-4-피페리돈(N-Phenethyl-4-piperidone, NPP)	
26	4-아닐리노-엔-펜에틸피페리딘 (4-Anilino-N-phenethylpiperidine, ANPP)	

구분	품명	최대거래량
27	3,4-메틸렌디옥시페닐-2-프로파논메틸글리시딕엑시드 (3,4-methylenedioxyphenyl-2-propanone methyl glycidic acid, 3,4-MDP-2-P methyl glycidic acid)	
28	3,4-메틸렌디옥시페닐-2-프로파논메틸글리시딕엑시드메틸에스테르 (3,4-methylenedioxyphenyl-2-propanone methyl glycidic acid methyl ester, 3,4-MDP-2-P methyl glycidic acid methyl ester)	
29	알파-페닐아세토아세토아마이드(alpha-Phenylacetoacetamide, APAA)	
30	메틸-알파-페닐-아세토아세테이트(Methyl-alpha-phenyl-acetoacetate, MAPA)	

(2군)

구분	품명	최대거래량
1	안트라닐산(Anthranilic acid)	30킬로그램
2	에틸에테르(Ethyl ether)	1,400킬로그램(1,902리터)
3	피페리딘(Piperidine)	500그램
4	염산(염류 제외)(Hydrochloric acid)	
5	메틸에틸케톤(Methyl ethyl Ketone, 2-Butanone)	1,460킬로그램(1,814리터)
6	황산(염류 제외)(Sulphuric acid)	
7	톨루엔(Toluene)	1,600킬로그램(1,845리터)

2. 제1호의 물질 중 최대거래량이 설정되지 않은 물질은 거래를 할 때마다 거래량에 관한 기록을 작성·보존하여야 한다.

마약류 관리에 관한 법률 시행규칙

제48조(원료물질거래 등의 신고 등) ① 법 제51조제2항에 따라 원료물질을 제조하는 자는 별지 제50호서식의 원료물질 제조대장을 작성하여야 하고, 원료물질을 영 제19조제2항에 따른 최대거래량을 초과하여 수출입·수수 또는 매매하는 자는 별지 제51호서식의 원료물질 거래대장을 작성하여야 한다. <개정 2012. 6. 15.>

② 원료물질취급자는 법 제51조제3항 각 호의 어느 하나에 해당되는 경우 별지 제52호서식에 따른 신고서(전자문서로 된 신고서를 포함한다)에 관련서류(전자문서를 포함한다)를 첨부하여 법무부장관 또는 지방식품의약품안전청장에게 지체없이 제출하여야 한다.<개정 2003. 11. 17., 2006. 5. 23., 2012. 6. 15., 2013. 3. 23.>

③ 법 제51조제5항 및 영 제20조제2항의 규정에 따라 원료물질의 수입승인을 얻고자 하는 자는 별지 제53호서식의 원료물질 수입승인신청서(전자문서로 된 신청서를 포함한다)에, 원료물질의 수출승인을 얻고자 하는 자는 별지 제54호서식의 원료물질 수출승인신청서(전자문서로 된 신청서를 포함한다)에 물품매도확약서 또는 거래를 증명할 수 있는 서류(전자문서를 포함한다)를 첨부하여 식품의약품안전처장에게 제출하여야 한다.<신설 2003. 11. 17., 2006. 5. 23., 2012. 6. 15., 2013. 3. 23.>

④ 법 제51조제7항에서 "총리령으로 정하는 사유"란 다음 각 호의 경우를 말한다.<신설 2012. 6. 15., 2013. 3. 23.>

1. 국제협력을 위하여 필요한 경우
2. 마약류 범죄에 대한 조사를 위하여 필요한 경우
3. 그 밖에 원료물질의 마약류 불법전용 차단을 위하여 필요한 경우

제6장의2 마약류 중독 예방 등 <신설 2023. 8. 16.>

제51조의2(마약류 오남용 예방 및 사회재활사업) ① 식품의약품안전처장은 마약류의 오남용을 예방하고 마약류 중독자의 사회복귀를 지원하기 위하여 다음 각 호의 업무를 수행한다.

1. 마약류 오남용 예방을 위한 교육·상담 및 홍보
2. 마약류 중독자의 사회복귀를 지원하기 위하여 필요한 교육·상담·홍보 등 사업(이하 "사회재활사업" 이라 한다)
3. 사회재활사업 관련 인력의 양성 및 활용
4. 그 밖에 마약류 오남용 예방 및 사회재활사업을 위하여 식품의약품안전처장이 필요하다고 인정하는 업무

② 식품의약품안전처장은 제1항에 따른 마약류 오남용 예방 및 사회재활사업을 위하여 불가피한 경우에는 관계 기관 및 단체의 장 등에게 다음 각 호의 자료 또는 정보의 제공을 요청할 수 있고, 제공받은 자료 또는 정보를 처리(「개인정보 보호법」 제2조제2호의 처리를 말한다)할 수 있다.

1. 주민등록번호, 여권번호 또는 외국인등록번호
2. 「형의 실효 등에 관한 법률」 제2조제5호에 따른 범죄경력자료로서 이 법에 관한 정보
3. 제40조에 따른 치료보호기관의 치료보호 관련 정보로서 건강에 관한 정보
4. 제40조의2에 따른 수강명령 또는 이수명령의 이행실적
5. 이 법을 위반하여 「형사소송법」 제247조에 따라 검사의 조건부 기소유예 처분을 받은 사람의 교육 이수실적

③ 제2항 각 호의 자료 또는 정보의 제공을 요청받은 관계 기관 및 단체의 장은 특별한 사유가 없으면 그 요청에 따라야 한다.

④ 제1항에 따른 인력의 양성·활용과 사회재활사업, 제2항에 따른 자료 또는 정보의 제공요청 및 처리 등에 필요한 사항은 대통령령으로 정한다.

⑤ 식품의약품안전처장은 제1항과 제2항에 따른 업무의 전부 또는 일부를 대통령령으로 정하는 관계 기관 또는 단체에 위탁하고 이에 필요한 재정적 지원을 할 수 있다.

[본조신설 2023. 8. 16.]

제51조의4(실태조사) ① 보건복지부장관과 식품의약품안전처장은 이 법의 적절한 시행을 위하여 마약류 사용·중독·확산 및 예방·치료·재활·시설 현황 등에 대한 실태조사를 3년마다 실시하여야 한다.

② 제1항에 따른 조사의 방법과 내용 등에 관한 사항은 보건복지부령 또는 총리령으로 정한다.

[본조신설 2023. 8. 16.]

제51조의5(마약류 명예지도원) ① 마약류의 오용·남용을 방지하고 홍보·계몽 등을 하기 위하여 식품의약품안전처, 특별시·광역시·특별자치시·도·특별자치도 및 시·군·구에 마약류 명예지도원을 둘 수 있다.

② 마약류 명예지도원의 자격, 업무 범위, 그 밖에 필요한 사항은 대통령령으로 정한다.

[본조신설 2023. 8. 16.]

제51조의6(한국마약퇴치운동본부의 설립) ① 마약류에 대한 다음 각 호의 사업을 수행하기 위하여 한국마약퇴치운동본부를 둔다.

1. 마약류의 폐해에 대한 대국민 홍보·계몽 및 교육 사업
2. 마약류 중독자의 사회복귀를 위한 사회복지 사업
3. 마약류 관련 예방교육을 위한 자료의 개발 및 보급
4. 마약류 중독자 재활 및 예방 관련 전문인력의 양성 지원
5. 그 밖에 식품의약품안전처장이 필요하다고 인정하는 불법 마약류 및 약물 오용·남용 퇴치와 관련된 사업

② 한국마약퇴치운동본부는 법인으로 한다.

③ 한국마약퇴치운동본부는 정관으로 정하는 바에 따라 필요한 곳에 지부를 둘 수 있다.

④ 한국마약퇴치운동본부에 관하여 이 법에서 규정한 것을 제외하고는 「민법」 중 재단법인에 관한 규정을 준용한다.

⑤ 식품의약품안전처장과 지방자치단체의 장은 예산의 범위에서 한국마약퇴치운동본부에 대하여 운영과 제1항에 따른 사업에 필요한 경비를 지원할 수 있다.

⑥ 한국마약퇴치운동본부의 운영 등에 필요한 사항은 대통령령으로 정한다.

[본조신설 2023. 8. 16.]

제51조의7(벌칙 적용에서 공무원 의제) 제51조의6제1항에 따른 한국마약퇴치운동본부 임직원 중 공무원이 아닌 사람은 「형법」 제127조 및 제129조부터 제132조까지를 적용할 때에는 공무원으로 본다.

[본조신설 2023. 8. 16.]

마약류 관리에 관한 법률 시행령

제20조의2(마약류 오남용 예방 및 사회재활사업) 식품의약품안전처장은 법 제51조의2제1항에 따른 마약류 오남용 예방 및 마약류 중독자 사회복귀 지원 업무를 효율적으로 추진하기 위하여 다음 각 호의 업무를 수행할 수 있다.

1. 마약류 오남용 예방 및 마약류 중독자의 사회복귀 지원을 위한 전문인력 인증제도의 운영
2. 마약류 오남용 예방 및 마약류 중독자의 사회복귀 지원을 위한 전문인력 양성과정 개발 및 보급
3. 마약류 오남용 예방 및 마약류 중독자의 사회복귀 지원 전문인력 양성 우수사례 발굴
4. 마약류 오남용 예방 및 마약류 중독자의 사회복귀 지원을 위한 기반 마련, 프로그램 개발 및 보급
5. 마약류 오남용 예방 및 마약류 중독자의 사회복귀 지원을 위한 정보체계의 구축·운영

6. 마약류 중독 인식개선 및 사회재활사업의 홍보
7. 마약류 중독자 재활센터의 설치·운영의 지원
8. 마약류 중독자 대상 재활시설 입소 지원

[본조신설 2024. 1. 30.]

[종전 제20조의2는 제20조의7로 이동 <2024. 1. 30.>]

제20조의3(자료 또는 정보의 제공요청 및 처리) ① 식품의약품안전처장은 법 제51조의2제2항에 따라 마약류 오남용 예방 및 사회재활사업을 위하여 자료 또는 정보를 요청하려는 경우에는 다음 각 호의 내용을 포함하여 서면 또는 전자적 방식으로 요청해야 한다.

1. 자료 또는 정보 제공요청의 목적
2. 자료 또는 정보의 항목
3. 자료 또는 정보의 보유 및 이용기간

② 제1항에 따른 요청을 받은 관계 기관 및 단체의 장은 해당 자료 또는 정보를 서면 또는 전자적 방식으로 제공할 수 있다.

③ 식품의약품안전처장은 제2항에 따라 제공받은 자료 또는 정보 중 개인정보에 대하여 보유기간의 경과, 개인정보의 처리 목적 달성 등 개인정보가 불필요하게 되었을 때에는 「개인정보 보호법」에 따라 지체 없이 그 개인정보를 파기해야 한다.

[본조신설 2024. 1. 30.]

[종전 제20조의3은 제20조의8로 이동 <2024. 1. 30.>]

제20조의4(마약류 오남용 예방 및 사회재활사업의 위탁) ① 법 제51조의2제5항에서 "대통령령으로 정하는 관계 기관 또는 단체"란 다음 각 호의 기관 또는 단체를 말한다.

1. 법 제51조의6제1항에 따른 한국마약퇴치운동본부(이하 "한국마약퇴치운동본부"라 한다)
2. 한국의약품안전관리원
3. 그 밖에 마약류 분야에 전문성이 있다고 식품의약품안전처장이 인정하는 기관 또는 단체

② 식품의약품안전처장은 법 제51조의2제5항에 따라 업무를 위탁하는 경우에는 위탁업무의 내용과 수탁기관을 고시해야 한다.

[본조신설 2024. 1. 30.]

제20조의6(마약류 명예지도원) ① 법 제51조의5제1항에 따라 식품의약품안전처장, 시·도지사 또는 시장·군수·구청장은 마약류 명예지도원을 두려는 경우에는 다음 각 호의 어느 하나에 해당하는 사람 중에서 위촉해야 한다.<개정 2013. 3. 23., 2024. 1. 30.>

1. 「고등교육법」 제2조에 따른 학교에서 학사 이상의 학위를 받은 사람 또는 다른 법령에 따라 이와 같은 수준 이상의 학력이 있다고 인정되는 사람
2. 소비자 관련 단체, 청소년 관련 단체 또는 의약 관련 협회·단체(이하 이 조에서 "관련 단체"라 한다)의 회원 또는 직원으로서 해당 관련 단체의 장이 추천한 사람
3. 보건행정관서에서 1년 이상 보건행정에 관한 업무에 종사한 경력이 있는 사람
4. 마약류 관련 수사업무에 1년 이상 종사한 경력이 있는 사람

② 법 제51조의5제1항에 따른 마약류 명예지도원의 업무 범위는 다음 각 호와 같다.<개정 2024. 1. 30.>

1. 마약류의 오용·남용 방지를 위한 홍보 및 계몽
2. 법 위반행위에 대한 신고 및 자료 제공

③ 마약류 명예지도원의 임기는 2년으로 하며, 연임할 수 있다. 다만, 제1항제2호에 따라 위촉된 사람의 연임은 관련 단체의 장의 연임요청이 있어야 한다.

④ 식품의약품안전처장, 시·도지사 또는 시장·군수·구청장은 예산의 범위에서 마약류 명예지도원의 활동에 필요한 경비를 지원할 수 있다.<개정 2013. 3. 23.>

⑤ 식품의약품안전처장, 시·도지사 또는 시장·군수·구청장은 마약류 명예지도원이 다음 각 호의 어느 하나에 해당하는 경우에는 위촉을 해제하여야 한다.<개정 2013. 3. 23.>

1. 법 제3조를 위반한 경우
2. 관련 단체로부터 퇴직 또는 해임되거나 회원자격을 상실한 경우
3. 마약류 명예지도원의 업무와 관련하여 부정한 행위로 물의를 일으킨 경우
4. 질병·부상 등의 사유로 업무 수행이 곤란하게 된 경우

⑥ 이 영에서 규정한 사항 외에 마약류 명예지도원의 운영에 필요한 세부 사항은 식품의약품안전처장, 시·도지사 및 시장·군수·구청장이 따로 정한다.<개정 2013. 3. 23.>

[전문개정 2012. 6. 7.]

[제18조에서 이동 <2024. 1. 30.>]

제20조의7(한국마약퇴치운동본부의 운영 등) ① 법 제51조의6제6항에 따라 한국마약퇴치운동본부의 장은 매 사업연도가 시작되기 60일 전까지 사업계획서 및 수입·지출예산서를 식품의약품안전처장에게 제출해야 한다.<개정 2013. 3. 23., 2024. 1. 30.>

② 한국마약퇴치운동본부의 장은 제1항에 따른 사업계획서 및 수입·지출예산서의 내용을 변경하려는 경우에는 그 변경할 내용 및 사유를 구체적으로 적은 서류를 식품의약품안전처장에게 제출하여야 한다.<개정 2013. 3. 23.>

③ 식품의약품안전처장은 제1항에 따라 다음 연도의 사업계획서 및 수입·지출예산서를 받거나 제2항에 따라 변경 내용 및 사유를 적은 서류를 받은 경우 필요하면 한국마약퇴치운동본부의 장에게 다음 각 호의 사항에 관한 자료를 요청할 수 있다.<개정 2013. 3. 23., 2024. 1. 30.>

1. 법 제51조의6제1항 각 호의 사업에 관한 사항
2. 법 제51조의6제5항에 따라 지원된 재정의 사용 명세에 관한 사항

[전문개정 2012. 6. 7.]

[제20조의2에서 이동 <2024. 1. 30.>]

제20조의8(유해성 평가 대상 물질) 법 제52조의2에서 "대통령령으로 정하는 물질"이란 다음 각 호의 어느 하나에 해당하는 물질을 말한다.

1. 마약류 또는 임시마약류와 구조적·효과적 유사성이 있는 물질로서 보건상 위해가 우려되는 물질
2. 오용 또는 남용으로 인한 신체적·정신적 위해를 끼칠 가능성이 있는 물질

[본조신설 2019. 3. 12.]

[제20조의3에서 이동 <2024. 1. 30.>]

마약류 관리에 관한 법률 시행규칙

제48조의2 삭제 <2013. 3. 23.>

제7장 보칙 〈신설 2023. 8. 16.〉

제52조(마약류 관계 자료의 수집) 보건복지부장관과 식품의약품안전처장은 정부 각 기관으로부터 이 법이나 그 밖의 마약류 관계 법령의 시행에 관한 사항을 수집하며, 마약류에 대하여 필요한 사항에 관하여 그 자료의 제출을 요구할 수 있다. <개정 2013. 3. 23.>

[전문개정 2011. 6. 7.]

제52조의2(유해성 평가) 식품의약품안전처장은 마약류의 적정한 지정을 위하여 임시마약류 및 그 밖에 이에 준하는 것으로서 대통령령으로 정하는 물질에 대하여 신체적 또는 정신적 의존성, 독성 등 유해성 평가를 하여야 한다.

[본조신설 2018. 12. 11.]

제52조의3(국제협력) 식품의약품안전처장은 마약류·원료물질의 안전관리, 오남용 예방 및 사회재활사업을 위하여 국제기구 및 국외 관계기관 등과 정보교환 등 국제협력에 노력하여야 한다. <개정 2023. 8. 16.>

[본조신설 2018. 12. 11.]

제53조(몰수 마약류의 처분방법 등) ① 이 법이나 그 밖의 법령에서 정하는 바에 따라 몰수된 마약류는 시·도지사에게 인계하여야 한다.

② 시·도지사는 제1항의 마약류를 인수하였을 때에는 이를 폐기하거나 그 밖에 필요한 처분을 하여야 한다.

③ 제2항의 처분에 필요한 사항은 대통령령으로 정한다.

[전문개정 2011. 6. 7.]

제53조의2(가정 내 의료용 마약류 수거·폐기 사업 실시 등) ① 식품의약품안전처장 또는 시·도지사는 가정 내 의료용 마약류의 오남용을 예방하기 위하여 가정에서 사용하고 남은 의료용 마약류의 수거·폐기를 위한 사업을 실시할 수 있다.

② 식품의약품안전처장은 제1항에 따른 사업에 참여하는 개인·기관·단체 또는 법인 등에 예산의 범위에서 사업 수행에 필요한 비용을 지원할 수 있다.

③ 제1항에 따른 사업에 참여하는 개인·기관·단체 또는 법인의 선정 기준·절차, 사업 수행 방법, 비용 지원 등에 관하여 필요한 사항은 대통령령으로 정한다.

[본조신설 2018. 12. 11.]

마약류 관리에 관한 법률 시행령

제21조(몰수 마약류의 폐기방법) 시·도지사는 법 제53조제2항에 따라 몰수 마약류를 폐기하는 경우에는 다음 각 호의 방법으로 하여야 한다.

1. 가연성이 있는 마약류는 보건위생상 위해(危害)가 발생할 우려가 없는 장소에서 태워버릴 것
2. 중화·가수분해·산화·환원·희석 또는 그 밖의 방법으로 마약류가 아닌 것으로 변화시킬 것
3. 제1호 또는 제2호의 방법으로 마약류를 폐기할 수 없는 경우에는 지하수를 오염시킬 우려가 없는 지하 1미터 이상의 땅속에 파묻거나, 해수면 위에 떠오를 우려가 없는 방법으로 바닷물 속에 가라앉히거나, 그 밖에 보건위생상 위해가 발생할 우려가 없는 방법으로 처리할 것

[전문개정 2012. 6. 7.]

제22조(몰수 마약류의 처분) ① 법 제53조제2항에 따른 "필요한 처분"은 다음 각 호의 어느 하나에 해당하는 경우로서 시·도지사가 몰수 마약류를 이에 제공할 필요가 있다고 인정하여 실시하는 처분으로 한다.

1. 마약류취급학술연구자가 연구용으로 필요한 양만 쓰려는 경우
2. 공무상 시험용으로 쓰려는 경우
3. 몰수 마약류를 법에 따라 제조 또는 수입 등이 된 마약류로 재활용하려는 경우

② 제1항제1호 및 제2호에 따라 마약류를 제공받으려는 자는 총리령으로 정하는 바에 따라 신청서를 시·도지사에게 제출하여야 한다.<개정 2013. 3. 23.>

③ 제1항제3호에 따라 마약류를 재활용하려는 시·도지사는 그 양수인을 지정하여야 한다.

④ 제3항에 따라 양수인으로 지정되어 몰수 마약류를 양수하려는 자는 시·도지사가 정하는 가액(價額)을 해당 지방자치단체의 수입증지로 내야 한다. 다만, 시·도지사는 정보통신망을 이용하여 전자화폐·전자결제 등의 방법으로 내게 할 수 있다.

[전문개정 2012. 6. 7.]

제22조의2(의료용 마약류 수거·폐기사업참여자 선정) ① 법 제53조의2에 따라 가정에서 사용하고 남은 의료용 마약류의 수거·폐기 사업(이하 "수거·폐기사업"이라 한다)에 참여하는 개인·기관·단체 또는 법인 등(이하 "수거·폐기사업참여자"라 한다)의 선정 기준은 다음 각 호와 같다.

1. 수거·폐기사업 수행에 필요한 전담 인력과 전담 조직 등을 갖추고 있을 것
2. 수거·폐기사업 수행에 필요한 시설과 장비 등을 갖추고 있을 것
3. 설립목적 또는 활동실적이 보건의료 분야와 관련될 것

② 식품의약품안전처장 또는 시·도지사는 법 제53조의2에 따라 수거·폐기사업참여자를 선정할 때에는 다음 각 호의 사항이 포함된 선정 계획을 30일 이상 공고해야 한다.
1. 수거·폐기사업의 내용 및 기간 등에 관한 사항
2. 수거·폐기사업참여자의 선정 방법 및 절차 등에 관한 사항
3. 수거·폐기사업참여자의 비용 지원에 관한 사항
4. 그 밖에 수거·폐기사업참여자의 선정과 관련하여 식품의약품안전처장 또는 시·도지사가 필요하다고 인정하는 사항

③ 법 제53조의2에 따라 수거·폐기사업참여자로 선정받으려는 자는 수거·폐기사업참여자 선정신청서에 다음 각 호의 서류를 첨부하여 식품의약품안전처장 또는 시·도지사에게 제출해야 한다.
1. 제1항 각 호에 따른 선정 기준에 적합함을 증명하는 서류
2. 수거·폐기사업 수행을 위한 사업계획서
3. 수거·폐기사업 수행을 위한 자금운용계획서
4. 정관 또는 이에 준하는 사업 운영 규정

④ 식품의약품안전처장 또는 시·도지사는 법 제53조의2에 따라 수거·폐기사업참여자를 선정한 경우에는 그 선정 사실을 인터넷 홈페이지에 공고해야 한다.

⑤ 법 제53조의2에 따라 수거·폐기사업참여자로 선정된 자는 매 연도의 사업 실적보고서와 자금운용 결산서를 다음 연도 1월 31일까지 식품의약품안전처장 또는 시·도지사에게 제출해야 한다.

⑥ 제1항부터 제5항까지에서 규정한 사항 외에 수거·폐기사업참여자의 선정 기준, 절차 및 방법 등에 필요한 세부 사항은 식품의약품안전처장이 정하여 고시한다.

[본조신설 2019. 12. 10.]

제22조의3(의료용 마약류 수거·폐기사업참여자 지원) 식품의약품안전처장이 법 제53조의2제2항에 따라 수거·폐기사업참여자에게 지원할 수 있는 비용은 다음 각 호와 같다.
1. 수거·폐기사업 전담 인력의 운용 또는 관리 등에 드는 비용
2. 수거·폐기사업에 필요한 시설 또는 장비의 설치·운용 등에 드는 비용
3. 마약류의 운반 또는 폐기 등에 드는 비용
4. 그 밖에 제1호부터 제3호까지에 준하는 비용으로서 수거·폐기사업의 효율적 수행에 필요하다고 식품의약품안전처장이 인정하는 비용

[본조신설 2019. 12. 10.]

마약류 관리에 관한 법률 시행규칙

제49조(몰수마약류의 인계) ① 법 제53조제1항의 규정에 의하여 몰수한 마약류를 시·도지사에게 인계하는 경우에 그 기관의 장은 별지 제55호서식에 따른 마약류인계서를 작성·첨부하여야 한다. <개정 2012. 6. 15.>

② 제1항의 규정에 의하여 시·도지사는 마약류를 인수한 때에는 별지 제56호서식에 따른 인수증을 인계한 기관의 장에게 교부하여야 하고 별지 제57호서식에 따른 인수대장을 작성·비치하여야 한다.<개정 2012. 6. 15.>

제50조(몰수마약류 공급신청서) 영 제22조제2항의 규정에 의한 몰수마약류를 공급받고자 하는 자는 별지 제58호서식에 따른 신청서(전자문서로 된 신청서를 포함한다)를 시·도지사에게 제출하여야한다. <개정 2006. 5. 23., 2012. 6. 15.>

제54조(보상금) 이 법이나 그 밖의 법령에서 규정하는 마약류에 관한 범죄가 발각되기 전에 그 범죄를 수사기관에 신고 또는 고발하거나 검거한 사람에게는 대통령령으로 정하는 바에 따라 보상금을 지급한다. 다만, 공무원이 그 직무와 관련하여 신고 또는 고발하거나 검거한 경우에는 보상금을 지급하지 아니한다. <개정 2022. 6. 10.>

[전문개정 2011. 6. 7.]

마약류 관리에 관한 법률 시행령

제23조(신고·고발) ① 법 제54조에 따른 마약류에 관한 범죄의 신고 또는 고발(이하 이 조에서 "신고·고발"이라 한다)은 익명 또는 가명으로 할 수 있다.

② 신고·고발이 말로 접수된 경우 이를 접수한 공무원은 신고조서 또는 고발조서를 작성하여야 한다.

③ 신고·고발에 관한 사무를 처리하는 사람은 그 신고인 또는 고발인에 대한 사항을 누설해서는 아니 된다.

[전문개정 2012. 6. 7.]

제24조(보상금의 지급신청) ① 법 제54조에 따른 보상금을 받으려는 사람은 법무부령으로 정하는 바에 따라 보상금 지급신청서를 관할 지방검찰청 검사장(지청장을 포함한다. 이하 이 조에서 같다)을 거쳐 법무부장관에게 제출하여야 한다.

② 제1항에 따른 신청은 「민원 처리에 관한 법률 시행령」 제2조제1항제3호에도 불구하고 익명 또는 가명으로 할 수 있다. 이 경우 그 사유에 관한 범죄인지관서의 장의 확인을 받아야 한다.<개정 2016. 2. 12.>

③ 제1항에 따른 신청서를 접수한 관할 지방검찰청 검사장은 그 신청서에 법무부령으로 정하는 서류를 첨부하여 법무부장관에게 제출하여야 한다.

[전문개정 2012. 6. 7.]

제25조(보상금의 지급) ① 법 제54조에 따른 보상금은 검사가 범인에 대하여 공소를 제기하거나 기소유예처분을 한 경우에 지급한다. 다만, 범인을 검거하지 못하고 마약류만 압수한 경우에는 법무부령으로 정하는 바에 따라 보상금을 지급할 수 있다.

② 법 제54조에 따른 보상금은 법무부령으로 정하는 바에 따라 추징금액과 몰수품의 국내 도매가격을 합산한 금액 또는 추징 예상금액과 압수물의 국내 도매가격을 합산한 금액을 한도로 예산의 범위에서 지급한다.<개정 2022. 12. 9.>

[전문개정 2012. 6. 7.]

제26조(보상금의 지급조서 및 대장) 법 제54조에 따라 법무부장관이 보상금을 지급하는 경우에는 법무부령으로 정하는 바에 따라 보상금 지급조서 및 보상금 지급대장을 작성·비치하여야 한다.
[전문개정 2012. 6. 7.]

제27조(허가의 경합) 동일인이 두 종류 이상의 법 제6조제1항에 따른 마약류취급자의 허가 또는 법 제6조의2제1항에 따른 원료물질의 수출입업 또는 제조업의 허가를 받은 경우에는 마약류취급자 또는 법 제7조제1항 전단에 따른 원료물질수출입업자등(이하 "원료물질수출입업자등"이라 한다)에 관한 규정을 적용할 때 각 허가별로 별개의 마약류취급자 또는 원료물질수출입업자등으로 본다. <개정 2019. 3. 12.>
[전문개정 2012. 6. 7.]

제55조(수수료) 다음 각 호의 어느 하나에 해당하는 자는 총리령으로 정하는 바에 따라 수수료를 내야 한다. <개정 2013. 3. 23.>

1. 이 법에 따른 허가 또는 지정을 받으려는 자
2. 이 법에 따른 허가 또는 지정 사항을 변경하려는 자
3. 이 법에 따른 허가증 또는 지정서를 재발급받으려는 자

[전문개정 2011. 6. 7.]

마약류 관리에 관한 법률 시행규칙

제51조(수수료) ① 제8조제1항·제4항부터 제6항까지, 제10조제1항, 제12조제1항, 제15조제1항, 제32조제2항, 제33조제2항, 제34조의3에 따라 허가 또는 지정신청 등을 하려는 자, 허가 또는 지정사항을 변경신청하려는 자, 허가증 또는 지정서의 재교부를 받으려는 자는 법 제55조에 따라 별표 3에 따른 수수료를 해당 허가관청에 납부하여야 한다. <개정 2012. 6. 15., 2014. 11. 4.>

② 제1항의 수수료는 다음 각 호의 구분에 따른 방법으로 납부해야 한다.<개정 2013. 3. 23., 2023. 6. 2.>

1. 식품의약품안전처장 또는 지방식품의약품안전청장의 소관 업무인 경우: 현금, 현금의 납입을 증명하는 증표 또는 정보통신망을 이용한 전자화폐·전자결제 등의 방법
2. 특별자치시장·시장·군수 또는 구청장의 소관 업무인 경우: 수입증지 또는 정보통신망을 이용한 전자화폐·전자결제 등의 방법

③ 제32조제1항 또는 제33조제1항에 따라 허가 또는 변경허가를 신청하려는 자는 「의약품 등의 안전에 관한 규칙」 제4조제6항, 제5조제4항 및 제8조제7항에 따른 수수료를 해당 허가관청에 납부하여야 한다.<신설 2014. 11. 4.>
[본조신설 2008. 10. 31.]

마약류 관리에 관한 법률 시행규칙 [별표 3] 수수료 <개정 2014.11.4.>

(제51조제1항 관련)

구분	수수료	
	전자민원의 경우	방문 · 우편 등의 경우
1. 마약류취급자 및 원료물질수출입업자등 허가		
가. 마약류제조업자 · 마약류원료사용자 · 마약류수출입업자 · 원료물질제조업자 · 원료물질수출입업자	81,000원	90,000원
나. 마약류취급학술연구자	31,000원	35,000원
다. 마약류도매업자 · 대마재배자	31,000원	35,000원
2. 마약류관리자 지정	12,000원	14,000원
3. 마약류취급자 및 원료물질수출입업자등 변경허가		
가. 마약류제조업자 · 마약류원료사용자 · 마약류수출입업자 · 원료물질제조업자 · 원료물질수출입업자	40,000원	45,000원
나. 마약류취급학술연구자	13,000원	15,000원
다. 마약류도매업자 · 대마재배자	13,000원	15,000원
4. 마약류관리자 변경지정	12,000원	14,000원
5. 마약류취급자 및 원료물질수출입업자등 허가증 재발급	25,000원	28,000원
6. 마약류관리자 지정서 재발급	10,000원	12,000원
7. 마약류의 수출품목 허가	108,000원	120,000원
8. 마약류의 수출품목 변경허가	27,000원	30,000원
9. 마약류 · 원료물질 수입허가 공인증명	25,000원	28,000원

제56조(권한의 위임) 이 법에 따른 식품의약품안전처장의 권한은 대통령령으로 정하는 바에 따라 그 일부를 소속 기관의 장 또는 시·도지사에게 위임할 수 있으며, 이 법에 따른 시·도지사의 권한은 대통령령으로 정하는 바에 따라 그 일부를 시장·군수·구청장에게 위임할 수 있다. <개정 2013. 3. 23.>
[전문개정 2011. 6. 7.]

마약류 관리에 관한 법률 시행령

제28조(권한의 위임) ① 식품의약품안전처장은 법 제56조에 따라 법 제52조의2에 따른 임시마약류 등의 유해성 평가에 관한 권한을 식품의약품안전평가원장에게 위임한다. <신설 2019. 3. 12.>

② 식품의약품안전처장은 법 제56조에 따라 다음 각 호의 권한을 지방식품의약품안전청장에게 위임한다.<개정 2013. 3. 23., 2016. 11. 1., 2019. 3. 12., 2021. 12. 14., 2024. 1. 30.>

1. 법 제6조제1항제4호에 따른 마약류취급학술연구자의 허가 및 변경허가
1의2. 법 제6조의2제1항에 따른 원료물질의 수출입업 또는 제조업의 허가 및 변경허가
1의3. 법 제7조제1항 및 제2항에 따른 마약류취급학술연구자 및 원료물질수출입업자등의 명부(名簿) 기록 및 허가증 또는 지정서 발급 및 재발급
2. 법 제8조에 따른 마약류취급학술연구자 또는 원료물질수출입업자등의 마약류 또는 원료물질 취급에 관한 업무의 폐업 등의 신고의 수리(受理)
3. 법 제9조제2항제1호 및 같은 조 제3항에 따른 마약류 양도의 승인
4. 법 제12조에 따른 사고 마약류의 처리 및 이에 대한 보고의 접수
5. 법 제13조제1항에 따른 마약류취급학술연구자의 자격 상실 등에 따른 소지 중인 마약류의 처분 승인
6. 법 제16조제2항 단서에 따른 마약류취급학술연구자에 대한 무봉함(無封緘) 마약 및 향정신성의약품 수수의 승인
7. 법 제35조제2항에 따른 마약류취급학술연구자의 대마의 학술연구용 사용 보고와 대마초 재배 보고의 접수
8. 삭제<2020. 9. 22.>
9. 법 제42조에 따른 마약류의 폐기 명령 및 폐기 처분
10. 법 제43조에 따른 업무 보고 등 명령에 관한 업무
11. 법 제44조제1항에 따른 마약류취급학술연구자 또는 원료물질수출입업자등에 대한 허가의 취소와 그 업무 또는 마약류 사용의 전부나 일부의 정지명령 및 법 제46조에 따른 마약류취급학술연구자 또는 원료물질수출입업자등에 대한 과징금의 부과·징수
12. 법 제47조에 따른 부정 마약의 처분
13. 법 제51조의5 및 이 영 제20조의6에 따른 마약류 명예지도원의 위촉·위촉해제 및 그 운영
14. 법 제50조에 따른 마약류수출입업자·마약류제조업자·마약류원료사용자·마약류취급학술연구자 및 원료물질수출입업자등에 대한 교육 및 수료증 발급
14의2. 법 제51조제3항에 따른 신고의 접수
15. 법 제69조에 따른 마약류취급학술연구자 또는 원료물질수출입업자등에 대한 과태료의 부과·징수

③ 삭제<2024. 1. 30.>

④ 삭제<2024. 1. 30.>

[전문개정 2012. 6.7]

제28조의2(민감정보 및 고유식별정보의 처리) 보건복지부장관, 식품의약품안전처장(제8조제1항 또는 제28조에 따라 식품의약품안전처장의 업무를 위탁받거나 권한을 위임받은 자를 포함한다), 지방식품의약품안전청장, 시·도지사 또는 시장·군수·구청장(해당 권한이 위임·위탁된 경우에는 그 권한을 위임·위탁받은 자를 포함한다) 또는 법 제40조제1항에 따른 치료보호기관(제9호 및 제10호의 사무만 해당한다)은 다음 각 호의 사무를 수행하기 위하여 불가피한 경우 「개인정보 보호법」 제23조에 따른 건강에 관한 정보(이하 "건강정보"라 한다), 같은 법 시행령 제18조제2호에 따른 범죄경력자료에 해당하는 정보(이하 "범죄경력정보"라 한다), 같은 영 제19조제1호, 제2호 또는 제4호에 따른 주민등록번호, 여권번호 또는 외국인등록번호가 포함된 자료를 처리할 수 있다. 다만, 제4호, 제5호, 제7호 및 제16호의 사무의 경우에는 건강정보와 범죄경력정보는 제외하고, 제6호의2의 사무의 경우에는 범죄경력정보는 제외한다. <개정 2013. 3. 23., 2019. 3. 12., 2019. 12. 10., 2020. 9. 22., 2022. 12. 20.>

1. 법 제3조제7호 단서 및 이 영 제3조제3항제4호에 따른 대마 매매의 승인에 관한 사무
1의2. 법 제4조에 따른 마약류취급자가 아닌 자의 마약류 취급 금지 등에 관한 사무
2. 법 제6조에 따른 마약류취급자의 허가 등에 관한 사무
3. 법 제6조의2에 따른 원료물질의 수출입업 또는 제조업의 허가 등에 관한 사무
4. 법 제7조에 따른 허가증 등의 발급과 등재에 관한 사무
5. 법 제8조에 따른 폐업 등의 신고 등에 관한 사무
6. 법 제9조에 따른 마약류 양도·양수의 승인 등에 관한 사무
6의2. 법 제11조에 따른 마약류 취급의 보고에 관한 사무
6의3. 법 제11조의2에 따른 정보의 수집·조사·이용 및 제공에 관한 사무
7. 법 제12조에 따른 사고 마약류 등의 처리에 관한 사무
8. 법 제13조에 따른 자격 상실자의 마약류 처분에 관한 사무
9. 법 제39조 각 호 외의 부분 단서에 따른 마약 중독자에 대한 마약 사용의 허가에 관한 사무
10. 법 제40조에 따른 마약류 중독자의 치료보호에 관한 사무
11. 법 제41조에 따른 출입·검사와 수거 등에 관한 사무
12. 법 제42조에 따른 폐기 명령 등에 관한 사무
13. 법 제43조에 따른 업무 보고 등에 관한 사무
14. 법 제44조에 따른 허가 등의 취소처분 등에 관한 사무
15. 법 제46조에 따른 과징금의 부과·징수에 관한 사무
16. 법 제48조에 따른 마약류 감시원에 관한 사무
17. 법 제51조에 따른 원료물질의 관리에 관한 사무
18. 법 제51조의5에 따른 마약류 명예지도원에 관한 사무

19. 법 제52조에 따른 마약류 관계 자료의 수집 등에 관한 사무
20. 법 제53조에 따른 몰수 마약류의 처분 등에 관한 사무
20의2. 법 제53조의2에 따른 수거·폐기사업참여자의 선정 및 관리에 관한 사무
21. 법 제54조에 따른 보상금의 지급에 관한 사무

[전문개정 2012. 6. 7.]

제56조의2(군수용 마약류의 취급에 관한 특례) ① 이 법의 규정에도 불구하고 군수용 마약류의 소지·관리, 조제·투약·수수, 학술연구를 위한 사용 또는 마약류를 기재한 처방전의 발급에 관하여는 이를 국방부장관 소관으로 한다.

② 제1항에 따른 군수용 마약류의 취급에 필요한 사항은 국방부령으로 정한다.

[전문개정 2011. 6. 7.]

제57조(다른 법률의 적용) 마약 및 향정신성의약품의 제조·관리 등에 관하여 이 법에 규정된 것을 제외하고는 「약사법」을 적용한다.

[전문개정 2011. 6. 7.]

제57조의2(적용의 일부 제외) 다음 각 호의 어느 하나에 해당하는 마약류취급승인자에 관하여는 제11조, 제15조 및 제44조를 적용하지 아니한다.

1. 자가치료를 목적으로 마약 또는 향정신성의약품을 휴대하고 출입국하기 위하여 승인을 받은 경우
2. 「약사법」 제91조에 따른 한국희귀·필수의약품센터를 통하여 수입된 마약류를 취급하기 위하여 승인받은 경우

[본조신설 2019. 12. 3.]

제8장 벌칙 <개정 2011. 6. 7.>

제58조(벌칙) ① 다음 각 호의 어느 하나에 해당하는 자는 무기 또는 5년 이상의 징역에 처한다. <개정 2014. 3. 18., 2016. 2. 3., 2018. 3. 13.>

1. 제3조제2호·제3호, 제4조제1항, 제18조제1항 또는 제21조제1항을 위반하여 마약을 수출입·제조·매매하거나 매매를 알선한 자 또는 그러할 목적으로 소지·소유한 자
2. 제3조제4호를 위반하여 마약 또는 향정신성의약품을 제조할 목적으로 그 원료가 되는 물질을 제조·수출입하거나 그러할 목적으로 소지·소유한 자
3. 제3조제5호를 위반하여 제2조제3호가목에 해당하는 향정신성의약품 또는 그 물질을 함유하는 향정신성의약품을 제조·수출입·매매·매매의 알선 또는 수수하거나 그러할 목적으로 소지·소유한 자
4. 제3조제6호를 위반하여 제2조제3호가목에 해당하는 향정신성의약품의 원료가 되는 식물 또는 버섯류에서 그 성분을 추출한 자 또는 그 식물 또는 버섯류를 수출입하거나 수출입할 목적으로 소지·소유한 자
5. 제3조제7호를 위반하여 대마를 수입하거나 수출한 자 또는 그러할 목적으로 대마를 소지·소유한 자
6. 제4조제1항을 위반하여 제2조제3호나목에 해당하는 향정신성의약품 또는 그 물질을 함유하는 향정신성의약품을 제조 또는 수출입하거나 그러할 목적으로 소지·소유한 자
7. 제4조제1항 또는 제5조의2제5항을 위반하여 미성년자에게 마약을 수수·조제·투약·제공한 자 또는 향정신성의약품이나 임시마약류를 매매·수수·조제·투약·제공한 자
8. 1군 임시마약류에 대하여 제5조의2제5항제1호 또는 제2호를 위반한 자

② 영리를 목적으로 하거나 상습적으로 제1항의 행위를 한 자는 사형·무기 또는 10년 이상의 징역에 처한다.

③ 제1항과 제2항에 규정된 죄의 미수범은 처벌한다.

④ 제1항(제7호는 제외한다) 및 제2항에 규정된 죄를 범할 목적으로 예비(豫備) 또는 음모한 자는 10년 이하의 징역에 처한다.

[전문개정 2011. 6. 7.]

제58조의2(벌칙) ① 제3조제10호 또는 제4조제1항을 위반하여 미성년자에게 대마를 수수·제공하거나 대마 또는 대마초 종자의 껍질을 흡연 또는 섭취하게 한 자는 2년 이상의 유기징역에 처한다.

② 상습적으로 제1항의 죄를 범한 자는 3년 이상의 유기징역에 처한다.

③ 제1항 및 제2항에 규정된 죄의 미수범은 처벌한다.

[본조신설 2023. 3. 28.]

제59조(벌칙) ① 다음 각 호의 어느 하나에 해당하는 자는 1년 이상의 유기징역에 처한다. <개정 2016. 2. 3., 2018. 3. 13.>

1. 제3조제2호를 위반하여 수출입·매매 또는 제조할 목적으

로 마약의 원료가 되는 식물을 재배하거나 그 성분을 함유하는 원료·종자·종묘를 소지·소유한 자

2. 제3조제2호를 위반하여 마약의 성분을 함유하는 원료·종자·종묘를 관리·수수하거나 그 성분을 추출하는 행위를 한 자
3. 제3조제3호를 위반하여 헤로인이나 그 염류 또는 이를 함유하는 것을 소지·소유·관리·수수·운반·사용 또는 투약하거나 투약하기 위하여 제공하는 행위를 한 자
4. 제3조제4호를 위반하여 마약 또는 향정신성의약품을 제조할 목적으로 그 원료가 되는 물질을 매매하거나 매매를 알선하거나 수수한 자 또는 그러할 목적으로 소지·소유 또는 사용한 자
5. 제3조제5호를 위반하여 제2조제3호가목에 해당하는 향정신성의약품 또는 그 물질을 함유하는 향정신성의약품을 소지·소유·사용·관리한 자
6. 제3조제6호를 위반하여 제2조제3호가목에 해당하는 향정신성의약품의 원료가 되는 식물 또는 버섯류를 매매하거나 매매를 알선하거나 수수한 자 또는 그러할 목적으로 소지·소유한 자
7. 제3조제7호를 위반하여 대마를 제조하거나 매매·매매의 알선을 한 자 또는 그러할 목적으로 대마를 소지·소유한 자
8. 삭제 <2023. 3. 28.>
9. 제4조제1항을 위반하여 마약을 소지·소유·관리 또는 수수하거나 제24조제1항을 위반하여 한외마약을 제조한 자
10. 제4조제1항을 위반하여 제2조제3호다목에 해당하는 향정신성의약품 또는 그 물질을 함유하는 향정신성의약품을 제조 또는 수출입하거나 그러할 목적으로 소지·소유한 자
11. 제4조제1항을 위반하여 대마의 수출·매매 또는 제조할 목적으로 대마초를 재배한 자
12. 제4조제3항을 위반하여 마약류(대마는 제외한다)를 취급한 자
13. 1군 임시마약류에 대하여 제5조의2제5항제3호를 위반한 자
14. 제18조제1항·제21조제1항 또는 제24조제1항을 위반하여 향정신성의약품을 수출입 또는 제조하거나 의약품을 제조한 자

② 상습적으로 제1항의 죄를 범한 자는 3년 이상의 유기징역에 처한다.

③ 제1항(제5호 및 제13호는 제외한다) 및 제2항에 규정된 죄의 미수범은 처벌한다.<개정 2018. 3. 13.>

④ 제1항제7호의 죄를 범할 목적으로 예비 또는 음모한 자는 10년 이하의 징역에 처한다.

[전문개정 2011. 6. 7.]

제60조(벌칙) ① 다음 각 호의 어느 하나에 해당하는 자는 10년 이하의 징역 또는 1억원 이하의 벌금에 처한다. <개정 2018. 3. 13., 2019. 12. 3.>

1. 제3조제1호를 위반하여 마약 또는 제2조제3호가목에 해당하는 향정신성의약품을 사용하거나 제3조제11호를 위반하여 마약 또는 제2조제3호가목에 해당하는 향정신성의약품과 관련된 금지된 행위를 하기 위한 장소·시설·장비·자금 또는 운반 수단을 타인에게 제공한 자
2. 제4조제1항을 위반하여 제2조제3호나목 및 다목에 해당하는 향정신성의약품 또는 그 물질을 함유하는 향정신성의약품을 매매, 매매의 알선, 수수, 소지, 소유, 사용, 관리, 조제, 투약, 제공한 자 또는 향정신성의약품을 기재한 처방전을 발급한 자
3. 제4조제1항을 위반하여 제2조제3호라목에 해당하는 향정신성의약품 또는 그 물질을 함유하는 향정신성의약품을 제조 또는 수출입하거나 그러할 목적으로 소지·소유한 자
4. 제5조제1항·제2항, 제9조제1항, 제28조제1항, 제30조제1항, 제35조제1항 또는 제39조를 위반하여 마약을 취급하거나 그 처방전을 발급한 자
5. 1군 임시마약류에 대하여 제5조의2제5항제4호를 위반한 자
6. 2군 임시마약류에 대하여 제5조의2제5항제1호를 위반한 자

② 상습적으로 제1항의 죄를 범한 자는 그 죄에 대하여 정하는 형의 2분의 1까지 가중(加重)한다.

③ 제1항과 제2항에 규정된 죄의 미수범은 처벌한다.

[전문개정 2011. 6. 7.]

제61조(벌칙) ① 다음 각 호의 어느 하나에 해당하는 자는 5년 이하의 징역 또는 5천만원 이하의 벌금에 처한다. <개정 2016. 2. 3., 2018. 3. 13., 2019. 12. 3., 2021. 8. 17.>

1. 제3조제1호를 위반하여 향정신성의약품(제2조제3호가목에 해당하는 향정신성의약품은 제외한다) 또는 대마를 사용하거나 제3조제11호를 위반하여 향정신성의약품(제2조제3호가목에 해당하는 향정신성의약품은 제외한다) 및 대마와 관련된 금지된 행위를 하기 위한 장소·시설·장비·자금 또는 운반 수단을 타인에게 제공한 자
2. 제3조제2호를 위반하여 마약의 원료가 되는 식물을 재배

하거나 그 성분을 함유하는 원료·종자·종묘를 소지·소유한 자

2의2. 거짓이나 그 밖의 부정한 방법으로 제3조제2호부터 제7호까지의 규정, 제4조제2항제7호 또는 같은 조 제3항에 따른 승인을 받은 자

3. 제3조제6호를 위반하여 제2조제3호가목에 해당하는 향정신성의약품의 원료가 되는 식물 또는 버섯류를 흡연·섭취하거나 그러할 목적으로 소지·소유한 자 또는 다른 사람에게 흡연·섭취하게 할 목적으로 소지·소유한 자

4. 제3조제10호를 위반하여 다음 각 목의 어느 하나에 해당하는 행위를 한 자

 가. 대마 또는 대마초 종자의 껍질을 흡연하거나 섭취한 자

 나. 가목의 행위를 할 목적으로 대마, 대마초 종자 또는 대마초 종자의 껍질을 소지하고 있는 자

 다. 가목 또는 나목의 행위를 하려 한다는 정을 알면서 대마초 종자나 대마초 종자의 껍질을 매매하거나 매매를 알선한 자

5. 제4조제1항을 위반하여 제2조제3호라목에 해당하는 향정신성의약품 또는 그 물질을 함유하는 향정신성의약품을 매매, 매매의 알선, 수수, 소지, 소유, 사용, 관리, 조제, 투약, 제공한 자 또는 향정신성의약품을 기재한 처방전을 발급한 자

6. 제4조제1항을 위반하여 대마를 재배·소지·소유·수수·운반·보관하거나 이를 사용한 자

7. 제5조제1항·제2항, 제9조제1항 또는 제35조제1항을 위반하여 향정신성의약품, 대마 또는 임시마약류를 취급한 자

8. 2군 임시마약류에 대하여 제5조의2제5항제2호부터 제4호까지의 규정을 위반한 자

8의2. 거짓이나 그 밖의 부정한 방법으로 제6조제1항, 제6조의2제1항, 제18조제2항제1호, 제21조제2항 또는 제24조제2항에 따른 허가 또는 변경허가를 받은 자

9. 제6조의2를 위반하여 원료물질을 수출입하거나 제조한 자

10. 제11조의6제1호를 위반하여 마약류 통합정보에 포함된 개인정보를 업무상 목적 외의 용도로 이용하거나 제3자에게 제공한 자

10의2. 제18조제2항제1호를 위반하여 마약 또는 향정신성의약품을 수출입한 자

10의3. 제21조제2항을 위반하여 마약 또는 향정신성의약품을 제조한 자

10의4. 제24조제2항을 위반하여 마약을 원료로 사용한 한외마약을 제조한 자

11. 제28조제1항 또는 제30조를 위반하여 향정신성의약품을 취급하거나 그 처방전을 발급한 자

12. 제28조제3항을 위반하여 마약 또는 향정신성의약품을 전자거래를 통하여 판매한 자

② 상습적으로 제1항의 죄를 범한 자는 그 죄에 대하여 정하는 형의 2분의 1까지 가중한다.

③ 제1항(제2호·제3호 및 제9호는 제외한다) 및 제2항(제1항제2호·제3호 및 제9호를 위반한 경우는 제외한다)에 규정된 죄의 미수범은 처벌한다.<개정 2018. 3. 13.>

[전문개정 2011. 6. 7.]

제62조(벌칙) ① 다음 각 호의 어느 하나에 해당하는 자는 3년 이하의 징역 또는 3천만원 이하의 벌금에 처한다. <개정 2016. 12. 2., 2018. 3. 13., 2019. 12. 3., 2021. 8. 17.>

1. 제8조제1항을 위반하여 마약의 취급에 관한 허가증 또는 지정서를 타인에게 빌려주거나 양도한 자 또는 제9조제2항·제3항, 제18조제2항제2호, 제20조, 제22조제1항, 제26조제1항을 위반하여 마약을 취급한 자

2. 제9조제2항, 제20조, 제22조제1항, 제26조제1항의 위반행위의 상대방이 되어 마약을 취급한 자

3. 제11조의6제2호를 위반하여 마약류 통합정보 중 개인정보 이외의 정보를 업무상 목적 외의 용도로 이용하거나 제3자에게 제공한 자

4. 제3조제12호를 위반하여 금지되는 행위에 관한 정보를 타인에게 널리 알리거나 제시한 자(예고임시마약류에 대해서는 제외한다)

② 상습적으로 제1항의 죄를 범한 자는 그 죄에 대하여 정하는 형의 2분의 1까지 가중한다.

③ 제1항과 제2항에 규정된 죄의 미수범은 처벌한다.

[전문개정 2011. 6. 7.]

제63조(벌칙) ① 다음 각 호의 어느 하나에 해당하는 자는 2년 이하의 징역 또는 2천만원 이하의 벌금에 처한다. <개정 2015. 5. 18., 2018. 3. 13., 2019. 12. 3., 2021. 8. 17.>

1. 제51조제1항부터 제4항까지의 규정을 위반한 자

2. 제8조제1항을 위반하여 향정신성의약품의 취급에 관한 허가증 또는 지정서를 타인에게 빌려주거나 양도한 자 또는 제9조제2항·제3항, 제20조·제22조제2항 또는 제28조제2항을 위반하여 향정신성의약품을 취급한 자

3. 제8조제1항을 위반하여 대마의 취급에 관한 허가증을 타인에게 빌려주거나 양도한 자 또는 제9조제2항·제3항을 위반하여 대마를 취급한 자
4. 제9조제2항, 제20조 및 제22조제2항의 위반행위의 상대방이 되어 향정신성의약품을 취급한 자
5. 제9조제2항의 위반행위의 상대방이 되어 대마를 취급한 자
6. 제11조제1항부터 제3항까지 및 제5항, 제16조, 제28조제2항, 제32조제1항 및 제2항, 제33조제1항, 제34조를 위반하여 마약을 취급한 자
7. 제11조제1항부터 제3항까지 및 제5항의 규정에 따른 보고 또는 변경보고를 거짓으로 하거나 제32조제2항에 따른 처방전에 거짓으로 기재하여 마약을 취급한 자
8. 제17조를 위반하여 기재하지 아니하거나 거짓으로 기재하여 마약을 취급한 자

8의2. 제43조에 따른 명령을 위반하여 보고하지 아니하거나 거짓된 보고를 하여 마약을 취급한 자

9. 제12조제1항을 위반하여 거짓으로 보고하여 마약을 취급하거나 제12조제2항을 위반하여 마약을 폐기한 자
10. 제13조제1항, 제33조제2항을 위반하여 마약을 취급한 자(제69조제1항제8호에 해당하는 자는 제외한다)
11. 제18조제2항제2호를 위반하여 향정신성의약품을 취급한 자
12. 제40조제1항에 따른 치료보호기관을 정당한 이유 없이 이탈한 자 또는 이탈한 자를 은닉한 자
13. 제40조제2항에 따른 중독 판별검사 또는 치료보호를 정당한 이유 없이 거부·방해 또는 기피한 자
14. 마약을 취급하는 자로서 정당한 이유 없이 제41조제1항에 따른 출입, 검사, 수거 등을 거부·방해 또는 기피한 자 또는 제47조에 따른 처분을 거부·방해 또는 기피한 자
15. 제44조에 따른 업무정지기간에 그 업무를 하여 마약을 취급한 자
16. 제51조제2항에 따른 기록작성의 의무를 회피할 목적으로 소량으로 나누어 원료물질을 거래한 자

② 상습적으로 제1항제2호부터 제5호까지, 제11호·제12호의 죄를 범한 자는 그 죄에 대하여 정하는 형의 2분의 1까지 가중한다.

③ 제1항제2호부터 제5호까지, 제11호·제12호와 제2항에 규정된 죄의 미수범은 처벌한다.

[전문개정 2011. 6. 7.]

제64조(벌칙) 다음 각 호의 어느 하나에 해당하는 자는 1년 이하의 징역 또는 1천만원 이하의 벌금에 처한다. <개정 2015. 5. 18., 2018. 3. 13., 2019. 12. 3., 2023. 6. 13.>

1. 제8조제2항·제3항에 따른 신고를 거짓으로 한 자
2. 제11조제1항부터 제3항까지 및 제5항을 위반하여 보고 또는 변경보고를 하지 아니하거나 거짓으로 보고하여 향정신성의약품을 취급한 자
3. 제12조제1항을 위반하여 거짓으로 보고하여 향정신성의약품을 취급하거나 또는 제17조에 따른 기재를 하지 아니하거나 거짓으로 기재하여 향정신성의약품을 취급한 자
4. 제36조 또는 제43조에 따른 명령을 위반하거나 보고 또는 신고를 하지 아니한 자 또는 명령을 위반하거나 거짓된 보고 또는 신고를 하여 대마를 취급한 자
5. 제12조제2항을 위반하여 향정신성의약품을 폐기한 자
6. 제12조제2항을 위반하여 대마를 폐기한 자
7. 제13조제1항을 위반하여 대마를 취급한 자
8. 제13조제1항, 제16조, 제26조제2항, 제32조제1항 및 제2항, 제33조제2항 또는 제34조를 위반하여 향정신성의약품을 취급한 자
9. 제13조제1항, 제33조제2항을 위반하여 마약류취급자에게 향정신성의약품을 양도 또는 인계하지 아니한 자
10. 제14조를 위반한 자
11. 제15조를 위반하여 마약류(향정신성의약품은 제외한다)를 저장한 자
12. 제26조제2항의 위반행위의 상대방이 되어 향정신성의약품을 취급한 자

12의2. 제32조제2항에 따른 처방전에 거짓으로 기재하여 향정신성의약품을 취급한 자

13. 제35조제2항 및 제3항을 위반하여 장부를 작성하지 아니하거나 거짓으로 작성하거나 보고한 자
14. 제36조제2항 또는 제42조제2항을 위반하여 대마를 폐기하지 아니하거나 처분을 거부·방해 또는 기피한 자
15. 제38조제2항을 위반하여 마약류를 판매하거나 사용한 자
16. 향정신성의약품, 예고임시마약류, 임시마약류를 취급하는 자 또는 원료물질취급자로서 정당한 이유 없이 제41조제1항, 제42조, 제43조 또는 제47조에 따른 명령을 위반하거나 거짓된 보고를 하거나 검사·수거·압류 또는 처분을 거부·방해 또는 기피한 자
17. 대마를 취급하는 자로서 정당한 이유 없이 제41조제1항에 따른 출입·검사 또는 수거를 거부·방해 또는 기피한 자

18. 제44조에 따른 업무정지기간에 그 업무를 하여 향정신성 의약품을 취급한 자
19. 제44조에 따른 업무정지기간에 그 업무를 하여 대마를 취급한 자
20. 제51조제7항에 따른 보고를 거짓으로 한 자

[전문개정 2011. 6. 7.]

제65조 삭제 <2002. 12. 26.>

제65조의2(벌칙) 제40조의2제2항에 따라 이수명령을 부과받은 사람이 보호관찰소의 장 또는 교정시설의 장의 이수명령 이행에 관한 지시에 불응하여 「보호관찰 등에 관한 법률」 또는 「형의 집행 및 수용자의 처우에 관한 법률」에 따른 경고를 받은 후 재차 정당한 사유 없이 이수명령 이행에 관한 지시에 불응한 경우에는 다음 각 호에 따른다.

1. 징역형 이상의 실형과 병과된 경우에는 1년 이하의 징역 또는 1천만원 이하의 벌금에 처한다.
2. 벌금형과 병과된 경우에는 1천만원 이하의 벌금에 처한다.

[본조신설 2019. 12. 3.]

제66조(자격정지 또는 벌금의 병과) ① 제58조 및 제59조에서 정한 죄에 대하여는 10년 이하의 자격정지 또는 1억원 이하의 벌금을 병과(倂科)할 수 있다.

② 제60조부터 제64조까지의 규정에서 정한 죄를 범한 자에 대하여는 5년 이하의 자격정지 또는 각 해당 조문의 벌금(징역에 처하는 경우만 해당한다)을 병과할 수 있다.

[전문개정 2011. 6. 7.]

제67조(몰수) 이 법에 규정된 죄에 제공한 마약류·임시마약류 및 시설·장비·자금 또는 운반 수단과 그로 인한 수익금은 몰수한다. 다만, 이를 몰수할 수 없는 경우에는 그 가액(價額)을 추징한다.

[전문개정 2011. 6. 7.]

제68조(양벌규정) 법인의 대표자나 법인 또는 개인의 대리인, 사용인, 그 밖의 종업원이 그 법인 또는 개인의 마약류 업무에 관하여 이 법에 규정된 죄를 범하면 그 행위자를 벌하는 외에 그 법인 또는 개인에게도 1억원(대마의 경우에는 5천만원) 이하의 벌금형을 과(科)하되, 제61조부터 제64조까지의 어느 하나에 해당하는 위반행위를 하면 해당 조문의 벌금형을 과한다. 다만, 법인 또는 개인이 그 위반행위를 방지하기 위하여 해당 업무에 관하여 상당한 주의와 감독을 게을리하지 아니한 경우에는 그러하지 아니하다.

[전문개정 2011. 6. 7.]

제69조(과태료) ① 다음 각 호의 어느 하나에 해당하는 자에게는 500만원 이하의 과태료를 부과한다. <개정 2015. 5. 18., 2018. 3. 13., 2019. 12. 3.>

1. 제8조제2항 및 제3항에 따른 신고를 하지 아니한 자
2. 삭제<2015. 5. 18.>
3. 제11조제1항부터 제3항까지 및 제5항을 위반하여 마약류취급의료업자, 마약류관리자, 마약류소매업자가 의료행위 또는 동물 진료나 조제를 목적으로 가지고 있는 향정신성의약품이 보고된 재고량과 차이가 있는 경우
4. 삭제<2015. 5. 18.>
5. 제12조제1항, 제35조제2항 또는 제51조제7항에 따른 보고를 하지 아니한 자
6. 제15조를 위반하여 향정신성의약품을 저장한 자
7. 제32조제3항을 위반하여 기록을 보존하지 아니한 자
8. 제33조제2항을 위반하여 마약류 인계 후 그 이유를 해당 관청에 신고하지 아니한 자
9. 제35조제4항을 위반하여 장부를 보존하지 아니한 자
10. 예고임시마약류에 대하여 제5조의2제5항을 위반한 자

② 제1항에 따른 과태료는 위반행위의 종류 및 그 정도 등을 고려하여 대통령령으로 정하는 바에 따라 식품의약품안전처장, 시·도지사, 시장·군수·구청장이 부과·징수한다.<개정 2013. 3. 23.>

[전문개정 2011. 6. 7.]

마약류 관리에 관한 법률 시행령

제28조의3 삭제 <2020. 3. 3.>

제29조(과태료의 부과·징수) 법 제69조제1항에 따른 과태료의 부과기준은 별표 10과 같다.

[전문개정 2012. 6. 7.]

마약류 관리에 관한 법률 시행규칙

제52조 삭제 <2022. 1. 17.>

마약류 관리에 관한 법률 시행령 [별표 10] 과태료의 부과기준 <개정 2021. 12. 14.>

(제29조 관련)

1. 일반기준

가. 위반행위의 횟수에 따른 과태료의 부과기준은 최근 2년간 같은 위반행위로 과태료 부과처분을 받은 경우에 적용한다. 이 경우 위반행위에 대하여 과태료 부과처분을 한 날과 그 처분 후에 다시 같은 위반행위를 적발한 날을 기준으로 하여 위반횟수를 계산한다.

나. 가목에 따라 부과처분을 하는 경우 부과처분의 적용 차수는 그 위반행위 전 부과처분 차수(가목에 따른 기간 내에 과태료 부과처분이 둘 이상 있었던 경우에는 높은 차수를 말한다)의 다음 차수로 한다.

다. 부과권자는 다음의 사항을 고려하여 해당 과태료 금액의 2분의 1의 범위에서 그 금액을 줄일 수 있다. 다만, 과태료를 체납하고 있는 위반행위자의 경우에는 그 금액을 줄일 수 없다.

1) 위반행위가 고의나 중대한 과실이 아닌 사소한 부주의나 오류로 인한 경우

2) 위반의 내용·정도가 경미하다고 인정되는 경우

3) 법 위반상태를 시정하거나 해소하기 위한 노력이 인정되는 경우

라. 부과권자는 다음의 어느 하나에 해당하는 경우에는 제2호에 따른 과태료 금액의 2분의 1의 범위에서 그 금액을 늘일 수 있다. 다만, 과태료의 총액은 법 제69조제1항에 따른 과태료 금액의 상한을 넘을 수 없다.

1) 위반의 내용·정도가 중대하여 이해관계인 등에게 미치는 피해가 크다고 인정되는 경우

2) 그 밖에 법 위반상태의 기간, 위반행위의 정도, 위반행위의 동기와 그 결과 등을 고려하여 가중할 필요가 있다고 인정되는 경우

2. 개별기준

위반행위	근거 법조문	과태료 금액		
		1차 위반	2차 위반	3차 이상 위반
가. 예고임시마약류에 대하여 법 제5조의2제5항을 위반한 경우	법 제69조제1항제10호	300만원		
나. 법 제8조제2항 및 제3항에 따른 신고를 하지 않은 경우	법 제69조제1항제1호	300만원		
다. 법 제11조제1항, 제3항 또는 제4항을 위반하여 마약류취급의료업자, 마약류관리자, 마약류소매업자가 의료행위 또는 동물 진료나 조제를 목적으로 가지고 있는 향정신성의약품이 보고된 재고량과 차이가 있는 경우	법 제69조제1항제3호	300만원. 다만, 이 목의 위반행위로 업무정지 또는 허가·지정 취소의 처분을 받지 않게 된 경우에는 과태료를 부과하지 않는다.		
라. 마약에 대하여 법 제12조제1항에 따른 보고를 하지 않은 경우	법 제69조제1항제5호	500만원		
마. 향정신성의약품과 대마 및 원료물질에 대하여 법 제12조제1항 또는 제51조제7항에 따른 보고를 하지 않은 경우	법 제69조제1항제5호	300만원		
바. 법 제15조를 위반하여 향정신성의약품을 저장한 경우	법 제69조제1항제6호	300만원		
사. 법 제32조제3항을 위반하여 마약에 관한 기록을 보존하지 않은 경우	법 제69조제1항제7호	500만원		
아. 법 제32조제3항을 위반하여 향정신성의약품에 관한 기록을 보존하지 않은 경우	법 제69조제1항제7호	300만원		
자. 법 제33조제2항을 위반하여 마약을 인계 후 그 이유를 해당 관청에 신고하지 않은 경우	법 제69조제1항제8호	500만원		
차. 법 제33조제2항을 위반하여 향정신성의약품과 대마를 인계 후 그 이유를 해당 관청에 신고하지 않은 경우	법 제69조제1항제8호	150만원	225만원	300만원
카. 대마에 대해서 법 제35조제2항에 따른 보고를 하지 않은 경우	법 제69조제1항제5호	150만원	225만원	300만원
타. 법 제35조제4항을 위반하여 장부를 보존하지 않은 경우	법 제69조제1항제9호	300만원		

부칙 <제18964호,2022. 6. 10.>

제1조(시행일) 이 법은 공포 후 1년이 경과한 날부터 시행한다. 다만, 제54조의 개정규정은 공포 후 6개월이 경과한 날부터 시행한다.

제2조(권한 이양에 따른 경과조치) ① 이 법 시행 당시 종전의 규정에 따라 시·도지사가 한 허가·지정과 그 밖의 행위는 이 법의 개정규정에 따라 특별자치시장·시장·군수 또는 구청장이 한 것으로 본다.

② 이 법 시행 당시 다음 각 호의 어느 하나에 해당하는 절차가 진행 중인 경우에는 해당 호의 개정규정에도 불구하고 종전의 규정에 따른다.

1. 제6조제1항에 따른 마약류도매업자의 허가 및 변경허가
2. 제6조제2항에 따른 마약류관리자 지정 및 변경지정
3. 제7조제1항에 따른 허가증·지정서 발급 및 명부 작성

부칙 <법률 제19648호, 2023. 8. 16.>

제1조(시행일) 이 법은 공포 후 6개월이 경과한 날부터 시행한다. 다만, 제40조의 개정규정은 2024년 1월 1일부터 시행하고, 법률 제19604호 마약류 관리에 관한 법률 일부개정법률 제2조의2, 제2조의4 및 제2조의5의 개정규정은 2024년 8월 9일부터 시행하며, 제2조의3의 개정규정, 제51조제2항제3호의 개정규정 및 제51조의3의 개정규정(제51조의3을 신설하는 개정규정을 말한다)은 공포 후 1년이 경과한 날부터 시행한다.

제2조(적용례) 제51조제2항제3호의 개정규정은 같은 개정규정 시행 이후 제조하거나 거래 계약을 체결하는 원료물질부터 적용한다.

마약류 관리에 관한 법률 시행령

부칙 <제33112호,2022. 12. 20.>
(개인정보 침해요인 개선을 위한 49개 법령의 일부개정에 관한 대통령령)

이 영은 공포한 날부터 시행한다.

부칙 <대통령령 제33855호, 2023. 11. 7.>

이 영은 공포한 날부터 시행한다.

부칙 <대통령령 제33913호, 2023. 12. 12.>
(행정법제 혁신을 위한 가덕도신공항 건설을 위한 특별법 시행령 등 123개 법령의 일부개정에 관한 대통령령)

이 영은 공포한 날부터 시행한다.

부칙 <대통령령 제34173호, 2024. 1. 30.>

제1조(시행일) 이 영은 2024년 2월 17일부터 시행한다. 다만, 다음 각 호의 개정규정은 해당 호에서 정하는 날부터 시행한다.

1. 제2조의2 및 제20조의5의 개정규정: 2024년 8월 17일
2. 제2조의7의 개정규정: 2024년 8월 9일
3. 제28조제2항제3호 및 같은 조 제3항·제4항의 개정규정: 2024년 2월 9일

제2조(마약류관리기본계획 및 시행계획에 관한 특례) 제2조의2의 개정규정에도 불구하고 이 영 시행 이후 최초로 수립하는 마약류관리기본계획 및 연도별 시행계획에 대해서는 그 제출 기한을 국무총리가 따로 정할 수 있다.

마약류 관리에 관한 법률 시행규칙

부칙 <제1781호,2022. 1. 17.>

이 규칙은 공포한 날부터 시행한다다.

부칙 <총리령 제1881호, 2023. 6. 2.>

이 규칙은 2023년 6월 11일부터 시행한다. 다만, 제4조 및 별지 제2호서식의 개정규정은 공포한 날부터 시행한다.

제4편

국민건강증진법

국민건강증진법

국민건강증진법

[시행 2024. 8. 17.] [법률 제19645호, 2023. 8. 16., 일부개정]

[시행 2024. 7. 10.] [법률 제19958호, 2024. 1. 9., 타법개정]

[시행 2023. 9. 29.] [법률 제19293호, 2023. 3. 28., 일부개정]

[시행 2023. 6. 13.] [법률 제19446호, 2023. 6. 13., 일부개정]

국민건강증진법 시행령

[시행 2023. 9. 29.] [대통령령 제33755호, 2023. 9. 26., 일부개정]

국민건강증진법 시행규칙

[시행 2023. 12. 22.] [보건복지부령 제980호, 2023. 11. 29., 일부개정]

[시행 2023. 11. 17.] [보건복지부령 제976호, 2023. 11. 17., 타법개정]

[시행 2023. 9. 29.] [보건복지부령 제970호, 2023. 9. 27., 일부개정]

제1장 총칙

제1조(목적) 이 법은 국민에게 건강에 대한 가치와 책임의식을 함양하도록 건강에 관한 바른 지식을 보급하고 스스로 건강생활을 실천할 수 있는 여건을 조성함으로써 국민의 건강을 증진함을 목적으로 한다.

국민건강증진법 시행령

제1조(목적) 이 영은 「국민건강증진법」에서 위임된 사항과 그 시행에 관하여 필요한 사항을 규정함을 목적으로 한다. <개정 2007. 2. 8.>

국민건강증진법 시행규칙

제1조(목적) 이 규칙은 「국민건강증진법」 및 같은 법 시행령에서 위임된 사항과 그 시행에 관하여 필요한 사항을 규정함을 목적으로 한다. <개정 2006. 4. 25., 2016. 9. 2.>

제2조(정의) 이 법에서 사용하는 용어의 정의는 다음과 같다. <개정 2016. 3. 2., 2019. 12. 3.>

1. "국민건강증진사업"이라 함은 보건교육, 질병예방, 영양개선, 신체활동장려, 건강관리 및 건강생활의 실천등을 통하여 국민의 건강을 증진시키는 사업을 말한다.
2. "보건교육"이라 함은 개인 또는 집단으로 하여금 건강에 유익한 행위를 자발적으로 수행하도록 하는 교육을 말한다.
3. "영양개선"이라 함은 개인 또는 집단이 균형된 식생활을 통하여 건강을 개선시키는 것을 말한다.
4. "신체활동장려"란 개인 또는 집단이 일상생활 중 신체의 근육을 활용하여 에너지를 소비하는 모든 활동을 자발적으로 적극 수행하도록 장려하는 것을 말한다.
5. "건강관리"란 개인 또는 집단이 건강에 유익한 행위를 지속적으로 수행함으로써 건강한 상태를 유지하는 것을 말한다.
6. "건강친화제도"란 근로자의 건강증진을 위하여 직장 내 문화 및 환경을 건강친화적으로 조성하고, 근로자가 자신의 건강관리를 적극적으로 수행할 수 있도록 교육, 상담 프로그램 등을 지원하는 것을 말한다.

[제목개정 2019. 12. 3.]

제3조(책임) ① 국가 및 지방자치단체는 건강에 관한 국민의 관심을 높이고 국민건강을 증진할 책임을 진다.

② 모든 국민은 자신 및 가족의 건강을 증진하도록 노력하여야 하며, 타인의 건강에 해를 끼치는 행위를 하여서는 아니된다.

제3조의2(보건의 날) ① 보건에 대한 국민의 이해와 관심을 높이기 위하여 매년 4월 7일을 보건의 날로 정하며, 보건의 날부터 1주간을 건강주간으로 한다.

② 국가와 지방자치단체는 보건의 날의 취지에 맞는 행사 등 사업을 시행하도록 노력하여야 한다.

[본조신설 2014. 1. 28.]

제4조(국민건강증진종합계획의 수립) ① 보건복지부장관은 제5조의 규정에 따른 국민건강증진정책심의위원회의 심의를 거쳐 국민건강증진종합계획(이하 "종합계획"이라 한다)을 5년마다 수립하여야 한다. 이 경우 미리 관계중앙행정기관의 장과 협의를 거쳐야 한다. <개정 2008. 2. 29., 2010. 1. 18.>

② 종합계획에 포함되어야 할 사항은 다음과 같다.<개정 2014. 3. 18.>

1. 국민건강증진의 기본목표 및 추진방향
2. 국민건강증진을 위한 주요 추진과제 및 추진방법
3. 국민건강증진에 관한 인력의 관리 및 소요재원의 조달방안
4. 제22조의 규정에 따른 국민건강증진기금의 운용방안

4의2. 아동·여성·노인·장애인 등 건강취약 집단이나 계층에 대한 건강증진 지원방안

5. 국민건강증진 관련 통계 및 정보의 관리 방안
6. 그 밖에 국민건강증진을 위하여 필요한 사항

[전문개정 2006. 9. 27.]

국민건강증진법 시행령

제2조(국민건강증진종합계획의 수립 등) ① 보건복지부장관은 「국민건강증진법」(이하 "법"이라 한다) 제4조에 따른 국민건강증진종합계획(이하 "종합계획"이라 한다)의 효율적인 수립을 위하여 미리 종합계획안 작성지침을 작성하여 종합계획이 시행되는 해의 전전년도 12월말까지 관계 중앙행정기관의 장에게 통보하여야 한다. <개정 2008. 2. 29., 2010. 3. 15.>

② 관계 중앙행정기관의 장은 제1항에 따른 종합계획안 작성지침에 따라 소관별 계획안을 작성하여 종합계획이 시행되는 해의 전년도 3월말까지 보건복지부장관에게 제출하고, 보건복지부장관은 이를 종합한 종합계획안을 작성하여 법 제5조에 따른 국민건강증진정책심의위원회의 심의를 거쳐 확정한다.<개정 2008. 2. 29., 2010. 3. 15.>

③ 보건복지부장관은 확정된 종합계획을 관계 중앙행정기관의 장과 특별시장·광역시장·특별자치시장·도지사·특별자치도지사(이하 "시·도지사"라 한다)에게 통보해야 한다.<개정 2008. 2. 29., 2010. 3. 15., 2018. 12. 18.>

[본조신설 2007. 2. 8.]

제3조(실행계획의 수립) ① 특별시장·광역시장·도지사·특별자치도지사(관할 구역 안에 지방자치단체인 시·군이 있는 특별자치도의 도지사를 말한다)는 통보된 종합계획에 따라 특별시·광역시·도·특별자치도(관할 구역 안에 지방자치단체인 시·군이 있는 특별자치를 말한다)의 매년도 실행계획을 수립하여 이를 시장·군수·구청장(자치구의 구청장을 말한다. 이하 같다)에게 통보하고, 시장·군수·구청장은 통보된 실행계획에 따라 시·군·구(자치구를 말한다)의 실행계획을 수립·시행해야 한다. <개정 2018. 12. 18., 2023. 9. 26.>

② 특별자치시장·특별자치도지사(관할 구역 안에 지방자치단체인 시·군이 있는 특별자치도의 도지사는 제외한다. 이하 제22조 및 제33조에서 같다)는 통보된 종합계획에 따라 특별자치시·특별자치도(관할 구역 안에 지방자치단체인 시·군이 있는 특별자치도는 제외한다)의 매년도 실행계획을 수립·시행해야 한다. <신설 2018. 12. 18., 2023. 9. 26.>

[본조신설 2007. 2. 8.]

국민건강증진법 시행규칙

제2조(실행계획의 통보) ①시장·군수·구청장(자치구의 구청장에 한한다. 이하 같다)은 「국민건강증진법 시행령」(이하 "영"이라 한다) 제3조에 따라 수립한 당해 시·군·구(자치구에 한한다. 이하 같다)의 실행계획을 매년 1월 31일까지 특별시장·광역시장·특별자치시장·도지사 또는 특별자치도지사(이하 "시·도지사"라 한다)에게 통보해야 하며, 이를 통보받은 시·도지사는 영 제3조에 따라 수립한 당해 특별시·광역시·특별자치시·도 또는 특별자치도(이하 "시·도"라 한다)의 실행계획과 관할 시·군·구의 실행계획을 종합하여 매년 2월 10일까지 보건복지부장관에게 통보해야 한다. <개정 2006. 4. 25., 2007. 2. 8., 2008. 3. 3., 2010. 3. 19., 2018. 6. 29., 2023. 11. 17.>

②시장·군수·구청장은 해당 연도의 실행계획추진실적을 다음해 1월 31일까지 시·도지사에게 통보해야 하며, 이를 통보받은 시·도지사는 해당 시·도의 실행계획추진실적과 관할시·군·구의 실행계획추진실적을 종합하여 다음해 2월 10일까지 보건복지부장관에게 통보해야 한다. <개정 2007. 2. 8., 2008. 3. 3., 2010. 3. 19., 2023. 11. 17.>

[제목개정 2023. 11. 17.]

제4조의2(실행계획의 수립 등) ① 보건복지부장관, 관계중앙행정기관의 장, 특별시장·광역시장·특별자치시장·도지사·특별자치도지사(이하 "시·도지사"라 한다) 및 시장·군수·구청장(자치구의 구청장에 한한다. 이하 같다)은 종합계획을 기초로 하여 소관 주요시책의 실행계획(이하 "실행계획"이라 한다)을 매년 수립·시행하여야 한다. <개정 2008. 2. 29., 2010. 1. 18., 2017. 12. 30.>

② 국가는 실행계획의 시행에 필요한 비용의 전부 또는 일부를 지방자치단체에 보조할 수 있다.

[본조신설 2006. 9. 27.]

제4조의3(계획수립의 협조) ① 보건복지부장관, 관계중앙행정기관의 장, 시·도지사 및 시장·군수·구청장은 종합계획과 실행계획의 수립·시행을 위하여 필요한 때에는 관계 기관·단체 등에 대하여 자료 제공 등의 협조를 요청할 수 있다. <개정 2008. 2. 29., 2010. 1. 18.>

② 제1항의 규정에 따른 협조요청을 받은 관계 기관·단체 등은 특별한 사유가 없는 한 이에 응하여야 한다.

[본조신설 2006. 9. 27.]

제5조(국민건강증진정책심의위원회) ① 국민건강증진에 관한 주요사항을 심의하기 위하여 보건복지부에 국민건강증진정책심의위원회(이하 "위원회"라 한다)를 둔다. <개정 2008. 2. 29., 2010. 1. 18.>

② 위원회는 다음 각 호의 사항을 심의한다.<개정 2010. 3. 26., 2016. 5. 29.>

1. 종합계획
2. 제22조의 규정에 따른 국민건강증진기금의 연도별 운용계획안·결산 및 평가
3. 2 이상의 중앙행정기관이 관련되는 주요 국민건강증진시책에 관한 사항으로서 관계중앙행정기관의 장이 심의를 요청하는 사항
4. 「국민영양관리법」 제9조에 따른 심의사항
5. 다른 법령에서 위원회의 심의를 받도록 한 사항
6. 그 밖에 위원장이 심의에 부치는 사항

[전문개정 2006. 9. 27.]

국민건강증진법 시행령

제4조(국민건강증진정책심의위원회 위원의 임기 및 운영 등) ① 법 제5조에 따른 국민건강증진정책심의위원회(이하 "위원회"라 한다) 위원의 임기는 2년으로 하되, 연임할 수 있다. 다만, 공무원인 위원의 임기는 그 재직기간으로 한다.

② 위원회의 위원장은 위원회를 대표하고 위원회의 사무를 총괄한다.

③ 위원회의 회의는 재적위원 과반수의 출석으로 개의하고 출석위원 과반수의 찬성으로 의결한다.

④ 위원회는 심의사항을 전문적으로 연구·검토하기 위하여 분야별로 전문위원회를 둘 수 있다.

⑤ 이 영에서 정한 것 외에 위원회의 운영에 관하여 필요한 사항은 위원회의 의결을 거쳐 위원장이 정한다.

[본조신설 2007. 2. 8.]

제5조의2(위원회의 구성과 운영) ① 위원회는 위원장 1인 및 부위원장 1인을 포함한 15인 이내의 위원으로 구성한다.

② 위원장은 보건복지부차관이 되고, 부위원장은 위원장이 공무원이 아닌 위원 중에서 지명한 자가 된다.<개정 2008. 2. 29., 2010. 1. 18.>

③ 위원은 국민건강증진·질병관리에 관한 학식과 경험이 풍부한 자, 「소비자기본법」에 따른 소비자단체 및 「비영리민간단체 지원법」에 따른 비영리민간단체가 추천하는 자, 관계공무원 중에서 보건복지부장관이 위촉 또는 지명한다.<개정 2008. 2. 29., 2010. 1. 18.>

④ 그 밖에 위원회의 구성·운영 등에 관하여 필요한 사항은 대통령령으로 정한다.

[본조신설 2006. 9. 27.]

국민건강증진법 시행령

제4조의2(위원회 위원의 해촉 등) 보건복지부장관은 법 제5조의2제3항에 따른 위원이 다음 각 호의 어느 하나에 해당하는 경우에는 해당 위원을 해촉(解囑)하거나 지명을 철회할 수 있다.

1. 심신장애로 인하여 직무를 수행할 수 없게 된 경우
2. 직무와 관련된 비위사실이 있는 경우
3. 직무태만, 품위손상이나 그 밖의 사유로 인하여 위원으로 적합하지 아니하다고 인정되는 경우
4. 위원 스스로 직무를 수행하는 것이 곤란하다고 의사를 밝히는 경우

[본조신설 2015. 12. 31.]

제5조(수당의 지급 등) 위원회 회의에 출석한 위원에게 예산의 범위 안에서 수당 및 여비를 지급할 수 있다. 다만, 공무원인 위원이 그 소관업무와 직접 관련하여 출석하는 경우에는 그러하지 아니하다.

[본조신설 2007. 2. 8.]

제6조(간사) 위원회의 사무를 처리하기 위하여 위원회에 간사 1인을 두되, 간사는 보건복지부 소속공무원 중에서 보건복지부장관이 임명한다. <개정 2008. 2. 29., 2010. 3. 15.>

[본조신설 2007. 2. 8.]

제5조의3(한국건강증진개발원의 설립 및 운영) ① 보건복지부장관은 제22조에 따른 국민건강증진기금의 효율적인 운영과 국민건강증진사업의 원활한 추진을 위하여 필요한 정책 수립의 지원과 사업평가 등의 업무를 수행할 수 있도록 한국건강증진개발원(이하 이 조에서 "개발원"이라 한다)을 설립한다. <개정 2008. 2. 29., 2010. 1. 18., 2014. 1. 28.>

② 개발원은 다음 각 호의 업무를 수행한다.<개정 2014. 1. 28., 2015. 5. 18., 2019. 12. 3.>

1. 국민건강증진 정책수립을 위한 자료개발 및 정책분석
2. 종합계획 수립의 지원
3. 위원회의 운영지원
4. 제24조에 따른 기금의 관리·운용의 지원 업무
5. 제25조제1항제1호부터 제10호까지의 사업에 관한 업무
6. 국민건강증진사업의 관리, 기술 지원 및 평가
7. 「지역보건법」 제7조부터 제9조까지에 따른 지역보건의료계획에 대한 기술 지원
8. 「지역보건법」 제24조에 따른 보건소의 설치와 운영에 필요한 비용의 보조

9. 국민건강증진과 관련된 연구과제의 기획 및 평가
10. 「농어촌 등 보건의료를 위한 특별조치법」 제2조의 공중보건의사의 효율적 활용을 위한 지원
11. 지역보건사업의 원활한 추진을 위한 지원
12. 그 밖에 국민건강증진과 관련하여 보건복지부장관이 필요하다고 인정한 업무

③ 개발원은 법인으로 하고, 주된 사무소의 소재지에 설립등기를 함으로써 성립한다.<신설 2014. 1. 28.>

④ 개발원은 다음 각 호를 재원으로 한다.<신설 2014. 1. 28.>

1. 제22조에 따른 기금
2. 정부출연금
3. 기부금
4. 그 밖의 수입금

⑤ 정부는 개발원의 운영에 필요한 예산을 지급할 수 있다.<신설 2014. 1. 28.>

⑥ 개발원에 관하여 이 법과 「공공기관의 운영에 관한 법률」에서 정한 사항 외에는 「민법」 중 재단법인에 관한 규정을 준용한다.<신설 2014. 1. 28.>

[본조신설 2006. 9. 27.]

[제목개정 2014. 1. 28.]

제2장 국민건강의 관리

제6조(건강친화 환경 조성 및 건강생활의 지원 등) ① 국가 및 지방자치단체는 건강친화 환경을 조성하고, 국민이 건강생활을 실천할 수 있도록 지원하여야 한다. <개정 2019. 12. 3.>

② 국가는 혼인과 가정생활을 보호하기 위하여 혼인전에 혼인 당사자의 건강을 확인하도록 권장하여야 한다.

③ 제2항의 규정에 의한 건강확인의 내용 및 절차에 관하여 필요한 사항은 보건복지부령으로 정한다.<개정 1997. 12. 13., 2008. 2. 29., 2010. 1. 18.>

[제목개정 2019. 12. 3.]

제6조의2(건강친화기업 인증) ① 보건복지부장관은 건강친화 환경의 조성을 촉진하기 위하여 건강친화제도를 모범적으로 운영하고 있는 기업에 대하여 건강친화인증(이하 "인증"이라 한다)을 할 수 있다.

② 인증을 받고자 하는 자는 대통령령으로 정하는 바에 따라 보건복지부장관에게 신청하여야 한다.

③ 인증을 받은 기업은 보건복지부령으로 정하는 바에 따라 인증의 표시를 할 수 있다.

④ 인증을 받지 아니한 기업은 인증표시 또는 이와 유사한 표시를 하여서는 아니 된다.

⑤ 국가 및 지방자치단체는 인증을 받은 기업에 대하여 대통령령으로 정하는 바에 따라 행정적·재정적 지원을 할 수 있다.

⑥ 인증의 기준 및 절차는 대통령령으로 정한다.

[본조신설 2019. 12. 3.]

제6조의3(인증의 유효기간) ① 인증의 유효기간은 인증을 받은 날부터 3년으로 하되, 대통령령으로 정하는 바에 따라 그 기간을 연장할 수 있다.

② 제1항에 따른 인증의 연장신청에 필요한 사항은 보건복지부령으로 정한다.

[본조신설 2019. 12. 3.]

제6조의4(인증의 취소) ① 보건복지부장관은 인증을 받은 기업이 다음 각 호의 어느 하나에 해당하면 보건복지부령으로 정하는 바에 따라 그 인증을 취소할 수 있다. 다만, 제1호에 해당하는 경우에는 인증을 취소하여야 한다.

1. 거짓이나 그 밖의 부정한 방법으로 인증을 받은 경우
2. 제6조의2제6항에 따른 인증기준에 적합하지 아니하게 된 경우

② 보건복지부장관은 제1항제1호에 따라 인증이 취소된 기업에 대해서는 그 취소된 날부터 3년이 지나지 아니한 경우에는 인증을 하여서는 아니 된다.

③ 보건복지부장관은 제1항에 따라 인증을 취소하고자 하는 경우에는 청문을 실시하여야 한다.

[본조신설 2019. 12. 3.]

제6조의5(건강도시의 조성 등) ① 국가와 지방자치단체는 지역사회 구성원들의 건강을 실현하도록 시민의 건강을 증진하고 도시의 물리적·사회적 환경을 지속적으로 조성·개선하는 도시(이하 "건강도시"라 한다)를 이루도록 노력하여야 한다.

② 보건복지부장관은 지방자치단체가 건강도시를 구현할 수 있도록 건강도시지표를 작성하여 보급하여야 한다.

③ 보건복지부장관은 건강도시 조성 활성화를 위하여 지방자치단체에 행정적·재정적 지원을 할 수 있다.

④ 그 밖에 건강도시지표의 작성 및 보급 등에 관하여 필요한 사항은 보건복지부령으로 정한다.
[본조신설 2021. 12. 21.]

국민건강증진법 시행령

제7조(건강친화기업 인증의 기준) ① 보건복지부장관은 법 제6조의2제1항에 따라 건강친화인증(이하 "건강친화인증"이라 한다)을 하려는 경우 다음 각 호의 사항을 심사·평가해야 한다.
1. 건강친화 환경 조성을 위한 경영의 적극성
2. 직원의 건강증진을 위한 근로 환경 조성
3. 건강친화 프로그램의 수립 및 실시
4. 그 밖에 보건복지부장관이 건강친화 환경의 조성을 촉진하는 데 필요하다고 인정하여 고시하는 사항

② 건강친화인증의 기준 등에 관하여 필요한 세부사항은 보건복지부장관이 정하여 고시한다.
[본조신설 2021. 11. 30.]

제8조(건강친화인증의 절차) ① 법 제6조의2제2항에 따라 건강친화인증을 신청하려는 자는 보건복지부령으로 정하는 건강친화인증 신청서에 다음 각 호의 서류를 첨부하여 보건복지부장관에게 제출해야 한다.
1. 건강친화 환경 조성을 위한 경영계획 및 실적
2. 직원의 건강증진을 위한 근로 환경 조성 실적
3. 건강친화 프로그램의 수립 및 실시 결과
4. 그 밖에 건강친화 환경 조성에 관한 자료

② 보건복지부장관은 제1항에 따른 신청이 제7조에 따른 건강친화인증의 기준에 적합한 경우 신청자에게 보건복지부령으로 정하는 건강친화기업 인증서를 발급해야 한다.
③ 제1항 및 제2항에서 규정한 사항 외에 건강친화인증 절차에 관하여 필요한 세부사항은 보건복지부령으로 정한다.
[본조신설 2021. 11. 30.]

제9조(건강친화인증 기업에 대한 지원) 보건복지부장관과 지방자치단체의 장은 건강친화인증을 받은 기업에 법 제6조의2제5항에 따라 다음 각 호의 사항을 지원할 수 있다.
1. 건강친화기업 홍보
2. 건강친화 관련 시설개선 지원
3. 건강친화 프로그램의 개발 및 보급 지원
4. 건강친화 우수기업 선정 및 포상
5. 그 밖에 보건복지부장관이 건강친화 환경의 조성을 촉진하는 데 필요하다고 인정하는 지원

[본조신설 2021. 11. 30.]

제9조의2(건강친화인증의 유효기간 연장) 보건복지부장관은 법 제6조의3제1항에 따라 건강친화인증의 유효기간을 연장하려는 경우 제7조에 따른 건강친화인증의 기준에 따라 재심사하여 3년의 범위에서 연장할 수 있다.
[본조신설 2021. 11. 30.]

국민건강증진법 시행규칙

제3조(건강확인의 내용 및 절차) ① 「국민건강증진법」(이하 "법"이라 한다) 제6조제3항의 규정에 의한 건강확인의 내용은 다음 각호의 질환으로서 보건복지부장관이 정하는 질환으로 한다. <개정 2006. 4. 25., 2008. 3. 3., 2010. 3. 19.>
1. 자녀에게 건강상 현저한 장애를 줄 수 있는 유전성질환
2. 혼인당사자 또는 그 가족에게 건강상 현저한 장애를 줄 수 있는 전염성질환

② 특별자치시장·특별자치도지사·시장·군수·구청장은 혼인하고자 하는 자가 제1항의 규정에 의한 내용을 확인하고자 할 때에는 보건소 또는 특별자치시장·특별자치도지사·시장·군수·구청장이 지정한 의료기관에서 그 내용을 확인받을 수 있도록 하여야 한다.<개정 2018. 6. 29.>
③ 제2항의 규정에 의하여 보건소장 또는 의료기관의 장이 혼인하고자 하는 자의 건강을 확인한 경우에는 「의료법」에 의한 진단서에 그 확인내용을 기재하여 교부하여야 한다.<개정 2006. 4. 25.>

제3조의2(건강친화기업 인증) ① 영 제8조제1항에 따른 건강친화인증 신청서는 별지 제1호서식에 따른다.
② 영 제8조제2항에 따른 건강친화기업 인증서(이하 "건강친화기업인증서"라 한다)는 별지 제1호의2서식에 따른다.
③ 건강친화기업인증서를 발급받은 자가 다음 각 호에 해당하는 경우에는 별지 제1호의3서식의 건강친화기업인증서 재발급 신청서에 다음 각 호의 구분에 따른 서류를 첨부하여 건강친화기업인증서의 재발급을 신청할 수 있다.
1. 건강친화기업인증서를 잃어버린 경우: 사유서
2. 건강친화기업인증서가 헐어 못쓰게 된 경우: 그 인증서
3. 건강친화기업인증서의 기재사항이 변경된 경우: 변경 사항을 증명하는 서류

④ 법 제6조의2제3항에 따른 건강친화기업 인증(이하 "인증"이라 한다)의 표시는 별표 1과 같다.
[본조신설 2021. 12. 3.]

제3조의3(인증의 유효기간 연장 신청) ① 보건복지부장관은 인증의 유효기간이 끝나기 8개월 전까지 인증을 받은 자에게 연장의 절차에 관한 사항을 알려야 한다.
② 법 제6조의3제1항 및 영 제9조의2에 따라 인증의 유효기간을 연장하려는 자는 인증의 유효기간이 끝나기 6개월 전까지 별지 제1호서식의 인증 연장 신청서에 영 제8조제1항 각 호의 서류 및 건강친화기업인증서를 첨부하여 보건복지부장관에게 제출해야 한다.
[본조신설 2021. 12. 3.]

제3조의4(인증의 취소) ① 보건복지부장관은 법 제6조의4제1항에 따라 인증을 취소하려는 경우에는 미리 인증을 받은 자에게 취소 사유와 소명자료의 제출기간을 구체적으로 밝혀 취소의 예고통보를 해야 한다.
② 보건복지부장관은 제1항에 따라 취소의 예고통보를 받은 자가 제출기간 내에 소명자료를 제출하지 않은 경우에는 2차로 취소의 예고통보를 해야 한다.
③ 보건복지부장관은 인증을 받은 자가 2차로 예고통보한 소명자료의

제출기간 내에 소명자료를 제출하지 않거나 제출된 소명자료가 이유 없다고 인정되면 인증을 취소한다.

④ 보건복지부장관은 인증을 취소한 때에는 그 사실을 지체 없이 인증을 취소받는 자에게 통보해야 한다.

[본조신설 2021. 12. 3.]

제3조의5(건강도시지표의 작성 및 보급 등) ① 법 제6조의5제2항에 따른 건강도시지표(이하 이 조에서 "건강도시지표"라 한다)는 다음 각 호의 사항을 포함한다.

1. 법 제6조의5제1항에 따른 건강도시(이하 이 조에서 "건강도시"라 한다)를 이루기 위해 필요한 정책 기반 조성 현황
2. 건강도시를 구현하기 위한 관계 지방자치단체, 공공기관(「공공기관의 운영에 관한 법률」 제4조에 따른 공공기관을 말한다), 교육기관 및 연구단체 등과의 협력 정도
3. 건강도시 조성 활성화를 위한 지역 주민의 참여 수준
4. 그 밖에 건강도시를 구현하기 위하여 보건복지부장관이 필요하다고 인정하는 사항

② 보건복지부장관은 건강도시지표를 간행물 발간 또는 인터넷 홈페이지 게시 등을 통하여 지방자치단체 및 주민에게 널리 보급해야 한다.

[본조신설 2023. 11. 29.]

국민건강증진법 시행규칙

[별표 1] 건강친화인증의 표시 <신설 2021. 12. 3.>

(제3조의2제4항 관련)

HEALTH FRIENDLY WORKPLACE

건강친화기업

건강친화기업의 영문 표기 Health Friendly의 머리글자 H와 F의 조합

- H(건강)와 F(친화기업)가 만나 모두의 행복한 웃음(Happy)을 만들어 냄.
- 전체적인 형태는 노동자의 건강한 웃음을 떠올리며 동시에 두 명의 사람이 어깨동무를 하고 창밖의 파란 하늘(행복한 내일)을 바라보고 있는 모습을 표현함.
- 두 개의 직선과 그 직선을 관통하고 포용하는 하나의 곡선은 노동자와 기업 그리고 이 둘을 이어주는 정부의 모습이며 하나가 되어 건강한 대한민국을 만드는 모두의 행복에 대한 의지를 나타냄.

제7조(광고의 금지 등) ① 보건복지부장관은 국민건강의식을 잘못 이끄는 광고를 한 자에 대하여 그 내용의 변경 등 시정을 요구하거나 금지를 명할 수 있다. <개정 1997. 12. 13., 2008. 2. 29., 2010. 1. 18., 2016. 12. 2.>

② 제1항의 규정에 따라 보건복지부장관이 광고내용의 변경 또는 광고의 금지를 명할 수 있는 광고는 다음 각 호와 같다.<신설 2006. 9. 27., 2008. 2. 29., 2010. 1. 18.>

1. 삭제<2020. 12. 29.>
2. 의학 또는 과학적으로 검증되지 아니한 건강비법 또는 심령술의 광고
3. 그 밖에 건강에 관한 잘못된 정보를 전하는 광고로서 대통령령이 정하는 광고

③ 삭제<2016. 12. 2.>

④ 제1항의 규정에 의한 광고내용의 기준, 변경 또는 금지절차 기타 필요한 사항은 대통령령으로 정한다.<개정 2006. 9. 27.>

[제목개정 2016. 12. 2.]

국민건강증진법 시행령

제10조(주류광고의 기준) 법 제8조의2제2항제6호에서 "대통령령으로 정하는 광고의 기준"이란 별표 1에 따른 기준을 말한다.

[전문개정 2021. 6. 15.]

국민건강증진법 시행령 [별표 1] 주류광고의 기준 <개정 2021. 6. 15.>

(제10조 관련)

1. 음주행위를 지나치게 미화하는 표현을 하지 않을 것
2. 알코올분 17도 이상의 주류를 방송광고하지 않을 것
3. 주류의 판매촉진을 위해 광고노래를 사용하지 않을 것
4. 다음 각 목의 어느 하나에 해당하는 방송광고를 하지 않을 것
   가. 「방송법」에 따른 텔레비전방송, 데이터방송, 이동멀티미디어방송 및 「인터넷 멀티미디어 방송사업법」에 따른 인터넷 멀티미디어 방송을 통한 7시부터 22시까지의 방송광고
   나. 「방송법」에 따른 라디오방송을 통한 17시부터 다음 날 8시까지의 방송광고 및 8시부터 17시까지 미성년자를 대상으로 하는 프로그램 전후의 방송광고
5. 「영화 및 비디오물의 진흥에 관한 법률」에 따른 영화상영관에서 같은 법 제29조제2항제1호부터 제3호까지의 규정에 따른 상영등급으로 분류된 영화의 상영 전후에 광고를 상영하지 않을 것
6. 다음 각 목의 시설, 장소나 행사에서 광고를 하지 않을 것
   가. 「대중교통의 육성 및 이용촉진에 관한 법률」 제2조제2호

에 따른 대중교통수단 또는 같은 조 제3호에 따른 대중교통 시설

나. 「택시운송사업의 발전에 관한 법률」 제2조제1호에 따른 택시운송사업에 사용되는 자동차 또는 해당 자동차에 승객을 승차·하차시키거나 승객을 태우기 위해 대기하는 장소 또는 구역

다. 「청소년 보호법」 제2조제1호에 따른 청소년을 대상으로 개최하는 행사

7. 「옥외광고물 등의 관리와 옥외광고산업 진흥에 관한 법률 시행령」 제3조제1호에 따른 벽면 이용 간판 또는 같은 조 제5호에 따른 옥상간판을 이용하여 7시부터 22시까지 동영상 광고를 하지 않을 것. 다만, 「주류 면허 등에 관한 법률」 제3조에 따라 주류 제조면허를 받은 자가 주류 제조장 시설의 간판을 이용하여 자사(自社)의 주류를 광고하는 경우는 제외한다.

국민건강증진법 시행령

제11조 삭제 <2021. 6. 15.>

제8조(금연 및 절주운동등) ① 국가 및 지방자치단체는 국민에게 담배의 직접흡연 또는 간접흡연과 과다한 음주가 국민건강에 해롭다는 것을 교육·홍보하여야 한다. <개정 2006. 9. 27.>

② 국가 및 지방자치단체는 금연 및 절주에 관한 조사·연구를 하는 법인 또는 단체를 지원할 수 있다.

③ 삭제<2011. 6. 7.>

④ 「주류 면허 등에 관한 법률」에 의하여 주류제조의 면허를 받은 자 또는 주류를 수입하여 판매하는 자는 대통령령이 정하는 주류의 판매용 용기에 과다한 음주는 건강에 해롭다는 내용과 임신 중 음주는 태아의 건강을 해칠 수 있다는 내용의 경고문구를 표기하여야 한다.<개정 2016. 3. 2., 2020. 12. 29.>

⑤ 삭제<2002. 1. 19.>

⑥ 제4항에 따른 경고문구의 표시내용, 방법 등에 관하여 필요한 사항은 보건복지부령으로 정한다.<개정 2002. 1. 19., 2007. 12. 14., 2008. 2. 29., 2010. 1. 18., 2011. 6. 7.>

제8조의2(주류광고의 제한·금지 특례) ① 「주류 면허 등에 관한 법률」에 따라 주류 제조면허나 주류 판매업면허를 받은 자 및 주류를 수입하는 자를 제외하고는 주류에 관한 광고를 하여서는 아니 된다.

② 제1항에 따른 광고 또는 그에 사용되는 광고물은 다음 각 호의 사항을 준수하여야 한다.

1. 음주자에게 주류의 품명·종류 및 특징을 알리는 것 외에 주류의 판매촉진을 위하여 경품 및 금품을 제공한다는 내용을 표시하지 아니할 것
2. 직접적 또는 간접적으로 음주를 권장 또는 유도하거나 임산부 또는 미성년자의 인물, 목소리 혹은 음주하는 행위를 묘사하지 아니할 것
3. 운전이나 작업 중에 음주하는 행위를 묘사하지 아니할 것
4. 제8조제4항에 따른 경고문구를 광고와 주류의 용기에 표기하여 광고할 것. 다만, 경고문구가 표기되어 있지 아니한 부분을 이용하여 광고를 하고자 할 때에는 경고문구를 주류의 용기하단에 별도로 표기하여야 한다.
5. 음주가 체력 또는 운동 능력을 향상시킨다거나 질병의 치료 또는 정신건강에 도움이 된다는 표현 등 국민의 건강과 관련하여 검증되지 아니한 내용을 주류광고에 표시하지 아니할 것
6. 그 밖에 대통령령으로 정하는 광고의 기준에 관한 사항

③ 보건복지부장관은 「주세법」에 따른 주류의 광고가 제2항 각 호의 기준을 위반한 경우 그 내용의 변경 등 시정을 요구하거나 금지를 명할 수 있다.

[본조신설 2020. 12. 29.]

제8조의3(절주문화 조성 및 알코올 남용·의존 관리) ① 국가 및 지방자치단체는 절주문화 조성 및 알코올 남용·의존의 예방 및 치료를 위하여 노력하여야 하며, 이를 위한 조사·연구 또는 사업을 추진할 수 있다.

② 삭제 <2024. 1. 9.>

③ 보건복지부장관은 5년마다 「정신건강증진 및 정신질환자 복지서비스 지원에 관한 법률」 제10조에 따른 실태조사와 연계하여 알코올 남용·의존 실태조사를 실시하여야 한다.

[본조신설 2020. 12. 29.]

[시행일: 2024. 7. 10.] 제8조의3제2항

제8조의4(금주구역 지정) ① 지방자치단체는 음주폐해 예방과 주민의 건강증진을 위하여 필요하다고 인정하는 경우 조례로 다수인이 모이거나 오고가는 관할구역 안의 일정한 장소를 금주구역으로 지정할 수 있다.

② 제1항에 따라 지정된 금주구역에서는 음주를 하여서는 아니 된다.

③ 특별자치시장·특별자치도지사·시장·군수·구청장은 제1항에 따라 지정된 금주구역을 알리는 안내표지를 설치하여야 한다. 이 경우 금주구역 안내표지의 설치 방법 등에 필요한 사항은 보건복지부령으로 정한다.

[본조신설 2020. 12. 29.]

국민건강증진법 시행령

제13조(경고문구의 표기대상 주류) 법 제8조제4항에 따라 그 판매용 용기에 과다한 음주는 건강에 해롭다는 내용의 경고문구를 표기해야 하는 주류는 국내에 판매되는 「주세법」에 따른 주류 중 알코올분 1도이상의 음료를 말한다. <개정 2007. 2. 8., 2018. 12. 18.>

제14조 삭제 <2011. 12. 6.>

국민건강증진법 시행규칙

제4조(과음에 관한 경고문구의 표시내용 등) ① 법 제8조제4항에 따른 경고문구 표기는 과다한 음주가 건강에 해롭다는 사실을 명확하게 알릴 수 있도록 하되, 그 구체적인 표시내용은 보건복지부장관이 정하여 고시한다. <개정 2008. 3. 3., 2008. 10. 10., 2010. 3. 19., 2012. 12. 7.>

② 제1항에 따른 과음에 대한 경고문구의 표시방법은 별표 1의2와 같다.<개정 2012. 12. 7., 2021. 12. 3.>

③ 보건복지부장관은 제1항에 따른 경고문구와 제2항에 따른 경고문구의 표시방법을 정하거나 이를 변경하려면 6개월 전에 그 내용을 일간지에 공고하거나 관보에 고시하여야 한다.<개정 2008. 3. 3., 2008. 10. 10., 2010. 3. 19., 2012. 12. 7.>

④ 다음 각 호의 어느 하나에 해당하는 주류는 제3항에 따른 공고 또는 고시를 한 날부터 1년까지는 종전의 경고문구를 표기하여 판매할 수 있다.<개정 2008. 10. 10., 2012. 12. 7.>

1. 공고 또는 고시 이전에 발주·제조 또는 수입된 주류
2. 공고 또는 고시 이후 6월 이내에 제조되거나 수입된 주류

[전문개정 2003. 4. 1.]

[제목개정 2012. 12. 7.]

제4조의2(음주폐해예방위원회의 구성 및 운영) ① 법 제8조의3제2항에 따른 음주폐해예방위원회(이하 이 조에서 "위원회"라 한다)는 위원장과 부위원장 각 1명을 포함하여 15명 이내의 위원으로 구성한다.

② 위원장은 위원 중에서 호선하고, 부위원장은 위원장이 지명한다.

③ 위원회의 위원은 알코올 남용·의존의 예방 및 치료 관련 분야에 관한 전문 지식과 경험이 풍부한 사람 중에서 성별을 고려하여 보건복지부장관이 위촉한다.

④ 위원회 위원의 임기는 2년으로 한다. 다만, 위원의 해촉 등으로 인하여 새로 위촉된 위원의 임기는 전임 위원 임기의 남은 기간으로 한다.

⑤ 보건복지부장관은 위원회의 위원이 다음 각 호의 어느 하나에 해당하는 경우에는 해당 위원을 해촉할 수 있다.

1. 심신장애로 인하여 직무를 수행할 수 없게 된 경우
2. 직무와 관련된 비위사실이 있는 경우
3. 직무태만, 품위손상이나 그 밖의 사유로 인하여 위원으로 적합하지 않다고 인정되는 경우
4. 위원 스스로 직무를 수행하는 것이 곤란하다고 의사를 밝히는 경우

⑥ 위원회의 회의는 위원 과반수의 출석으로 개의하고, 출석위원 과반수의 찬성으로 의결한다.

⑦ 제1항부터 제6항까지에서 규정한 사항 외에 위원회의 구성 및 운영에 관하여 필요한 사항은 위원회의 의결을 거쳐 위원장이 정한다.

[본조신설 2021. 6. 25.]

제5조(금주구역 안내표지의 설치 방법) 법 제8조의4제3항 전단에 따른 금주구역을 알리는 안내표지를 설치하는 방법은 별표 1의3과 같다. <개정 2021. 12. 3.>

[본조신설 2021. 6. 25.]

제23조(규제의 재검토) 보건복지부장관은 제4조제2항 및 별표 1의2에 따른 과음에 대한 경고문구의 표시방법에 대하여 2014년 1월 1일을 기준으로 3년마다(매 3년이 되는 해의 1월 1일 전까지를 말한다)그 타당성을 검토하여 개선 등의 조치를 해야 한다. <개정 2021. 12. 3.>

[본조신설 2013. 12. 31.]

국민건강증진법 시행규칙

[별표 1의2] 과음에 대한 경고문구의 표시방법 <개정 2021. 12. 3.>

(제4조제2항관련)

1. 표기방법

경고문구는 사각형의 선안에 한글로 "경고 : "라고 표시하고, 보건복지부장관이 정하는 경고문구중 하나를 선택하여 기재하여야 한다.

2. 글자의 크기 등

가. 경고문구는 판매용 용기에 부착되거나 새겨진 상표 또는 경고문구가 표시된 스티커에 상표면적의 10분의 1 이상에 해당하는 면적의 크기로 표기하여야 한다.

나. 글자의 크기는 상표에 사용된 활자의 크기로 하되, 그 최소 크기는 다음과 같다.

(1) 용기의 용량이 300밀리리터 미만인 경우 : 7포인트 이상

(2) 용기의 용량이 300밀리리터 이상인 경우 : 9포인트 이상

3. 색상

경고문구의 색상은 상표도안의 색상과 보색관계에 있는 색상으로서 선명하여야 한다.

4. 글자체

고딕체

5. 표시위치

상표에 표기하는 경우에는 상표의 하단에 표기하여야 하며, 스티커를 사용하는 경우에는 상표밑의 잘 보이는 곳에 표기하여야 한다.

국민건강증진법 시행규칙

[별표 1의3] 금주구역을 알리는 안내표지를 설치하는 방법 <개정 2021. 12. 3.>

(제5조 관련)

1. 안내표지 부착 위치
 금주구역을 알리는 안내표지는 표지판이나 스티커의 형태로 해당 장소를 이용하는 일반 공중이 잘 볼 수 있도록 건물 담장, 벽면, 보도, 출입구 등에 설치하거나 부착해야 한다.
2. 안내표지 내용
 가. 안내표지는 다음의 사항을 포함해야 한다.
 1) 금주를 상징하는 그림이나 문자

(예시 1) (예시 2) (예시 3)

(예시 1)	(예시 2)	(예시 3)
(그림)	금주구역	금　　주

 2) 위반시 조치사항
 (예시)
 이 장소는 금주구역으로서 이 구역에서 음주를 할 수 없습니다. 이를 위반하는 경우에는 「국민건강증진법」 제34조제3항제1호에 따라 10만원 이하의 과태료가 부과됩니다.
 나. 지정된 금주구역의 규모나 구조에 따라 안내표지의 크기를 다르게 할 수 있으며, 바탕색 및 글씨 색상 등은 그 내용이 눈에 잘 띄도록 배색하여야 한다.
 다. 안내표지의 글자는 한글로 표기하되, 필요한 경우에는 영어나 일본어 또는 중국어 등 외국어를 함께 표기할 수 있다.
 라. 필요한 경우 안내표지 하단에 아래 사항을 기재할 수 있다.
 : 위반사항을 발견하신 분은 전화번호 ○○○ - ○○○○로 신고해주시기 바랍니다.

제9조(금연을 위한 조치) ① 삭제 <2011. 6. 7.>

②담배사업법에 의한 지정소매인 기타 담배를 판매하는 자는 대통령령이 정하는 장소외에서 담배자동판매기를 설치하여 담배를 판매하여서는 아니된다.

③제2항의 규정에 따라 대통령령이 정하는 장소에 담배자동판매기를 설치하여 담배를 판매하는 자는 보건복지부령이 정하는 바에 따라 성인인증장치를 부착하여야 한다. <신설 2003. 7. 29., 2008. 2. 29., 2010. 1. 18.>

④ 다음 각 호의 공중이 이용하는 시설의 소유자·점유자 또는 관리자는 해당 시설의 전체를 금연구역으로 지정하고 금연구역을 알리는 표지를 설치하여야 한다. 이 경우 흡연자를 위한 흡연실을 설치할 수 있으며, 금연구역을 알리는 표지와 흡연실을 설치하는 기준·방법 등은 보건복지부령으로 정한다. <개정 2011. 6. 7., 2014. 1. 21., 2016. 12. 2., 2017. 12. 30., 2021. 12. 21.>

1. 국회의 청사
2. 정부 및 지방자치단체의 청사
3. 「법원조직법」에 따른 법원과 그 소속 기관의 청사
4. 「공공기관의 운영에 관한 법률」에 따른 공공기관의 청사
5. 「지방공기업법」에 따른 지방공기업의 청사
6. 「유아교육법」·「초·중등교육법」에 따른 학교[교사(校舍)와 운동장 등 모든 구역을 포함한다]
7. 「고등교육법」에 따른 학교의 교사
8. 「의료법」에 따른 의료기관, 「지역보건법」에 따른 보건소·보건의료원·보건지소
9. 「영유아보육법」에 따른 어린이집
10. 「청소년활동 진흥법」에 따른 청소년수련관, 청소년수련원, 청소년문화의집, 청소년특화시설, 청소년야영장, 유스호스텔, 청소년이용시설 등 청소년활동시설
11. 「도서관법」에 따른 도서관
12. 「어린이놀이시설 안전관리법」에 따른 어린이놀이시설
13. 「학원의 설립·운영 및 과외교습에 관한 법률」에 따른 학원 중 학교교과교습학원과 연면적 1천제곱미터 이상의 학원
14. 공항·여객부두·철도역·여객자동차터미널 등 교통 관련 시설의 대기실·승강장, 지하보도 및 16인승 이상의 교통수단으로서 여객 또는 화물을 유상으로 운송하는 것
15. 「자동차관리법」에 따른 어린이운송용 승합자동차
16. 연면적 1천제곱미터 이상의 사무용건축물, 공장 및 복합용도의 건축물
17. 「공연법」에 따른 공연장으로서 객석 수 300석 이상의 공연장
18. 「유통산업발전법」에 따라 개설등록된 대규모점포와 같은 법에 따른 상점가 중 지하도에 있는 상점가
19. 「관광진흥법」에 따른 관광숙박업소
20. 「체육시설의 설치·이용에 관한 법률」에 따른 체육시설로서 1천명 이상의 관객을 수용할 수 있는 체육시설과 같은 법 제10조에 따른 체육시설업에 해당하는 체육시설로서 실내에 설치된 체육시설

21. 「사회복지사업법」에 따른 사회복지시설
22. 「공중위생관리법」에 따른 목욕장
23. 「게임산업진흥에 관한 법률」에 따른 청소년게임제공업소, 일반게임제공업소, 인터넷컴퓨터게임시설제공업소 및 복합유통게임제공업소
24. 「식품위생법」에 따른 식품접객업 중 영업장의 넓이가 보건복지부령으로 정하는 넓이 이상인 휴게음식점영업소, 일반음식점영업소 및 제과점영업소와 같은 법에 따른 식품소분·판매업 중 보건복지부령으로 정하는 넓이 이상인 실내 휴게공간을 마련하여 운영하는 식품자동판매기 영업소
25. 「청소년보호법」에 따른 만화대여업소
26. 그 밖에 보건복지부령으로 정하는 시설 또는 기관

⑤ 특별자치시장·특별자치도지사·시장·군수·구청장은 「주택법」 제2조제3호에 따른 공동주택의 거주 세대 중 2분의 1 이상이 그 공동주택의 복도, 계단, 엘리베이터 및 지하주차장의 전부 또는 일부를 금연구역으로 지정하여 줄 것을 신청하면 그 구역을 금연구역으로 지정하고, 금연구역임을 알리는 안내표지를 설치하여야 한다. 이 경우 금연구역 지정 절차 및 금연구역 안내표지 설치 방법 등은 보건복지부령으로 정한다. <신설 2016. 3. 2., 2017. 12. 30.>

⑥ 특별자치시장·특별자치도지사·시장·군수·구청장은 흡연으로 인한 피해 방지와 주민의 건강 증진을 위하여 다음 각 호에 해당하는 장소를 금연구역으로 지정하고, 금연구역임을 알리는 안내표지를 설치하여야 한다. 이 경우 금연구역 안내표지 설치 방법 등에 필요한 사항은 보건복지부령으로 정한다. <신설 2017. 12. 30., 2023. 8. 16.>

1. 「유아교육법」에 따른 유치원 시설의 경계선으로부터 30미터 이내의 구역(일반 공중의 통행·이용 등에 제공된 구역을 말한다)
2. 「영유아보육법」에 따른 어린이집 시설의 경계선으로부터 30미터 이내의 구역(일반 공중의 통행·이용 등에 제공된 구역을 말한다)
3. 「초·중등교육법」에 따른 학교 시설의 경계선으로부터 30미터 이내의 구역(일반 공중의 통행·이용 등에 제공된 구역을 말한다)

⑦ 지방자치단체는 흡연으로 인한 피해 방지와 주민의 건강 증진을 위하여 필요하다고 인정하는 경우 조례로 다수인이 모이거나 오고가는 관할 구역 안의 일정한 장소를 금연구역으로 지정할 수 있다. <신설 2010. 5. 27., 2016. 3. 2., 2017. 12. 30.>

⑧ 누구든지 제4항부터 제7항까지의 규정에 따라 지정된 금연구역에서 흡연하여서는 아니 된다. <개정 2010. 5. 27., 2016. 3. 2., 2017. 12. 30.>

⑨ 특별자치시장·특별자치도지사·시장·군수·구청장은 제4항 각 호에 따른 시설의 소유자·점유자 또는 관리자가 다음 각 호의 어느 하나에 해당하면 일정한 기간을 정하여 그 시정을 명할 수 있다. <신설 2016. 12. 2., 2017. 12. 30.>

1. 제4항 전단을 위반하여 금연구역을 지정하지 아니하거나 금연구역을 알리는 표지를 설치하지 아니한 경우
2. 제4항 후단에 따른 금연구역을 알리는 표지 또는 흡연실의 설치 기준·방법 등을 위반한 경우

[제목개정 2016. 12. 2.]

[시행일: 2024. 8. 17.] 제9조제6항

국민건강증진법 시행령

제15조(담배자동판매기의 설치장소) ① 법 제9조제2항에 따라 담배자동판매기의 설치가 허용되는 장소는 다음 각 호와 같다. <개정 2012. 12. 7.>

1. 미성년자등을 보호하는 법령에서 19세 미만의 자의 출입이 금지되어 있는 장소
2. 지정소매인 기타 담배를 판매하는 자가 운영하는 점포 및 영업장의 내부
3. 법 제9조제4항 각 호 외의 부분 후단에 따라 공중이 이용하는 시설 중 흡연자를 위해 설치한 흡연실. 다만, 담배자동판매기를 설치하는 자가 19세 미만의 자에게 담배자동판매기를 이용하지 못하게 할 수 있는 흡연실로 한정한다.

② 제1항의 규정에 불구하고 미성년자등을 보호하는 법령에서 담배자동판매기의 설치를 금지하고 있는 장소에 대하여는 담배자동판매기의 설치를 허용하지 아니한다.

국민건강증진법 시행규칙

제5조의2(성인인증장치) 법 제9조제3항의 규정에 따라 담배자동판매기에 부착하여야 하는 성인인증장치는 다음 각호의 1에 해당하는 장치로 한다. <개정 2008. 3. 3., 2010. 3. 19.>

1. 담배자동판매기 이용자의 신분증(주민등록증 또는 운전면허증에 한한다)을 인식하는 방법에 의하여 이용자가 성인임을 인증할 수 있는 장치
2. 담배자동판매기 이용자의 신용카드·직불카드 등 금융신용거래를 위한 장치를 이용하여 이용자가 성인임을 인증할 수 있는 장치
3. 그 밖에 이용자가 성인임을 인증할 수 있는 장치로서 보건복지부장관이 정하여 고시하는 장치

[본조신설 2004. 7. 29.]

제6조(금연구역 등) ① 법 제9조제4항제24호에 따라 해당 시설의 전체를 금연구역으로 지정하여야 하는 휴게음식점영업소, 일반음식점영업소 및 제과점영업소는 다음 각 호의 구분에 따른 영업소로 한다. <개정 2018. 6. 29.>

1. 2013년 12월 31일까지: 150제곱미터 이상인 영업소
2. 2014년 1월 1일부터 2014년 12월 31일까지: 100제곱미터 이상인 영업소

3. 2015년 1월 1일부터: 모든 영업소

② 법 제9조제4항제24호에 따라 해당 시설의 전체를 금연구역으로 지정하여야 하는 식품자동판매기 영업소는 다음 각 호의 구분에 따른 영업소로 한다.<신설 2018. 6. 29.>

1. 2018년 12월 31일까지: 실내 휴게공간의 넓이가 75제곱미터 이상인 영업소
2. 2019년 1월 1일부터: 실내 휴게공간이 있는 모든 영업소

③ 법 제9조제4항제26호에서 "보건복지부령으로 정하는 시설 또는 기관"이란 「도로법」 제2조제2호가목에 따른 휴게시설 중 고속국도에 설치한 휴게시설(주유소, 충전소 및 교통·관광안내소를 포함한다) 및 그 부속시설(지붕이 없는 건물 복도나 통로, 계단을 포함한다)을 말한다.<개정 2018. 6. 29.>

④ 법 제9조제4항 후단 및 제6항 후단에 따른 금연구역을 알리는 표지와 흡연실을 설치하는 기준·방법은 별표 2와 같다.<개정 2018. 6. 29.>

[전문개정 2012. 12. 7.]

제6조의2(공동주택 금연구역의 지정) ① 법 제9조제5항 전단에 따라 「주택법」 제2조제3호에 따른 공동주택(이하 "공동주택"이라 한다)의 복도 등에 대하여 금연구역의 지정을 받으려는 경우에는 별지 제1호의4서식의 공동주택 금연구역 지정 신청서(전자문서로 된 신청서를 포함한다)에 다음 각 호의 서류(전자문서를 포함한다)를 첨부하여 특별자치시장·특별자치도지사·시장·군수·구청장에게 제출하여야 한다. 이 경우 제2호에 따른 서류는 금연구역의 지정 신청일 전 3개월 이내에 동의한 것만 해당한다. <개정 2018. 6. 29., 2021. 12. 3.>

1. 해당 공동주택의 세대주 명부에 관한 서류
2. 별지 제1호의5서식의 금연구역 지정 동의서 또는 공동주택 세대주 2분의 1 이상이 금연구역 지정에 동의함을 입증하는 서류(공동주택의 복도·계단·엘리베이터 또는 지하주차장의 구분에 따라 동의한 서류를 말한다)
3. 해당 공동주택의 도면에 관한 서류
4. 해당 공동주택의 복도·계단·엘리베이터 또는 지하주차장의 내역에 관한 서류
5. 그 밖에 보건복지부장관이 공동주택 금연구역 지정을 위하여 필요하다고 인정하여 고시하는 서류

② 특별자치시장·특별자치도지사·시장·군수·구청장은 제1항에 따른 금역구역의 지정 신청을 받은 경우에는 세대주 동의에 대한 진위 여부를 확인하여야 한다.<개정 2018. 6. 29.>

③ 특별자치시장·특별자치도지사·시장·군수·구청장은 제1항에 따른 금연구역의 지정 검토를 위하여 필요한 경우에는 그 신청인에 대하여 제출 서류의 보완 또는 추가 서류의 제출 등을 명할 수 있다.<개정 2018. 6. 29.>

④ 특별자치시장·특별자치도지사·시장·군수·구청장은 법 제9조제5항 전단에 따라 금연구역을 지정한 경우에는 특별자치시·특별자치도·시·군·구의 인터넷 홈페이지와 해당 공동주택의 인터넷 홈페이지(인터넷 홈페이지가 있는 경우만 해당한다) 및 게시판에 다음 각 호의 사항을 공고하여야 한다.<개정 2018. 6. 29.>

1. 해당 공동주택의 명칭 및 소재지
2. 금연구역 지정 번호
3. 금연구역 지정 범위
4. 금연구역 지정 시행일

⑤ 제1항부터 제4항까지의 규정에 따른 금연구역 지정 신청, 지정 검토 또는 지정 공고 등에 필요한 세부사항은 보건복지부장관이 정하여 고시한다.

⑥ 공동주택의 금연구역 지정 해제에 관하여는 제1항부터 제4항까지의 규정을 준용한다.

[본조신설 2016. 9. 2.]

[종전 제6조의2는 제6조의4로 이동 <2016. 9. 2.>]

제6조의3(공동주택 금연구역 안내표지) ① 특별자치시장·특별자치도지사·시장·군수·구청장은 법 제9조제5항 전단에 따라 금연구역을 지정한 경우에는 해당 공동주택의 출입구 및 금연구역 지정 시설의 출입구 등 보건복지부장관이 정하여 고시하는 장소에 금연구역 안내표지를 설치하여야 한다. <개정 2018. 6. 29.>*

② 제1항에 따른 금연구역 안내표지에는 다음 각 호의 사항이 포함되어야 한다.

1. 금연을 상징하는 그림 또는 문자
2. 금연구역에서 흡연한 경우 법 제34조제3항에 따라 과태료 부과대상이 된다는 사실
3. 위반사항에 대한 신고전화번호
4. 그 밖에 금연구역의 안내를 위하여 보건복지부장관이 필요하다고 인정하는 사항

③ 제1항 및 제2항에 따른 금연구역 안내표지의 설치장소 및 안내내용에 필요한 세부사항은 보건복지부장관이 정하여 고시한다.

[본조신설 2016. 9. 2.]

[종전 제6조의3은 제6조의5로 이동 <2016. 9. 2.>]

국민건강증진법 시행규칙

[별표 2] 금연구역을 알리는 표지와 흡연실을 설치하는 기준·방법

<개정 2018. 6. 29.>

(제6조제4항 관련)

1. 금연구역을 알리는 표지 설치 방법

가. 표지 부착

1) 법 제9조제4항 각 호의 어느 하나에 해당하는 시설의 소유자·점유자 또는 관리자는 해당 시설 전체가 금연구역임을 나타내는 표지판 또는 스티커를 달거나 부착하여야 한다.

2) 표지판 또는 스티커는 해당 시설을 이용하는 자가 잘 볼 수 있도록 건물 출입구에 부착하여야 하며, 그 외 계단, 화장실 등 주요 위치에 부착한다.

3) 표지판 또는 스티커는 해당 시설의 소유자·점유자 또는 관리

자가 제작하여 부착하여야 한다. 다만, 보건복지부장관, 시·도지사 또는 시장·군수·구청장이 표지판 또는 스티커를 제공하는 경우에는 이를 부착할 수 있다.

나. 표지 내용

1) 각 목에 따른 표지판 또는 스티커에는 다음 사항이 포함되어야 한다.

가) 금연을 상징하는 그림 또는 문자

(예시)

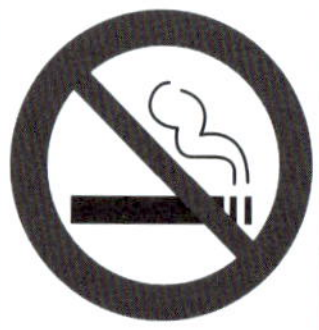

금연건물	<건물>
금연시설	<시설>
금　　연	<그 밖의 경우>

나) 위반시 조치사항

(예시)

이 건물 또는 시설은 전체가 금연구역으로, 지정된 장소 외에서는 담배를 피울 수 없습니다. 이를 위반할 경우, 「국민건강증진법」에 따라 10만원 이하의 과태료가 부과됩니다.

2) 건물 또는 시설의 규모나 구조에 따라 표지판 또는 스티커의 크기를 다르게 할 수 있으며, 바탕색 및 글씨 색상 등은 그 내용이 눈에 잘 띄도록 배색하여야 한다.

3) 표지판 또는 스티커의 글자는 한글로 표기하되, 필요한 경우에는 영어, 일본어, 중국어 등 외국어를 함께 표기할 수 있다.

4) 필요한 경우 표지판 또는 스티커 하단에 아래 사항을 추가로 표시할 수 있다.

: 위반사항을 발견하신 분은 전화번호 ○○○ - ○○○○로 신고해주시기 바랍니다.

2. 흡연실을 설치하는 기준 및 방법

가. 흡연실의 설치 위치

1) 법 제9조제4항제6호, 제8호, 제9호, 제10호, 제11호, 제12호 및 제15호에 해당하는 시설의 소유자·점유자 또는 관리자가 흡연실을 설치하는 경우에는 의료기관 등의 이용자 및 어린이·청소년의 간접흡연 피해를 예방하기 위해 실외에 흡연실을 설치하여야 한다. 이 경우 흡연실은 옥상에 설치하거나 각 시설의 출입구로부터 10미터 이상의 거리에 설치하여야 한다.

2) 법 제9조제4항 각 호의 어느 하나에 해당하는 시설 중 1)에 따른 시설 외 시설의 소유자·점유자 또는 관리자는 가급적 실외에 흡연실을 설치하되, 부득이한 경우 건물 내에 흡연실을 설치할 수 있다.

나. 흡연실의 표지 부착

1) 건물 내에 흡연실을 설치한 경우 해당 시설의 소유자·점유자 또는 관리자는 시설 전체가 금연구역이라는 표시와 함께 해당 시설을 이용하는 자가 잘 볼 수 있는 위치에 아래 예시와 같이 흡연실임을 나타내는 표지판을 달거나 부착하여야 한다.

흡연실

(예시)

2) 건물 또는 시설의 규모나 구조에 따라 표지판 또는 스티커의 크기를 다르게 할 수 있으며, 바탕색 및 글씨 색상 등은 그 내용이 눈에 잘 띄도록 배색하여야 한다.

3) 표지판 또는 스티커의 글자는 한글로 표기하되, 필요한 경우에는 영어, 일본어, 중국어 등 외국어를 함께 표기할 수 있다.

4) 실외에 흡연실을 설치하는 경우 흡연이 가능한 영역을 명확히 알 수 있도록 그 경계를 표시하거나, 표지판을 달거나 부착하여야 한다.

다. 흡연실의 설치 방법

1) 실외에 흡연실을 설치하는 경우 자연 환기가 가능하도록 하고, 부득이한 경우에는 별도로 환기시설을 설치하여야 한다. 이 경우 해당 흡연실을 덮을 수 있는 지붕 및 바람막이 등을 설치할 수 있다.

2) 건물 내에 흡연실을 설치하는 경우 해당 시설의 규모나 특성 및 이용자 중 흡연자 수 등을 고려하여 담배 연기가 실내로 유입되지 않도록 실내와 완전히 차단된 밀폐 공간으로 하여야 한다. 이 경우 공동으로 이용하는 시설인 사무실, 화장실, 복도, 계단 등의 공간을 흡연실로 사용하여서는 아니 된다.

3) 건물 내 흡연실에는 흡연실의 연기를 실외로 배출할 수 있도록 환풍기 등 환기시설을 설치하여야 한다.

4) 흡연실에 재떨이 등 흡연을 위한 시설 외에 개인용 컴퓨터 또는 탁자 등 영업에 사용되는 시설 또는 설비를 설치하여서는 아니 된다.

제9조의2(담배에 관한 경고문구 등 표시) ① 「담배사업법」에 따른 담배의 제조자 또는 수입판매업자(이하 "제조자등"이라 한다)는 담배갑포장지 앞면·뒷면·옆면 및 대통령령으로 정하는 광고(판매촉진 활동을 포함한다. 이하 같다)에 다음 각 호의 내용을 인쇄하여 표기하여야 한다. 다만, 제1호의 표기는 담배갑포장지에 한정하되 앞면과 뒷면에 하여야 한다. <개정 2015. 6. 22.>

1. 흡연의 폐해를 나타내는 내용의 경고그림(사진을 포함한다. 이하 같다)
2. 흡연이 폐암 등 질병의 원인이 될 수 있다는 내용 및 다른 사람의 건강을 위협할 수 있다는 내용의 경고문구

3. 타르 흡입량은 흡연자의 흡연습관에 따라 다르다는 내용의 경고문구
4. 담배에 포함된 다음 각 목의 발암성물질
   가. 나프틸아민
   나. 니켈
   다. 벤젠
   라. 비닐 크롤라이드
   마. 비소
   바. 카드뮴
5. 보건복지부령으로 정하는 금연상담전화의 전화번호

② 제1항에 따른 경고그림과 경고문구는 담배갑포장지의 경우 그 넓이의 100분의 50 이상에 해당하는 크기로 표기하여야 한다. 이 경우 경고그림은 담배갑포장지 앞면, 뒷면 각각의 넓이의 100분의 30 이상에 해당하는 크기로 하여야 한다.<신설 2015. 6. 22.>

③ 제1항 및 제2항에서 정한 사항 외의 경고그림 및 경고문구 등의 내용과 표기 방법·형태 등의 구체적인 사항은 대통령령으로 정한다. 다만, 경고그림은 사실적 근거를 바탕으로 하고, 지나치게 혐오감을 주지 아니하여야 한다.<개정 2015. 6. 22.>

④ 제1항부터 제3항까지의 규정에도 불구하고 전자담배 등 대통령령으로 정하는 담배에 제조자등이 표기하여야 할 경고그림 및 경고문구 등의 내용과 그 표기 방법·형태 등은 대통령령으로 따로 정한다.<신설 2014. 5. 20., 2015. 6. 22.>

[본조신설 2011. 6. 7.]

국민건강증진법 시행령

제16조(담배갑포장지에 대한 경고그림등의 표기내용 및 표기방법) ① 법 제9조의2제1항 및 제3항에 따라 다음 각 호의 담배의 담배갑포장지에 표기하는 경고그림 및 경고문구의 표기내용은 법 제9조의2제1항제1호부터 제3호까지의 내용을 명확하게 알릴 수 있어야 한다.
1. 제27조의2제1호의 궐련
2. 제27조의2제3호의 파이프담배
3. 제27조의2제4호의 엽궐련
4. 제27조의2제5호의 각련
5. 제27조의2제7호의 냄새 맡는 담배

② 제1항에 따른 경고그림 및 경고문구의 구체적 표기내용은 보건복지부장관이 정하여 고시한다. 이 경우 보건복지부장관은 그 표기내용의 사용기준 및 사용방법 등 그 사용에 필요한 세부사항을 함께 고시할 수 있다.

③ 보건복지부장관은 제2항에 따라 경고그림 및 경고문구의 구체적 표기내용을 고시하는 경우에는 다음 각 호의 구분에 따른다. 이 경우 해당 고시의 시행에 6개월 이상의 유예기간을 두어야 한다.
1. 정기 고시: 10개 이하의 경고그림 및 경고문구를 24개월 마다 고시한다.
2. 수시 고시: 경고그림 및 경고문구의 표기내용을 새로 정하거나 변경하는 경우에는 수시로 고시한다.

④ 법 제9조의2제1항 및 제3항에 따라 이 조 제1항 각 호의 담배의 담배갑포장지에 표기하는 경고그림·경고문구·발암성물질 및 금연상담전화의 전화번호(이하 "경고그림등"이라 한다)의 표기방법은 별표 1의2와 같다.

⑤ 제4항에 따른 경고그림등의 표기방법을 변경하는 경우에는 그 시행에 6개월 이상의 유예기간을 두어야 한다.

⑥ 「담배사업법」에 따른 담배(제1항 각 호의 담배를 말한다)의 제조자 또는 수입판매업자(이하 "제조자등"이라 한다)는 다음 각 호의 어느 하나에 해당하는 담배에 대해서는 제3항에 따른 고시 또는 제5항에 따른 변경이 있는 날부터 1년까지는 종전의 내용과 방법에 따른 경고그림등을 표기하여 판매할 수 있다.
1. 고시 또는 변경 이전에 발주·제조 또는 수입된 담배
2. 고시 또는 변경 이후 6개월 이내에 제조되거나 수입된 담배

⑦ 제1항부터 제6항까지에서 규정한 사항 외에 경고그림등의 표기내용 및 표기방법 등에 필요한 세부사항은 보건복지부령으로 정한다.

[본조신설 2016. 6. 21.]

[종전 제16조는 제16조의2로 이동 <2016. 6. 21.>]

제16조의2(전자담배 등에 대한 경고그림등의 표기내용 및 표기방법) ① 법 제9조의2제4항에서 "전자담배 등 대통령령으로 정하는 담배"란 다음 각 호의 담배를 말한다.
1. 제27조의2제2호의 전자담배
2. 제27조의2제6호의 씹는 담배
3. 제27조의2제8호의 물담배
4. 제27조의2제9호의 머금는 담배

② 법 제9조의2제4항에 따라 이 조 제1항 각 호에 해당하는 담배의 담배갑포장지에 표기하는 경고그림 및 경고문구의 표기내용은 흡연의 폐해, 흡연이 니코틴 의존 및 중독을 유발시킬 수 있다는 사실과 담배 특성에 따른 다음 각 호의 구분에 따른 사실 등을 명확하게 알릴 수 있어야 한다.
1. 제27조의2제2호의 전자담배: 담배 특이 니트로사민(tobacco specific nitrosamines), 포름알데히드(formaldehyde) 등이 포함되어 있다는 내용
2. 제27조의2제6호의 씹는 담배 및 제27조의2제9호의 머금는 담배: 구강암 등 질병의 원인이 될 수 있다는 내용
3. 제27조의2제8호의 물담배: 타르 검출 등 궐련과 동일한 위험성이 있다는 내용과 사용 방법에 따라 결핵 등 호흡기 질환에 감염될 위험성이 있다는 내용

③ 법 제9조의2제4항에 따라 이 조 제1항 각 호에 해당하는 담배의 담배갑포장지에 표기하는 경고그림등(발암성물질은 제외한다. 이하 이 조에서 같다)의 표기방법은 별표 1의2와 같다.

④ 제1항 각 호에 해당하는 담배의 담배갑포장지에 표기하는 경고그림등의 표기내용, 표기방법 및 시행유예 등에 관하여는 제16조제2항, 제3항 및 제5항부터 제7항까지의 규정을 준용한다.

[전문개정 2016. 6. 21.]

[제16조에서 이동, 종전 제16조의2는 제16조의3으로 이동 <2016. 6. 21.>]

제16조의3(담배광고에 대한 경고문구등의 표기내용 및 표기방법) ① 법 제9조의2제1항 각 호 외의 부분 본문에서 "대통령령으로 정하는 광고"란 다음 각 호의 광고(판매촉진 활동을 포함한다. 이하 같다)를 말한다. <개정 2019. 7. 2.>

1. 법 제9조의4제1항제1호에 따라 지정소매인의 영업소 내부에 전시(展示) 또는 부착하는 표시판, 포스터, 스티커(붙임딱지) 및 보건복지부령으로 정하는 광고물에 의한 광고
2. 법 제9조의4제1항제2호에 따라 잡지에 게재하는 광고

② 법 제9조의2제1항 각 호 외의 부분 본문 및 같은 조 제3항에 따라 담배광고에 표기하는 경고문구의 표기내용은 다음 각 호의 구분에 따른다. 이 경우 경고문구의 구체적 표기내용은 보건복지부장관이 정하여 고시한다.

1. 담배(제16조의2제1항 각 호에 해당하는 담배는 제외한다)의 경우: 흡연이 건강에 해롭다는 사실, 흡연이 다른 사람의 건강을 위협할 수 있다는 사실 및 타르 흡입량은 흡연자의 흡연습관에 따라 다르다는 사실 등을 명확하게 알릴 수 있을 것
2. 제16조의2제1항 각 호에 해당하는 담배의 경우: 흡연이 니코틴 의존 및 중독을 유발시킬 수 있다는 사실 등을 명확하게 알릴 수 있을 것

③ 보건복지부장관은 제2항 각 호 외의 부분 후단에 따라 경고문구의 구체적 표기내용을 고시하는 경우에는 그 시행에 6개월 이상의 유예기간을 두어야 한다.

④ 법 제9조의2제1항 각 호 외의 부분 본문 및 같은 조 제3항에 따라 담배광고에 표기하는 경고문구·발암성물질 및 금연상담전화의 전화번호(이하 "경고문구등"이라 한다)의 표기방법은 별표 1의3과 같다.

⑤ 제4항에 따른 경고문구등의 표기방법을 변경하는 경우에는 그 시행에 6개월 이상의 유예기간을 두어야 한다.

[전문개정 2016. 6. 21.]

[제16조의2에서 이동, 종전 제16조의3은 제16조의4로 이동 <2016. 6. 21.>]

국민건강증진법 시행령
[별표 1의2] 담배갑포장지에 대한 경고그림등의 표기방법
<신설 2016. 6. 21.>

(제16조제4항 및 제16조의2제3항 관련)

1. 위치

가. 담배갑포장지의 앞면·뒷면에 경고그림등을 표기하되, 상단에 표기한다.

나. 담배갑포장지의 옆면에 경고문구를 표기하되, 옆면 넓이의 100분의 30 이상의 크기로 표기한다.

2. 형태

경고그림등은 사각형의 테두리 안에 표기한다. 다만, 담배 제품의 모양이 원통형으로 되어있는 등 불가피한 사유가 있는 경우에는 적절한 형태의 테두리 안에 표기한다.

3. 글자체

경고그림등에 사용되는 글자는 고딕체로 표기한다.

4. 색상

경고그림등에 사용되는 색상은 그 포장지와 보색 대비로 선명하게 표기한다. 다만, 경고그림의 색상은 보건복지부장관이 정하여 고시하는 경고그림의 색상을 그대로 표기한다.

비 고

1. 위 표의 제2호에 따른 사각형의 테두리는 두께 2 밀리미터의 검정색 선으로 만들어야 한다.
2. 위 표의 제2호에 따른 사각형의 테두리 안에는 경고그림등 외의 다른 그림, 문구 등을 표기해서는 안 된다.

국민건강증진법 시행령
[별표 1의3] 담배광고에 대한 경고문구등의 표기방법
<신설 2016. 6. 21.>

(제16조의3제4항 관련)

1. 위치

담배광고의 하단 중앙에 경고문구등을 표기한다.

2. 형태

(단위: 밀리미터)

표준광고면적	테두리의 크기
B4 초과(257×364 초과)	112×25 초과
B4(257×364)	112×25
A4(210×297)	94×20
B5(182×257)	80×17.5
A5(148×210)	62×15
A5 미만(148×210 미만)	62×15 미만

경고문구등은 사각형의 테두리 안에 표기하되, 테두리 크기는 다음의 기준에 따른다. 다만, 담배광고의 면적이 다음 표에 해당하지 않는 경우에는 표준광고면적에 대한 테두리의 크기에 비례하여 소비자가 명확히 잘 볼 수 있는 크기로 하여야 한다.

3. 글자체

경고문구등에 사용되는 글자체는 고딕체로 표기한다.

4. 색상

경고문구등에 사용되는 색상은 담배광고의 도안 색상과 보색 대비로 선명하게 표기한다.

비 고

1. 위 표의 제2호에 따른 사각형의 테두리는 두께 2 밀리미터의 검정색 선으로 만들어야 한다.
2. 위 표의 제2호에 따른 사각형의 테두리 안에는 경고문구등 외의 다른 그림이나 문구 등을 표기해서는 안 된다.

국민건강증진법 시행규칙

제6조의4(금연상담전화 전화번호) 법 제9조의2제1항제5호에서 "보건복지부령으로 정하는 금연상담전화의 전화번호"란 1544 - 9030을 말한다.

[전문개정 2016. 12. 23.]

제6조의5 삭제 <2016. 12. 23.>

제6조의6(광고내용의 사실 여부에 대한 검증 신청) 영 제16조의3제2항에 따라 담배 광고내용의 사실 여부에 대한 검증을 신청하려는 자는 별지 제1호의6서식의 담배광고 검증 신청서에 담배광고안과 광고내용을 증명할 수 있는 자료를 첨부하여 보건복지부장관에게 제출해야 한다. <개정 2016. 9. 2., 2021. 12. 3.>

[본조신설 2014. 11. 21.]

[제6조의4에서 이동 <2016. 9. 2.>]

제9조의3(가향물질 함유 표시 제한) 제조자등은 담배에 연초 외의 식품이나 향기가 나는 물질(이하 "가향물질"이라 한다)을 포함하는 경우 이를 표시하는 문구나 그림·사진을 제품의 포장이나 광고에 사용하여서는 아니 된다.

[본조신설 2011. 6. 7.]

제9조의4(담배에 관한 광고의 금지 또는 제한) ① 담배에 관한 광고는 다음 각 호의 방법에 한하여 할 수 있다.

1. 지정소매인의 영업소 내부에서 보건복지부령으로 정하는 광고물을 전시(展示) 또는 부착하는 행위. 다만, 영업소 외부에 그 광고내용이 보이게 전시 또는 부착하는 경우에는 그러하지 아니하다.
2. 품종군별로 연간 10회 이내(1회당 2쪽 이내)에서 잡지[「잡지 등 정기간행물의 진흥에 관한 법률」에 따라 등록 또는 신고되어 주 1회 이하 정기적으로 발행되는 제책(製冊)된 정기간행물 및 「신문 등의 진흥에 관한 법률」에 따라 등록된 주 1회 이하 정기적으로 발행되는 신문과 「출판문화산업 진흥법」에 따른 외국간행물로서 동일한 제호로 연 1회 이상 정기적으로 발행되는 것(이하 "외국정기간행물"이라 한다)을 말하며, 여성 또는 청소년을 대상으로 하는 것은 제외한다]에 광고를 게재하는 행위. 다만, 보건복지부령으로 정하는 판매부수 이하로 국내에서 판매되는 외국정기간행물로서 외국문자로만 쓰여져 있는 잡지인 경우에는 광고게재의 제한을 받지 아니한다.
3. 사회·문화·음악·체육 등의 행사(여성 또는 청소년을 대상으로 하는 행사는 제외한다)를 후원하는 행위. 이 경우 후원하는 자의 명칭을 사용하는 외에 제품광고를 하여서는 아니 된다.
4. 국제선의 항공기 및 여객선, 그 밖에 보건복지부령으로 정하는 장소 안에서 하는 광고

② 제조자등은 제1항에 따른 광고를 「담배사업법」에 따른 도매업자 또는 지정소매인으로 하여금 하게 할 수 있다. 이 경우 도매업자 또는 지정소매인이 한 광고는 제조자등이 한 광고로 본다.

③ 제1항에 따른 광고 또는 그에 사용되는 광고물은 다음 각 호의 사항을 준수하여야 한다.<개정 2014. 5. 20.>

1. 흡연자에게 담배의 품명·종류 및 특징을 알리는 정도를 넘지 아니할 것
2. 비흡연자에게 직접적 또는 간접적으로 흡연을 권장 또는 유도하거나 여성 또는 청소년의 인물을 묘사하지 아니할 것
3. 제9조의2에 따라 표기하는 흡연 경고문구의 내용 및 취지에 반하는 내용 또는 형태가 아닐 것
4. 국민의 건강과 관련하여 검증되지 아니한 내용을 표시하지 아니할 것. 이 경우 광고내용의 사실 여부에 대한 검증 방법·절차 등 필요한 사항은 대통령령으로 정한다.

④ 제조자등은 담배에 관한 광고가 제1항 및 제3항에 위배되지 아니하도록 자율적으로 규제하여야 한다.

⑤ 보건복지부장관은 문화체육관광부장관에게 제1항 또는 제3항을 위반한 광고가 게재된 외국정기간행물의 수입업자에 대하여 시정조치 등을 할 것을 요청할 수 있다.

[본조신설 2011. 6. 7.]

국민건강증진법 시행령

제16조의4(광고내용의 검증 방법 및 절차 등) ① 보건복지부장관은 담배광고에 국민의 건강과 관련하여 검증되지 아니한 내용이 포함되어 있다고 인정되면 해당 광고내용의 사실 여부에 대한 검증을 실시할 수 있다.

② 제조자등은 담배 광고를 실시하기 전에 보건복지부령으로 정하는 바에 따라 보건복지부장관에게 해당 광고내용의 사실 여부에 대한 검증을 신청할 수 있다.

③ 보건복지부장관은 제1항 또는 제2항에 따라 광고내용의 사실 여부에

대한 검증을 실시하기 위하여 필요한 경우에는 제조자등에게 관련 자료의 제출을 요청할 수 있고, 제출된 자료에 대하여 조사·확인을 할 수 있다.

④ 보건복지부장관은 제1항 또는 제2항에 따라 광고내용의 사실 여부에 대한 검증을 실시한 경우에는 그 결과를 제조자등에게 서면으로 통보하여야 한다.

[본조신설 2014. 11. 20.]

[제16조의3에서 이동, 종전 제16조의4는 제16조의5로 이동 <2016. 6. 21.>]

국민건강증진법 시행규칙

제7조(담배에 관한 광고) ① 법 제9조의4제1항제1호 본문 및 영 제16조제1호에서 "보건복지부령으로 정하는 광고물"이란 표시판, 스티커 및 포스터를 말한다. <개정 2012. 12. 7.>

② 법 제9조의4제1항제2호 본문에서 "여성 또는 청소년을 대상으로 하는 것"이란 잡지의 명칭, 내용, 독자, 그 밖의 그 성격을 고려할 때 여성 또는 청소년이 주로 구독하는 것을 말한다.

③ 법 제9조의4제1항제2호 단서에서 "보건복지부령으로 정하는 판매부수"란 판매부수 1만부를 말한다.

④ 법 제9조의4제1항제3호에서 "여성 또는 청소년을 대상으로 하는 행사"란 행사의 목적, 내용, 참가자, 관람자, 청중, 그 밖의 그 성격을 고려할 때 주로 여성 또는 청소년을 대상으로 하는 행사를 말한다.

[본조신설 2011. 12. 8.]

[종전 제7조는 제6조의2로 이동 <2011. 12. 8.>]

제9조의5(금연지도원) ① 시·도지사 또는 시장·군수·구청장은 금연을 위한 조치를 위하여 대통령령으로 정하는 자격이 있는 사람 중에서 금연지도원을 위촉할 수 있다.

② 금연지도원의 직무는 다음 각 호와 같다.

1. 금연구역의 시설기준 이행 상태 점검
2. 금연구역에서의 흡연행위 감시 및 계도
3. 금연을 위한 조치를 위반한 경우 관할 행정관청에 신고하거나 그에 관한 자료 제공
4. 그 밖에 금연 환경 조성에 관한 사항으로서 대통령령으로 정하는 사항

③ 금연지도원은 제2항의 직무를 단독으로 수행하려면 미리 시·도지사 또는 시장·군수·구청장의 승인을 받아야 하며, 시·도지사 또는 시장·군수·구청장은 승인서를 교부하여야 한다.

④ 금연지도원이 제2항에 따른 직무를 단독으로 수행하는 때에는 승인서와 신분을 표시하는 증표를 지니고 이를 관계인에게 내보여야 한다.

⑤ 제1항에 따라 금연지도원을 위촉한 시·도지사 또는 시장·군수·구청장은 금연지도원이 그 직무를 수행하기 전에 직무수행에 필요한 교육을 실시하여야 한다.

⑥ 금연지도원은 제2항에 따른 직무를 수행하는 경우 그 권한을 남용하여서는 아니 된다.

⑦ 시·도지사 또는 시장·군수·구청장은 금연지도원이 다음 각 호의 어느 하나에 해당하면 그 금연지도원을 해촉하여야 한다.

1. 제1항에 따라 대통령령으로 정한 자격을 상실한 경우
2. 제2항에 따른 직무와 관련하여 부정한 행위를 하거나 그 권한을 남용한 경우
3. 그 밖에 개인사정, 질병이나 부상 등의 사유로 직무 수행이 어렵게 된 경우

⑧ 금연지도원의 직무범위 및 교육, 그 밖에 필요한 사항은 대통령령으로 정한다.

[본조신설 2014. 1. 28.]

국민건강증진법 시행령

제16조의5(금연지도원의 자격 등) ① 법 제9조의5제1항에서 "대통령령으로 정하는 자격이 있는 사람"이란 다음 각 호의 어느 하나에 해당하는 사람을 말한다. <개정 2020. 3. 17.>

1. 「민법」 제32조에 따른 비영리법인 또는 「비영리민간단체 지원법」 제4조에 따라 등록된 비영리민간단체에 소속된 사람으로서 해당 법인 또는 단체의 장이 추천하는 사람
2. 시·도지사 또는 시장·군수·구청장이 정하는 건강·금연 등 보건정책 관련 교육과정을 4시간 이상 이수한 사람

② 법 제9조의5제2항제4호에서 "대통령령으로 정하는 사항"이란 다음 각 호의 업무를 말한다.<개정 2021. 11. 30.>

1. 지역사회 금연홍보 및 금연교육 지원 업무
2. 지역사회 금연 환경 조성을 위한 지도 업무

③ 법 제9조의5제2항에 따른 금연지도원의 직무범위는 별표 1의4와 같다.<개정 2016. 6. 21.>

④ 시·도지사 또는 시장·군수·구청장은 법 제9조의5제5항에 따라 금연지도원에 대하여 금연 관련 법령, 금연의 필요성, 금연지도원의 자세 등에 대한 교육을 실시하여야 한다. 이 경우 시·도지사 또는 시장·군수·구청장은 효율적인 교육을 위하여 금연지도원에 대한 합동교육을 실시할 수 있다.

⑤ 시·도지사 또는 시장·군수·구청장은 금연지도원의 활동을 지원하기 위하여 예산의 범위에서 수당을 지급할 수 있다.

⑥ 제1항부터 제5항까지에서 규정한 사항 외에 금연지도원 제도 운영에 필요한 사항은 해당 지방자치단체의 조례로 정한다.

[본조신설 2014. 7. 28.]

[제16조의4에서 이동 <2016. 6. 21.>]

국민건강증진법 시행령

[별표 1의4] 금연지도원의 직무범위 <개정 2021. 11. 30.>

(제16조의5제3항 관련)

직무	직무 범위
1. 금연구역의 시설기준 이행 상태 점검	법 제9조제4항에 따른 금연구역의 지정 여부를 점검하기 위한 다음 각 목의 상태 확인 업무 지원 가. 금연구역을 알리는 표지의 설치 위치 및 관리 상태 나. 금연구역의 재떨이 제거 등 금연 환경 조성 상태 다. 흡연실 설치 위치 및 설치 상태 라. 흡연실의 표지 부착 상태 마. 청소년 출입금지 표시 부착 상태
2. 금연구역에서의 흡연 행위 감시 및 계도	금연구역에서의 흡연행위를 예방하기 위한 감시 활동 및 금연에 대한 지도·계몽·홍보
3. 금연을 위한 조치를 위반한 경우 관할 행정관청에 신고하거나 그에 관한 자료 제공	법 제9조제8항을 위반한 사람을 발견한 경우 다음 각 목의 조치 가. 금연구역에서의 흡연행위 촬영 등 증거수집 나. 관할 행정관청에 신고를 하기 위한 위반자의 인적사항 확인 등
4. 금연홍보 및 금연교육 지원	가. 금연을 위한 캠페인 등 홍보 활동 나. 청소년 등을 대상으로 한 금연교육 다. 금연시설 점유자·소유자 및 관리자에 대한 금연구역 지정·관리에 관한 교육 지원
5. 금연 환경 조성을 위한 지도	법 제9조제2항 및 제3항에 따른 담배자동판매기 설치 위치와 성인인증장치 부착 상태 확인 업무 지원

제10조(건강생활실천협의회) ① 시·도지사 및 시장·군수·구청장은 건강생활의 실천운동을 추진하기 위하여 지역사회의 주민·단체 또는 공공기관이 참여하는 건강생활실천협의회를 구성하여야 한다.

② 제1항의 규정에 의한 건강생활실천협의회의 조직 및 운영에 관하여 필요한 사항은 지방자치단체의 조례로 정한다.

제11조(보건교육의 관장) 보건복지부장관은 국민의 보건교육에 관하여 관계중앙행정기관의 장과 협의하여 이를 총괄한다. <개정 1997. 12. 13., 2008. 2. 29., 2010. 1. 18.>

제12조(보건교육의 실시 등) ① 국가 및 지방자치단체는 모든 국민이 올바른 보건의료의 이용과 건강한 생활습관을 실천할 수 있도록 그 대상이 되는 개인 또는 집단의 특성·건강상태·건강의식 수준등에 따라 적절한 보건교육을 실시한다. <개정 2016. 3. 2.>

② 국가 또는 지방자치단체는 국민건강증진사업관련 법인 또는 단체등이 보건교육을 실시할 경우 이에 필요한 지원을 할 수 있다.<개정 1999. 2. 8.>

③ 보건복지부장관, 시·도지사 및 시장·군수·구청장은 제2항의 규정에 의하여 보건교육을 실시하는 국민건강증진사업관련 법인 또는 단체 등에 대하여 보건교육의 계획 및 그 결과에 관한 자료를 요청할 수 있다.<개정 1997. 12. 13., 1999. 2. 8., 2008. 2. 29., 2010. 1. 18.>

④ 제1항의 규정에 의한 보건교육의 내용은 대통령령으로 정한다.<개정 1999. 2. 8.>

[제목개정 2016. 3. 2.]

국민건강증진법 시행령

제17조(보건교육의 내용) 법 제12조에 따른 보건교육에는 다음 각 호의 사항이 포함되어야 한다. <개정 2018. 12. 18.>

1. 금연·절주등 건강생활의 실천에 관한 사항
2. 만성퇴행성질환등 질병의 예방에 관한 사항
3. 영양 및 식생활에 관한 사항
4. 구강건강에 관한 사항
5. 공중위생에 관한 사항
6. 건강증진을 위한 체육활동에 관한 사항
7. 그 밖에 건강증진사업에 관한 사항

제12조 삭제 <2012. 12. 7.>

국민건강증진법 시행규칙

제7조의2(보건교육사 관련 교과목) 영 별표 4에서 "보건복지부령으로 정하는 보건교육 관련 교과목"이란 별표 4의 교과목을 말한다. <개정 2010. 3. 19.>

[본조신설 2008. 12. 31.]

국민건강증진법 시행규칙

[별표 4] 보건교육 관련 교과목<개정 2010.3.19>

(제7조의2 관련)

구분	과목명	최소 이수과목 및 학점
필수과목	보건교육학, 보건학, 보건프로그램 개발 및 평가, 보건교육방법론, 보건교육실습, 조사방법론, 보건사업관리, 보건의사소통, 보건의료법규	총 9과목 및 총 22학점 이수

구분	과목명	최소 이수과목 및 학점
선택과목	해부생리, 보건통계, 보건정보, 인간발달론, 사회심리학, 보건윤리, 환경보건, 역학, 질병관리, 안전교육, 생식보건, 재활보건, 식품위생, 정신보건, 보건영양, 건강과 운동, 구강보건, 아동보건, 노인보건, 학교보건, 산업보건, 지역사회보건	총 4과목 및 총 10학점 이수

비고: 교과목의 명칭이 동일하지 아니하더라도 보건복지부장관 또는 보건복지부장관이 정하여 고시하는 보건교육 관련 법인·단체가 교과의 내용이 동일한지 여부를 심사하여 동일하다고 인정하는 경우에는 동일 교과목으로 본다.

제12조의2(보건교육사자격증의 교부 등) ① 보건복지부장관은 국민건강증진 및 보건교육에 관한 전문지식을 가진 자에게 보건교육사의 자격증을 교부할 수 있다. <개정 2008. 2. 29., 2010. 1. 18.>

② 다음 각호의 1에 해당하는 자는 보건교육사가 될 수 없다.<개정 2005. 3. 31., 2014. 3. 18.>

1. 피성년후견인
2. 삭제<2013. 7. 30.>
3. 금고 이상의 실형의 선고를 받고 그 집행이 종료되지 아니하거나 그 집행을 받지 아니하기로 확정되지 아니한 자
4. 법률 또는 법원의 판결에 의하여 자격이 상실 또는 정지된 자

③ 제1항의 규정에 의한 보건교육사의 등급은 1급 내지 3급으로 하고, 등급별 자격기준 및 자격증의 교부절차 등에 관하여 필요한 사항은 대통령령으로 정한다.

④ 보건교육사 1급의 자격증을 교부받고자 하는 자는 국가시험에 합격하여야 한다.

⑤ 보건복지부장관은 제1항의 규정에 의하여 보건교육사의 자격증을 교부하는 때에는 보건복지부령이 정하는 바에 의하여 수수료를 징수할 수 있다.<개정 2008. 2. 29., 2010. 1. 18.>

⑥ 제1항에 따라 자격증을 교부받은 사람은 다른 사람에게 그 자격증을 빌려주어서는 아니 되고, 누구든지 그 자격증을 빌려서는 아니 된다.<신설 2020. 4. 7.>

⑦ 누구든지 제6항에 따라 금지된 행위를 알선하여서는 아니 된다.<신설 2020. 4. 7.>

[본조신설 2003. 9. 29.]

국민건강증진법 시행령

제18조(보건교육사 등급별 자격기준 등) ① 법 제12조의2제3항에 따른 보건교육사의 등급별 자격기준은 별표 2와 같다.

② 보건교육사 자격증을 발급받으려는 자는 보건복지부령으로 정하는 바에 따라 보건교육사 자격증 발급신청서에 그 자격을 증명하는 서류를 첨부하여 보건복지부장관에게 제출하여야 한다.<개정 2010. 3. 15.>

[본조신설 2008. 12. 31.]

국민건강증진법 시행령

별표 2] 보건교육사의 등급별 자격기준 <개정 2023. 9. 26.>

(제18조제1항 관련)

등급	자격기준
보건교육사 1급	보건교육사 1급 시험에 합격한 자
보건교육사 2급	1. 보건교육사 2급 시험에 합격한 자 2. 보건교육사 3급 자격을 취득한 후 보건복지부장관이 정하여 고시하는 보건교육 업무에 3년 이상 종사한 자
보건교육사 3급	보건교육사 3급 시험에 합격한 자

국민건강증진법 시행규칙

제7조의3(보건교육사 자격증 발급절차) ① 영 제18조에 따라 보건교육사의 자격증(이하 "자격증"이라 한다)을 발급받으려는 자는 별지 제1호의7서식의 보건교육사 자격증 발급신청서(전자문서로 된 신청서를 포함한다)에 다음 각 호의 서류(전자문서를 포함한다)를 첨부하여 보건복지부장관(영 제32조에 따라 업무를 위탁한 경우에는 위탁받은 보건교육 관련 법인 또는 단체의 장을 말한다. 이하 이 조에서 같다)에게 제출해야 한다. <개정 2010. 3. 19., 2014. 11. 21., 2016. 9. 2., 2021. 12. 3., 2022. 3. 18.>

1. 6개월 이내에 촬영한 탈모 정면 상반신 반명함판(3 × 4센티미터) 사진 2매
2. 보건복지부장관이 정하여 고시하는 보건교육 업무 경력을 증명하는 서류(보건교육사 1급 자격증 발급을 신청하는 자 및 보건교육사 3급 자격을 취득한 자로서 보건교육 업무에 3년 이상 종사하고 보건교육사 2급 자격증 발급을 신청하는 자만 제출한다)
3. 졸업증명서 및 별표 4의 보건교육 관련 교과목 이수를 증명하는 서류

② 제1항에 따라 자격증을 발급받은 자가 그 자격증을 잃어버리거나 헐어서 못쓰게 되어 재발급 받으려는 때에는 별지 제2호서식의 보건교육사 자격증 재발급 신청서(전자문서로 된 신청서를 포함한다)에 다음 각 호의 서류(전자문서를 포함한다)를 첨부하여 보건복지부장관에게 제출하여야 한다.<개정 2010. 3. 19., 2022. 3. 18.>

1. 보건교육사 자격증(헐어서 못쓰게 된 경우에만 제출한다)

2. 6개월 이내에 촬영한 탈모 정면 상반신 반명함판(3 × 4센티미터) 사진 1매

③ 보건복지부장관은 제1항 및 제2항에 따라 자격증의 발급 또는 재발급신청을 받은 때에는 별지 제3호서식의 보건교육사 자격증 발급대장에 이를 기재한 후 별지 제4호서식의 보건교육사 자격증을 발급하여야 한다.<개정 2010. 3. 19.>

④ 보건교육사 3급 자격을 취득하고 보건교육 업무에 3년 이상 종사하여 보건교육사 2급 자격증 발급을 신청하는 자 또는 자격증을 재발급 받으려는 자는 법 제12조의2제5항에 따라 수수료로 1만원을 납부하여야 한다.

[본조신설 2008. 12. 31.]

제12조의3(국가시험) ① 제12조의2제4항의 규정에 의한 국가시험은 보건복지부장관이 시행한다. 다만, 보건복지부장관은 국가시험의 관리를 대통령령이 정하는 바에 의하여 「한국보건의료인국가시험원법」에 따른 한국보건의료인국가시험원에 위탁할 수 있다. <개정 2008. 2. 29., 2010. 1. 18., 2015. 6. 22.>

② 보건복지부장관은 제1항 단서의 규정에 의하여 국가시험의 관리를 위탁한 때에는 그에 소요되는 비용을 예산의 범위안에서 보조할 수 있다.<개정 2008. 2. 29., 2010. 1. 18.>

③ 보건복지부장관(제1항 단서의 규정에 의하여 국가시험의 관리를 위탁받은 기관을 포함한다)은 보건복지부령이 정하는 금액을 응시수수료로 징수할 수 있다.<개정 2008. 2. 29., 2010. 1. 18.>

④ 시험과목·응시자격 등 자격시험의 실시에 관하여 필요한 사항은 대통령령으로 정한다.

[본조신설 2003. 9. 29.]

국민건강증진법 시행령

제18조의2(국가시험의 시행 등) ① 보건복지부장관은 법 제12조의3에 따른 보건교육사 국가시험(이하 "시험"이라 한다)을 매년 1회 이상 실시한다. <개정 2010. 3. 15.>

② 보건복지부장관은 법 제12조의3제1항 단서에 따라 시험의 관리를 「한국보건의료인국가시험원법」에 따른 한국보건의료인국가시험원에 위탁한다.<개정 2015. 12. 22.>

③ 제2항에 따라 시험의 관리를 위탁받은 기관(이하 "시험관리기관"이라 한다)의 장은 시험을 실시하려면 미리 보건복지부장관의 승인을 받아 시험일시·시험장소 및 응시원서의 제출기간, 합격자 발표의 예정일 및 방법, 그 밖에 시험에 필요한 사항을 시험 90일 전까지 공고하여야 한다. 다만, 시험장소는 지역별 응시인원이 확정된 후 시험 30일 전까지 공고할 수 있다.<개정 2010. 3. 15., 2012. 5. 1.>

④ 법 제12조의3제4항에 따른 시험과목은 별표 3과 같다.

⑤ 시험방법은 필기시험으로 하며, 시험의 합격자는 각 과목 4할 이상, 전과목 총점의 6할 이상을 득점한 자로 한다.

[본조신설 2008. 12. 31.]

국민건강증진법 시행령

[별표 3] 보건교육사 시험과목 <신설 2008.12.31>

(제18조의2제4항 관련)

구분	시험 과목
보건교육사 1급	보건프로그램 개발 및 평가, 보건교육방법론, 보건사업관리
보건교육사 2급	보건교육학, 보건학, 보건프로그램 개발 및 평가, 보건교육방법론, 조사방법론, 보건사업관리, 보건의사소통, 보건의료법규
보건교육사 3급	보건교육학, 보건학, 보건프로그램 개발 및 평가, 보건의료법규

국민건강증진법 시행령

제18조의3(시험의 응시자격 및 시험관리) ① 법 제12조의3제4항에 따른 시험의 응시자격은 별표 4와 같다.

② 시험에 응시하려는 자는 시험관리기관의 장이 정하는 응시원서를 시험관리기관의 장에게 제출(전자문서에 따른 제출을 포함한다)하여야 한다.

③ 시험관리기관의 장은 시험을 실시한 경우 합격자를 결정·발표하고, 그 합격자에 대한 다음 각 호의 사항을 보건복지부장관에게 통보하여야 한다.<개정 2010. 3. 15.>

1. 성명 및 주소
2. 시험 합격번호 및 합격연월일

[본조신설 2008. 12. 31.]

제18조의4(시험위원) ① 시험관리기관의 장은 시험을 실시하려는 경우 시험과목별로 전문지식을 갖춘 자 중에서 시험위원을 위촉한다.

② 제1항에 따른 시험위원에게는 예산의 범위에서 수당과 여비를 지급할 수 있다.

[본조신설 2008. 12. 31.]

제18조의5(관계 기관 등에의 협조요청) 시험관리기관의 장은 시험 관리 업무를 원활하게 수행하기 위하여 필요하면 국가·지방자치단체 또는 관계 기관·단체에 대하여 시험장소 제공 및 시험감독 지원 등 협조를 요청할 수 있다.

[본조신설 2008. 12. 31.]

국민건강증진법 시행령

[별표 4] 보건교육사 국가시험 응시자격 <개정 2023. 9. 26.>

(제18조의3제1항 관련)

등급	응시자격
보건교육사 1급	1. 보건교육사 2급 자격을 취득한 후 시험일 현재 보건복지부장관이 정하여 고시하는 보건교육 업무에 3년 이상 종사한 자 2. 「고등교육법」에 따른 대학원 또는 이와 동등 이상의 교육과정에서 보건복지부령으로 정하는 보건교육 관련 교과목을 이수하고 석사 또는 박사학위를 취득한 후 시험일 현재 보건복지부장관이 정하여 고시하는 보건교육 업무에 2년 이상 종사한 자
보건교육사 2급	「고등교육법」 제2조에 따른 학교 또는 이와 동등 이상의 교육과정에서 보건복지부령으로 정하는 보건교육 관련 교과목을 이수하고 전문학사 학위 이상을 취득한 자
보건교육사 3급	1. 시험일 현재 보건복지부장관이 정하여 고시하는 보건교육 업무에 3년 이상 종사한 자 2. 2009년 1월 1일 이전에 보건복지부장관이 정하여 고시하는 민간단체의 보건교육사 양성과정을 이수한 자 3. 「고등교육법」 제2조에 따른 학교 또는 이와 동등 이상의 교육과정에서 보건복지부령으로 정하는 보건교육 관련 교과목 중 필수과목 5과목 이상, 선택과목 2과목 이상을 이수하고 전문학사 학위 이상을 취득한 자

국민건강증진법 시행규칙

제7조의4(응시수수료) ① 법 제12조의3제3항에 따른 보건교육사 국가시험의 응시수수료는 7만8천원으로 한다.

② 보건교육사 국가시험에 응시하려는 사람은 제1항에 따른 응시수수료를 수입인지로 내야 한다. 다만, 시험 시행기관의 장은 이를 현금으로 납부하게 하거나 정보통신망을 이용하여 전자화폐·전자결제 등의 방법으로 납부하게 할 수 있다.<신설 2012. 12. 7.>

③ 제1항에 따른 응시수수료는 다음 각 호의 구분에 따라 반환한다.<개정 2011. 4. 7., 2012. 12. 7.>

1. 응시수수료를 과오납한 경우: 그 과오납한 금액의 전부
2. 시험 시행기관의 귀책사유로 시험에 응시하지 못한 경우: 납입한 응시수수료의 전부
3. 응시원서 접수기간 내에 접수를 취소하는 경우: 납입한 응시수수료의 전부
4. 시험 시행일 전까지 응시자격심사 과정에서 응시자격 결격사유로 접수가 취소된 경우: 납입한 응시수수료의 전부
5. 응시원서 접수 마감일의 다음 날부터 시험 시행 20일 전까지 접수를 취소하는 경우: 납입한 응시수수료의 100분의 60
6. 시험 시행 19일 전부터 시험 시행 10일 전까지 접수를 취소하는 경우: 납입한 응시수수료의 100분의 50

[본조신설 2008. 12. 31.]

제12조의4(보건교육사의 채용) 국가 및 지방자치단체는 대통령령이 정하는 국민건강증진사업관련 법인 또는 단체 등에 대하여 보건교육사를 그 종사자로 채용하도록 권장하여야 한다.

[본조신설 2003. 9. 29.]

제12조의5(보건교육사의 자격취소) 보건복지부장관은 보건교육사가 제12조의2제6항을 위반하여 다른 사람에게 자격증을 빌려준 경우에는 그 자격을 취소하여야 한다.

[본조신설 2020. 4. 7.]

제12조의6(청문) 보건복지부장관은 제12조의5에 따라 자격을 취소하려는 경우에는 청문을 하여야 한다.

[본조신설 2020. 4. 7.]

제13조(보건교육의 평가) ① 보건복지부장관은 정기적으로 국민의 보건교육의 성과에 관하여 평가를 하여야 한다. <개정 1997. 12. 13., 2008. 2. 29., 2010. 1. 18.>

② 제1항의 규정에 의한 평가의 방법 및 내용은 보건복지부령으로 정한다.<개정 1997. 12. 13., 2008. 2. 29., 2010. 1. 18.>

국민건강증진법 시행규칙

제8조(보건교육의 평가방법 및 내용) ① 보건복지부장관이 법 제13조의 규정에 의하여 국민의 보건교육의 성과에 관한 평가를 할 때에는 세부계획 및 그 추진실적에 기초하여 평가하여야 한다. <개정 2008. 3. 3., 2010. 3. 19.>

② 보건복지부장관은 필요하다고 인정하는 경우에는 제1항의 규정에 의한 평가외에 다음 각호의 사항을 조사하여 평가할 수 있다.<개정 2008. 3. 3., 2010. 3. 19., 2019. 9. 27.>

1. 건강에 관한 지식·태도 및 실천
2. 주민의 질병·부상 유무 등 건강상태

③ 영 제17조제7호에서 "기타 건강증진사업에 관한 사항"이라 함은 「산업안전보건법」에 의한 산업보건에 관한 사항 기타 국민의 건강을 증진시키는 사업에 관한 사항을 말한다.<개정 2006. 4. 25.>

제14조(보건교육의 개발등) 보건복지부장관은 정부출연연구기관등의설립·운영및육성에관한법률에 의한 한국보건사회연구원으로 하여금 보건교육에 관한 정보·자료의 수집·개발 및 조사, 그 교육의 평가 기타 필요한 업무를 행하게 할 수 있다. <개정 1997. 12. 13., 1999. 1. 29., 2008. 2. 29., 2010. 1. 18.>

제15조(영양개선) ① 국가 및 지방자치단체는 국민의 영양상태를 조사하여 국민의 영양개선방안을 강구하고 영양에 관한 지도를 실시하여야 한다.

② 국가 및 지방자치단체는 국민의 영양개선을 위하여 다음 각 호의 사업을 행한다.<개정 1997. 12. 13., 2008. 2. 29., 2010. 1. 18.>

1. 영양교육사업
2. 영양개선에 관한 조사·연구사업
3. 기타 영양개선에 관하여 보건복지부령이 정하는 사업

국민건강증진법 시행규칙

제9조(영양개선사업) 법 제15조제2항제3호에서 "보건복지부령이 정하는 사업"이라 함은 다음 각호의 사업을 말한다. <개정 2008. 3. 3., 2010. 3. 19.>

1. 국민의 영양상태에 관한 평가사업
2. 지역사회의 영양개선사업

제16조(국민건강영양조사 등) ①질병관리청장은 보건복지부장관과 협의하여 국민의 건강상태·식품섭취·식생활조사등 국민의 건강과 영양에 관한 조사(이하 "국민건강영양조사"라 한다)를 정기적으로 실시한다. <개정 1997. 12. 13., 2008. 2. 29., 2010. 1. 18., 2020. 8. 11., 2023. 3. 28.>

②특별시·광역시 및 도에는 국민건강영양조사와 영양에 관한 지도업무를 행하게 하기 위한 공무원을 두어야 한다. <개정 2023. 3. 28.>

③국민건강영양조사를 행하는 공무원은 그 권한을 나타내는 증표를 관계인에게 내보여야 한다. <개정 2023. 3. 28.>

④국민건강영양조사의 내용 및 방법, 그 밖에 국민건강영양조사와 영양에 관한 지도에 관하여 필요한 사항은 대통령령으로 정한다. <개정 2023. 3. 28.>

[제목개정 2023. 3. 28.]

제16조의2(신체활동장려사업의 계획 수립·시행) 국가 및 지방자치단체는 신체활동장려에 관한 사업 계획을 수립·시행하여야 한다.

[본조신설 2019. 12. 3.]

제16조의3(신체활동장려사업) ① 국가 및 지방자치단체는 국민의 건강증진을 위하여 신체활동을 장려할 수 있도록 다음 각 호의 사업을 한다.

1. 신체활동장려에 관한 교육사업
2. 신체활동장려에 관한 조사·연구사업
3. 그 밖에 신체활동장려를 위하여 대통령령으로 정하는 사업

② 제1항 각 호의 사업 내용·기준 및 방법은 보건복지부령으로 정한다.

[본조신설 2019. 12. 3.]

국민건강증진법 시행령

제19조(국민건강영양조사의 주기) 법 제16조제1항에 따른 국민건강영양조사(이하 "국민건강영양조사"라 한다)는 매년 실시한다. <개정 2023. 9. 26.>

[전문개정 2017. 11. 7.]

[제목개정 2023. 9. 26.]

제20조(조사대상) ① 질병관리청장은 보건복지부장관과 협의하여 매년 구역과 기준을 정하여 선정한 가구 및 그 가구원에 대하여 국민건강영양조사를 실시한다. <개정 2018. 12. 18., 2020. 9. 11., 2023. 9. 26.>

②질병관리청장은 보건복지부장관과 협의하여 노인·임산부등 특히 건강 및 영양 개선이 필요하다고 판단되는 사람에 대해서는 따로 조사기간을 정하여 국민건강영양조사를 실시할 수 있다. <개정 2008. 2. 29., 2010. 3. 15., 2018. 12. 18., 2020. 9. 11., 2023. 9. 26.>

③ 질병관리청장 또는 질병관리청장의 요청을 받은 시·도지사는 제1항에 따라 조사대상으로 선정된 가구와 제2항에 따라 조사대상이 된 사람에게 이를 통지해야 한다. <개정 2018. 12. 18., 2023. 9. 26.>

제21조(조사항목) ① 국민건강영양조사는 건강조사와 영양조사로 구분하여 실시한다.

② 건강조사는 국민의 건강 수준을 파악하기 위하여 다음 각 호의 사항에 대하여 실시한다.

1. 가구에 관한 사항
2. 건강상태에 관한 사항
3. 건강행태에 관한 사항

③ 영양조사는 국민의 영양 수준을 파악하기 위하여 다음 각 호의 사항에 대하여 실시한다.

1. 식품섭취에 관한 사항
2. 식생활에 관한 사항

④ 제2항 및 제3항에 따른 조사사항의 세부내용은 보건복지부령으로 정한다.

[전문개정 2023. 9. 26.]

제22조(국민건강영양조사원 및 영양지도원) ① 질병관리청장은 국민건강영양조사를 담당하는 사람(이하 "국민건강영양조사원"이라 한다)으로 건강조사원 및 영양조사원을 두어야 한다. 이 경우 건강조사원 및 영양조사원은 다음 각 호의 구분에 따른 요건을 충족해야 한다. <개정 2023. 9. 26.>

1. 건강조사원: 다음 각 목의 어느 하나에 해당할 것
   가. 「의료법」 제2조제1항에 따른 의료인
   나. 「약사법」 제2조제2호에 따른 약사 또는 한약사
   다. 「의료기사 등에 관한 법률」 제2조제1항에 따른 의료기사

라. 「고등교육법」 제2조에 따른 학교에서 보건의료 관련 학과 또는 학부를 졸업한 사람 또는 이와 같은 수준 이상의 학력이 있다고 인정되는 사람

2. 영양조사원: 다음 각 목의 어느 하나에 해당할 것

가. 「국민영양관리법」 제15조에 따른 영양사(이하 "영양사"라 한다)

나. 「고등교육법」 제2조에 따른 학교에서 식품영양 관련 학과 또는 학부를 졸업한 사람 또는 이와 같은 수준 이상의 학력이 있다고 인정되는 사람

②특별자치시장·특별자치도지사·시장·군수·구청장은 법 제15조 및 법 제16조의 영양개선사업을 수행하기 위한 국민영양지도를 담당하는 사람(이하 "영양지도원"이라 한다)을 두어야 하며 그 영양지도원은 영양사의 자격을 가진 사람으로 임명한다. 다만, 영양사의 자격을 가진 사람이 없는 경우에는 「의료법」 제2조제1항에 따른 의사 또는 간호사의 자격을 가진 사람 중에서 임명할 수 있다. <개정 2018. 12. 18., 2023. 9. 26.>

③국민건강영양조사원 및 영양지도원의 직무에 관하여 필요한 사항은 보건복지부령으로 정한다. <개정 2008. 2. 29., 2010. 3. 15., 2023. 9. 26.>

④ 질병관리청장 또는 특별자치시장·특별자치도지사·시장·군수·구청장은 국민건강영양조사원 또는 영양지도원의 원활한 업무 수행을 위하여 필요하다고 인정하는 경우에는 그 업무 지원을 위한 구체적 조치를 마련·시행할 수 있다. <신설 2017. 11. 7., 2020. 9. 11., 2023. 9. 26.>

[제목개정 2023. 9. 26.]

제22조의2(신체활동장려사업) 법 제16조의3제1항제3호에서 "대통령령으로 정하는 사업"이란 다음 각 호의 사업을 말한다.

1. 신체활동증진 프로그램의 개발 및 운영 사업
2. 체육시설이나 공원시설 등 신체활동장려를 위한 기반시설 마련 사업
3. 신체활동장려에 관한 홍보사업
4. 그 밖에 보건복지부장관이 신체활동장려를 위해 필요하다고 인정하는 사업

[본조신설 2021. 11. 30.]

국민건강증진법 시행규칙

제10조 삭제 <2017. 11. 29.>

제11조(조사대상가구의 선정 등) ① 질병관리청장 또는 질병관리청장의 요청을 받은 시·도지사는 영 제20조제1항에 따라 법 제16조제1항에 따른 국민건강영양조사(이하 "국민건강영양조사"라 한다)를 실시할 조사대상 가구가 선정된 때에는 영 제20조제3항에 따라 별지 제5호서식의 국민건강영양조사 가구 선정통지서를 해당 가구주에게 송부해야 한다. <개정 2023. 9. 27.>

②영 제20조에 따라 선정된 조사가구중 전출·전입등의 사유로 선정된 조사가구에 변동이 있는 경우에는 같은 구역안에서 조사가구를 다시 선정하여 조사할 수 있다. <개정 2008. 12. 31.>

③질병관리청장은 보건복지부장관과 협의하여 조사지역의 특성이 변경된 때에는 조사지역을 달리하여 조사할 수 있다. <개정 2008. 3. 3., 2010. 3. 19., 2020. 9. 11.>

[제목개정 2023. 9. 27.]

제12조(조사내용) ① 영 제21조제2항에 따른 건강조사의 세부내용은 다음 각 호와 같다.

1. 가구에 관한 사항: 가구유형, 주거형태, 소득수준, 경제활동상태 등
2. 건강상태에 관한 사항: 신체계측, 질환별 유병(有病) 및 치료 여부, 의료 이용 정도 등
3. 건강행태에 관한 사항: 흡연·음주 행태, 신체활동 정도, 안전의식 수준 등
4. 그 밖에 건강상태 및 건강행태에 관하여 질병관리청장이 정하는 사항

② 영 제21조제3항에 따른 영양조사의 세부 내용은 다음 각 호와 같다.

1. 식품섭취에 관한 사항: 섭취 식품의 종류 및 섭취량 등
2. 식생활에 관한 사항: 식사 횟수 및 외식 빈도 등
3. 그 밖에 식품섭취 및 식생활에 관하여 질병관리청장이 정하는 사항

[전문개정 2023. 9. 27.]

제13조(국민건강영양조사원) 영 제22조제1항에 따른 건강조사원(이하 "건강조사원"이라 한다) 및 영양조사원(이하 "영양조사원"이라 한다)의 직무는 다음 각 호와 같다.

1. 건강조사원: 제12조제1항에 따른 건강조사의 세부 내용에 대한 조사·기록
2. 영양조사원: 제12조제2항에 따른 영양조사의 세부 내용에 대한 조사·기록

[전문개정 2023. 9. 27.]

제14조(조사원증) 법 제16조제3항의 규정에 의한 조사원증은 별지 제9호서식에의한다.

제15조(조사표 작성 등) 질병관리청장은 국민건강영양조사가 끝난 때에는 조사표를 작성하여 분류·집계 등 통계처리를 하고 이를 매년 공표해야 한다. <개정 2008. 3. 3., 2010. 3. 19., 2020. 9. 11., 2023. 9. 27.>

[제목개정 2023. 9. 27.]

제16조(조사자료의 분석과 이용) 보건복지부장관 및 질병관리청장은 국민건강영양조사의 시기·대상·세부내용·결과 등을 분석하여 이를 국민건강영양개선을 위한 자료로 활용해야 한다. <개정 2008. 3. 3., 2010. 3. 19., 2020. 9. 11., 2023. 9. 27.>

제17조(영양지도원) 영 제22조제2항에 따른 영양지도원의 업무는 다음 각 호와 같다. <개정 2023. 9. 27.>

1. 영양지도의 기획·분석 및 평가
2. 지역주민에 대한 영양상담·영양교육 및 영양평가
3. 지역주민의 건강상태 및 식생활 개선을 위한 세부 방안 마련
4. 집단급식시설에 대한 현황 파악 및 급식업무 지도
5. 영양교육자료의 개발·보급 및 홍보
6. 그 밖에 제1호부터 제5호까지의 규정에 준하는 업무로서 지역주민의 영양관리 및 영양개선을 위하여 특히 필요한 업무

[전문개정 2017. 11. 29.]

제17조의2(신체활동장려사업) ① 법 제16조의3제1항제1호에 따른 신체활동장려에 관한 교육사업은 영·유아, 아동, 청소년, 중·장년, 노인 등 생애주기별 특성에 맞는 신체활동이 이루어질 수 있는 내용으로 구성한다.

② 법 제16조의3제1항제2호에 따른 신체활동장려에 관한 조사·연구사업은 국민건강영양조사와 함께 실시할 수 있다. <개정 2023. 9. 27.>

③ 영 제22조의2제1호에 따른 신체활동증진 프로그램의 개발 및 운영사업은 직장, 학교 등 생활 환경을 고려하여 수립한다.

④ 제1항부터 제3항까지에서 규정한 사항 외에 신체활동장려사업의 구체적 내용·기준 및 방법은 보건복지부장관이 정할 수 있다.

[본조신설 2021. 12. 3.]

제17조(구강건강사업의 계획수립·시행) 국가 및 지방자치단체는 구강건강에 관한 사업의 계획을 수립·시행하여야 한다.

제18조(구강건강사업) ① 국가 및 지방자치단체는 국민의 구강질환의 예방과 구강건강의 증진을 위하여 다음 각호의 사업을 행한다. <개정 2003. 7. 29.>

1. 구강건강에 관한 교육사업
2. 수돗물불소농도조정사업
3. 구강건강에 관한 조사·연구사업
4. 기타 구강건강의 증진을 위하여 대통령령이 정하는 사업

② 제1항 각호의 사업내용·기준 및 방법은 보건복지부령으로 정한다.<개정 1997. 12. 13., 2008. 2. 29., 2010. 1. 18.>

국민건강증진법 시행령

제23조(구강건강사업) 법 제18조제1항제4호에서 "대통령령이 정하는 사업"이란 다음 각 호의 사업을 말한다. <개정 2008. 2. 29., 2010. 3. 15., 2011. 12. 6.>

1. 충치예방을 위한 치아홈메우기사업
2. 불소용액양치사업
3. 구강건강의 증진을 위하여 보건복지부령이 정하는 사업

국민건강증진법 시행규칙

제18조(구강건강사업의 내용등) ① 시·도지사 또는 시장·군수·구청장은 법 제18조의 규정에 의하여 구강건강실태를 조사하여 지역주민의 구강건강증진을 위한 사업을 시행하여야 한다.

② 시·도지사 또는 시장·군수·구청장이 수돗물에 대한 불소농도조정사업을 시행하고자 할 때에는 미리 보건복지부장관과 협의하여야 한다.<개정 2004. 2. 28., 2008. 3. 3., 2010. 3. 19.>

③ 수돗물에 대한 불소농도조정사업·불소용액양치사업등 구강건강사업의 관리기준 및 운영방법은 보건복지부장관이 정한다.<개정 2004. 2. 28., 2008. 3. 3., 2010. 3. 19.>

제19조(건강증진사업 등) ① 국가 및 지방자치단체는 국민건강증진사업에 필요한 요원 및 시설을 확보하고, 그 시설의 이용에 필요한 시책을 강구하여야 한다.

② 특별자치시장·특별자치도지사·시장·군수·구청장은 지역주민의 건강증진을 위하여 보건복지부령이 정하는 바에 의하여 보건소장으로 하여금 다음 각호의 사업을 하게 할 수 있다.<개정 1997. 12. 13., 2008. 2. 29., 2010. 1. 18., 2017. 12. 30., 2019. 12. 3.>

1. 보건교육 및 건강상담
2. 영양관리
3. 신체활동장려
4. 구강건강의 관리
5. 질병의 조기발견을 위한 검진 및 처방
6. 지역사회의 보건문제에 관한 조사·연구
7. 기타 건강교실의 운영등 건강증진사업에 관한 사항

③ 보건소장이 제2항의 규정에 의하여 제2항제1호 내지 제5호의 업무를 행한 때에는 이용자의 개인별 건강상태를 기록하여 유지·관리하여야 한다.<개정 2019. 12. 3.>

④ 건강증진사업에 필요한 시설·운영에 관하여는 보건복지부령으로 정한다.<개정 1997. 12. 13., 2008. 2. 29., 2010. 1. 18.>

[제목개정 2019. 12. 3.]

제19조의2(시·도건강증진사업지원단 설치 및 운영 등) ① 시·도지사는 실행계획의 수립 및 제19조에 따른 건강증진사업의 효율적인 업무 수행을 지원하기 위하여 시·도건강증진사업지원단(이하 "지원단"이라 한다)을 설치·운영할 수 있다.

② 시·도지사는 제1항에 따른 지원단 운영을 건강증진사업에 관한 전문성이 있다고 인정하는 법인 또는 단체에 위탁할 수 있다. 이 경우 시·도지사는 그 운영에 필요한 경비의 전부 또는 일부를 지원할 수 있다.

③ 제1항 및 제2항에서 규정한 사항 외에 지원단의 설치·운영 및 위탁 등에 관하여 필요한 사항은 보건복지부령으로 정한다.

[본조신설 2021. 12. 21.]

국민건강증진법 시행규칙

제19조(건강증진사업의 실시 등) ① 법 제19조에 따라 건강증진사업을 행하는 특별자치시장·특별자치도지사·시장·군수·구청장은 보건교육·영양관리·신체활동장려·구강건강관리·건강검진 등에 필요한 인력을 확보해야 한다. <개정 2018. 6. 29., 2021. 12. 3.>

② 보건복지부장관은 법 제4조에 따른 기본시책과 건강증진사업 실시지역의 생활여건 등을 고려하여 법 제19조제2항에 따라 보건소장이 행하는 건강증진사업을 단계적으로 실시하게 할 수 있다.<개정 2008. 3. 3., 2010. 3. 19., 2021. 7. 7.>

③ 법 제19조제2항에 따라 건강증진사업을 행하는 보건소장은 다음 각 호의 시설 및 장비를 확보하여 지역주민에 대한 건강증진사업을 수행해야 한다.<개정 2021. 12. 3.>

1. 시청각교육실 및 시청각교육장비
2. 건강검진실 및 건강검진에 필요한 장비
3. 신체활동지도실 및 신체활동지도에 필요한 장비
4. 영양관리·구강건강사업등 건강증진사업에 필요한 시설 및 장비

④ 법 제19조제3항에 따라 보건소장이 개인별 건강상태를 기록한 때에는 보건복지부장관이 정하는 바에 따라 이를 유지·관리해야 한다.<개정 2008. 3. 3., 2010. 3. 19., 2021. 12. 3.>

[제목개정 2021. 12. 3.]

제19조의2(시·도건강증진사업지원단의 운영 등) ① 법 제19조의2제1항에 따른 시·도건강증진사업지원단(이하 이 조에서 "지원단"이라 한다)의 업무는 다음 각 호와 같다.

1. 영 제3조에 따른 시·도 및 시·군·구 실행계획의 수립·시행 지원
2. 관할 지역 내 건강증진사업 수행에 대한 기술 지원
3. 관할 지역 내 민·관 건강증진 협력 사업 수행
4. 관할 지역 내 건강증진사업에 대한 성과 관리 지원
5. 그 밖에 관할 지역주민의 건강증진을 위하여 필요한 사항

② 시·도지사는 법 제19조의2제2항에 따라 지원단의 운영을 다음 각 호의 어느 하나에 해당하는 법인 또는 단체에 위탁할 수 있다.

1. 「공공기관의 운영에 관한 법률」 제4조제1항에 따른 공공기관
2. 「비영리민간단체 지원법」 제4조에 따라 등록된 비영리민간단체
3. 「고등교육법」제2조에 따른 학교
4. 「의료법」 제3조제2항제3호에 따른 병원급 의료기관
5. 「민법」 제32조에 따라 설립된 비영리법인
6. 그 밖에 보건복지부장관이 건강증진사업에 관한 전문성이 있다고 인정하는 법인 또는 단체

③ 시·도지사는 지원단의 운영을 위탁하려면 미리 위탁의 절차 및 방법 등을 7일 이상 공고해야 한다.

④ 지원단의 운영을 위탁받으려는 자는 다음 각 호의 서류(전자문서를 포함한다)를 시·도지사에게 제출해야 한다.

1. 사업계획서 및 예산서
2. 건강증진 업무 수행 실적에 관한 자료
3. 고유번호증 사본(사업자등록증이 없는 경우에 한정한다)

⑤ 제4항에 따른 신청을 받은 시·도지사는 「전자정부법」 제36조제1항에 따른 행정정보의 공동이용을 통하여 다음 각 호의 서류를 확인해야 한다. 다만, 제2호의 경우 위탁을 받으려는 자가 그 확인에 동의하지 않는 경우에는 해당 서류의 사본을 첨부하도록 해야 한다.

1. 법인 등기사항증명서(법인인 경우만 해당한다)
2. 사업자등록증

⑥ 제1항부터 제5항까지에서 규정한 사항 외에 지원단의 운영 및 운영의 위탁 등에 필요한 사항은 지방자치단체의 조례로 정한다.

[본조신설 2022. 6. 22.]

제20조(검진) 국가는 건강증진을 위하여 필요한 경우에 보건복지부령이 정하는 바에 의하여 국민에 대하여 건강검진을 실시할 수 있다. <개정 1997. 12. 13., 2008. 2. 29., 2010. 1. 18.>

국민건강증진법 시행규칙

제20조(건강검진) ① 법 제20조의 규정에 의하여 국가가 건강검진을 실시하는 경우에는 특별자치시장·특별자치도지사·시장·군수·구청장으로 하여금 보건소장이 이를 실시하도록 하여야 한다. 다만, 필요한 경우에는 영 제32조제2항제2호 또는 제3호의 기관에 위탁하여 실시하게 할 수 있다. <개정 2018. 6. 29.>

② 제1항의 규정에 의한 건강검진은 연령별·대상별로 검진항목을 정하여 실시하여야 한다.

제21조(검진결과의 공개금지) 제20조의 규정에 의하여 건강검진을 한 자 또는 검진기관에 근무하는 자는 국민의 건강증진사업의 수행을 위하여 불가피한 경우를 제외하고는 정당한 사유없이 검진결과를 공개하여서는 아니된다.

제3장 국민건강증진기금

제22조(기금의 설치 등) ① 보건복지부장관은 국민건강증진사업의 원활한 추진에 필요한 재원을 확보하기 위하여 국민건강증진기금(이하 "기금"이라 한다)을 설치한다. <개정 1997. 12. 13., 2008. 2. 29., 2010. 1. 18.>

② 기금은 다음 각호의 재원으로 조성한다.<신설 2002. 1. 19.>

1. 제23조제1항의 규정에 의한 부담금
2. 기금의 운용 수익금

[제목개정 2002. 1. 19.]

국민건강증진법 시행령

제24조 삭제 <2002. 2. 25.>

제25조 삭제 <2002. 2. 25.>

제26조(기금계정) 보건복지부장관은 법 제22조의 규정에 의한 국민건강증진기금(이하 "기금"이라 한다)의 수입과 지출을 명확히 하기 위하여 한국은행에 기금계정을 설치하여야 한다. <개정 2002. 2. 25., 2008. 2. 29., 2010. 3. 15.>

제27조(기금의 회계기관) 보건복지부장관은 기금의 수입과 지출에 관한 사무를 수행하게 하기 위하여 소속공무원중에서 기금수입징수관·기금재무관·기금지출관 및 기금출납공무원을 임명하여야 한다. <개정 2008.

2. 29., 2010. 3. 15.>
[전문개정 2002. 12. 30.]

제23조(국민건강증진부담금의 부과·징수 등) ① 보건복지부장관은 「지방세법」 제47조제4호 및 제6호에 따른 제조자 및 수입판매업자가 판매하는 같은 조 제1호에 따른 담배(같은 법 제54조에 따라 담배소비세가 면제되는 것, 같은 법 제63조제1항제1호 및 제2호에 따라 담배소비세액이 공제 또는 환급되는 것은 제외한다. 이하 이 조 및 제23조의2에서 같다)에 다음 각 호의 구분에 따른 부담금(이하 "부담금"이라 한다)을 부과·징수한다. <개정 2011. 6. 7., 2014. 5. 20., 2014. 12. 23., 2017. 3. 21., 2017. 12. 30., 2021. 7. 27.>

1. 궐련: 20개비당 841원
2. 전자담배
   가. 니코틴 용액을 사용하는 경우: 1밀리리터당 525원
   나. 연초 및 연초 고형물을 사용하는 경우:
      1) 궐련형: 20개비당 750원
      2) 기타 유형: 1그램당 73원
3. 파이프담배: 1그램당 30.2원
4. 엽궐련(葉卷煙): 1그램당 85.8원
5. 각련(刻煙): 1그램당 30.2원
6. 씹는 담배: 1그램당 34.4원
7. 냄새 맡는 담배: 1그램당 21.4원
8. 물담배: 1그램당 1050.1원
9. 머금는 담배: 1그램당 534.5원

② 제1항에 따른 제조자 및 수입판매업자는 매월 1일부터 말일까지 제조장 또는 보세구역에서 반출된 담배의 수량과 산출된 부담금의 내역에 관한 자료를 다음 달 15일까지 보건복지부장관에게 제출하여야 한다.<개정 2008. 2. 29., 2010. 1. 18., 2011. 6. 7., 2014. 5. 20., 2021. 7. 27.>

③ 보건복지부장관은 제2항에 따른 자료를 제출 받은 때에는 그 날부터 5일 이내에 부담금의 금액과 납부기한 등을 명시하여 해당 제조자 및 수입판매업자에게 납부고지를 하여야 한다.<개정 2008. 2. 29., 2010. 1. 18., 2021. 7. 27.>

④ 제1항에 따른 제조자 및 수입판매업자는 제3항에 따른 납부고지를 받은 때에는 납부고지를 받은 달의 말일까지 이를 납부하여야 한다.<개정 2021. 7. 27.>

⑤ 보건복지부장관은 부담금을 납부하여야 할 자가 제4항의 규정에 의한 납부기한 이내에 부담금을 내지 아니하는 경우 납부기한이 지난 후 10일 이내에 30일 이상의 기간을 정하여 독촉장을 발부하여야 하며, 체납된 부담금에 대해서는 「국세기본법」 제47조의4를 준용하여 가산금을 징수한다.<개정 2008. 2. 29., 2010. 1. 18., 2016. 3. 2., 2019. 12. 3.>

⑥ 보건복지부장관은 제5항의 규정에 의하여 독촉을 받은 자가 그 기간 이내에 부담금과 가산금을 납부하지 아니한 때에는 국세체납처분의 예에 의하여 이를 징수한다.<개정 2008. 2. 29., 2010. 1. 18.>

⑦ 제1항에 따른 담배의 구분에 관하여는 담배의 성질과 모양, 제조과정 등을 기준으로 하여 대통령령으로 정한다.<신설 2014. 5. 20.>

[전문개정 2002. 1. 19.]

국민건강증진법 시행령

제27조의2(담배의 구분) 법 제23조제1항에 따른 담배의 구분은 다음 각 호와 같다. <개정 2017. 5. 29., 2018. 12. 18., 2021. 11. 30.>

1. 궐련(卷煙): 연초에 향료 등을 첨가하여 일정한 폭으로 썬 후 궐련제조기를 이용하여 궐련지로 말아서 피우기 쉽게 만들어진 담배와 이와 유사한 형태의 것으로서 흡연용으로 사용될 수 있는 담배
2. 전자담배: 니코틴 용액이나 연초 및 연초 고형물을 전자장치를 사용해 호흡기를 통해 체내에 흡입함으로써 흡연과 같은 효과를 낼 수 있도록 만든 담배와 이와 유사한 형태의 담배로서 그 구분은 다음 각 목에 따른다.
   가. 니코틴 용액을 사용하는 전자담배
   나. 연초 및 연초 고형물을 사용하는 전자담배
      1) 궐련형
      2) 기타 유형
3. 파이프담배: 고급 특수 연초를 중가향(重加香) 처리하고 압착·열처리 등 특수가공을 하여 각 폭을 비교적 넓게 썰어서 파이프를 이용하여 피울 수 있도록 만든 담배와 이와 유사한 형태의 담배
4. 엽궐련(葉券煙): 흡연 맛의 주체가 되는 전충엽을 체제와 형태를 잡아 주는 중권엽으로 싸고 겉모습을 아름답게 하기 위하여 외권엽으로 만 잎말음 담배와 이와 유사한 형태의 담배
5. 각련(刻煙): 하급 연초를 경가향(輕加香)하거나 다소 고급인 연초를 가향하여 가늘게 썰어, 담뱃대를 이용하거나 흡연자가 직접 궐련지로 말아 피울 수 있도록 만든 담배와 이와 유사한 형태의 담배
6. 씹는 담배: 입에 넣고 씹음으로써 흡연과 같은 효과를 낼 수 있도록 가공처리된 담배와 이와 유사한 형태의 담배
7. 냄새 맡는 담배: 특수 가공된 담배 가루를 코 주위 등에 발라 냄새를 맡음으로써 흡연과 같은 효과를 낼 수 있도록 만든 가루 형태의 담배와 이와 유사한 형태의 담배
8. 물담배: 장치를 이용하여 담배연기를 물로 거른 후 흡입할 수 있도록 만든 담배와 이와 유사한 형태의 담배
9. 머금는 담배: 입에 넣고 빨거나 머금으면서 흡연과 같은 효과를 낼 수 있도록 특수가공하여 포장된 담배가루, 니코틴이 포함된 사탕 및 이와 유사한 형태로 만든 담배

[본조신설 2014. 7. 28.]

[종전 제27조의2는 제27조의3으로 이동 <2014. 7. 28.>]

국민건강증진법 시행규칙

제20조의2(부담금 내역에 관한 자료제출의 서식 등) ① 법 제23조제2항에 따른 부담금의 내역에 관한 자료 제출은 별지 제11호서식(전자문서를 포함한다)에 따른다. 이 경우 다음 각 호의 서류(전자문서를 포함한다)를 첨부하여야 한다. <개정 2015. 12. 31.>

1. 제조담배 출고실적(보세구역 반출실적)을 증명할 수 있는 서류 1부
2. 과오납금을 증명할 수 있는 서류 1부(필요한 경우에 한정한다)

② 법 제23조제3항의 규정에 의한 부담금의 납부고지는 별지 제12호서식에 의한다.

[본조신설 2002. 3. 4.]

제23조의2(부담금의 납부담보) ① 보건복지부장관은 부담금의 납부 보전을 위하여 대통령령이 정하는 바에 따라 제23조제1항에 따른 제조자 및 수입판매업자에게 담보의 제공을 요구할 수 있다. <개정 2008. 2. 29., 2010. 1. 18., 2021. 7. 27.>

② 보건복지부장관은 제1항에 따라 담보제공의 요구를 받은 제조자 및 수입판매업자가 담보를 제공하지 아니하거나 요구분의 일부만을 제공한 경우 특별시장·광역시장·특별자치시장·특별자치도지사·시장·군수 및 세관장에게 담배의 반출금지를 요구할 수 있다.<개정 2008. 2. 29., 2010. 1. 18., 2021. 7. 27.>

③ 제2항에 따라 담배의 반출금지 요구를 받은 특별시장·광역시장·특별자치시장·특별자치도지사·시장·군수 및 세관장은 이에 응하여야 한다.<개정 2021. 7. 27.>

[본조신설 2006. 9. 27.]

국민건강증진법 시행령

제27조의3(국민건강증진부담금의 납부담보) ① 법 제23조의2에 따라 담배의 제조자 또는 수입판매업자로부터 제공받을 수 있는 국민건강증진부담금(이하 "부담금"이라 한다)의 담보액은 다음 각 호에서 정한 금액의 100분의 120(현금 또는 납부보증보험증권의 경우에는 100분의 110) 이상으로 한다.

1. 담배제조자의 경우에는 다음 각 목의 금액을 합한 금액
   가. 법 제23조제3항에 따라 당해 제조자에게 납부고지할 예정인 부담금의 금액
   나. 납부고지한 부담금 중 납부하지 아니한 금액
2. 담배수입판매업자의 경우에는 다음 각 목의 금액을 합한 금액
   가. 법 제23조제3항에 따라 당해 수입판매업자에게 납부고지할 예정인 부담금의 금액
   나. 납부고지한 부담금 중 납부하지 아니한 금액

② 담보의 종류는 다음 각 호의 어느 하나에 해당하는 것에 한한다.<개정 2008. 2. 29., 2010. 3. 15.>

1. 금전
2. 국채 또는 지방채
3. 보건복지부장관이 정하여 고시하는 유가증권
4. 납부보증보험증권
5. 토지
6. 보험에 든 등기 또는 등록된 건물·공장재단·광업재단·선박·항공기나 건설기계

③ 담배수입판매업자가 수입한 담배를 통관하려는 때에는 보건복지부장관이 보건복지부령이 정하는 바에 따라 발행한 국민건강증진부담금 납부담보확인서(이하 "납부담보확인서"라 한다)를 통관지 세관장에게 제출하여야 하며, 세관장은 납부담보확인서에 기재된 담보의 범위 내에서 통관을 허용하여야 한다.<개정 2008. 2. 29., 2010. 3. 15.>

[본조신설 2007. 2. 8.]

[제27조의2에서 이동, 종전 제27조의3은 제27조의4로 이동 <2014. 7. 28.>]

제27조의4(담보의 제공방법 및 평가 등) ① 부담금의 담보제공방법은 다음 각 호와 같다. <개정 2008. 2. 29., 2010. 3. 15.>

1. 부담금담보를 금전 또는 유가증권으로 제공하려는 자는 이를 공탁하고 그 공탁수령증을 보건복지부장관에게 제출하여야 한다. 다만, 등록된 국채·지방채 또는 사채의 경우에는 담보 제공의 뜻을 등록하고 그 등록필증을 제출하여야 한다.
2. 납부보증보험증권을 부담금담보로 제공하려는 자는 그 보험증권을 보건복지부장관에게 제출하여야 한다.
3. 토지·건물·공장재단·광업재단·선박·항공기 또는 건설기계를 부담금담보로 제공하려는 자는 그 등기필증 또는 등록필증을 보건복지부장관에게 제시하여야 하며, 보건복지부장관은 이에 따라 저당권의 설정을 위한 등기 또는 등록절차를 밟아야 한다.

② 납부담보 가액의 평가에 대하여는 「지방세기본법」 제66조를 준용한다. 이 경우 "납세보증보험증권"은 "납부보증보험증권"으로 본다.<개정 2010. 9. 20., 2017. 3. 27.>

[본조신설 2007. 2. 8.]

[제27조의3에서 이동, 종전 제27조의4는 제27조의5로 이동 <2014. 7. 28.>]

제27조의5(담보제공요구의 제외) 보건복지부장관은 담배제조업 또는 수입판매업을 3년 이상 계속해서 영위하고 최근 3년간 부담금을 체납하거나 고의로 회피한 사실이 없는 자와 신용평가기관으로부터 보건복지부장관이 정하는 기준 이상의 평가를 받은 자에게는 부담금담보의 제공을 요구하지 아니할 수 있다. <개정 2008. 2. 29., 2010. 3. 15.>

[본조신설 2007. 2. 8.]

[제27조의4에서 이동, 종전 제27조의5는 제27조의6으로 이동 <2014. 7. 28.>]

제27조의6(담보에 의한 부담금충당) 제27조의3에 따른 담보를 제공한 자가 기한 내에 부담금을 납부하지 아니하거나 부족하게 납부한 때에는 그 담보물로 부담금·가산금 및 체납처분비에 충당할 수 있다. 이 경우 부족

액이 있는 때에는 이를 징수하며, 잔액이 있는 때에는 이를 반환한다. <개정 2014. 7. 28., 2019. 7. 2.>
[본조신설 2007. 2. 8.]
[제27조의5에서 이동 <2014. 7. 28.>]

국민건강증진법 시행규칙

제20조의3(납부담보확인서 등) ① 영 제27조의2제3항에 따라 수입담배를 통관하려는 담배수입판매업자는 별지 제13호서식의 국민건강증진부담금 납부담보확인신청서에 담보제공사실을 증명할 수 있는 서류를 첨부하여 보건복지부장관에게 제출하여야 한다. <개정 2008. 3. 3., 2010. 3. 19.>
② 보건복지부장관은 제1항에 따라 국민건강증진부담금 납부담보확인신청서를 접수한 때에는 그 내용을 확인하고 별지 제14호서식의 국민건강증진부담금 납부담보확인서를 발급하여야 한다.<개정 2008. 3. 3., 2010. 3. 19.>
[본조신설 2007. 2. 8.]

제23조의3(부담금 부과·징수의 협조) ① 보건복지부장관은 부담금의 부과·징수와 관련하여 필요한 경우에는 중앙행정기관·지방자치단체 그 밖의 관계 기관·단체 등에 대하여 자료제출 등의 협조를 요청할 수 있다. <개정 2008. 2. 29., 2010. 1. 18.>
② 제1항의 규정에 따른 협조요청을 받은 중앙행정기관·지방자치단체 그 밖의 관계 기관·단체 등은 특별한 사유가 없는 한 이에 응하여야 한다.
③ 제1항 및 제2항의 규정에 따라 보건복지부장관에게 제출되는 자료에 대하여는 사용료·수수료 등을 면제한다.<개정 2008. 2. 29., 2010. 1. 18.>
[본조신설 2006. 9. 27.]

제24조(기금의 관리·운용) ① 기금은 보건복지부장관이 관리·운용한다. <개정 1997. 12. 13., 2008. 2. 29., 2010. 1. 18.>
② 보건복지부장관은 기금의 운용성과 및 재정상태를 명확히 하기 위하여 대통령령이 정하는 바에 의하여 회계처리하여야 한다.<개정 1997. 12. 13., 2008. 2. 29., 2010. 1. 18., 2017. 12. 30.>
③ 기금의 관리·운용 기타 필요한 사항은 대통령령으로 정한다.

제25조(기금의 사용 등) ① 기금은 다음 각호의 사업에 사용한다. <개정 2004. 12. 30., 2016. 3. 2., 2019. 12. 3.>
1. 금연교육 및 광고, 흡연피해 예방 및 흡연피해자 지원 등 국민건강관리사업
2. 건강생활의 지원사업
3. 보건교육 및 그 자료의 개발
4. 보건통계의 작성·보급과 보건의료관련 조사·연구 및 개발에 관한 사업
5. 질병의 예방·검진·관리 및 암의 치료를 위한 사업
6. 국민영양관리사업
7. 신체활동장려사업
8. 구강건강관리사업
9. 시·도지사 및 시장·군수·구청장이 행하는 건강증진사업
10. 공공보건의료 및 건강증진을 위한 시설·장비의 확충
11. 기금의 관리·운용에 필요한 경비
12. 그 밖에 국민건강증진사업에 소요되는 경비로서 대통령령이 정하는 사업

② 보건복지부장관은 기금을 제1항 각호의 사업에 사용함에 있어서 아동·청소년·여성·노인·장애인 등에 대하여 특별히 배려·지원할 수 있다.<신설 2004. 12. 30., 2008. 2. 29., 2010. 1. 18., 2011. 6. 7.>
③ 보건복지부장관은 기금을 제1항 각호의 사업에 사용함에 있어서 필요한 경우에는 보조금으로 교부할 수 있다.<개정 1997. 12. 13., 2008. 2. 29., 2010. 1. 18.>
[제목개정 2019. 12. 3.]

국민건강증진법 시행령

제28조 삭제 <2007. 2. 8.>
제29조 삭제 <2007. 2. 8.>
제30조(기금의 사용) 법 제25조제1항제12호에서 "대통령령이 정하는 사업"이란 다음 각 호의 사업을 말한다. <개정 2011. 12. 6., 2014. 7. 28., 2021. 11. 30.>
1. 만성퇴행성질환의 관리사업
2. 법 제27조의 규정에 의한 지도·훈련사업
3. 건강증진을 위한 신체활동 지원사업
4. 금연지도원 제도 운영 등 지역사회 금연 환경 조성 사업
5. 건강친화인증 기업 지원 사업
6. 절주문화 조성 사업

제4장 보칙

제26조(비용의 보조) 국가 또는 지방자치단체는 매 회계연도마다 예산의 범위안에서 건강증진사업의 수행에 필요한 비용의 일부를 부담하거나 이를 수행하는 법인 또는 단체에 보조할 수 있다.

제27조(지도·훈련) ①보건복지부장관 또는 질병관리청장은 보건교육을 담당하거나 국민건강영양조사 및 영양에 관한 지도를 담당하는 공무원 또는 보건복지부령으로 정하는 단체 및 공공기관에 종사하는 담당자의 자질향상을 위하여 필요한 지도와 훈련을 할 수 있다. <개정 1997. 12. 13., 2008. 2. 29., 2010. 1. 18., 2020. 8. 11., 2023. 3. 28.>

②제1항에 따른 훈련에 관하여 필요한 사항은 보건복지부령으로 정한다. <개정 1997. 12. 13., 2008. 2. 29., 2010. 1. 18., 2023. 3. 28.>

[제목개정 2023. 3. 28.]

국민건강증진법 시행규칙

제21조(지도·훈련대상) 법 제27조제1항에서 "보건복지부령이 정하는 단체 및 공공기관"이라 함은 법 제29조제2항의 규정에 의하여 보건복지부장관의 업무를 위탁받아 건강증진사업을 행하는 단체 및 공공기관을 말한다. <개정 2008. 3. 3., 2010. 3. 19.>

제22조(훈련방법등) ① 법 제27조의 규정에 의한 훈련은 보건복지부장관, 질병관리청장 또는 한국보건사회연구원장이 지정한 훈련기관이 행한다. <개정 2003. 12. 27., 2008. 3. 3., 2010. 3. 19., 2020. 9. 11.>

② 제1항의 규정에 의한 훈련기관의 장이 훈련대상자를 선발할 때에는 보건복지부장관 또는 질병관리청장이 정하는 바에 의하여 훈련을 받을 자가 공무원인 경우에는 보건복지부장관, 질병관리청장 또는 시·도지사, 단체 및 공공기관의 종사자인 경우에는 당해소속단체 및 공공기관의 장의 추천을 받아야 한다.<개정 2008. 3. 3., 2010. 3. 19., 2020. 9. 11.>

③ 기타 이 규칙에서 정한 것외에 훈련방법·시기등 훈련에 필요한 사항은 훈련기관의 장이 보건복지부장관 또는 질병관리청장의 승인을 얻어 정한다.<개정 2010. 3. 19., 2020. 9. 11.>

제28조(보고·검사) ① 보건복지부장관, 시·도지사 및 시장·군수·구청장은 필요하다고 인정하는 때에는 제7조제1항, 제8조제4항, 제8조의2, 제9조제2항부터 제4항까지, 제9조의2, 제9조의4 또는 제23조제1항의 규정에 해당하는 자에 대하여 당해업무에 관한 보고를 명하거나 관계공무원으로 하여금 그의 사업소 또는 사업장에 출입하여 장부·서류 기타의 물건을 검사하게 할 수 있다. <개정 1997. 12. 13., 1999. 2. 8., 2008. 2. 29., 2010. 1. 18., 2011. 6. 7., 2020. 12. 29.>

② 제1항의 규정에 의하여 검사를 하는 공무원은 그 권한을 나타내는 증표를 관계인에게 내보여야 한다.

제29조(권한의 위임·위탁) ①이 법에 따른 보건복지부장관의 권한은 대통령령으로 정하는 바에 따라 그 일부를 시·도지사에게 위임할 수 있다. <개정 1997. 12. 13., 2008. 2. 29., 2010. 1. 18.>

②보건복지부장관은 이 법에 따른 업무의 일부를 대통령령으로 정하는 바에 따라 건강증진사업을 행하는 법인 또는 단체에 위탁할 수 있다. <개정 1997. 12. 13., 2008. 2. 29., 2010. 1. 18., 2023. 3. 28.>

③ 이 법에 따른 질병관리청장의 권한은 대통령령으로 정하는 바에 따라 그 일부를 소속기관의 장에게 위임할 수 있다. <신설 2023. 3. 28.>

[제목개정 2023. 3. 28.]

국민건강증진법 시행령

제31조(권한의 위임) ①법 제29조제1항에 따라 보건복지부장관은 다음 각 호의 사항을 시·도지사에게 위임한다. <개정 2007. 2. 8., 2008. 2. 29., 2010. 1. 27., 2010. 3. 15., 2011. 12. 6., 2018. 12. 18.>

1. 법 제7조에 따른 광고내용의 변경·금지명령 또는 관련 법령에 따른 시정의 요청(신문·잡지의 경우에는 관할지역에 발행소의 소재지가 있는 것에 한정하되 「신문 등의 진흥에 관한 법률」 제9조제1항제9호에 따라 주된 보급지역이 전국으로 등록된 것은 제외하며, 광고방송의 경우에는 관할지역의 주민을 주된 대상으로 하여 제작되어 방송되는 것에 한정하며, 그 밖의 광고의 경우에는 관할지역에 설치되거나 주로 배포되는 것에 한정한다)
2. 법 제9조의4에 따른 담배에 관한 광고의 금지 또는 제한(관할지역에서 행해지는 광고에 한정하며, 잡지에 게재하는 광고는 제외한다)

② 질병관리청장은 법 제29조제3항에 따라 다음 각 호의 권한을 질병대응센터장에게 위임한다. <신설 2023. 9. 26.>

1. 법 제16조제1항 및 이 영 제20조에 따라 실시하는 국민건강영양조사의 수행
2. 제22조에 따른 국민건강영양조사원의 채용 및 운영

제32조(업무위탁) ① 법 제29조제2항에 따라 보건복지부장관은 다음 각 호의 업무를 제2항에 따른 법인 또는 단체에 위탁할 수 있다. <개정 2008. 2. 29., 2008. 12. 31., 2010. 3. 15., 2014. 11. 20., 2016. 6. 21., 2018. 12. 18., 2020. 6. 2., 2021. 11. 30.>

1. 법 제6조제1항에 따른 건강친화 환경 조성과 건강생활의 지원사업

1의2. 법 제6조의2 및 제6조의3에 따른 건강친화인증과 그 유효기간 연장에 관한 접수·심사·평가

2. 법 제12조제1항에 따른 보건교육의 실시
3. 법 제12조의2제1항에 따른 보건교육사 자격증 교부를 위한 업무
4. 건강증진 및 만성퇴행성질환의 예방을 위한 조사·연구
5. 법 제20조에 따른 건강검진
6. 건강증진을 위한 신체활동장려와 절주문화 조성에 관한 사항
7. 제16조의4제3항에 따른 담배 광고내용의 사실 여부에 대한 검증에 필요한 자료의 조사·확인 업무
8. 법 제34조제5항에 따른 교육 또는 금연지원 서비스를 받았는지 여부의 확인 및 과태료 감면 대상자의 정보 관리에 관한 업무

② 보건복지부장관이 법 제29조제2항에 따라 그 업무의 일부를 위탁할 수 있는 법인 또는 단체는 다음 각 호의 기관으로 한다.<개정 2002. 2. 25., 2007. 2. 8., 2008. 2. 29., 2008. 12. 31., 2010. 3. 15., 2014. 11. 20.>
1. 「국민건강보험법」에 의한 국민건강보험공단
2. 「의료법」에 의한 종합병원 및 병원(치과병원 및 한방병원을 포함한다)
3. 보건복지부장관이 정하여 고시하는 보건교육 관련 법인 또는 단체
3의2. 법 제5조의3에 따른 한국건강증진개발원
4. 기타 건강증진사업을 행하는 법인 또는 단체
③ 보건복지부장관은 제1항 각 호에 따른 업무를 위탁한 때에는 수탁기관 및 위탁업무의 내용을 고시하여야 한다.<신설 2014. 11. 20.>

제30조(수수료) ①지방자치단체의 장은 건강증진사업에 소요되는 경비중 일부에 대하여 그 이용자로부터 조례가 정하는 바에 의하여 수수료를 징수할 수 있다.
②제1항의 규정에 의하여 수수료를 징수하는 경우 지방자치단체의 장은 노인, 장애인, 생활보호법에 의한 생활보호대상자등에 대하여 수수료를 감면하여야 한다.

제5장 벌칙

제31조(벌칙) 제21조를 위반하여 정당한 사유 없이 건강검진의 결과를 공개한 자는 3년 이하의 징역 또는 3천만원 이하의 벌금에 처한다.
[본조신설 2014. 3. 18.]
[종전 제31조는 제31조의2로 이동 <2014. 3. 18.>]

제31조의2(벌칙) 다음 각 호의 어느 하나에 해당하는 자는 1년 이하의 징역 또는 1천만원 이하의 벌금에 처한다. <개정 2001. 4. 7., 2006. 9. 27., 2007. 12. 14., 2011. 6. 7., 2014. 3. 18., 2015. 6. 22., 2020. 4. 7., 2020. 12. 29.>
1. 정당한 사유 없이 제8조의2제3항에 따른 광고내용의 변경 등 명령이나 광고의 금지 명령을 이행하지 아니한 자
2. 제8조제4항을 위반하여 경고문구를 표기하지 아니하거나 이와 다른 경고문구를 표기한 자
3. 제9조의2를 위반하여 경고그림·경고문구·발암성물질·금연상담전화번호를 표기하지 아니하거나 이와 다른 경고그림·경고문구·발암성물질·금연상담전화번호를 표기한 자
4. 제9조의4를 위반하여 담배에 관한 광고를 한 자
5. 제12조의2제6항을 위반하여 다른 사람에게 자격증을 빌려주거나 빌린 자
6. 제12조의2제7항을 위반하여 자격증을 빌려주거나 빌리는 것을 알선한 자
[제31조에서 이동 <2014. 3. 18.>]

제32조(벌칙) 제7조제1항의 규정에 위반하여 정당한 사유없이 광고의 내용변경 또는 금지의 명령을 이행하지 아니한 자는 100만원 이하의 벌금에 처한다.
[전문개정 1999. 2. 8.]

제33조(양벌규정) 법인의 대표자나 법인 또는 개인의 대리인, 사용인 그 밖의 종업원이 그 법인 또는 개인의 업무에 관하여 제31조, 제31조의2 또는 제32조의 위반행위를 하면 그 행위자를 벌하는 외에 그 법인 또는 개인에게도 해당 조문의 벌금형을 과(科)한다. 다만, 법인 또는 개인이 그 위반행위를 방지하기 위하여 해당 업무에 관하여 상당한 주의와 감독을 게을리하지 아니한 경우에는 그러하지 아니하다. <개정 2014. 3. 18.>
[전문개정 2010. 5. 27.]

제34조(과태료) ① 다음 각 호의 어느 하나에 해당하는 자에게는 500만원 이하의 과태료를 부과한다. <개정 1999. 2. 8., 2002. 1. 19., 2011. 6. 7., 2016. 12. 2., 2017. 12. 30., 2019. 12. 3.>
1. 거짓이나 그 밖의 부정한 방법으로 제6조의2제1항에 따른 인증을 받은 자
1의2. 제6조의2제4항을 위반하여 인증표시 또는 이와 유사한 표시를 한 자
1의3. 제9조제2항의 규정에 위반하여 담배자동판매기를 설치하여 담배를 판매한 자
2. 제9조제9항에 따른 시정명령을 따르지 아니한 자
3. 제9조의3을 위반하여 가향물질을 표시하는 문구나 그림·사진을 제품의 포장이나 광고에 사용한 자
4. 제23조제2항의 규정에 위반하여 자료를 제출하지 아니하거나 허위의 자료를 제출한 자
② 다음 각호의 1에 해당하는 자는 300만원 이하의 과태료에 처한다.<신설 2002. 1. 19., 2003. 7. 29., 2011. 6. 7.>
1. 제9조제3항의 규정에 위반하여 성인인증장치가 부착되지 아니한 담배자동판매기를 설치하여 담배를 판매한 자
2. 삭제<2011. 6. 7.>

3. 제28조의 규정에 의한 보고를 하지 아니하거나 허위로 보고한 자와 관계공무원의 검사를 거부·방해 또는 기피한 자

③ 다음 각 호의 어느 하나에 해당하는 자에게는 10만원 이하의 과태료를 부과한다.<신설 2010. 5. 27., 2016. 3. 2., 2017. 12. 30., 2020. 12. 29.>

1. 제8조의4제2항을 위반하여 금주구역에서 음주를 한 사람
2. 제9조제8항을 위반하여 금연구역에서 흡연을 한 사람

④ 제1항부터 제3항까지의 규정에 따른 과태료는 대통령령으로 정하는 바에 따라 보건복지부장관, 시·도지사 또는 시장·군수·구청장이 부과·징수한다.<신설 2017. 12. 30.>

⑤ 제3항에도 불구하고 과태료 납부 대상자가 대통령령으로 정하는 바에 따라 일정 교육 또는 금연지원 서비스를 받은 경우 시·도지사 또는 시장·군수·구청장은 과태료를 감면할 수 있다.<신설 2019. 12. 3.>

[제목개정 2016. 12. 2.]

국민건강증진법 시행령

제32조의2(민감정보 및 고유식별정보의 처리) ① 보건복지부장관(제18조의2 및 제32조에 따라 보건복지부장관의 권한을 위탁받은 자를 포함한다)은 다음 각 호의 사무를 수행하기 위하여 불가피한 경우 「개인정보 보호법」 제23조에 따른 건강에 관한 정보, 같은 법 시행령 제18조제2호에 따른 범죄경력자료에 해당하는 정보, 같은 영 제19조제1호 또는 제4호에 따른 주민등록번호 또는 외국인등록번호가 포함된 자료를 처리할 수 있다.

1. 법 제12조의2에 따른 보건교육사 자격증 교부 및 결격사유의 확인에 관한 사무
2. 법 제12조의3에 따른 국가시험의 관리 및 합격자 발표에 관한 사무

② 질병관리청장(법 제29조제3항에 따라 질병관리청장의 권한을 위임받은 자를 포함한다)은 법 제16조에 따른 국민건강영양조사에 관한 사무를 수행하기 위하여 불가피한 경우 「개인정보 보호법」 제23조에 따른 건강에 관한 정보나 같은 법 시행령 제19조제1호에 따른 주민등록번호가 포함된 자료를 처리할 수 있다. <개정 2020. 9. 11., 2023. 9. 26.>

③ 보건복지부장관(제32조에 따라 보건복지부장관의 업무를 위탁받은 자를 포함한다)은 법 제34조제5항에 따른 교육 또는 금연지원 서비스를 받았는지 여부의 확인 및 과태료 감면 대상자의 정보 관리에 관한 사무를 수행하기 위하여 불가피한 경우 「개인정보 보호법 시행령」 제19조제1호에 따른 주민등록번호가 포함된 자료를 처리할 수 있다. <신설 2020. 6. 2.>

[본조신설 2012. 1. 6.]

제32조의3 삭제 <2018. 12. 24.>

제33조(과태료의 부과기준 등) ① 법 제34조에 따른 과태료의 부과기준은 별표 5와 같다.

② 법 제34조에 따른 과태료의 부과권자는 다음 각 호의 구분에 따른다.<개정 2012. 12. 7., 2017. 5. 29., 2018. 12. 18., 2021. 6. 15., 2021. 11. 30.>

1. 법 제34조제1항제1호 및 제1호의2의 경우: 보건복지부장관

1의2. 법 제34조제1항제1호의3·제2호, 같은 조 제2항제1호 및 같은 조 제3항제2호(법 제9조제4항부터 제6항까지의 규정에 따른 금연구역에서 흡연한 경우만 해당한다)의 경우: 특별자치시장·특별자치도지사·시장·군수·구청장

2. 법 제34조제1항제3호 및 제4호의 경우: 보건복지부장관
3. 법 제34조제2항제3호의 경우: 보건복지부장관, 시·도지사 또는 시장·군수·구청장

3의2. 법 제34조제3항제1호의 경우: 해당 금주구역을 지정한 시·도지사 또는 시장·군수·구청장

4. 법 제34조제3항제2호(법 제9조제7항에 따른 금연구역에서 흡연한 경우만 해당한다)의 경우: 해당 금연구역을 지정한 시·도지사 또는 시장·군수·구청장

[전문개정 2011. 12. 6.]

제34조(과태료 감면의 기준 및 절차) ① 법 제34조제5항에 따라 과태료를 감면받으려는 사람은 보건복지부장관이 정하는 바에 따라 다음 각 호의 어느 하나에 해당하는 교육 또는 금연지원 서비스를 받아야 한다.

1. 법 제12조제1항·제2항에 따른 보건교육(흡연의 폐해, 금연의 필요성 등에 관한 교육으로 한정한다) 또는 법 제25조제1항제1호에 따른 국민건강관리사업으로 실시하는 금연교육
2. 법 제25조제1항제1호에 따른 국민건강관리사업으로 실시하는 금연치료 및 금연상담 등 금연지원 서비스

② 법 제34조제5항에 따라 과태료를 감면받으려는 사람은 해당 과태료에 대한 의견 제출 기한까지 보건복지부령으로 정하는 교육 및 금연지원 서비스 신청서를 시·도지사 또는 시장·군수·구청장에게 제출해야 한다. 이 경우 교육과 금연지원 서비스를 중복하여 신청할 수 없다.

③ 시·도지사 또는 시장·군수·구청장은 과태료 납부 대상자가 제2항에 따라 교육 및 금연지원 서비스를 신청한 경우에는 다음 각 호의 구분에 따른 기간 동안 과태료의 부과를 유예할 수 있다.

1. 제1항제1호에 따른 교육을 신청한 경우: 교육을 신청한 날부터 1개월
2. 제1항제2호에 따른 금연지원 서비스를 신청한 경우: 금연지원 서비스를 신청한 날부터 6개월

④ 법 제34조제5항에 따라 시·도지사 또는 시장·군수·구청장은 제3항에 따라 과태료의 부과를 유예받은 사람이 그 유예기간 이내에 보건복지부령으로 정하는 과태료 감면 신청서에 제1항에 따른 교육 또는 금연지원 서비스를 받았음을 증명하는 자료를 첨부하여 제출하는 경우에는 다음 각 호의 구분에 따른 기준에 따라 과태료를 감면할 수 있다. 다만, 과태료를 체납하고 있는 사람 또는 최근 2년간 법 제34조제5항에 따라 과태료를 2회 이상 감면받은 사람에 대해서는 과태료를 감면할 수 없다.

1. 제1항제1호에 따른 교육을 받은 경우: 100분의 50 감경
2. 제1항제2호에 따른 금연지원 서비스를 받은 경우: 전액 면제

⑤ 제4항제1호에 따른 과태료의 감경은 「질서위반행위규제법」 제18조에 따른 자진납부자에 대한 과태료의 감경과 중복하여 적용하지 않는다.

⑥ 시·도지사 또는 시장·군수·구청장은 제3항에 따라 과태료의 부과를 유예받은 사람이 그 유예기간 이내에 제4항에 따른 자료를 제출하지 않은 경우에는 지체 없이 법 제34조제3항에 따라 과태료를 부과해야 한다.

⑦ 시·도지사 또는 시장·군수·구청장은 제3항에 따라 과태료의 부과를 유예받은 사람이 그 유예기간 동안 법 제9조제8항을 위반하여 금연구역에서 흡연을 한 사실이 적발된 경우에는 지체 없이 법 제34조제3항에 따라 과태료를 부과해야 한다.
[본조신설 2020. 6. 2.]

국민건강증진법 시행령 [별표 5] 과태료의 부과기준 <개정 2021. 11. 30.>

(제33조제1항 관련)

1. 일반기준

가. 위반행위의 횟수에 따른 과태료의 부과기준은 최근 2년간 같은 위반행위로 과태료 부과처분을 받은 경우에 적용한다. 이 경우 위반행위에 대하여 과태료 부과처분을 한 날과 그 처분 후 다시 같은 위반행위를 한 날을 기준으로 하여 위반횟수를 계산한다.

나. 가목에 따라 가중된 부과처분을 하는 경우 가중처분의 적용 차수는 그 위반행위 전 부과처분 차수(가목에 따른 기간 내에 과태료 부과처분이 둘 이상 있었던 경우에는 높은 차수를 말한다)의 다음 차수로 한다.

다. 부과권자는 위반행위의 정도, 위반행위의 동기와 그 결과 등을 고려하여 과태료 금액을 줄일 필요가 있다고 인정되는 경우에는 제2호에 따른 과태료 금액의 2분의 1 범위에서 그 금액을 줄일 수 있다. 다만, 과태료를 체납하고 있는 위반행위자에 대해서는 그렇지 않다.

라. 부과권자는 다음의 어느 하나에 해당하는 경우에는 제2호에 따른 과태료 금액의 2분의 1 범위에서 그 금액을 늘릴 수 있다. 다만, 늘리는 경우에도 법 제34조에 따른 과태료 금액의 상한을 넘을 수 없다.

1) 법 위반상태의 기간이 3개월 이상인 경우

2) 그 밖에 위반행위의 정도, 위반행위의 동기와 그 결과 등을 고려하여 과태료 금액을 늘릴 필요가 있다고 인정되는 경우

2. 개별기준

(단위: 만원)

위반행위	근거 법조문	과태료 금액		
		1차 위반	2차 위반	3차 이상 위반
가. 거짓이나 그 밖의 부정한 방법으로 법 제6조의2제1항에 따른 인증을 받은 경우	법 제34조제1항제1호	170	330	500
나. 법 제6조의2제4항을 위반하여 인증표시나 이와 유사한 표시를 한 경우	법 제34조제1항제1호의2	170	330	500
다. 법 제8조의4제2항을 위반하여 금주구역에서 음주를 한 경우	법 제34조제3항제1호	10만원의 범위에서 해당 지방자치단체의 조례로 정하는 금액		
라. 법 제9조제2항을 위반하여 담배자동판매기를 설치하여 담배를 판매한 경우	법 제34조제1항제1호의3	170	330	500
마. 법 제9조제3항을 위반하여 성인인증장치가 부착되지 않은 담배자동판매기를 설치하여 담배를 판매한 경우	법 제34조제2항제1호	75	150	300
바. 법 제9조제8항을 위반하여 금연구역에서 흡연을 한 경우	법 제34조제3항제2호			
1) 법 제9조제4항에 따라 공중이 이용하는 시설의 소유자·점유자 또는 관리자가 지정한 금연구역에서 흡연을 한 경우		10	10	10
2) 법 제9조제5항에 따라 특별자치시장·특별자치도지사·시장·군수·구청장이 지정한 공동주택의 금연구역에서 흡연을 한 경우		5	5	5

위반행위	근거 법조문	과태료 금액		
		1차 위반	2차 위반	3차 이상 위반
3) 법 제9조제6항에 따라 특별자치시장·특별자치도지사·시장·군수·구청장이 지정한 금연구역에서 흡연을 한 경우		10	10	10
4) 법 제9조제7항에 따라 지방자치단체가 지정한 금연구역에서 흡연을 한 경우		10만원의 범위에서 해당 지방자치단체의 조례로 정하는 금액		
사. 법 제9조제9항에 따른 시정명령을 따르지 않은 경우	법 제34조제1항제2호	170	330	500
아. 법 제9조의3을 위반하여 가향물질을 표시하는 문구나 그림·사진을 제품의 포장이나 광고에 사용한 경우	법 제34조제1항제3호	170	330	500
자. 법 제23조제2항을 위반하여 자료를 제출하지 않거나 허위의 자료를 제출한 경우	법 제34조제1항제4호	170	330	500
차. 법 제28조에 따른 보고를 하지 않거나 허위로 보고한 경우와 관계공무원의 검사를 거부·방해 또는 기피한 경우	법 제34조제2항제3호	75	150	300

국민건강증진법 시행규칙

제22조의2(과태료 감면 신청서 등) ① 영 제34조제2항에 따른 교육 및 금연지원 서비스 신청서는 별지 제15호서식에 따른다.

② 영 제34조제4항에 따른 과태료 감면 신청서는 별지 제16호서식에 따른다.

[본조신설 2020. 6. 4.]

제35조 삭제 <2017. 12. 30.>

제36조 삭제 <1999. 2. 5.>

부칙 <제19645호, 2023. 8. 16>

이 법은 공포 후 1년이 경과한 날부터 시행한다.

부칙 <법률 제19958호, 2024. 1. 9.>
(행정기관 소속 위원회 정비를 위한 국민건강보험법 등 7개 법률의 일부개정에 관한 법률)

제1조(시행일) 이 법은 공포 후 6개월이 경과한 날부터 시행한다.

제2조 부터 제6조까지 생략

제5편

보건의료기본법

보건의료기본법

보건의료기본법

[[시행 2000. 7. 13.] [법률 제6150호, 2000. 1. 12., 제정]

[[시행 2021. 3. 23.] [법률 제17966호, 2021. 3. 23., 일부개정]

보건의료기본법 시행령

[시행 2020. 9. 12.] [대통령령 제31013호, 2020. 9. 11., 타법개정]

제1장 총칙 〈개정 2010. 3. 17.〉

제1조(목적) 이 법은 보건의료에 관한 국민의 권리·의무와 국가 및 지방자치단체의 책임을 정하고 보건의료의 수요와 공급에 관한 기본적인 사항을 규정함으로써 보건의료의 발전과 국민의 보건 및 복지의 증진에 이바지하는 것을 목적으로 한다.

[전문개정 2010. 3. 17.]

보건의료기본법 시행령

제1조(목적) 이 영은 「보건의료기본법」에서 위임된 사항과 그 시행에 필요한 사항을 정함을 목적으로 한다.

[전문개정 2010. 5. 27.]

제2조(기본 이념) 이 법은 보건의료를 통하여 모든 국민이 인간으로서의 존엄과 가치를 가지며 행복을 추구할 수 있도록 하고 국민 개개인이 건강한 삶을 영위할 수 있도록 제도와 여건을 조성하며, 보건의료의 형평과 효율이 조화를 이룰 수 있도록 함으로써 국민의 삶의 질을 향상시키는 것을 기본 이념으로 한다.

[전문개정 2010. 3. 17.]

제3조(정의) 이 법에서 사용하는 용어의 뜻은 다음과 같다.

1. "보건의료"란 국민의 건강을 보호·증진하기 위하여 국가·지방자치단체·보건의료기관 또는 보건의료인 등이 행하는 모든 활동을 말한다.
2. "보건의료서비스"란 국민의 건강을 보호·증진하기 위하여 보건의료인이 행하는 모든 활동을 말한다.
3. "보건의료인"이란 보건의료 관계 법령에서 정하는 바에 따라 자격·면허 등을 취득하거나 보건의료서비스에 종사하는 것이 허용된 자를 말한다.
4. "보건의료기관"이란 보건의료인이 공중(公衆) 또는 특정 다수인을 위하여 보건의료서비스를 행하는 보건기관, 의료기관, 약국, 그 밖에 대통령령으로 정하는 기관을 말한다.
5. "공공보건의료기관"이란 국가·지방자치단체, 그 밖의 공공단체가 설립·운영하는 보건의료기관을 말한다.
6. "보건의료정보"란 보건의료와 관련한 지식 또는 부호·숫자·문자·음성·음향·영상 등으로 표현된 모든 종류의 자료를 말한다.

[전문개정 2010. 3. 17.]

제4조(국가와 지방자치단체의 책임) ① 국가와 지방자치단체는 국민건강의 보호·증진을 위하여 필요한 법적·제도적 장치를 마련하고 이에 필요한 재원(財源)을 확보하도록 노력하여야 한다.

② 국가와 지방자치단체는 모든 국민의 기본적인 보건의료 수요를 형평에 맞게 충족시킬 수 있도록 노력하여야 한다.

③ 국가와 지방자치단체는 식품, 의약품, 의료기기 및 화장품 등 건강 관련 물품이나 건강 관련 활동으로부터 발생할 수 있는 위해(危害)를 방지하고, 각종 국민건강 위해 요인으로부터 국민의 건강을 보호하기 위한 시책을 강구하도록 노력하여야 한다.

④ 국가와 지방자치단체는 민간이 행하는 보건의료에 대하여 보건의료 시책상 필요하다고 인정하면 행정적·재정적 지원을 할 수 있다.

[전문개정 2010. 3. 17.]

제5조(보건의료인의 책임) ① 보건의료인은 자신의 학식과 경험, 양심에 따라 환자에게 양질의 적정한 보건의료서비스를 제공하기 위하여 노력하여야 한다.

② 보건의료인은 보건의료서비스의 제공을 요구받으면 정당한 이유 없이 이를 거부하지 못한다.

③ 보건의료인은 적절한 보건의료서비스를 제공하기 위하여 필요하면 보건의료서비스를 받는 자를 다른 보건의료기관에 소개하고 그에 관한 보건의료 자료를 다른 보건의료기관에 제공하도록 노력하여야 한다.

④ 보건의료인은 국가나 지방자치단체가 관리하여야 할 질병에 걸렸거나 걸린 것으로 의심되는 대상자를 발견한 때에는 그 사실을 관계 기관에 신고·보고 또는 통지하는 등 필요한 조치를 하여야 한다.

[전문개정 2010. 3. 17.]

제6조(환자 및 보건의료인의 권리) ① 모든 환자는 자신의 건강보호와 증진을 위하여 적절한 보건의료서비스를 받을 권리를 가진다.

② 보건의료인은 보건의료서비스를 제공할 때에 학식과 경험, 양심에 따라 환자의 건강보호를 위하여 적절한 보건의료기술과 치료재료 등을 선택할 권리를 가진다. 다만, 이 법 또는 다른 법률에 특별한 규정이 있는 경우에는 그러하지 아니하다.

[전문개정 2010. 3. 17.]

제7조(보건의료정책과 사회보장정책과의 연계) 국가와 지방자치단체는 보건의료정책과 관련되는 사회보장정책이 연계되도록 하여야 한다.

[전문개정 2010. 3. 17.]

제8조(국민의 참여) 국가와 지방자치단체는 국민의 권리·의무 등 국민생활에 중대한 영향을 미치는 보건의료정책을 수립·시행하려면 이해관계인 등 국민의 의견을 수렴하여야 한다.

[전문개정 2010. 3. 17.]

제9조(다른 법률과의 관계) 보건의료에 관한 법률을 제정하거나 개정할 때에는 이 법에 부합되도록 하여야 한다.

[전문개정 2010. 3. 17.]

제2장 보건의료에 관한 국민의 권리와 의무 <개정 2010. 3. 17.>

제10조(건강권 등) ① 모든 국민은 이 법 또는 다른 법률에서 정하는 바에 따라 자신과 가족의 건강에 관하여 국가의 보호를 받을 권리를 가진다.

② 모든 국민은 성별, 나이, 종교, 사회적 신분 또는 경제적 사정 등을 이유로 자신과 가족의 건강에 관한 권리를 침해받지 아니한다.

[전문개정 2010. 3. 17.]

제11조(보건의료에 관한 알 권리) ① 모든 국민은 관계 법령에서 정하는 바에 따라 국가와 지방자치단체의 보건의료시책에 관한 내용의 공개를 청구할 권리를 가진다.

② 모든 국민은 관계 법령에서 정하는 바에 따라 보건의료인이나 보건의료기관에 대하여 자신의 보건의료와 관련한 기록 등의 열람이나 사본의 교부를 요청할 수 있다. 다만, 본인이 요청할 수 없는 경우에는 그 배우자·직계존비속 또는 배우자의 직계존속이, 그 배우자·직계존비속 및 배우자의 직계존속이 없거나 질병이나 그 밖에 직접 요청을 할 수 없는 부득이한 사유가 있는 경우에는 본인이 지정하는 대리인이 기록의 열람 등을 요청할 수 있다.

[전문개정 2010. 3. 17.]

제12조(보건의료서비스에 관한 자기결정권) 모든 국민은 보건의료인으로부터 자신의 질병에 대한 치료 방법, 의학적 연구 대상 여부, 장기이식(臟器移植) 여부 등에 관하여 충분한 설명을 들은 후 이에 관한 동의 여부를 결정할 권리를 가진다.

[전문개정 2010. 3. 17.]

제13조(비밀 보장) 모든 국민은 보건의료와 관련하여 자신의 신체상·건강상의 비밀과 사생활의 비밀을 침해받지 아니한다.

[전문개정 2010. 3. 17.]

제14조(보건의료에 관한 국민의 의무) ① 모든 국민은 자신과 가족의 건강을 보호·증진하기 위하여 노력하여야 하며, 관계 법령에서 정하는 바에 따라 건강을 보호·증진하는 데에 필요한 비용을 부담하여야 한다.

② 누구든지 건강에 위해한 정보를 유포·광고하거나 건강에 위해한 기구·물품을 판매·제공하는 등 다른 사람의 건강을

해치거나 해칠 우려가 있는 행위를 하여서는 아니 된다.

③ 모든 국민은 보건의료인의 정당한 보건의료서비스와 지도에 협조한다.

[전문개정 2010. 3. 17.]

제3장 보건의료발전계획의 수립·시행

〈개정 2010. 3. 17.〉

제15조(보건의료발전계획의 수립 등) ① 보건복지부장관은 관계 중앙행정기관의 장과의 협의와 제20조에 따른 보건의료정책심의위원회의 심의를 거쳐 보건의료발전계획을 5년마다 수립하여야 한다.

② 보건의료발전계획에 포함되어야 할 사항은 다음 각 호와 같다.<개정 2016. 5. 29.>

1. 보건의료 발전의 기본 목표 및 그 추진 방향
2. 주요 보건의료사업계획 및 그 추진 방법
3. 보건의료자원의 조달 및 관리 방안
4. 지역별 병상 총량의 관리에 관한 시책
5. 보건의료의 제공 및 이용체계 등 보건의료의 효율화에 관한 시책
6. 중앙행정기관 간의 보건의료 관련 업무의 종합·조정
7. 노인·장애인 등 보건의료 취약계층에 대한 보건의료사업계획
8. 보건의료 통계 및 그 정보의 관리 방안
9. 그 밖에 보건의료 발전을 위하여 특히 필요하다고 인정되는 사항

③ 보건의료발전계획은 국무회의의 심의를 거쳐 확정한다.

[전문개정 2010. 3. 17.]

보건의료기본법 시행령

제2조(보건의료발전계획의 통보) ① 보건복지부장관은 「보건의료기본법」(이하 "법"이라 한다) 제15조제3항에 따라 보건의료발전계획이 확정되면 지체 없이 관계 중앙행정기관의 장 및 특별시장·광역시장·특별자치시장·도지사·특별자치도지사(이하 "시·도지사"라 한다)에게 통보하여야 한다. <개정 2020. 5. 19.>

② 제1항에 따라 통보를 받은 시·도지사는 지체 없이 이를 시장·군수·구청장(자치구의 구청장을 말한다. 이하 같다)에게 통보하여야 한다.

[전문개정 2010. 5. 27.]

제16조(주요 시책 추진방안의 수립·시행) 보건복지부장관과 관계 중앙행정기관의 장은 보건의료발전계획이 확정되면 이를 기초로 하여 보건의료와 관련된 소관 주요 시책의 추진방안을 매년 수립·시행하여야 한다.

[전문개정 2010. 3. 17.]

보건의료기본법 시행령

제3조(주요 시책 추진방안의 수립·시행) 관계 중앙행정기관의 장은 법 제16조에 따라 수립한 보건의료와 관련된 해당 연도 소관 주요 시책의 추진방안과 전년도 소관 주요 시책의 추진결과를 매년 2월말까지 보건복지부장관에게 제출하여야 한다.

[전문개정 2010. 5. 27.]

제17조(지역보건의료계획의 수립·시행) 특별시장·광역시장·도지사·특별자치도지사(이하 "시·도지사"라 한다) 및 시장·군수·구청장(자치구의 구청장을 말한다. 이하 같다)은 보건의료발전계획이 확정되면 관계 법령에서 정하는 바에 따라 지방자치단체의 실정을 감안하여 지역보건의료계획을 수립·시행하여야 한다.

[전문개정 2010. 3. 17.]

제18조(계획 수립의 협조) ① 보건복지부장관, 관계 중앙행정기관의 장, 시·도지사 및 시장·군수·구청장은 보건의료발전계획과 소관 주요 시책 추진방안 및 지역보건의료계획의 수립·시행을 위하여 필요하면 관계 기관·단체 등에 대하여 자료 제공 등의 협조를 요청할 수 있다.

② 제1항에 따른 협조 요청을 받은 관계 기관·단체 등은 특별한 사유가 없으면 협조 요청에 따라야 한다.

[전문개정 2010. 3. 17.]

제18조의2(국회에 대한 보고) 보건복지부장관은 매년 보건의료발전계획의 주요 내용, 제16조에 따른 해당 연도 주요 시책의 추진방안 및 전년도 추진실적을 확정한 후 지체 없이 국회 소관 상임위원회에 보고하여야 한다.

[본조신설 2015. 12. 29.]

제19조(비용의 보조) 국가는 예산의 범위에서 지역보건의료계획의 시행에 필요한 비용의 전부 또는 일부를 지방자치단체에 보조할 수 있다.

[전문개정 2010. 3. 17.]

제20조(보건의료정책심의위원회) 보건의료에 관한 주요 시책을 심의하기 위하여 보건복지부장관 소속으로 보건의료정책심의위원회(이하 "위원회"라 한다)를 둔다.

[전문개정 2010. 3. 17.]

제21조(위원회의 구성) ① 위원회는 위원장 1명을 포함한 25명 이내의 위원으로 구성하되, 공무원이 아닌 위원이 전체 위원의 과반수가 되도록 하여야 한다. <개정 2018. 12. 11., 2021. 3. 23.>

② 위원장은 보건복지부장관으로 한다.

③ 위원은 다음 각 호의 사람 중에서 보건복지부장관이 임명 또는 위촉한다. 이 경우 제2호에 따른 위원과 제3호에 따른 위원은 같은 수로 구성한다.<개정 2021. 3. 23.>

1. 대통령령으로 정하는 관계 중앙행정기관 소속 공무원
2. 보건의료 수요자를 대표하는 사람으로서 노동자단체, 소비자·환자 관련 시민단체(「비영리민간단체 지원법」 제2조에 따른 비영리민간단체를 말한다) 등에서 추천하는 사람
3. 보건의료 공급자를 대표하는 사람으로서 「의료법」 제28조에 따른 의료인 단체, 같은 법 제52조에 따른 의료기관단체, 「약사법」 제11조에 따른 약사회 등에서 추천하는 사람
4. 보건의료에 관한 학식과 경험이 풍부한 사람

④ 위원회의 회의를 효율적으로 운영하기 위하여 위원회에 실무위원회를 두고, 위원회의 심의사항을 보다 전문적으로 검토하기 위하여 분야별로 분과위원회를 둘 수 있다.

⑤ 이 법에서 규정한 것 외에 위원회·실무위원회 및 분과위원회의 구성·운영과 그 밖에 필요한 사항은 대통령령으로 정한다.

[전문개정 2010. 3. 17.]

보건의료기본법 시행령

제4조(보건의료정책심의위원회의 구성) 법 제21조제3항제1호에서 "대통령령으로 정하는 관계 중앙행정기관 소속 공무원"이란 다음 각 호의 사람을 말한다. 이 경우 복수차관이 있는 기관은 해당 기관의 장이 지정하는 차관으로 한다. <개정 2010. 7. 12., 2013. 3. 23., 2014. 11. 19., 2017. 7. 26.>

1. 기획재정부차관
2. 교육부차관
3. 과학기술정보통신부차관
4. 행정안전부차관
5. 환경부차관
6. 고용노동부차관
7. 삭제<2017. 8. 9.>
8. 삭제<2017. 8. 9.>
9. 식품의약품안전처장

[전문개정 2010. 5. 27.]

제5조(위원의 임기) 법 제20조에 따른 보건의료정책심의위원회(이하 "위원회"라 한다)의 위원(법 제21조제3항제1호의 경우는 제외한다)의 임기는 2년으로 하며, 연임할 수 있다.

[전문개정 2010. 5. 27.]

제5조의2(위원의 해촉) 보건복지부장관은 위원회의 위원(법 제21조제3항제1호의 경우는 제외한다)이 다음 각 호의 어느 하나에 해당하는 경우에는 해당 위원을 해촉(解囑)할 수 있다.

1. 심신장애로 인하여 직무를 수행할 수 없게 된 경우
2. 직무와 관련된 비위사실이 있는 경우
3. 직무태만, 품위손상, 그 밖의 사유로 인하여 위원으로 적합하지 아니하다고 인정되는 경우
4. 위원 스스로 직무를 수행하는 것이 곤란하다고 의사를 밝히는 경우

[본조신설 2016. 5. 10.]

제6조(위원장의 직무 등) ① 위원회의 위원장은 위원회를 대표하며, 위원회의 사무를 총괄한다.

② 위원회의 위원장이 부득이한 사유로 직무를 수행할 수 없는 경우에는 위원장이 지명하는 위원이 그 직무를 대행한다.

[전문개정 2010. 5. 27.]

제7조(회의 및 의사) ① 위원회의 회의는 위원회의 위원장이 필요하다고 인정하거나 재적위원 3분의 1 이상이 요구하는 경우에 위원장이 소집한다. <개정 2020. 5. 19.>

② 위원회의 회의는 재적위원 과반수의 출석으로 개의(開議)하고, 출석위원 과반수의 찬성으로 의결한다.

[전문개정 2010. 5. 27.]

제8조(의견청취) 위원회는 그 업무수행에 필요할 때에는 관계 공무원이나 관계 전문가를 위원회에 출석하게 하여 의견을 들을 수 있다.

[전문개정 2010. 5. 27.]

제9조(수당 및 여비) 위원회의 회의에 출석한 위원, 관계 공무원 또는 관계 전문가에게는 예산의 범위에서 수당과 여비, 그 밖에 필요한 경비를 지급할 수 있다. 다만, 공무원인 위원이나 관계 공무원이 소관업무와 직접 관련하여 출석하는 경우에는 그러하지 아니하다.

[전문개정 2010. 5. 27.]

제10조(간사) ① 위원회에 위원회의 사무를 처리할 간사 1명을 둔다.

② 간사는 보건복지부 소속 고위공무원단에 속하는 공무원 중에서 보건복지부장관이 지명한다.

[전문개정 2010. 5. 27.]

제11조(위원회의 운영세칙) 이 영에서 규정한 사항 외에 위원회의 운영에 필요한 사항은 위원회의 의결을 거쳐 위원회의 위원장이 정한다.

[전문개정 2010. 5. 27.]

제12조(실무위원회의 구성 등) ① 법 제21조제4항에 따른 실무위원회는 위원장 1명을 포함한 25명 이내의 위원으로 구성한다.

② 실무위원회의 위원장은 보건복지부 소속 고위공무원단에 속하는 공무원 중에서 보건복지부장관이 지명하고, 위원은 제4조에 따른 관계 중앙행정기관 및 보건복지부의 3급 또는 4급 공무원과 보건의료분야에 관한 학식과 경험이 풍부한 사람 중에서 보건복지부장관이 위촉한다.

③ 실무위원회는 다음 각 호의 사항을 심의한다.

1. 위원회의 심의에 앞서 관계 중앙행정기관의 협의 등 사전검토가 필요한 사항
2. 위원회로부터 심의 요청을 받은 사항
3. 그 밖에 위원회의 위원장이 심의에 부치는 사항

④ 실무위원회의 위원장이 부득이한 사유로 직무를 수행할 수 없는 경우에는 보건복지부 소속 공무원인 위원이 직무를 대행한다.

⑤ 실무위원회에는 보건복지부 소속 공무원 중에서 보건복지부장관이 지명하는 간사 1명을 둔다.

⑥ 실무위원회의 회의 및 그 위원의 임기·해촉·직무 등에 관하여는 제5조, 제5조의2, 제6조제1항, 제7조부터 제9조까지 및 제11조를 준용한다.<개정 2016. 5. 10.>

[전문개정 2010. 5. 27.]

제13조(분과위원회의 구성 등) 법 제21조제5항에 따른 분야별 분과위원회 구성과 분과위원회 위원장의 임명은 위원회의 위원장이 정하는 바에 따르며, 분과위원회의 회의 및 그 위원의 임기·해촉·직무 등에 관하여는 제5조, 제5조의2, 제6조제1항, 제7조부터 제9조까지 및 제11조를 준용한다. <개정 2016. 5. 10.>

[전문개정 2010. 5. 27.]

제22조(위원회의 기능) 위원회는 다음 각 호의 사항을 심의한다.

1. 보건의료발전계획
2. 주요 보건의료제도의 개선
3. 주요 보건의료정책
4. 보건의료와 관련되는 국가 및 지방자치단체의 역할
5. 그 밖에 위원장이 심의에 부치는 사항

[전문개정 2010. 3. 17.]

제23조(관계 행정기관의 협조) ① 위원회는 관계 행정기관에 대하여 보건의료에 관한 자료의 제출과 위원회의 업무에 관하여 필요한 협조를 요청할 수 있다.

② 제1항에 따른 요청을 받은 관계 행정기관은 특별한 사유가 없으면 요청에 따라야 한다.

[전문개정 2010. 3. 17.]

제4장 보건의료자원의 관리 등

<개정 2010. 3. 17.>

제24조(보건의료자원의 관리 등) ① 국가와 지방자치단체는 보건의료에 관한 인력, 시설, 물자, 지식 및 기술 등 보건의료자원을 개발·확보하기 위하여 종합적이고 체계적인 시책을 강구하여야 한다.

② 국가와 지방자치단체는 보건의료자원의 장·단기 수요를 예측하여 보건의료자원이 적절히 공급될 수 있도록 보건의료자원을 관리하여야 한다.

[전문개정 2010. 3. 17.]

제25조(보건의료인력의 양성 등) 국가와 지방자치단체는 우수한 보건의료인력의 양성과 보건의료인력의 자질 향상을 위하여 교육 등 필요한 시책을 강구하여야 한다.

[전문개정 2010. 3. 17.]

제26조(보건의료인 간의 협력) 보건의료인은 국민에게 양질의 보건의료서비스를 제공하고 국민의 보건 향상에 이바지하기 위하여 보건의료서비스를 제공할 때에 그 전문 분야별로 또는 전문 분야 간에 상호 협력하도록 노력하여야 한다.

[전문개정 2010. 3. 17.]

제27조(공공·민간 보건의료기관의 역할 분담 등) ① 국가와 지방자치단체는 공공보건의료기관과 민간보건의료기관 간의 역할 분담과 상호협력 체계를 마련하여야 한다.

② 국가와 지방자치단체는 제4조제2항에 따른 기본적인 보건의료 수요를 충족시키기 위하여 필요하면 공공보건의료기관을 설립·운영할 수 있으며, 이에 드는 비용의 전부 또는 일부를 지원할 수 있다.

③ 국가와 지방자치단체는 공공보건의료를 효율적으로 운영하고 관리하기 위하여 필요한 시책을 수립·시행하여야 한다.

④ 공공보건의료기관의 설립·운영 등 공공보건의료에 관한 기본적인 사항은 따로 법률로 정한다.

[전문개정 2010. 3. 17.]

제28조(보건의료 지식 및 기술) ① 국가와 지방자치단체는 보건의료 지식과 보건의료 기술의 발전을 위하여 필요한 시책을 수립·시행하여야 한다.

② 보건복지부장관은 효율적인 보건의료서비스를 제공하기 위하여 새로운 보건의료 기술의 평가 등 필요한 조치를 강구

하여야 한다.

[전문개정 2010. 3. 17.]

제5장 보건의료의 제공과 이용

<개정 2010. 3. 17.>

제1절 보건의료의 제공 및 이용체계 <개정 2010. 3. 17.>

제29조(보건의료의 제공 및 이용체계) ① 국가와 지방자치단체는 보건의료에 관한 인력, 시설, 물자 등 보건의료자원이 지역적으로 고루 분포되어 보건의료서비스의 공급이 균형 있게 이루어지도록 노력하여야 하며, 양질의 보건의료서비스를 효율적으로 제공하기 위한 보건의료의 제공 및 이용체계를 마련하도록 노력하여야 한다.

② 국가와 지방자치단체는 보건의료의 제공 및 이용체계를 구축하기 위하여 필요한 행정상·재정상의 조치와 그 밖에 필요한 지원을 할 수 있다.

[전문개정 2010. 3. 17.]

제30조(응급의료체계) 국가와 지방자치단체는 모든 국민(국내에 체류하고 있는 외국인을 포함한다)이 응급 상황에서 신속하고 적절한 응급의료서비스를 받을 수 있도록 응급의료체계를 마련하여야 한다. <개정 2013. 6. 4.>

[전문개정 2010. 3. 17.]

제2절 평생국민건강관리체계 <개정 2010. 3. 17.>

제31조(평생국민건강관리사업) ① 국가와 지방자치단체는 생애주기(生涯週期)별 건강상 특성과 주요 건강위험요인을 고려한 평생국민건강관리를 위한 사업을 시행하여야 한다.

② 국가와 지방자치단체는 공공보건의료기관이 평생국민건강관리사업에서 중심 역할을 할 수 있도록 필요한 시책을 강구하여야 한다.

③ 국가와 지방자치단체는 평생국민건강관리사업을 원활하게 수행하기 위하여 건강지도·보건교육 등을 담당할 전문인력을 양성하고 건강관리정보체계를 구축하는 등 필요한 시책을 강구하여야 한다.

[전문개정 2010. 3. 17.]

제32조(여성과 어린이의 건강 증진) 국가와 지방자치단체는 여성과 어린이의 건강을 보호·증진하기 위하여 필요한 시책을 강구하여야 한다. 이 경우 여성의 건강증진시책에 연령별 특성이 반영되도록 하여야 한다. <개정 2015. 12. 29.>

[전문개정 2010. 3. 17.]

제33조(노인의 건강 증진) 국가와 지방자치단체는 노인의 질환을 조기에 발견하고 예방하며, 질병 상태에 따라 적절한 치료와 요양(療養)이 이루어질 수 있도록 하는 등 노인의 건강을 보호·증진하기 위하여 필요한 시책을 강구하여야 한다.

[전문개정 2010. 3. 17.]

제34조(장애인의 건강 증진) 국가와 지방자치단체는 선천적·후천적 장애가 발생하는 것을 예방하고 장애인의 치료와 재활이 이루어질 수 있도록 하는 등 장애인의 건강을 보호·증진하기 위하여 필요한 시책을 강구하여야 한다.

[전문개정 2010. 3. 17.]

제35조(학교 보건의료) 국가와 지방자치단체는 학생의 건전한 발육을 돕고 건강을 보호·증진하며 건강한 성인으로 성장하기 위하여 요구되는 생활습관·정서 등을 함양하기 위하여 필요한 시책을 강구하여야 한다.

[전문개정 2010. 3. 17.]

제36조(산업 보건의료) 국가는 근로자의 건강을 보호·증진하기 위하여 필요한 시책을 강구하여야 한다.

[전문개정 2010. 3. 17.]

제37조(환경 보건의료) 국가와 지방자치단체는 국민의 건강을 보호·증진하기 위하여 쾌적한 환경의 유지와 환경오염으로 인한 건강상의 위해 방지 등에 필요한 시책을 강구하여야 한다.

[전문개정 2010. 3. 17.]

제37조의2(기후변화에 따른 국민건강영향평가 등) ① 질병관리청장은 국민의 건강을 보호·증진하기 위하여 지구온난화 등 기후변화가 국민건강에 미치는 영향을 5년마다 조사·평가(이하 “기후보건영향평가”라 한다)하여 그 결과를 공표하고 정책수립의 기초자료로 활용하여야 한다. <개정 2020. 8. 11.>

② 질병관리청장은 기후보건영향평가에 필요한 기초자료 확보 및 통계의 작성을 위하여 실태조사를 실시할 수 있다.<개정 2020. 8. 11.>

③ 질병관리청장은 관계 중앙행정기관의 장, 지방자치단체의 장 및 보건의료 관련 기관이나 단체의 장에게 기후보건영향평가에 필요한 자료의 제공 또는 제2항에 따른 실태조사의 협조를 요청할 수 있다. 이 경우 자료제공 또는 실태조사 협조를 요청받은 관계 중앙행정기관의 장 등은 정당한 사유가 없으면 이에 따라야 한다.<개정 2020. 8. 11.>

④ 기후보건영향평가와 실태조사의 구체적인 내용 및 방법 등에 필요한 사항은 대통령령으로 정한다.

[본조신설 2017. 2. 8.]

보건의료기본법 시행령

제13조의2(기후보건영향평가의 내용 및 방법 등) ① 법 제37조의2제1항에 따른 기후보건영향평가(이하 "기후보건영향평가"라 한다)의 내용은 다음 각 호와 같다. <개정 2020. 9. 11.>

1. 국민건강에 영향을 미치는 기후변화의 유형, 내용 및 특성 등에 관한 사항
2. 기후변화와 관련이 있는 질병·질환 등의 임상적 증상, 발생 추이 및 진료경과 등에 관한 사항
3. 기후변화와 관련이 있는 질병·질환 등의 성별·연령별·지역별 분포 및 특성 등에 관한 사항
4. 기후변화가 노인·장애인·임산부·어린이 등 보건의료 취약계층의 건강 및 생활 등에 미치는 영향
5. 그 밖에 제1호부터 제4호까지의 내용에 준하는 것으로서 기후변화가 국민건강에 미치는 영향을 고려하여 질병관리청장이 특히 필요하다고 인정하는 사항

② 질병관리청장은 기후보건영향평가에 대한 전문적 검토가 필요하다고 인정하는 경우에는 법 제37조의2제1항에 따라 기후보건영향평가의 결과를 공표하기 전에 위원회의 심의를 거치게 할 수 있다.<개정 2020. 9. 11.>

③ 질병관리청장은 국민건강의 보호·증진을 위하여 필요하다고 인정하는 경우에는 기후보건영향평가의 결과를 관계 중앙행정기관의 장, 시·도지사 및 시장·군수·구청장에게 알려야 한다.<개정 2020. 9. 11.>

④ 질병관리청장은 법 제37조의2제1항에 따라 기후보건영향평가의 결과를 공표하는 경우에는 질병관리청장이 지정하는 인터넷 홈페이지에 게재하여야 한다.<개정 2020. 9. 11.>

⑤ 제1항부터 제4항까지에서 규정한 사항 외에 기후보건영향평가의 내용·방법 및 절차 등에 필요한 세부 사항은 질병관리청장이 정한다.<개정 2020. 9. 11.>

[본조신설 2017. 8. 9.]

[종전 제13조의2는 제13조의4로 이동 <2017. 8. 9.>]

제13조의3(실태조사의 내용 및 방법 등) ① 법 제37조의2제2항에 따른 실태조사(이하 이 조에서 "실태조사"라 한다)의 내용은 다음 각 호와 같다. <개정 2020. 5. 19., 2020. 9. 11.>

1. 기후변화에 따른 질병·질환 등의 발생 경로, 발생 현황 및 임상정보 등에 관한 사항
2. 기후변화에 따른 질병·질환 등의 진단·검사·처방 등 진료정보에 관한 사항
3. 기후변화에 따른 질병·질환 등의 분석·연구와 관련된 각종 문헌 및 자료 등의 조사에 관한 사항
4. 기후변화에 따른 질병·질환 등과 관련하여 노인·장애인·임산부·어린이 등 보건의료 취약계층의 진료경과에 관한 사항
5. 그 밖에 제1호부터 제4호까지의 내용에 준하는 것으로서 질병관리청장이 실태조사를 위하여 특히 필요하다고 인정하는 사항

② 질병관리청장은 실태조사의 실시를 위하여 필요하다고 인정하는 경우에는 질병관리청장이 정하는 바에 따라 실태조사반을 구성·운영할 수 있다.<개정 2020. 9. 11.>

③ 질병관리청장은 실태조사의 효율적 추진을 위하여 필요하다고 인정하는 경우에는 보건의료 관계 연구기관·단체 또는 전문가 등에게 실태조사를 의뢰하여 실시할 수 있다.<개정 2020. 9. 11.>

④ 질병관리청장은 기후변화에 따른 국민건강의 보호 및 관리를 위하여 필요하다고 인정하는 경우에는 실태조사 결과를 공개할 수 있다.<개정 2020. 9. 11.>

⑤ 제1항부터 제4항까지에서 규정한 사항 외에 실태조사의 내용·방법 및 절차 등에 필요한 세부 사항은 질병관리청장이 정한다.<개정 2020. 9. 11.>

[본조신설 2017. 8. 9.]

제38조(식품위생·영양) 국가와 지방자치단체는 국민의 건강을 보호·증진하기 위하여 식품으로 인한 건강상의 위해 방지와 국민의 영양 상태의 향상 등에 필요한 시책을 강구하여야 한다.

[전문개정 2010. 3. 17.]

제3절 주요질병관리체계 <개정 2010. 3. 17.>

제39조(주요질병관리체계의 확립) 보건복지부장관은 국민건강을 크게 위협하는 질병 중에서 국가가 특별히 관리하여야 할 필요가 있다고 인정되는 질병을 선정하고, 이를 관리하기 위하여 필요한 시책을 수립·시행하여야 한다.

[전문개정 2010. 3. 17.]

제40조(감염병의 예방 및 관리) 국가와 지방자치단체는 감염병의 발생과 유행을 방지하고 감염병환자에 대하여 적절한 보

건의료를 제공하고 관리하기 위하여 필요한 시책을 수립·시행하여야 한다.

[전문개정 2010. 3. 17.]

제41조(만성질환의 예방 및 관리) 국가와 지방자치단체는 암·고혈압 등 주요 만성질환(慢性疾患)의 발생과 증가를 예방하고 말기질환자를 포함한 만성질환자에 대하여 적절한 보건의료의 제공과 관리를 위하여 필요한 시책을 수립·시행하여야 한다.

[전문개정 2010. 3. 17.]

보건의료기본법 시행령

제13조의4(만성질환 장기 역학조사) ① 질병관리청장은 법 제41조에 따른 만성질환의 예방 및 관리 등을 위하여 만성질환의 발생원인과 위험요인을 규명하는 만성질환 장기 역학조사를 실시한다. <개정 2020. 9. 11.>

② 질병관리청장은 제1항에 따른 역학조사를 실시할 때 필요하면 관계 중앙행정기관의 장, 시·도지사, 시장·군수·구청장 및 「공공기관의 운영에 관한 법률」 제4조에 따른 공공기관의 장에게 협조를 요청할 수 있다.<개정 2020. 9. 11.>

[본조신설 2016. 8. 2.]

[제13조의2에서 이동 <2017. 8. 9.>]

제15조(민감정보 및 고유식별정보의 처리) 질병관리청장은 법 제41조에 따른 사무(제13조의4제1항에 따른 만성질환 장기 역학조사에 관한 사무만 해당한다)를 수행하기 위하여 불가피한 경우 「개인정보 보호법」 제23조에 따른 건강에 관한 정보, 같은 법 시행령 제19조제1호 또는 제4호에 따른 주민등록번호 또는 외국인등록번호가 포함된 자료를 처리할 수 있다. <개정 2017. 8. 9., 2020. 9. 11.>

[본조신설 2016. 8. 2.]

제42조(정신 보건의료) 국가와 지방자치단체는 정신질환의 예방과 정신질환자의 치료 및 사회복귀 등 국민의 정신건강 증진을 위하여 필요한 시책을 수립·시행하여야 한다.

[전문개정 2010. 3. 17.]

제43조(구강 보건의료) 국가와 지방자치단체는 구강질환(口腔疾患)의 예방 및 치료와 구강건강에 관한 관리 등 국민의 구강건강 증진을 위하여 필요한 시책을 수립·시행하여야 한다.

[전문개정 2010. 3. 17.]

제6장 보건의료의 육성·발전 등

<개정 2010. 3. 17.>

제44조(보건의료 시범사업) ① 국가와 지방자치단체는 새로운 보건의료제도를 시행하기 위하여 필요하면 시범사업을 실시할 수 있다.

② 국가와 지방자치단체는 제1항에 따른 시범사업을 실시한 경우에는 그 결과를 평가하여 새로 시행될 보건의료제도에 반영하여야 한다.

[전문개정 2010. 3. 17.]

제45조(취약계층 등에 대한 보건의료서비스 제공) ① 국가와 지방자치단체는 노인·장애인 등 보건의료 취약계층에 대하여 적절한 보건의료서비스를 제공하기 위하여 필요한 시책을 수립·시행하여야 한다.

② 국가와 지방자치단체는 농·어업인 등의 건강을 보호·증진하기 위하여 필요한 시책을 수립·시행하여야 한다.

[전문개정 2010. 3. 17.]

제46조(분쟁 조정 등) ① 국가와 지방자치단체는 보건의료서비스로 인하여 분쟁이 발생하면 그 분쟁이 신속하고 공정하게 해결되도록 하기 위하여 필요한 시책을 강구하여야 한다.

② 국가와 지방자치단체는 보건의료서비스로 인한 피해를 원활하게 구제(救濟)하기 위하여 필요한 시책을 강구하여야 한다.

[전문개정 2010. 3. 17.]

제47조(건강위해원인자의 비용 부담) 국가와 지방자치단체는 국민건강에 위해를 일으키거나 일으킬 우려가 있는 물품 등을 생산·판매하는 자 등에 대하여는 관계 법령에서 정하는 바에 따라 국민건강의 보호·증진에 드는 비용을 부담하게 할 수 있다.

[전문개정 2010. 3. 17.]

제48조(보건의료 관련 산업의 진흥) 국가와 지방자치단체는 보건의료 기술의 연구개발과 지원 등 보건의료 관련 산업의 진흥을 위하여 필요한 시책을 강구하여야 한다.

[전문개정 2010. 3. 17.]

제49조(한방의료의 육성·발전) 국가와 지방자치단체는 한방의료(韓方醫療)를 육성·발전시키도록 노력하여야 한다.

[전문개정 2010. 3. 17.]

제50조(국제협력 등) 국가와 지방자치단체는 외국정부 및 국제기구 등과의 협력을 통하여 보건의료정보와 보건의료에 관한 기술을 교류하고 전문인력을 양성하며, 보건의료의 발전을 위한 국제적인 노력에 적극 참여하여야 한다.

[전문개정 2010. 3. 17.]

제51조(보건의료사업의 평가) 국가와 지방자치단체는 매년 주요 보건의료사업의 성과를 평가하여 이를 보건의료시책에 반영하도록 하여야 한다.

[전문개정 2010. 3. 17.]

제52조(보건의료서비스의 평가) 보건복지부장관은 보건의료서비스의 질적 향상을 위하여 관계 법령에서 정하는 바에 따라 보건의료서비스에 대한 평가를 실시하여야 한다.

[전문개정 2010. 3. 17.]

제7장 보건의료 통계·정보 관리

<개정 2010. 3. 17.>

제53조(보건의료 통계·정보 관리시책) 국가와 지방자치단체는 보건의료에 관한 통계와 정보를 수집·관리하여 이를 보건의료정책에 활용할 수 있도록 필요한 시책을 수립·시행하여야 한다.

[전문개정 2010. 3. 17.]

제54조(보건의료 정보화의 촉진) 국가와 지방자치단체는 보건의료 정보화를 촉진하기 위하여 필요한 시책을 강구하여야 한다.

[전문개정 2010. 3. 17.]

제55조(보건의료 실태조사) ① 보건복지부장관은 국민의 보건의료 수요 및 이용 행태, 보건의료에 관한 인력·시설 및 물자 등 보건의료 실태에 관한 전국적인 조사를 5년마다 실시하고 그 결과를 공표하여야 한다. 다만, 보건의료정책 수립에 필요하다고 인정하는 경우에는 임시 보건의료 실태조사를 실시할 수 있다. <개정 2019. 12. 3.>

② 보건복지부장관은 제1항에 따른 실태조사를 위하여 관계 중앙행정기관, 지방자치단체 및 관계 기관·법인·단체에 자료의 제출 또는 의견의 진술을 요청할 수 있다. 이 경우 요청을 받은 자는 정당한 사유가 없으면 이에 협조하여야 한다.<신설 2019. 12. 3.>

③ 제1항에 따른 실태조사의 내용, 방법 및 공표 등에 필요한 사항은 대통령령으로 정한다.<신설 2019. 12. 3.>

[전문개정 2010. 3. 17.]

보건의료기본법 시행령

제14조(보건의료 실태조사) ① 법 제55조제1항에 따른 보건의료 실태조사의 내용은 다음 각 호와 같다. <개정 2020. 5. 19.>

1. 보건의료 수요 및 보건의료서비스의 이용 행태
2. 보건의료에 관한 인력·시설 및 물자 등의 현황
3. 그 밖에 보건복지부장관이 보건의료 실태조사를 위하여 필요하다고 인정하는 사항

② 보건복지부장관은 제1항에 따른 실태조사를 최근 3년간 보건의료에 관한 연구실적이 있는 연구기관, 법인 또는 단체에 의뢰하여 실시할 수 있다.<개정 2020. 5. 19.>

③ 보건복지부장관은 제1항에 따른 실태조사의 결과를 보건복지부 인터넷 홈페이지에 60일 이상 공개해야 한다.<개정 2020. 5. 19.>

[전문개정 2010. 5. 27.]

제56조(보건의료정보의 보급·확대) 보건복지부장관은 보건의료기관, 관련 기관·단체 등이 보유하고 있는 보건의료정보를 널리 보급·확대하기 위하여 필요한 시책을 강구하여야 한다.

[전문개정 2010. 3. 17.]

제57조(보건의료정보의 표준화 추진) 보건복지부장관은 보건의료정보의 효율적 운영과 호환성(互換性) 확보 등을 위하여 보건의료정보의 표준화를 위한 시책을 강구하여야 한다.

[전문개정 2010. 3. 17.]

제6편

국민건강보험법

국민건강보험법

국민건강보험 요양급여의 기준에 관한 규칙

국민건강보험법

국민건강보험법

[시행 1999. 2. 8.] [법률 제5854호, 1999. 2. 8., 제정]

[시행 2022. 12. 27.] [법률 제19123호, 2022. 12. 27., 일부개정]
[시행 2023. 6. 13.] [법률 제19445호, 2023. 6. 13., 일부개정]
[시행 2023. 6. 28.] [법률 제19123호, 2022. 12. 27., 일부개정]
[시행 2023. 8. 20.] [법률 제19420호, 2023. 5. 19., 일부개정]
[시행 2023. 11. 20.] [법률 제19420호, 2023. 5. 19., 일부개정]
[시행 2024. 1. 12.] [법률 제19527호, 2023. 7. 11., 일부개정]
[시행 2024. 1. 23.] [법률 제20092호, 2024. 1. 23., 일부개정]

국민건강보험법 시행령

[시행 2023. 6. 5.] [대통령령 제33382호, 2023. 4. 11., 타법개정]
[시행 2023. 6. 28.] [대통령령 제33553호, 2023. 6. 20., 일부개정]
[시행 2023. 7. 1.] [대통령령 제33593호, 2023. 6. 27., 타법개정]
[시행 2023. 11. 20.] [대통령령 제33844호, 2023. 11. 7., 일부개정]
[시행 2023. 12. 12.] [대통령령 제33913호, 2023. 12. 12., 타법개정]
[시행 2024. 1. 1.] [대통령령 제33844호, 2023. 11. 7., 일부개정]
[시행 2024. 1. 12.] [대통령령 제34091호, 2024. 1. 2., 일부개정]

국민건강보험법 시행규칙

[시행 2023. 7. 24.] [보건복지부령 제951호, 2023. 7. 14., 일부개정]
[시행 2023. 9. 11.] [보건복지부령 제963호, 2023. 9. 11., 일부개정]
[시행 2023. 11. 1.] [보건복지부령 제963호, 2023. 9. 11., 일부개정]
[시행 2023. 11. 20.] [보건복지부령 제975호, 2023. 11. 14., 일부개정]

제1장 총칙

제1조(목적) 이 법은 국민의 질병·부상에 대한 예방·진단·치료·재활과 출산·사망 및 건강증진에 대하여 보험급여를 실시함으로써 국민보건 향상과 사회보장 증진에 이바지함을 목적으로 한다.

국민건강보험법 시행령

[시행 2024. 1. 12.] [대통령령 제34091호, 2024. 1. 2., 일부개정]

국민건강보험법 시행령

제1조(목적) 이 영은 「국민건강보험법」에서 위임된 사항과 그 시행에 필요한 사항을 규정함을 목적으로 한다.

국민건강보험법 시행규칙

제1조(목적) 이 규칙은 「국민건강보험법」 및 같은 법 시행령에서 위임된 사항과 그 시행에 필요한 사항을 규정함을 목적으로 한다. <개정 2015. 7. 24.>

제2조(관장) 이 법에 따른 건강보험사업은 보건복지부장관이 맡아 주관한다.

제3조(정의) 이 법에서 사용하는 용어의 뜻은 다음과 같다.

1. "근로자"란 직업의 종류와 관계없이 근로의 대가로 보수를 받아 생활하는 사람(법인의 이사와 그 밖의 임원을 포함한다)으로서 공무원 및 교직원을 제외한 사람을 말한다.
2. "사용자"란 다음 각 목의 어느 하나에 해당하는 자를 말한다.
   가. 근로자가 소속되어 있는 사업장의 사업주
   나. 공무원이 소속되어 있는 기관의 장으로서 대통령령으로 정하는 사람

다. 교직원이 소속되어 있는 사립학교(「사립학교교직원 연금법」 제3조에 규정된 사립학교를 말한다. 이하 이 조에서 같다)를 설립·운영하는 자

3. "사업장"이란 사업소나 사무소를 말한다.

4. "공무원"이란 국가나 지방자치단체에서 상시 공무에 종사하는 사람을 말한다.

5. "교직원"이란 사립학교나 사립학교의 경영기관에서 근무하는 교원과 직원을 말한다.

국민건강보험법 시행령

제2조(사용자인 기관장) 「국민건강보험법」(이하 "법"이라 한다) 제3조제2호나목에서 "대통령령으로 정하는 사람"이란 별표 1에 따른 기관장을 말한다. 다만, 법 제13조에 따른 국민건강보험공단(이하 "공단"이라 한다)은 소관 업무를 능률적으로 처리하기 위하여 필요하다고 인정할 때에는 기관의 소재지, 인원, 그 밖의 사정을 고려하여 별표 1에 따른 기관장에게 소속되어 있는 기관의 장을 사용자인 기관의 장으로 따로 지정할 수 있다.

국민건강보험법 시행령

[별표 1] 사용자인 기관장 <개정 2013.3.23>

(제2조 관련)

구분	기관장
1. 입법부	국회사무총장, 국회도서관장
2. 행정부	가. 감사원장, 대통령비서실장, 국가정보원장, 방송통신위원회 위원장 나. 국무조정실장, 공정거래위원회 위원장, 금융위원회 위원장, 국민권익위원회 위원장 다. 중앙행정기관의 장 라. 특별시장, 광역시장, 도지사, 특별자치도지사, 시장, 군수, 구청장(자치구의 구청장을 말한다) 마. 대학교 및 대학의 장, 전문대학의 장 바. 교육감, 교육장
3. 사법부	법원행정처장, 각급 법원 및 법원 지원(支院)의 장
4. 헌법재판소	사무처장
5. 선거관리위원회	중앙선거관리위원회 사무총장, 특별시 · 광역시 · 도선거관리위원회, 선거관리위원회 사무처장

제3조의2(국민건강보험종합계획의 수립 등) ① 보건복지부장관은 이 법에 따른 건강보험(이하 "건강보험"이라 한다)의 건전한 운영을 위하여 제4조에 따른 건강보험정책심의위원회(이하 이 조에서 "건강보험정책심의위원회"라 한다)의 심의를 거쳐 5년마다 국민건강보험종합계획(이하 "종합계획"이라 한다)을 수립하여야 한다. 수립된 종합계획을 변경할 때도 또한 같다.

② 종합계획에는 다음 각 호의 사항이 포함되어야 한다.

1. 건강보험정책의 기본목표 및 추진방향
2. 건강보험 보장성 강화의 추진계획 및 추진방법
3. 건강보험의 중장기 재정 전망 및 운영
4. 보험료 부과체계에 관한 사항
5. 요양급여비용에 관한 사항
6. 건강증진 사업에 관한 사항
7. 취약계층 지원에 관한 사항
8. 건강보험에 관한 통계 및 정보의 관리에 관한 사항
9. 그 밖에 건강보험의 개선을 위하여 필요한 사항으로 대통령령으로 정하는 사항

③ 보건복지부장관은 종합계획에 따라 매년 연도별 시행계획(이하 "시행계획"이라 한다)을 건강보험정책심의위원회의 심의를 거쳐 수립·시행하여야 한다.

④ 보건복지부장관은 매년 시행계획에 따른 추진실적을 평가하여야 한다.

⑤ 보건복지부장관은 다음 각 호의 사유가 발생한 경우 관련 사항에 대한 보고서를 작성하여 지체 없이 국회 소관 상임위원회에 보고하여야 한다.

1. 제1항에 따른 종합계획의 수립 및 변경
2. 제3항에 따른 시행계획의 수립
3. 제4항에 따른 시행계획에 따른 추진실적의 평가

⑥ 보건복지부장관은 종합계획의 수립, 시행계획의 수립·시행 및 시행계획에 따른 추진실적의 평가를 위하여 필요하다고 인정하는 경우 관계 기관의 장에게 자료의 제출을 요구할 수 있다. 이 경우 자료의 제출을 요구받은 자는 특별한 사유가 없으면 이에 따라야 한다.

⑦ 그 밖에 제1항에 따른 종합계획의 수립 및 변경, 제3항에 따른 시행계획의 수립·시행 및 제4항에 따른 시행계획에 따른 추진실적의 평가 등에 필요한 사항은 대통령령으로 정한다.

[본조신설 2016. 2. 3.]

국민건강보험법 시행령

제2조의2(국민건강보험종합계획의 수립 등) ① 보건복지부장관은 법 제3조의2제1항 전단에 따른 국민건강보험종합계획(이하 "종합계획"이라 한다) 및 같은 조 제3항에 따른 연도별 시행계획(이하 "시행계획"이라 한다)을 수립하는 경우에는 다음 각 호의 구분에 따른 시기까지 수립하여야 한다.

1. 종합계획: 시행 연도 전년도의 9월 30일까지
2. 시행계획: 시행 연도 전년도의 12월 31일까지

② 보건복지부장관은 종합계획 및 시행계획을 수립하거나 변경한 경우에는 다음 각 호의 구분에 따른 방법으로 공표하여야 한다.

1. 종합계획: 관보에 고시
2. 시행계획: 보건복지부 인터넷 홈페이지에 게시

③ 보건복지부장관은 종합계획 및 시행계획을 수립하거나 변경한 경우에는 관계 중앙행정기관의 장, 공단의 이사장 및 법 제62조에 따른 건강보험심사평가원(이하 "심사평가원"이라 한다)의 원장에게 그 내용을 알려야 한다.

④ 보건복지부장관은 법 제3조의2제4항에 따라 시행계획에 따른 추진실적을 평가한 경우에는 그 평가결과를 다음에 수립하는 종합계획 및 시행계획에 각각 반영하여야 한다.

⑤ 제1항부터 제4항까지에서 규정한 사항 외에 종합계획 또는 시행계획의 수립·시행·평가 등에 필요한 세부사항은 보건복지부장관이 정하여 고시한다.

[본조신설 2016. 8. 2.]

제2조의3(종합계획에 포함될 사항) 법 제3조의2제2항제9호에서 "대통령령으로 정하는 사항"이란 다음 각 호의 사항을 말한다.

1. 건강보험의 제도적 기반 조성에 관한 사항
2. 건강보험과 관련된 국제협력에 관한 사항
3. 그 밖에 건강보험의 개선을 위하여 보건복지부장관이 특히 필요하다고 인정하는 사항

[본조신설 2016. 8. 2.]

제4조(건강보험정책심의위원회) ① 건강보험정책에 관한 다음 각 호의 사항을 심의·의결하기 위하여 보건복지부장관 소속으로 건강보험정책심의위원회(이하 "심의위원회"라 한다)를 둔다. <개정 2016. 2. 3., 2024. 1. 9.>

1. 제3조의2제1항 및 제3항에 따른 종합계획 및 시행계획에 관한 사항(의결은 제외한다)
2. 제41조제3항에 따른 요양급여의 기준
3. 제45조제3항 및 제46조에 따른 요양급여비용에 관한 사항
4. 제73조제1항에 따른 직장가입자의 보험료율
5. 제73조제3항에 따른 지역가입자의 보험료부과점수당 금액

5의2. 보험료 부과 관련 제도 개선에 관한 다음 각 목의 사항(의결은 제외한다)

가. 건강보험 가입자(이하 "가입자"라 한다)의 소득 파악 실태에 관한 조사 및 연구에 관한 사항

나. 가입자의 소득 파악 및 소득에 대한 보험료 부과 강화를 위한 개선 방안에 관한 사항

다. 그 밖에 보험료 부과와 관련된 제도 개선 사항으로서 심의위원회 위원장이 회의에 부치는 사항

6. 그 밖에 건강보험에 관한 주요 사항으로서 대통령령으로 정하는 사항

② 심의위원회는 위원장 1명과 부위원장 1명을 포함하여 25명의 위원으로 구성한다.

③ 심의위원회의 위원장은 보건복지부차관이 되고, 부위원장은 제4항제4호의 위원 중에서 위원장이 지명하는 사람이 된다.

④ 심의위원회의 위원은 다음 각 호에 해당하는 사람을 보건복지부장관이 임명 또는 위촉한다.

1. 근로자단체 및 사용자단체가 추천하는 각 2명
2. 시민단체(「비영리민간단체지원법」 제2조에 따른 비영리민간단체를 말한다. 이하 같다), 소비자단체, 농어업인단체 및 자영업자단체가 추천하는 각 1명
3. 의료계를 대표하는 단체 및 약업계를 대표하는 단체가 추천하는 8명
4. 다음 각 목에 해당하는 8명

가. 대통령령으로 정하는 중앙행정기관 소속 공무원 2명

나. 국민건강보험공단의 이사장 및 건강보험심사평가원의 원장이 추천하는 각 1명

다. 건강보험에 관한 학식과 경험이 풍부한 4명

⑤ 심의위원회 위원(제4항제4호가목에 따른 위원은 제외한다)의 임기는 3년으로 한다. 다만, 위원의 사임 등으로 새로 위촉된 위원의 임기는 전임위원 임기의 남은 기간으로 한다.

⑥ 보건복지부장관은 심의위원회가 제1항제5호의2에 따라 심의한 사항을 국회에 보고하여야 한다. <신설 2024. 1. 9.>

⑦ 심의위원회의 운영 등에 필요한 사항은 대통령령으로 정한다. <개정 2024. 1. 9.>

[시행일: 2024. 7. 10.] 제4조

국민건강보험법 시행령

제3조(심의위원회의 심의·의결사항) 법 제4조제1항제6호에서 "대통령령으로 정하는 사항"이란 다음 각 호의 사항을 말한다. <개정 2016. 8. 2., 2024. 1. 2.>

1. 제21조제2항에 따른 요양급여 각 항목에 대한 상대가치점수

2. 제22조에 따른 약제·치료재료별 요양급여비용의 상한
3. 그 밖에 제23조에 따른 부가급여에 관한 사항 등 건강보험에 관한 주요사항으로서 법 제4조에 따른 건강보험정책심의위원회(이하 "심의위원회"라 한다)의 위원장이 회의에 부치는 사항

제4조(공무원인 위원) 법 제4조제4항제4호가목에서 "대통령령으로 정하는 중앙행정기관 소속 공무원"이란 기획재정부와 보건복지부 소속의 3급 공무원 또는 고위공무원단에 속하는 일반직공무원 중에서 그 소속기관의 장이 1명씩 지명하는 사람을 말한다.

제4조의2(심의위원회 위원의 해임 및 해촉) 보건복지부장관은 법 제4조제4항 각 호에 따른 심의위원회 위원이 다음 각 호의 어느 하나에 해당하는 경우에는 해당 심의위원회 위원을 해임하거나 해촉(解囑)할 수 있다.
1. 심신장애로 인하여 직무를 수행할 수 없게 된 경우
2. 직무와 관련된 비위사실이 있는 경우
3. 직무태만, 품위손상이나 그 밖의 사유로 인하여 위원으로 적합하지 아니하다고 인정되는 경우
4. 위원 스스로 직무를 수행하는 것이 곤란하다고 의사를 밝히는 경우

[본조신설 2015. 12. 31.]

제5조(심의위원회의 위원장 등) ① 심의위원회의 위원장은 심의위원회를 대표하며, 그 업무를 총괄한다.
② 심의위원회의 부위원장은 위원장을 보좌하며, 위원장이 부득이한 사유로 직무를 수행할 수 없을 때에는 그 직무를 대행한다.

제6조(심의위원회의 회의) ① 심의위원회의 위원장은 심의위원회의 회의를 소집하고, 그 의장이 된다.
② 심의위원회의 회의는 재적위원 3분의 1 이상이 요구할 때 또는 위원장이 필요하다고 인정할 때에 소집한다.
③ 심의위원회의 회의는 재적위원 과반수의 출석으로 개의(開議)하고, 출석위원 과반수의 찬성으로 의결한다.
④ 심의위원회의 위원장은 제3항에 따른 의결에 참여하지 아니한다. 다만, 가부동수(可否同數)일 때에는 위원장이 정한다.
⑤ 심의위원회는 효율적인 심의를 위하여 필요한 경우에는 분야별로 소위원회를 구성할 수 있다.
⑥ 제1항부터 제5항까지에서 규정한 사항 외에 심의위원회와 소위원회의 운영 등에 필요한 사항은 심의위원회의 의결을 거쳐 위원장이 정한다.

제7조(심의위원회의 간사) ① 심의위원회의 사무를 처리하기 위하여 심의위원회에 간사 1명을 둔다.
② 간사는 보건복지부 소속 4급 이상 공무원 또는 고위공무원단에 속하는 일반직공무원 중에서 위원장이 지명한다.

제8조(심의위원회 위원의 수당 등) 심의위원회의 회의에 출석한 위원에게는 예산의 범위에서 수당·여비, 그 밖에 필요한 경비를 지급할 수 있다. 다만, 공무원인 위원이 소관 업무와 직접 관련하여 출석하는 경우에는 그러하지 아니하다.

제2장 가입자

제5조(적용 대상 등) ① 국내에 거주하는 국민은 건강보험의 가입자 또는 피부양자가 된다. 다만, 다음 각 호의 어느 하나에 해당하는 사람은 제외한다. <개정 2016. 2. 3., 2024. 1. 9.>
1. 「의료급여법」에 따라 의료급여를 받는 사람(이하 "수급권자"라 한다)
2. 「독립유공자예우에 관한 법률」 및 「국가유공자 등 예우 및 지원에 관한 법률」에 따라 의료보호를 받는 사람(이하 "유공자등 의료보호대상자"라 한다). 다만, 다음 각 목의 어느 하나에 해당하는 사람은 가입자 또는 피부양자가 된다.
   가. 유공자등 의료보호대상자 중 건강보험의 적용을 보험자에게 신청한 사람
   나. 건강보험을 적용받고 있던 사람이 유공자등 의료보호대상자로 되었으나 건강보험의 적용배제신청을 보험자에게 하지 아니한 사람

② 제1항의 피부양자는 다음 각 호의 어느 하나에 해당하는 사람 중 직장가입자에게 주로 생계를 의존하는 사람으로서 소득 및 재산이 보건복지부령으로 정하는 기준 이하에 해당하는 사람을 말한다. <개정 2017. 4. 18.>
1. 직장가입자의 배우자
2. 직장가입자의 직계존속(배우자의 직계존속을 포함한다)
3. 직장가입자의 직계비속(배우자의 직계비속을 포함한다)과 그 배우자
4. 직장가입자의 형제·자매

③ 제2항에 따른 피부양자 자격의 인정 기준, 취득·상실시기 및 그 밖에 필요한 사항은 보건복지부령으로 정한다.

[시행일: 2024. 7. 10.] 제5조

국민건강보험법 시행규칙

제2조(피부양자 자격의 인정기준 등) ① 「국민건강보험법」(이하 "법"이라 한다) 제5조제2항에 따른 피부양자 자격의 인정기준은 다음 각 호의 요건을 모두 충족하는 것으로 한다. <개정 2013. 6. 28., 2018. 3. 6.>
1. 별표 1에 따른 부양요건에 해당할 것
2. 별표 1의2에 따른 소득 및 재산요건에 해당할 것

② 피부양자는 다음 각 호의 어느 하나에 해당하는 날에 그 자격을 취득한다.
1. 신생아의 경우: 출생한 날
2. 직장가입자의 자격 취득일 또는 가입자의 자격 변동일부터 90일 이내에 피부양자의 자격취득 신고를 한 경우: 직장가입자의 자격 취득일 또는 해당 가입자의 자격 변동일

3. 직장가입자의 자격 취득일 또는 가입자의 자격 변동일부터 90일을 넘겨 피부양자 자격취득 신고를 한 경우: 법 제13조에 따른 국민건강보험공단(이하 "공단"이라 한다)에 별지 제1호서식의 피부양자 자격(취득·상실) 신고서를 제출한 날. 다만, 천재지변, 질병·사고 등 공단이 정하는 본인의 책임이 없는 부득이한 사유로 90일을 넘겨 피부양자 자격취득 신고를 한 경우에는 직장가입자의 자격 취득일 또는 가입자의 자격 변동일로 한다.

③ 피부양자는 다음 각 호의 어느 하나에 해당하게 된 날에 그 자격을 상실한다. <개정 2023. 9. 11.>

1. 사망한 날의 다음 날
2. 대한민국의 국적을 잃은 날의 다음 날
3. 국내에 거주하지 아니하게 된 날의 다음 날
4. 직장가입자가 자격을 상실한 날
5. 법 제5조제1항제1호에 따른 수급권자가 된 날
6. 법 제5조제1항제2호에 따른 유공자등 의료보호대상자인 피부양자가 공단에 건강보험의 적용배제 신청을 한 날의 다음 날
7. 직장가입자 또는 다른 직장가입자의 피부양자 자격을 취득한 경우에는 그 자격을 취득한 날
8. 피부양자 자격을 취득한 사람이 본인의 신고에 따라 피부양자 자격 상실 신고를 한 경우에는 신고한 날의 다음 날
9. 제1항에 따른 요건을 충족하지 아니하는 경우에는 공단이 그 요건을 충족하지 아니한다고 확인한 날의 다음 날
10. 제9호에도 불구하고 「국민건강보험법 시행령」(이하 "영"이라 한다) 제41조의2제3항 또는 제42조제2항에 따라 영 제41조제1항제3호 및 제4호의 소득(이하 "사업소득등"이라 한다)의 발생 사실과 그 금액을 신고하여 공단이 제1항제2호에 따른 소득요건을 충족하지 않는다고 확인한 경우에는 그 사업소득등이 발생한 날이 속하는 달의 다음 달 말일
11. 제9호에도 불구하고 영 제41조의2제3항 또는 제42조제2항에 따라 사업소득등의 발생 사실과 그 금액을 신고하지 않았으나 공단이 제1항제2호에 따른 소득요건을 충족하지 않음을 확인한 경우에는 그 사업소득등이 발생한 날이 속하는 달의 말일
12. 제9호부터 제11호까지의 규정에도 불구하고 거짓이나 그 밖의 부정한 방법으로 영 제41조의2제1항에 따른 소득월액의 조정 신청, 영 제42조제2항에 따른 보험료부과점수의 조정 신청 또는 이 규칙에 따른 피부양자 자격 취득 신고를 하여 피부양자 자격을 취득한 것을 공단이 확인한 경우에는 그 자격을 취득한 날

④ 직장가입자가 피부양자 자격 취득 또는 상실 신고를 하거나 피부양자가 제3항제8호에 따른 자격 상실 신고를 하려면 별지 제1호서식의 피부양자 자격(취득·상실) 신고서에 다음 각 호의 서류(자격 취득 신고의 경우만 해당한다)를 첨부하여 공단에 제출하여야 한다. 다만, 공단이 법 제96조에 따라 국가 등으로부터 제공받은 자료로 피부양자 자격 취득 또는 상실 대상자를 확인할 수 있는 경우에는 신고서를 제출하지 아니한다. <개정 2013. 6. 28., 2018. 3. 6., 2018. 6. 29., 2023. 9. 11.>

1. 가족관계등록부의 증명서 1부(주민등록표 등본으로 제1항 각 호의 요건 충족 여부를 확인할 수 없는 경우만 해당한다)
2. 「장애인복지법」 제32조에 따라 등록된 장애인, 「국가유공자 등 예우 및 지원에 관한 법률」 제4조·제73조 및 제74조에 따른 국가유공자등(법률 제11041호로 개정되기 전의 「국가유공자 등 예우 및 지원에 관한 법률」 제73조의2에 따른 국가유공자 등을 포함한다)으로서 같은 법 제6조의4에 따른 상이등급 판정을 받은 사람과 「보훈보상대상자 지원에 관한 법률」 제2조에 따른 보훈보상대상자로서 같은 법 제6조에 따른 상이등급 판정을 받은 사람임을 증명할 수 있는 서류 1부(장애인, 국가유공자 등 또는 보훈보상대상자의 경우만 해당한다)
3. 「도시 및 주거환경정비법」에 따른 주택재건축사업의 사업자등록증 사본 등 별표 1의2 제1호다목에 해당하는 사실을 확인하기 위하여 공단이 요구하는 서류(피부양자가 되려는 사람이 별표 1의2 제1호다목에 따른 인정을 받으려는 경우만 해당한다)

⑤ 삭제 <2013. 6. 28.>

제66조(규제의 재검토) ① 보건복지부장관은 제2조에 따른 피부양자 자격의 인정기준 등에 대하여 2014년 1월 1일을 기준으로 3년마다(매 3년이 되는 해의 1월 1일 전까지를 말한다) 그 타당성을 검토하여 개선 등의 조치를 하여야 한다. <개정 2015. 1. 5.>

② 보건복지부장관은 제5조에 따른 건강보험증 발급(기재사항 변경) 신청서의 내용에 대하여 2015년 1월 1일을 기준으로 2년마다(매 2년이 되는 해의 기준일과 같은 날 전까지를 말한다) 그 타당성을 검토하여 개선 등의 조치를 해야 한다.<개정 2019. 6. 12.>

[본조신설 2013. 12. 31.]

국민건강보험법 시행규칙 [별표 1] 피부양자 자격의 인정기준 중 부양요건 <개정 2018. 3. 6.>

(제2조제1항제1호 관련)

가입자와의 관계	부양요건	
	동거 시	비동거 시
1. 배우자	○ 부양 인정	○ 부양 인정
2. 부모인 직계존속		
가. 부모(아버지 또는 어머니와 재혼한 배우자 포함)	○ 부양 인정	○ 부모(아버지 또는 어머니와 재혼한 배우자 포함)와 동거하고 있는 형제자매가 없거나, 있어도 보수 또는 소득이 없는 경우 부양 인정
나. 법률상의 부모가 아닌 친생부모(이하 "친생부모"라 한다)	○ 부양 인정	○ 친생부모의 배우자 또는 동거하고 있는 직계비속이 없거나, 있어도 보수 또는 소득이 없는 경우 부양 인정
3. 자녀(법률상의 자녀가 아닌 친생자녀 포함)인 직계비속	○ 부양 인정	○ 미혼(이혼·사별한 경우 포함)인 경우 부양 인정. 다만, 이혼·사별한 경우 자녀인 직계비속이 없거나, 있어도 보수 또는 소득이 없는 경우 부양 인정
4. 조부모·외조부모 이상인 직계존속	○ 부양 인정	○ 조부모·외조부모 이상인 직계존속과 동거하고 있는 직계비속이 없거나, 있어도 보수 또는 소득이 없는 경우 부양 인정
5. 손·외손 이하인 직계비속	○ 부모가 없거나, 아버지 또는 어머니가 있어도 보수 또는 소득이 없는 경우 부양 인정	○ 미혼(이혼·사별한 경우 포함)으로서 부모가 없는 경우 부양 인정. 다만, 이혼·사별한 경우 자녀인 직계비속이 없거나, 있어도 보수 또는 소득이 없는 경우 부양 인정
6. 직계비속의 배우자	○ 부양 인정	○ 부양 불인정
7. 배우자의 부모인 직계존속(배우자의 아버지 또는 어머니와 재혼한 배우자 포함)	○ 부양 인정	○ 배우자의 부모(아버지 또는 어머니와 재혼한 배우자 포함)와 동거하고 있는 배우자의 형제자매가 없거나, 있어도 보수 또는 소득이 없는 경우 부양 인정
8. 배우자의 조부모·외조부모 이상인 직계존속	○ 부양 인정	○ 배우자의 조부모·외조부모 이상인 직계존속과 동거하고 있는 직계비속이 없거나, 있어도 보수 또는 소득이 없는 경우 부양 인정
9. 배우자의 직계비속	○ 미혼(이혼·사별한 경우 포함)인 경우 부양 인정. 다만, 이혼·사별한 경우 자녀인 직계비속이 없거나, 있어도 보수 또는 소득이 없는 경우 부양 인정	○ 부양 불인정
10. 다음 각 목의 어느 하나에 해당하는 형제·자매 가. 30세 미만 나. 65세 이상 다. 「장애인복지법」 제32조에 따라 등록한 장애인 라. 「국가유공자 등 예우 및 지원에 관한 법률」 제4조·제73조 및 제74조에 따른 국가유공자 등(법률 제11041호로 개정되기 전의 「국가유공자 등 예우 및 지원에 관한 법률」 제73조의2에 따른 국가유공자 등을 포함한다)으로서 같은 법 제6조의4에 따른 상이등급 판정을 받은 사람 마. 「보훈보상대상자 지원에 관한 법률」 제2조에 따른 보훈보상대상자로서 같은 법 제6조에 따른 상이등급 판정을 받은 사람	○ 미혼(이혼·사별한 경우 포함)으로 부모가 없거나, 있어도 부모가 보수 또는 소득이 없는 경우 부양 인정. 다만, 이혼·사별한 경우 자녀인 직계비속이 없거나, 있어도 보수 또는 소득이 없는 경우 부양 인정	○ 미혼(이혼·사별한 경우 포함)으로 부모 및 직장가입자 외의 다른 형제·자매가 없거나, 있어도 부모 및 동거하고 있는 형제·자매가 보수 또는 소득이 없는 경우 부양 인정. 다만, 이혼·사별한 경우 자녀인 직계비속이 없거나, 있어도 보수 또는 소득이 없는 경우 부양 인정

국민건강보험법 시행규칙 [별표 1의2] 피부양자 자격의 인정기준 중 소득 및 재산요건 <개정 2023. 9. 11.>

(제2조제1항제2호 관련)

1. 직장가입자의 피부양자가 되려는 사람은 다음 각 목에서 정하는 소득요건을 모두 충족하여야 한다.
   가. 영 제41조제1항 각 호에 따른 소득의 합계액이 연간 2천만원 이하일 것

나. 영 제41조제1항제3호의 사업소득(이하 이 표에서 "사업소득"이라 한다)이 없을 것. 다만, 피부양자가 되려는 사람이 다음의 어느 하나에 해당하고, 사업소득의 합계액이 연간 500만원 이하인 경우에는 사업소득이 없는 것으로 본다.

1) 사업자등록이 되어 있지 않은 경우(「소득세법」 제19조제1항제12호에 따른 부동산업에서 발생하는 소득 중 주택임대소득이 있는 경우는 제외한다)

2) 「장애인복지법」 제32조에 따라 장애인으로 등록한 경우

3) 「국가유공자 등 예우 및 지원에 관한 법률」 제4조·제73조 및 제74조에 따른 국가유공자 등(법률 제11041호로 개정되기 전의 「국가유공자 등 예우 및 지원에 관한 법률」 제73조의2에 따른 국가유공자 등을 포함한다)으로서 같은 법 제6조의4에 따른 상이등급 판정을 받은 경우

4) 「보훈보상대상자 지원에 관한 법률」 제2조에 따른 보훈보상대상자로서 같은 법 제6조에 따른 상이등급 판정을 받은 경우

다. 피부양자가 되려는 사람이 「도시 및 주거환경정비법」에 따른 주택재건축사업으로 발생한 사업소득을 제외하면 가목 및 나목의 요건을 충족하는 경우 등 관계 자료에 의하여 공단이 인정한 경우에는 가목 및 나목의 요건을 충족하는 것으로 본다.

라. 피부양자가 되려는 사람이 기혼자인 경우에는 부부 모두 가목부터 다목까지의 요건을 충족하여야 한다.

2. 직장가입자의 피부양자가 되려는 사람은 각 목에서 정하는 재산요건 중 어느 하나에 해당하여야 한다.

가. 별표 1의 제1호부터 제9호까지에 해당하는 경우: 다음의 어느 하나에 해당할 것

1) 영 제42조제3항제1호에 따른 재산에 대한 「지방세법」 제110조에 따른 재산세 과세표준의 합이 5억 4천만원을 초과하면서 9억원 이하이고, 영 제41조제1항 각 호에 따른 소득의 합계액이 연간 1천만원 이하일 것

2) 영 제42조제3항제1호에 따른 재산에 대한 「지방세법」 제110조에 따른 재산세 과세표준의 합이 5억4천만원 이하일 것

나. 별표 1의 제10호에 해당하는 경우: 영 제42조제3항제1호에 따른 재산에 대한 「지방세법」 제110조에 따른 재산세 과세표준의 합이 1억8천만원 이하일 것

제6조(가입자의 종류) ① 가입자는 직장가입자와 지역가입자로 구분한다.

② 모든 사업장의 근로자 및 사용자와 공무원 및 교직원은 직장가입자가 된다. 다만, 다음 각 호의 어느 하나에 해당하는 사람은 제외한다.<개정 2016. 5. 29.>

1. 고용 기간이 1개월 미만인 일용근로자
2. 「병역법」에 따른 현역병(지원에 의하지 아니하고 임용된 하사를 포함한다), 전환복무된 사람 및 군간부후보생
3. 선거에 당선되어 취임하는 공무원으로서 매월 보수 또는 보수에 준하는 급료를 받지 아니하는 사람
4. 그 밖에 사업장의 특성, 고용 형태 및 사업의 종류 등을 고려하여 대통령령으로 정하는 사업장의 근로자 및 사용자와 공무원 및 교직원

③ 지역가입자는 직장가입자와 그 피부양자를 제외한 가입자를 말한다.

④ 삭제<2018. 12. 11.>

국민건강보험법 시행령

제9조(직장가입자에서 제외되는 사람) 법 제6조제2항제4호에서 "대통령령으로 정하는 사업장의 근로자 및 사용자와 공무원 및 교직원"이란 다음 각 호의 어느 하나에 해당하는 사람을 말한다.

1. 비상근 근로자 또는 1개월 동안의 소정(所定)근로시간이 60시간 미만인 단시간근로자
2. 비상근 교직원 또는 1개월 동안의 소정근로시간이 60시간 미만인 시간제공무원 및 교직원
3. 소재지가 일정하지 아니한 사업장의 근로자 및 사용자
4. 근로자가 없거나 제1호에 해당하는 근로자만을 고용하고 있는 사업장의 사업주

국민건강보험법 시행규칙

제3조(사업장의 적용·변경·탈퇴 신고) ① 사용자는 해당 사업장이 법 제6조제2항에 따라 직장가입자가 되는 근로자·공무원 및 교직원을 사용하는 사업장이 된 경우에는 그 때부터 14일 이내에 별지 제2호서식의 사업장(기관) 적용신고서에 통장 사본 1부(자동이체를 신청하는 경우만 해당한다)를 첨부하여 공단에 제출하여야 한다. 이 경우 공단은 「전자정부법」 제36조제2항에 따른 행정정보의 공동이용을 통하여 사업자등록증 및 법인 등기사항증명서를 확인하여야 하며, 신고인이 사

업자등록증을 확인하는 것에 동의하지 아니하는 경우에는 그 사본을 첨부하도록 하여야 한다.

② 사용자는 제1항에 따라 공단에 신고한 내용이 변경된 경우에는 변경된 날부터 14일 이내에 별지 제3호서식의 사업장(기관)변경신고서를 공단에 제출하여야 한다. 이 경우 공단은 「전자정부법」 제36조제2항에 따른 행정정보의 공동이용을 통하여 사업자등록증 및 법인 등기사항증명서를 확인하여야 하며, 신고인이 사업자등록증을 확인하는 것에 동의하지 아니하는 경우에는 그 사본을 첨부하도록 하여야 한다.

③ 사용자는 사업장이 다음 각 호의 어느 하나에 해당하게 된 경우에는 그 날부터 14일 이내에 별지 제4호서식의 사업장 탈퇴신고서에 사업장 탈퇴 사실을 증명할 수 있는 서류를 첨부하여 공단에 제출하여야 한다. 이 경우 공단은 「전자정부법」 제36조제2항에 따른 행정정보의 공동이용을 통하여 휴업·폐업 사실 증명원(사업장이 휴업·폐업한 경우만 해당한다) 및 법인 등기사항증명서를 확인하여야 하며, 신고인이 휴업·폐업 사실 증명원을 확인하는 것에 동의하지 아니하는 경우에는 이를 첨부하도록 하여야 한다. <개정 2023. 9. 11.>

1. 사업장이 휴업·폐업되는 경우
2. 사업장이 합병되는 경우
3. 사업장이 폐쇄되는 경우
4. 사업장에 근로자가 없게 되거나 영 제9조제1호에 따른 근로자만을 고용하게 되는 경우

제7조(사업장의 신고) 사업장의 사용자는 다음 각 호의 어느 하나에 해당하게 되면 그 때부터 14일 이내에 보건복지부령으로 정하는 바에 따라 보험자에게 신고하여야 한다. 제1호에 해당되어 보험자에게 신고한 내용이 변경된 경우에도 또한 같다.

1. 제6조제2항에 따라 직장가입자가 되는 근로자·공무원 및 교직원을 사용하는 사업장(이하 "적용대상사업장"이라 한다)이 된 경우
2. 휴업·폐업 등 보건복지부령으로 정하는 사유가 발생한 경우

제8조(자격의 취득 시기 등) ① 가입자는 국내에 거주하게 된 날에 직장가입자 또는 지역가입자의 자격을 얻는다. 다만, 다음 각 호의 어느 하나에 해당하는 사람은 그 해당되는 날에 각각 자격을 얻는다.

1. 수급권자이었던 사람은 그 대상자에서 제외된 날
2. 직장가입자의 피부양자이었던 사람은 그 자격을 잃은 날
3. 유공자등 의료보호대상자이었던 사람은 그 대상자에서 제외된 날
4. 제5조제1항제2호가목에 따라 보험자에게 건강보험의 적용을 신청한 유공자등 의료보호대상자는 그 신청한 날

② 제1항에 따라 자격을 얻은 경우 그 직장가입자의 사용자 및 지역가입자의 세대주는 그 명세를 보건복지부령으로 정하는 바에 따라 자격을 취득한 날부터 14일 이내에 보험자에게 신고하여야 한다.

제9조(자격의 변동 시기 등) ① 가입자는 다음 각 호의 어느 하나에 해당하게 된 날에 그 자격이 변동된다.

1. 지역가입자가 적용대상사업장의 사용자로 되거나, 근로자·공무원 또는 교직원(이하 "근로자등"이라 한다)으로 사용된 날
2. 직장가입자가 다른 적용대상사업장의 사용자로 되거나 근로자등으로 사용된 날
3. 직장가입자인 근로자등이 그 사용관계가 끝난 날의 다음 날
4. 적용대상사업장에 제7조제2호에 따른 사유가 발생한 날의 다음 날
5. 지역가입자가 다른 세대로 전입한 날

② 제1항에 따라 자격이 변동된 경우 직장가입자의 사용자와 지역가입자의 세대주는 다음 각 호의 구분에 따라 그 명세를 보건복지부령으로 정하는 바에 따라 자격이 변동된 날부터 14일 이내에 보험자에게 신고하여야 한다.

1. 제1항제1호 및 제2호에 따라 자격이 변동된 경우: 직장가입자의 사용자
2. 제1항제3호부터 제5호까지의 규정에 따라 자격이 변동된 경우: 지역가입자의 세대주

③ 법무부장관 및 국방부장관은 직장가입자나 지역가입자가 제54조 제3호 또는 제4호에 해당하면 보건복지부령으로 정하는 바에 따라 그 사유에 해당된 날부터 1개월 이내에 보험자에게 알려야 한다.

제9조의2(자격 취득·변동 사항의 고지) 공단은 제96조제1항에 따라 제공받은 자료를 통하여 가입자 자격의 취득 또는 변동 여부를 확인하는 경우에는 자격 취득 또는 변동 후 최초로 제79조에 따른 납부의무자에게 보험료 납입 고지를 할 때 보건복지부령으로 정하는 바에 따라 자격 취득 또는 변동에 관한 사항을 알려야 한다.

[본조신설 2019. 1. 15.]

제10조(자격의 상실 시기 등) ① 가입자는 다음 각 호의 어느 하나에 해당하게 된 날에 그 자격을 잃는다.

1. 사망한 날의 다음 날

2. 국적을 잃은 날의 다음 날
3. 국내에 거주하지 아니하게 된 날의 다음 날
4. 직장가입자의 피부양자가 된 날
5. 수급권자가 된 날
6. 건강보험을 적용받고 있던 사람이 유공자등 의료보호대상자가 되어 건강보험의 적용배제신청을 한 날

② 제1항에 따라 자격을 잃은 경우 직장가입자의 사용자와 지역가입자의 세대주는 그 명세를 보건복지부령으로 정하는 바에 따라 자격을 잃은 날부터 14일 이내에 보험자에게 신고하여야 한다.

국민건강보험법 시행규칙

제4조(가입자 자격의 취득·변동·상실의 신고) ① 세대주는 그 세대의 구성원이 법 제6조제3항·제8조제1항 및 제9조제1항에 따라 지역가입자의 자격을 취득한 경우 또는 지역가입자로 자격이 변동된 경우에는 별지 제5호서식의 지역가입자 자격 취득·변동 신고서에 보험료 감면 증명자료를 첨부(법 제74조 및 제75조에 따라 보험료가 면제되거나 일부를 경감받는 사람만 해당하며, 공단이 법 제96조에 따라 국가 등으로부터 제공받은 자료로 보험료 감면 대상자임을 확인할 수 있는 경우에는 첨부하지 않는다)해 공단에 제출해야 한다. 다만, 제4항제2호에 따라 사용자가 별지 제8호서식의 직장가입자 자격상실 신고서를 공단에 제출한 경우에는 별지 제5호서식의 지역가입자자격취득·변동신고서를 제출한 것으로 본다. <개정 2018. 12. 18.>

② 사용자는 법 제6조제2항·제4항, 제8조제1항 및 제9조제1항에 따라 근로자·공무원 및 교직원이 다음 각 호의 어느 하나에 해당하는 경우에는 별지 제6호서식의 직장가입자 자격취득 신고서를 공단에 제출해야 한다. 이 경우 제2조제1항 각 호의 요건을 갖추었는지 여부를 주민등록표 등본으로 확인할 수 없을 때에는 가족관계등록부의 증명서 1부를 첨부해야 한다.<개정 2018. 12. 18.>

1. 직장가입자가 아닌 사람이 직장가입자인 근로자·사용자·공무원 및 교직원이 된 경우
2. 직장가입자인 근로자·사용자가 다른 사업장의 직장가입자가 되거나 직장가입자인 공무원·교직원이 된 경우
3. 직장가입자인 공무원·교직원이 직장가입자인 근로자·사용자가 되거나 소속 기관장을 달리하는 기관으로 전출된 경우

③ 법 제9조제3항에 따라 국방부장관 또는 법무부장관이 공단에 통지해야 할 사항은 다음 각 호와 같다.<개정 2018. 12. 18.>

1. 국방부장관: 법 제54조제3호에 해당하는 사람의 성명·주민등록번호·입대일·전역일 및 전환복무일
2. 법무부장관: 법 제54조제4호에 해당하는 사람의 성명·주민등록번호·입소일·출소일·수용기관명칭·코드 및 신분 구분

④ 법 제10조제2항에 따른 자격상실의 신고는 다음 각 호의 구분에 따라 해야 한다.<개정 2018. 12. 18.>

1. 지역가입자: 세대주가 별지 제7호서식의 지역가입자 자격상실 신고서를 공단에 제출
2. 직장가입자: 사용자가 별지 제8호서식의 직장가입자 자격상실 신고서를 공단에 제출

⑤ 사용자는 제2항에 따라 공단에 신고한 직장가입자의 내용이 변경된 경우에는 변경된 날부터 14일 이내에 별지 제9호서식의 직장가입자 내용변경 신고서를 공단에 제출해야 한다.<개정 2018. 12. 18.>

제4조의2(가입자 자격의 취득·변동의 고지사항) 공단은 법 제9조의2에 따라 자격 취득 또는 변동에 관한 사항을 알리는 경우에는 제48조에 따른 납입고지서에 다음 각 호의 사항을 명시해야 한다.

1. 가입자 자격의 취득 또는 변동이 발생한 가입자의 성명
2. 취득 또는 변동이 발생한 자격

[본조신설 2019. 6. 12.]

제11조(자격취득 등의 확인) ① 가입자 자격의 취득·변동 및 상실은 제8조부터 제10조까지의 규정에 따른 자격의 취득·변동 및 상실의 시기로 소급하여 효력을 발생한다. 이 경우 보험자는 그 사실을 확인할 수 있다.

② 가입자나 가입자이었던 사람 또는 피부양자나 피부양자이었던 사람은 제1항에 따른 확인을 청구할 수 있다.

제12조(건강보험증) ① 국민건강보험공단은 가입자 또는 피부양자가 신청하는 경우 건강보험증을 발급하여야 한다. <개정 2018. 12. 11.>

② 가입자 또는 피부양자가 요양급여를 받을 때에는 제1항의 건강보험증을 제42조제1항에 따른 요양기관(이하 "요양기관"이라 한다)에 제출하여야 한다. 다만, 천재지변이나 그 밖의 부득이한 사유가 있으면 그러하지 아니하다.

③ 가입자 또는 피부양자는 제2항 본문에도 불구하고 주민등록증, 운전면허증, 여권, 그 밖에 보건복지부령으로 정하는 본인 여부를 확인할 수 있는 신분증명서(이하 "신분증명서"라 한다)로 요양기관이 그 자격을 확인할 수 있으면 건강보험증을 제출하지 아니할 수 있다.

④ 요양기관은 가입자 또는 피부양자에게 요양급여를 실시하는 경우 보건복지부령으로 정하는 바에 따라 건강보험증이나 신분증명서로 본인 여부 및 그 자격을 확인하여야 한다. 다만, 요양기관이 가입자 또는 피부양자의 본인 여부 및 그 자격을 확인하기 곤란한 경우로서 보건복지부령으로 정하는 정당한 사유가 있을 때에는 그러하지 아니하다. <신설 2023. 5. 19.>

⑤ 가입자·피부양자는 제10조제1항에 따라 자격을 잃은 후 자격을 증명하던 서류를 사용하여 보험급여를 받아서는 아니 된다. <신설 2013. 5. 22., 2023. 5. 19.>

⑥ 누구든지 건강보험증이나 신분증명서를 다른 사람에게 양도(讓渡)하거나 대여하여 보험급여를 받게 하여서는 아니 된다. <신설 2013. 5. 22., 2023. 5. 19.>

⑦ 누구든지 건강보험증이나 신분증명서를 양도 또는 대여를 받거나 그 밖에 이를 부정하게 사용하여 보험급여를 받아서는 아니 된다. <개정 2013. 5. 22., 2023. 5. 19.>

⑧ 제1항에 따른 건강보험증의 신청 절차와 방법, 서식과 그 교부 및 사용 등에 필요한 사항은 보건복지부령으로 정한다. <개정 2013. 5. 22., 2018. 12. 11., 2023. 5. 19.>

[시행일: 2024. 5. 20.] 제12조

국민건강보험법 시행규칙

제5조(건강보험증의 발급 신청 등) ① 가입자 또는 피부양자는 법 제12조제1항에 따른 건강보험증을 발급받으려면 별지 제10호서식의 건강보험증 발급 신청서를 공단에 제출해야 한다. 이 경우 「정보통신망 이용촉진 및 정보보호 등에 관한 법률」 제2조제1항제1호에 따른 정보통신망(이하 "정보통신망"이라 한다)을 통하여 해당 서류를 제출할 수 있다.

② 공단은 제1항에 따른 신청을 받으면 지체 없이 별지 제11호서식 또는 별지 제11호의2서식의 건강보험증을 신청인에게 발급해야 한다.<개정 2020. 10. 30.>

③ 공단은 법 제96조에 따라 제공받은 자료를 이용하여 가입자 또는 피부양자의 자격 취득·변동 사실을 확인한 경우에는 제2항에도 불구하고 가입자 또는 피부양자의 신청 없이 별지 제11호서식의 건강보험증을 발급할 수 있다.

④ 제2항 또는 제3항에 따라 건강보험증을 발급받은 가입자 또는 피부양자는 건강보험증에 기재된 내용이 변경된 경우에는 변경된 날부터 30일 이내에 별지 제10호서식의 건강보험증 기재사항 변경 신청서를 공단에 제출해야 한다.

[전문개정 2019. 6. 12.]

제6조 삭제 <2019. 6. 12.>

제7조(건강보험증을 대체하는 신분증명서) 법 제12조제3항에서 "보건복지부령으로 정하는 본인 여부를 확인할 수 있는 신분증명서"란 다음 각 호의 증명서 또는 서류를 말한다. 이 경우 그 증명서 또는 서류에 유효기간이 적혀 있는 경우에는 그 유효기간이 지나지 않아야 한다. <개정 2020. 10. 30., 2023. 11. 14.>

1. 행정기관이나 공공기관이 발행한 증명서로서 사진이 붙어 있고, 주민등록번호 또는 외국인등록번호가 포함되어 본인임을 확인할 수 있는 국가보훈등록증(모바일 국가보훈등록증을 포함한다), 장애인 등록증, 외국인 등록증, 그 밖에 신분을 확인할 수 있는 증명서
2. 행정기관이나 공공기관이 기록·관리하는 것으로서 사진이 붙어 있고, 주민등록번호 또는 외국인등록번호가 포함되어 본인임을 확인할 수 있는 서류

제3장 국민건강보험공단

제13조(보험자) 건강보험의 보험자는 국민건강보험공단(이하 "공단"이라 한다)으로 한다.

국민건강보험법 시행령

제2조(사용자인 기관장) 「국민건강보험법」(이하 "법"이라 한다) 제3조제2호나목에서 "대통령령으로 정하는 사람"이란 별표 1에 따른 기관장을 말한다. 다만, 법 제13조에 따른 국민건강보험공단(이하 "공단"이라 한다)은 소관 업무를 능률적으로 처리하기 위하여 필요하다고 인정할 때에는 기관의 소재지, 인원, 그 밖의 사정을 고려하여 별표 1에 따른 기관장에게 소속되어 있는 기관의 장을 사용자인 기관의 장으로 따로 지정할 수 있다.

제14조(업무 등) ① 공단은 다음 각 호의 업무를 관장한다. <개정 2017. 2. 8.>

1. 가입자 및 피부양자의 자격 관리
2. 보험료와 그 밖에 이 법에 따른 징수금의 부과·징수
3. 보험급여의 관리
4. 가입자 및 피부양자의 질병의 조기발견·예방 및 건강관리를 위하여 요양급여 실시 현황과 건강검진 결과 등을 활용하여 실시하는 예방사업으로서 대통령령으로 정하는 사업
5. 보험급여 비용의 지급
6. 자산의 관리·운영 및 증식사업
7. 의료시설의 운영
8. 건강보험에 관한 교육훈련 및 홍보
9. 건강보험에 관한 조사연구 및 국제협력
10. 이 법에서 공단의 업무로 정하고 있는 사항
11. 「국민연금법」, 「고용보험 및 산업재해보상보험의 보험료징수 등에 관한 법률」, 「임금채권보장법」 및 「석면피해구제법」(이하 "징수위탁근거법"이라 한다)에 따라 위탁받은 업무
12. 그 밖에 이 법 또는 다른 법령에 따라 위탁받은 업무
13. 그 밖에 건강보험과 관련하여 보건복지부장관이 필요하다고 인정한 업무

② 제1항제6호에 따른 자산의 관리·운영 및 증식사업은 안정성과 수익성을 고려하여 다음 각 호의 방법에 따라야 한다.

1. 체신관서 또는 「은행법」에 따른 은행에의 예입 또는 신탁
2. 국가·지방자치단체 또는 「은행법」에 따른 은행이 직접 발행하거나 채무이행을 보증하는 유가증권의 매입

3. 특별법에 따라 설립된 법인이 발행하는 유가증권의 매입
4. 「자본시장과 금융투자업에 관한 법률」에 따른 신탁업자가 발행하거나 같은 법에 따른 집합투자업자가 발행하는 수익증권의 매입
5. 공단의 업무에 사용되는 부동산의 취득 및 일부 임대
6. 그 밖에 공단 자산의 증식을 위하여 대통령령으로 정하는 사업

③ 공단은 특정인을 위하여 업무를 제공하거나 공단 시설을 이용하게 할 경우 공단의 정관으로 정하는 바에 따라 그 업무의 제공 또는 시설의 이용에 대한 수수료와 사용료를 징수할 수 있다.

④ 공단은 「공공기관의 정보공개에 관한 법률」에 따라 건강보험과 관련하여 보유·관리하고 있는 정보를 공개한다.

국민건강보험법 시행령

제9조의2(공단의 업무) 법 제14조제1항제4호에서 "대통령령으로 정하는 사업"이란 다음 각 호의 사업을 말한다.
1. 가입자 및 피부양자의 건강관리를 위한 전자적 건강정보시스템의 구축·운영
2. 생애주기별·사업장별·직능별 건강관리 프로그램 또는 서비스의 개발 및 제공
3. 연령별·성별·직업별 주요 질환에 대한 정보 수집, 분석·연구 및 관리방안 제공
4. 고혈압·당뇨 등 주요 만성질환에 대한 정보 제공 및 건강관리 지원
5. 「지역보건법」 제2조제1호에 따른 지역보건의료기관과의 연계·협력을 통한 지역별 건강관리 사업 지원
6. 그 밖에 제1호부터 제5호까지에 준하는 사업으로서 가입자 및 피부양자의 건강관리를 위하여 보건복지부장관이 특히 필요하다고 인정하는 사업

[본조신설 2017. 8. 1.]

제15조(법인격 등) ① 공단은 법인으로 한다.

② 공단은 주된 사무소의 소재지에서 설립등기를 함으로써 성립한다.

제16조(사무소) ① 공단의 주된 사무소의 소재지는 정관으로 정한다.

② 공단은 필요하면 정관으로 정하는 바에 따라 분사무소를 둘 수 있다.

제17조(정관) ① 공단의 정관에는 다음 각 호의 사항을 적어야 한다.
1. 목적
2. 명칭
3. 사무소의 소재지
4. 임직원에 관한 사항
5. 이사회의 운영
6. 재정운영위원회에 관한 사항
7. 보험료 및 보험급여에 관한 사항
8. 예산 및 결산에 관한 사항
9. 자산 및 회계에 관한 사항
10. 업무와 그 집행
11. 정관의 변경에 관한 사항
12. 공고에 관한 사항

② 공단은 정관을 변경하려면 보건복지부장관의 인가를 받아야 한다.

제18조(등기) 공단의 설립등기에는 다음 각 호의 사항을 포함하여야 한다.
1. 목적
2. 명칭
3. 주된 사무소 및 분사무소의 소재지
4. 이사장의 성명·주소 및 주민등록번호

제19조(해산) 공단의 해산에 관하여는 법률로 정한다.

제20조(임원) ① 공단은 임원으로서 이사장 1명, 이사 14명 및 감사 1명을 둔다. 이 경우 이사장, 이사 중 5명 및 감사는 상임으로 한다.

② 이사장은 「공공기관의 운영에 관한 법률」 제29조에 따른 임원추천위원회(이하 "임원추천위원회"라 한다)가 복수로 추천한 사람 중에서 보건복지부장관의 제청으로 대통령이 임명한다.

③ 상임이사는 보건복지부령으로 정하는 추천 절차를 거쳐 이사장이 임명한다.

④ 비상임이사는 다음 각 호의 사람을 보건복지부장관이 임명한다.
1. 노동조합·사용자단체·시민단체·소비자단체·농어업인단체 및 노인단체가 추천하는 각 1명
2. 대통령령으로 정하는 바에 따라 추천하는 관계 공무원 3명

⑤ 감사는 임원추천위원회가 복수로 추천한 사람 중에서 기획재정부장관의 제청으로 대통령이 임명한다.

⑥ 제4항에 따른 비상임이사는 정관으로 정하는 바에 따라 실비변상(實費辨償)을 받을 수 있다.

⑦ 이사장의 임기는 3년, 이사(공무원인 이사는 제외한다)와 감사의 임기는 각각 2년으로 한다.

국민건강보험법 시행령

제10조(공무원인 임원) 법 제20조제4항제2호에 따라 기획재정부장관, 보건복지부장관 및 인사혁신처장은 해당 기관 소속의 3급 공무원 또는 고위공무원단에 속하는 일반직공무원 중에서 각 1명씩을 지명하는 방법으로 공단의 비상임이사를 추천한다. <개정 2013. 3. 23., 2014. 11. 19., 2015. 6. 30.>

국민건강보험법 시행규칙

제8조(상임이사 후보 추천 절차 등) ① 법 제20조제3항에 따른 상임이사 후보를 추천하기 위하여 공단에 상임이사추천위원회(이하 "상임이사추천위원회"라 한다)를 둔다.

② 상임이사추천위원회는 위원장을 포함한 5명의 위원으로 구성한다. 이 경우 위원장은 공단의 인사업무를 담당하는 상임이사(인사업무를 담당하는 상임이사 후보를 추천하는 경우에는 이사장이 지명하는 이사)로 하고, 위원은 이사장이 위촉하는 다음 각 호의 사람으로 한다.

1. 공단의 비상임이사 2명
2. 공단의 업무에 관한 전문지식과 경험이 풍부한 사람으로서 공단의 임직원이 아닌 사람 2명

③ 제1항과 제2항에서 규정한 사항 외에 후보자 심사 및 추천 방법, 위원의 제척(除斥)·기피·회피 등 상임이사추천위원회 운영 등에 필요한 사항은 공단의 정관 또는 내규(內規)로 정한다.

제21조(징수이사) ① 상임이사 중 제14조제1항제2호 및 제11호의 업무를 담당하는 이사(이하 "징수이사"라 한다)는 경영, 경제 및 사회보험에 관한 학식과 경험이 풍부한 사람으로서 보건복지부령으로 정하는 자격을 갖춘 사람 중에서 선임한다.

② 징수이사 후보를 추천하기 위하여 공단에 이사를 위원으로 하는 징수이사추천위원회(이하 "추천위원회"라 한다)를 둔다. 이 경우 추천위원회의 위원장은 이사장이 지명하는 이사로 한다.

③ 추천위원회는 주요 일간신문에 징수이사 후보의 모집 공고를 하여야 하며, 이와 별도로 적임자로 판단되는 징수이사 후보를 조사하거나 전문단체에 조사를 의뢰할 수 있다.

④ 추천위원회는 제3항에 따라 모집한 사람을 보건복지부령으로 정하는 징수이사 후보 심사기준에 따라 심사하여야 하며, 징수이사 후보로 추천될 사람과 계약 조건에 관하여 협의하여야 한다.

⑤ 이사장은 제4항에 따른 심사와 협의 결과에 따라 징수이사 후보와 계약을 체결하여야 하며, 이 경우 제20조제3항에 따른 상임이사의 임명으로 본다.

⑥ 제4항에 따른 계약 조건에 관한 협의, 제5항에 따른 계약 체결 등에 필요한 사항은 보건복지부령으로 정한다.

국민건강보험법 시행규칙

제9조(징수이사 후보의 자격기준 및 심사기준 등) ① 법 제21조제1항에서 "보건복지부령으로 정하는 자격을 갖춘 사람"이란 법 제21조제2항에 따른 징수이사추천위원회(이하 "징수이사추천위원회"라 한다)가 정하는 단위 부서장 이상의 경력이 있는 사람으로서 법 제14조제1항제2호 및 제11호에 따른 업무에 관한 전문지식 및 경험을 갖추고 경영혁신을 추진할 수 있는 사람을 말한다.

② 법 제21조제4항에 따른 심사는 징수이사추천위원회가 징수이사 후보가 다음 각 호의 요소를 갖추고 있는지를 평가하여 이를 점수로 환산하는 방법으로 한다. 이 경우 각 호의 요소별 배점이나 그 밖에 심사에 필요한 사항은 징수이사추천위원회가 정한다.

1. 경영, 경제 및 사회보험에 관한 학식
2. 문제에 대한 예측 및 예방조치 능력
3. 조직관리 능력
4. 그 밖에 징수이사로서의 자질과 능력을 평가할 수 있는 것으로서 징수이사추천위원회가 정하는 요소

③ 징수이사추천위원회는 법 제21조제4항에 따라 징수이사 후보로 추천될 사람과 다음 각 호의 계약 조건에 대하여 협의하여야 한다.

1. 법에 따라 징수하는 보험료, 「국민연금법」, 「고용보험 및 산업재해보상보험의 보험료징수 등에 관한 법률」, 「임금채권보장법」, 「석면피해구제법」의 위탁에 따라 징수하는 연금보험료, 고용보험료, 산업재해보상보험료, 부담금 및 분담금 등의 징수 목표 및 민원관리에 관한 사항
2. 보수와 상벌 등 근로 조건에 관한 사항
3. 해임 사유에 관한 사항
4. 그 밖에 고용관계의 성립·소멸 등에 필요한 사항

④ 징수이사추천위원회의 회의는 재적위원 과반수의 출석으로 개의(開議)하고, 출석위원 과반수의 찬성으로 의결한다.

제22조(임원의 직무) ① 이사장은 공단을 대표하고 업무를 총괄하며, 임기 중 공단의 경영성과에 대하여 책임을 진다.

② 상임이사는 이사장의 명을 받아 공단의 업무를 집행한다.

③ 이사장이 부득이한 사유로 그 직무를 수행할 수 없을 때에는 정관으로 정하는 바에 따라 상임이사 중 1명이 그 직무를 대행하고, 상임이사가 없거나 그 직무를 대행할 수 없을 때에는 정관으로 정하는 임원이 그 직무를 대행한다.

④ 감사는 공단의 업무, 회계 및 재산 상황을 감사한다.

제23조(임원 결격사유) 다음 각 호의 어느 하나에 해당하는 사람은 공단의 임원이 될 수 없다.
1. 대한민국 국민이 아닌 사람
2. 「공공기관의 운영에 관한 법률」 제34조제1항 각 호의 어느 하나에 해당하는 사람

제24조(임원의 당연퇴임 및 해임) ① 임원이 제23조 각 호의 어느 하나에 해당하게 되거나 임명 당시 그에 해당하는 사람으로 확인되면 그 임원은 당연퇴임한다.

② 임명권자는 임원이 다음 각 호의 어느 하나에 해당하면 그 임원을 해임할 수 있다.
1. 신체장애나 정신장애로 직무를 수행할 수 없다고 인정되는 경우
2. 직무상 의무를 위반한 경우
3. 고의나 중대한 과실로 공단에 손실이 생기게 한 경우
4. 직무 여부와 관계없이 품위를 손상하는 행위를 한 경우
5. 이 법에 따른 보건복지부장관의 명령을 위반한 경우

제25조(임원의 겸직 금지 등) ① 공단의 상임임원과 직원은 그 직무 외에 영리를 목적으로 하는 사업에 종사하지 못한다.

② 공단의 상임임원이 임명권자 또는 제청권자의 허가를 받거나 공단의 직원이 이사장의 허가를 받은 경우에는 비영리 목적의 업무를 겸할 수 있다.

제26조(이사회) ① 공단의 주요 사항(「공공기관의 운영에 관한 법률」 제17조제1항 각 호의 사항을 말한다)을 심의·의결하기 위하여 공단에 이사회를 둔다.

② 이사회는 이사장과 이사로 구성한다.

③ 감사는 이사회에 출석하여 발언할 수 있다.

④ 이사회의 의결 사항 및 운영 등에 필요한 사항은 대통령령으로 정한다.

국민건강보험법 시행령

제11조(이사회의 심의·의결사항) 법 제26조제4항에 따라 다음 각 호의 사항은 공단의 이사회(이하 "이사회"라 한다)의 심의·의결을 거쳐야 한다. 다만, 법 제4조제1항에 따른 심의위원회의 심의·의결사항 및 법 제33조에 따른 재정운영위원회(이하 "재정운영위원회"라 한다)의 심의·의결 사항은 제외한다.
1. 사업운영계획 등 공단 운영의 기본방침에 관한 사항
2. 예산 및 결산에 관한 사항
3. 정관 변경에 관한 사항
4. 규정의 제정·개정 및 폐지에 관한 사항
5. 보험료와 그 밖의 법에 따른 징수금(이하 "보험료등"이라 한다) 및 보험급여에 관한 사항
6. 법 제37조에 따른 차입금에 관한 사항
7. 법 제38조에 따른 준비금, 그 밖에 중요재산의 취득·관리 및 처분에 관한 사항
8. 그 밖에 공단 운영에 관한 중요 사항

제12조(이사회의 회의) ① 이사회의 회의는 정기회의와 임시회의로 구분한다.

② 정기회의는 매년 2회 정관으로 정하는 시기에 이사회의 의장이 소집한다.

③ 임시회의는 재적이사(이사장을 포함한다. 이하 같다) 3분의 1 이상이 요구할 때 또는 이사장이 필요하다고 인정할 때에 이사회의 의장이 소집한다.

④ 이사회의 회의는 재적이사 과반수의 출석으로 개의하고, 재적이사 과반수의 찬성으로 의결한다.

⑤ 이사회의 의장은 이사장이 된다.

⑥ 이사회의 회의 소집 절차 등 이사회 운영에 필요한 그 밖의 사항은 공단의 정관으로 정한다.

제27조(직원의 임면) 이사장은 정관으로 정하는 바에 따라 직원을 임면(任免)한다.

제28조(벌칙 적용 시 공무원 의제) 공단의 임직원은 「형법」 제129조부터 제132조까지의 규정을 적용할 때 공무원으로 본다.

제29조(규정 등) 공단의 조직·인사·보수 및 회계에 관한 규정은 이사회의 의결을 거쳐 보건복지부장관의 승인을 받아 정한다.

제30조(대리인의 선임) 이사장은 공단 업무에 관한 모든 재판상의 행위 또는 재판 외의 행위를 대행하게 하기 위하여 공단의 이사 또는 직원 중에서 대리인을 선임할 수 있다.

제31조(대표권의 제한) ① 이사장은 공단의 이익과 자기의 이익이 상반되는 사항에 대하여는 공단을 대표하지 못한다. 이 경우 감사가 공단을 대표한다.

② 공단과 이사장 사이의 소송은 제1항을 준용한다.

제32조(이사장 권한의 위임) 이 법에 규정된 이사장의 권한 중 급여의 제한, 보험료의 납입고지 등 대통령령으로 정하는 사항은 정관으로 정하는 바에 따라 분사무소의 장에게 위임할 수 있다.

국민건강보험법 시행령

제13조(이사장 권한의 위임) 법 제32조에서 "대통령령으로 정하는 사항"이란 다음 각 호의 권한을 말한다.

1. 법 제5조 및 제8조부터 제10조까지의 규정에 따른 자격 관리에 관한 권한
2. 법 제7조에 따른 사업장 관리에 관한 권한
3. 법 제53조에 따른 보험급여의 제한에 관한 권한
4. 법 제57조·제69조·제79조 및 제81조에 따른 보험료 등의 부과·징수, 납입 고지, 독촉 및 국세체납 처분의 예에 따른 징수에 관한 권한
5. 법 제58조에 따른 손해배상을 청구할 권리의 행사에 관한 권한
6. 법 제75조에 따른 보험료의 경감에 관한 권한
7. 법 제82조에 따른 분할납부 승인 및 승인취소에 관한 권한
8. 법 제109조 및 제110조에 따른 가입자 및 피부양자의 자격관리, 보험급여 제한 및 보험료의 부과·징수에 관한 권한
9. 「국민연금법」, 「고용보험 및 산업재해보상보험의 보험료징수 등에 관한 법률」, 「임금채권보장법」 및 「석면피해구제법」(이하 "징수위탁근거법"이라 한다)에 따라 위탁받은 연금보험료, 고용보험료, 산업재해보상보험료, 부담금 및 분담금 등(이하 "징수위탁보험료등"이라 한다)의 납입 고지 및 독촉·체납처분 등 징수에 관한 권한
10. 그 밖에 법에 따른 공단 업무의 효율적인 수행을 위하여 공단의 정관으로 정하는 권한

제30조(원장 권한의 위임) 법 제68조에 따라 준용되는 법 제32조에 따라 심사평가원의 원장이 분사무소의 장에게 위임할 수 있는 사항은 다음 각 호의 요양기관을 제외한 요양기관의 법 제47조제2항에 따른 요양급여비용에 대한 심사 권한과 법 제87조제2항에 따른 이의신청에 대한 결정 권한으로 한다.

1. 「의료법」 제3조의4에 따른 상급종합병원
2. 그 밖에 심사평가원의 정관으로 정하는 요양기관

제33조(재정운영위원회) ① 제45조제1항에 따른 요양급여비용의 계약 및 제84조에 따른 결손처분 등 보험재정에 관련된 사항을 심의·의결하기 위하여 공단에 재정운영위원회를 둔다.

② 재정운영위원회의 위원장은 제34조제1항제3호에 따른 위원 중에서 호선(互選)한다.

제34조(재정운영위원회의 구성 등) ① 재정운영위원회는 다음 각 호의 위원으로 구성한다.

1. 직장가입자를 대표하는 위원 10명
2. 지역가입자를 대표하는 위원 10명
3. 공익을 대표하는 위원 10명

② 제1항에 따른 위원은 다음 각 호의 사람을 보건복지부장관이 임명하거나 위촉한다.

1. 제1항제1호의 위원은 노동조합과 사용자단체에서 추천하는 각 5명
2. 제1항제2호의 위원은 대통령령으로 정하는 바에 따라 농어업인 단체·도시자영업자단체 및 시민단체에서 추천하는 사람
3. 제1항제3호의 위원은 대통령령으로 정하는 관계 공무원 및 건강보험에 관한 학식과 경험이 풍부한 사람

③ 재정운영위원회 위원(공무원인 위원은 제외한다)의 임기는 2년으로 한다. 다만, 위원의 사임 등으로 새로 위촉된 위원의 임기는 전임위원 임기의 남은 기간으로 한다.

④ 재정운영위원회의 운영 등에 필요한 사항은 대통령령으로 정한다.

국민건강보험법 시행령

제14조(재정운영위원회의 구성) ① 법 제34조제2항제2호에 따라 농어업인 단체, 도시자영업자단체 및 시민단체는 다음 각 호의 구분에 따라 같은 조 제1항제2호에 따른 위원을 추천한다.

1. 농어업인 단체 및 도시자영업자단체: 각각 3명씩 추천
2. 시민단체: 4명 추천

② 법 제34조제2항제3호에서 "대통령령으로 정하는 관계 공무원"이란 기획재정부장관 및 보건복지부장관이 해당 기관 소속의 4급 이상 공무원 또는 고위공무원단에 속하는 일반직공무원 중에서 각각 1명씩 지명하는 사람을 말한다.

제15조(재정운영위원회의 운영) ① 재정운영위원회의 회의는 정기회의와 임시회의로 구분한다.

② 정기회의는 매년 1회 정관으로 정하는 시기에 재정운영위원회의 위원장이 소집한다.

③ 임시회의는 공단 이사장 또는 재적위원 3분의 1 이상이 요구할 때 또는 재정운영위원회의 위원장이 필요하다고 인정할 때에 위원장이 소집한다.

④ 재정운영위원회의 위원장은 재정운영위원회 회의의 의장이 되며, 회의는 재적위원 과반수의 출석으로 개의하고, 출석위원 과반수의 찬성으로 의결한다.

⑤ 재정운영위원회의 회의 소집 절차 등 재정운영위원회 운영에 필요한 그 밖의 사항은 공단의 정관으로 정한다.

제16조(재정운영위원회의 간사) ① 재정운영위원회의 사무를 처리하기 위하여 재정운영위원회에 간사 1명을 둔다.

② 간사는 공단 소속 직원 중에서 위원장이 지명한다.

제17조(재정운영위원회의 회의록) ① 위원장은 재정운영위원회의 회의록을 작성하여 보관하여야 한다.

② 제1항에 따른 회의록에는 회의 경과, 심의사항 및 의결사항을 기록하고 위원장과 출석한 위원이 서명하거나 날인하여야 한다.

제35조(회계) ① 공단의 회계연도는 정부의 회계연도에 따른다.

② 공단은 직장가입자와 지역가입자의 재정을 통합하여 운영한다.

③ 공단은 건강보험사업 및 징수위탁근거법의 위탁에 따른 국민연금사업·고용보험사업·산업재해보상보험사업·임금채권보장사업에 관한 회계를 공단의 다른 회계와 구분하여 각각 회계처리하여야 한다.<개정 2018. 1. 16.>

제36조(예산) 공단은 회계연도마다 예산안을 편성하여 이사회의 의결을 거친 후 보건복지부장관의 승인을 받아야 한다. 예산을 변경할 때에도 또한 같다. <개정 2016. 3. 22.>

제37조(차입금) 공단은 지출할 현금이 부족한 경우에는 차입할 수 있다. 다만, 1년 이상 장기로 차입하려면 보건복지부장관의 승인을 받아야 한다.

제38조(준비금) ① 공단은 회계연도마다 결산상의 잉여금 중에서 그 연도의 보험급여에 든 비용의 100분의 5 이상에 상당하는 금액을 그 연도에 든 비용의 100분의 50에 이를 때까지 준비금으로 적립하여야 한다.

② 제1항에 따른 준비금은 부족한 보험급여 비용에 충당하거나 지출할 현금이 부족할 때 외에는 사용할 수 없으며, 현금 지출에 준비금을 사용한 경우에는 해당 회계연도 중에 이를 보전(補塡)하여야 한다.

③ 제1항에 따른 준비금의 관리 및 운영 방법 등에 필요한 사항은 보건복지부장관이 정한다.

제39조(결산) ① 공단은 회계연도마다 결산보고서와 사업보고서를 작성하여 다음해 2월 말일까지 보건복지부장관에게 보고하여야 한다.

② 공단은 제1항에 따라 결산보고서와 사업보고서를 보건복지부장관에게 보고하였을 때에는 보건복지부령으로 정하는 바에 따라 그 내용을 공고하여야 한다.

제39조의2(재난적의료비 지원사업에 대한 출연) 공단은 「재난적의료비 지원에 관한 법률」에 따른 재난적의료비 지원사업에 사용되는 비용에 충당하기 위하여 매년 예산의 범위에서 출연할 수 있다. 이 경우 출연 금액의 상한 등에 필요한 사항은 대통령령으로 정한다.

[본조신설 2018. 1. 16.]

국민건강보험법 시행령

제17조의2(재난적의료비 지원사업에 대한 출연 금액의 상한) 법 제39조의2에 따라 공단이 「재난적의료비 지원에 관한 법률」에 따른 재난적의료비 지원사업에 출연하는 금액의 상한은 전전년도 보험료 수입액의 1천분의 1로 한다.

[본조신설 2021. 10. 14.]

국민건강보험법 시행규칙

제10조(결산보고서 등의 공고) 공단은 법 제39조제2항에 따라 결산보고서 및 사업보고서를 작성하여 보건복지부장관에게 보고한 경우에는 그 개요를 「신문 등의 진흥에 관한 법률」 제9조제1항에 따라 전국을 보급지역으로 등록한 일반일간신문, 인터넷 홈페이지나 그 밖의 효과적인 방법으로 공고해야 한다. <개정 2021. 1. 7.>

제39조(준용 규정) 심사평가원의 결산보고서 등의 공고에 관하여는 제10조를 준용한다. 이 경우 "공단"은 "심사평가원"으로 본다.

제40조(「민법」의 준용) 공단에 관하여 이 법과 「공공기관의 운영에 관한 법률」에서 정한 사항 외에는 「민법」 중 재단법인에 관한 규정을 준용한다.

제4장 보험급여

제41조(요양급여) ① 가입자와 피부양자의 질병, 부상, 출산 등에 대하여 다음 각 호의 요양급여를 실시한다.

1. 진찰·검사
2. 약제(藥劑)·치료재료의 지급
3. 처치·수술 및 그 밖의 치료
4. 예방·재활
5. 입원
6. 간호
7. 이송(移送)

② 제1항에 따른 요양급여(이하 "요양급여"라 한다)의 범위(이하 "요양급여대상"이라 한다)는 다음 각 호와 같다.<신설 2016. 2. 3.>

1. 제1항 각 호의 요양급여(제1항제2호의 약제는 제외한다): 제4항에 따라 보건복지부장관이 비급여대상으로 정한 것을 제외한 일체의 것
2. 제1항제2호의 약제: 제41조의3에 따라 요양급여대상으로 보건복지부장관이 결정하여 고시한 것

③ 요양급여의 방법·절차·범위·상한 등의 기준은 보건복지부령으로 정한다.<개정 2016. 2. 3.>

④ 보건복지부장관은 제3항에 따라 요양급여의 기준을 정할 때 업무나 일상생활에 지장이 없는 질환에 대한 치료 등 보건복지부령으로 정하는 사항은 요양급여대상에서 제외되는 사항(이하 "비급여대상"이라 한다)으로 정할 수 있다.<개정 2016. 2. 3.>

국민건강보험법 시행규칙

제20조(요양급여비용의 심사·지급) ① 심사평가원은 요양급여비용에 대한 심사청구를 받으면 그 심사청구 내용이 법 제41조제2항부터 제4항까지에 따른 요양급여의 기준 및 법 제45조제4항에 따라 보건복지부장관이 고시한 요양급여비용의 명세에 적합한지를 보건복지부장관이 정하여 고시한 바에 따라 심사한다. 이 경우 심사평가원의 원장은 제12조, 제19조 및 법 제96조에 따라 제공받은 자료의 사실 여부를 확인할 필요가 있으면 소속 직원으로 하여금 현장 조사를 통하여 해당 사항을 확인하게 할 수 있다. <개정 2016. 7. 27., 2019. 10. 24.>

② 심사평가원의 원장은 제1항에 따라 심사를 하는 경우에는 요양급여비용에 대한 심사청구를 받은 날부터 40일(정보통신망을 통하여 통보하는 경우에는 15일) 이내에 심사하여 그 내용이 기재된 요양급여비용 심사결과통보서를 공단 및 해당 요양기관에 각각 송부해야 하며, 요양급여비용 심사결과통보서를 받은 공단은 지체 없이 요양급여비용 지급 명세가 기재된 요양급여비용 지급통보서에 따른 요양급여비용을 해당 요양기관에 지급해야 한다. 이 경우 심사기간을 산정할 때 심사평가원의 원장이 요양급여비용에 대한 심사를 청구한 요양기관에 심사에 필요한 자료를 요청한 경우 등 특별한 사유가 있는 경우에는 그에 걸리는 기간은 제외한다.<개정 2019. 6. 12.>

③ 공단은 법 제47조제3항에 따라 요양기관에 지급할 요양급여비용에서 과다하게 납부된 본인부담액을 공제한 경우에는 그 공제 내용을 요양기관에 통보하여야 한다.

④ 요양급여비용 심사결과통보서 및 요양급여비용 지급통보서의 서식과 요양급여비용의 심사·지급에 필요한 사항은 보건복지부장관이 정하여 고시한다.

제41조의2(약제에 대한 요양급여비용 상한금액의 감액 등) ① 보건복지부장관은 「약사법」 제47조제2항의 위반과 관련된 제41조제1항제2호의 약제에 대하여는 요양급여비용 상한금액(제41조제3항에 따라 약제별 요양급여비용의 상한으로 정한 금액을 말한다. 이하 같다)의 100분의 20을 넘지 아니하는 범위에서 그 금액의 일부를 감액할 수 있다. <신설 2018. 3. 27.>

② 보건복지부장관은 제1항에 따라 요양급여비용의 상한금액이 감액된 약제가 감액된 날부터 5년의 범위에서 대통령령으로 정하는 기간 내에 다시 제1항에 따른 감액의 대상이 된 경우에는 요양급여비용 상한금액의 100분의 40을 넘지 아니하는 범위에서 요양급여비용 상한금액의 일부를 감액할 수 있다.<신설 2018. 3. 27.>

③ 보건복지부장관은 제2항에 따라 요양급여비용의 상한금액이 감액된 약제가 감액된 날부터 5년의 범위에서 대통령령으로 정하는 기간 내에 다시 「약사법」 제47조제2항의 위반과 관련된 경우에는 해당 약제에 대하여 1년의 범위에서 기간을 정하여 요양급여의 적용을 정지할 수 있다.<개정 2018. 3. 27.>

④ 제1항부터 제3항까지의 규정에 따른 요양급여비용 상한금액의 감액 및 요양급여 적용 정지의 기준, 절차, 그 밖에 필요한 사항은 대통령령으로 정한다.<개정 2018. 3. 27.>

[본조신설 2014. 1. 1.]

[제목개정 2018. 3. 27.]

국민건강보험법 시행령

제18조의2(약제에 대한 요양급여비용 상한금액의 감액 및 요양급여의 적용 정지 기준 등) ① 보건복지부장관은 법 제41조의2에 따라 약제에 대한 요양급여비용의 상한금액(법 제41조제3항에 따라 약제별 요양급여비용의 상한으로 정한 금액을 말한다. 이하 "상한금액"이라 한다)을 감액하거나 요양급여의 적용을 정지한 경우에는 그 사실을 공단과 심사평가원에 통보하여 상한금액 감액 및 요양급여의 적용 정지 내역을 기록·관리하도록 하여야 한다.

② 법 제41조의2제2항 및 제3항에서 "대통령령으로 정하는 기간"이란 각각 5년을 말한다.<개정 2019. 6. 11.>

③ 보건복지부장관은 법 제41조의2제1항 또는 제2항에 따른 상한금액 감액의 대상이 되는 약제 중 다음 각 호의 어느 하나에 해당하는 약제에 대해서는 상한금액을 감액하지 아니할 수 있다.

1. 퇴장방지의약품(환자의 진료에 반드시 필요하나 경제성이 없어 「약사법」에 따른 제조업자·위탁제조판매업자·수입자가 생산 또는 수입을 기피하는 약제로서 보건복지부장관이 지정·고시하는 의약품을 말한다. 이하 같다)

2. 희귀의약품(적절한 대체의약품이 없어 긴급히 생산 또는 수입하여야 하는 약제로서 식품의약품안전처장이 정하는 의약품을 말한다. 이하 같다)
3. 저가의약품(상한금액이 보건복지부장관이 정하여 고시하는 기준금액 이하인 약제로서 보건복지부장관이 정하여 고시하는 의약품을 말한다)

④ 법 제41조의2제1항부터 제3항까지의 규정에 따른 약제에 대한 상한금액의 감액 및 요양급여의 적용 정지 기준은 별표 4의2와 같다.

[전문개정 2018. 9. 28.]

제18조의3 삭제 <2018. 9. 28.>

제81조의2(규제의 재검토) ① 보건복지부장관은 제18조의2제4항 및 별표 4의2 제2호에 따른 약제의 상한금액 감액 및 요양급여의 적용 정지 기준에 대하여 2019년 7월 1일을 기준으로 5년마다(매 5년이 되는 해의 기준일과 같은 날 전까지를 말한다) 그 타당성을 검토하여 개선 등의 조치를 해야 한다.

② 보건복지부장관은 제19조제1항 및 별표 2에 따른 본인일부부담금의 부담률 및 부담액에 대하여 2022년 1월 1일을 기준으로 3년마다(매 3년이 되는 해의 1월 1일 전까지를 말한다) 그 타당성을 검토하여 개선 등의 조치를 해야 한다.

[전문개정 2022. 3. 8.]

국민건강보험법 시행령 [별표 4의2] 약제의 상한금액의 감액, 요양급여의 적용 정지 및 과징금 부과 기준 <개정 2022. 8. 31.>

(제18조의2제4항 및 제70조의2제4항 관련)

1. 일반기준

가. 「약사법」 제47조제2항에 따른 의약품공급자가 같은 법 제76조제1항제5호의7에 따라 행정처분을 받았거나, 같은 법 제94조제1항제5호의2에 따라 벌금 이상의 형(집행유예를 포함한다)을 선고 받은 경우에 적용한다. 다만, 「약사법」 제45조제1항에 따라 허가를 받은 의약품 도매상은 같은 법 제31조제2항에 따라 품목허가를 받은 자 또는 같은 법 제42조제1항에 따라 허가를 받거나 신고를 한 수입자와 공동으로 같은 법 제47조제2항을 위반한 경우로 한정한다.

나. 위반행위의 횟수에 따른 약제의 상한금액의 감액 및 요양급여의 적용 정지 기준은 약제의 상한금액이 감액된 날 또는 요양급여의 적용이 정지된 날(과징금이 부과된 날을 포함한다)부터 5년간 동일한 약제에 대한 위반행위로 약제의 상한금액의 감액 또는 요양급여의 적용 정지 처분이나 그에 갈음하는 과징금을 부과(이하 "상한금액 감액처분등"이라 한다)받은 경우에 적용한다. 이 경우 기간의 계산은 상한금액 감액처분등을 한 날(약제의 상한금액의 감액 및 요양급여 적용 정지 처분일 또는 과징금 부과일)과 그 상한금액 감액처분등 후 다시 동일한 약제에 대한 위반행위를 하여 적발된 날을 기준으로 한다.

다. 나목에 따라 상한금액 감액처분등을 하는 경우 적용 차수는 그 위반 행위 전 상한금액 감액처분등 차수(나목에 따른 기간 내에 상한금액 감액처분등이 둘 이상 있었던 경우에는 높은 차수를 말한다)의 다음 차수로 한다.

라. 동일한 약제에 대한 위반행위가 둘 이상인 경우에는 각각의 위반행위에 대한 처분기준에 따른 상한금액의 감액 및 요양급여의 적용 정지기간을 합산하여 처분한다.

2. 약제의 상한금액의 감액 및 요양급여의 적용 정지 기준

부당금액	상한금액의 감액(%)		요양급여의 적용 정지	
	1차 위반	2차 위반	3차 위반	4차 위반 이상
500만원 미만	경고	2	15일	1개월
500만원 이상 1,000만원 미만	1			2개월
1,000만원 이상 2,000만원 미만	2	4	1개월	3개월
2,000만원 이상 3,000만원 미만	4	8	2개월	4개월
3,000만원 이상 4,000만원 미만	6	12	3개월	5개월
4,000만원 이상 5,000만원 미만	8	16	4개월	6개월
5,000만원 이상 6,000만원 미만	10	20	5개월	7개월
6,000만원 이상 7,000만원 미만	12	24	6개월	8개월
7,000만원 이상 8,000만원 미만	14	28	7개월	9개월
8,000만원 이상 9,000만원 미만	16	32	8개월	10개월

부당금액	상한금액의 감액(%)		요양급여의 적용 정지	
	1차 위반	2차 위반	3차 위반	4차 위반 이상
9,000만원 이상 1억원 미만	18	36	9개월	11개월
1억원 이상	20	40	10개월	12개월

비고

1. "부당금액"이란 「약사법」 제47조제2항을 위반하여 해당 품목의 판매촉진을 목적으로 제공된 금전, 물품, 편익, 노무, 향응, 그 밖의 경제적 이익을 보건복지부장관이 정하는 방법에 따라 환산한 금액을 말한다.
2. 「약사법」 제47조제2항의 위반과 관련된 약제에 대한 부당금액이 약제의 품목별로 구분되지 않고 총부당금액만 확인되는 경우 약제의 품목별 부당금액은 다음 각 목의 구분에 따라 계산한다.
   가. 위반 약제가 모두 요양급여 대상인 경우: 총부당금액을 위반 약제의 품목 수로 나눈 금액
   나. 위반 약제에 비급여대상 약제(법 제41조제1항제2호에 따른 요양급여 대상이 아닌 약제를 말한다. 이하 같다)가 포함되어 있는 경우: 총부당금액에서 전체 약제의 품목 수에 대한 비급여대상 약제 품목의 비율에 해당하는 금액을 빼고 요양급여 대상 약제의 품목 수로 나눈 금액
3. 약제의 상한금액의 감액은 처분 당시 상한금액(저가의약품의 기준금액을 포함한다)을 기준으로 감액한다. 다만, 약제별 상한금액이 보건복지부장관이 정하여 고시하는 저가의약품의 기준금액 이하로 감액되는 경우 저가의약품의 기준금액까지만 감액한다.
4. 1차 위반에 대한 약제의 상한금액 감액처분 이후 1차 위반의 경우와 동일한 약제에 대하여 부당금액을 달리하는 위반 행위가 있는 경우에는 해당 약제의 부당금액에 대한 2차 위반으로 본다. 2차 위반 후의 위반행위에 대한 경우에도 같다.
5. 3차 위반에 대한 요양급여의 적용 정지 처분 이후 3차 위반의 경우와 동일한 약제에 대하여 부당금액을 달리하는 위반행위가 있는 경우에는 해당 약제의 부당금액에 대한 4차 위반으로 본다. 4차 위반 후의 위반행위에 대한 경우에도 같다.

3. 과징금 부과기준

과징금은 약제의 요양급여의 적용 정지 처분을 결정한 날의 전년도 1년간 해당 약제로 인해 발생한 요양급여비용의 심사결정 총액에 다음 각 목의 구분에 따른 적용 정지 기간별 과징금 부과 비율을 곱한 금액으로 한다. 이 경우 해당 약제에 대한 요양급여의 적용 기간이 1년 미만인 경우에는 해당 약제를 법 제41조제2항에 따라 요양급여의 대상으로 보건복지부장관이 정하여 고시한 날(고시한 날이 2개 이상인 경우에는 최근 고시한 날을 말한다)부터 약제의 요양급여 적용 정지 처분을 결정한 날까지 요양급여로 제공하여 발생한 요양급여비용의 심사결정액을 연 요양급여비용으로 환산한 금액을 요양급여비용의 심사결정 총액으로 한다.

가. 제70조의2제1항에 따른 과징금

적용 정지 기간	부과 비율(%)	
	3차 위반	4차 위반 이상
15일	37	
1개월	50	193
2개월	63	207
3개월	77	221
4개월	90	235
5개월	103	249
6개월	117	263
7개월	130	277
8개월	143	291
9개월	157	305
10개월	170	319
11개월		333
12개월		340

나. 제70조의2제2항에 따른 과징금

적용 정지 기간	부과 비율(%)	
	3차 위반	4차 위반 이상
15일	11	
1개월	15	55
2개월	19	59
3개월	23	63
4개월	27	67
5개월	31	71
6개월	35	75
7개월	39	79
8개월	43	83
9개월	47	87
10개월	51	91
11개월		95
12개월		97

제41조의3(행위·치료재료 및 약제에 대한 요양급여대상 여부의 결정 및 조정) ① 제42조에 따른 요양기관, 치료재료의 제조업자·수입업자 등 보건복지부령으로 정하는 자는 요양급여대상 또는 비급여대상으로 결정되지 아니한 제41조제1항제1호·제3호·제4호의 요양급여에 관한 행위 및 제41조제1항제2호의 치료재료(이하 "행위·치료재료"라 한다)에 대하여 요양급여대상 여부의 결정을 보건복지부장관에게 신청하여야 한다.

② 「약사법」에 따른 약제의 제조업자·수입업자 등 보건복지부령으로 정하는 자(이하 "약제의 제조업자등"이라 한다)는 요양급여대상에 포함되지 아니한 제41조제1항제2호의 약제(이하 이 조에서 "약제"라 한다)에 대하여 보건복지부장관에게 요양급여대상 여부의 결정을 신청할 수 있다. <개정 2023. 5. 19.>

③ 제1항 및 제2항에 따른 신청을 받은 보건복지부장관은 정당한 사유가 없으면 보건복지부령으로 정하는 기간 이내에 요양급여대상 또는 비급여대상의 여부를 결정하여 신청인에게 통보하여야 한다.

④ 보건복지부장관은 제1항 및 제2항에 따른 신청이 없는 경우에도 환자의 진료상 반드시 필요하다고 보건복지부령으로 정하는 경우에는 직권으로 행위·치료재료 및 약제의 요양급여대상의 여부를 결정할 수 있다.

⑤ 보건복지부장관은 제41조제2항제2호에 따라 요양급여대상으로 결정하여 고시한 약제에 대하여 보건복지부령으로 정하는 바에 따라 요양급여대상 여부, 범위, 요양급여비용 상한금액 등을 직권으로 조정할 수 있다. <신설 2023. 5. 19.>

⑥ 제1항 및 제2항에 따른 요양급여대상 여부의 결정 신청의 시기, 절차, 방법 및 업무의 위탁 등에 필요한 사항, 제3항과 제4항에 따른 요양급여대상 여부의 결정 절차 및 방법, 제5항에 따른 직권 조정 사유·절차 및 방법 등에 관한 사항은 보건복지부령으로 정한다. <개정 2023. 5. 19.>

[본조신설 2016. 2. 3.]

[제목개정 2023. 5. 19.]

제41조의4(선별급여) ① 요양급여를 결정함에 있어 경제성 또는 치료효과성 등이 불확실하여 그 검증을 위하여 추가적인 근거가 필요하거나, 경제성이 낮아도 가입자와 피부양자의 건강회복에 잠재적 이득이 있는 등 대통령령으로 정하는 경우에는 예비적인 요양급여인 선별급여로 지정하여 실시할 수 있다.

② 보건복지부장관은 대통령령으로 정하는 절차와 방법에 따라 제1항에 따른 선별급여(이하 "선별급여"라 한다)에 대하여 주기적으로 요양급여의 적합성을 평가하여 요양급여 여부를 다시 결정하고, 제41조제3항에 따른 요양급여의 기준을 조정

하여야 한다.

[본조신설 2016. 3. 22.]

제41조의5(방문요양급여) 가입자 또는 피부양자가 질병이나 부상으로 거동이 불편한 경우 등 보건복지부령으로 정하는 사유에 해당하는 경우에는 가입자 또는 피부양자를 직접 방문하여 제41조에 따른 요양급여를 실시할 수 있다.

[본조신설 2018. 12. 11.]

국민건강보험법 시행령

제18조의4(선별급여) ① 법 제41조의4제1항에 따른 선별급여(이하 "선별급여"라 한다)를 실시할 수 있는 경우는 다음 각 호와 같다.

1. 경제성 또는 치료효과성 등이 불확실하여 그 검증을 위하여 추가적인 근거가 필요한 경우
2. 경제성이 낮아도 가입자와 피부양자의 건강회복에 잠재적 이득이 있는 경우
3. 제1호 또는 제2호에 준하는 경우로서 요양급여에 대한 사회적 요구가 있거나 국민건강 증진의 강화를 위하여 보건복지부장관이 특히 필요하다고 인정하는 경우

② 법 제41조의4제2항에 따른 선별급여의 적합성평가(이하 "적합성평가"라 한다)는 다음 각 호의 구분에 따른다.

1. 평가주기: 선별급여를 실시한 날부터 5년마다 평가할 것. 다만, 보건복지부장관은 해당 선별급여의 내용·성격 또는 효과 등을 고려하여 신속한 평가가 필요하다고 인정하는 경우에는 그 평가주기를 달리 정할 수 있다.
2. 평가항목: 다음 각 목의 사항을 평가할 것
   가. 치료 효과 및 치료 과정의 개선에 관한 사항
   나. 비용 효과에 관한 사항
   다. 다른 요양급여와의 대체가능성에 관한 사항
   라. 국민건강에 대한 잠재적 이득에 관한 사항
   마. 그 밖에 가목부터 라목까지의 규정에 준하는 사항으로서 보건복지부장관이 적합성평가를 위하여 특히 필요하다고 인정하는 사항
3. 평가방법: 서면평가의 방법으로 실시할 것. 다만, 보건복지부장관이 필요하다고 인정하는 경우에는 현장조사·문헌조사 또는 설문조사 등의 방법을 추가하여 실시할 수 있다.

③ 보건복지부장관은 적합성평가와 관련하여 전문적·심층적 검토가 필요하다고 인정하는 경우에는 보건의료 관련 연구기관·단체 또는 전문가 등에게 그 평가를 의뢰하여 실시할 수 있다.

④ 보건복지부장관은 적합성평가를 위하여 필요하다고 인정하는 경우에는 관계 중앙행정기관, 지방자치단체, 「공공기관의 운영에 관한 법률」에 따른 공공기관 또는 보건의료 관련 법인·단체·전문가 등에게 필요한 자료 또는 의견의 제출을 요청할 수 있다.

⑤ 제2항부터 제4항까지에서 규정한 사항 외에 적합성평가의 절차 및 방법 등에 필요한 사항은 보건복지부장관이 정하여 고시한다.

[본조신설 2017. 3. 20.]

제42조(요양기관) ① 요양급여(간호와 이송은 제외한다)는 다음 각 호의 요양기관에서 실시한다. 이 경우 보건복지부장관은 공익이나 국가정책에 비추어 요양기관으로 적합하지 아니한 대통령령으로 정하는 의료기관 등은 요양기관에서 제외할 수 있다. <개정 2018. 3. 27.>

1. 「의료법」에 따라 개설된 의료기관
2. 「약사법」에 따라 등록된 약국
3. 「약사법」 제91조에 따라 설립된 한국희귀·필수의약품센터
4. 「지역보건법」에 따른 보건소·보건의료원 및 보건지소
5. 「농어촌 등 보건의료를 위한 특별조치법」에 따라 설치된 보건진료소

② 보건복지부장관은 효율적인 요양급여를 위하여 필요하면 보건복지부령으로 정하는 바에 따라 시설·장비·인력 및 진료과목 등 보건복지부령으로 정하는 기준에 해당하는 요양기관을 전문요양기관으로 인정할 수 있다. 이 경우 해당 전문요양기관에 인정서를 발급하여야 한다.

③ 보건복지부장관은 제2항에 따라 인정받은 요양기관이 다음 각 호의 어느 하나에 해당하는 경우에는 그 인정을 취소한다.

1. 제2항 전단에 따른 인정기준에 미달하게 된 경우
2. 제2항 후단에 따라 발급받은 인정서를 반납한 경우

④ 제2항에 따라 전문요양기관으로 인정된 요양기관 또는 「의료법」 제3조의4에 따른 상급종합병원에 대하여는 제41조제3항에 따른 요양급여의 절차 및 제45조에 따른 요양급여비용을 다른 요양기관과 달리 할 수 있다.<개정 2016. 2. 3.>

⑤ 제1항·제2항 및 제4항에 따른 요양기관은 정당한 이유 없이 요양급여를 거부하지 못한다.

국민건강보험법 시행령

제18조(요양기관에서 제외되는 의료기관 등) ① 법 제42조제1항 각 호 외의 부분 후단에서 "대통령령으로 정하는 의료기관 등"이란 다음 각 호의 의료기관 또는 약국을 말한다. <개정 2017. 3. 20.>

1. 「의료법」 제35조에 따라 개설된 부속 의료기관
2. 「사회복지사업법」 제34조에 따른 사회복지시설에 수용된 사람의 진료를 주된 목적으로 개설된 의료기관
3. 제19조제1항에 따른 본인일부부담금을 받지 아니하거나 경감하여 받는 등의 방법으로 가입자나 피부양자를 유인(誘引)하는 행위 또는 이와 관련하여 과잉 진료행위를 하거나 부당하게 많은 진료비를 요구하는 행위를 하여 다음 각 목의 어느 하나에 해당하는 업무정지 처분 등을 받은 의료기관
   가. 법 제98조에 따른 업무정지 또는 법 제99조에 따른 과징금 처분을

5년 동안 2회 이상 받은 의료기관

나. 「의료법」 제66조에 따른 면허자격정지 처분을 5년 동안 2회 이상 받은 의료인이 개설·운영하는 의료기관

4. 법 제98조에 따른 업무정지 처분 절차가 진행 중이거나 업무정지 처분을 받은 요양기관의 개설자가 개설한 의료기관 또는 약국

② 제1항제1호 및 제2호에 따른 의료기관은 요양기관에서 제외되려면 보건복지부장관이 정하는 바에 따라 요양기관 제외신청을 하여야 한다.

③ 의료기관 등이 요양기관에서 제외되는 기간은 제1항제3호의 경우에는 1년 이하로 하고, 제1항제4호의 경우에는 해당 업무정지기간이 끝나는 날까지로 한다.

국민건강보험법 시행규칙

제11조(요양기관의 인정 등) ① 법 제42조제2항에 따른 전문요양기관의 인정기준은 별표 2와 같다.

② 법 제42조제2항에 따라 전문요양기관으로 인정받으려는 요양기관은 별지 제12호서식의 전문요양기관 인정신청서에 다음 각 호의 서류를 첨부하여 보건복지부장관에게 제출하여야 한다.

1. 시설, 장비 및 진료과목별 인력 현황 1부
2. 최근 6개월 동안의 입원환자 진료실적 1부

③ 보건복지부장관은 요양기관을 전문요양기관으로 인정한 경우에는 별지 제13호서식의 전문요양기관 인정서를 발급하여야 한다.

④ 제1항부터 제3항까지의 규정에 따른 인정기준의 세부 내용, 그 밖에 전문요양기관의 인정에 필요한 사항은 보건복지부장관이 정하여 고시한다.

국민건강보험법 시행규칙
[별표 2] 전문요양기관의 인정기준(제11조제1항 관련)

전문요양기관은 다음 각 호의 어느 하나에 해당하는 요건을 갖추어야 한다.

1. 「의료법」 제3조 · 제36조에 따른 병원급 이상의 시설 · 장비 · 인력 등을 갖추고 결핵, 한센병, 정신질환, 심장질환, 재활치료, 그 밖에 보건복지부장관이 정하는 감염성 질환 및 만성질환 중 1개의 질환을 전문적으로 진료하는 의료기관으로서 해당 특정 질환의 진료실적이 총 진료실적의 100분의 80 이상(심장질환을 전문적으로 진료하는 의료기관의 경우에는 심장수술 실적이 연간 300건 이상)이어야 한다.
2. 「전문의의 수련 및 자격 인정 등에 관한 규정 시행규칙」 제7조제1항 · 제2항 및 제4항에 따른 인턴 수련병원 지정기준 또는 레지던트 수련병원 지정기준을 충족하는 의료기관으로서 해당 과목의 진료실적이 총 진료실적의 100분의 50 이상이어야 한다.

제42조의2(요양기관의 선별급여 실시에 대한 관리) ① 제42조제1항에도 불구하고, 선별급여 중 자료의 축적 또는 의료 이용의 관리가 필요한 경우에는 보건복지부장관이 해당 선별급여의 실시 조건을 사전에 정하여 이를 충족하는 요양기관만이 해당 선별급여를 실시할 수 있다.

② 제1항에 따라 선별급여를 실시하는 요양기관은 제41조의4제2항에 따른 해당 선별급여의 평가를 위하여 필요한 자료를 제출하여야 한다.

③ 보건복지부장관은 요양기관이 제1항에 따른 선별급여의 실시 조건을 충족하지 못하거나 제2항에 따른 자료를 제출하지 아니할 경우에는 해당 선별급여의 실시를 제한할 수 있다.

④ 제1항에 따른 선별급여의 실시 조건, 제2항에 따른 자료의 제출, 제3항에 따른 선별급여의 실시 제한 등에 필요한 사항은 보건복지부령으로 정한다.

[본조신설 2016. 3. 22.]

제43조(요양기관 현황에 대한 신고) ① 요양기관은 제47조에 따라 요양급여비용을 최초로 청구하는 때에 요양기관의 시설·장비 및 인력 등에 대한 현황을 제62조에 따른 건강보험심사평가원(이하 "심사평가원"이라 한다)에 신고하여야 한다.

② 요양기관은 제1항에 따라 신고한 내용(제45조에 따른 요양급여비용의 증감에 관련된 사항만 해당한다)이 변경된 경우에는 그 변경된 날부터 15일 이내에 보건복지부령으로 정하는 바에 따라 심사평가원에 신고하여야 한다.

③ 제1항 및 제2항에 따른 신고의 범위, 대상, 방법 및 절차 등에 필요한 사항은 보건복지부령으로 정한다.

국민건강보험법 시행규칙

제12조(요양기관 현황 신고 등) ① 요양기관은 법 제43조제1항에 따라 시설·장비 및 인력 등에 대한 현황을 신고하려면 별지 제14호서식의 요양기관 현황신고서[약국 및 「약사법」 제91조제1항에 따라 설립된 한국희귀·필수의약품센터(이하 "한국희귀·필수의약품센터"라 한다)의 경우에는 별지 제15호서식의 요양기관 현황 신고서(약국 및 한국희귀·필수의약품센터용)를 말한다] 및 별지 제16호서식의 의료장비 현황(변경) 신고서에 다음 각 호의 구분에 따른 서류를 첨부하여 건강보험심사평가원(이하 "심사평가원"이라 한다)에 제출하여야 한다. 다만, 법 제42조제1항제4호 및 제5호에 따른 요양기관은 다음 각 호의 구분에 따른 서류를 첨부하지 아니한다. <개정 2018. 6. 29.>

1. 요양기관 현황 신고서의 경우에는 다음 각 목의 서류

가. 의료기관 개설신고증, 의료기관 개설허가증, 약국 개설등록증 또는 한국희귀의약품센터 설립허가증 사본 1부

나. 삭제 <2018.9.28>

다. 요양기관의 인력에 관한 면허나 자격을 확인할 수 있는 서류

라. 통장 사본 1부

2. 의료장비 현황 신고서의 경우에는 다음 각 목의 서류

가. 장비의 허가·신고·등록을 확인할 수 있는 서류

나. 장비의 검사나 검사면제에 관한 사항을 확인할 수 있는 서류

다. 장비를 구입하였거나 임차한 사실을 확인할 수 있는 서류

② 요양기관은 법 제43조제2항에 따라 요양기관의 인력·시설·장비 등의 내용이 변경된 경우에는 별지 16호서식의 의료장비 현황(변경) 신고서 및 별지 제17호서식의 요양기관 현황 변경신고서에 변경된 사항을 증명하는 서류를 첨부하여 심사평가원에 제출하여야 한다. 다만, 요양급여비용 수령 계좌를 변경하려는 경우에는 개설자나 대표자의 인감증명서(법인인 경우에는 법인 인감증명서를 말한다) 또는 「본인서명사실 확인 등에 관한 법률」 제2조제3호에 따른 본인서명사실확인서를 첨부하여야 하며, 별지 제17호서식의 요양기관 현황 변경신고서에 그 등록된 인감을 날인하거나 본인서명사실확인서와 동일한 서명을 하여야 한다.<개정 2018. 6. 29.>

③ 제1항 및 제2항에 따른 신고서를 제출받은 심사평가원은 「전자정부법」 제36조제2항에 따른 행정정보의 공동이용을 통하여 사업자등록증(신고인이 법 제42조제1항제4호 및 제5호에 따른 요양기관인 경우는 제외한다) 및 법인 등기사항증명서(법인인 경우만 해당한다)를 확인하여야 하며, 신고인이 사업자등록증을 확인하는 것에 동의하지 아니하는 경우에는 그 사본을 첨부하도록 하여야 한다.<신설 2018. 9. 28.>

④ 제1항 및 제2항에도 불구하고 심사평가원은 특별시장·광역시장·특별자치시장·도지사·특별자치도지사(이하 "시·도지사"라 한다) 또는 시장·군수·구청장(자치구의 구청장을 말한다. 이하 같다)으로부터 다음 각 호의 사항을 통보받은 경우에는 요양기관이 별표 2의2 각 호의 구분에 따라 요양기관 현황(변경) 신고서 또는 의료장비 현황(변경) 신고서 및 첨부 서류를 심사평가원에 제출한 것으로 본다.<신설 2015. 7. 24., 2018. 6. 29., 2018. 9. 28., 2020. 10. 30.>

1. 「의료법 시행규칙」 제30조의2제2항에 따라 처리한 사항
2. 「약사법 시행규칙」 제9조의2제2항에 따라 처리한 사항
3. 「진단용 방사선 발생장치의 안전관리에 관한 규칙」 제3조의2제2항에 따라 처리한 사항
4. 「특수의료장비의 설치 및 운영에 관한 규칙」 제4조의2제2항에 따라 처리한 사항
5. 「약사법」 제23조제5항에 따라 보건복지부장관이 정하는 의료기관이 없는 지역 또는 약국이 없는 지역에 해당한다는 사실

⑤ 심사평가원은 제2항에 따라 제출받은 요양기관 현황 변경 신고사항 중 다음 각 호의 사항을 소관 시·도지사 또는 시장·군수·구청장에게 통보하여야 한다.<신설 2015. 7. 24., 2018. 9. 28.>

1. 「의료법」 제33조제5항 및 같은 법 시행규칙 제26조제1항제2호에 따른 의료기관 개설자가 입원, 해외 출장 등으로 다른 의사·치과의사·한의사 또는 조산사에게 진료하게 할 경우 그 기간 및 해당 의사 등의 인적 사항
2. 「의료법」 제33조제5항 및 같은 법 시행규칙 제26조제1항제6호에 따른 의료기관의 의료인 수
3. 「의료법」 제33조제5항 및 같은 법 시행규칙 제28조제1항제5호에 따른 의료기관의 의료인 수

⑥ 심사평가원은 제1항과 제2항에 따라 신고받은 사항 중 요양급여비용 지급을 위하여 필요한 다음 각 호의 사항을 공단에 통보하여야 한다.<개정 2015. 7. 24., 2018. 9. 28.>

1. 요양기관의 명칭, 기호 및 소재지
2. 대표자의 성명 및 주민등록번호
3. 개설 신고(허가·등록)일, 폐업일
4. 사업자등록번호
5. 금융기관의 계좌명세 등

⑦ 요양기관이 제1항 및 제2항에 따라 심사평가원에 신고하여야 하는 장비 등 요양기관의 현황을 관리하는 데에 필요한 사항은 보건복지부장관이 정하여 고시한다.<개정 2015. 7. 24., 2018. 9. 28.>

제12조의2(보건의료자원 통합신고포털의 설치·운영) ① 심사평가원은 제12조에 따른 요양기관 현황신고 등과 관련된 업무를 처리하기 위하여 「전자정부법」 제9조제2항에 따른 전자민원창구(이하 "보건의료자원 통합신고포털"이라 한다)를 설치하여 운영할 수 있다.

② 요양기관은 보건의료자원 통합신고포털을 통하여 제12조제1항부터 제4항까지의 규정에 따른 요양기관 현황 등에 대하여 신고하거나 그 내역 등을 확인할 수 있다.<개정 2020. 9. 8.>

③ 보건복지부장관, 시·도지사, 시장·군수·구청장 및 심사평가원은 보건의료자원 통합신고포털과 보건복지부장관 및 각 지방자치단체가 운영하는 정보시스템을 연계하여 다음 각 호의 업무를 처리할 수 있다.<개정 2020. 9. 8.>

1. 시·도지사 및 시장·군수·구청장이 제12조제4항에 따라 심사평가원에 하는 통보
2. 심사평가원이 제12조제5항에 따라 시·도지사 및 시장·군수·구청장에 하는 통보
3. 심사평가원이 법 제96조제2항 및 영 제69조의2에 따라 요청하는 영 별표 4의3 제2호마목·카목 및 타목에 해당하는 자료의 제공
4. 그 밖에 요양기관의 시설·장비 및 인력 등 보건의료자원의 통합신고를 위하여 필요하다고 심사평가원이 보건복지부장관의 승인을 받아 정한 사항

④ 보건복지부장관, 시·도지사, 시장·군수·구청장 및 심사평가원은 제3항 각 호의 업무를 위하여 불가피한 경우 「개인정보 보호법 시행령」 제19조제1호 또는 제4호에 따른 주민등록번호 또는 외국인등록번호가 포함된 자료를 처리할 수 있다.

⑤ 보건의료자원 통합신고포털의 설치·운영 방법, 정보시스템의 연계 운영 방법, 그 밖에 보건의료자원 통합신고포털을 관리하는 데에 필요한 사항은 보건복지부장관이 정하여 고시한다.

[본조신설 2015. 7. 24.]

국민건강보험법 시행규칙

[별표 2의2] 요양기관 및 의료장비 현황(변경) 신고 관련 신고서 및 서류를 제출한 것으로 보는 기준 <개정 2018. 6. 29.>

(제12조제3항 관련)

1. 요양기관이 제12조제1항제1호가목에 따른 의료기관(또는 부속 의료기관) 개설신고증, 의료기관(또는 부속 의료기관) 개설허가증 또는 약국 개설등록증을 심사평가원에 제출한 것으로 보는 경우는 다음 각 목과 같다.
   가. 의료기관 개설신고증을 제출한 것으로 보는 경우: 심사평가원이 시장·군수·구청장으로부터 「의료법」 제33조제3항 및 같은 법 시행규칙 제25조제1항에 따른 별지 제14호서식의 의료기관 개설신고서와 같은 조 제3항에 따른 별지 제15호서식의 의료기관 개설신고증명서를 통보받은 경우
   나. 의료기관 개설허가증을 제출한 것으로 보는 경우: 심사평가원이 시·도지사로부터 「의료법」 제33조제4항 및 같은 법 시행규칙 제27조제1항에 따른 별지 제16호서식의 의료기관 개설허가신청서와 같은 조 제3항에 따른 별지 제17호서식의 의료기관 개설허가증을 통보받은 경우
   다. 부속 의료기관 개설신고증을 제출한 것으로 보는 경우: 심사평가원이 시장·군수·구청장으로부터 「의료법」 제35조제1항 및 같은 법 시행규칙 제32조제1항에 따른 별지 제20호서식의 부속 의료기관 개설신고서와 같은 조 제2항에 따른 별지 제15호의2서식의 부속 의료기관 개설신고증명서를 통보받은 경우
   라. 부속 의료기관 개설허가증을 제출한 것으로 보는 경우: 심사평가원이 시·도지사로부터 「의료법」 제35조제1항 및 같은 법 시행규칙 제32조제1항에 따른 별지 제20호서식의 부속 의료기관 개설허가신청서와 같은 조 제2항에 따른 별지 제17호의2서식의 부속 의료기관 개설허가증을 통보받은 경우
   마. 약국 개설등록증을 제출한 것으로 보는 경우: 심사평가원이 시장·군수·구청장으로부터 「약사법」 제20조제2항 및 같은 법 시행규칙 제7조제1항에 따른 별지 제5호서식의 약국개설등록 신청서(신규등록인 경우에 한정한다)와 「약사법」 제20조제2항 및 같은 법 시행규칙 제8조에 따른 별지 제6호서식의 약국개설등록증을 통보받은 경우

2. 요양기관이 제12조제2항에 따른 별지 제17호서식의 요양기관 현황 변경신고서 및 변경된 사항을 증명하는 서류(개설 장소의 이전, 의료기관의 종류 또는 개설자 변경의 경우에는 제12조제1항에 따른 별지 제14호서식의 요양기관 현황신고서를 포함한다)를 심사평가원에 제출한 것으로 보는 경우는 다음 각 목과 같다.
   가. 심사평가원이 시장·군수·구청장으로부터 「의료법」 제33조제5항 및 같은 법 시행규칙 제26조제1항에 따른 별지 제14호서식의 신고사항 변경신고서(「의료법 시행규칙」 제26조제1항 각 호 외의 부분에 따른 개설 장소의 이전 또는 같은 항 제1호·제3호·제4호 및 제5호 중 하나 이상에 해당하는 개설신고사항에 대하여 변경 사항이 있는 경우에 한정한다)와 같은 조 제3항에 따른 별지 제15호서식의 의료기관 개설신고증명서를 통보받은 경우
   나. 심사평가원이 시·도지사로부터 「의료법」 제33조제5항 및 같은 법 시행규칙 제28조제1항에 따른 별지 제16호서식의 허가사항 변경신청서(「의료법 시행규칙」 제28조제1항 각 호 외의 부분에 따른 개설 장소의 이전 또는 같은 항 제1호·제2호·제3호 및 제4호 중 하나 이상에 해당하는 개설허가 사항에 대하여 변경 사항이 있는 경우에 한정한다)와 같은 조 제3항에 따른 별지 제17호서식의 의료기관 개설허가증을 통보받은 경우
   다. 심사평가원이 시장·군수·구청장으로부터 「의료법」 제35조제1항 및 같은 법 시행규칙 제32조제1항에 따른 별지 제20호서식의 부속 의료기관(「의료법」 제35조제1항에 따른 부속 의료기관 중 「국민건강보험법 시행령」 제18조제1항에 따라 요양기관에서 제외되지 아니한 것을 말한다. 이하 같다) 개설 변경신고서와 같은 조 제2항에 따른 별지 제15호의2서식의 부속 의료기관 개설신고증명서를 통보받은 경우. 이 경우 개설신고사항에 대한 변경사항에 대해서는 가목을 준용한다.
   라. 심사평가원이 시·도지사로부터 「의료법」 제35조제1항 및 같은 법 시행규칙 제32조제1항에 따른 별지 제20호서식의 부속 의료기관 개설 변경허가신청과 같은 조 제2항에 따른 제17호의2서식의 부속 의료기관 개설허가증을 통보받은 경우. 이 경우 개설허가사항에 대한 변경사항에 대해서는 나목을 준용한다.
   마. 심사평가원이 시장·군수·구청장으로부터 「약사법」 제20조제2항 및 같은 법 시행규칙 제7조제1항에 따른 별지 제5호서식의 약국개설등록 신청서(개설자 변경인 경우에 한정한다)와 「약사법」 제20조제2항 및 같은 법 시행규칙 제8조에 따른 별지 제6호서식의 약국개설등록증을 통보받은 경우
   바. 심사평가원이 시장·군수·구청장으로부터 「약사법」 제20조제2항 및 같은 법 시행규칙 제9조제1항에 따른 별지 제7호서식의 약국등

록사항 변경신청서(「약사법 시행규칙」 제9조제1항제1호 또는 제2호의 어느 하나에 해당하는 등록사항을 변경등록 하는 경우에 한정한다)와 같은 조 제3항에 따른 별지 제6호서식의 약국개설등록증을 통보받은 경우

사. 심사평가원이 시장·군수·구청장으로부터 「의료법」 제40조제1항 및 같은 법 시행규칙 제30조제1항에 따른 별지 제18호서식의 의료기관 폐업 또는 휴업 신고서를 통보받은 경우

아. 심사평가원이 시장·군수·구청장으로부터「약사법」 제22조 및 같은 법 시행규칙 제12조제1항에 따른 별지 제8호서식의 약국 폐업, 휴업 또는 업무재개 신고서를 통보받은 경우

자. 심사평가원이 시장·군수·구청장으로부터 「약사법」 제23조제5항에 따라 보건복지부장관이 정하는 의료기관이 없는 지역 또는 약국이 없는 지역에 해당한다는 사실을 통보받은 경우

3. 요양기관이 제12조제1항 본문에 따른 별지 제16호서식의 의료장비 현황(변경) 신고서 및 같은 항 제2호 각 목의 서류(「원자력안전법」 제56조제1항에 따른 검사 결과는 제외한다)를 심사평가원에 제출한 것으로 보는 경우는 다음 각 목과 같다.

가. 심사평가원이 시장·군수·구청장으로부터 「의료법」 제37조제1항 및 「진단용 방사선 발생장치의 안전관리에 관한 규칙」 제3조제1항에 따른 별지 제1호서식의 설치, 사용, 또는 재사용 신고서와 같은 조 제2항에 따른 별지 제3호서식의 신고증명서를 통보받은 경우

나. 「의료법」 제38조제1항 및 「특수의료장비의 설치 및 운영에 관한 규칙」 제2조제2항에 따른 별지 제1호서식의 특수의료장비 등록신청서와 같은 조 제3항에 따른 별지 제3호서식의 특수의료장비 등록증명서를 통보 받은 경우

4. 요양기관이 제12조제2항 본문에 따른 별지 제16호서식의 의료장비 현황(변경) 신고서 및 변경된 사항을 증명하는 서류를 심사평가원에 제출한 것으로 보는 경우는 다음 각 목과 같다.

가. 심사평가원이 시장·군수·구청장으로부터 「의료법」 제37조제1항 및 「진단용 방사선 발생장치의 안전관리에 관한 규칙」 제3조제1항에 따른 별지 제2호서식의 사용중지, 양도, 이전 또는 폐기 신고서와 같은 조 제2항에 따른 별지 제3호서식의 신고증명서를 통보받은 경우

나. 심사평가원이 시장·군수·구청장으로부터 「의료법」 제37조제1항 및 「진단용 방사선 발생장치의 안전관리에 관한 규칙」 제3조제4항에 따른 별지 제5호서식의 진단용 방사선 발생장치의 신고사항 변경신고서와 같은 조 제5항에 따른 별지 제3호서식의 신고증명서를 통보받은 경우

다. 심사평가원이 시장·군수·구청장으로부터 「의료법」 제38조제1항 및 「특수의료장비의 설치 및 운영에 관한 규칙」 제4조제1항에 따른 별지 제6호서식의 특수의료장비 시설등록사항, 개설자/의료기관명칭 또는 용도/설치장소(주소) 변경통보서, 같은 조 제2항에 따른 별지 제3호서식의 특수의료장비 등록증명서를 통보받은 경우

라. 심사평가원이 시장·군수·구청장으로부터 「의료법」 제38조제1항 및 「특수의료장비의 설치 및 운영에 관한 규칙」 제4조제3항에 따른 별지 제7호서식의 특수의료장비 양도, 폐기 또는 사용중지 통보서를 통보받은 경우

제44조(비용의 일부부담) ① 요양급여를 받는 자는 대통령령으로 정하는 바에 따라 비용의 일부(이하 "본인일부부담금"이라 한다)를 본인이 부담한다. 이 경우 선별급여에 대해서는 다른 요양급여에 비하여 본인일부부담금을 상향 조정할 수 있다. <개정 2016. 3. 22.>

② 제1항에 따라 본인이 연간 부담하는 본인일부부담금의 총액이 대통령령으로 정하는 금액(이하 이 조에서 "본인부담상한액"이라 한다)을 초과한 경우에는 공단이 그 초과 금액을 부담하여야 한다. 이 경우 공단은 당사자에게 그 초과 금액을 통보하고, 이를 지급하여야 한다. <신설 2016. 3. 22., 2023. 5. 19.>

③ 제2항에 따른 본인부담상한액은 가입자의 소득수준 등에 따라 정한다. <신설 2016. 3. 22.>

④ 제2항에 따른 본인일부부담금 총액 산정 방법, 본인부담상한액을 넘는 금액의 지급 방법 및 제3항에 따른 가입자의 소득수준 등에 따른 본인부담상한액 설정 등에 필요한 사항은 대통령령으로 정한다. <신설 2016. 3. 22.>

국민건강보험법 시행령

제19조(비용의 본인부담) ① 법 제44조제1항에 따른 본인일부부담금(이하 "본인일부부담금"이라 한다)의 부담률 및 부담액은 별표 2와 같다.

② 본인일부부담금은 요양기관의 청구에 따라 요양급여를 받는 사람이

요양기관에 납부한다. 이 경우 요양기관은 법 제41조제3항 및 제4항에 따라 보건복지부령으로 정하는 요양급여사항 또는 비급여사항 외에 입원보증금 등 다른 명목으로 비용을 청구해서는 아니 된다.

③ 법 제44조제2항 전단에 따른 본인일부부담금의 총액은 요양급여를 받는 사람이 연간 부담하는 본인일부부담금을 모두 더한 금액으로 한다. 다만, 다음 각 호의 어느 하나에 해당하는 본인일부부담금은 더하지 않는다. <개정 2018. 6. 26., 2019. 4. 2., 2019. 6. 11., 2019. 10. 22., 2020. 10. 7., 2021. 6. 29., 2023. 6. 20., 2023. 11. 7.>

1. 별표 2 제1호가목1)에 따라 상급종합병원·종합병원·병원·한방병원·요양병원(「장애인복지법」 제58조제1항제4호에 따른 장애인 의료재활시설로서 「의료법」 제3조의2의 요건을 갖춘 의료기관인 요양병원으로 한정한다)·정신병원 일반입원실의 2인실·3인실 및 정신과 입원실의 2인실·3인실을 이용한 경우 그 입원료로 부담한 금액

1의2. 별표 2 제1호다목3)에 따라 보건복지부장관이 정하여 고시하는 질병을 주 질병·부상으로 상급종합병원에서 받은 외래진료에 대해 같은 표 제1호나목 또는 제3호너목에 따라 부담한 금액. 다만, 다음 각 목의 어느 하나에 해당하는 사람이 부담한 금액은 제외한다.

가. 임신부

나. 6세 미만의 사람

다. 별표 2 제1호 나목에 따른 의약분업 예외환자

라. 별표 2 제3호카목에 따라 보건복지부장관이 정하여 고시하는 난임진료를 받은 사람

마. 다음 법률 규정에 따라 의료지원을 받는 의료지원 대상자

1) 「5·18민주유공자예우 및 단체설립에 관한 법률」 제33조

2) 「고엽제후유의증 등 환자지원 및 단체설립에 관한 법률」 제6조제2항

3) 「국가유공자 등 예우 및 지원에 관한 법률」 제41조

4) 「독립유공자예우에 관한 법률」 제17조

5) 「보훈보상대상자 지원에 관한 법률」 제50조

6) 「제대군인지원에 관한 법률」 제20조

7) 「참전유공자 예우 및 단체설립에 관한 법률」 제7조

8) 「특수임무유공자 예우 및 단체설립에 관한 법률」 제32조

2. 별표 2 제3호라목5)·6)·9) 및 10)에 따라 부담한 금액

3. 별표 2 제3호사목 및 거목에 따라 부담한 금액

4. 별표 2 제4호에 따라 부담한 금액

5. 별표 2 제6호에 따라 부담한 금액

④ 법 제44조제2항 전단에 따른 본인부담상한액(이하 "본인부담상한액"이라 한다)은 별표 3의 산정방법에 따라 산정된 금액을 말한다. <개정 2023. 11. 7.>

⑤ 법 제44조제2항 후단에 따라 공단이 본인부담상한액을 넘는 금액을 지급하는 경우에는 요양급여를 받은 사람이 지정하는 예금계좌(「우체국예금·보험에 관한 법률」에 따른 체신관서 및 「은행법」에 따른 은행에서 개설된 예금계좌 등 보건복지부장관이 정하는 예금계좌를 말한다)로 지급해야 한다. 다만, 해당 예금계좌로 입금할 수 없는 불가피한 사유가 있는 경우에는 보건복지부장관이 정하는 방법으로 지급할 수 있다. <개정 2019. 6. 11., 2023. 11. 7.>

⑥ 제2항 및 제5항에서 정한 사항 외에 본인일부부담금의 납부방법이나 본인부담상한액을 넘는 금액의 지급방법 등에 필요한 사항은 보건복지부장관이 정하여 고시한다.

[전문개정 2017. 3. 20.]

국민건강보험법 시행령 [별표 2] 본인일부부담금의 부담률 및 부담액 <개정 2023. 11. 7.>

(제19조제1항 관련)

1. 가입자 또는 피부양자는 요양급여비용 중 다음 각 목의 어느 하나에 해당하는 금액(100원 미만은 제외한다)을 부담한다. 다만, 입원진료의 경우에는 100원 미만의 금액도 부담한다.

가. 입원진료(나목의 표 중 보건복지부장관이 정하는 의료장비를 이용한 진료의 경우는 제외한다) 및 보건복지부장관이 정하는 요양급여를 받은 경우(약국 또는 한국희귀·필수의약품센터인 요양기관에서 처방전에 따라 의약품을 조제받는 경우를 포함한다)는 다음의 구분에 따라 계산한 금액

1) 요양급여비용 총액(보건복지부장관이 정하여 고시하는 식대와 장애인 치과진료에 대한 가산금액은 제외한다)의 100분의 20에 입원기간 중 식대[입원환자의 식사의 질과 서비스에 영향을 미치는 부가적 요소에 드는 비용에 해당하는 가산금액(이하 "식대가산금액"이라 한다)을 포함한다. 이하 이 호, 제2호 및 제3호가목·나목·아목에서 같다]의 100분의 50을 더한 금액. 다만, 상급종합병원에서 법 제43조에 따라 신고한 입원병실 중 일반입원실의 2인실·3인실·4인실 및 정신과 입원실의 2인실·3인실·4인실을 이용한 경우에는 그 입원료에 한정하여 각각 100분의 50·100분의 40·100분의 30으로 하고, 종합병원·병원·한방병원·요양병원(「장애인복지법」 제58조제1항제4호에 따른 장애인 의료재활시설로서 「의료법」 제3조의2의 요건을 갖춘 의료기관인 요양병원으로 한정한다)·정신병원에서 법 제43조에 따라 신고한 입원병실 중 일반입원실의 2인실·3인실 및 정신과 입원실의 2인실·3인실을 이용한 경우에는 그 입원료에 한정하여 각각 100분의 40·100분의 30으로 하며, 보건복지부장관이 정하여 고시하는 격리 입원에 대해서는 그 입원료에

한정하여 100분의 10으로 한다.

2) 「의료법」 제3조제2항제3호라목에 따른 요양병원(「장애인복지법」 제58조제1항제4호에 따른 장애인 의료재활시설로서 「의료법」 제3조의2의 요건을 갖춘 의료기관인 요양병원은 제외한다)에서 입원진료를 받는 사람 중 입원치료보다는 요양시설이나 외래진료를 받는 것이 적합한 환자로서 보건복지부장관이 정하여 고시하는 환자군에 해당하는 경우에는 요양급여비용 총액의 100분의 40에 입원기간 중 식대의 100분의 50을 더한 금액

나. 외래진료의 경우 및 보건복지부장관이 정하는 의료장비·치료재료를 이용한 진료의 경우에는 다음 표의 구분에 따라 계산한 금액

기관 종류	소재지	환자 구분	본인일부부담금
상급종합병원	모든 지역	일반환자	진찰료 총액 + (요양급여비용 총액 - 진찰료총액) × 60/100. 다만, 임신부 외래진료의 경우에는 요양급여비용 총액의 40/100, 1세 미만 영유아 외래진료의 경우에는 요양급여비용 총액의 20/100으로 한다.
		의약분업 예외환자	진찰료 총액 + (요양급여비용 총액 - 약값 총액 - 진찰료 총액) × 60/100 + 약값 총액 × 30/100. 다만, 임신부 외래진료의 경우에는 (요양급여비용 총액 - 약값 총액) × 40/100 + 약값 총액 × 30/100, 1세 미만 영유아 외래진료의 경우에는 (요양급여비용 총액 - 약값 총액) × 20/100 + 약값 총액 × 21/100로 한다.
종합병원	동 지역	일반환자	요양급여비용 총액 × 50/100(임신부 외래진료의 경우에는 30/100, 1세 미만 영유아 외래진료의 경우에는 15/100)
		의약분업 예외환자	(요양급여비용 총액 - 약값 총액) × 50/100(임신부 외래진료의 경우에는 30/100, 1세 미만 영유아 외래진료의 경우에는 15/100) + 약값 총액 × 30/100(1세 미만 영유아의 경우에는 21/100)
	읍·면 지역	일반환자	요양급여비용 총액 × 45/100(임신부 외래진료의 경우에는 30/100, 1세 미만 영유아 외래진료의 경우에는 15/100)
		의약분업 예외환자	(요양급여비용 총액 - 약값 총액) × 45/100(임신부 외래진료의 경우에는 30/100, 1세 미만 영유아 외래진료의 경우에는 15/100) + 약값 총액 × 30/100(1세 미만 영유아의 경우에는 21/100)
병원, 치과병원, 한방병원, 요양병원, 정신병원	동 지역	일반환자	요양급여비용 총액 × 40/100(임신부 외래진료의 경우에는 20/100, 1세 미만 영유아 외래진료의 경우에는 10/100)
		의약분업 예외환자	(요양급여비용 총액 - 약값 총액) × 40/100(임신부 외래진료의 경우에는 20/100, 1세 미만 영유아 외래진료의 경우에는 10/100) + 약값 총액 × 30/100(1세 미만 영유아의 경우에는 21/100)
	읍·면 지역	일반환자	요양급여비용 총액 × 35/100(임신부 외래진료의 경우에는 20/100, 1세 미만 영유아 외래진료의 경우에는 10/100)
		의약분업 예외환자	(요양급여비용 총액 - 약값 총액) × 35/100(임신부 외래진료의 경우에는 20/100, 1세 미만 영유아 외래진료의 경우에는 10/100) + 약값 총액 × 30/100(1세 미만 영유아의 경우에는 21/100)
의원, 치과의원, 한의원, 보건의료원	모든 지역	일반환자	요양급여비용 총액 × 30/100(임신부 외래진료의 경우에는 10/100, 1세 미만 영유아 외래진료의 경우에는 5/100). 다만, 요양급여를 받는 사람이 65세 이상이면서 해당 요양급여비용 총액이 보건복지부령으로 정하는 금액을 넘지 않으면 보건복지부령으로 정하는 금액을 본인일부부담금으로 한다.
		의약분업예외 환자	(요양급여비용 총액 - 약값 총액) × 30/100(임신부 외래진료의 경우에는 10/100, 1세 미만 영유아 외래진료의 경우에는 5/100) + 약값 총액 × 30/100(1세 미만 영유아의 경우에는 21/100). 다만, 요양급여를 받는 사람이 65세 이상이면서 해당 요양급여비용 총액이 보건복지부령으로 정하는 금액을 넘지 않으면 보건복지부령으로 정하는 금액을 본인일부부담금으로 한다.
보건소, 보건지소, 보건진료소	모든 지역		요양급여비용 총액 × 30/100. 다만, 요양급여비용 총액이 보건복지부령으로 정하는 금액을 넘지 않으면 보건복지부령으로 정하는 금액을 본인일부부담금으로 한다.

비고

1. 위 표에서 "의약분업 예외환자"란 약사법 제23조제4항제3호 중 조현병(調絃病) 또는 조울증 등으로 자신 또는 타인을 해칠 우려가 있는 정신질환자, 같은 항 제4호 중 감염병의 예방 및 관리에 관한 법률 에 따른 제1군감염병환자 및 같은 항 제8호·제9호에 해당하는 환자를 말한다. 다만, 제1호가목에 따라 요양급여비용 총액의 100분의 20을 적용받는 사람은 제외한다.
2. 위 표에서 "약값 총액"이란 요양기관이 해당 약제를 구입한 금액의 총액을 말한다.
3. 보건복지부장관이 정하는 의료장비를 이용한 입원진료인 경우의 요양급여비용 총액은 의료장비를 이용한 비용의 총액으로 한정한다.
4. 요양기관의 외래진료를 통하여 주기적으로 의사의 처방에 따라 구입(사용)하여야 하는 치료재료 중 보건복지부장관이 정하여 고시하는 치료재료의 경우에는 해당 치료재료 비용 및 관련 행위(교체를 위한 직접적 행위에 한정한다. 이하 같다) 비용을 제외한 요양급여비용 총액을 위 표의 요양급여비용 총액으로 하여 위 표에 따라 산정한 금액에 해당 치료재료 비용 및 관련 행위 비용의 100분의 20(1세 미만 영유아의 경우에는 14/100)을 더한 금액을 본인일부부담금으로 한다. 다만, 제3호마목이 적용되는 중증질환자는 제외한다.
5. 보건복지부장관이 정하는 질병의 환자가 요양기관(의원으로 한정한다)에 보건복지부장관이 정하는 절차 또는 방법에 따라 외래진료를 지속적으로 받겠다는 의사를 표시한 경우에는 해당 질병에 대하여 그 다음 진료부터 (진찰료 총액 × 20/100) + [(요양급여비용 총액 - 진찰료 총액) × 30/100]에 해당하는 금액을 본인일부부담금으로 한다. 다만, 요양급여를 받는 사람이 65세 이상인 경우에는 요양급여비용 총액이 보건복지부령으로 정하는 금액을 넘지 않으면 보건복지부령으로 정하는 금액을 본인일부부담금으로 한다.
6. 임신부가 유산 또는 사산을 한 경우 해당 유산 또는 사산에 따른 외래진료는 위 표에 따른 임신부 외래진료에 포함한다.

다. 약국 또는 한국희귀·필수의약품센터의 경우

1) 진료를 담당한 의사 또는 치과의사가 발행한 처방전에 따라 의약품을 조제받은 경우에는 요양급여비용 총액의 100분의 30(요양급여를 받는 사람이 65세 이상인 경우 요양급여비용 총액이 보건복지부령으로 정하는 금액을 넘지 않으면 보건복지부령으로 정하는 금액). 다만, 제1호가목 중 보건복지부장관이 정하는 요양급여를 받은 경우(약국 또는 한국희귀·필수의약품센터인 요양기관에서 처방전에 따라 의약품을 조제받는 경우를 포함한다)는 제외한다.

2) 「약사법」 제23조제3항제1호에 따라 의료기관이 없는 지역에서 조제하는 경우로서 진료를 담당한 의사 또는 치과의사가 발행한 처방전에 따르지 않고 의약품을 조제받은 경우에는 다음의 구분에 따라 산정한 금액

가) 요양급여비용 총액이 보건복지부령으로 정하는 금액을 넘는 경우에는 요양급여비용 총액의 100분의 40

나) 요양급여비용 총액이 보건복지부령으로 정하는 금액을 넘지 않는 경우에는 보건복지부령으로 정하는 금액

3) 1)에도 불구하고 상급종합병원 또는 종합병원의 의사가 발행한 처방전에 따라 질병의 중증도를 고려하여 보건복지부장관이 정하여 고시하는 질병에 대한 의약품을 조제받은 경우[읍·면 지역 소재 종합병원의 의사가 발행한 처방전에 따라 의약품을 조제받거나 「한국보훈복지의료공단법」에 따른 보훈병원의 의사나 「독립유공자예우에 관한 법률」, 「국가유공자 등 예우 및 지원에 관한 법률」, 「보훈보상대상자 지원에 관한 법률」, 「5·18민주유공자예우 및 단체설립에 관한 법률」, 「참전유공자예우 및 단체설립에 관한 법률」, 「고엽제후유의증 등 환자지원 및 단체설립에 관한 법률」, 「특수임무유공자 예우 및 단체설립에 관한 법률」 및 「제대군인지원에 관한 법률」에 따라 국가보훈부장관이 진료를 위탁한 상급종합병원 또는 종합병원의 의사가 해당 법률에서 정한 의료지원대상자에게 발행한 처방전에 따라 의약품을 조제받은 경우는 제외한다]에는 다음의 금액

가) 상급종합병원의 의사가 발행한 처방전에 따라 의약품을 조제받은 경우: 요양급여비용 총액의 100분의 50

나) 종합병원의 의사가 발행한 처방전에 따라 의약품을 조제받은 경우: 요양급여비용 총액의 100분의 40

2. 제1호에도 불구하고 제21조제3항제2호에 따라 보건복지부장관이 정하여 고시하는 질병군에 대하여 입원진료를 받는 경우에는 다음 각 목의 구분에 따라 계산한 금액에 입원기간 중 식대의 100분의 50을 더한 금액을 부담한다. 이 경우 질병군 분류번호 결정 요령, 평균 입원 일수, 입원실 이용 비용 등 해당 질병군의 본인일부부담금 산정에 필요한 사항은 보건복지부장관이 정하여 고시한다.

가. 다음 계산식에 따라 계산한 금액과 보건복지부장관이 정하여 고시하는 추가 산정액을 합한 금액의 100분의 20

[질병군별 기준 상대가치점수 + (입원 일수 – 질병군별 평균 입원 일수) x 질병군별 일당 상대가치점수] x 제21조제1항에 따라 정해진 상대가치점수의 점수당 단가

비고

1. 위 표에서 "질병군별 기준 상대가치점수"란 질병군별 평균 입원 일수만큼 입원했을 때 발생하는 입원 건당 상대가치점수를 말한다.
2. 위 표에서 "질병군별 일당 상대가치점수"란 입원 일수가 1일 증가함에 따라 추가되는 질병군별 상대가치점수를 말한다.

나. 가목에도 불구하고 보건복지부장관이 정하여 고시하는 입원실을 이용한 경우에는 가목에 따라 계산한 금액에 보건복지부장관이 정하여 고시하는 입원료 계산식에 따라 계산한 금액을 더한 금액

다. 삭제 <2021. 11. 1.>

라. 가목 및 나목에도 불구하고 제1호나목에 따라 보건복지부장관이 정하는 의료장비를 이용한 진료의 경우에는 가목 또는 나목에 따라 계산한 금액에 제1호나목 표의 구분에 따라 계산한 금액을 더한 금액

3. 제1호와 제2호에도 불구하고 다음 각 목의 어느 하나에 해당하는 경우에는 그 각 목에서 정하는 금액을 부담한다. 다만, 상급종합병원·종합병원·병원·한방병원·요양병원(「장애인복지법」 제58조제1항제4호에 따른 장애인 의료재활시설로서 「의료법」 제3조의2의 요건을 갖춘 의료기관인 요양병원으로 한정한다)·정신병원에서 법 제43조에 따라 신고한 입원병실 중 일반입원실의 2인실·3인실 및 정신과 입원실의 2인실·3인실을 이용한 경우는 그 입원료에 한정하여 제1호가목1) 단서에서 정하는 금액을 부담한다.

가. 다음의 경우에는 입원기간 중 식대의 100분의 50

1) 자연분만에 대한 요양급여

2) 2세 미만 영유아 및 보건복지부장관이 정하여 고시하는 기준에 해당하는 2세 이상 영유아에 대한 입원진료로서 보건복지부장관이 정하는 요양급여

3) 보건복지부장관이 정하여 고시하는 결핵 질환을 가진 사람에 대하여 보건복지부장관이 정하는 요양급여

4) 「장기등 이식에 관한 법률」 제4조제2호에 따른 장기등기증자(뇌사자 또는 사망한 사람만 해당한다)의 장기등(같은 법 제4조제1호에 따른 장기등을 말한다) 적출에 대하여 보건복지부장관이 정하는 요양급여

나. 다음의 경우(라목에 해당하는 사람에 대한 요양급여는 제외한다)에는 요양급여비용 총액의 100분의 10에 입원기간 중 식대의 100분의 50을 더한 금액

1) 삭제 <2017. 9. 29.>

2) 보건복지부장관이 정하여 고시하는 희귀난치성 질환을 가진 사람에 대하여 보건복지부장관이 정하는 요양급여

3) 보건복지부장관이 정하여 고시하는 고위험 임신부에 대한 입원진료로서 보건복지부장관이 정하는 요양급여

4) 삭제 <2018. 12. 24.>

다. 다음의 경우에는 본인이 부담할 비용의 부담률의 100분의 70에 해당하는 금액

1) 1세 이상 6세 미만인 가입자 또는 피부양자가 상급종합병원, 종합병원, 병원, 치과병원, 한방병원, 요양병원, 정신병원, 의원, 치과의원, 한의원 및 보건의료원에서 외래진료를 받는 경우

2) 6세 미만인 가입자 또는 피부양자가 보건소, 보건지소 및 보건진료소에서 외래진료를 받는 경우로서 요양급여비용 총액이 보건복지부령으로 정하는 금액을 넘는 경우. 다만, 요양급여비용 총액이 보건복지부령으로 정하는 금액을 넘지 않는 경우에는 제1호 나목 표에 따른 금액을 부담한다.

3) 6세 미만인 가입자 또는 피부양자가 약국 또는 한국희귀·필수의약품센터인 요양기관에서 처방전에 따라 의약품을 조제받는 경우

라. 보건복지부장관이 정하여 고시하는 희귀난치성질환 또는 중증질환(이하 "희귀난치성질환등"이라 한다)을 가진 사람, 희귀난치성질환등 외의 질환으로 6개월 이상 치료를 받고 있거나 6개월 이상 치료가 필요한 사람 또는 18세 미만의 아동(이하 "희귀난치성질환자등"이라 한다) 중 희귀난치성질환자등이 속한 세대(배우자를 포함한다)의 소득 및 재산을 더하여 계산한 가액(이하 "소득인정액"이라 한다)이 「국민기초생활 보장법」 제2조제11호에 따른 기준 중위소득의 100분의 50 이하이고, 희귀난치성질환자등의 1촌의 직계혈족 및 그 배우자(이하 "부양의무자"라 한다)가 없거나 부양의무자가 있어도 부양능력이 없거나 부양을 받을 수 없는 사람으로서 보건복지부령으로 정하는 바에 따라 공단의 본인일부부담금 경감 인정 신청(이하 "경감인정신청"이라 한다)을 하여 그 경감 인정을 받은 사람 또는 희귀난치성질환자등 중 본인일부부담금의 경감이 필요하다고 보건복지부장관이 정하는 사람으로서 경감인정신청을 한 사람에 대한 요양급여의 경우에는 다음의 구분에 따라 계산한 금액. 이 경우 소득인정액 산정의 기준이 되는 세대의 범위, 소득 및 재산의 범위, 소득인정액 산정방법 등 소득인정액의 산정에 필요한 사항 및 부양의무자가 부양능력이 없거나 부양을 받을 수 없는 경우의 구체적인 기준은 보건복지부령으로 정한다.

1) 희귀난치성질환등을 가진 사람인 경우에는 입원기간 중 식대(식대가산금액은 제외한다. 이하 이 목에서 같다)의 100분의 20

2) 희귀난치성질환등 외의 질환으로 6개월 이상 치료를 받고 있거나 6개월 이상 치료가 필요한 사람 또는 18세 미만의 아동인 경우에는 다음 표에 해당하는 금액에 입원기간 중 식대의 100분의 20을 더한 금액. 다만, 가목에 해당하거나 6세 미만 아동의 입원진료 또는 보건복지부장관이 정하여 고시하는 중증질환으로 요양급여를 받는 경우에는 입원기간 중 식대의 100분의 20만을 부담한다.

<table>
<tr><th>기관 종류</th><th colspan="2">구분</th><th>본인일부부담금</th></tr>
<tr><td>상급종합병원</td><td colspan="2">외래진료 및 입원진료</td><td>요양급여비용 총액의 100분의 14에 해당하는 금액. 다만, 다음의 어느 하나에 해당하는 경우에는 그 다음의 구분에 따라 계산한 금액을 부담한다.
가) 정신건강의학과 입원진료 또는 나목2)(치매는 제외한다)에 따라 보건복지부장관이 정하는 요양급여를 받는 경우에는 해당 요양급여비용 총액의 100분의 10
나) 제1호나목(임신부 외래진료만 해당한다), 이 호 나목2)(치매만 해당한다)·3), 마목, 차목 또는 하목에 따라 보건복지부장관이 정하는 요양급여를 받는 경우에는 해당 요양급여비용 총액의 100분의 5
다) 자목(6세 이상 15세 이하 아동의 입원진료만 해당한다)에 따라 보건복지부장관이 정하는 요양급여를 받는 경우에는 해당 요양급여비용 총액의 100분의 3
라) 1세 미만 영유아 외래진료의 경우에는 요양급여비용 총액의 100분의 5</td></tr>
<tr><td rowspan="2">종합병원,
병원,
치과병원,
한방병원,
요양병원,
정신병원</td><td rowspan="2">「의료급여법 시행령」 별표 1 제2호 가목2)가)에 따른 만성질환자에 해당하는 사람이 그 만성질환에 대하여 외래진료를 받거나 해당 만성질환자가 나목2)(치매를 제외한다) 또는 마목에 따른 외래진료에 대하여 보건복지부장관이 정하는 요양급여를 받는 경우</td><td>「약사법」 제23조제4항에 따라 의사 또는 치과의사가 의약품을 직접 조제하는 경우와 법률 제8365호 약사법 전부개정법률 부칙 제8조에 따라 한의사가 한약 및 한약제제를 직접 조제하는 경우</td><td>1,500원. 다만, 1세 미만 영유아 외래진료의 경우에는 본인일부부담금 없음</td></tr>
<tr><td>그 밖의 외래진료</td><td>1,000원. 다만, 1세 미만 영유아 외래진료의 경우에는 본인일부부담금 없음</td></tr>
</table>

기관 종류	구분		본인일부부담금
종합병원, 병원, 치과병원, 한방병원, 요양병원, 정신병원	그 밖의 외래진료 및 입원진료		요양급여비용 총액의 100분의 14에 해당하는 금액. 다만, 다음의 어느 하나에 해당하는 경우에는 그 다음의 구분에 따라 계산한 금액을 부담한다. 가) 정신건강의학과 입원진료 또는 나목2)(치매는 제외한다)에 따라 보건복지부장관이 정하는 요양급여를 받는 경우에는 해당 요양급여비용 총액의 100분의 10 나) 제1호나목(임신부 외래진료만 해당한다), 이 호 나목2)(치매만 해당한다)·3), 마목, 차목 또는 하목에 따라 보건복지부장관이 정하는 요양급여를 받는 경우에는 해당 요양급여비용 총액의 100분의 5 다) 자목(6세 이상 15세 이하 아동의 입원진료만 해당한다)에 따라 보건복지부장관이 정하는 요양급여를 받는 경우에는 해당 요양급여비용 총액의 100분의 3 라) 1세 미만 영유아 외래진료의 경우에는 요양급여비용 총액의 100분의 5
의원, 치과의원, 한의원, 보건의료원	외래진료	「약사법」 제23조제4항에 따라 의사 또는 치과의사가 의약품을 직접 조제하는 경우와 법률 제8365호 약사법 전부개정법률 부칙 제8조에 따라 한의사가 한약 및 한약제제를 직접 조제하는 경우	1,500원. 다만, 1세 미만 영유아 외래진료의 경우에는 본인일부부담금 없음
		그 밖의 외래진료	1,000원. 다만, 1세 미만 영유아 외래진료의 경우에는 본인일부부담금 없음
	입원진료		요양급여비용 총액의 100분의 14에 해당하는 금액. 다만, 다음의 어느 하나에 해당하는 경우에는 그 다음의 구분에 따라 계산한 금액을 부담한다. 가) 정신건강의학과 입원진료 또는 나목2)(치매는 제외한다)에 따라 보건복지부장관이 정하는 요양급여를 받는 경우에는 해당 요양급여비용 총액의 100분의 10 나) 나목2)(치매만 해당한다)·3), 마목 또는 차목(입원진료만 해당한다)에 따라 보건복지부장관이 정하는 요양급여를 받는 경우에는 해당 요양급여비용 총액의 100분의 5 다) 자목(6세 이상 15세 이하 아동의 입원진료만 해당한다)에 따라 보건복지부장관이 정하는 요양급여를 받는 경우에는 해당 요양급여비용 총액의 100분의 3
보건소, 보건지소, 보건진료소	외래진료 및 입원진료		없음
약국, 한국희귀·필수의약품센터	「약사법」 제23조제3항 단서에 따라 처방전에 따르지 않고 직접 조제한 경우		900원
	보건소, 보건지소 및 보건진료소를 제외한 요양기관에서 발급한 처방전에 따라 조제한 경우		500원
	보건소, 보건지소 및 보건진료소에서 발급한 처방전에 따라 조제한 경우		없음

비고

1. 「약사법」 제23조제4항에 따라 의사 또는 치과의사가 의약품을 직접 조제하거나 법률 제8365호 약사법 전부개정법률 부칙 제8조에 따라 한의사가 한약 및 한약제제를 직접 조제하고 처방전을 함께 발급하는 경우에는 1,000원을 부담한다.
2. 외래진료로서 전산화단층촬영(CT), 자기공명영상진단(MRI) 등 보건복지부장관이 정하여 고시하는 장비를 이용한 진료에 대해서는 그 의료장비를 이용한 비용 총액의 100분의 14[나목2)(치매는 제외한다)에 따른 환자의 경우에는 100분의 10, 나목2)(치매만 해당한다), 마목, 하목 또는 제1호나목(임신부 외래진료만 해당한다)에 따른 환자 및 1세 미만 영유아 외래진료의 경우에는 100분의 5]를 부담한다.
3. 제21조제3항제2호에 따른 질병군에 대한 입원 진료의 경우 본인일부부담금은 제2호가목, 나목 또는 라목에 따라 계산한 금액에 위 표의 해당 기관 종류별 입원진료에 해당하는 본인부담률을 곱한 금액으로 한다.
4. 보건복지부장관이 정하여 고시하는 격리 입원에 대해서는 그 입원료에 한정하여 해당 입원료의 100분의 5를 부담한다.
5. 임신부가 유산 또는 사산을 한 경우 해당 유산 또는 사산에 따른 외래진료는 위 표에 따른 임신부 외래진료에 포함한다.

3) 희귀난치성질환등을 가진 사람 중 65세 이상인 사람이 틀니 요양급여를 받는 경우에는 해당 요양급여비용 총액의 100분의 5
4) 희귀난치성질환등 외의 질환으로 6개월 이상 치료를 받고 있거나 6개월 이상 치료가 필요한 사람 중 65세 이상인 사람이 틀니 요양급여를 받는 경우에는 해당 요양급여비용 총액의 100분의 15

5) 희귀난치성질환등을 가진 사람 중 65세 이상인 사람이 치과임플란트 요양급여를 받는 경우에는 해당 요양급여비용 총액의 100분의 10

6) 희귀난치성질환등 외의 질환으로 6개월 이상 치료를 받고 있거나 6개월 이상 치료가 필요한 사람 중 65세 이상인 사람이 치과임플란트 요양급여를 받는 경우에는 해당 요양급여비용 총액의 100분의 20

7) 2)에도 불구하고 희귀난치성질환등 외의 질환으로 6개월 이상 치료를 받고 있거나 6개월 이상 치료가 필요한 사람 또는 18세 미만의 아동이 상급종합병원 또는 종합병원의 의사가 발행한 처방전에 따라 질병의 중증도를 고려하여 보건복지부장관이 정하여 고시하는 질병에 대한 의약품을 조제받은 경우[읍·면 지역 소재 종합병원의 의사가 발행한 처방전에 따라 의약품을 조제받거나 「한국보훈복지의료공단법」에 따른 보훈병원의 의사나 「독립유공자예우에 관한 법률」, 「국가유공자 등 예우 및 지원에 관한 법률」, 「보훈보상대상자 지원에 관한 법률」, 「5·18민주유공자예우 및 단체설립에 관한 법률」, 「참전유공자예우 및 단체설립에 관한 법률」, 「고엽제후유의증 등 환자지원 및 단체설립에 관한 법률」, 「특수임무유공자 예우 및 단체설립에 관한 법률」 및 「제대군인지원에 관한 법률」에 따라 국가보훈부장관이 진료를 위탁한 상급종합병원 또는 종합병원의 의사가 해당 법률에서 정한 의료지원대상자에게 발행한 처방전에 따라 의약품을 조제받은 경우는 제외한다]에는 요양급여비용 총액의 100분의 3. 다만, 본인일부부담금이 500원 미만이 되는 경우에는 500원을 본인일부부담금으로 한다.

8) 2)에도 불구하고 희귀난치성질환등 외의 질환으로 6개월 이상 치료를 받고 있거나 6개월 이상 치료가 필요한 사람 또는 18세 미만 아동의 입원진료로서 제왕절개분만에 대한 요양급여를 받는 경우에는 입원기간 중 식대의 100분의 20

9) 희귀난치성질환등을 가진 사람이 보건복지부장관이 정하여 고시하는 추나요법에 대하여 보건복지부장관이 정하는 요양급여를 받는 경우에는 해당 요양급여비용의 100분의 30. 다만, 보건복지부장관이 따로 정하여 고시하는 추나요법에 대하여 요양급여를 받는 경우에는 해당 요양급여비용의 100분의 80으로 한다.

10) 희귀난치성질환등 외의 질환으로 6개월 이상 치료를 받고 있거나 6개월 이상 치료가 필요한 사람 또는 18세 미만 아동이 보건복지부장관이 정하여 고시하는 추나요법에 대하여 보건복지부장관이 정하는 요양급여를 받는 경우에는 해당 요양급여비용의 100분의 40. 다만, 보건복지부장관이 따로 정하여 고시하는 추나요법에 대하여 요양급여를 받는 경우에는 해당 요양급여비용의 100분의 80으로 한다.

마. 보건복지부장관이 정하여 고시하는 중증질환자에 대하여 보건복지부장관이 정하는 요양급여(라목에 해당하는 사람에 대한 요양급여는 제외한다)의 경우에는 요양급여비용 총액의 100분의 5에 입원기간 중 식대의 100분의 50을 더한 금액

바. 65세 이상인 사람이 틀니 요양급여(라목에 해당하는 사람에 대한 요양급여는 제외한다)를 받는 경우에는 그 요양급여비용 총액의 100분의 30

사. 65세 이상인 사람이 치과임플란트 요양급여(라목에 해당하는 사람에 대한 요양급여는 제외한다)를 받는 경우에는 해당 요양급여비용 총액의 100분의 30

아. 제왕절개분만만을 위한 입원진료에 대하여 요양급여[라목8)에 해당하는 사람에 대한 요양급여는 제외한다]를 받는 경우에는 요양급여비용 총액의 100분의 5에 입원기간 중 식대의 100분의 50을 더한 금액

자. 15세 이하 아동의 입원진료에 대하여 보건복지부장관이 정하는 요양급여[가목2) 및 라목에 해당하는 사람에 대한 요양급여는 제외한다]를 받는 경우에는 해당 요양급여비용 총액의 100분의 5에 입원기간 중 식대의 100분의 50을 더한 금액

차. 18세 이하 아동의 치아홈메우기 외래진료 또는 16세 이상 18세 이하 아동의 치아홈메우기 입원진료에 대하여 보건복지부장관이 정하는 요양급여(라목에 해당하는 사람에 대한 요양급여는 제외한다)를 받는 경우에는 해당 요양급여비용 총액의 100분의 10

카. 보건복지부장관이 정하여 고시하는 난임진료(인공수정 및 체외수정시술을 포함한다)에 대하여 보건복지부장관이 정하는 요양급여(라목에 해당하는 사람에 대한 요양급여는 제외한다)를 받는 경우에는 해당 요양급여비용 총액의 100분의 30

타. 다음의 경우에는 본인일부부담금은 없는 것으로 한다.

1) 제25조제3항제1호에 따른 일반건강검진 결과에 따라 보건복지부장관이 정하여 고시하는 질환이나 질병에 대하여 추가적인 진료 또는 검사의 필요성이 인정되는 사람이 그 질환이나 질병에 대하여 일반건강검진을 받은 날이 속하는 연도의 다음 연도 1월 31일까지 보건복지부장관이 정하여 고시하는 요양급여(의원 및 병원만 해당하되, 결핵에 대한 진료 또는 검사의 경우에는 종합병원 및 상급종합병원도 해당한다)를 받는 경우

2) 「의료법」 제34조에 따른 원격의료에 대하여 보건복지부장관이 정하여 고시하는 요양급여를 받는 경우

3) 요양급여를 의뢰받은 요양기관이 환자의 상태가 호전됨에 따라 요양급여를 의뢰한 요양기관 등으로 환자를 회송(回送)하는 경우로서 해당 환자가 회송과 관련하여 보건복지부장관이 정하여 고시하는 요양급여를 받는 경우

파. 보건복지부장관이 정하여 고시하는 항목에 대해 정신건강의학과 외래진료를 받은 경우(라목에 해당하는 사람에 대한 요양급여는 제외한다)에는 다음 표에 따라 계산한 금액에 제1호나목에 따라 계산한 금액(다음 표에 따라 보건복지부장관이 정하여 고시하는

항목에 대한 요양급여비용을 계산한 금액은 제외한다)을 더한 금액. 다만, 6세 미만의 경우에는 본인이 부담할 비용의 부담률(제1호 나목 및 다음 표에 따른 부담률을 말한다)의 100분의 70에 해당하는 금액으로 하고, 65세 이상인 경우에는 요양급여비용 총액이 보건복지부령으로 정하는 금액을 넘지 않으면 보건복지부령으로 정하는 금액으로 한다.

기관 종류	본인일부부담금
상급종합병원	보건복지부장관이 정하여 고시하는 항목에 대한 요양급여비용 × 40/100
종합병원	보건복지부장관이 정하여 고시하는 항목에 대한 요양급여비용 × 30/100
병원, 치과병원, 한방병원, 요양병원, 정신병원	보건복지부장관이 정하여 고시하는 항목에 대한 요양급여비용 × 20/100
의원, 치과의원, 한의원, 보건의료원	보건복지부장관이 정하여 고시하는 항목에 대한 요양급여비용 × 10/100

하. 보건복지부장관이 정하여 고시하는 조산아(早産兒)와 저체중 출생아의 외래진료(출생일부터 5년이 되는 날까지의 외래진료를 말한다)에 대한 요양급여로서 보건복지부장관이 정하는 요양급여의 경우에는 요양급여비용 총액의 100분의 5

1) 삭제 <2019. 10. 22.>

2) 삭제 <2019. 10. 22.>

3) 삭제 <2019. 10. 22.>

거. 가목1)·2)·3), 나목, 다목1), 마목, 자목 및 하목에도 불구하고 보건복지부장관이 정하여 고시하는 추나요법에 대하여 보건복지부장관이 정하는 요양급여를 받는 경우에는 해당 요양급여비용의 100분의 50. 다만, 보건복지부장관이 따로 정하여 고시하는 추나요법에 대하여 요양급여를 받는 경우에는 해당 요양급여비용의 100분의 80으로 한다.

너. 보건복지부장관이 정하여 고시하는 경증질환자가 상급종합병원에서 외래진료를 받는 경우에는 요양급여비용 총액에 보건복지부장관이 정하여 고시하는 본인부담률을 곱한 금액

4. 제1호부터 제3호까지의 규정에도 불구하고 법 제41조의4 및 이 영 제18조의4에 따른 선별급여 항목의 경우에는 요양급여비용의 100분의 100의 범위에서 보건복지부장관이 정하여 고시하는 금액을 부담한다.

5. 제1호 및 제3호에도 불구하고 「의료법」 제3조제2항제3호라목에 따른 요양병원 및 같은 호 마목에 따른 정신병원 외의 요양기관에서 입원진료를 받는 경우로서 법 제43조에 따라 신고한 입원병실 중 일반입원실에 16일 이상 연속하여 입원하는 환자의 경우에는 요양급여비용 총액 중 입원료에 한정하여 다음 표의 구분에 따라 계산한 금액을 부담한다. 다만, 제21조제3항제2호에 따라 보건복지부장관이 정하여 고시하는 질병군에 대하여 입원진료를 받는 경우 및 질병 또는 환자 특성상 16일 이상 장기입원이 불가피한 경우로 보건복지부장관이 정하여 고시하는 경우는 제외한다.

구분	본인일부부담금	
	입원일수 16일 이상 30일 이하	입원일수 31일 이상
가. 상급종합병원의 5인실 이상, 요양기관의 4인실 이상	16일째 입원일부터 30일째 입원일까지의 입원료 × 25/100	31일째 입원일부터의 입원료 × 30/100
나. 상급종합병원의 4인실, 종합병원·병원·한방병원의 3인실	16일째 입원일부터 30일째 입원일까지의 입원료 × 35/100	31일째 입원일부터의 입원료 × 40/100
다. 상급종합병원의 3인실, 종합병원·병원·한방병원의 2인실	16일째 입원일부터 30일째 입원일까지의 입원료 × 45/100	31일째 입원일부터의 입원료 × 50/100
라. 상급종합병원의 2인실	16일째 입원일부터 30일째 입원일까지의 입원료 × 55/100	31일째 입원일부터의 입원료 × 60/100

6. 제1호부터 제5호까지의 규정에도 불구하고 다음 각 목의 어느 하나에 해당하는 경우에는 보건복지부령으로 정하는 항목의 요양급여비용의 100분의 100의 범위에서 보건복지부령으로 정하는 금액을 부담한다.

가. 법 제53조제3항에 따라 급여가 제한되는 경우

나. 법 제54조제3호 및 제4호에 따라 급여가 정지되는 경우

다. 법 제109조제10항에 따라 공단이 보험급여를 하지 않는 경우

라. 「학교폭력 예방 및 대책에 관한 법률」 제2조제1호에 따른 학교폭력 중 학생 간의 폭행에 의한 경우

마. 보험재정에 상당한 부담을 준다고 인정되는 경우

바. 그 밖에 보건복지부령으로 정하는 경우

국민건강보험법 시행령 [별표 3] 본인부담상한액의 산정방법 <개정 2023. 6. 20.>

(제19조제4항 관련)

1. 본인부담상한액은 지역가입자의 세대별 보험료 부담수준 또는 직장가입자의 개인별 보험료 부담수준(이하 "상한액기준보험료"라 한다)을 구간으로 구분하여 다음 각 목의 구분에 따른 금액으로 한다.

가. 2023년 본인부담상한액: 다음 표에 따른 금액

구분	상한액기준보험료 구간	120일 초과 입원	그 밖의 경우
지역가입자, 직장가입자 및 피부양자	1구간	134만원	87만원
	2구간	168만원	108만원
	3구간	227만원	162만원
	4구간	375만원	303만원
	5구간	538만원	414만원
	6구간	646만원	497만원
	7구간	1,014만원	780만원

비고: 위 표에서 "120일 초과 입원"이란 「의료법」 제3조제2항제3호라목에 따른 요양병원(「장애인복지법」 제58조제1항제4호에 따른 장애인 의료재활시설로서 「의료법」 제3조의2의 요건을 갖춘 의료기관인 요양병원은 제외한다)에 입원한 기간이 같은 연도에 120일을 초과하는 경우를 말한다.

나. 2024년 이후 본인부담상한액: 다음 계산식에 따른 금액

해당 연도 본인부담상한액 = 전년도 본인부담상한액 × (1 + 전국소비자물가변동률)

비고

1. 위 계산식에서 "본인부담상한액"이란 상한액기준보험료 구간별 금액을 말한다.
2. 위 계산식에서 "전국소비자물가변동률"이란 통계법 에 따라 통계청장이 매년 고시하는 전전년도와 대비한 전년도 전국소비자물가변동률을 말하며, 전국소비자물가변동률이 100분의 5를 넘는 경우에는 100분의 5로 한다.
3. 위 계산식에 따라 산정한 금액 중 1만원 미만의 금액은 버린다.

2. 제1호의 상한액기준보험료 구간은 다음 표와 같다. 이 경우 상한액기준보험료의 구체적인 산정 기준·방법 등에 관하여 필요한 사항은 보건복지부장관이 정하여 고시한다.

구분	상한액기준보험료 구간	
지역가입자	1구간	상한액기준보험료가 전체 지역가입자의 하위 100분의 10에 상당하는 금액으로서 보건복지부장관이 정하여 고시하는 금액을 넘지 않는 경우
	2구간	상한액기준보험료가 전체 지역가입자의 하위 100분의 10에 상당하는 금액으로서 보건복지부장관이 정하여 고시하는 금액을 넘고 하위 100분의 30에 상당하는 금액으로서 보건복지부장관이 고시하는 금액을 넘지 않는 경우
	3구간	상한액기준보험료가 전체 지역가입자의 하위 100분의 30에 상당하는 금액으로서 보건복지부장관이 정하여 고시하는 금액을 넘고 하위 100분의 50에 상당하는 금액으로서 보건복지부장관이 고시하는 금액을 넘지 않는 경우
	4구간	상한액기준보험료가 전체 지역가입자의 하위 100분의 50에 상당하는 금액으로서 보건복지부장관이 정하여 고시하는 금액을 넘고 하위 100분의 70에 상당하는 금액으로서 보건복지부장관이 고시하는 금액을 넘지 않는 경우
	5구간	상한액기준보험료가 전체 지역가입자의 하위 100분의 70에 상당하는 금액으로서 보건복지부장관이 정하여 고시하는 금액을 넘고 하위 100분의 80에 상당하는 금액으로서 보건복지부장관이 고시하는 금액을 넘지 않는 경우
	6구간	상한액기준보험료가 전체 지역가입자의 하위 100분의 80에 상당하는 금액으로서 보건복지부장관이 정하여 고시하는 금액을 넘고 하위 100분의 90에 상당하는 금액으로서 보건복지부장관이 고시하는 금액을 넘지 않는 경우
	7구간	상한액기준보험료가 전체 지역가입자의 하위 100분의 90에 상당하는 금액으로서 보건복지부장관이 정하여 고시하는 금액을 넘는 경우

구분	상한액기준보험료 구간	
직장가입자 및 피부양자	1구간	상한액기준보험료가 전체 직장가입자의 하위 100분의 10에 상당하는 금액으로서 보건복지부장관이 정하여 고시하는 금액을 넘지 않는 경우
	2구간	상한액기준보험료가 전체 직장가입자의 하위 100분의 10에 상당하는 금액으로서 보건복지부장관이 정하여 고시하는 금액을 넘고 하위 100분의 30에 상당하는 금액으로서 보건복지부장관이 고시하는 금액을 넘지 않는 경우
	3구간	상한액기준보험료가 전체 직장가입자의 하위 100분의 30에 상당하는 금액으로서 보건복지부장관이 정하여 고시하는 금액을 넘고 하위 100분의 50에 상당하는 금액으로서 보건복지부장관이 고시하는 금액을 넘지 않는 경우
	4구간	상한액기준보험료가 전체 직장가입자의 하위 100분의 50에 상당하는 금액으로서 보건복지부장관이 정하여 고시하는 금액을 넘고 하위 100분의 70에 상당하는 금액으로서 보건복지부장관이 고시하는 금액을 넘지 않는 경우
	5구간	상한액기준보험료가 전체 직장가입자의 하위 100분의 70에 상당하는 금액으로서 보건복지부장관이 정하여 고시하는 금액을 넘고 하위 100분의 80에 상당하는 금액으로서 보건복지부장관이 고시하는 금액을 넘지 않는 경우
	6구간	상한액기준보험료가 전체 직장가입자의 하위 100분의 80에 상당하는 금액으로서 보건복지부장관이 정하여 고시하는 금액을 넘고 하위 100분의 90에 상당하는 금액으로서 보건복지부장관이 고시하는 금액을 넘지 않는 경우
	7구간	상한액기준보험료가 전체 직장가입자의 하위 100분의 90에 상당하는 금액으로서 보건복지부장관이 정하여 고시하는 금액을 넘는 경우

비고: 상한액기준보험료가 제32조제2호나목에 따른 월별 보험료액 하한 금액 이하인 지역가입자는 위 표에도 불구하고 1구간에 해당하는 것으로 본다.

국민건강보험법 시행규칙

제13조(외래진료 등의 경우 요양급여비용 총액에 관한 조건 등) ① 외래진료 및 고가(高價)의 특수 의료장비를 이용한 진료의 경우에 영 별표 2 제1호나목 및 제3호파목에 따른 요양급여비용 총액에 관한 조건 및 본인부담액은 별표 3과 같다. <개정 2018. 6. 29.>

② 약국 또는 한국희귀·필수의약품센터를 이용한 경우에 영 별표 2 제1호다목에 따른 요양급여비용 총액에 관한 조건 및 본인부담액은 별표 4와 같다.<개정 2018. 6. 29.>

제14조(본인부담액 경감 인정) ① 영 별표 2 제3호라목에 따라 본인부담액을 경감받을 수 있는 요건을 갖춘 희귀난치성질환자등은 본인부담액 경감 인정을 받으려면 경감 인정 신청서(전자문서를 포함한다)에 다음 각 호의 서류(전자문서를 포함한다)를 첨부하여 특별자치도지사·시장·군수·구청장에게 제출하여야 한다. <개정 2013. 9. 30., 2015. 7. 24., 2015. 12. 31.>

1. 영 별표 2 제3호라목에 따른 부양의무자(이하 "부양의무자"라 한다)와의 관계를 확인할 수 있는 가족관계등록부의 증명서(세대별 주민등록표 등본으로 부양의무자와의 관계를 확인할 수 없는 경우만 해당한다)
2. 임대차계약서(주택을 임대하거나 임차하고 있는 사람만 해당한다)
3. 요양기관이 발급한 진단서 1부(6개월 이상 치료를 받고 있거나 6개월 이상 치료가 필요한 사람만 해당한다)

② 제1항에 따른 신청인의 가족, 친족, 이해관계인 또는 「사회보장급여의 이용·제공 및 수급권자 발굴에 관한 법률」 제43조에 따른 사회복지전담공무원은 신청인이 신체적·정신적인 이유로 신청을 할 수 없는 경우에는 신청인을 대신하여 제1항에 따른 신청을 할 수 있다. 이 경우 다음 각 호의 구분에 따른 서류를 제시하거나 제출해야 한다. <개정 2023. 11. 14.>

1. 신청인의 가족·친족 또는 이해관계인: 신청인과의 관계를 증명하는 서류
2. 사회복지 전담공무원: 공무원임을 증명하는 신분증

③ 제1항과 제2항에 따른 신청을 받은 특별자치도지사·시장·군수·구청장은 신청인이 제15조에 따른 기준에 해당하는지를 확인하여 부득이한 사유가 없으면 그 결과를 신청일부터 30일 이내에 공단에 통보하여야 한다. 다만, 다음 각 호의 어느 하나에 해당하는 경우에는 신청일부터 60일 이내에 통보할 수 있다. <개정 2015. 12. 31.>

1. 부양의무자의 소득 조사에 시간이 걸리는 특별한 사유가 있는 경우
2. 제1항에 따른 경감 인정 신청서를 제출한 희귀난치성질환자등 또는 부양의무자가 같은 항 또는 관계 법령에 따른 조사나 자료제출 요구를 거부·방해 또는 기피하는 경우

④ 공단은 제3항에 따른 확인 결과를 통보받았을 때에는 부득이한 사유가 없으면 통보를 받은 날부터 7일 이내에 영 별표 2 제3호라목에 따른 인정 여부를 결정하여 그 결과를 신청인에게 통보하여야 한다. <개정 2015. 12. 31.>

⑤ 제1항부터 제4항까지에서 규정한 사항 외에 본인부담액의 경감 인정 절차 등에 관하여 필요한 사항은 보건복지부장관이 정한다.

제15조(본인부담액 경감 대상자의 기준) 영 별표 2 제3호라목에 따른 소득인정액 산정의 기준이 되는 세대의 범위, 소득 및 재산의 범위, 소득인정액 산정방법 및 부양의무자가 부양능력이 없거나 부양을 받을 수 없는 경우의 구체적인 기준은 별표 5와 같다.

제16조(요양급여비용의 본인부담) 영 별표 2 제6호에 따라 본인이 요양급여비용을 부담하는 항목 및 부담률은 별표 6과 같다. <개정 2013. 12. 18., 2016. 12. 30.>

제17조(본인부담액 경감 적용 시기) 공단은 제14조제4항에 따라 본인부담액 경감 인정 결정을 한 사람에 대해서는 경감 인정 결정을 한 날부터 발생하는 본인부담액부터 경감한다.

국민건강보험법 시행규칙 [별표 3] 외래진료 등의 요양급여비용 총액에 관한 조건 및 본인부담액 <개정 2018. 6. 29.>

(제13조제1항 관련)

1. 영 별표 2 제1호나목 및 제3호파목에 따라 65세 이상인 가입자 및 피부양자가 의원, 치과의원, 한의원 및 보건의료원에서 요양급여를 받는 경우의 본인부담액은 다음과 같다.

기관 종류	요양급여비용 총액에 관한 조건		본인부담액
의원·치과의원(의약분업 예외지역은 제외한다) 및 보건의료원(한방과는 제외한다)	요양급여비용 총액이 15,000원을 넘지 않는 경우		1,500원
	요양급여비용 총액이 15,000원을 넘고 20,000원을 넘지 않는 경우		요양급여비용 총액 × 10/100
	요양급여비용 총액이 20,000원을 넘고 25,000원을 넘지 않는 경우		요양급여비용 총액 × 20/100
의원·치과의원(의약분업 예외지역만 해당한다), 보건의료원(한방과만 해당한다) 및 한의원	투약 처방을 하는 경우	요양급여비용 총액이 15,000원을 넘지 않는 경우	1,500원
		요양급여비용 총액이 15,000원을 넘고 25,000원을 넘지 않는 경우	요양급여비용 총액 × 10/100
		요양급여비용 총액이 25,000원을 넘고 30,000원을 넘지 않는 경우	요양급여비용 총액 × 20/100
	투약 처방을 하지 않는 경우	요양급여비용 총액이 15,000원을 넘지 않는 경우	1,500원
		요양급여비용 총액이 15,000원을 넘고 20,000원을 넘지 않는 경우	요양급여비용 총액 × 10/100
		요양급여비용 총액이 20,000원을 넘고 25,000원을 넘지 않는 경우	요양급여비용 총액 × 20/100

비고
위 표 중 본인부담액이 "요양급여비용 총액 × 20/100"에 해당하는 경우로서, 영 별표 2 제3호파목에 따라 보건복지부장관이 정하여 고시하는 항목(이하 이 비고에서 "고시항목"이라 한다)에 대해 요양급여를 하는 경우 본인부담액은 (요양급여비용 총액 - 고시항목에 대한 요양급여비용) × 20/100 + 고시항목에 대한 요양급여비용 × 10/100으로 한다.

2. 영 별표 2 제1호나목에 따라 보건소, 보건지소, 보건진료소에서 요양급여를 받는 경우 해당 요양급여비용 총액이 12,000원을 넘지 않을 때의 본인부담액은 다음과 같다.

기관 종류	진료내용 또는 투약일수		본인부담액
보건소	의과 치과	처방전만을 발급한 경우	500원
		1일분 이상 3일분 이하의 투약을 한 경우	1,100원
		4일분 이상 6일분 이하의 투약을 한 경우	1,300원
		7일분 이상 투약을 한 경우	1,600원
	한방과	침·뜸(灸)·부항 등의 시술만 한 경우	1,100원
		1일분 투약만 한 경우	1,100원
		2일분 투약만 한 경우	1,300원
		3일분 투약만 한 경우	1,600원
		4일분 이상 투약만 한 경우	2,000원
		침·뜸(灸)·부항 등의 시술과 1일분 투약을 한 경우	1,300원
		침·뜸·부항 등의 시술과 2일분 투약을 한 경우	1,600원
		침·뜸·부항 등의 시술과 3일분 투약을 한 경우	1,800원
		침·뜸·부항 등의 시술과 4일분 이상 투약을 한 경우	2,200원
보건지소	의과 치과	처방전만을 발급한 경우	500원
		1일분 이상 3일분 이하 투약을 한 경우	900원
		4일분 이상 6일분 이하 투약을 한 경우	1,100원
		7일분 이상 투약을 한 경우	1,400원

기관 종류	진료내용 또는 투약일수		본인부담액
보건지소	한방과	침·뜸·부항 등의 시술만 한 경우	1,100원
		1일분 투약만 한 경우	1,100원
		2일분 투약만 한 경우	1,300원
		3일분 투약만 한 경우	1,600원
		4일분 이상 투약만 한 경우	2,000원
		침·뜸·부항 등의 시술과 1일분 투약을 한 경우	1,300원
		침·뜸·부항 등의 시술과 2일분 투약을 한 경우	1,600원
		침·뜸·부항 등의 시술과 3일분 투약을 한 경우	1,800원
		침·뜸·부항 등의 시술과 4일분 이상 투약을 한 경우	2,200원
보건진료소	모든 경우		900원

비고: 보건소 또는 보건지소의 의과 및 치과에서 재활 및 물리치료를 받고 요양급여비용 총액이 12,000원을 넘지 않는 경우의 본인부담액은 위 표의 진료내용 또는 투약일수에 따른 본인부담액에 1일당 500원(재활 및 물리치료 본인부담액)을 더한 금액으로 한다.

국민건강보험법 시행규칙
[별표 4] 약국 또는 한국희귀·필수의약품센터를 이용한 경우의 요양급여비용 총액에 관한 조건 및 본인부담액 <개정 2018. 6. 29.>

(제13조제2항 관련)

요양급여비용 총액에 관한 조건			본인부담액
1. 65세 이상인 가입자 또는 피부양자가 처방전에 따라 의약품을 조제받는 경우	요양급여비용 총액이 10,000원을 넘지 않는 경우		1,000원
	요양급여비용 총액이 10,000원을 넘고 12,000원을 넘지 않는 경우		요양급여비용 총액 × 20/100
2. 처방전 없이 의약품을 조제받는 경우	요양급여비용 총액이 4,000원을 넘는 경우		요양급여비용 총액 × 40/100
	요양급여비용 총액이 4,000원을 넘지 않는 경우	투약일수 1일	1,400원
		투약일수 2일	1,600원
		투약일수 3일 이상	2,000원

국민건강보험법 시행규칙 [별표 5] 본인부담액 경감 대상자 기준 <개정 2015.12.31.>

(제15조 관련)

1. 소득인정액 기준

영 별표 2 제3호라목에 따른 소득인정액은 영 별표 2 제3호라목에 따른 희귀난치성질환자등이 속한 세대(이하 "소득인정액 산정기준세대"라 한다)의 소득평가액과 재산의 소득환산액을 더하여 산정한다.

가. 소득인정액 산정기준세대의 범위

구분	구체적 범위
소득인정액 산정기준세대에 포함되는 사람	1) 「주민등록법」 제6조제1항제1호에 따른 거주자 중 같은 법 시행령 제6조제1항에 따른 세대별 주민등록표에 기재된 사람(동거인은 제외한다) 2) 1) 외의 사람으로서 다음 각 항목의 어느 하나에 해당하는 사람 가) 1)에 해당하는 사람의 배우자(사실상 혼인관계에 있는 사람을 포함한다) 나) 1)에 해당하는 사람의 미혼자녀 중 30세 미만인 사람

구분	구체적 범위
소득인정액 산정기준세대에서 제외되는 사람	1) 현역군인 등 법률상 의무를 이행하기 위하여 다른 곳에서 거주하면서 의무 이행과 관련하여 생계를 보장받고 있는 사람 2) 외국에 3개월 이상 체류하는 사람 3) 「형의 집행 및 수용자의 처우에 관한 법률」 및 「치료감호법」 등에 따른 교도소 · 구치소 · 치료감호시설 등에 수용 중인 사람 4) 「국민기초생활 보장법」 제32조에 따른 보장시설에서 급여를 받고 있는 사람 5) 실종선고 절차가 진행 중인 사람 6) 가출 또는 행방불명의 사유로 경찰서 등 행정관청에 신고되어 1개월이 지난 사람

나. 소득평가액의 범위 및 산정기준은 「국민기초생활 보장법 시행령」 제5조의2를 준용한다. 이 경우 실제소득의 구체적인 범위는 같은 법 시행령 제5조에서 정하는 바에 따르되, 같은 조 제1항제4호나목에 해당하는 금액은 포함하지 아니한다.

다. 재산의 소득환산액은 지원세대의 재산(일반재산, 금융재산, 자동차) 가액(價額)에 소득환산율을 곱하여 산정하되, 소득환산의 대상이 되는 재산의 구체적인 범위, 소득환산액 산정방법, 재산가액 산정기준 및 소득환산율은 각각 다음 항목과 같다.

1) 소득환산의 대상이 되는 재산의 구체적인 범위는 「국민기초생활 보장법 시행령」 제5조의3제1항 각 호에서 정하는 바에 따른다. 다만, 「지방세법」 제124조에 따른 자동차 중 배기량 2,000cc 미만인 차령(車齡) 10년 이상의 자동차는 「국민기초생활 보장법 시행령」 제5조의3제1항제1호에 따른 일반재산에 포함시키고, 제1호가목의 소득인정액 산정기준세대에서 제외되는 사람의 재산을 소득인정액 산정기준세대에 포함되는 사람이 사용 · 수익하는 경우에는 이를 그 소득인정액 산정기준세대의 재산으로 본다.

2) 재산의 종류에 따른 구체적인 소득환산액 산정방법은 「국민기초생활 보장법 시행령」 제5조의4제1항에서 정하는 바에 따른다. 다만, 일반재산의 소득환산액을 산정하는 경우 같은 항 제1호가목의 경우에는 그 금액의 100분의 250에 해당하는 금액을 뺀다.

3) 재산가액 산정기준 및 소득환산율은 「국민기초생활 보장법 시행령」 제5조의3제3항 및 제5조의4제2항에서 정하는 바에 따른다.

2. 부양의무자 기준

가. 부양의무자가 있어도 부양능력이 없는 경우

1) 부양의무자가 부양해야 하는 본인부담액 경감 대상자가 1명인 경우: 부양의무자의 제1호나목에 따른 실제소득이 「국민기초생활 보장법」 제2조제11호에 따른 기준 중위소득의 100분의 120에 해당하는 금액 미만일 것

2) 부양의무자가 부양해야 하는 본인부담액 경감 대상자가 2명 이상인 경우: 부양의무자의 제1호나목에 따른 실제소득이 「국민기초생활 보장법」 제2조제11호에 따른 기준 중위소득의 100분의 120에 해당하는 금액에 본인부담액 경감 대상자 1명을 초과하는 인원당 기준 중위소득의 100분의 10에 해당하는 금액을 합한 금액 미만일 것

나. 부양의무자가 있어도 부양을 받을 수 없는 경우

1) 「병역법」에 따라 징집되거나 소집된 경우

2) 「해외이주법」 제2조에 따른 해외이주자에 해당하는 경우

3) 제1호가목의 소득인정액 산정기준세대에서 제외되는 자에 해당하는 경우

국민건강보험법 시행규칙 [별표 6] 요양급여비용의 본인부담 항목 및 부담률 <개정 2021. 6. 30.>

(제16조 관련)

1. 요양급여비용의 본인부담 항목

가. 다음에 해당하는 경우에는 그에 든 비용 총액(나목 및 라목부터 사목까지의 규정에 해당하는 비용이 있는 경우에는 그 비용을 포함한다)

1) 가입자 또는 피부양자가 「국민건강보험 요양급여의 기준에 관한 규칙」 제2조에 따른 요양급여의 절차에 따르지 않고 요양기관을 이용한 경우

2) 「병역법」에 따른 현역병(지원에 의하지 않고 임용된 하사를 포함한다), 전환복무된 사람 또는 무관후보생으로 군에 복무 중인 가입자 또는 피부양자 및 교도소 또는 그 밖에 이에 준하는 시설에 수용되어 있는 가입자 또는 피부양자가 요양기관을 이용한 경우

3) 법 제53조제3항 및 제4항에 따라 가입자 또는 피부양자가 보험료 체납으로 급여제한을 받은 기간에 요양기관을 이용한 경우

4) 「학교폭력 예방 및 대책에 관한 법률」 제2조제1호에 따른 학교폭력 중 학생 간의 폭행에 의한 부상 또는 질병으로 요양기관을 이

용한 경우

5) 「의료법」 제3조제2항제3호라목의 요양병원 중 「장애인복지법」 제58조제1항제4호의 장애인 의료재활시설을 제외한 요양병원에서 입원진료를 받는 가입자 또는 피부양자가 「국민건강보험 요양급여의 기준에 관한 규칙」 제6조제1항에 따라 요양급여를 의뢰하지 않고 다른 요양기관에서 진료를 받는 경우

6) 법 제109조제10항에 따라 보험급여를 하지 않는 기간에 요양기관을 이용한 경우

나. 다음에 해당하는 경우에는 보건복지부장관이 정하여 고시하는 공단이 부담하는 요양급여비용의 상한금액을 초과하는 비용

1) 요양급여의 필요성이 의학적으로 인정되는 약제·치료재료로서 해당 약제·치료재료의 상한금액이 대체 가능한 약제·치료재료의 상한금액의 2배 이상인 경우

2) 약제·치료재료에 대한 요양급여비용이 연간 200억원 이상 들어 보험재정에 상당한 부담을 줄 우려가 있는 약제·치료재료의 경우

다. 다음의 어느 하나에 해당하는 보험급여 항목의 경우에는 해당 보험급여 항목의 성격, 유형 및 빈도 등을 고려하여 보건복지부장관이 정하여 고시하는 비용

1) 보건복지부장관이 정하여 고시하는 고가의 의료장비 또는 의료용품 등을 사용하는 보험급여 항목으로서 해당 항목의 요양급여비용이 보험재정에 상당한 부담을 준다고 인정되는 경우

2) 대체가능한 다른 요양급여 항목에 비하여 상대적으로 보험급여 비용이 높아 보험재정에 상당한 부담을 준다고 인정되는 경우

라. 삭제 <2018. 6. 29.>

마. 혈액성분 채집술을 위한 혈액 제공 적합성 검사에서 부적합으로 판정되어 혈액성분 채집술을 하지 않은 경우 든 검사비용

바. 요양기관의 과실이 없는 상태에서 가입자 또는 피부양자가 기피하여 준비된 혈액을 폐기하였을 경우의 혈액비용과 미리 채혈한 자기혈소판을 수혈하지 못한 경우 이에 든 비용

사. 「응급의료에 관한 법률」에 따라 요양기관의 구급차를 이용하여 이송되었을 경우의 이송처치료 및 응급의료수가(應急醫療酬價) 기준에서 정한 응급의료관리료 산정 대상이 아닌 환자의 응급의료관리료. 다만, 본문에 따른 응급의료관리료 산정 대상이 아닌 환자가 「공공보건의료에 관한 법률」 제12조제2항에 따라 보건복지부장관이 정하여 고시하는 의료취약지에 위치한 「응급의료에 관한 법률」 제31조에 따라 지정된 지역응급의료기관에 내원하는 경우에는 요양급여비용 중 「국민건강보험법」 제44조에 따른 본인일부부담금을 말한다.

아. 삭제 <2016. 12. 30.>

자. 영 별표 2 제2호에 따라 보건복지부장관이 정하여 고시하는 질병군에 대한 입원진료의 경우에는 가목에 해당하는 비용 및 사목 중 이송처치료에 해당하는 비용

차. 「호스피스·완화의료 및 임종과정에 있는 환자의 연명의료결정에 관한 법률」 제28조에 따라 호스피스전문기관으로 지정된 요양기관에서 호스피스·완화의료의 입원진료를 받는 경우에는 가목에 해당하는 비용 및 사목 중 이송처치료에 해당하는 비용

2. 요양급여비용의 본인부담률: 요양급여비용의 100분의 100. 다만, 제1호다목의 경우에는 100분의 70에서 100분의 100 범위에서 보건복지부장관이 정하여 고시하는 부담률을 적용한다.

제45조(요양급여비용의 산정 등) ① 요양급여비용은 공단의 이사장과 대통령령으로 정하는 의약계를 대표하는 사람들의 계약으로 정한다. 이 경우 계약기간은 1년으로 한다.

② 제1항에 따라 계약이 체결되면 그 계약은 공단과 각 요양기관 사이에 체결된 것으로 본다.

③ 제1항에 따른 계약은 그 직전 계약기간 만료일이 속하는 연도의 5월 31일까지 체결하여야 하며, 그 기한까지 계약이 체결되지 아니하는 경우 보건복지부장관이 그 직전 계약기간 만료일이 속하는 연도의 6월 30일까지 심의위원회의 의결을 거쳐 요양급여비용을 정한다. 이 경우 보건복지부장관이 정하는 요양급여비용은 제1항 및 제2항에 따라 계약으로 정한 요양급여비용으로 본다.<개정 2013. 5. 22.>

④ 제1항 또는 제3항에 따라 요양급여비용이 정해지면 보건복지부장관은 그 요양급여비용의 명세를 지체 없이 고시하여야 한다.

⑤ 공단의 이사장은 제33조에 따른 재정운영위원회의 심의·의결을 거쳐 제1항에 따른 계약을 체결하여야 한다.

⑥ 심사평가원은 공단의 이사장이 제1항에 따른 계약을 체결하기 위하여 필요한 자료를 요청하면 그 요청에 성실히 따라야 한다.

⑦ 제1항에 따른 계약의 내용과 그 밖에 필요한 사항은 대통령령으로 정한다.

국민건강보험법 시행령

제20조(요양급여비용계약의 당사자) 법 제45조제1항에 따른 요양급여비용의 계약 당사자인 의약계를 대표하는 사람은 다음 각 호와 같다. <개정 2018. 6. 26., 2021. 6. 29.>

1. 「의료법」 제3조제2항제1호가목에 따른 의원에 대한 요양급여비용: 같은 법 제28조제1항에 따른 의사회의 장
2. 「의료법」 제3조제2항제1호나목 및 제3호나목에 따른 치과의원 및 치과병원에 대한 요양급여비용: 같은 법 제28조제1항에 따른 치과의사회의 장
3. 「의료법」 제3조제2항제1호다목 및 제3호다목에 따른 한의원 및 한방병원에 대한 요양급여비용: 같은 법 제28조제1항에 따른 한의사회의 장
4. 「의료법」 제3조제2항제2호에 따른 조산원에 대한 요양급여비용: 같은 법 제28조제1항에 따른 조산사회 또는 간호사회의 장 중 1명
5. 「의료법」 제3조제2항제3호가목 및 라목부터 바목까지의 규정에 따른 병원·요양병원·정신병원 및 종합병원에 대한 요양급여비용: 같은 법 제52조에 따른 단체의 장
6. 「약사법」 제2조제3호에 따른 약국 및 같은 법 제91조에 따른 한국희귀·필수의약품센터에 대한 요양급여비용: 같은 법 제11조제1항에 따른 대한약사회의 장
7. 「지역보건법」에 따른 보건소·보건의료원 및 보건지소와 「농어촌 등 보건의료를 위한 특별조치법」에 따라 설치된 보건진료소에 대한 요양급여비용: 보건복지부장관이 지정하는 사람

제21조(계약의 내용 등) ① 법 제45조제1항에 따른 계약은 공단의 이사장과 제20조 각 호에 따른 사람이 유형별 요양기관을 대표하여 체결하며, 계약의 내용은 요양급여의 각 항목에 대한 상대가치점수의 점수당 단가를 정하는 것으로 한다.

② 제1항에 따른 요양급여 각 항목에 대한 상대가치점수는 요양급여에 드는 시간·노력 등 업무량, 인력·시설·장비 등 자원의 양, 요양급여의 위험도 및 요양급여에 따른 사회적 편익 등을 고려하여 산정한 요양급여의 가치를 각 항목 사이에 상대적인 점수로 나타낸 것으로 하며, 보건복지부장관이 심의위원회의 심의·의결을 거쳐 보건복지부령으로 정하는 바에 따라 고시한다.<개정 2017. 3. 20.>

③ 제2항에도 불구하고 다음 각 호의 경우에는 다음 각 호의 구분에 따른 방법으로 요양급여의 상대가치점수를 산정할 수 있다.<개정 2015. 6. 30., 2015. 11. 18., 2017. 7. 24., 2019. 7. 2., 2021. 6. 29.>

1. 「의료법」 제3조제2항제3호라목에 따른 요양병원(「장애인복지법」 제58조제1항제4호에 따른 장애인 의료재활시설로서 「의료법」 제3조의2의 요건을 갖춘 의료기관인 요양병원은 제외한다)에서 입원진료를 받는 경우: 해당 진료에 필요한 요양급여 각 항목의 점수와 약제·치료재료의 비용을 합산하여 증세의 경중도(輕重度)의 구분에 따른 1일당 상대가치점수로 산정
2. 「의료법」 제3조제2항제1호가목에 따른 의원, 같은 항 제3호가목 및 라목부터 바목까지의 규정에 따른 병원·요양병원·정신병원·종합병원, 같은 법 제3조의4에 따른 상급종합병원 또는 「지역보건법」 제12조에 따른 보건의료원에서 보건복지부장관이 정하여 고시하는 질병군[진단명, 시술명, 중증도(重症度), 나이 등을 기준으로 분류한 환자집단을 말한다]에 대하여 입원진료를 받는 경우: 해당 진료에 필요한 요양급여 각 항목의 점수와 약제·치료재료의 비용을 포괄하여 입원 건당 하나의 상대가치점수로 산정
3. 「호스피스·완화의료 및 임종과정에 있는 환자의 연명의료결정에 관한 법률」 제28조에 따라 호스피스·완화의료를 받는 경우: 해당 진료에 필요한 요양급여 각 항목의 점수와 약제·치료재료의 비용을 합산하여 1일당 상대가치점수로 산정

④ 제1항에 따라 계약을 체결할 때 상대가치점수가 고시되지 아니한 새로운 요양급여 항목의 비용에 대한 계약은 제2항에 따라 보건복지부장관이 같은 항목의 상대가치점수를 고시하는 날에 체결된 것으로 본다. 이 경우 그 계약은 그 고시일 이후 최초로 실시된 해당 항목의 요양급여부터 적용한다.

국민건강보험법 시행규칙

제20조(요양급여비용의 심사·지급) ① 심사평가원은 요양급여비용에 대한 심사청구를 받으면 그 심사청구 내용이 법 제41조제2항부터 제4항까지에 따른 요양급여의 기준 및 법 제45조제4항에 따라 보건복지부장관이 고시한 요양급여비용의 명세에 적합한지를 보건복지부장관이 정하여 고시한 바에 따라 심사한다. 이 경우 심사평가원의 원장은 제12조, 제19조 및 법 제96조에 따라 제공받은 자료의 사실 여부를 확인할 필요가 있으면 소속 직원으로 하여금 현장 조사를 통하여 해당 사항을 확인하게 할 수 있다. <개정 2016. 7. 27., 2019. 10. 24.>

② 심사평가원의 원장은 제1항에 따라 심사를 하는 경우에는 요양급여비용에 대한 심사청구를 받은 날부터 40일(정보통신망을 통하여 통보하는 경우에는 15일) 이내에 심사하여 그 내용이 기재된 요양급여비용 심사결과통보서를 공단 및 해당 요양기관에 각각 송부해야 하며, 요양급여비용 심사결과통보서를 받은 공단은 지체 없이 요양급여비용 지급명세가 기재된 요양급여비용 지급통보서에 따른 요양급여비용을 해당 요양기관에 지급해야 한다. 이 경우 심사기간을 산정할 때 심사평가원의 원장이 요양급여비용에 대한 심사를 청구한 요양기관에 심사에 필요한 자료를 요청한 경우 등 특별한 사유가 있는 경우에는 그에 걸리는 기간은 제외한다.<개정 2019. 6. 12.>

③ 공단은 법 제47조제3항에 따라 요양기관에 지급할 요양급여비용에서 과다하게 납부된 본인부담액을 공제한 경우에는 그 공제 내용을 요양기관에 통보하여야 한다.

④ 요양급여비용 심사결과통보서 및 요양급여비용 지급통보서의 서식과 요양급여비용의 심사·지급에 필요한 사항은 보건복지부장관이 정하여 고시한다.

제46조(약제·치료재료에 대한 요양급여비용의 산정) 제41조제1항제2호의 약제·치료재료(이하 "약제·치료재료"라 한다)에 대한 요양급여비용은 제45조에도 불구하고 요양기관의 약제·치료재료 구입금액 등을 고려하여 대통령령으로 정하는 바에 따라 달리 산정할 수 있다.

국민건강보험법 시행령

제22조(약제·치료재료의 요양급여비용) ① 법 제46조에 따라 법 제41조제1항제2호의 약제·치료재료(제21조제2항 및 제3항에 따른 상대가치점수가 적용되는 약제·치료재료는 제외한다. 이하 이 조에서 같다)에 대한 요양급여비용은 다음 각 호의 구분에 따라 결정한다. 이 경우 구입금액(요양기관이 해당 약제 및 치료재료를 구입한 금액을 말한다. 이하 이 조에서 같다)이 상한금액(보건복지부장관이 심의위원회의 심의를 거쳐 해당 약제 및 치료재료별 요양급여비용의 상한으로 고시하는 금액을 말한다. 이하 같다)보다 많을 때에는 구입금액은 상한금액과 같은 금액으로 한다. <개정 2013. 1. 28., 2013. 3. 23., 2014. 8. 29.>

1. 한약제: 상한금액
2. 한약제 외의 약제: 구입금액
3. 삭제<2014. 8. 29.>
4. 치료재료: 구입금액

② 제1항에 따른 약제 및 치료재료에 대한 요양급여비용의 결정 기준·절차, 그 밖에 필요한 사항은 보건복지부장관이 정하여 고시한다.

제47조(요양급여비용의 청구와 지급 등) ① 요양기관은 공단에 요양급여비용의 지급을 청구할 수 있다. 이 경우 제2항에 따른 요양급여비용에 대한 심사청구는 공단에 대한 요양급여비용의 청구로 본다.

② 제1항에 따라 요양급여비용을 청구하려는 요양기관은 심사평가원에 요양급여비용의 심사청구를 하여야 하며, 심사청구를 받은 심사평가원은 이를 심사한 후 지체 없이 그 내용을 공단과 요양기관에 알려야 한다.

③ 제2항에 따라 심사 내용을 통보받은 공단은 지체 없이 그 내용에 따라 요양급여비용을 요양기관에 지급한다. 이 경우 이미 낸 본인일부부담금이 제2항에 따라 통보된 금액보다 더 많으면 요양기관에 지급할 금액에서 더 많이 낸 금액을 공제하여 해당 가입자에게 지급하여야 한다.

④ 공단은 제3항 전단에 따라 요양급여비용을 요양기관에 지급하는 경우 해당 요양기관이 제77조제1항제1호에 따라 공단에 납부하여야 하는 보험료 또는 그 밖에 이 법에 따른 징수금을 체납한 때에는 요양급여비용에서 이를 공제하고 지급할 수 있다. <신설 2022. 12. 27.>

⑤ 공단은 제3항 후단에 따라 가입자에게 지급하여야 하는 금액을 그 가입자가 내야 하는 보험료와 그 밖에 이 법에 따른 징수금(이하 "보험료등"이라 한다)과 상계(相計)할 수 있다. <개정 2022. 12. 27.>

⑥ 공단은 심사평가원이 제47조의4에 따라 요양급여의 적정성을 평가하여 공단에 통보하면 그 평가 결과에 따라 요양급여비용을 가산하거나 감액 조정하여 지급한다. 이 경우 평가 결과에 따라 요양급여비용을 가산하거나 감액하여 지급하는 기준은 보건복지부령으로 정한다. <개정 2022. 6. 10., 2022. 12. 27.>

⑦ 요양기관은 제2항에 따른 심사청구를 다음 각 호의 단체가 대행하게 할 수 있다. <개정 2022. 12. 27.>

1. 「의료법」 제28조제1항에 따른 의사회·치과의사회·한의사회·조산사회 또는 같은 조 제6항에 따라 신고한 각각의 지부 및 분회
2. 「의료법」 제52조에 따른 의료기관 단체
3. 「약사법」 제11조에 따른 약사회 또는 같은 법 제14조에 따라 신고한 지부 및 분회

⑧ 제1항부터 제7항까지의 규정에 따른 요양급여비용의 청구·심사·지급 등의 방법과 절차에 필요한 사항은 보건복지부령으로 정한다. <개정 2022. 12. 27.>

제47조의2(요양급여비용의 지급 보류) ① 제47조제3항에도 불구하고 공단은 요양급여비용의 지급을 청구한 요양기관이 「의료법」 제4조제2항, 제33조제2항·제8항 또는 「약사법」 제20조제1항, 제21조제1항을 위반하였거나, 「의료법」 제33조제10항 또는 「약사법」 제6조제3항·제4항을 위반하여 개설·운영되었다는 사실을 수사기관의 수사 결과로 확인한 경우에는 해당 요양기관이 청구한 요양급여비용의 지급을 보류할 수 있다. 이 경우 요양급여비용 지급 보류 처분의 효력은 해당 요양기관이 그 처분 이후 청구하는 요양급여비용에 대해서도 미친다. <개정 2020. 12. 29., 2023. 7. 11.>

② 공단은 제1항에 따라 요양급여비용의 지급을 보류하기 전에 해당 요양기관에 의견 제출의 기회를 주어야 한다.

③ 법원의 무죄 판결이 확정되는 등 대통령령으로 정하는 사유로 제1항에 따른 요양기관이 「의료법」 제4조제2항, 제33조제2항·제8항 또는 「약사법」 제20조제1항, 제21조제1항을 위반한 혐의나 「의료법」 제33조제10항 또는 「약사법」 제6조제3항·제4항을 위반하여 개설·운영된 혐의가 입증되지 아니한 경우

에는 공단은 지급 보류된 요양급여비용에 지급 보류된 기간 동안의 이자를 가산하여 해당 요양기관에 지급하여야 한다. <개정 2020. 12. 29., 2023. 7. 11.>

④ 제1항 및 제2항에 따른 지급 보류 절차 및 의견 제출의 절차 등에 필요한 사항, 제3항에 따른 지급 보류된 요양급여비용 및 이자의 지급 절차와 이자의 산정 등에 필요한 사항은 대통령령으로 정한다.

[본조신설 2014. 5. 20.]

[헌법불합치, 2018헌바433, 2023.3.23, 1. 구 국민건강보험법(2014. 5. 20. 법률 제12615호로 개정되고, 2020. 12. 29. 법률 제17772호로 개정되기 전의 것) 제47조의2 제1항 중 '의료법 제33조 제2항'에 관한 부분은 헌법에 합치되지 아니한다. 법원 기타 국가기관 및 지방자치단체는 위 법률조항의 적용을 중지하여야 한다. 2. 국민건강보험법(2020. 12. 29. 법률 제17772호로 개정된 것) 제47조의2 제1항 전문 중 '의료법 제33조 제2항'에 관한 부분은 헌법에 합치되지 아니한다. 위 법률조항은 2024. 12. 31.을 시한으로 개정될 때까지 계속 적용된다.]

제47조의3(요양급여비용의 차등 지급) 지역별 의료자원의 불균형 및 의료서비스 격차의 해소 등을 위하여 지역별로 요양급여비용을 달리 정하여 지급할 수 있다.

[본조신설 2020. 12. 29.]

제47조의4(요양급여의 적정성 평가) ① 심사평가원은 요양급여에 대한 의료의 질을 향상시키기 위하여 요양급여의 적정성 평가(이하 이 조에서 "평가"라 한다)를 실시할 수 있다.

② 심사평가원은 요양기관의 인력·시설·장비, 환자안전 등 요양급여와 관련된 사항을 포함하여 평가할 수 있다.

③ 심사평가원은 평가 결과를 평가대상 요양기관에 통보하여야 하며, 평가 결과에 따라 요양급여비용을 가산 또는 감산할 경우에는 그 결정사항이 포함된 평가 결과를 가감대상 요양기관 및 공단에 통보하여야 한다.

④ 제1항부터 제3항까지에 따른 평가의 기준·범위·절차·방법 등에 필요한 사항은 보건복지부령으로 정한다.

[본조신설 2022. 6. 10.]

국민건강보험법 시행령

제22조의2(요양급여비용의 지급 보류 등) ① 공단은 법 제47조의2제1항 전단에 따라 요양급여비용의 지급을 보류하려는 경우에는 해당 요양기관에 미리 다음 각 호의 사항을 적은 문서로 통지해야 한다. <개정 2021. 6. 29.>

1. 해당 요양기관의 명칭, 대표자 및 주소
2. 지급 보류의 원인이 되는 사실과 지급 보류의 대상이 되는 요양급여비용 및 법적 근거
3. 제2호의 사항에 대하여 의견을 제출할 수 있다는 뜻과 의견을 제출하지 아니하는 경우의 처리방법

② 제1항에 따라 통지를 받은 요양기관은 지급 보류에 이의가 있는 경우에는 통지를 받은 날부터 7일 이내에 요양급여비용의 지급 보류에 대한 의견서에 이의 신청의 취지와 이유를 적고 필요한 자료를 첨부하여 공단에 제출하여야 한다.

③ 공단은 제2항에 따라 요양기관이 제출한 의견서를 검토한 후 그 결과를 문서로 통보하여야 한다.

④ 법 제47조의2제3항에서 "법원의 무죄 판결이 확정되는 등 대통령령으로 정하는 사유"란 다음 각 호의 어느 하나에 해당하는 사유를 말한다. 다만, 제2호 또는 제3호의 경우 불송치 또는 불기소를 받은 이후 해당 사건이 다시 수사 및 기소되어 법원의 판결에 따라 유죄가 확정된 경우는 제외한다.<개정 2020. 12. 29.>

1. 무죄 판결의 확정
2. 불송치(혐의없음 또는 죄가안됨으로 한정한다. 이하 같다)
3. 불기소(혐의없음 또는 죄가안됨으로 한정한다. 이하 같다)

⑤ 법 제47조의2제1항 전단에 따라 요양급여비용의 지급 보류 결정을 받은 요양기관은 무죄 판결이나 불송치 또는 불기소를 받은 경우 그 사실을 공단에 통지해야 한다.<개정 2020. 12. 29., 2021. 6. 29.>

⑥ 제5항에 따라 통지를 받은 공단은 지체 없이 지급 보류된 요양급여비용과 지급 보류된 기간 동안의 이자를 지급하여야 한다. 이 경우 이자는 지급 보류된 요양급여비용에 지급 보류한 날부터 지급하는 날까지의 기간에 대한 「국세기본법 시행령」 제43조의3제2항에 따른 국세환급가산금의 이자율을 곱하여 산정한 금액으로 한다.

⑦ 제1항부터 제6항까지에서 규정한 사항 외에 요양급여비용의 지급 보류 등에 필요한 해당 요양기관에 통지할 의견서 서식과 의견이 제출된 경우의 처리방법 등 세부사항은 공단이 정한다.

[본조신설 2014. 11. 20.]

제30조(원장 권한의 위임) 법 제68조에 따라 준용되는 법 제32조에 따라 심사평가원의 원장이 분사무소의 장에게 위임할 수 있는 사항은 다음 각 호의 요양기관을 제외한 요양기관의 법 제47조제2항에 따른 요양급여비용에 대한 심사 권한과 법 제87조제2항에 따른 이의신청에 대한 결정 권한으로 한다.

1. 「의료법」 제3조의4에 따른 상급종합병원
2. 그 밖에 심사평가원의 정관으로 정하는 요양기관

국민건강보험법 시행규칙

제18조(요양급여비용의 가감지급 기준) 법 제47조제5항 후단에 따라 요양급여의 적정성 평가 결과에 따라 요양급여비용을 가산하거나 감액하여 지급하는 금액은 평가대상 요양기관의 평가대상기간에 대한 심사결정 공단부담액의 100분의 10 범위에서 보건복지부장관이 정하여 고시한 기준에 따라 산정한 금액으로 한다. <개정 2016. 9. 23., 2022. 12. 9.>

제19조(요양급여비용의 청구) ① 법 제47조제1항에 따라 요양기관 또는 같은 조 제6항에 따른 대행청구단체가 요양급여비용을 청구하려면 요양급여비용 심사청구서에 급여를 받은 사람에 대한 요양급여비용 명세서를 첨부하여 심사평가원에 제출하여야 한다.

② 요양기관 또는 대행청구단체는 제1항에 따른 요양급여비용 명세서에 다음 각 호의 사항을 적어야 한다.

1. 가입자(지역가입자의 경우에는 세대주를 말한다)의 성명 및 건강보험증 번호
2. 요양급여를 받은 사람의 성명 및 주민등록번호
3. 질병명 또는 부상명
4. 요양 개시 연월일 및 요양 일수
5. 요양급여비용의 내용
6. 본인부담금 및 비용청구액
7. 처방전 내용 등

③ 요양급여비용의 청구방법, 요양급여비용 심사청구서 및 요양급여비용 명세서의 서식·작성요령, 그 밖에 요양급여비용의 청구에 필요한 사항은 보건복지부장관이 정하여 고시한다.

제21조(요양급여비용 지급 등의 특례) ① 보건복지부장관은 제19조제1항에 따른 요양기관 또는 대행청구단체의 요양급여비용 청구가 있음에도 불구하고 천재지변·파업 등 특별한 사유로 심사평가원이 제20조제2항에 따른 기간 내에 요양급여비용 심사를 하는 것이 불가능하거나 현저히 곤란하다고 판단하는 경우에는 공단으로 하여금 요양급여비용의 전부 또는 일부를 요양기관에 우선 지급하게 할 수 있다.

② 심사평가원은 공단이 제1항에 따라 요양급여비용을 요양기관에 우선 지급한 후 그 요양급여비용에 대하여 심사한 경우에는 요양급여비용 심사결과통보서를 공단 및 해당 요양기관에 각각 송부하여야 한다. 이 경우 공단은 심사평가원의 심사결과에 따라 제1항에 따라 요양기관에 지급한 요양급여비용을 정산하여야 한다.

③ 제1항과 제2항에 따른 요양급여비용의 청구, 지급 및 정산의 방법·절차 등에 관하여 필요한 사항은 보건복지부장관이 정하여 고시한다.

제48조(요양급여 대상 여부의 확인 등) ① 가입자나 피부양자는 본인일부부담금 외에 자신이 부담한 비용이 제41조제4항에 따라 요양급여 대상에서 제외되는 비용인지 여부에 대하여 심사평가원에 확인을 요청할 수 있다. <개정 2016. 2. 3.>

② 제1항에 따른 확인 요청을 받은 심사평가원은 그 결과를 요청한 사람에게 알려야 한다. 이 경우 확인을 요청한 비용이 요양급여 대상에 해당되는 비용으로 확인되면 그 내용을 공단 및 관련 요양기관에 알려야 한다.

③ 제2항 후단에 따라 통보받은 요양기관은 받아야 할 금액보다 더 많이 징수한 금액(이하 "과다본인부담금"이라 한다)을 지체 없이 확인을 요청한 사람에게 지급하여야 한다. 다만, 공단은 해당 요양기관이 과다본인부담금을 지급하지 아니하면 해당 요양기관에 지급할 요양급여비용에서 과다본인부담금을 공제하여 확인을 요청한 사람에게 지급할 수 있다.

④ 제1항부터 제3항까지에 따른 확인 요청의 범위, 방법, 절차, 처리기간 등 필요한 사항은 보건복지부령으로 정한다.<신설 2022. 6. 10.>

제49조(요양비) ① 공단은 가입자나 피부양자가 보건복지부령으로 정하는 긴급하거나 그 밖의 부득이한 사유로 요양기관과 비슷한 기능을 하는 기관으로서 보건복지부령으로 정하는 기관(제98조제1항에 따라 업무정지기간 중인 요양기관을 포함한다. 이하 "준요양기관"이라 한다)에서 질병·부상·출산 등에 대하여 요양을 받거나 요양기관이 아닌 장소에서 출산한 경우에는 그 요양급여에 상당하는 금액을 보건복지부령으로 정하는 바에 따라 가입자나 피부양자에게 요양비로 지급한다. <개정 2020. 12. 29.>

② 준요양기관은 보건복지부장관이 정하는 요양비 명세서나 요양 명세를 적은 영수증을 요양을 받은 사람에게 내주어야 하며, 요양을 받은 사람은 그 명세서나 영수증을 공단에 제출하여야 한다.<개정 2020. 12. 29.>

③ 제1항 및 제2항에도 불구하고 준요양기관은 요양을 받은 가입자나 피부양자의 위임이 있는 경우 공단에 요양비의 지급을 직접 청구할 수 있다. 이 경우 공단은 지급이 청구된 내용의 적정성을 심사하여 준요양기관에 요양비를 지급할 수 있다.<신설 2020. 12. 29.>

④ 제3항에 따른 준요양기관의 요양비 지급 청구, 공단의 적정성 심사 등에 필요한 사항은 보건복지부령으로 정한다.<신설 2020. 12. 29.>

국민건강보험법 시행규칙

제22조(정보통신망 등에 의한 통보) ① 요양기관은 요양급여비용 심사청구서 및 명세서 등의 서류를 전산매체 또는 정보통신망을 통하여 공단 또는 심사평가원에 제출할 수 있다. 이 경우 영 제28조제2항에 따라 전산 관리에 관하여 보건복지부장관이 고시한 기준에 따라 적정하다고 결정된 소프트웨어를 사용해야 한다. <개정 2017. 9. 7., 2019. 6. 12.>

② 심사평가원은 요양급여비용 심사결과통보서 등을, 공단은 요양급여비용 지급통보서 등을 전산매체 또는 정보통신망을 이용하여 요양기관에 송부할 수 있다.

제22조의2(요양급여의 적정성 평가 기준 등) ① 법 제47조의4에 따른 요양급여의 적정성 평가(이하 "적정성평가"라 한다)는 의료의 안전성·효과성·효율성·환자중심성 등을 기준으로 하며, 세부적인 기준은 의약학적 타당성 및 계량화 가능성 등을 고려하여 심사평가원이 정하여 인터넷 홈페이지에 공개한다.

② 심사평가원은 요양기관별, 진료과목별, 지역별 및 질병·부상별로 구분하여 적정성평가를 실시한다.

③ 심사평가원은 매년 법 제66조제1항에 따른 진료심사평가위원회(이하 "심사위원회"라 한다)의 심의를 거쳐 다음 해의 적정성평가 계획을 수립해야 한다.

④ 제1항부터 제3항까지에서 규정한 사항 외에 적정성평가에 필요한 세부적인 사항은 보건복지부장관이 정하여 고시한다.

[본조신설 2022. 12. 9.]

제22조의3(요양급여 대상 여부의 확인 방법·절차 등) ① 가입자나 피부양자는 법 제48조제1항에 따라 요양급여 대상에서 제외되는 비용인지 여부에 대한 확인을 요청하려면 별지 제17호의2서식의 요양급여 대상 여부 확인 요청서에 진료비 또는 약제비 계산서·영수증을 첨부하여 심사평가원에 제출해야 한다.

② 제1항에 따라 확인 요청을 받은 심사평가원은 요청을 받은 날부터 15일 이내에 제1항에 따른 확인 요청인(이하 이 조에서 "요청인"이라 한다)에게 그 결과를 알려야 한다.

③ 법 제48조제2항 후단에 따라 과다본인부담금(요양기관이 요청인으로부터 받아야 할 금액보다 더 많이 징수한 금액을 말한다. 이하 이 조에서 같다)이 있다는 통보를 받은 요양기관은 그 과다본인부담금을 요청인에게 지급할지 여부를 지체 없이 심사평가원에 알려야 한다.

④ 심사평가원은 요양기관이 과다본인부담금을 지급하지 않겠다는 사실을 통보하거나 지급 여부에 대한 통보를 하지 않은 경우에는 그 사실을 공단에 알려야 한다.

⑤ 제4항에 따른 통보를 받은 공단은 지체 없이 해당 요양기관에 지급할 요양급여비용에서 과다본인부담금을 공제하여 이를 요청인에게 지급하고, 그 결과를 관련 요양기관에 알려야 한다.

⑥ 제1항부터 제5항까지에서 규정한 사항 외에 요양급여 대상 여부 확인 요청 및 처리에 필요한 세부적인 사항은 보건복지부장관이 정하여 고시한다.

[본조신설 2022. 12. 9.]

제23조(요양비) ① 법 제49조제1항에서 "보건복지부령으로 정하는 긴급하거나 그 밖의 부득이한 사유"란 다음 각 호의 어느 하나에 해당하는 경우를 말한다. <개정 2013. 6. 26., 2015. 11. 13., 2016. 12. 30., 2018. 6. 29., 2019. 12. 31., 2022. 10. 26.>

1. 요양기관을 이용할 수 없거나 요양기관이 없는 경우
2. 만성신부전증 환자가 의사의 요양비처방전(의사의 소견이나 처방기간 등을 적은 서류로서 보건복지부장관이 정하여 고시하는 서류를 말한다. 이하 같다)에 따라 복막관류액 또는 자동복막투석에 사용되는 소모성 재료를 요양기관 외의 의약품판매업소에서 구입·사용한 경우
3. 산소치료를 필요로 하는 환자가 의사의 산소치료 요양비처방전에 따라 보건복지부장관이 정하여 고시하는 방법으로 산소치료를 받는 경우
4. 당뇨병 환자가 의사의 요양비처방전에 따라 혈당검사 또는 인슐린주사에 사용되는 소모성 재료나 당뇨병 관리기기를 요양기관 외의 의료기기판매업소에서 구입·사용한 경우
5. 신경인성 방광환자가 의사의 요양비처방전에 따라 자가도뇨에 사용되는 소모성 재료를 요양기관 외의 의료기기판매업소에서 구입·사용한 경우
6. 보건복지부장관이 정하여 고시하는 질환이 있는 사람으로서 인공호흡기 또는 기침유발기를 필요로 하는 환자가 의사의 요양비처방전에 따라 인공호흡기 또는 기침유발기를 대여받아 사용하는 경우
7. 수면무호흡증 환자가 의사의 요양비처방전에 따라 양압기(수면 중 좁아진 기도에 지속적으로 공기를 불어 넣어 기도를 확보해 주는 기구를 말한다)를 대여받아 사용하는 경우

② 법 제49조제1항에서 "보건복지부령으로 정하는 기관"(이하 "준요양기관"이라 한다)이란 다음 각 호의 어느 하나에 해당하는 기관을 말한다. <개정 2013. 6. 26., 2015. 11. 13., 2016. 12. 30., 2018. 6. 29., 2019. 12. 31., 2021. 6. 30.>

1. 법 제42조제1항 후단에 따라 요양기관에서 제외된 의료기관 등
2. 만성신부전증 환자 중 복막투석으로 요양급여를 받고 있는 사람에게 다음 각 목의 물품을 판매하는 요양기관 외의 의약품판매업소(나목의 경우 공단에 등록한 의약품판매업소만 해당한다)
   가. 복막관류액
   나. 자동복막투석에 사용되는 소모성 재료
3. 산소치료를 필요로 하는 환자에게 의료용 산소발생기 등으로 산소치료 서비스를 제공하는 요양기관 외의 기관으로서 공단에 등록한 기관(해당 환자가 제공받는 경우만 해당한다)
4. 당뇨병 환자에게 혈당검사 또는 인슐린주사에 사용되는 소모성 재료나 당뇨병 관리기기를 판매하는 요양기관 외의 의료기기판매업소로서 공단에 등록한 업소
5. 신경인성 방광환자에게 자가도뇨에 사용되는 소모성 재료를 판매하는 요양기관 외의 의료기기판매업소로서 공단에 등록한 업소
6. 인공호흡기 또는 기침유발기를 필요로 하는 환자에게 이를 대여하는 요양기관 외의 기관으로서 공단에 등록한 기관
7. 양압기를 필요로 하는 환자에게 이를 대여하는 요양기관 외의 기관으로서 공단에 등록한 기관

③ 가입자나 피부양자가 법 제49조제1항에 따른 요양비를 지급받으려면 다음 각 호의 서류를 공단에 제출해야 한다. <개정 2013. 6. 26., 2015. 11. 13., 2016. 12. 30., 2018. 6. 29., 2019. 6. 12., 2019. 12. 31., 2021. 2. 26., 2022. 10. 26., 2022. 12. 9., 2023. 11. 14.>

1. 제1항제1호에 해당하는 사유로 질병·부상·출산[사산(死産)의 경우에는 임신 16주 이상인 경우를 말한다]에 대하여 요양을 받은 경우에는 별지 제18호서식의 요양비 지급청구서와 다음 각 목의 서류
   가. 요양비 명세서(약국의 경우에는 요양비처방전을 말한다) 또는 세금계산서[「부가가치세법」 제32조제2항에 따른 전자세금계산서(이하 "전자세금계산서"라 한다)를 포함한다. 이하 같다] 사본 1부
   나. 요양기관에서 요양을 받을 수 없었던 사유를 증명할 수 있는 서류 1부
2. 제1항제2호 또는 제5호에 해당하는 경우에는 별지 제18호서식의 요양비 지급청구서와 다음 각 목의 서류
   가. 의사의 요양비처방전 1부

나. 세금계산서, 현금영수증 등 가입자나 피부양자가 지출한 금액 명세를 확인할 수 있는 서류 각 1부
3. 제1항제3호에 해당하는 경우에는 별지 제19호서식의 요양비 지급청구서와 다음 각 목의 서류
가. 의사의 요양비처방전 1부
나. 산소치료를 하였음을 증명할 수 있는 서류 1부
다. 세금계산서, 현금영수증 등 가입자나 피부양자가 지출한 금액 명세를 확인할 수 있는 서류 각 1부
4. 제1항제4호에 해당하는 경우에는 별지 제19호의2서식 또는 별지 제19호의3서식의 요양비 지급청구서와 다음 각 목의 서류
가. 의사의 요양비처방전 1부
나. 세금계산서, 현금영수증 등 가입자나 피부양자가 지출한 금액 명세를 확인할 수 있는 서류 각 1부
다. 연속혈당측정용 전극을 구입한 경우에는 해당 전극의 고유식별번호를 확인할 수 있는 서류 1부
5. 제1항제6호에 해당하는 경우에는 별지 제19호의4서식의 요양비지급청구서와 다음 각 목의 서류
가. 의사의 요양비처방전 1부
나. 인공호흡기 또는 기침유발기를 대여하였음을 증명할 수 있는 서류 1부
다. 세금계산서, 현금영수증 등 가입자나 피부양자가 지출한 금액 명세를 확인할 수 있는 서류 각 1부
6. 제1항제7호에 해당하는 경우에는 별지 제19호의5서식의 요양비 지급청구서와 다음 각 목의 서류
가. 의사의 요양비처방전 1부
나. 양압기를 대여하였음을 증명할 수 있는 서류 1부
다. 세금계산서, 현금영수증 등 가입자나 피부양자가 지출한 금액 명세를 확인할 수 있는 서류 각 1부
7. 요양기관 외의 장소에서 출산한 경우에는 별지 제18호서식의 요양비 지급청구서와 출산 사실을 증명할 수 있는 서류 1부

④ 준요양기관이 법 제49조제3항에 따라 공단에 요양비의 지급을 직접 청구하는 경우에는 다음 각 호의 서류를 공단에 제출해야 한다. <신설 2021. 6. 30., 2022. 10. 26.>
1. 제3항 각 호의 구분에 따른 서류
2. 별지 제19호의6서식의 요양비 지급청구 위임장 1부
3. 가입자나 피부양자의 신분증 사본 1부
4. 삭제 <2022. 10. 26.>

⑤ 제3항 및 제4항에도 불구하고 다음 각 호의 어느 하나에 해당하는 경우에는 해당 서류의 제출을 생략한다. <신설 2022. 10. 26., 2023. 11. 14.>
1. 다음 각 목의 어느 하나에 해당하는 경우: 요양비처방전
가. 요양비처방전을 발행한 의사가 그 요양비처방전을 요양비 관련 정보통신망(요양비 지급 청구 업무를 수행하기 위하여 공단이 관리·운영하는 정보통신망을 말한다. 이하 같다)을 통해 전송한 경우. 다만, 제1항제1호 및 제2호에 해당하는 경우는 제외한다.
나. 제1항제3호, 제6호 또는 제7호에 해당하여 요양비를 지급받은 가입자나 피부양자가 같은 종류의 요양비를 지급받으려는 경우로서 이미 제출한 요양비처방전의 처방기간이 지나지 않은 경우
2. 별지 제18호서식, 별지 제19호서식 및 별지 제19호의2서식부터 별지 제19호의5서식까지의 요양비 지급청구서에 전자세금계산서 또는 현금영수증의 승인번호, 작성·거래일 및 합계금액을 모두 기재하여 공단에 제출한 경우: 요양비 지급청구서에 기재된 승인번호에 해당하는 전자세금계산서 및 현금영수증

⑥ 공단은 제3항 또는 제4항에 따라 요양비의 지급청구를 받은 경우에는 청구를 받은 날부터 40일(요양비 관련 정보통신망을 통하여 제출받은 경우에는 15일) 이내에 그 내용의 적정성을 확인한 후 요양비를 지급해야 한다. 다만, 부득이한 사유가 있는 경우에는 30일의 범위에서 그 기한을 연장할 수 있다. <개정 2022. 10. 26.>

⑦ 제6항에도 불구하고 공단은 제2항제1호에 해당하는 요양기관 등 또는 법 제98조제1항에 따라 업무정지 중인 요양기관에서 요양을 받은 경우의 요양비 지급청구에 대해서는 심사평가원의 심사를 거쳐 요양비를 지급해야 한다. <신설 2022. 10. 26.>

⑧ 요양비의 지급금액은 보건복지부장관이 정하여 고시하는 금액으로 한다. <개정 2021. 6. 30., 2022. 10. 26.>

⑨ 제1항부터 제8항까지에서 규정한 사항 외에 요양비의 지급 기준·절차·방법 및 의약품판매업소 등의 등록 기준·절차·취소와 그 밖에 요양비 지급청구 등에 관하여 필요한 사항은 보건복지부장관이 정하여 고시한다. <개정 2022. 10. 26.>

제50조(부가급여) 공단은 이 법에서 정한 요양급여 외에 대통령령으로 정하는 바에 따라 임신·출산 진료비, 장제비, 상병수당, 그 밖의 급여를 실시할 수 있다. <개정 2013. 5. 22.>

국민건강보험법 시행령

제23조(부가급여) ① 법 제50조에 따른 부가급여는 임신·출산(유산 및 사산을 포함한다. 이하 같다) 진료비로 한다. <개정 2017. 9. 19.>

② 제1항에 따른 임신·출산 진료비 지원 대상은 다음 각 호와 같다.<개정 2018. 12. 24., 2021. 6. 29.>
1. 임신·출산한 가입자 또는 피부양자
2. 2세 미만인 가입자 또는 피부양자(이하 "2세 미만 영유아"라 한다)의 법정대리인(출산한 가입자 또는 피부양자가 사망한 경우에 한정한다)

③ 공단은 제2항 각 호의 어느 하나에 해당하는 사람에게 다음 각 호의 구분에 따른 비용을 결제할 수 있는 임신·출산 진료비 이용권(이하 "이용권"이라 한다)을 발급할 수 있다.<개정 2018. 12. 24., 2020. 6. 2., 2021. 6. 29.>
1. 임신·출산한 가입자 또는 피부양자의 진료에 드는 비용
2. 임신·출산한 가입자 또는 피부양자의 약제·치료재료의 구입에 드는 비용
3. 2세 미만 영유아의 진료에 드는 비용
4. 2세 미만 영유아에게 처방된 약제·치료재료의 구입에 드는 비용

④ 이용권을 발급받으려는 사람(이하 이 조에서 "신청인"이라 한다)은 보건복지부령으로 정하는 발급 신청서에 제2항 각 호의 어느 하나에 해당한다는 사실을 확인할 수 있는 증명서를 첨부해 공단에 제출해야 한다.<개정 2018. 12. 24.>

⑤ 제4항에 따라 이용권 발급 신청을 받은 공단은 신청인이 제2항 각 호의 어느 하나에 해당하는지를 확인한 후 신청인에게 이용권을 발급해야 한다.<개정 2018. 12. 24.>

⑥ 이용권을 사용할 수 있는 기간은 제5항에 따라 이용권을 발급받은 날부터 다음 각 호의 구분에 따른 날까지로 한다.<개정 2018. 12. 24., 2021. 6. 29.>

1. 임신·출산한 가입자 또는 피부양자: 출산일(유산 및 사산의 경우 그 해당일)부터 2년이 되는 날
2. 2세 미만 영유아의 법정대리인: 2세 미만 영유아의 출생일부터 2년이 되는 날

⑦ 이용권으로 결제할 수 있는 금액의 상한은 다음 각 호의 구분에 따른다. 다만, 보건복지부장관이 필요하다고 인정하여 고시하는 경우에는 다음 각 호의 상한을 초과하여 결제할 수 있다.<개정 2018. 12. 24., 2021. 6. 29.>

1. 하나의 태아를 임신·출산한 경우: 100만원
2. 둘 이상의 태아를 임신·출산한 경우: 140만원

⑧ 제2항부터 제7항까지에서 규정한 사항 외에 임신·출산 진료비의 지급 절차와 방법, 이용권의 발급과 사용 등에 필요한 사항은 보건복지부령으로 정한다.<개정 2016. 6. 30.>

제24조 삭제 <2018. 12. 24.>

국민건강보험법 시행규칙

제24조(임신·출산 진료비 이용권의 신청 및 발급 등) ① 영 제23조제4항에 따라 임신·출산 진료비 이용권(이하 "이용권"이라 한다)의 발급을 신청하려는 사람은 산부인과전문의 또는 「의료법」 제6조에 따른 조산사가 임신·출산 사실을 확인한 신청서를 공단에 제출해야 한다. 이 경우 임신 사실은 산부인과전문의만 확인할 수 있다.

② 영 제23조제5항에 따라 이용권을 발급받은 사람은 영 제23조제3항 각 호의 비용을 결제하려는 경우 요양기관에 이용권을 제시해야 한다.

③ 공단은 임신·출산과 관련된 진료 등의 사실을 확인한 후 지체 없이 요양기관에게 제2항에 따라 결제된 비용을 지급해야 한다.

④ 제1항부터 제3항까지에서 규정한 사항 외에 이용권의 신청 및 발급 등에 필요한 세부적인 사항은 보건복지부장관이 정하여 고시한다.

[전문개정 2018. 12. 31.]

제25조 삭제 <2019. 6. 12.>

제51조(장애인에 대한 특례) ① 공단은 「장애인복지법」에 따라 등록한 장애인인 가입자 및 피부양자에게는 「장애인·노인 등을 위한 보조기기 지원 및 활용촉진에 관한 법률」 제3조제2호에 따른 보조기기(이하 이 조에서 "보조기기"라 한다)에 대하여 보험급여를 할 수 있다. <개정 2019. 4. 23.>

② 장애인인 가입자 또는 피부양자에게 보조기기를 판매한 자는 가입자나 피부양자의 위임이 있는 경우 공단에 보험급여를 직접 청구할 수 있다. 이 경우 공단은 지급이 청구된 내용의 적정성을 심사하여 보조기기를 판매한 자에게 보조기기에 대한 보험급여를 지급할 수 있다.<신설 2020. 12. 29.>

③ 제1항에 따른 보조기기에 대한 보험급여의 범위·방법·절차, 제2항에 따른 보조기기 판매업자의 보험급여 청구, 공단의 적정성 심사 및 그 밖에 필요한 사항은 보건복지부령으로 정한다.<개정 2019. 4. 23., 2020. 12. 29.>

국민건강보험법 시행규칙

제26조(장애인 보조기기에 대한 보험급여기준 등) ① 법 제51조제2항에 따른 보조기기(소모품을 포함하며, 이하 "보조기기"라 한다)에 대한 보험급여의 범위 및 공단의 부담금액 등은 별표 7과 같다. <개정 2019. 10. 24.>

② 보조기기[제3항에 따른 활동형 수동휠체어, 틸팅형 수동휠체어(등받이 및 좌석 경사 조절형 수동휠체어를 말한다), 리클라이닝형 수동휠체어(등받이 경사 조절형 수동휠체어를 말한다), 전동휠체어, 의료용 스쿠터, 자세보조용구 및 이동식전동리프트는 제외한다]에 대한 보험급여를 받으려는 사람은 별지 제21호서식의 보조기기 급여 지급청구서에 다음 각 호의 서류를 첨부하여 공단에 제출해야 한다. <개정 2013. 9. 30., 2015. 11. 13., 2018. 6. 29., 2018. 12. 31., 2019. 10. 24., 2021. 2. 26., 2021. 6. 30., 2023. 11. 14.>

1. 「의료법」 제77조제4항 및 「전문의의 수련 및 자격 인정 등에 관한 규정」 제3조에 따른 전문과목 중 보조기기 유형별로 보건복지부장관이 정하여 고시하는 과목의 전문의가 발행한 별지 제22호서식 및 별지 제22호의2서식부터 별지 제22호의4서식까지에 따른 보조기기 처방전과 해당 검사 결과 관련 서류 1부. 다만, 지팡이·목발·흰지팡이 또는 보조기기의 소모품[전동휠체어 및 의료용 스쿠터용 전지(電池)로 한정한다]에 대한 보험급여를 받으려는 경우에는 제외한다.

1의2. 별지 제23호서식의 보조기기 검수확인서 1부. 다만, 지팡이·목발·흰지팡이 또는 보조기기의 소모품(전동휠체어 및 의료용 스쿠터용 전지로 한정한다), 일반형 수동휠체어, 욕창예방방석, 욕창예방매트리스, 전·후방보행차, 돋보기 또는 망원경에 대한 보험급여를 받으려는 경우에는 제외한다.

2. 요양기관 또는 보조기기 제조·판매자가 발행한 세금계산서, 현금영수증 등 가입자나 피부양자가 지출한 금액 명세를 확인할 수 있는 서류 각 1부
3. 별표 7 제1호나목 전단에 따른 보조기기에 대한 보험급여를 받으려는 경우에는 표준코드와 바코드를 확인할 수 있는 보조기기 사진 1장

③ 보조기기 중 활동형 수동휠체어, 틸팅형 수동휠체어, 리클라이닝형 수동휠체어, 전동휠체어, 의료용 스쿠터, 자세보조용구 및 이동식전동리프트에 대한 보험급여를 받으려는 사람은 별지 제24호서식의 보조기기 급여 사전 승인 신청서에 별지 제22호서식 및 별지 제22호의2서식

부터 별지 제22호의4서식까지에 따른 보조기기 처방전과 해당 검사 결과 관련 서류를 첨부하여 공단에 보조기기 급여 사전 승인을 신청해야 한다. <신설 2013. 9. 30., 2015. 11. 13., 2018. 6. 29., 2019. 10. 24., 2021. 6. 30., 2023. 11. 14.>

④ 공단은 제3항에 따른 신청을 받으면 해당 처방전에 적힌 장애상태 등을 확인하여 신청인이 급여 대상에 해당하는지를 결정·통보해야 하고, 급여 대상으로 통보받은 신청인은 별지 제21호서식의 보조기기 급여비 지급청구서에 다음 각 호의 서류를 첨부하여 공단에 제출해야 한다. <신설 2013. 9. 30., 2018. 12. 31., 2019. 10. 24., 2021. 2. 26.>

1. 별지 제23호서식의 보조기기 검수확인서(자세보조용구만 해당한다)
2. 별표 7 제1호나목 전단에 따른 보조기기에 대한 보험급여를 받으려는 경우에는 표준코드와 바코드를 확인할 수 있는 보조기기 사진 1장
3. 별표 7 제1호다목에 따라 공단에 등록한 보조기기 업소에서 발행한 세금계산서, 현금영수증 등 가입자나 피부양자가 지출한 금액 명세를 확인할 수 있는 서류 각 1부

⑤ 보조기기 판매업자가 법 제51조제2항 전단에 따라 공단에 보조기기 보험급여의 지급을 직접 청구하는 경우에는 다음 각 호의 서류를 공단에 제출해야 한다. <개정 2021. 6. 30., 2023. 11. 14.>

1. 제2항 각 호의 서류 또는 제4항 각 호의 서류 1부
2. 별지 제21호의2서식의 보조기기 급여 지급청구 위임장 1부
3. 가입자나 피부양자의 신분증 사본 1부
4. 삭제 <2022. 12. 9.>
5. 「장애인복지법」에 따라 개설된 의지(義肢)·보조기 제조·수리업자이거나 「의료기기법」에 따라 허가받은 수입·제조·판매업자(보조기기 소모품 중 전동휠체어 및 의료용 스쿠터용 전지의 경우는 「의료기기법」에 따라 신고한 수리업자를 말한다)임을 증명하는 서류 1부. 다만, 다음 각 목의 어느 하나에 해당하는 경우에는 제외한다.
   가. 별표 7 제1호다목에 따라 공단에 등록한 보조기기 판매업자
   나. 지팡이, 목발 또는 흰지팡이를 판매한 경우
   다. 보조기기를 제조·수입한 자로서 해당 보조기기의 소모품 중 전동휠체어 및 의료용 스쿠터용 전지를 판매한 경우

⑥ 공단은 제2항, 제4항 및 제5항에 따른 지급청구를 받으면 청구된 내용의 적정성을 지체 없이 확인한 후 지급청구를 한 사람 또는 보조기기 판매업자에게 제1항에 따른 공단의 부담금액을 지급해야 한다. <개정 2013. 9. 30., 2019. 10. 24., 2021. 6. 30.>

⑦ 제1항부터 제6항까지에서 규정한 사항 외에 보조기기의 급여 기준 및 방법에 관한 세부적인 사항은 보건복지부장관이 정하여 고시한다. <개정 2013. 9. 30., 2019. 10. 24.>

[제목개정 2019. 10. 24.]

국민건강보험법 시행규칙 [별표 7] 보조기기에 대한 보험급여기준 <개정 2023. 11. 14.>

(제26조제1항 관련)

1. 일반원칙
   가. 보조기기 중 의지(義肢)·보조기는 「장애인복지법」에 따라 의지·보조기 기사가 제조·수리한 것(팔보조기는 「의료기사 등에 관한 법률」에 따라 의사의 지도를 받아 작업치료사가 제조한 것을 포함한다)이어야 하고, 의료기기는 「의료기기법」에 따라 신고하거나 허가받은 것이어야 하며, 자세보조용구 및 후방보행차는 공단이 정하는 품질 및 안전에 관한 기준을 충족하는 것이어야 하고, 그 밖의 보조기기는 관련 법령 등에 따라 제조·수입 또는 판매된 것이어야 한다.
   나. 수동휠체어, 보청기, 전동휠체어, 의료용 스쿠터, 자세보조용구, 욕창예방방석, 욕창예방매트리스, 이동식전동리프트 및 전·후방보행차는 공단에 등록된 제품으로서 공단이 부여한 제품을 식별하기 위하여 각 제품마다 부여된 코드로서 표준화된 체계에 따라 표기된 영문자와 숫자(이하 "표준코드"라 한다)와 바코드가 표시된 것이어야 한다. 이 경우 보청기, 전동휠체어, 의료용 스쿠터, 자세보조용구, 욕창예방방석, 욕창예방매트리스, 이동식전동리프트 및 전·후방보행차를 등록하려면 보험급여 대상으로서의 적정성, 적정 가격 등에 대한 평가(이하 이 표에서 "제품평가"라 한다)를 거쳐야 하며, 품목 등록의 기준·절차, 제품평가, 등록취소 등에 필요한 사항은 보건복지부장관이 정하여 고시한다.
   다. 의지·보조기, 맞춤형 교정용 신발, 수동휠체어, 보청기, 전동휠체어, 의료용 스쿠터, 자세보조용구, 욕창예방방석, 욕창예방매트리스, 이동식전동리프트, 전·후방보행차 및 의안(義眼)에 대해서는 공단에 등록한 보조기기 판매업자에게 구입한 경우에만 보험급여를 한다. 이 경우 보조기기 판매업자의 등록기준, 등록절차 및 등록취소 등에 필요한 사항은 보건복지부장관이 정하여 고시한다.
   라. 보조기기는 보조기기의 유형별로 각 보조기기의 기능, 형태 등을 고려하여 보건복지부장관이 정하여 고시하는 내구연한 내에 1인당 한 번만 보험급여를 한다. 다만, 다음의 어느 하나에 해당하는 경우에는 각각을 1회로 본다.
      1) 같은 유형의 팔 의지, 다리 의지, 팔 보조기, 다리 보조기, 의안 또는 보청기를 양쪽에 장착하는 경우
      2) 손가락 의지를 2개 이상 장착하는 경우
      3) 몸통 및 골반 지지대를 다음 자세보조용구 중 하나 이상과 동시에 장착한 경우나 몸통 및 골반 지지대를 장착한 후 그 내구연한

내에서 다음 자세보조용구의 하나 이상을 추가로 장착한 경우

가) 머리 및 목 지지대

나) 팔 지지대 및 랩트레이(lap tray)

다) 다리 및 발 지지대

4) 보청기를 구입한 후 판매자로부터 보청기의 청력개선 효과를 높이기 위한 성능 유지·관리 서비스(이하 "적합관리서비스"라 한다)를 받는 경우

마. 내구연한이 지나지 않은 보조기기[보조기기의 소모품(이하 "소모품"이라 한다)은 제외한다]에 대해 진료담당 의사가 훼손, 마모 또는 장애인의 성장·신체변형 등으로 계속 장착하기 부적절하거나 그 밖의 부득이한 사유로 교체해야 할 필요가 있다고 판단하여 별지 제22호서식 및 별지 제22호의2서식부터 별지 제22호의4서식까지에 따른 처방전을 발행한 경우에는 라목에도 불구하고 보험급여를 할 수 있다.

바. 실리콘형 다리 의지는 절단 후 남아 있는 신체부분(stump)이 불안정하여 실리콘형 소켓이 필요하다는 진료담당의사의 의학적 소견이 있는 경우에만 보험급여를 한다.

사. 뇌병변장애인, 심장 및 호흡기 장애인에 대한 수동휠체어는 보행이 불가능하거나 현저하게 제한된 경우에만 보험급여를 한다.

아. 수동휠체어, 보청기, 전동휠체어, 의료용 스쿠터, 자세보조용구, 욕창예방방석, 욕창예방매트리스, 이동식전동리프트 및 전·후방보행차의 보험급여 대상자 및 진료과목 등 급여기준에 관한 세부적인 사항은 보건복지부장관이 정하여 고시한다.

자. 소모품에 대한 보험급여는 장애인인 가입자·피부양자 또는 「의료급여법」 제13조제1항에 따른 급여를 받은 사람이 해당 보조기기를 지속적으로 사용하는 경우 다음의 구분에 따라 지급한다.

1) 전동휠체어 및 의료용 스쿠터용 전지: 전동휠체어 또는 의료용 스쿠터를 구입한 날부터 1년 6개월이 지난 때부터 지급

2) 다리 의지 소켓 및 실리콘라이너: 다리 의지를 구입한 날부터 1년이 지난 때부터 지급하되, 해당 다리 의지의 내구연한 내에 1회에 한하여 지급

차. 「장애인복지법」에 따라 장애인 등록을 한 가입자 및 피부양자가 그 장애인 등록 전 6개월 이내에 구입한 보조기기(해당 장애와 관련하여 해당 과목 전문의가 발행한 보조기기 처방전에 따라 구입한 것으로 한정한다)에 대해서도 보험급여를 한다. 다만, 활동형 수동휠체어, 틸팅형 수동휠체어, 리클라이닝형 수동휠체어, 전동휠체어, 의료용 스쿠터, 자세보조용구 및 이동식전동리프트는 제외한다.

카. 자세보조용구에 대한 보험급여는 스스로 앉기 어렵고 독립적으로 앉은 자세를 유지하지 못하는 장애인의 앉은 자세를 고정하거나 유지하기 위하여 해당 장애인의 체형에 맞게 제작된 몸통 및 골반 지지대에 대하여 실시한다. 이 경우 앉은 자세를 고정하거나 유지하기 위하여 머리, 팔 또는 다리를 고정할 필요가 있는 경우에는 다음의 자세보조용구에 대하여도 추가로 보험급여를 실시할 수 있다.

1) 머리 및 목 지지대

2) 팔 지지대 및 랩트레이(lap tray)

3) 다리 및 발 지지대

타. 보청기에 대한 보험급여는 다음의 구분에 따라 실시한다.

1) 제품급여: 보청기 제품에 대하여 다음의 구분에 따른 경우에 실시한다.

가) 2019년 1월 1일부터 12월 31일까지 처방되는 보청기: 보청기 구입 후 1개월이 경과한 날 이후에 그 보청기를 착용한 상태에서 청력개선 효과가 있다고 의사가 검수확인한 경우

나) 2020년 1월 1일부터 처방되는 보청기: 보청기 구입 후 1개월이 경과한 날 이후에 그 보청기를 착용한 상태에서 음장검사한 결과 청력개선 효과가 있다고 의사가 검수확인한 경우

2) 적합관리급여: 적합관리서비스에 대하여 실시한다. 이 경우 적합관리급여의 지급 방법·시기 등 세부적인 사항은 보건복지부장관이 정하여 고시한다.

2. 보조기기의 분류 및 유형 등

분류	유형	용도	구분
가. 팔 의지	1) 어깨가슴 의지 (Scapulo-thoracic disarticulation prostheses)	어깨뼈, 빗장뼈 및 어깨관절을 포함한 팔 전체가 상실된 경우 사용	미관형
			기능형

분류	유형	용도	구분
	2) 어깨관절 의지 (Shoulder disarticulation prostheses)	어깨뼈를 제외하고 어깨관절부터 팔 전체가 상실된 경우 또는 어깨관절부터 위팔뼈 길이의 30% 이하를 남기고 팔이 상실된 경우 사용	미관형 기능형
	3) 위팔 의지 (Trans-humeral prostheses)	어깨관절부터 위팔뼈 길이의 30% 90%를 남기고 팔이 상실된 경우 사용	미관형 기능형
	4) 팔꿈치관절 의지 (Elbow disarticulation prostheses)	어깨관절부터 위팔뼈 길이가 90% 이상 남았거나 팔꿈치관절이 절단된 경우 사용	미관형 기능형
	5) 아래팔 의지(Trans-radial prostheses)	팔꿈치관절부터 아래팔뼈가 상실되거나 손목관절 바로 위 부위를 남기고(손목관절은 상실) 팔이 상실된 경우 사용	미관형 기능형
	6) 손목관절 의지 (Wrist disarticulation prostheses)	손목관절면을 남기고 손 전체가 상실된 경우 사용	미관형 기능형
	7) 손 의지 (Partial hand prostheses)	손목뼈 또는 손바닥뼈 이하의 일부 또는 전부가 상실된 경우 사용	미관형 기능형
	8) 손가락 의지 (Cosmetic thumb or fingers prostheses)	엄지손가락 또는 그 밖의 손가락의 근위지골 이하가 상실된 경우 사용	미관형
나. 다리 의지	1) 골반 의지 (Transpelvic prostheses)	골반 한쪽 및 엉덩이관절을 포함하여 다리 전체가 상실된 경우 사용	
	2) 엉덩이관절 의지 (Hip disarticulation prostheses)	골반을 제외하고 엉덩이관절부터 다리 전체가 상실된 경우 또는 엉덩이관절부터 넓적다리뼈 길이의 25% 미만을 남기고 다리가 상실된 경우 사용	
	3) 넓적다리 의지 (Trans-femoral prostheses)	엉덩이관절부터 넓적다리뼈 길이의 25% 이상을 남기고 다리가 상실된 경우 사용	일반형 실리콘형
	4) 무릎관절 의지 (Knee disarticulation prostheses)	무릎관절이 절단된 경우 사용	일반형 실리콘형
	5) 종아리 의지 (Trans-tibial prostheses)	하퇴부에서 절단되어 다리가 상실된 경우 사용	일반형 실리콘형
	6) 발목 의지 (Ankle disarticulation prostheses)	발목관절 바로 위 정강뼈와 종아리뼈 부위를 남기고(발목관절은 상실) 다리가 상실된 경우 사용	일반형 실리콘형
	7) 발 의지 (Foot prostheses)	발이 상실된 경우 사용	일반형 실리콘형
다. 팔 보조기	1) 어깨 보조기 (Shoulder orthoses)	어깨 부위의 뼈나 근육이 손상되어 어깨관절과 위팔을 받쳐주어 손상 부위를 보호하기 위한 경우 사용	
	2) 팔꿈치-손목-손 보조기 (Elbow-wrist-hand orthoses)	가) 팔꿈치관절 운동을 제한하거나 고정하는 경우 또는 팔꿈치관절과 손목관절을 동시에 고정하는 경우(팔꿈치 및 손목관절 고정 목적) 사용	일반형
		나) 손목의 관절운동을 제한하거나 고정하는 경우 또는 팔꿈치관절과 손목관절을 동시에 고정하는 경우(팔꿈치관절 조절형) 사용	각도조절형
	3) 손목-손 보조기(Wrist-hand orthoses)	손목과 손가락관절의 운동을 제한하거나 고정 및 가동하는 경우 사용	
	4) 손가락 보조기(Finger orthoses)	손가락이 마비, 관절구축, 변형된 경우 사용	
라. 척추 보조기	1) 목 보조기(Cervical orthoses)	가) 머리와 목뼈의 회전 또는 굽히는 것을 제한하는 경우에 중등도 환자에게 사용하는 소형 칼라식 보조기	필라델피아 (Philadelphia)
		나) 목을 굽히고 펼 수 있는 경증 환자에 사용하는 소형 칼라식 보조기	토머스 소프트 칼라 (Thomas soft collar)
		다) 가슴, 목뼈, 상부 등뼈의 운동을 강하게 제한하는 경우 사용하는 플라스틱 또는 금속으로 성형된 보조기	재킷형 (Cervical jacket)

분류	유형	용도	구분
	2) 등 - 허리 보조기 (Thoraco-lumbar orthoses)	등·허리뼈의 관절운동을 모두 제한하거나 고정하는 경우 사용	나이트-테일러식 (Knight taylor type
	3) 허리-엉치 보조기 (Lumbo-sacral orthoses)	허리·엉치뼈의 관절운동을 제한하거나 고정하는 경우 사용	윌리엄식 (William type)
	4) 등-허리-엉치 보조기 (Thoraco-lumbo-sacral orthoses)	등·허리 또는 허리·엉치뼈의 관절운동을 모두 제한하거나 고정하는 경우 사용하는 플라스틱으로 성형된 보조기	TLSO식 재킷 (Jacket)
	5) 허리 보조기 (Lumbar orthoses)	천이나 망사로 허리뼈 및 골반부의 관절운동을 제한하거나 고정하는 경우 사용	코르셋 (Corset)
마. 골반 보조기	골반 보조기 (Pelvic orthoses)	골반운동, 특히 엉덩뼈·엉치뼈의 관절운동을 제한하거나 고정하는 경우 사용	
바. 다리 보조기	1) 엉덩-무릎-발목-발 보조기 (Hip-knee-ankle-foot orthoses)	엉덩이관절을 포함하여 무릎 및 발목의 관절운동을 제한하거나 고정하는 경우 사용	한쪽
			양쪽
	2) 무릎-발목-발 보조기 (Knee-ankle-foot orthoses)	엉덩이관절을 제외한 무릎 및 발목의 관절운동을 제한하거나 고정하는 경우 사용	한쪽
	3) 무릎 보조기 (Knee orthoses)	가) 무릎관절 또는 넓적다리 무릎뼈관절의 운동을 견고하게 제한하거나 고정하는 경우 사용	관절운동 제한장치 부착형
		나) 무릎인대 손상 시 무릎관절 축 회전운동을 방지하기 위한 경우 사용	레녹스힐(Lenox-hill)
		다) 무릎 안쪽 및 바깥쪽 곁인대 손상 및 앞 십자인대 손상 시 무릎관절 축의 회전운동을 방지하기 위하여 경증 환자에게 사용	인대 손상용
	4) 발목-발 보조기(Ankle-foot orthoses)	가) 플라스틱형 테두리(brim)를 사용한 체중부하장치가 포함된 보조기로 종아리 및 발뼈 또는 발목관절의 안정과 보호를 위한 경우 사용	체중 부하식
		나) 발목관절 없이 전체가 하나로 연결된 보조기로 발목관절의 발등 굽힘 근육과 발바닥 굽힘 근육의 안정 또는 발목의 관절운동 제한을 위한 경우 사용	일체형(플라스틱)
		다) 발목관절이 있고 전체가 2개의 부분품으로 연결된 보조기로 발목관절의 발등 굽힘 근육과 발바닥 굽힘 근육의 안정 또는 발목의 관절운동 제한을 위한 경우 사용	관절형(플라스틱)
			관절형(금속형)
		라) 스프링이 들어있는 금속 발목관절인 크렌자크 발목관절장치를 사용한 보조기로 근력이 약한 발목관절을 보조하는 경우 사용	크렌자크식 (플라스틱)
			크렌자크식 (금속형)
	5) 발 보조기 (Foot orthoses)	18세 이하인 사람으로서 발 변형으로 인한 보행장애를 개선하기 위해 단단한 재질로 발 뒤꿈치를 감싸고, 발 중간부분(발허리뼈몸통)부터 발 뒷부분까지 받쳐주는 보조기가 필요한 경우 사용	양쪽
사. 교정용 신발류	맞춤형 교정용 신발 (Orthopedic shoes)	가) 19세 이상인 사람으로서 발에 기능장애가 있거나(발에 변형이 없는 사람은 제외) 다리 길이의 차이가 있어 맞춤형 교정용 신발이 필요한 경우 사용	
		나) 18세 이하인 사람으로서 발에 기능장애가 있거나(발에 변형이 없는 사람은 제외) 다리 길이의 차이가 있어 맞춤형 교정용 신발이 필요한 경우 사용	
아. 그 밖의 보조기기	1) 수동휠체어	가) 의지, 보조기, 지팡이 등 다른 보조기기를 사용해도 실외 보행이 곤란한 경우 사용	일반형
		나) 양팔 및 자세균형 제어기능이 양호하여 다른 사람의 도움 없이 휠체어를 안전하게 작동할 수 있는 경우 사용	활동형
		다) 스스로 앉기가 어렵고, 독립적으로 앉은 자세를 유지하지 못하여 압박과 자세관리가 필요한 경우 사용	틸팅형 리클라이닝형

분류	유형	용도	구분
	2) 지팡이	지체장애 및 뇌병변장애에 대한 보행 보조를 위한 보조기구	
	3) 목발(Crutches)		
	4) 의안(Ocular prostheses)	실명 시각장애인의 미관 개선을 위한 보조기구	
	5) 저시력 보조안경	시각장애에 대한 시력개선이나 보행 보조를 위한 보조기구	
	6) 콘택트렌즈		
	7) 돋보기		
	8) 망원경		
	9) 흰지팡이		
	10) 보청기(Hearing aid)	청각장애에 대한 청력 개선을 위한 보조기구	
	11) 개인용 음성 증폭기	언어장애에 대한 음성기능 개선을 위한 보조기구	
	12) 전동휠체어	보행이 불가능한 사람으로서 팔기능이 약화되거나 완전히 상실되어 수동휠체어를 혼자서 조작할 수 없는 사람이 다른 사람의 도움 없이 전동휠체어를 안전하게 작동할 수 있는 경우 사용	가군
		가군 전동휠체어 사용자로서 사용자가 스스로 앉은 자세를 변경하기 어려워 전동식 자세변경장치를 이용해 자세관리가 필요한 경우 사용	나군
	13) 의료용 스쿠터	보행이 불가능한 사람으로서 팔 기능에 이상이 있거나, 이상이 없는 경우에도 수동휠체어를 완전하게 조작하기 어렵거나 불가능한 사람이 다른 사람의 도움 없이 의료용 스쿠터를 안전하게 작동할 수 있는 경우 사용	
	14) 자세보조용구 (Seating and positioning systems)	가) 앉은 자세를 유지하기 위하여 척추, 골반 또는 엉덩관절을 고정하는 데 사용	몸통 및 골반 지지대
		나) 앉은 자세를 유지하기 위하여 가눌 수 없거나 흔들림이 심한 머리를 고정할 필요가 있는 경우에 사용	머리 및 목 지지대
		다) 앉은 자세를 유지하기 위하여 팔을 일정한 자세로 유지하거나 일정한 위치에 고정할 필요가 있는 경우에 사용	팔 지지대 및 랩트레이(Lap tray)
		라) 앉은 자세를 유지하기 위하여 다리를 일정한 자세로 유지하거나 일정한 위치에 고정할 필요가 있는 경우에 사용	다리 및 발 지지대
	15) 욕창예방방석	휠체어 사용자가 신경손상, 근 약화 등의 사유로 스스로 체위변환을 할 수 없는 경우 욕창을 예방하기 위하여 사용하는 기구	
	16) 욕창예방매트리스	신경손상, 근 약화 등의 사유로 스스로 체위변환을 할 수 없는 경우 욕창을 예방하기 위하여 사용하는 기구	
	17) 이동식전동리프트	신경손상, 근 약화 등의 사유로 스스로 체위변환 및 이동을 할 수 없어 타인에 의하여 이동을 해야 하는 사람에게 사용하는 이동 보조기구	
	18) 보행차		
	가) 전방	지체장애인 및 뇌병변장애인 중 하지근력 저하 및 강직이 있으나 상지의 보조로 보행이 가능한 경우에 사용하는 보조기구	
	나) 후방	뇌성마비로 인한 뇌병변장애인 중 상지의 보조로 보행이 가능한 경우에 사용하는 보행 보조기구	
자. 소모품	1) 전동휠체어 및 의료용 스쿠터용 전지(2개 1세트)	전동휠체어·의료용 스쿠터의 전력 공급용 장치	
	2) 넓적다리 의지 소켓	절단부위를 연결하는 부품	일반형
			실리콘형
	3) 무릎관절 의지 소켓	절단부위를 연결하는 부품	일반형
			실리콘형
	4) 종아리 의지 소켓	절단부위를 연결하는 부품	일반형
			실리콘형

분류	유형	용도	구분
	5) 발목 의지 소켓	절단부위를 연결하는 부품	실리콘형
	6) 넓적다리 의지 실리콘라이너	절단면의 피부를 감싸는 부분품	
	7) 무릎관절 의지 실리콘라이너	절단면의 피부를 감싸는 부분품	
	8) 종아리 의지 실리콘라이너	절단면의 피부를 감싸는 부분품	
	9) 발목 의지 실리콘라이너	절단면의 피부를 감싸는 부분품	

3. 보조기기에 대한 보험급여는 다음 각 목의 금액 중 가장 낮은 금액(이하 이 호에서 "지급기준금액"이라 한다)의 100분의 90에 해당하는 금액을 가입자·피부양자에게 지급하는 방식으로 실시한다. 다만, 영 별표 2 제3호라목에 해당하는 사람이 구입한 보조기기에 대해서는 지급기준금액의 100분의 100에 해당하는 금액을 지급한다.
  가. 보조기기의 유형 및 구분 항목별로 보건복지부장관이 정하여 고시하는 금액
  나. 보건복지부장관이 제품평가 결과를 고려하여 제품별로 고시하는 금액(제1호나목 후단에 따라 제품평가를 거쳐야 하는 보조기기에 대하여 보험급여를 실시하는 경우에 한정한다)
  다. 가입자·피부양자가 해당 보조기기를 구입한 금액

4. 그 밖의 사항
  가. 보조기기의 제작 또는 장착 등을 위하여 요양기관에서 한 진찰·검사·처치 등은 법 제41조제3항에 따른 요양급여로 본다.
  나. 「의료급여법」 제3조에 따른 의료급여 수급권자였던 가입자 또는 피부양자에게 보조기기에 대한 보험급여를 하는 경우 내구연한은 제1호라목에도 불구하고 「의료급여법」 제13조에 따라 지급받은 보조기기의 급여내용과 연계하여 산정한다.

제52조(건강검진) ① 공단은 가입자와 피부양자에 대하여 질병의 조기 발견과 그에 따른 요양급여를 하기 위하여 건강검진을 실시한다.

② 제1항에 따른 건강검진의 종류 및 대상은 다음 각 호와 같다.<신설 2018. 12. 11.>

1. 일반건강검진: 직장가입자, 세대주인 지역가입자, 20세 이상인 지역가입자 및 20세 이상인 피부양자
2. 암검진: 「암관리법」 제11조제2항에 따른 암의 종류별 검진주기와 연령 기준 등에 해당하는 사람
3. 영유아건강검진: 6세 미만의 가입자 및 피부양자

③ 제1항에 따른 건강검진의 검진항목은 성별, 연령 등의 특성 및 생애 주기에 맞게 설계되어야 한다.<신설 2018. 12. 11.>

④ 제1항에 따른 건강검진의 횟수·절차와 그 밖에 필요한 사항은 대통령령으로 정한다.<개정 2018. 12. 11.>

국민건강보험법 시행령

제25조(건강검진) ① 법 제52조에 따른 건강검진(이하 "건강검진"이라 한다)은 2년마다 1회 이상 실시하되, 사무직에 종사하지 않는 직장가입자에 대해서는 1년에 1회 실시한다. 다만, 암검진은 「암관리법 시행령」에서 정한 바에 따르며, 영유아건강검진은 영유아의 나이 등을 고려하여 보건복지부장관이 정하여 고시하는 바에 따라 검진주기와 검진횟수를 다르게 할 수 있다.

② 건강검진은 「건강검진기본법」 제14조에 따라 지정된 건강검진기관(이하 "검진기관"이라 한다)에서 실시해야 한다.

③ 공단은 건강검진을 실시하려면 건강검진의 실시에 관한 사항을 다음 각 호의 구분에 따라 통보해야 한다.

1. 일반건강검진 및 암검진: 직장가입자에게 실시하는 건강검진의 경우에는 해당 사용자에게, 직장가입자의 피부양자 및 지역가입자에게 실시하는 건강검진의 경우에는 검진을 받는 사람에게 통보
2. 영유아건강검진: 직장가입자의 피부양자인 영유아에게 실시하는 건강검진의 경우에는 그 직장가입자에게, 지역가입자인 영유아에게 실시하는 건강검진의 경우에는 해당 세대주에게 통보

④ 건강검진을 실시한 검진기관은 공단에 건강검진의 결과를 통보해야 하며, 공단은 이를 건강검진을 받은 사람에게 통보해야 한다. 다만, 검진기관이 건강검진을 받은 사람에게 직접 통보한 경우에는 공단은 그 통보를 생략할 수 있다.

⑤ 건강검진의 검사항목, 방법, 그에 드는 비용, 건강검진 결과 등의 통보 절차, 그 밖에 건강검진을 실시하는 데 필요한 사항은 보건복지부장관이 정하여 고시한다.

[전문개정 2018. 12. 24.]

제53조(급여의 제한) ① 공단은 보험급여를 받을 수 있는 사람이 다음 각 호의 어느 하나에 해당하면 보험급여를 하지 아니한다.

1. 고의 또는 중대한 과실로 인한 범죄행위에 그 원인이 있거나 고의로 사고를 일으킨 경우
2. 고의 또는 중대한 과실로 공단이나 요양기관의 요양에 관한 지시에 따르지 아니한 경우
3. 고의 또는 중대한 과실로 제55조에 따른 문서와 그 밖의 물건의 제출을 거부하거나 질문 또는 진단을 기피한 경우
4. 업무 또는 공무로 생긴 질병·부상·재해로 다른 법령에 따른 보험급여나 보상(報償) 또는 보상(補償)을 받게 되는 경우

② 공단은 보험급여를 받을 수 있는 사람이 다른 법령에 따라 국가나 지방자치단체로부터 보험급여에 상당하는 급여를 받거나 보험급여에 상당하는 비용을 지급받게 되는 경우에는 그 한도에서 보험급여를 하지 아니한다.

③ 공단은 가입자가 대통령령으로 정하는 기간 이상 다음 각 호의 보험료를 체납한 경우 그 체납한 보험료를 완납할 때까지 그 가입자 및 피부양자에 대하여 보험급여를 실시하지 아니할 수 있다. 다만, 월별 보험료의 총체납횟수(이미 납부된 체납보험료는 총체납횟수에서 제외하며, 보험료의 체납기간은 고려하지 아니한다)가 대통령령으로 정하는 횟수 미만이거나 가입자 및 피부양자의 소득·재산 등이 대통령령으로 정하는 기준 미만인 경우에는 그러하지 아니하다.<개정 2018. 12. 11.>

1. 제69조제4항제2호에 따른 소득월액보험료
2. 제69조제5항에 따른 세대단위의 보험료

④ 공단은 제77조제1항제1호에 따라 납부의무를 부담하는 사용자가 제69조제4항제1호에 따른 보수월액보험료를 체납한 경우에는 그 체납에 대하여 직장가입자 본인에게 귀책사유가 있는 경우에 한하여 제3항의 규정을 적용한다. 이 경우 해당 직장가입자의 피부양자에게도 제3항의 규정을 적용한다.<개정 2019. 4. 23.>

⑤ 제3항 및 제4항에도 불구하고 제82조에 따라 공단으로부터 분할납부 승인을 받고 그 승인된 보험료를 1회 이상 낸 경우에는 보험급여를 할 수 있다. 다만, 제82조에 따른 분할납부 승인을 받은 사람이 정당한 사유 없이 5회(같은 조 제1항에 따라 승인받은 분할납부 횟수가 5회 미만인 경우에는 해당 분할납부 횟수를 말한다. 이하 이 조에서 같다) 이상 그 승인된 보험료를 내지 아니한 경우에는 그러하지 아니하다.<개정 2019. 4. 23.>

⑥ 제3항 및 제4항에 따라 보험급여를 하지 아니하는 기간(이하 이 항에서 "급여제한기간"이라 한다)에 받은 보험급여는 다음 각 호의 어느 하나에 해당하는 경우에만 보험급여로 인정한다.<개정 2019. 4. 23.>

1. 공단이 급여제한기간에 보험급여를 받은 사실이 있음을 가입자에게 통지한 날부터 2개월이 지난 날이 속한 달의 납부기한 이내에 체납된 보험료를 완납한 경우
2. 공단이 급여제한기간에 보험급여를 받은 사실이 있음을 가입자에게 통지한 날부터 2개월이 지난 날이 속한 달의 납부기한 이내에 제82조에 따라 분할납부 승인을 받은 체납보험료를 1회 이상 낸 경우. 다만, 제82조에 따른 분할납부 승인을 받은 사람이 정당한 사유 없이 5회 이상 그 승인된 보험료를 내지 아니한 경우에는 그러하지 아니하다.

국민건강보험법 시행령

제26조(급여의 제한) ① 법 제53조제3항 각 호 외의 부분 본문에서 "대통령령으로 정하는 기간"이란 1개월을 말한다.

② 법 제53조제3항 각 호 외의 부분 단서에서 "대통령령으로 정하는 횟수"란 6회를 말한다.

③ 법 제53조제3항 각 호 외의 부분 단서에서 "대통령령으로 정하는 기준 미만인 경우"란 다음 각 호의 요건을 모두 충족한 경우를 말한다. 이 경우 소득은 제41조제1항에 따른 소득을 말하고, 재산은 제42조제3항제1호에 따른 재산을 말한다.<신설 2019. 6. 11., 2021. 12. 31.>

1. 법 제53조제3항제2호의 보험료를 체납한 가입자가 속한 세대의 소득이 100만원 미만이고, 그 세대의 재산에 대한 「지방세법」 제10조의2부터 제10조의6까지의 규정에 따른 과세표준(이하 "과세표준"이라 한다)이 100만원 미만일 것. 다만, 가입자가 미성년자, 65세 이상인 사람 또는 「장애인복지법」에 따라 등록한 장애인인 경우에는 그 소득 및 재산에 대한 과세표준이 각각 공단이 정하는 금액 미만일 것
2. 법 제53조제3항제2호의 보험료를 체납한 가입자가 「소득세법」 제168조제1항에 따른 사업자등록을 한 사업에서 발생하는 소득이 없을 것

④ 제3항에 따른 소득 및 재산의 확인 절차, 방법 및 시기 등에 관한 구체적인 사항은 공단이 정한다.<신설 2019. 6. 11.>

[제목개정 2019. 6. 11.]

국민건강보험법 시행규칙

제27조(급여 제한에 관한 통지) ① 공단은 법 제53조에 따라 보험급여를 제한하는 경우에는 문서로 그 내용과 사유를 가입자에게 알려야 한다.

② 공단은 법 제79조에 따라 보험료의 납입고지를 할 때에는 법 제53조제3항에 따른 급여 제한의 내용을 안내하여야 한다.

제54조(급여의 정지) 보험급여를 받을 수 있는 사람이 다음 각 호의 어느 하나에 해당하면 그 기간에는 보험급여를 하지 아니한다. 다만, 제3호 및 제4호의 경우에는 제60조에 따른 요양급여를 실시한다. <개정 2020. 4. 7.>

1. 삭제<2020. 4. 7.>
2. 국외에 체류하는 경우
3. 제6조제2항제2호에 해당하게 된 경우
4. 교도소, 그 밖에 이에 준하는 시설에 수용되어 있는 경우

제55조(급여의 확인) 공단은 보험급여를 할 때 필요하다고 인정되면 보험급여를 받는 사람에게 문서와 그 밖의 물건을 제출하도록 요구하거나 관계인을 시켜 질문 또는 진단하게 할 수 있다.

제56조(요양비 등의 지급) 공단은 이 법에 따라 지급의무가 있는 요양비 또는 부가급여의 청구를 받으면 지체 없이 이를 지급하여야 한다.

제56조의2(요양비등수급계좌) ① 공단은 이 법에 따른 보험급여로 지급되는 현금(이하 "요양비등"이라 한다)을 받는 수급자의 신청이 있는 경우에는 요양비등을 수급자 명의의 지정된 계좌(이하 "요양비등수급계좌"라 한다)로 입금하여야 한다. 다만, 정보통신장애나 그 밖에 대통령령으로 정하는 불가피한 사유로 요양비등수급계좌로 이체할 수 없을 때에는 직접 현금으로 지급하는 등 대통령령으로 정하는 바에 따라 요양비등을 지급할 수 있다.

② 요양비등수급계좌가 개설된 금융기관은 요양비등수급계좌에 요양비등만이 입금되도록 하고, 이를 관리하여야 한다.

③ 제1항 및 제2항에 따른 요양비등수급계좌의 신청 방법·절차와 관리에 필요한 사항은 대통령령으로 정한다.

[본조신설 2014. 5. 20.]

국민건강보험법 시행령

제26조의2(요양비등수급계좌의 신청 방법 및 절차 등) ① 법 제56조의2 제1항 본문에 따라 요양비등을 수급자 명의의 지정된 계좌(이하 "요양비등수급계좌"라 한다)로 받으려는 사람은 요양비 지급청구서와 보조기기 급여 지급청구서 등에 요양비등수급계좌의 계좌번호를 기재하고, 예금통장(계좌번호가 기록되어 있는 면을 말한다) 사본을 첨부하여 공단에 제출해야 한다. 요양비등수급계좌를 변경하는 경우에도 또한 같다. <개정 2019. 6. 11., 2022. 8. 31.>

② 공단은 법 제56조의2제1항 단서에 따라 수급자가 요양비등수급계좌를 개설한 금융기관이 폐업 또는 업무정지나 정보통신장애 등으로 정상영업이 불가능하거나 이에 준하는 불가피한 사유로 이체할 수 없을 때에는 직접 현금으로 지급한다.

[본조신설 2014. 11. 20.]

제26조의3(부당이득 징수금 체납자의 인적사항 공개 및 공개 제외 사유 등) ① 법 제57조의2제1항 본문에서 "대통령령으로 정하는 사항"이란 징수금 발생의 원인이 되는 위반행위, 체납자의 성명(법인의 대표자 성명을 포함한다), 상호(법인의 명칭을 포함한다), 나이, 주소, 체납액(체납된 징수금, 연체금 및 체납처분비를 말한다. 이하 이 조에서 같다)의 종류·납부기한·금액 및 체납요지 등을 말한다.

② 법 제57조의2제1항 단서에서 "체납된 금액의 일부 납부 등 대통령령으로 정하는 사유가 있는 경우"란 다음 각 호의 어느 하나에 해당하는 경우를 말한다.

1. 법 제57조의2제3항에 따른 통지 당시 체납액의 100분의 10 이상을 그 통지일부터 6개월 이내에 납부한 경우
2. 「채무자 회생 및 파산에 관한 법률」 제243조에 따른 회생계획인가의 결정에 따라 체납액의 징수를 유예받고 그 유예기간 중에 있거나 체납액을 회생계획의 납부일정에 따라 납부하고 있는 경우
3. 징수금 발생의 원인이 되는 위반행위로 인하여 수사가 진행 중이거나 형사재판이 계속 중인 경우
4. 재해 등으로 재산에 심한 손실을 입은 경우 등으로서 법 제57조의2제2항에 따른 부당이득징수금체납정보공개심의위원회(이하 "부당이득징수금체납정보공개심의위원회"라 한다)가 같은 조 제1항에 따른 인적사항등을 공개할 실익이 없다고 인정하는 경우

③ 공단은 법 제57조의2제3항에 따른 통지를 할 때에는 체납액의 납부를 촉구하고, 같은 조 제1항 단서에 따른 경우에 해당하면 그에 관한 소명자료를 제출하도록 안내해야 한다.

[본조신설 2020. 6. 2.]

제26조의4(부당이득징수금체납정보공개심의위원회의 구성 및 운영) ① 부당이득징수금체납정보공개심의위원회는 위원장 1명을 포함한 9명의 위원으로 구성한다.

② 부당이득징수금체납정보공개심의위원회의 위원장은 공단의 임원 중 해당 업무를 담당하는 상임이사가 되고, 위원은 공단의 이사장이 임명하거나 위촉하는 다음 각 호의 사람으로 한다.

1. 공단 소속 직원 3명
2. 보험급여 비용의 부당이득 징수에 관한 사무를 담당하는 보건복지부 소속 4급 또는 5급 공무원 1명
3. 법률, 회계 또는 사회보험에 관한 학식과 경험이 풍부한 사람 4명

③ 제2항제3호에 따른 위원의 임기는 2년으로 하며, 한 차례만 연임할 수 있다.

④ 부당이득징수금체납정보공개심의위원회의 회의는 위원장을 포함한 재적위원 과반수의 출석으로 개의하고, 출석위원 과반수의 찬성으로 의결한다.

⑤ 제1항부터 제4항까지에서 규정한 사항 외에 부당이득징수금체납정보공개심의위원회의 구성 및 운영에 필요한 사항은 공단이 정한다.

[본조신설 2020. 6. 2.]

제57조(부당이득의 징수) ① 공단은 속임수나 그 밖의 부당한 방법으로 보험급여를 받은 사람·준요양기관 및 보조기기 판

매업자나 보험급여 비용을 받은 요양기관에 대하여 그 보험급여나 보험급여 비용에 상당하는 금액을 징수한다. <개정 2020. 12. 29., 2023. 5. 19.>

② 공단은 제1항에 따라 속임수나 그 밖의 부당한 방법으로 보험급여 비용을 받은 요양기관이 다음 각 호의 어느 하나에 해당하는 경우에는 해당 요양기관을 개설한 자에게 그 요양기관과 연대하여 같은 항에 따른 징수금을 납부하게 할 수 있다. <신설 2013. 5. 22., 2020. 12. 29., 2023. 7. 11.>

1. 「의료법」 제33조제2항을 위반하여 의료기관을 개설할 수 없는 자가 의료인의 면허나 의료법인 등의 명의를 대여받아 개설·운영하는 의료기관
2. 「약사법」 제20조제1항을 위반하여 약국을 개설할 수 없는 자가 약사 등의 면허를 대여받아 개설·운영하는 약국
3. 「의료법」 제4조제2항 또는 제33조제8항·제10항을 위반하여 개설·운영하는 의료기관
4. 「약사법」 제21조제1항을 위반하여 개설·운영하는 약국
5. 「약사법」 제6조제3항·제4항을 위반하여 면허를 대여받아 개설·운영하는 약국

③ 사용자나 가입자의 거짓 보고나 거짓 증명(제12조제6항을 위반하여 건강보험증이나 신분증명서를 양도·대여하여 다른 사람이 보험급여를 받게 하는 것을 포함한다), 요양기관의 거짓 진단이나 거짓 확인(제12조제4항을 위반하여 건강보험증이나 신분증명서로 가입자 또는 피부양자의 본인 여부 및 그 자격을 확인하지 아니한 것을 포함한다) 또는 준요양기관이나 보조기기를 판매한 자의 속임수 및 그 밖의 부당한 방법으로 보험급여가 실시된 경우 공단은 이들에게 보험급여를 받은 사람과 연대하여 제1항에 따른 징수금을 내게 할 수 있다. <개정 2013. 5. 22., 2018. 12. 11., 2020. 12. 29., 2023. 5. 19.>

④ 공단은 속임수나 그 밖의 부당한 방법으로 보험급여를 받은 사람과 같은 세대에 속한 가입자(속임수나 그 밖의 부당한 방법으로 보험급여를 받은 사람이 피부양자인 경우에는 그 직장가입자를 말한다)에게 속임수나 그 밖의 부당한 방법으로 보험급여를 받은 사람과 연대하여 제1항에 따른 징수금을 내게 할 수 있다. <개정 2013. 5. 22.>

⑤ 요양기관이 가입자나 피부양자로부터 속임수나 그 밖의 부당한 방법으로 요양급여비용을 받은 경우 공단은 해당 요양기관으로부터 이를 징수하여 가입자나 피부양자에게 지체 없이 지급하여야 한다. 이 경우 공단은 가입자나 피부양자에게 지급하여야 하는 금액을 그 가입자 및 피부양자가 내야 하는 보험료등과 상계할 수 있다. <개정 2013. 5. 22.>

[시행일: 2024. 5. 20.] 제57조제3항

제57조의2(부당이득 징수금 체납자의 인적사항등 공개) ① 공단은 제57조제2항 각 호의 어느 하나에 해당하여 같은 조 제1항 및 제2항에 따라 징수금을 납부할 의무가 있는 요양기관 또는 요양기관을 개설한 자가 제79조제1항에 따라 납입 고지 문서에 기재된 납부기한의 다음 날부터 1년이 경과한 징수금을 1억원 이상 체납한 경우 징수금 발생의 원인이 되는 위반행위, 체납자의 인적사항 및 체납액 등 대통령령으로 정하는 사항(이하 이 조에서 "인적사항등"이라 한다)을 공개할 수 있다. 다만, 체납된 징수금과 관련하여 제87조에 따른 이의신청, 제88조에 따른 심판청구가 제기되거나 행정소송이 계류 중인 경우 또는 그 밖에 체납된 금액의 일부 납부 등 대통령령으로 정하는 사유가 있는 경우에는 그러하지 아니하다.

② 제1항에 따른 인적사항등의 공개 여부를 심의하기 위하여 공단에 부당이득징수금체납정보공개심의위원회를 둔다.

월이 경과한 후 체납자의 납부이행 등을 고려하여 공개대상자

③ 공단은 부당이득징수금체납정보공개심의위원회의 심의를 거친 인적사항등의 공개대상자에게 공개대상자임을 서면으로 통지하여 소명의 기회를 부여하여야 하며, 통지일부터 6개

를 선정한다.

④ 제1항에 따른 인적사항등의 공개는 관보에 게재하거나 공단 인터넷 홈페이지에 게시하는 방법으로 한다.

⑤ 제1항부터 제4항까지에서 규정한 사항 외에 인적사항등의 공개 절차 및 부당이득징수금체납정보공개심의위원회의 구성·운영 등에 필요한 사항은 대통령령으로 정한다.

[본조신설 2019. 12. 3.]

제58조(구상권) ① 공단은 제3자의 행위로 보험급여사유가 생겨 가입자 또는 피부양자에게 보험급여를 한 경우에는 그 급여에 들어간 비용 한도에서 그 제3자에게 손해배상을 청구할 권리를 얻는다.

② 제1항에 따라 보험급여를 받은 사람이 제3자로부터 이미 손해배상을 받은 경우에는 공단은 그 배상액 한도에서 보험급여를 하지 아니한다.

국민건강보험법 시행규칙

제28조(제3자의 행위로 인한 급여 통보) 법 제58조에 따라 가입자(지역가입자의 경우에는 세대주를 포함한다)는 자신이나 피부양자에 대한 보험급여 사유가 제3자의 행위로 인한 것인 경우에는 별지 제25호서식의 제3자의 행위로 인한 급여 통보서를 지체 없이 공단에 제출하여야 한다.

제59조(수급권 보호) ① 보험급여를 받을 권리는 양도하거나 압류할 수 없다. <개정 2014. 5. 20.>

② 제56조의2제1항에 따라 요양비등수급계좌에 입금된 요양비등은 압류할 수 없다.<신설 2014. 5. 20.>

제60조(현역병 등에 대한 요양급여비용 등의 지급) ① 공단은 제54조제3호 및 제4호에 해당하는 사람이 요양기관에서 대통령령으로 정하는 치료 등(이하 이 조에서 "요양급여"라 한다)을 받은 경우 그에 따라 공단이 부담하는 비용(이하 이 조에서 "요양급여비용"이라 한다)과 제49조에 따른 요양비를 법무부장관·국방부장관·경찰청장·소방청장 또는 해양경찰청장으로부터 예탁 받아 지급할 수 있다. 이 경우 법무부장관·국방부장관·경찰청장·소방청장 또는 해양경찰청장은 예산상 불가피한 경우 외에는 연간(年間) 들어갈 것으로 예상되는 요양급여비용과 요양비를 대통령령으로 정하는 바에 따라 미리 공단에 예탁하여야 한다. <개정 2014. 11. 19., 2017. 7. 26., 2018. 12. 11.>

② 요양급여, 요양급여비용 및 요양비 등에 관한 사항은 제41조, 제41조의4, 제42조, 제42조의2, 제44조부터 제47조까지, 제47조의2, 제48조, 제49조, 제55조, 제56조, 제56조의2 및 제59조제2항을 준용한다.<개정 2016. 3. 22., 2018. 12. 11.>

[제목개정 2018. 12. 11.]

국민건강보험법 시행령

제27조(현역병 등에 대한 요양급여비용 등의 지급) ① 법 제60조제1항 전단에서 "대통령령으로 정하는 치료 등"이란 법 제41조제1항제1호부터 제3호까지 및 제5호에 따른 요양급여를 말한다.

② 법 제60조제1항 후단에 따라 법무부장관·국방부장관·경찰청장·소방청장 또는 해양경찰청장(이하 이 조에서 "기관장"이라 한다)은 해당 기관에서 연간 들어갈 것으로 예상되는 요양급여비용과 법 제49조에 따른 요양비(이하 "요양비"라 한다)를 공단이 지정한 계좌에 예탁해야 한다.<개정 2014. 11. 19., 2017. 7. 26., 2019. 6. 11.>

③ 공단은 예탁금 집행 현황을 분기별로 보건복지부장관 및 해당 기관장에게 통보하여야 한다.

④ 공단은 제2항에 따라 기관장이 예탁한 요양급여비용과 요양비가 공단이 부담해야 할 요양급여비용과 요양비에 미치지 못할 때에는 기관장에게 이를 즉시 청구하고, 기관장은 공단의 청구에 따라 요양급여비용과 요양비를 공단에 지급해야 한다.<개정 2019. 6. 11.>

⑤ 공단은 제2항에 따라 기관장이 예탁한 요양급여비용과 요양비에서 발생한 이자를 공단이 부담해야 할 요양급여비용에 사용할 수 있다.<개정 2019. 6. 11.>

[제목개정 2019. 6. 11.]

제61조(요양급여비용의 정산) 공단은 「산업재해보상보험법」 제10조에 따른 근로복지공단이 이 법에 따라 요양급여를 받을 수 있는 사람에게 「산업재해보상보험법」 제40조에 따른 요양급여를 지급한 후 그 지급결정이 취소되어 해당 요양급여의 비용을 청구하는 경우에는 그 요양급여가 이 법에 따라 실시할 수 있는 요양급여에 상당한 것으로 인정되면 그 요양급여에 해당하는 금액을 지급할 수 있다.

제5장 건강보험심사평가원

제62조(설립) 요양급여비용을 심사하고 요양급여의 적정성을 평가하기 위하여 건강보험심사평가원을 설립한다.

제63조(업무 등) ① 심사평가원은 다음 각 호의 업무를 관장한다. <개정 2022. 6. 10.>

1. 요양급여비용의 심사
2. 요양급여의 적정성 평가
3. 심사기준 및 평가기준의 개발
4. 제1호부터 제3호까지의 규정에 따른 업무와 관련된 조사연구 및 국제협력
5. 다른 법률에 따라 지급되는 급여비용의 심사 또는 의료의 적정성 평가에 관하여 위탁받은 업무
6. 그 밖에 이 법 또는 다른 법령에 따라 위탁받은 업무
7. 건강보험과 관련하여 보건복지부장관이 필요하다고 인정한 업무
8. 그 밖에 보험급여 비용의 심사와 보험급여의 적정성 평가와 관련하여 대통령령으로 정하는 업무

② 제1항제8호에 따른 보험급여의 적정성 평가의 기준·절차·방법 등에 필요한 사항은 보건복지부장관이 정하여 고시한다.<개정 2022. 6. 10.>

국민건강보험법 시행령

제28조(업무) ① 법 제63조제1항제7호에서 "대통령령으로 정하는 업무"란 다음 각 호의 업무를 말한다. <개정 2013. 1. 28.>

1. 법 제47조에 따른 요양급여비용의 심사청구와 관련된 소프트웨어의 개발·공급·검사 등 전산 관리
2. 법 제49조제1항에 따라 지급되는 요양비 중 보건복지부령으로 정하는 기관에서 받은 요양비에 대한 심사

3. 법 제63조제1항제2호에 따른 요양급여의 적정성 평가 결과의 공개
4. 법 제63조제1항제1호부터 제6호까지 및 이 항 제1호부터 제3호까지의 업무를 수행하기 위한 환자 분류체계의 개발·관리
5. 법 제63조제1항제1호부터 제6호까지 및 이 항 제1호부터 제4호까지의 업무와 관련된 교육·홍보

② 제1항제1호·제3호·제4호에 따른 전산 관리, 적정성 평가 결과의 공개 및 환자 분류체계의 개발·관리의 절차·기준·방법과 그 밖에 필요한 사항은 보건복지부장관이 정하여 고시한다.<개정 2013. 1. 28.>

국민건강보험법 시행규칙

제22조(정보통신망 등에 의한 통보) ① 요양기관은 요양급여비용 심사청구서 및 명세서 등의 서류를 전산매체 또는 정보통신망을 통하여 공단 또는 심사평가원에 제출할 수 있다. 이 경우 영 제28조제2항에 따라 전산 관리에 관하여 보건복지부장관이 고시한 기준에 따라 적정하다고 결정된 소프트웨어를 사용해야 한다. <개정 2017. 9. 7., 2019. 6. 12.>

② 심사평가원은 요양급여비용 심사결과통보서 등을, 공단은 요양급여비용 지급통보서 등을 전산매체 또는 정보통신망을 이용하여 요양기관에 송부할 수 있다.

제29조 삭제 <2022. 12. 9.>

제30조(요양비의 심사 대상) 영 제28조제1항제2호에서 "보건복지부령으로 정하는 기관"이란 법 제98조제1항에 따라 업무정지 중인 요양기관 및 영 제18조제1항에 따라 요양기관에서 제외된 의료기관을 말한다.

제64조(법인격 등) ① 심사평가원은 법인으로 한다.

② 심사평가원은 주된 사무소의 소재지에서 설립등기를 함으로써 성립한다.

제65조(임원) ① 심사평가원에 임원으로서 원장, 이사 15명 및 감사 1명을 둔다. 이 경우 원장, 이사 중 4명 및 감사는 상임으로 한다. <개정 2016. 2. 3.>

② 원장은 임원추천위원회가 복수로 추천한 사람 중에서 보건복지부장관의 제청으로 대통령이 임명한다.

③ 상임이사는 보건복지부령으로 정하는 추천 절차를 거쳐 원장이 임명한다.

④ 비상임이사는 다음 각 호의 사람 중에서 10명과 대통령령으로 정하는 바에 따라 추천한 관계 공무원 1명을 보건복지부장관이 임명한다.

1. 공단이 추천하는 1명
2. 의약관계단체가 추천하는 5명
3. 노동조합·사용자단체·소비자단체 및 농어업인단체가 추천하는 각 1명

⑤ 감사는 임원추천위원회가 복수로 추천한 사람 중에서 기획재정부장관의 제청으로 대통령이 임명한다.

⑥ 제4항에 따른 비상임이사는 정관으로 정하는 바에 따라 실비변상을 받을 수 있다.

⑦ 원장의 임기는 3년, 이사(공무원인 이사는 제외한다)와 감사의 임기는 각각 2년으로 한다.

국민건강보험법 시행령

제29조(공무원인 임원) 법 제65조제4항에 따라 보건복지부장관은 보건복지부의 3급 공무원 또는 고위공무원단에 속하는 공무원 중에서 1명을 지명하는 방법으로 심사평가원의 비상임이사를 추천한다. <개정 2016. 8. 2.>

제29조의2(진료심사평가위원회 위원의 겸직) ① 법 제66조의2제1항에 따라 진료심사평가위원회(이하 이 조에서 "심사위원회"라 한다) 위원의 직무를 겸하려는 교수·부교수 및 조교수(이하 "교수등"이라 한다)는 소속대학 총장에게 겸직 허가를 신청해야 한다. 이 경우 신청을 받은 소속대학 총장은 지체 없이 허가 여부를 해당 교수등에게 통보해야 한다.

② 제1항에서 규정한 사항 외에 근무조건, 보수 등 교수등이 심사위원회의 위원을 겸하기 위하여 필요한 세부 사항은 심사평가원의 정관으로 정한다.

[본조신설 2023. 11. 7.]

국민건강보험법 시행규칙

제31조(상임이사 후보의 추천 절차 등) 법 제65조제3항에 따른 심사평가원의 상임이사 추천 등에 관하여는 제8조를 준용한다. 이 경우 "공단"은 "심사평가원"으로, "이사장"은 "원장"으로 본다.

제66조(진료심사평가위원회) ① 심사평가원의 업무를 효율적으로 수행하기 위하여 심사평가원에 진료심사평가위원회(이하 "심사위원회"라 한다)를 둔다.

② 심사위원회는 위원장을 포함하여 90명 이내의 상근 심사위원과 1천명 이내의 비상근 심사위원으로 구성하며, 진료과목별 분과위원회를 둘 수 있다.<개정 2016. 2. 3.>

③ 제2항에 따른 상근 심사위원은 심사평가원의 원장이 보건복지부령으로 정하는 사람 중에서 임명한다.

④ 제2항에 따른 비상근 심사위원은 심사평가원의 원장이 보건복지부령으로 정하는 사람 중에서 위촉한다.

⑤ 심사평가원의 원장은 심사위원이 다음 각 호의 어느 하나에 해당하면 그 심사위원을 해임 또는 해촉할 수 있다.

1. 신체장애나 정신장애로 직무를 수행할 수 없다고 인정되는 경우
2. 직무상 의무를 위반하거나 직무를 게을리한 경우
3. 고의나 중대한 과실로 심사평가원에 손실이 생기게 한 경우

4. 직무 여부와 관계없이 품위를 손상하는 행위를 한 경우

⑥ 제1항부터 제5항까지에서 규정한 사항 외에 심사위원회 위원의 자격·임기 및 심사위원회의 구성·운영 등에 필요한 사항은 보건복지부령으로 정한다.

제66조의2(진료심사평가위원회 위원의 겸직) ① 「고등교육법」 제14조제2항에 따른 교원 중 교수·부교수 및 조교수는 「국가공무원법」 제64조 및 「사립학교법」 제55조제1항에도 불구하고 소속대학 총장의 허가를 받아 진료심사평가위원회 위원의 직무를 겸할 수 있다.

② 제1항에 따라 대학의 교원이 진료심사평가위원회 위원을 겸하는 경우 필요한 사항은 대통령령으로 정한다.

[본조신설 2023. 5. 19.]

국민건강보험법 시행규칙

제32조(심사위원회 위원의 자격) 심사위원회의 위원은 다음 각 호의 어느 하나에 해당하는 사람이어야 한다. 다만, 법 제23조에 따른 결격사유에 해당하는 사람은 제외한다. <개정 2018. 6. 29., 2022. 12. 9.>

1. 의사 면허를 취득한 후 10년이 지난 사람으로서 의과대학 또는 의료기관에서 종사한 사람
2. 치과의사 면허를 취득한 후 10년이 지난 사람으로서 치과대학 또는 의료기관에서 종사한 사람
3. 한의사 면허를 취득한 후 10년이 지난 사람으로서 한의과대학 또는 의료기관에서 종사한 사람
4. 약사 면허를 취득한 후 10년이 지난 사람으로서 약학대학·의료기관·약국 또는 한국희귀·필수의약품센터에서 종사한 사람
5. 「고등교육법」 제2조제1호부터 제3호까지의 학교에서 전임강사 이상의 경력을 가진 사람으로서 보건의약관련 분야에 10년 이상 종사한 사람
6. 보건의약 또는 건강보험과 관련된 분야에 10년 이상 종사한 사람 중 보건복지부장관이 심사위원 자격이 있다고 인정하는 사람

제33조(심사위원의 임명 및 위촉) ① 법 제66조제3항에서 "보건복지부령으로 정하는 사람"이란 다음 각 호의 사람을 말한다.

1. 심사평가원 원장이 공개경쟁의 방법으로 선발한 사람
2. 공단 또는 의약계단체가 추천한 사람

② 법 제66조제4항에서 "보건복지부령으로 정하는 사람"이란 관련 의약분야별 전문학회 또는 의약계단체, 공단, 소비자단체 및 심사평가원 이사회가 추천하는 사람을 말한다.

③ 제1항제1호에 따라 공개경쟁의 방법으로 상근 심사위원을 임명하는 절차·방법 등은 심사평가원의 정관으로 정한다.

제34조(심사위원의 임기) 법 제66조제6항에 따라 심사위원의 임기는 2년으로 한다.

제35조(심사위원회의 위원장) ① 심사위원회에는 위원장 1명을 둔다.

② 심사위원회의 위원장은 심사평가원의 원장이 임명한다.

③ 심사위원회의 위원장이 부득이한 사유로 그 직무를 수행할 수 없을 때에는 심사평가원의 원장이 지명하는 위원이 그 직무를 대행한다.

④ 심사위원회 위원장의 임기는 2년으로 한다.<신설 2017. 4. 10.>

제36조(심사위원회의 회의 등) ① 심사위원회와 법 제66조제2항에 따른 진료과목별 분과위원회의 회의는 재적위원 3분의 1 이상이 요구할 때 또는 심사평가원 원장이나 심사위원회 위원장이 요구할 때에 소집한다.

② 위원장 및 분과위원회의 위원장은 제1항에 따른 각 회의의 의장이 되며, 각 회의는 재적위원 과반수의 출석으로 개의하고, 출석위원 과반수의 찬성으로 의결한다.

③ 제1항과 제2항에서 규정한 사항 외에 심사위원회와 분과위원회의 구성·운영 등에 필요한 사항은 심사평가원의 정관으로 정한다.

제37조(심사위원의 보수 등) 심사위원에게는 예산의 범위에서 보수·수당·여비, 그 밖에 필요한 경비를 지급할 수 있다.

제67조(자금의 조달 등) ① 심사평가원은 제63조제1항에 따른 업무(같은 항 제5호에 따른 업무는 제외한다)를 하기 위하여 공단으로부터 부담금을 징수할 수 있다.

② 심사평가원은 제63조제1항제5호에 따라 급여비용의 심사 또는 의료의 적정성 평가에 관한 업무를 위탁받은 경우에는 위탁자로부터 수수료를 받을 수 있다.

③ 제1항과 제2항에 따른 부담금 및 수수료의 금액·징수 방법 등에 필요한 사항은 보건복지부령으로 정한다.

국민건강보험법 시행규칙

제38조(부담금 등) ① 법 제67조제1항에 따른 부담금(이하 이 조에서 "부담금"이라 한다)은 법 제36조 및 제68조에 따라 보건복지부장관이 승인한 심사평가원의 예산에 계상(計上)된 금액으로 하되, 공단의 전전년도 보험료 수입의 1천분의 30을 넘을 수 없다.

② 법 제67조제2항에 따른 수수료는 심사평가원 원장이 업무를 위탁한 자와 계약으로 정하는 금액으로 하되, 의료급여비용 심사에 관한 비용은 보건복지부장관이 정하는 바에 따른다.

③ 심사평가원은 부담금이 회계연도가 시작되기 전까지 확정되지 아니한 경우에는 전년도 부담금에 준하여 해당 연도 부담금을 징수하고 부담금 확정 후 정산한다.

④ 심사평가원은 부담금을 분기별로 징수하고, 제2항에 따른 수수료는 월별로 징수한다.

⑤ 부담금 및 수수료의 징수·납부 절차 및 방법 등에 관하여 필요한 사항은 보건복지부장관이 정하는 바에 따른다.

제68조(준용 규정) 심사평가원에 관하여 제14조제3항·제4항, 제16조, 제17조(같은 조 제1항제6호 및 제7호는 제외한다), 제18조, 제19조, 제22조부터 제32조까지, 제35조제1항, 제36조, 제37조, 제39조 및 제40조를 준용한다. 이 경우 "공단"은 "심사평가원"으로, "이사장"은 "원장"으로 본다. <개정 2013. 5. 22.>

국민건강보험법 시행령

제30조(원장 권한의 위임) 법 제68조에 따라 준용되는 법 제32조에 따라 심사평가원의 원장이 분사무소의 장에게 위임할 수 있는 사항은 다음 각 호의 요양기관을 제외한 요양기관의 법 제47조제2항에 따른 요양급여비용에 대한 심사 권한과 법 제87조제2항에 따른 이의신청에 대한 결정 권한으로 한다.

1. 「의료법」 제3조의4에 따른 상급종합병원
2. 그 밖에 심사평가원의 정관으로 정하는 요양기관

제31조(준용 규정) 심사평가원 이사회의 심의·의결사항 및 회의에 관하여는 제11조(제5호는 제외한다) 및 제12조를 준용한다. 이 경우 "공단"은 "심사평가원"으로, "이사장"은 "원장"으로 본다.

국민건강보험법 시행규칙

제39조(준용 규정) 심사평가원의 결산보고서 등의 공고에 관하여는 제10조를 준용한다. 이 경우 "공단"은 "심사평가원"으로 본다.

제6장 보험료

제69조(보험료) ① 공단은 건강보험사업에 드는 비용에 충당하기 위하여 제77조에 따른 보험료의 납부의무자로부터 보험료를 징수한다.

② 제1항에 따른 보험료는 가입자의 자격을 취득한 날이 속하는 달의 다음 달부터 가입자의 자격을 잃은 날의 전날이 속하는 달까지 징수한다. 다만, 가입자의 자격을 매월 1일에 취득한 경우 또는 제5조제1항제2호가목에 따른 건강보험 적용 신청으로 가입자의 자격을 취득하는 경우에는 그 달부터 징수한다.<개정 2019. 12. 3.>

③ 제1항 및 제2항에 따라 보험료를 징수할 때 가입자의 자격이 변동된 경우에는 변동된 날이 속하는 달의 보험료는 변동되기 전의 자격을 기준으로 징수한다. 다만, 가입자의 자격이 매월 1일에 변동된 경우에는 변동된 자격을 기준으로 징수한다.

④ 직장가입자의 월별 보험료액은 다음 각 호에 따라 산정한 금액으로 한다.<개정 2017. 4. 18.>

1. 보수월액보험료: 제70조에 따라 산정한 보수월액에 제73조제1항 또는 제2항에 따른 보험료율을 곱하여 얻은 금액
2. 소득월액보험료: 제71조에 따라 산정한 소득월액에 제73조제1항 또는 제2항에 따른 보험료율을 곱하여 얻은 금액

⑤ 지역가입자의 월별 보험료액은 세대 단위로 산정하되, 지역가입자가 속한 세대의 월별 보험료액은 제72조에 따라 산정한 보험료부과점수에 제73조제3항에 따른 보험료부과점수당 금액을 곱한 금액으로 한다.

⑥ 제4항 및 제5항에 따른 월별 보험료액은 가입자의 보험료 평균액의 일정비율에 해당하는 금액을 고려하여 대통령령으로 정하는 기준에 따라 상한 및 하한을 정한다.<신설 2017. 4. 18.>

제70조(보수월액) ① 제69조제4항제1호에 따른 직장가입자의 보수월액은 직장가입자가 지급받는 보수를 기준으로 하여 산정한다. <개정 2017. 4. 18.>

② 휴직이나 그 밖의 사유로 보수의 전부 또는 일부가 지급되지 아니하는 가입자(이하 "휴직자등"이라 한다)의 보수월액보험료는 해당 사유가 생기기 전 달의 보수월액을 기준으로 산정한다.

③ 제1항에 따른 보수는 근로자등이 근로를 제공하고 사용자·국가 또는 지방자치단체로부터 지급받는 금품(실비변상적인 성격을 갖는 금품은 제외한다)으로서 대통령령으로 정하는 것을 말한다. 이 경우 보수 관련 자료가 없거나 불명확한 경우 등 대통령령으로 정하는 사유에 해당하면 보건복지부장관이 정하여 고시하는 금액을 보수로 본다.

④ 제1항에 따른 보수월액의 산정 및 보수가 지급되지 아니하는 사용자의 보수월액의 산정 등에 필요한 사항은 대통령령으로 정한다.

국민건강보험법 시행령

제32조(월별 보험료액의 상한과 하한) 법 제69조제6항에 따른 월별 보험료액의 상한 및 하한은 다음 각 호의 구분에 따른다. <개정 2022. 8. 31., 2022. 12. 27., 2024. 1. 2.>

1. 월별 보험료액의 상한은 다음 각 목과 같다.
   가. 직장가입자의 보수월액보험료: 보험료가 부과되는 연도의 전전년도 직장가입자 평균 보수월액보험료(이하 이 조에서 "전전년도 평균 보수월액보험료"라 한다)의 30배에 해당하는 금액을 고려하여 보건복지부장관이 정하여 고시하는 금액
   나. 직장가입자의 소득월액보험료 및 지역가입자의 월별 보험료액: 보험료가 부과되는 연도의 전전년도 평균 보수월액보험료의 15배에 해당하는 금액을 고려하여 보건복지부장관이 정하여 고시하는 금액

2. 월별 보험료액의 하한은 다음 각 목과 같다.
   가. 직장가입자의 보수월액보험료: 보험료가 부과되는 연도의 전전년도 평균 보수월액보험료의 1천분의 50 이상 1천분의 85 미만의 범위에서 보건복지부장관이 정하여 고시하는 금액
   나. 지역가입자의 월별 보험료액: 가목에 따른 보수월액보험료의 100분의 90 이상 100분의 100 이하의 범위에서 보건복지부장관이 정하여 고시하는 금액

[전문개정 2018. 3. 6.]

제33조(보수에 포함되는 금품 등) ① 법 제70조제3항 전단에서 "대통령령으로 정하는 것"이란 근로의 대가로 받은 봉급, 급료, 보수, 세비(歲費), 임금, 상여, 수당, 그 밖에 이와 유사한 성질의 금품으로서 다음 각 호의 것을 제외한 것을 말한다. <개정 2015. 6. 30.>

1. 퇴직금
2. 현상금, 번역료 및 원고료
3. 「소득세법」에 따른 비과세근로소득. 다만, 「소득세법」 제12조제3호차목·파목 및 거목에 따라 비과세되는 소득은 제외한다.

② 법 제70조제3항 후단에서 "보수 관련 자료가 없거나 불명확한 경우 등 대통령령으로 정하는 사유"란 다음 각 호의 어느 하나에 해당하는 경우를 말한다.

1. 보수 관련 자료가 없거나 불명확한 경우
2. 「최저임금법」 제5조에 따른 최저임금액 등을 고려할 때 보수 관련 자료의 신뢰성이 없다고 공단이 인정하는 경우

③ 보수의 전부 또는 일부가 현물(現物)로 지급되는 경우에는 그 지역의 시가(時價)를 기준으로 공단이 정하는 가액(價額)을 그에 해당하는 보수로 본다.

④ 법 제70조제3항 후단에 따라 보건복지부장관이 고시하는 금액이 적용되는 기간 중에 사업장 근로자의 보수가 확인되는 경우에는 공단이 확인한 날이 속하는 달의 다음 달부터 그 고시 금액을 적용하지 아니한다.

제34조(직장가입자에 대한 보수월액보험료 부과의 원칙) ① 법 제70조제1항에 따라 직장가입자에 대한 보수월액보험료는 매년 다음 각 호의 구분에 따라 산정된 보수월액을 기준으로 하여 부과하고, 다음 해에 확정되는 해당 연도의 보수 총액을 기준으로 제39조에 따라 보수월액을 다시 산정하여 정산한다. 다만, 법 제70조제3항 후단에 따라 보건복지부장관이 고시하는 금액이 적용되는 직장가입자에 대해서는 그 고시하는 금액이 적용되는 기간 동안 부과한 보수월액보험료의 정산을 생략할 수 있다.

1. 직장가입자의 자격을 취득하거나, 다른 직장가입자로 자격이 변동되거나, 지역가입자에서 직장가입자로 자격이 변동된 사람: 제37조에 따른 자격 취득 또는 변동 시의 보수월액
2. 제1호에 해당하지 아니하는 직장가입자: 전년도에 받은 보수의 총액을 기준으로 제36조에 따라 산정한 보수월액

② 제1항 각 호에 따른 보수월액의 적용기간은 다음 각 호와 같다.<개정 2013. 9. 26.>

1. 제1항제1호의 가입자: 자격 취득 또는 변동일이 속하는 달(매월 2일 이후에 자격이 변동된 경우에는 그 자격 변동일이 속한 달의 다음 달을 말한다)부터 다음 해 3월까지
2. 제1항제2호의 가입자: 매년 4월부터 다음 해 3월까지

제35조(보수월액 산정을 위한 보수 등의 통보) ① 사용자는 법 제70조제1항에 따른 보수월액의 산정을 위하여 매년 3월 10일까지 전년도 직장가입자에게 지급한 보수의 총액(법 제70조 및 이 영 제33조에 따라 산정된 금액으로서 가입자별로 1월부터 12월까지 지급한 보수의 총액을 말한다. 이하 같다)과 직장가입자가 해당 사업장·국가·지방자치단체·사립학교 또는 그 학교경영기관(이하 "사업장등"이라 한다)에 종사한 기간 등 보수월액 산정에 필요한 사항을 공단에 통보하여야 한다. 이 경우 법 제70조제3항 후단의 적용을 받는 직장가입자에 대해서는 통보를 생략할 수 있다. <개정 2013. 9. 26.>

② 사용자는 법 제70조제1항에 따른 보수월액 산정을 위하여 그 사업장이 다음 각 호의 어느 하나에 해당하면 그때까지 사용·임용 또는 채용한 모든 직장가입자(제3호의 경우에는 해당 직장가입자를 말한다)에게 지급한 보수의 총액 등 보수월액 산정에 필요한 사항을 공단에 통보하여야 한다.

1. 사업장이 폐업·도산하거나 이에 준하는 사유가 발생한 경우
2. 사립학교가 폐교된 경우
3. 일부 직장가입자가 퇴직한 경우

제36조(보수월액의 결정 등) ① 공단은 제35조에 따라 통보받은 보수의 총액을 전년도 중 직장가입자가 그 사업장등에 종사한 기간의 개월수로 나눈 금액을 매년 보수월액으로 결정한다. 다만, 사용자가 그 사업장등의 해당 연도 보수의 평균 인상률 또는 인하율을 공단에 통보한 경우에는 본문에 따라 계산한 금액에 그 평균 인상률 또는 인하율을 반영하여 산정한 금액을 매년 보수월액으로 결정한다.

② 사용자는 해당 직장가입자의 보수가 인상되거나 인하되었을 때에는 공단에 보수월액의 변경을 신청할 수 있다. 다만, 상시 100명 이상의 근로자가 소속되어 있는 사업장의 사용자는 다음 각 호에 따라 공단에 그 보수월액의 변경을 신청하여야 한다.<개정 2015. 12. 22.>

1. 해당 월의 보수가 14일 이전에 변경된 경우: 해당 월의 15일까지
2. 해당 월의 보수가 15일 이후에 변경된 경우: 해당 월의 다음 달 15일까지

③ 공단은 사용자가 제35조에 따른 통보를 하지 아니하거나 통보 내용이 사실과 다른 경우에는 법 제94조에 따라 그 사실을 조사하여 보수월액을 산정·변경할 수 있으며, 제2항에 따른 보수월액의 변경신청을 받은 경우에는 보수가 인상된 달 또는 인하된 달부터 보수월액을 변경할 수 있다.

④ 직장가입자가 둘 이상의 건강보험 적용 사업장에서 보수를 받고 있는 경우에는 각 사업장에서 받고 있는 보수를 기준으로 각각 보수월액을 결정한다.

⑤ 직장가입자의 보수월액을 제33조부터 제38조까지의 규정에 따라 산정하기 곤란하거나 보수를 확인할 수 있는 자료가 없는 경우 보수월액의 산정방법과 보수의 인상·인하 시 보수월액의 변경신청 등 필요한 사항은 재정운영위원회의 의결을 거쳐 공단의 정관으로 정한다.

제37조(직장가입자의 자격 취득·변동 시 보수월액의 결정) 공단은 직장가입자의 자격을 취득하거나, 다른 직장가입자로 자격이 변동되거나, 지역가입자에서 직장가입자로 자격이 변동된 사람이 있을 때에는 다음 각 호의 구분에 따른 금액을 해당 직장가입자의 보수월액으로 결정한다.

1. 연·분기·월·주 또는 그 밖의 일정기간으로 보수가 정해지는 경우: 그 보수액을 그 기간의 총 일수로 나눈 금액의 30배에 상당하는 금액
2. 일(日)·시간·생산량 또는 도급(都給)으로 보수가 정해지는 경우: 직장가입자의 자격을 취득하거나 자격이 변동된 달의 전 1개월 동안에 그 사업장에서 해당 직장가입자와 같은 업무에 종사하고 같은 보수를 받는 사람의 보수액을 평균한 금액
3. 제1호 및 제2호에 따라 보수월액을 산정하기 곤란한 경우: 직장가입자의 자격을 취득하거나 자격이 변동된 달의 전 1개월 동안 같은 업무에 종사하고 있는 사람이 받는 보수액을 평균한 금액

제38조(보수가 지급되지 않는 사용자의 보수월액 결정) ① 법 제70조제4항에 따른 보수가 지급되지 아니하는 사용자의 보수월액은 다음 각 호의 방법으로 산정한다. 이 경우 사용자는 매년 5월 31일까지[「소득세법」 제70조의2에 따라 세무서장에게 성실신고확인서를 제출한 사용자(이하 이 항에서 "성실신고사용자"라 한다)인 경우에는 6월 30일까지] 수입을 증명할 수 있는 자료를 제출하거나 수입금액을 공단에 통보하여야 하며, 산정된 보수월액은 매년 6월부터 다음 해 5월까지(성실신고사용자의 경우에는 매년 7월부터 다음 해 6월까지) 적용한다. <개정 2013. 9. 26.>

1. 해당 연도 중 해당 사업장에서 발생한 보건복지부령으로 정하는 수입으로서 객관적인 자료를 통하여 확인된 금액
2. 수입을 확인할 수 있는 객관적인 자료가 없는 경우에는 사용자의 신고금액

② 보수가 지급되지 아니하는 사용자의 보수월액을 결정하거나 변경하는 절차 등에 관하여는 제34조제1항, 제35조제2항 및 제36조를 준용한다.<신설 2013. 9. 26.>

③ 제1항 및 제2항에도 불구하고 다음 각 호의 어느 하나에 해당하는 경우 사용자의 보수월액은 그 각 호에서 정하는 금액으로 한다.<개정 2020. 12. 29.>

1. 제1항제1호 및 제2호에 따른 확인금액 또는 신고금액을 기준으로 산정한 보수월액이 해당 사업장에서 가장 높은 보수월액을 적용받는 근로자의 보수월액보다 낮은 경우(제2호나목에 해당하는 경우는 제외한다): 해당 사업장에서 가장 높은 보수월액을 적용받는 근로자의 보수월액
2. 다음 각 목의 어느 하나에 해당하는 경우: 해당 사업장 근로자의 보수월액을 평균한 금액
   가. 사용자가 제1항 각 호 외의 부분 후단에 따른 자료 제출과 수입금액 통보를 하지 않고, 같은 항 제1호에 따른 수입을 확인할 수 있는 객관적인 자료도 없는 경우
   나. 제1항제1호에 따른 확인금액이 0원 이하인 경우

[제목개정 2020. 12. 29.]

제39조(보수월액보험료의 정산 및 분할납부) ① 공단은 원래 산정·징수한 보수월액보험료의 금액이 제34조부터 제38조까지의 규정에 따라 다시 산정한 보수월액보험료의 금액을 초과하는 경우에는 그 초과액을 사용자에게 반환하여야 하며, 부족한 경우에는 그 부족액을 사용자로부터 추가로 징수하여야 한다.

② 사용자는 직장가입자의 사용·임용·채용 관계가 끝난 경우에는 해당 직장가입자가 납부한 보수월액보험료를 다시 산정하여 근로자와 정산한 후 공단과 정산 절차를 거쳐야 한다. 다만, 법 제70조제3항 후단에 따라 보건복지부장관이 고시하는 금액이 적용되는 직장가입자에 대해서는 그 고시하는 금액이 적용되는 기간에 부과한 보수월액보험료의 정산을 생략할 수 있다.

③ 사용자는 제1항에 따라 반환받은 금액 또는 추가 납부한 금액 중 직장가입자가 반환받을 금액 및 부담하여야 할 금액에 대해서는 해당 직장가입자와 정산하여야 한다.

④ 공단은 제1항에 따라 추가로 징수해야 할 금액(이하 "추가징수금액"이라 한다) 중 직장가입자가 부담하는 금액이 해당 직장가입자가 부담하는 보수월액보험료(추가징수금액을 고지하는 날이 속하는 달의 보수월액보험료를 말한다) 이상인 경우에는 다음 각 호의 구분에 따라 납부하게 할 수 있다. 다만, 「재난 및 안전관리 기본법」 제38조제2항에 따른 주의 이상의 위기경보가 발령된 경우 등 보건복지부장관이 정하여 고시하는 경우에는 추가징수금액을 10회로 분할하여 납부하게 할 수 있다.<개정 2018. 3. 20., 2021. 10. 14.>

1. 제34조제1항 본문에 따라 다음 해에 확정되는 해당 연도의 보수 총액을 기준으로 한 정산(이하 "연말정산"이라 한다)에 따른 추가징수금액: 5회로 분할하여 납부. 다만, 사용자의 신청에 따라 1회에 전액 납부하거나 10회 이내의 범위에서 분할하여 납부할 수 있다.
2. 연말정산을 제외한 정산에 따른 추가징수금액: 1회에 전액 납부. 다만, 사용자의 신청에 따라 10회 이내의 범위에서 분할하여 납부할 수 있다.

⑤ 제1항부터 제4항까지에서 규정한 사항 외에 보수월액보험료의 정산 및 분할납부에 필요한 세부 사항은 공단의 정관으로 정한다.<신설 2018. 3. 20.>

제40조(공무원의 전출 시의 보수월액보험료 납부) 공무원인 직장가입자가 다른 기관으로 전출된 경우 전출된 날이 속하는 달의 보수월액보험료는 전출 전 기관의 장이 전출된 공무원에게 지급할 보수에서 이를 공제하여 납부한다. 다만, 전출한 기관의 장이 전출한 날이 속하는 달의 보수를 지급하지 아니한 경우에는 전입받은 기관의 장이 보수에서 공제하여 납부한다.

국민건강보험법 시행규칙

제40조(보수 총액 등의 통보) 사용자는 영 제35조에 따라 직장가입자의 보수 총액 및 종사기간 등을 공단에 통보할 때에는 다음 각 호의 구분에 따른 서류를 공단에 제출하여야 한다.

1. 사용관계가 계속되는 경우: 별지 제26호서식의 직장가입자 보수 총액 통보서
2. 연도 중 영 제35조제2항 각 호의 어느 하나에 해당하게 된 경우: 별지 제8호서식의 직장가입자 자격상실 신고서

제41조(보수월액의 변경신청) 사용자는 영 제36조에 따라 직장가입자의 보수월액 변경을 신청하려면 별지 제27호서식의 직장가입자 보수월액 변경신청서를 공단에 제출하여야 한다.

제42조(보수월액의 결정·변경 등의 통지) 공단은 영 제36조부터 제40조까지의 규정에 따라 가입자의 보수월액을 결정·변경한 경우 또는 보

수월액보험료의 초과액을 반환하거나 보수월액보험료의 부족액을 추가 징수하는 경우에는 지체 없이 그 사실을 문서로 사용자에게 알려야 하며, 통지를 받은 사용자는 지체 없이 직장가입자에게 알려야 한다.

제43조(보수가 지급되지 아니하는 사용자의 소득) 영 제38조제1항제1호에서 "보건복지부령으로 정하는 수입"이란 「소득세법」 제19조에 따른 사업소득을 말한다.

제71조(소득월액) ①소득월액은 제70조에 따른 보수월액의 산정에 포함된 보수를 제외한 직장가입자의 소득(이하 "보수외소득"이라 한다)이 대통령령으로 정하는 금액을 초과하는 경우 다음의 계산식에 따라 산정한다. <개정 2017. 4. 18.>

(연간 보수외소득 − 대통령령으로 정하는 금액) × 1/12

② 소득월액을 산정하는 기준, 방법 등 소득월액의 산정에 필요한 사항은 대통령령으로 정한다.

국민건강보험법 시행령

제41조(소득월액) ① 법 제71조제1항에 따른 소득월액(이하 "소득월액"이라 한다) 산정에 포함되는 소득은 다음 각 호와 같다. 이 경우 「소득세법」에 따른 비과세소득은 제외한다. <개정 2020. 10. 7., 2022. 6. 30.>

1. 이자소득: 「소득세법」 제16조에 따른 소득
2. 배당소득: 「소득세법」 제17조에 따른 소득
3. 사업소득: 「소득세법」 제19조에 따른 소득
4. 근로소득: 「소득세법」 제20조에 따른 소득
5. 연금소득: 「소득세법」 제20조의3에 따른 소득. 다만, 같은 조 제1항제1호의 공적연금소득의 경우에는 같은 조 제2항을 적용하지 않고 해당 과세기간에 발생한 연금소득 전부를 연금소득으로 한다.
6. 기타소득: 「소득세법」 제21조에 따른 소득

② 제1항 각 호의 소득의 구체적인 산정방법은 보건복지부령으로 정한다.<신설 2020. 10. 7.>

③ 제1항 각 호의 소득 자료의 반영시기는 다음 각 호의 구분에 따른다. 다만, 천재지변 등 부득이한 사유가 발생한 경우에는 공단의 정관으로 정하는 바에 따라 반영시기를 조정할 수 있다.<신설 2022. 8. 31.>

1. 매년 1월부터 10월까지의 소득월액 산정 시: 소득월액보험료가 부과되는 연도의 전전년도 자료. 다만, 제1항제5호의 연금소득 자료는 소득월액보험료가 부과되는 연도의 전년도 자료로 한다.
2. 매년 11월 및 12월의 소득월액 산정 시: 소득월액보험료가 부과되는 연도의 전년도 자료

④ 법 제71조제1항 계산식 외의 부분 및 같은 항의 계산식에서 "대통령령으로 정하는 금액"이란 각각 연간 2천만원을 말한다.<개정 2018. 3. 6., 2020. 10. 7., 2022. 8. 31.>

⑤ 소득월액은 법 제71조제1항의 계산식을 적용하여 산출한 금액을 보건복지부령으로 정하는 방법에 따라 평가하여 산정한다.<개정 2018. 3. 6., 2020. 10. 7., 2022. 8. 31.>

⑥ 제1항부터 제5항까지에서 규정한 사항 외에 소득 자료의 구체적인 종류 등 소득월액의 산정에 필요한 세부 사항은 공단의 정관으로 정한다.<신설 2022. 8. 31.>

제41조의2(소득월액의 조정 등) ① 직장가입자는 폐업 등 공단의 정관으로 정하는 사유로 제41조제1항제3호 및 제4호의 소득(이하 이 조에서 "사업소득등"이라 한다)이 감소한 경우 그 사유에 해당함을 증명하는 서류를 첨부하여 소득월액보험료가 부과되는 시점의 사업소득등 자료를 소득월액 산정에 반영하여 조정해 줄 것을 공단에 신청할 수 있다.

② 제1항의 조정 신청을 받은 공단은 제41조제3항에도 불구하고 소득월액보험료 부과 시점의 사업소득등 자료를 소득월액 산정에 반영하여 소득월액을 조정할 수 있으며, 이후 부과하는 해당 연도의 소득월액보험료는 조정된 소득월액을 기준으로 산정한다.

③ 제1항의 조정 신청을 한 직장가입자는 제2항에 따라 소득월액을 조정한 이후에 해당 연도의 사업소득등이 발생한 경우에는 그 사업소득등이 발생한 날이 속하는 달의 다음 달 1일부터 1개월 이내에 사업소득등의 발생 사실과 그 금액을 공단에 신고해야 하며, 그 이후 공단이 부과하는 해당 연도의 소득월액보험료는 신고한 사업소득등을 반영하여 조정된 소득월액을 기준으로 산정한다. <신설 2023. 6. 20.>

④ 공단은 제2항 또는 제3항에 따라 소득월액을 조정한 이후에 해당 연도의 사업소득등이 확인된 경우에는 그 확인된 사업소득등을 기준으로 해당 연도의 소득월액을 다시 산정하여 소득월액보험료를 정산할 수 있다. <개정 2023. 6. 20.>

⑤ 공단은 제2항 또는 제3항에 따라 소득월액을 조정하여 산정한 소득월액보험료의 금액이 제4항에 따라 다시 정산한 소득월액보험료의 금액보다 적은 경우에는 그 부족액을 직장가입자로부터 추가로 징수해야 한다. <개정 2023. 6. 20.>

⑥ 공단은 제5항에 따라 추가로 징수하는 소득월액보험료를 10회 이내의 범위에서 분할하여 납부하게 할 수 있다. <개정 2023. 6. 20.>

⑦ 제1항부터 제6항까지에서 규정한 사항 외에 소득월액의 조정 신청 절차, 소득월액의 조정 이후 사업소득등의 발생 신고 절차, 소득월액보험료의 산정·정산 및 분할 납부 등에 필요한 세부 사항은 공단의 정관으로 정한다. <개정 2023. 6. 20.>

[본조신설 2022. 8. 31.]

국민건강보험법 시행규칙

제44조(소득 산정방법 및 평가기준) ① 영 제41조제2항에 따라 법 제71조제1항에 따른 소득월액(이하 "소득월액"이라 한다) 산정에 포함되는 소득은 다음 각 호의 구분에 따른 금액을 합산한 금액으로 한다. 다만, 제1호 및 제2호에도 불구하고 「소득세법」 제14조제3항제6호에 따른 소득이 1천만원 이하인 경우에는 해당 이자소득과 배당소득은 합산하지 않는다. <신설 2020. 10. 30., 2022. 7. 1.>

1. 영 제41조제1항제1호의 이자소득: 「소득세법」 제16조제2항에 따라 산정한 이자소득금액
2. 영 제41조제1항제2호의 배당소득: 「소득세법」 제17조제3항에 따라 산정한 배당소득금액

3. 영 제41조제1항제3호의 사업소득: 「소득세법」 제19조제2항에 따라 산정한 사업소득금액. 다만, 「소득세법」 제64조의2제1항제2호의 세액이 적용되는 같은 법 제14조제3항제7호에 따른 분리과세 주택임대소득에 대한 사업소득금액은 같은 법 제64조의2제2항에 따라 산정한다.
4. 영 제41조제1항제4호의 근로소득: 「소득세법」 제20조제1항 각 호에 따른 소득의 금액의 합계액
5. 영 제41조제1항제5호의 연금소득: 「소득세법」 제20조의3제1항 각 호에 따른 소득의 금액의 합계액
6. 영 제41조제1항제6호의 기타소득: 「소득세법」 제21조제3항에 따라 산정한 기타소득금액

② 영 제41조제4항에 따라 소득월액은 다음 각 호의 구분에 따라 평가한 금액을 합산한 금액으로 한다. 이 경우 각 호의 구분에 따른 소득은 법 제71조제1항의 계산식을 적용하여 산출한 금액에 법 제71조제1항에 따른 연간 보수외소득에서 각 호의 구분에 따른 소득이 차지하는 비율을 곱하여 산출한 금액으로 한다.<개정 2018. 3. 6., 2020. 10. 30., 2022. 9. 1.>

1. 영 제41조제1항제1호부터 제3호까지 및 제6호의 소득: 해당 소득 전액
2. 영 제41조제1항제4호 및 제5호의 소득: 해당 소득의 100분의 50

③ 영 별표 4 제1호가목에 따라 영 제42조제2항에 따른 소득을 평가하는 방법에 관하여는 제2항 전단을 준용한다.<개정 2018. 3. 6., 2020. 10. 30.>

[제목개정 2020. 10. 30.]

제72조(보험료부과점수) ① 제69조제5항에 따른 보험료부과점수는 지역가입자의 소득 및 재산을 기준으로 산정한다. 다만, 대통령령으로 정하는 지역가입자가 실제 거주를 목적으로 대통령령으로 정하는 기준 이하의 주택을 구입 또는 임차하기 위하여 「금융실명거래 및 비밀보장에 관한 법률」 제2조제1호에 따른 금융회사등(이하 "금융회사등"이라 한다)으로부터 대출을 받고 그 사실을 공단에 통보하는 경우에는 해당 대출금액을 대통령령으로 정하는 바에 따라 평가하여 보험료부과점수 산정 시 제외한다. <개정 2017. 4. 18., 2019. 12. 3.>

② 제1항에 따라 보험료부과점수의 산정방법과 산정기준을 정할 때 법령에 따라 재산권의 행사가 제한되는 재산에 대하여는 다른 재산과 달리 정할 수 있다.

③ 지역가입자는 제1항 단서에 따라 공단에 통보할 때 「신용정보의 이용 및 보호에 관한 법률」 제2조제1호에 따른 신용정보, 「금융실명거래 및 비밀보장에 관한 법률」 제2조제2호에 따른 금융자산, 같은 조 제3호에 따른 금융거래의 내용에 대한 자료·정보 중 대출금액 등 대통령령으로 정하는 자료·정보(이하 "금융정보등"이라 한다)를 공단에 제출하여야 하며, 제1항 단서에 따른 보험료부과점수 산정을 위하여 필요한 금융정보등을 공단에 제공하는 것에 대하여 동의한다는 서면을 함께 제출하여야 한다.<신설 2019. 12. 3., 2022. 6. 10.>

④ 제1항 및 제2항에 따른 보험료부과점수의 산정방법·산정기준 등에 필요한 사항은 대통령령으로 정한다.<개정 2019. 12. 3.>

국민건강보험법 시행령

제42조(보험료부과점수의 산정기준) ① 법 제72조제1항에 따른 보험료부과점수는 다음 각 호의 사항을 고려하여 산정하되, 구체적인 산정방법은 별표 4와 같다.

1.소득
2.재산
3. 삭제<2018. 3. 6.>

② 제1항제1호에 따른 소득의 구체적인 종류·범위·산정방법·반영시기 및 소득 조정 등에 관하여는 제41조제1항부터 제3항까지 및 제41조의2를 준용한다. 이 경우 "소득월액"은 "보험료부과점수"로, "소득월액보험료"는 "월별 보험료액"으로, "직장가입자"는 "지역가입자"로 본다.<개정 2022. 8. 31.>

③ 제1항제2호에 따른 재산은 다음 각 호와 같다.<개정 2018. 3. 6., 2019. 6. 11., 2022. 8. 31.>

1. 「지방세법」 제105조에 따른 재산세의 과세대상이 되는 토지, 건축물, 주택, 선박 및 항공기. 다만, 종중재산(宗中財産), 마을 공동재산, 그 밖에 이에 준하는 공동의 목적으로 사용하는 건축물 및 토지는 제외한다.
2. 주택을 소유하지 아니한 지역가입자의 경우에는 임차주택에 대한 보증금 및 월세금액
3.「지방세법 시행령」 제123조제1호에 따른 승용자동차 및 같은 조 제2호에 따른 그 밖의 승용자동차. 다만, 다음 각 목의 어느 하나에 해당하는 경우에는 제외한다.
   가. 사용연수가 9년 이상인 경우
   나. 과세표준에 「지방세법 시행령」 제4조제1항제3호에 따른 차량의 경과연수별 잔존가치율을 고려하여 보건복지부장관이 고시하는 비율을 적용하여 산정된 차량의 가액이 4천만원 미만인 경우
   다. 「국가유공자 등 예우 및 지원에 관한 법률」 제4조·제73조 및 제74조에 따른 국가유공자 등(법률 제11041호로 개정되기 전의 「국가유공자 등 예우 및 지원에 관한 법률」 제73조의2에 따른 국가유공자 등을 포함한다)으로서 같은 법 제6조의4에 따른 상이등급 판정을 받은 사람과 「보훈보상대상자 지원에 관한 법률」 제2조에 따른 보훈보상대상자로서 같은 법 제6조에 따른 상이등급 판정을 받은 사람이 소유한 자동차
   라. 「장애인복지법」에 따라 등록한 장애인이 소유한 자동차
   마. 「지방세특례제한법」 제4조에 따라 과세하지 아니하는 자동차
   바. 「지방세법 시행령」 제122조에 따른 영업용 자동차

④ 제1항부터 제3항까지에서 규정한 사항 외에 소득 자료의 구체적인 종류 등 보험료부과점수의 산정에 필요한 세부 사항은 공단의 정관으로 정한다.<개정 2018. 3. 6., 2022. 8. 31.>

제42조의2(주택 관련 대출금액의 보험료부과점수 제외) ① 법 제72조제1항 단서에서 "대통령령으로 정하는 지역가입자"란 다음 각 호의 어느 하나에 해당하는 지역가입자를 말한다. <개정 2022. 12. 27., 2023. 11. 7.>

1. 보건복지부장관이 정하여 고시하는 1세대 1주택 세대에 속하는 지역가입자로서 다음 각 목의 요건을 모두 갖춘 지역가입자(이하 "1세대1주택자"라 한다)
   가. 해당 세대가 소유한 주택에 거주하기 위하여 소유자(소유자와 주민등록상 동일 세대를 구성하는 배우자나 직계존비속을 포함한다)가 「금융실명거래 및 비밀보장에 관한 법률」에 따른 금융회사등(이하 "금융회사등"이라 한다)으로부터 주택을 담보로 하는 대출 등 보건복지부장관이 정하여 고시하는 대출[대출 이자율을 낮추거나 대출 기간을 연장하기 위하여 해당 주택을 담보로 새로 대출을 받아 대출일과 같은 날 종전의 대출을 상환한 경우 새로 받은 대출(이하 이 조에서 "주택담보전환대출"이라 한다)을 포함한다. 이하 이 조에서 "주택담보대출등"이라 한다]을 받을 것
   나. 해당 세대가 주택에 대하여 최초로 주택담보대출등(주택담보전환대출은 제외한다)을 받은 날이 주택 소유권을 취득한 날의 전후 3개월 이내일 것
2. 보건복지부장관이 정하여 고시하는 1세대 무주택 세대에 속하는 지역가입자로서 다음 각 목의 요건을 모두 갖춘 지역가입자(이하 "1세대무주택자"라 한다)
   가. 해당 세대가 임차한 주택에 거주하기 위하여 임차인(임차인과 주민등록상 동일 세대를 구성하는 배우자나 직계존비속을 포함한다)이 금융회사등으로부터 임차주택의 보증금을 담보로 하는 대출 등 보건복지부장관이 정하여 고시하는 대출[대출 이자율을 낮추거나 대출 기간을 연장하기 위하여 해당 임차주택의 보증금을 담보로 새로 대출을 받아 대출일과 같은 날 종전의 대출을 상환한 경우 새로 받은 대출(이하 이 조에서 "보증금담보전환대출"이라 한다)을 포함한다. 이하 이 조에서 "보증금담보대출등"이라 한다]을 받을 것
   나. 해당 세대가 주택에 대하여 최초로 보증금담보대출등(보증금담보전환대출은 제외한다)을 받은 날이 「주택임대차보호법」 제3조의2 제2항에 따른 임대차계약증서의 입주일과 전입일(외국인의 경우에는 「출입국관리법」에 따른 외국인등록표의 체류지 등록일 또는 변경신고일, 「재외동포의 출입국과 법적 지위에 관한 법률」에 따른 국내거소신고일 또는 이전신고일을 말한다) 중 빠른 날부터 전후 3개월(임대차계약을 변경·연장 또는 갱신하면서 대출받는 경우에는 임대차계약 변경일, 연장일 또는 갱신일부터 전후 3개월을 말한다) 이내일 것

② 법 제72조제1항 단서에서 "대통령령으로 정하는 기준 이하의 주택"이란 다음 각 호의 구분에 따른 요건을 충족하는 주택을 말한다. <개정 2022. 8. 31.>

1. 1세대1주택자의 경우: 주택담보대출등을 받아 구입한 주택의 재산세 과세표준금액이 「소득세법」 제52조제5항 본문에 따른 주택 기준시가에 「지방세법 시행령」 제109조의 공정시장가액비율을 곱한 금액 이하일 것
2. 1세대무주택자의 경우: 보증금담보대출등을 받아 임차한 임차주택의 보증금 및 월세금액을 보건복지부령으로 정하는 기준에 따라 평가한 금액이 「소득세법」 제52조제5항 본문에 따른 주택 기준시가의 30퍼센트 이하인 주택일 것

③ 법 제72조제1항 단서에 따라 대출금액을 평가한 금액은 다음 각 호의 구분에 따른 금액으로 한다. 이 경우 주택담보전환대출 금액이나 보증금담보전환대출 금액이 종전의 대출금액보다 큰 경우에는 그 차액을 제외한 대출금액을 기준으로 평가한다. <개정 2022. 8. 31., 2022. 12. 27.>

1. 1세대1주택자의 경우: 주택담보대출등 금액의 합산액(상환한 금액은 제외한다)에 「지방세법 시행령」 제109조의 공정시장가액비율을 곱한 금액. 이 경우 그 금액이 해당 주택의 재산세 과세표준금액보다 큰 경우에는 재산세 과세표준금액으로 하며, 그 금액이 5천만원을 넘는 경우에는 5천만원으로 한다.
2. 1세대무주택자의 경우: 보증금담보대출등 금액의 합산액(상환한 금액은 제외한다)의 30퍼센트. 이 경우 그 금액이 보증금의 30퍼센트에 해당하는 금액보다 큰 경우에는 보증금의 30퍼센트로 한다.

④ 법 제72조제3항에서 "대출금액 등 대통령령으로 정하는 자료·정보"란 다음 각 호의 자료·정보를 말한다.

1. 주택담보대출등 또는 보증금담보대출등을 받은 사람의 성명과 주민등록번호
2. 주택담보대출등 또는 보증금담보대출등의 종류, 기간, 금액, 담보 등 현황에 관한 정보
3. 그 밖에 보험료부과점수 산정에 필요한 자료·정보로서 보건복지부장관이 정하여 고시하는 자료·정보

⑤ 제1항부터 제4항까지에서 규정한 사항 외에 법 제72조제1항 단서에 따른 대출금액 평가에 필요한 세부 사항은 보건복지부장관이 정하여 고시한다.

[본조신설 2022. 6. 30.]

[종전 제42조의2는 제42조의3으로 이동 <2022. 6. 30.>]

제42조의3(보험료부과제도개선위원회의 구성 등) ① 법 제72조의2에 따른 보험료부과제도개선위원회(이하 "제도개선위원회"라 한다)는 성별을 고려하여 위원장 1명과 부위원장 1명을 포함하여 19명 이내의 위원으로 구성한다.

② 제도개선위원회 위원장은 보건복지부차관이 되고, 부위원장은 위원 중에서 위원장이 지명하는 사람이 된다.

③ 제도개선위원회 위원장은 제도개선위원회를 대표하며, 그 업무를 총괄한다.

④ 제도개선위원회 부위원장은 위원장을 보좌하며, 위원장이 부득이한 사유로 직무를 수행할 수 없을 때에는 그 직무를 대행한다.

⑤ 제도개선위원회 위원은 다음 각 호의 구분에 따라 보건복지부장관이 임명 또는 위촉한다.

1. 기획재정부, 보건복지부, 고용노동부, 국토교통부, 국무조정실, 인사혁신처, 금융위원회 및 국세청 소속의 3급 공무원 또는 고위공무원단에 속하는 일반직공무원 중에서 그 소속 기관의 장이 1명씩 지명하는 사람

2. 보험료 부과체계, 조세, 주택, 금융 또는 연금제도 등에 관한 학식과 경험이 풍부한 사람 9명 이내
3. 공단의 이사장이 추천하는 사람 1명

⑥ 제도개선위원회 위원(제5항제1호에 따른 위원은 제외한다)의 임기는 2년으로 하며, 두 차례만 연임할 수 있다.

⑦ 제도개선위원회 위원(제5항제1호에 따른 위원은 제외한다)의 사임 등으로 새로 위촉된 제도개선위원회 위원의 임기는 전임위원 임기의 남은 기간으로 한다.

[본조신설 2018. 3. 6.]

[제42조의2에서 이동, 종전 제42조의3은 제42조의4로 이동 <2022. 6. 30.>]

제42조의4(제도개선위원회 위원의 해임 및 해촉) 보건복지부장관은 제도개선위원회 위원이 다음 각 호의 어느 하나에 해당하는 경우에는 해당 위원을 해임하거나 해촉할 수 있다.
1. 심신장애로 인하여 직무를 수행할 수 없게 된 경우
2. 직무와 관련된 비위사실이 있는 경우
3. 직무태만, 품위손상이나 그 밖의 사유로 인하여 위원으로 적합하지 아니하다고 인정되는 경우
4. 위원 스스로 직무를 수행하는 것이 곤란하다고 의사를 밝히는 경우

[본조신설 2018. 3. 6.]

[제42조의3에서 이동, 종전 제42조의4는 제42조의5로 이동 <2022. 6. 30.>]

제42조의5(제도개선위원회의 회의) ① 제도개선위원회 위원장은 제도개선위원회의 회의를 소집하고, 그 의장이 된다.

② 제도개선위원회의 회의는 재적위원 3분의 1 이상이 요구할 때 또는 위원장이 필요하다고 인정할 때에 소집한다.

③ 제도개선위원회의 회의는 재적위원 과반수의 출석으로 개의(開議)하고 출석위원 과반수의 찬성으로 의결한다.

④ 제도개선위원회의 효율적인 심의를 위하여 필요한 경우에는 전문위원회를 구성·운영할 수 있다.

⑤ 제1항부터 제4항까지에서 규정한 사항 외에 제도개선위원회와 전문위원회의 구성·운영 등에 필요한 사항은 제도개선위원회의 의결을 거쳐 위원장이 정한다.

[본조신설 2018. 3. 6.]

[제42조의4에서 이동, 종전 제42조의5는 제42조의6으로 이동 <2022. 6. 30.>]

제42조의6(간사) ① 제도개선위원회의 사무를 처리하기 위하여 제도개선위원회에 간사 1명을 둔다.

② 간사는 보건복지부 소속 3급 또는 4급 공무원 중에서 보건복지부장관이 임명한다.

[본조신설 2018. 3. 6.]

[제42조의5에서 이동, 종전 제42조의6은 제42조의7로 이동 <2022. 6. 30.>]

제42조의7(보험료 부과제도에 대한 적정성 평가) ① 보건복지부장관은 법 제72조의3제1항에 따른 적정성 평가(이하 "적정성 평가"라 한다)를 위한 조사 및 연구를 실시할 수 있다.

② 보건복지부장관은 제1항에 따라 실시하는 조사 및 연구를 보험료 부과제도에 관한 전문성을 갖춘 연구기관, 대학, 비영리법인 또는 단체 등에 의뢰하여 실시할 수 있다.

③ 보건복지부장관은 관계 중앙행정기관, 지방자치단체 및 「공공기관의 운영에 관한 법률」에 따른 공공기관 등에 대하여 적정성 평가에 관한 의견 또는 자료의 제출을 요청할 수 있다.

④ 보건복지부장관은 제1항에 따른 적정성 평가를 실시한 경우 그 결과를 제도개선위원회에 알려야 한다.

[본조신설 2018. 3. 6.]

[제42조의6에서 이동 <2022. 6. 30.>]

국민건강보험법 시행령 [별표 4] 보험료부과점수의 산정방법 <개정 2024. 1. 2.>

(제42조제1항 관련)

1. 제42조제1항에 따른 보험료부과점수는 지역가입자가 속한 세대의 보험료 부담능력을 표시하는 점수로서, 가목부터 다목까지의 규정에 따른 소득·재산 및 자동차에 부과하는 점수를 합하여 산정한다. 다만, 가목에 따른 소득금액이 연 336만원 이하인 경우에는 가목에 따른 소득에 부과하는 점수가 아닌 제32조제2호나목에 따른 지역가입자의 월별 보험료액의 하한액을 제44조제2항에 따른 보험료부과점수당 금액으로 나누어 얻은 값에 나목 및 다목의 규정에 따른 재산 및 자동차에 부과하는 점수를 합하여 산정한다.
   가. 소득에 부과하는 점수는 제42조제2항에 따른 소득을 보건복지부령으로 정하는 바에 따라 평가하여 합산한 소득금액을 다음 표의 구분에 따라 산정한다.

소득금액	점수
336만원 초과 ~7억1,776만원 이하	95.25911708 + (336만원을 초과하는 소득 1만원당 1만분의 2,835.0928)
7억1,776만원 초과	20,348.90

나. 재산(자동차는 제외한다. 이하 이 표에서 같다)에 부과하는 점수는 다음의 금액을 합산한 금액에서 5천만원 및 제42조의2제3항 각 호의 구분에 따른 금액을 뺀 금액을 등급별로 구분하여 산정한다. 이 경우 재산의 등급별 점수는 제3호의 표와 같다.

1) 제42조제3항제1호에 따른 토지, 건축물, 주택, 선박 및 항공기의 재산세 과세표준금액

2) 제42조제3항제2호에 따른 임차주택에 대한 보증금 및 월세금액을 보건복지부령으로 정하는 기준에 따라 평가한 금액

다. 자동차에 부과하는 점수는 제42조제3항제3호에 따른 자동차에 사용연수에 따른 감액률을 반영하여 자동차 종류별 배기량에 따라 등급별로 구분하여 산정한다. 이 경우 자동차의 등급별 점수는 제4호의 표와 같으며, 자동차가 2대 이상인 세대는 각각의 자동차에 대한 등급별 점수를 합산한다.

2. 삭제 <2022. 8. 31.>

3. 재산등급별 점수

등급	재산금액(만원)	점수
1	450 이하	22
2	450 초과 ~ 900 이하	44
3	900 초과 ~ 1,350 이하	66
4	1,350 초과 ~ 1,800 이하	97
5	1,800 초과 ~ 2,250 이하	122
6	2,250 초과 ~ 2,700 이하	146
7	2,700 초과 ~ 3,150 이하	171
8	3,150 초과 ~ 3,600 이하	195
9	3,600 초과 ~ 4,050 이하	219
10	4,050 초과 ~ 4,500 이하	244
11	4,500 초과 ~ 5,020 이하	268
12	5,020 초과 ~ 5,590 이하	294
13	5,590 초과 ~ 6,220 이하	320
14	6,220 초과 ~ 6,930 이하	344
15	6,930 초과 ~ 7,710 이하	365
16	7,710 초과 ~ 8,590 이하	386
17	8,590 초과 ~ 9,570 이하	412
18	9,570 초과 ~ 10,700 이하	439
19	10,700 초과 ~ 11,900 이하	465
20	11,900 초과 ~ 13,300 이하	490
21	13,300 초과 ~ 14,800 이하	516
22	14,800 초과 ~ 16,400 이하	535
23	16,400 초과 ~ 18,300 이하	559
24	18,300 초과 ~ 20,400 이하	586
25	20,400 초과 ~ 22,700 이하	611
26	22,700 초과 ~ 25,300 이하	637
27	25,300 초과 ~ 28,100 이하	659
28	28,100 초과 ~ 31,300 이하	681
29	31,300 초과 ~ 34,900 이하	706
30	34,900 초과 ~ 38,800 이하	731
31	38,800 초과 ~ 43,200 이하	757
32	43,200 초과 ~ 48,100 이하	785
33	48,100 초과 ~ 53,600 이하	812
34	53,600 초과 ~ 59,700 이하	841
35	59,700 초과 ~ 66,500 이하	881
36	66,500 초과 ~ 74,000 이하	921
37	74,000 초과 ~ 82,400 이하	961
38	82,400 초과 ~ 91,800 이하	1,001
39	91,800 초과 ~ 103,000 이하	1,041
40	103,000 초과 ~ 114,000 이하	1,091
41	114,000 초과 ~ 127,000 이하	1,141
42	127,000 초과 ~ 142,000 이하	1,191
43	142,000 초과 ~ 158,000 이하	1,241
44	158,000 초과 ~ 176,000 이하	1,291
45	176,000 초과 ~ 196,000 이하	1,341
46	196,000 초과 ~ 218,000 이하	1,391
47	218,000 초과 ~ 242,000 이하	1,451
48	242,000 초과 ~ 270,000 이하	1,511
49	270,000 초과 ~ 300,000 이하	1,571
50	300,000 초과 ~ 330,000 이하	1,641
51	330,000 초과 ~ 363,000 이하	1,711
52	363,000 초과 ~ 399,300 이하	1,781
53	399,300 초과 ~ 439,230 이하	1,851
54	439,230 초과 ~ 483,153 이하	1,921
55	483,153 초과 ~ 531,468 이하	1,991
56	531,468 초과 ~ 584,615 이하	2,061
57	584,615 초과 ~ 643,077 이하	2,131
58	643,077 초과 ~ 707,385 이하	2,201
59	707,385 초과 ~ 778,124 이하	2,271
60	778,124 초과	2,341

4. 자동차등급별 점수

구분		사용연수별 감액률 및 결정 점수		
등급	배기량	3년 미만	3년 이상 6년 미만	6년 이상 9년 미만
		100%	80%	60%
1	800시시 이하	18	14	11
2	800시시 초과 1,000시시 이하	28	23	17
3	1,000시시 초과 1,600시시 이하	59	47	35
4	1,600시시 초과 2,000시시 이하	113	90	68
5	2,000시시 초과 2,500시시 이하	155	124	93
6	2,500시시 초과 3,000시시 이하	186	149	111
7	3,000시시 초과	217	173	130

비고

1. 위 표에서 "사용연수"란 「자동차관리법」 제8조에 따라 자동차를 신규로 등록한 날이 속하는 달부터 12개월이 되는 달까지를 1년으로 하고, 그 다음 달부터 12개월이 되는 달마다 1년을 추가하여 계산한 연수를 말한다.
2. 「지방세법 시행령」 제123조제1호의 승용자동차 중 전기·태양열 및 알코올을 이용하는 자동차는 위 표에도 불구하고 2등급으로 적용한다.

국민건강보험법 시행령

제43조(지역가입자의 세대 분리) 공단은 지역가입자가 다음 각 호의 어느 하나의 사람에 해당하는 경우에는 그 가입자를 해당 세대에서 분리하여 별도 세대로 구성할 수 있다. <개정 2013. 9. 26., 2017. 3. 20., 2020. 6. 30., 2020. 10. 7.>

1. 해당 세대와 가계단위 및 생계를 달리하여 공단에 세대 분리를 신청한 사람
2. 별표 2 제3호라목에 따른 희귀난치성질환자등으로서 본인부담액을 경감받는 사람
3. 「병역법」 제21조 또는 제26조에 따라 소집되어 상근예비역 또는 사회복무요원으로 복무하는 사람
4. 「대체역의 편입 및 복무 등에 관한 법률」 제17조에 따라 소집되어 대체복무요원으로 복무하는 사람

국민건강보험법 시행규칙

제45조(보증금 및 월세금액의 평가방법) 영 별표 4 제1호나목2)에서 "보건복지부령으로 정하는 기준"이란 별표 8에 따른 보증금 및 월세금액의 평가방법을 말한다.

국민건강보험법 시행규칙 [별표 8] 보증금 및 월세금액의 평가방법 <개정 2022. 7. 1.>

(제45조 관련)

1. 영 별표 4 제1호나목2)에 따른 임차주택에 대한 보증금 및 월세금액의 평가방법은 다음과 같다.

[보증금 + (월세금액에 40을 곱한 금액)] × 평가 비율

2. 제1호에서 평가 비율은 100분의 30으로 한다.
3. 제1호에서 {보증금 + (월세금액에 40을 곱한 금액)}(이하 "기준액"이라 한다)이 임대차계약의 변경 또는 갱신으로 인상된 경우(임대차목적물이 변경되어 기준액이 인상된 경우는 제외한다)로서 인상된 금액이 인상 전 기준액의 100분의 10을 초과한 경우에는 그 변경되거나 갱신된 계약기간 동안의 기준액은 인상 후 기준액에서 그 초과 금액을 뺀 금액으로 한다.

제72조의2 삭제 <2024. 1. 9.>

[시행일: 2024. 7. 10.] 제72조의2

제72조의3(보험료 부과제도에 대한 적정성 평가) ① 보건복지부장관은 제5조에 따른 피부양자 인정기준(이하 이 조에서 "인정기준"이라 한다)과 제69조부터 제72조까지의 규정에 따른 보험료, 보수월액, 소득월액 및 보험료부과점수의 산정 기준 및 방법 등(이하 이 조에서 "산정기준"이라 한다)에 대하여 적정성을 평가하고, 이 법 시행일로부터 4년이 경과한 때 이를 조정하여야 한다.

② 보건복지부장관은 제1항에 따른 적정성 평가를 하는 경우에는 다음 각 호를 종합적으로 고려하여야 한다. <개정 2024. 1. 9.>

1. 제4조제1항제5호의2나목에 따라 심의위원회가 심의한 가입자의 소득 파악 현황 및 개선방안
2. 공단의 소득 관련 자료 보유 현황
3. 「소득세법」 제4조에 따른 종합소득(종합과세되는 종합소득과 분리과세되는 종합소득을 포함한다) 과세 현황
4. 직장가입자에게 부과되는 보험료와 지역가입자에게 부과되는 보험료 간 형평성
5. 제1항에 따른 인정기준 및 산정기준의 조정으로 인한 보험료 변동
6. 그 밖에 적정성 평가 대상이 될 수 있는 사항으로서 보건복지부장관이 정하는 사항

③ 제1항에 따른 적정성 평가의 절차, 방법 및 그 밖에 적정성 평가를 위하여 필요한 사항은 대통령령으로 정한다.

[본조신설 2017. 4. 18.]

[시행일: 2024. 7. 10.] 제72조의3

제73조(보험료율 등) ① 직장가입자의 보험료율은 1천분의 80의 범위에서 심의위원회의 의결을 거쳐 대통령령으로 정한다.

② 국외에서 업무에 종사하고 있는 직장가입자에 대한 보험료율은 제1항에 따라 정해진 보험료율의 100분의 50으로 한다.

③ 지역가입자의 보험료부과점수당 금액은 심의위원회의 의결을 거쳐 대통령령으로 정한다.

국민건강보험법 시행령

제44조(보험료율 및 보험료부과점수당 금액) ① 법 제73조제1항에 따른 직장가입자의 보험료율은 1만분의 699로 한다. <개정 2012. 12. 27., 2013. 9. 26., 2014. 11. 20., 2015. 12. 22., 2017. 12. 29., 2018. 12. 24., 2019. 12. 31., 2020. 12. 29., 2021. 12. 7.>

② 법 제73조제3항에 따른 지역가입자의 보험료부과점수당 금액은 205.3원으로 한다.<개정 2012. 12. 27., 2013. 9. 26., 2014. 11. 20., 2015. 12. 22., 2017. 12. 29., 2018. 12. 24., 2019. 12. 31., 2020. 12. 29., 2021. 12. 7.>

제44조의2(보험료가 면제되는 국외 체류기간) 법 제74조제1항 본문에서 "대통령령으로 정하는 기간"이란 3개월을 말한다. 다만, 업무에 종사하기 위해 국외에 체류하는 경우라고 공단이 인정하는 경우에는 1개월을 말한다. <개정 2021. 10. 14.>

[본조신설 2020. 7. 7.]

제74조(보험료의 면제) ① 공단은 직장가입자가 제54조제2호부터 제4호까지의 어느 하나에 해당하는 경우(같은 조 제2호에 해당하는 경우에는 1개월 이상의 기간으로서 대통령령으로 정하는 기간 이상 국외에 체류하는 경우에 한정한다. 이하 이 조에서 같다) 그 가입자의 보험료를 면제한다. 다만, 제54조제2호에 해당하는 직장가입자의 경우에는 국내에 거주하는 피부양자가 없을 때에만 보험료를 면제한다. <개정 2020. 4. 7.>

② 지역가입자가 제54조제2호부터 제4호까지의 어느 하나에 해당하면 그 가입자가 속한 세대의 보험료를 산정할 때 그 가입자의 제72조에 따른 보험료부과점수를 제외한다.

③ 제1항에 따른 보험료의 면제나 제2항에 따라 보험료의 산정에서 제외되는 보험료부과점수에 대하여는 제54조제2호부터 제4호까지의 어느 하나에 해당하는 급여정지 사유가 생긴 날이 속하는 달의 다음 달부터 사유가 없어진 날이 속하는 달까지 적용한다. 다만, 다음 각 호의 어느 하나에 해당하는 경우에는 그 달의 보험료를 면제하지 아니하거나 보험료의 산정에서 보험료부과점수를 제외하지 아니한다.<개정 2020. 4. 7.>

1. 급여정지 사유가 매월 1일에 없어진 경우
2. 제54조제2호에 해당하는 가입자 또는 그 피부양자가 국내에 입국하여 입국일이 속하는 달에 보험급여를 받고 그 달에 출국하는 경우

제75조(보험료의 경감 등) ① 다음 각 호의 어느 하나에 해당하는 가입자 중 보건복지부령으로 정하는 가입자에 대하여는 그 가입자 또는 그 가입자가 속한 세대의 보험료의 일부를 경감할 수 있다.

1. 섬·벽지(僻地)·농어촌 등 대통령령으로 정하는 지역에 거주하는 사람
2. 65세 이상인 사람
3. 「장애인복지법」에 따라 등록한 장애인
4. 「국가유공자 등 예우 및 지원에 관한 법률」 제4조제1항제4호, 제6호, 제12호, 제15호 및 제17호에 따른 국가유공자

5. 휴직자
6. 그 밖에 생활이 어렵거나 천재지변 등의 사유로 보험료를 경감할 필요가 있다고 보건복지부장관이 정하여 고시하는 사람

② 제77조에 따른 보험료 납부의무자가 다음 각 호의 어느 하나에 해당하는 경우에는 대통령령으로 정하는 바에 따라 보험료를 감액하는 등 재산상의 이익을 제공할 수 있다. <신설 2013. 5. 22., 2019. 4. 23., 2023. 5. 19.>

1. 제81조의6제1항에 따라 보험료의 납입 고지 또는 독촉을 전자문서로 받는 경우
2. 보험료를 계좌 또는 신용카드 자동이체의 방법으로 내는 경우

③ 제1항에 따른 보험료 경감의 방법·절차 등에 필요한 사항은 보건복지부장관이 정하여 고시한다. <개정 2013. 5. 22.>

[제목개정 2013. 5. 22.]

국민건강보험법 시행령

제45조(보험료 경감 대상지역) 법 제75조제1항제1호에서 "섬·벽지(僻地)·농어촌 등 대통령령으로 정하는 지역"이란 다음 각 호의 어느 하나에 해당하는 지역을 말한다. <개정 2015. 6. 30.>

1. 요양기관까지의 거리가 멀거나 대중교통으로 이동하는 시간이 오래 걸리는 지역으로서 보건복지부장관이 정하여 고시하는 섬·벽지 지역
2. 다음 각 목의 어느 하나에 해당하는 농어촌지역
   가. 군 및 도농복합 형태 시의 읍·면 지역
   나. 「지방자치법」 제2조제1항제2호에 따른 시와 군의 지역 중 동(洞) 지역으로서 「국토의 계획 및 이용에 관한 법률」 제36조제1항제1호에 따라 지정된 주거지역·상업지역 및 공업지역을 제외한 지역
   다. 「농어촌주민의 보건복지 증진을 위한 특별법」 제33조에 해당하는 지역
3. 요양기관의 이용이 제한되는 근무지의 특성을 고려하여 보건복지부장관이 인정하는 지역

제45조의2(계좌이체자 등에 대한 보험료 감액 등) 공단은 법 제75조제2항에 따라 전자문서로 납입 고지를 받거나 계좌 또는 신용카드 자동이체의 방법으로 보험료를 내는 납부의무자에 대해서는 그에 따라 절감되는 우편요금 등 행정비용의 범위에서 공단의 정관으로 정하는 바에 따라 보험료를 감액하거나 감액하는 금액에 상당하는 금품을 제공할 수 있다. <개정 2013. 9. 26., 2019. 10. 22.>

[제47조에서 이동 <2013. 9. 26.>]

국민건강보험법 시행규칙

제46조(보험료 경감 대상자) 법 제75조제1항 각 호 외의 부분에서 "보건복지부령으로 정하는 가입자"란 다음 각 호의 어느 하나에 해당하는 사람을 말한다. <개정 2015. 6. 30.>

1. 영 제45조제1호에 해당하는 지역에 거주하는 가입자
2. 영 제45조제2호에 해당하는 지역에 거주하는 지역가입자로서 다음 각 목의 어느 하나에 해당하는 사람. 다만, 영 제45조제2호나목 및 다목에 해당하는 지역의 경우 라목에 해당하는 사람은 제외한다.
   가. 「농어업·농어촌 및 식품산업 기본법」 제3조제2호에 따른 농어업인
   나. 「수산업법」 제2조제12호에 따른 어업인
   다. 「광업법」 제3조제2호에 따른 광업에 종사하는 사람
   라. 「소득세법」 제19조에 따른 사업소득이 연간 500만원 이하인 사람
3. 영 제45조제3호에 해당하는 지역에 거주하는 직장가입자로서 보건복지부장관이 정하여 고시하는 사람
4. 법 제75조제1항제2호부터 제4호까지에 해당하는 지역가입자
5. 법 제75조제1항제5호에 해당하는 직장가입자 중 휴직기간이 1개월 이상인 사람
6. 법 제75조제1항제6호에 해당하는 가입자

제76조(보험료의 부담) ① 직장가입자의 보수월액보험료는 직장가입자와 다음 각 호의 구분에 따른 자가 각각 보험료액의 100분의 50씩 부담한다. 다만, 직장가입자가 교직원으로서 사립학교에 근무하는 교원이면 보험료액은 그 직장가입자가 100분의 50을, 제3조제2호다목에 해당하는 사용자가 100분의 30을, 국가가 100분의 20을 각각 부담한다. <개정 2014. 1. 1.>

1. 직장가입자가 근로자인 경우에는 제3조제2호가목에 해당하는 사업주
2. 직장가입자가 공무원인 경우에는 그 공무원이 소속되어 있는 국가 또는 지방자치단체
3. 직장가입자가 교직원(사립학교에 근무하는 교원은 제외한다)인 경우에는 제3조제2호다목에 해당하는 사용자

② 직장가입자의 소득월액보험료는 직장가입자가 부담한다.

③ 지역가입자의 보험료는 그 가입자가 속한 세대의 지역가입자 전원이 연대하여 부담한다.

④ 직장가입자가 교직원인 경우 제3조제2호다목에 해당하는 사용자가 부담액 전부를 부담할 수 없으면 그 부족액을 학교에 속하는 회계에서 부담하게 할 수 있다.<신설 2014. 1. 1.>

제77조(보험료 납부의무) ① 직장가입자의 보험료는 다음 각 호의 구분에 따라 그 각 호에서 정한 자가 납부한다.

1. 보수월액보험료: 사용자. 이 경우 사업장의 사용자가 2명 이상인 때에는 그 사업장의 사용자는 해당 직장가입자의 보험료를 연대하여 납부한다.
2. 소득월액보험료: 직장가입자

② 지역가입자의 보험료는 그 가입자가 속한 세대의 지역가입자 전원이 연대하여 납부한다. 다만, 소득 및 재산이 없는 미성년자와 소득 및 재산 등을 고려하여 대통령령으로 정하는 기준에 해당하는 미성년자는 납부의무를 부담하지 아니한다.<개정 2017. 4. 18.>

③ 사용자는 보수월액보험료 중 직장가입자가 부담하여야 하는 그 달의 보험료액을 그 보수에서 공제하여 납부하여야 한다. 이 경우 직장가입자에게 공제액을 알려야 한다.

제77조의2(제2차 납부의무) ① 법인의 재산으로 그 법인이 납부하여야 하는 보험료, 연체금 및 체납처분비를 충당하여도 부족한 경우에는 해당 법인에게 보험료의 납부의무가 부과된 날 현재의 무한책임사원 또는 과점주주(「국세기본법」 제39조 각 호의 어느 하나에 해당하는 자를 말한다)가 그 부족한 금액에 대하여 제2차 납부의무를 진다. 다만, 과점주주의 경우에는 그 부족한 금액을 그 법인의 발행주식 총수(의결권이 없는 주식은 제외한다) 또는 출자총액으로 나눈 금액에 해당 과점주주가 실질적으로 권리를 행사하는 주식 수(의결권이 없는 주식은 제외한다) 또는 출자액을 곱하여 산출한 금액을 한도로 한다.

② 사업이 양도·양수된 경우에 양도일 이전에 양도인에게 납부의무가 부과된 보험료, 연체금 및 체납처분비를 양도인의 재산으로 충당하여도 부족한 경우에는 사업의 양수인이 그 부족한 금액에 대하여 양수한 재산의 가액을 한도로 제2차 납부의무를 진다. 이 경우 양수인의 범위 및 양수한 재산의 가액은 대통령령으로 정한다.

[본조신설 2016. 2. 3.]

국민건강보험법 시행령

제46조(지역가입자의 보험료 연대납부의무 면제 대상 미성년자) 법 제77조제2항 단서에서 "대통령령으로 정하는 기준에 해당하는 미성년자"란 다음 각 호의 어느 하나에 해당하는 미성년자를 말한다. 다만, 제41조제1항제2호의 배당소득 또는 같은 항 제3호의 사업소득으로서 「소득세법」 제168조제1항에 따른 사업자등록을 한 사업에서 발생하는 소득이 있는 미성년자는 제외한다. <개정 2015. 12. 22., 2018. 12. 24.>

1. 다음 각 목의 요건을 모두 갖춘 미성년자
   가. 제42조제1항제1호에 따른 소득의 합이 연간 100만원 이하일 것
   나. 제42조제1항제2호에 따른 재산 중 같은 조 제3항제1호 및 제3호에 해당하는 재산이 없을 것
2. 부모가 모두 사망한 미성년자로서 제1호가목의 요건을 갖춘 미성년자

제46조의2(사업의 양도·양수에 따른 제2차 납부의무) ① 법 제77조의2제2항 후단에 따라 제2차 납부의무를 지는 사업의 양수인은 사업장별로 그 사업에 관한 모든 권리(미수금에 관한 것은 제외한다)와 모든 의무(미지급금에 관한 것은 제외한다)를 포괄적으로 승계한 자로 한다.

② 법 제77조의2제2항 후단에 따라 제2차 납부의무의 한도가 되는 사업양수 재산의 가액은 다음 각 호의 금액으로 한다. 다만, 제2호에 따른 금액은 제1호에 따른 금액이 없거나 불분명한 경우에 한정하여 적용한다.

1. 양수인이 양도인에게 지급하였거나 지급하여야 할 금액이 있는 경우에는 그 금액
2. 양수한 자산 및 부채를 공단이 「상속세 및 증여세법」 제60조부터 제66조까지의 규정을 준용하여 평가한 후 그 자산총액에서 부채총액을 뺀 가액

③ 제2항에도 불구하고 다음 각 호의 어느 하나에 해당하는 경우에 사업양수 재산의 가액은 같은 항 제1호의 방법에 따라 산정한 금액과 제2호의 방법에 따라 산정한 금액 중 큰 금액으로 한다.

1. 제2항제1호에 따른 금액과 「상속세 및 증여세법」 제60조에 따른 시가의 차액이 3억원 이상인 경우
2. 제2항제1호에 따른 금액과 「상속세 및 증여세법」 제60조에 따른 시가의 차액이 그 시가의 100분의 30에 상당하는 금액 이상인 경우

[본조신설 2016. 8. 2.]

[종전 제46조의2는 제46조의3으로 이동 <2016. 8. 2.>]

제78조(보험료의 납부기한) ① 제77조제1항 및 제2항에 따라 보험료 납부의무가 있는 자는 가입자에 대한 그 달의 보험료를 그 다음 달 10일까지 납부하여야 한다. 다만, 직장가입자의 소득월액보험료 및 지역가입자의 보험료는 보건복지부령으로 정하는 바에 따라 분기별로 납부할 수 있다. <개정 2013. 5. 22.>

② 공단은 제1항에도 불구하고 납입 고지의 송달 지연 등 보건복지부령으로 정하는 사유가 있는 경우 납부의무자의 신청에 따라 제1항에 따른 납부기한부터 1개월의 범위에서 납부기한을 연장할 수 있다. 이 경우 납부기한 연장을 신청하는 방법, 절차 등에 필요한 사항은 보건복지부령으로 정한다.<신설 2013. 5. 22.>

국민건강보험법 시행규칙

제47조(보험료의 분기별 납부) ① 법 제78조제1항 단서에 따라 보험료(직장가입자의 경우에는 소득월액보험료를 말한다. 이하 이 조에서 같다)를 분기별로 납부하려는 직장가입자 및 지역가입자는 분기가 시작되는 달의 전달 말일까지 별지 제28호서식의 건강보험료 분기납부 신청서를 공단에 제출하여야 한다. <개정 2013. 9. 30.>

② 법 제78조제1항 단서에 따라 분기별로 납부하는 보험료의 납부기한은 해당 분기가 끝나는 달의 다음 달 10일로 한다.<개정 2013. 9. 30.>

③ 공단은 분기별로 납부하는 보험료의 납부의무자가 제2항에 따른 납부기한까지 보험료를 내지 아니하면 공단의 정관으로 정하는 절차에 따라 납부 의사를 확인한 후 분기별 납부를 제한할 수 있다.

제78조의2(가산금) ① 사업장의 사용자가 대통령령으로 정하는 사유에 해당되어 직장가입자가 될 수 없는 자를 제8조제2항 또는 제9조제2항을 위반하여 거짓으로 보험자에게 직장가입자로 신고한 경우 공단은 제1호의 금액에서 제2호의 금액을 뺀 금액의 100분의 10에 상당하는 가산금을 그 사용자에게 부과하여 징수한다.

1. 사용자가 직장가입자로 신고한 사람이 직장가입자로 처리된 기간 동안 그 가입자가 제69조제5항에 따라 부담하여야 하는 보험료의 총액
2. 제1호의 기간 동안 공단이 해당 가입자에 대하여 제69조제4항에 따라 산정하여 부과한 보험료의 총액

② 제1항에도 불구하고, 공단은 가산금이 소액이거나 그 밖에 가산금을 징수하는 것이 적절하지 아니하다고 인정되는 등 대통령령으로 정하는 경우에는 징수하지 아니할 수 있다.

[본조신설 2016. 3. 22.]

국민건강보험법 시행령

제46조의3(가산금) ① 법 제78조의2제1항 각 호 외의 부분에서 "대통령령으로 정하는 사유"란 다음 각 호의 어느 하나에 해당하는 경우를 말한다.

1. 근로자, 공무원 또는 교직원이 아닌 경우
2. 법 제6조제2항 각 호의 어느 하나에 해당하는 경우

② 법 제78조의2제2항에서 "가산금이 소액이거나 그 밖에 가산금을 징수하는 것이 적절하지 아니하다고 인정되는 등 대통령령으로 정하는 경우"란 다음 각 호의 어느 하나에 해당하는 경우를 말한다.

1. 가산금(법 제78조의2제1항에 따른 가산금을 말한다. 이하 같다)이 3천원 미만인 경우
2. 가산금을 징수하는 것이 적절하지 아니하다고 공단이 인정하는 부득이한 사유가 있는 경우

[본조신설 2016. 9. 22.]

[종전 제46조의3은 제46조의4로 이동 <2016. 9. 22.>]

제79조(보험료등의 납입 고지) ① 공단은 보험료등을 징수하려면 그 금액을 결정하여 납부의무자에게 다음 각 호의 사항을 적은 문서로 납입 고지를 하여야 한다.

1. 징수하려는 보험료등의 종류
2. 납부해야 하는 금액
3. 납부기한 및 장소

② 삭제 <2023. 5. 19.>

③ 삭제 <2023. 5. 19.>

④ 직장가입자의 사용자가 2명 이상인 경우 또는 지역가입자의 세대가 2명 이상으로 구성된 경우 그 중 1명에게 한 고지는 해당 사업장의 다른 사용자 또는 세대 구성원인 다른 지역가입자 모두에게 효력이 있는 것으로 본다.

⑤ 휴직자등의 보험료는 휴직 등의 사유가 끝날 때까지 보건복지부령으로 정하는 바에 따라 납입 고지를 유예할 수 있다.

⑥ 공단은 제77조의2에 따른 제2차 납부의무자에게 납입의 고지를 한 경우에는 해당 법인인 사용자 및 사업 양도인에게 그 사실을 통지하여야 한다. <개정 2016. 2. 3.>

국민건강보험법 시행규칙

제27조(급여 제한에 관한 통지) ① 공단은 법 제53조에 따라 보험급여를 제한하는 경우에는 문서로 그 내용과 사유를 가입자에게 알려야 한다.

② 공단은 법 제79조에 따라 보험료의 납입고지를 할 때에는 법 제53조제3항에 따른 급여 제한의 내용을 안내하여야 한다.

제48조(보험료등의 납입고지 기한) 공단은 법 제79조에 따라 보험료와 그 밖에 법에 따른 징수금(이하 "보험료등"이라 한다)의 납입고지를 할 때에는 납부의무자에게 보험료등의 납부기한 10일 전까지 납입고지서를 발급하여야 한다.

제48조의2(납부기한의 연장) ① 법 제78조제2항 전단에서 "납입 고지의 송달 지연 등 보건복지부령으로 정하는 사유가 있는 경우"란 다음 각 호의 어느 하나에 해당하는 경우를 말한다.

1. 납부의무자의 책임 없는 사유로 납입고지서가 납부기한이 지나서 송달된 경우
2. 자동 계좌이체의 방법으로 보험료를 내는 경우로서 정보통신망의 장애 등 납부의무자의 책임 없는 사유로 납부기한까지 이체되지 아니한 경우
3. 그 밖에 보건복지부장관이 인정하는 부득이한 사유가 있는 경우

② 제1항 각 호의 사유로 납부기한의 연장을 신청하려는 사람은 해당 보험료의 납부기한으로부터 1개월 이내에 별지 제28호의2서식의 보험료 납부기한 연장신청서를 공단에 제출하여야 한다.

③ 공단은 제2항에 따른 납부기한 연장 신청을 받으면 그 연장 여부를 결정하여 지체 없이 납부의무자에게 문서 등으로 통지하여야 한다.

제49조 [종전 제49조는 제54조의2로 이동 <2023. 11. 14.>]

제50조(보수월액보험료 납입고지 유예와 그 해지 신청 등) ① 사용자는 법 제79조제5항에 따라 휴직이나 그 밖의 사유로 보수의 전부 또는 일부가 지급되지 아니하는 직장가입자(이하 "휴직자등"이라 한다)의 보수월액보험료에 대한 납입고지를 유예받으려면 휴직 등의 사유가 발생한 날부터 14일 이내에 별지 제30호서식의 휴직자등 직장가입자 보험료 납입고지 유예(유예 해지) 신청서를 공단에 제출하여야 한다.

② 사용자는 제1항에 따른 신청서가 제출된 후 납입 고지 유예 사유가 없어진 경우에는 그 사유가 없어진 날부터 14일 이내에 별지 제30호서식의 휴직자등 직장가입자 보험료 납입고지 유예(유예 해지) 신청서를 공단에 제출하여야 한다.

③ 제1항의 신청에 따라 납입고지가 유예되는 보수월액보험료는 그 사유가 발생한 날이 속하는 달의 다음 달(사유가 발생한 날이 매월 1일인

경우에는 그 사유가 발생한 날이 속하는 달을 말한다)부터 그 사유가 없어진 날이 속하는 달(사유가 없어진 날이 매월 1일인 경우에는 그 사유가 없어진 날이 속하는 달의 직전 달을 말한다)까지에 해당하는 보수월액보험료 및 그 기간 중 영 제39조제1항에 따른 추가 징수 보수월액보험료로 한다.

④ 공단은 제3항에 따라 납입고지가 유예된 보수월액보험료를 법 제70조제2항에 따른 보수월액과 납입고지 유예기간 중의 보험료율을 적용하여 산정한다.

⑤ 사용자는 제3항에 따라 납입고지가 유예된 보수월액보험료를 그 사유가 없어진 후 보수가 지급되는 최초의 달의 보수에서 공제하여 납부하여야 한다. 다만, 납입고지가 유예된 보수월액보험료가 해당 직장가입자의 월 보수월액보험료의 3배 이상이고 해당 직장가입자가 원하는 경우에는 제2항에 따른 납입 고지 유예 해지 신청을 할 때에 해당 보수월액보험료의 분할납부를 함께 신청하여야 한다.

⑥ 사용자가 제5항 단서에 따라 분할납부를 신청한 경우에는 10회의 범위에서 해당 보수월액보험료를 균등하게 분할하여 납부할 수 있다. 이 경우 매월 분할납부하는 금액은 해당 직장가입자의 월 보수월액보험료 이상이어야 한다.

제79조의2(신용카드등으로 하는 보험료등의 납부) ① 공단이 납입 고지한 보험료등을 납부하는 자는 보험료등의 납부를 대행할 수 있도록 대통령령으로 정하는 기관 등(이하 이 조에서 "보험료등납부대행기관"이라 한다)을 통하여 신용카드, 직불카드 등(이하 이 조에서 "신용카드등"이라 한다)으로 납부할 수 있다. <개정 2017. 2. 8.>

② 제1항에 따라 신용카드등으로 보험료등을 납부하는 경우에는 보험료등납부대행기관의 승인일을 납부일로 본다.

③ 보험료등납부대행기관은 보험료등의 납부자로부터 보험료등의 납부를 대행하는 대가로 수수료를 받을 수 있다.

④ 보험료등납부대행기관의 지정 및 운영, 수수료 등에 필요한 사항은 대통령령으로 정한다.

[본조신설 2014. 5. 20.]

국민건강보험법 시행령

제46조의4(신용카드등에 의한 보험료등의 납부) ① 삭제 <2017. 3. 20.>

② 법 제79조의2제1항에서 "대통령령으로 정하는 기관 등"이란 다음 각 호의 기관을 말한다.

1. 「민법」 제32조에 따라 금융위원회의 허가를 받아 설립된 금융결제원
2. 정보통신망을 이용하여 신용카드, 직불카드 등(이하 이 조에서 "신용카드등"이라 한다)에 의한 결제를 수행하는 기관 중 시설, 업무수행능력 및 자본금 규모 등을 고려하여 공단이 지정하는 기관

③ 법 제79조의2제3항에 따른 납부대행 수수료는 공단이 납부대행기관의 운영경비 등을 종합적으로 고려하여 승인한다. 이 경우 납부대행 수수료는 해당 보험료등 납부금액의 1천분의 10을 초과할 수 없다.

④ 공단은 신용카드등에 의한 보험료등의 납부에 필요한 사항을 정할 수 있다.

[본조신설 2014. 8. 29.]

[제46조의3에서 이동 <2016. 9. 22.>]

제46조의5(보험료등의 체납처분 전 통보 예외) 법 제81조제4항 단서에서 "대통령령으로 정하는 경우"란 보험료등을 체납한 자가 다음 각 호의 어느 하나에 해당하는 경우를 말한다. <개정 2023. 6. 20.>

1. 국세의 체납으로 체납처분을 받는 경우
2. 지방세 또는 공과금(「국세기본법」 제2조제8호 또는 「지방세기본법」 제2조제1항제26호에 따른 공과금을 말한다. 이하 같다)의 체납으로 체납처분을 받는 경우
3. 강제집행을 받는 경우
4. 「어음법」 및 「수표법」에 따른 어음교환소에서 거래정지처분을 받는 경우
5. 경매가 시작된 경우
6. 법인이 해산한 경우
7. 재산의 은닉·탈루, 거짓 계약이나 그 밖의 부정한 방법으로 체납처분의 집행을 면하려는 행위가 있다고 인정되는 경우

[본조신설 2018. 9. 28.]

제80조(연체금) ① 공단은 보험료등의 납부의무자가 납부기한까지 보험료등을 내지 아니하면 그 납부기한이 지난 날부터 매 1일이 경과할 때마다 다음 각 호에 해당하는 연체금을 징수한다. <개정 2016. 2. 3., 2019. 1. 15.>

1. 제69조에 따른 보험료 또는 제53조제3항에 따른 보험급여 제한 기간 중 받은 보험급여에 대한 징수금을 체납한 경우: 해당 체납금액의 1천500분의 1에 해당하는 금액. 이 경우 연체금은 해당 체납금액의 1천분의 20을 넘지 못한다.
2. 제1호 외에 이 법에 따른 징수금을 체납한 경우: 해당 체납금액의 1천분의 1에 해당하는 금액. 이 경우 연체금은 해당 체납금액의 1천분의 30을 넘지 못한다.

② 공단은 보험료등의 납부의무자가 체납된 보험료등을 내지 아니하면 납부기한 후 30일이 지난 날부터 매 1일이 경과할 때마다 다음 각 호에 해당하는 연체금을 제1항에 따른 연체금에 더하여 징수한다.<개정 2016. 2. 3., 2019. 1. 15.>

1. 제69조에 따른 보험료 또는 제53조제3항에 따른 보험급여 제한 기간 중 받은 보험급여에 대한 징수금을 체납한 경우: 해당 체납금액의 6천분의 1에 해당하는 금액. 이 경우 연체금은 해당 체납금액의 1천분의 50을 넘지 못한다.
2. 제1호 외에 이 법에 따른 징수금을 체납한 경우: 해당 체납금액의 3천분의 1에 해당하는 금액. 이 경우 연체금은 해당 체납금액의 1천분의 90을 넘지 못한다.

③ 공단은 제1항 및 제2항에도 불구하고 천재지변이나 그 밖에 보건복지부령으로 정하는 부득이한 사유가 있으면 제1항 및 제2항에 따른 연체금을 징수하지 아니할 수 있다.

국민건강보험법 시행규칙

제51조(연체금 징수의 예외) 법 제80조제3항에서 "보건복지부령으로 정하는 부득이한 사유"란 다음 각 호의 어느 하나에 해당하는 경우를 말한다. <개정 2018. 12. 18.>

1. 전쟁 또는 사변으로 인하여 체납한 경우
2. 연체금의 금액이 공단의 정관으로 정하는 금액 이하인 경우
3. 사업장 또는 사립학교의 폐업·폐쇄 또는 폐교로 체납액을 징수할 수 없는 경우
4. 화재로 피해가 발생해 체납한 경우
5. 그 밖에 보건복지부장관이 연체금을 징수하기 곤란한 부득이한 사유가 있다고 인정하는 경우

제81조(보험료등의 독촉 및 체납처분) ① 공단은 제57조, 제77조, 제77조의2, 제78조의2, 제101조 및 제101조의2에 따라 보험료등을 내야 하는 자가 보험료등을 내지 아니하면 기한을 정하여 독촉할 수 있다. 이 경우 직장가입자의 사용자가 2명 이상인 경우 또는 지역가입자의 세대가 2명 이상으로 구성된 경우에는 그 중 1명에게 한 독촉은 해당 사업장의 다른 사용자 또는 세대 구성원인 다른 지역가입자 모두에게 효력이 있는 것으로 본다. <개정 2016. 2. 3., 2016. 3. 22., 2023. 5. 19.>

② 제1항에 따라 독촉할 때에는 10일 이상 15일 이내의 납부기한을 정하여 독촉장을 발부하여야 한다.

③ 공단은 제1항에 따른 독촉을 받은 자가 그 납부기한까지 보험료등을 내지 아니하면 보건복지부장관의 승인을 받아 국세 체납처분의 예에 따라 이를 징수할 수 있다.

④ 공단은 제3항에 따라 체납처분을 하기 전에 보험료등의 체납 내역, 압류 가능한 재산의 종류, 압류 예정 사실 및 「국세징수법」 제41조제18호에 따른 소액금융재산에 대한 압류금지 사실 등이 포함된 통보서를 발송하여야 한다. 다만, 법인 해산 등 긴급히 체납처분을 할 필요가 있는 경우로서 대통령령으로 정하는 경우에는 그러하지 아니하다. <신설 2018. 3. 27., 2020. 12. 29.>

⑤ 공단은 제3항에 따른 국세 체납처분의 예에 따라 압류하거나 제81조의2제1항에 따라 압류한 재산의 공매에 대하여 전문지식이 필요하거나 그 밖에 특수한 사정으로 직접 공매하는 것이 적당하지 아니하다고 인정하는 경우에는 「한국자산관리공사 설립 등에 관한 법률」에 따라 설립된 한국자산관리공사(이하 "한국자산관리공사"라 한다)에 공매를 대행하게 할 수 있다. 이 경우 공매는 공단이 한 것으로 본다. <개정 2018. 3. 27., 2019. 11. 26., 2022. 12. 27.>

⑥ 공단은 제5항에 따라 한국자산관리공사가 공매를 대행하면 보건복지부령으로 정하는 바에 따라 수수료를 지급할 수 있다. <개정 2018. 3. 27.>

국민건강보험법 시행규칙

제52조(체납자에 대한 공매대행의 통지 등) ① 공단은 법 제81조제5항에 따라 압류재산의 공매를 대행하게 하는 경우에는 다음 각 호의 사항을 적어 「금융회사부실자산 등의 효율적 처리 및 한국자산관리공사의 설립에 관한 법률」에 따라 설립된 한국자산관리공사(이하 "한국자산관리공사"라 한다)에 공매대행을 의뢰하여야 한다. <개정 2018. 9. 28.>

1. 체납자의 성명, 주소 또는 거소
2. 공매할 재산의 종류·수량·품질 및 소재지
3. 압류에 관계되는 보험료등의 납부 연도·금액 및 납부기한
4. 그 밖에 공매대행에 필요한 사항

② 공단은 제1항에 따라 공매대행을 의뢰한 경우에는 그 사실을 체납자, 담보물 소유자 및 그 재산에 전세권·질권·저당권 또는 그 밖의 권리를 가진 자와 압류한 재산을 보관하고 있는 자에게 알려야 한다.

③ 공단이 점유하고 있거나 제3자로 하여금 보관하게 한 압류재산은 한국자산관리공사에 인도할 수 있으며, 이를 인수한 한국자산관리공사는 인계·인수서를 작성하여야 한다. 다만, 제3자로 하여금 보관하게 한 재산에 대해서는 그 제3자가 발행하는 그 재산의 보관증을 인도함으로써 압류재산의 인도를 갈음할 수 있다.

제53조(공매대행 수수료) 법 제81조제6항에 따른 수수료 산정에 관하여는 「국세징수법 시행규칙」 제41조의5를 준용한다. <개정 2018. 9. 28.>

제54조(공매대행의 세부 사항) 이 규칙에서 규정한 사항 외에 한국자산관리공사가 공매를 대행하는 데에 필요한 사항은 공단이 한국자산관리공사와 협의하여 정한다.

제54조의2(납입고지서의 전자고지 등) ① 법 제81조의6에 따른 전자문서에 의한 납입 고지 및 독촉(이하 "전자고지"라 한다)을 신청·변경·해지하려는 사람은 별지 제30호의2서식의 전자고지 서비스 신규·변경·해지 신청서를 공단에 제출해야 한다. 다만, 다음 각 호의 신고 또는 신청을 할 때에 전자고지를 신청한 경우에는 신청서를 제출한 것으로 본다. <개정 2023. 11. 14.>

1. 제3조제1항에 따른 사업장 적용신고
2. 제4조제1항에 따른 지역가입자의 자격 취득 또는 변동 신고
3. 제63조에 따른 임의계속가입 신청

② 공단은 제1항에 따라 전자고지 신청을 접수한 경우에는 그 신청에 따라 전자우편, 휴대전화, 공단이 관리하는 전자문서교환시스템 또는 건강보험 업무를 수행하기 위하여 공단이 관리·운영하는 정보통신망을 통해 전자고지를 해야 한다. 다만, 공단은 정보통신망의 장애 등으로 전자고지가 불가능한 경우에는 문서로 보험료등에 대한 납입고지 또는 독촉을 할 수 있다. <개정 2015. 12. 31., 2022. 10. 26., 2023. 11. 14.>

③ 전자고지의 개시 및 해지는 제1항에 따른 신청서를 접수한 날의 다음 날부터 적용한다.

④ 전자고지의 신청을 해지한 사람은 해지한 날부터 30일이 지난 날 이후에 전자고지를 다시 신청할 수 있다.

⑤ 법 제81조의6제2항에서 "보건복지부령으로 정하는 정보통신망"이란 공단이 관리하는 전자문서교환시스템 또는 건강보험 업무를 수행하기 위하여 공단이 관리·운영하는 정보통신망을 말한다. <개정 2022. 10. 26., 2023. 11. 14.>

[제49조에서 이동 <2023. 11. 14.>]

제81조의2(부당이득 징수금의 압류) ① 제81조에도 불구하고 공단은 보험급여 비용을 받은 요양기관이 다음 각 호의 요건을 모두 갖춘 경우에는 제57조제1항에 따른 징수금의 한도에서 해당 요양기관 또는 그 요양기관을 개설한 자(같은 조 제2항에 따라 해당 요양기관과 연대하여 징수금을 납부하여야 하는 자를 말한다. 이하 이 조에서 같다)의 재산을 보건복지부장관의 승인을 받아 압류할 수 있다.

1. 「의료법」 제33조제2항 또는 「약사법」 제20조제1항을 위반하였다는 사실로 기소된 경우
2. 요양기관 또는 요양기관을 개설한 자에게 강제집행, 국세 강제징수 등 대통령령으로 정하는 사유가 있어 그 재산을 압류할 필요가 있는 경우

② 공단은 제1항에 따라 재산을 압류하였을 때에는 해당 요양기관 또는 그 요양기관을 개설한 자에게 문서로 그 압류 사실을 통지하여야 한다.

③ 공단은 다음 각 호의 어느 하나에 해당할 때에는 제1항에 따른 압류를 즉시 해제하여야 한다.

1. 제2항에 따른 통지를 받은 자가 제57조제1항에 따른 징수금에 상당하는 다른 재산을 담보로 제공하고 압류 해제를 요구하는 경우
2. 법원의 무죄 판결이 확정되는 등 대통령령으로 정하는 사유로 해당 요양기관이 「의료법」 제33조제2항 또는 「약사법」 제20조제1항을 위반한 혐의가 입증되지 아니한 경우

④ 제1항에 따른 압류 및 제3항에 따른 압류 해제에 관하여 이 법에서 규정한 것 외에는 「국세징수법」을 준용한다.

[본조신설 2022. 12. 27.]

[종전 제81조의2는 제81조의3으로 이동 <2022. 12. 27.>]

제81조의3(체납 또는 결손처분 자료의 제공) ① 공단은 보험료 징수 및 제57조에 따른 징수금(같은 조 제2항 각 호의 어느 하나에 해당하여 같은 조 제1항 및 제2항에 따라 징수하는 금액에 한정한다. 이하 이 조에서 "부당이득금"이라 한다)의 징수 또는 공익목적을 위하여 필요한 경우에 「신용정보의 이용 및 보호에 관한 법률」 제25조제2항제1호의 종합신용정보집중기관에 다음 각 호의 어느 하나에 해당하는 체납자 또는 결손처분자의 인적사항·체납액 또는 결손처분액에 관한 자료(이하 이 조에서 "체납등 자료"라 한다)를 제공할 수 있다. 다만, 체납된 보험료나 부당이득금과 관련하여 행정심판 또는 행정소송이 계류 중인 경우, 제82조제1항에 따라 분할납부를 승인받은 경우 중 대통령령으로 정하는 경우, 그 밖에 대통령령으로 정하는 사유가 있을 때에는 그러하지 아니하다. <개정 2023. 5. 19., 2023. 7. 11.>

1. 이 법에 따른 납부기한의 다음 날부터 1년이 지난 보험료 및 그에 따른 연체금과 체납처분비의 총액이 500만원 이상인 자
2. 이 법에 따른 납부기한의 다음 날부터 1년이 지난 부당이득금 및 그에 따른 연체금과 체납처분비의 총액이 1억원 이상인 자
3. 제84조에 따라 결손처분한 금액의 총액이 500만원 이상인 자

② 공단은 제1항에 따라 종합신용정보집중기관에 체납등 자료를 제공하기 전에 해당 체납자 또는 결손처분자에게 그 사실을 서면으로 통지하여야 한다. 이 경우 통지를 받은 체납자가 체납액을 납부하거나 체납액 납부계획서를 제출하는 경우 공단은 종합신용정보집중기관에 체납등 자료를 제공하지 아니하거나 체납등 자료의 제공을 유예할 수 있다. <신설 2023. 5. 19.>

③ 체납등 자료의 제공절차에 필요한 사항은 대통령령으로 정한다. <개정 2023. 5. 19.>

④ 제1항에 따라 체납등 자료를 제공받은 자는 이를 업무 외의 목적으로 누설하거나 이용하여서는 아니 된다. <개정 2023. 5. 19.>

[본조신설 2013. 5. 22.]

[제81조의2에서 이동, 종전 제81조의3은 제81조의4로 이동 <2022. 12. 27.>]

국민건강보험법 시행령

제47조(체납 또는 결손처분 자료 제공의 제외 사유) ① 법 제81조의3제1항 각 호 외의 부분 단서에서 "대통령령으로 정하는 경우"란 법 제82조제1항에 따라 공단의 분할납부 승인을 받고 1회 이상 승인된 보험료를 납부하는 경우를 말한다. 다만, 법 제82조제3항에 따라 분할납부의 승인이 취소된 경우는 제외한다. <신설 2024. 1. 2.>

② 법 제81조의3제1항 각 호 외의 부분 단서에서 "대통령령으로 정하는

사유가 있을 때"란 다음 각 호의 어느 하나에 해당하는 때를 말한다. <개정 2023. 6. 20., 2024. 1. 2.>

1. 체납자가 「채무자 회생 및 파산에 관한 법률」 제243조에 따른 회생계획인가의 결정에 따라 체납액의 징수를 유예받고 그 유예기간 중에 있거나 체납액을 회생계획의 납부일정에 따라 내고 있는 때
2. 체납자가 다음 각 목의 어느 하나에 해당하는 사유로 체납액을 낼 수 없다고 공단이 인정하는 때
   가. 재해 또는 도난으로 재산이 심하게 손실되었을 때
   나. 사업이 현저하게 손실을 입거나 중대한 위기에 처하였을 때

[본조신설 2013. 9. 26.]

[종전 제47조는 제45조의2로 이동 <2013. 9. 26.>]

제47조의2(체납 또는 결손처분 자료의 제공절차) ① 삭제 <2023. 11. 7.>

② 공단은 법 제81조의3제1항에 따라 「신용정보의 이용 및 보호에 관한 법률」 제25조제2항제1호의 종합신용정보집중기관(이하 "신용정보집중기관"이라 한다)에 체납등 자료(법 제81조의3제1항 각 호 외의 부분 본문에 따른 체납등 자료를 말한다. 이하 이 조에서 같다)를 제공할 때에는 문서로 제공하거나 정보통신망을 이용하여 전자적인 형태의 파일(자기테이프, 자기디스크, 그 밖에 이와 유사한 매체에 체납등 자료가 기록·보관된 것을 말한다)로 제공할 수 있다. <개정 2023. 11. 7.>

③ 공단은 제2항에 따라 체납등 자료를 제공한 후 체납액의 납부, 결손처분의 취소 등의 사유가 발생한 경우에는 해당 사실을 그 사유가 발생한 날부터 15일 이내에 해당 체납등 자료를 제공한 신용정보집중기관에 알려야 한다.

④ 제2항 및 제3항에서 규정한 사항 외에 체납등 자료의 제공에 필요한 사항은 공단이 정한다. <개정 2023. 11. 7.>

[본조신설 2013. 9. 26.]

제81조의4(보험료의 납부증명) ① 제77조에 따른 보험료의 납부의무자(이하 이 조에서 "납부의무자"라 한다)는 국가, 지방자치단체 또는 「공공기관의 운영에 관한 법률」 제4조에 따른 공공기관(이하 이 조에서 "공공기관"이라 한다)으로부터 공사·제조·구매·용역 등 대통령령으로 정하는 계약의 대가를 지급받는 경우에는 보험료와 그에 따른 연체금 및 체납처분비의 납부사실을 증명하여야 한다. 다만, 납부의무자가 계약대금의 전부 또는 일부를 체납한 보험료로 납부하려는 경우 등 대통령령으로 정하는 경우에는 그러하지 아니하다.

② 납부의무자가 제1항에 따라 납부사실을 증명하여야 할 경우 제1항의 계약을 담당하는 주무관서 또는 공공기관은 납부의무자의 동의를 받아 공단에 조회하여 보험료와 그에 따른 연체금 및 체납처분비의 납부여부를 확인하는 것으로 제1항에 따른 납부증명을 갈음할 수 있다.

[본조신설 2016. 2. 3.]

[제81조의3에서 이동, 종전 제81조의4는 제81조의5로 이동 <2022. 12. 27.>]

제81조의5(서류의 송달) 제79조 및 제81조에 관한 서류의 송달에 관한 사항과 전자문서에 의한 납입 고지 등에 관하여 제81조의6에서 정하지 아니한 사항에 관하여는 「국세기본법」 제8조(같은 조 제2항 단서는 제외한다)부터 제12조까지의 규정을 준용한다. 다만, 우편송달에 의하는 경우 그 방법은 대통령령으로 정하는 바에 따른다. <개정 2023. 5. 19.>

[본조신설 2019. 4. 23.]

[제81조의4에서 이동 <2022. 12. 27.>]

제81조의6(전자문서에 의한 납입 고지 등) ① 납부의무자가 제79조제1항에 따른 납입 고지 또는 제81조제1항에 따른 독촉을 전자문서교환방식 등에 의한 전자문서로 해줄 것을 신청하는 경우에는 공단은 전자문서로 고지 또는 독촉할 수 있다. 이 경우 전자문서 고지 및 독촉에 대한 신청 방법·절차 등에 필요한 사항은 보건복지부령으로 정한다.

② 공단이 제1항에 따라 전자문서로 고지 또는 독촉하는 경우에는 전자문서가 보건복지부령으로 정하는 정보통신망에 저장되거나 납부의무자가 지정한 전자우편주소에 입력된 때에 납입 고지 또는 독촉이 그 납부의무자에게 도달된 것으로 본다.

[본조신설 2023. 5. 19.]

국민건강보험법 시행령

제47조의3(보험료의 납부증명 등) ① 법 제81조의4제1항 본문에서 "공사·제조·구매·용역 등 대통령령으로 정하는 계약"이란 다음 각 호의 어느 하나에 해당하는 계약을 말한다. <개정 2016. 11. 29., 2023. 6. 20.>

1. 「국가를 당사자로 하는 계약에 관한 법률」 제2조에 따른 계약. 다만, 「국고금 관리법 시행령」 제31조에 따른 관서운영경비로 그 대가를 지급받는 계약은 제외한다.
2. 「지방자치단체를 당사자로 하는 계약에 관한 법률」 제2조에 따른 계약. 다만, 「지방회계법 시행령」 제38조에 따른 일상경비로 그 대가를 지급받는 계약은 제외한다.
3. 「공공기관의 운영에 관한 법률」에 따른 공공기관이 체결하는 계약. 다만, 일상경비적 성격의 자금으로서 보건복지부장관이 정하여 고시하는 자금으로 그 대가를 지급받는 계약은 제외한다.

② 법 제81조의4제1항 단서에서 "납부의무자가 계약대금의 전부 또는 일부를 체납한 보험료로 납부하려는 경우 등 대통령령으로 정하는 경우"란 다음 각 호의 어느 하나에 해당하는 경우를 말한다. <개정 2023. 6. 20.>

1. 납부의무자가 지급받는 대가의 전부를 보험료와 그에 따른 연체금 및 체납처분비로 납부하거나 그 대가의 일부를 보험료와 그에 따른 연체금 및 체납처분비 전액으로 납부하려는 경우

2. 법 제81조에 따른 체납처분에 따라 공단이 그 계약 대가를 지급받는 경우
3. 「채무자 회생 및 파산에 관한 법률」에 따른 파산관재인이 납부증명을 하지 못하여 관할법원이 파산절차를 원활하게 진행하기 곤란하다고 인정하는 경우로서 파산관재인이 공단에 납부증명의 예외를 요청하는 경우
4. 「채무자 회생 및 파산에 관한 법률」에 따른 회생계획에서 보험료와 그에 따른 연체금 및 체납처분비의 징수를 유예하거나 체납처분에 의한 재산의 환가를 유예하는 내용을 정한 경우. 이 경우 납부사실을 증명하지 아니하여도 되는 보험료와 그에 따른 연체금 및 체납처분비는 해당 징수유예 또는 환가유예된 금액만 해당한다.

③ 법 제77조에 따른 보험료 납부의무자가 법 제81조의4제1항 본문에 따라 보험료와 그에 따른 연체금 및 체납처분비 납부사실의 증명을 받으려는 경우에는 보건복지부장관이 정하여 고시하는 바에 따라 공단에 그 증명을 요청해야 한다. 다만, 계약 대가를 지급받는 자가 원래의 계약자가 아닌 경우에는 다음 각 호의 구분에 따른 자가 납부사실의 증명을 요청해야 한다. <개정 2023. 6. 20.>

1. 채권양도로 인한 경우: 양도인과 양수인
2. 법원의 전부명령(轉付命令)에 따르는 경우: 압류채권자
3. 「하도급거래 공정화에 관한 법률」 제14조제1항제1호 및 제2호에 따라 건설공사의 하도급대금을 직접 지급받는 경우: 수급사업자

[본조신설 2016. 8. 2.]

제47조의4(우편송달) 공단이 법 제81조의5 단서에 따라 법 제79조 및 제81조에 따른 서류를 우편으로 송달할 때에는 일반우편으로 송달할 수 있다. <개정 2023. 6. 20.>

[본조신설 2019. 10. 22.]

제82조(체납보험료의 분할납부) ① 공단은 보험료를 3회 이상 체납한 자가 신청하는 경우 보건복지부령으로 정하는 바에 따라 분할납부를 승인할 수 있다. <개정 2018. 3. 27.>

② 공단은 보험료를 3회 이상 체납한 자에 대하여 제81조제3항에 따른 체납처분을 하기 전에 제1항에 따른 분할납부를 신청할 수 있음을 알리고, 보건복지부령으로 정하는 바에 따라 분할납부 신청의 절차·방법 등에 관한 사항을 안내하여야 한다.<신설 2018. 3. 27.>

③ 공단은 제1항에 따라 분할납부 승인을 받은 자가 정당한 사유 없이 5회(제1항에 따라 승인받은 분할납부 횟수가 5회 미만인 경우에는 해당 분할납부 횟수를 말한다) 이상 그 승인된 보험료를 납부하지 아니하면 그 분할납부의 승인을 취소한다.<개정 2018. 3. 27., 2019. 4. 23.>

④ 분할납부의 승인과 취소에 관한 절차·방법·기준 등에 필요한 사항은 보건복지부령으로 정한다.<개정 2018. 3. 27.>

국민건강보험법 시행규칙

제55조(체납보험료 분할납부의 승인 등) ① 법 제82조에 따라 보험료를 3회 이상 체납한 자가 보험료 분할납부의 승인을 받으려는 경우에는 별지 제31호서식의 건강보험 체납보험료 분할납부 신청서를 공단에 제출하여야 한다.

② 공단은 법 제82조제2항에 따라 체납 보험료 분할납부 신청의 절차·방법 등에 관한 사항을 법 제79조에 따라 보험료등을 징수할 때 납입고지하는 문서와 법 제81조제4항에 따라 체납처분을 하기 전에 발송하는 통보서에 적어 안내하여야 하며, 필요한 경우에는 별도의 문서에 적거나 전화 통화, 휴대전화 문자전송 등의 방법으로 추가 안내할 수 있다.<신설 2018. 9. 28.>

③ 공단은 제1항에 따라 분할납부를 신청한 자가 법 제82조제3항에 따라 승인이 취소된 적이 있으면 분할납부의 승인을 하지 아니할 수 있다.<개정 2018. 9. 28.>

④ 공단은 제1항에 따라 분할납부를 신청한 자가 제3항에 해당하지 아니하는 경우에는 특별한 사유가 없으면 분할납부를 승인하여야 한다. 이 경우 분할납부하는 횟수는 24회 이내로 정하고, 매월 납부할 금액(이하 "분할보험료"라 한다)은 해당 월별로 고지된 보험료(연체금을 포함한다) 이상으로 정하여 신청인에게 통보하여야 한다.<개정 2018. 9. 28.>

⑤ 공단은 제4항에 따라 분할납부 승인을 받은 자(이하 "분할납부자"라 한다)에게 매회 납부기일 10일 전까지 분할보험료 납입고지서를 발급하여야 한다. 다만, 분할납부자가 분할납부 승인을 신청할 때에 분할횟수에 해당하는 납입고지서를 모두 발급해 줄 것을 요청하면 이를 한꺼번에 발급할 수 있다.<개정 2018. 9. 28.>

⑥ 공단은 법 제82조제3항에 따라 분할납부의 승인을 취소한 경우에는 지체 없이 그 사실을 해당 분할납부자에게 통보하여야 한다.<개정 2018. 9. 28.>

제83조(고액·상습체납자의 인적사항 공개) ① 공단은 이 법에 따른 납부기한의 다음 날부터 1년이 경과한 보험료, 연체금과 체납처분비(제84조에 따라 결손처분한 보험료, 연체금과 체납처분비로서 징수권 소멸시효가 완성되지 아니한 것을 포함한다)의 총액이 1천만원 이상인 체납자가 납부능력이 있음에도 불구하고 체납한 경우 그 인적사항·체납액 등(이하 이 조에서 "인적사항등"이라 한다)을 공개할 수 있다. 다만, 체납된 보험료, 연체금과 체납처분비와 관련하여 제87조에 따른 이의신청, 제88조에 따른 심판청구가 제기되거나 행정소송이 계류 중인 경우 또는 그 밖에 체납된 금액의 일부 납부 등 대통령령으로 정하는 사유가 있는 경우에는 그러하지 아니하다. <개정 2019. 4. 23.>

② 제1항에 따른 체납자의 인적사항등에 대한 공개 여부를 심의하기 위하여 공단에 보험료정보공개심의위원회를 둔다.

③ 공단은 보험료정보공개심의위원회의 심의를 거친 인적사

항등의 공개대상자에게 공개대상자임을 서면으로 통지하여 소명의 기회를 부여하여야 하며, 통지일부터 6개월이 경과한 후 체납액의 납부이행 등을 감안하여 공개대상자를 선정한다.

④ 제1항에 따른 체납자 인적사항등의 공개는 관보에 게재하거나 공단 인터넷 홈페이지에 게시하는 방법에 따른다.

⑤ 제1항부터 제4항까지의 규정에 따른 체납자 인적사항등의 공개와 관련한 납부능력의 기준, 공개절차 및 위원회의 구성·운영 등에 필요한 사항은 대통령령으로 정한다.

국민건강보험법 시행령

제48조(고액·상습체납자의 인적사항 공개 및 공개 제외 사유 등) ① 법 제83조제1항 단서에서 "체납된 금액의 일부 납부 등 대통령령으로 정하는 사유가 있는 경우"란 다음 각 호의 어느 하나에 해당하는 경우를 말한다. <개정 2020. 6. 2.>

1. 법 제83조제3항에 따른 통지 당시 체납된 보험료, 연체금 및 체납처분비(이하 이 조에서 "체납액"이라 한다)의 100분의 30 이상을 그 통지일부터 6개월 이내에 납부한 경우
2. 「채무자 회생 및 파산에 관한 법률」 제243조에 따른 회생계획인가의 결정에 따라 체납액의 징수를 유예받고 그 유예기간 중에 있거나 체납액을 회생계획의 납부일정에 따라 내고 있는 경우
3. 재해 등으로 재산에 심한 손실을 입었거나 사업이 중대한 위기에 처한 경우 등으로서 법 제83조제2항에 따른 보험료정보공개심의위원회(이하 "보험료정보공개심의위원회"라 한다)가 체납자의 인적사항·체납액 등(이하 "인적사항등"이라 한다)을 공개할 실익이 없다고 인정하는 경우

② 공단과 보험료정보공개심의위원회는 법 제83조제3항에 따른 인적사항등의 공개대상자를 선정할 때에는 체납자의 재산상태, 소득수준, 미성년자 여부, 그 밖의 사정을 종합적으로 고려하여 납부능력이 있는지를 판단하여야 한다.

③ 공단은 법 제83조제3항에 따라 인적사항등 공개대상자임을 통지할 때에는 체납액의 납부를 촉구하고, 같은 조 제1항 단서에 따른 인적사항등의 공개 제외 사유에 해당하면 그에 관한 소명자료를 제출하도록 안내하여야 한다.

④ 공단은 법 제83조제4항에 따라 인적사항등을 공개할 때에는 체납자의 성명, 상호(법인의 명칭을 포함한다), 나이, 업종·직종, 주소, 체납액의 종류·납부기한·금액, 체납요지 등을 공개해야 하고, 체납자가 법인인 경우에는 법인의 대표자를 함께 공개해야 한다. <개정 2023. 6. 20.>

제49조(보험료정보공개심의위원회의 구성 및 운영) ① 위원회는 위원장 1명을 포함한 11명의 위원으로 구성한다.

② 보험료정보공개심의위원회의 위원장은 공단의 임원 중 해당 업무를 담당하는 상임이사가 되고, 위원은 공단의 이사장이 임명하거나 위촉하는 다음 각 호의 사람으로 한다.

1. 공단 소속 직원 4명
2. 보험료 징수에 관한 사무를 담당하는 보건복지부 소속 3급 또는 4급 공무원 1명
3. 국세청의 3급 또는 4급 공무원 1명
4. 법률, 회계 또는 사회보험에 관한 학식과 경험이 풍부한 사람 4명

③ 제2항제4호에 따른 위원의 임기는 2년으로 한다.

④ 보험료정보공개심의위원회의 회의는 재적위원 과반수의 출석으로 개의하고, 출석위원 과반수의 찬성으로 의결한다.

⑤ 제1항부터 제4항까지에서 규정한 사항 외에 보험료정보공개심의위원회의 구성 및 운영에 필요한 사항은 공단이 정한다.

제84조(결손처분) ① 공단은 다음 각 호의 어느 하나에 해당하는 사유가 있으면 재정운영위원회의 의결을 받아 보험료등을 결손처분할 수 있다.

1. 체납처분이 끝나고 체납액에 충당될 배분금액이 그 체납액에 미치지 못하는 경우
2. 해당 권리에 대한 소멸시효가 완성된 경우
3. 그 밖에 징수할 가능성이 없다고 인정되는 경우로서 대통령령으로 정하는 경우

② 공단은 제1항제3호에 따라 결손처분을 한 후 압류할 수 있는 다른 재산이 있는 것을 발견한 때에는 지체 없이 그 처분을 취소하고 체납처분을 하여야 한다.

국민건강보험법 시행령

제50조(결손처분) 법 제84조제1항제3호에서 "대통령령으로 정하는 경우"란 다음 각 호의 경우를 말한다.

1. 체납자의 재산이 없거나 체납처분의 목적물인 총재산의 견적가격이 체납처분비에 충당하고 나면 남을 여지가 없음이 확인된 경우
2. 체납처분의 목적물인 총재산이 보험료등보다 우선하는 국세, 지방세, 전세권·질권·저당권 또는 「동산·채권 등의 담보에 관한 법률」에 따른 담보권에 따라 담보된 채권 등의 변제에 충당하고 나면 남을 여지가 없음이 확인된 경우
3. 그 밖에 징수할 가능성이 없다고 재정운영위원회에서 의결한 경우

제85조(보험료등의 징수 순위) 보험료등은 국세와 지방세를 제외한 다른 채권에 우선하여 징수한다. 다만, 보험료등의 납부기한 전에 전세권·질권·저당권 또는 「동산·채권 등의 담보에 관한 법률」에 따른 담보권의 설정을 등기 또는 등록한 사실이 증명되는 재산을 매각할 때에 그 매각대금 중에서 보험료등을 징수하는 경우 그 전세권·질권·저당권 또는 「동산·채권 등의 담보에 관한 법률」에 따른 담보권으로 담보된 채권에 대하여는 그러하지 아니하다.

제86조(보험료등의 충당과 환급) ① 공단은 납부의무자가 보험료등·연체금 또는 체납처분비로 낸 금액 중 과오납부(過誤納付)한 금액이 있으면 대통령령으로 정하는 바에 따라 그 과오납금을 보험료등·연체금 또는 체납처분비에 우선 충당하여야 한다. <개정 2019. 12. 3.>

② 공단은 제1항에 따라 충당하고 남은 금액이 있는 경우 대통령령으로 정하는 바에 따라 납부의무자에게 환급하여야 한다.<개정 2019. 12. 3.>

③ 제1항 및 제2항의 경우 과오납금에 대통령령으로 정하는 이자를 가산하여야 한다.<신설 2019. 12. 3.>

국민건강보험법 시행령

제51조(과오납금의 충당 순서) ① 공단은 법 제86조제1항에 따라 같은 항에 따른 과오납금(이하 "과오납금"이라 한다)을 다음 각 호의 구분에 따라 각 목의 순서대로 충당해야 한다. <개정 2016. 9. 22., 2020. 6. 2.>

1. 보험료와 그에 따른 연체금을 과오납부(過誤納付)한 경우
   가. 체납처분비
   나. 체납된 보험료와 그에 따른 연체금
   다. 앞으로 내야 할 1개월분의 보험료(납부의무자가 동의한 경우만 해당한다)
2. 법 제57조에 따른 징수금(이하 이 호에서 "징수금"이라 한다)과 그에 따른 연체금을 과오납부한 경우
   가. 체납처분비
   나. 체납된 징수금과 그에 따른 연체금
3. 가산금과 그에 따른 연체금을 과오납부한 경우
   가. 체납처분비
   나. 체납된 가산금과 그에 따른 연체금

② 공단은 제1항제1호부터 제3호까지의 규정에 따라 충당한 후 남은 금액이 있는 경우에는 다음 각 호의 구분에 따라 충당할 수 있다.<개정 2016. 9. 22.>

1. 제1항제1호에 따라 충당하고 남은 금액이 있는 경우: 같은 항 제2호 각 목의 순서에 따라 충당하고, 그 다음에 같은 항 제3호 각 목의 순서에 따라 충당할 것
2. 제1항제2호에 따라 충당하고 남은 금액이 있는 경우: 같은 항 제1호 각 목의 순서에 따라 충당하고, 그 다음에 같은 항 제3호 각 목의 순서에 따라 충당할 것
3. 제1항제3호에 따라 충당하고 남은 금액이 있는 경우: 같은 항 제1호 각 목의 순서에 따라 충당하고, 그 다음에 같은 항 제2호 각 목의 순서에 따라 충당할 것

[제목개정 2020. 6. 2.]

제52조(과오납금의 충당·지급 시 가산 이자 등) ① 공단은 법 제86조제1항에 따라 과오납금을 보험료등·연체금 또는 체납처분비에 충당하거나 같은 조 제2항에 따라 충당하고 남은 금액을 환급하려는 경우에는 그 사실을 문서로 납부의무자에게 알려야 한다. <신설 2020. 6. 2.>

② 법 제86조제3항에서 "대통령령으로 정하는 이자"란 다음 각 호의 구분에 따른 날부터 과오납금을 보험료등·연체금 또는 체납처분비에 충당하는 날(환급의 경우에는 환급통지서를 발송한 날을 말한다)까지의 기간에 대하여 과오납금에 「국세기본법 시행령」 제43조의3제2항 본문에 따른 국세환급가산금의 이자율을 곱하여 산정한 금액을 말한다.<개정 2013. 9. 26., 2020. 6. 2.>

1. 보험료등, 연체금 또는 체납처분비가 2회 이상 분할 납부된 경우에는 다음 각 목의 구분에 따른 분할납부일의 다음 날
   가. 해당 환급금이 최종 분할납부된 금액보다 적거나 같은 경우: 최종 분할납부일
   나. 해당 환급금이 최종 분할납부된 금액보다 많은 경우: 해당 환급금이 가목의 경우에 해당될 때까지 최근 분할납부일의 순서로 소급하여 산정한 각 분할납부일
2. 공단이 제39조제1항에 따라 그 초과액을 사용자에게 반환하는 경우에는 다음 각 목의 구분에 따른 날
   가. 사용자가 제35조 및 제38조에 따라 직장가입자에게 지급한 보수의 총액 등을 그 통보기한까지 공단에 통보한 경우 그 통보기한일부터 7일이 지난 날. 다만, 그 통보기한을 지나서 통보한 경우에는 통보일부터 7일이 지난 날
   나. 사용자가 제36조제2항(제38조제2항에서 준용하는 경우를 포함한다)에 따라 공단에 보수월액 변경을 신청한 경우 그 신청일부터 7일이 지난 날
3. 제38조제2항에서 준용하는 제35조제2항 각 호의 사유로 사용자의 보수월액보험료를 정산하는 경우나 직장가입자의 사용·임용·채용 관계가 끝나 공단이 제39조제2항에 따라 사용자와 보수월액보험료를 다시 정산하여 반환하는 경우에는 다음 각 목의 구분에 따른 날
   가. 법 제9조제1항에 따른 자격 변동이 있는 경우: 자격 변동 신고를 한 날부터 7일이 지난 날
   나. 법 제10조제1항에 따른 자격 상실이 있는 경우: 자격 상실 신고를 한 날부터 7일이 지난 날
4. 제1호부터 제3호까지의 규정 외의 경우에는 과오납부한 날의 다음 날

[제목개정 2020. 6. 2.]

제7장 이의신청 및 심판청구 등

제87조(이의신청) ① 가입자 및 피부양자의 자격, 보험료등, 보험급여, 보험급여 비용에 관한 공단의 처분에 이의가 있는 자는 공단에 이의신청을 할 수 있다.

② 요양급여비용 및 요양급여의 적정성 평가 등에 관한 심사평가원의 처분에 이의가 있는 공단, 요양기관 또는 그 밖의 자는 심사평가원에 이의신청을 할 수 있다.

③ 제1항 및 제2항에 따른 이의신청(이하 "이의신청"이라 한다)은 처분이 있음을 안 날부터 90일 이내에 문서(전자문서를 포함한다)로 하여야 하며 처분이 있은 날부터 180일을 지나면 제기하지 못한다. 다만, 정당한 사유로 그 기간에 이의신청을 할 수 없었음을 소명한 경우에는 그러하지 아니하다.

④ 제3항 본문에도 불구하고 요양기관이 제48조에 따른 심사평가원의 확인에 대하여 이의신청을 하려면 같은 조 제2항에 따라 통보받은 날부터 30일 이내에 하여야 한다.

⑤ 제1항부터 제4항까지에서 규정한 사항 외에 이의신청의 방법·결정 및 그 결정의 통지 등에 필요한 사항은 대통령령으로 정한다.

국민건강보험법 시행령

제30조(원장 권한의 위임) 법 제68조에 따라 준용되는 법 제32조에 따라 심사평가원의 원장이 분사무소의 장에게 위임할 수 있는 사항은 다음 각 호의 요양기관을 제외한 요양기관의 법 제47조제2항에 따른 요양급여비용에 대한 심사 권한과 법 제87조제2항에 따른 이의신청에 대한 결정 권한으로 한다.

1. 「의료법」 제3조의4에 따른 상급종합병원
2. 그 밖에 심사평가원의 정관으로 정하는 요양기관

제53조(이의신청위원회) 법 제87조제1항 및 제2항에 따른 이의신청을 효율적으로 처리하기 위하여 공단 및 심사평가원에 각각 이의신청위원회를 설치한다.

제54조(이의신청위원회의 구성 등) ① 제53조에 따른 이의신청위원회(이하 "이의신청위원회"라 한다)는 각각 위원장 1명을 포함한 25명의 위원으로 구성한다.

② 공단에 설치하는 이의신청위원회의 위원장은 공단의 이사장이 지명하는 공단의 상임이사가 되고, 위원은 공단의 이사장이 임명하거나 위촉하는 다음 각 호의 사람으로 한다.

1. 공단의 임직원 1명
2. 사용자단체 및 근로자단체가 각각 4명씩 추천하는 8명
3. 시민단체, 소비자단체, 농어업인단체 및 자영업자단체가 각각 2명씩 추천하는 8명
4. 변호사, 사회보험 및 의료에 관한 학식과 경험이 풍부한 사람 7명

③ 심사평가원에 설치하는 이의신청위원회의 위원장은 심사평가원의 원장이 지명하는 심사평가원의 상임이사가 되고, 위원은 심사평가원의 원장이 임명하거나 위촉하는 다음 각 호의 사람으로 한다.

1. 심사평가원의 임직원 1명
2. 가입자를 대표하는 단체(시민단체를 포함한다)가 추천하는 사람 5명
3. 변호사, 사회보험에 관한 학식과 경험이 풍부한 사람 4명
4. 의약 관련 단체가 추천하는 사람 14명

④ 제2항과 제3항에 따라 위촉된 위원의 임기는 3년으로 한다.

제55조(이의신청위원회의 운영) ① 이의신청위원회의 위원장은 이의신청위원회 회의를 소집하고, 그 의장이 된다. 이 경우 위원장이 부득이한 사유로 직무를 수행할 수 없을 때에는 위원장이 지명하는 위원이 그 직무를 대행한다.

② 이의신청위원회의 회의는 위원장과 위원장이 회의마다 지명하는 6명의 위원으로 구성한다.

③ 이의신청위원회의 회의는 제2항에 따른 구성원 과반수의 출석으로 개의하고, 출석위원 과반수의 찬성으로 의결한다.

④ 이의신청위원회의 회의에 출석한 위원장 및 소속 임직원을 제외한 나머지 위원에게는 예산의 범위에서 수당과 여비, 그 밖에 필요한 경비를 지급할 수 있다.

⑤ 이의신청위원회의 회의에 부치는 안건의 범위, 그 밖에 이의신청위원회의 운영에 필요한 사항은 이의신청위원회의 의결을 거쳐 위원장이 정한다.

제56조(이의신청 등의 방식) 법 제87조제1항 및 제2항에 따른 이의신청 및 그에 대한 결정은 보건복지부령으로 정하는 서식에 따른다.

제57조(이의신청 결정의 통지) 공단과 심사평가원은 이의신청에 대한 결정을 하였을 때에는 지체 없이 신청인에게 결정서의 정본(正本)을 보내고, 이해관계인에게는 그 사본을 보내야 한다.

제58조(이의신청 결정기간) ① 공단과 심사평가원은 이의신청을 받은 날부터 60일 이내에 결정을 하여야 한다. 다만, 부득이한 사정이 있는 경우에는 30일의 범위에서 그 기간을 연장할 수 있다.

② 공단과 심사평가원은 제1항 단서에 따라 결정기간을 연장하려면 결정기간이 끝나기 7일 전까지 이의신청을 한 자에게 그 사실을 알려야 한다.

국민건강보험법 시행규칙

제56조(이의신청의 서식 등) 법 제87조제1항·제2항 및 영 제56조에 따라 공단의 처분에 대한 이의신청과 그 결정은 별지 제32호서식 및 별지 제33호서식에 따르고, 심사평가원의 처분 중 요양급여비용의 심사에 대한 이의신청과 그 결정은 별지 제34호서식 및 별지 제35호서식, 적정성평가에 대한 이의신청과 그 결정은 별지 제36호서식 및 별지 제37호서식에 따른다. <개정 2022. 12. 9.>

제88조(심판청구) ① 이의신청에 대한 결정에 불복하는 자는 제89조에 따른 건강보험분쟁조정위원회에 심판청구를 할 수 있다. 이 경우 심판청구의 제기기간 및 제기방법에 관하여는 제87조제3항을 준용한다.

② 제1항에 따라 심판청구를 하려는 자는 대통령령으로 정하는 심판청구서를 제87조제1항 또는 제2항에 따른 처분을 한 공단 또는 심사평가원에 제출하거나 제89조에 따른 건강보험분쟁조정위원회에 제출하여야 한다.

③ 제1항 및 제2항에서 규정한 사항 외에 심판청구의 절차·방법·결정 및 그 결정의 통지 등에 필요한 사항은 대통령령으로 정한다.

국민건강보험법 시행령

제59조(심판청구서의 제출 등) ① 법 제88조제1항에 따라 심판청구를 하려는 자는 다음 각 호의 사항을 적은 심판청구서를 공단, 심사평가원 또는 법 제89조에 따른 건강보험분쟁조정위원회(이하 "분쟁조정위원회"라 한다)에 제출하여야 한다. 이 경우 정당한 권한이 없는 자에게 심판청구서가 제출되었을 때에는 심판청구서를 받은 자는 그 심판청구서를 정당한 권한이 있는 자에게 보내야 한다.

1. 청구인과 처분을 받은 자의 성명·주민등록번호 및 주소(법인인 경우에는 법인의 명칭, 법인등록번호 및 주사무소의 소재지를 말한다. 이하 제60조제1호에서 같다)
2. 처분을 한 자(공단 이사장 또는 심사평가원 원장의 위임을 받아 분사무소의 장이 처분을 한 경우에는 그 분사무소의 장을 말한다. 이하 같다)
3. 처분의 요지 및 처분이 있음을 안 날
4. 심판청구의 취지 및 이유
5. 청구인이 처분을 받은 자가 아닌 경우에는 처분을 받은 자와의 관계
6. 첨부서류의 표시
7. 심판청구에 관한 고지의 유무 및 그 내용

② 공단과 심사평가원은 제1항에 따라 심판청구서를 받으면 그 심판청구서를 받은 날부터 10일 이내에 그 심판청구서에 처분을 한 자의 답변서 및 이의신청 결정서 사본을 첨부하여 분쟁조정위원회에 제출하여야 한다.

③ 분쟁조정위원회는 제1항에 따라 심판청구서를 받으면 지체 없이 그 사본 또는 부본(副本)을 공단 또는 심사평가원 및 이해관계인에게 보내고, 공단 또는 심사평가원은 그 사본 또는 부본을 받은 날부터 10일 이내에 처분을 한 자의 답변서 및 이의신청 결정서 사본을 분쟁조정위원회에 제출하여야 한다.

④ 제1항 후단에 따라 심판청구서를 정당한 권한이 있는 자에게 보냈을 때에는 지체 없이 그 사실을 청구인에게 알려야 한다.

⑤ 법 제88조제1항 후단에 따른 심판청구 제기기간을 계산할 때에는 제1항에 따라 공단, 심사평가원, 분쟁조정위원회 또는 정당한 권한이 없는 자에게 심판청구서가 제출된 때에 심판청구가 제기된 것으로 본다.

제60조(심판청구 결정의 통지) 분쟁조정위원회의 위원장은 심판청구에 대하여 결정을 하였을 때에는 다음 각 호의 사항을 적은 결정서에 서명 또는 기명날인하여 지체 없이 청구인에게는 결정서의 정본을 보내고, 처분을 한 자 및 이해관계인에게는 그 사본을 보내야 한다.

1. 청구인의 성명·주민등록번호 및 주소
2. 처분을 한 자
3. 결정의 주문(主文)
4. 심판청구의 취지
5. 결정 이유
6. 결정 연월일

제61조(심판청구 결정기간) ① 분쟁조정위원회는 제59조제1항에 따라 심판청구서가 제출된 날부터 60일 이내에 결정을 하여야 한다. 다만, 부득이한 사정이 있는 경우에는 30일의 범위에서 그 기간을 연장할 수 있다.

② 제1항 단서에 따라 결정기간을 연장하려면 결정기간이 끝나기 7일 전까지 청구인에게 그 사실을 알려야 한다.

제89조(건강보험분쟁조정위원회) ① 제88조에 따른 심판청구를 심리·의결하기 위하여 보건복지부에 건강보험분쟁조정위원회(이하 "분쟁조정위원회"라 한다)를 둔다.

② 분쟁조정위원회는 위원장을 포함하여 60명 이내의 위원으로 구성하고, 위원장을 제외한 위원 중 1명은 당연직위원으로 한다. 이 경우 공무원이 아닌 위원이 전체 위원의 과반수가 되도록 하여야 한다.<개정 2014. 1. 1., 2018. 12. 11.>

③ 분쟁조정위원회의 회의는 위원장, 당연직위원 및 위원장이 매 회의마다 지정하는 7명의 위원을 포함하여 총 9명으로 구성하되, 공무원이 아닌 위원이 과반수가 되도록 하여야 한다.<개정 2018. 12. 11.>

④ 분쟁조정위원회는 제3항에 따른 구성원 과반수의 출석과 출석위원 과반수의 찬성으로 의결한다.

⑤ 분쟁조정위원회를 실무적으로 지원하기 위하여 분쟁조정위원회에 사무국을 둔다.<신설 2014. 1. 1.>

⑥ 제1항부터 제5항까지에서 규정한 사항 외에 분쟁조정위원회 및 사무국의 구성 및 운영 등에 필요한 사항은 대통령령으로 정한다.<개정 2014. 1. 1.>

⑦ 분쟁조정위원회의 위원 중 공무원이 아닌 사람은 「형법」 제129조부터 제132조까지의 규정을 적용할 때 공무원으로 본다.<신설 2016. 2. 3.>

국민건강보험법 시행령

제62조(분쟁조정위원회의 구성 등) ① 분쟁조정위원회의 위원장은 보건복지부장관의 제청으로 대통령이 임명하고, 위원은 다음 각 호의 사람 중에서 보건복지부장관이 임명하거나 위촉한다. <개정 2014. 6. 30.>

1. 4급 이상 공무원 또는 고위공무원단에 속하는 일반직공무원으로 재직 중이거나 재직하였던 사람
2. 판사·검사 또는 변호사 자격이 있는 사람
3. 「고등교육법」 제2조제1호부터 제3호까지의 규정에 따른 학교에서 사회보험 또는 의료와 관련된 분야에 부교수 이상으로 재직하고 있는 사람
4. 사회보험 또는 의료에 관한 학식과 경험이 풍부한 사람

② 법 제89조제2항에 따른 당연직위원은 제1항제1호의 위원 중 법 제88조에 따른 심판청구에 관한 업무를 담당하는 공무원으로 한다.

제62조의2(분쟁조정위원회 위원의 해임 및 해촉) 보건복지부장관은 제62조제1항 각 호에 따른 분쟁조정위원회 위원이 다음 각 호의 어느 하나에 해당하는 경우에는 해당 분쟁조정위원회 위원을 해임하거나 해촉할 수 있다.

1. 심신장애로 인하여 직무를 수행할 수 없게 된 경우

2. 직무와 관련된 비위사실이 있는 경우
3. 직무태만, 품위손상이나 그 밖의 사유로 인하여 위원으로 적합하지 아니하다고 인정되는 경우
4. 제65조의2제1항 각 호의 어느 하나에 해당하는 데에도 불구하고 회피하지 아니한 경우
5. 위원 스스로 직무를 수행하는 것이 곤란하다고 의사를 밝히는 경우

[본조신설 2015. 12. 31.]

제63조(분쟁조정위원회 위원장의 직무) ① 분쟁조정위원회의 위원장은 분쟁조정위원회를 대표하고, 분쟁조정위원회의 사무를 총괄한다.

② 분쟁조정위원회의 위원장이 부득이한 사유로 직무를 수행할 수 없을 때에는 위원장이 지명하는 위원이 그 직무를 대행한다.

제64조(분쟁조정위원회 위원의 임기) 분쟁조정위원회 위원의 임기는 3년으로 한다. 다만, 제62조제1항제1호에 따른 위원 중 공무원인 위원의 임기는 그 직위에 재임하는 기간으로 한다.

제65조(분쟁조정위원회의 회의) ① 분쟁조정위원회의 위원장은 분쟁조정위원회의 회의를 소집하고, 그 의장이 된다.

② 이 영에서 규정한 사항 외에 분쟁조정위원회 운영에 필요한 사항은 분쟁조정위원회의 의결을 거쳐 위원장이 정한다.

제65조의2(분쟁조정위원회 위원의 제척·기피·회피) ① 분쟁조정위원회의 위원(이하 이 조에서 "위원"이라 한다)이 다음 각 호의 어느 하나에 해당하는 경우에는 분쟁조정위원회의 심리·의결에서 제척(除斥)된다.

1. 위원 또는 그 배우자나 배우자였던 사람이 해당 안건의 당사자가 되거나 그 안건의 당사자와 공동권리자 또는 공동의무자인 경우
2. 위원이 해당 안건의 당사자와 친족이거나 친족이었던 경우
3. 위원이 해당 안건에 대하여 증언·진술·자문·연구 또는 용역을 한 경우
4. 위원이나 위원이 속한 법인이 해당 안건의 당사자의 대리인이거나 대리인이었던 경우
5. 위원이 해당 안건의 원인이 된 처분이나 부작위에 관여하거나 관여하였던 경우

② 당사자는 위원에게 공정한 심리·의결을 기대하기 어려운 사정이 있는 경우에는 분쟁조정위원회에 기피(忌避) 신청을 할 수 있고, 분쟁조정위원회는 의결로 이를 결정한다. 이 경우 기피 신청의 대상인 위원은 그 의결에 참여하지 못한다.

③ 위원은 제1항 각 호에 따른 제척 사유에 해당하는 경우에는 스스로 해당 안건의 심리·의결에서 회피(回避)하여야 한다.

[본조신설 2014. 6. 30.]

제66조(분쟁조정위원회의 간사) ① 분쟁조정위원회의 사무를 처리하기 위하여 분쟁조정위원회에 간사 1명을 둔다.

② 간사는 보건복지부 소속 공무원 중에서 보건복지부장관이 지명한다.

제67조(분쟁조정위원회 위원의 수당) 분쟁조정위원회에 출석한 위원에게는 예산의 범위에서 수당과 여비, 그 밖에 필요한 경비를 지급할 수 있다. 다만, 공무원인 위원이 소관 업무와 직접 관련하여 출석하는 경우에는 그러하지 아니하다.

제90조(행정소송) 공단 또는 심사평가원의 처분에 이의가 있는 자와 제87조에 따른 이의신청 또는 제88조에 따른 심판청구에 대한 결정에 불복하는 자는 「행정소송법」에서 정하는 바에 따라 행정소송을 제기할 수 있다.

제8장 보칙

제91조(시효) ① 다음 각 호의 권리는 3년 동안 행사하지 아니하면 소멸시효가 완성된다. <개정 2016. 3. 22.>

1. 보험료, 연체금 및 가산금을 징수할 권리
2. 보험료, 연체금 및 가산금으로 과오납부한 금액을 환급받을 권리
3. 보험급여를 받을 권리
4. 보험급여 비용을 받을 권리
5. 제47조제3항 후단에 따라 과다납부된 본인일부부담금을 돌려받을 권리
6. 제61조에 따른 근로복지공단의 권리

② 제1항에 따른 시효는 다음 각 호의 어느 하나의 사유로 중단된다.

1. 보험료의 고지 또는 독촉
2. 보험급여 또는 보험급여 비용의 청구

③ 휴직자등의 보수월액보험료를 징수할 권리의 소멸시효는 제79조제5항에 따라 고지가 유예된 경우 휴직 등의 사유가 끝날 때까지 진행하지 아니한다.

④ 제1항에 따른 소멸시효기간, 제2항에 따른 시효 중단 및 제3항에 따른 시효 정지에 관하여 이 법에서 정한 사항 외에는 「민법」에 따른다.

제92조(기간 계산) 이 법이나 이 법에 따른 명령에 규정된 기간의 계산에 관하여 이 법에서 정한 사항 외에는 「민법」의 기간에 관한 규정을 준용한다.

제93조(근로자의 권익 보호) 제6조제2항 각 호의 어느 하나에 해당하지 아니하는 모든 사업장의 근로자를 고용하는 사용자는 그가 고용한 근로자가 이 법에 따른 직장가입자가 되는 것을 방해하거나 자신이 부담하는 부담금이 증가되는 것을 피할 목적으로 정당한 사유 없이 근로자의 승급 또는 임금 인상을 하지 아니하거나 해고나 그 밖의 불리한 조치를 할 수 없다.

제94조(신고 등) ① 공단은 사용자, 직장가입자 및 세대주에게 다음 각 호의 사항을 신고하게 하거나 관계 서류(전자적 방법으로 기록된 것을 포함한다. 이하 같다)를 제출하게 할 수 있다. <개정 2013. 5. 22.>

1. 가입자의 거주지 변경
2. 가입자의 보수·소득
3. 그 밖에 건강보험사업을 위하여 필요한 사항

② 공단은 제1항에 따라 신고한 사항이나 제출받은 자료에 대하여 사실 여부를 확인할 필요가 있으면 소속 직원이 해당 사항에 관하여 조사하게 할 수 있다.

③ 제2항에 따라 조사를 하는 소속 직원은 그 권한을 표시하는 증표를 지니고 관계인에게 보여주어야 한다.

제95조(소득 축소·탈루 자료의 송부 등) ① 공단은 제94조제1항에 따라 신고한 보수 또는 소득 등에 축소 또는 탈루(脫漏)가 있다고 인정하는 경우에는 보건복지부장관을 거쳐 소득의 축소 또는 탈루에 관한 사항을 문서로 국세청장에게 송부할 수 있다.

② 국세청장은 제1항에 따라 송부받은 사항에 대하여 「국세기본법」 등 관련 법률에 따른 세무조사를 하면 그 조사 결과 중 보수·소득에 관한 사항을 공단에 송부하여야 한다.

③ 제1항 및 제2항에 따른 송부 절차 등에 필요한 사항은 대통령령으로 정한다.

국민건강보험법 시행령

제68조(소득 축소·탈루 자료의 송부 절차) ① 공단은 법 제95조제1항에 따라 다음 각 호의 어느 하나에 해당하는 경우에는 제2항에 따른 소득축소탈루심사위원회의 심사를 거쳐 관련 자료를 보건복지부장관에게 제출하고 국세청장에게 송부하여야 한다.

1. 법 제94조제1항에 따라 사용자, 직장가입자 및 세대주가 신고한 보수 또는 소득 등(이하 "소득등"이라 한다)이 다음 각 목의 어느 하나에 해당하는 경우
   가. 국세청에 신고한 소득등과 차이가 있는 경우
   나. 해당 업종·직종별 평균 소득등보다 낮은 경우
   다. 임금대장이나 그 밖의 소득 관련 서류 또는 장부 등의 내용과 다른 경우
2. 다음 각 목의 어느 하나에 해당하는 경우로서 소득등의 축소 또는 탈루가 있다고 인정되는 경우
   가. 법 제94조제1항에 따른 자료 제출을 하지 아니하거나 3개월 이상 늦게 제출한 경우
   나. 법 제94조제2항에 따른 조사를 3회 이상 거부·방해·기피한 경우

② 법 제95조제1항에 따른 소득등의 축소 또는 탈루 여부에 관한 사항을 심사하기 위하여 공단에 소득축소탈루심사위원회(이하 "소득축소탈루심사위원회"라 한다)를 둔다.

③ 소득축소탈루심사위원회는 위원장 1명을 포함한 5명의 위원으로 구성한다.

④ 소득축소탈루심사위원회의 위원장은 공단 소속 임직원 중에서 공단의 이사장이 임명한다.

⑤ 소득축소탈루심사위원회의 위원은 공단의 이사장이 임명하거나 위촉하는 다음 각 호의 사람으로 한다.

1. 공단의 직원 1명
2. 보건복지부 및 국세청 소속의 5급 이상 공무원 또는 고위공무원단에 속하는 일반직공무원 중에서 소속 기관의 장이 각각 1명씩 지명하는 사람 2명
3. 세무사 또는 공인회계사 1명

⑥ 제3항부터 제5항까지에서 규정한 사항 외에 소득축소탈루심사위원회 운영에 필요한 사항은 공단의 이사장이 정한다.

제69조(국세청 회신자료의 반영) 법 제95조제2항에 따라 국세청장으로부터 보수·소득에 관한 사항을 송부받은 공단은 그 결과를 해당 가입자의 보수 또는 소득에 반영하여야 한다.

국민건강보험법 시행규칙

제57조(소득 축소·탈루 자료 송부의 서식 등) 공단이 법 제95조제1항에 따라 국세청장에게 소득 축소·탈루 자료를 송부할 때에는 별지 제38호 서식의 소득 축소·탈루 혐의자료 통보서에 따른다. 이 경우 사용자나 세대주가 공단에 신고하거나 제출한 보수 또는 소득에 관한 자료와 공단이 조사한 증명자료를 첨부하여야 한다.

제96조(자료의 제공) ① 공단은 국가, 지방자치단체, 요양기관, 「보험업법」에 따른 보험회사 및 보험료율 산출 기관, 「공공기관의 운영에 관한 법률」에 따른 공공기관, 그 밖의 공공단체 등에 대하여 다음 각 호의 업무를 수행하기 위하여 주민등록·가족관계등록·국세·지방세·토지·건물·출입국관리 등의 자료로서 대통령령으로 정하는 자료를 제공하도록 요청할 수 있다. <개정 2014. 5. 20.>

1. 가입자 및 피부양자의 자격 관리, 보험료의 부과·징수, 보험급여의 관리 등 건강보험사업의 수행
2. 제14조제1항제11호에 따른 업무의 수행

② 심사평가원은 국가, 지방자치단체, 요양기관, 「보험업법」에 따른 보험회사 및 보험료율 산출 기관, 「공공기관의 운영에 관한 법률」에 따른 공공기관, 그 밖의 공공단체 등에 대하여 요양급여비용을 심사하고 요양급여의 적정성을 평가하기 위하여 주민등록·출입국관리·진료기록·의약품공급 등의 자료로서 대통령령으로 정하는 자료를 제공하도록 요청할 수 있다.<개정 2014. 5. 20.>

③ 보건복지부장관은 관계 행정기관의 장에게 제41조의2에 따른 약제에 대한 요양급여비용 상한금액의 감액 및 요양급여의 적용 정지를 위하여 필요한 자료를 제공하도록 요청할 수 있다.<신설 2018. 3. 27.>

④ 제1항부터 제3항까지의 규정에 따라 자료 제공을 요청받은 자는 성실히 이에 따라야 한다.<개정 2018. 3. 27.>

⑤ 공단 또는 심사평가원은 요양기관, 「보험업법」에 따른 보험회사 및 보험료율 산출 기관에 제1항 또는 제2항에 따른 자료의 제공을 요청하는 경우 자료 제공 요청 근거 및 사유, 자료 제공 대상자, 대상기간, 자료 제공 기한, 제출 자료 등이 기재된 자료제공요청서를 발송하여야 한다.<신설 2016. 3. 22., 2018. 3. 27.>

⑥ 제1항 및 제2항에 따른 국가, 지방자치단체, 요양기관, 「보험업법」에 따른 보험료율 산출 기관 그 밖의 공공기관 및 공공단체가 공단 또는 심사평가원에 제공하는 자료에 대하여는 사용료와 수수료 등을 면제한다.<개정 2016. 3. 22., 2018. 3. 27.>

국민건강보험법 시행령

제69조의2(제공 요청 자료 등) ① 법 제96조제1항에서 "대통령령으로 정하는 자료"란 별표 4의3 제1호에 따른 자료를 말한다.

② 법 제96조제2항에서 "대통령령으로 정하는 자료"란 별표 4의3 제2호에 따른 자료를 말한다.

③ 법 제96조제1항 또는 제2항에 따라 자료의 제공을 요청받은 국가, 지방자치단체, 요양기관, 「보험업법」에 따른 보험회사 및 보험료율 산출 기관, 「공공기관의 운영에 관한 법률」에 따른 공공기관, 그 밖의 공공단체 등은 제1항 또는 제2항의 자료가 디스켓, 자기테이프, 마이크로필름, 광디스크 등 전산기록장치 또는 전산프로그램을 이용하여 저장되어 있는 경우에는 해당 형태로 자료를 제공할 수 있다.

[본조신설 2014. 11. 20.]

국민건강보험법 시행령 [별표 4의3] 제공 요청 자료 <개정 2023. 6. 27.>

(제69조의2제1항 및 제2항 관련)

1. 법 제96조제1항에서 "대통령령으로 정하는 자료"란 다음 각 목의 자료를 말한다.
   가. 「주민등록법」에 따른 주민등록자료
   나. 「가족관계의 등록 등에 관한 법률」에 따른 가족관계등록 전산정보자료와 가족관계기록사항에 관한 증명서
   다. 「출입국관리법」에 따른 외국인등록자료 및 국민·외국인의 출입국자료
   라. 「재외동포의 출입국과 법적 지위에 관한 법률」에 따른 재외국민 및 외국국적동포의 국내거소신고자료
   마. 「병역법」에 따른 병역 복무자료
   바. 「형의 집행 및 수용자의 처우에 관한 법률」, 「보호소년 등의 처우에 관한 법률」, 「치료감호 등에 관한 법률」에 따른 시설의 입·출소(원)자 성명 및 주민등록번호, 입·출소(원)일, 수용여부 자료
   사. 「관세법」, 「국세기본법」, 「국세징수법」, 「소득세법」, 「법인세법」, 「상속세 및 증여세법」, 「부가가치세법」, 「지방세기본법」, 「지방세징수법」, 「지방세법」, 「수출용 원재료에 대한 관세 등 환급에 관한 특례법」에 따른 과세·환급자료 및 「장애인고용촉진 및 직업재활법」에 따른 환급자료
   아. 「부동산등기법」에 따른 토지등기사항증명서·건물등기사항증명서, 「선박등기법」에 따른 선박등기사항증명서, 「동산·채권 등의 담보에 관한 법률」에 따른 담보등기부 및 「상업등기법」, 「비송사건절차법」 등에 따른 법인등기사항증명서
   자. 「농지법」에 따른 농지대장, 「자동차관리법」에 따른 자동차등록원부, 「건설기계관리법」에 따른 건설기계등록원부, 「선박법」에 따른 선박원부, 「항공법」에 따른 항공기등록원부 및 「특허권 등의 등록령」에 따른 등록원부
   차. 「공간정보의 구축 및 관리 등에 관한 법률」에 따른 지적공부, 부동산종합공부
   카. 「의료법」 제22조에 따른 진료기록부등과 처방전
   타. 「약사법」에 따른 조제기록부
   파. 법 제41조에 따른 요양급여비용 계산서·영수증과 본인부담금수납대장, 약제·치료재료·의료기기 등 요양급여 구성요소의 구입에 관한 자료
   하. 「도로교통법 시행령」 제32조 본문에 따른 교통사고의 조사에 관한 서류 등 경찰청, 해양경찰청 등이 사건사고 내역을 확인할 수 있도록 발급하는 자료

거. 요양기관, 「의료급여법」에 따른 의료급여기관, 「의료법」에 따른 의료기관, 「건강검진기본법」에 따른 건강검진기관, 「약사법」에 따른 의약품도매상, 의약품·의약외품의 제조업자·품목허가를 받은 자·수입자·판매업자, 「의료기기법」에 따른 의료기기취급자, 「식품위생법」에 따른 집단급식소 운영자, 「마약류 관리에 관한 법률」에 따른 마약류취급자 등에 대한 업무정지·허가취소 등 처분에 대한 자료
너. 「119구조·구급에 관한 법률」에 따른 구조·구급활동자료 등 화재·재난·재해 관련 자료
더. 법 제51조에 따른 보조기기의 기준액·가격의 결정 및 조정, 신청·지급내역 등 관련자료
러. 노인틀니, 임플란트 및 치석제거 등록자료 등 치과분야 관련 자료
머. 본인일부부담산정특례 등록자료
버. 임신·출산 진료비, 희귀난치성질환자 의료비 관련 자료
서. 「건강검진기본법」에 따른 건강검진기관의 지정·승인·평가 관련 자료, 「지역보건법」에 따른 건강진단등 신고서 접수내역
어. 「국민연금법」에 따른 가입자에 관한 자료, 「고용보험 및 산업재해보상보험의 보험료징수 등에 관한 법률」에 따른 보험가입자에 관한 자료, 「임금채권보장법」에 따른 체불임금에 관한 자료, 「석면피해구제법」에 따른 석면피해구제분담금에 관한 자료
저. 「사회복지사업법」 제2조제1호 각 목의 법률, 「국가유공자 등 예우 및 지원에 관한 법률」 등 다른 법령에 따라 받는 급여, 보상 또는 지원 관련 자료
처. 요양기관 및 「노인장기요양보험법」에 따른 장기요양기관의 시설·장비·인력 등 요양기관 현황 자료
커. 「약사법」, 「의료기기법」 및 「장애인·노인 등을 위한 보조기기 지원 및 활용촉진에 관한 법률」에 따른 약제·치료재료·의료기기·보조기기의 제조·수입·판매·도매 업무를 하는 자의 제조·수입·판매·도매 현황 및 관련 서류, 원가 관련 자료 등 보험급여비용의 결정·조정과 관련한 자료
터. 「근로기준법」, 「고용보험법」,「산업재해보상보험법」,「선원법」,「어선원 및 어선 재해보상보험법」,「국민연금법」, 「공무원연금법」,「군인연금법」,「사립학교교직원 연금법」, 「별정우체국법」 등 다른 법령에 의하여 받는 급여나 보상(報償) 또는 보상(補償) 관련 자료
퍼. 「의료급여법」등 다른 법령에 따라 공단이 수탁한 사업 또는 건강보험과 관련하여 보건복지부장관이 필요하다고 인정한 업무 수행에 필요한 자료
허. 「여신전문금융업법」 제64조제6호에 따라 관리하는 신용카드 가맹점 여부의 확인에 관한 자료
고. 「공익사업을 위한 토지 등의 취득 및 보상에 관한 법률」 제40조에 따라 지급하는 보상금에 관한 자료
노. 「국세징수법」 제25조, 「지방세징수법」 제39조, 「지방행정제재·부과금의 징수 등에 관한 법률」 제18조 또는 「민법」 제406조에 따른 사해행위(詐害行爲) 취소 및 원상회복에 관한 소송에 관한 자료와 「공탁법」 제4조에 따른 법원공탁금 및 이에 관련된 소송에 관한 자료
도. 「산업재해보상보험법」 제91조의15제1호에 따른 노무제공자에 관한 자료
로. 「노인장기요양보험법 시행령」 제9조에 따라 수급자의 일상생활·신체활동 지원 및 인지기능의 유지·향상에 필요한 용구로서 보건복지부장관이 정하여 고시하는 것의 제조·수입·판매·도매 업무를 하는 자의 제조·수입·판매·도매 현황 및 관련 서류, 원가 관련 자료 등 보험급여 비용의 결정·조정과 관련한 자료
모. 「주택임대차보호법」 제3조의6에 따른 확정일자 부여에 관한 자료
보. 「민간임대주택에 관한 특별법」에 따른 임대사업자 등록자료 및 임대주택 관련 통계 자료
소. 「외국인근로자의 고용 등에 관한 법률」 제17조에 따른 외국인근로자와의 근로계약 해지 및 그 밖에 고용과 관련된 중요 사항 등에 관한 자료와 「출입국관리법」 제19조에 따른 외국인 해고, 퇴직 및 고용계약의 중요한 변경 내용 등에 관한 자료
오. 「국적법」에 따른 국적 취득 및 국적 상실 등에 관한 자료
조. 「산업안전보건법」 제57조제3항에 따른 산업재해 발생 보고 여부의 확인 및 해당 산업재해의 발생일에 관한 자료(공단이 요양급여내역을 근거로 산업재해의 발생 여부를 확인할 필요가 있다고 인정하는 경우로 한정한다), 같은 법 제175조제3항제2호에 따른 과태료 부과 관련 자료(같은 법 제57조제3항에 따른 보고를 하지 않거나 거짓으로 보고한 자에게 부과한 경우로 한정한다), 같은 법 제175조제6항제18호에 따른 과태료 부과 관련 자료(같은 법 제164조제1항제4호를 위반하여 같은 법 제57조제2항에 따른 산업재해의 발생 원인 등을 기록한 자료를 보존하지 않은 자에게 부과한 경우로 한정한다)
초. 법 제49조의 요양비 및 제51조의 보조기기 보험급여 지급과 관련된 「소득세법」 제163조 및 「법인세법」 제121조의 전자계산서, 「부가가치세법」 제32조의 전자세금계산서 및 「조세특례제한법」 제126조의3의 현금영수증을 확인할 수 있는 자료
코.「감염병 예방 및 관리에 관한 법률」 제76조제2항에 따라 위탁받은 업무를 위해 필요한 자료로서 같은 법 제18조, 제28조 및 제29조의 역학조사 및 예방접종 기록에 관한 자료
토. 그 밖에 국가, 지방자치단체, 요양기관, 「보험업법」에 따른 보험회사 및 보험료율 산출 기관, 「공공기관의 운영에 관한 법률」에 따른 공공기관, 그 밖의 공공단체 등이 보유한 자료로서 법 제14조제1항 각 호의 업무를 위해 필요한 자료

2. 법 제96조제2항에서 "대통령령으로 정하는 자료"란 다음 각 목의 자료를 말한다.
   가. 법 제96조의3에 따라 요양기관이 보존하여야 하는 서류
   나. 「의료법」 제22조에 따라 보존하여야 하는 진료에 관한 기록
   다. 「약사법」 제29조 및 제30조에 따라 보존하여야 하는 처방전 및 조제기록부
   라. 가목부터 다목까지에서 규정한 사항 외에 요양급여의 내용에 관한 자료 및 이를 증명하는 서류
   마. 법 제43조에 따른 신고사항 등 요양기관의 현황과 관련한 사실을 확인하기 위해 필요한 자료
   바. 「약사법」 및 「의료기기법」에 따른 약제·치료재료(「인체조직안전 및 관리 등에 관한 법률」에 따른 인체조직을 포함한다)·의료기기의 제조·수입·판매·도매 업무를 하는 자의 제조·수입·판매·도매 현황 및 관련 서류, 원가 관련 자료 등 요양급여비용의 결정·조정과 관련한 자료
   사. 「주민등록법」에 따른 주민등록자료
   아. 「출입국관리법」에 따른 출입국자료
   자. 「국세기본법」, 「지방세기본법」 또는 「관세법」에 따른 과세자료
   차. 「국민건강보험법」,「의료급여법」,「보훈보상대상자 지원에 관한 법률」,「산업재해보상보험법」 등에 따른 자격, 급여제공 또는 비용지원, 급여의 제한·정지에 대한 자료
   카. 다음 각 목의 자에 대한 면허, 자격 및 행정처분 등에 대한 자료
      1) 「의료법」에 따른 의사, 치과의사, 한의사, 조산사, 간호사 및 간호조무사
      2) 「약사법」에 따른 약사 및 한약사
      3) 「의료기사 등에 관한 법률」에 따른 임상병리사, 방사선사, 물리치료 사, 작업치료사, 치과기공사, 치과위생사 및 보건의료정보관리사
      4) 「사회복지사업법」에 따른 사회복지사
      5) 「국민영양관리법」에 따른 영양사
      6) 「식품위생법」에 따른 조리사
      7) 「정신건강증진 및 정신질환자 복지서비스 지원에 관한 법률」에 따른 정신건강전문요원
      8) 「원자력안전법」에 따른 방사성동위원소취급자 및 방사선취급감독자
      9) 그 밖에 다른 법령에 따라 면허를 받거나 자격을 인정받은 자로서 요양급여 관련 업무에 종사하는 자
   타. 요양기관, 「의료급여법」에 따른 의료급여기관, 「의료법」에 따른 의료기관, 「약사법」에 따른 의약품도매상, 의약품·의약외품의 제조업자·품목허가를 받은 자·수입자·판매업자, 「의료기기법」에 따른 의료기기취급자, 「식품위생법」에 따른 집단급식소 운영자, 「마약류 관리에 관한 법률」에 따른 마약류취급자 등에 대한 업무정지·허가취소 등 처분에 대한 자료
   파. 그 밖에 국가, 지방자치단체, 요양기관, 「보험업법」에 따른 보험회사 및 보험료율 산출 기관, 「공공기관의 운영에 관한 법률」에 따른 공공기관, 그 밖의 공공단체 등이 보유한 자료로서 법 제63조제1항 각 호의 업무를 위해 필요한 자료

제96조의2(금융정보등의 제공 등) ① 공단은 제72조제1항 단서에 따른 지역가입자의 보험료부과점수 산정을 위하여 필요한 경우 「신용정보의 이용 및 보호에 관한 법률」 제32조 및 「금융실명거래 및 비밀보장에 관한 법률」 제4조제1항에도 불구하고 지역가입자가 제72조제3항에 따라 제출한 동의 서면을 전자적 형태로 바꾼 문서에 의하여 「신용정보의 이용 및 보호에 관한 법률」 제2조제6호에 따른 신용정보집중기관 또는 금융회사등(이하 이 조에서 "금융기관등"이라 한다)의 장에게 금융정보등을 제공하도록 요청할 수 있다. <개정 2022. 6. 10.>

② 제1항에 따라 금융정보등의 제공을 요청받은 금융기관등의 장은 「신용정보의 이용 및 보호에 관한 법률」 제32조 및 「금융실명거래 및 비밀보장에 관한 법률」 제4조에도 불구하고 명의인의 금융정보등을 제공하여야 한다.<개정 2022. 6. 10.>

③ 제2항에 따라 금융정보등을 제공한 금융기관등의 장은 금융정보등의 제공 사실을 명의인에게 통보하여야 한다. 다만, 명의인이 동의한 경우에는 「신용정보의 이용 및 보호에 관한 법률」 제32조제7항, 제35조제2항 및 「금융실명거래 및 비밀보장에 관한 법률」 제4조의2제1항에도 불구하고 통보하지 아니

할 수 있다.<개정 2022. 6. 10.>

④ 제1항부터 제3항까지에서 규정한 사항 외에 금융정보등의 제공 요청 및 제공 절차 등에 필요한 사항은 대통령령으로 정한다.<개정 2022. 6. 10.>

[본조신설 2019. 12. 3.]

[제목개정 2022. 6. 10.]

[종전 제96조의2는 제96조의3으로 이동 <2020. 12. 29.>]

제96조의3(가족관계등록 전산정보의 공동이용) ① 공단은 제96조제1항 각 호의 업무를 수행하기 위하여 「전자정부법」에 따라 「가족관계의 등록 등에 관한 법률」 제9조에 따른 전산정보자료를 공동이용(「개인정보 보호법」 제2조제2호에 따른 처리를 포함한다)할 수 있다.

② 법원행정처장은 제1항에 따라 공단이 전산정보자료의 공동이용을 요청하는 경우 그 공동이용을 위하여 필요한 조치를 취하여야 한다.

③ 누구든지 제1항에 따라 공동이용하는 전산정보자료를 그 목적 외의 용도로 이용하거나 활용하여서는 아니 된다.

[본조신설 2020. 12. 29.]

[종전 제96조의3은 제96조의4로 이동 <2020. 12. 29.>]

제96조의4(서류의 보존) ① 요양기관은 요양급여가 끝난 날부터 5년간 보건복지부령으로 정하는 바에 따라 제47조에 따른 요양급여비용의 청구에 관한 서류를 보존하여야 한다. 다만, 약국 등 보건복지부령으로 정하는 요양기관은 처방전을 요양급여비용을 청구한 날부터 3년간 보존하여야 한다.

② 사용자는 3년간 보건복지부령으로 정하는 바에 따라 자격 관리 및 보험료 산정 등 건강보험에 관한 서류를 보존하여야 한다.

③ 제49조제3항에 따라 요양비를 청구한 준요양기관은 요양비를 지급받은 날부터 3년간 보건복지부령으로 정하는 바에 따라 요양비 청구에 관한 서류를 보존하여야 한다.<신설 2020. 12. 29.>

④ 제51조제2항에 따라 보조기기에 대한 보험급여를 청구한 자는 보험급여를 지급받은 날부터 3년간 보건복지부령으로 정하는 바에 따라 보험급여 청구에 관한 서류를 보존하여야 한다.<신설 2020. 12. 29.>

[본조신설 2013. 5. 22.]

[제96조의3에서 이동 <2020. 12. 29.>]

국민건강보험법 시행규칙

제58조(서류의 보존) ① 요양기관이 법 제96조의4제1항에 따라 보존해야 하는 서류는 다음 각 호와 같다. <개정 2013. 9. 30., 2018. 6. 29., 2021. 6. 30., 2022. 10. 26.>

1. 요양급여비용 심사청구서 및 요양급여비용 명세서
2. 약제·치료재료, 그 밖의 요양급여의 구성 요소의 구입에 관한 서류
3. 개인별 투약기록 및 처방전(약국 및 한국희귀·필수의약품센터의 경우만 해당한다)
4. 그 밖에 간호관리 등급료의 산정자료 등 요양급여비용 산정에 필요한 서류 및 이를 증명하는 서류
5. 제1호부터 제4호까지의 서류 등을 디스켓, 마그네틱테이프 등 전산기록장치를 이용하여 자기매체에 저장하고 있는 경우에는 해당 자료

② 법 제96조의4제1항 단서에서 "약국 등 보건복지부령으로 정하는 요양기관"이란 약국 및 한국희귀·필수의약품센터를 말한다. <개정 2013. 9. 30., 2018. 6. 29., 2021. 6. 30., 2022. 10. 26.>

③ 사용자가 법 제96조의4제2항에 따라 보존해야 하는 서류는 다음 각 호와 같다. <신설 2013. 9. 30., 2021. 6. 30., 2022. 10. 26.>

1. 사업장의 현황, 직장가입자의 자격 취득·변동·상실 및 보험료 산정과 관련하여 관련 규정에 따라 공단에 신고 또는 통보한 내용을 입증할 수 있는 서류
2. 제1호의 서류를 디스켓, 마그네틱테이프 등 전산기록장치를 이용하여 자기매체에 저장하고 있는 경우에는 그 자료

④ 준요양기관(법 제49조제3항에 따라 요양비의 지급을 직접 청구한 경우만 해당한다)이 법 제96조의4제3항에 따라 보존해야 하는 서류는 다음 각 호와 같다. 다만, 요양비 관련 정보통신망을 통하여 제출한 서류와 제23조제5항제1호가목 및 같은 항 제2호에 따라 제출이 생략되는 서류는 제외한다. <신설 2021. 6. 30., 2022. 10. 26., 2023. 11. 14.>

1. 가입자나 피부양자에 대한 의사의 요양비처방전(제23조제5항제1호가목에 따라 제출을 생략한 경우는 제외한다), 요양을 실시하였음을 증명하는 서류, 세금계산서, 현금영수증 등 요양비 청구에 관한 서류
2. 제1호의 서류를 디스켓, 마그네틱테이프 등 전산기록장치를 이용하여 자기매체에 저장하고 있는 경우에는 해당 자료

⑤ 보조기기 판매업자(법 제51조제2항에 따라 보조기기 보험급여의 지급을 직접 청구한 경우만 해당한다)가 법 제96조의4제4항에 따라 보존해야 하는 서류는 다음 각 호와 같다. <신설 2021. 6. 30., 2022. 10. 26.>

1. 가입자나 피부양자에 대한 보조기기 처방전, 보조기기 검수확인서, 세금계산서, 현금영수증 등 보조기기에 대한 보험급여 청구에 관한 서류
2. 제1호의 서류를 디스켓, 마그네틱테이프 등 전산기록장치를 이용하여 자기매체에 저장하고 있는 경우에는 해당 자료

제97조(보고와 검사) ① 보건복지부장관은 사용자, 직장가입자 또는 세대주에게 가입자의 이동·보수·소득이나 그 밖에 필요한 사항에 관한 보고 또는 서류 제출을 명하거나, 소속 공

무원이 관계인에게 질문하게 하거나 관계 서류를 검사하게 할 수 있다.

② 보건복지부장관은 요양기관(제49조에 따라 요양을 실시한 기관을 포함한다)에 대하여 요양·약제의 지급 등 보험급여에 관한 보고 또는 서류 제출을 명하거나, 소속 공무원이 관계인에게 질문하게 하거나 관계 서류를 검사하게 할 수 있다.

③ 보건복지부장관은 보험급여를 받은 자에게 해당 보험급여의 내용에 관하여 보고하게 하거나, 소속 공무원이 질문하게 할 수 있다.

④ 보건복지부장관은 제47조제7항에 따라 요양급여비용의 심사청구를 대행하는 단체(이하 "대행청구단체"라 한다)에 필요한 자료의 제출을 명하거나, 소속 공무원이 대행청구에 관한 자료 등을 조사·확인하게 할 수 있다. <개정 2022. 12. 27.>

⑤ 보건복지부장관은 제41조의2에 따른 약제에 대한 요양급여비용 상한금액의 감액 및 요양급여의 적용 정지를 위하여 필요한 경우에는 「약사법」 제47조제2항에 따른 의약품공급자에 대하여 금전, 물품, 편익, 노무, 향응, 그 밖의 경제적 이익등 제공으로 인한 의약품 판매 질서 위반 행위에 관한 보고 또는 서류 제출을 명하거나, 소속 공무원이 관계인에게 질문하게 하거나 관계 서류를 검사하게 할 수 있다. <신설 2018. 3. 27.>

⑥ 제1항부터 제5항까지의 규정에 따라 질문·검사·조사 또는 확인을 하는 소속 공무원은 그 권한을 표시하는 증표를 지니고 관계인에게 보여주어야 한다. <개정 2018. 3. 27.>

⑦ 보건복지부장관은 제1항부터 제5항까지에 따른 질문·검사·조사 또는 확인 업무를 효율적으로 수행하기 위하여 대통령령으로 정하는 바에 따라 공단 또는 심사평가원으로 하여금 그 업무를 지원하게 할 수 있다. <개정 2024. 1. 23.>

⑧ 제1항부터 제6항까지에 따른 질문·검사·조사 또는 확인의 내용·절차·방법 등에 관하여 이 법에서 정하는 사항을 제외하고는 「행정조사기본법」에서 정하는 바에 따른다. <신설 2024. 1. 23.>

[시행일: 2024. 7. 3.] 제97조

제98조(업무정지) ① 보건복지부장관은 요양기관이 다음 각 호의 어느 하나에 해당하면 그 요양기관에 대하여 1년의 범위에서 기간을 정하여 업무정지를 명할 수 있다. 이 경우 보건복지부장관은 그 사실을 공단 및 심사평가원에 알려야 한다. <개정 2016. 2. 3., 2024. 1. 23.>

1. 속임수나 그 밖의 부당한 방법으로 보험자·가입자 및 피부양자에게 요양급여비용을 부담하게 한 경우
2. 제97조제2항에 따른 명령에 위반하거나 거짓 보고를 하거나 거짓 서류를 제출하거나, 소속 공무원의 검사 또는 질문을 거부·방해 또는 기피한 경우
3. 정당한 사유 없이 요양기관이 제41조의3제1항에 따른 결정을 신청하지 아니하고 속임수나 그 밖의 부당한 방법으로 행위·치료재료를 가입자 또는 피부양자에게 실시 또는 사용하고 비용을 부담시킨 경우

② 제1항에 따라 업무정지 처분을 받은 자는 해당 업무정지기간 중에는 요양급여를 하지 못한다.

③ 제1항에 따른 업무정지 처분의 효과는 그 처분이 확정된 요양기관을 양수한 자 또는 합병 후 존속하는 법인이나 합병으로 설립되는 법인에 승계되고, 업무정지 처분의 절차가 진행 중인 때에는 양수인 또는 합병 후 존속하는 법인이나 합병으로 설립되는 법인에 대하여 그 절차를 계속 진행할 수 있다. 다만, 양수인 또는 합병 후 존속하는 법인이나 합병으로 설립되는 법인이 그 처분 또는 위반사실을 알지 못하였음을 증명하는 경우에는 그러하지 아니하다.

④ 제1항에 따른 업무정지 처분을 받았거나 업무정지 처분의 절차가 진행 중인 자는 행정처분을 받은 사실 또는 행정처분 절차가 진행 중인 사실을 보건복지부령으로 정하는 바에 따라 양수인 또는 합병 후 존속하는 법인이나 합병으로 설립되는 법인에 지체 없이 알려야 한다.

⑤ 제1항에 따른 업무정지를 부과하는 위반행위의 종류, 위반 정도 등에 따른 행정처분기준이나 그 밖에 필요한 사항은 대통령령으로 정한다.

국민건강보험법 시행령

제70조(행정처분기준) ① 법 제98조제1항 및 제99조제1항에 따른 요양기관에 대한 업무정지 처분 및 과징금 부과의 기준은 별표 5와 같다.

② 제1항에 따른 과징금의 징수 절차는 보건복지부령으로 정한다.

국민건강보험법 시행령 [별표 5] 업무정지 처분 및 과징금 부과의 기준 <개정 2021. 12. 7.>

(제70조제1항 관련)

1. 업무정지 처분기준

가. 요양기관이 법 제98조제1항제1호 또는 제3호에 해당하는 경우의 업무정지기간은 다음 표와 같다.

(단위: 일)

월평균 부당금액	부당비율					
	0.1% 이상 0.5% 미만	0.5% 이상 1% 미만	1% 이상 2% 미만	2% 이상 3% 미만	3% 이상 4% 미만	4% 이상 5% 미만
40만원 이상 ~ 80만원 미만	5	10	20	30	40	50
80만원 이상 ~ 160만원 미만	10	15	25	35	45	55
160만원 이상 ~ 320만원 미만	15	20	30	40	50	60
320만원 이상 ~ 640만원 미만	20	25	35	45	55	65
640만원 이상 ~ 1,000만원 미만	25	30	40	50	60	70
1,000만원 이상 ~ 2,000만원 미만	30	35	45	55	65	75
2,000만원 이상 ~ 3,000만원 미만	35	40	50	60	70	80
3,000만원 이상 ~ 4,000만원 미만	40	45	55	65	75	85
4,000만원 이상 ~ 5,000만원 미만	45	50	60	70	80	90
5,000만원 이상 ~ 1억원 미만	50	55	65	75	85	95
1억원 이상	55	60	70	80	90	100

비고

1. 월평균 부당금액은 조사대상 기간(요양기관이 속임수나 그 밖의 부당한 방법으로 요양급여비용을 청구하였는지 확인하기 위하여 6개월부터 36개월까지의 범위에서 보건복지부장관이 정하는 기간을 말한다. 이하 같다) 동안 요양기관이 속임수나 그 밖의 부당한 방법으로 공단에 요양급여비용을 부담하게 한 금액과 가입자 또는 피부양자에게 본인부담액을 부담하게 한 금액을 합산한 금액(이하 "총부당금액"이라 한다)을 조사대상 기간의 개월 수로 나눈 금액으로 한다.
2. 부당비율은 (총부당금액/요양급여비용 총액 + 요양급여비용 총액에 포함되지 않은 부당금액) × 100으로 산출한다.
3. "요양급여비용 총액"이란 조사대상 기간에 해당되는 심사결정된 요양급여비용(법 제47조제2항에 따라 심사청구된 요양급여비용에 대하여 심사평가원이 심사결정한 요양급여비용을 말한다)을 합산한 금액을 말한다.
4. "요양급여비용 총액에 포함되지 않은 부당금액"이란 조사대상 기간 동안 해당 요양기관의 요양급여비용 총액에는 포함되지 않으나 속임수나 그 밖의 부당한 방법으로 공단에 요양급여비용을 부담하게 한 금액과 가입자 또는 피부양자에게 본인부담액을 부담하게 한 금액을 말한다.
5. 부당비율이 5% 이상인 경우에는 초과 1%마다 업무정지기간을 3일씩 가산하되, 소수점 이하의 부당비율은 올림한다.
6. 위 표에 따라 계산한 업무정지기간이 365일을 초과하는 경우에는 365일로 본다.

나. 요양기관이 법 제97조제2항에 따른 관계 서류(컴퓨터 등 전산기록장치로 저장·보존하는 경우에는 그 전산기록을 포함한다. 이하 같다)의 제출명령을 위반하거나 거짓 보고를 하거나 거짓 서류를 제출하거나, 관계 공무원의 검사 또는 질문을 거부·방해 또는 기피하였을 때에는 업무정지기간을 1년으로 한다. 다만, 관계 서류 중 진료기록부, 투약기록, 진료비계산서 및 본인부담액 수납대장을 제외한 서류의 전부 또는 일부의 제출명령에 위반한 경우에는 업무정지기간을 180일로 한다.

다. 가목과 나목 모두에 해당되는 요양기관의 업무정지기간은 해당 기간을 합한 기간으로 한다. 다만, 업무정지기간을 합하는 경우에도 법 제98조제1항에 따른 기간을 넘을 수 없다.

2. 과징금 부과기준

가. 과징금은 업무정지기간이 10일 이하인 경우에는 총부당금액의 2배, 업무정지기간이 10일을 초과하여 30일까지에 해당하는 경우에는 총부당금액의 3배, 30일을 초과하여 50일까지에 해당하는 경우에는 총부당금액의 4배, 업무정지기간이 50일을 초과하는 경우에는 총부당금액의 5배로 한다.

나. 요양기관이 과징금의 분할납부를 신청하는 경우 보건복지부장관은 12개월의 범위에서 과징금의 분할납부를 허용할 수 있다.

3. 가중처분

가. 요양기관이 법 제98조제1항·제5항 및 제99조제1항·제9항에 따른 업무정지 또는 과징금 처분을 받은 이후 5년 이내에 법 제98조제1항 각 호의 위반행위를 하였을 경우에는 해당 위반행위에 대한 업무정지기간 또는 과징금(같은 항 제2호의 위반행위를 한 경우는 제외한다. 이하 이 목에서 같다)의 2배에 해당하는 처분을 할 수 있다. 이 경우 업무정지기간은 1년을 넘을 수 없으며 과징금은 총부당금액의 5배를 넘을 수 없다.

나. 가목에 따른 5년 이내의 기간 산정은 위반사실이 확인된 날부터 그 직전에 업무정지 또는 과징금 처분서를 송달받은 날까지로 한다.

4. 감면처분

다음 각 목의 어느 하나에 해당하는 경우에는 업무정지기간 또는 과징금 금액을 2분의 1의 범위에서 줄이거나 면제할 수 있다. 다만, 속임수를 사용하여 공단·가입자 및 피부양자에게 요양급여비용을 부담하게 하였을 때에는 그러하지 아니하다.

가. 요양급여비용을 부당청구한 요양기관이 그 부당청구 사실이 적발되기 전에 보건복지부장관 등의 감독관청에 부당청구 사실을 자진하여 신고한 경우

나. 요양기관의 대표자가 인지할 수 없었던 불가항력적인 사유로 요양급여비용 부당청구가 발생한 사실이 객관적으로 증명된 경우

다. 그 밖에 위반행위의 동기·목적·정도 및 위반횟수 등을 고려하여 보건복지부장관이 정하여 고시하는 감면기준에 해당하는 경우

국민건강보험법 시행규칙

제30조(요양비의 심사 대상) 영 제28조제1항제2호에서 "보건복지부령으로 정하는 기관"이란 법 제98조제1항에 따라 업무정지 중인 요양기관 및 영 제18조제1항에 따라 요양기관에서 제외된 의료기관을 말한다.

제59조(과징금의 징수 절차) 영 제70조제2항에 따른 과징금의 징수 절차에 관하여는 「국고금 관리법 시행규칙」을 준용한다.

제60조(행정처분 사실 등의 통지) 법 제98조제4항에 따라 업무정지 처분을 받았거나 업무정지 처분의 절차가 진행 중인 자는 행정처분을 받은 사실 또는 행정처분절차가 진행 중인 사실을 「우편법 시행규칙」 제25조제1항제4호가목에 따른 내용증명으로 양수인 또는 합병 후 존속하는 법인이나 합병으로 설립되는 법인에 지체 없이 알려야 한다.

제60조의2(약제에 대한 쟁송 시 손실상당액 징수·지급절차 등) ① 공단은 법 제101조의2제1항 또는 제2항에 따라 손실에 상당하는 금액을 징수하거나 지급할 경우에는 미리 다음 각 호의 사항을 법 제41조의3제2항에 따른 약제의 제조업자등(이하 이 조에서 "약제의 제조업자등"이라 한다)에게 통지해야 한다.

1. 법 제41조의2에 따른 요양급여비용 상한금액의 감액 및 요양급여의 적용 정지 또는 법 제41조의3에 따른 조정(이하 "조정등"이라 한다)의 제목 및 조정등의 대상이 된 약제
2. 약제의 제조업자등의 성명(법인인 경우 명칭 또는 상호를 말한다) 및 주소
3. 법 제101조의2제3항 또는 제4항에 따른 손실에 상당하는 금액 및 같은 조 제5항에 따른 가산금의 산정 내역
4. 제3호에 따른 금액의 납부 또는 지급 방법 및 그 기한에 관한 사항
5. 제3호 및 제4호에 대하여 의견을 제출할 수 있다는 뜻과 의견을 제출하지 않는 경우의 처리방법
6. 제5호에 따른 의견제출 기한

② 공단은 제1항제6호에 따른 의견제출 기간을 제1항에 따른 통지를 받은 날부터 10일 이상으로 정해야 한다.

③ 공단은 제1항제6호에 따른 의견제출 기간 내에 정당한 이유 없이 의견 제출이 없거나 제출된 의견에 상당한 이유가 없는 경우에는 약제의 제조업자등에게 지체 없이 다음 각 호의 구분에 따른 문서를 송부해야 한다.

1. 법 제101조의2제1항에 따라 손실에 상당하는 금액을 징수하는 경우: 법 제79조제1항에 따른 납입고지서
2. 법 제101조의2제2항에 따라 손실에 상당하는 금액을 지급하는 경우: 지급이유, 지급액, 지급방법 및 지급예정일이 기재된 문서

④ 공단은 법 제101조의2제2항에 따라 행정심판이나 행정소송에 대한 인용 재결 또는 판결이 확정된 날부터 1년 이내에 손실에 상당하는 금액을 약제의 제조업자등에게 지급해야 한다.

⑤ 법 제101조의2제3항 및 제4항에 따른 손실에 상당하는 금액 및 같은 법 제5항에 따른 가산금의 산정 기준은 별표 8의2에 따른다.

⑥ 제1항부터 제5항까지에서 규정한 사항 외에 손실에 상당하는 금액 및 가산금의 징수·지급절차, 산정기준 및 기간 등 징수 및 지급에 필요한 세부사항은 보건복지부장관의 승인을 받아 공단의 이사장이 정한다.

[본조신설 2023. 11. 14.]

국민건강보험법 시행규칙 [별표 8의2] 손실에 상당하는 금액 및 가산금의 산정 기준 <신설 2023. 11. 14.>

(제60조의2제5항 관련)

1. 법 제101조의2제3항 및 제4항에 따른 손실에 상당하는 금액의 산정 기준은 다음 표와 같다.

구분	조정등	산정 기준
가. 법 제101조의2제3항에 따른 손실에 상당하는 금액	1) 법 제41조의2제1항 또는 제2항에 따른 약제의 요양급여비용 상한금액 감액, 법 제41조의3제5항에 따른 약제의 요양급여비용 상한금액에 대한 직권 조정	(산정기간 동안 공단이 해당 약제에 대해 지급한 요양급여비용) - (집행정지 결정이 없었다면 산정기간 동안 공단이 해당 약제에 대해 지급해야 할 요양급여비용)
	2) 법 제41조의2제3항에 따른 약제의 요양급여 적용정지, 법 제41조의3제5항에 따른 약제의 요양급여 적용정지 또는 요양급여대상 제외의 직권 조정	산정기간 동안 공단이 해당 약제에 대해 지급한 요양급여비용의 100분의 40
	3) 법 제41조의3제5항에 따른 약제의 요양급여대상 범위 축소의 직권 조정	[(산정기간 동안 공단이 해당 약제에 대해 지급한 요양급여비용) - (집행정지 결정이 없었다면 산정기간 동안 공단이 해당 약제에 대해 지급해야 할 요양급여비용)]의 100분의 40
나. 법 제101조의2제4항에 따른 손실에 상당하는 금액	1) 법 제41조의2제1항 또는 제2항에 따른 약제의 요양급여비용 상한금액 감액, 법 제41조의3제5항에 따른 약제의 요양급여비용 상한금액 감액의 직권 조정	(조정등이 없었다면 산정기간 동안 공단이 해당 약제에 대해 지급해야 할 요양급여비용) - (산정기간 동안 공단이 해당 약제에 대해 지급한 요양급여비용)
	2) 법 제41조의2제3항에 따른 약제의 요양급여 적용정지, 법 제41조의3제5항에 따른 약제의 요양급여 적용정지 또는 요양급여대상 제외의 직권 조정	조정등이 없었다면 산정기간 동안 공단이 해당 약제에 대해 지급해야 할 요양급여비용의 100분의 40
	3) 법 제41조의3제5항에 따른 약제의 요양급여대상 범위 축소의 직권 조정	[(조정등이 없었다면 산정기간 동안 공단이 해당 약제에 대해 지급해야 할 요양급여비용) - (산정기간 동안 공단이 해당 약제에 대해 지급한 요양급여비용)]의 100분의 40

비고

1. 위 표에서 "산정기간"이란 다음 표와 같다.

구분	산정기간
가목의 경우	행정심판위원회 또는 법원의 집행정지 결정에 따라 조정등의 효력이 정지된 기간
나목의 경우	조정등의 효력이 발생한 날부터 행정심판 또는 행정소송에 대한 인용(일부 인용을 포함한다) 재결 또는 판결이 확정되는 날까지의 기간

2. 약제의 제조업자등의 다음의 계산식에 따른 비율이 100분의 40 미만인 경우에는 가목 2)부터 3)까지 및 나목 2)부터 3)까지의 규정에도 불구하고 위 표에서 "100분의 40"을 갈음하여 다음의 계산식에 따른 비율을 적용할 수 있다.

   1 - (매출원가율)

3. "매출원가율"은 약제의 제조업자등이 「주식회사 등의 외부감사에 관한 법률」 제23조제5항에 따라 공시하는 감사보고서 또는 「자본시장과 금융투자업에 관한 법률」 제159조에 따라 공시하는 사업보고서상 조정등의 직전 회계연도의 매출액 중 매출원가의 비율로 산정한다. 다만, 약제의 제조업자등이 본문에 따른 감사보고서 또는 사업보고서를 공시하지 않은 경우에는 「한국은행법」 제86조에 따라 한국은행이 조사하여 공표하는 기업경영분석상 조정등의 직전년도 "C21. 의료용물질 및 의약품 산업(종합)"의 매출액 중 매출원가의 비율로 한다.
4. 위 표의 나목 2) 및 3)에서 "조정등이 없었다면 산정기간 동안 공단이 해당 약제에 대해 지급해야 할 요양급여비용"이란 다음 계산식에 따른 금액으로 한다.

   (조정등의 직전 3년 동안 공단이 해당 약제에 대해 지급한 요양급여비용의 일평균액) × (산정기간)

   ※ 다만, 해당 약제가 요양급여대상으로 등재된 날부터 조정등이 있었던 날까지의 기간이 3년이 되지 않는 경우에는 해당 약제가 요양급여대상으로 등재된 날부터 조정등이 있었던 날까지 공단이 해당 약제에 대해 지급한 요양급여비용의 일평균액을 기준으로 산정한다.

2. 법 제101조의2제5항에 따른 가산금의 산정 기준

제1호에 따라 산정된 손실에 상당하는 금액에 영 제74조의3에 따라 정하는 이자를 적용하여 산정한다.

제99조(과징금) ① 보건복지부장관은 요양기관이 제98조제1항제1호 또는 제3호에 해당하여 업무정지 처분을 하여야 하는 경우로서 그 업무정지 처분이 해당 요양기관을 이용하는 사람에게 심한 불편을 주거나 보건복지부장관이 정하는 특별한 사유가 있다고 인정되면 업무정지 처분을 갈음하여 속임수나 그 밖의 부당한 방법으로 부담하게 한 금액의 5배 이하의 금액을 과징금으로 부과·징수할 수 있다. 이 경우 보건복지부장관은 12개월의 범위에서 분할납부를 하게 할 수 있다. <개정 2016. 2. 3.>

② 보건복지부장관은 제41조의2제3항에 따라 약제를 요양급여에서 적용 정지하는 경우 다음 각 호의 어느 하나에 해당하는 때에는 요양급여의 적용 정지에 갈음하여 대통령령으로 정하는 바에 따라 다음 각 호의 구분에 따른 범위에서 과징금을 부과·징수할 수 있다. 이 경우 보건복지부장관은 12개월의 범위에서 분할납부를 하게 할 수 있다.<신설 2014. 1. 1., 2018. 3. 27., 2021. 6. 8.>

1. 환자 진료에 불편을 초래하는 등 공공복리에 지장을 줄 것으로 예상되는 때: 해당 약제에 대한 요양급여비용 총액의 100분의 200을 넘지 아니하는 범위
2. 국민 건강에 심각한 위험을 초래할 것이 예상되는 등 특별한 사유가 있다고 인정되는 때: 해당 약제에 대한 요양급여비용 총액의 100분의 60을 넘지 아니하는 범위

③ 보건복지부장관은 제2항 전단에 따라 과징금 부과 대상이 된 약제가 과징금이 부과된 날부터 5년의 범위에서 대통령령으로 정하는 기간 내에 다시 제2항 전단에 따른 과징금 부과 대상이 되는 경우에는 대통령령으로 정하는 바에 따라 다음 각 호의 구분에 따른 범위에서 과징금을 부과·징수할 수 있다.<신설 2018. 3. 27., 2021. 6. 8.>

1. 제2항제1호에서 정하는 사유로 과징금 부과대상이 되는 경우: 해당 약제에 대한 요양급여비용 총액의 100분의 350을 넘지 아니하는 범위
2. 제2항제2호에서 정하는 사유로 과징금 부과대상이 되는 경우: 해당 약제에 대한 요양급여비용 총액의 100분의 100을 넘지 아니하는 범위

④ 제2항 및 제3항에 따라 대통령령으로 해당 약제에 대한 요양급여비용 총액을 정할 때에는 그 약제의 과거 요양급여 실적 등을 고려하여 1년간의 요양급여 총액을 넘지 않는 범위에서 정하여야 한다.<신설 2014. 1. 1., 2018. 3. 27.>

⑤ 보건복지부장관은 제1항에 따른 과징금을 납부하여야 할 자가 납부기한까지 이를 내지 아니하면 대통령령으로 정하는 절차에 따라 그 과징금 부과 처분을 취소하고 제98조제1항에 따른 업무정지 처분을 하거나 국세 체납처분의 예에 따라 이를 징수한다. 다만, 요양기관의 폐업 등으로 제98조제1항에 따른 업무정지 처분을 할 수 없으면 국세 체납처분의 예에 따라 징수한다.<개정 2016. 3. 22., 2018. 3. 27.>

⑥ 보건복지부장관은 제2항 또는 제3항에 따른 과징금을 납부하여야 할 자가 납부기한까지 이를 내지 아니하면 국세 체납처분의 예에 따라 징수한다.<신설 2016. 3. 22., 2018. 3. 27.>

⑦ 보건복지부장관은 과징금을 징수하기 위하여 필요하면 다음 각 호의 사항을 적은 문서로 관할 세무관서의 장 또는 지방자치단체의 장에게 과세정보의 제공을 요청할 수 있다.<개정 2014. 1. 1., 2016. 3. 22., 2018. 3. 27.>

1. 납세자의 인적사항
2. 사용 목적
3. 과징금 부과 사유 및 부과 기준

⑧ 제1항부터 제3항까지의 규정에 따라 징수한 과징금은 다음 각 호 외의 용도로는 사용할 수 없다. 이 경우 제2항제1호 및 제3항제1호에 따라 징수한 과징금은 제3호의 용도로 사용하여야 한다.<개정 2014. 1. 1., 2016. 3. 22., 2018. 1. 16., 2018. 3. 27., 2021. 6. 8.>

1. 제47조제3항에 따라 공단이 요양급여비용으로 지급하는 자금
2. 「응급의료에 관한 법률」에 따른 응급의료기금의 지원
3. 「재난적의료비 지원에 관한 법률」에 따른 재난적의료비 지원사업에 대한 지원

⑨ 제1항부터 제3항까지의 규정에 따른 과징금의 금액과 그 납부에 필요한 사항 및 제8항에 따른 과징금의 용도별 지원 규모, 사용 절차 등에 필요한 사항은 대통령령으로 정한다.<개정 2014. 1. 1., 2016. 3. 22., 2018. 3. 27.>

국민건강보험법 시행령

제70조의2(과징금의 부과기준) ① 보건복지부장관은 법 제41조의2제3항에 따른 요양급여의 적용 정지 대상인 약제가 요양급여의 적용 정지 처분을 한 날이 속한 연도 또는 그 전년도에 요양기관으로부터 요양급여비용이 청구된 약제(제2항 각 호에 해당하는 약제는 제외한다)인 경우에는 법 제99조제2항제1호 또는 같은 조 제3항제1호에 따라 요양급여의 적용 정지를 갈음하여 과징금을 부과할 수 있다. <신설 2021. 12. 7.>

② 보건복지부장관은 법 제41조의2제3항에 따른 요양급여의 적용 정지 대상인 약제가 다음 각 호의 어느 하나에 해당하는 경우에는 법 제99조제2항제2호 또는 같은 조 제3항제2호에 따라 요양급여의 적용 정지를 갈음하여 과징금을 부과할 수 있다.<개정 2014. 8. 29., 2016. 8. 2., 2018. 9. 28., 2021. 12. 7.>

1. 퇴장방지의약품
2. 희귀의약품
3. 법 제41조제3항에 따라 요양급여의 대상으로 고시한 약제가 단일 품목으로서 동일제제(투여경로·성분·함량 및 제형이 동일한 제품을 말한다)가 없는 의약품
4. 그 밖에 보건복지부장관이 특별한 사유가 있다고 인정한 약제

③ 법 제99조제3항에서 "대통령령으로 정하는 기간"이란 5년을 말한다.<신설 2018. 9. 28., 2021. 12. 7.>

④ 제1항 및 제2항에 따른 과징금의 부과기준은 별표 4의2와 같다.<개정 2018. 9. 28., 2021. 12. 7.>

[본조신설 2014. 6. 30.]

제70조의3(과징금의 부과 및 납부) ① 보건복지부장관은 법 제99조제1항부터 제3항까지의 규정에 따라 과징금을 부과하려는 때에는 과징금 부과대상이 되는 위반행위, 과징금의 금액, 납부기한 및 수납기관 등을 명시하여 이를 납부할 것을 서면으로 통지하여야 한다. <개정 2018. 9. 28.>

② 제1항에 따라 통지를 받은 자는 과징금 납입고지서에 기재된 납부기한까지 과징금을 수납기관에 납부해야 한다. <개정 2023. 12. 12.>

③ 제2항에 따른 수납기관은 과징금을 받은 경우 납부자에게 영수증을 내어주고, 지체 없이 납부사실을 보건복지부장관에게 통보하여야 한다.

[본조신설 2014. 6. 30.]

제70조의4(과징금 미납자에 대한 처분) ① 보건복지부장관은 법 제99조제1항에 따라 과징금을 납부하여야 할 자가 납부기한까지 과징금을 내지 아니하면 같은 조 제5항 본문에 따라 납부기한이 지난 후 15일 이내에 독촉장을 발급하여야 한다. 이 경우 납부기한은 독촉장을 발급하는 날부터 10일 이내로 하여야 한다. <개정 2018. 9. 28.>

② 보건복지부장관은 과징금을 납부하여야 할 자가 제1항에 따른 독촉장을 받고도 그 납부기한까지 과징금을 내지 아니하면 법 제99조제5항 본문에 따라 과징금 부과처분을 취소하고 법 제98조제1항에 따른 업무정지 처분을 하거나 국세 체납처분의 예에 따라 징수하여야 한다.<개정 2018. 9. 28.>

③ 보건복지부장관은 법 제99조제5항 본문에 따라 과징금 부과처분을 취소하고 법 제98조제1항에 따른 업무정지 처분을 하는 경우에는 처분대상자에게 서면으로 그 내용을 통지하여야 한다. 이 경우 그 서면에는 처분의 변경사유와 업무정지 처분의 기간 등 업무정지 처분에 필요한 사항이 포함되어야 한다.<개정 2018. 9. 28.>

[본조신설 2016. 9. 22.]

제71조(과징금의 지원 규모 등) ① 법 제99조제1항, 같은 조 제2항제2호 또는 같은 조 제3항제2호에 따라 징수한 과징금의 용도별 지원 규모는 다음 각 호와 같다. <개정 2014. 6. 30., 2016. 9. 22., 2018. 5. 1., 2018. 9. 28., 2021. 12. 7., 2023. 11. 7.>

1. 「재난적의료비 지원에 관한 법률」에 따른 재난적의료비 지원사업에 대한 지원: 과징금 수입의 100분의 65
2. 「응급의료에 관한 법률」에 따른 응급의료기금 지원: 과징금 수입의 100분의 35

② 공단의 이사장과 「응급의료에 관한 법률」 제19조제2항에 따라 응급의료기금의 관리·운용을 위탁받은 자는 제1항에 따라 지원받은 과징금의 다음 해 운용계획서와 전년도 사용실적을 매년 4월 30일까지 보건복지부장관에게 제출하여야 한다.

③ 보건복지부장관은 제2항에 따라 제출받은 과징금 운용계획서와 과징금 사용실적을 고려하여 다음 해 과징금 지원액을 정한 후 이를 국가재정법령에서 정하는 바에 따라 예산에 반영하여야 한다.

제100조(위반사실의 공표) ① 보건복지부장관은 관련 서류의 위조·변조로 요양급여비용을 거짓으로 청구하여 제98조 또는 제99조에 따른 행정처분을 받은 요양기관이 다음 각 호의 어느 하나에 해당하면 그 위반 행위, 처분 내용, 해당 요양기관의 명칭·주소 및 대표자 성명, 그 밖에 다른 요양기관과의 구별에 필요한 사항으로서 대통령령으로 정하는 사항을 공표할 수 있다. 이 경우 공표 여부를 결정할 때에는 그 위반행위의 동기, 정도, 횟수 및 결과 등을 고려하여야 한다.

1. 거짓으로 청구한 금액이 1천 500만원 이상인 경우
2. 요양급여비용 총액 중 거짓으로 청구한 금액의 비율이 100분의 20 이상인 경우

② 보건복지부장관은 제1항에 따른 공표 여부 등을 심의하기 위하여 건강보험공표심의위원회(이하 이 조에서 "공표심의위원회"라 한다)를 설치·운영한다.

③ 보건복지부장관은 공표심의위원회의 심의를 거친 공표대상자에게 공표대상자인 사실을 알려 소명자료를 제출하거나 출석하여 의견을 진술할 기회를 주어야 한다.

④ 보건복지부장관은 공표심의위원회가 제3항에 따라 제출된 소명자료 또는 진술된 의견을 고려하여 공표대상자를 재심의한 후 공표대상자를 선정한다.

⑤ 제1항부터 제4항까지에서 규정한 사항 외에 공표의 절차·방법, 공표심의위원회의 구성·운영 등에 필요한 사항은 대통령령으로 정한다.

국민건강보험법 시행령

제72조(공표 사항) 법 제100조제1항 각 호 외의 부분 전단에서 "대통령령으로 정하는 사항"이란 다음 각 호의 사항을 말한다. <개정 2024. 1. 2.>

1. 해당 요양기관의 종류와 그 요양기관 대표자의 면허번호
2. 의료기관의 개설자가 법인인 경우에는 의료기관의 장의 성명
3. 그 밖에 다른 요양기관과의 구별을 위하여 법 제100조제2항에 따른 건강보험공표심의위원회(이하 "공표심의위원회"라 한다)가 필요하다고 인정하는 사항

제73조(공표심의위원회의 구성·운영 등) ① 공표심의위원회는 위원장 1명을 포함한 9명의 위원으로 구성한다.

② 공표심의위원회의 위원장은 제1호부터 제4호까지의 위원 중에서 호선(互選)하고, 위원은 보건복지부장관이 임명하거나 위촉하는 다음 각 호의 사람으로 한다.

1. 소비자단체가 추천하는 사람 1명
2. 언론인 1명
3. 변호사 등 법률 전문가 1명
4. 건강보험에 관한 학식과 경험이 풍부한 사람으로서 의약계를 대표하는 단체가 추천하는 사람 3명
5. 보건복지부의 고위공무원단에 속하는 일반직공무원 1명
6. 공단의 이사장 및 심사평가원의 원장이 각각 1명씩 추천하는 사람 2명

③ 공표심의위원회 위원(제2항제5호의 위원은 제외한다)의 임기는 2년으로 한다.

④ 공표심의위원회의 위원장은 공표심의위원회를 대표하고, 공표심의위원회의 업무를 총괄한다.

⑤ 공표심의위원회의 위원장이 부득이한 사유로 직무를 수행할 수 없을 때에는 위원장이 지명하는 위원이 그 직무를 대행한다.

⑥ 공표심의위원회의 회의는 재적위원 과반수의 출석으로 개의하고, 출석위원 과반수의 찬성으로 의결한다.

⑦ 제1항부터 제6항까지에서 규정한 사항 외에 공표심의위원회의 구성·운영 등에 필요한 사항은 공표심의위원회의 의결을 거쳐 위원장이 정한다.

제73조의2(공표심의위원회 위원의 해임 및 해촉) 보건복지부장관은 제73조제2항 각 호에 따른 공표심의위원회 위원이 다음 각 호의 어느 하나에 해당하는 경우에는 해당 공표심의위원회 위원을 해임하거나 해촉할 수 있다.

1. 심신장애로 인하여 직무를 수행할 수 없게 된 경우
2. 직무와 관련된 비위사실이 있는 경우
3. 직무태만, 품위손상이나 그 밖의 사유로 인하여 위원으로 적합하지 아니하다고 인정되는 경우
4. 위원 스스로 직무를 수행하는 것이 곤란하다고 의사를 밝히는 경우

[본조신설 2015. 12. 31.]

제74조(공표 절차 및 방법 등) ① 보건복지부장관은 법 제100조제3항에 따라 공표대상자인 사실을 통지받은 요양기관에 대하여 그 통지를 받은 날부터 20일 동안 소명자료를 제출하거나 출석하여 의견을 진술할 기회를 주어야 한다.

② 보건복지부장관은 법 제100조제4항에 따라 공표대상자로 선정된 요양기관에 대하여 보건복지부, 공단, 심사평가원, 관할 특별시·광역시·특별자치시·도·특별자치도와 시·군·자치구 및 보건소의 홈페이지에 6개월 동안 같은 조 제1항에 따른 공표 사항을 공고해야 하며, 추가로 게시판 등에도 공고할 수 있다.<개정 2020. 6. 2.>

③ 보건복지부장관은 법 제100조제4항에 따라 공표대상자로 선정된 요양기관이 같은 조 제1항 각 호에 해당하는 거짓 청구를 반복적으로 하거나 그 거짓 청구가 중대한 위반행위에 해당하는 경우 등 추가 공표가 필요하다고 인정하는 경우에는 제2항에 따른 공고 외에 「신문 등의 진흥에 관한 법률」에 따른 신문 또는 「방송법」에 따른 방송에 추가로 공표할 수 있다.

④ 제2항에 따른 공고 대상인 요양기관을 관할하는 특별시장·광역시장·특별자치시장·도지사·특별자치도지사, 시장·군수·구청장 또는 보건소의 장은 「의료법」 제33조제5항에 따른 변경허가·변경신고 등으로 제2항에 따른 공고기간 중 법 제100조제1항에 따른 공표 사항이 변경된 사실이 확인되었을 때에는 지체 없이 보건복지부장관에게 그 사실을 알려야 한다. 이 경우 보건복지부장관은 그 변경 사항이 제2항에 따른 공고 내용에 즉시 반영되도록 필요한 조치를 해야 한다.<개정 2020. 6. 2.>

⑤ 제1항부터 제4항까지에서 규정한 사항 외에 공표 절차 및 방법, 공표사항의 변경 등에 필요한 사항은 보건복지부장관이 정한다.

제101조(제조업자 등의 금지행위 등) ① 「약사법」에 따른 의약품의 제조업자·위탁제조판매업자·수입자·판매업자 및 「의료기기법」에 따른 의료기기 제조업자·수입업자·수리업자·판매업자·임대업자(이하 "제조업자등"이라 한다)는 약제·치료재료와 관련하여 제41조의3에 따라 요양급여대상 여부를 결정하거나 제46조에 따라 요양급여비용을 산정할 때에 다음 각 호의 행위를 하여 보험자·가입자 및 피부양자에게 손실을 주어서는 아니 된다. <개정 2016. 2. 3.>

1. 제98조제1항제1호에 해당하는 요양기관의 행위에 개입
2. 보건복지부, 공단 또는 심사평가원에 거짓 자료의 제출
3. 그 밖에 속임수나 보건복지부령으로 정하는 부당한 방법으로 요양급여대상 여부의 결정과 요양급여비용의 산정에 영향을 미치는 행위

② 보건복지부장관은 제조업자등이 제1항에 위반한 사실이 있는지 여부를 확인하기 위하여 그 제조업자등에게 관련 서류의 제출을 명하거나, 소속 공무원이 관계인에게 질문을 하게 하거나 관계 서류를 검사하게 하는 등 필요한 조사를 할 수 있다. 이 경우 소속 공무원은 그 권한을 표시하는 증표를 지니고 이를 관계인에게 보여주어야 한다.

③ 공단은 제1항을 위반하여 보험자·가입자 및 피부양자에게 손실을 주는 행위를 한 제조업자등에 대하여 손실에 상당하는 금액(이하 이 조에서 "손실 상당액"이라 한다)을 징수한다.<신설 2016. 2. 3.>

④ 공단은 제3항에 따라 징수한 손실 상당액 중 가입자 및 피부양자의 손실에 해당되는 금액을 그 가입자나 피부양자에게 지급하여야 한다. 이 경우 공단은 가입자나 피부양자에게 지급하여야 하는 금액을 그 가입자 및 피부양자가 내야하는 보험료등과 상계할 수 있다.<신설 2016. 2. 3.>

⑤ 제3항에 따른 손실 상당액의 산정, 부과·징수절차 및 납부방법 등에 관하여 필요한 사항은 대통령령으로 정한다.<신설 2016. 2. 3.>

제101조의2(약제에 대한 쟁송 시 손실상당액의 징수 및 지급) ① 공단은 제41조의2에 따른 요양급여비용 상한금액의 감액 및 요양급여의 적용 정지 또는 제41조의3에 따른 조정(이하 이 조에서 "조정등"이라 한다)에 대하여 약제의 제조업자등이 청구 또는 제기한 「행정심판법」에 따른 행정심판 또는 「행정소송법」에 따른 행정소송에 대하여 행정심판위원회 또는 법원의 결정이나 재결, 판결이 다음 각 호의 요건을 모두 충족하는 경우에는 조정등이 집행정지된 기간 동안 공단에 발생한 손실에 상당하는 금액을 약제의 제조업자등에게서 징수할 수 있다.

1. 행정심판위원회 또는 법원이 집행정지 결정을 한 경우
2. 행정심판이나 행정소송에 대한 각하 또는 기각(일부 기각을 포함한다) 재결 또는 판결이 확정되거나 청구취하 또는 소취하로 심판 또는 소송이 종결된 경우

② 공단은 제1항의 심판 또는 소송에 대한 결정이나 재결, 판결이 다음 각 호의 요건을 모두 충족하는 경우에는 조정등으로 인하여 약제의 제조업자등에게 발생한 손실에 상당하는 금액을 지급하여야 한다.

1. 행정심판위원회 또는 법원의 집행정지 결정이 없거나 집행정지 결정이 취소된 경우
2. 행정심판이나 행정소송에 대한 인용(일부 인용을 포함한다) 재결 또는 판결이 확정된 경우

③ 제1항에 따른 손실에 상당하는 금액은 집행정지 기간 동안 공단이 지급한 요양급여비용과 집행정지가 결정되지 않았다면 공단이 지급하여야 할 요양급여비용의 차액으로 산정한다. 다만, 요양급여대상에서 제외되거나 요양급여의 적용을 정지하는 내용의 조정등의 경우에는 요양급여비용 차액의 100분의 40을 초과할 수 없다.

④ 제2항에 따른 손실에 상당하는 금액은 해당 조정등이 없었다면 공단이 지급하여야 할 요양급여비용과 조정등에 따라 공단이 지급한 요양급여비용의 차액으로 산정한다. 다만, 요양급여대상에서 제외되거나 요양급여의 적용을 정지하는 내용의 조정등의 경우에는 요양급여비용 차액의 100분의 40을 초과할 수 없다.

⑤ 공단은 제1항 또는 제2항에 따라 손실에 상당하는 금액을 징수 또는 지급하는 경우 대통령령으로 정하는 이자를 가산하여야 한다.

⑥ 그 밖에 제1항에 따른 징수절차, 제2항에 따른 지급절차, 제3항 및 제4항에 따른 손실에 상당하는 금액의 산정기준 및 기간, 제5항에 따른 가산금 등 징수 및 지급에 필요한 세부사항은 보건복지부령으로 정한다.

[본조신설 2023. 5. 19.]

국민건강보험법 시행령

제74조의2(손실 상당액 산정기준 등) ① 법 제101조제3항에 따라 공단이 「약사법」에 따른 의약품의 제조업자·위탁제조판매업자·수입자·판매업자 및 「의료기기법」에 따른 의료기기 제조업자·수입업자·수리업자·판매업자·임대업자(이하 "제조업자등"이라 한다)에 대하여 징수하는 손실에 상당하는 금액(이하 이 조에서 "손실 상당액"이라 한다)은 같은 조 제1항제1호부터 제3호까지의 위반행위로 보험자·가입자 및 피부양자가 부당하게 부담하게 된 요양급여비용 전액으로 한다.

② 공단은 제조업자등이 동일한 약제·치료재료에 대하여 법 제101조제1항제1호부터 제3호까지의 위반행위 중 둘 이상의 위반행위를 한 경우에는 각 위반행위에 따른 손실 상당액 중 가장 큰 금액을 손실 상당액으로 징수한다.

③ 공단은 법 제101조제3항에 따라 손실 상당액을 징수하려는 경우에는 다음 각 호의 사항을 포함한 문서로 약제·치료재료의 제조업자등에게 알려야 한다.

1. 위반행위의 내용 및 법적근거에 관한 사항
2. 징수금액 및 산정내역 등에 관한 사항
3. 납부기한, 납부방법 및 납부장소 등 납부에 필요한 사항

[본조신설 2016. 8. 2.]

제74조의3(약제에 대한 쟁송 시 가산금 산정) 법 제101조의2제5항에서 "대통령령으로 정하는 이자"란 법 제101조의2제3항 또는 제4항에 따라 산정된 금액에 「국세기본법 시행령」 제43조의3제2항 본문에 따른 이자율을 곱하여 산정한 금액을 말한다.

[본조신설 2023. 11. 7.]

제102조(정보의 유지 등) 공단, 심사평가원 및 대행청구단체에 종사하였던 사람 또는 종사하는 사람은 다음 각 호의 행위를 하여서는 아니 된다. <개정 2016. 3. 22., 2019. 4. 23.>

1. 가입자 및 피부양자의 개인정보(「개인정보 보호법」 제2조제1호의 개인정보를 말한다. 이하 "개인정보"라 한다)를 누설하거나 직무상 목적 외의 용도로 이용 또는 정당한 사유 없이 제3자에게 제공하는 행위
2. 업무를 수행하면서 알게 된 정보(제1호의 개인정보는 제외한다)를 누설하거나 직무상 목적 외의 용도로 이용 또는 제3자에게 제공하는 행위

[제목개정 2016. 3. 22.]

제103조(공단 등에 대한 감독 등) ① 보건복지부장관은 공단과 심사평가원의 경영목표를 달성하기 위하여 다음 각 호의 사업이나 업무에 대하여 보고를 명하거나 그 사업이나 업무 또는 재산상황을 검사하는 등 감독을 할 수 있다. <개정 2022. 6. 10.>

1. 제14조제1항제1호부터 제13호까지의 규정에 따른 공단의 업무 및 제63조제1항제1호부터 제8호까지의 규정에 따른 심사평가원의 업무
2. 「공공기관의 운영에 관한 법률」 제50조에 따른 경영지침의 이행과 관련된 사업
3. 이 법 또는 다른 법령에서 공단과 심사평가원이 위탁받은 업무
4. 그 밖에 관계 법령에서 정하는 사항과 관련된 사업

② 보건복지부장관은 제1항에 따른 감독상 필요한 경우에는 정관이나 규정의 변경 또는 그 밖에 필요한 처분을 명할 수 있다.

제104조(포상금 등의 지급) ① 공단은 다음 각 호의 어느 하나에 해당하는 자 또는 재산을 신고한 사람에 대하여 포상금을 지급할 수 있다. 다만, 공무원이 그 직무와 관련하여 제4호에 따른 은닉재산을 신고한 경우에는 그러하지 아니한다. <개정 2020. 12. 29., 2022. 12. 27.>

1. 속임수나 그 밖의 부당한 방법으로 보험급여를 받은 사람
2. 속임수나 그 밖의 부당한 방법으로 다른 사람이 보험급여를 받도록 한 자
3. 속임수나 그 밖의 부당한 방법으로 보험급여 비용을 받은 요양기관 또는 보험급여를 받은 준요양기관 및 보조기기 판매업자
4. 제57조에 따라 징수금을 납부하여야 하는 자의 은닉재산

② 공단은 건강보험 재정을 효율적으로 운영하는 데에 이바지한 요양기관에 대하여 장려금을 지급할 수 있다. <신설 2013. 5. 22.>

③ 제1항제4호의 "은닉재산"이란 징수금을 납부하여야 하는 자가 은닉한 현금, 예금, 주식, 그 밖에 재산적 가치가 있는 유형·무형의 재산을 말한다. 다만, 다음 각 호의 어느 하나에 해당하는 재산은 제외한다. <신설 2022. 12. 27.>

1. 「민법」 제406조 등 관계 법령에 따라 사해행위(詐害行爲) 취소소송의 대상이 되어 있는 재산
2. 공단이 은닉사실을 알고 조사 또는 강제징수 절차에 착수한 재산
3. 그 밖에 은닉재산 신고를 받을 필요가 없다고 인정되어 대통령령으로 정하는 재산

④ 제1항 및 제2항에 따른 포상금 및 장려금의 지급 기준과 범위, 절차 및 방법 등에 필요한 사항은 대통령령으로 정한다. <개정 2013. 5. 22., 2022. 12. 27.>

[제목개정 2013. 5. 22.]

국민건강보험법 시행령

제75조(포상금의 지급 기준 등) ① 법 제104조제1항 각 호의 어느 하나에 해당하는 자 또는 은닉재산을 신고하려는 사람은 공단이 정하는 바에 따라 공단에 신고해야 한다. 이 경우 2명 이상이 공동명의로 신고할 때에는 대표자를 지정해야 한다. <개정 2023. 6. 20.>

② 공단은 제1항에 따라 신고를 받으면 그 내용을 확인한 후 포상금 지급 여부를 결정하여 신고인(2명 이상이 공동명의로 신고한 경우에는 제1항 후단에 따른 대표자를 말한다. 이하 이조에서 같다)에게 통보하여야 한다.

③ 제2항에 따라 포상금 지급 결정을 통보받은 신고인은 공단이 정하는 바에 따라 공단에 포상금 지급을 신청하여야 한다.

④ 공단은 제3항에 따라 포상금 지급 신청을 받은 날부터 1개월 이내에 신고인에게 별표 6의 포상금 지급 기준에 따른 포상금을 지급하여야 한다.

⑤ 제1항에 따른 신고를 받은 후에 신고된 내용과 같은 내용의 신고를 한 사람에게는 포상금을 지급하지 아니한다.

⑥ 법 제104조제3항제3호에서 "대통령령으로 정하는 재산"이란 법 제57조에 따른 징수금을 납부해야 하는 자의 명의로 등기 또는 등록된 재산으로서 국내에 있는 재산을 말한다. <신설 2023. 6. 20.>

⑦ 제1항부터 제6항까지에서 규정한 사항 외에 포상금의 지급 기준과 방법·절차 등에 관하여 필요한 사항은 공단이 정한다. <개정 2023. 6. 20.>

제75조의2(장려금의 지급 등) ① 공단은 법 제104조제2항에 따라 다음 각 호의 어느 하나에 해당하는 방법으로 건강보험 재정 지출을 절감하는 데에 이바지한 요양기관에 장려금을 지급한다. <개정 2014. 8. 29., 2021. 12. 7.>

1. 성분 또는 효능이 같아 대체사용이 가능한 약제 중 요양급여비용이 보다 저렴한 약제를 처방하거나 조제하였을 것
2. 제70조의2제2항제1호에 따라 퇴장방지의약품으로 지정·고시된 약제 중에서 다른 약제에 비하여 저가이면서 약제의 특성상 다른 약제를 대체하는 효과가 있는 약제를 처방하거나 조제하였을 것
3. 보건복지부장관이 정하여 고시하는 기간 동안 의약품을 상한금액보다 저렴하게 구입하거나 전년도 약제 사용량보다 사용량을 줄였을 것

② 장려금은 제1항에 따른 처방 또는 조제로 인하여 건강보험 재정 지출에서 절감된 금액의 100분의 70을 넘지 아니하는 금액으로 한다.

③ 제1항제1호 및 제2호에 따라 장려금을 지급받으려는 요양기관은 법 제47조제2항에 따라 심사평가원에 요양급여비용의 심사청구를 할 때 함께 장려금 지급을 청구하여야 한다.<신설 2014. 8. 29.>

④ 제1항제3호에 따라 지급하는 장려금은 심사평가원이 그 금액을 산출하여 보건복지부장관의 승인을 받아 공단에 통보한다.<신설 2014. 8. 29.>

⑤ 제1항부터 제4항까지에서 규정한 사항 외에 장려금의 지급 기준과 방법·절차 등에 관하여 필요한 사항은 보건복지부장관이 정하여 고시한다.<개정 2014. 8. 29.>

[본조신설 2013. 9. 26.]

국민건강보험법 시행령 [별표 6] 포상금의 지급 기준 <개정 2023. 6. 20.>

(제75조제4항 관련)

1. 속임수나 그 밖의 부당한 방법으로 보험급여를 받은 사람을 신고한 경우

징수금	포상금
1만원 이상 1천만원 이하	징수금 × 20/100
1천만원 초과 2천만원 이하	200만원 + [(징수금 - 1천만원) × 15/100]
2천만원 초과	350만원 + [(징수금 - 2천만원) × 10/100]. 다만, 500만원을 넘는 경우에는 500만원으로 한다.

2. 속임수나 그 밖의 부당한 방법으로 다른 사람이 보험급여를 받도록 한 준요양기관·보조기기 판매업자를 신고한 경우

가. 준요양기관·보조기기 판매업자 관련자

1) 준요양기관에 근무하고 있거나 근무했던 사람이 그 준요양기관을 신고한 경우

2) 보조기기 판매업자에게 고용되어 있거나 고용되었던 사람이 그 보조기기 판매업자를 신고한 경우

징수금	포상금
15만원 이상 1천만원 이하	징수금 × 30/100
1천만원 초과 5천만원 이하	300만원 + [(징수금 - 1천만원) × 20/100]
5천만원 초과	1,100만원 + [(징수금 - 5천만원) × 10/100]. 다만, 20억원을 넘는 경우에는 20억원으로 한다.

나. 준요양기관·보조기기 판매업소 이용자

1) 준요양기관에서 요양을 받은 사람, 그 배우자 및 직계존비속이 해당 요양과 관련된 보험급여에 대하여 준요양기관을 신고한 경우

2) 보조기기 판매업자에게 보조기기를 구매한 사람, 그 배우자 및 직계존비속이 해당 보조기기의 구매와 관련된 보험급여에 대하여 보조기기 판매업자를 신고한 경우

징수금	포상금
2천원 이상 2만5천원 이하	1만원
2만5천원 초과	징수금 × 40/100. 다만, 500만원을 넘는 경우에는 500만원으로 한다.

다. 그 밖의 신고인: 가목 및 나목에 해당하지 않는 사람이 준요양기관·보조기기 판매업자를 신고한 경우

징수금	포상금
10만원 이상 1천만원 이하	징수금 × 20/100
1천만원 초과 2천만원 이하	200만원 + [(징수금 - 1천만원) × 15/100]
2천만원 초과	350만원 + [(징수금 - 2천만원) × 10/100)]. 다만, 500만원을 넘는 경우에는 500만원으로 한다.

3. 속임수나 그 밖의 부당한 방법으로 다른 사람이 보험급여를 받도록 한 자(준요양기관·보조기기 판매업자는 제외한다)를 신고한 경우

징수금	포상금
1만원 이상 1천만원 이하	징수금 × 20/100
1천만원 초과 2천만원 이하	200만원 + [(징수금 - 1천만원) × 15/100]
2천만원 초과	350만원 + [(징수금 - 2천만원) × 10/100]. 다만, 500만원을 넘는 경우에는 500만원으로 한다.

4. 속임수나 그 밖의 부당한 방법으로 보험급여 비용을 받은 요양기관 또는 보험급여를 받은 준요양기관·보조기기 판매업자를 신고한 경우
  가. 요양기관·준요양기관·보조기기 판매업자 관련자
    1) 요양기관·준요양기관에 근무하고 있거나 근무했던 의사, 약사, 간호사, 의료기사 및 그 밖의 직원 등이 그 요양기관·준요양기관을 신고한 경우
    2) 약제·치료재료의 제조업자·판매업자에게 고용되어 있거나 고용되었던 사람이 요양기관·준요양기관을 신고한 경우
    3) 보조기기 판매업자에게 고용되어 있거나 고용되었던 사람이 그 보조기기 판매업자를 신고한 경우

징수금	포상금
15만원 이상 1천만원 이하	징수금 × 30/100
1천만원 초과 5천만원 이하	300만원 + [(징수금 - 1천만원) × 20/100]
5천만원 초과	1,100만원 + [(징수금 - 5천만원) × 10/100]. 다만, 20억원을 넘는 경우에는 20억원으로 한다.

  나. 요양기관·준요양기관·보조기기 판매업소 이용자
    1) 요양기관에서 진료를 받은 사람, 그 배우자 및 직계존비속이 해당 진료와 관련된 요양급여비용에 대하여 요양기관을 신고한 경우
    2) 준요양기관에서 요양을 받은 사람, 그 배우자 및 직계존비속이 해당 요양과 관련된 보험급여에 대하여 준요양기관을 신고한 경우
    3) 보조기기 판매업자에게 보조기기를 구매한 사람, 그 배우자 및 직계존비속이 해당 보조기기의 구매와 관련된 보험급여에 대하여 보조기기 판매업자를 신고한 경우

징수금	포상금
2천원 이상 2만5천원 이하	1만원
2만5천원 초과	징수금 × 40/100. 다만, 500만원을 넘는 경우에는 500만원으로 한다.

  다. 그 밖의 신고인: 가목 및 나목에 해당하지 않는 사람이 요양기관·준요양기관·보조기기 판매업자를 신고한 경우

징수금	포상금
10만원 이상 1천만원 이하	징수금 × 20/100
1천만원 초과 2천만원 이하	200만원 + [(징수금 - 1천만원) × 15/100]
2천만원 초과	350만원 + [(징수금 - 2천만원) × 10/100)]. 다만, 500만원을 넘는 경우에는 500만원으로 한다.

5. 법 제57조에 따라 징수금을 납부해야 하는 자의 은닉재산을 신고한 경우

징수금	포상금
100만원 이상 1억원 이하	징수금 × 30/100
1억원 초과 5억원 이하	3,000만원 + [(징수금 - 1억원) × 20/100]
5억원 초과 20억원 이하	1억1,000만원 + [(징수금 – 5억원) × 10/100]
20억원 초과	2억6,000만원 + [(징수금 - 20억원) × 5/100] 다만, 20억원을 넘는 경우에는 20억원으로 한다.

비고
  1. "징수금"이란 공단이 신고인의 신고 사실과 관련하여 법 제104조제1항 각 호의 어느 하나에 해당하는 자 또는 은닉재산에 대하여 징수한 금액을 말한다.
  2. 포상금으로 지급할 금액 중 1천원 미만의 금액은 지급하지 않는다.

제105조(유사명칭의 사용금지) ① 공단이나 심사평가원이 아닌 자는 국민건강보험공단, 건강보험심사평가원 또는 이와 유사한 명칭을 사용하지 못한다.

② 이 법으로 정하는 건강보험사업을 수행하는 자가 아닌 자는 보험계약 또는 보험계약의 명칭에 국민건강보험이라는 용어를 사용하지 못한다.

제106조(소액 처리) 공단은 징수하여야 할 금액이나 반환하여야 할 금액이 1건당 2천원 미만인 경우(제47조제5항, 제57조제5항 후단 및 제101조제4항 후단에 따라 각각 상계 처리할 수 있는 본인일부부담금 환급금 및 가입자나 피부양자에게 지급하여야 하는 금액은 제외한다)에는 징수 또는 반환하지 아니한다. <개정 2013. 5. 22., 2016. 2. 3., 2022. 12. 27.>

제107조(끝수 처리) 보험료등과 보험급여에 관한 비용을 계산할 때 「국고금관리법」 제47조에 따른 끝수는 계산하지 아니한다.

제108조 삭제 <2023. 6. 13.>

제108조의2(보험재정에 대한 정부지원) ① 국가는 매년 예산의 범위에서 해당 연도 보험료 예상 수입액의 100분의 14에 상당하는 금액을 국고에서 공단에 지원한다.

② 공단은 「국민건강증진법」에서 정하는 바에 따라 같은 법에 따른 국민건강증진기금에서 자금을 지원받을 수 있다.

③ 공단은 제1항에 따라 지원된 재원을 다음 각 호의 사업에 사용한다.

1. 가입자 및 피부양자에 대한 보험급여
2. 건강보험사업에 대한 운영비
3. 제75조 및 제110조제4항에 따른 보험료 경감에 대한 지원

④ 공단은 제2항에 따라 지원된 재원을 다음 각 호의 사업에 사용한다.

1. 건강검진 등 건강증진에 관한 사업
2. 가입자와 피부양자의 흡연으로 인한 질병에 대한 보험급여
3. 가입자와 피부양자 중 65세 이상 노인에 대한 보험급여

[본조신설 2023. 6. 13.]

[법률 제19445호(2023. 6. 13.) 제108조의2의 개정규정은 같은 법 부칙 제2조의 규정에 의하여 2027년 12월 31일까지 유효함]

제109조(외국인 등에 대한 특례) ① 정부는 외국 정부가 사용자인 사업장의 근로자의 건강보험에 관하여는 외국 정부와 한 합의에 따라 이를 따로 정할 수 있다.

② 국내에 체류하는 재외국민 또는 외국인(이하 "국내체류 외국인등"이라 한다)이 적용대상사업장의 근로자, 공무원 또는 교직원이고 제6조제2항 각 호의 어느 하나에 해당하지 아니하면서 다음 각 호의 어느 하나에 해당하는 경우에는 제5조에도 불구하고 직장가입자가 된다. <개정 2016. 3. 22.>

1. 「주민등록법」 제6조제1항제3호에 따라 등록한 사람
2. 「재외동포의 출입국과 법적 지위에 관한 법률」 제6조에 따라 국내거소신고를 한 사람
3. 「출입국관리법」 제31조에 따라 외국인등록을 한 사람

③ 제2항에 따른 직장가입자에 해당하지 아니하는 국내체류 외국인등이 다음 각 호의 요건을 모두 갖춘 경우에는 제5조에도 불구하고 지역가입자가 된다. <신설 2016. 3. 22., 2019. 1. 15.>

1. 보건복지부령으로 정하는 기간 동안 국내에 거주하였거나 해당 기간 동안 국내에 지속적으로 거주할 것으로 예상할 수 있는 사유로서 보건복지부령으로 정하는 사유에 해당될 것
2. 다음 각 목의 어느 하나에 해당할 것
   가. 제2항제1호 또는 제2호에 해당하는 사람
   나. 「출입국관리법」 제31조에 따라 외국인등록을 한 사람으로서 보건복지부령으로 정하는 체류자격이 있는 사람

④ 제2항 각 호의 어느 하나에 해당하는 국내체류 외국인등이 다음 각 호의 요건을 모두 갖춘 경우에는 제5조에도 불구하고 공단에 신청하면 피부양자가 될 수 있다. <신설 2016. 3. 22., 2024. 1. 2.>

1. 직장가입자와의 관계가 제5조제2항 각 호의 어느 하나에 해당할 것
2. 제5조제3항에 따른 피부양자 자격의 인정 기준에 해당할 것
3. 국내 거주기간 또는 거주사유가 제3항제1호에 따른 기준에 해당할 것. 다만, 직장가입자의 배우자 및 19세 미만 자녀(배우자의 자녀를 포함한다)에 대해서는 그러하지 아니하다.

⑤ 제2항부터 제4항까지의 규정에도 불구하고 다음 각 호에 해당되는 경우에는 가입자 및 피부양자가 될 수 없다. <신설 2016. 3. 22., 2019. 1. 15.>

1. 국내체류가 법률에 위반되는 경우로서 대통령령으로 정하는 사유가 있는 경우

2. 국내체류 외국인등이 외국의 법령, 외국의 보험 또는 사용자와의 계약 등에 따라 제41조에 따른 요양급여에 상당하는 의료보장을 받을 수 있어 사용자 또는 가입자가 보건복지부령으로 정하는 바에 따라 가입 제외를 신청한 경우

⑥ 제2항부터 제5항까지의 규정에서 정한 사항 외에 국내체류 외국인등의 가입자 또는 피부양자 자격의 취득 및 상실에 관한 시기·절차 등에 필요한 사항은 제5조부터 제11조까지의 규정을 준용한다. 다만, 국내체류 외국인등의 특성을 고려하여 특별히 규정해야 할 사항은 대통령령으로 다르게 정할 수 있다. <신설 2016. 3. 22.>

⑦ 가입자인 국내체류 외국인등이 매월 2일 이후 지역가입자의 자격을 취득하고 그 자격을 취득한 날이 속하는 달에 보건복지부장관이 고시하는 사유로 해당 자격을 상실한 경우에는 제69조제2항 본문에도 불구하고 그 자격을 취득한 날이 속하는 달의 보험료를 부과하여 징수한다. <신설 2016. 3. 22.>

⑧ 국내체류 외국인등(제9항 단서의 적용을 받는 사람에 한정한다)에 해당하는 지역가입자의 보험료는 제78조제1항 본문에도 불구하고 그 직전 월 25일까지 납부하여야 한다. 다만, 다음 각 호에 해당되는 경우에는 공단이 정하는 바에 따라 납부하여야 한다. <신설 2016. 3. 22., 2019. 1. 15.>

1. 자격을 취득한 날이 속하는 달의 보험료를 징수하는 경우
2. 매월 26일 이후부터 말일까지의 기간에 자격을 취득한 경우

⑨ 제7항과 제8항에서 정한 사항 외에 가입자인 국내체류 외국인등의 보험료 부과·징수에 관한 사항은 제69조부터 제86조까지의 규정을 준용한다. 다만, 대통령령으로 정하는 국내체류 외국인등의 보험료 부과·징수에 관한 사항은 그 특성을 고려하여 보건복지부장관이 다르게 정하여 고시할 수 있다. <신설 2016. 3. 22.>

⑩ 공단은 지역가입자인 국내체류 외국인등(제9항 단서의 적용을 받는 사람에 한정한다)이 보험료를 체납한 경우에는 제53조제3항에도 불구하고 체납일부터 체납한 보험료를 완납할 때까지 보험급여를 하지 아니한다. 이 경우 제53조제3항 각 호 외의 부분 단서 및 같은 조 제5항·제6항은 적용하지 아니한다. <신설 2019. 1. 15.>

[헌법불합치, 2019헌마1165, 2023.9.26, 국민건강보험법(2019. 1. 15. 법률 제16238호로 개정된 것) 제109조 제10항은 헌법에 합치되지 아니한다. 위 조항은 2025. 6. 30.을 시한으로 입법자가 개정할 때까지 계속 적용된다.]

[시행일: 2024. 4. 3.] 제109조제4항제3호

국민건강보험법 시행령

제76조(외국인 등의 가입자 및 피부양자 자격취득 제한) 법 제109조제5항제1호에서 "대통령령으로 정하는 사유"란 다음 각 호의 어느 하나에 해당하는 경우를 말한다.

1. 「출입국관리법」 제25조 및 「재외동포의 출입국과 법적 지위에 관한 법률」 제10조제2항에 따라 체류기간 연장허가를 받지 아니하고 체류하는 경우
2. 「출입국관리법」 제59조제3항에 따라 강제퇴거명령서를 발급받은 경우

[전문개정 2016. 9. 22.]

제76조의2(외국인 등의 가입자 자격취득 시기 등) ① 국내에 체류하는 재외국민 또는 외국인(이하 "국내체류 외국인등"이라 한다)은 법 제109조제6항 단서에 따라 다음 각 호의 구분에 따른 날에 가입자의 자격을 얻는다. <개정 2019. 7. 16.>

1. 법 제109조제3항제2호에 해당하는 사람으로서 같은 항 제1호에 따른 기간 동안 국내에 거주한 경우: 해당 기간이 경과한 날
2. 법 제109조제3항제2호에 해당하는 사람으로서 같은 항 제1호에 따라 국내에 지속적으로 거주할 것으로 예상할 수 있는 사유에 해당하는 경우: 국내에 입국한 날
3. 그 밖에 보건복지부장관이 체류자격, 체류기간 및 체류경위 등을 고려하여 그 자격취득 시기를 국내거주 국민과 다르게 정할 필요가 있다고 인정하여 고시하는 경우: 해당 고시에서 정하는 날

② 국내체류 외국인등은 법 제109조제6항 본문에서 준용하는 법 제10조에 따라 같은 조 제1항제1호·제4호 및 제5호에 따른 날에 가입자의 자격을 잃는다. 다만, 법 제109조제6항 단서에 따라 다음 각 호의 구분에 따른 날에도 그 자격을 잃는다.<개정 2019. 6. 11., 2019. 7. 16.>

1. 직장가입자: 다음 각 목의 어느 하나에 해당하는 날
   가. 「출입국관리법」 제10조의2제1항제2호 및 「재외동포의 출입국과 법적 지위에 관한 법률」 제10조제1항에 따른 체류기간이 종료된 날의 다음 날
   나. 「출입국관리법」 제59조제3항에 따른 강제퇴거명령서를 발급받은 날의 다음 날
   다. 법 제109조제5항제2호에 따라 사용자가 직장가입자의 가입 제외를 신청한 날. 다만, 법 제8조제2항에 따라 직장가입자 자격취득 신고를 한 날부터 14일 이내에 가입 제외를 신청한 경우에는 그 자격 취득일로 한다.
   라. 그 밖에 보건복지부장관이 체류자격, 체류기간 및 체류경위 등을 고려하여 그 자격상실 시기를 국내거주 국민과 다르게 정할 필요가 있다고 인정하여 고시하는 경우: 해당 고시에서 정하는 날
2. 지역가입자: 다음 각 목의 어느 하나에 해당하는 날
   가. 제1호가목 및 나목에 따른 날
   나. 재외국민 또는 체류기간이 종료되지 아니한 외국인이 출국 후 1개월이 지난 경우: 그 출국한 날의 다음 날
   다. 법 제109조제5항제2호에 따라 지역가입자가 가입 제외를 신청한 날. 다만, 보험료를 납부하지 않은 지역가입자 또는 최초로 보험료

를 납부한 날부터 14일이 지나지 않은 지역가입자가 보건복지부장관이 정하여 고시하는 요건을 갖추고 가입 제외를 신청하는 경우에는 그 자격을 취득한 날로 한다.

라. 그 밖에 보건복지부장관이 체류자격, 체류기간 및 체류경위 등을 고려하여 그 자격상실 시기를 국내 거주 국민과 다르게 정할 필요가 있다고 인정하여 고시하는 경우: 해당 고시에서 정하는 날

[본조신설 2016. 9. 22.]

제76조의3(외국인 등의 피부양자 자격취득 시기 등) ① 국내체류 외국인등은 법 제109조제6항 단서에 따라 다음 각 호의 구분에 따른 날에 피부양자의 자격을 얻는다.

1. 신생아의 경우: 출생한 날
2. 법 제109조제2항 각 호에 따른 주민등록, 국내거소신고 또는 외국인등록(이하 이 조에서 "주민등록등"이라 한다)을 한 날부터 90일 이내에 피부양자 자격취득을 신청한 경우: 해당 주민등록등을 한 날. 다만, 주민등록등을 한 이후에 직장가입이 된 경우에는 해당 직장가입이 된 날로 한다.
3. 주민등록등을 한 날부터 90일이 경과하여 피부양자 자격취득을 신청한 경우: 그 자격취득을 신청한 날. 다만, 주민등록등을 한 이후에 직장가입이 된 경우로서 해당 직장가입이 된 날부터 90일 이내에 신청이 있는 때에는 그 직장가입이 된 날로 한다.
4. 그 밖에 보건복지부장관이 체류자격, 체류기간 및 체류경위 등을 고려하여 그 자격취득 시기를 국내거주 국민과 다르게 정할 필요가 있다고 인정하여 고시하는 경우: 해당 고시에서 정하는 날

② 국내체류 외국인등은 법 제109조제6항 본문에서 준용하는 법 제5조에 따라 같은 조 제3항에서 정한 날(사망, 부양자의 직장가입자 자격상실 또는 의료급여를 받는 경우만 해당한다)에 피부양자의 자격을 잃는다. 다만, 법 제109조제6항 단서에 따라 다음 각 호의 어느 하나에 해당하는 날에도 그 자격을 잃는다.<개정 2019. 6. 11.>

1. 「출입국관리법」 제10조의2제1항제2호 및 「재외동포의 출입국과 법적 지위에 관한 법률」 제10조제1항에 따른 체류기간이 종료된 날의 다음 날
2. 「출입국관리법」 제59조제3항에 따른 강제퇴거명령서를 발급받은 날의 다음 날
3. 그 밖에 보건복지부장관이 체류자격, 체류기간 및 체류경위 등을 고려하여 그 자격상실 시기를 국내거주 국민과 다르게 정할 필요가 있다고 인정하여 고시하는 경우: 해당 고시에서 정하는 날

[본조신설 2016. 9. 22.]

제76조의4(보험료 부과·징수 특례 대상 외국인) 법 제109조제9항 단서에서 "대통령령으로 정하는 국내체류 외국인등"이란 지역가입자인 국내체류 외국인등 중에서 다음 각 호의 어느 하나에 해당하지 않는 사람을 말한다.

1. 「출입국관리법 시행령」 별표 1의2에 따른 결혼이민(F-6)의 체류자격이 있는 사람
2. 「출입국관리법 시행령」 별표 1의3에 따른 영주(F-5)의 체류자격이 있는 사람
3. 그 밖에 보건복지부장관이 체류경위, 체류목적 및 체류기간 등을 고려하여 국내거주 국민과 같은 보험료 부과·징수 기준을 적용할 필요가 있다고 인정하여 고시하는 체류자격이 있는 사람

[전문개정 2018. 12. 24.]

국민건강보험법 시행규칙

제61조(외국인 등의 직장가입자 자격취득 신고 등) ① 사용자는 법 제109조제2항에 따라 국내에 체류하는 재외국민 또는 외국인(이하 "국내체류 외국인등"이라 한다)이 직장가입자가 되는 경우에는 그 직장가입자가 된 날부터 14일 이내에 별지 제6호서식의 건강보험 직장가입자 자격취득 신고서에 다음 각 호의 구분에 따른 서류를 첨부하여 공단에 제출하여야 한다. 다만, 공단이 법 제96조에 따라 국가 등으로부터 제공받은 자료로 주민등록, 국내거소신고 및 외국인등록 사실을 확인할 수 있는 경우에는 해당 서류를 첨부하지 아니한다.

1. 재외국민: 주민등록표 등본 1부
2. 외국인: 다음 각 목의 구분에 따른 서류
   가. 「재외동포의 출입국과 법적지위에 관한 법률」 제2조제2호에 따른 외국국적동포: 국내거소신고증 사본 또는 국내거소신고 사실증명 1부
   나. 그 밖의 외국인: 외국인등록증 사본 또는 외국인등록 사실증명 1부

② 사용자는 법 제109조제2항에 따라 직장가입자가 된 국내체류 외국인등이 직장가입자의 자격을 잃은 경우에는 그 자격을 잃은 날부터 14일 이내에 별지 제8호서식의 건강보험 직장가입자 자격상실 신고서를 공단에 제출하여야 한다.

③ 제1항 및 제2항에 따른 국내체류 외국인등의 직장가입자 자격 취득 및 상실 신고의 절차 및 방법 등에 필요한 세부 사항은 보건복지부장관이 정하여 고시한다.

[전문개정 2016. 9. 23.]

제61조의2(외국인 등의 지역가입자 자격취득 신고 등) ① 법 제109조제3항제1호에서 "보건복지부령으로 정하는 기간"이란 6개월 이상의 기간을 말하고, "보건복지부령으로 정하는 사유"란 다음 각 호의 어느 하나에 해당하는 경우를 말한다. <개정 2018. 12. 18., 2019. 7. 16., 2021. 2. 26., 2021. 10. 14.>

1. 「출입국관리법」 제10조제2호에 따른 영주자격을 받은 경우
2. 「출입국관리법 시행령」 별표 1의2 제21호에 따른 비전문취업(E-9)의 체류자격을 받은 경우
3. 「출입국관리법 시행령」 별표 1의2 제27호에 따른 결혼이민의 체류자격을 받은 경우
4. 보건복지부장관이 정하여 고시하는 유학 또는 일반연수의 체류자격을 받은 경우

② 법 제109조제3항제2호나목에서 "보건복지부령으로 정하는 체류자격"이란 별표 9에 따른 체류자격을 말한다.

③ 법 제109조제3항에 따라 국내체류 외국인등이 지역가입자가 된 경우에는 별지 제5호서식의 건강보험 지역가입자 자격취득신고서에 다

음 각 호의 구분에 따른 서류를 첨부하여 공단에 제출해야 한다. 다만, 공단이 법 제96조에 따라 국가 등으로부터 제공받은 자료로 주민등록, 국내거소신고, 외국인등록 사실 및 보험료 부과에 필요한 사항을 확인할 수 있는 경우에는 그 확인으로 제출을 갈음한다.<개정 2018. 12. 31., 2019. 10. 24.>

1. 재외국민: 다음 각 목의 서류
   가. 주민등록표 등본 1부
   나. 소득명세서 등 보험료 부과에 필요한 서류로서 보건복지부장관이 정하여 고시하는 서류 각 1부
2. 외국인: 다음 각 목의 서류
   가. 제61조제1항제2호의 서류 1부
   나. 소득명세서 등 보험료 부과에 필요한 서류로서 보건복지부장관이 정하여 고시하는 서류 각 1부

④ 법 제109조제3항에 따라 지역가입자가 된 국내체류 외국인등이 지역가입자의 자격을 잃은 경우에는 그 자격을 잃은 날부터 14일 이내에 별지 제7호서식의 건강보험 지역가입자 자격상실 신고서를 공단에 제출해야 한다.<개정 2019. 7. 16.>

⑤ 제1항부터 제4항까지에서 규정한 사항 외에 외국인등의 지역가입자 자격 취득 및 상실의 신청에 필요한 세부적인 사항은 보건복지부장관이 정해 고시한다.<개정 2018. 12. 18.>

[본조신설 2016. 9. 23.]

제61조의3(외국인 등의 피부양자 자격취득 신고 등) ① 법 제109조제4항에 따라 국내체류 외국인등이 피부양자의 자격을 얻으려는 경우에는 별지 제1호서식의 건강보험 피부양자 자격(취득·상실)신고서에 다음 각 호의 서류를 첨부하여 공단에 제출하여야 한다. 다만, 공단이 법 제96조에 따라 국가 등으로부터 제공받은 자료로 주민등록, 국내거소신고 및 외국인등록 사실을 확인할 수 있는 경우에는 해당 서류를 첨부하지 아니한다.

1. 제61조제1항 각 호의 구분에 따른 서류 1부
2. 직장가입자와의 관계를 확인할 수 있는 서류로서 보건복지부장관이 정하여 고시하는 서류 1부

② 법 제109조제4항에 따라 피부양자의 자격을 얻은 국내체류 외국인등이 그 자격을 잃은 경우에는 별지 제1호서식의 건강보험 피부양자 자격(취득·상실)신고서에 그 상실 사유를 입증하는 서류를 첨부하여 공단에 제출하여야 한다.

③ 제1항 및 제2항에 따른 국내체류 외국인등의 피부양자 자격취득 및 상실의 신고 절차 및 방법 등에 필요한 세부 사항은 보건복지부장관이 정하여 고시한다.

[본조신설 2016. 9. 23.]

제61조의4(외국인등의 가입 제외 신청 등) ① 법 제109조제5항제2호에 해당되는 지역가입자가 가입 제외를 신청하려면 지역가입자가 별지 제7호서식의 지역가입자 자격상실 신고서에 제3항 각 호의 구분에 따른 서류를 첨부하여 공단에 제출해야 한다.

② 법 세109조제5항제2호에 해당되는 직장가입자가 가입 제외를 신청하려면 사용자가 별지 제8호서식의 직장가입자 자격상실 신고서에 제3항 각 호의 구분에 따른 서류를 첨부하여 공단에 제출해야 한다.

③ 제1항 또는 제2항에 따라 지역가입자 또는 사용자가 공단에 제출해야 하는 서류는 다음 각 호의 구분에 따른다.

1. 외국의 법령에 따라 의료보장을 받는 경우: 다음 각 목의 서류
   가. 외국 법령의 적용 대상 여부에 대한 확인서 등 의료보장을 받을 수 있음을 증명하는 서류
   나. 국내체류 외국인등이 건강보험에 가입하지 않겠다는 취지를 적은 서류
2. 외국의 보험(법 제109조제2항 각 호에 따른 등록 또는 신고를 하기 전에 가입한 보험으로 한정한다)에 따라 의료보장을 받는 경우: 다음 각 목의 서류
   가. 보험계약서 등 의료보장을 받을 수 있음을 증명하는 서류
   나. 국내체류 외국인등이 건강보험에 가입하지 않겠다는 취지를 적은 서류
3. 사용자와의 계약 등에 따라 의료보장을 받는 경우: 다음 각 목의 서류
   가. 근로계약서 등 의료보장을 받을 수 있음을 증명하는 서류
   나. 사용자가 의료비를 지급한 사실을 증명하는 서류
   다. 국내체류 외국인등이 건강보험에 가입하지 않겠다는 취지를 적은 서류

④ 제1항 또는 제2항에 따라 가입 제외를 신청한 사람은 보건복지부장관이 정하여 고시하는 기간 동안 가입이 제외되며, 그 기간이 경과한 후 다시 법 제109조제5항제2호에 해당되는 경우에는 제1항 또는 제2항에 따른 가입 제외 신청을 다시 할 수 있다.

⑤ 제1항부터 제4항까지에서 규정한 사항 외에 국내체류 외국인등의 가입 제외 신청의 절차 및 방법 등에 필요한 세부 사항은 보건복지부장관이 정하여 고시한다.

[전문개정 2019. 7. 16.]

국민건강보험법 시행규칙 [별표 9] 체류자격 <개정 2021. 2. 26.>

(제61조의2제2항 관련)

외국인의 체류자격(기호)
1. 문화예술(D-1), 유학(D-2), 산업연수(D-3), 일반연수(D-4), 취재(D-5), 종교(D-6), 주재(D-7), 기업투자(D-8), 무역경영(D-9), 구직(D-10)
2. 교수(E-1), 회화지도(E-2), 연구(E-3), 기술지도(E-4), 전문직업(E-5), 예술흥행(E-6), 특정활동(E-7), 비전문취업(E-9), 선원취업(E-10)
3. 방문동거(F-1), 거주(F-2), 동반(F-3), 재외동포(F-4), 영주(F-5), 결혼이민(F-6)
4. 기타(G-1)(난민법 에 따라 인도적 체류 허가를 받은 사람과 공단이 정하는 사람으로 한정한다)
5. 관광취업(H-1), 방문취업(H-2)

제110조(실업자에 대한 특례) ① 사용관계가 끝난 사람 중 직장가입자로서의 자격을 유지한 기간이 보건복지부령으로 정하는 기간 동안 통산 1년 이상인 사람은 지역가입자가 된 이후 최초로 제79조에 따라 지역가입자 보험료를 고지받은 날부터 그 납부기한에서 2개월이 지나기 이전까지 공단에 직장가입자로서의 자격을 유지할 것을 신청할 수 있다. <개정 2013. 5. 22., 2018. 1. 16.>

② 제1항에 따라 공단에 신청한 가입자(이하 "임의계속가입자"라 한다)는 제9조에도 불구하고 대통령령으로 정하는 기간 동안 직장가입자의 자격을 유지한다. 다만, 제1항에 따른 신청 후 최초로 내야 할 직장가입자 보험료를 그 납부기한부터 2개월이 지난 날까지 내지 아니한 경우에는 그 자격을 유지할 수 없다.<신설 2013. 5. 22.>

③ 임의계속가입자의 보수월액은 보수월액보험료가 산정된 최근 12개월간의 보수월액을 평균한 금액으로 한다.<개정 2013. 5. 22., 2018. 1. 16.>

④ 임의계속가입자의 보험료는 보건복지부장관이 정하여 고시하는 바에 따라 그 일부를 경감할 수 있다.<개정 2013. 5. 22.>

⑤ 임의계속가입자의 보수월액보험료는 제76조제1항 및 제77조제1항제1호에도 불구하고 그 임의계속가입자가 전액을 부담하고 납부한다.<개정 2013. 5. 22.>

⑥ 임의계속가입자가 보험료를 납부기한까지 내지 아니하는 경우 그 급여제한에 관하여는 제53조제3항·제5항 및 제6항을 준용한다. 이 경우 "제69조제5항에 따른 세대단위의 보험료"는 "제110조제5항에 따른 보험료"로 본다.<개정 2013. 5. 22.>

⑦ 임의계속가입자의 신청 방법·절차 등에 필요한 사항은 보건복지부령으로 정한다.<개정 2013. 5. 22.>

국민건강보험법 시행령

제77조(임의계속가입자 적용기간) ① 법 제110조제2항 본문에서 "대통령령으로 정하는 기간"이란 사용관계가 끝난 날의 다음 날부터 기산(起算)하여 36개월이 되는 날을 넘지 아니하는 범위에서 다음 각 호의 구분에 따른 기간을 말한다.

1. 법 제110조제1항에 따라 공단에 신청한 가입자(이하 "임의계속가입자"라 한다)가 법 제9조제1항제2호에 따라 자격이 변동되기 전날까지의 기간
2. 임의계속가입자가 법 제10조제1항에 따라 그 자격을 잃기 전날까지의 기간

② 「의료급여법」 제3조제1항제2호에 따른 수급권자가 되어 법 제10조제1항제5호에 따라 가입자의 자격이 상실된 임의계속가입자가 법 제8조제1항제1호에 따라 가입자의 자격을 다시 취득한 경우로서 다시 취득한 날이 제1항에 따른 사용관계가 끝난 날의 다음 날부터 36개월 이내이면 공단이 정하는 기간 안에 임의계속가입의 재적용을 신청할 수 있다. 이 경우 신청자는 가입자의 자격을 다시 취득한 날부터 제1항에 따른 기간 동안 임의계속가입자로서의 자격을 유지한다.

③ 제2항에서 규정한 사항 외에 임의계속가입의 재적용 신청에 필요한 신청기간, 절차, 방법 등은 공단이 정하는 바에 따른다.

[전문개정 2018. 6. 26.]

국민건강보험법 시행규칙

제62조(임의계속가입을 위한 직장가입자 자격 유지 기간) 법 제110조제1항에서 "보건복지부령으로 정하는 기간"이란 사용관계가 끝난 날 이전 18개월간을 말한다.

[전문개정 2018. 6. 29.]

제63조(임의계속가입·탈퇴 및 자격 변동 시기 등) ① 법 제110조제2항에 따른 임의계속가입자(이하 "임의계속가입자"라 한다)가 되려는 사람은 별지 제39호서식의 임의계속가입 신청서에 다음 각 호의 서류를 첨부하여 공단에 제출하여야 한다. <개정 2013. 6. 28., 2013. 9. 30., 2018. 3. 6.>

1. 제2조제4항제1호에 따른 서류(주민등록표 등본으로 피부양자와 해당 임의계속가입자의 관계를 확인할 수 없는 경우만 해당한다)
2. 제2조제4항제2호에 따른 서류(피부양자가 장애인, 국가유공자 등 또는 보훈보상대상자의 경우만 해당한다)
3. 제2조제4항제3호에 따른 서류(피부양자가 별표 1의2 제1호다목에 따른 인정을 받으려는 경우만 해당한다)
4. 제61조제1항제1호 또는 제2호에 따른 서류 1부(재외국민 또는 외국인인 경우만 해당한다)

② 임의계속가입자로서의 자격을 더 이상 유지하지 않으려는 사람은 별지 제39호서식의 임의계속탈퇴 신청서를 공단에 제출하여야 한다.<신설 2013. 9. 30.>

③ 임의계속가입자는 다음 각 호의 어느 하나에 해당하는 날에 지역가입자 또는 직장가입자로 그 자격이 변동된다.<개정 2013. 9. 30.>

1. 영 제77조에 따른 기간이 끝나는 날의 다음 날
2. 제2항에 따른 임의계속탈퇴 신청서가 접수된 날의 다음 날
3. 직장가입자인 사용자, 근로자, 공무원 또는 교직원이 된 날

[제목개정 2013. 9. 30.]

제111조(권한의 위임) 이 법에 따른 보건복지부장관의 권한은 대통령령으로 정하는 바에 따라 그 일부를 특별시장·광역시장·특별자치시장·도지사 또는 특별자치도지사에게 위임할 수 있다.

[전문개정 2024. 1. 2.]

[시행일: 2024. 7. 3.] 제111조

제112조(업무의 위탁) ① 공단은 대통령령으로 정하는 바에 따라 다음 각 호의 업무를 체신관서, 금융기관 또는 그 밖의 자

에게 위탁할 수 있다.

1. 보험료의 수납 또는 보험료납부의 확인에 관한 업무
2. 보험급여비용의 지급에 관한 업무
3. 징수위탁근거법의 위탁에 따라 징수하는 연금보험료, 고용보험료, 산업재해보상보험료, 부담금 및 분담금 등(이하 "징수위탁보험료등"이라 한다)의 수납 또는 그 납부의 확인에 관한 업무

② 공단은 그 업무의 일부를 국가기관, 지방자치단체 또는 다른 법령에 따른 사회보험 업무를 수행하는 법인이나 그 밖의 자에게 위탁할 수 있다. 다만, 보험료와 징수위탁보험료등의 징수 업무는 그러하지 아니하다.<개정 2016. 2. 3.>

③ 제2항에 따라 공단이 위탁할 수 있는 업무 및 위탁받을 수 있는 자의 범위는 보건복지부령으로 정한다.

국민건강보험법 시행령

제78조(업무의 위탁) 공단은 법 제112조제1항에 따라 같은 항 각 호의 업무를 체신관서, 금융기관 또는 그 밖의 자에게 위탁하려면 위탁받을 기관의 선정 및 위탁계약의 내용에 관하여 공단 이사회의 의결을 거쳐야 한다.

제81조(민감정보 및 고유식별정보의 처리) ① 공단(법 제112조에 따라 공단의 업무를 위탁받은 자를 포함한다)은 다음 각 호의 사무를 수행하기 위하여 불가피한 경우 「개인정보 보호법」 제23조에 따른 건강에 관한 정보, 같은 법 시행령 제18조제2호에 따른 범죄경력자료에 해당하는 정보, 같은 영 제19조 각 호에 따른 주민등록번호, 여권번호, 운전면허의 면허번호 또는 외국인등록번호가 포함된 자료를 처리할 수 있다. <개정 2013. 9. 26., 2014. 11. 20., 2022. 6. 30., 2023. 6. 20.>

1. 법 제7조에 따른 사업장의 신고에 관한 사무
2. 법 제14조제1항에 따른 업무에 관한 사무
3. 법 제60조에 따른 현역병 등에 대한 요양급여비용 지급에 관한 사무
4. 법 제61조에 따른 요양급여비용의 정산에 관한 사무

4의2. 법 제72조 및 제96조의2에 따른 금융정보등의 제공 요청에 관한 사무

4의3. 법 제81조의3에 따른 자료의 제공에 관한 사무

5. 법 제83조에 따른 체납자 인적사항등의 공개에 관한 사무
6. 법 제87조 및 제90조에 따른 이의신청 및 행정소송에 관한 사무
7. 법 제94조에 따른 신고 등에 관한 사무
8. 법 제95조에 따른 소득 축소·탈루 자료의 송부에 관한 사무

8의2. 법 제96조에 따른 자료의 제공 요청에 관한 사무

9. 법 제104조에 따른 포상금 지급에 관한 사무
10. 법 제112조에 따른 업무의 위탁에 관한 사무

② 심사평가원은 다음 각 호의 사무를 수행하기 위하여 불가피한 경우 「개인정보 보호법」 제23조에 따른 건강에 관한 정보, 같은 법 시행령 제19조에 따른 주민등록번호, 여권번호, 운전면허의 면허번호 또는 외국인등록번호가 포함된 자료를 처리할 수 있다. <개정 2013. 9. 26., 2014. 11. 20., 2017. 3. 27.>

1. 법 제43조에 따른 요양기관의 시설·장비 및 인력 등의 현황 신고에 관한 사무

1의2. 법 제48조에 따른 요양급여 대상 여부의 확인 등에 관한 사무

2. 법 제63조제1항에 따른 업무에 관한 사무
3. 법 제87조 및 제90조에 따른 이의신청 및 행정소송에 관한 사무
4. 법 제96조에 따른 자료의 제공 요청에 관한 사무

③ 요양기관(제2호의 경우에는 법 제47조제7항에 따라 요양기관을 대행하는 단체를 포함한다)은 다음 각 호의 사무를 수행하기 위하여 불가피한 경우 「개인정보 보호법」 제23조에 따른 건강에 관한 정보나 같은 법 시행령 제19조에 따른 주민등록번호, 여권번호, 운전면허의 면허번호 또는 외국인등록번호가 포함된 자료를 처리할 수 있다. <신설 2017. 3. 27., 2023. 6. 20.>

1. 법 제41조제1항에 따른 요양급여의 실시에 관한 사무
2. 법 제47조제1항 또는 제2항에 따른 요양급여비용의 청구에 관한 사무

④ 법 제49조제1항에 따른 준요양기관(이하 "준요양기관"이라 한다)은 법 제49조제3항에 따른 요양비 지급 청구에 관한 사무를 수행하기 위하여 불가피한 경우에는 「개인정보 보호법」 제23조에 따른 건강에 관한 정보나 같은 법 시행령 제19조에 따른 주민등록번호, 여권번호, 운전면허의 면허번호 또는 외국인등록번호가 포함된 자료를 처리할 수 있다. <신설 2021. 6. 29., 2023. 6. 20.>

⑤ 법 제51조제2항에 따른 보조기기를 판매한 자(이하 "보조기기 판매업자"라 한다)는 법 제51조제2항 전단에 따른 보험급여 지급 청구에 관한 사무를 수행하기 위하여 불가피한 경우에는 「개인정보 보호법」 제23조에 따른 건강에 관한 정보나 같은 법 시행령 제19조에 따른 주민등록번호, 여권번호, 운전면허의 면허번호 또는 외국인등록번호가 포함된 자료를 처리할 수 있다. <신설 2021. 6. 29., 2023. 6. 20.>

⑥ 보건복지부장관(법 제111조에 따라 보건복지부장관의 권한을 위임받거나 위탁받은 자를 포함한다)은 다음 각 호의 사무를 수행하기 위하여 불가피한 경우 제1항에 따른 자료를 처리할 수 있다. <개정 2017. 3. 27., 2021. 6. 29.>

1. 법 제81조제3항에 따른 체납처분 승인에 관한 사무
2. 법 제88조에 따른 심판청구에 관한 사무
3. 법 제97조에 따른 보고와 검사 등에 관한 사무
4. 법 제98조에 따른 업무정지 처분에 관한 사무
5. 법 제99조에 따른 과징금 부과·징수에 관한 사무
6. 법 제100조에 따른 위반사실 공표에 관한 사무

국민건강보험법 시행규칙

제64조(업무의 위탁) ① 공단은 법 제112조제2항에 따라 국가기관·지방자치단체·심사평가원 및 「국민연금법」에 따른 국민연금공단에 다음 각 호의 업무를 위탁할 수 있다. <개정 2016. 7. 27., 2018. 12. 18.>

1. 가입자의 자격 취득·변경 및 상실 신고의 접수 및 처리
2. 건강보험증의 발급 및 가입자의 민원접수 및 처리

3. 요양급여비용의 지급에 관한 업무
4. 체납된 보험료등, 연체금 및 체납처분비의 조회 및 납부 사실 확인에 관한 업무

② 공단은 제1항에 따라 업무를 위탁하려면 수탁 기관 및 위탁 업무에 대하여 보건복지부장관의 승인을 받아야 한다.

③ 공단은 법 제112조제2항에 따라 임신·출산 진료비의 신청과 지급에 관한 업무를 다음 각 호의 구분에 따라 위탁한다.<개정 2015. 6. 30., 2017. 9. 19., 2018. 12. 31.>

1. 영 제23조제4항 및 제5항에 따른 이용권의 발급 신청 접수 및 발급에 관한 업무: 「금융산업의 구조개선에 관한 법률」 제2조제1호에 따른 금융기관 또는 「우체국예금·보험에 관한 법률」에 따른 체신관서
2. 제24조제3항에 따른 비용의 지급 및 정산에 관한 업무: 「사회보장급여의 이용·제공 및 수급권자 발굴에 관한 법률」 제29조에 따른 사회보장정보원 및 보건복지부장관이 정하여 고시하는 기관 또는 단체

④ 공단은 부득이한 경우를 제외하고는 매년 임신·출산 진료비의 지급에 들어갈 것으로 예상되는 비용을 제3항제2호에 따른 기관 또는 단체에 미리 예탁(預託)하여야 한다.

제65조(전자문서를 이용한 업무 처리 등) ① 공단 및 심사평가원은 법·영 및 이 규칙에 따른 청구·신청·신고 등을 전자문서로 하도록 할 수 있고, 통지 등의 업무를 전산매체 또는 정보통신망을 이용하여 전자문서로 처리할 수 있다.

② 제1항에 따라 전자문서로 처리하는 경우에는 「전자정부법」 제2조제7호 및 제7조를 준용한다.

제113조(징수위탁보험료등의 배분 및 납입 등) ① 공단은 자신이 징수한 보험료와 그에 따른 징수금 또는 징수위탁보험료등의 금액이 징수하여야 할 총액에 부족한 경우에는 대통령령으로 정하는 기준, 방법에 따라 이를 배분하여 납부 처리하여야 한다. 다만, 납부의무자가 다른 의사를 표시한 때에는 그에 따른다.

② 공단은 징수위탁보험료등을 징수한 때에는 이를 지체 없이 해당 보험별 기금에 납입하여야 한다.

국민건강보험법 시행령

제79조(보험료 및 징수위탁보험료등의 배분 등) 공단이 납부의무자의 신청에 따라 보험료 및 징수위탁보험료등을 1개의 납입고지서로 통합하여 징수한 경우(법 제81조 및 징수위탁근거법에 따라 체납처분의 방법으로 징수한 경우는 제외한다)에 징수한 보험료와 그에 따른 징수금 또는 징수위탁보험료등의 금액이 징수하여야 할 총액에 미치지 못하는 경우로서 납부의무자가 이를 납부하는 날까지 특별한 의사를 표시하지 아니한 경우에는 법 제113조제1항 본문에 따라 공단이 징수하려는 각 보험별 금액(법 및 징수위탁근거법에 따른 연체금 및 가산금을 제외한 금액을 말한다)의 비율로 배분하여 납부 처리하여야 한다.

제114조(출연금의 용도 등) ① 공단은 「국민연금법」, 「산업재해보상보험법」, 「고용보험법」 및 「임금채권보장법」에 따라 국민연금기금, 산업재해보상보험및예방기금, 고용보험기금 및 임금채권보장기금으로부터 각각 지급받은 출연금을 제14조제1항제11호에 따른 업무에 소요되는 비용에 사용하여야 한다.

② 제1항에 따라 지급받은 출연금의 관리 및 운용 등에 필요한 사항은 대통령령으로 정한다.

제114조의2(벌칙 적용에서 공무원 의제) 제4조제1항에 따른 심의위원회 및 제100조제2항에 따른 건강보험공표심의위원회 위원 중 공무원이 아닌 사람은 「형법」 제127조 및 제129조부터 제132조까지의 규정을 적용할 때에는 공무원으로 본다.

[본조신설 2019. 1. 15.]

국민건강보험법 시행령

제80조(출연금의 관리) 공단은 법 제114조제1항에 따른 출연금을 각각 별도의 계정을 설정하여 관리하여야 한다.

제9장 벌칙

제115조(벌칙) ① 제102조제1호를 위반하여 가입자 및 피부양자의 개인정보를 누설하거나 직무상 목적 외의 용도로 이용 또는 정당한 사유 없이 제3자에게 제공한 자는 5년 이하의 징역 또는 5천만원 이하의 벌금에 처한다. <신설 2016. 3. 22., 2019. 4. 23.>

② 다음 각 호의 어느 하나에 해당하는 자는 3년 이하의 징역 또는 3천만원 이하의 벌금에 처한다. <개정 2016. 3. 22., 2019. 4. 23.>

1. 대행청구단체의 종사자로서 거짓이나 그 밖의 부정한 방법으로 요양급여비용을 청구한 자
2. 제102조제2호를 위반하여 업무를 수행하면서 알게 된 정보를 누설하거나 직무상 목적 외의 용도로 이용 또는 제3자에게 제공한 자

③ 제96조의3제3항을 위반하여 공동이용하는 전산정보자료를 같은 조 제1항에 따른 목적 외의 용도로 이용하거나 활용한 자는 3년 이하의 징역 또는 1천만원 이하의 벌금에 처한다. <개정 2020. 12. 29.>

④ 거짓이나 그 밖의 부정한 방법으로 보험급여를 받거나 타인으로 하여금 보험급여를 받게 한 사람은 2년 이하의 징역 또는 2천만원 이하의 벌금에 처한다. <신설 2019. 4. 23., 2020. 12. 29.>

⑤ 다음 각 호의 어느 하나에 해당하는 자는 1년 이하의 징역 또는 1천만원 이하의 벌금에 처한다. <개정 2013. 5. 22., 2016. 3. 22., 2019. 4. 23., 2020. 12. 29., 2022. 12. 27.>

1. 제42조의2제1항 및 제3항을 위반하여 선별급여를 제공한 요양기관의 개설자
2. 제47조제7항을 위반하여 대행청구단체가 아닌 자로 하여금 대행하게 한 자
3. 제93조를 위반한 사용자
4. 제98조제2항을 위반한 요양기관의 개설자
5. 삭제 <2019. 4. 23.>

제116조(벌칙) 제97조제2항을 위반하여 보고 또는 서류 제출을 하지 아니한 자, 거짓으로 보고하거나 거짓 서류를 제출한 자, 검사나 질문을 거부·방해 또는 기피한 자는 1천만원 이하의 벌금에 처한다.

제117조(벌칙) 제42조제5항을 위반한 자 또는 제49조제2항을 위반하여 요양비 명세서나 요양 명세를 적은 영수증을 내주지 아니한 자는 500만원 이하의 벌금에 처한다.

제118조(양벌 규정) ① 법인의 대표자나 법인 또는 개인의 대리인, 사용인, 그 밖의 종사자가 그 법인 또는 개인의 업무에 관하여 제115조부터 제117조까지의 규정 중 어느 하나에 해당하는 위반행위를 하면 그 행위자를 벌하는 외에 그 법인 또는 개인에게도 해당 조문의 벌금형을 과(科)한다. 다만, 법인 또는 개인이 그 위반행위를 방지하기 위하여 해당 업무에 관하여 상당한 주의와 감독을 게을리하지 아니한 경우에는 그러하지 아니하다.

제119조(과태료) ① 삭제 <2013. 5. 22.>

② 삭제 <2013. 5. 22.>

③ 다음 각 호의 어느 하나에 해당하는 자에게는 500만원 이하의 과태료를 부과한다. <개정 2016. 3. 22., 2018. 3. 27.>

1. 제7조를 위반하여 신고를 하지 아니하거나 거짓으로 신고한 사용자
2. 정당한 사유 없이 제94조제1항을 위반하여 신고·서류제출을 하지 아니하거나 거짓으로 신고·서류제출을 한 자
3. 정당한 사유 없이 제97조제1항, 제3항, 제4항, 제5항을 위반하여 보고·서류제출을 하지 아니하거나 거짓으로 보고·서류제출을 한 자
4. 제98조제4항을 위반하여 행정처분을 받은 사실 또는 행정처분절차가 진행 중인 사실을 지체 없이 알리지 아니한 자
5. 정당한 사유 없이 제101조제2항을 위반하여 서류를 제출하지 아니하거나 거짓으로 제출한 자

④ 다음 각 호의 어느 하나에 해당하는 자에게는 100만원 이하의 과태료를 부과한다. <개정 2013. 5. 22., 2016. 3. 22., 2019. 12. 3., 2020. 12. 29., 2023. 5. 19.>

1. 삭제 <2016. 3. 22.>
2. 삭제 <2018. 12. 11.>
3. 제12조제4항을 위반하여 정당한 사유 없이 건강보험증이나 신분증명서로 가입자 또는 피부양자의 본인 여부 및 그 자격을 확인하지 아니하고 요양급여를 실시한 자
4. 제96조의4를 위반하여 서류를 보존하지 아니한 자
5. 제103조에 따른 명령을 위반한 자
6. 제105조를 위반한 자

⑤ 제3항 및 제4항에 따른 과태료는 대통령령으로 정하는 바에 따라 보건복지부장관이 부과·징수한다. <개정 2013. 5. 22.>

[시행일: 2024. 5. 20.] 제119조제4항제3호

국민건강보험법 시행령

제82조(과태료의 부과기준) 법 제119조에 따른 과태료의 부과기준은 별표 7과 같다.

국민건강보험법 시행령 [별표 7] 과태료 부과기준 <개정 2021. 6. 29.>

(제82조 관련)

1. 일반기준

가. 위반행위의 횟수에 따른 과태료의 부과기준은 최근 1년간 같은 위반행위로 과태료 부과처분을 받은 경우에 적용한다. 이 경우 기간의 계산은 위반행위에 대하여 과태료 부과처분을 받은 날과 그 처분 후 다시 같은 위반행위를 하여 적발된 날을 기준으로 한다.

나. 가목에 따라 가중된 부과처분을 하는 경우 가중처분의 적용 차수는 그 위반행위 전 부과처분 차수(가목에 따른 기간 내에 과태료 부과처분이 둘 이상 있었던 경우에는 높은 차수를 말한다)의 다음 차수로 한다.

다. 보건복지부장관은 다음의 어느 하나에 해당하는 경우에는 제2호의 개별기준에 따른 과태료 금액의 2분의 1 범위에서 그 금액을 줄일 수 있다. 다만, 과태료를 체납하고 있는 위반행위자에 대해서는 그렇지 않다.

1) 위반행위자가 「질서위반행위규제법 시행령」 제2조의2제1항 각 호의 어느 하나에 해당하는 경우

2) 위반행위가 사소한 부주의나 오류로 인한 것으로 인정되는 경우

3) 위반행위자가 스스로 신고하였거나 조사에 협조하였다고 인정되는 경우

4) 그 밖에 위반행위의 정도, 위반행위의 동기와 그 결과 등을 고려하여 과태료 금액을 줄일 필요가 있다고 인정되는 경우

라. 보건복지부장관은 다음의 어느 하나에 해당하는 경우에는 제2호에 따른 과태료 금액의 2분의 1 범위에서 그 금액을 늘릴 수 있다. 다만, 늘리는 경우에도 법 제119조에 따른 과태료 금액의 상한을 넘을 수 없다.

1) 위반행위가 고의나 중대한 과실로 인한 것으로 인정되는 경우

2) 법 위반상태의 기간이 6개월 이상인 경우

3) 그 밖에 위반행위의 정도, 위반행위의 동기와 그 결과 등을 고려하여 과태료를 늘릴 필요가 있다고 인정되는 경우

2. 개별기준

(단위: 만원)

위반행위	근거 법조문	과태료 금액(단위: 만원)		
		1차 위반	2차 위반	3차 이상 위반
가. 법 제7조를 위반하여 신고를 하지 않거나 거짓으로 신고한 경우	법 제119조제3항제1호	150	300	500
나. 삭제 <2019. 6. 11.>				
다. 정당한 사유 없이 법 제94조제1항을 위반하여 신고·서류제출을 하지 않거나 거짓으로 신고·서류제출을 한 경우	법 제119조제3항제2호	150	300	500
라. 법 제96조의3을 위반하여 서류를 보존하지 않은 경우	법 제119조제4항제4호	30	60	100
마. 정당한 사유 없이 법 제97조제1항, 제3항부터 제5항까지의 규정을 위반하여 보고·서류제출을 하지 않거나 거짓으로 보고·서류제출을 한 경우	법 제119조제3항제3호	150	300	500
바. 법 제98조제4항을 위반하여 행정처분을 받은 사실 또는 행정처분절차가 진행 중인 사실을 지체 없이 알리지 않은 경우	법 제119조제3항제4호	500	500	500
사. 정당한 사유 없이 법 제101조제2항을 위반하여 서류를 제출하지 않거나 거짓으로 제출한 경우	법 제119조제3항제5호	150	300	500
아. 법 제103조에 따른 명령을 위반한 경우	법 제119조제4항제5호	30	60	100
자. 법 제105조를 위반한 경우	법 제119조제4항제6호	30	60	100

부칙 <법률 제19123호, 2022. 12. 27.>

제1조(시행일) 이 법은 공포 후 6개월이 경과한 날부터 시행한다. 다만, 제47조·제97조제4항·제106조 및 제115조제5항제2호의 개정규정은 공포한 날부터 시행한다.

제2조(요양급여비용 공제에 관한 적용례) 제47조제4항의 개정규정은 이 법 시행 이후 실시하는 요양급여에 대한 비용을 지급하는 경우부터 적용한다.

제3조(부당이득 징수금의 압류에 관한 적용례) 제81조의2의 개정규정은 이 법 시행 이후 요양기관이 「의료법」 제33조제2항 또는 「약사법」 제20조제1항을 위반하였다는 사실로 기소된 경우부터 적용한다.

부칙 <법률 제19420호, 2023. 5. 19.>

제1조(시행일) 이 법은 공포 후 6개월이 경과한 날부터 시행한다. 다만, 제57조제1항의 개정규정은 공포 후 3개월이 경과한 날부터 시행하고, 제12조·제57조제3항 및 제119조제4항제3호의 개정규정은 공포 후 1년이 경과한 날부터 시행한다.

제2조(체납등 자료의 제공에 관한 적용례) 법률 제19123호 국민건강보험법 일부개정법률 제81조의3의 개정규정은 이 법 시행 당시 납부기한의 다음 날부터 1년 이상 부당이득금을 체납한 상태에 있는 자에 대해서도 적용한다.

제3조(약제에 대한 쟁송 시 손실상당액의 징수·지급에 관한 적용례) 제101조의2제1항의 개정규정은 이 법 시행 이후 청구 또는 제기되는 행정심판 또는 행정소송의 경우부터 적용한다.

제4조(본인부담상한액 초과 금액 통보 및 지급에 관한 경과조치) 이 법 시행 당시 종전의 규정에 따른 본인부담상한액 초과 금액의 통보 및 지급은 이 법에 따른 통보 및 지급으로 본다.

제5조(전자문서에 의한 납입 고지에 관한 경과조치) 이 법 시행 당시 납부의무자가 종전의 규정에 따라 전자문서 고지를 신청한 경우에는 이 법에 따라 전자문서에 의한 납입 고지를 신청한 것으로 본다.

부칙 <법률 제19445호, 2023. 6. 13.>

제1조(시행일) 이 법은 공포한 날부터 시행한다.

제2조(유효기간) 제108조의2의 개정규정은 2027년 12월 31일까지 효력을 가진다.

제3조(다른 법령과의 관계) 이 법 시행 당시 다른 법령에서 종전의 제108조를 인용한 경우에는 제108조의2의 개정규정을 인용한 것으로 본다.

부칙 <법률 제19527호, 2023. 7. 11.>

제1조(시행일) 이 법은 공포 후 6개월이 경과한 날부터 시행한다.

제2조(체납등 자료 제공 제외에 관한 적용례) 제81조의3제1항 각 호 외의 부분 단서의 개정규정은 이 법 시행 이후 체납등 자료를 제공하는 경우부터 적용한다.

부칙 <법률 제20092호, 2024. 1. 23.>

이 법은 공포한 날부터 시행한다. 다만, 법률 제19885호 국민건강보험법 일부개정법률 제97조의 개정규정은 2024년 7월 3일부터 시행한다.

국민건강보험법 시행령

부칙 <대통령령 제33128호, 2022. 12. 27.>

제1조(시행일) 이 영은 2023년 1월 1일부터 시행한다. 다만, 제28조제1항 및 제42조의2제1항·제3항의 개정규정은 공포한 날부터 시행한다.

제2조(보험료율 및 보험료부과점수당 금액에 관한 적용례) 제44조제1항·제2항 및 별표 4 제1호가목의 개정규정은 2023년 1월분 보험료를 산정하는 경우부터 적용한다.

부칙 <대통령령 제33382호, 2023. 4. 11.>
(국가보훈부와 그 소속기관 직제)

제1조(시행일) 이 영은 2023년 6월 5일부터 시행한다.

제2조 부터 제4조까지 생략

제5조(다른 법령의 개정) ①부터 <54>까지 생략

<55> 국민건강보험법 시행령 일부를 다음과 같이 개정한다.

별표 2 제1호다목3) 가)·나) 외의 부분 및 같은 표 제3호라목7) 본문 중 "국가보훈처장"을 각각 "국가보훈부장관"으로 한다.

<56>부터 <73>까지 생략

부칙 <대통령령 제33553호, 2023. 6. 20.>

제1조(시행일) 이 영은 2023년 6월 28일부터 시행한다.

제2조(소득월액 및 보험료부과점수의 조정 이후 사업소득등의 발생 신고에 관한 적용례) 제41조의2제3항부터 제7항까지의 개정규정은 이 영 시행 이후 제41조의2제1항(제42조제2항에 따라 준용하는 경우를 포함한다)에 따라 직장가입자가 소득월액 조정을 공단에 신청하거나 지역가입자가 보험료부과점수 조정을 공단에 신청하는 경우부터 적용한다.

제3조(본인부담상한액에 관한 적용례) 별표 3의 개정규정은 2023년 1월 1일 이후 실시한 요양급여부터 적용한다.

부칙 <대통령령 제33593호, 2023. 6. 27.>
(산업재해보상보험법 시행령)

제1조(시행일) 이 영은 2023년 7월 1일부터 시행한다. <단서 생략>

제2조 생략

제3조(다른 법령의 개정) ① 국민건강보험법 시행령 일부를 다음과 같이 개정한다.

별표 4의3 제1호도목 중 "「산업재해보상보험법」 제125조에 따른 특수형태

근로종사자"를 "「산업재해보상보험법」 제91조의15제1호에 따른 노무제공자"로 한다.

② 생략

부칙 <대통령령 제33844호, 2023. 11. 7.>

제1조(시행일) 이 영은 2023년 11월 20일부터 시행한다. 다만, 제71조제1항제1호·제2호 및 별표 2 제3호가목2)의 개정규정은 2024년 1월 1일부터 시행한다.

제2조(요양급여비용의 본인일부부담금에 관한 적용례) 별표 2 제3호가목 2)의 개정규정은 2024년 1월 1일 이후 실시하는 요양급여부터 적용한다.

제3조(진료심사평가위원회 위원 겸직에 관한 경과조치) 이 영 시행 전에 겸직 허가를 받아 진료심사평가위원회의 위원을 겸하고 있는 교수등은 제29조의2제1항의 개정규정에 따른 겸직 허가를 받은 것으로 본다.

부칙 <대통령령 제33913호, 2023. 12. 12.>
(행정법제 혁신을 위한 가덕도신공항 건설을 위한 특별법 시행령 등 123개 법령의 일부개정에 관한 대통령령)

이 영은 공포한 날부터 시행한다.

부칙 <대통령령 제34091호, 2024. 1. 2.>

제1조(시행일) 이 영은 2024년 1월 12일부터 시행한다.

제2조(직장가입자의 보수월액보험료 범위 조정에 관한 적용례) 제32조제2호가목의 개정규정은 2024년 1월분 보험료를 산정하는 경우부터 적용한다.

제3조(소득에 대한 보험료부과점수 산정방법에 관한 적용례) 별표 4 제1호가목의 개정규정은 2024년 1월분 보험료를 산정하는 경우부터 적용한다.

국민건강보험법 시행규칙

부칙 <보건복지부령 제951호, 2023. 7. 14.>

제1조(시행일) 이 규칙은 2023년 7월 24일부터 시행한다.

제2조(보조기기에 대한 보험급여기준에 관한 적용례) 별표 7 제2호바목의 개정규정은 이 규칙 시행 전에 발행한 처방전에 따라 이 규칙 시행 이후 발 보조기를 구입하는 경우에도 적용한다.

부칙 <보건복지부령 제963호, 2023. 9. 11.>

제1조(시행일) 이 규칙은 공포한 날부터 시행한다. 다만, 제2조제3항제10호부터 제12호까지의 개정규정은 2023년 11월 1일부터 시행한다.

제2조(피부양자 자격 상실에 관한 적용례) ① 제2조제3항제10호 및 제11호의 개정규정은 부칙 제1조 단서에 따른 시행일 이후 영 제41조의2제1항에 따른 소득월액의 조정 신청 또는 영 제42조제2항에 따른 보험료부과점수의 조정 신청을 하는 경우부터 적용한다.

② 제2조제3항제12호의 개정규정은 부칙 제1조 단서에 따른 시행일 이후 영 제41조의2제1항에 따른 소득월액의 조정 신청, 영 제42조제2항에 따른 보험료부과점수의 조정 신청 또는 이 규칙에 따른 피부양자 자격 취득 신고를 하는 경우부터 적용한다.

부칙 <보건복지부령 제975호, 2023. 11. 14.>

제1조(시행일) 이 규칙은 2023년 11월 20일부터 시행한다.

제2조(전동휠체어의 보험급여기준에 관한 적용례) 별표 7 제2호아목12), 별지 제21호서식, 별지 제22호의2서식 및 별지 제24호서식의 개정규정은 이 규칙 시행 이후 발행한 처방전에 따라 전동휠체어를 구입하는 경우부터 적용한다.

제3조(건강보험증을 대체하는 신분증명서에 관한 경과조치) 이 규칙 시행 이전에 국가유공자증을 발급받은 사람은 제7조제1호의 개정규정에도 불구하고 법 제12조제2항 본문에 따라 요양급여를 받을 때 건강보험증을 대체하는 신분증명서로 국가유공자증을 2028년 6월 4일까지 사용할 수 있다.

제4조(보조기기 처방전 서식 개정에 따른 경과조치) 이 규칙 시행 당시 종전의 규정에 따른 보조기기(수동·전동휠체어 및 전동스쿠터) 처방전 서식은 2023년 12월 31일까지 개정규정에 따른 별지 제22호의2서식과 함께 사용할 수 있다.

국민건강보험 요양급여의 기준에 관한 규칙

약칭: 건강보험요양급여규칙

[시행 2000. 7. 1.] [보건복지부령 제158호, 2000. 6. 30., 제정]
[시행 2023. 11. 20.] [보건복지부령 제974호, 2023. 10. 30., 일부개정]
[시행 2023. 12. 28.] [보건복지부령 제988호, 2023. 12. 28., 일부개정]

제1조(목적) 이 규칙은 「국민건강보험법」 제41조제3항 및 제4항에 따라 요양급여의 방법·절차·범위·상한 및 제외대상 등 요양급여기준에 관하여 필요한 사항을 규정함을 목적으로 한다. <개정 2005. 10. 11., 2012. 8. 31., 2016. 8. 4.>

제1조의2(요양급여 대상의 여부 결정에 관한 원칙) 보건복지부장관은 의학적 타당성, 의료적 중대성, 치료효과성 등 임상적 유용성, 비용효과성, 환자의 비용부담 정도, 사회적 편익 및 건강보험 재정상황 등을 고려하여 요양급여대상의 여부를 결정해야 한다. <개정 2020. 10. 8.>
[본조신설 2018. 12. 31.]

제2조(요양급여의 절차) ① 요양급여는 1단계 요양급여와 2단계 요양급여로 구분하며, 가입자 또는 피부양자(이하 "가입자등"이라 한다)는 1단계 요양급여를 받은 후 2단계 요양급여를 받아야 한다.
② 제1항의 규정에 의한 1단계 요양급여는 「의료법」제3조의4에 따른 상급종합병원(이하 "상급종합병원"이라 한다)을 제외한 요양기관에서 받는 요양급여(건강진단 또는 건강검진을 포함한다)를 말하며, 2단계 요양급여는 상급종합병원에서 받는 요양급여를 말한다.<개정 2005. 10. 11., 2010. 12. 23.>
③ 제1항 및 제2항의 규정에 불구하고 가입자등이 다음 각호의 1에 해당하는 경우에는 상급종합병원에서 1단계 요양급여를 받을 수 있다.<개정 2005. 10. 11., 2007. 12. 28., 2010. 12. 23.>
1. 「응급의료에 관한 법률」 제2조제1호에 해당하는 응급환자인 경우
2. 분만의 경우
3. 치과에서 요양급여를 받는 경우
4. 「장애인복지법」 제32조에 따른 등록 장애인 또는 단순 물리치료가 아닌 작업치료·운동치료 등의 재활치료가 필요하다고 인정되는 자가 재활의학과에서 요양급여를 받는 경우
5. 가정의학과에서 요양급여를 받는 경우
6. 당해 요양기관에서 근무하는 가입자가 요양급여를 받는 경우
7. 혈우병환자가 요양급여를 받는 경우

④ 가입자등이 상급종합병원에서 2단계 요양급여를 받고자 하는 때에는 상급종합병원에서의 요양급여가 필요하다는 의사소견이 기재된 건강진단·건강검진결과서 또는 별지 제4호서식의 요양급여의뢰서를 건강보험증 또는 신분증명서(주민등록증, 운전면허증 및 여권을 말한다. 이하 같다)와 함께 제출하여야 한다.<개정 2009. 7. 31., 2010. 12. 23.>

제3조(요양급여의 신청) ① 가입자등이 요양기관에 요양급여를 신청하는 때에는 건강보험증 또는 신분증명서를 제출하여야 한다. 이 경우 가입자등이 요양급여를 신청한 날(가입자등이 의식불명 등 자신의 귀책사유 없이 건강보험증 또는 신분증명서를 제시하지 못한 경우에는 가입자등임이 확인된 날로 한다)부터 14일 이내에 건강보험증 또는 신분증명서를 제출하는 경우에는 요양급여를 신청한 때에 건강보험증 또는 신분증명서를 제출한 것으로 본다. <개정 2009. 7. 31., 2015. 5. 29.>
② 제1항에도 불구하고 가입자등이 건강보험증 또는 신분증명서를 제출하지 못하는 경우에는 가입자등 또는 요양기관은 「국민건강보험법」(이하 "법"이라 한다) 제13조에 따른 국민건강보험공단(이하 "공단"이라 한다)에 자격확인을 요청할 수 있으며, 요청을 받은 공단은 자격이 있는지의 여부를 확인하여 이를 별지 제1호서식의 건강보험자격확인통보서에 의하거나 전화, 팩스 또는 정보통신망을 이용하여 지체없이 해당 가입자등 또는 요양기관에 통보하여야 한다.<개정 2009. 7. 31., 2010. 12. 23., 2012. 8. 31.>
③ 제2항에 따라 자격확인을 통보받은 경우에는 자격확인을 요청한 때에 건강보험증 또는 신분증명서를 제출한 것으로 본다.<

개정 2009. 7. 31.>

④ 요양기관은 건강보험증 또는 신분증명서를 제출하지 못하는 가입자등이 손쉽게 공단에 자격확인을 요청할 수 있도록 공단의 전화번호 등을 안내하거나 요양기관의 진료접수창구에 이를 게시하여야 한다.<개정 2009. 7. 31.>

제3조의2(요양병원 입원진료 현황의 고지) ① 보건복지부장관은 「의료법」 제3조제2항제3호라목에 따른 요양병원(「장애인복지법」 제58조제1항제4호에 따른 의료재활시설로서 「의료법」 제3조의2의 요건을 갖춘 의료기관인 요양병원은 제외한다. 이하 이 조에서 같다)의 장에게 해당 요양병원에서 입원진료를 받는 가입자등의 입원·퇴원 일시 등 입원진료 현황을 공단에 알리도록 요구할 수 있다. <개정 2021. 3. 26.>

② 제1항에 따른 입원진료 현황의 내용, 고지 방법 및 절차 등에 관한 구체적인 사항은 보건복지부장관이 정하여 고시한다.

[본조신설 2019. 10. 28.]

제4조(급여의 제한여부의 조회 등) ① 요양기관은 가입자등이 법 제53조제1항·제2항 또는 법 제58조제2항에 해당되는 것으로 판단되는 경우에도 요양급여를 실시하되, 지체없이 별지 제2호서식에 의한 급여제한여부조회서에 의하여 공단에 급여제한 여부를 조회하여야 한다. <개정 2012. 8. 31.>

② 제1항에 따라 조회 요청을 받은 공단은 7일(공휴일을 제외한다. 이하 같다) 이내에 급여제한 여부를 결정한 후 요양기관에 별지 제2호의2서식의 급여제한 여부 결정통보서로 회신하여야 하며, 회신을 받은 요양기관은 공단의 결정내용을 요양급여를 개시한 날부터 소급하여 적용하여야 한다.<개정 2014. 7. 1., 2015. 5. 29.>

③ 제2항의 규정에 불구하고 회신이 있기 전에 요양급여가 종료되거나 회신 없이7일이 경과된 때에는 공단이 당해 요양기관에 대하여 요양급여를 인정한 것으로 본다.다만, 공단이 7일이 경과된 후에 급여제한을 결정하여 회신한 때에는 요양기관은 회신을 받은 날부터 공단의 결정에 따라야 한다.

④ 공단은 법 제53조제1항·제2항 또는 법 제58조제2항에 따라 요양급여를 제한하여야 함에도 불구하고 제3항의 규정에 의하여 요양급여를 받은 가입자등에 대하여는 법 제57조에 따라 부당이득에 해당되는 금액을 징수한다.<개정 2012. 8. 31.>

⑤ 요양기관은 법 제53조제2항의 한도를 초과하여 요양급여를 행한 경우에는 그날부터 7일 이내에 별지 제3호서식에 의한 요양급여적용통보서에 의하여 그 사실을 공단에 알려야 한다.<개정 2012. 8. 31.>

제4조의2(요양급여일수의 확인) 가입자등은 요양급여일수에 대한 확인을 공단에 요청할 수 있으며, 요청을 받은 공단은 요양급여비용이 청구되어 지급된 요양급여내역별 요양급여일수를 문서, 팩스 또는 정보통신망 등을 이용하여 지체 없이 해당가입자등에게 통보하여야 한다. <개정 2009. 7. 31.>

[전문개정 2006. 1. 16.]

제5조(요양급여의 적용기준 및 방법) ①요양기관은 가입자등에 대한 요양급여를 별표 1의 요양급여의 적용기준 및 방법에 의하여 실시하여야 한다.

②제1항에 따른 요양급여의 적용기준 및 방법에 관한 세부사항은 의약계·공단 및 건강보험심사평가원의 의견을 들어 보건복지부장관이 정하여 고시한다. <개정 2008. 3. 3., 2010. 3. 19., 2010. 12. 23., 2018. 9. 28.>

③ 조혈모세포이식 및 심실 보조장치 치료술의 요양급여의 적용기준 및 방법에 관한 세부사항은 의약계·공단 및 건강보험심사평가원의 의견을 들어 보건복지부장관이 따로 정하여 각각 고시한다. <신설 2018. 9. 28.>

④제2항에도 불구하고 「국민건강보험법 시행령」(이하 "영"이라 한다) 별표 2 제3호마목에 따른 중증질환자(이하 "중증환자"라 한다)에게 처방·투여하는 약제중 보건복지부장관이 정하여 고시하는 약제에 대한 요양급여의 적용기준 및 방법에 관한 세부사항은 제5조의2에 따른 중증질환심의위원회의 심의를 거쳐 건강보험심사평가원장이 정하여 공고한다. 이 경우 건강보험심사평가원장은 요양기관 및 가입자등이 해당 공고의 내용을 언제든지 열람할 수 있도록 관리하여야 한다. <신설 2005. 10. 11., 2008. 3. 3., 2010. 3. 19., 2012. 8. 31., 2018. 9. 28.>

⑤ 제2항부터 제4항까지의 규정에도 불구하고 다음 각 호의 어느 하나에 해당하는 경우로서 환자나 질병의 특성을 고려하여 요양급여의 적용기준 및 방법을 달리 적용할 필요가 있다고 보건복지부장관이 인정하여 고시하는 대상의 요양급여의 적용기준 및 방법에 관한 세부사항은 제5조의4에 따른 심사제도운영위원회의 심의를 거쳐 건강보험심사평가원장이 정하여 공고한다. 이 경우 건강보험심사평가원장은 요양기관 및 가입자등이 해당 공고의 내용을 언제든지 열람할 수 있도록 관리해야 한다. <신설 2023. 12. 28.>

1. 고혈압, 당뇨병 등 지속적인 관리가 필요한 만성질환(慢性疾患)의 경우
2. 감염성 또는 근골격계 질환 등 진료를 위한 의료자원의 효율적 활용이 요구되는 경우
3. 뇌졸중, 급성심근경색증 등 초기 적극적 치료가 필요한 의료적 중대성이 인정되는 경우

국민건강보험 요양급여의 기준에 관한 규칙 **[별표 1] 요양급여의 적용기준 및 방법** <개정 2021. 3. 26.>
(제5조제1항관련)

1. 요양급여의 일반원칙
  가. 요양급여는 가입자 등의 연령·성별·직업 및 심신상태 등의 특성을 고려하여 진료의 필요가 있다고 인정되는 경우에 정확한 진단을 토대로 하여 환자의 건강증진을 위하여 의학적으로 인정되는 범위 안에서 최적의 방법으로 실시하여야 한다.
  나. 요양급여를 담당하는 의료인은 의학적 윤리를 견지하여 환자에게 심리적 건강효과를 주도록 노력하여야 하며, 요양상 필요한 사항이나 예방의학 및 공중보건에 관한 지식을 환자 또는 보호자에게 이해하기 쉽도록 적절하게 설명하고 지도하여야 한다.
  다. 삭제 <2018. 12. 31.>
  라. 요양기관은 가입자 등의 요양급여에 필요한 적정한 인력·시설 및 장비를 유지하여야 한다. 이 경우 보건복지부장관은 인력·시설 및 장비의 적정기준을 정하여 고시할 수 있다.
  마. 라목의 규정에 불구하고 가입자 등에 대한 최적의 요양급여를 실시하기 위하여 필요한 경우, 보건복지부장관이 정하여 고시하는 바에 따라 다른 기관에 검사를 위탁하거나, 당해 요양기관에 소속되지 아니한 전문성이 뛰어난 의료인을 초빙하거나, 다른 요양기관에서 보유하고 있는 양질의 시설·인력 및 장비를 공동 활용할 수 있다.
  바. 요양기관은 요양급여에 필요한 약제·치료재료를 직접 구입하여 가입자 등에게 지급하여야 한다. 다만, 다음의 1에 해당하는 경우에는 그러하지 아니하다.
    (1) 「약사법」 제23조제1항 본문에 따라 의사 또는 치과의사가 직접 약제를 조제할 수 없는 경우
    (2) 「약사법」 제23조제4항에 따라 의사 또는 치과의사가 직접 약제를 조제할 수 있는 경우 중 보건복지부장관이 정하는 경우
  사. 개설자가 동일한 요양기관은 동일가입자 등의 동일상병에 대하여 같은 날 외래로 요양급여를 중복하여 실시하여서는 아니된다. 이 경우 요양급여 중복의 범위는 보건복지부장관이 정하여 고시한다.
  아. 「의료급여법」에 따라 의료급여를 받는 자가 건강보험의 가입자 또는 피부양자로 자격이 변동된 경우 제5조제2항 및 제3항에 따라 요양급여의 기간 또는 인정개수 등을 정하고 있는 행위·약제 및 치료재료에 대하여는 건강보험의 요양급여 내용과 의료급여의 수급내용을 연계하여 적용한다.
  자. 요양급여는 연구 또는 시험(제8조의2에 따른 임상연구는 제외한다)의 목적으로 이루어지는 의료행위 등에는 실시해서는 아니된다. 다만, 보건복지부장관이 정하여 고시하는 기준 및 절차 등에 따라 이루어지는 임상연구 또는 임상시험과 관련하여 해당 연구 또는 시험에 참여하는 환자의 질병이나 부상 등을 위한 진료 및 치료 등의 통상적 요양급여로서 보건복지부장관이 정하는 요양급여는 그렇지 않다.

2. 진찰·검사, 처치·수술 기타의 치료
  가. 각종 검사를 포함한 진단 및 치료행위는 진료상 필요하다고 인정되는 경우에 한하여야 한다.
  나. 영 제21조제3항제2호에 따라 보건복지부장관이 정하여 고시하는 질병군에 대한 입원진료의 경우 그 입원진료 기간동안 행하는 것이 의학적으로 타당한 검사·처치 등의 진료행위는 당해 입원진료에 포함하여 행하여야 한다.

3. 약제의 지급
  가. 처방·조제
    (1) 영양공급·안정·운동 그 밖에 요양상 주의를 함으로써 치료효과를 얻을 수 있다고 인정되는 경우에는 의약품을 처방·투여하여서는 아니되며, 이에 관하여 적절하게 설명하고 지도하여야 한다.
    (2) 의약품은 약사법령에 의하여 허가 또는 신고된 사항(효능·효과 및 용법·용량 등)의 범위 안에서 환자의 증상 등에 따라 필요·적절하게 처방·투여하여야 한다. 다만, 안전성·유효성 등에 관한 사항이 정하여져 있는 의약품 중 진료상 반드시 필요하다고 보건복지부장관이 정하여 고시하는 의약품의 경우에는 허가 또는 신고된 사항의 범위를 초과하여 처방·투여할 수 있으며, 중증환자에게 처방·투여하는 약제로서 보건복지부장관이 정하여 고시하는 약제의 경우에는 건강보험심사평가원장이 공고한 범위 안에서 처방·투여할 수 있다.
    (3) 요양기관은 중증환자에 대한 약제의 처방·투여시 해당약제 및 처방·투여의 범위가 (2)의 허용범위에는 해당하지 아니하나 해당환자의 치료를 위하여 특히 필요한 경우에는 해당약제의 품목명 및 처방·투여의 범위 등에 대하여 건강보험심사평가원장이 인정하

는 범위 안에서 처방·투여할 수 있다. 이 경우 건강보험심사평가원장은 해당약제의 품목명 및 처방·투여의 범위를 심의하기에 적절하다고 판단되는 관련 단체 또는 중증질환심의위원회의 심의를 거쳐 해당약제의 품목명 및 처방·투여의 범위를 인정해야 한다.

(4) 제10조의2제2항에 따라 식품의약품안전처장이 긴급한 도입이 필요하다고 인정한 품목의 경우에는 식품의약품안전처장이 인정한 범위 안에서 처방·투여하여야 한다.

(5) 항생제·스테로이드제제 등 오남용의 폐해가 우려되는 의약품은 환자의 병력·투약력 등을 고려하여 신중하게 처방·투여하여야 한다.

(6) 진료상 2품목 이상의 의약품을 병용하여 처방·투여하는 경우에는 1품목의 처방·투여로는 치료효과를 기대하기 어렵다고 의학적으로 인정되는 경우에 한한다.

나. 주사

(1) 주사는 경구투약을 할 수 없는 경우, 경구투약시 위장장애 등의 부작용을 일으킬 염려가 있는 경우, 경구투약으로 치료효과를 기대할 수 없는 경우 또는 응급환자에게 신속한 치료효과를 기대할 필요가 있는 경우에 한한다.

(2) 동일 효능의 먹는 약과 주사제는 병용하여 처방·투여하여서는 아니된다. 다만, 경구투약만으로는 치료효과를 기대할 수 없는 불가피한 경우에 한하여 병용하여 처방·투여할 수 있다.

(3) 혼합주사는 치료효과를 높일 수 있다고 의학적으로 인정되는 경우에 한한다.

(4) 당류제제·전해질제제·복합아미노산제제·혈액대용제·혈액 및 혈액성분제제의 주사는 의학적으로 특히 필요하다고 인정되는 경우에 한한다.

4. 치료재료의 지급

치료재료는 약사법 기타 다른 관계법령에 의하여 허가·신고 또는 인정된 사항(효능·효과 및 사용방법)의 범위 안에서 환자의 증상에 따라 의학적 판단에 의하여 필요·적절하게 사용한다. 다만, 안전성·유효성 등에 관한 사항이 정하여져 있는 치료재료 중 진료에 반드시 필요하다고 보건복지부장관이 정한 치료재료의 경우에는 보건복지부장관이 정하여 고시하는 바에 따라 전문평가위원회의 평가를 거쳐 허가·신고 또는 인정된 사항(효능·효과 및 사용방법)의 범위를 초과하여 사용할 수 있다.

5. 예방·재활

재활 및 물리치료(이학요법)는 약물투여 또는 처치 및 수술 등에 의하여 치료효과를 얻기 곤란한 경우로서 재활 및 물리치료(이학요법)가 보다 효과가 있다고 인정되는 경우에 행한다.

6. 입 원

가. 입원은 진료상 필요하다고 인정되는 경우에 한하며 단순한 피로회복·통원불편 등을 이유로 입원지시를 하여서는 아니된다.

나. 퇴원은 의학적 타당성과 퇴원계획의 충분성 등을 신중하게 고려하여 적절한 시기에 행하여져야 한다.

다. 입원환자에 대한 식사는 환자의 치료에 적합한 수준에서 의료법령 및 식품위생법령에서 정하는 기준에 맞게 위생적인 방법으로 제공하여야 한다.

7. 가정간호

가정간호는 진료상 퇴원 후 계속적인 치료와 관리가 필요한 경우에 의사 또는 한의사의 진단과 처방에 의하여 가정전문간호사가 실시하여야 한다.

8. 의료장비

가. 요양기관은 「의료기기법」 제2조제1항에 따른 의료기기를 사용할 경우 같은 법 제6조 및 제15조에 따라 식품의약품안전처장의 제조 또는 수입 허가를 받거나 신고한 것에 한하여 그 허가 또는 신고된 범위에서 사용하여야 한다.

나. 요양기관은 진단용 방사선 발생장치를 사용할 경우 「의료법」 제37조제1항과 「진단용 방사선 발생장치의 안전관리에 관한 규칙」 제3조에 따라 시장·군수·구청장(자치구의 구청장을 말한다)에게 신고한 것에 한하여 사용하여야 하며, 「의료법」 제37조제2항과 「진단용 방사선 발생장치의 안전관리에 관한 규칙」 제4조 및 제8조에 따라 검사를 받지 아니하거나 검사결과 부적합 판정을 받은 진단용 방사선 발생장치를 사용하여서는 아니 된다.

다. 요양기관은 치료용 방사선 발생장치를 사용할 경우 「원자력안전법」 제53조에 따라 원자력안전위원회의 사용허가를 받거나 신고 후 사용하여야 하며, 같은 법 제56조 및 제61조에 따른 검사를 받지 아니하거나 검사결과 부적합 판정을 받은 치료용 방사선 발생장치를 사용하여서는 아니 된다.

라. 요양기관은 특수의료장비를 사용할 경우 「의료법」 제38조제1항 및 「특수의료장비의 설치 및 운영에 관한 규칙」 제2조에 따라 시장·군수·구청장(자치구의 구청장을 말한다. 이하 같다)에게 등록한 것만을 사용해야 하고, 같은 규칙 제3조에 따른 설치인정기준에 맞게 설치·운영해야 하며, 「의료법」 제38조제2항 및 「특수의료장비의 설치 및 운영에 관한 규칙」 제5조에 따른 품질관리검사를 받지 않거나 품질관리검사에서 부적합하다고 판정을 받은 특수의료장비를 사용해서는 안 된다.

마. 요양기관은 그 밖에 다른 법령에서 정하고 있는 의료장비를 사용할 경우 해당 법령에서 정하고 있는 의료장비의 사용기준에 맞게 사용하여야 한다.

바. 가목부터 라목까지의 규정에도 불구하고 안전성·유효성 등에 관한 사항이 정하여져 있는 의료장비 중 진료에 반드시 필요하다고 보건복지부장관이 정하여 고시하는 의료장비의 경우에는 관계 법령상의 허가 또는 신고된 범위를 초과하여 사용할 수 있다.

사. 「국민건강보험법 시행규칙」 제12조제1항 및 제2항에 따라 의료장비의 현황을 신고받은 건강보험심사평가원장은 해당 의료장비의 제조·수입업체, 품목, 제조연월 등 의료장비의 품질 관리 및 이력 관리에 필요한 사항을 식별부호화하여 관리할 수 있다. 이 경우 식별부호화의 방법 및 절차에 필요한 사항은 보건복지부장관이 정하여 고시한다.

제5조의2(중증질환심의위원회) ① 중증환자에게 처방·투여되는 약제에 대한 요양급여 적용기준 및 방법에 대하여 심의하기 위하여 건강보험심사평가원에 중증질환심의위원회를 둔다.

② 중증질환심의위원회는 보건의료분야에 관한 학식과 경험이 풍부한 45인 이내의 위원으로 구성하되, 중증질환심의위원회의 구성 및 운영 등에 관하여 필요한 사항은 건강보험심사평가원의 정관으로 정한다.

[본조신설 2005. 10. 11.]

제5조의3(동일성분 의약품의 중복 처방·조제 제한) 가입자등이 3개 이상의 요양기관을 방문하여 동일한 상병(傷病)으로 동일 성분 의약품을 처방·조제 받을 수 있는 일수는 6개월 동안 215일 미만으로 한다. 이 경우 구체적인 인정기준과 관리 등 필요한 사항은 보건복지부장관이 정하여 고시한다. <개정 2010. 3. 19.>

[본조신설 2009. 7. 31.]

제5조의4(심사제도운영위원회) ① 제5조제5항에 따른 요양급여 적용기준 및 방법에 대하여 심의하기 위하여 건강보험심사평가원에 심사제도운영위원회를 둔다.

② 심사제도운영위원회는 보건의료 분야에 학식과 경험이 풍부한 18명 이내의 위원으로 구성하되, 심사제도운영위원회의 구성 및 운영 등에 필요한 사항은 건강보험심사평가원장이 정한다.

[본조신설 2023. 12. 28.]

제6조(요양급여의 의뢰 및 가입자등의 회송 등) ① 요양기관은 가입자등에게 적절한 요양급여를 행하기 위하여 필요한 경우에는 다른 요양기관에게 요양급여를 의뢰할 수 있다.

② 제1항의 규정에 의하여 요양급여를 의뢰받은 요양기관은 가입자 등의 상태가 호전되었을 때에는 요양급여를 의뢰한 요양기관이나 1단계 요양급여를 담당하는 요양기관으로 가입자등을 회송할 수 있다.

③ 요양기관이 제1항에 따라 요양급여를 의뢰하는 경우에는 별지 제4호서식에 따른 요양급여의뢰서를, 제2항에 따라 가입자등을 회송하는 경우에는 별지 제5호서식에 따른 요양급여회송서를 가입자등에게 발급해야 한다. 이 경우 요양급여를 의뢰하거나 가입자등을 회송하는 요양기관은 가입자등의 동의를 받아 진료기록의 사본 등 요양급여에 관한 자료를 요양급여를 의뢰받거나 가입자등을 회송받는 요양기관에 제공해야 한다.<개정 2020. 6. 29.>

④ 건강보험심사평가원은 요양급여의 의뢰 및 가입자등의 회송이 효율적으로 이루어질 수 있도록 진료 의뢰·회송 중계시스템을 설치하여 운영할 수 있다.<신설 2020. 6. 29.>

⑤ 제1항부터 제4항까지에서 규정한 사항 외에 요양급여의 의뢰, 가입자등의 회송, 진료 의뢰·회송 중계시스템의 운영 방법 등에 필요한 사항은 보건복지부장관이 정하여 고시한다.<신설 2020. 6. 29.>

[제목개정 2020. 6. 29.]

제7조(요양급여비용 계산서·영수증의 발급 및 보존) ①요양기관이 요양급여를 실시한 때에는 가입자등에게 다음 각호의 구분에 의한 계산서·영수증을 발급하여야 한다. 다만, 요양기관중

종합병원·병원·치과병원·한방병원 및 요양병원을 제외한 요양기관이 외래진료를 한 경우에는 별지 제12호서식의 간이 외래 진료비계산서·영수증을 발급할 수 있다. <개정 2003. 11. 10., 2004. 3. 30.>

1. 입원 및 외래진료의 경우(한방의 경우를 제외한다) : 별지 제6호서식 또는 별지 제7호서식의 진료비 계산서·영수증
2. 한방입원 및 한방외래진료의 경우 : 별지 제8호서식 또는 별지 제9호서식의 한방진료비 계산서·영수증
3. 약국 및 한국희귀의약품센터의 경우 : 별지 제10호서식 또는 별지 제11호서식의 약제비 계산서·영수증

②요양기관은 가입자등이 「소득세법」 제59조의4제2항에 따른 의료비공제를 받기 위하여 당해 연도의 진료비 또는 약제비 납입내역의 확인을 요청한 경우에는 별지 제12호의2서식의 진료비(약제비) 납입확인서를 발급하여야 한다. <신설 2003. 11. 10., 2005. 10. 11., 2014. 9. 1.>

③요양기관은 가입자등이 제1항의 규정에 의한 계산서·영수증에 대하여 세부산정내역을 요구하는 경우에는 이를 제공하여야 한다. 이 경우 요양기관은 보건복지부장관이 정하여 고시하는 바에 따라 급여대상 및 비급여대상의 세부 항목별로 비용 단가, 실시·사용 횟수, 실시·사용기간 및 비용 총액 등을 산정하여 제공하되, 급여대상의 경우에는 세부 항목별로 본인부담금액과 공단부담금액을 구분하여 제공하여야 한다. <개정 2001. 12. 31., 2002. 10. 24., 2003. 11. 10., 2005. 10. 11., 2012. 8. 31., 2015. 6. 30., 2017. 9. 1.>

④ 요양기관은 제3항에도 불구하고 가입자등이 제8조제3항에 따라 질병군별로 하나의 포괄적인 행위로 고시된 요양급여를 받거나 제8조제4항에 따라 1일당 행위로 고시된 요양급여를 받는 경우에는 다음 각 호에 한정하여 세부내역을 제공하여야 한다. 이 경우 세부내역의 제공 방법에 관하여는 제3항 후단을 준용한다. <신설 2015. 6. 30., 2017. 9. 1., 2023. 12. 28.>

1. 별표 2 제6호 또는 제6호의2에 따른 비급여대상
2. 「국민건강보험법 시행규칙」(이하 "건강보험규칙"이라 한다) 별표 6 제1호자목 또는 차목에 따른 요양급여비용의 본인부담항목
3. 제8조제3항 후단 또는 제4항 후단에 따라 보건복지부장관이 정하여 고시하는 포괄적인 행위 또는 1일당 행위에서 제외되는 항목

⑤요양기관이 요양급여를 행한 경우에는 제1항의 규정에 의한 계산서·영수증 부본을 당해 요양급여가 종료된 날부터 5년간 보존하여야 한다. 다만, 요양기관이 별지 제13호서식에 의한 본인부담금수납대장을 작성하여 보존하는 경우에는 이를 계산서·영수증 부본에 갈음한다. <개정 2001. 12. 31., 2002. 10. 24., 2003. 11. 10., 2015. 6. 30.>

⑥제5항에 따른 계산서·영수증 부본 및 본인부담금수납대장은 「전자문서 및 전자거래 기본법」 제2조제1호에 따른 전자문서로 작성·보존할 수 있다. <신설 2003. 11. 10., 2005. 10. 11., 2015. 5. 29., 2015. 6. 30.>

[제목개정 2002. 10. 24.]

제8조(요양급여대상의 고시) ① 삭제 <2016. 8. 4.>

②보건복지부장관은 법 제41조제2항에 따른 요양급여대상(이하 "요양급여대상"이라 한다)을 급여목록표로 정하여 고시하되, 법 제41조제1항 각 호에 규정된 요양급여행위(이하 "행위"라 한다), 약제 및 치료재료(법 제41조제1항제2호에 따라 지급되는 약제 및 치료재료를 말한다. 이하 같다)로 구분하여 고시한다. 다만, 보건복지부장관이 정하여 고시하는 요양기관의 진료에 대하여는 행위·약제 및 치료재료를 묶어 1회 방문에 따른 행위로 정하여 고시할 수 있다. <개정 2001. 12. 31., 2008. 3. 3., 2010. 3. 19., 2012. 8. 31., 2016. 8. 4.>

③보건복지부장관은 제2항에도 불구하고 영 제21조제3항제2호에 따라 보건복지부장관이 정하여 고시하는 질병군에 대한 입원진료의 경우에는 해당 질병군별로 별표 2 제6호에 따른 비급여대상, 건강보험규칙 별표 6 제1호다목에 따른 요양급여비용의 본인부담 항목 및 같은 표 제1호사목에 따른 이송처치료를 제외한 모든 행위·약제 및 치료재료를 묶어 하나의 포괄적인 행위로 정하여 고시할 수 있다. 이 경우 하나의 포괄적인 행위에서 제외되는 항목은 보건복지부장관이 정하여 고시할 수 있다. <개정 2001. 12. 31., 2005. 10. 11., 2008. 3. 3., 2010. 3. 19., 2012. 8. 31., 2014. 9. 1., 2015. 5. 29., 2015. 6. 30., 2017. 6. 29., 2023. 12. 28.>

④ 보건복지부장관은 제2항에도 불구하고 영 제21조제3항제1호에 따른 요양병원의 입원진료나 같은 항 제3호에 따른 호스피스·완화의료의 입원진료의 경우에는 제2항의 행위·약제 및 치료재료를 묶어 1일당 행위로 정하여 고시할 수 있다. 이 경우 1일당 행위에서 제외되는 항목은 보건복지부장관이 정하여 고시할 수 있다. <신설 2007. 12. 28., 2008. 3. 3., 2010. 3. 19., 2012. 8. 31., 2015. 6. 30., 2017. 8. 4.>

⑤ 보건복지부장관은 제2항부터 제4항까지의 규정에 따라 요양급여대상을 고시함에 있어 행위 또는 하나의 포괄적인 행위의 경우에는 영 제21조제1항부터 제3항까지의 규정에 따른 요양급여의 상대가치점수(이하 "상대가치점수"라 한다)를 함께 정하여 고시해야 한다. <개정 2007. 12. 28., 2008. 3. 3., 2010. 3. 19., 2012. 8. 31., 2021. 3. 26.>

[제목개정 2016. 8. 4.]

제8조의2(의료연구개발기관의 임상연구에 대한 특례) ① 「첨단의료복합단지 육성에 관한 특별법」 제22조제1항에 따라 보건

복지부장관이 지정한 의료연구개발기관(의료기관만 해당하며, 이하 이 조에서 "지정 의료연구개발기관"이라 한다)이 의료연구개발을 위하여 의약품, 의료기기 및 의료기술을 임상연구 대상자에게 사용하는 경우에는 이 규칙이 정하는 바에 따라 다음 각 호의 요양급여를 실시한다. <개정 2019. 11. 1.>

1. 진찰·검사
2. 약제(藥劑)·치료재료의 지급
3. 처치·수술 및 그 밖의 치료
4. 재활
5. 입원
6. 간호

② 제1항에도 불구하고 다음 각 호의 어느 하나에 해당하는 경우에는 요양급여 대상에서 제외할 수 있다. 다만, 제1호 및 제2호에 해당하는 경우에는 요양급여 대상에서 제외하여야 한다.

1. 별표 2에 따른 비급여대상에 해당하는 경우
2. 임상연구로 인한 후유증에 해당한다고 보건복지부장관이 인정하는 경우
3. 임상연구 대상자의 질병 및 질환의 특성·상태, 그 밖에 임상연구 대상자에게 행하는 행위·약제 또는 치료재료의 성격이나 내용 등에 비추어 요양급여를 실시하는 것이 현저히 곤란하다고 보건복지부장관이 인정하는 경우

③ 보건복지부장관은 제1항 및 제2항에 따른 요양급여 또는 비급여의 적정성 여부 등을 판단하기 위하여 지정 의료연구개발기관이나 그 밖의 관계 기관·단체에 필요한 자료나 의견의 제출을 요청할 수 있다.

[본조신설 2016. 6. 3.]

제8조의3(방문요양급여 실시 사유) 법 제41조의5에서 "질병이나 부상으로 거동이 불편한 경우 등 보건복지부령으로 정하는 사유에 해당하는 경우"란 다음 각 호의 어느 하나에 해당하여 의료기관을 방문하기 어려운 경우를 말한다.

1. 「장애인 건강권 및 의료접근성 보장에 관한 법률」 제16조제1항에 따른 장애인 건강 주치의 제도의 대상이 되는 중증장애인
2. 「호스피스·완화의료 및 임종과정에 있는 환자의 연명의료결정에 관한 법률」 제2조제3호에 따른 말기환자(末期患者)
3. 가정형 인공호흡기를 사용하는 등 일정 수준 이상의 의료적 요구가 있어 방문요양급여를 제공받을 필요가 있는 18세 미만 환자
4. 그 밖에 질병, 부상, 출산 등으로 거동이 불편하여 방문요양급여가 필요하다고 보건복지부장관이 정하여 고시하는 경우에 해당하는 사람

[본조신설 2019. 6. 12.]

제9조(비급여대상) ① 법 제41조제4항에 따라 요양급여의 대상에서 제외되는 사항(이하 "비급여대상"이라 한다)은 별표 2와 같다. <개정 2012. 8. 31., 2016. 8. 4.>

② 삭제<2001. 12. 31.>

국민건강보험 요양급여의 기준에 관한 규칙 [별표 2] 비급여대상 <개정 2023. 12. 28.>

(제9조제1항관련)

1. 다음 각목의 질환으로서 업무 또는 일상생활에 지장이 없는 경우에 실시 또는 사용되는 행위·약제 및 치료재료
   가. 단순한 피로 또는 권태
   나. 주근깨·다모(多毛)·무모(無毛)·백모증(白毛症)·딸기코(주사비)·점(모반)·사마귀·여드름·노화현상으로 인한 탈모 등 피부질환
   다. 발기부전(impotence)·불감증 또는 생식기 선천성기형 등의 비뇨생식기 질환
   라. 단순 코골음
   마. 질병을 동반하지 아니한 단순포경(phimosis)
   바. 검열반 등 안과질환
   사. 기타 가목 내지 바목에 상당하는 질환으로서 보건복지부장관이 정하여 고시하는 질환

2. 다음 각목의 진료로서 신체의 필수 기능개선 목적이 아닌 경우에 실시 또는 사용되는 행위·약제 및 치료재료
   가. 쌍꺼풀수술(이중검수술), 코성형수술(융비술), 유방확대·축소술, 지방흡인술, 주름살제거술 등 미용목적의 성형수술과 그로 인한 후유증치료
   나. 사시교정, 안와격리증의 교정 등 시각계 수술로써 시력개선의 목적이 아닌 외모개선 목적의 수술

다. 치과교정. 다만, 선천성 기형으로 저하된 씹는 기능 및 발음 기능을 개선하기 위한 치과교정으로서 보건복지부장관이 정하여 고시하는 경우는 제외한다.

라. 씹는 기능 및 발음 기능의 개선 목적이 아닌 외모개선 목적의 턱얼굴(악안면) 교정술

마. 관절운동 제한이 없는 반흔구축성형술 등 외모개선 목적의 반흔제거술

바. 안경, 콘텍트렌즈 등을 대체하기 위한 시력교정술

사. 질병 치료가 아닌 단순히 키 성장을 목적으로 하는 진료

아. 그 밖에 가목부터 사목까지에 상당하는 외모개선 목적의 진료로서 보건복지부장관이 정하여 고시하는 진료

3. 다음 각목의 예방진료로서 질병·부상의 진료를 직접목적으로 하지 아니하는 경우에 실시 또는 사용되는 행위·약제 및 치료재료

가. 본인의 희망에 의한 건강검진(법 제52조의 규정에 의하여 공단이 가입자등에게 실시하는 건강검진 제외)

나. 예방접종(파상풍 혈청주사 등 치료목적으로 사용하는 예방주사 제외)

다. 구취제거, 치아 착색물질 제거, 치아 교정 및 보철을 위한 치석제거 및 구강보건증진 차원에서 정기적으로 실시하는 치석제거. 다만, 치석제거만으로 치료가 종료되는 전체 치석제거로서 보건복지부장관이 정하여 고시하는 경우는 제외한다.

라. 불소부분도포, 치면열구전색(치아홈메우기) 등 치아우식증(충치) 예방을 위한 진료. 다만, 18세 이하인 사람의 치아 중 치아우식증(충치)이 생기지 않은 순수 건전치아인 제1큰어금니 또는 제2큰어금니에 대한 치면열구전색(치아홈메우기)은 제외한다.

마. 멀미 예방, 금연 등을 위한 진료

바. 유전성질환 등 태아 또는 배아의 이상유무를 진단하기 위한 유전학적 검사

사. 장애인 진단서 등 각종 증명서 발급을 목적으로 하는 진료

아. 기타 가목 내지 마목에 상당하는 예방진료로서 보건복지부장관이 정하여 고시하는 예방진료

4. 보험급여시책상 요양급여로 인정하기 어려운 경우 및 그 밖에 건강보험급여원리에 부합하지 아니하는 경우로서 다음 각목에서 정하는 비용·행위·약제 및 치료재료

가. 가입자등이 다음 표에 따른 요양기관으로서 다음 각 항목 중 어느 하나의 요건을 갖춘 요양기관에서 1개의 입원실에 1인(「의료법」 제3조제2항제1호에 따른 의원급 의료기관 및 제3호나목에 따른 치과병원의 경우 3인 이하)이 입원할 수 있는 병상(이하 "상급병상"이라 한다)을 이용한 경우에는 다음 표의 구분에 따라 부담하는 비용. 다만, 격리치료 대상인 환자가 1인실에 입원하는 경우 등 보건복지부장관이 정하여 고시하는 불가피한 경우에는 비급여대상에서 제외한다.

요양기관 구분	비용
「의료법」 제3조제2항제1호에 따른 의원급 의료기관	제8조에 따라 고시한 요양급여대상인 입원료(이하 "입원료"라 한다) 외에 추가로 부담하는 입원실 이용 비용
「의료법」 제3조제2항제3호나목에 따른 치과병원	제8조에 따라 고시한 요양급여대상인 입원료(이하 "입원료"라 한다) 외에 추가로 부담하는 입원실 이용 비용
「의료법」 제3조제2항제3호가목에 따른 병원 중 진료과목에 소아청소년과 또는 산부인과를 둔 병원으로서 보건복지부장관이 정하여 고시하는 요건을 갖춘 병원(이하 "아동·분만병원"이라 한다)	제8조에 따라 고시한 요양급여대상인 입원료(이하 "입원료"라 한다) 외에 추가로 부담하는 입원실 이용 비용
상급종합병원	입원실 이용 비용 전액
「의료법」 제3조제2항제3호에 따른 병원급 의료 기관(치과병원 및 아동·분만병원은 제외한다)	입원실 이용 비용 전액

(1) 의료법령에 따라 허가를 받거나 신고한 병상 중 입원실 이용비용을 입원료만으로 산정하는 일반병상(이하 "일반병상"이라 한다)을 다음의 구분에 따라 운영하는 경우. 다만, 건강보험규칙 제12조제1항 또는 제2항에 따라 제출한 요양기관 현황신고서 또는 요양기관 현황 변경신고서 상의 격리병실, 무균치료실, 특수진료실 및 중환자실과 「의료법」 제27조제3항제2호에 따른 외국인환자를 위한 전용 병실 및 병동의 병상은 일반병상 및 상급병상의 계산에서 제외한다.

(가) 의료법령에 따라 신고한 병상이 10병상을 초과하는 「의료법」 제3조제2항제1호의 의원급 의료기관(건강보험규칙 제12조제1항 또는 제2항에 따라 제출한 요양기관 현황신고서 또는 요양기관 현황 변경신고서 상에 분만실이 포함된 경우만 해당한다), 같은 법 제3조의5제1항에 따른 지정을 받은 산부인과 또는 주산기(周産期) 전문병원(종합병원은 제외한다), 아동·분만병원(분만병원만 해당한다): 일반병상을 총 병상의 5분의 1 이상 확보할 것

(나) 의료법령에 따라 신고한 병상이 10병상을 초과하는 「의료법」 제3조제2항제1호의 의원급 의료기관(건강보험규칙 제12조제1항

또는 제2항에 따라 제출한 요양기관 현황신고서 또는 요양기관 현황 변경신고서 상에 분만실이 포함된 경우는 제외한다), 같은 항 제3호나목의 치과병원, 같은 법 제3조의5제1항에 따른 지정을 받은 산부인과 또는 주산기 전문병원(종합병원만 해당한다) 및 아동·분만병원(아동병원만 해당한다): 일반병상을 총 병상의 2분의 1 이상 확보할 것

(다) 「의료법」 제3조제2항제3호에 따른 병원급 의료기관(치과병원 및 아동·분만병원을 제외한다): 일반병상을 총 병상의 5분의 3 이상 확보할 것

(라) 「의료법」 제3조제2항제3호바목의 종합병원 및 같은 법 제3조의4제1항에 따른 지정을 받은 상급종합병원: 일반병상을 총 병상의 5분의 4 이상 확보할 것

(2) 의료법령에 의하여 신고한 병상이 10병상 이하인 경우

나. 가목에도 불구하고 다음 각 항목에 해당하는 경우에는 다음의 구분에 따른 비용

(1) 가입자등이 「의료법」 제3조제2항제3호라목에 따른 요양병원(「정신보건법」 제3조제3호에 따른 정신의료기관 중 정신병원, 「장애인복지법」 제58조제1항제4호에 따른 장애인 의료재활시설로서 「의료법」 제3조의2의 요건을 갖춘 의료기관은 제외한다. 이하 같다) 중 입원실 이용비용을 입원료만으로 산정하는 일반병상(건강보험규칙 제12조제1항 또는 제2항에 따라 제출한 요양기관 현황신고서 또는 요양기관 현황 변경신고서 상의 격리병실, 무균치료실, 특수진료실 및 중환자실과 「의료법」 제27조제3항제2호에 따른 외국인환자를 위한 전용 병실 및 병동의 병상은 제외한다)을 50퍼센트 이상 확보하여 운영하는 요양병원에서 1개의 입원실에 5인 이하가 입원할 수 있는 병상을 이용하는 경우: 제8조제4항 전단에 따라 고시한 입원료 외에 추가로 부담하는 입원실 이용 비용

(2) 가입자등이 가목(1)에서 정한 요건을 갖춘 상급종합병원, 종합병원, 병원 중 「호스피스·완화의료 및 임종과정에 있는 환자의 연명의료결정에 관한 법률」제25조에 따라 호스피스전문기관으로 지정된 요양기관에서 1인실 병상을 이용하여 같은 법 제28조에 따른 호스피스·완화의료를 받는 경우(격리치료 대상인 환자가 1인실에 입원하는 경우, 임종실을 이용하는 경우 등 보건복지부장관이 정하여 고시하는 불가피한 경우는 제외한다): 제8조제4항 전단에 따라 고시한 호스피스·완화의료 입원실의 입원료 중 4인실 입원료 외에 추가로 부담하는 입원실 이용 비용

다. 선별급여를 받는 사람이 요양급여비용 외에 추가로 부담하는 비용

라. 법 제51조에 따라 장애인에게 보험급여를 실시하는 보장구를 제외한 보조기·보청기·안경 또는 콘택트렌즈 등 보장구. 다만, 보청기 중 보험급여의 적용을 받게 될 수술과 관련된 치료재료인 보건복지부장관이 정하여 고시하는 보청기는 제외한다.

마. 친자확인을 위한 진단

바. 치과의 보철(보철재료 및 기공료 등을 포함한다) 및 치과임플란트를 목적으로 실시한 부가수술(골이식수술 등을 포함한다). 다만, 보건복지부장관이 정하여 고시하는 65세 이상인 사람의 틀니 및 치과임플란트는 제외한다.

사. 및 아. 삭제 <2002.10.24>

자. 제8조에 따라 보건복지부장관이 고시한 약제에 관한 급여목록표에서 정한 일반의약품으로서 「약사법」 제23조에 따른 조제에 의하지 아니하고 지급하는 약제

차. 삭제 <2006.12.29>

카. 삭제 <2018. 12. 31.>

타. 「장기등 이식에 관한 법률」에 따른 장기이식을 위하여 다른 의료기관에서 채취한 골수 등 장기의 운반에 소요되는 비용

파. 「마약류 관리에 관한 법률」 제40조에 따른 마약류중독자의 치료보호에 소요되는 비용

하. 제11조제1항 또는 제13조제1항에 따라 요양급여대상 또는 비급여대상으로 결정·고시되기 전까지의 행위·치료재료(「신의료기술평가에 관한 규칙」 제2조제2항에 따른 평가 유예 신의료기술을 포함하되, 같은 규칙 제3조제3항에 따라 서류를 송부받은 경우와 같은 규칙 제3조의4에 따른 신의료기술평가 결과 안전성·유효성을 인정받지 못한 경우에는 제외한다). 다만, 제11조제9항 또는 제13조제1항 후단의 규정에 따라 소급하여 요양급여대상으로 적용되는 행위·치료재료(「신의료기술평가에 관한 규칙」 제2조제2항에 따른 평가 유예 신의료기술을 포함한다)는 제외한다.

거. 「신의료기술평가에 관한 규칙」 제3조제10항제2호에 따른 제한적 의료기술

너. 「의료기기법 시행규칙」 제32조제1항제6호에 따른 의료기기를 장기이식 또는 조직이식에 사용하는 의료행위

더. 그 밖에 요양급여를 함에 있어서 비용효과성 등 진료상의 경제성이 불분명하여 보건복지부장관이 정하여 고시하는 검사·처치·수술 기타의 치료 또는 치료재료

5. 삭제 <2006.12.29>

6. 영 제21조제3항제2호에 따라 보건복지부장관이 정하여 고시하는 질병군에 대한 입원진료의 경우에는 제1호 내지 제4호(제4호 하목을

제외한다), 제7호에 해당되는 행위·약제 및 치료재료. 다만, 제2호아목, 제3호아목 및 제4호더목은 다음 각 목에서 정하는 경우에 한정한다.
가. 보건복지부장관이 정하여 고시하는 행위 및 치료재료
나. 질병군 진료 외의 목적으로 투여된 약제

6의2. 영 제21조제3항제3호에 따른 호스피스·완화의료 입원진료의 경우에는 제1호부터 제3호까지, 제4호나목(2)·더목에 해당되는 행위·약제 및 치료재료. 다만, 제2호사목, 제3호아목 및 제4호더목은 보건복지부장관이 정하여 고시하는 행위 및 치료재료에 한정한다.

7. 건강보험제도의 여건상 요양급여로 인정하기 어려운 경우
가. 보건복지부장관이 정하여 고시하는 한방물리요법
나. 한약첩약 및 기상한의서의 처방 등을 근거로 한 한방생약제제

8. 약사법령에 따라 허가를 받거나 신고한 범위를 벗어나 약제를 처방·투여하려는 자가 보건복지부장관이 정하여 고시하는 절차에 따라 의학적 근거 등을 입증하여 비급여로 사용할 수 있는 경우. 다만, 제5조제4항에 따라 중증환자에게 처방·투여하는 약제 중 보건복지부장관이 정하여 고시하는 약제는 건강보험심사평가원장의 공고에 따른다.

제9조의2(요양급여대상·비급여대상 여부 확인) ① 요양기관, 「의료법」 또는 「약사법」에 따른 의료인 단체, 의료기관 단체, 대한약사회 또는 대한한약사회(이하 "의약관련 단체"라 한다), 치료재료의 제조업자·수입업자(치료재료가 「인체조직안전 및 관리 등에 관한 법률」 제3조제1호에 따른 인체조직인 경우에는 같은 법 제13조에 따른 조직은행의 장을 말하며, 「의료기기법」 제15조의2제1항 각 호 외의 부분에 따른 희소·긴급도입 필요 의료기기인 경우에는 같은 법 제42조에 따른 한국의료기기안전정보원의 장을 말한다. 이하 같다)는 보건복지부장관에게 요양급여대상 또는 비급여대상 여부가 불분명한 행위에 대하여 「의료법」 제53조에 따른 신의료기술평가(이하 "신의료기술평가"라 한다) 및 「신의료기술평가에 관한 규칙」 제3조에 따른 신의료기술평가 유예 신청 전에 요양급여대상 또는 비급여대상 여부의 확인을 신청할 수 있다. 다만, 「의료기기법」 제6조제1항 및 제15조제1항에 따른 의료기기의 제조업자·수입업자가 「신의료기술평가에 관한 규칙」 제3조의2제1항 및 제2항에 따라 신의료기술평가를 신청하는 경우에는 요양급여대상 또는 비급여대상 여부의 확인도 함께 신청할 수 있다. <개정 2016. 7. 29., 2016. 8. 4., 2019. 6. 12., 2020. 4. 3.>
② 제1항에 따른 확인 신청은 그 확인을 신청하려는 자가 별지 제13호의2서식의 요양급여대상·비급여대상 여부 확인 신청서에 다음 각 호의 서류를 첨부하여 건강보험심사평가원장(제1항 단서에 따른 확인 신청은 식품의약품안전처장을 거쳐야 한다)에게 요양급여대상·비급여대상 여부의 확인 신청을 함으로써 이를 갈음한다.<개정 2016. 7. 29.>
1. 다음 각 목 중 해당 서류(제1항 본문에 따른 확인 신청만 해당한다)
가. 소요 장비·재료·약제의 제조(수입) 허가증·인증서·신고증 및 관련 자료
나. 「의료기기법 시행규칙」 제64조에 따라 자료 제공 협조를 요청한 경우 제조(수입)허가·인증 신청서 및 접수증
2. 요양급여대상·비급여대상 여부에 대한 의견서
3. 국내·국외의 연구논문 등 그 밖의 참고자료
③ 보건복지부장관은 제1항 및 제2항에 따라 확인 신청을 받은 경우에는 요양급여대상·비급여대상 여부를 확인하고, 정당한 사유가 없는 한 확인 신청을 접수한 날부터 30일 이내에 신청인(제1항 단서에 따른 확인 신청에 대해서는 식품의약품안전처장을 거쳐야 한다)과 「의료법」 제54조에 따른 신의료기술평가위원회에 그 결과를 통보해야 한다. 다만, 기존 결정 사례 등에 근거한 확인이 곤란하여 심층적 검토가 필요한 경우에는 30일의 범위에서 그 통보기간을 한 차례 연장할 수 있다.<개정 2016. 7. 29., 2017. 1. 24., 2019. 6. 12.>
④ 신청인은 제3항에 따른 결과에 이의가 있는 경우 통보받은 날부터 30일 이내에 보건복지부장관(제1항 단서에 따른 확인 신청 결과에 대해서는 식품의약품안전처장을 거쳐야 한다)에게 이의신청을 하여야 하며, 이 경우 제3항의 절차를 준용한다.<개정 2016. 7. 29.>
⑤ 보건복지부장관은 제3항에 따른 요양급여대상·비급여대상의 확인 또는 제4항에 따른 이의신청의 처리를 위하여 전문적 검토가 필요하다고 인정하는 경우에는 제11조제8항에 따른 전문

평가위원회로 하여금 검토하게 할 수 있다.<신설 2017. 9. 1., 2018. 12. 31.>

[본조신설 2015. 9. 21.]

제10조(행위·치료재료의 요양급여 결정신청) ① 요양기관, 의약관련 단체 또는 치료재료의 제조업자·수입업자는 법 제41조의3제1항에 따른 행위·치료재료(이하 "행위·치료재료"라 한다)에 대한 요양급여대상 여부의 결정신청을 하려는 경우에는 다음 각 호의 구분에 따른 날부터 30일 이내에 보건복지부장관에게 신청해야 한다. <개정 2001. 12. 31., 2005. 10. 11., 2006. 12. 29., 2007. 7. 25., 2008. 3. 3., 2009. 7. 31., 2010. 3. 19., 2013. 3. 23., 2015. 9. 21., 2016. 8. 4., 2019. 6. 12., 2020. 4. 3.>

1. 행위의 경우에는 다음 각 목에서 정한 날
   가. 「신의료기술평가에 관한 규칙」 제3조제5항에 따른 신의료기술평가의 유예 고시(이하 "평가 유예 고시"라 한다) 이후 가입자등에게 최초로 실시한 날
   나. 「신의료기술평가에 관한 규칙」제4조제2항에 따른 신의료기술의 안전성·유효성 등의 평가결과 고시(이하 "평가결과 고시"라 한다) 이후 가입자등에게 최초로 실시한 날
   다. 「신의료기술평가에 관한 규칙」 제4조제2항에 따른 혁신의료기술의 안전성 등의 평가결과 고시(이하 " 혁신의료기술 고시"라 한다) 이후 가입자등에게 최초로 실시한 날
2. 치료재료의 경우에는 다음 각 목에서 정한 날
   가. 「약사법」 또는 「의료기기법」에 따른 품목허가·인증 또는 품목신고 대상인 치료재료인 경우에는 식품의약품안전처장으로부터 품목허가·인증을 받거나 품목신고를 한 날. 다만, 품목허가·인증 또는 품목신고 대상이 아닌 치료재료의 경우에는 해당 치료재료를 가입자등에게 최초로 사용한 날
   나. 「인체조직안전 및 관리 등에 관한 법률」 제3조제1호에 따른 인체조직(이하 "인체조직"이라 한다)의 경우에는 식품의약품안전처장으로부터 조직은행 설립허가를 받은 날. 다만, 다음의 어느 하나의 경우에는 그 해당하는 날
   1) 수입인체조직의 경우에는 식품의약품안전처장이 정하는 바에 따라 안전성에 문제가 없다는 통지를 받은 날
   2) 조직은행 설립허가 당시의 취급품목이 변경된 경우에는 식품의약품안전처장이 그 변경사실을 확인한 날
   다. 「의료기기법」 제15조의2제1항 각 호 외의 부분에 따른 희소·긴급도입 필요 의료기기(이하 "희소·긴급도입 필요 의료기기"라 한다)의 경우에는 식품의약품안전처장으로부터 공급 결정에 관한 통보를 받은 날
   라. 가목부터 다목까지의 규정에도 불구하고 신의료기술평가 대상이 되는 치료재료의 경우에는 제1호가목부터 다목까지에 따른 고시 이후 해당 치료재료를 가입자등에게 최초로 사용한 날
   마. 가목부터 다목까지의 규정에도 불구하고 제9조의2제1항 및 제2항에 따라 요양급여대상 또는 비급여대상 여부의 확인을 신청한 경우에는 같은 조 제3항에 따라 결과를 통보받은 날
3. 삭제<2006. 12. 29.>

② 제1항에 따른 결정신청은 그 결정을 신청하려는 자가 다음 각 호의 구분에 따른 평가신청서에 해당 각 목의 서류를 첨부하여 건강보험심사평가원장에게 요양급여대상여부의 평가신청을 함으로써 이를 갈음한다. 다만, 치료재료에 대하여 「의료기기법」 제42조에 따른 한국의료기기안전정보원의 장이 결정신청을 하려는 경우에는 제3호다목부터 사목까지의 서류를 첨부하지 않아도 된다.<개정 2001. 12. 31., 2005. 10. 11., 2007. 7. 25., 2008. 3. 3., 2009. 7. 31., 2010. 3. 19., 2010. 4. 30., 2015. 5. 29., 2015. 9. 21., 2016. 8. 4., 2019. 6. 12., 2020. 4. 3., 2021. 3. 26.>

1. 행위의 경우 : 별지 제14호서식의 요양급여행위평가신청서
   가. 신의료기술의 안전성·유효성 등의 평가 유예 고시, 평가결과 고시 또는 혁신의료기술 고시
   나. 상대가치점수의 산출근거 및 내역에 관한 자료
   다. 비용효과에 관한 자료(동일 또는 유사 행위와의 장·단점, 상대가치점수의 비교 등을 포함한다)
   라. 국내외의 실시현황에 관한 자료(최초실시연도·실시기관명 및 실시건수 등을 포함한다)
   마. 소요장비·소요재료·약제의 제조(수입) 허가증·인증서·신고증 및 관련 자료
   바. 국내외의 연구논문 등 그 밖의 참고자료
2. 삭제<2006. 12. 29.>
3. 치료재료의 경우: 별지 제16호서식의 치료재료평가신청서
   가. 제조(수입) 허가증·인증서·신고증 사본(품목허가·인증을 받거나 품목신고를 한 치료재료만 해당한다)
   나. 판매예정가 산출근거 및 내역에 관한 자료
   다. 비용효과에 관한 자료(동일 또는 유사목적의 치료재료와의 장·단점, 판매가의 비교 등을 포함한다)
   라. 국내외의 사용현황에 관한 자료(최초사용연도·사용기관명 및 사용건수 등을 포함한다)
   마. 구성 및 부품내역에 관한 자료 및 제품설명서
   바. 국내외의 연구논문 등 그 밖의 참고자료
   사. 임상적 유용성, 기술 혁신성 등을 증명할 수 있는 평가 근거 자료
   아. 희소·긴급도입 필요 의료기기에 해당하는 치료재료의 경우 의료기기의 사용목적 및 식품의약품안전처장의 공급결정사유에 관한 자료

자. 신의료기술평가 대상이 되는 치료재료의 경우 신의료기술의 안전성·유효성 등의 평가 유예 고시, 평가결과 고시 또는 혁신의료기술 고시

4. 인체조직의 경우: 별지 제16호의2서식의 인체조직평가신청서

가. 조직은행설립허가증 사본(기재사항 변경내역을 포함한다). 다만, 수입인체조직의 경우에는 식품의약품안전처장이 정하는 바에 따라 안전성에 문제가 없다는 사실을 증명하는 서류를 함께 첨부하여야 한다.

나. 인체조직가격 산출근거 및 내역에 관한 자료

다. 비용효과에 관한 자료(동일 또는 유사목적의 인체조직과의 장·단점, 가격 비교 등을 포함한다)

라. 국내외의 사용현황에 관한 자료(최초 사용연도, 사용기관명 및 사용건수 등을 포함한다)

마. 인체조직에 대한 설명서

바. 국내외의 연구논문 등 그 밖의 참고자료

사. 신의료기술평가 대상이 되는 치료재료의 경우 신의료기술의 안전성·유효성 등의 평가 유예 고시, 평가결과 고시 또는 혁신의료기술 고시

③ 제1항에도 불구하고 「신의료기술평가에 관한 규칙」 제3조제2항에 따라 신의료기술평가를 신청하려는 자가 이 조 제2항 각 호의 구분에 따른 평가신청서 및 해당 서류를 함께 제출하는 경우에는 신의료기술평가의 신청과 요양급여대상 여부의 결정신청을 함께 하는 것으로 본다. 다만, 해당 의료기술이 체외진단 검사 또는 유전자 검사가 아닌 경우에는 신의료기술평가 신청에 필요한 서류를 제출한 날부터 90일 이내에 이 조 제2항 각 호의 구분에 따른 평가신청서 및 해당 서류를 제출할 수 있다.<신설 2019. 7. 4.>

[제목개정 2016. 8. 4.]

제10조의2(약제 요양급여의 결정신청 등) ① 법 제41조의3제2항에서 "「약사법」에 따른 제조업자·수입업자 등 보건복지부령으로 정하는 자"란 다음 각 호의 어느 하나에 해당하는 자를 말한다. <개정 2016. 8. 4., 2020. 10. 8.>

1. 「약사법」 제31조제1항에 따른 약제의 제조업자
2. 「약사법」 제31조제3항에 따른 약제의 위탁제조판매업자
3. 「약사법」 제42조제1항에 따른 약제의 수입자
4. 「약사법」 제91조에 따른 한국희귀·필수의약품센터의 장(같은 조 제1항 각 호의 의약품으로서 「의약품 등의 안전에 관한 규칙」 제57조제1항제1호에 따라 식품의약품안전처장이 환자의 치료를 위하여 긴급한 도입이 필요하다고 인정한 품목만 해당한다)

② 삭제<2016. 8. 4.>

③ 법 제41조의3제2항에 따라 요양급여대상 여부의 결정신청을 하려는 자는 별지 제17호서식의 약제평가신청서에 다음 각 호의 구분에 따른 해당 서류를 첨부하여 건강보험심사평가원장에게 해당 약제의 경제성, 요양급여의 적정성 및 기준 등에 관한 평가신청을 함으로써 이를 갈음한다.<개정 2010. 4. 30., 2013. 3. 23., 2013. 12. 31., 2014. 9. 1., 2016. 8. 4., 2020. 4. 3., 2020. 10. 8.>

1. 제1항제1호부터 제3호까지의 규정에 따른 약제의 제조업자·위탁제조판매업자·수입자(이하 "약제의 제조업자·위탁제조판매업자·수입자"라 한다)의 경우

가. 제조(수입)품목 허가증(신고서) 사본 또는 「의약품등의 안전에 관한 규칙」 제12조의2에 따른 식품의약품안전처장의 안전성·유효성 검토결과 통보서(보건복지부장관이 따로 공고하는 약제만 해당한다)(품목허가를 받거나 품목신고를 한 약제만 해당한다)

나. 판매예정가 산출근거 및 내역에 관한 자료

다. 비용과 효과에 대한 자료(동일하거나 유사한 약제와의 장점·단점 및 판매가의 비교 등을 포함한다)

라. 국내외의 사용현황에 관한 자료(개발국, 허가국가, 최초허가연도, 국내 사용건수 및 금액 등을 포함한다)

마. 해당 약제의 예상 사용량, 요양급여비용의 예상 청구금액 및 그 근거에 관한 자료

바. 국내외의 연구논문 등 그 밖의 참고자료

2. 제1항제4호에 따른 한국희귀·필수의약품센터의 장(이하 " 한국희귀·필수의약품센터의 장"이라 한다)의 경우

가. 식품의약품안전처장의 인정에 관한 서류

나. 판매예정가 산출근거 및 내역에 관한 자료

④ 건강보험심사평가원장은 법 제41조의2제1항 및 제2항에 따라 요양급여비용 상한금액이 감액되거나 이 규칙 제13조제4항에 따라 요양급여대상 여부 또는 상한금액이 조정된 약제의 제조업자·위탁제조판매업자·수입자의 계열회사(「독점규제 및 공정거래에 관한 법률」에 따른 계열회사를 말한다)가 그 요양급여비용이 감액되거나 요양급여대상 여부 또는 상한금액이 조정된 약제와 투여경로·성분·제형이 동일한 약제에 대하여 제3항에 따른 평가신청을 한 경우에는 그 신청을 반려할 수 있다.<신설 2020. 10. 8., 2022. 10. 13.>

⑤ 건강보험심사평가원장은 제14조에 따라 보건복지부장관이 정하여 고시하는 약제 산정기준에 따라 상한금액이 정해지는 약제(이하 "산정대상약제"라 한다)에 대하여 제3항에 따른 평가신청을 받은 경우에는 그 신청받은 내용을 보건복지부장관에게 보고하고, 공단 이사장에게 통보해야 한다.<신설 2020. 10. 8.>

⑥ 공단 이사장은 제5항에 따라 통보를 받은 경우에는 제11조의2제7항에 따라 협상을 명받기 전에 해당 약제의 평가 신청인과 같은 항 제2호부터 제4호까지의 규정에 해당하는 사항을 사전협의할 수 있다.<신설 2020. 10. 8.>

[본조신설 2006. 12. 29.]

[제목개정 2020. 10. 8.]

제11조(행위·치료재료에 대한 요양급여의 결정) ① 제10조에 따라 요양급여대상 여부의 결정신청을 받은 보건복지부장관은 정당한 사유가 없는 한 결정신청일부터 100일(「신의료기술평가에 관한 규칙」 제3조제3항에 따라 서류를 송부받은 경우에는 평가결과 고시 이후 30일) 이내에 법 제4조에 따른 건강보험정책심의위원회(이하 "심의위원회"라 한다)의 심의를 거쳐 요양급여대상 또는 비급여대상에의 해당여부를 결정하여 고시해야 한다. 이 경우 요양급여대상으로 결정한 행위·치료재료에 대해서는 상대가치점수 또는 영 제22조제1항에 따른 상한금액(이하 "상한금액"이라 한다)과 법 제41조의4제1항에 따른 선별급여(이하 "선별급여"라 한다) 본인부담률(선별급여의 요양급여비용 중 선별급여를 받는 사람이 부담하는 비율을 말한다. 이하 같다)을 함께 정하여 고시해야 한다. <개정 2001. 12. 31., 2006. 12. 29., 2008. 3. 3., 2010. 3. 19., 2012. 8. 31., 2016. 8. 4., 2017. 1. 9., 2018. 12. 31., 2019. 7. 4., 2021. 3. 26.>

② 보건복지부장관은 행위·치료재료의 경제성 및 급여의 적정성 등에 대하여 제8항에 따른 전문평가위원회(이하 "전문평가위원회"라 한다)의 평가를 거쳐, 행위·치료재료의 요양급여대상 여부를 결정한다. 이 경우 보건복지부장관은 법 제42조의2제1항에 따른 선별급여의 실시 조건(이하 "선별급여실시조건"이라 한다)을 정하는 때에는 전문평가위원회의 평가 외에 제14조의2제1항에 따른 적합성평가위원회(이하 "적합성평가위원회"라 한다)의 평가를 거치도록 할 수 있다.<개정 2001. 12. 31., 2008. 3. 3., 2010. 3. 19., 2011. 12. 2., 2013. 12. 18., 2016. 8. 4., 2017. 3. 23., 2019. 6. 12., 2021. 3. 26.>

③ 건강보험심사평가원장은 제2항에 따라 전문평가위원회에서 치료재료(인체조직은 제외한다)에 대하여 평가한 경우에 평가가 끝난 날부터 15일 이내에 다음 각 호의 사항을 신청인에게 서면 또는 전자문서로 통보해야 한다.<신설 2011. 12. 2., 2018. 12. 31.>

1. 평가결과(평가 시 원용된 전문가 의견, 학술연구 내용 등 평가근거에 관한 정보를 포함한다)
2. 평가결과에 이견이 있으면 30일 이내에 재평가 또는 제13조의3에 따른 검토(이하 "독립적 검토"라 한다)를 거친 재평가를 신청할 수 있다는 내용

④ 제3항에 따른 통보를 받은 신청인은 통보받은 날부터 30일 이내에 재평가 또는 독립적 검토를 거친 재평가를 건강보험심사평가원장에게 신청할 수 있다. 이 경우 재평가(독립적 검토를 거친 재평가는 제외한다)는 다음 각 호의 어느 하나에 해당하는 경우에 신청할 수 있다.<신설 2011. 12. 2., 2018. 12. 31.>

1. 치료재료에 관한 결정신청을 한 자가 전문평가위원회의 평가결과에 이견이 있는 경우로서 제10조제2항제3호 및 제4호에 따른 서류를 보완하여 제출하거나 그 밖의 자료를 제출하는 경우
2. 직권결정 대상 치료재료의 제조업자·수입업자가 전문평가위원회의 평가결과에 이견이 있는 경우로서 제10조제2항제3호 및 제4호에 따른 서류를 보완하여 제출하거나 그 밖의 자료를 제출하는 경우

⑤ 제4항에 따라 재평가의 신청을 받은 건강보험심사평가원장은 신청 받은 날부터 60일 이내에 전문평가위원회의 재심의를 거쳐 재평가하고 재평가가 끝난 날부터 15일 이내에 그 결과를 신청인에게 통보해야 한다.<개정 2018. 12. 31.>

⑥ 제4항에 따라 독립적 검토를 거친 재평가의 신청을 받은 건강보험심사평가원장은 독립적 검토에 따른 보고서와 신청인의 의견(신청인이 의견을 제출한 경우만 해당한다)을 제출받아 전문평가위원회의 재심의를 거쳐 재평가하고 재평가가 끝난 날부터 15일 이내에 그 결과를 신청인에게 통보해야 한다.<신설 2018. 12. 31.>

⑦ 제2항 후단 및 제3항부터 제6항까지의 절차에 걸리는 기간은 제1항 전단에 따른 처리기한의 산정에 포함하지 않는다.<신설 2011. 12. 2., 2013. 12. 18., 2018. 12. 31.>

⑧ 제2항에 따른 행위·치료재료에 대한 평가를 효율적으로 수행하기 위하여 건강보험심사평가원에 행위 및 치료재료별로 전문평가위원회를 둔다.<개정 2001. 12. 31., 2006. 12. 29., 2011. 12. 2., 2016. 8. 4., 2018. 12. 31.>

⑨ 제1항에 따른 행위·치료재료가 요양급여대상으로 결정되어 고시된 경우에 제10조제1항의 규정에 의한 신청기간 내에 신청하지 않은 요양기관에 대해서는 제10조제1항 각 호의 어느 하나에 해당하는 날부터 소급하여 요양급여대상으로 적용한다.<개정 2001. 12. 31., 2011. 12. 2., 2016. 8. 4., 2018. 12. 31.>

⑩ 제1항에도 불구하고 평가 유예 신의료기술의 경우에는 「신의료기술평가에 관한 규칙」 제3조의4에 따른 신의료기술평가 결과 안전성·유효성을 고시한 이후 행위·치료재료에 대한 요양급여의 결정 절차를 진행한다.<신설 2015. 9. 21., 2016. 7. 29., 2016. 8. 4., 2018. 12. 31.>

[제목개정 2016. 8. 4.]

제11조의2(약제에 대한 요양급여의 결정) ① 제10조의2제3항에 따라 약제에 대한 평가를 신청 받은 건강보험심사평가원장은 150일 이내(진료상 필수성, 대체약제의 유무 등을 고려하여 보건복지부장관이 정하는 약제는 해당하지 않는다)에 제14항에 따른 약제급여평가위원회(이하 "약제급여평가위원회"라 한다)의 심의를 거쳐 평가(산정대상약제는 전문적 검토가 필요한

경우를 제외하고는 약제급여평가위원회의 심의를 거치지 않고 평가한다)하고 평가가 끝난 날부터 15일 이내에 다음 각 호의 사항을 신청인에게 서면 또는 전자문서로 통보해야 한다. <개정 2010. 4. 30., 2011. 12. 2., 2013. 12. 18., 2015. 5. 29., 2017. 3. 23., 2017. 9. 1., 2020. 10. 8., 2021. 3. 26.>

1. 평가결과(평가 시 원용된 전문가 의견, 학술연구 내용 등 평가근거에 관한 정보를 포함한다)
2. 평가결과에 이견이 있으면 30일 이내에 재평가 또는 독립적 검토를 거친 재평가를 신청할 수 있다는 내용
3. 약제급여평가위원회가 평가한 금액 이하를 경제성 있는 가격으로 하여 공단 이사장과의 협상절차를 진행할 수 있다는 내용(임상적 유용성은 있으나 판매예정가의 비용효과성을 입증하지 못한 경우만 해당한다)
4. 보건복지부장관이 정하여 고시하는 약가 협상의 생략을 위한 기준 금액(이하 "약가협상생략기준금액"이라 한다)을 상한금액으로 하는 것에 동의하는 경우 상한금액 협상절차를 생략하여 진행할 수 있다는 내용(임상적 유용성은 있으나 판매예정가가 약가협상생략기준금액 보다 높은 경우만 해당한다)

② 제1항에 따른 통보를 받은 신청인은 통보받은 날부터 30일 이내에 건강보험심사평가원장에게 재평가 또는 독립적 검토를 거친 재평가를 신청하거나 다음 각 호의 어느 하나에 해당하는 통지를 할 수 있다.<개정 2010. 4. 30., 2011. 12. 2., 2015. 5. 29.>

1. 제1항제3호에 따라 약제급여평가위원회가 평가한 금액 이하를 경제성 있는 가격으로 하여 공단 이사장과의 협상절차를 진행하는 것에 동의한다는 내용의 통지
2. 제1항제4호에 따라 약가협상생략기준금액을 상한금액으로 하여 상한금액 협상절차를 생략하여 진행하는 것에 동의한다는 내용의 통지

③ 제2항에 따라 재평가신청을 받은 건강보험심사평가원장은 120일 이내에 약제급여평가위원회의 재심의를 거쳐 재평가(산정대상약제는 전문적 검토가 필요한 경우를 제외하고는 약제급여평가위원회의 재심의를 거치지 않고 재평가한다)하고 재평가가 끝난 날부터 15일 이내에 다음 각 호의 사항을 신청인에게 통보해야 한다.<개정 2010. 4. 30., 2011. 12. 2., 2015. 5. 29., 2017. 9. 1., 2020. 10. 8.>

1. 재평가결과
2. 약제급여평가위원회가 평가한 금액 이하를 경제성 있는 가격으로 하여 공단 이사장과의 협상절차를 진행할 수 있다는 내용(임상적 유용성은 있으나 판매예정가의 비용효과성을 입증하지 못한 경우만 해당한다)
3. 약가협상생략기준금액을 상한금액으로 하는 것에 동의하는 경우 상한금액 협상절차를 생략할 수 있다는 내용(임상적 유용성은 있으나 판매예정가가 약가협상생략기준금액 보다 높은 경우만 해당한다)

④ 제2항에 따라 독립적 검토를 거친 재평가의 신청을 받은 건강보험심사평가원장은 독립적 검토에 따른 보고서와 신청인의 의견(신청인이 의견을 제출한 경우만 해당한다)을 제출받아 약제급여평가위원회의 재심의를 거쳐 재평가하고 재평가가 끝난 날부터 15일 이내에 다음 각 호의 사항을 신청인에게 통보하여야 한다.<신설 2011. 12. 2., 2015. 5. 29.>

1. 재평가결과
2. 약제급여평가위원회가 평가한 금액 이하를 경제성 있는 가격으로 하여 공단 이사장과의 협상절차를 진행할 수 있다는 내용(임상적 유용성은 있으나 판매예정가의 비용효과성을 입증하지 못한 경우만 해당한다)
3. 약가협상생략기준금액을 상한금액으로 하는 것에 동의하는 경우 상한금액 협상절차를 생략할 수 있다는 내용(임상적 유용성은 있으나 판매예정가가 약가협상생략기준금액 보다 높은 경우만 해당한다)

⑤ 제3항제2호·제3호 또는 제4항제2호·제3호에 따른 통보를 받은 신청인은 통보받은 날부터 7일 이내에 건강보험심사평가원장에게 다음 각 호의 어느 하나에 해당하는 통지를 할 수 있다.<개정 2010. 4. 30., 2011. 12. 2., 2015. 5. 29.>

1. 제3항제2호 또는 제4항제2호에 따라 약제급여평가위원회가 평가한 금액 이하를 경제성 있는 가격으로 하여 공단 이사장과의 협상절차를 진행하는 것에 동의한다는 내용의 통지
2. 제3항제3호 또는 제4항제3호에 따라 약가협상생략기준금액을 상한금액으로 하여 상한금액 협상절차를 생략하여 진행하는 것에 동의한다는 내용의 통지

⑥ 건강보험심사평가원장은 제1항제1호에 따른 평가결과, 제3항제1호 또는 제4항제1호에 따른 재평가결과 및 제2항 또는 제5항에 따른 통지 사실을 보건복지부장관에게 보고하고, 공단 이사장에게 통보해야 한다. 이 경우 다음 각 호의 어느 하나에 해당하는 때에는 해당 약제에 대하여 제1항에 따라 약제급여평가위원회의 심의를 거쳐 평가를 마친 후 지체 없이 그 평가결과를 보건복지부장관에게 보고하고, 공단 이사장에게 통보해야 한다.<개정 2020. 10. 8., 2022. 10. 13.>

1. 신청인이 제2항제2호 또는 제5항제2호에 따른 통지를 하기 전에 약가협상생략기준금액을 상한금액으로 하여 상한금액 협상절차를 생략하는 것에 동의한 경우
2. 신청인의 판매예정가가 약가협상생략기준금액 이하인 경우

⑦ 보건복지부장관은 제6항에 따라 보고받은 약제 중 요양급여대상으로 하는 것이 적정하다고 평가 또는 재평가된 약제에 대하여 공단 이사장에게 다음 각 호의 어느 하나에 해당하는 사항을 해당 약제의 평가 또는 재평가 신청인과 60일의 범위에서 협

상하도록 명해야 한다. 이 경우 협상이 지연되는 등의 사유로 공단 이사장이 요청할 때에는 추가로 60일의 범위에서 협상 기한을 연기하거나 협상을 일시적으로 정지하도록 명할 수 있다.<개정 2020. 10. 8.>

1. 약제의 상한금액안(산정대상약제는 제외한다)
2. 요양급여비용의 예상 청구금액안
3. 해당 약제의 제조업자·위탁제조판매업자·수입자가 이행할 조건
4. 그 밖에 약제의 안정적인 공급 및 품질관리 등에 관한 사항

⑧ 제7항에 따라 협상을 명받은 공단 이사장은 건강보험 재정에 미치는 영향 및 약제급여평가위원회의 평가결과·재평가결과 등을 고려하여 약제의 평가 또는 재평가 신청인과 협상하고, 그 협상결과를 보건복지부장관에게 보고해야 한다. 이 경우 공단 이사장은 신청인별로 협상할 수 있다.<개정 2020. 10. 8.>

⑨ 보건복지부장관은 제8항에 따라 보고받은 사항에 대하여 다음 각 호에 정하는 바에 따라 조치해야 한다.<개정 2008. 3. 3., 2010. 3. 19., 2011. 12. 2., 2015. 5. 29., 2020. 10. 8., 2020. 11. 2.>

1. 제8항에 따른 협상 결과 합의가 이루어진 약제는 30일 이내에 심의위원회의 심의를 거쳐 요양급여대상여부 및 약제의 상한금액을 결정하여 고시해야 한다. 이 경우 심의위원회 심의 사항·예정일 등 심의 관련 사항 및 고시 예정일·시행일 등을 신청인에게 서면 또는 전자문서로 통보할 수 있다.
2. 제8항에 따른 협상 결과 합의가 이루어지지 않은 약제 중 환자의 진료에 반드시 필요하다고 인정되는 약제는 협상결과를 보고받은 날부터 60일 이내에 제15항에 따른 약제급여조정위원회(이하 "약제급여조정위원회"라 한다)의 조정을 거친 후 심의위원회의 심의를 거쳐 요양급여대상 여부 및 약제의 상한금액을 결정하여 고시해야 한다.
3. 삭제<2020. 10. 8.>

⑩ 보건복지부장관은 제9항제2호에 따라 약제급여조정위원회에서 조정한 경우에 조정이 끝난 날부터 15일 이내에 다음 각 호의 사항을 신청인에게 서면 또는 전자문서로 통보하여야 한다.<신설 2011. 12. 2.>

1. 조정결과 및 그 근거
2. 조정결과에 이견이 있으면 30일 이내에 독립적 검토를 거친 재조정을 신청할 수 있다는 내용

⑪ 제10항에 따른 통보를 받은 신청인은 통보받은 날부터 30일 이내에 독립적 검토를 거친 재조정을 보건복지부장관에게 신청할 수 있다.<신설 2011. 12. 2.>

⑫ 제11항에 따른 신청을 받은 보건복지부장관은 독립적 검토에 따른 보고서와 신청인의 의견(신청인이 의견을 제출한 경우만 해당한다)을 제출받아 약제급여조정위원회의 재조정을 거쳐야 한다.<신설 2011. 12. 2.>

⑬ 제10항부터 제12항까지의 절차에 걸리는 기간은 제9항제2호에 따른 처리기한의 산정에 포함하지 아니한다.<신설 2011. 12. 2.>

⑭ 약제에 대한 요양급여의 적정성 등을 효율적으로 평가하기 위하여 건강보험심사평가원에 약제급여평가위원회를 둔다. 이 경우 약제급여평가위원회의 구성, 운영, 평가기준 및 절차 등에 관하여 필요한 사항은 건강보험심사평가원장이 정한다.<개정 2011. 12. 2.>

⑮ 약제에 대한 요양급여의 결정, 상한금액의 조정에 관한 사항을 심의하기 위하여 보건복지부에 약제급여조정위원회를 둔다. 이 경우 약제급여조정위원회의 구성, 운영 그 밖에 필요한 사항은 보건복지부장관이 정한다.<개정 2008. 3. 3., 2010. 3. 19., 2011. 12. 2.>

[본조신설 2006. 12. 29.]

[제목개정 2013. 12. 18.]

제12조(상대가치점수등의 조정 등) ① 제10조제1항 및 제10조의2 제1항에 따른 요양기관, 의약관련 단체, 약제·치료재료의 제조업자·위탁제조판매업자(약제의 경우만 해당한다)·수입자(치료재료가 인체조직인 경우에는 「인체조직 안전 및 관리 등에 관한 법률」 제13조에 따른 조직은행의 장을 말한다) 또는 가입자등은 이미 고시된 요양급여대상의 상대가치점수·상한금액, 요양급여대상·비급여대상의 조정을 보건복지부장관이 정하여 고시하는 바에 따라 보건복지부장관에게 신청할 수 있다. <개정 2001. 12. 31., 2006. 12. 29., 2008. 3. 3., 2009. 7. 31., 2010. 3. 19., 2010. 4. 30.>

② 제1항에 따라 조정신청을 받은 보건복지부장관은 행위 및 치료재료의 경우에는 제11조(행위 및 인체조직의 경우에는 제11조 제3항부터 제6항까지의 규정은 제외한다)의 절차를 준용하고, 약제의 경우에는 제11조의2의 절차를 준용하여 상대가치점수·상한금액, 요양급여대상·비급여대상을 조정하여 고시할 수 있다.<개정 2001. 12. 31., 2006. 12. 29., 2008. 3. 3., 2010. 3. 19., 2011. 12. 2., 2018. 12. 31., 2021. 3. 26.>

③ 삭제<2001. 12. 31.>

제13조(직권결정 및 조정 등) ①보건복지부장관은 법 제41조의3 제4항에 따라 다음 각 호의 어느 하나에 해당하는 행위·치료재료에 대해서는 직권으로 제11조(행위 및 인체조직의 경우에는 제11조제3항부터 제6항까지의 규정은 제외한다)의 절차를 준용하여 요양급여대상 또는 비급여대상으로 결정하여 고시하며, 요양급여대상으로 결정한 경우에는 상대가치점수 또는 상한금액과 선별급여 본인부담률을 함께 정하여 고시해야 한다. 이 경우 결정·고시된 요양급여대상은 제10조제1항 각 호의

어느 하나에 해당되는 날부터 소급하여 요양급여대상으로 적용한다. <개정 2001. 12. 31., 2006. 12. 29., 2007. 7. 25., 2008. 3. 3., 2010. 3. 19., 2011. 12. 2., 2016. 8. 4., 2018. 12. 31., 2019. 6. 12., 2021. 3. 26.>

1. 대체가능한 진료·치료 방법이 없는 경우
2. 환자의 진료·치료를 위하여 긴급한 도입이 필요한 경우
3. 「의료기기법 시행령」 제13조의2제4항제1호에 따른 의료기기 중 보건복지부장관이 필요하다고 인정하는 의료기기
4. 그 밖에 행위·치료재료의 내용·금액과 환자에 대한 진료·치료 의 성격·경위 등에 비추어 보건복지부장관이 직권으로 요양급여대상 여부를 결정하는 것이 필요하다고 인정하는 경우

② 보건복지부장관은 법 제41조의3제4항에 따라 다음 각 호의 어느 하나에 해당하는 약제에 대해서는 직권으로 제11조의2의 절차를 준용하여 요양급여대상 여부 및 약제의 상한금액을 결정하고 고시한다. <개정 2016. 8. 4., 2017. 9. 1., 2020. 10. 8.>

1. 다음 각 목의 요건을 모두 충족하는 경우
   가. 대체가능한 다른 약제 또는 치료법이 없는 경우
   나. 생명에 심각한 위해를 초래하는 질환에 사용되는 경우
   다. 임상적으로 유의미한 치료효과가 입증된 경우
2. 건강보험심사평가원장이 환자의 진료상 반드시 필요하다고 보건복지부장관에게 요청하는 경우

③보건복지부장관은 이미 고시된 행위 및 치료재료에 대한 상대가치점수·상한금액·선별급여 본인부담률, 요양급여대상·비급여대상에 대해서는 직권으로 제11조(행위 및 인체조직의 경우에는 제11조제3항부터 제6항까지의 규정은 제외한다)의 절차를 준용하여 조정하여 고시할 수 있다. <개정 2001. 12. 31., 2006. 12. 29., 2008. 3. 3., 2010. 3. 19., 2011. 12. 2., 2018. 12. 31., 2021. 3. 26.>

④보건복지부장관은 법 제41조의3제5항에 따라 다음 각 호의 어느 하나에 해당하면 이미 고시된 약제의 요양급여대상 여부, 범위 및 요양급여비용 상한금액을 직권으로 조정하여 고시할 수 있다. <신설 2006. 12. 29., 2008. 3. 3., 2009. 1. 13., 2010. 3. 19., 2010. 4. 30., 2011. 12. 2., 2011. 12. 30., 2013. 12. 31., 2014. 9. 1., 2015. 5. 29., 2016. 8. 4., 2017. 6. 29., 2017. 9. 1., 2018. 9. 28., 2020. 10. 8., 2022. 10. 13., 2023. 10. 30.>

1. 협상 결과 합의된 요양급여비용 예상 청구금액을 초과하여 사용된 경우
2. 직전년도 요양급여비용 청구금액과 비교하여 보건복지부장관이 정하는 비율이나 금액 이상 증가된 경우
3. 제5조제2항 및 제4항에 따른 요양급여의 적용기준 및 방법에 관한 세부사항의 개정 등으로 약제의 사용범위의 확대가 예상되는 경우
4. 제14조에 따라 보건복지부장관이 정하여 고시하는 약제 상한금액의 결정·조정 기준이 변경됨에 따라 보건복지부장관이 상한금액을 재평가할 필요가 있다고 인정하는 경우
5. 제11조의2에 따라 요양급여대상으로 결정된 약제와 투여경로·성분·제형이 동일한 약제가 제10조의2에 따라 결정신청된 경우

5의2. 제11조의2에 따라 요양급여대상으로 결정된 복합제(해당 복합제와 조성이 유사한 복합제로서 보건복지부장관이 고시하는 약제도 포함한다)의 가격산정의 기준이 되었던 품목(기준이 되었던 품목이 복합제인 경우에는 해당 복합제를 구성하는 개별 약제를 포함한다)과 투여경로·성분·제형이 동일한 약제가 제10조의2에 따라 결정신청된 경우

6. 제11조의2에 따라 요양급여대상으로 결정된 약제에 대한 개발목표제품(해당 약제의 품목허가를 위한 시험에서 비교대상으로 선택된 제품 중 주 약리작용을 나타내는 성분이 해당 약제와 같은 제품으로서 그 제품과 투여경로·성분·제형이 동일한 제제 중 가격산정의 기준이 되었던 품목을 말한다)과 투여경로·성분·제형이 동일한 약제가 제10조의2에 따라 결정신청된 경우
7. 환자의 진료에 반드시 필요하나 경제성이 없어 약제의 제조업자·위탁제조판매업자·수입자가 생산 또는 수입을 기피하는 약제로서 생산 또는 수입 원가의 보전이 필요한 경우
8. 최근 2년간 보험급여 청구실적이 없는 약제

8의2. 최근 3년간 생산실적 또는 수입실적이 없는 약제로서 그 유효기한 또는 사용기한이 도과된 경우

9. 건강보험심사평가원장이 경제성 또는 요양급여 적정성이 없거나 현저히 낮은 것으로 평가한 약제에 대하여 보건복지부장관에게 요청하는 경우
10. 약제의 제조업자·위탁제조판매업자·수입자 또는 한국희귀·필수의약품센터의 장이 급여목록표에서 삭제되기를 희망하는 약제. 다만, 보건복지부장관이 환자의 진료상 반드시 필요하다고 판단하는 약제는 예외로 한다.
11. 보건복지부장관이 정하여 고시한 바에 따른 약제 실거래가 조사결과 약제 상한금액 조정 대상이 된 약제
12. 「약사법」 제31조 또는 제41조에 따라 의약품의 품목허가 또는 품목신고를 받은 자가 보건복지부장관이 정하여 고시하는 행정처분(「약사법」 제76조에 따른 행정처분을 말한다)을 받은 경우

12의2. 「약사법」 제31조 또는 제41조에 따라 의약품의 품목허가 또는 품목신고를 받은 자가 스스로 그 허가증 또는 신고증을 반납한 경우

13. 약사법령에 따른 일반의약품으로서 건강증진, 건강유지 및 치료를 목적으로 하며, 의사 또는 치과의사의 처방에 의하지 아니하더라도 인체에 미치는 부작용이 적어 안전성 및 유효성을 기대할 수 있는 약제

14. 제11조의2제8항에 따라 약제의 제조업자·위탁제조판매업자·수입자가 공단 이사장과 협상한 조건을 이행하지 아니하는 경우나 협상한 조건에서 정한 조정사유에 해당하는 경우
15. 약제의 주성분 등 「약사법」 제31조에 따라 품목허가를 받은 사항이 변경되어 보건복지부장관이 요양급여대상 여부 또는 상한금액을 조정할 필요가 있다고 인정하는 경우
16. 「약사법」 제31조제9항 및 제42조제1항에 따른 변경허가 또는 변경신고, 같은 법 제50조의6 및 제50조의9에 따른 의약품 판매금지와 관련하여 보건복지부장관이 요양급여대상 여부 및 상한금액을 조정할 필요가 있다고 인정하는 경우
17. 그 밖에 외국의 의약품 허가사항, 가격 및 보험등재 현황, 임상연구 관련 자료 등을 고려하여 보건복지부장관이 요양급여대상 여부 및 상한금액을 조정할 필요가 있다고 인정하는 경우

⑤ 제4항에 따른 직권 조정에는 다음 각 호의 구분에 따른 절차를 준용한다. <신설 2011. 12. 2., 2013. 12. 31., 2014. 9. 1., 2016. 7. 1., 2017. 9. 1., 2018. 12. 31., 2020. 10. 8., 2022. 10. 13.>

1. 제4항제1호 및 제2호의 경우: 제11조의2제7항부터 제9항까지의 절차
2. 제4항제3호 및 제4호의 경우: 제11조의2제1항부터 제3항까지, 제6항부터 제9항까지의 절차. 다만, 이 조 제4항제3호의 경우로서 다음 각 목의 어느 하나에 해당하는 경우에는 제11조의2제1항부터 제9항까지의 절차를 준용한다.
   가. 제11조의2제8항에 따라 약제의 제조업자·위탁제조판매업자·수입자가 이행할 조건을 고려하여 상한 금액이 정해진 약제로서 해당 약제의 사용범위가 확대될 것으로 충분히 예상되는 경우
   나. 제4항제3호에 따른 약제의 사용범위 확대 예상에 따른 요양급여비용 예상 청구금액이 그 사용범위 확대 예상 이전의 요양급여비용 예상 청구금액보다 100억원 이상 증가할 것으로 예상되는 경우

2의2. 제4항제5호, 제5호의2 및 제6호의 경우: 제11조의2제1항부터 제3항까지, 제6항부터 제9항까지의 절차. 이 경우 제11조의2제7항 각 호 외의 부분 전단 및 후단 중 “60일”은 각각 “20일”로 본다.

3. 제4항제7호의 경우: 제11조의2제1항부터 제9항까지의 절차
4. 제4항제8호, 제8호의2, 제10호부터 제12호까지 및 제12호의2의 경우: 제11조의2제1항부터 제3항까지, 제6항 및 같은 조 제9항제1호의 절차
5. 제4항제9호 및 제13호의 경우: 제11조의2제1항부터 제6항까지 및 같은 조 제9항제1호의 절차
6. 제4항제14호의 경우: 다음 각 목의 구분에 따른 절차
   가. 제11조의2제8항에 따라 약제의 제조업자·위탁제조판매업자·수입자가 공단 이사장과 협상한 조건을 이행하지 않은 경우: 제11조의2제1항부터 제3항까지, 제6항 및 같은 조 제9항제1호의 절차
   나. 제11조의2제8항에 따라 약제의 제조업자·위탁제조판매업자·수입자가 공단 이사장과 협상한 조건에서 정한 조정사유에 해당하는 경우: 제11조의2제1항부터 제3항까지 및 제6항부터 제9항까지의 절차
7. 제4항제15호부터 제17호까지의 경우: 제11조의2제1항부터 제3항까지 및 제6항부터 제9항까지의 절차. 다만, 보건복지부장관이 직권 조정을 하기 위하여 필요하다고 인정하는 경우에는 제11조의2제1항부터 제3항까지, 제6항 및 같은 조 제9항제1호의 절차를 준용한다.

⑥ 제5항(같은 항 제4호, 제5호 및 제6호가목은 제외한다)에 따라 준용되는 제11조의2제6항에 따라 건강보험심사평가원장으로부터 평가결과 또는 재평가결과를 통보받은 공단 이사장은 보건복지부장관으로부터 같은 조 제7항에 따른 협상 명령을 받기 전부터 미리 조정 대상 약제의 제조업자·위탁제조판매업자·수입자 또는 한국희귀·필수의약품센터의 장과 같은 항 제4호의 사항에 관하여 협상에 필요한 사항을 협의할 수 있다. <신설 2022. 10. 13.>

⑦ 보건복지부장관은 이미 요양급여대상 여부 및 상한금액이 고시된 약제의 안정적인 공급 등을 위해 필요하다고 인정하는 경우에는 공단 이사장에게 해당 약제의 제조업자·위탁제조판매업자·수입자와 제11조의2제7항제4호의 사항에 대하여 협상하도록 명할 수 있다. 이 경우 제11조의2제7항부터 제9항까지를 준용한다. <신설 2020. 10. 8., 2022. 10. 13.>

⑧ 보건복지부장관은 제11조의2제7항제4호의 사항에 관한 협상이 필요한 경우로서 공단 이사장이 조정 대상 약제의 제조업자·위탁제조판매업자·수입자 또는 한국희귀·필수의약품센터의 장과 이미 같은 호의 사항에 관한 합의가 이루어져 있는 경우에는 제5항 및 제7항에도 불구하고 제11조의2제7항 및 제8항의 절차를 생략할 수 있다. 이 경우 제11조의2제9항제1호를 준용한다. <신설 2022. 10. 13.>

⑨ 보건복지부장관은 제5항(제4항제3호, 제5호, 제5호의2, 제6호 및 제7호는 제외한다) 또는 제7항에 따라 준용되는 제11조의2제9항에 따른 조치를 하기 전에 필요하다고 인정되는 경우 1회에 한정하여 공단 이사장에게 같은 조 제7항 및 제8항에 따라 재협상을 하게 할 수 있다. <신설 2022. 10. 13.>

⑩ 보건복지부장관은 제9항에 따라 재협상을 하게 하기 전에 재협상의 필요 여부에 관하여 약제급여평가위원회의 심의를 거칠 수 있다. 이 경우 건강보험심사평가원장은 약제급여평가위원회의 심의 결과를 보건복지부장관에게 보고해야 한다. <신설 2022. 10. 13.>

⑪ 보건복지부장관은 제5항 또는 제7항에 따라 준용되는 제11조의2제8항에 따른 협상(이 조 제9항에 따른 재협상을 한 경우에는 재협상을 말한다)의 결과 합의가 이루어지지 않은 약제 중 환자의 진료에 반드시 필요하다고 인정되는 약제가 아닌 약제에 대해서는 심의위원회의 심의를 거쳐 요양급여대상에서 제외할 수 있다. <신설 2022. 10. 13.>
[제목개정 2020. 10. 8.]

제13조의2(독립적 검토절차) ① 보건복지부장관은 치료재료(인체조직은 제외한다. 이하 이 조와 제13조의3에서 같다) 및 약제의 요양급여대상 여부 및 상한금액에 관하여 보건복지부, 국민건강보험공단 및 건강보험심사평가원으로부터 독립적으로 검토할 수 있는 절차를 마련하여야 한다.
② 보건복지부장관은 독립적 검토를 수행하게 하기 위하여 검토절차를 총괄하는 1명의 책임자와 검토를 담당하는 30명 이내의 검토자를 위촉하여야 한다.
③ 책임자와 검토자는 치료재료 및 약제 분야의 학식과 경험이 풍부하고 보건복지부, 국민건강보험공단 및 건강보험심사평가원으로부터 독립적으로 검토를 할 수 있는 사람 중에서 위촉한다.
④ 책임자와 검토자의 자격, 임기, 위촉방법 등에 관한 사항은 보건복지부장관이 정한다.
[본조신설 2011. 12. 2.]

제13조의3(독립적 검토) ① 독립적 검토는 다음 각 호의 경우에 제11조제4항 및 제11조의2제2항·제11항(제12조 및 제13조에 따라 준용되는 경우를 포함한다)에 따라 신청할 수 있다.
1. 치료재료에 관한 결정신청을 한 자가 전문평가위원회의 평가결과에 이견이 있는 경우
2. 약제에 관한 결정신청을 한 자가 다음 각 목의 어느 하나의 결과에 이견이 있는 경우
   가. 약제급여평가위원회의 심의에 따른 평가결과
   나. 약제급여조정위원회의 조정결과
3. 치료재료에 관한 조정신청을 한 자가 전문평가위원회의 평가결과에 이견이 있는 경우
4. 약제에 관한 조정신청을 한 자가 다음 각 목의 어느 하나의 결과에 이견이 있는 경우
   가. 약제급여평가위원회의 심의에 따른 평가결과
   나. 약제급여조정위원회의 조정결과
5. 직권결정 대상 치료재료의 제조업자·수입업자가 전문평가위원회의 평가결과에 이견이 있는 경우
6. 직권결정 대상 약제의 제조업자·위탁제조판매업자·수입자가 다음 각 목의 어느 하나의 결과에 이견이 있는 경우
   가. 약제급여평가위원회의 심의에 따른 평가결과
   나. 약제급여조정위원회의 조정결과
7. 직권조정 대상 치료재료의 제조업자·수입업자가 전문평가위원회의 평가결과에 이견이 있는 경우
8. 직권조정 대상 약제(제13조제4항제7호, 제9호, 제10호 및 제13호의 경우만 해당한다)의 제조업자·위탁제조판매업자·수입자가 약제급여평가위원회의 심의에 따른 평가결과에 이견이 있는 경우

② 보건복지부장관 또는 건강보험심사평가원장은 제1항에 따른 신청을 받으면 지체 없이 다음 각 호의 구분에 따른 자료를 책임자에게 송부하여야 한다.
1. 제1항제1호 및 제2호의 경우: 결정신청 시 제출된 자료(같은 항 제2호나목의 경우에는 약제급여조정위원회의 조정 시 검토된 자료를 포함한다)
2. 제1항제3호 및 제4호의 경우: 조정신청 시 제출된 자료(같은 항 제4호나목의 경우에는 약제급여조정위원회의 조정 시 검토된 자료를 포함한다)
3. 제1항제5호부터 제8호까지의 경우: 직권 결정·조정을 위하여 검토된 자료(같은 항 제6호나목의 경우에는 약제급여조정위원회의 조정 시 검토된 자료를 포함한다)

③ 제2항에 따라 자료를 송부받은 책임자는 검토자 중 1명을 선정하여 검토를 의뢰하고 지체 없이 검토자를 보건복지부장관 또는 건강보험심사평가원장에게 알려야 한다.
④ 제3항에 따라 검토를 의뢰받은 검토자는 제2항에 따른 자료의 범위에서 검토를 수행하여야 하고, 그 결과를 보고서로 작성하여 책임자에게 제출하여야 한다.
⑤ 제4항에 따라 보고서를 제출받은 책임자는 이를 지체 없이 보건복지부장관 또는 건강보험심사평가원장에게 제출하여야 한다.
⑥ 제1항에 따른 신청부터 제5항에 따른 보고서 제출에 걸리는 기간은 다음 각 호의 구분에 따른 기간을 넘어서는 아니 된다.
1. 제1항제1호, 제3호 및 제5호의 경우: 100일
2. 제1항제2호, 제4호 및 제6호의 경우: 150일
3. 제1항제7호 및 제8호의 경우: 45일
[본조신설 2011. 12. 2.]

제13조의4(신청인의 의견 제출) ① 제13조의3제5항에 따라 보고서를 제출받은 보건복지부장관 또는 건강보험심사평가원장은 제출받은 날부터 7일 이내에 보고서를 신청인에게 송부하여야 한다.
② 제1항에 따라 보고서를 송부받은 신청인은 보고서의 내용에 의견이 있으면 송부받은 날부터 30일 이내에 보건복지부장관 또는 건강보험심사평가원장에게 의견을 제출할 수 있다.

[본조신설 2011. 12. 2.]

제13조의5(재평가 등) ① 제13조의4제2항에 따른 의견을 제출받거나 의견이 없음을 확인한 보건복지부장관 또는 건강보험심사평가원장은 50일 이내에 제11조제6항 또는 제11조의2제4항·제12항에 따라 전문평가위원회의 재평가, 약제급여평가위원회의 재심의를 거친 재평가 또는 약제급여조정위원회의 재조정을 거쳐야 한다. <개정 2018. 12. 31.>

② 전문평가위원회, 약제급여평가위원회 또는 약제급여조정위원회는 재평가, 재심의 또는 재조정할 때에 독립적 검토에 따른 보고서와 신청인의 의견에 구속되지 아니한다.

③ 이 규칙에서 정한 사항 외에 독립적 검토절차의 운영에 필요한 사항은 보건복지부장관이 정한다.

[본조신설 2011. 12. 2.]

제14조(결정 및 조정 등의 세부사항) 상대가치점수·상한금액, 요양급여대상·비급여대상의 결정·조정, 요양급여대상·비급여대상 여부 확인 등에 필요한 세부사항과 제11조제8항에 따른 전문평가위원회의 종류·구성·운영, 평가의 내용·절차·방법 등에 관하여는 보건복지부장관이 정하여 고시한다. <개정 2008. 3. 3., 2010. 3. 19., 2011. 12. 2., 2015. 9. 21., 2018. 12. 31.>

[전문개정 2001. 12. 31.]

제14조의2(적합성평가위원회의 설치 등) ① 선별급여의 적합성평가 및 선별급여실시조건 등에 필요한 사항을 심의하기 위하여 보건복지부장관 소속으로 적합성평가위원회를 둔다. <개정 2017. 3. 23., 2021. 3. 26.>

② 적합성평가위원회는 위원장 1명을 포함하여 20명 이내의 위원으로 구성한다.<개정 2021. 3. 26.>

③ 제1항 및 제2항에서 규정한 사항 외에 적합성평가위원회의 구성 및 운영 등에 필요한 사항은 보건복지부장관이 정하여 고시한다.<개정 2017. 3. 23., 2021. 3. 26.>

[본조신설 2013. 12. 18.]

[제목개정 2021. 3. 26.]

[제11조의3에서 이동 <2017. 3. 23.>]

제14조의3(선별급여의 실시조건) ① 선별급여실시조건의 내용은 다음 각 호의 사항을 고려하여 보건복지부장관이 정한다. <개정 2021. 3. 26.>

1. 진료과목의 범위 및 종류 등에 관한 사항
2. 의료인의 정원 및 자격 등에 관한 사항
3. 의료시설 및 의료장비 등에 관한 사항
4. 환자의 요건 및 기준 등에 관한 사항
5. 선별급여의 실시에 따른 요양기관의 준수사항
6. 선별급여를 받는 사람이 요양급여비용 외에 추가로 부담하는 비용
7. 그 밖에 제1호부터 제6호까지의 규정에 준하는 사항으로서 선별급여의 실시를 위하여 보건복지부장관이 특히 필요하다고 인정하는 사항

② 보건복지부장관은 선별급여실시조건을 정하거나 변경하기 위하여 필요하다고 인정하는 경우에는 보건의료 관련 법인·단체 또는 전문가 등에게 자료 또는 의견의 제출을 요청할 수 있다.<개정 2021. 3. 26.>

③ 보건복지부장관은 선별급여실시조건을 정하거나 변경한 경우에는 보건복지부 인터넷 홈페이지에 게재하고, 의약관련 단체에 그 내용을 통보해야 한다.<개정 2021. 3. 26.>

④ 법 제42조의2제1항에 따라 선별급여를 실시하려는 요양기관은 해당 선별급여를 실시하기 전에 선별급여실시조건의 충족 여부를 입증하는 서류를 건강보험심사평가원장을 거쳐 보건복지부장관에게 제출해야 한다.<개정 2021. 3. 26.>

⑤ 제1항부터 제4항까지의 규정에 따른 선별급여실시조건의 내용, 협조 요청, 내용 통보 또는 입증서류 제출 등에 필요한 세부사항은 보건복지부장관이 정하여 고시한다.<개정 2021. 3. 26.>

[본조신설 2017. 3. 23.]

제14조의4(선별급여의 적합성평가를 위한 자료 제출) ① 법 제42조의2제1항에 따라 선별급여를 실시하는 요양기관(이하 "선별급여 실시기관"이라 한다)이 같은 조 제2항에 따라 제출하는 자료의 범위는 다음 각 호와 같다. <개정 2021. 3. 26.>

1. 선별급여의 실시 현황에 관한 자료
2. 해당 선별급여와 대체가능한 요양급여로서 보건복지부장관이 정하여 고시하는 요양급여의 실시 현황에 관한 자료
3. 선별급여의 실시에 따른 요양급여비용의 청구에 관한 자료
4. 선별급여실시조건에 대한 현황자료 및 변경자료(변경자료는 변경이 있는 경우만 해당한다)
5. 그 밖에 제1호부터 제4호까지의 규정에 준하는 자료로서 보건복지부장관이 선별급여의 적합성평가를 위하여 특히 필요하다고 인정하는 자료

② 법 제42조의2제2항에 따라 선별급여 실시기관이 관련 자료를 제출하는 경우에는 보건복지부장관이 정하는 기준 및 절차에 따라 연 1회 이상 제출하여야 한다. 이 경우 선별급여 실시기관은 건강보험심사평가원장을 거쳐 보건복지부장관에게 제출하여야 한다.

③ 보건복지부장관은 법 제41조의4제2항에 따른 선별급여의 적합성평가를 위하여 필요하다고 인정하는 경우에는 선별급여 실시기관에 대하여 자료의 보완 또는 추가 자료의 제출 등을 요청

할 수 있다.

④ 제1항부터 제3항까지의 규정에 따른 자료의 범위, 작성 방법, 제출 방법 또는 보완 요청 등에 필요한 세부 사항은 보건복지부장관이 정하여 고시한다.

[본조신설 2017. 3. 23.]

제14조의5(선별급여의 실시 제한) ① 보건복지부장관은 법 제42조의2제3항에 따라 선별급여의 실시 제한을 위하여 필요하다고 인정하는 경우에는 선별급여 실시기관에 대하여 관련 자료를 요구하거나 선별급여의 실시 현황을 확인·점검할 수 있다.

② 보건복지부장관은 선별급여 실시기관이 법 제42조의2제3항에 따른 선별급여의 실시 제한사유에 해당하는 경우에는 보건복지부장관이 정하는 바에 따라 일정한 기간을 정하여 그 시정을 명할 수 있다.

③ 보건복지부장관은 선별급여 실시기관이 제2항에 따른 시정명령을 이행하지 않는 경우에는 3개월의 범위에서 선별급여의 실시를 제한할 수 있다. 이 경우 위반행위의 내용·성격·결과 및 환자의 보호 등에 관한 사항을 종합적으로 고려하여 선별급여의 실시 제한기간을 정해야 한다.<개정 2021. 3. 26.>

④ 선별급여 실시기관이 제3항에 따른 선별급여 실시 제한기간이 끝난 후에 다시 선별급여를 실시하려는 경우에는 선별급여실시조건의 충족 여부를 입증하는 서류를 건강보험심사평가원장을 거쳐 보건복지부장관에게 제출해야 한다.<개정 2021. 3. 26.>

⑤ 제1항부터 제4항까지의 규정에 따른 자료요구, 확인·점검, 시정명령, 선별급여 실시 제한의 절차 및 방법 등에 필요한 세부 사항은 보건복지부장관이 정하여 고시한다.

[본조신설 2017. 3. 23.]

제15조(규제의 재검토) ① 보건복지부장관은 별표 2 제4호가목 및 나목에 따른 비급여대상 기준에 대하여 2014년 7월 1일을 기준으로 3년마다(매 3년이 되는 해의 기준일과 같은 날 전까지를 말한다) 그 타당성을 검토하여 개선 등의 조치를 하여야 한다. <개정 2015. 1. 5.>

② 보건복지부장관은 제2조에 따른 요양급여의 절차에 대하여 2021년 1월 1일을 기준으로 2년마다(매 2년이 되는 해의 1월 1일 전까지를 말한다) 그 타당성을 검토하여 개선 등의 조치를 해야 한다.<신설 2015. 1. 5., 2015. 6. 30., 2018. 12. 28., 2020. 12. 31.>

1. 삭제<2020. 12. 31.>
2. 삭제<2020. 12. 31.>

[본조신설 2014. 9. 1.]

부칙 <보건복지부령 제974호, 2023. 10. 30.>

이 규칙은 2023년 11월 20일부터 시행한다.

부칙 <보건복지부령 제988호, 2023. 12. 28.>

제1조(시행일) 이 규칙은 공포한 날부터 시행한다. 다만, 별표 2 제4호가목(1)(가) 및 (나)의 개정규정은 공포 후 3개월이 경과한 날부터 시행한다.

제2조(요양급여의 적용기준 및 방법의 세부사항에 관한 특례) 이 규칙 시행 이후 보건복지부장관이 인정하여 고시하는 대상의 요양급여의 적용기준 및 방법에 관한 세부사항에 대해서는 제5조제5항의 개정규정에 따라 건강보험심사평가원장이 공고하기 전까지는 종전의 규정에 따른다.

제3조(다른 법령의 개정) 의료급여법 시행규칙 일부를 다음과 같이 개정한다.

제6조제1항 중 "「국민건강보험 요양급여의 기준에 관한 규칙」 제5조제2항부터 제4항까지"를 "「국민건강보험 요양급여의 기준에 관한 규칙」 제5조제2항부터 제5항까지"로 한다.

제7편

지역보건법

지역보건법

보건소법

[시행 1956. 12. 13.] [법률 제406호, 1956. 12. 13., 제정]

지역보건법

[시행 2023. 3. 28.] [법률 제19305호, 2023. 3. 28., 일부개정]

[시행 2023. 9. 29.] [법률 제19305호, 2023. 3. 28., 일부개정]

[시행 2023. 12. 14.] [법률 제19465호, 2023. 6. 13., 일부개정]

지역보건법 시행령

[시행 2023. 5. 2.] [대통령령 제32977호, 2022. 11. 1., 타법개정]

[시행 2023. 9. 29.] [대통령령 제33754호, 2023. 9. 26., 일부개정]

지역보건법 시행규칙

[시행 2023. 12. 14.] [보건복지부령 제985호, 2023. 12. 14., 일부개정]

제1장 총칙

제1조(목적) 이 법은 보건소 등 지역보건의료기관의 설치·운영에 관한 사항과 보건의료 관련기관·단체와의 연계·협력을 통하여 지역보건의료기관의 기능을 효과적으로 수행하는 데 필요한 사항을 규정함으로써 지역보건의료정책을 효율적으로 추진하여 지역주민의 건강 증진에 이바지함을 목적으로 한다.

지역보건법 시행령

제1조(목적) 이 영은 「지역보건법」에서 위임된 사항과 그 시행에 필요한 사항을 규정함을 목적으로 한다.

지역보건법 시행규칙

제1조(목적) 이 규정은 「지역보건법」 및 같은 법 시행령에서 위임된 사항과 그 시행에 필요한 사항을 규정함을 목적으로 한다.

제2조(정의) 이 법에서 사용하는 용어의 뜻은 다음과 같다.

1. "지역보건의료기관"이란 지역주민의 건강을 증진하고 질병을 예방·관리하기 위하여 이 법에 따라 설치·운영하는 보건소, 보건의료원, 보건지소 및 건강생활지원센터를 말한다.
2. "지역보건의료서비스"란 지역주민의 건강을 증진하고 질병을 예방·관리하기 위하여 지역보건의료기관이 직접 제공하거나 보건의료 관련기관·단체를 통하여 제공하는 서비스로서 보건의료인(「보건의료기본법」 제3조제3호에 따른 보건의료인을 말한다. 이하 같다)이 행하는 모든 활동을 말한다.
3. "보건의료 관련기관·단체"란 지역사회 내에서 공중(公衆) 또는 특정 다수인을 위하여 지역보건의료서비스를 제공하는 의료기관, 약국, 보건의료인 단체 등을 말한다.

제3조(국가와 지방자치단체의 책무) ① 국가 및 지방자치단체는 지역보건의료에 관한 조사·연구, 정보의 수집·관리·활용·보호, 인력의 양성·확보 및 고용 안정과 자질 향상 등을 위하여 노력하여야 한다. <개정 2016. 2. 3.>

② 국가 및 지방자치단체는 지역보건의료 업무의 효율적 추진을 위하여 기술적·재정적 지원을 하여야 한다.

③ 국가 및 지방자치단체는 지역주민의 건강 상태에 격차가 발생하지 아니하도록 필요한 방안을 마련하여야 한다.

제4조(지역사회 건강실태조사) ① 질병관리청장과 특별자치시장·특별자치도지사·시장·군수·구청장(구청장은 자치구의 구청장을 말하며, 이하 "시장·군수·구청장"이라 한다)은 지역주민의 건강 상태 및 건강 문제의 원인 등을 파악하기 위하여 매년 지역사회 건강실태조사를 실시하여야 한다. <개정 2023. 3. 28.>

② 질병관리청장은 제1항에 따라 지역사회 건강실태조사를 실시할 때에는 미리 보건복지부장관과 협의하여야 한다. <신설 2023. 3. 28.>

③ 제1항에 따른 지역사회 건강실태조사의 방법, 내용 등에 필요한 사항은 대통령령으로 정한다. <개정 2023. 3. 28.>

지역보건법 시행령

제2조(지역사회 건강실태조사의 방법 및 내용) ① 질병관리청장은 보건복지부장관과 협의하여 「지역보건법」(이하 "법"이라 한다) 제4조제1항에 따른 지역사회 건강실태조사(이하 "지역사회 건강실태조사"라 한다)를 매년 지방자치단체의 장에게 협조를 요청하여 실시한다. <개정 2020. 9. 11.>

② 제1항에 따라 협조 요청을 받은 지방자치단체의 장은 매년 보건소(보건의료원을 포함한다. 이하 같다)를 통하여 지역 주민을 대상으로 지역사회 건강실태조사를 실시하여야 한다. 이 경우 지방자치단체의 장은 지역사회 건강실태조사의 결과를 질병관리청장에게 통보하여야 한다.<개정 2020. 9. 11.>

③ 지역사회 건강실태조사는 표본조사를 원칙으로 하되, 필요한 경우에는 전수조사를 할 수 있다.

④ 지역사회 건강실태조사의 내용에는 다음 각 호의 사항이 포함되어야 한다.<개정 2020. 9. 11.>

1. 흡연, 음주 등 건강 관련 생활습관에 관한 사항
2. 건강검진 및 예방접종 등 질병 예방에 관한 사항
3. 질병 및 보건의료서비스 이용 실태에 관한 사항
4. 사고 및 중독에 관한 사항
5. 활동의 제한 및 삶의 질에 관한 사항
6. 그 밖에 지역사회 건강실태조사에 포함되어야 한다고 질병관리청장이 정하는 사항

제2조의2(지역보건의료정보시스템의 연계 및 이용 등) ① 법 제5조제4항제9호에서 "대통령령으로 정하는 정보시스템"이란 다음 각 호의 정보시스템을 말한다.

1. 「노인장기요양보험법」 제15조에 따른 장기요양등급판정 자료를 처리하는 정보시스템
2. 「모자보건법」 제11조제2항제1호에 따른 난임치료를 위한 시술비 지원 자료를 처리하는 정보시스템

② 법 제5조제7항에 따라 지역보건의료정보시스템을 이용하거나 관할 업무시스템과 연계하려는 관계 중앙행정기관의 장, 특별시장·광역시장·도지사(이하 "시·도지사"라 한다) 또는 특별자치시장·특별자치도지사·시장·군수·구청장(구청장은 자치구의 구청장을 말하며, 이하 "시장·군수·구청장"이라 한다)은 보건복지부장관에게 다음 각 호의 사항이 포함된 지역보건의료정보시스템 이용 협의 신청서를 제출해야 한다.

1. 신청기관의 명칭
2. 지역보건의료정보시스템을 통하여 이용하려는 지역보건의료정보의 명칭, 범위, 이용 근거 및 보유기관
3. 지역보건의료정보시스템을 통하여 수행하려는 사무의 명칭, 목적 및 내용
4. 지역보건의료정보시스템의 이용 방식 및 안전성 확보 방안
5. 그 밖에 보건복지부장관이 지역보건의료정보시스템 이용을 위하여 필요하다고 정한 사항

③ 보건복지부장관은 제2항에 따른 신청을 받으면 다음 각 호의 사항을 고려하여 신청한 관계 중앙행정기관의 장, 시·도지사 또는 시장·군수·구청장과 협의해야 한다.

1. 지역보건의료정보시스템을 통하여 수행하려는 사무가 지역보건의료서비스에 해당하는지 여부
2. 지역보건의료정보시스템의 추가 개발이 필요한 경우 소요될 것으로 예상되는 적정한 예산을 편성했는지 여부
3. 지역보건의료정보시스템의 추가 개발이 필요한 경우 적정한 개발기간을 고려했는지 여부
4. 지역보건의료정보시스템의 보안 및 안전에 관한 대책을 마련했는지 여부
5. 그 밖에 연계하려는 업무시스템의 변경, 연계 가능 여부 등 보건복지부장관이 지역보건의료정보시스템의 이용 협의를 위하여 필요하다고 정한 사항에 적합한지 여부

④ 보건복지부장관은 제3항에 따른 협의를 하면서 필요한 경우에는 다음 각 호의 이용 범위를 협의사항에 포함해야 한다.

1. 이용 대상 지역보건의료정보의 범위 제한
2. 지역보건의료정보시스템의 이용자 범위 및 접근 권한의 제한
3. 지역보건의료정보시스템의 이용 방식, 지역보건의료정보의 제공 방법 및 지역보건의료정보 전달체계
4. 지역보건의료정보시스템의 이용에 필요한 예산, 시설 및 인력의 확보

⑤ 보건복지부장관은 제3항과 제4항에 따라 지역보건의료정보시스템의 이용이나 연계 이용에 관한 협의가 완료된 경우에는 협의 결과를 신청기관과 해당 정보의 보유기관에 각각 통보해야 한다.

⑥ 제2항부터 제5항까지에서 규정한 사항 외에 지역보건의료정보시스템의 이용 협의 절차에 관한 세부 사항은 보건복지부장관이 정한다.
[본조신설 2023. 9. 26.]

제5조(자료 또는 정보의 처리 및 이용 등) ① 보건복지부장관은 지역보건의료기관(「농어촌 등 보건의료를 위한 특별조치법」 제2조제4호에 따른 보건진료소를 포함한다. 이하 이 조에서 같다)의 기능 및 업무를 수행하는 데 필요한 각종 자료 및 정보의 효율적 처리(「개인정보 보호법」 제2조제2호의 처리를 말한다. 이하 이 조에서 같다)를 위하여 지역보건의료정보시스템을 구축·운영할 수 있다. <개정 2023. 3. 28.>

② 보건복지부장관은 제1항에 따른 지역보건의료정보시스템을 구축·운영하는 데 필요한 자료로서 다음 각 호의 어느 하나에 해당하는 자료 또는 정보를 처리할 수 있으며, 관계 중앙행정기관, 지방자치단체, 관련 기관·단체·법인·시설 등에 필요한 자료의 제공을 요청할 수 있다. 이 경우 요청을 받은 중앙행정기관, 지방자치단체, 관련 기관·단체·법인·시설 등의 장은 정당한 사유가 없으면 그 요청에 따라야 한다. <개정 2023. 3. 28.>

1. 제11조제1항제5호에 따른 지역보건의료서비스의 제공에 관한 자료
2. 제19조부터 제21조까지의 규정에 따른 지역보건의료서비스 제공의 신청, 조사 및 실시에 관한 자료
3. 그 밖에 지역보건의료기관의 기능을 수행하는 데 필요한 것으로서 대통령령으로 정하는 자료

③ 누구든지 정당한 접근 권한 없이 또는 허용된 접근 권한을 넘어 지역보건의료정보시스템의 정보를 훼손·멸실·변경·위조·유출하거나 검색·복제하여서는 아니 된다.

④ 보건복지부장관은 지역보건의료기관의 기능과 업무 수행에 필요한 각종 자료 및 정보의 효율적 처리를 위하여 제1항에 따른 지역보건의료정보시스템을 다음 각 호의 정보시스템과 전자적으로 연계하여 활용할 수 있다. <신설 2023. 3. 28.>

1. 「주민등록법」 제30조제1항에 따른 주민등록전산정보자료를 처리하는 정보시스템
2. 「사회보장기본법」 제37조제2항에 따른 사회보장정보시스템
3. 「사회보장급여의 이용·제공 및 수급권자 발굴에 관한 법률」 제24조의2제1항에 따른 사회서비스정보시스템
4. 「감염병의 예방 및 관리에 관한 법률」 제33조의4제1항에 따른 예방접종통합관리시스템
5. 「감염병의 예방 및 관리에 관한 법률」 제40조의5제1항에 따른 감염병관리통합정보시스템
6. 「건강검진기본법」 제3조제4호에 따른 건강검진자료를 처리하는 정보시스템
7. 「지방재정법」 제96조의2제1항에 따른 정보시스템
8. 「치매관리법」 제13조의2제1항에 따른 치매정보시스템
9. 그 밖에 대통령령으로 정하는 정보시스템

⑤ 보건복지부장관은 제1항에 따라 지역보건의료정보시스템을 통해 처리하는 자료 또는 정보를 지역주민의 건강 증진 및 질병의 예방·관리를 위하여 관계 중앙행정기관의 장과 특별시장·광역시장·도지사(이하 "시·도지사"라 한다) 또는 시장·군수·구청장에게 제공할 수 있다. <신설 2023. 3. 28.>

⑥ 시·도지사 또는 시장·군수·구청장은 필요한 경우 제5항에 따라 보건복지부장관으로부터 제공받은 자료 또는 정보를 제19조제2항에 따른 서비스대상자 및 부양의무자의 동의를 받아 제30조제3항에 따른 보건의료 관련기관·단체 또는 의료인에게 제공할 수 있다. 이 경우 이용 목적을 고려하여 필요 최소한의 정보를 제공하여야 한다. <신설 2023. 3. 28.>

⑦ 관계 중앙행정기관의 장, 시·도지사 또는 시장·군수·구청장이 제4항 및 제5항에 따라 지역보건의료정보시스템을 이용하거나 연계하고자 하는 경우에는 지역보건의료정보시스템을 이용하여 처리하고자 하는 자료 또는 정보와 그 범위, 처리 목적·방식, 해당 자료 또는 정보의 보유기관 등을 특정하여 보건복지부장관과 미리 협의하여야 한다. <신설 2023. 3. 28.>

⑧ 제7항에 규정된 사항 외에 지역보건의료정보시스템의 이용 범위·방법 및 절차 등은 대통령령으로 정한다. <신설 2023. 3. 28.>
[제목개정 2023. 3. 28.]

제6조(지역보건의료심의위원회) ① 지역보건의료에 관한 다음 각 호의 사항을 심의하기 위하여 특별시·광역시·도(이하 "시·도"라 한다) 및 특별자치시·특별자치도·시·군·구(구는 자치구를 말하며, 이하 "시·군·구"라 한다)에 지역보건의료심의위원회(이하 "위원회"라 한다)를 둔다.

1. 지역사회 건강실태조사 등 지역보건의료의 실태조사에 관한 사항
2. 지역보건의료계획 및 연차별 시행계획의 수립·시행 및 평가에 관한 사항
3. 지역보건의료계획의 효율적 시행을 위하여 보건의료 관련기관·단체, 학교, 직장 등과의 협력이 필요한 사항
4. 그 밖에 지역보건의료시책의 추진을 위하여 필요한 사항

② 위원회는 위원장 1명을 포함한 20명 이내의 위원으로 구성하며, 위원장은 해당 지방자치단체의 부단체장(부단체장이

2명 이상인 지방자치단체에서는 대통령령으로 정하는 부단체장을 말한다)이 된다. 다만, 제4항에 따라 다른 위원회가 위원회의 기능을 대신하는 경우 위원장은 조례로 정한다.

③ 위원회의 위원은 지역주민 대표, 학교보건 관계자, 산업안전·보건 관계자, 보건의료 관련기관·단체의 임직원 및 관계 공무원 중에서 해당 위원회가 속하는 지방자치단체의 장이 임명하거나 위촉한다.

④ 위원회는 그 기능을 담당하기에 적합한 다른 위원회가 있고 그 위원회의 위원이 제3항에 따른 자격을 갖춘 경우에는 시·도 또는 시·군·구의 조례에 따라 위원회의 기능을 통합하여 운영할 수 있다.

⑤ 제1항부터 제4항까지에서 규정한 사항 외에 위원회의 구성과 운영 등에 필요한 사항은 대통령령으로 정한다.

지역보건법 시행령

제3조(지역보건의료심의위원회의 구성과 운영) ① 법 제6조제2항 본문에서 "대통령령으로 정하는 부단체장"이란 「지방자치법 시행령」 제71조제2항에 따른 행정부시장이나 행정부지사를 말한다. 이 경우 행정부시장이나 행정부지사가 2명 있는 지방자치단체는 행정(1)부시장이나 행정(1)부지사를 말한다. <개정 2021. 12. 16.>

② 법 제6조에 따른 지역보건의료심의위원회(이하 "위원회"라 한다)에 출석한 위원에게는 예산의 범위에서 수당과 여비를 지급할 수 있다. 다만, 공무원인 위원이 그 소관 업무와 직접 관련되어 참석하는 경우에는 그러하지 아니하다.

③ 제1항 및 제2항에서 규정한 사항 외에 위원회의 구성과 운영에 필요한 사항은 해당 지방자치단체의 조례로 정한다.

제2장 지역보건의료계획의 수립·시행

제7조(지역보건의료계획의 수립 등) ① 시·도지사 또는 시장·군수·구청장은 지역주민의 건강 증진을 위하여 다음 각 호의 사항이 포함된 지역보건의료계획을 4년마다 제3항 및 제4항에 따라 수립하여야 한다. <개정 2023. 3. 28.>

1. 보건의료 수요의 측정
2. 지역보건의료서비스에 관한 장기·단기 공급대책
3. 인력·조직·재정 등 보건의료자원의 조달 및 관리
4. 지역보건의료서비스의 제공을 위한 전달체계 구성 방안
5. 지역보건의료에 관련된 통계의 수집 및 정리

② 시·도지사 또는 시장·군수·구청장은 매년 제1항에 따른 지역보건의료계획에 따라 연차별 시행계획을 수립하여야 한다.

③ 시장·군수·구청장(특별자치시장·특별자치도지사는 제외한다. 이하 이 조에서 같다)은 해당 시·군·구(특별자치시·특별자치도는 제외한다. 이하 이 조에서 같다) 위원회의 심의를 거쳐 지역보건의료계획(연차별 시행계획을 포함한다. 이하 이 조에서 같다)을 수립한 후 해당 시·군·구의회에 보고하고 시·도지사에게 제출하여야 한다.

④ 특별자치시장·특별자치도지사 및 제3항에 따라 관할 시·군·구의 지역보건의료계획을 받은 시·도지사는 해당 위원회의 심의를 거쳐 시·도(특별자치시·특별자치도를 포함한다. 이하 이 조에서 같다)의 지역보건의료계획을 수립한 후 해당 시·도의회에 보고하고 보건복지부장관에게 제출하여야 한다.

⑤ 제3항 및 제4항에 따른 지역보건의료계획은 「사회보장기본법」 제16조에 따른 사회보장 기본계획, 「사회보장급여의 이용·제공 및 수급권자 발굴에 관한 법률」에 따른 지역사회보장계획 및 「국민건강증진법」 제4조에 따른 국민건강증진종합계획과 연계되도록 하여야 한다. <개정 2019. 1. 15.>

⑥ 특별자치시장·특별자치도지사, 시·도지사 또는 시장·군수·구청장은 제3항 또는 제4항에 따라 지역보건의료계획을 수립하는 데에 필요하다고 인정하는 경우에는 보건의료 관련기관·단체, 학교, 직장 등에 중복·유사 사업의 조정 등에 관한 의견을 듣거나 자료의 제공 및 협력을 요청할 수 있다. 이 경우 요청을 받은 해당 기관은 정당한 사유가 없으면 그 요청에 협조하여야 한다.

⑦ 지역보건의료계획의 내용에 관하여 필요하다고 인정하는 경우 보건복지부장관은 특별자치시장·특별자치도지사 또는 시·도지사에게, 시·도지사는 시장·군수·구청장에게 각각 보건복지부령으로 정하는 바에 따라 그 조정을 권고할 수 있다.

⑧ 제1항부터 제7항까지에서 규정한 사항 외에 지역보건의료계획의 세부 내용, 수립 방법·시기 등에 관하여 필요한 사항은 대통령령으로 정한다.

지역보건법 시행령

제4조(지역보건의료계획의 세부 내용) ① 시·도지사 및 특별자치시장·특별자치도지사는 법 제7조제1항에 따라 수립하는 지역보건의료계획(이하 "지역보건의료계획"이라 한다)에 다음 각 호의 내용을 포함시켜야 한다. <개정 2023. 9. 26.>

1. 지역보건의료계획의 달성 목표
2. 지역현황과 전망
3. 지역보건의료기관과 보건의료 관련기관·단체 간의 기능 분담 및 발전 방향

4. 법 제11조에 따른 보건소의 기능 및 업무의 추진계획과 추진현황
5. 지역보건의료기관의 인력·시설 등 자원 확충 및 정비 계획
6. 취약계층의 건강관리 및 지역주민의 건강 상태 격차 해소를 위한 추진계획
7. 지역보건의료와 사회복지사업 사이의 연계성 확보 계획
8. 의료기관의 병상(病床)의 수요·공급
9. 정신질환 등의 치료를 위한 전문치료시설의 수요·공급
10. 특별자치시·특별자치도·시·군·구(구는 자치구를 말하며, 이하 "시·군·구"라 한다) 지역보건의료기관의 설치·운영 지원
11. 시·군·구 지역보건의료기관 인력의 교육훈련
12. 지역보건의료기관과 보건의료 관련기관·단체 간의 협력·연계
13. 그 밖에 시·도지사 및 특별자치시장·특별자치도지사가 지역보건의료계획을 수립함에 있어서 필요하다고 인정하는 사항

② 시장·군수·구청장은 지역보건의료계획에 다음 각 호의 내용을 포함시켜야 한다. <개정 2023. 9. 26.>

1. 제1항제1호부터 제7호까지의 내용
2. 그 밖에 시장·군수·구청장이 지역보건의료계획을 수립함에 있어서 필요하다고 인정하는 사항

제5조(지역보건의료계획의 수립 방법 등) ① 시·도지사 또는 시장·군수·구청장은 지역보건의료계획을 수립하기 전에 지역 내 보건의료실태와 지역주민의 보건의료의식·행동양상 등에 대하여 조사하고 자료를 수집해야 한다. <개정 2023. 9. 26.>

② 시·도지사 또는 시장·군수·구청장은 제1항에 따른 지역 내 보건의료실태 조사 결과에 따라 해당 지역에 필요한 사업 계획을 포함하여 지역보건의료계획을 수립하되 국가 또는 특별시·광역시·도(이하 "시·도"라 한다)의 보건의료시책에 맞춰 수립하여야 한다.

③ 시·도지사 또는 시장·군수·구청장은 지역보건의료계획을 수립하는 경우에 그 주요 내용을 시·도 또는 시·군·구의 홈페이지 등에 2주 이상 공고하여 지역주민의 의견을 수렴하여야 한다.

제6조(지역보건의료계획의 제출 시기 등) ① 시장·군수·구청장(특별자치시장·특별자치도지사는 제외한다. 이하 이 조 및 제7조에서 같다)은 법 제7조제3항에 따라 지역보건의료계획(연차별 시행계획을 포함한다. 이하 이 조에서 같다)을 계획 시행연도 1월 31일까지 시·도지사에게 제출하여야 한다.

② 시·도지사(특별자치시장·특별자치도지사를 포함한다)는 법 제7조제4항에 따라 지역보건의료계획을 계획 시행연도 2월 말일까지 보건복지부장관에게 제출하여야 한다.

③ 시장·군수·구청장은 지역 내 인구의 급격한 변화 등 예측하지 못한 보건의료환경 변화에 따라 지역보건의료계획을 변경할 필요가 있는 경우에는 시·군·구(특별자치시·특별자치도는 제외한다. 이하 이 조 및 제7조에서 같다) 위원회의 심의를 거쳐 변경한 후 시·군·구 의회에 변경 사실 및 변경 내용을 보고하고, 시·도지사에게 지체 없이 변경 사실 및 변경 내용을 제출하여야 한다.

④ 시·도지사(특별자치시장·특별자치도지사를 포함한다)는 지역 내 인구의 급격한 변화 등 예측하지 못한 보건의료환경 변화에 따라 지역보건의료계획을 변경할 필요가 있는 경우에는 시·도(특별자치시·특별자치도를 포함한다. 이하 이 조 및 제7조에서 같다) 위원회의 심의를 거쳐 변경한 후 시·도 의회에 변경 사실 및 변경 내용을 보고하고, 보건복지부장관에게 지체 없이 변경 사실 및 변경 내용을 제출하여야 한다.

지역보건법 시행규칙

제2조(지역보건의료계획의 조정 권고) ① 「지역보건법」(이하 "법"이라 한다) 제7조제7항에 따라 같은 조 제1항에 따른 지역보건의료계획(같은 조 제2항에 따른 연차별 시행계획을 포함한다. 이하 이 조에서 같다)의 내용에 대한 조정 권고가 필요한 경우는 다음 각 호의 어느 하나에 해당하는 경우로 한다.

1. 지역보건의료계획의 내용이 관계 법령을 위반한 경우
2. 지역보건의료계획의 내용이 국가 또는 특별시·광역시·특별자치시·특별자치도·도의 보건의료정책에 부합하지 아니하는 경우
3. 지방자치단체의 생활권역과 행정구역이 서로 다름에도 불구하고 해당 지방자치단체에서 그 사실을 고려하지 아니한 경우
4. 2개 이상의 지방자치단체에 걸친 광역보건의료행정에 대하여 해당 지방자치단체에서 그 사정을 고려하지 아니한 경우
5. 지방자치단체 간 지역보건의료계획의 내용에 현저한 불균형이 있는 경우

② 보건복지부장관 또는 특별시장·광역시장·도지사(이하 "시·도지사"라 한다)는 법 제7조제7항에 따라 지역보건의료계획의 조정 권고를 하는 경우에는 해당 지방자치단체의 장에게 관련 자료의 제출을 요구할 수 있다.

제8조(지역보건의료계획의 시행) ① 시·도지사 또는 시장·군수·구청장은 지역보건의료계획을 시행할 때에는 제7조제2항에 따라 수립된 연차별 시행계획에 따라 시행하여야 한다.

② 시·도지사 또는 시장·군수·구청장은 지역보건의료계획을 시행하는 데에 필요하다고 인정하는 경우에는 보건의료 관련기관·단체 등에 인력·기술 및 재정 지원을 할 수 있다.

제9조(지역보건의료계획 시행 결과의 평가) ① 제8조제1항에 따라 지역보건의료계획을 시행한 때에는 보건복지부장관은 특별자치시·특별자치도 또는 시·도의 지역보건의료계획의 시행결과를, 시·도지사는 시·군·구(특별자치시·특별자치도는 제외한다)의 지역보건의료계획의 시행 결과를 대통령령으로 정하는 바에 따라 각각 평가할 수 있다.

② 보건복지부장관 또는 시·도지사는 필요한 경우 제1항에 따른 평가 결과를 제24조에 따른 비용의 보조에 반영할 수 있다.

지역보건법 시행령

제7조(지역보건의료계획 시행 결과의 평가) ① 시장·군수·구청장은 법 제9조제1항에 따른 지역보건의료계획 시행 결과의 평가를 위하여 해당

시·군·구 지역보건의료계획의 연차별 시행계획에 따른 시행 결과를 매 시행연도 다음 해 1월 31일까지 시·도지사에게 제출하여야 한다.

② 시·도지사(특별자치시장·특별자치도지사를 포함한다)는 법 제9조제1항에 따른 지역보건의료계획 시행 결과의 평가를 위하여 해당 시·도 지역보건의료계획의 연차별 시행계획에 따른 시행 결과를 매 시행연도 다음 해 2월 말일까지 보건복지부장관에게 제출하여야 한다.

③ 보건복지부장관 또는 시·도지사는 제1항 또는 제2항에 따라 제출받은 지역보건의료계획의 연차별 시행계획에 따른 시행 결과를 평가하려는 경우에는 다음 각 호의 기준에 따라 평가하여야 한다.

1. 지역보건의료계획 내용의 충실성
2. 지역보건의료계획 시행 결과의 목표달성도
3. 보건의료자원의 협력 정도
4. 지역주민의 참여도와 만족도
5. 그 밖에 지역보건의료계획의 연차별 시행계획에 따른 시행 결과를 평가하기 위하여 보건복지부장관이 필요하다고 정하는 기준

④ 보건복지부장관 또는 시·도지사는 제3항에 따라 지역보건의료계획의 연차별 시행계획에 따른 시행 결과를 평가한 경우에는 그 평가 결과를 공표할 수 있다.

제3장 지역보건의료기관의 설치·운영

제10조(보건소의 설치) ① 지역주민의 건강을 증진하고 질병을 예방·관리하기 위하여 시·군·구에 1개소의 보건소(보건의료원을 포함한다. 이하 같다)를 설치한다. 다만, 시·군·구의 인구가 30만 명을 초과하는 등 지역주민의 보건의료를 위하여 특별히 필요하다고 인정되는 경우에는 대통령령으로 정하는 기준에 따라 해당 지방자치단체의 조례로 보건소를 추가로 설치할 수 있다. <개정 2021. 8. 17.>

② 동일한 시·군·구에 2개 이상의 보건소가 설치되어 있는 경우 해당 지방자치단체의 조례로 정하는 바에 따라 업무를 총괄하는 보건소를 지정하여 운영할 수 있다.

[시행일: 2022. 8. 18.] 제10조

지역보건법 시행령

제8조(보건소의 추가 설치) ① 법 제10조제1항 단서에 따라 보건소를 추가로 설치할 수 있는 경우는 다음 각 호의 어느 하나에 해당하는 경우로 한다. <개정 2022. 8. 9.>

1. 해당 시·군·구의 인구가 30만명을 초과하는 경우
2. 해당 시·군·구의 「보건의료기본법」에 따른 보건의료기관 현황 등 보건의료 여건과 아동·여성·노인·장애인 등 보건의료 취약계층의 보건의료 수요 등을 고려하여 보건소를 추가로 설치할 필요가 있다고 인정되는 경우

② 법 제10조제1항 단서 및 이 조 제1항에 따라 보건소를 추가로 설치하려는 경우에는 「지방자치법 시행령」 제73조에 따른다. 이 경우 해당 지방자치단체의 장은 보건복지부장관과 미리 협의해야 한다.<개정 2017. 7. 26., 2021. 12. 16., 2022. 8. 9., 2022. 11. 1.>

[제목개정 2022. 8. 9.]

[시행 2023. 5. 2]

제11조(보건소의 기능 및 업무) ① 보건소는 해당 지방자치단체의 관할 구역에서 다음 각 호의 기능 및 업무를 수행한다. <개정 2016. 2. 3., 2019. 1. 15., 2019. 12. 3.>

1. 건강 친화적인 지역사회 여건의 조성
2. 지역보건의료정책의 기획, 조사·연구 및 평가
3. 보건의료인 및 「보건의료기본법」 제3조제4호에 따른 보건의료기관 등에 대한 지도·관리·육성과 국민보건 향상을 위한 지도·관리
4. 보건의료 관련기관·단체, 학교, 직장 등과의 협력체계 구축
5. 지역주민의 건강증진 및 질병예방·관리를 위한 다음 각 목의 지역보건의료서비스의 제공
   가. 국민건강증진·구강건강·영양관리사업 및 보건교육
   나. 감염병의 예방 및 관리
   다. 모성과 영유아의 건강유지·증진
   라. 여성·노인·장애인 등 보건의료 취약계층의 건강유지·증진
   마. 정신건강증진 및 생명존중에 관한 사항
   바. 지역주민에 대한 진료, 건강검진 및 만성질환 등의 질병관리에 관한 사항

사. 가정 및 사회복지시설 등을 방문하여 행하는 보건의료 및 건강관리사업

아. 난임의 예방 및 관리

② 보건복지부장관이 지정하여 고시하는 의료취약지의 보건소는 제1항제5호아목 중 대통령령으로 정하는 업무를 수행할 수 있다.<신설 2019. 12. 3.>

③ 제1항 및 제2항에 따른 보건소 기능 및 업무 등에 관하여 필요한 세부 사항은 대통령령으로 정한다.<개정 2019. 12. 3.>

지역보건법 시행령

제9조(보건소의 기능 및 업무의 세부 사항) ① 법 제11조제1항제2호에 따른 지역보건의료정책의 기획, 조사·연구 및 평가의 세부 사항은 다음 각 호와 같다.

1. 지역보건의료계획 등 보건의료 및 건강증진에 관한 중장기 계획 및 실행계획의 수립·시행 및 평가에 관한 사항

2. 지역사회 건강실태조사 등 보건의료 및 건강증진에 관한 조사·연구에 관한 사항
3. 보건에 관한 실험 또는 검사에 관한 사항

② 법 제11조제1항제3호에 따른 보건의료인 및 「보건의료기본법」 제3조제4호에 따른 보건의료기관 등에 대한 지도·관리·육성과 국민보건 향상을 위한 지도·관리의 세부 사항은 다음 각 호와 같다.<개정 2018. 12. 18.>

1. 의료인 및 의료기관에 대한 지도 등에 관한 사항
2. 의료기사·보건의료정보관리사 및 안경사에 대한 지도 등에 관한 사항
3. 응급의료에 관한 사항
4. 「농어촌 등 보건의료를 위한 특별조치법」에 따른 공중보건의사, 보건진료 전담공무원 및 보건진료소에 대한 지도 등에 관한 사항
5. 약사에 관한 사항과 마약·향정신성의약품의 관리에 관한 사항
6. 공중위생 및 식품위생에 관한 사항

③ 법 제11조제2항에서 "대통령령으로 정하는 업무"란 난임시술 주사제 투약에 관한 지원 및 정보 제공을 말한다.<신설 2020. 6. 2.>

지역보건법 시행규칙

제3조(보건소에서 수행할 수 있는 기능 및 업무의 예시) 법 제11조제1항 및 「지역보건법 시행령」(이하 "영"이라 한다) 제9조에 따라 보건소(보건의료원을 포함한다. 이하 같다)에서 수행할 수 있는 기능 및 업무의 예시는 별표 1과 같다.

지역보건법 시행규칙 [별표 1] 보건소에서 수행할 수 있는 기능 및 업무의 예시 <개정 2019. 9. 27.>

(제3조 관련)

기능	업무	예시
1. 보건의료인 및 「보건의료기본법」 제3조제4호에 따른 보건의료기관 등에 대한 지도·관리·육성과 국민보건 향상을 위한 지도·관리	가. 의료인 및 의료기관에 대한 지도 등에 관한 사항	1) 의료기관의 개설 및 지도에 관한 사항 가) 의원·치과의원·한의원 및 조산원의 개설신고 수리 나) 부속의료기관의 개설신고 수리 다) 의료기관의 진단용 방사선 발생장치 및 특수의료장비의 설치·운영 신고 수리 라) 의료기관의 폐업·휴업 신고 수리 및 진료기록부 등의 이관·보관 등에 관한 사항 마) 의료기관에서 나오는 세탁물 처리업자에 대한 신고 수리 바) 「의료법」 제28조제1항에 따른 중앙회의 지부 또는 분회 설치에 대한 신고 수리 2) 의료에 관한 지도·감독 및 행정 처분 가) 의료기관의 업무개시 명령 나) 의료기관 또는 의료인에 대한 보고 명령 다) 업무상황·시설 또는 진료기록부·간호기록부 등의 검사 라) 의료시설·장비사용의 제한 또는 금지 처분 마) 의료기관에 대한 업무정지·허가취소·폐쇄 처분 및 과징금 부과 등 바) 의료지도원의 임명
	나. 의료기사·보건의료정보관리사 및 안경사에 대한 지도 등에 관한 사항	1) 치과기공소 및 안경업소의 개설 등록 2) 치과기공소 및 안경업소의 폐업·등록사항 변경 신고 수리 3) 치과기공소 및 안경업소의 개설자에 대한 시정명령 4) 치과기공소 및 안경업소의 영업정지 및 등록취소 등
	다. 응급의료에 관한 사항	1) 환자가 여러 명 발생한 경우 응급의료 및 응급환자 이송 등의 업무에 대한 종사 명령 2) 지역응급의료기관 지정 및 지정취소 3) 당직의료기관 지정 4) 응급의료기관 외의 의료기관 내 응급의료시설 설치·운영신고 수리 5) 구급차 등의 운용자에 대한 운용정지 및 말소등록 요청 6) 구급차 등의 운용상황과 실태점검·시정·정지 명령
	라. 「농어촌 등 보건의료를 위한 특별조치법」에 따른 공중보건의사·보건진료 전담공무원 및 보건진료소에 대한 지도 등에 관한 사항	1) 공중보건의사의 시·군·구안의 근무지역·근무기관·근무시설 변경 및 변경 결과 보고 2) 공중보건의사의 시·군·구 파견근무 명령 3) 공중보건의사에 대한 근무지역의 이탈금지 명령 4) 공중보건의사의 복무에 관한 지도·감독 5) 보건진료소의 설치·운영 6) 보건진료 전담공무원의 근무지역 지정·임용 및 징계 7) 보건진료 전담공무원의 관할구역 이탈금지 명령 8) 보건진료소의 업무에 대한 지도·감독

<table>
<tr><th>기능</th><th>업무</th><th>예시</th></tr>
<tr><td rowspan="2"></td><td>마. 약사에 관한 사항과 마약·향정신성의약품의 관리에 관한 사항</td><td>1) 약국 및 의약품 관리
가) 약국 개설등록 수리
나) 약국 폐업 또는 휴업, 휴업한 약국의 재개 신고 수리
다) 약국제제 또는 조제실제제의 제조 품목 신고 수리
라) 안전상비의약품 판매자 등록 수리
마) 한약업사 및 의약품 도매상 허가
바) 약국 또는 점포 외 장소 의약품 판매 승인
사) 약국개설자, 의약품 판매업자에 대한 보고명령·시설과 서류의 검사 및 의약품의 수거
아) 약국개설자, 의약품 판매업자의 의약품 생산, 업무 개시 명령
자) 약국개설자, 의약품 판매업자의 의약품 회수·폐기 또는 조치 명령
차) 약국개설자, 의약품 판매업자의 시설 개수 명령 또는 사용 금지 명령
카) 약국개설자의 관리자 변경 명령
타) 약국개설자, 의약품 판매업자의 허가·승인·등록 취소
파) 안전상비의약품 판매자 등록 취소
하) 약사감시원 임명
2) 마약류 취급자 및 마약류 관리
가) 대마 취급자의 허가 및 허가증 교부
나) 대마 재배 면적, 생산 현황 및 수량 보고, 폐기 보고 수리
다) 마약류도매업자, 마약류소매업자, 마약류취급의료업자, 마약류관리자, 대마 재배자의 마약류 취급 감시 및 단속
라) 마약류도매업자, 마약류소매업자, 마약류취급의료업자, 마약류관리자, 대마 재배자의 마약류 폐기 및 조치 명령
마) 마약류도매업자, 마약류소매업자, 마약류취급의료업자, 마약류관리자, 대마 재배자에 대한 관리 및 업무 보고 명령
바) 마약류 감시원 및 마약류 명예지도원 운영</td></tr>
<tr><td>바. 공중위생 및 식품위생에 관한 사항</td><td>1) 공중위생영업자 및 해당 시설에 대한 지도·관리
가) 공중위생영업·폐업·승계에 대한 신고 수리
나) 이용사 및 미용사의 면허 등 교부·취소 등
다) 공중위생영업자 및 공중이용시설의 소유자 등에 대한 보고관리 및 출입·검사
라) 공중위생영업자 및 공중위생시설의 소유자 등에 대한 위생지도 및 개선명령
마) 위생관리등급 공표 등
바) 공중위생감시원 임명 등
2) 식품접객업소 등에 관한 지도·관리
가) 위해평가 결과 등에 관한 보고 등
나) 식품위생 영업소 등에 대한 출입·검사·수거 등의 조치
다) 식품 등의 검사·재검사 수행 및 검사결과 등의 통보
라) 식품위생감시원 임명 및 소비자 식품위생감시원 위촉
마) 식품위생 영업의 허가 및 영업 승계 등에 대한 신고 수리
바) 위해식품 및 식품 등의 이물 등에 대한 신고 수리 및 회수조치 ·보고·품목 제조정지 등
사) 식품 등의 제조·가공업소, 식품접객업소 또는 집단급식소에 대한 위생등급 관리 및 모범업소 지정 등
아) 조리사의 면허 교부 및 취소 등
자) 식품위생업소 등에 대한 시정명령 및 위해식품에 대한 폐기처분 등
차) 위해식품 등의 공표에 관한 사항
카) 식품위생 영업시설 개수명령 등
타) 식품위생 영업의 허가취소 및 식품위생영업소 등의 폐쇄조치
파) 집단급식소 설치·운영에 대한 신고 수리
하) 어린이 기호식품 조리·판매업소 관리
거) 어린이 기호식품 우수판매업소 지정
너) 어린이 기호식품에 대한 안전과 영양공급 등에 대한 교육 및 홍보
더) 어린이 기호식품 조리 또는 진열·판매하는 자에 대한 시정명령</td></tr>
</table>

기능	업무	예시
2. 지역주민의 건강증진 및 질병예방·관리를 위한 지역보건의료서비스의 제공	가. 국민건강증진·구강건강·영양관리사업 및 보건교육	1) 국민건강증진 가) 건강증진프로그램의 개발 및 실시 나) 주민건강의 증진에 관한 세부계획의 수립 및 시행 다) 담배자판기 설치 단속 등 금연을 위한 조치 라) 금연구역 관리 마) 질병의 조기발견을 위한 검진 등 2) 구강보건 가) 구강건강에 관한 교육사업 나) 수돗물에 대한 불소화사업 다) 충치예방을 위한 치아홈메우기 사업 라) 불소용액 양치사업 3) 영양관리사업 가) 영유아·임산부·수유부·노인·환자 및 성인 등의 영양관리사업 나) 영양 및 식생활 교육·홍보 다) 집단급식시설에 대한 현황 파악 및 급식업무 지도 라) 그 밖에 영양과 식생활개선에 관한 사항 4) 개인 또는 집단에 대한 보건교육 실시 가) 금연·절주·신체활동 등 건강증진에 관한 사항 나) 구강건강에 관한 사항 다) 영양 및 식생활에 관한 사항 라) 만성질환 등 질병의 예방에 관한 사항 마) 공중위생 및 식품위생에 관한 사항 등
	나. 감염병의 예방 및 관리	1) 감염병의 예방·관리 가) 감염병 예방을 위한 교육·홍보 나) 감염병의 신고 수리·보고 다) 관할구역에 거주하는 감염병 환자 또는 의사 환자에 관한 환자 명부의 작성·관리 및 상황 보고 라) 디프테리아·회색질척수염(polio)·백일해·홍역·파상풍·결핵·B형간염 등 기타 보건복지부장관이 지정하는 감염병에 관한 정기·임시 예방접종 실시 마) 예방접종의 공고 및 완료 여부의 확인 바) 예방접종 기록의 보존 및 보고 사) 예방접종 증명서의 교부 아) 감염병관리기관의 지정·관리, 감염병 위기 시 감염병 관리기관의 설치 자) 감염병 환자 등의 파악·관리 및 입원통지 차) 감염병 유행에 대한 방역 조치 및 감염병 예방을 위한 소독 등 카) 소독업 개시·휴업·대행에 대한 신고 접수 및 시정명령·영업정지 등 타) 예방위원의 임명 또는 위촉 2) 후천성면역결핍증 관리 가) 후천성면역결핍증의 진단·검안사실 및 감염인 사망 등에 대한 신고 수리·보고 나) 후천성면역결핍증에 관한 정기 또는 수시검진 다) 후천성면역결핍증에 관한 역학조사 라) 감염인의 전문진료기관 또는 요양시설의 치료 및 요양 권고 마) 후천성면역결핍증검사확인서 발급 바) 감염자관리명부 작성 및 관리 3) 결핵관리 가) 결핵환자 진단·사망 및 시신 검안에 관한 신고 수리 나) 신고된 결핵환자에 대한 검진 및 잠복결핵감염자에 대한 치료 등의 조치 다) 결핵 집단발생이 의심되는 경우 역학조사·검진·치료 등의 조치 라) 결핵조기발견을 위한 결핵검진 마) 신생아 등에 대한 결핵예방접종 실시 바) 전염성결핵환자에 대한 접객업 등의 업무종사 정지·금지 명령 및 전염성소실 시 정지·금지 명령 취소

기능	업무	예시
		바) 전염성결핵환자에 대한 접객업 등의 업무종사 정지·금지 명령 및 전염성소실 시 정지·금지 명령 취소 사) 결핵환자에 대한 입원명령 아) 전염성결핵환자 접촉자에 대한 결핵검진 및 관리
	다. 모성과 영유아의 건강유지·증진	1) 임산부의 신고 접수 및 보고 2) 모자보건수첩의 발급 3) 미숙아 등에 대한 등록카드 작성·관리 4) 임산부·영유아·미숙아 등의 건강관리 등 5) 피임약제 등의 보급 6) 산후조리업의 개설·승계·폐업·휴업 및 재개에 대한 신고 접수 7) 산후조리원의 보고·출입·검사 및 시정명령, 폐쇄 등 행정조치 등
	라. 여성·노인·장애인의 건강유지·증진	1) 노인에 대한 건강진단·상담 및 보건교육 2) 홀로 사는 노인에 대한 방문요양서비스 등의 서비스와 안전 확인 등의 보호조치 3) 치매검진 및 치매관리사업 4) 치매상담센터 설치 및 운영 5) 장애인의 검진·재활상담 및 재활서비스 등
	마. 정신건강증진 및 생명존중에 관한 사항	1) 정신건강증진 가) 정신질환자의 발견·상담·진료 및 만성 정신질환자의 관리 나) 정신보건센터 설치 다) 사회복귀시설의 설치·운영 라) 사회복귀시설의 폐지·휴지·재개신고 수리 마) 사회복귀시설 폐쇄 또는 정지 명령 바) 정신질환자의 입원·퇴원 및 통지 등에 관한 사항 사) 정신의료기관 입원환자의 퇴원 또는 처우개선 청구 수리, 기초정신보건심의위원회 회부 및 퇴원 또는 처우개선 조치 명령 2) 생명존중에 관한 사항 가) 자살예방센터 및 자살예방용 긴급전화의 설치·운영 나) 자살위험자 조기 발견, 상담 및 치료 등 지원에 관한 사항 다) 자살예방 상담·교육·홍보 등에 관한 사항
	바. 지역주민에 대한 진료, 건강검진 및 만성질환 등의 질병관리에 관한 사항	1) 일반진료 2) 치과진료 3) 한방진료 4) 만성질환 예방 및 관리 프로그램 개발·운영 5) 희귀난치성질환자 의료비 지원 사업 6) 암환자 의료비 지원 사업

제12조(보건의료원) 보건소 중 「의료법」 제3조제2항제3호가목에 따른 병원의 요건을 갖춘 보건소는 보건의료원이라는 명칭을 사용할 수 있다.

제13조(보건지소의 설치) 지방자치단체는 보건소의 업무수행을 위하여 필요하다고 인정하는 경우에는 대통령령으로 정하는 기준에 따라 해당 지방자치단체의 조례로 보건소의 지소(이하 "보건지소"라 한다)를 설치할 수 있다.

지역보건법 시행령

제10조(보건지소의 설치) 법 제13조에 따른 보건지소는 읍·면(보건소가 설치된 읍·면은 제외한다)마다 1개씩 설치할 수 있다. 다만, 지역주민의 보건의료를 위하여 특별히 필요하다고 인정되는 경우에는 필요한 지역에 보건지소를 설치·운영하거나 여러 개의 보건지소를 통합하여 설치·운영할 수 있다.

제14조(건강생활지원센터의 설치) 지방자치단체는 보건소의 업무 중에서 특별히 지역주민의 만성질환 예방 및 건강한 생활습관 형성을 지원하는 건강생활지원센터를 대통령령으로 정하는 기준에 따라 해당 지방자치단체의 조례로 설치할 수 있다.

지역보건법 시행령

제11조(건강생활지원센터의 설치) 법 제14조에 따른 건강생활지원센터는 읍·면·동(보건소가 설치된 읍·면·동은 제외한다)마다 1개씩 설치할 수 있다.

제15조(지역보건의료기관의 조직) 지역보건의료기관의 조직은 대통령령으로 정하는 사항 외에는 「지방자치법」 제125조에 따른다. <개정 2021. 1. 12.>

[시행일: 2022. 1. 13.] 제15조

지역보건법 시행령

제12조(지역보건의료기관의 조직 기준) ① 행정안전부장관은 법 제15조에 따라 지역보건의료기관의 조직 기준을 정하는 경우에 미리 보건복지부장관과 협의하여야 한다. <개정 2017. 7. 26.>

② 행정안전부장관은 제1항에 따른 지역보건의료기관의 조직 기준을 정하는 경우에 해당 시·군·구의 인구 규모, 지역 특성, 보건의료 수요 등을 고려하여야 하고, 다른 지방자치단체와의 균형을 유지하도록 합리적으로 정하여야 한다.<개정 2017. 7. 26.>

③ 지역보건의료기관의 기능과 업무량이 변경될 경우에는 그에 따라 지역보건의료기관의 조직과 정원도 조정하여야 한다.

제13조(보건소장) ① 보건소에 보건소장(보건의료원의 경우에는 원장을 말한다. 이하 같다) 1명을 두되, 의사 면허가 있는 사람 중에서 보건소장을 임용한다. 다만, 의사 면허가 있는 사람 중에서 임용하기 어려운 경우에는 「지방공무원 임용령」 별표 1에 따른 보건·식품위생·의료기술·의무·약무·간호·보건진료(이하 "보건등"이라 한다) 직렬의 공무원을 보건소장으로 임용할 수 있다.

② 제1항 단서에 따라 보건등 직렬의 공무원을 보건소장으로 임용하려는 경우에 해당 보건소에서 실제로 보건등과 관련된 업무를 하는 보건등 직렬의 공무원으로서 보건소장으로 임용되기 이전 최근 5년 이상 보건등의 업무와 관련하여 근무한 경험이 있는 사람 중에서 임용하여야 한다.

③ 보건소장은 시장·군수·구청장의 지휘·감독을 받아 보건소의 업무를 관장하고 소속 공무원을 지휘·감독하며, 관할 보건지소, 건강생활지원센터 및 「농어촌 등 보건의료를 위한 특별조치법」 제2조제4호에 따른 보건진료소(이하 "보건진료소"라 한다)의 직원 및 업무에 대하여 지도·감독한다.

제14조(보건지소장) ① 보건지소에 보건지소장 1명을 두되, 지방의무직공무원 또는 임기제공무원을 보건지소장으로 임용한다.

② 보건지소장은 보건소장의 지휘·감독을 받아 보건지소의 업무를 관장하고 소속 직원을 지휘·감독하며, 보건진료소의 직원 및 업무에 대하여 지도·감독한다.

제15조(건강생활지원센터장) ① 건강생활지원센터에 건강생활지원센터장 1명을 두되, 보건등 직렬의 공무원 또는 「보건의료기본법」 제3조제3호에 따른 보건의료인을 건강생활지원센터장으로 임용한다.

② 건강생활지원센터장은 보건소장의 지휘·감독을 받아 건강생활지원센터의 업무를 관장하고 소속 직원을 지휘·감독한다.

제16조(전문인력의 적정 배치 등) ① 지역보건의료기관에는 기관의 장과 해당 기관의 기능을 수행하는 데 필요한 면허·자격 또는 전문지식을 가진 인력(이하 "전문인력"이라 한다)을 두어야 한다.

② 시·도지사(특별자치시장·특별자치도지사를 포함한다)는 지역보건의료기관의 전문인력을 적정하게 배치하기 위하여 필요한 경우 「지방공무원법」 제30조의2제2항에 따라 지역보건의료기관 간에 전문인력의 교류를 할 수 있다.

③ 보건복지부장관과 시·도지사(특별자치시장·특별자치도지사를 포함한다)는 지역보건의료기관의 전문인력의 자질 향상을 위하여 필요한 교육훈련을 시행하여야 한다.

④ 보건복지부장관은 지역보건의료기관의 전문인력의 배치 및 운영 실태를 조사할 수 있으며, 그 배치 및 운영이 부적절하다고 판단될 때에는 그 시정을 위하여 시·도지사 또는 시장·군수·구청장에게 권고할 수 있다.

⑤ 제1항에 따른 전문인력의 배치 및 임용자격 기준과 제3항에 따른 교육훈련의 대상·기간·평가 및 그 결과 처리 등에 필요한 사항은 대통령령으로 정한다.

제16조의2(방문건강관리 전담공무원) ① 제11조제1항제5호사목의 방문건강관리사업을 담당하게 하기 위하여 지역보건의료기관에 보건복지부령으로 정하는 전문인력을 방문건강관리 전담공무원으로 둘 수 있다.

② 국가는 제1항에 따른 방문건강관리 전담공무원의 배치에 필요한 비용의 전부 또는 일부를 보조할 수 있다.

[본조신설 2019. 1. 15.]

지역보건법 시행령

제16조(전문인력의 배치 기준) 법 제16조제1항에 따라 지역보건의료기관에 두어야 하는 전문인력(이하 "전문인력"이라 한다)의 면허 또는 자격의 종류에 따른 최소 배치 기준은 보건복지부령으로 정한다.

제17조(전문인력의 임용 자격 기준) 전문인력의 임용 자격 기준은 지역보건의료기관의 기능을 수행하는 데 필요한 면허·자격 또는 전문지식이

있는 사람으로 하되, 해당 분야의 업무에서 2년 이상 종사한 사람을 우선적으로 임용하여야 한다.

제18조(전문인력에 대한 교육훈련) ① 보건복지부장관 또는 시·도지사(특별자치시장·특별자치도지사를 포함한다. 이하 이 조에서 같다)는 법 제16조제3항에 따라 전문인력에 대하여 기본교육훈련과 직무분야별 전문교육훈련을 실시하여야 한다.

② 보건복지부장관 또는 시·도지사는 제1항에 따른 교육훈련을 소속 교육훈련기관에서 받게 하거나 다음 각 호의 어느 하나에 해당하는 기관에 위탁하여 받게 할 수 있다.<개정 2020. 9. 11.>

1. 질병관리청장
2. 다른 행정기관 소속의 교육훈련기관
3. 민간교육기관

제19조(교육훈련의 대상 및 기간) 법 제16조제3항에 따른 교육훈련 과정별 교육훈련의 대상 및 기간은 다음 각 호의 구분에 따른다.

1. 기본교육훈련: 해당 직급의 공무원으로서 필요한 능력과 자질을 배양할 수 있도록 신규로 임용되는 전문인력을 대상으로 하는 3주 이상의 교육훈련
2. 직무 분야별 전문교육훈련: 보건소에서 현재 담당하고 있거나 담당할 직무 분야에 필요한 전문적인 지식과 기술을 습득할 수 있도록 재직 중인 전문인력을 대상으로 하는 1주 이상의 교육훈련

제20조(전문인력 배치 및 운영 실태 조사) ① 보건복지부장관은 법 제16조제4항에 따라 지역보건의료기관의 전문인력 배치 및 운영 실태를 2년마다 조사하여야 하며, 필요한 경우에는 시·도 또는 시·군·구에 대하여 수시로 조사할 수 있다.

② 보건복지부장관은 제1항에 따른 실태 조사 결과 전문인력의 적절한 배치 및 운영에 필요하다고 판단하는 경우에는 시·도지사(특별자치시장·특별자치도지사를 포함한다)에게 전문인력의 교류를 권고할 수 있다.

제21조(전문인력의 결원 보충) 시·도지사(특별자치시장·특별자치도지사를 포함한다) 또는 시장·군수·구청장(특별자치시장·특별자치도지사는 제외한다)은 지역보건의료기관에 전문인력의 결원이 생겼을 때에는 지체 없이 결원 보충에 필요한 조치를 하여야 한다.

지역보건법 시행규칙

제4조(전문인력의 배치) ① 영 제16조에 따른 전문인력의 면허 또는 자격의 종류에 따른 최소 배치 기준은 별표 2와 같다.

② 특별자치시장·특별자치도지사·시장·군수·구청장(구청장은 자치구의 구청장을 말하며, 이하 "시장·군수·구청장"이라 한다)은 제1항의 전문인력 최소 배치 기준에 따른 전문인력의 정원을 확보하기 위하여 해당 특별자치시·특별자치도·시·군·구(구는 자치구를 말한다)의 직제 및 정원에 관한 규칙에 반영하여야 한다.

③ 시장·군수·구청장은 특별한 사유가 없으면 지역보건의료기관의 전문인력을 보유 면허 또는 자격과 관련되는 직위에 보직하여야 한다.

제4조의2(방문건강관리 전담공무원) ① 법 제16조의2에 따른 방문건강관리 전담공무원은 다음 각 호의 어느 하나에 해당하는 사람으로 한다.

1. 「의료법」 제2조제1항에 따른 의사, 치과의사, 한의사 및 간호사
2. 「의료기사 등에 관한 법률」 제2조제2항제3호, 제4호 및 제6호에 따른 물리치료사, 작업치료사 및 치과위생사
3. 「국민영양관리법」 제15조에 따른 영양사
4. 「약사법」 제2조제2호에 따른 약사 및 한약사
5. 「국민체육진흥법」 제2조제6호에 따른 체육지도자
6. 그 밖에 법 제11조제1항제5호사목에 따른 방문건강관리사업에 관한 전문지식과 경험이 있다고 보건복지부장관이 인정하여 고시하는 사람

② 방문건강관리 전담공무원의 임용 등에 관하여는 「지방공무원 임용령」에서 정하는 바에 따른다.

③ 제1항 및 제2항에서 규정한 사항 외에 방문건강관리 전담공무원 제도 운영에 관하여 필요한 사항은 보건복지부장관이 정한다.

[본조신설 2019. 8. 19.]

제5조(전문인력에 대한 교육훈련) ① 시장·군수·구청장은 신규로 임용되거나 5급 이상 공무원으로 승진 임용된 전문인력에 대해서는 특별한 사유가 없으면 그 직급과 직무분야에 맞는 영 제18조제1항 및 제19조제1호에 따른 기본교육훈련(이하 "기본교육훈련"이라 한다)을 받게 한 후에 보직하여야 한다. 다만, 보건복지부장관이 인정하는 교육훈련기관에서 정해진 과정을 마친 사람은 보직 후에 기본교육훈련을 받게 할 수 있다.

② 시·도지사(특별자치시장·특별자치도지사를 포함한다)는 영 제18조제2항에 따라 전문인력에 대한 교육훈련을 다른 행정기관 소속의 교육훈련기관 또는 민간교육훈련기관에 위탁하여 받게 한 경우에는 교육훈련비용의 전부 또는 일부를 해당 교육훈련기관에 보조할 수 있다.

③ 전문인력에 대한 교육훈련 과정, 교육훈련 내용, 교육훈련기관의 선정 등에 필요한 사항은 보건복지부장관이 정한다.

제6조(전문인력의 교류 권고) 영 제20조제2항에 따라 보건복지부장관이 시·도지사(특별자치시장·특별자치도지사를 포함한다)에게 전문인력의 적절한 배치 및 운영을 위한 전문인력의 교류를 권고할 수 있는 경우는 다음 각 호의 어느 하나에 해당하는 경우로 한다.

1. 전문인력의 균형 있는 배치를 위하여 교류하는 경우
2. 보건소 간의 협조를 위하여 인접 보건소 간에 교류하는 경우
3. 전문인력의 연고지 배치를 위하여 필요한 경우

지역보건법 시행규칙 [별표 2] 전문인력의 면허 또는 자격의 종류에 따른 최소 배치 기준 <개정 2019. 4. 2.>

(제4조제1항 관련)

1. 보건소

(단위: 명)

구분 / 직종별	특별시의 구	광역시의 구, 인구 50만명 이상인 시의 구 및 인구 30만명 이상인 시	인구 30만명 미만인 시	도농복합형태의 시	군	보건의료원이 설치된 군
의사	3	3	2	2	1	6
치과의사	1	1	1	1	1	1
한의사	1	1	1	1	1	1
조산사	(1)	(1)	(1)	(1)	(1)	(1)
간호사	18	14	10	14	10	23
약사	3	2	1	1	1	2
임상병리사	4	4	3	4	2	4
방사선사	2	2	2	2	2	3
물리치료사	1	1	1	1	1	2
작업치료사	1	1	1	1	1	2
치과위생사	1	1	1	1	1	1
영양사	1	1	1	1	1	2
간호조무사	(2)	(2)	(2)	(2)	(2)	(6)
보건의료정보관리사	-	-	-	-	-	1
위생사	(3)	(3)	(2)	(2)	(2)	(2)
보건교육사	1	1	1	1	1	1
정신건강전문요원	1	1	1	1	1	1
정보처리기사 및 정보처리기능사	(1)	(1)	(1)	(1)	(1)	(1)
응급구조사	-	-	-	-	(1)	1

※비고

1. 이 기준은 보건소장을 제외한 기준이며, 해당 지방자치단체의 실정에 따라 이 기준을 초과하여 필요한 전문인력을 배치할 수 있다.
2. 의사, 치과의사, 한의사는 공중보건의사를 포함한다.
3. 조산사 및 간호조무사는 간호사 전체 인력의 범위에서 간호사에 갈음하여 배치할 수 있다.
4. 위생사의 기준은 보건소에서 위생 업무를 관장하는 경우에 한정하여 적용한다.
5. 정보처리기사·정보처리기능사 및 응급구조사의 기준 중 ( )로 표시된 기준은 해당 시·군·구의 여건에 따라 조정할 수 있다.
6. 영양사는 인구 5만명 미만의 군(보건의료원이 설치된 군은 제외한다)의 경우에는 해당 군의 여건에 따라 이 기준을 조정하여 배치할 수 있다.

2. 보건지소

(단위: 명)

구분	의사	치과의사	한의사	간호사 또는 간호조무사	치과위생사
보건지소	1	1	1	3	1
통합 보건지소	1 × 관할 읍·면수	1 × 관할 읍·면수	1 × 관할 읍·면수	3 × 관할 읍·면수	1 × 관할 읍·면수

※비고

1. 치과의사 및 한의사는 공중보건의사로서의 치과의사 및 한의사의 인력 사정에 따라 이 기준을 조정하여 배치할 수 있다.
2. 치과위생사는 치과의사의 배치를 고려하여 이 기준을 조정하여 배치할 수 있다.

3. 건강생활지원센터

(단위: 명)

구분	의사 또는 한의사	간호사 또는 간호조무사	물리치료사 또는 체육지도자	영양사
건강생활지원센터	1	3	1	1

※비고

1. 의사 또는 한의사는 촉탁 등 비상근으로 배치할 수 있다.
2. 건강생활지원센터 사업 규모, 사업 내용 등에 따라 지방자치단체 여건에 맞게 기준을 조정하여 배치할 수 있다.

제17조(지역보건의료기관의 시설·장비 등) ① 지역보건의료기관은 보건복지부령으로 정하는 기준에 적합한 시설·장비 등을 갖추어야 한다.

② 지역보건의료기관의 장은 지역주민이 지역보건의료기관을 쉽게 알아볼 수 있고 이용하기에 편리하도록 보건복지부령으로 정하는 표시를 하여야 한다.

지역보건법 시행규칙

제7조(지역보건의료기관의 시설·장비 및 표시) 법 제17조에 따른 지역보건의료기관의 시설·장비 및 표시의 기준은 별표 3과 같다.

제7조의2(지역보건의료기관 협의회의 구성·운영) ① 법 제18조의2제1항에 따른 지역보건의료기관 협의회(이하 "협의회"라 한다)는 회장과 위원으로 구성한다.

② 협의회의 회장과 위원은 규약으로 정하는 바에 따라 관계 지역보건의료기관의 장 중에서 선임한다.

③ 회장은 협의회를 대표하며 회의를 소집하고 협의회의 사무를 총괄한다.

④ 협의회의 규약에는 다음 각 호의 사항이 포함돼야 한다.

1. 협의회의 명칭 및 구성목적
2. 협의회를 구성하는 지역보건의료기관
3. 협의회의 조직과 회장 및 위원의 선임방법
4. 협의회의 운영과 사무처리에 필요한 경비의 부담이나 지출방법
5. 그 밖에 협의회의 구성과 운영에 필요한 사항

⑤ 지역보건의료기관의 장은 다음 각 호의 경우 전국 단위 협의회인 경우에는 보건복지부장관에게, 특별시·광역시·특별자치시·도·특별자치도 단위 협의회인 경우에는 시·도지사(특별자치시장·특별자치도지사를 포함한다)에게 보고해야 한다.

1. 협의회의 규약을 변경하려는 경우
2. 협의회를 없애려는 경우

[본조신설 2023. 12. 14.]

지역보건법 시행규칙 [별표 3] 지역보건의료기관의 시설·장비 및 표시 기준

(제7조 관련)

Ⅰ. 지역보건의료기관의 시설·장비 기준

1. 시설기준
   가. 진료실: 일반진료, 치과진료, 한방진료, 만성질환 상담 등 진료에 필요한 시설
   나. 진료지원실: 방사선 촬영, 임상병리검사 등 진료지원에 필요한 시설
   다. 보건사업실: 건강증진 사업, 보건교육 등 보건사업에 필요한 시설
2. 장비기준
   가. 진료실: 청진기, 진찰대, 혈압계, 체온계 등 진료에 필요한 장비
   나. 진료지원실: 방사선 촬영 장비, 임상병리검사 장비 등 진료지원에 필요한 장비
   다. 보건사업실: 건강증진 장비, 기초체력측정 장비, 교육용 모형 등 보건사업에 필요한 장비

Ⅱ. 지역보건의료기관의 표시 기준

지역보건의료기관은 다음의 표지와 함께 해당 지역 명을 표시하여야 한다.

<지역보건의료기관 표지>

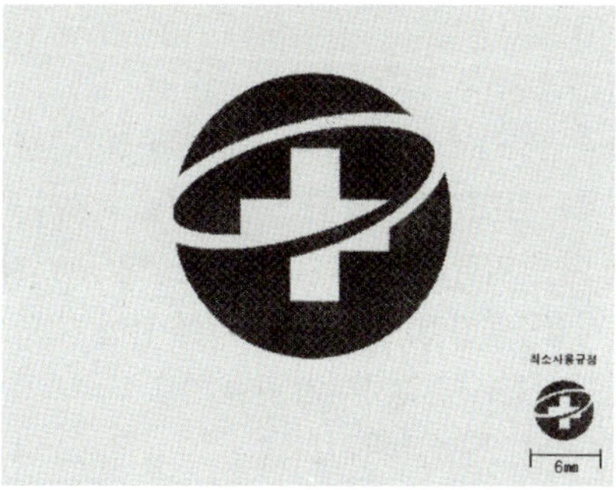

<표시 예>

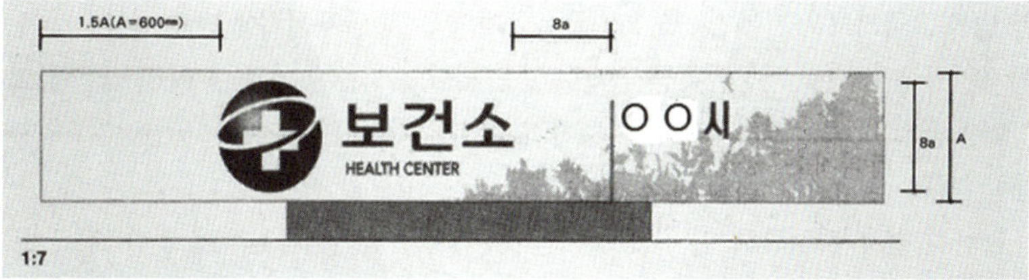

* 색상 No. : 보건그린 PANTONE Color 320 C, 라이트 그린 PANTONE Color 331 C

제18조(시설의 이용) 지역보건의료기관은 보건의료에 관한 실험 또는 검사를 위하여 의사·치과의사·한의사·약사 등에게 그 시설을 이용하게 하거나, 타인의 의뢰를 받아 실험 또는 검사를 할 수 있다.

제18조의2(지역보건의료기관 협의회) ① 지역보건의료기관은 2개 이상의 지방자치단체에 관련된 보건의료사업과 감염병 업무에 공동으로 대응하고, 관계 중앙행정기관 및 지역보건의료기관 상호 간에 소통과 업무의 효율성을 증진하기 위하여 지역보건의료기관 협의회를 구성할 수 있다.

② 지역보건의료기관의 장은 제1항에 따른 협의회를 구성하려면 관계 지역보건의료기관 간의 협의에 따라 규약을 정하여 전국 단위 협의회인 경우에는 보건복지부장관에게, 시·도(특별자치시·특별자치도를 포함한다) 단위 협의회인 경우에는 특별자치시장·특별자치도지사 또는 시·도지사에게 이를 보고하여야 한다.

③ 제1항 및 제2항에 따른 협의회의 구성과 운영 등에 필요한 사항은 보건복지부령으로 정한다.

[본조신설 2023. 6. 13.]

지역보건법 시행령

제22조(시설이용의 편의제공 등) ① 지역보건의료기관의 장은 법 제18조에 따른 지역보건의료기관의 시설 이용, 타인이 의뢰한 실험 또는 검사를 정당한 사유 없이 거부할 수 없으며 편의를 제공하여야 한다.

② 지역보건의료기관의 장은 제1항에 따라 타인의 의뢰를 받아 실험 또는 검사를 하였을 때에는 그 결과를 지체 없이 의뢰인에게 통지하여야 한다.

제22조의2(신청에 따른 조사) ① 법 제20조제1항 단서에서 "대통령령으로 정하는 사유"란 다음 각 호의 사유를 말한다.

1. 다른 법령에 따라 법 제19조제1항에 따른 서비스대상자(이하 "서비스대상자"라 한다)가 사회보장급여를 받고 있는 경우로서 수급자격의 증명만으로 지역보건의료서비스 제공의 실시 여부를 결정할 수 있는 경우
2. 「의료법」 제17조에 따른 진단서 등에 의한 서비스대상자의 건강상태 확인만으로 지역보건의료서비스 제공의 실시 여부를 결정할 수 있는 경우
3. 그 밖에 시장·군수·구청장이 소득·재산·건강상태에 관한 조사가 필요하지 않다고 인정하는 경우

② 법 제20조제3항 전단에서 "주민등록전산정보·가족관계등록전산정보·금융·국세·지방세, 토지·건물·건강보험·국민연금·고용보험·산업재해보상보험·보훈급여 등 대통령령으로 정하는 관련 전산망 또는 자료"란 별표에 따른 전산망 또는 자료를 말한다.

[본조신설 2023. 9. 26.]

지역보건법 시행령 [별표] 서비스대상자와 부양의무자 조사 관련 전산망 또는 자료 <신설 2023. 9. 26.>

(제22조의2제2항 관련)

1. 「가족관계의 등록 등에 관한 법률」에 따른 가족관계등록전산정보(가족관계증명서, 혼인관계증명서 등)
2. 「구직자 취업촉진 및 생활안정지원에 관한 법률」 제17조제1항에 따른 취업성공수당의 지급에 관한 자료
3. 「공간정보의 구축 및 관리 등에 관한 법률」에 따른 지적전산자료 및 부동산종합공부 자료, 「건축법」에 따른 건축물대장 자료, 「부동산 가격공시에 관한 법률」에 따른 개별공시지가·개별주택가격·공동주택가격에 관한 자료, 「부동산 거래신고 등에 관한 법률」에 따른 부동산등의 거래에 관한 자료, 「주택임대차보호법」에 따른 확정일자부에 관한 자료
4. 「공무원연금법」, 「공무원 재해보상법」, 「군인연금법」, 「군인 재해보상법」, 「사립학교교직원 연금법」, 「별정우체국법」에 따른 연금 가입자 및 급여에 관한 자료
5. 「국가유공자 등 예우 및 지원에 관한 법률」, 「독립유공자예우에 관한 법률」, 「보훈보상대상자 지원에 관한 법률」, 「고엽제후유의증 등 환자지원 및 단체설립에 관한 법률」, 「국가보훈 기본법」, 「5·18민주유공자예우 및 단체설립에 관한 법률」, 「특수임무유공자 예우 및 단체설립에 관한 법률」, 「제대군인지원에 관한 법률」, 「참전유공자 예우 및 단체설립에 관한 법률」에 따라 받는 급여·보상·지원에 관한 자료
6. 「국민건강보험법」에 따른 보수월액, 보험료, 자격정보 등 가입자 및 피부양자에 관한 자료, 「노인장기요양보험법」에 따른 장기요양인정 신청자, 장기요양급여에 관한 자료
7. 「국민연금법」에 따른 소득월액, 가입자, 자격정보, 연금 및 일시금 급여액 등 국민연금원부에 관한 자료, 「고용보험법」에 따른 피보험자격의 취득·상실에 관한 자료 및 실업급여·육아휴직급여·출산전후휴가급여 등 급여 지급에 관한 자료(「고용보험법」 제77조의7제4항에 따라 노무제공플랫폼사업자가 제공한 자료 또는 정보는 제외한다), 「산업재해보상보험법」에 따른 월평균보수, 보험료, 자격정보 등 사업주·근로자에 관한 자료 및 보험급여 지급에 관한 자료, 「고용보험 및 산업재해보상보험의 보험료징수 등에 관한 법률」에 따른 고용보험 가입자의 월평균보수 또는 월보수액에 관한 자료(「고용보험법」 제77조의7제4항에 따라 노무제공플랫폼사업자가 제공한 자료 또는 정보는 제외한다)
8. 「국세기본법」에 따른 과세정보[종합소득명세, 일용근로자소득명세·주식등변동상황명세서 및 증권거래세 과세표준신고서 등 소득·재산자료, 사업자등록자료(휴업, 폐업 정보를 포함한다)], 「지방세기본법」에 따른 과세정보, 「조세특례제한법」 제100조의2에 따른 근로장려금의 결정내역
9. 「금융실명거래 및 비밀보장에 관한 법률」에 따른 금융정보, 「신용정보의 이용 및 보호에 관한 법률」에 따른 신용정보, 「보험업법」에 따른 보험정보
10. 「농업·농촌 공익기능 증진 직접지불제도 운영에 관한 법률」 제7조에 따른 기본형공익직접지불금에 관한 자료, 「농지법」에 따른 농지대장에 관한 자료
11. 「도로교통법」에 따른 운전면허증 자료
12. 「부동산등기법」에 따른 토지등기사항증명서 및 건물등기사항증명서, 「선박등기법」에 따른 선박등기사항증명서, 「상업등기법」 및 「비송사건절차법」 등에 따른 법인등기사항증명서
13. 「사회보장급여의 이용·제공 및 수급권자 발굴에 관한 법률」에 따른 사회보장급여의 신청·제공·환수 등에 관한 자료 및 같은 법 제24조의2에 따른 사회서비스정보시스템의 정보
14. 「선박법」에 따른 선박원부 자료, 「자동차관리법」에 따른 자동차등록원부 자료, 「건설기계관리법」에 따른 건설기계등록원부 자료, 「항공안전법」에 따른 항공기등록원부 자료, 「보험업법」에 따른 자동차보험료율 산출에 관한 자료
15. 「실종아동등의 보호 및 지원에 관한 법률」 제2조제2호에 따른 실종아동등에 관한 자료
16. 「여권법」에 따른 여권자료, 「국적법」에 따른 복수국적자 자료
17. 「장애인고용촉진 및 직업재활법」에 따른 장애인 고용정보에 관한 자료
18. 「장애인복지법」에 따른 장애 인정 및 장애 정도에 관한 자료
19. 「주민등록법」 제30조제1항에 따른 주민등록전산정보자료
20. 「주택법」에 따른 분양권에 관한 자료, 「도시 및 주거환경정비법」에 따른 조합원입주권에 관한 자료
21. 「장사 등에 관한 법률」 제33조의3제1항에 따라 장사정보시스템에 등록된 사망자 정보, 「국민건강보험법」 제47조제2항에 따라 같은 법 제62조에 따른 건강보험심사평가원에 제출된 요양급여비용 명세서상의 사망진단 관련 정보, 「노인장기요양보험법」 제38조제1항에 따라 「국민건강보험법」 제13조에 따른 국민건강보험공단에 제출된 장기요양급여비용 명세서상의 사망진단 관련 정보 및 「국립묘지의 설

치 및 운영에 관한 법률」 제11조제1항에 따라 유족이나 관계 기관의 장이 국가보훈부장관에게 안장(영정봉안을 포함한다) 또는 합장을 신청한 대상자의 사망 관련 정보

22. 시장·군수·구청장이 제21호에 따른 자료를 검토한 결과 사망하지 않은 것으로 확인한 자료
23. 「한국농어촌공사 및 농지관리기금법」에 따른 농지연금에 관한 자료, 「한국주택금융공사법」에 따른 주택담보노후연금에 관한 자료
24. 국가보훈부, 지방자치단체, 「국민연금법」 제24조에 따른 국민연금공단, 「공무원연금법」 제4조에 따른 공무원연금공단, 「사립학교교직원 연금법」 제4조에 따른 사립학교교직원연금공단, 「산업재해보상보험법」 제10조에 따른 근로복지공단, 「한국토지주택공사법」에 따른 한국토지주택공사, 「한국장학재단 설립 등에 관한 법률」 제6조에 따른 한국장학재단, 「서민의 금융생활 지원에 관한 법률」 제3조에 따른 서민금융진흥원 등 공공기관 및 다른 법률에 따라 설립된 공제회에서 보유한 대출금에 관한 자료
25. 그 밖에 서비스대상자를 선정하기 위하여 보건복지부장관이 정하는 전산망 또는 자료

제4장 지역보건의료서비스의 실시

제19조(지역보건의료서비스의 신청) ① 지역보건의료서비스 중 보건복지부령으로 정하는 서비스를 필요로 하는 사람(이하 "서비스대상자"라 한다)과 그 친족, 그 밖의 관계인은 관할 시장·군수·구청장에게 지역보건의료서비스의 제공(이하 "서비스 제공"이라 한다)을 신청할 수 있다.

② 시장·군수·구청장이 제1항에 따른 서비스 제공 신청을 받는 경우 제20조에 따라 조사하려 하거나 제출받으려는 자료 또는 정보에 관하여 서비스대상자와 그 서비스대상자의 1촌 직계혈족 및 그 배우자(이하 "부양의무자"라 한다)에게 다음 각 호의 사항을 알리고, 해당 자료 또는 정보의 수집에 관한 동의를 받아야 한다.

1. 법적 근거, 이용 목적 및 범위
2. 이용 방법
3. 보유기간 및 파기방법

③ 서비스 제공의 신청인은 서비스 제공 신청을 철회하는 경우 시장·군수·구청장에게 조사하거나 제출한 자료 또는 정보의 반환 또는 삭제를 요청할 수 있다. 이 경우 요청을 받은 시장·군수·구청장은 특별한 사유가 없으면 그 요청에 따라야 한다.

④ 제1항부터 제3항까지의 규정에 따른 서비스 제공의 신청·철회 및 고지·동의 방법 등에 관하여 필요한 사항은 보건복지부령으로 정한다.

지역보건법 시행규칙

제8조(지역보건의료서비스 제공의 신청·철회 및 고지·동의) ① 법 제19조제1항에서 "지역보건의료서비스 중 보건복지부령으로 정하는 서비스"란 소득, 재산, 건강상태 등에 따라 선별하여 제공하는 서비스를 말한다.

② 법 제19조제1항 및 제3항에 따라 지역보건의료서비스의 제공(이하 "서비스 제공"이라 한다)을 신청하거나 철회하려는 자는 지역보건의료서비스 신청서나 철회서(전자문서를 포함한다)에 관련 서류(전자문서를 포함한다)를 첨부하여 시장·군수·구청장에게 신청하거나 철회하여야 한다. 다만, 첨부하여야 하는 관련 서류 중 「전자정부법」 제36조제1항에 따른 행정정보의 공동이용을 통하여 관련 서류를 확인할 수 있는 경우에는 그 확인으로 첨부서류를 갈음하되, 신청인이 확인에 동의하지 아니하는 경우에는 그 서류를 첨부하여야 한다.

③ 시장·군수·구청장은 법 제19조제2항에 따라 알리거나 자료 또는 정보의 수집에 관한 동의를 받아야 하는 경우에는 서면 또는 전자적인 방법으로 하여야 한다. 다만, 서면 또는 전자적인 방법으로 알리기 곤란한 경우에는 전화, 담당 공무원의 안내 등의 방법으로 알릴 수 있다.

제20조(신청에 따른 조사) ① 시장·군수·구청장은 제19조제1항에 따라 서비스 제공 신청을 받으면 서비스대상자와 부양의무자의 인적사항·가족관계·소득·재산·사회보장급여 수급이력·건강상태 등에 관한 자료 및 정보에 대하여 조사하고 처리할 수 있다. 다만, 서비스대상자와 부양의무자에 대한 조사가 필요하지 아니하거나 그 밖에 대통령령으로 정하는 사유에 해당하는 경우는 제외한다. <개정 2023. 3. 28.>

② 시장·군수·구청장은 제1항에 따른 조사에 필요한 자료를 확보하기 위하여 서비스대상자 또는 그 부양의무자에게 필요한 자료 또는 정보의 제출을 요구할 수 있다.

③ 시장·군수·구청장은 제1항에 따른 조사를 위하여 주민등록전산정보·가족관계등록전산정보·금융·국세·지방세, 토지·

건물·건강보험·국민연금·고용보험·산업재해보상보험·보훈급여 등 대통령령으로 정하는 관련 전산망 또는 자료를 이용하고자 하는 경우에는 관계 중앙행정기관, 지방자치단체, 관련 기관·단체·법인·시설 등에 협조를 요청할 수 있다. 이 경우 자료의 제출을 요청받은 중앙행정기관, 지방자치단체, 관련 기관·단체·법인·시설 등은 정당한 사유가 없으면 이에 따라야 한다. <개정 2023. 3. 28.>

④ 시장·군수·구청장은 제1항의 사항을 확인하기 위하여 필요한 경우 그 권한을 표시하는 증표 및 조사기간, 조사범위, 조사담당자, 관계 법령 등이 기재된 서류를 제시하고 거주지 및 사실 확인에 필요한 관련 장소를 방문할 수 있다. <신설 2023. 3. 28.>

제21조(서비스 제공의 결정 및 실시) ① 시장·군수·구청장은 제20조에 따른 조사를 하였을 때에는 예산 상황 등을 고려하여 서비스 제공의 실시 여부를 결정한 후 이를 서면이나 전자문서로 신청인에게 통보하여야 한다.

② 시장·군수·구청장은 제1항에 따른 서비스 제공의 실시 여부를 결정할 때 제20조제2항부터 제4항까지에 따라 조사한 자료·정보의 전부 또는 일부를 통하여 평가한 서비스대상자와 그 부양의무자의 소득·재산 수준 및 건강상태가 보건복지부장관이 정하는 기준 이하인 경우에는 관련 조사의 일부를 생략하고 서비스 제공의 실시를 결정할 수 있다. <신설 2021. 7. 27., 2023. 3. 28.>

③ 시장·군수·구청장은 서비스대상자에게 서비스 제공을 하기로 결정하였을 때에는 서비스 제공기간 등을 계획하여 그 계획에 따라 지역보건의료서비스를 제공하여야 한다. <개정 2021. 7. 27.>

제22조(정보의 파기) ① 시장·군수·구청장은 제20조에 따라 조사하거나 제출받은 정보 중 서비스대상자가 아닌 사람의 정보는 5년을 초과하여 보유할 수 없다. 이 경우 시장·군수·구청장은 정보의 보유기한이 지나면 지체 없이 이를 파기하여야 한다.

② 시장·군수·구청장은 제1항에 따른 정보가 지역보건의료정보시스템 또는 「사회보장기본법」 제37조제2항에 따른 사회보장정보시스템에 수집되어 있는 경우 보건복지부장관에게 해당 정보의 파기를 요청할 수 있다. 이 경우 보건복지부장관은 지체 없이 이를 파기하여야 한다. <개정 2023. 3. 28.>

③ 시·도지사, 시장·군수·구청장, 보건의료 관련 기관·단체 또는 의료인은 제5조제5항 및 제6항에 따라 제공받은 자료 또는 정보를 5년이 지나면 파기하여야 한다. <신설 2023. 3. 28.>

제23조(건강검진 등의 신고) ① 「의료법」 제27조제1항 각 호의 어느 하나에 해당하는 사람이 지역주민 다수를 대상으로 건강검진 또는 순회 진료 등 주민의 건강에 영향을 미치는 행위(이하 "건강검진등"이라 한다)를 하려는 경우에는 보건복지부령으로 정하는 바에 따라 건강검진등을 하려는 지역을 관할하는 보건소장에게 신고하여야 한다.

② 의료기관이 「의료법」 제33조제1항 각 호의 어느 하나에 해당하는 사유로 의료기관 외의 장소에서 지역주민 다수를 대상으로 건강검진등을 하려는 경우에도 제1항에 따른 신고를 하여야 한다.

③ 보건소장은 제1항 및 제2항에 따른 신고를 받은 경우에는 그 내용을 검토하여 이 법에 적합하면 신고를 수리하여야 한다.<신설 2019. 1. 15.>

지역보건법 시행규칙

제9조(건강검진 등의 신고) ① 법 제23조에 따른 신고는 건강검진 등을 실시하기 10일 전까지 별지 제1호서식의 건강검진 등 신고서를 관할 보건소장(보건의료원장을 포함한다. 이하 같다)에게 제출하는 방법으로 해야 한다. 이 경우 관할 보건소장은 「전자정부법」 제36조제1항에 따른 행정정보의 공동이용을 통하여 의료기관 개설허가증 또는 의료기관 개설신고증명서(의료기관만 해당한다)와 의사·치과의사 또는 한의사 면허증을 확인할 수 있는 경우에는 그 확인으로 첨부자료의 제공을 갈음할 수 있고, 신고인이 자료 확인에 동의하지 않는 경우에는 해당 자료를 첨부하도록 해야 한다. <개정 2019. 8. 19.>

② 보건소장은 제1항에 따른 건강검진 등 신고서를 제출받은 날부터 7일 이내에 신고의 수리 여부를 신고인에게 통지해야 한다. 이 경우 신고를 수리하는 때에는 별지 제1호의2서식의 건강검진 등 신고확인서를 발급해야 한다.<신설 2019. 8. 19.>

제5장 보칙

제24조(비용의 보조) ① 국가와 시·도는 지역보건의료기관의 설치와 운영에 필요한 비용 및 지역보건의료계획의 시행에 필요한 비용의 일부를 보조할 수 있다.

② 제1항에 따라 보조금을 지급하는 경우 설치비와 부대비에 있어서는 그 3분의 2 이내로 하고, 운영비 및 지역보건의료계획의 시행에 필요한 비용에 있어서는 그 2분의 1 이내로 한다.

제25조(수수료 등) ① 지역보건의료기관은 그 시설을 이용한 자, 실험 또는 검사를 의뢰한 자 또는 진료를 받은 자로부터 수수료 또는 진료비를 징수할 수 있다.

② 제1항에 따른 수수료와 진료비는 보건복지부령으로 정하는 기준에 따라 해당 지방자치단체의 조례로 정한다.

지역보건법 시행규칙

제10조(수수료 등) 법 제25조제2항에 따라 지역보건의료기관에서 징수하는 수수료와 진료비는 「국민건강보험법」 제45조제4항에 따라 보건복지부장관이 고시하는 요양급여비용 명세의 기준에 따라 지방자치단체의 조례로 정한다. 다만, 「전자정부법」 제9조2항 및 제3항에 따른 전자민원창구를 통하여 증명서를 발급받는 경우에는 수수료를 면제한다. <개정 2019. 8. 19.>

제26조(지역보건의료기관의 회계) 지역보건의료기관의 수수료 및 진료비의 수입은 「지방회계법」 제26조에 따른 수입 대체 경비로 직접 지출할 수 있으며, 회계 사무는 해당 지방자치단체의 규칙으로 정하는 바에 따라 간소화할 수 있다. <개정 2016. 5. 29.>

제27조(보고 등) 보건복지부장관은 지방자치단체에 대하여 보건복지부령으로 정하는 바에 따라 지역보건의료기관의 설치·운영에 관한 사항을 보고하게 하거나 소속 공무원으로 하여금 지역보건의료기관에 대하여 실태조사 등 지도·감독을 할 수 있다.

지역보건법 시행규칙

제11조(보고 등) ① 시장·군수·구청장(특별자치시장·특별자치도지사는 제외한다)은 법 제27조에 따라 지역보건의료기관의 설치·운영에 관하여 매년 12월 31일 기준으로 별지 제2호서식의 지역보건의료기관 설치·운영 현황을 작성하여 다음해 3월 31일까지 시·도지사를 거쳐 보건복지부장관에게 보고하여야 한다.

② 특별자치시장·특별자치도지사는 법 제27조에 따라 지역보건의료기관의 설치·운영에 관하여 매년 12월 31일 기준으로 별지 제2호서식의 지역보건의료기관 설치·운영 현황을 작성하여 다음해 3월 31일까지 보건복지부장관에게 보고하여야 한다.

③ 보건복지부장관은 지역보건의료기관의 설치·운영에 관한 지도·감독을 위하여 필요한 경우에는 소속 공무원으로 하여금 실태조사를 하게 할 수 있으며 실태조사 결과 부적절하다고 판단되는 경우에는 해당 지방자치단체의 장에게 시정을 요구하여야 한다.

④ 제1항 및 제2항에 따른 보고는 법 제5조에 따른 지역보건의료정보시스템에 입력 및 제출하는 방법으로 할 수 있다.

제28조(개인정보의 누설금지) 지역보건의료기관(「농어촌 등 보건의료를 위한 특별조치법」 제2조제4호에 따른 보건진료소를 포함한다)의 기능 수행과 관련한 업무에 종사하였거나 종사하고 있는 사람 또는 지역보건의료정보시스템을 구축·운영하였거나 구축·운영하고 있는 자(제30조제3항 및 제5항에 따라 위탁받거나 대행하는 업무에 종사하거나 종사하였던 자를 포함한다)는 업무상 알게 된 다음 각 호의 정보를 업무 외의 목적으로 사용하거나 다른 사람에게 제공 또는 누설하여서는 아니 된다. <개정 2023. 3. 28.>

1. 보건의료인이 진료과정(건강검진을 포함한다)에서 알게 된 개인 및 가족의 진료 정보
2. 제5조에 따라 수집·관리·보유하거나 제공받은 자료 또는 정보
3. 제20조에 따라 조사하거나 제출받은 다음 각 호의 정보
   가. 금융정보(「국민기초생활 보장법」 제21조제3항제1호의 금융정보를 말한다. 이하 같다)
   나. 신용정보 또는 보험정보(「국민기초생활 보장법」 제21조제3항제2호·제3호의 신용정보 및 보험정보를 말한다. 이하 같다)
4. 제1호부터 제3호까지에 따른 자료 또는 정보를 제외한 개인정보(「개인정보 보호법」 제2조제1호의 개인정보를 말한다. 이하 같다)

제29조(동일 명칭 사용금지) 이 법에 따른 보건소, 보건의료원, 보건지소 또는 건강생활지원센터가 아닌 자는 각각 보건소, 보건의료원, 보건지소 또는 건강생활지원센터라는 명칭을 사용하지 못한다.

제30조(권한의 위임 등) ① 이 법에 따른 보건복지부장관의 권한은 대통령령으로 정하는 바에 따라 그 일부를 시·도지사 또는 시장·군수·구청장에게 위임할 수 있다.

② 이 법에 따른 질병관리청장의 권한은 대통령령으로 정하는 바에 따라 그 일부를 소속 기관의 장에게 위임할 수 있다. <신설 2023. 3. 28.>

③ 시·도지사 또는 시장·군수·구청장은 이 법에 따른 지역보건의료기관의 기능 수행에 필요한 업무의 일부를 대통령령으로 정하는 바에 따라 보건의료 관련기관·단체에 위탁하거나, 「의료법」 제2조에 따른 의료인에게 대행하게 할 수 있다. <개정 2023. 3. 28.>

④ 시·도지사 또는 시장·군수·구청장은 제3항에 따라 업무를 위탁한 경우에는 그 비용의 전부 또는 일부를 보조할 수 있고,

의료인에게 그 업무의 일부를 대행하게 한 경우에는 그 업무 수행에 드는 실비(實費)를 보조할 수 있다. <개정 2023. 3. 28.>

⑤ 보건복지부장관은 지역보건의료정보시스템의 구축·운영 등에 관한 업무를 대통령령으로 정하는 바에 따라 「공공기관의 운영에 관한 법률」 제4조에 따른 공공기관에 대행하게 할 수 있다. <개정 2023. 3. 28.>

⑥ 보건복지부장관은 제4항에 따라 업무를 대행하게 한 경우에는 예산의 범위에서 그에 필요한 비용을 보조할 수 있다. <개정 2023. 3. 28.>

지역보건법 시행령

제23조(업무의 위탁 및 대행) ① 법 제30조제3항에 따라 시·도지사 또는 시장·군수·구청장은 다음 각 호의 업무를 보건의료 관련기관·단체에 위탁할 수 있다. <개정 2023. 9. 26.>

1. 법 제4조에 따른 지역사회 건강실태조사에 관한 업무
2. 법 제8조에 따른 지역보건의료계획의 시행에 관한 업무
3. 법 제11조제1항제5호나목에 따른 감염병의 예방 및 관리에 관한 업무
4. 법 제11조제1항제5호바목에 따른 지역주민에 대한 진료, 건강검진 및 만성질환 등 질병관리에 관한 사항 중 전문지식 및 기술이 필요한 진료, 실험 또는 검사 업무
5. 법 제11조제1항제5호사목에 따른 가정 및 사회복지시설 등을 방문하여 행하는 보건의료사업에 관한 업무

② 법 제30조제3항에 따라 시·도지사 또는 시장·군수·구청장은 「의료법」 제2조에 따른 의료인에게 법 제11조제1항제5호바목에 따른 지역주민에 대한 진료, 건강검진 및 만성질환 등 질병관리에 관한 사항 중 전문지식 및 기술이 필요한 진료에 관한 업무를 대행하게 할 수 있다. <개정 2023. 9. 26.>

③ 시·도지사 또는 시장·군수·구청장은 법 제30조제3항에 따라 제1항 각 호에 따른 업무를 위탁하는 경우 그 수탁자 및 위탁업무 등을 고시해야 한다. <개정 2023. 9. 26.>

④ 법 제30조제4항에 따른 비용보조, 실비보조, 그 밖의 업무의 위탁 또는 대행에 필요한 사항은 해당 지방자치단체의 조례로 정한다. <개정 2023. 9. 26.>

⑤ 보건복지부장관은 법 제30조제5항에 따라 지역보건의료정보시스템의 구축·운영 등에 관한 업무를 「사회보장급여의 이용·제공 및 수급권자 발굴에 관한 법률」 제29조에 따른 한국사회보장정보원이 대행하게 한다. <신설 2023. 9. 26.>

제24조(민감정보 및 고유식별정보의 처리) ① 보건복지부장관(법 제30조제5항에 따라 보건복지부장관의 업무를 대행하는 자를 포함한다)은 다음 각 호의 사무를 수행하기 위하여 불가피한 경우 「개인정보 보호법 시행령」 제19조제1호, 제2호 또는 제4호에 따른 주민등록번호, 여권번호 또는 외국인등록번호가 포함된 자료를 처리할 수 있다. <개정 2023. 9. 26.>

1. 법 제5조에 따른 자료 또는 정보의 처리 및 이용 등에 관한 사무
2. 법 제27조에 따른 보고 및 지도·감독에 관한 사무

② 지역보건의료기관의 장(법 제30조제3항에 따라 지역보건의료기관의 업무를 위탁받거나 대행하는 자를 포함한다)은 법 제11조에 따른 보건소의 업무에 관한 사무를 수행하기 위하여 불가피한 경우 「개인정보 보호법」 제23조에 따른 건강에 관한 정보, 같은 법 시행령 제19조제1호, 제2호 또는 제4호에 따른 주민등록번호, 여권번호 또는 외국인등록번호가 포함된 자료를 처리할 수 있다. <개정 2023. 9. 26.>

③ 보건소장은 법 제23조에 따른 건강검진 등의 신고에 관한 사무를 수행하기 위하여 불가피한 경우 「개인정보 보호법 시행령」 제19조제1호, 제2호 또는 제4호에 따른 주민등록번호, 여권번호 또는 외국인등록번호가 포함된 자료를 처리할 수 있다.

제31조(「의료법」에 대한 특례) 제12조에 따른 보건의료원은 「의료법」 제3조제2항제3호가목에 따른 병원 또는 같은 항 제1호나목·다목에 따른 치과의원 또는 한의원으로 보고, 보건소·보건지소 및 건강생활지원센터는 같은 호에 따른 의원·치과의원 또는 한의원으로 본다.

제6장 벌칙

제32조(벌칙) ① 다음 각 호의 어느 하나에 해당하는 자는 5년 이하의 징역 또는 5천만원 이하의 벌금에 처한다. <개정 2017. 9. 19., 2023. 3. 28.>

1. 제5조제3항을 위반하여 정당한 접근 권한 없이 또는 허용된 접근 권한을 넘어 지역보건의료정보시스템의 정보를 훼손·멸실·변경·위조 또는 유출한 자
2. 제28조를 위반하여 같은 조 제1호부터 제4호까지의 어느 하나에 해당하는 정보를 사용·제공·누설한 자 및 그 사정을 알면서도 영리 목적 또는 부정한 목적으로 해당 정보를 제공받은 자

② 삭제 <2017. 9. 19.>

③ 제5조제3항을 위반하여 정당한 접근 권한 없이 또는 허용된 접근 권한을 넘어 지역보건의료정보시스템의 정보를 검색 또는 복제한 자는 3년 이하의 징역 또는 3천만원 이하의 벌금에 처한다. <개정 2017. 9. 19.>

1. 삭제 <2017. 9. 19.>
2. 삭제 <2017. 9. 19.>

제33조(양벌규정) 법인의 대표자나 법인 또는 개인의 대리인·사용인, 그 밖의 종업원이 그 법인 또는 개인의 업무에 관하여 제32조의 위반행위를 하면 그 행위자를 벌하는 외에 그 법인 또는 개인에게도 해당 조문의 벌금형을 과(科)한다. 다만, 법인 또는 개인이 그 위반행위를 방지하기 위하여 해당 업무에 관하여 상당한 주의와 감독을 게을리하지 아니한 경우에는 그러하지 아니하다.

제34조(과태료) ① 제22조제3항을 위반하여 정보 또는 자료를 파기하지 아니한 자에게는 3천만원 이하의 과태료를 부과한다. <신설 2023. 3. 28.>

② 다음 각 호의 어느 하나에 해당하는 자에게는 300만원 이하의 과태료를 부과한다. <개정 2023. 3. 28.>

1. 제23조에 따른 신고를 하지 아니하거나 거짓으로 신고하고 건강검진등을 한 자
2. 제29조를 위반하여 동일 명칭을 사용한 자

③ 제1항 및 제2항에 따른 과태료는 해당 지방자치단체의 조례에서 정하는 바에 따라 해당 시장·군수·구청장이 부과·징수한다. <개정 2023. 3. 28.>

부칙 <법률 제19305호, 2023. 3. 28.>

이 법은 공포한 날부터 시행한다. 다만, 제5조제4항제9호, 같은 조 제8항, 제20조제1항·제3항 및 제30조의 개정규정은 공포 후 6개월이 경과한 날부터 시행한다.

부칙 <법률 제19465호, 2023. 6. 13.>

이 법은 공포 후 6개월이 경과한 날부터 시행한다.

지역보건법 시행령

부칙 <대통령령 제33754호, 2023. 9. 26.>

이 영은 2023년 9월 29일부터 시행한다.

지역보건법 시행규칙

부칙 <보건복지부령 제985호, 2023. 12. 14.>

이 규칙은 2023년 12월 14일부터 시행한다. 다만, 별표 3 Ⅰ 제1호라목 및 제2호라목의 개정규정은 공포 후 6개월이 경과한 날부터 시행한다.

제8편

건강기능식품법

건강기능식품에 관한 법률

건강기능식품에 관한 법률

건강기능식품에 관한 법률
[시행 2003. 8. 27.] [법률 제6727호, 2002. 8. 26., 제정]

[시행 2023. 1. 1.] [법률 제18445호, 2021. 8. 17., 타법개정]

건강기능식품에 관한 법률 시행령
[시행 2022. 12. 20.] [대통령령 제33112호, 2022. 12. 20., 타법개정]

건강기능식품에 관한 법률 시행규칙
[시행 2023. 1. 1.] [총리령 제1813호, 2022. 6. 30., 타법개정]

제1장 총칙

제1조(목적) 이 법은 건강기능식품의 안전성 확보 및 품질 향상과 건전한 유통·판매를 도모함으로써 국민의 건강 증진과 소비자 보호에 이바지함을 목적으로 한다.
[전문개정 2014. 5. 21.]

건강기능식품에 관한 법률 시행령

제1조(목적) 이 영은 「건강기능식품에 관한 법률」에서 위임된 사항과 그 시행에 관하여 필요한 사항을 규정함을 목적으로 한다. <개정 2007. 1. 18.>

건강기능식품에 관한 법률 시행규칙

제1조(목적) 이 규칙은 「건강기능식품에 관한 법률」 및 동법시행령에서 위임된 사항과 그 시행에 관하여 필요한 사항을 규정함을 목적으로 한다. <개정 2006. 11. 20.>

제2조(책무) ① 국가와 지방자치단체는 모든 국민이 질 좋은 건강기능식품과 이에 관한 올바른 정보를 제공받을 수 있도록 합리적인 정책을 마련하고, 건강기능식품을 제조·가공·수입·판매하는 자(이하 "영업자"라 한다)를 지도·관리하여야 한다.

② 영업자는 관계 법령에서 정하는 바에 따라 질 좋은 건강기능식품을 안전하고 건전하게 공급하여야 한다.

[전문개정 2014. 5. 21.]

제3조(정의) 이 법에서 사용하는 용어의 뜻은 다음과 같다. <개정 2015. 2. 3.>

1. "건강기능식품"이란 인체에 유용한 기능성을 가진 원료나 성분을 사용하여 제조(가공을 포함한다. 이하 같다)한 식품을 말한다.
2. "기능성"이란 인체의 구조 및 기능에 대하여 영양소를 조절하거나 생리학적 작용 등과 같은 보건 용도에 유용한 효과를 얻는 것을 말한다.
3. 삭제<2018. 3. 13.>
4. 삭제<2018. 3. 13.>
5. "영업"이란 건강기능식품을 판매의 목적으로 제조 또는 수입하거나 판매(불특정 다수에게 무상으로 제공하는 것을 포함한다. 이하 같다)하는 업(業)을 말한다.
6. "건강기능식품이력추적관리"란 건강기능식품을 제조하는 단계부터 판매하는 단계까지 각 단계별로 정보를 기록·관리하여 해당 건강기능식품의 안전성 등에 문제가 발생할 경우 해당 건강기능식품을 추적하여 원인을 규명하고 필요한 조치를 할 수 있도록 관리하는 것을 말한다.

[전문개정 2014. 5. 21.]

제2장 영업

제4조(영업의 종류 및 시설기준) ① 다음 각 호의 어느 하나에 해당하는 영업을 하려는 자는 총리령으로 정하는 기준에 맞는 시설을 갖추어야 한다.

1. 건강기능식품제조업
2. 삭제<2015. 2. 3.>
3. 건강기능식품판매업

② 제1항에 따른 영업의 세부 종류와 그 범위는 대통령령으로 정한다.

[전문개정 2014. 5. 21.]

건강기능식품에 관한 법률 시행령

제2조(영업의 종류) 「건강기능식품에 관한 법률」(이하 "법"이라 한다) 제4조제2항에 따른 영업의 세부종류와 그 범위는 다음 각 호와 같다. <개정 2007. 1. 18., 2012. 6. 29., 2012. 7. 10., 2014. 11. 11., 2017. 1. 31.>

1. 건강기능식품제조업
   가. 건강기능식품전문제조업 : 건강기능식품을 전문적으로 제조하는 영업
   나. 건강기능식품벤처제조업 : 「벤처기업육성에 관한 특별조치법」 제2조에 따른 벤처기업이 건강기능식품을 가목의 건강기능식품전문제조업자에게 위탁하여 제조하는 영업
2. 삭제<2016. 1. 22.>
3. 건강기능식품판매업
   가. 건강기능식품일반판매업: 건강기능식품을 판매하는 영업. 다만, 나목에 따른 건강기능식품유통전문판매업에 해당하는 것은 제외한다.
   나. 건강기능식품유통전문판매업 : 제1호가목의 건강기능식품전문제조업자에게 의뢰하여 제조한 건강기능식품을 자신의 상표로 유통·판매하는 영업

건강기능식품에 관한 법률 시행규칙

제2조(업종별 시설기준) 「건강기능식품에 관한 법률」(이하 "법"이라 한다) 제4조의 규정에 의한 업종별 시설기준은 별표 1과 같다. <개정 2006. 11. 20.>

건강기능식품에 관한 법률 시행규칙 [별표 1] 업종별 시설기준 <개정 2021. 3. 8.>

(제2조관련)

1. 건강기능식품전문제조업
   가. 건강기능식품의 제조시설과 원료 및 제품의 보관시설 등이 설비된 건축물(이하 "건물"이라 한다)의 위치 등
      (1) 건물의 위치는 「가축분뇨의 관리 및 이용에 관한 법률」제2조에 따른 가축분뇨, 「하수도법」 제2조에 따른 분뇨, 「화학물질관리법」 제2조에 따른 화학물질, 그 밖에 오염물질의 발생시설로부터 건강기능식품에 나쁜 영향을 주지 아니하는 거리를 두어야 한다.
      (2) 건물의 구조는 제조하고자 하는 건강기능식품의 특성에 따라 적정한 온도와 습도가 유지될 수 있고, 환기가 잘 될 수 있어야 한다.
      (3) 건물의 자재는 건강기능식품에 나쁜 영향을 주지 아니하고 오염시키지 아니하는 것이어야 한다.
   나. 작업장
      (1) 작업장은 독립된 건물이거나 건강기능식품 제조 외의 용도로 사용되는 시설과 분리(벽·층 등에 의하여 별도의 방으로 구별되는 경우를 말한다. 이하 같다)되어야 한다.
      (2) 작업장은 원료처리실·제조실 및 포장실 그 밖에 제조에 필요한 작업실을 말하며, 각각의 시설은 분리 또는 구획(칸막이·커튼 등에 의하여 구별되는 경우를 말한다. 이하 같다)되어야 한다. 다만, 제조공정의 자동화 또는 시설·제품의 특수성으로 인하여 분리 또는 구획할 필요가 없다고 인정되는 경우로서 각각의 시설이 서로 구분(선·줄 등에 의하여 구별되는 경우를 말한다. 이하 같다)될 수 있는 때에는 그러하지 아니하다.
      (3) 작업장의 바닥·내벽 및 천정(天井)은 다음과 같은 구조로 설비되어야 한다.
         (가) 바닥은 콘크리트 등으로 내수(耐水)처리를 하여야 하며, 배수가 잘 되도록 하여야 한다.
         (나) 내벽은 바닥으로부터 1.5미터까지 밝은 색의 내수성으로 설비하거나 세균방지용 페인트로 칠하여야 한다.
         (다) 천정은 청소가 용이한 구조로서 이물이나 먼지가 쌓이거나 물방울이 떨어지지 아니하여야 한다.
      (4) 작업장안에서 발생하는 악취·유해가스·매연·증기 등을 환기시키기에 충 분한 환기시설을 갖추어야 한다.
      (5) 작업장의 밝기는 220럭스 이상이어야 한다. 다만, 자동화시설의 설치 등으로 건강기능식품이나 원료 등을 직접 처리하지 아니하

는 곳은 그러하지 아니하다.

(6) 작업장에는 쥐·해충 등을 막을 수 있는 시설을 갖추어야 한다.

다. 건강기능식품취급시설

(1) 건강기능식품을 제조하는데 필요한 기계·기구류 등 건강기능식품취급시설은 그 특성에 따라 건강기능식품의 기준 및 규격에서 정하고 있는 제조기준에 적합한 것이어야 한다.

(2) 제조하는 품목의 특성에 따라 원료의 선별·세척·칭량·배합·배양·추출·농축·정제·살균·성형·충전·포장 등에 필요한 기계·기구류 등의 시설을 갖추어야 한다.

(3) 취급시설 중 건강기능식품과 직접 접촉하는 부분은 위생적인 내수성 재질[스테인레스·알루미늄·강화플라스틱(FRP)·테프론 등 물을 흡수하지 아니하는 것을 말한다. 이하 같다]로서 세척하기 쉬우며, 열탕·증기·살균제 등으로 소독·살균이 가능하고, 프탈레이트계 가소제가 용출되지 않는 것이어야 한다.

(4) 냉동·냉장시설 및 가열처리시설에는 온도계 또는 온도를 측정할 수 있는 계기를 설치하여야 하며, 적정온도가 유지되도록 관리하여야 한다.

라. 급수시설

(1) 수돗물이나 「먹는물관리법」에 적합한 지하수 등을 공급할 수 있는 시설을 갖추어야 한다.

(2) 지하수 등을 사용하는 경우 취수원은 화장실·폐기물처리시설 및 동물사육장 그 밖에 지하수가 오염될 우려가 있는 장소로부터 20미터 이상 떨어진 곳에 위치하여야 한다.

마. 화장실

(1) 작업장에 영향을 미치지 아니하는 곳에 정화조를 갖춘 수세식화장실을 설치하여야 한다. 다만, 인근에 사용하기 편리한 화장실이 있는 경우에는 화장실을 따로 설치하지 아니할 수 있다.

(2) 화장실은 콘크리트 등으로 내수처리를 하여야 하고, 바닥과 내벽(바닥으로부터 1.5미터까지)에는 타일 등을 붙이거나 방수페인트로 칠하여야 한다.

바. 탈의실 및 수세시설

(1) 탈의실 및 수세시설은 작업장과 분리하고, 작업자가 위생적으로 이용할 수 있도록 충분한 시설을 갖추어야 한다.

(2) 탈의실은 외부로 통하는 환기시설을 갖추고 있어야 하며, 청결한 상태가 유지되어야 한다.

사. 창고 등 보관시설

1) 원재료, 반제품, 완제품 및 반송품 등을 분리 또는 구획하여 위생적으로 보관·관리할 수 있는 충분한 넓이의 창고 등 보관시설을 갖추어야 한다. 다만, 다음의 어느 하나에 해당하는 경우에는 그러하지 아니할 수 있다.

가) 제품의 특성에 따라 창고에 갈음할 수 있는 냉동·냉장 시설을 따로 갖춘 경우

나) 같은 영업자가 2개 이상의 제조업소(「식품위생법 시행령」 제21조제1호·제3호에 따른 식품제조·가공업소 및 식품첨가물제조업소, 「약사법」 제31조제1항·제4항에 따른 의약품·의약외품 제조업소 또는 「축산물 위생관리법」 제21조제1항제3호에 따른 축산물가공업소를 포함한다)를 운영하면서 해당 창고 등 보관시설을 공동으로 이용하는 경우

2) 창고 등 보관시설의 바닥에는 양탄자를 설치해서는 아니 된다.

아. 품질관리실

자가품질검사, 원료검사 및 제조단계별 품질관리를 위한 품질관리실과 그 시험검사 등에 필요한 기계·기구 및 시약류 등을 갖추어야 한다. 다만, 다음 각 호의 어느 하나에 해당하는 경우에는 이를 갖추지 아니할 수 있다.

1) 법 제21조제2항에 따라 「식품·의약품분야 시험·검사 등에 관한 법률」 제6조제3항제2호에 따른 자가품질위탁 시험·검사기관에 위탁하여 자가품질검사를 하는 경우

2) 같은 영업자가 다른 장소에 영업허가를 받은 건강기능식품제조업의 영업소에 품질관리실을 갖추고 그 품질관리실에서 법 제21조제1항에 따른 자가품질검사를 하는 경우

3) 같은 영업자가 「식품위생법 시행령」 제21조제1호·제3호에 따른 식품제조·가공업 및 식품첨가물제조업, 「약사법」 제31조제1항·제4항에 따른 의약품·의약외품 제조업, 「화장품법」 제3조제1항에 따른 화장품 제조업, 「축산물 위생관리법」 제21조제1항제3호에 따른 축산물가공업 또는 「위생용품 관리법」 제2조제2호에 따른 위생용품제조업의 영업을 하면서 해당 영업소에 검사실 또는 시험실을 갖추고 법 제21조제1항에 따른 자가품질검사를 하는 경우

4) 같은 영업자가 설립한 건강기능식품 또는 식품 관련 연구·검사기관에서 자사 제품에 대하여 법 제21조제1항에 따른 자가품질검사를 하는 경우

5) 영업자와 동일한 기업집단(「독점규제 및 공정거래에 관한 법률」 제2조제2호에 따른 기업집단을 말한다)에 속하는 건강기능식품 또는 식품 연구·검사기관이나 영업자의 계열회사(「독점규제 및 공정거래에 관한 법률」 제2조제3호에 따른 계열회사를 말한다)가 영업신고한 영업소의 검사실에서 법 제21조제1항에 따른 자가품질검사를 하는 경우

자. 시설기준 적용의 특례

(1) 건강기능식품전문제조업자가 생산능력이 부족하거나 일부 제조시설이 미비한 경우에는 건강기능식품전문제조업의 허가를 받은 자에게 해당 제품 제조공정의 전부 또는 일부를 위탁하여 제조할 수 있다.

(2) 건강기능식품제조업자 또는 건강기능식품유통전문판매업자로부터 제품생산을 위탁 또는 의뢰받아 생산할 수 있는 건강기능식품전문제조업소는 법 제22조제2항의 규정에 따라 우수건강기능식품제조기준적용업소로 지정받은 경우에 한한다.

(3) 건강기능식품전문제조업을 함께 영위하려는 「식품위생법 시행령」 제21조제1호에 따른 식품제조·가공업, 같은 항 제3호에 따른 식품첨가물제조업 또는 「축산물 위생관리법」 제21조제1항제3호에 따른 축산물가공업의 영업자는 제조·가공하는 식품, 식품첨가물 또는 축산물가공품의 전부 또는 일부가 건강기능식품과 동일한 공정을 거쳐 제조·가공되는 경우에는 해당 식품, 식품첨가물 또는 축산물가공품의 제조·가공 공정에 사용되는 시설 또는 작업장을 건강기능식품전문제조업의 시설 또는 작업장으로 이용할 수 있다.

(4) 「약사법」 제31조에 따라 의약품 제조업 허가를 받거나 의약외품[내복용 제제만 해당한다. 이하 이 (4)에서 같다] 제조업 신고를 한 자가 건강기능식품제조업을 함께 영위하려는 경우에는 제조하는 의약품 또는 의약외품이 건강기능식품에 오염될 우려가 없다고 식품의약품안전처장이 인정하는 경우에만 해당 의약품 또는 의약외품 제조시설을 건강기능식품 제조시설로 이용할 수 있다. 이 경우 그 인정 기준 및 방법은 식품의약품안전처장이 정하여 고시한다.

2. 건강기능식품벤처제조업

가. 건강기능식품벤처제조업은 「벤처기업육성에 관한 특별조치법」 제2조의2에 따른 벤처기업의 요건을 갖추고, 같은 법 제25조에 따라 벤처기업확인서를 받은 벤처기업이어야 한다.

나. 건강기능식품벤처제조업자는 영 제2조제1호 가목의 건강기능식품전문제조업소의 제조시설을 이용하여야 한다.

다. 건강기능식품벤처제조업자는 「벤처기업육성에 관한 특별조치법 시행령」 제18조의4에 따른 벤처기업확인서의 유효기간 만료일 이내에 같은 법 제25조에 따른 벤처기업확인서를 받아야 한다.

라. 건강기능식품벤처제조업자는 건강기능식품의 기능성 원료 또는 성분에 관한기술을 개발·보유하여야 한다.

3. 삭제 <2016.2.4.>

4. 건강기능식품일반판매업

가. 영업소

영업활동을 위한 독립된 영업소가 있어야 한다. 다만, 영업활동에 지장이 없는 경우에는 다른 영업소를 함께 사용하거나 사무소만 둘 수 있으며, 「방문판매 등에 관한 법률」 제2조에 따른 방문판매·전화권유판매·다단계판매 및 「전자상거래 등에서의 소비자보호에 관한 법률」 제2조에 따른 전자상거래·통신판매 형태의 영업으로서 구매자가 직접 사무소를 방문하지 않는 경우에는 「건축법」에 따른 주택 용도의 건축물을 사무소로 사용할 수 있다.

나. 건강기능식품을 자동판매기에 넣어 판매하는 경우 해당 자동판매기는 제품이 변질되지 아니하고 위생적인 장소에 설치하여야 한다.

다. 삭제 <2015.1.7.>

5. 건강기능식품유통전문판매업

가. 영업소

영업활동을 위한 독립된 영업소가 있어야 한다. 다만, 영업활동에 지장이 없는 경우에는 다른 영업소를 함께 사용하거나 사무소만을 둘 수 있으며, 「전자상거래 등에서의 소비자보호에 관한 법률」 제2조에 따른 전자상거래·통신판매 형태로 영업을 하려는 경우에는 「건축법」에 따른 주택 용도의 건축물을 사무소로 사용할 수 있다.

나. 위탁생산시설

건강기능식품유통전문판매업자는 영 제2조제1호 가목의 건강기능식품전문제조업소의 제조시설을 이용하여야 한다.

다. 창고 등 보관시설
(1) 건강기능식품을 위생적으로 보관할 수 있는 충분한 창고 등 보관시설을 갖추어야 한다. 이 경우 다음의 어느 하나에 해당하는 때에는 해당 보관시설을 갖춘 것으로 본다.
(가) 영업신고를 한 영업소 소재지와 다른 곳에 보관시설을 설치한 때
(나) 타인의 보관시설에 대해 사용계약을 체결하여 사용한 때
(다) 건강기능식품유통전문판매업과 건강기능식품전문제조업을 함께 하면서 해당 건강기능식품전문제조업을 위한 보관시설을 공동으로 사용한 때
(2) 보관시설은 쥐·해충 등을 막을 수 있는 시설을 갖추어야 한다.

제5조(영업의 허가 등) ① 제4조제1항제1호에 따른 건강기능식품제조업을 하려는 자는 총리령으로 정하는 바에 따라 영업소별로 식품의약품안전처장의 허가를 받아야 한다. 대통령령으로 정하는 사항을 변경하려는 경우에도 또한 같다. <개정 2015. 5. 18.>

② 제1항에 따라 허가를 받은 자가 그 영업을 폐업하거나 허가받은 사항 중 총리령으로 정하는 사항을 변경하려는 경우에는 식품의약품안전처장에게 신고하여야 한다.

③ 식품의약품안전처장은 다음 각 호의 어느 하나에 해당하는 경우를 제외하고는 제1항에 따른 허가를 하여야 한다.<신설 2015. 5. 18., 2016. 2. 3.>

1. 제4조에 따른 시설기준을 갖추지 못한 경우
2. 제9조제1항 각 호의 어느 하나에 해당하는 경우
3. 제12조제1항에 따른 품질관리인을 선임하지 아니한 경우(제12조제1항 단서에 해당하는 경우는 제외한다)
4. 제13조제2항에 따른 건강기능식품의 안전성 확보 및 품질관리에 관한 교육을 받지 아니한 경우(제13조제2항 단서에 해당하는 경우는 제외한다)

4의2. 제22조에 따른 우수건강기능식품제조기준에 맞지 아니하는 경우

5. 그 밖에 이 법 또는 다른 법령에 따른 제한에 위반되는 경우

④ 식품의약품안전처장은 제1항에 따른 허가 신청을 받은 날부터 20일 이내에, 제2항에 따른 변경신고를 받은 날부터 7일 이내에 허가 또는 신고수리 여부를 신청인 또는 신고인에게 통지하여야 한다.<신설 2019. 1. 15.>

⑤ 식품의약품안전처장이 제4항에서 정한 기간 내에 허가 또는 신고수리 여부나 민원 처리 관련 법령에 따른 처리기간의 연장을 신청인 또는 신고인에게 통지하지 아니하면 그 기간(민원 처리 관련 법령에 따라 처리기간이 연장 또는 재연장된 경우에는 해당 처리기간을 말한다)이 끝난 날의 다음 날에 허가 또는 신고를 수리한 것으로 본다.<신설 2019. 1. 15.>

⑥ 제1항과 제2항에 따른 영업의 허가, 변경허가 및 변경신고의 절차 등에 관하여 필요한 사항은 총리령으로 정한다.<개정 2015. 5. 18., 2019. 1. 15.>

[전문개정 2014. 5. 21.]

건강기능식품에 관한 법률 시행령

제3조(허가사항의 변경허가) 법 제5조제1항 후단의 규정에 따라 허가를 받아야 하는 변경사항은 영업소 소재지의 변경을 말한다.

건강기능식품에 관한 법률 시행규칙

제3조(영업허가의 신청) ① 법 제5조제1항에 따라 건강기능식품제조업의 허가를 받으려는 자는 별지 제1호서식의 영업허가신청서(전자문서로 된 신청서를 포함한다)에 다음 각 호의 구분에 따른 서류(전자문서를 포함한다)를 첨부하여 지방식품의약품안전청장에게 제출하여야 한다. <개정 2006. 11. 20., 2008. 9. 22., 2010. 4. 29., 2010. 9. 1., 2018. 9. 28., 2019. 7. 31., 2020. 6. 4.>

1. 「건강기능식품에 관한 법률 시행령」(이하 "영"이라 한다) 제2조제1호 가목에 따른 건강기능식품전문제조업(이하 "건강기능식품전문제조업"이라 한다)
   가. 제조하고자 하는 제품의 종류 및 제조방법설명서
   나. 제조시설의 배치도 및 주요 기계·기구류 목록
   다. 삭제 <2008.9.22>
   라. 제16조의 규정에 의한 품질관리인 선임신고서
   마. 법 제13조제2항의 규정에 의한 교육필증(미리 교육을 받은 경우에 한한다)
   바. 제25조의4제1항제2호에 따른 제품표준서, 제조관리기준서, 제조위생관리기준서 및 품질관리기준서
   사. 「먹는물관리법」 제43조에 따른 먹는물수질검사기관이 발행한 수질검사성적서(수돗물이 아닌 지하수 등을 먹는 물 또는 건강기능식품의 제조과정이나 세척등에 사용하는 경우만 첨부한다)

2. 영 제2조제1호나목에 따른 건강기능식품벤처제조업(이하 "건강기능식품벤처제조업"이라 한다)
가. 삭제 <2018.9.28>
나. 건강기능식품의 기능성 원료·성분에 대한 기술관련자료
다. 제조하고자 하는 제품의 종류 및 제조방법설명서
라. 제16조의 규정에 의한 품질관리인 선임신고서
마. 건강기능식품전문제조업소와 체결한 위탁생산계약서
바. 법 제13조제2항에 의한 교육필증(미리 교육을 받은 경우에 한한다)

② 제1항에 따른 신청을 받은 지방식품의약품안전청장은 「전자정부법」 제36조제1항에 따른 행정정보의 공동이용을 통하여 다음 각 호의 서류를 확인하여야 한다. 다만, 제3호에 따른 서류의 경우 신청인이 확인에 동의하지 아니할 때에는 해당 서류를 직접 제출하게 하여야 한다.<개정 2018. 9. 28.>
1. 토지이용계획확인서
2. 건축물대장
3. 「벤처기업육성에 관한 특별조치법」 제25조에 따른 벤처기업확인서(건강기능식품벤처제조업의 경우만 해당한다)
4. 신청인이 법 제9조제1항제3호에 해당하는지 여부를 확인하는데 필요한 서류

③ 지방식품의약품안전청장은 제2항제4호에도 불구하고 신청인이 외국인인 경우에는 해당 국가의 정부나 그 밖의 권한 있는 기관이 발행한 서류 또는 공증인이 공증한 신청인의 진술서로서 「재외공관 공증법」에 따라 해당 국가에 주재하는 대한민국공관의 영사관이 확인한 서류를 직접 제출하게 하여야 한다.<신설 2018. 9. 28.>

④ 지방식품의약품안전청장은 제1항의 규정에 따라 건강기능식품제조업의 허가를 하는 때에는 별지 제2호서식의 영업허가증을 교부하여야 한다. 이 경우 허가한 사항에 대하여는 별지 제3호서식의 영업허가관리대장을 작성·보관하거나 같은 서식으로 전산망에 입력하여 관리하여야 한다.<개정 2010. 4. 29., 2018. 9. 28.>

⑤ 영업자가 허가증을 잃어버렸거나 헐어 못쓰게 되어 허가증의 재교부를 받고자 하는 때에는 별지 제4호서식의 영업허가증재교부신청서에 헐어 못쓰게 된 허가증(헐어 못쓰게 된 경우에 한한다)을 첨부하여 지방식품의약품안전청장에게 제출하여야 한다.<개정 2010. 4. 29., 2018. 9. 28.>

제4조(허가사항의 변경) ① 법 제5조제1항 후단 및 영 제3조에 따라 건강기능식품제조업의 허가를 받은 자가 그 허가받은 사항을 변경하려는 경우에는 별지 제5호서식의 변경허가신청서(전자문서로 된 신청서를 포함한다)에 허가증을 첨부[건강기능식품전문제조업의 경우에는 다음 각 호의 서류(전자문서를 포함한다)도 함께 첨부하여야 한다]하여 지방식품의약품안전청장에게 제출하여야 한다. 이 경우 지방식품의약품안전청장은 「전자정부법」 제36조제1항에 따른 행정정보의 공동이용을 통하여 토지이용계획확인서 및 건축물대장을 확인하여야 한다. <개정 2006. 11. 20., 2008. 9. 22., 2010. 4. 29., 2010. 9. 1., 2010. 10. 29., 2019. 7. 31.>
1. 제조시설의 배치도 및 주요 기계·기구류 목록
2. 삭제<2008. 9. 22.>
3. 「먹는물관리법」 제43조에 따른 먹는물수질검사기관이 발행한 수질검사성적서(수돗물이 아닌 지하수 등을 먹는 물 또는 건강기능식품의 제조과정이나 세척 등에 사용하는 경우만 첨부한다)

② 법 제5조제2항에 따라 건강기능식품제조업의 허가를 받은 자가 다음 각 호의 어느 하나에 해당하는 사항을 변경하려는 때에는 별지 제5호서식의 변경신고서(전자문서를 포함한다)에 허가증과 변경사실을 확인할 수 있는 관련 서류(전자문서를 포함한다)를 첨부하여 지방식품의약품안전청장에게 제출하여야 한다. 다만, 법 제11조에 따른 영업자지위승계에 의한 변경을 제외한다.<개정 2006. 11. 20., 2010. 4. 29., 2014. 2. 3.>
1. 영업자의 성명(법인의 경우에는 그 대표자의 성명을 말한다)
2. 영업소의 명칭 또는 상호
3. 제조시설중 작업장, 건강기능식품취급시설 또는 급수시설(건강기능식품전문제조업에 한한다)
4. 건강기능식품을 위탁생산하는 제조업소의 명칭 또는 상호(건강기능식품벤처제조업에 한한다)

제6조(영업의 신고 등) ① 삭제 <2015. 2. 3.>

② 제4조제1항제3호에 따른 건강기능식품판매업을 하려는 자는 총리령으로 정하는 바에 따라 영업소별로 제4조에 따른 시설을 갖추고 영업소의 소재지를 관할하는 특별자치시장·특별자치도지사·시장·군수·구청장에게 신고하여야 한다. 다만, 「약사법」 제20조에 따라 개설등록한 약국에서 건강기능식품을 판매하는 경우에는 그러하지 아니하다.

③ 제2항에 따라 신고를 한 자가 그 영업을 폐업하거나 총리령으로 정하는 사항을 변경하려는 경우에는 특별자치시장·특별자치도지사·시장·군수·구청장에게 신고하여야 한다.<개정 2015. 2. 3.>

④ 특별자치시장·특별자치도지사·시장·군수·구청장은 제2항에 따른 신고 또는 제3항에 따른 변경신고를 받은 날부터 3일 이내에 신고수리 여부를 신고인에게 통지하여야 한다.<신설 2019. 1. 15.>

⑤ 특별자치시장·특별자치도지사·시장·군수·구청장이 제4항에서 정한 기간 내에 신고수리 여부나 민원 처리 관련 법령에 따른 처리기간의 연장을 신고인에게 통지하지 아니하면 그 기간(민원 처리 관련 법령에 따라 처리기간이 연장 또는 재연장된 경우에는 해당 처리기간을 말한다)이 끝난 날의 다음 날에 신고를 수리한 것으로 본다.<신설 2019. 1. 15.>

⑥ 특별자치시장·특별자치도지사·시장·군수·구청장은 제2항에 따라 신고를 한 영업자가 「부가가치세법」 제8조에 따라 관할 세무서장에게 폐업신고를 하거나 관할 세무서장이 사업자등록을 말소한 경우에는 신고사항을 직권으로 말소할 수

있다.<개정 2015. 5. 18., 2019. 1. 15.>

⑦ 특별자치시장·특별자치도지사·시장·군수·구청장은 제6항의 직권말소를 위하여 필요한 경우 관할 세무서장에게 제2항에 따라 신고를 한 영업자의 폐업여부에 대한 정보 제공을 요청할 수 있다. 이 경우 요청을 받은 관할 세무서장은 「전자정부법」 제36조제1항에 따라 영업자의 폐업여부에 대한 정보를 제공하여야 한다.<신설 2018. 6. 12., 2019. 1. 15.>

⑧ 제2항 및 제3항의 규정에 따른 영업의 신고 및 변경신고의 절차 등에 관하여 필요한 사항은 총리령으로 정한다.<개정 2015. 2. 3., 2015. 5. 18., 2018. 6. 12., 2019. 1. 15.>

[전문개정 2014. 5. 21.]

건강기능식품에 관한 법률 시행규칙

제5조(영업의 신고 등) ① 법 제6조제2항에 따라 건강기능식품판매업의 신고를 하려는 자는 영업에 필요한 시설을 갖춘 후 별지 제6호서식의 영업신고서(전자문서로 된 신고서를 포함한다)에 다음 각 호의 서류(전자문서를 포함한다)를 첨부하여 특별자치시장·특별자치도지사·시장·군수·구청장(자치구의 구청장에 한한다. 이하 같다)에게 제출하여야 한다. 다만, 영 제2조제3호가목에 따른 건강기능식품일반판매업(이하 "건강기능식품일반판매업"이라 한다)의 영업자가 영업소 소재지 외의 장소에서 1개월 범위에서 한시적으로 같은 영업을 하려는 경우에는 해당 영업신고서에 별지 제8호서식에 따른 영업신고증 사본을 첨부해서 제출해야 한다. <개정 2006. 11. 20., 2010. 10. 29., 2011. 4. 1., 2014. 8. 7., 2015. 1. 7., 2016. 2. 4., 2019. 7. 31., 2019. 12. 26., 2021. 3. 8.>

1. 삭제<2012. 8. 1.>
2. 법 제13조제2항에 따른 교육을 이수하였음을 증명하는 서류(미리 교육을 받은 자만 해당하며, 담당 공무원이 직접 확인할 수 있는 경우에는 제출하지 아니할 수 있다)
3. 보관시설 사용계약서[영 제2조제3호나목에 따른 건강기능식품유통전문판매업(이하 "건강기능식품유통전문판매업"이라 한다)을 하려는 자 중 보관시설에 대해 사용계약을 체결한 자만 해당한다]
4. 건강기능식품전문제조업소와 체결한 위탁생산계약서(건강기능식품유통전문판매업에 한한다)
5. 「유선 및 도선사업법」에 따른 유선사업 및 도선사업 면허증 또는 신고필증[수상구조물로 된 유선장 및 도선장에서 건강기능식품일반판매업을 하려는 경우만 해당한다]
6. 「국가를 당사자로 하는 계약에 관한 법률」 제11조에 따른 시설운영에 관한 계약서(「군사기지 및 군사시설 보호법」에 따른 군사기지·군사시설 및 「군인복지기본법」 제14조에 따른 군인복지시설에서 건강기능식품일반판매업을 하려는 경우만 해당한다)
7. 「국유재산법 시행규칙」 제14조제3항에 따른 국유재산 사용허가서(국유철도의 정거장시설에서 건강기능식품일반판매업을 하려는 경우만 해당한다)
8. 「도시철도법」에 따른 도시철도운영자와 체결한 도시철도시설 사용계약에 관한 서류(도시철도의 정거장시설에서 건강기능식품일반판매업을 하려는 경우만 해당한다)

② 특별자치시장·특별자치도지사·시장·군수·구청장은 「전자정부법」 제36조제1항에 따른 행정정보의 공동이용을 통하여 신고인이 법 제9조제2항제3호에 해당하는지의 여부를 확인하여야 한다. 다만, 신청인이 외국인인 경우에는 해당 국가의 정부나 그 밖의 권한 있는 기관이 발행한 서류 또는 공증인이 공증한 신청인의 진술서로서 「재외공관 공증법」에 따라 해당 국가에 주재하는 대한민국공관의 영사관이 확인한 서류를 직접 제출하게 하여야 한다.<개정 2018. 9. 28.>

③ 특별자치시장·특별자치도지사·시장·군수·구청장은 제1항에 따른 신고를 수리한 때에는 지체없이 별지 제8호서식의 영업신고증을 교부하여야 한다.<개정 2010. 10. 29., 2015. 1. 7., 2016. 2. 4.>

④ 특별자치시장·특별자치도지사·시장·군수·구청장은 제3항의 규정에 따라 영업신고증을 교부한 후 별지 제10호서식의 영업신고관리대장을 작성·보관하거나 같은 서식으로 전산망에 입력하여 관리하여야 한다. 이 경우 특별자치시장·특별자치도지사·시장·군수·구청장은 반기별로 반기 종료 후 20일 이내에 별지 제11호서식에 의한 영업신고관리현황을 식품의약품안전처장에게 통보하여야 한다.<개정 2010. 4. 29., 2010. 10. 29., 2013. 3. 23., 2015. 1. 7., 2016. 2. 4., 2023. 11. 22.>

⑤ 제1항에 따라 신고를 받은 특별자치시장·특별자치도지사·시장·군수·구청장은 해당 영업소의 시설에 대한 확인이 필요한 경우에는 신고증을 준 후 15일 이내에 신고받은 사항을 확인하여야 한다.<신설 2008. 9. 22., 2010. 10. 29., 2015. 1. 7.>

⑥ 영업자가 신고증을 잃어버렸거나 헐어 못쓰게 되어 신고증을 다시 교부받으려는 경우에는 별지 제12호서식의 영업신고증재교부신청서에 헐어 못쓰게 된 허가증(헐어 못쓰게 된 경우만 해당한다)을 첨부하여 특별자치시장·특별자치도지사·시장·군수·구청장에게 제출하여야 한다.<개정 2008. 9. 22., 2010. 10. 29., 2015. 1. 7.>

제6조(신고사항의 변경) ① 법 제6조제3항에 따라 건강기능식품판매업의 신고를 한 자가 신고를 하여야 하는 변경사항은 다음 각 호와 같다. 다만, 법 제11조에 따른 영업자지위승계에 의한 변경을 제외한다. <개정 2014. 2. 3., 2016. 2. 4., 2021. 3. 8.>

1. 영업자의 성명(법인의 경우에는 그 대표자의 성명을 말한다)
2. 영업소의 명칭 또는 상호
3. 영업소의 소재지
4. 보관시설의 소재지(보관시설에 대해 사용계약을 체결한 경우만 해당한다)
5. 건강기능식품을 위탁생산하는 제조업소의 명칭 또는 상호(건강기능식품유통전문 판매업에 한한다)

② 제1항에 따라 변경신고를 하려는 자는 별지 제13호서식의 신고사항 변경신고서(전자문서로 된 신고서를 포함한다)에 다음 각 호의 서류(제2호부터 제4호까지의 서류는 영업소의 소재지를 변경하는 경우에 한정한다)를 첨부하여 특별자치시장·특별자치도지사·시장·군수·구청장에게 제출하여야 한다. 이 경우 신고관청을 달리하는 영업소 소재지 변

경의 경우에는 새로운 소재지를 관할하는 특별자치시장·특별자치도지사·시장·군수·구청장에게 제출하여야 한다.<개정 2010. 4. 29., 2010. 10. 29., 2014. 8. 7., 2015. 1. 7., 2016. 2. 4., 2021. 3. 8.>

1. 영업신고증(영업신고증을 잃어버린 경우는 제외한다)
2. 삭제<2018. 9. 28.>
3. 보관시설 사용계약서(건강기능식품유통전문판매업자 중 보관시설에 대해 사용계약을 체결한 자만 해당한다)
4. 건강기능식품전문제조업소와 체결한 위탁생산계약서(건강기능식품유통전문판매업에 한정한다)

③ 제2항에 따른 신고를 받은 특별자치시장·특별자치도지사·시장·군수·구청장은 제출된 영업신고증에 변경신고 내용을 반영하여 고쳐쓴 후 이를 신고인에게 돌려주거나 새로 발급해 주어야 한다.<신설 2014. 8. 7.>

④ 제2항 각 호 외의 부분 후단에 따른 영업소 소재지의 변경신고를 받은 특별자치시장·특별자치도지사·시장·군수·구청장은 종전 영업소 소재지를 관할하는 특별자치시장·특별자치도지사·시장·군수·구청장에게 해당 영업신고관리대장 및 신고와 관련된 서류의 이송을 요청하여야 한다. 이 경우 요청을 받은 특별자치시장·특별자치도지사·시장·군수·구청장은 지체 없이 해당 서류를 이송하여야 한다.<신설 2014. 8. 7.>

⑤ 제4항에 따라 관련 서류를 이송받은 특별자치시장·특별자치도지사·시장·군수·구청장은 해당 영업소의 시설에 대한 확인이 필요한 경우에는 관련 서류를 이송받은 후 15일 이내에 변경신고받은 사항을 확인하여야 한다.<신설 2014. 8. 7.>

제7조(폐업신고) ① 법 제5조제2항 또는 법 제6조제3항의 규정에 의한 폐업의 신고를 하고자 하는 자는 그 폐업하는 날부터 1월 이내에 별지 제14호서식의 폐업신고서(전자문서로 된 신고서를 포함한다)에 영업허가증 또는 영업신고증을 첨부하여 허가 또는 신고 관청에 제출하여야 한다. <개정 2006. 11. 20., 2017. 4. 7.>

② 제1항에 따라 폐업신고를 하려는 자가 「부가가치세법」 제8조제7항에 따른 폐업신고를 같이 하려는 경우에는 제1항에 따른 폐업신고서와 「부가가치세법 시행규칙」 별지 제9호서식의 폐업신고서를 함께 제출하여야 한다. 이 경우 허가 또는 신고 관청은 함께 제출받은 폐업신고서를 지체 없이 관할 세무서장에게 송부(정보통신망을 이용한 송부를 포함한다. 이하 이 조에서 같다)하여야 한다.<신설 2017. 4. 7., 2021. 3. 8.>

③ 관할 세무서장이 「부가가치세법 시행령」 제13조제5항에 따라 같은 조 제1항에 따른 폐업신고를 받아 이를 해당 허가 또는 신고 관청에 송부한 경우에는 관할 세무서장이 폐업신고를 받은 때에 제1항에 따른 폐업신고서가 제출된 것으로 본다.<신설 2017. 4. 7.>

제7조의2(영업신고 사항의 직권말소 절차) 특별자치시장·특별자치도지사·시장·군수·구청장은 법 제6조제6항에 따라 직권으로 신고 사항을 말소하려는 경우에는 다음 각 호의 절차에 따른다. <개정 2023. 3. 22.>

1. 신고 사항 말소 예정사실을 해당 영업자에게 사전 통지할 것
2. 신고 사항 말소 예정사실을 해당 기관 게시판과 인터넷 홈페이지에 10일 이상 예고할 것

[본조신설 2018. 12. 31.]

제7조(품목제조신고 등) ① 제5조제1항에 따라 건강기능식품제조업의 허가를 받은 자가 건강기능식품을 제조하려는 경우에는 그 품목의 제조방법 설명서 등 총리령으로 정하는 사항을 식품의약품안전처장에게 신고하여야 한다. 신고한 사항 중 총리령으로 정하는 사항을 변경하려는 경우에도 또한 같다.

② 식품의약품안전처장은 제1항에 따른 신고·변경신고를 받은 날부터 10일 이내에 신고수리 여부를 신고인에게 통지하여야 한다.<신설 2019. 1. 15.>

③ 식품의약품안전처장이 제2항에서 정한 기간 내에 신고수리 여부나 민원 처리 관련 법령에 따른 처리기간의 연장을 신고인에게 통지하지 아니하면 그 기간(민원 처리 관련 법령에 따라 처리기간이 연장 또는 재연장된 경우에는 해당 처리기간을 말한다)이 끝난 날의 다음 날에 신고를 수리한 것으로 본다.<신설 2019. 1. 15.>

④ 제1항에 따른 품목제조신고 및 변경신고의 절차 등에 관하여 필요한 사항은 총리령으로 정한다.<개정 2019. 1. 15.>

[전문개정 2014. 5. 21.]

건강기능식품에 관한 법률 시행규칙

제8조(품목제조신고 등) ①법 제7조제1항에 따라 건강기능식품제조업자가 품목제조신고를 하려는 경우에는 별지 제15호서식의 품목제조신고서(전자문서로 된 신고서를 포함한다)에 다음 각 호의 서류(전자문서를 포함한다)를 첨부하여 지방식품의약품안전청장에게 제출하여야 한다. <개정 2006. 11. 20., 2008. 9. 22., 2010. 4. 29., 2013. 3. 23., 2014. 8. 20., 2017. 4. 7., 2022. 6. 30.>

1. 제조방법설명서(식품의약품안전처장이 정하여 고시하는 기준에 따라 설정한 소비기한 설정사유서를 포함한다)
2. 원료 또는 성분의 명칭과 함량
3. 기준·규격에 대한 「식품·의약품분야 시험·검사 등에 관한 법률 시행규칙」에 따른 시험·검사성적서 또는 해당 영업소의 품질관리실(법 제22조제1항에 따라 우수건강기능식품제조기준을 준수하는 영업소의 경우만 해당한다)에서 시험·검사한 성적서(수출용 건강기능식품은 제외한다. 이하 "검사성적서"라 한다)
4. 법 제14조제2항에 따른 건강기능식품의 기준과 규격에 적합한 것으로 인정받은 서류나 법 제15조제2항에 따른 건강기능식품 기능성원료 또는 성분으로 인정받은 서류(건강기능식품 공전에 고시되지 아니한 품목의 경우에만 제출하고, 품목제조신고서를 제출받은 담당 공무원이 직접 확인할 수 있는 경우에는 제출하지 아니할 수 있다)

②지방식품의약품안전청장은 제1항의 규정에 따라 품목제조신고를 받은 때에는 별지 제16호서식의 품목제조신고증을 신고인에게 교부하고 그 내용을 별지 제17호서식의 품목제조신고관리대장을 작성·보관하거나 같은 서식으로 전산망에 입력하여 관리하여야 한다..<개정 2010. 4. 29.>

③영업자가 품목제조신고증을 잃어버렸거나 헐어 못쓰게 되어 품목제조신고증의 재교부를 받으려는 때에는 별지 제17호의2서식의 품목제조신고증재교부\신청서(전자문서로 된 신청서를 포함한다)에 헐어 못쓰게 된 품목제조신고증(헐어 못쓰게 된 경우에 한한다)을 첨부하여 지방식품의약품안전청장에게 제출하여야 한다.<신설 2006. 11. 20., 2010. 4. 29.>

제9조(품목제조신고사항의 변경신고) ①법 제7조제1항 후단의 규정에 따라 품목제조 신고를 한 자가 다음 각 호의 어느 하나에 해당하는 사항을 변경하고자 하는 경우에는 별지 제18호서식의 품목제조신고사항변경신고서(전자문서로 된 신고서를 포함한다)에 품목제조신고증을 첨부하여 지방식품의약품안전청장에게 제출하여야 한다. 다만, 수출용 건강기능식품의 경우를 제외한다. <개정 2006. 11. 20., 2010. 4. 29., 2022. 6. 30.>

1. 제품명
2. 원료 또는 성분의 함량
3. 소비기한 의 연장

②제1항 본문의 규정에 불구하고 기능성을 가진 주원료 또는 주성분의 함량을 변경하여 당해 품목의 기능성이 변경된 경우에는 제8조제1항의 규정에 의한 품목제조신고를 새로이 하여야 한다.

제8조 삭제 <2015. 2. 3.>

건강기능식품에 관한 법률 시행규칙

제10조 삭제 <2016. 2. 4.>

제10조의2 삭제 <2016. 2. 4.>

제11조 삭제 <2016. 2. 4.>

제9조(영업허가 등의 제한) ① 다음 각 호의 어느 하나에 해당하는 경우에는 제5조제1항에 따른 영업허가를 할 수 없다. <개정 2016. 2. 3., 2018. 3. 13.>

1. 제32조제1항 각 호(제9호의2, 제10호 및 제11호는 제외한다. 이하 이 조에서 같다) 또는 「식품 등의 표시·광고에 관한 법률」 제16조제1항·제2항에 따라 영업허가가 취소된 후 6개월이 지나기 전에 그 영업소에서 같은 종류의 영업을 하려는 경우. 다만, 영업시설의 전부를 철거하여 영업허가가 취소된 경우에는 그러하지 아니하다.
2. 제32조제1항 각 호 또는 「식품 등의 표시·광고에 관한 법률」 제16조제1항·제2항에 따라 영업허가가 취소된 후 1년이 지나지 아니한 자(법인의 경우에는 그 대표자를 포함한다)가 취소된 영업과 같은 종류의 영업을 하려는 경우
3. 영업허가를 받으려는 자(법인의 경우에는 그 대표자를 포함한다)가 피성년후견인이거나 파산선고를 받고 복권되지 아니한 자인 경우
4. 제32조제1항 각 호 또는 「식품 등의 표시·광고에 관한 법률」 제16조제1항에 따라 영업정지 처분을 받은 후 제5조제2항에 따른 폐업신고를 하고 그 영업정지 기간이 지나기 전에 그 영업소에서 같은 종류의 영업을 하려는 경우
5. 제32조제1항 각 호 또는 「식품 등의 표시·광고에 관한 법률」 제16조제1항에 따라 영업정지 처분을 받은 후 제5조제2항에 따른 폐업신고를 하고 그 영업정지 기간이 지나지 아니한 자(법인인 경우에는 그 대표자를 포함한다)가 같은 종류의 영업을 하려는 경우

② 다음 각 호의 어느 하나에 해당하는 경우에는 제6조제2항에 따른 영업신고를 할 수 없다.<개정 2015. 2. 3., 2016. 2. 3., 2018. 3. 13.>

1. 제32조제1항 각 호 또는 「식품 등의 표시·광고에 관한 법률」 제16조제3항·제4항에 따른 영업소 폐쇄명령을 받은 후 6개월이 지나기 전에 그 영업소에서 같은 종류의 영업을 하려는 경우. 다만, 영업시설의 전부를 철거하여 영업소 폐쇄명령을 받은 경우에는 그러하지 아니하다.
2. 제32조제1항 각 호 또는 「식품 등의 표시·광고에 관한 법률」 제16조제3항·제4항에 따른 영업소 폐쇄명령을 받은 후 1년이 지나지 아니한 자(법인의 경우에는 그 대표자를 포함한다)가 폐쇄명령을 받은 영업과 같은 종류의 영업을 하려는 경우
3. 영업신고를 하려는 자(법인의 경우에는 그 대표자를 포함한다)가 피성년후견인이거나 파산선고를 받고 복권되지 아니한 자인 경우
4. 제32조제1항 각 호 또는 「식품 등의 표시·광고에 관한 법률」 제16조제3항에 따라 영업정지 처분을 받은 후 제6조제3항에 따른 폐업신고를 하고 그 영업정지 기간이 지나기 전에 그 영업소에서 같은 종류의 영업을 하려는 경우
5. 제32조제1항 각 호 또는 「식품 등의 표시·광고에 관한 법률」 제16조제3항에 따라 영업정지 처분을 받은 후 제6조제3항에 따른 폐업신고를 하고 그 영업정지 기간이 지나지 아니한 자(법인인 경우에는 그 대표자를 포함한다)가 같은 종류의 영업을 하려는 경우

[전문개정 2014. 5. 21.]

제10조(영업자의 준수사항) ① 영업자는 건강기능식품의 안전성 확보 및 품질관리와 유통질서 유지 및 국민 보건의 증진을 위하여 다음 각 호의 사항을 준수하여야 한다. <개정 2021. 8. 17.>

1. 제조시설과 제품(원재료를 포함한다)을 보건위생상 위해(危害)가 없고 안전성이 확보되도록 관리할 것

2. 소비기한이 지난 제품을 판매하거나 판매할 목적으로 진열·보관하거나 건강기능식품 제조에 사용하지 말 것
3. 부패·변질되거나 폐기된 제품 또는 소비기한이 지난 제품을 정당한 사유가 없으면 교환하여 줄 것
4. 판매 사례품이나 경품을 제공하는 등 사행심을 조장하여 제품을 판매하는 행위를 하지 말 것
5. 그 밖에 제1호부터 제4호까지에 준하는 사항으로서 건강기능식품의 안전성 확보 및 품질관리와 국민 보건위생의 증진을 위하여 필요하다고 인정하여 총리령으로 정하는 사항

② 건강기능식품 제조업자는 총리령으로 정하는 바에 따라 식품의약품안전처장에게 생산 실적 등을 보고하여야 한다.

[전문개정 2014. 5. 21.]

제10조의2(이상사례의 보고 등) ① 영업자(「약사법」 제20조에 따라 등록한 약국개설자 및 「수입식품안전관리 특별법」 제15조에 따라 등록한 수입식품등 수입·판매업자를 포함한다. 이하 이 조에서 같다)는 건강기능식품으로 인하여 발생하였다고 의심되는 바람직하지 아니하고 의도되지 아니한 징후, 증상 또는 질병(이하 "이상사례"라 한다)을 알게 된 경우에는 총리령으로 정하는 바에 따라 식품의약품안전처장에게 보고하여야 한다.

② 식품의약품안전처장은 제1항에 따라 이상사례에 관한 보고를 받은 때에는 해당 건강기능식품의 안전성 및 이상사례와의 인과관계 등에 관한 조사·분석을 실시하여야 한다. 이 경우 식품의약품안전처장은 필요하다고 인정하는 때에는 영업자 또는 관련 이해관계인에게 진술하게 하거나 조사에 필요한 자료 및 물건 등의 제출을 요구할 수 있다.

③ 식품의약품안전처장은 제2항에 따른 조사·분석 결과를 대통령령으로 정하는 바에 따라 공표할 수 있다.

④ 식품의약품안전처장은 제1항에 따른 이상사례 보고의 접수 및 제2항에 따른 조사·분석에 관한 업무를 대통령령으로 정하는 관계 전문기관에 위탁할 수 있다. 이 경우 식품의약품안전처장은 위탁받은 기관에 예산의 범위에서 필요한 경비의 전부 또는 일부를 지원할 수 있다.

[본조신설 2019. 12. 3.]

건강기능식품에 관한 법률 시행령

제3조의2(건강기능식품의 안전성 등에 관한 조사·분석 결과의 공표) 식품의약품안전처장은 법 제10조의2제3항에 따라 건강기능식품의 안전성 및 이상사례(건강기능식품으로 인하여 발생했다고 의심되는 바람직하지 않고 의도되지 않은 징후, 증상 또는 질병을 말한다. 이하 같다)와의 인과관계 등에 관한 조사·분석 결과를 공표하는 경우에는 해당 조사·분석이 끝난 날부터 7일 이내에 식품의약품안전처의 인터넷 홈페이지에 게재해야 한다.

[본조신설 2020. 6. 2.]

제3조의3(이상사례의 보고 접수 업무 등의 위탁) 식품의약품안전처장은 법 제10조의2제4항에 따라 다음 각 호의 업무를 「식품위생법」 제67조에 따른 식품안전정보원에 위탁한다.

1. 법 제10조의2제1항에 따른 이상사례 보고의 접수
2. 법 제10조의2제2항에 따른 건강기능식품의 안전성 및 이상사례와의 인과관계 등에 관한 조사·분석

[본조신설 2020. 6. 2.]

건강기능식품에 관한 법률 시행규칙

제12조(영업자의 준수사항) 법 제10조제1항제5호의 규정에 따라 영 제2조의 규정에 의한 영업자가 지켜야 할 준수사항은 별표 4와 같다.

제12조의2(이상사례의 보고) 법 제10조의2제1항에 따른 이상사례(이하 "이상사례"라 한다)를 보고하려는 영업자(「약사법」 제20조에 따라 등록한 약국개설자 및 「수입식품안전관리 특별법」 제15조에 따라 등록한 수입식품등 수입·판매업자를 포함한다)는 해당 이상사례를 알게 된 날부터 7일 이내에 별지 제27호의2서식의 건강기능식품 이상사례 보고서(전자문서로 된 보고서를 포함한다)를 「식품위생법」 제67조제1항에 따른 식품안전정보원에 제출해야 한다.

[본조신설 2020. 6. 4.]

제13조(생산실적의 보고) 법 제10조제2항의 규정에 따라 건강기능식품 제조업자는 별지 제27호서식에 따른 건강기능식품 생산실적 보고서(전자문서로 된 보고서를 포함한다)를 매년 당해연도 종료후 1개월 이내에 제출해야 한다. <개정 2010. 10. 29., 2019. 12. 26.>

건강기능식품에 관한 법률 시행규칙 [별표 4] 영업자준수사항 <개정 2021. 9. 10.>

(제12조관련)

1. 건강기능식품제조업

가. 건강기능식품전문제조업자는 건강기능식품의 제조과정에서 보건위생상 위해가 없도록 제조시설 및 기구 등을 위생적으로 관리하고, 정기적으로 점검하여 작업에 지장이 없도록 유지·관리하여야 한다.

나. 건강기능식품제조업자는 영업허가증, 품목제조신고증, 법 제14조제2항 및 제15조제2항에 따른 인정 서류(인정서가 있는 경우만 해당한다)를 비치·관리하여야 한다.

다. 건강기능식품제조업자는 생산 및 작업기록에 관한 서류와 원료의 입고·출고·사용에 관한 서류를 작성·비치하여야 하고, 이를 최종 기재일로부터 3년간 보관하여야 한다. 이 경우 우수건강기능식품제조기준적용업소의 영업자가 제조하는 제품의 제조관리기록서를 작성·비치하는 것으로 이를 갈음할 수 있다.

라. 건강기능식품제조업자는 건강기능식품거래현황에 대하여 판매업소명, 제품명, 수량, 공급일자 등 거래명세내역, 반품처리 내역, 건강기능식품 위해사실(이상사례를 포함한다) 접수 및 처리 내역을 비치하고, 이를 2년간 보관하여야 한다.

마. 건강기능식품전문제조업자는 수돗물이 아닌 지하수 등을 건강기능식품의 제조에 사용하는 때에는 「먹는물관리법」 제43조에 따른 먹는물수질검사기관에서 1년(마시는 형태의 건강기능식품인 경우에는 6월)마다 「먹는물관리법」 제5조에 따른 먹는물의 수질기준에 따라 검사를 받아 마시기에 적합하다고 인정된 물을 사용하여야 한다.

바. 건강기능식품전문제조업자는 이 법에 의한 영업허가를 받지 아니한 자로부터 위탁받아 건강기능식품을 제조하여서는 아니된다.

사. 건강기능식품제조업자는 유전자재조합기술을 이용하여 건강기능식품을 제조하는 경우에는 식품의약품안전처장이 정하여 고시하는 유전자재조합관련규정을 준수하여야 한다.

아. 건강기능식품제조업자는 유전자재조합 표시대상에 해당하는 건강기능식품을 제조하거나 제조하여 판매하는 경우로서 유전자재조합식품이라는 표시를 하지 아니한 때에는 구분유통증명서 등 해당 사유를 입증하는 증명서를 제조일로부터 2년간 보관하여야 한다.

자. 건강기능식품제조업자는 출고된 건강기능식품이 안전성·기능성의 문제가 있거나 품질이 불량한 때에는 당해 제품을 스스로 회수하고, 그 기록을 2년간 보관하여야 한다.

차. 삭제 <2020. 6. 4.>

카. 건강기능식품제조업자는 행정처분기준에 따라 시정명령·폐기처분·시설개수명령 등 사후조치가 필요한 행정처분을 받은 경우에는 그 처분에 따른 사후조치를 이행하고, 이행결과를 지체없이 처분청에 보고하여야 한다.

타. 건강기능식품을 위탁하여 제조하는 경우에는 위탁자 또는 수탁자가 자가품질검사를 실시할 수 있다.

파. 건강기능식품제조업자는 우수건강기능식품제조기준 적용업소로 지정받지 아니한 업소에 제품생산을 위탁하여 제조하여서는 아니되며, 우수건강기능식품제조기준 적용업소로 지정받지 아니한 업소는 제품생산을 위탁받거나 의뢰받아 해당제품을 제조하여서는 아니된다.

하. 우수건강기능식품제조기준적용업소의 영업자는 제조하는 제품의 제조관리기록서를 2년간 보관하여야 한다.

거. 별표 1 제1호자목(4)에 따라 의약품 또는 의약외품 제조시설을 건강기능식품제조시설로 이용하는 건강기능식품제조업자는 건강기능식품과 의약품 또는 의약외품 성분이 상호 전이되는 것을 방지하기 위하여 세척 또는 소독을 정기적으로 실시하고 이와 관련한 기록은 3년간 보관하여야 하며, 의약품 또는 의약외품 제조 후 건강기능식품을 제조·가공시마다 전이 우려가 있는 의약품 또는 의약외품 성분의 전이 여부를 확인하는 점검을 실시하여 그 점검기록서를 3년간 보관하여야 한다.

너. 건강기능식품제조업자는 포장된 건강기능식품(이하 이 호에서 "소분 대상 건강기능식품"이라 한다)을 소분하여 재포장(이하 이 호에서 "소분제조"라 한다)하는 방법으로 건강기능식품을 제조하여서는 아니 된다.

더. 너목에도 불구하고 다음의 요건을 모두 갖춘 경우에는 소분제조할 수 있다. 이 경우에도 소분제조하여 생산된 제품을 다시 소분제조해서는 아니 된다.

1) 건강기능식품제조업자가 법 제22조제2항에 따른 우수건강기능식품제조기준적용업소일 것

2) 소분 대상 건강기능식품은 소비자가 직접 구매할 수 있도록 포장된 것이 아닐 것

3) 소분제조하여 생산되는 제품의 형태를 제조할 수 있는 시설을 갖출 것

4) 소분제조하여 생산되는 제품에 대하여 품목제조신고를 하였을 것

러. 삭제 <2019. 4. 25.>

머. 건강기능식품전문제조업자는 별표 1 제1호자목(1)에 따라 건강기능식품을 위탁하여 제조하는 경우 반기별 1회 이상 위탁 제조시설의 관리상태 등을 점검하여야 하고, 모든 제조 공정 또는 원료 칭량(저울 등을 사용하여 무게를 정밀하게 측정하는 것을 말한다) 및 포장 공정을 제외한 모든 제조 공정을 위탁하여 제조한 경우에는 해당 제품에 위탁 제조한 사실을 표시하여야 한다.

2. 삭제 <2016.2.4.>

3. 건강기능식품판매업

가. 건강기능식품의 보존·유통판매시 보건위생상 위해가 없도록 보관·진열 및 판매시설 등을 정기적으로 점검하고, 위생적으로 관리하여야 한다.

나. 영업신고증을 보관해야 한다.

다. 건강기능식품일반판매업자는 공급받거나 공급한 건강기능식품의 내역(거래업소명, 제품명, 수량, 거래일 및 연락처가 포함된 거래명세내역을 말한다)을, 건강기능식품유통전문판매업자는 공급한 건강기능식품의 내역(거래업소명, 제품명, 수량, 거래일 및 연락처가 포함된 거래명세내역을 말한다)과 건강기능식품 위해사실(이상사례를 포함한다) 접수 및 처리 내역을 각각 비치하고, 이를 2년간 보관하여야 한다. 다만, 슈퍼마켓 또는 편의점 형태의 영업장을 운영하는 건강기능식품일반판매업자로서 식품의약품안전처장이 고시하는 자는 공급받은 건강기능식품의 내역(거래업소명, 제품명, 수량, 거래일 및 연락처가 포함된 거래명세내역을 말한다) 대신 공급처 현황(공급처의 명칭, 소재지 및 연락처를 말한다)을 기록한 서류를 보관할 수 있다.

라. 건강기능식품판매업자는 행정처분기준에 따라 시정명령·폐기처분·시설개수명령 등 사후조치가 필요한 행정처분을 받은 경우에는 그 처분에 따른 사후조치를 이행하고, 이행결과를 지체없이 처분청에 보고하여야 한다.

마. 방문판매업자등은 방문판매원등이 판매하려는 건강기능식품에 대하여 「식품 등의 표시·광고에 관한 법률」 제8조제1항제1호 및 제2호를 준수하도록 관리해야 한다.

바. 건강기능식품유통전문판매업자는 우수건강기능식품제조기준 적용업소로 지정받은 업소에 한하여 제품 생산을 의뢰하여야 한다.

사. 방문판매업자등은 방문판매원등의 성명·주소·주민등록번호·전화번호·등록일자·등록번호 등을 기록한 명부를 영업소에 비치하여야 하며, 등록된 방문판매원등이 바뀐 경우에는 그 내용을 영업소 소재지 관할 시장·군수·구청장에게 분기별로(다음 분기가 시작되는 달의 월말까지) 통보하여야 한다.

아. 삭제 <2020. 6. 4.>

자. 건강기능식품판매업자는 포장된 건강기능식품을 소분하여 판매하여서는 아니 된다.

차. 삭제 <2019. 4. 25.>

카. 건강기능식품일반판매업자는 건강기능식품으로 인하여 발생하였다고 의심되는 위해사실(이상사례를 포함한다)을 알게 된 경우에는 그 사실을 해당 건강기능식품의 건강기능식품제조업자, 건강기능식품유통전문판매업자 또는 「수입식품안전관리 특별법」 제14조제1항제1호에 따른 수입식품등 수입·판매업자에게 알려야 한다.

타. 건강기능식품을 자동판매기에 넣어 판매하는 건강기능식품일반판매업자는 다음의 사항을 준수하여야 한다.

1) 건강기능식품에 보건위생상 위해가 없도록 자동판매기를 관리할 것

2) 자동판매기에는 영업신고번호 및 연락할 수 있는 전화번호를 12포인트 이상의 글씨로 자동판매기 앞면의 보기 쉬운 곳에 표시할 것

3) 건강기능식품과 그 밖의 식품을 함께 판매하는 경우에는 소비자가 혼동하지 않도록 구분하여 진열할 것

4) 자동판매기 외부에는 건강기능식품별 섭취량, 섭취방법 및 섭취 시 주의사항을 게시하거나 부착하여야 하며, 해당 건강기능식품에 표시된 기능성에 관한 정보 외의 정보를 표시하지 말 것

파. 건강기능식품판매업자는 건강기능식품의 안전성 또는 기능성에 문제가 있거나 품질이 불량한 사항을 확인하거나 알게 된 때에는 해당 제품을 회수하고, 그 기록을 2년간 보관하여야 한다.

제11조(영업의 승계) ① 다음 각 호의 어느 하나에 해당하는 자는 종전 영업자의 지위를 승계한다.

1. 영업자가 영업을 양도한 경우 그 양수인
2. 영업자가 사망한 경우 그 상속인
3. 법인인 영업자가 다른 법인과 합병한 경우 합병 후 존속하는 법인이나 합병으로 설립되는 법인

② 다음 각 호의 어느 하나에 해당하는 절차에 따라 영업 시설·설비의 전부를 인수한 자는 이 법에 따른 종전 영업자의 지위를 승계한다.<개정 2016. 12. 27.>

1. 「민사집행법」에 따른 경매
2. 「채무자 회생 및 파산에 관한 법률」에 따른 양도
3. 「국세징수법」, 「관세법」 또는 「지방세징수법」에 따른 압류재산의 매각
4. 그 밖에 제1호부터 제3호까지의 규정 중 어느 하나에 준하는 절차

③ 제1항이나 제2항에 따라 종전 영업자의 지위를 승계한 자는 1개월 이내에 총리령으로 정하는 바에 따라 식품의약품안전처장 또는 특별자치시장·특별자치도지사·시장·군수·구청장에게 신고하여야 한다.

④ 제1항 및 제2항에 따른 영업자의 지위승계에 관하여는 제9조제1항 및 제2항을 준용한다. 다만, 상속인이 제9조제1항제3호 또는 같은 조 제2항제3호에 해당하는 경우에는 상속을 받은 날부터 3개월 동안은 그러하지 아니하다.

[전문개정 2014. 5. 21.]

건강기능식품에 관한 법률 시행규칙

제14조(영업자의 지위승계신고) ① 법 제11조제3항에 따른 영업자의 지위승계신고를 하려는 자는 별지 제28호서식의 영업자지위승계신고서(전자문서로 된 신고서를 포함한다)에 다음 각 호의 구분에 따른 서류(전자문서를 포함한다)를 첨부하여 허가 또는 신고관청에 제출하여야 한다. <개정 2004. 12. 10., 2006. 7. 3., 2006. 11. 20., 2008. 9. 22., 2014. 2. 3., 2018. 9. 28.>

1. 영업양도의 경우: 양도·양수를 증명할 수 있는 양도·양수계약서 사본 등
2. 상속의 경우: 상속인임을 증명하는 서류
3. 제1호 및 제2호 외의 경우: 해당 사유별로 영업자의 지위를 승계하였음을 증명할 수 있는 서류

② 제1항에 따른 신청을 받은 허가관청 또는 신고관청은 「전자정부법」 제36조제1항에 따른 행정정보의 공동이용을 통하여 다음 각 호의 구분에 따른 서류(양도인과 양수인이 허가관청 또는 신고관청에 함께 방문하여 신고하는 경우에는 제외한다)를 확인하여야 한다. 다만, 신고인이 확인에 동의하지 아니하는 경우에는 이를 첨부하도록 하여야 한다.<신설 2018. 9. 28.>

1. 영업양도의 경우: 「본인서명사실 확인 등에 관한 법률」 제2조제3호에 따른 본인서명사실확인서
2. 상속의 경우: 가족관계증명서

③ 허가 또는 신고관청은 신청인이 법 제9조제1항제3호 또는 동조제2항제3호의 규정에 해당하는지의 여부를 내부적으로 확인할 수 없는 경우에는 제1항의 서류외에 사실확인에 필요한 자료를 제출하게 할 수 있다.<개정 2006. 7. 3.>

④ 제1항의 규정에 따라 영업자지위승계신고를 하는 자가 제4조제2항제2호 및 제6조제1항제2호의 규정에 의한 영업소의 명칭 또는 상호를 변경하고자 하는 경우에는 이를 함께 신고할 수 있다.<개정 2006. 7. 3.>

제12조(품질관리인) ① 제5조제1항에 따라 건강기능식품제조업의 허가를 받아 영업을 하려는 자는 총리령으로 정하는 바에 따라 품질관리인(이하 "품질관리인"이라 한다)을 두어야 한다. 다만, 영업자가 품질관리인의 자격을 갖추고 품질관리 업무에 종사하고 있는 경우에는 그러하지 아니하다.

② 품질관리인은 건강기능식품의 제조에 종사하는 사람이 이 법 또는 이 법에 따른 명령이나 처분을 위반하지 아니하도록 지도하여야 하며, 다음 각 호의 직무를 수행하여야 한다.<개정 2016. 2. 3.>

1. 건강기능식품의 안전성 확보
2. 제21조에 따른 자가품질검사 등을 통한 제품 및 원료에 대한 품질관리
3. 제조시설 및 제품에 대한 위생관리
4. 건강기능식품의 안전성 확보 및 품질·위생 관리 등과 관련이 있는 종업원에 대한 지도·감독 및 교육·훈련

③ 건강기능식품제조업을 하는 자는 품질관리인의 업무를 방해하여서는 아니 되며, 그로부터 업무 수행에 필요한 요청을 받았을 때에는 정당한 사유가 없으면 요청에 따라야 한다.<개정 2016. 2. 3.>

④ 건강기능식품제조업을 하는 자는 품질관리인을 선임하거나 해임할 때에는 총리령으로 정하는 바에 따라 식품의약품안전처장에게 신고하여야 한다.

⑤ 식품의약품안전처장은 제4항에 따른 신고를 받은 날부터 3일 이내에 신고수리 여부를 신고인에게 통지하여야 한다.<신설 2019. 1. 15.>

⑥ 식품의약품안전처장이 제5항에서 정한 기간 내에 신고수리 여부나 민원 처리 관련 법령에 따른 처리기간의 연장을 신고인에게 통지하지 아니하면 그 기간(민원 처리 관련 법령에 따라 처리기간이 연장 또는 재연장된 경우에는 해당 처리기간

을 말한다)이 끝난 날의 다음 날에 신고를 수리한 것으로 본다. <신설 2019. 1. 15.>

⑦ 품질관리인은 제2항에 따른 직무 수행내역 등을 총리령으로 정하는 바에 따라 기록·보관하여야 한다. <신설 2016. 2. 3., 2019. 1. 15.>

⑧ 품질관리인의 자격기준 및 준수사항 등에 관하여 필요한 사항은 대통령령으로 정한다. <개정 2016. 2. 3., 2019. 1. 15.>

[전문개정 2014. 5. 21.]

건강기능식품에 관한 법률 시행령

제4조(품질관리인의 자격기준) 법 제12조제1항에 따른 품질관리인(이하 "품질관리인"이라 한다)의 자격기준은 다음 각 호와 같다. <개정 2008. 2. 29., 2010. 3. 15., 2010. 11. 18., 2013. 3. 23., 2014. 11. 11., 2017. 1. 31., 2018. 4. 17., 2020. 6. 2.>

1. 「국가기술자격법」에 따른 식품기술사 또는 식품기사의 자격이 있는 사람
2. 「국가기술자격법」에 따른 식품산업기사의 자격을 취득한 이후 건강기능식품과 그 원료 및 성분, 그 밖의 일반식품 또는 식품첨가물(이하 이 조에서 "건강기능식품등"이라 한다)을 제조하는 업무(법 제21조제1항 및 제21조의2제1항에 따른 검사 업무를 포함하며, 제2조제1호나목에 따른 건강기능식품벤처제조업에 종사하는 품질관리인의 경우에는 건강기능식품등을 연구하는 업무를 포함한다. 이하 이 조에서 같다)에 1년 이상 종사한 경력이 있는 사람

2의2. 삭제<2020. 6. 2.>

3. 「고등교육법」 제2조 각 호에 따른 학교(같은 조 제4호의 전문대학은 제외한다. 이하 이 조에서 "대학등"이라 한다)에서 식품가공학·식품화학·식품제조학·식품공학·식품과학·식품영양학·위생학·발효공학·농화학·미생물학·유전공학·생명공학 등 식품 관련 분야(이하 이 조에서 "식품관련분야"라 한다)의 학사학위를 취득(법령에서 이와 같은 수준의 학력이 있다고 인정한 경우를 포함한다. 이하 이 조에서 같다)한 이후 건강기능식품등을 제조하는 업무에 1년 이상 종사한 경력이 있는 사람
4. 삭제<2020. 6. 2.>
5. 대학등에서 식품관련분야가 아닌 분야의 학사학위를 취득한 이후 건강기능식품등을 제조하는 업무에 2년 이상 종사한 경력이 있는 사람
6. 「고등교육법」 제2조제4호에 따른 전문대학에서 식품관련분야를 전공하고 전문학사학위를 취득(법령에서 이와 같은 수준의 학력이 있다고 인정한 경우를 포함한다. 이하 이 조에서 같다)한 이후 건강기능식품등을 제조하는 업무에 3년(「고등교육법」 제48조제1항에 따른 수업연한이 3년인 전문대학 졸업자의 경우는 2년을 말한다) 이상 종사한 경력이 있는 사람

6의2. 「고등교육법」 제2조제4호에 따른 전문대학에서 식품관련분야가 아닌 분야의 전문학사학위를 취득한 이후 건강기능식품등을 제조하는 업무에 4년 이상 종사한 경력이 있는 사람

7. 「초·중등교육법」 제2조제3호에 따른 고등학교·고등기술학교를 졸업(법령에서 이와 같은 수준의 학력이 있다고 인정한 경우를 포함한다)한 이후 건강기능식품등을 제조하는 업무에 5년 이상 종사한 경력이 있는 사람
8. 그 밖에 제1호부터 제3호까지, 제5호, 제6호, 제6호의2 및 제7호에 따른 기준과 같거나 그 이상의 자격·학력 또는 경력이 있다고 인정되는 사람으로서 식품의약품안전처장이 정하여 고시하는 사람

[전문개정 2007. 1. 18.]

제5조(품질관리인의 준수사항) 법 제12조제6항에 따른 품질관리인의 준수사항은 다음 각 호와 같다.

1. 보건위생상 위해(危害)가 없도록 제조시설을 위생적으로 관리하여 제조 과정에서 인체에 위해를 끼치는 물질이 식품에 혼입되거나 그 물질로부터 식품이 오염되는 것을 방지할 것
2. 종업원이 보건위생 상태 및 품질·위생관리에 관하여 교육받은 사항을 준수하고 있는지 지도·감독할 것
3. 법 제22조제1항에 따른 우수건강기능식품 제조 및 품질관리 기준에 맞게 원료 및 건강기능식품이 관리되고 있는지 확인할 것
4. 건강기능식품의 안전성, 품질 및 위생에 문제가 있거나 개선하여야 할 사항이 있는 경우에는 지체 없이 영업자에게 알리고 개선을 요청할 것

[본조신설 2018. 4. 17.]

제12조의2(품질관리인의 변경명령) 식품의약품안전처장은 품질관리인이 제12조제2항에 따른 직무를 현저히 게을리한 경우 해당 건강기능식품제조업자에게 그 품질관리인을 변경하도록 명할 수 있다. 다만, 영업자가 품질관리인의 자격을 갖추고 품질관리 업무에 종사하고 있는 경우에는 다른 품질관리인을 두도록 명하여야 한다.

[본조신설 2016. 2. 3.]

건강기능식품에 관한 법률 시행규칙

제15조(품질관리인의 수) 법 제12조제1항의 규정에 따라 건강기능식품제조업의 허가를 받아 영업을 하고자 하는 자는 허가를 받은 영업소별로 1인 이상의 품질관리인을 두어야 한다. 다만, 「농업·농촌 및 식품산업 기본법」 제3조제2호에 따른 농업인, 같은 법 제3조제4호에 따른 농업 관련 생산자단체 또는 「농어업경영체 육성 및 지원에 관한 법률」 제2조제2호에 따른 농업법인이 건강기능식품전문제조업의 허가를 받아 국내산 농산물을 주된 원료로 건강기능식품을 제조하는 경우에는 동일 또는 인접 시·군·구내의 다른 영업소와 공동으로 품질관리인을 둘 수 있다. <개정 2006. 11. 20., 2010. 4. 29., 2021. 3. 8.>

제16조(품질관리인의 선임·해임신고) 법 제12조제4항에 따라 품질관리인을 선임하거나 해임할 때에는 별지 제29호서식의 신고서(전자문서로 된 신고서를 포함한다)에 품질관리인의 자격증빙서류(전자문서를 포함한다)를 첨부(품질관리인으로 선임된 경력이 없는 자를 선임하는 경우만 해당한다)하여 지방식품의약품안전청장에게 제출하여야 한다. <개

정 2006. 11. 20., 2010. 4. 29., 2016. 3. 31.>

제16조의2(품질관리인의 직무 수행내역 등 기록·보관) 품질관리인은 법 제12조제5항에 따라 직무 수행 일자·내용·결과를 기록하고 이를 2년간 보관하여야 한다. 다만, 우수건강기능식품제조기준을 준수하는 영업소의 품질관리인이 제조관리기록서 및 품질관리기록서를 기록하고 이를 2년간 보관하는 경우에는 그러하지 아니하다.

[본조신설 2017. 4. 7.]

제13조(교육) ① 식품의약품안전처장은 국민건강상 위해를 방지하기 위하여 필요하다고 인정하는 경우에는 영업자와 그 종업원에게 건강기능식품의 안전성 확보 및 품질관리와 「식품 등의 표시·광고에 관한 법률」에 따른 건강기능식품의 표시·광고 등에 관한 교육(이하 "안전위생교육"이라 한다)을 받을 것을 명할 수 있다. 다만, 제4조제1항제3호에 따른 건강기능식품판매업의 영업자는 영업소별로 안전위생교육을 매년 받아야 한다. <개정 2016. 2. 3., 2018. 3. 13.>

② 제4조에 따른 영업을 하려는 자는 미리 안전위생교육을 받아야 한다. 다만, 총리령으로 정하는 사유로 미리 교육을 받을 수 없는 경우에는 영업을 시작한 후 식품의약품안전처장이 정하는 바에 따라 교육을 받을 수 있다.<개정 2016. 2. 3.>

③ 제12조에 따라 품질관리인으로 선임된 사람은 건강기능식품의 안전위생교육을 정기적으로 받아야 한다.<개정 2016. 2. 3.>

④ 제1항과 제2항에 따라 안전위생교육을 받아야 하는 영업자 중 다음 각 호의 어느 하나에 해당하는 경우에는 그 종업원 중에서 안전위생에 관한 책임자를 지정하여 영업자 대신 교육을 받게 할 수 있다.<개정 2016. 2. 3.>

1. 영업자가 영업에 직접 종사하지 아니한 경우
2. 2곳 이상의 장소에서 같은 영업자가 영업을 하려는 경우
3. 총리령으로 정하는 사유로 교육을 받을 수 없는 경우

⑤ 식품의약품안전처장은 안전위생교육을 총리령으로 정하는 교육전문기관이나 제28조에 따라 설립된 단체에 위탁할 수 있다.<신설 2016. 2. 3.>

⑥ 제1항부터 제3항까지의 규정에 따른 안전위생교육의 내용, 실시시기, 교육비의 징수 등에 필요한 사항은 총리령으로 정한다.<개정 2016. 2. 3.>

[전문개정 2014. 5. 21.]

건강기능식품에 관한 법률 시행규칙

제17조(교육 대상자) ① 법 제13조제2항 단서에서 "총리령으로 정하는 사유"란 다음 각 호와 같다. <개정 2008. 3. 3., 2010. 3. 19., 2013. 3. 23., 2015. 1. 7.>

1. 천재지변, 본인의 질병·사고, 업무상 국외출장 등의 사유로 교육을 받을 수 없는 경우
2. 교육실시기관의 미지정 등으로 교육이 불가능할 경우

② 법 제13조제4항에서 "총리령이 정하는 사유"라 함은 제1항제1호에 해당하는 경우를 말한다.<개정 2008. 3. 3., 2010. 3. 19., 2013. 3. 23.>

제18조(교육실시기관 등) ① 법 제13조제5항에서 "총리령으로 정하는 교육전문기관"이란 다음 각 호의 기관 또는 단체로서 식품의약품안전처장이 정하여 고시하는 위탁기준을 갖춘 기관 또는 단체를 말한다. <개정 2017. 4. 7.>

1. 「고등교육법」 제2조에 따른 학교
2. 건강기능식품과 관련된 「민법」 또는 다른 법률에 따라 설립된 비영리법인
3. 「소비자기본법」 제29조에 따라 등록한 소비자단체

② 교육내용은 건강기능식품관련 법령 및 제도, 건강기능식품의 안전성 확보, 품질관리 및 표시·광고, 우수건강기능식품제조기준 및 개인위생 등으로 하며, 교육내용과 관련된 세부사항은 식품의약품안전처장이 정한다.<개정 2008. 3. 3., 2010. 3. 19., 2013. 3. 23., 2018. 9. 28.>

③ 교육의 실시기관은 교육교재의 편찬비·현장실습비 및 강사수당 등 교육에 필요한 실비를 교육대상자로부터 징수할 수 있다.

④ 「방문판매 등에 관한 법률」 제2조에 따른 방문판매업자·전화권유판매업자·다단계판매업자 또는 후원방문판매업자에게 등록한 판매원인 건강기능식품판매업자(법 제32조에 따른 영업정지 처분을 받은 자는 제외한다)에 대한 법 제13조제1항 단서에 따른 교육은 해당 방문판매업자·전화권유판매업자·다단계판매업자 또는 후원방문판매업자가 자체적으로 실시할 수 있다.<신설 2017. 4. 7.>

⑤ 「방문판매 등에 관한 법률」 제2조의 규정에 의한 방문판매업자·전화권유판매업자·다단계판매업자 또는 후원방문판매업자에게 등록한 판매원으로서 건강기능식품판매업을 하고자 하는 자에 대한 법 제13조제2항의 규정에 의한 교육은 해당 방문판매업자·전화권유판매업자·다단계판매업자 또는 후원방문판매업자가 자체적으로 실시할 수 있다.<개정 2006. 11. 20., 2012. 8. 16., 2017. 4. 7.>

⑥ 제4항 또는 제5항에 따라 자체교육을 실시한 방문판매업자·전화권유판매업자·다단계판매업자 또는 후원방문판매업자는 교육대상자에게 교육필증을 교부하고, 교육일시, 교육대상자 명부 및 교육내용 등의 세부사항을 작성하여 관련 증빙서류와 함께 교육실시한 날부터 15일 이내에 신고관청에 제출하여야 한다.<개정 2012. 8. 16., 2017. 4. 7.>

제19조(교육시간) ① 법 제13조제1항 단서에 따라 건강기능식품판매업의 영업자가 매년 받아야 하는 교육시간은 2시간으로 한다. <신설 2017. 4. 7.>

② 제1항에 따른 교육을 받은 자가 해당 연도에 교육 받은 영업의 영업소 소재지가 속한 특별시·광역시·특별자치시·도·특별자치도에서 다른 건강기능식품판매업을 함께 하고 있는 경우에는 해당 영업에 대하여 제1항에 따른 교육을 받은 것으로 본다. <신설 2017. 4. 7. , 2023. 3. 22.>

③ 법 제13조제2항의 규정에 따라 영업을 하고자 하는 자가 미리 받아야 하는 교육시간은 다음 각호와 같다.<개정 2015. 1. 7., 2017. 4. 7.>

1. 건강기능식품제조업 : 8시간
2. 삭제<2016. 2. 4.>
3. 건강기능식품유통전문판매업: 4시간
4. 건강기능식품일반판매업: 2시간

④ 제1항 또는 제3항에 따라 교육을 받은 자가 다음 각 호의 구분에 따른 사유에 해당하는 경우에 새로 영업을 하려는 업종에 대해서는 제3항에 따른 교육을 받은 것으로 본다.<개정 2019. 7. 31.>

1. 제1항에 따라 교육을 받은 자가 그 교육을 받은 날부터 1년 이내에 다음 각 목의 어느 하나에 해당하는 경우
   가. 건강기능식품유통전문판매업 또는 건강기능식품일반판매업의 교육을 받은 자가 해당 업종과 동일한 업종의 영업을 하려는 경우
   나. 건강기능식품유통전문판매업의 교육을 받은 자가 건강기능식품일반판매업 영업을 하려는 경우
2. 제3항에 따라 교육을 받은 자가 그 교육을 받은 날부터 2년 이내에 다음 각 목의 어느 하나에 해당하는 경우
   가. 교육을 받은 업종과 동일한 업종의 영업을 하려는 경우
   나. 건강기능식품제조업 영업을 위해 교육을 받은 자가 건강기능식품유통전문판매업 또는 건강기능식품일반판매업 영업을 하려는 경우
   다. 건강기능식품유통전문판매업 영업을 위해 교육을 받은 자가 건강기능식품일반판매업 영업을 하려는 경우

⑤ 법 제13조제3항에 따라 품질관리인은 새로 선임된 품질관리인이 받는 신규교육(이하 이 조에서 "신규교육"이라 한다)과 신규교육 후 매년 받는 보수교육(이하 이 조에서 "보수교육"이라 한다)으로 구분하여 교육을 받아야 한다. 이 경우 우수건강기능식품제조기준적용업소의 품질관리인이 제27조제3항에 따라 신규교육훈련 또는 보수교육훈련을 받은 경우에는 신규교육 또는 보수교육을 받은 것으로 본다.<개정 2014. 2. 3., 2017. 4. 7.>

⑥ 신규교육과 보수교육의 교육시간은 다음 각 호의 구분에 따른다.<개정 2020. 6. 4.>

1. 신규교육: 16시간
2. 보수교육: 6시간

⑦ 신규교육과 보수교육의 교육주기는 다음 각 호와 같다.<개정 2014. 2. 3., 2017. 4. 7.>

1. 신규교육: 정당한 사유가 없는 한 선임된 날부터 3개월 이내. 다만, 선임된 날 이전 1년 이내에 신규교육 또는 보수교육을 받았거나 선임된 날 이전 2년 이내에 제27조제3항에 따른 신규교육훈련 또는 보수교육훈련을 받은 경우에는 신규교육을 받은 것으로 본다.
2. 보수교육: 제1호 본문에 따른 신규교육을 받은 경우 신규교육을 받은 날을 기준으로 매년 1회. 다만 제1호 단서에 해당하는 경우에는 다음 각 목의 기준에 따라 보수교육을 받아야 한다.
   가. 선임된 날 이전 1년 이내에 신규교육 또는 보수교육을 받은 경우: 신규교육 또는 보수교육을 받은 날을 기준으로 매년 1회
   나. 선임된 날 이전 2년 이내에 제27조제3항에 따른 신규교육훈련 또는 보수교육훈련을 받은 경우: 신규교육훈련 또는 보수교육훈련을 받은 후 1년이 되는 날을 기준으로 매년 1회

제20조(교육계획 등) ① 법 제13조제5항에 따라 안전위생교육을 위탁받은 기관 또는 단체(이하 "안전위생교육기관"이라 한다)는 매년 다음연도 교육의 대상 및 교육내용을 포함한 교육계획을 수립하여 매년 11월 30일까지 식품의약품안전처장에게 제출(전자문서로 제출하는 것을 포함한다)하여야 한다. <개정 2008. 3. 3., 2010. 3. 19., 2013. 3. 23., 2016. 12. 30., 2017. 4. 7.>

② 안전위생교육기관은 교육을 수료한 자에게 수료증을 교부하고 수료증교부대장 등 교육에 관한 기록을 2년 이상 보관하여야 한다.<개정 2017. 4. 7.>

③ 교육실시기관은 교육을 종료한 날부터 1월 이내에 교육실시결과를 교육대상자의 해당 허가 또는 신고관청에 통보(전자문서로 통보하는 것을 포함한다)하고, 다음해 1월 31일까지 연간 교육실적을 식품의약품안전처장에게 보고(전자문서로 보고하는 것을 포함한다)하여야 한다.<개정 2008. 3. 3., 2010. 3. 19., 2013. 3. 23., 2016. 12. 30.>

④ 제17조 내지 제20조의 규정에 의한 교육에 관하여 필요한 세부사항은 식품의약품안전처장이 정한다.<개정 2008. 3. 3., 2010. 3. 19., 2013. 3. 23.>

제3장 기준 및 규격 등 <개정 2018. 3. 13.>

제14조(기준 및 규격) ① 식품의약품안전처장은 판매를 목적으로 하는 건강기능식품의 제조·사용 및 보존 등에 관한 기준과 규격을 정하여 고시한다. 이 경우 어린이(「어린이 식생활안전관리 특별법」 제2조제1호에 따른 어린이를 말한다)가 섭취할 용도로 제조하는 건강기능식품에 대하여는 식품첨가물 사용 등에 관한 기준 및 규격을 달리 정하여야 한다. <개정 2018. 12. 11.>

② 식품의약품안전처장은 제1항에 따라 기준과 규격이 고시되지 아니한 건강기능식품의 기준과 규격에 대해서는 제5조제1항에 따른 영업자, 「수입식품안전관리 특별법」 제15조제1항에 따라 등록한 수입식품등 수입·판매업자 또는 총리령으로 정하는 자로부터 다음 각 호의 자료를 제출받아 검토한 후 건강기능식품의 기준과 규격으로 인정할 수 있다. 이 경우 필요하면 제2호의 시험·검사기관에 검사를 의뢰하여 실시할 수 있다.<개정 2015. 2. 3., 2015. 5. 18.>

1. 해당 건강기능식품의 기준·규격, 안전성 및 기능성 등에 관한 자료
2. 「식품·의약품분야 시험·검사 등에 관한 법률」 제6조제3항제1호에 따른 식품전문 시험·검사기관 또는 같은 법 제8조에 따른 국외시험·검사기관에서 검사를 받은 시험성적서

또는 검사성적서

③ 식품의약품안전처장은 제5조제1항에 따른 영업자, 「수입식품안전관리 특별법」 제15조제1항에 따라 등록한 수입식품등 수입·판매업자 또는 총리령으로 정하는 자가 제2항에 따른 기준 및 규격의 인정을 거짓이나 그 밖의 부정한 방법으로 받은 경우 이를 취소하여야 한다.<신설 2015. 5. 18.>

④ 수출을 목적으로 하는 건강기능식품의 기준 및 규격은 제1항과 제2항에도 불구하고 수입자가 요구하는 기준 및 규격을 따를 수 있다.<개정 2015. 5. 18.>

⑤ 제2항에 따른 인정 기준·방법 및 절차 등에 관하여 필요한 사항은 식품의약품안전처장이 정한다.<개정 2015. 5. 18.>

[전문개정 2014. 5. 21.]

제15조(원료 등의 인정) ① 식품의약품안전처장은 판매를 목적으로 하는 건강기능식품의 원료 또는 성분을 정하여 고시한다.

② 식품의약품안전처장은 제1항에 따라 고시되지 아니한 건강기능식품의 원료 또는 성분에 대해서는 제5조제1항에 따른 영업자, 「수입식품안전관리 특별법」 제15조제1항에 따라 등록한 수입식품등 수입·판매업자 또는 총리령으로 정하는 자로부터 그 원료 또는 성분의 안전성 및 기능성 등에 관한 자료를 제출받아 검토한 후 건강기능식품에 사용할 수 있는 원료 또는 성분으로 인정할 수 있다. 다만, 질병의 치료·예방 효과 또는 그 밖에 총리령으로 정하는 기능이 있는 원료 또는 성분은 인정하여서는 아니 된다.<개정 2015. 2. 3., 2015. 5. 18.>

③ 식품의약품안전처장은 제5조제1항에 따른 영업자, 「수입식품안전관리 특별법」 제15조제1항에 따라 등록한 수입식품등 수입·판매업자 또는 총리령으로 정하는 자가 제2항에 따른 원료 또는 성분의 인정을 거짓이나 그 밖의 부정한 방법으로 받은 경우 이를 취소하여야 한다.<신설 2015. 5. 18.>

④ 제2항에 따른 인정 기준·방법 및 절차 등에 관하여 필요한 사항은 식품의약품안전처장이 정한다.<개정 2015. 5. 18.>

[전문개정 2014. 5. 21.]

제15조의2(재평가) ① 식품의약품안전처장은 제14조제1항 및 제2항 또는 제15조제1항 및 제2항에 따라 고시하거나 인정한 사항을 다시 검토하여 재평가할 수 있고, 그 결과에 따라 고시하거나 인정한 사항을 변경 또는 취소할 수 있다.

② 제1항에 따른 재평가의 기준·방법 및 절차 등에 필요한 사항은 총리령으로 정한다.

[본조신설 2015. 5. 18.]

건강기능식품에 관한 법률 시행규칙

제20조의2(기준·규격·원료 또는 성분의 인정) 법 제14조제2항·제3항 및 법 제15조제2항·제3항에서 "총리령으로 정하는 자"란 다음 각 호의 어느 하나에 해당하는 자를 말한다. <개정 2017. 4. 7.>

1. 「고등교육법」 제2조에 따른 학교
2. 건강기능식품을 연구·개발하는 업무와 관련된 「민법」 또는 다른 법률에 따라 설립된 비영리법인
3. 건강기능식품 또는 식품 관련 연구·검사 기관
4. 「정부출연연구기관 등의 설립·운영 및 육성에 관한 법률」 제8조에 따른 정부출연연구기관
5. 「과학기술분야 정부출연연구기관 등의 설립·운영 및 육성에 관한 법률」 제8조에 따른 연구기관
6. 「정부조직법」 제2조에 따른 중앙행정기관
7. 「지방자치법」 제2조제1항에 따른 지방자치단체
8. 「공공기관의 운영에 관한 법률」 제4조에 따라 지정된 공공기관

[본조신설 2016. 5. 19.]

[종전 제20조의2는 제20조의4로 이동 <2016. 5. 19.>]

제20조의3(기능성 불인정의 범위) 법 제15조제2항 단서에서 "총리령으로 정하는 기능"이란 다음 각 호의 기능을 말한다.

1. 남성의 발기 기능
2. 성행위 시 지속 기능
3. 여성의 질 수축 기능
4. 성적 흥분·최음(催淫)의 유도 기능
5. 그 밖에 성(性)과 관련된 기능

[본조신설 2016. 12. 30.]

[종전 제20조의3은 제20조의4로 이동 <2016. 12. 30.>]

제20조의4(재평가의 기준·방법 및 절차) ① 식품의약품안전처장은 법 제15조의2제1항에 따라 재평가를 할 때에는 건강기능식품의 안전성 및 기능성을 과학적·객관적 근거에 따라 종합적으로 평가하여야 한다.

② 식품의약품안전처장은 제1항에 따라 재평가를 할 때에는 법 제27조에 따른 건강기능식품심의위원회(이하 이 조에서 "위원회"라 한다)의 심의를 거쳐 재평가 대상을 선정하고 재평가 대상을 공고하여야 한다.

③ 식품의약품안전처장은 법 제15조의2제1항에 따라 고시하거나 인정한 사항을 변경 또는 취소할 때에는 미리 위원회의 심의를 거쳐야 한다.

④ 제1항부터 제3항까지에서 규정한 사항 외에 건강기능식품의 재평가 기준·방법 및 절차 등에 필요한 사항은 식품의약품안전처장이 정하여 고시한다.

[본조신설 2016. 5. 19.]

[제20조의3에서 이동, 종전 제20조의4는 제20조의5로 이동 <2016. 12. 30.>]

제16조 삭제 <2018. 3. 13.>

건강기능식품에 관한 법률 시행령

제5조의2 삭제 <2019. 3. 14.>

건강기능식품에 관한 법률 시행규칙

제20조의5 삭제 <2019. 4. 25.>

제20조의6 삭제 <2019. 4. 25.>

제20조의7 삭제 <2019. 4. 25.>

제20조의8 삭제 <2019. 4. 25.>

제16조의2 삭제 <2018. 3. 13.>

제17조 삭제 <2018. 3. 13.>

제17조의2(유전자변형건강기능식품의 표시 등) ① 영업자(「수입식품안전관리 특별법」 제15조에 따라 등록한 수입식품등 수입·판매업자를 포함한다. 이하 이 조에서 같다)는 다음 각 호의 어느 하나에 해당하는 생명공학기술을 활용하여 재배·육성된 농산물·축산물·수산물 등을 원재료로 하여 제조·가공한 건강기능식품(이하 "유전자변형건강기능식품"이라 한다)에 유전자변형건강기능식품임을 표시하여야 한다. 다만, 제조·가공 후에 유전자변형 디엔에이(DNA, Deoxyribonucleic acid) 또는 유전자변형단백질이 남아 있는 유전자변형건강기능식품에 한정한다. <개정 2019. 1. 15.>

1. 인위적으로 유전자를 재조합하거나 유전자를 구성하는 핵산을 세포 또는 세포 내 소기관으로 직접 주입하는 기술
2. 분류학에 따른 과(科)의 범위를 넘는 세포융합기술

② 영업자는 제1항에 따라 표시하여야 하는 유전자변형건강기능식품에 표시를 하지 아니하고 판매하거나 판매할 목적으로 수입·진열·운반하거나 영업에 사용하여서는 아니 된다.<개정 2019. 1. 15.>

③ 제1항에 따른 표시대상 및 표시방법 등에 필요한 사항은 식품의약품안전처장이 정한다.<개정 2019. 1. 15.>

[본조신설 2016. 2. 3.]

제18조 삭제 <2018. 3. 13.>

[2018. 3. 13. 법률 제15480호에 의하여 2018. 6. 28. 헌법재판소에서 위헌 결정된 이 조를 삭제함.]

건강기능식품에 관한 법률 시행규칙

제21조 삭제 <2019. 4. 25.>

제19조(건강기능식품의 공전) 식품의약품안전처장은 제14조에 따라 정하여진 건강기능식품의 기준·규격과 제15조에 따라 정하여진 원료·성분과 제17조의2에 따라 정하여진 표시기준을 수록한 건강기능식품의 공전(公典)을 작성·보급하여야 한다. <개정 2016. 2. 3., 2018. 3. 13.>

[전문개정 2014. 5. 21.]

제4장 검사 등

제20조(출입·검사·수거 등) ① 식품의약품안전처장(대통령령으로 정하는 그 소속 기관의 장을 포함한다) 또는 특별자치시장·특별자치도지사·시장·군수·구청장은 위생관리와 영업질서 유지를 위하여 필요하다고 인정할 때에는 영업자 또는 그 밖의 관계인에 대하여 필요한 보고를 하게 하거나 관계 공무원으로 하여금 영업장소·사무소·창고·제조소·저장소·판매소 또는 그 밖에 이와 유사한 장소에 출입하여 다음 각 호의 조치를 하게 할 수 있다.

1. 판매를 목적으로 하거나 영업에 사용하는 원재료·제품·용기·포장 또는 제조·영업시설 등에 대한 검사
2. 제1호에 따른 검사에 필요한 최소량의 원재료·제품·용기·포장 등의 무상 수거
3. 영업에 관계되는 장부 또는 서류의 열람

② 제1항에 따라 출입·검사·수거 또는 열람을 하려는 관계 공무원은 그 권한을 나타내는 증표를 지니고 이를 관계인에게 보여 주어야 한다.

[전문개정 2014. 5. 21.]

건강기능식품에 관한 법률 시행령

제6조(소속기관의 장) 법 제20조제1항에서 "대통령령이 정하는 그 소속기관의 장"이라 함은 지방식품의약품안전청장을 말한다. <개정 2007. 1. 18., 2010. 4. 20.>

건강기능식품에 관한 법률 시행규칙

제22조(출입·검사 등) ① 법 제20조의 규정에 의한 출입·검사 등은 건강기능식품의 안전성 확보, 품질관리 및 유통질서 확립을 위하여 필요하다고 판단되는 경우에는 수시로 실시한다.

② 제1항에도 불구하고 법 제32조에 따라 영업정지 이상의 행정처분을 받은 영업자의 영업장소 등에 대한 출입·검사 등은 그 처분일부터 6개월 이내에 1회 이상 실시한다.<개정 2019. 12. 26.>

③ 삭제<2014. 8. 7.>

제23조(무상 수거량 및 검사의뢰의 절차 등) ① 법 제20조제1항의 규정에 따라 무상으로 수거할 수 있는 건강기능식품 등의 수거량은 별표 6과 같다.

② 관계공무원이 법 제20조제1항의 규정에 따라 건강기능식품 등을 수거한 때에는 별지 제31호서식의 수거증을 교부하여야 한다.

③ 법 제20조제1항의 규정에 따라 건강기능식품 등을 수거한 관계공무원은 그 수거한 건강기능식품 등을 수거한 장소에서 봉함하고 관계공무원 및 피수거자의 인장 등으로 봉인하여야 한다.

④ 식품의약품안전처장, 지방식품의약품안전청장, 특별시장·광역시장·도지사·특별자치도지사 또는 시장·군수·구청장은 제3항에 따라 수거한 건강기능식품의 검사를 지체 없이 「식품·의약품분야 시험·검사 등에 관한 법률」 제6조제3항제1호에 따른 식품전문 시험·검사기관 또는 같은 조 제4항 단서에 따른 시험·검사기관에 의뢰하여야 한다.<개정 2008. 9. 22., 2010. 4. 29., 2013. 3. 23., 2019. 12. 26.>

⑤ 식품의약품안전처장, 지방식품의약품안전청장, 특별시장·광역시장·도지사·특별자치도지사 또는 시장·군수·구청장은 법 제20조제1항에 따라 건강기능식품 등의 수거·검사를 하게 한 경우에는 별지 제32호서식의 수거검사처리대장을 작성·보관하거나 같은 서식으로 전산망에 입력하여 관리하여야 하고 이를 갖추어 두어야 한다.<개정 2008. 9. 22., 2010. 4. 29., 2013. 3. 23.>

⑥ 법 제20조, 법 제30조 또는 법 제35조제5항의 규정에 의한 출입·수거·검사·열람·압류·폐기 또는 영업소의 폐쇄조치 등을 하는 관계공무원의 권한을 표시하는 증표는 별지 제33호서식과 같다.

건강기능식품에 관한 법률 시행규칙 [별표 6] 건강기능식품 등의 수거량 <개정 2017. 4. 7.>

(제23조관련)

건강기능식품의 종류	수거량	비고
액상제품	600g(㎖)	1. 수거량은 검사대상물의 개수별 무게 또는 용량을 모두 합한 것을 말하며 검사에 필요한 시험재료(검사대상물)는 수거량의 범위 안에서 수거하여야 한다. 다만, 검사대상물의 최소포장단위가 수거량을 초과하더라도 검사대상물채취로 인한 오염 등으로 검사 결과에 영향을 줄 우려가 있다고 판단될 때에는 최소포장단위 그대로 채취할 수 있다. 2. 세균발육검사항목이 있는 건강기능식품은 4개(세균발육검사용 3개, 이화학검사용 1개)를 수거하여야 하며 이 경우 수거량을 초과하여 수거할 수 있다. 3. 2개 이상을 수거하는 경우에는 그 용기 또는 포장과 제조연월일이 같은 것이어야 한다. 4. 용량검사를 하여야 하는 경우에는 수거량을 초과하더라도 건강기능식품의 기준 및 규격에서 정한 용량검사에 필요한 양을 추가하여 수거할 수 있다.
정제·캅셀·분말·과립·환제품	200g(㎖)	
그 밖의 건강기능식품	400g(㎖)	
원료 또는 성분 • 자연산물 • 성분	 1㎏ 500g	

제20조의2(소비자등의 위생검사등 요청) ① 식품의약품안전처장(대통령령으로 정하는 그 소속 기관의 장을 포함한다. 이하 이 조에서 같다), 특별자치시장·특별자치도지사·시장·군수·구청장은 대통령령으로 정하는 일정 수 이상의 소비자, 「소비자기본법」 제29조에 따라 등록한 소비자단체 또는 「식품·의약품분야 시험·검사 등에 관한 법률」 제6조에 따른 시험·검사기관 중 총리령으로 정하는 시험·검사기관(이하 이 조에서 "소비자등"이라 한다)이 건강기능식품 또는 영업시설 등에 대하여 제20조에 따른 출입·검사·수거 등(이하 이 조에서 "위생검사등"이라 한다)을 요청하는 경우에는 이에 따라야 한다. 다만, 다음 각 호의 어느 하나에 해당하는 경우에는 그러하지 아니하다.

1. 같은 소비자등이 특정 영업자의 영업을 방해할 목적으로 같은 내용의 위생검사등을 반복적으로 요청하는 경우
2. 식품의약품안전처장, 특별자치시장·특별자치도지사·시장·군수·구청장이 기술 또는 시설, 재원(財源) 등의 사유로 위생검사등을 할 수 없다고 인정하는 경우

② 식품의약품안전처장, 특별자치시장·특별자치도지사·시장·군수·구청장은 제1항에 따라 위생검사등의 요청에 따르는 경우 14일 이내에 위생검사등을 하고 그 결과를 대통령령으로 정하는 바에 따라 위생검사등의 요청을 한 소비자등에 알리고 인터넷 홈페이지에 게시하여야 한다.

③ 위생검사등의 요청 요건 및 절차, 그 밖에 필요한 사항은 대통령령으로 정한다.

[본조신설 2016. 2. 3.]

건강기능식품에 관한 법률 시행령

제6조의2(소비자등의 위생검사등 요청 요건 및 절차 등) ① 법 제20조의2제1항 각 호 외의 부분 본문에서 "대통령령으로 정하는 그 소속 기관의 장"이란 지방식품의약품안전청장을 말하고, "대통령령으로 정하는 일정 수 이상의 소비자"란 같은 품목에 의하여 같은 피해를 입은 20명 이상의 소비자를 말한다.

② 법 제20조의2제1항에 따라 법 제20조에 따른 출입·검사·수거 등(이하 이 조에서 "위생검사등"이라 한다)을 요청하려는 자는 총리령으로 정하는 요청서를 식품의약품안전처장(지방식품의약품안전청장을 포함한다. 이하 이 조에서 같다) 또는 특별자치시장·특별자치도지사·시장·군수·구청장(자치구의 구청장을 말하며, 이하 "시장·군수·구청장"이라 한다)에게 제출하여야 한다. 이 경우 요청하려는 자가 소비자인 경우에는 그 대표자가, 소비자단체(법 제20조의2제1항에 따른 소비자단체를 말한다. 이하 이 조에서 같다) 또는 시험·검사기관(법 제20조의2제1항에 따른 시험·검사기관을 말한다. 이하 이 조에서 같다)인 경우에는 그 소비자단체의 장 또는 시험·검사기관의 장이 요청서를 제출하여야 한다.

③ 식품의약품안전처장 또는 시장·군수·구청장은 법 제20조의2제2항에 따라 위생검사등의 결과를 알리는 경우에는 소비자의 대표자, 소비자단체의 장 또는 시험·검사기관의 장이 요청하는 방법으로 하되, 따로 정하지 아니한 경우에는 문서로 한다.

[본조신설 2017. 1. 31.]

건강기능식품에 관한 법률 시행규칙

제24조(소비자등의 위생검사등 요청서) 영 제6조의2제2항에 따라 위생검사등을 요청하려는 자는 별지 제33호의2서식에 요청인의 신분을 확인할 수 있는 서류를 첨부하여 식품의약품안전처장, 지방식품의약품안전청장 또는 특별자치시장·특별자치도지사·시장·군수·구청장에게 제출하여야 한다.

[본조신설 2017. 4. 7.]

제24조의2(소비자등의 위생검사등 요청기관) 법 제20조의2제1항 각 호 외의 부분 본문에서 "총리령으로 정하는 시험·검사기관"이란 다음 각 호의 기관을 말한다.

1. 식품의약품안전평가원
2. 지방식품의약품안전청
3. 「보건환경연구원법」 제2조에 따른 특별시·광역시·도 및 특별자치도 보건환경연구원
4. 「식품·의약품분야 시험·검사 등에 관한 법률」 제6조제3항제1호에 따라 지정된 식품전문 시험·검사기관

[본조신설 2017. 4. 7.]

제21조(자가품질검사 의무) ① 제5조제1항에 따라 건강기능식품제조업의 허가를 받은 자는 총리령으로 정하는 바에 따라 그가 제조하는 건강기능식품이 제14조에 따른 기준 및 규격에 맞는지를 검사하고 그 기록을 보존하여야 한다.

② 식품의약품안전처장은 제1항에 따라 검사를 하여야 하는 자가 직접 검사를 하는 것이 적합하지 아니할 때에는 「식품·의약품분야 시험·검사 등에 관한 법률」 제6조제3항제2호에 따른 자가품질위탁 시험·검사기관에 위탁하여 검사하게 할 수 있다.<개정 2016. 2. 3.>

③ 제1항에 따라 검사를 직접 행하는 영업자는 제1항에 따른 검사 결과 해당 건강기능식품이 제23조 또는 제24조제1항에 위반되어 국민건강에 위해가 발생하거나 발생할 우려가 있는 경우에는 지체 없이 식품의약품안전처장에게 보고하여야 한다.<신설 2016. 2. 3.>

④ 제1항 및 제2항에 따른 검사항목 및 검사절차 등에 관하여 필요한 사항은 총리령으로 정한다.<개정 2016. 2. 3.>

[전문개정 2014. 5. 21.]

제21조의2(원재료의 검사 확인 의무 등) ① 제5조제1항에 따라 건강기능식품제조업의 허가를 받은 자는 제15조제1항에 따라 고시되었거나 같은 조 제2항에 따라 인정받은 원료 또는 성분에 사용되는 원재료 중 다음 각 호의 어느 하나에 해당하는 원재료를 검사하여 확인하고 그 기록을 보존하여야 한다.

1. 육안(肉眼)으로 다른 원재료와 구별하기가 곤란하여 식품의약품안전처장이 고시하는 원재료
2. 그 밖에 건강기능식품의 안전을 위하여 식품의약품안전처장이 필요하다고 인정하는 원재료

② 제1항에 따른 검사의 대상·절차 및 방법, 그 밖에 필요한 사항은 총리령으로 정한다.

[본조신설 2016. 2. 3.]

제21조의3(검사명령 등) ① 식품의약품안전처장은 다음 각 호의 어느 하나에 해당하는 건강기능식품을 제조하는 영업자에 대하여 「식품·의약품분야 시험·검사 등에 관한 법률」 제6조제3항제1호에 따른 식품전문 시험·검사기관에서 검사를 받을 것을 명(이하 "검사명령"이라 한다)할 수 있다. 다만, 검사로써 위해성분을 확인할 수 없다고 식품의약품안전처장이 인정하는 경우에는 관련 자료 등으로 검사를 갈음할 수 있다.

1. 국내외에서 유해물질이 검출된 건강기능식품
2. 그 밖에 국내외에서 위해발생의 우려가 제기된 건강기능식품

② 검사명령을 받은 영업자는 총리령으로 정하는 검사 기한 내에 검사를 받거나 관련 자료 등을 제출하여야 한다.

③ 제1항 및 제2항에 따른 검사명령 대상 건강기능식품의 범위, 제출 자료 등 세부사항은 식품의약품안전처장이 정하여 고시한다.

[본조신설 2016. 2. 3.]

건강기능식품에 관한 법률 시행규칙

제25조(자가품질검사) ① 건강기능식품제조업의 허가를 받은 자는 법 제21조제1항 및 제2항의 규정에 의한 자가품질검사를 별표 7의 자가품질검사기준에 따라 실시하여야 한다.

② 건강기능식품제조업자는 법 제21조제1항 또는 제2항에 따른 자가품질검사 결과 그가 제조하는 건강기능식품이 법 제14조에 따른 기준 및 규격에 적합하지 아니한 경우에는 법 제38조에서 준용하는 「식품위생법」 제45조제1항에 따라 지체 없이 유통 중인 해당 건강기능식품을 회수하거나 회수하기 위하여 필요한 조치를 하여야 한다.<신설 2014. 2. 3.>

③ 건강기능식품제조업자는 제1항의 규정에 의한 자가품질검사에 관한 기록서를 2년간 보관하여야 한다.<개정 2014. 2. 3.>

제25조의2(원재료 검사의 대상·절차 및 방법 등) ① 법 제21조의2제1항에 따라 원재료를 검사할 때에는 원재료의 진위 여부 및 다른 원재료의 혼입 여부를 식품의약품안전처장이 고시한 시험방법에 따라 원재료별·생산지역(국내산 원재료의 경우 시·군·구를, 수입산 원재료의 경우 「수입식품안전관리 특별법」 제20조에 따라 신고한 포장장소를 말한다)별·입고일자별로 실시하여야 한다.

② 제1항에 따라 검사한 기록은 2년간 보존하여야 한다.

[본조신설 2017. 4. 7.]

제25조의3(검사명령 등) 법 제21조의3제2항에서 "총리령으로 정하는 검사 기한"이란 법 제21조의3제2항에 따른 검사명령을 받은 날부터 20일까지를 말한다.

[본조신설 2017. 4. 7.]

건강기능식품에 관한 법률 시행규칙 [별표 7] 자가품질검사기준 <개정 2018. 12. 31.>

(제25조관련)

1. 건강기능식품의 검사
  가. 자가품질검사는 판매를 목적으로 제조하는 품목별로 실시하여야 한다.
  나. 자가품질검사주기의 적용시점은 제품의 제조일 기준으로 산정한다.
  다. 검사항목의 적용은 당해 제품의 해당 검사항목에 한한다. 다만, 건강기능식품 제조과정중 특정 식품첨가물을 사용하지 아니한 경우에는 해당 항목을 생략할 수 있다.
  라. 자가품질검사는 다음의 구분에 의하여 실시하여야 한다.
    (1) 건강기능식품(기능성 원료 또는 성분 제외) : 1월마다 1회 이상 공통 및 개별 기준·규격 항목. 다만, 제품의 특성상 원료수급 등의 사유로 계절별 또는 특정기간에만 제조하는 제품에 대하여는 그 제조기간에 한정하여 자가품질검사를 실시할 수 있다.
    (2) 기능성 원료 또는 성분 : 제조단위(롯트)별 1회 이상 기준·규격 항목
    (3) 사용하는 원재료 및 용기·포장(다만, 해당 제품의 제조업소에서 자가품질검사 또는 공인검사기관에서 검사한 결과 적합한 시험성적서가 있는 경우에는 생략할 수 있다)
      (가) 해당 원재료 제품별 관련 규정에 의한 기준·규격 항목 : 1월마다 1회 이상. 다만, 제품의 특성상 원료수급 등의 사유로 계절별 또는 특정기간에만 제조하는 제품에 대하여는 그 제조기간에 한정하여 자가품질검사를 실시할 수 있다.
      (나) 해당 용기·포장 제품별 관련 규정에 의한 기준·규격 항목 : 6월마다 1회 이상
    (4) 다음의 어느 하나에 해당하는 경우로서 (1) 및 (2)에 따라 자가품질검사를 하여야 하는 기준·규격 항목이 중복될 경우에는 그 중 하나를 생략할 수 있다.
      (가) 동일한 제조업소에서 제조한 기능성 원료 또는 성분을 원료로 하여 건강기능식품 완제품을 제조하는 경우
      (나) 다른 원료 또는 성분의 첨가 없이 (2)에 따른 기준·규격 항목의 검사가 완료된 기능성 원료 또는 성분을 그대로 소분만 하는 경우

2. 그 밖에 자가품질검사와 관련한 세부사항은 식품의약품안전처장이 정하여 고시한다.

제5장 우수건강기능식품제조기준 등

제22조(우수건강기능식품제조기준 등) ① 건강기능식품을 제조하는 영업자는 우수한 건강기능식품의 제조 및 품질관리를 위하여 식품의약품안전처장이 고시하는 우수건강기능식품 제조 및 품질관리 기준(이하 "우수건강기능식품제조기준"이라 한다)을 준수하여야 한다. <개정 2016. 2. 3.>

② 식품의약품안전처장은 우수건강기능식품제조기준의 준수여부 등을 1년마다 조사·평가하여야 한다.<개정 2016. 2. 3.>

③ 우수건강기능식품제조기준의 조사·평가 방법 및 절차 등에 관하여 필요한 사항은 총리령으로 정한다.<개정 2016. 2. 3.>

④ 삭제<2016. 2. 3.>

⑤ 삭제<2016. 2. 3.>

⑥ 삭제<2016. 2. 3.>

⑦ 삭제<2016. 2. 3.>

[전문개정 2014. 5. 21.]

[시행일] 제22조 개정규정은 다음 각 호의 구분에 따른 날부터 시행

1. 2017년 매출액이 20억 이상인 제조업자: 2018년 12월 1일
2. 2017년 매출액이 10억 이상 20억 미만인 제조업자: 2019년 12월 1일
3. 2017년 매출액이 10억 미만인 제조업자: 2020년 12월 1일

제22조의2(건강기능식품이력추적관리 등록기준 등) ① 건강기능식품을 제조 또는 판매하는 자 중 건강기능식품이력추적관리를 하려는 자는 총리령으로 정하는 등록기준을 갖추어 해당 건강기능식품을 식품의약품안전처장에게 등록할 수 있다. 다만, 그 매출액 등이 총리령으로 정하는 매출액 또는 매장면적에 해당하는 자는 식품의약품안전처장에게 등록하여야 한다. <개정 2015. 2. 3.>

② 제1항에 따라 등록한 건강기능식품을 제조 또는 판매하는 자는 건강기능식품이력추적관리에 필요한 기록의 작성·보관 및 관리 등에 관하여 식품의약품안전처장이 정하여 고시하는 기준(이하 "건강기능식품이력추적관리기준"이라 한다)을 준수하여야 한다.<개정 2015. 2. 3.>

③ 제1항에 따라 등록을 한 자는 등록사항이 변경된 경우 변경 사유가 발생한 날부터 1개월 이내에 식품의약품안전처장에게 신고하여야 한다.

④ 제1항에 따라 등록한 건강기능식품에는 식품의약품안전처장이 정하여 고시하는 바에 따라 건강기능식품이력추적관리의 표시를 할 수 있다.

⑤ 식품의약품안전처장은 제1항에 따라 등록한 건강기능식품을 제조 또는 판매하는 자에 대하여 건강기능식품이력추적관리기준의 준수 여부 등을 3년마다 조사·평가하여야 한다. 다만, 제1항 단서에 따라 등록한 건강기능식품을 제조 또는 판매하는 자에 대해서는 2년마다 조사·평가하여야 한다.<개정 2015. 2. 3.>

⑥ 식품의약품안전처장은 제1항에 따라 등록을 한 자에게 예산의 범위에서 건강기능식품이력추적관리에 필요한 자금을 지원할 수 있다.

⑦ 식품의약품안전처장은 제1항에 따라 등록을 한 자가 건강기능식품이력추적관리기준을 준수하지 아니하면 그 등록을 취소하거나 시정을 명할 수 있다.

⑧ 건강기능식품이력추적관리의 등록 절차, 등록 사항, 등록취소 등의 기준 및 조사·평가, 그 밖에 등록에 필요한 사항은 총리령으로 정한다.

[전문개정 2014. 5. 21.]

건강기능식품에 관한 법률 시행규칙

제25조의4(우수건강기능식품제조기준의 조사·평가) ① 식품의약품안전처장이 법 제22조제2항에 따라 조사·평가하여야 하는 사항은 다음 각 호와 같다.

1. 우수건강기능식품제조기준에 따른 제조시설 및 보관시설 등 운영 실태
2. 제품표준서, 제조관리기준서, 제조위생관리기준서 및 품질관리기준서의 운용·기록유지 등
3. 종업원에 대한 교육·훈련 실태

② 제1항에 따른 조사·평가는 서류 검토 또는 현장 방문 등의 방법으로 실시할 수 있다.

③ 그 밖에 제1항에 따른 조사·평가와 관련한 세부 평가 항목, 기준, 절차, 서식 등 세부적인 사항은 식품의약품안전처장이 정하여 고시한다.

[본조신설 2018. 9. 28.]

[시행일] 제25조의4의 개정규정은 다음 각 호의 구분에 따른 날

1. 2017년 매출액이 20억 이상인 제조업자: 2018년 12월 1일
2. 2017년 매출액이 10억 이상 20억 미만인 제조업자: 2019년 12월 1일
3. 2017년 매출액이 10억 미만인 제조업자: 2020년 12월 1일

제26조 삭제 <2017. 4. 7.>

제27조 삭제 <2017. 4. 7.>

제28조 삭제 <2017. 4. 7.>

제29조 삭제 <2017. 4. 7.>

제29조의2(건강기능식품이력추적관리의 등록기준 등) ① 법 제22조의2제1항에 따른 건강기능식품 이력추적관리의 등록기준은 다음 각 호와 같다. <개정 2014. 3. 18., 2016. 2. 4.>

1. 제조단계부터 판매단계까지 이력추적관리가 가능하도록 관리되는 품목일 것
2. 제조단계부터 판매단계까지 이력정보가 제공될 수 있는 품목일 것
3. 법 제22조의2제2항에 따른 건강기능식품이력추적관리기준에 따라 관리될 수 있는 품목일 것
4. 제조단계부터 판매단계까지 회수 등 사후관리 체계를 갖추고 있는 품목일 것

② 법 제22조의2제1항 단서에서 "총리령으로 정하는 매출액 또는 매장면적에 해당하는 자"란 다음 각 호의 어느 하나에 해당하는 자를 말하며, 이에 해당하는 자는 다음 각 호의 구분에 따른 날부터 건강기능식품이력추적관리 등록을 하여야 한다.<신설 2014. 3. 18., 2016. 2. 4., 2016. 3. 31., 2017. 4. 7., 2019. 7. 31.>

1. 다음 각 목의 구분에 따른 건강기능식품제조업자
   가. 2013년 품목류별 연 매출액이 50억원 이상인 자: 2014년 12월 1일
   나. 2014년 이후 품목류별 연 매출액이 10억원 이상이 되는 자: 해당 연 매출액 계산의 대상이 되는 연도의 다음 다음 해 6월 1일
   다. 2016년 이후 품목류별 연 매출액이 1억원 이상이 되는 자: 해당 연 매출액 계산의 대상이 되는 연도의 다음 다음 해 6월 1일
2. 다음 각 목의 구분에 따른 건강기능식품유통전문판매업자
   가. 2018년 품목류별 연 매출액이 1억원 이상인 자: 2020년 6월 1일
   나. 2019년 이후 품목류별 연 매출액이 1억원 이상이 되는 자: 해당 연 매출액 계산의 대상이 되는 연도의 다음 다음 해 6월 1일

③ 법 제22조의2제1항에 따라 건강기능식품이력추적관리의 등록을 하려는 자는 별지 제36호의2서식의 건강기능식품이력추적관리 등록신청서(전자문서로 된 신청서를 포함한다)에 다음 각 호의 서류(전자문서를 포함한다)를 첨부하여 지방식품의약품안전청장에게 신청하여야 한다.<개정 2011. 4. 1., 2013. 3. 23., 2014. 3. 18., 2014. 8. 7., 2016. 2. 4.>

1. 품목제조신고증 사본(공부확인이 가능한 경우 제출하지 아니할 수 있다)
2. 식품의약품안전처장이 정하여 고시한 건강기능식품이력추적관리계획서

④ 지방식품의약품안전청장은 제3항에 따라 건강기능식품이력추적관리의 등록신청을 받은 경우 제1항에 따른 건강기능식품이력추적등록기준에 적합한지 여부를 심사하여야 하며, 심사결과 적합하다고 인정되는 경우에는 건강기능식품이력추적관리의 등록을 하여야 한다.<개정 2013. 3. 23., 2014. 3. 18., 2014. 8. 7.>

⑤ 지방식품의약품안전청장은 제4항에 따라 건강기능식품이력추적관리의 등록을 한 경우 별지 제36호의3서식의 건강기능식품이력추적관리 등록증을 주어야 한다.<개정 2013. 3. 23., 2014. 3. 18., 2014. 8. 7.>

⑥ 법 제22조의2제1항에 따라 등록을 한 자는 정보시스템을 이용하여 식품의약품안전처장이 정하는 건강기능식품의 제조·품질검사·출고 등에 관한 건강기능식품이력정보를 제공하여야 한다.<개정 2013. 3. 23., 2014. 3. 18.>

[본조신설 2008. 9. 22.]

[종전 제29조의2는 제29조의8로 이동 <2008. 9. 22.>]

제29조의3(등록사항 변경신고) ① 제29조의2제4항에 따라 등록을 한 자는 등록사항이 변경된 경우 변경 사유가 발생한 날부터 1개월 이내에 별지 제36호의4서식의 변경신고서(전자문서로 된 신청서를 포함한다)에 구비서류(전자문서를 포함한다)를 첨부하여 지방식품의약품안전청장에게 신고하여야 한다. <개정 2013. 3. 23., 2014. 3. 18., 2014. 8. 7.>

② 지방식품의약품안전청장은 제1항에 따라 등록사항의 변경신고를 받은 경우 서류 검토와 현지조사 등의 방법으로 변경사항을 확인하고 적합한 경우 건강기능식품이력추적관리 등록증에 변경사항을기재하여 다시 주어야 한다.<개정 2013. 3. 23., 2014. 8. 7.>

[본조신설 2008. 9. 22.]

제29조의4(건강기능식품이력추적관리기준 준수 여부 등의 조사·평가) ① 법 제22조의2제5항에 따른 건강기능식품이력추적관리기준의 준수 여부 등에 대한 조사·평가(이하 이 조에서 "조사·평가"라 한다)는 서류검토 및 현장조사의 방법으로 한다.

② 조사·평가에는 다음 각 호의 사항이 포함되어야 한다.

1. 법 제22조의2제2항에 따른 건강기능식품이력추적관리기준의 준수 여부
2. 법 제22조의2제4항에 따라 식품의약품안전처장이 정하여 고시한 건강기능식품이력추적관리의 표시기준 준수 여부

③ 제1항 및 제2항에서 규정한 사항 외에 조사·평가에 필요한 세부 사항은 식품의약품안전처장이 정하여 고시한다.

[전문개정 2014. 2. 3.]

제29조의5(자금지원 대상 등) 식품의약품안전처장은 법 제22조의2제6항에 따라 건강기능식품이력추적관리를 등록한 자에게 다음 각 호의 사항에 대하여 예산의 범위에서 자금을 지원할 수 있다. <개정 2010. 3. 19., 2013. 3. 23.>

1. 건강기능식품이력추적관리시스템 구축·운영에 필요한 장비구입
2. 건강기능식품이력추적관리를 위한 프로그램 개발비용
3. 그 밖의 식품의약품안전처장이 건강기능식품이력추적관리에 필요하다고 정한 사업

[본조신설 2008. 9. 22.]

제29조의6(건강기능식품이력추적관리 등록 취소 등) ① 법 제22조의2제7항에 따른 건강기능식품이력추적관리기준을 준수하지 아니한 경우의 등록취소 등에 관한 기준은 별표 5의2와 같다.

② 제1항에 따라 등록 취소를 통보받은 영업자는 건강기능식품이력추적관리 등록증을 지체 없이 지방식품의약품안전청장에게 반납하여야 한다.<개정 2013. 3. 23., 2014. 8. 7.>

[본조신설 2008. 9. 22.]

제29조의7(등록사항) 법 제22조의2제8항에 따른 건강기능식품이력추적관리의 등록사항은 다음 각 호와 같다. <개정 2022. 6. 30.>

1. 국내식품의 경우
   가. 영업소 명칭 또는 상호
   나. 제품명
   다. 소비기한 및 품질 유지기한
   라. 보존 및 보관방법
2. 수입식품의 경우
   가. 영업소 명칭 또는 상호
   나. 제품명
   다. 원산지(국가)
   라. 제조회사 또는 수출회사

[본조신설 2008. 9. 22.]

제29조의8 삭제 <2016. 2. 4.>

건강기능식품에 관한 법률 시행규칙

[별표 5의2] 건강기능식품이력추적관리 등록취소 등 기준

<개정 2014.8.7.>

(제29조의6제1항 관련)

위반사항	근거법령	처분기준
1. 허위서류를 제출하여 건강기능식품이력추적관리 등록을 받을 경우	법 제22조의2	등록취소
2. 건강기능식품이력정보를 특별한 사유없이 제공하지 아니한 경우로서	법 제22조의2	
가. 2일 이상 30일 미만(토요일 및 공휴일은 산입하지 아니한다) 제공하지 아니한 경우		시정명령
나. 30일(토요일 및 공휴일은 산입하지 아니한다) 이상 제공하지 아니한 경우		등록취소
3. 건강기능식품이력추적관리기준을 준수하지 아니한 경우(제2호에 해당하는 경우는 제외한다)	법 제22조의2	시정명령
4. 시정명령을 받고도 이를 이행하지 아니한 경우	법 제22조의2	등록취소
5. 제2호가목 또는 제3호 위반으로 시정명령을 받고 1년 내에 같은 위반행위를 한 경우	법 제22조의2	등록취소

제6장 판매 등의 금지

제23조(위해 건강기능식품 등의 판매 등의 금지) 누구든지 다음 각 호의 어느 하나에 해당하는 건강기능식품을 판매하거나 판매할 목적으로 제조·수입·사용·저장 또는 운반하거나 진열하여서는 아니 된다. <개정 2015. 2. 3.>

1. 썩었거나 상한 것으로서 인체의 건강을 해칠 우려가 있는 것
2. 유독·유해물질이 들어 있거나 묻어 있는 것 또는 그럴 가능성이 있는 것. 다만, 인체의 건강을 해칠 우려가 없다고 식품의약품안전처장이 인정하는 것은 예외로 한다.
3. 병(病)을 일으키는 미생물에 오염되었거나 그럴 가능성이 있어 인체의 건강을 해칠 우려가 있는 것
4. 불결하거나 다른 물질이 섞이거나 첨가된 것 또는 그 밖의 사유로 인체의 건강을 해칠 우려가 있는 것
5. 제5조제1항에 따른 영업허가를 받지 아니한 자가 제조한 것
6. 수입이 금지된 것 또는 「수입식품안전관리 특별법」 제20조제1항에 따른 수입신고를 하지 아니하고 수입한 것

[전문개정 2014. 5. 21.]

제24조(기준·규격 위반 건강기능식품의 판매 등의 금지) ① 영업자(「수입식품안전관리 특별법」 제15조에 따라 등록한 수입식품등 수입·판매업자를 포함한다. 이하 이 조에서 같다)는 제14조제1항 및 제2항에 따라 기준과 규격이 정하여진 건강기능식품을 그 기준에 따라 제조·사용·보존하여야 하며, 그 기준과 규격에 맞지 아니하는 건강기능식품을 판매하거나 판매할 목적으로 제조·수입·사용·저장·운반·보존 또는 진열하여서는 아니 된다. <개정 2015. 2. 3.>

② 영업자는 다음 각 호의 어느 하나에 해당하는 행위를 하여서는 아니 된다.<개정 2016. 2. 3.>

1. 의약품의 용도로만 사용되는 원료를 사용하여 건강기능식품을 제조하는 행위
2. 배합·혼합비율·함량이 의약품과 같거나 유사한 건강기능식품을 제조하는 행위

2의2. 독성이 있거나 인체에 부작용을 일으키는 원료를 사용하여 건강기능식품을 제조하는 행위

3. 제1호, 제2호 또는 제2호의2에 따라 제조된 건강기능식품을 수입·판매 또는 진열하는 행위

③ 제2항에 따른 의약품의 용도로만 사용되는 원료, 배합·혼합비율·함량이 의약품과 같거나 유사한 건강기능식품 및 독성이 있거나 인체에 부작용을 일으키는 원료 등에 관한 구체적인 기준과 범위는 식품의약품안전처장이 정한다.<개정 2016. 2. 3.>

[전문개정 2014. 5. 21.]

제25조 삭제 <2018. 3. 13.>

제26조 삭제 <2018. 3. 13.>

제7장 건강기능식품심의위원회 및 단체 설립 <개정 2014. 5. 21.>

제27조(건강기능식품심의위원회) ① 식품의약품안전처장의 자문에 응하여 다음 사항을 조사·심의하기 위하여 식품의약품안전처에 건강기능식품심의위원회(이하 "위원회"라 한다)를 둔다. <개정 2019. 1. 15.>

1. 건강기능식품의 정책에 관한 사항
2. 건강기능식품의 기준·규격에 관한 사항
3. 건강기능식품의 표시·광고에 관한 사항
4. 그 밖에 건강기능식품에 관한 중요 사항

② 위원회는 위원장 1명과 부위원장 2명을 포함한 30명 이상 80명 이하의 위원으로 구성한다. 이 경우 공무원이 아닌 위원이 전체 위원의 과반수가 되도록 하여야 한다.<신설 2019. 1. 15.>

③ 위원장은 위원 중에서 호선하고, 부위원장은 위원장이 지명하는 사람이 된다.<신설 2019. 1. 15.>

④ 위원은 다음 각 호의 어느 하나에 해당하는 사람 중에서 식품의약품안전처장이 위촉하거나 임명한다.<신설 2019. 1. 15.>

1. 식품·의약품·영양 및 보건의료에 관한 학식과 경험이 풍부한 사람
2. 건강기능식품 관련 단체의 장, 「비영리민간단체 지원법」 제2조에 따른 비영리민간단체의 장, 건강기능식품 관련 학회의 장이나 「고등교육법」 제2조제1호 및 제2호에 따른 대학 또는 산업대학의 장이 각각 추천하는 사람
3. 건강기능식품 관련 업무를 담당하는 5급 이상의 공무원 또는 고위공무원단에 속하는 일반직 공무원

⑤ 위원의 임기는 2년으로 한다. 다만, 공무원인 위원의 임기는 해당 직(職)에 재직하는 기간으로 한다.<신설 2019. 1. 15.>

⑥ 건강기능식품의 기준·규격 및 표시·광고 등에 관한 조사·연구를 하기 위하여 위원회에 연구위원을 둘 수 있다.<개정 2019. 1. 15.>

⑦ 그 밖에 위원회의 구성 및 운영 등에 필요한 사항은 대통령령으로 정한다.<개정 2019. 1. 15.>

[전문개정 2014. 5. 21.]

건강기능식품에 관한 법률 시행령

제7조 삭제 <2019. 7. 9.>

제7조의2(건강기능식품심의위원회 위원의 제척·기피·회피) ① 법 제27조에 따른 건강기능식품심의위원회(이하 "위원회"라 한다)의 위원(이하 "위원"이라 한다)이 다음 각 호의 어느 하나에 해당하는 경우에는 위원회의 조사·심의에서 제척(除斥)된다. <개정 2019. 7. 9.>

1. 위원 또는 그 배우자나 배우자이었던 사람이 해당 안건의 당사자(당사자가 법인·단체 등인 경우에는 그 임원 또는 직원을 포함한다. 이하 이 호 및 제2호에서 같다)가 되거나 그 안건의 당사자와 공동권리자 또는 공동의무자인 경우
2. 위원이 해당 안건의 당사자와 친족이거나 친족이었던 경우
3. 위원 또는 위원이 속한 법인·단체 등이 해당 안건에 대하여 증언, 진술, 자문, 연구, 용역 또는 감정을 한 경우
4. 위원이나 위원이 속한 법인·단체 등이 해당 안건의 당사자의 대리인이거나 대리인이었던 경우
5. 위원이 해당 안건의 당사자인 법인·단체 등에 최근 3년 이내에 임원 또는 직원으로 재직하였던 경우

② 해당 안건의 당사자는 위원에게 공정한 조사·심의를 기대하기 어려운 사정이 있는 경우에는 위원회에 기피 신청을 할 수 있고, 위원회는 의결로 기피 여부를 결정한다. 이 경우 기피 신청의 대상인 위원은 그 의결에 참여하지 못한다.<개정 2019. 7. 9.>

③ 위원이 제1항 각 호에 따른 제척 사유에 해당하는 경우에는 스스로 해당 안건의 조사·심의에서 회피(回避)하여야 한다.

[본조신설 2016. 5. 17.]

[제목개정 2019. 7. 9.]

[종전 제7조의2는 제7조의3으로 이동 <2016. 5. 17.>]

제7조의3(위원의 해촉) 식품의약품안전처장은 위원이 다음 각 호의 어느 하나에 해당하는 경우에는 해당 위원을 해촉(解囑)할 수 있다. <개정 2016. 5. 17., 2019. 7. 9.>

1. 심신장애로 인하여 직무를 수행할 수 없게 된 경우
2. 직무와 관련된 비위사실이 있는 경우
3. 직무태만, 품위손상이나 그 밖의 사유로 인하여 위원으로 적합하지 아니하다고 인정되는 경우

3의2. 제7조의2제1항 각 호의 어느 하나에 해당하는 데에도 불구하고 회피하지 아니한 경우

4. 위원 스스로 직무를 수행하는 것이 곤란하다고 의사를 밝히는 경우

[본조신설 2015. 12. 31.]

[제목개정 2019. 7. 9.]

[제7조의2에서 이동 <2016. 5. 17.>]

제8조(위원회의 운영) ①위원장은 위원회를 대표하고, 위원회의 업무를 총괄한다. <개정 2019. 7. 9.>

②부위원장은 위원장을 보좌하고, 위원장이 부득이한 사유로 직무를 수행할 수 없는 때에는 위원장이 지명하는 부위원장이 위원장의 직무를 대행한다.

③위원장은 위원회의 회의를 소집하고 그 의장이 된다.<개정 2019. 7. 9.>

④회의는 재적위원 과반수의 출석으로 개의하고, 출석위원 과반수의 찬성으로 의결한다.

⑤위원장은 식품의약품안전처장 또는 위원 3분의 1 이상의 회의소집 요구가 있을 때에는 지체없이 회의를 소집하여야 한다.<개정 2008. 2. 29., 2010. 3. 15., 2013. 3. 23.>

[제목개정 2019. 7. 9.]

제9조(분과위원회) ①위원회에 그 업무를 효율적으로 수행하기 위하여 전문 분야별로 분과위원회를 둘 수 있다. <개정 2019. 7. 9.>

②분과위원회에서 의결한 사항은 위원장에게 보고하고 위원회의 심의를 거쳐야 한다. 다만, 위원장이 경미하다고 인정하는 사항에 대하여는 분과위원회의 의결로써 위원회의 의결을 갈음할 수 있다.<개정 2019. 7. 9.>

제10조(연구위원) ①건강기능식품의 기준·규격, 기능성 및 안전성에 관한 조사·연구를 하기 위하여 위원회에 20인 이하의 연구위원을 둘 수 있다. <개정 2019. 3. 14., 2019. 7. 9.>

②연구위원은 건강기능식품 또는 식품 등에 관한 학식과 경험이 풍부한 자중에서 식품의약품안전처장이 임명한다.<개정 2008. 2. 29., 2010. 3. 15., 2013. 3. 23.>

③연구위원은 위원회 또는 분과위원회의 회의에 출석하여 발언할 수 있다.<개정 2019. 7. 9.>

제11조(의견의 청취) 위원장은 위원회 또는 분과위원회의 심의사항과 관련하여 필요하다고 인정하는 때에는 관계인을 출석시켜 의견을 들을 수 있다. <개정 2019. 7. 9.>

제12조(간사) ①위원회의 사무를 처리하기 위하여 위원회에 간사 1인을 둔다. <개정 2019. 7. 9.>

②간사는 식품의약품안전처 소속 공무원중에서 식품의약품안전처장이 임명한다.<개정 2008. 2. 29., 2010. 3. 15., 2013. 3. 23.>

제13조(보고) 위원장은 위원회에서 심의된 사항을 지체없이 식품의약품안전처장에게 보고하여야 한다. <개정 2008. 2. 29., 2010. 3. 15., 2013. 3. 23., 2019. 7. 9.>

제14조(수당과 여비) ①위원회에 출석한 위원에 대하여 예산의 범위에서 수당·여비 그 밖에 필요한 경비를 지급할 수 있다. 다만, 공무원인 위원이 그 소관업무와 직접 관련하여 출석하는 경우에는 그러하지 아니하다. <개정 2019. 7. 9.>

②식품의약품안전처장은 연구위원의 조사·연구 등을 위하여 예산의 범위 안에서 조사·연구비와 소요경비를 지급할 수 있다.<개정 2008. 2. 29., 2010. 3. 15., 2013. 3. 23.>

제15조(운영세칙) 이 영이 정하는 것외의 위원회의 운영에 관한 사항과 연구위원의 복무에 관하여 필요한 사항은 식품의약품안전처장이 정한다. <개정 2008. 2. 29., 2010. 3. 15., 2013. 3. 23., 2019. 7. 9.>

제28조(단체 설립) ① 영업자는 영업의 건전한 발전을 도모함으로써 건강기능식품의 안전성 확보 및 품질 향상과 국민 보건 증진에 이바지하기 위하여 대통령령으로 정하는 영업의 종류별로 단체를 설립할 수 있다.

② 단체는 법인으로 한다.

③ 단체를 설립하려는 경우에는 대통령령으로 정하는 바에 따라 회원 자격이 있는 자의 10분의 1(20인을 초과하는 경우에는 20인으로 한다) 이상의 발기인이 정관을 작성하여 식품의약품안전처장의 설립인가를 받아야 한다.

[전문개정 2014. 5. 21.]

건강기능식품에 관한 법률 시행령

제16조(단체의 설립인가 등) ①법 제28조제1항에서 "대통령령이 정하는 영업의 종류"라 함은 제2조의 규정에 의한 영업의 종류를 말한다.

②법 제28조제3항의 규정에 따라 단체의 설립인가를 받고자 하는 자는 총리령이 정하는 서류(전자문서를 포함한다)를 식품의약품안전처장에게 제출하여야 한다.<개정 2007. 1. 18., 2008. 2. 29., 2010. 3. 15., 2013. 3. 23.>

건강기능식품에 관한 법률 시행규칙

제30조(단체의 설립인가 신청서류) 법 제28조제3항 및 영 제16조제2항의 규정에 따라 단체의 설립인가를 받고자 하는 자는 설립인가신청서(전자문서로 된 신청서를 포함한다)에 다음 각 호의 서류(전자문서를 포함한다)를 첨부하여 식품의약품안전처장에게 제출하여야 한다. <개정 2006. 11. 20., 2008. 3. 3., 2010. 3. 19., 2013. 3. 23.>

1. 창립총회의 회의록
2. 정관
3. 사업계획서 및 수지예산서
4. 재산목록
5. 임원명부
6. 임원의 취임승낙서
7. 임원의 이력서
8. 임원의 주민등록증 사본 그 밖에 신원을 확인할 수 있는 증명서 사본

제8장 시정명령·허가취소 등 행정제재

제29조(시정명령) 식품의약품안전처장 또는 특별자치시장·특별자치도지사·시장·군수·구청장은 이 법을 지키지 아니하는 자에 대하여 필요하다고 인정할 때에는 시정을 명할 수 있다.

[전문개정 2014. 5. 21.]

건강기능식품에 관한 법률 시행규칙

제31조(행정처분의 기준 등) ① 법 제29조 내지 법 제33조의 규정에 의한 행정처분의 기준은 별표 9와 같다.

② 법 제30조의 규정에 따라 관계공무원이 건강기능식품을 압류한 때에는 별지 제31호서식의 압류증을 교부하여야 한다.

제32조(행정처분대장 등) ① 허가 또는 신고관청은 법 제29조 내지 법 제33조 또는 법 제35조의 규정에 따라 행정처분을 한 때와 법 제36조의 규정에 의한 청문을 한 때에는 별지 제37호서식의 행정처분 및 청문대장을 작성·보관하거나 같은 서식으로 전산망에 입력하여 관리하여야 하고 이를 갖추어 두어야 한다. <개정 2010. 4. 29.>

② 삭제<2017. 4. 7.>

③ 삭제<2017. 4. 7.>

건강기능식품에 관한 법률 시행규칙 [별표 9] 행정처분기준 <개정 2022. 6. 30.>

(제31조관련)

Ⅰ. 일반기준

1. 2 이상의 위반행위가 적발된 경우로서
   가. 그 위반행위가 영업정지에만 해당하거나, 한 품목 또는 품목류(건강기능식품의 기준 및 규격중 동일한 기준 및 규격을 적용받아 제조·가공되는 모든 품목을 말한다. 이하 같다)에 대하여 품목 또는 품목류제조정지에만 해당하는 때에는 가장 중한 정지처분기간에 나머지 각각의 정지처분기간의 2분의 1을 더하여 처분한다.
   나. 그 위반행위가 1 이상의 영업정지와 1 이상의 품목 또는 품목류제조정지에 해당하는 때에는 각각의 영업정지·품목 또는 품목류제조정지처분기간을 가목에 따라 산정한 후 그 영업정지기간이 품목 또는 품목류제조정지기간보다 길거나 같으면 그 영업정지처분만을 하고, 그 영업정지기간이 품목 또는 품목류제조정지기간보다 짧으면 그 영업정지처분과 그 초과기간에 대한 품목 또는 품목류제조정지처분을 병과하며, 그 위반행위가 1 이상의 품목류제조정지와 1 이상의 품목제조정지에 해당하는 때에는 이를 준용하여 처분한다.
2. 위반행위의 차수에 따른 행정처분의 기준은 최근 1년간(법 제23조의 위반은 3년간) 같은 위반행위(품목류의 경우에는 같은 품목에 대한 같은 위반행위를 말한다. 이하 같다)로 행정처분을 받은 경우에 적용한다. 이 경우 기준 적용일은 위반사항에 대한 행정처분일과 그 처분 후의 위반사항이 다시 적발된 날(수거검사에 의한 경우에는 검사결과를 허가 또는 신고관청이 접수한 날)을 기준으로 한다.

2의2. 제2호에 따라 가중된 처분을 하는 경우 가중처분의 적용 차수는 그 위반행위 전 처분 차수(제2호에 따른 기간 내에 행정처분이 둘 이상 있었던 경우에는 높은 차수를 말한다)의 다음 차수로 한다.

3. 같은 날 제조한 같은 품목에 대하여 같은 위반사항이 적발되는 경우에는 같은 위반행위로 본다. 다만, 허위·과대광고는 같은 품목에 대하여 같은 날에 같은 매체로 광고한 경우 같은 위반행위로 보고, 건강기능식품에 이물이 혼입되어 위반한 경우에는 같은 품목에 대하여 같은 종류의 재질의 이물이 발견된 경우에 같은 위반행위로 본다.

3의2. 위반행위에 대하여 행정처분을 하기 위한 절차가 진행되는 기간 중에 반복하여 같은 사항을 위반하는 경우에는 그 위반횟수마다 행정처분 기준의 2분의 1씩 더하여 처분한다.

4. 4차위반의 경우에 있어서 3차위반의 처분기준이 품목 또는 품목류제조정지인 경우에는 품목 또는 품목류제조정지 6월의 처분을 하고, 영업정지인 경우에는 영업허가취소 또는 영업소폐쇄를 하여야 한다. 다만, 건강기능식품에 이물이 혼입되어 위반한 경우로서 4차 이상의 위반에 해당하는 경우에는 3차 위반의 처분 기준을 적용한다.
5. 제1호 각목의 규정에 의하여 행정처분이 있은 뒤에 다시 행정처분을 하게 되는 경우 그 위반행위의 차수에 따른 행정처분의 기준을 적용함에 있어서는 종전의 행정처분의 사유가 된 각각의 위반행위에 대하여 각각 행정처분을 한 것으로 본다.

5의2. 어떤 위반행위든 해당 위반 사항에 대하여 행정처분이 이루어진 경우에는 해당 처분 이전에 이루어졌으나 처분 당시 아직 적발되지 아니한 같은 위반행위에 대하여도 행정처분이 이루어진 것으로 보아 처분 이후 적발되더라도 해당 위반 사항을 이유로 처분하여서는 아니 된다.

6. 건강기능식품의 검사·수거, 영업소 출입 등을 통해 확인된 위반행위에 대한 행정처분의 경우에는 그 위반행위가 당해 제품의 제조·운반·진열·보관 또는 판매과정 중의 어느 과정에서 기인하는지 여부를 판단하여 그 원인제공자에 대하여 처분하여야 한다. 다만, 유통전문판매영업자가 위탁제조한 건강기능식품이 법 제23조 및 제24조를 위반한 경우로서 그 위반행위의 원인 제공자가 해당 건강기능식품을 제조한 영업자인 경우에는 해당 건강기능식품을 제조한 영업자와 해당 유통전문판매영업자를 함께 처분하여야 한다.
7. 제6호 단서의 규정에 의하여 유통전문판매영업자에 대하여 행정처분을 하는 경우 그 처분의 양형이 품목 또는 품목류제조정지에 해당하는 때에는 이를 각각 그 위반행위의 원인제공자인 제조업소에서 제조한 당해 품목 또는 품목류의 판매정지에 해당하는 것으로 본다.
8. 삭제 <2016.2.4.>
9. 다음 각목의 1에 해당되어 영업정지 또는 품목·품목류제조정지에 해당하는 경우에는 정지처분기간의 2분의 1 이하의 범위내에서, 영업허가취소 또는 영업장폐쇄에 해당하는 경우에는 영업정지 3월 이상의 범위내에서 각각 경감할 수 있다.
   가. 건강기능식품의 기준 및 규격 위반사항중 그 위반의 정도가 경미한 사항으로서 국민보건상 인체의 건강을 해할 우려가 없다고 인정되는 때
   나. 삭제 <2019. 4. 25.>
   다. 건강기능식품을 제조만 하고 시중에 유통시키지 아니한 때
   라. 「식품위생법」 제45조에 따라 건강기능식품의 자진회수를 성실히 이행하였다고 인정되는 때
   마. 건강기능식품판매업의 위반사항중 그 위반의 정도가 경미하거나 고의성이 없는 사소한 부주의로 인한 것인 때
   바. 해당 위반사항에 관하여 검사로부터 기소유예의 처분을 받거나 법원으로부터 선고유예의 판결을 받은 때
   사. 건강기능식품을 제조·가공·판매하는 자로서 건강기능식품이력추적관리등록을 한 경우
   아. 그 밖에 건강기능식품의 수급정책상 필요하다고 인정되는 때
10. 건강기능식품에 이물이 혼입되어 위반한 경우로서 영업자가 다음 각 목의 어느 하나에 해당하는 경우에는 차수에 관계없이 시정명령을 하여야 한다.
   가. 영업자가 이물 검출 재발을 방지하기 위하여 시설·작업공정 개선 또는 직원 교육 등 시정조치를 성실히 수행하였다고 관할 행정기관이 평가한 경우
   나. 이물을 검출할 수 있는 장비의 기술적 한계 등의 사유로 이물 혼입이 불가피하였다고 식품의약품안전처장이 인정하는 경우. 이 경우 이물 혼입의 불가피성은 법 제27조제1항에 따른 건강기능식품심의위원회가 정한 기준에 따라 판단할 수 있다.
11. 영업정지 1개월은 30일을 기준으로 한다.
12. 행정처분의 기간이 소수점 이하로 산출되는 경우에는 소수점 이하를 버린다.

Ⅱ. 개별기준

위반사항	근거법령	행정처분기준		
		1차 위반	2차 위반	3차 위반
1. 법 제4조제1항을 위반한 경우	법 제31조 또는 제32조			
가. 영업소의 시설을 전부 철거하는 등 업종별 시설기준의 전부를 갖추지 못한 경우		영업허가 취소 또는 영업소폐쇄		
나. 별표 1 제1호라목에 따른 급수시설기준을 위반한 경우(수질검사 결과 부적합 판정을 받은 경우를 포함한다)		시설개수 명령	영업정지 1개월	영업정지 3개월
다. 별표 1 제1호자목(4)를 위반하여 의약품 또는 의약외품 제조시설을 건강기능식품제조시설로 이용한 경우		영업정지 1개월	영업정지 2개월	영업정지 3개월
라. 나목 및 다목을 제외한 시설기준에 위반된 경우		시설개수 명령	영업정지 5일	영업정지 15일
2. 법 제5조제1항 전단의 규정에 따라 건강기능식품제조업의 허가를 받지 아니한 때	법 제35조	폐쇄조치		
3. 법 제5조제1항 후단의 규정에 의한 변경허가를 받지 아니한 때	법 제32조	영업정지 15일	영업정지 1월	영업정지 2월

위반사항	근거법령	행정처분기준		
		1차 위반	2차 위반	3차 위반
4. 법제6조제2항의 규정에 따라 영업신고를 하지 아니하고 영업을 하는 때	법 제35조	폐쇄조치		
5. 법 제7조제1항 전단의 규정에 의한 품목제조신고를 하지 아니한 때	법 제32조	영업정지 7일	영업정지 15일	영업정지 1월
6. 삭제 <2016.2.4.>				
7. 법 제10조제1항제2호·제3호 또는 제4호 위반	법 제32조			
가. 소비기한이 경과된 제품을 판매 또는 판매의 목적으로 진열·보관 하거나 건강기능식품의 제조에 사용한 때		영업정지 15일	영업정지 1월	영업정지 2월
나. 부패·변질되거나 폐기된 제품 또는 소비기한이 경과된 제품을 정당한 사유없이 교환하여 주지 아니한 때		영업정지 7일	영업정지 15일	영업정지 1월
다. 판매사례품 또는 경품제공 등 사행심을 조장하여 제품을 판매한 때		시정명령	영업정지 1월	영업정지 2월
8. 법 제11조제3항에 따라 영업자의 지위를 승계한 자가 1개월 이내에 신고를 하지 아니한 때	법 제32조	시정명령	영업정지 7일	영업정지 15일
9. 법 제12조제1항의 규정에 의한 품질관리인을 두지 아니한 때	법 제32조	영업정지 7일	영업정지 15일	영업정지 1월
10. 법 제20조제1항에 따른 보고를 하지 않거나 거짓으로 보고한 경우 또는 같은 항에 따른 출입·검사·수거·열람을 정당한 사유 없이 거부·방해·기피한 경우	법 제32조	영업정지 1개월	영업정지 2개월	영업정지 3개월
11. 법 제21조제1항 및 제3항에 따른 자가품질검사 의무 등을 위반한 경우	법 제32조 또는 제33조			
가. 자가품질검사를 실시하지 아니한 경우				
1) 검사항목의 전부를 실시하지 아니한 경우		영업정지 15일	영업정지 1개월	영업정지 2개월
2) 검사항목 중 기능(지표)성분 검사를 하지 아니한 경우		영업정지 10일	영업정지 15일	영업정지 1개월
3) 2) 이외의 항목을 검사하지 아니한 경우		영업정지 7일	영업정지 10일	영업정지 15일
나. 자가품질검사 결과 부적합한 사실을 알고도 보고하지 아니하였거나 거짓으로 보고한 경우		영업정지 1개월	영업정지 2개월	영업정지 3개월
다. 자가품질검사를 실시하고 그 기록을 보존하지 않거나 허위로 기록한 경우		품목제조정지 15일	품목제조정지 1개월	품목제조정지 2개월
11의2. 법 제21조의2제1항에 따른 원재료 검사 의무 등을 위반한 경우	법 제32조 또는 제33조			
가) 원재료 검사를 하지 아니한 경우		영업정지 15일	영업정지 1개월	영업정지 2개월
나) 원재료 검사 방법 및 절차를 지키지 아니한 경우		영업정지 7일	영업정지 15일	영업정지 1개월
다) 원재료 검사를 실시하고 그 기록을 보존하지 않거나 허위로 작성한 경우		영업정지 5일	영업정지 10일	영업정지 1개월
11의3. 법 제22조에 따른 우수건강기능식품제조기준을 위반한 경우	법 제32조 또는 제33조			
가. 우수건강기능식품제조기준 중 제조시설 기준 위반으로서 다음의 어느 하나에 해당하는 경우				
1) 공조시설이 필요함에도 불구하고 공조시설이 없거나 가동되지 아니한 경우		영업정지 7일	영업정지 15일	영업정지 1개월
2) 그 밖에 제조시설 기준을 위반한 경우		시정명령	영업정지 5일	영업정지 10일
나. 우수건강기능식품제조기준 중 기준서 등 위반으로서 다음의 어느 하나에 해당하는 경우				
1) 제품표준서, 제조관리기준서, 제조위생관리기준서 및 품질관리기준서를 작성하지 않거나 거짓으로 작성한 경우		영업정지 7일	영업정지 15일	영업정지 1개월
2) 제조관리기준서, 제조위생관리기준서, 품질관리기준서, 제조지시기록서 및 시험지시기록서의 내용을 준수하지 않은 경우		영업정지 5일	영업정지 10일	영업정지 15일
다. 그 밖에 우수건강기능식품제조기준을 준수하지 않은 경우		시정명령	영업정지 5일	영업정지 10일
12. 삭제 <2017. 4. 7.>				
12의2. 법 제22조의2제1항 단서에 따른 건강기능식품이력추적관리 등록을 하지 아니한 때	법 제32조	시정명령	영업정지 7일	영업정지 15일

위반사항	근거법령	행정처분기준		
		1차 위반	2차 위반	3차 위반
13. 법 제23조의 규정에 따라 다음에 해당하는 건강기능식품을 판매하거나 판매할 목적으로 제조·수입·사용·저장 또는 운반하거나 진열하는 경우	법 제32조 및 법 제33조			
가. 썩었거나 상한 것으로서 인체의 건강을 해할 우려가 있는 것		<제조업> 영업정지 1월과 당해 제품폐기	영업정지 2월과 당해 제품 폐기	영업정지 3월과 당해 제품 폐기
		<판매업> 영업정지 15일과 당해 제품 폐기	영업정지 1월과 당해 제품 폐기	영업정지 2월과 당해 제품 폐기
나. 유독·유해물질이 들어있거나 묻어 있는 것 또는 그 염려가 있는 것과 병원미생물에 오염되었거나 그 염려가 있어 인체의 건강을 해할 우려가 있는 것		영업허가취소 또는 영업소 폐쇄와 당해 제품 폐기		
다. 불결하거나 다른 물질의 혼입 또는 첨가 그 밖에 사유로 인체의 건강을 해할 우려가 있는 것		<제조업> 품목류 제조정지 1월과 당해 제품 폐기	영업정지 1월과 당해 제품 폐기	영업정지 2월과 당해 제품 폐기
		<판매업> 영업정지 7일과 당해 제품 폐기	영업정지 15일과 당해 제품 폐기	영업정지 1월과 당해 제품 폐기
라. 법 제5조제1항의 규정에 따라 영업허가를 받지 아니한 자가 제조한 것		<제조업> 영업정지1월과 당해 제품 폐기	영업정지 2월과 당해 제품폐기	영업정지 3월과 당해 제품폐기
		<판매업> 영업정지 15일과 당해 제품 폐기	영업정지 1월과 당해 제품폐기	영업정지 2월과 당해 제품폐기
마. 수입이 금지된 것 또는 「수입식품안전관리 특별법」 제20조제1항에 따라 수입신고를 하지 아니하고 수입한 것		<제조업> 영업정지 1월과 당해 제품 폐기	영업정지 2월과 당해 제품폐기	영업정지 3월과 당해 제품폐기
		<판매업> 영업정지 15일과 당해 제품 폐기	영업정지 1월과 당해 제품폐기	영업정지 2월과 당해 제품폐기
14. 법 제24조제1항 및 제2항 위반	법 제32조			
가. 건강기능식품의 기준 및 규격 중 원료(원료 등을 제조하는데 사용되는 원재료를 포함한다. 이하 이 호에서 같다)의 구비요건이나 제조·가공기준을 위반한 경우				
1) 건강기능식품 제조 등의 원료로 사용되어서는 안되는 동식물 또는 먹을 수 없는 것을 원료로 사용한 경우		품목 제조정지 1개월과 해당 제품 폐기	품목 제조정지 2개월과 해당 제품 폐기	품목 제조정지 3개월과 해당 제품 폐기
2) 법 제15조에 따라 고시하거나 인정된 영양성분 또는 기능성 원료가 아닌 것을 사용한 경우		영업정지 15일과 해당 제품 폐기	영업정지 1개월과 해당 제품 폐기	영업정지 3개월과 해당 제품 폐기
3) 법 제20조에 따른 출입·검사·수거 등의 결과 또는 법 제21조제1항·제2항에 따른 검사나 그 밖에 영업자가 하는 자체적인 검사의 결과 부적합한 식품으로 통보되거나 확인된 후에도 그 식품을 원료로 사용한 경우		품목 제조정지 1개월과 해당 제품 폐기	품목 제조정지 2개월과 해당 제품 폐기	품목 제조정지 3개월과 해당 제품 폐기
4) 사료용 또는 공업용 등으로 사용되는 등 식용을 목적으로 채취·취급·가공·제조 또는 관리되지 않은 것을 건강기능식품 제조 시 원료로 사용한 경우[2)에 해당하는 경우는 제외한다]		영업허가 취소와 해당 제품 폐기		
5) 그 밖의 사항을 위반한 경우		시정명령	품목 제조정지 7일	품목 제조정지 15일
나. 건강기능식품의 기준 및 규격에 맞지 않는 건강기능식품을 판매하거나 판매의 목적으로 제조·수입·사용·저장·운반·보존 또는 진열한 경우				

위반사항	근거법령	행정처분기준		
		1차 위반	2차 위반	3차 위반
1) 기능(지표)성분이 부적합한 경우				
가) 기능(지표)성분의 함량이 기준치에 대하여 10퍼센트 이하로 부족하거나 넘는 경우		품목 제조정지 15일과 해당 제품 폐기	품목 제조정지 1개월과 해당 제품 폐기	품목 제조정지 2개월과 해당 제품 폐기
나) 기능(지표)성분의 함량이 기준치에 대하여 10퍼센트 초과로 부족하거나 넘는 경우		품목 제조정지 1개월과 해당 제품 폐기	품목 제조정지 2개월과 해당 제품 폐기	품목류 제조정지 2개월과 해당 제품 폐기
2) 1)에 따른 기능(지표)성분 외의 기준 및 규격이 맞지 않는 경우				
가) 중금속, 잔류농약, 동물용의약품, 방사능, 곰팡이독소, 식중독균에 관한 기준을 위반한 경우		품목류 제조정지 1개월과 해당 제품 및 원료 폐기	영업정지 1개월과 해당 제품 및 원료 폐기	영업정지 3개월과 해당 제품 및 원료 폐기
나) 대장균, 대장균군, 일반세균 또는 세균발육에 관한 기준을 위반한 경우		품목 제조정지 15일과 해당 제품 폐기	품목 제조정지 1개월과 해당 제품 폐기	품목 제조정지 3개월과 해당 제품 폐기
다) 콜레스테롤, 당, 카페인 및 잔류용매에 관한 기준을 위반한 경우		품목 제조정지 5일과 해당 제품 폐기	품목 제조정지 10일과 해당 제품 폐기	품목 제조정지 15일과 해당 제품 폐기
라) 성상(性狀)기준 및 그 밖의 사항을 위반한 경우		시정명령	품목 제조정지 5일	품목 제조정지 10일
다. 건강기능식품의 보존 및 유통기준을 위반한 경우		영업정지 7일	영업정지 15일	영업정지 1개월
라. 이물이 혼입된 경우				
1) 금속 또는 유리가 혼입된 경우		품목 제조정지 7일과 해당 제품폐기	품목 제조정지 15일과 해당 제품폐기	품목 제조정지 1개월과 해당 제품폐기
2) 그 외의 이물이 혼입된 경우		시정명령	품목 제조정지 5일	품목 제조정지 10일
마. 의약품의 용도로만 사용되는 원료를 사용하여 건강기능식품을 제조하거나 제조된 건강기능식품을 수입·판매 또는 진열한 경우		<제조업·유통전문 판매업> 영업정지 1개월과 해당 제품 폐기	영업정지 2개월과 해당 제품 폐기	영업허가취소 또는 영업소 폐쇄와 해당 제품 폐기
		<일반판매업> 시정명령	영업정지 7일	영업정지 15일
바. 배합·혼합비율 및 함량이 의약품과 같거나 유사한 건강기능식품을 제조·수입·판매 또는 진열한 경우		<제조업> 품목제조정지 1개월과 해당 제품 폐기	영업정지 1개월과 해당 제품 폐기	영업정지 2개월과 해당 제품폐기
		<유통전문 판매업> 영업정지 15일과 해당 제품폐기	영업정지 1개월과 해당 제품폐기	영업정지 2개월과 해당 제품폐기
		<일반판매업> 시정명령	영업정지 5일	영업정지 10일

위반사항	근거법령	행정처분기준		
		1차 위반	2차 위반	3차 위반
사. 독성이 있거나 인체에 부작용을 일으키는 원료를 사용하여 건강기능식품을 제조하거나 제조된 건강기능식품을 수입·판매 또는 진열한 경우		<제조업·유통전문판매업> 영업정지 2개월과 해당제품 폐기	영업허가 취소 또는 영업소 폐쇄와 해당 제품 폐기	
		<일반판매업> 시정명령	영업정지 15일	영업정지 1개월
15. 법 제25조 위반	법제32조 및 법 제33조			
가. 삭제 <2019. 4. 25.>				
나. 삭제 <2019. 4. 25.>				
다. 삭제 <2019. 4. 25.>				
라. 법 제17조제1항제6호의 표시기준을 위반한 건강기능식품을 제조·판매한 경우(제조업만 해당함)				
1) 삭제 <2019. 4. 25.>				
2) 삭제 <2019. 4. 25.>				
3) 삭제 <2019. 4. 25.>				
4) 삭제 <2019. 4. 25.>				
5) 삭제 <2019. 4. 25.>				
6) 삭제 <2019. 4. 25.>				
7) 삭제 <2019. 4. 25.>				
8) 유전자재조합건강기능식품에 관한 표시기준을 위반한 경우				
가) 유전자재조합건강기능식품에 유전자재조합건강기능식품임을 표시하지 않은 경우		품목제조 정지 15일	품목제조 정지 1개월	품목제조 정지 2개월
나) 삭제 <2019. 4. 25.>				
9) 삭제 <2019. 4. 25.>				
16. 삭제 <2019. 4. 25.>				
17. 법 제29조의 규정에 의한 시정명령을 위반한 때	법 제32조	영업정지 7일	영업정지 15일	영업정지 1월
18. 법 제30조제1항부터 제3항까지의 규정을 위반한 경우	법 제32조			
가. 법 제30조제1항에 따른 식품위생상의 위해 제거를 위한 조치 명령을 위반한 경우		영업정지 7일	영업정지 15일	영업정지 1개월
나. 법 제30조제2항에 따른 압류·폐기를 정당한 사유 없이 거부·방해·기피한 경우		영업정지 1개월	영업정지 2개월	영업정지 3개월
다. 법 제30조제3항에 따른 건강기능식품의 회수·폐기 명령 또는 해당 건강기능식품의 원료, 제조방법, 성분이나 그 배합비율의 변경 명령 또는 해당 건강기능식품의 섭취 시 주의사항에 관한 표시 내용의 변경(신설을 포함한다) 명령을 위반한 경우		영업정지 1개월	영업정지 2개월	영업정지 3개월
19. 법 제31조의 규정에 의한 시설개수명령을 위반한 때	법 제32조	영업정지 15일	영업정지 1월	영업정지 2월
20. 법 제32조제1항제9호의 규정에 의한 영업의 정지명령에 위반하여 계속 영업을 하는 때	법 제32조	영업허가 취소 또는 영업소 폐쇄		
21. 법 제32조제1항제10호의 규정에 의한 영업자가 정당한 사유없이 계속하여 6월 이상 휴업하는 때	법 제32조	영업허가 취소 또는 영업소 폐쇄		
22. 법 제33조의 규정에 의한 품목의 제조정지명령을 위반한 때	법 제32조	영업정지 1월	영업정지 2월	영업정지 3월
23. 그 밖에 제1호 내지 제22호를 제외한 법 위반	법 제29조	시정명령		

제30조(폐기처분 등) ① 식품의약품안전처장 또는 특별자치시장·특별자치도지사·시장·군수·구청장은 영업자(「수입식품안전관리 특별법」 제15조에 따라 등록한 수입식품등 수입·판매업자를 포함한다. 이하 이 조에서 같다)가 제17조의2제2항, 제23조 또는 제24조 중 어느 하나를 위반하였을 때에는 관계 공무원으로 하여금 그 건강기능식품을 압류 또는 폐기하게 하거나, 영업자에게 식품위생상의 위해를 제거하기 위한 조치를 할 것을 명할 수 있다. <개정 2015. 2. 3., 2016. 2. 3., 2018. 3. 13.>

② 식품의약품안전처장 또는 특별자치시장·특별자치도지사·시장·군수·구청장은 제5조제1항에 따른 영업허가를 받지 아니하고 제조한 건강기능식품이나 이에 사용한 기구 또는 용기·포장 등을 관계 공무원으로 하여금 압류하거나 폐기하게 할 수 있다.

③ 식품의약품안전처장 또는 특별자치시장·특별자치도지사·시장·군수·구청장은 위생상의 위해가 발생하였거나 발생할 우려가 있다고 인정될 때에는 영업자에게 유통 중인 해당 건강기능식품을 회수·폐기하게 하거나 그 건강기능식품의 원료, 제조방법, 성분이나 그 배합비율의 변경 또는 섭취 시 주의사항에 관한 표시 내용의 변경(신설을 포함한다)을 할 것을 명할 수 있다.<개정 2018. 6. 12.>

④ 제1항 및 제2항에 따른 압류 또는 폐기를 하는 관계 공무원은 그 권한을 표시하는 증표를 지니고 이를 관계인에게 보여 주어야 한다.

⑤ 제1항 및 제2항에 따른 압류 또는 폐기에 필요한 사항과 제3항에 따른 회수 대상 건강기능식품의 기준 등에 관하여 필요한 사항은 총리령으로 정한다.

[전문개정 2014. 5. 21.]

제31조(시설의 개수명령 등) ① 식품의약품안전처장 또는 특별자치시장·특별자치도지사·시장·군수·구청장은 영업시설이 제4조제1항에 따른 시설기준에 맞지 아니할 때에는 기간을 정하여 그 영업자에게 시설의 개수(改修)를 명할 수 있다.

② 건축물의 소유자와 영업자 등이 다른 경우 건축물의 소유자는 제1항의 명령에 따른 시설의 개수에 최대한 협조하여야 한다.

[전문개정 2014. 5. 21.]

제32조(영업허가취소 등) ① 식품의약품안전처장 또는 특별자치시장·특별자치도지사·시장·군수·구청장은 영업자가 다음 각 호의 어느 하나에 해당하는 경우에는 대통령령으로 정하는 바에 따라 영업허가를 취소하거나, 6개월 이내의 기간을 정하여 그 영업의 전부 또는 일부의 정지를 명하거나, 영업소의 폐쇄(제6조에 따라 신고한 영업만 해당한다. 이하 이 조에서 같다)를 명할 수 있다. 다만, 제9호의2의 경우에는 그 영업허가를 취소하여야 한다. <개정 2015. 2. 3., 2016. 2. 3., 2018. 3. 13., 2019. 1. 15.>

1. 제4조제1항, 제5조제1항 후단, 같은 조 제2항, 제6조제3항, 제7조제1항 전단, 제10조제1항 각 호(제1호와 제5호는 제외한다), 제11조제3항 또는 제17조의2제2항을 위반한 경우
2. 제12조제1항을 위반한 경우
3. 삭제<2018. 3. 13.>

3의2. 제20조제1항에 따른 보고를 하지 아니하거나 거짓으로 보고한 경우 또는 같은 항에 따른 출입·검사·수거·열람을 정당한 사유 없이 거부·방해·기피한 경우

4. 제21조제1항 및 제3항을 위반한 경우

4의2. 제21조의2제1항을 위반한 경우

5. 제22조를 위반한 경우
6. 제22조의2제1항 단서를 위반한 경우
7. 제23조 또는 제24조제1항·제2항에 따른 판매 등의 금지를 위반한 경우
8. 제29조, 제30조제1항·제3항, 제31조제1항 또는 제33조제1항에 따른 명령을 위반한 경우

8의2. 제30조제2항에 따른 압류·폐기를 정당한 사유 없이 거부·방해·기피한 경우

9. 영업정지 명령을 위반하여 계속 영업을 하는 경우

9의2. 피성년후견인이 되거나 파산선고를 받은 경우

10. 영업자가 정당한 사유 없이 계속하여 6개월 이상 휴업하는 경우
11. 제5조제1항에 따라 허가를 받은 자가 「부가가치세법」 제8조에 따라 관할 세무서장에게 폐업신고를 하거나 관할 세무서장이 사업자등록을 말소한 경우

② 식품의약품안전처장은 제1항제11호에 따른 영업허가 취소를 위하여 필요한 경우 관할 세무서장에게 제5조제1항에 따라 허가를 받은 영업자의 폐업여부에 대한 정보 제공을 요청할 수 있다. 이 경우 요청을 받은 관할 세무서장은 「전자정부법」 제36조제1항에 따라 영업자의 폐업여부에 대한 정보를 제공하여야 한다.<신설 2018. 6. 12.>

③ 제1항에 따른 행정처분의 세부적인 기준은 위반행위의 종류와 위반 정도 등을 고려하여 총리령으로 정한다.<개정 2018. 6. 12.>

[전문개정 2014. 5. 21.]

[시행일] 제32조제1항제5호 개정규정은 다음 각 호의 구분에 따른 날부터 시행

1. 2017년 매출액이 20억 이상인 제조업자: 2018년 12월 1일
2. 2017년 매출액이 10억 이상 20억 미만인 제조업자: 2019년 12월 1일
3. 2017년 매출액이 10억 미만인 제조업자: 2020년 12월 1일

제33조(품목의 제조정지 등) ① 식품의약품안전처장은 영업자가 제17조의2제2항, 제21조제1항, 제21조의2제1항, 제22조, 제23조 또는 제24조제1항·제2항을 위반하였을 때에는 대통령령으로 정하는 바에 따라 6개월 이내의 기간을 정하여 해당 품목 또는 품목류(제14조에 따라 정하여진 건강기능식품의 기준 및 규격 중 동일한 기준 및 규격을 적용받아 제조되는 모든 품목을 말한다. 이하 같다)의 제조정지를 명할 수 있다. <개정 2016. 2. 3., 2018. 3. 13.>

② 제1항에 따른 행정처분의 세부적인 기준은 위반행위의 종류와 위반 정도 등을 고려하여 총리령으로 정한다.

[전문개정 2014. 5. 21.]

[시행일] 제33조제1항 중 제22조 위반 관련 부분은 다음 각 호의 구분에 따른 날부터 시행

1. 2017년 매출액이 20억 이상인 제조업자: 2018년 12월 1일
2. 2017년 매출액이 10억 이상 20억 미만인 제조업자: 2019년 12월 1일
3. 2017년 매출액이 10억 미만인 제조업자: 2020년 12월 1일

제34조(행정제재처분 효과의 승계) ① 영업자가 그 영업을 양도하거나 법인이 합병하는 경우에는 제32조제1항 각 호(제10호는 제외한다) 또는 제33조제1항을 위반한 사유로 종전의 영업자에게 한 행정제재처분의 효과는 그 처분기간이 끝난 날부터 1년간 양수인이나 합병 후 존속하는 법인에 승계되며, 행정제재처분의 절차가 진행 중일 때에는 양수인이나 합병 후 존속하는 법인에 대하여 행정제재처분의 절차를 계속 진행할 수 있다. <개정 2021. 7. 27.>

② 제1항에도 불구하고 양수인이나 합병 후 존속하는 법인(상속에 의한 지위 승계는 제외한다)이 영업을 승계할 때에 그 처분과 처분의 원인이 되는 위반사실을 알지 못하였음을 증명하는 경우에는 그 처분의 효과가 승계되지 아니하거나 처분의 절차를 계속 진행하지 아니한다. 다만, 그 처분의 효과가 승계되지 아니하거나 처분의 절차를 계속 진행하지 아니하면 국민건강에 위해가 발생하거나 발생할 우려가 있는 경우에는 그러하지 아니하다.<신설 2021. 7. 27.>

[전문개정 2014. 5. 21.]

제35조(폐쇄조치 등) ① 식품의약품안전처장 또는 특별자치시장·특별자치도지사·시장·군수·구청장은 제5조제1항 전단 또는 제6조제2항을 위반하여 허가를 받지 아니하거나 신고를 하지 아니하고 영업을 하는 자 또는 제32조제1항 각 호(제10호는 제외한다)에 따라 허가가 취소되거나 영업소의 폐쇄명령을 받은 후에 계속하여 영업을 하는 자가 있으면 해당 영업소를 폐쇄하기 위하여 관계 공무원으로 하여금 다음 각 호의 조치를 하게 할 수 있다. <개정 2015. 2. 3.>

1. 해당 영업소의 간판이나 그 밖의 영업표지의 제거·삭제
2. 해당 영업소가 적법한 영업소가 아니라는 것을 알리는 게시문 등의 부착
3. 해당 영업소의 시설물이나 그 밖에 영업에 사용하는 기구 등을 사용할 수 없게 하는 봉인(封印)

② 식품의약품안전처장 또는 특별자치시장·특별자치도지사·시장·군수·구청장은 제1항제2호 및 제3호에 따른 조치를 한 후에 다음 각 호의 어느 하나에 해당하는 경우에는 부착한 게시문 등을 제거하거나 봉인을 해제할 수 있다.

1. 게시문 등의 부착이나 봉인을 계속할 필요가 없다고 인정되는 경우
2. 해당 영업자 또는 그 대리인이 그 영업소를 폐쇄할 것을 약속하거나 그 밖의 정당한 사유를 들어 게시문 등의 제거나 봉인의 해제를 요청하는 경우

③ 식품의약품안전처장 또는 특별자치시장·특별자치도지사·시장·군수·구청장은 제1항에 따른 조치를 하려면 미리 그 사실을 해당 영업자 또는 그 대리인에게 서면으로 알려 주어야 한다. 다만, 총리령으로 정하는 사유가 있는 경우에는 그러하지 아니하다.

④ 제1항에 따른 조치는 그 영업을 할 수 없게 하기 위하여 필요한 최소한의 범위에 그쳐야 한다.

⑤ 제1항의 경우에 관계 공무원은 그 권한을 표시하는 증표를 지니고 이를 관계인에게 보여 주어야 한다.

[전문개정 2014. 5. 21.]

제36조(청문) 식품의약품안전처장 또는 특별자치시장·특별자치도지사·시장·군수·구청장은 제32조제1항에 따른 영업허가의 취소나 영업소의 폐쇄에 해당하는 처분을 하려면 청문을 하여야 한다.

[전문개정 2014. 5. 21.]

건강기능식품에 관한 법률 시행령

제17조(허가취소 등의 처분시기) 식품의약품안전처장 또는 시장·군수·구청장은 영업허가의 취소, 영업정지, 영업소의 폐쇄, 품목 또는 품목류의 제조정지 등의 처분을 하기 위하여 법 제36조에 따른 청문을 하거나 「행정절차법」 제27조에 따른 의견제출을 받은 때에는 특별한 사유가 없는 한 그 절차를 마친 날부터 14일 이내에 처분을 하여야 한다. <개정 2007. 1. 18., 2008. 9. 22., 2013. 3. 23., 2015. 5. 18., 2017. 1. 31.>

제37조(영업정지 등의 처분을 갈음하여 부과하는 과징금 처분) ① 식품의약품안전처장 또는 특별자치시장·특별자치도지사·시장·군수·구청장은 영업자가 제32조제1항 각 호(제9호, 제9호의2, 제10호 및 제11호는 제외한다) 또는 제33조제1항에 해당하면 대통령령으로 정하는 바에 따라 영업정지, 품목 제조정지 또는 품목류 제조정지 처분을 갈음하여 10억원 이하의 과징금을 부과할 수 있다. 다만, 제5조제1항 후단, 제10조제1항, 제23조 또는 제24조제1항·제2항을 위반하여 제32조제1항 또는 제33조제1항에 해당하는 경우 중 총리령으로 정하는 경우는 제외한다. <개정 2016. 2. 3., 2018. 3. 13., 2018. 6. 12.>

② 제1항에 따른 과징금을 부과하는 위반행위의 종류와 위반 정도 등에 따른 과징금의 금액 등에 관하여 필요한 사항은 대통령령으로 정한다.

③ 식품의약품안전처장 또는 특별자치시장·특별자치도지사·시장·군수·구청장은 제1항에 따른 과징금을 부과하기 위하여 필요한 경우에는 다음 각 호의 사항을 적은 문서로 관할 세무관서의 장에게 과세 정보 제공을 요청할 수 있다.<신설 2016. 2. 3.>

1. 납세자의 인적 사항
2. 과세 정보의 사용 목적
3. 과징금 부과기준이 되는 매출금액

④ 식품의약품안전처장 또는 특별자치시장·특별자치도지사·시장·군수·구청장은 제1항에 따른 과징금을 내야 할 자가 납부기한까지 내지 아니하면 대통령령으로 정하는 바에 따라 제1항에 따른 과징금처분을 취소하고 제32조 또는 제33조에 따른 영업정지 등의 행정처분을 하거나 국세 체납처분의 예 또는 「지방행정제재·부과금의 징수 등에 관한 법률」에 따라 징수한다. 다만, 제5조제2항 또는 제6조제3항에 따른 폐업 등으로 제32조 또는 제33조에 따른 영업정지 등의 행정처분을 할 수 없는 경우에는 국세 체납처분의 예 또는 「지방행정제재·부과금의 징수 등에 관한 법률」에 따라 징수한다.<개정 2016. 2. 3., 2020. 3. 24.>

⑤ 식품의약품안전처장 또는 특별자치시장·특별자치도지사·시장·군수·구청장은 제4항에 따라 체납된 과징금의 징수를 위하여 필요한 경우에는 다음 각 호의 어느 하나에 해당하는 자료 또는 정보의 제공을 해당 각 호의 자에게 각각 요청할 수 있다. 이 경우 요청을 받은 자는 정당한 사유가 없으면 요청에 따라야 한다.<신설 2016. 2. 3.>

1. 「건축법」 제38조에 따른 건축물대장 등본: 국토교통부장관
2. 「공간정보의 구축 및 관리 등에 관한 법률」 제71조에 따른 토지대장 등본: 국토교통부장관
3. 「자동차관리법」 제7조에 따른 자동차등록원부 등본: 특별시장·광역시장·특별자치시장·도지사 또는 특별자치도지사

⑥ 제1항 및 제4항에 따라 징수한 과징금 중 식품의약품안전처장이 부과·징수한 과징금은 국가에 귀속되고, 특별자치시장·특별자치도지사·시장·군수·구청장이 부과·징수한 과징금은 특별시·광역시·특별자치시·도·특별자치도 및 시·군·구(자치구를 말한다)의 식품진흥기금(「식품위생법」 제89조에 따른 식품진흥기금을 말한다)에 귀속된다.<개정 2016. 2. 3.>

[전문개정 2014. 5. 21.]

건강기능식품에 관한 법률 시행령

제18조(과징금을 부과할 위반행위의 종별과 과징금의 금액) 법 제37조제2항에 따라 부과하는 과징금의 금액은 위반행위의 종별·정도 등을 고려하여 총리령으로 정하는 영업정지기간, 품목 또는 품목류제조정지기간에 따라 별표 1의 과징금 산정기준을 적용하여 산정한다. <개정 2008. 2. 29., 2010. 3. 15., 2013. 3. 23., 2021. 1. 5.>

제19조(과징금의 부과 및 납부절차 등) ①식품의약품안전처장 또는 시장·군수·구청장은 법 제37조에 따라 과징금을 부과하고자 하는 때에는 그 위반행위의 종별과 해당 과징금의 금액을 명시하여 이를 납부할 것을 서면으로 통지하여야 한다. <개정 2008. 9. 22., 2013. 3. 23.>

②제1항에 따라 통지를 받은 자는 통지를 받은 날부터 20일 이내에 과징금을 식품의약품안전처장 또는 시장·군수·구청장이 정하는 수납기관에 납부해야 한다. <개정 2008. 9. 22., 2013. 3. 23., 2023. 12. 12.>

③제2항에 따라 과징금의 납부를 받은 수납기관은 그 납부자에게 영수증을 교부하고, 지체없이 수납한 사실을 식품의약품안전처장 또는 시장·군수·구청장에게 통보하여야 한다.<개정 2008. 9. 22., 2013. 3. 23.>

④과징금의 징수절차는 총리령으로 정한다.<개정 2008. 2. 29., 2010. 3. 15., 2013. 3. 23.>

⑤ 삭제<2008. 9. 22.>

제19조의2(과징금 납부기한의 연기 및 분할 납부) ① 식품의약품안전처장 또는 시장·군수·구청장은 법 제37조제1항에 따라 과징금을 부과받은 자가 내야 할 과징금의 금액이 100만원 이상인 경우에는 행정기본법 제29조 단서에 따라 과징금의 납부기한을 연기하거나 분할 납부하게 할 수 있다. <개정 2023. 12. 12.>

② 삭제 <2023. 12. 12.>

③ 제1항에 따라 과징금의 납부기한을 연기하거나 분할 납부하게 하는 경우 납부기한의 연기는 그 납부기한의 다음 날부터 1년 이내로 하고, 각 분할된 납부기한 간의 간격은 4개월 이내로 하며, 분할 납부의 횟수는 3회 이내로 한다.

④ 삭제 <2023. 12. 12.>

[본조신설 2019. 7. 9.]

[제목개정 2023. 12. 12.]

[종전 제19조의2는 제19조의3으로 이동 <2019. 7. 9.>]

제19조의3(과징금 부과처분 취소 대상자) 법 제37조제4항 본문에 따라 과징금 부과처분을 취소하고 영업정지 등의 행정처분을 하거나 국세 체납처분의 예 또는 「지방행정제재·부과금의 징수 등에 관한 법률」에 따라 징수하여야 하는 대상자는 과징금을 기한(제19조의2제4항에 따라 분할 납부 결정을 취소한 경우에는 해당 과징금을 한꺼번에 납부하도록 한 기한을 말한다) 내에 납부하지 아니한 자로서 1회의 독촉을 받고 그 독촉을 받은 날부터 15일 이내에 과징금을 납부하지 아니한 자로 한다. <개정 2019. 7. 9., 2020. 3. 24.>

[본조신설 2017. 1. 31.]

[제19조의2에서 이동, 종전 제19조의3은 제19조의4로 이동 <2019. 7. 9.>]

건강기능식품에 관한 법률 시행령 [별표 1] 과징금산정기준 <개정 2018. 4. 17.>

(제18조관련)

. 일반기준

가. 영업정지 1월은 30일을 기준으로 한다.

나. 영업정지에 갈음한 과징금부과의 기준이 되는 연간 매출금액은 처분전년도의 1년간의 총 매출금액을 기준으로 한다. 다만, 신규사업, 휴업 등으로 인하여 1년간의 총 매출금액을 산출할 수 없는 경우에는 분기별·월별 또는 일별 매출금액을 기준으로 산출한다.

다. 품목류제조정지에 갈음한 과징금부과의 기준이 되는 연간 매출금액은 품목류에 해당하는 품목들의 처분전년도의 1년간의 총 매출액을 기준으로 한다. 다만, 신규제조, 또는 휴업 등으로 인하여 품목류에 해당하는 품목들의 1년간의 총 매출금액을 산출할 수 없는 경우에는 분기별·월별 또는 일별 매출금액을 기준으로 산출한다.

라. 품목제조정지에 갈음한 과징금부과의 기준이 되는 연간 매출금액은 처분일이 속하는 달로부터 소급하여 직전 3월간의 총 매출금액에 4를 곱하여 산출한다. 다만, 신규제조 또는 휴업 등으로 최근 3월의 총 매출금액을 산출할 수 없는 경우에는 전월(전월의 실적을 알 수 없는 경우에는 당월을 말한다)의 1일 평균매출액에 365를 곱하여 산출한다.

2. 과징금의 부과기준

가. 건강기능식품판매업(영업정지의 경우만 해당한다)

등급	연간매출액(단위: 백만원)	영업정지 1일에 해당하는 과징금의 금액(단위: 만원)
1	20 이하	5
2	20 초과 30 이하	8
3	30 초과 50 이하	10
4	50 초과 100 이하	13
5	100 초과 150 이하	16
6	150 초과 210 이하	23
7	210 초과 270 이하	31
8	270 초과 330 이하	39
9	330 초과 400 이하	47
10	400 초과 470 이하	56
11	470 초과 550 이하	66
12	550 초과 650 이하	78
13	650 초과 750 이하	88
14	750 초과 850 이하	94
15	850 초과 1,000 이하	100
16	1,000 초과 1,200 이하	106
17	1,200 초과 1,500 이하	112
18	1,500 초과 2,000 이하	118
19	2,000 초과 2,500 이하	124
20	2,500 초과 3,000 이하	130
21	3,000 초과 4,000 이하	136
22	4,000 초과 5,000 이하	165
23	5,000 초과 6,500 이하	211
24	6,500 초과 8,000 이하	266
25	8,000 초과 10,000 이하	330
26	10,000 초과	367

나. 건강기능식품제조업(영업정지의 경우만 해당한다)

등급	연간매출액(단위: 백만원)	영업정지 1일에 해당하는 과징금의 금액(단위: 만원)
1	100 이하	12
2	100 초과 200 이하	14
3	200 초과 310 이하	17
4	310 초과 430 이하	20
5	430 초과 560 이하	27
6	560 초과 700 이하	34
7	700 초과 860 이하	42
8	860 초과 1,040 이하	51
9	1,040 초과 1,240 이하	62
10	1,240 초과 1,460 이하	73
11	1,460 초과 1,710 이하	86
12	1,710 초과 2,000 이하	94
13	2,000 초과 2,300 이하	100
14	2,300 초과 2,600 이하	106
15	2,600 초과 3,000 이하	112
16	3,000 초과 3,400 이하	118
17	3,400 초과 3,800 이하	124
18	3,800 초과 4,300 이하	140
19	4,300 초과 4,800 이하	157
20	4,800 초과 5,400 이하	176
21	5,400 초과 6,000 이하	197
22	6,000 초과 6,700 이하	219
23	6,700 초과 7,500 이하	245
24	7,500 초과 8,600 이하	278
25	8,600 초과 10,000 이하	321
26	10,000 초과 12,000 이하	380
27	12,000 초과 15,000 이하	466
28	15,000 초과 20,000 이하	604
29	20,000 초과 25,000 이하	777
30	25,000 초과 30,000 이하	949
31	30,000 초과 35,000 이하	1,122
32	35,000 초과 40,000 이하	1,295
33	40,000 초과	1,381

다. 건강기능식품제조업(품목 또는 품목류 제조정지의 경우만 해당한다)

등급	연간매출액(단위: 백만원)	제조정지 1일에 해당하는 과징금의 금액(단위: 만원)
1	100 이하	12
2	100 초과 200 이하	14
3	200 초과 300 이하	16
4	300 초과 400 이하	19
5	400 초과 500 이하	24
6	500 초과 650 이하	31
7	650 초과 800 이하	39
8	800 초과 950 이하	47
9	950 초과 1,100 이하	55
10	1,100 초과 1,300 이하	65
11	1,300 초과 1,500 이하	76
12	1,500 초과 1,700 이하	86
13	1,700 초과 2,000 이하	100
14	2,000 초과 2,300 이하	106
15	2,300 초과 2,700 이하	112
16	2,700 초과 3,100 이하	118
17	3,100 초과 3,600 이하	124
18	3,600 초과 4,100 이하	142
19	4,100 초과 4,700 이하	163
20	4,700 초과 5,300 이하	185
21	5,300 초과 6,000 이하	209
22	6,000 초과 6,700 이하	235
23	6,700 초과 7,400 이하	261
24	7,400 초과 8,200 이하	289
25	8,200 초과 9,000 이하	318
26	9,000 초과 10,000 이하	351
27	10,000 초과 11,000 이하	388
28	11,000 초과 12,000 이하	425
29	12,000 초과 13,000 이하	462
30	13,000 초과 15,000 이하	518
31	15,000 초과 17,000 이하	592
32	17,000 초과 20,000 이하	684
33	20,000 초과	740

건강기능식품에 관한 법률 시행규칙

제33조(과징금의 징수절차 등) ① 법 제37조제1항 단서의 규정에 의한 과징금 부과제외대상은 별표 10과 같다.

② 영 제19조제4항의 규정에 의한 과징금의 징수절차에 관하여는 「국고금관리법 시행규칙」을 준용한다. 이 경우 납입고지서에는 이의 방법 및 이의 기간 등을 함께 기재하여야 한다.<개정 2006. 11. 20.>

제34조 삭제 <2008. 9. 22.>

건강기능식품에 관한 법률 시행규칙

[별표 10] 과징금부과제외대상 <개정 2019. 4. 25.>

(제33조관련)

다음 각 호의 어느 하나에 해당하는 경우에는 영업정지·품목 또는 품목류제조정지에 갈음하여 과징금을 부과하여서는 아니된다. 다만, 제1호부터 제5호까지의 규정에도 불구하고 별표 9 I. 일반기준 제9호 각 목의 어느 하나에 해당하는 경우는 과징금을 부과할 수 있다.

1. 별표 9 Ⅱ 제7호다목에 해당하는 경우
2. 삭제 <2019. 4. 25.>
3. 별표 9 Ⅱ 제13호라목 및 마목에 해당하는 경우
4. 별표 9 Ⅱ 제14호 마목·바목 및 사목에 해당하는 경우
5. 1차 위반행위가 영업정지 1개월 이상에 해당하는 경우로서 2차 위반사항에 해당하는 경우

제37조의2(위해 건강기능식품 등의 판매 등에 따른 과징금 부과 등) ① 식품의약품안전처장 또는 특별자치시장·특별자치도지사·시장·군수·구청장은 다음 각 호의 어느 하나에 해당하는 자에 대하여 그가 판매한 해당 건강기능식품 등의 판매가격에 상당하는 금액을 과징금으로 부과한다. <개정 2018. 6. 12.>

1. 삭제<2018. 3. 13.>
2. 제23조제2호·제3호·제5호·제6호를 위반하여 제32조에 따라 영업정지 2개월 이상의 처분, 영업허가의 취소 또는 영업소의 폐쇄명령을 받은 자
3. 제24조제2항을 위반하여 제32조에 따라 영업정지 2개월 이상의 처분, 영업허가의 취소 또는 영업소의 폐쇄명령을 받은 자

② 제1항에 따른 과징금의 산출금액은 대통령령으로 정하는 바에 따라 결정하여 부과한다.

③ 제2항에 따라 부과된 과징금을 기한 내에 납부하지 아니하는 경우 또는 제5조제2항, 제6조제3항에 따라 폐업한 경우에는 국세 체납처분의 예 또는 「지방행정제재·부과금의 징수 등에 관한 법률」에 따라 징수한다.<개정 2020. 3. 24.>

④ 제1항에 따른 과징금의 부과·징수를 위한 정보·자료의 제공 요청, 부과·징수한 과징금의 귀속 및 귀속 비율 등에 관하여는 제37조제3항, 제5항 및 제6항을 준용한다.<개정 2016. 2. 3.>

[본조신설 2014. 5. 21.]

건강기능식품에 관한 법률 시행령

제19조의4(위해 건강기능식품 등의 판매 등에 따른 과징금 산정기준) ① 법 제37조의2제1항에 따라 부과하는 과징금의 금액은 법 제37조의2제1항 각 호의 어느 하나에 해당하는 자가 판매한 위해 건강기능식품 등의 판매량에 판매가격을 곱한 금액으로 한다.

② 제1항에 따른 판매량은 위해 건강기능식품 등을 최초로 판매한 시점부터 적발시점까지의 출하량에서 회수량 및 반품·검사 등의 사유로 실제로 판매되지 아니한 양을 제외한 수량으로 하고, 판매가격은 판매기간 중 가격이 변동된 경우에는 판매시기별로 가격을 산정한다.

[본조신설 2015. 5. 18.]

[제19조의3에서 이동, 종전 제19조의4는 제19조의5로 이동 <2019. 7. 9.>]

제37조의3(위반사실 공표) 식품의약품안전처장, 특별자치시장·특별자치도지사·시장·군수·구청장은 제30조, 제32조, 제33조, 제35조, 제37조 또는 제37조의2에 따라 행정처분이 확정된 영업자에 대한 처분 내용, 해당 영업소와 건강기능식품의 명칭 등 처분과 관련한 영업 정보를 대통령령으로 정하는 바에 따라 공표하여야 한다.

[본조신설 2015. 5. 18.]

건강기능식품에 관한 법률 시행령

제19조의5(위반사실의 공표) 법 제37조의3에 따라 식품의약품안전처장 또는 시장·군수·구청장은 행정처분이 확정된 영업자에 대한 다음 각 호의 사항을 지체 없이 해당 기관의 인터넷 홈페이지 또는 「신문 등의 진흥에 관한 법률」 제9조제1항에 따라 등록한 전국을 보급지역으로 하는 일반일간신문에 게재하여야 한다.

1. 「건강기능식품에 관한 법률」 위반사실의 공표라는 내용의 표제
2. 영업의 종류
3. 영업소 명칭, 소재지 및 대표자 성명
4. 건강기능식품의 명칭
5. 위반 내용(위반행위의 구체적인 내용과 근거 법령을 포함한다)
6. 행정처분의 내용, 처분일 및 기간
7. 단속기관
8. 단속일 또는 적발일

[본조신설 2016. 5. 17.]

[제19조의4에서 이동, 종전 제19조의5는 제19조의6으로 이동 <2019. 7. 9.>]

제9장 보칙

제38조(다른 법률과의 관계) ① 이 법에 규정되지 아니한 사항에 대해서는 다음 각 호의 구분에 따른 규정을 준용한다. <개정 2015. 2. 3., 2016. 2. 3.>

1. 건강기능식품에 사용하는 식품첨가물: 「식품위생법」 제7조에 따른 식품첨가물의 기준 및 규격 규정
2. 건강기능식품의 재검사에 관한 사항: 「식품위생법」 제23조에 따른 식품등의 재검사 규정
3. 건강기능식품검사기관의 지정에 관한 사항: 「식품·의약품분야 시험·검사 등에 관한 법률」 제6조에 따른 식품 등 시험·검사기관 지정 규정

3의2. 긴급대응에 관한 사항: 「식품위생법」 제17조에 따른 긴급대응 규정

4. 건강기능식품위생감시원에 관한 사항: 「식품위생법」 제32조에 따른 식품위생감시원의 규정
5. 소비자건강기능식품위생감시원에 관한 사항: 「식품위생법」 제33조에 따른 소비자식품위생감시원의 규정
6. 건강진단에 관한 사항: 「식품위생법」 제40조에 따른 건강진단의 규정
7. 건강기능식품의 자진 회수에 관한 사항: 「식품위생법」 제45조에 따른 위해식품등의 회수 규정(이 경우 영업자에는 「수입식품안전관리 특별법」 제15조에 따라 등록한 수입식품등 수입·판매업자를 포함하고, 건강기능식품에는 같은 법에 따라 수입한 건강기능식품을 포함한다)
8. 위해요소중점관리기준에 관한 사항: 「식품위생법」 제48조에 따른 위해요소중점관리기준의 규정
9. 공표에 관한 사항: 「식품위생법」 제73조에 따른 공표의 규정
10. 식중독에 관한 조사 보고에 관한 사항: 「식품위생법」 제86조에 따른 식중독에 관한 조사 보고의 규정

② 제1항에 따라 준용되는 「식품위생법」의 규정을 위반한 경우에는 같은 법 제71조에 따른 시정명령, 같은 법 제72조에 따른 폐기처분 등, 같은 법 제75조에 따른 허가의 취소 등 및 같은 법 제76조에 따른 품목의 제조정지 등의 처분을 할 수 있으며, 같은 법 제95조, 제97조, 제98조, 제100조부터 제102조까지의 규정에 따라 처벌할 수 있다.<개정 2016. 2. 3.>

[전문개정 2014. 5. 21.]

제39조(국고 보조) 식품의약품안전처장은 예산의 범위에서 다음 경비의 전부 또는 일부를 보조할 수 있다. <개정 2018. 3. 13.>

1. 제20조제1항제2호에 따른 건강기능식품 등의 수거에 드는 비용
2. 삭제<2016. 2. 3.>
3. 건강기능식품의 품질 향상, 연구·개발의 진흥 등에 드는 경비
4. 건강기능식품의 안전성을 높이기 위한 민간단체의 활동에 드는 경비의 지원

[전문개정 2014. 5. 21.]

[시행일] 제39조제2호 개정규정은 다음 각 호의 구분에 따른 날부터 시행

1. 2017년 매출액이 20억 이상인 제조업자: 2018년 12월 1일
2. 2017년 매출액이 10억 이상 20억 미만인 제조업자: 2019년 12월 1일
3. 2017년 매출액이 10억 미만인 제조업자: 2020년 12월 1일

제40조(포상금 지급) ① 식품의약품안전처장 또는 특별자치시장·특별자치도지사·시장·군수·구청장은 제5조제1항, 제6조제2항, 제23조 또는 제24조 등 중 어느 하나를 위반한 자를 관계 행정관청이나 수사기관에 신고하거나 고발한 자에게 1천만원의 범위에서 포상금을 지급할 수 있다. <개정 2015. 2. 3., 2018. 3. 13.>

② 제1항에 따른 포상금 지급의 기준·방법 및 절차 등에 관하여 필요한 사항은 대통령령으로 정한다.

[전문개정 2014. 5. 21.]

건강기능식품에 관한 법률 시행령

제19조의6(포상금 지급) ① 법 제40조제1항에 따라 법 제5조제1항, 법 제6조제2항, 법 제23조부터 제26조까지의 규정 등을 위반한 자를 신고하려는 사람은 식품의약품안전처장이 정하여 고시하는 바에 따라 식품의약품안전처장 또는 시장·군수·구청장에게 신고하여야 한다. <개정 2013. 3. 23., 2016. 1. 22.>

② 법 제40조제1항에 따라 고발을 받은 수사기관은 지체 없이 그 사실을 식품의약품안전처장 또는 시장·군수·구청장에게 알려야 한다. 다만, 해당 수사기관이 고발 내용이 명백히 거짓이거나 신문, 방송 등 언론매체에 이미 공개된 내용인 경우 등 식품의약품안전처장 또는 시장·군수·구청장에게 알릴 필요가 없다고 인정하는 경우에는 그러하지 아니하다.<개정 2013. 3. 23.>

③ 식품의약품안전처장 또는 시장·군수·구청장은 제1항과 제2항에 따

라 신고나 통보를 받으면 그 내용을 확인한 후 포상금 지급 여부를 결정하고 이를 신고인 또는 고발인에게 알려야 한다.<개정 2013. 3. 23.>

④ 제3항에 따라 포상금 지급 결정을 통보받은 신고인 또는 고발인은 식품의약품안전처장이 정하여 고시하는 바에 따라 식품의약품안전처장 또는 시장·군수·구청장에게 포상금 지급을 신청하여야 한다.<개정 2013. 3. 23.>

⑤ 식품의약품안전처장 또는 시장·군수·구청장은 제4항에 따라 포상금 지급 신청을 한 날부터 1개월 이내에 신고인 또는 고발인에게 포상금을 지급하여야 한다.<개정 2013. 3. 23.>

⑥ 제5항에 따른 포상금의 지급액은 다음 각 호의 금액의 범위에서 식품의약품안전처장이 정하여 고시하는 금액으로 한다.<개정 2013. 3. 23., 2016. 1. 22.>

1. 법 제5조제1항 또는 법 제23조의 위반행위를 신고하거나 고발한 경우: 50만원
2. 법 제6조제2항, 법 제24조제1항, 법 제25조 또는 법 제26조의 위반행위를 신고하거나 고발한 경우: 20만원
3. 법 제24조제2항·제3항의 위반행위를 신고하거나 고발한 경우: 1천만원

⑦ 법 제40조제1항에 따른 신고 또는 고발이 있은 후에 같은 위반행위에 대하여 같은 내용의 신고 또는 고발을 한 사람에 대하여는 포상금을 지급하지 아니하며, 2명 이상이 공동명의로 신고 또는 고발을 하는 경우에는 대표자를 지정하여야 하고 그 대표자에게 포상금을 지급한다.

⑧ 제1항부터 제7항까지에서 규정한 사항 외에 포상금의 지급 기준과 방법·절차 등에 관하여 필요한 사항은 식품의약품안전처장이 정하여 고시한다.<개정 2013. 3. 23.>

[본조신설 2008. 9. 22.]

[제19조의5에서 이동 <2019. 7. 9.>]

제20조의2(민감정보 및 고유식별정보의 처리) 식품의약품안전처장(제3조의3에 따라 이상사례의 보고 접수 업무 등을 위탁받거나 제20조에 따라 식품의약품안전처장의 권한을 위임받은 자를 포함한다) 또는 시장·군수·구청장은 다음 각 호의 사무를 수행하기 위하여 불가피한 경우 「개인정보 보호법」 제23조에 따른 건강에 관한 정보(제1호, 제2호의2, 제3호, 제4호, 제6호 및 제7호의 사무로 한정한다), 같은 법 시행령 제18조제2호에 따른 범죄경력자료에 해당하는 정보(제7호의 사무로 한정한다), 같은 영 제19조에 따른 주민등록번호 또는 외국인등록번호가 포함된 자료를 처리할 수 있다. <개정 2013. 3. 23., 2014. 4. 1., 2015. 5. 18., 2017. 3. 27., 2020. 6. 2., 2022. 12. 20.>

1. 법 제5조 및 제6조에 따른 영업의 허가·변경허가 및 신고·변경신고에 관한 사무
2. 법 제9조에 따른 영업허가 등의 제한사항의 확인에 관한 사무

2의2. 법 제10조의2에 따른 이상사례 보고의 접수 및 조사·분석에 관한 사무

3. 법 제11조제3항에 따른 영업 승계 신고에 관한 사무
4. 법 제20조에 따른 출입·검사·수거 등에 관한 사무
5. 법 제22조의2에 따른 건강기능식품이력추적관리를 위한 등록, 변경신고, 조사·평가, 자금 지원, 등록취소 및 시정명령에 관한 사무

5의2. 법 제28조에 따른 단체의 설립인가에 관한 사무

6. 법 제29조부터 제37조까지의 규정에 따른 행정제재처분에 관한 사무
7. 법 제40조에 따른 포상금 지급에 관한 사무

[본조신설 2012. 1. 6.]

제41조(권한의 위임·위탁) ① 식품의약품안전처장은 이 법에 따른 권한의 일부를 대통령령으로 정하는 바에 따라 식품의약품안전평가원장, 지방식품의약품안전청장, 특별시장·광역시장·특별자치시장·도지사·특별자치도지사 또는 시장·군수·구청장에게 위임할 수 있다. <개정 2014. 5. 21., 2019. 1. 15.>

② 삭제<2008. 3. 21.>

③ 식품의약품안전처장은 이 법에 따른 권한의 일부를 대통령령으로 정하는 바에 따라 제28조에 따른 단체에 위탁할 수 있다.<개정 2014. 5. 21.>

건강기능식품에 관한 법률 시행령

제20조(권한의 위임 및 위탁 등) ① 식품의약품안전처장은 법 제41조제1항에 따라 다음 각 호의 사항에 관한 권한을 지방식품의약품안전청장에게 위임한다. <개정 2010. 11. 18., 2013. 3. 23., 2014. 4. 1., 2017. 1. 31., 2019. 7. 9.>

1. 법 제5조제1항 및 제2항에 따른 건강기능식품제조업 영업허가, 변경허가 및 폐업·변경신고
2. 삭제<2015. 5. 18.>
3. 법 제7조제1항에 따른 품목제조신고와 변경신고
4. 삭제<2016. 1. 22.>
5. 법 제10조제2항에 따른 생산실적 등 보고
6. 법 제11조제3항에 따른 영업자지위승계신고
7. 법 제12조제4항에 따른 품질관리인의 선임·해임 신고
8. 법 제21조제2항에 따른 검사 위탁의 지시
9. 법 제22조제2항에 따른 우수건강기능식품제조기준의 준수 여부 등에 대한 조사·평가

9의2. 법 제22조의2제1항 및 제3항에 따른 건강기능식품이력추적관리 등록 및 변경신고

9의3. 법 제22조의2제5항에 따른 건강기능식품이력추적관리기준의 준수 여부 등에 대한 조사·평가

9의4. 법 제22조의2제7항에 따른 건강기능식품이력추적관리 등록을 한 자에 대한 등록취소 및 시정명령

10. 법 제29조부터 제33조까지, 제35조, 제36조 및 제38조제2항에 따른 행정제재처분 등
11. 법 제37조 및 제47조에 따른 과징금 및 과태료의 부과 및 징수
12. 법 제40조에 따른 포상금 지급

② 식품의약품안전처장은 법 제41조제1항에 따라 다음 각 호의 사항에 관한 권한(법 제4조제1항제1호에 따른 건강기능식품제조업의 영업자에

대해서만 한정한다)을 특별시장·광역시장·특별자치시장·도지사·특별자치도지사에게 위임한다.<개정 2013. 3. 23., 2015. 5. 18.>

1. 법 제10조제1항에 따른 영업자준수사항의 이행 점검
2. 삭제<2019. 3. 14.>
3. 법 제21조제1항 및 제2항에 따른 검사의 의무 이행 점검
4. 제1호부터 제3호까지의 업무 수행을 위한 법 제20조에 따른 보고·출입·검사·수거·열람

③ 특별시장·광역시장·특별자치시장·도지사·특별자치도지사는 제2항에 따른 점검 결과 법령 위반 사항을 발견한 때에는 그 지역을 관할하는 지방식품의약품안전청장에게 그 결과를 통보하여야 한다.<개정 2015. 5. 18.>

④ 제3항에 따라 결과를 통보받은 지방식품의약품안전청장은 행정처분 등 필요한 조치를 하여야 한다.

[전문개정 2010. 4. 20.]

제42조(수수료 등) 다음 각 호의 어느 하나에 해당하는 허가나 등록 등의 신청, 신고 등을 하거나 검사 등을 받으려는 자는 총리령으로 정하는 바에 따라 수수료를 내야 한다. <개정 2015. 2. 3., 2016. 2. 3.>

1. 제5조제1항에 따른 영업허가·변경허가 또는 같은 조 제2항에 따른 변경신고
2. 제6조제2항 및 제3항의 규정에 따른 영업신고 또는 변경신고
3. 제7조에 따른 품목제조신고 또는 변경신고
4. 삭제<2015. 2. 3.>

4의2. 제11조제3항에 따른 영업자의 지위승계신고

5. 제14조제2항 또는 제15조제2항에 따른 기준·규격 및 원료 등의 인정을 위한 검사
6. 삭제<2018. 3. 13.>
7. 제21조제2항에 따른 자가품질검사의 위탁 검사
8. 삭제<2016. 2. 3.>
9. 제22조의2제1항에 따른 건강기능식품이력추적관리를 위한 등록

[전문개정 2014. 5. 21.]

[시행일] 제42조제8호 개정규정은 다음 각 호의 구분에 따른 날부터 시행

1. 2017년 매출액이 20억 이상인 제조업자: 2018년 12월 1일
2. 2017년 매출액이 10억 이상 20억 미만인 제조업자: 2019년 12월 1일
3. 2017년 매출액이 10억 미만인 제조업자: 2020년 12월 1일

건강기능식품에 관한 법률 시행규칙

제35조(수수료) ① 법 제42조의 규정에 의한 수수료는 별표 11과 같다.

② 제1항에 따른 수수료는 허가·신고·신청·검사 등의 해당 기관이 국가인 경우에는 수입인지로, 허가·신고·신청·검사 등의 해당 기관이 지방자치단체인 경우에는 해당 지방자치단체의 수입증지로 내거나 정보통신망을 이용하여 전자화폐·전자결제 등의 방법으로 내야 한다.<개정 2011. 4. 1.>

제35조의2(규제의 재검토) 식품의약품안전처장은 다음 각 호의 사항에 대하여 다음 각 호의 기준일을 기준으로 3년마다(매 3년이 되는 해의 기준일과 같은 날 전까지를 말한다) 그 타당성을 검토하여 개선 등의 조치를 하여야 한다. <개정 2016. 2. 4., 2017. 4. 7., 2023. 3. 22.>

1. 제2조 및 별표 1에 따른 건강기능식품제조업·판매업의 시설기준: 2014년 1월 1일
2. 제3조에 따른 건강기능식품제조업의 허가 신청: 2014년 1월 1일
3. 제4조에 따른 건강기능식품제조업 허가사항의 변경허가 신청 또는 변경신고: 2014년 1월 1일
4. 제5조에 따른 건강기능식품판매업의 신고: 2014년 1월 1일
5. 삭제<2020. 6. 4.>
6. 제8조에 따른 건강기능식품 품목제조신고: 2014년 1월 1일

6의2. 제12조 및 별표 4에 따른 영업자의 준수사항: 2023년 7월 1일

7. 제15조에 따른 품질관리인 선임: 2014년 1월 1일
8. 삭제<2019. 4. 25.>

8의2. 제25조 및 별표 7에 따른 자가품질검사기준: 2017년 1월 1일

9. 제31조제1항 및 별표 9에 따른 행정처분의 기준: 2014년 1월 1일

[본조신설 2014. 4. 1.]

건강기능식품에 관한 법률 시행규칙 [별표 11] 수수료 <개정 2019. 4. 25.>

(제35조관련)

[시행일]
Ⅱ. 개별기준 제12호의 개정규정은 다음 각 호에서 정한 날
1. 2017년 매출액이 20억 이상인 제조업자: 2018년 12월 1일
2. 2017년 매출액이 10억 이상 20억 미만인 제조업자: 2019년 12월 1일
3. 2017년 매출액이 10억 미만인 제조업자: 2020년 12월 1일

구분	수수료
1. 영업허가, 변경허가 또는 변경신고	
가. 영업허가(신규)	50,000원(「전자정부법」 제9조제2항 및 제3항에 따른 전자민원창구를 통한 신청의 경우 45,000원)
나. 변경허가 또는 변경신고	30,000원. 다만, 제4조제2항제1호에 해당하는 사항의 변경신고 수수료는 면제한다.
다. 영업허가증 재교부신청	5,300원(「전자정부법」 제9조제2항 및 제3항에 따른 전자민원창구를 통한 신청의 경우 2,000원)
2. 영업신고 또는 변경신고	
가. 영업신고(신규)	28,000원
나. 변경신고	
1) 영업자의 성명만을 변경하는 경우	없 음
2) 영업소의 소재지 외의 사항 또는 「방문판매 등에 관한 법률」 제2조에 따른 방문판매·전화권유판매·다단계판매·후원방문판매 또는 「전자상거래 등에서의 소비자보호에 관한 법률」 제2조에 따른 전자상거래·통신판매의 방법으로 판매하는 영업소의 소재지를 변경하는 경우. 다만, 1)에 해당되는 경우는 제외한다.	9,300원
3) 「방문판매 등에 관한 법률」 제2조에 따른 방문판매·전화권유판매·다단계판매·후원방문판매 또는 「전자상거래 등에서의 소비자보호에 관한 법률」 제2조에 따른 전자상거래·통신판매의 방법으로 판매하는 영업을 제외한 영업소의 소재지 변경을 포함하는 경우	26,500원
다. 영업신고증 재교부신청	5,300원
3. 품목제조신고 또는 변경신고	20,000원
가. 품목제조신고	10,000원
나. 변경신고	5,300원
다. 품목제조신고증 재교부신청	
4. 삭제 <2016.2.4.>	
5. 법 제14조제2항에 따른 기준·규격의 인정을 위한 신청	1,100,000원
6. 법 제15조제2항에 따른 건강기능식품의 원료 또는 성분의 인정을 위한 신청	
가. 신규신청	1,900,000원
나. 변경신청	800,000원
7. 삭제 <2019. 4. 25.>	100,000원
8. 자가품질검사의 위탁검사	검사기관이 정하는 수수료 규정에 따른다.
9. 삭제 <2017. 4. 7.>	
10. 영업자지위승계신고	9,300원
11. 삭제 <2016.2.4.>	

제42조의2 삭제 <2018. 3. 13.>

제10장 벌칙

제43조(벌칙) ① 다음 각 호의 어느 하나에 해당하는 자는 10년 이하의 징역 또는 1억원 이하의 벌금에 처한다. 이 경우 징역과 벌금을 병과(倂科)할 수 있다. <개정 2016. 2. 3.>

1. 제5조제1항을 위반한 자
2. 삭제<2018. 3. 13.>
3. 제23조를 위반한 자
4. 제24조제2항을 위반한 자

② 제1항의 죄로 금고 이상의 형을 선고받고 그 형이 확정된 후 5년 이내에 다시 제1항의 죄를 범한 자는 1년 이상 10년 이하의 징역에 처한다.

③ 제2항의 경우 그 해당 건강기능식품을 판매한 때에는 그 판매가격의 4배 이상 10배 이하에 해당하는 벌금을 병과한다.<개정 2018. 6. 12.>

[전문개정 2014. 5. 21.]

제44조(벌칙) 다음 각 호의 어느 하나에 해당하는 자는 5년 이하의 징역 또는 5천만원 이하의 벌금에 처한다. 이 경우 징역과 벌금을 병과할 수 있다. <개정 2015. 2. 3., 2015. 5. 18., 2016. 2. 3., 2018. 3. 13.>

1. 제6조제2항에 따른 영업신고를 하지 아니하고 영업을 한 자
2. 제7조제1항 전단에 따른 품목제조신고를 하지 아니하고 제품을 제조·판매한 자
3. 제10조제1항제4호를 위반하여 판매를 한 자

3의2. 거짓이나 그 밖의 부정한 방법으로 제14조제2항 및 제15조제2항에 따른 인정을 받은 자

4. 삭제<2018. 3. 13.>
5. 제21조제1항에 따른 자가품질검사를 하지 아니한 자
6. 삭제<2016. 2. 3.>
7. 제24조제1항을 위반하여 판매 등을 한 자
8. 제29조 또는 제30조제1항 및 제3항에 따른 명령을 이행하지 아니한 자
9. 제32조제1항에 따른 영업정지 명령을 위반한 자

[전문개정 2014. 5. 21.]

[시행일] 제44조제6호 개정규정은 다음 각 호의 구분에 따른 날부터 시행

1. 2017년 매출액이 20억 이상인 제조업자: 2018년 12월 1일
2. 2017년 매출액이 10억 이상 20억 미만인 제조업자: 2019년 12월 1일
3. 2017년 매출액이 10억 미만인 제조업자: 2020년 12월 1일

제45조(벌칙) 다음 각 호의 어느 하나에 해당하는 자는 3년 이하의 징역 또는 3천만원 이하의 벌금에 처한다. <개정 2016. 2. 3.>

1. 제4조에 따른 시설기준을 위반한 영업자
2. 제10조제1항제2호 및 제3호에 따른 영업자가 지켜야 할 사항을 지키지 아니한 자
3. 제11조제3항에 따른 영업승계의 신고를 하지 아니한 자
4. 제12조제1항에 따른 품질관리인을 고용하지 아니한 자

4의2. 제17조의2제2항을 위반하여 판매 등을 한 자

5. 제20조제1항에 따른 출입·검사·수거를 거부·방해·기피한 자

5의2. 제21조제1항 및 제3항을 위반한 자

5의3. 제22조제1항을 위반하여 우수건강기능식품제조기준을 준수하지 아니한 자

6. 제22조의2제1항 단서에 따른 건강기능식품이력추적관리 등록을 하지 아니한 자
7. 제30조제2항에 따른 압류·폐기를 거부·방해·기피한 자
8. 제33조제1항에 따른 품목 제조정지 등의 명령을 위반한 자
9. 제35조에 따라 관계 공무원이 부착한 봉인·게시문 등을 함부로 제거하거나 손상한 자

[전문개정 2014. 5. 21.]

[시행일] 제45조제5호의3 개정규정은 다음 각 호의 구분에 따른 날부터 시행

1. 2017년 매출액이 20억 이상인 제조업자: 2018년 12월 1일
2. 2017년 매출액이 10억 이상 20억 미만인 제조업자: 2019년 12월 1일
3. 2017년 매출액이 10억 미만인 제조업자: 2020년 12월 1일

제46조(양벌규정) 법인의 대표자나 법인 또는 개인의 대리인, 사용인, 그 밖의 종업원이 그 법인 또는 개인의 업무에 관하여 제43조부터 제45조까지의 어느 하나에 해당하는 위반행위를 하면 그 행위자를 벌하는 외에 그 법인 또는 개인에게

도 해당 조문의 벌금형을 과(科)한다. 다만, 법인 또는 개인이 그 위반행위를 방지하기 위하여 해당 업무에 관하여 상당한 주의와 감독을 게을리하지 아니한 경우에는 그러하지 아니하다.

[전문개정 2010. 3. 17.]

제47조(과태료) ① 다음 각 호의 어느 하나에 해당하는 자에게는 300만원 이하의 과태료를 부과한다. <개정 2016. 2. 3., 2019. 1. 15., 2021. 7. 27.>

1. 제5조제2항에 따른 허가사항 변경신고를 하지 아니한 자
2. 제6조제3항에 따른 신고사항 변경신고를 하지 아니한 자

2의2. 제7조제1항 전단에 따른 품목제조신고를 사실과 다르게 한 자

3. 제7조제1항 후단에 따른 품목제조신고사항 변경신고를 하지 아니하거나 사실과 다르게 신고한 자
4. 제10조제1항제1호 및 제5호에 따른 영업자가 지켜야 할 사항을 지키지 아니한 자 또는 같은 조 제2항을 위반한 자
5. 제12조제3항을 위반하여 품질관리인의 업무를 방해하거나 같은 조 제4항에 따른 품질관리인 선임·해임 신고를 하지 아니한 자

5의2. 제12조제7항을 위반하여 직무 수행내역 등을 기록·보관하지 아니하거나 거짓으로 기록·보관한 자

6. 제13조제1항부터 제3항까지의 규정에 따른 교육을 받지 아니한 자
7. 제21조제1항에 따른 자가품질검사를 하고 그 기록을 보존하지 아니하거나 거짓으로 기록한 자

7의2. 제21조의3제2항을 위반하여 검사 기한 내에 검사를 받지 아니하거나 관련 자료 등을 제출하지 아니한 자

8. 제22조의2제3항을 위반하여 1개월 이내에 신고하지 아니한 자
9. 삭제<2019. 1. 15.>

② 제10조의2제1항을 위반하여 이상사례 보고를 하지 아니한 자에게는 100만원 이하의 과태료를 부과한다.<신설 2019. 12. 3.>

③ 제1항 및 제2항에 따른 과태료는 대통령령으로 정하는 바에 따라 식품의약품안전처장 또는 특별자치시장·특별자치도지사·시장·군수·구청장이 부과·징수한다.<개정 2019. 12. 3.>

[전문개정 2014. 5. 21.]

건강기능식품에 관한 법률 시행령

제21조(과태료의 부과기준) 법 제47조제1항 및 제2항에 따른 과태료의 부과기준은 별표 2와 같다. <개정 2020. 6. 2.>

[전문개정 2011. 3. 30.]

건강기능식품에 관한 법률 시행령 [별표 2] 과태료의 부과기준 <개정 2022. 7. 19.>

(제21조 관련)

1. 일반기준

가. 위반행위가 둘 이상인 경우에는 제2호에 따른 과태료 금액이 가장 높은 위반행위를 기준으로 부과한다.

나. 부과권자는 다음의 어느 하나에 해당하는 경우에는 제2호에 따른 과태료 금액의 2분의 1의 범위에서 그 금액을 감경할 수 있다. 다만, 과태료를 체납하고 있는 위반행위자에 대해서는 그러하지 아니하다.

1) 삭제 <2020. 6. 2.>

2) 위반행위자가 처음 해당 위반행위를 한 경우로서, 2년 이상 해당 영업을 모범적으로 영위한 사실이 인정되는 경우

3) 위반행위자가 전산상 오류, 천재지변 등 영업자의 귀책사유가 아닌 부득이한 사유로 의무를 이행할 수 없었다고 인정되는 경우

4) 그 밖에 위반행위의 정도, 위반행위의 동기와 그 결과 등을 고려하여 감경할 필요가 있다고 인정되는 경우

다. 부과권자는 다음의 어느 하나에 해당하는 경우에는 제2호에 따른 과태료 금액의 2분의 1의 범위에서 그 금액을 가중할 수 있다. 다만, 가중하는 경우에도 법 제47조제1항 및 제2항에 따른 과태료 금액의 상한을 넘을 수 없다.

1) 위반행위가 둘 이상인 경우

2) 법 위반상태인 기간이 6개월 이상인 경우

3) 삭제 <2018. 4. 17.>

4) 그 밖에 위반행위의 정도, 위반행위의 동기와 그 결과 등을 고려하여 가중할 필요가 있다고 인정되는 경우

라. 위반행위의 횟수에 따른 과태료의 가중된 부과기준은 최근 2년간 같은 위반행위로 과태료 부과처분을 받은 경우에 적용한다. 이 경우 기간의 계산은 위반행위에 대하여 과태료 부과처분을 받은 날과 그 처분 후 다시 같은 위반행위를 하여 적발된 날을 기준으로 한다.

마. 라목에 따라 부과처분을 하는 경우 부과처분의 적용 차수는 그 위반행위 전 부과처분 차수(라목에 따른 기간 내에 과태료 부과처분이 둘 이상 있었던 경우에는 높은 차수를 말한다)의 다음 차수로 한다.

2. 개별기준

(단위: 만원)

위반 사항	근거 법조문	1차 위반	2차 위반	3차 이상 위반
가. 법 제5조제2항에 따른 허가사항변경신고를 하지 않은 경우	법 제47조제1항제1호	300	300	300
나. 법 제6조제3항에 따른 신고사항변경신고를 하지 않은 경우	법 제47조제1항제2호	100	200	300
다. 법 제7조제1항 전단에 따른 품목제조신고를 사실과 다르게 한 경우	법 제47조제1항제2호의2	100	200	300
라. 법 제7조제1항 후단에 따른 품목제조신고사항 변경신고를 하지 않거나 사실과 다르게 신고한 경우	법 제47조제1항제3호	100	200	300
마. 법 제10조제1항제1호에 따라 제조시설과 제품(원재료를 포함한다)을 보건위생상 위해가 없고 안전성이 확보되도록 관리하지 않은 경우	법 제47조제1항제4호	300	300	300
바. 법 제10조제1항제5호에 따른 법 제10조제1항제1호부터 제4호까지에 준하는 사항으로서 건강기능식품의 안전성 확보 및 품질관리와 국민보건위생의 증진을 위하여 필요하다고 인정하여 총리령으로 정하는 사항을 지키지 않은 경우	법 제47조제1항제4호	30만원 이상 100만원 이하의 범위에서 총리령으로 정하는 금액		
사. 법 제10조제2항을 위반하여 생산실적을 보고하지 않거나 거짓으로 보고한 경우	법 제47조제1항제4호	50	100	200
아. 법 제10조의2제1항을 위반하여 이상사례 보고를 하지 않은 경우	법 제47조제2항	50	75	100
자. 법 제12조제3항을 위반하여 품질관리인의 업무를 방해한 경우	법 제47조제1항제5호	300	300	300
차. 법 제12조제4항에 따른 품질관리인의 선임·해임 신고를 하지 않은 경우	법 제47조제1항제5호	200	300	300
카. 법 제12조제7항을 위반하여 직무 수행내역 등을 기록·보관하지 않거나 거짓으로 기록·보관한 경우	법 제47조제1항제5호의2	100	200	300
타. 법 제13조제1항에 따른 교육을 받지 않은 경우	법 제47조제1항제6호			
1) 법 제13조제1항 본문에 따른 교육을 받지 않은 경우				
가) 영업자가 교육을 받지 않은 경우		100	200	300
나) 종업원이 교육을 받지 않은 경우		30	50	70
2) 법 제13조제1항 단서에 따른 교육을 받지 않은 경우		20	40	60
파. 법 제13조제2항에 따른 교육을 받지 않은 경우	법 제47조제1항제6호	200	300	300
하. 법 제13조제3항에 따른 교육을 받지 않은 경우	법 제47조제1항제6호	50	100	200
거. 법 제21조제1항에 따른 자가품질검사를 실시하고 그 기록을 보존하지 않거나 거짓으로 기록한 경우	법 제47조제1항제7호	300	300	300
너. 법 제21조의3제2항을 위반하여 검사 기한 내에 검사를 받지 않거나 관련 자료 등을 제출하지 않은 경우	법 제47조제1항제7호의2	100	200	300
더. 법 제22조의2제3항을 위반하여 1개월 이내에 건강기능식품 등록사항의 변경 신고를 하지 않은 경우	법 제47조제1항제8호	30	60	90

건강기능식품에 관한 법률 시행규칙

제36조(과태료의 부과금액 기준) 영 별표 2 제2호마목에 따른 영업자가 지켜야 할 사항을 지키지 아니한 자에 대한 과태료의 부과기준은 별표 12와 같다. <개정 2008. 9. 22., 2011. 4. 1.>

건강기능식품에 관한 법률 시행규칙 [별표 12] 과태료의 부과기준 <개정 2021. 3. 8.>

(제36조관련)

1. 건강기능식품제조업

항목	위반사항	과태료액
1	생산 및 작업기록에 관한 서류와 원료의 입고·출고·사용에 관한 서류를 작성·비치하지 아니하거나(거짓으로 작성한 경우를 포함한다) 이를 최종 기재일로부터 3년간 보관하지 아니한 영업자	100만원
2	수돗물이 아닌 지하수 등을 먹는물 또는 건강기능식품의 제조에 사용하는 때에는 먹는물관리법 제35조의 규정에 의한 먹는물수질검사기관에서 1년(마시는 형태의 건강기능식품인 경우에는 6월)마다 먹는물관리법 제5조의 규정에 의한 먹는물의 수질기준에 따라 검사를 받아 마시기에 적합하다고 인정된 물을 사용하여야 함에도 불구하고 이를 이행하지 아니한 영업자	100만원
3	이 법에 의한 영업허가를 받지 아니하거나 영업신고를 하지 아니한 자로부터 위탁 또는 의뢰를 받아 건강기능식품을 제조한 영업자	100만원
4	유전자재조합기술을 이용하여 건강기능식품을 제조하면서 식품의약품안전처장이 정하여 고시하는 유전자재조합관련규정을 준수하지 아니한 영업자	100만원
5	출고된 건강기능식품에 안전성·기능성의 문제가 있거나 품질이 불량한 경우에 당해 제품을 스스로 회수하지 아니하거나 그 기록을 2년간 보관하지 아니한 영업자	100만원
6	우수건강기능식품제조기준 적용업소로 지정받지 아니한 업소에 제품생산을 위탁하여 제조한 영업자 또는 우수건강기능식품제조기준 적용업소로 지정받지 아니하고 제품생산을 위탁받거나 의뢰받아 해당 제품을 제조한 영업자	100만원
7	건강기능식품 거래현황에 대하여 판매업소명, 제품명, 수량, 공급일자 등 거래명세내역, 반품처리내역, 건강기능식품 위해사실(이상사례를 포함한다) 접수 및 처리 내역을 비치하지 아니하거나 이를 2년간 보관하지 아니한 영업자	50만원
8	유전자재조합 표시대상에 해당하는 건강기능식품을 제조하는 경우로서 유전자재조합식품이라는 표시를 하지 아니한 때에는 구분유통증명서 등 해당사유를 입증하는 증명서를 제조일로부터 2년간 보관하여야 함에도 불구하고 이를 이행하지 아니한 영업자	50만원
9	삭제 <2020. 6. 4.>	
10	행정처분기준에 따라 시정명령·폐기처분·시설개수명령 등 사후조치가 필요한 행정처분을 받고 그 명령에 따른 사후조치를 이행하였으나 그 이행결과를 지체없이 처분청에 보고하지 아니한 영업자	50만원
11	영업허가증, 품목제조신고증, 자가기준·규격인정서류 또는 기능성 표시·광고사전심의필증을 비치·관리하지 아니한 영업자	30만원
12	별표 4 제1호너목을 위반하여 포장된 건강기능식품을 소분하여 재포장하는 방법으로 건강기능식품을 제조한 영업자	100만원
13	별표 4 제1호러목을 위반하여 행정처분을 받고도 해당 광고를 즉시 중지하지 않은 영업자	100만원

2. 삭제 <2016.2.4.>

3. 건강기능식품 판매업

항목	위반사항	과태료액
1	우수건강기능식품제조기준 적용업소로 지정받지 않은 업소에 제품생산을 의뢰하여 제조한 건강기능식품유통전문판매업 영업자	100만원
2	영업신고증을 보관하지 않은 영업자	30만원
3	건강기능식품일반판매업자는 공급받거나 공급한 건강기능식품의 내역(거래업소명, 제품명, 수량, 거래일 및 연락처가 포함된 거래명세내역을 말한다)을, 건강기능식품유통전문판매업자는 공급한 건강기능식품의 내역(거래업소명, 제품명, 수량, 거래일 및 연락처가 포함된 거래명세내역을 말한다)과 건강기능식품 위해사실(이상사례를 포함한다) 접수 및 처리 내역을 비치하지 않거나 이를 2년간 보관하지 않은 영업자	30만원
4	행정처분기준에 따라 시정명령·폐기처분·시설개수명령 등 사후조치가 필요한 행정처분을 받고 그 명령에 따른 사후조치를 이행하였으나 그 이행결과를 지체 없이 처분청에 보고하지 않은 영업자	30만원
5	삭제 <2020. 6. 4.>	
6	별표 4 제3호자목을 위반하여 포장된 건강기능식품을 소분하여 판매한 영업자	100만원
7	별표 4 제3호타목을 위반하여 같은 목에 따른 준수사항을 지키지 않은 영업자	50만원
8	별표 4 제3호파목을 위반하여 스스로 회수를 하지 않거나 그 기록을 2년간 보관하지 않은 영업자	100만원

제48조(과태료에 관한 규정 적용의 특례) 제47조의 과태료에 관한 규정을 적용할 때 제37조에 따라 과징금을 부과한 행위에 대해서는 과태료를 부과할 수 없다.

[전문개정 2014. 5. 21.]

부칙 <제18445호,2021. 8. 17.>
(식품 등의 표시·광고에 관한 법률)

제1조(시행일) 이 법은 2023년 1월 1일부터 시행한다. <단서 생략>

제2조 및 제3조 생략

제4조(다른 법률의 개정) ① 생략

② 건강기능식품에 관한 법률 일부를 다음과 같이 개정한다.

제10조제1항제2호 및 제3호 중 "유통기한"을 각각 "소비기한"으로 한다.

③부터 ⑦까지 생략

건강기능식품에 관한 법률 시행령

부칙 <제32815호,2022. 7. 19.>

이 영은 2022년 7월 28일부터 시행한다.

부칙 <제33112호,2022. 12. 20.>
(개인정보 침해요인 개선을 위한 49개 법령의 일부개정에 관한 대통령령)

이 영은 공포한 날부터 시행한다.

건강기능식품에 관한 법률 시행규칙

부칙 <제1813호,2022. 6. 30.>
(식품 등의 표시·광고에 관한 법률 시행규칙)

제1조(시행일) 이 규칙과 부칙 제3조는 2023년 1월 1일부터 시행한다. <단서 생략>

제2조 생략

제3조(다른 법령의 개정) ① 건강기능식품에 관한 법률 시행규칙 일부를 다음과 같이 개정한다.

제8조제1항제1호, 제9조제1항제3호 및 제29조의7제1호다목 중 "유통기한"을 각각 "소비기한"으로 한다.

별표 9 Ⅱ 제7호가목 및 나목 중 "유통기한"을 각각 "소비기한"으로 한다.

별지 제15호서식 앞쪽 제품정보란 및 첨부서류란 제1호 중 "유통기한"을 각각 "소비기한"으로 한다.

별지 제17호서식 앞쪽 제1호 및 뒤쪽 제2호 유통기한란 중 "유통기한"을 각각 "소비기한"으로 한다.

별지 제18호서식 앞쪽 변경사항란 중 "유통기한"을 "소비기한"으로 한다.

별지 제27호의2서식 건강기능식품 내용란 중 "유통기한"을 "소비기한"으로 한다.

별지 제31호서식 중 "유통기한"을 "소비기한"으로 한다.

별지 제36호의2서식 앞쪽 중 "유통 기한"을 "소비기한"으로 하고, 같은 서식 뒤쪽 유의사항란 제2호 중 "유통기한"을 각각 "소비기한"으로 한다.

②부터 ⑦까지 생략

2024 보건의약관계법규

초 판 2024년 3월
저 자 (사)한국약학교육협의회
보건의약관계법규분과회

발행인 오상환
편 집 이은진

발행처 도서출판 신일북스
서울시 영등포구 도림로 310-1 신일빌딩 5층
등록일 1992년 5월 14일. 제13-355호
연락처 02-843-3281 | 팩스 02-841-8119
이메일 shinil@shinilbooks.com | 홈페이지 www.shinilbooks.com
정 가 45,000원

ISBN 978-89-5702-515-4

◆잘못 만들어진 책은 구입한 곳으로 연락주시면 교환해 드립니다.
◆저자와의 협약하에 인지는 생략합니다.